Manuel de psychiatrie

3e édition

Chez le même éditeur

Classifications

DSM-5 Diagnostics différentiels, par J.W. Barnhill, traduction française de M.-A. Crocq et R.M. Moraru, 2016, 332 pages.

DSM-5 Cas cliniques, coordonné par M.B. First, traduction française de M.-A. Crocq et A. Boehrer, 2016, 360 pages.

Mini DSM-5 Critères diagnostiques, par l'American Psychiatric Association, traduction française coordonnée par M.-A. Crocq et J.D. Guelfi, dirigée par P. Boyer, M.-A. Crocq, J.-D. Guelfi, C. Pull, M.-C. Pull-Erpelding, 2015, 146 pages.

DSM-5 Manuel diagnostique et statistique des troubles mentaux, par l'American Psychiatric Association, traduction française coordonnée par M.-A. Crocq et J.D. Guelfi, dirigée par P. Boyer, M.-A. Crocq, J.-D. Guelfi, C. Pull, M.-C. Pull-Erpelding, 2015, 1176 pages.

Autres ouvrages

Addictologie, 3e édition, sous la direction de M. Lejoyeux, à paraître, 2017.

Remédiation cognitive, 2e édition, sous la direction de N. Franck, à paraître, 2017.

Art-thérapie, 2e édition, sous la direction de A.-M. Dubois, à paraître, 2017.

Outils de la réhabilitation psychosociale – Pratiques en faveur du rétablissement, par N. Franck, 2016, 408 pages.

Interventions et thérapies brèves : 10 stratégies concrètes – Crises et opportunités, 2e édition, par Y. Doutrelugne, 2016, 304 pages.

Thérapeutiques en psychiatrie – Théories et applications cliniques, par Y. Quintilla, A. Pelissolo, 2015, 384 pages.

Le développement affectif et cognitif de l'enfant, 5e édition, par B. Golse, 2015, 368 pages.

Manuel de psychologie et de psychopathologie clinique générale, 2e édition, sous la direction de R. Roussillon, 2014, 688 pages.

Prescrire les psychotropes, 2e édition, par B. Millet, J.-M. Vanelle, J. Benyaya, 2014, 496 pages.

Cognition sociale et schizophrénie – Outils d'évaluation et de remédiation, sous la direction de N. Franck, 2014, 288 pages.

Traumatismes psychiques – Prise en charge psychologique des victimes, 2e édition, par L. Crocq, 2014, 352 pages.

Manuel de psychiatrie

Sous la direction de

Julien Daniel Guelfi
Professeur émérite de psychiatrie à l'université Paris Descartes,
ancien chef de service, clinique des maladies mentales et de l'encéphale,
centre hospitalier Sainte-Anne, Paris

Frédéric Rouillon
Professeur de psychiatrie à l'université Paris Descartes,
chef de pôle, clinique des maladies mentales et de l'encéphale,
centre hospitalier Sainte-Anne, Paris

3e édition

Elsevier Masson

ISBN : 978-2-294-74927-8
e-ISBN : 978-2-294-74976-6

Elsevier Masson SAS, 65 rue Camille-Desmoulins, 92442 Issy-les-Moulineaux cedex
www.elsevier-masson.fr

Liste des auteurs

Adès Jean, professeur émérite de psychiatrie, université Paris Diderot, Paris.

Al Anbar Nebal, docteure en psychologie, Paris.

Allilaire Jean-François, professeur de psychiatrie, université Paris Pierre et Marie Curie, ancien chef de service, groupe hospitalier Pitié-Salpêtrière, Paris, membre de l'Académie nationale de médecine.

Amado Isabelle, psychiatre, praticien hospitalier, coresponsable du centre de remédiation cognitive et réhabilitation psychosociale – C3RP, service hospitalo-universitaire de santé mentale et thérapeutique, centre hospitalier Sainte-Anne, Paris.

Amiel Philippe, chercheur associé, Inserm et université Paris-Diderot, Sorbonne Paris Cité, UMR-S 1123 ECEVE (clinique et évaluation économique appliquées aux populations vulnérables), Paris.

André Christophe, psychiatre, praticien attaché, service hospitalo-universitaire, centre hospitalier Sainte-Anne, Paris.

Andronikof Anne, professeur des universités en psychopathologie, directeur du laboratoire IPSÉ (EA CliPsyD 4430), université Paris Ouest, Nanterre.

Angel Pierre, professeur des universités, psychiatre des hôpitaux, président du centre de thérapie familiale Monceau, Paris.

Angel Sylvie, psychiatre, thérapeute familiale, fondatrice du Centre Monceau, médecin directeur du centre Pluralis, Paris.

Ansseau Marc, professeur des universités, université de Liège, chef de service, service de psychiatrie et de psychologie médicale, CHU du Sart Tilman, Liège.

Aouizerate Bruno, professeur de psychiatrie, praticien hospitalier, centre de référence régional des pathologies anxieuses et de la dépression, centre hospitalier Charles Perrens, neurocentre Magendie (Inserm U862), Université de Bordeaux.

Artiges Éric, psychiatre, chargé de recherche Inserm, Inserm U1000 « Neuro-imagerie et psychiatrie », service hospitalier Joliot et service de psychiatrie, GHNE, centre hospitalier d'Orsay.

Bellivier Frank, professeur des universités, praticien hospitalier, département de psychiatrie et de médecine addictologique, groupe hospitalier Saint-Louis – Lariboisière – Fernand Widal, Paris.

Benoit Michel, professeur des universités, praticien hospitalier, service de psychiatrie et de psychologie médicale, hôpital Pasteur, CHU de Nice.

Bénézech Michel, professeur associé des universités, chef de service honoraire en psychiatrie, expert judiciaire honoraire, Bordeaux.

Bensoussan Maurice, psychiatre, Colomiers, service de psychiatrie, CHU de Toulouse, président de l'URPS Occitanie des médecins libéraux, président du CNPP-CNQSP (Collège national professionnel de psychiatrie – Collège pour la qualité des soins en psychiatrie), président du Syndicat des psychiatres français (SPF).

Benyaya Joseph, docteur en pharmacie AIHP, Bois d'Arcy.

Berrouiguet Sofian, praticien hospitalier, service hospitalo-universitaire de psychiatrie d'adultes, CHRU de Brest.

Birmes Philippe, professeur de psychiatrie, psychiatre des hôpitaux, UMR 1214 – Inserm/université Paul Sabatier – ToNIC/Toulouse Neuro-Imaging Center, chef du service de psychiatrie, psychothérapies et art-thérapie, CHU de Toulouse.

Boulenger Jean-Philippe, professeur émérite de psychiatrie d'adultes à la Faculté de médecine Montpellier-Nîmes, Université de Montpellier.

Bourgeois Marc-Louis, professeur des universités, université Bordeaux II, neuropsychiatre, docteur en psychologie.

Bourguignon Aurélie, praticien hospitalier, service G33 unité Erasme, centre hospitalier Le Vinatier, Bron.

Bourin Michel, psychiatre, maison d'accueil spécialisé, Montredon.

Bouvard Martine, professeur de psychologie clinique, psychologue psychothérapeute, responsable du DIU de thérapie cognitive et comportementale, université de Savoie Mont-Blanc, Chambéry.

Braconnier Alain, psychiatre des hôpitaux, centre Philippe Paumelle, Paris.

Brunelle Julie, praticien hospitalier, service de psychiatrie de l'enfant et de l'adolescent, groupe hospitalier Pitié-Salpêtrière, Paris.

Burguière Éric, chargé de recherche 1re classe au CNRS, docteur en sciences cognitives et neurosciences, institut du cerveau et de la moelle épinière, université Paris 6.

Calvet Benjamin, psychiatre, praticien hospitalier, pôle universitaire de psychiatrie adulte et de la personne âgée, centre hospitalier Esquirol, Limoges.

Capdevielle Delphine, psychiatre, praticien hospitalier, service universitaire de psychiatrie adulte, université de Montpellier, hôpital La Colombiere, CHU de Montpellier.

Caria Aude, psychologue, directrice du Psycom, Paris.

Caroli François, psychiatre des hôpitaux honoraire, centre hospitalier Sainte-Anne, Paris.

Chan-Chee Christine, docteur en médecine, direction des maladies non transmissibles et des traumatismes, Santé publique France, Saint-Maurice.

Charpeaud Thomas, psychiatre, praticien hospitalier, service de psychiatrie de l'adulte B, hôpital Gabriel Montpied, CHU de Clermont-Ferrand.

Clément Jean-Pierre, professeur des universités, praticien hospitalier, chef du pôle universitaire de psychiatrie adulte et de la personne âgée, centre hospitalier Esquirol, Limoges.

Cohen David, professeur de psychiatrie de l'enfant et de l'adolescent, université Pierre et Marie Curie, chef de service, groupe hospitalier Pitié-Salpêtrière, membre de l'institut des systèmes intelligents et de robotiques, Paris.

Coldefy Magali, maître de recherche, docteur en géographie, institut de recherche et documentation en économie de la santé (IRDES), Paris.

Consoli Angèle, praticien hospitalier, service de psychiatrie de l'enfant et de l'adolescent, groupe hospitalier Pitié-Salpêtrière, Paris.

Consoli Silla, professeur de psychiatrie émérite, université Paris Descartes, Paris.

Corcos Maurice, professeur des universités, Paris Descartes, chef de service, département de psychiatrie de l'adolescent, Institut mutualiste Montsouris, Paris.

Cordier Bernard, psychiatre des hôpitaux, expert près la cour d'appel de Versailles, hôpital Foch, Suresnes.

Courtet Philippe, professeur des universités, université de Montpellier, Inserm U1061, praticien hospitalier, département d'urgences et post-urgences psychiatriques, hôpital Lapeyronie, CHU de Montpellier.

Cungi Charly, psychiatre psychothérapeute, clinique Belmont, Genève.

Daléry Jean, professeur de psychiatrie, université Claude-Bernard, ancien chef de service, centre hospitalier Le Vinatier, Lyon.

Danion Jean-Marie, professeur à la faculté de médecine de Strasbourg, université de Strasbourg, membre de l'unité Inserm 1114 neuropsychologie cognitive et physiopathologie de la schizophrénie, chef du service de psychiatrie, CHU de Strasbourg.

Darcourt Guy, professeur émérite de psychiatrie, université de Nice Sophia-Antipolis.

Dardennes Roland, professeur des universités, université Paris Descartes, praticien hospitalier, clinique des maladies mentales et de l'encéphale, centre hospitalier Sainte-Anne, Paris.

David Jean-Christophe, chef de clinique assistant, service universitaire de psychiatrie de l'enfant et de l'adolescent, centre hospitalier Henri-Laborit, CHU de Poitiers.

David Renaud, psychiatre, praticien hospitalier, centre mémoire de ressources et de recherche (CMRR), centre de recherche Edmond et Lily Safra, EA 7276 CoBTeK (*Cognition Behaviour Technology*), institut Claude Pompidou, Nice.

De Fruyt Filip, Professor, Department of Developmental, Personality and Social Psychology, Ghent University, Ghent, Belgique.

Demily Caroline, praticien hospitalier, GénoPsy, centre de dépistage et de prises en charge des troubles psychiatriques d'origine génétique, centre hospitalier Le Vinatier et centre de neuroscience cognitive, UMR 5229 (CNRS et Université Claude Bernard Lyon 1), Lyon.

Dereux Alexandra, psychiatre addictologue, praticien hospitalier contractuel, département de psychiatrie et de médecine addictologique, groupe hospitalier Saint-Louis – Lariboisière – Fernand Widal, Paris, Inserm UMR S1144, Université Paris Diderot.

Derouesné Christian, professeur honoraire, université Pierre et Marie Curie, Paris.

Dervaux Alain, praticien hospitalier, service d'addictologie, centre hospitalier Sainte-Anne, Paris.

Docteur Aurélie, psychologue, docteure en psychologie, clinique des maladies mentales et de l'encéphale, centre hospitalier Sainte-Anne, Paris.

Dubertret Caroline, professeur des universités, praticien hospitalier, chef du service de psychiatrie et addictologie, hôpital Louis-Mourier, Colombes.

Dubois Anne-Marie, praticien hospitalier, clinique des maladies mentales et de l'encéphale, responsable de l'unité des thérapies à médiation artistique, centre hospitalier Sainte-Anne, Paris.

Duclos Jeanne, psychologue, docteur en psychologie, département de psychiatrie, université Paris Nanterre.

Ducrocq François, psychiatre, praticien hospitalier, responsable du service des urgences psychiatriques, CHRU de Lille.

Duprez Matthieu, psychiatre, Saint-Egrève.

Duroy David, chef de clinique assistant, service de psychiatrie et d'addictologie, groupe hospitalier Bichat – Claude Bernard.

Edel Yves, psychiatre, praticien hospitalier, unité d'addictologie Elsa/Ecimud, groupe hospitalier Pitié-Salpêtrière, Paris.

Edery Patrick, professeur des universités, centre de recherche en neurosciences de Lyon, Inserm U1028, UMR CNRS 5292, université Claude Bernard Lyon 1, Lyon, praticien hospitalier, service de génétique et centre de référence des anomalies du développement, groupe hospitalier Est, hospices civils de Lyon.

Falissard Bruno, pédopsychiatre, professeur de santé publique, faculté de médecine Paris Sud, directeur de l'unité Inserm U1178, Maison de Solenn, Paris.

Ferreri Florian, maître de conférence des universités, praticien hospitalier, université Pierre et Marie Curie, Paris VI, service de psychiatrie et de psychologie médicale, hôpital Saint-Antoine, Paris.

Fontan Patrick, psychologue clinicien, laboratoire Ipsé (EA CLIPSYD 4430), université Paris Ouest, Nanterre.

Foulon Christine, psychiatre, Clinique Villa Montsouris, Paris.

Fovet Thomas, psychiatre, CNRS UMR 9193, unité d'hospitalisation spécialement aménagée (UHSA) Lille-Seclin, CHRU de Lille.

Franck Nicolas, professeur des universités, praticien hospitalier, service universitaire de réhabilitation (SUR-CL3R), université Claude Bernard Lyon 1, centre ressource de réhabilitation psychosociale et de remédiation cognitive, centre hospitalier Le Vinatier, Bron.

Galinowski André, psychiatre, Inserm U1000 (imagerie et psychiatrie), universités Paris Sud et Paris Descartes, service hospitalier Frédéric Joliot, Orsay.

Garnier Marion, chef de clinique assistante, service de psychiatrie de l'adulte B, hôpital Gabriel Montpied, CHU de Clermont-Ferrrand.

Gay Christian, psychiatre, Paris.

Gérard Alain, psychiatre, Paris.

Gicquel Ludovic, professeur des universités, chef du pôle universitaire de psychiatrie de l'enfant et de l'adolescent, médecin coordonnateur du CRA Poitou-Charentes, unité de recherche clinique – CAPS, centre hospitalier spécialisé Henri Laborit, Saint-Benoît, directeur de l'école d'orthophonie, Poitiers.

Giraud-Baro Élisabeth, psychiatre des hôpitaux, présidente du Comité français pour la réhabilitation psychosociale, clinique du Dauphiné, Seyssins.

Godart Nathalie, pédopsychiatre, responsable de l'unité d'hospitalisation, service de psychiatrie de l'adolescent, Institut mutualiste Montsouris, Paris, CESP Inserm, Villejuif.

Gorwood Philip, professeur des universités, Inserm U894 Team 1 (ex-U675), centre de psychiatrie et de neurosciences (CPN), praticien hospitalier, chef de service, clinique des maladies mentales et de l'encéphale, centre hospitalier Sainte-Anne, Paris.

Goudemand Michel, professeur émérite de psychiatrie d'adultes, faculté de médecine de Lille, université de Lille 2.

Gourion David, psychiatre, Paris.

Gueguen Bernard, praticien hospitalier, chef du service de neurophysiologie clinique, centre hospitalier Sainte-Anne, Paris.

Guelfi Julien Daniel, professeur émérite de l'université Paris Descartes, ancien chef de service, clinique des maladies mentales et de l'encéphale, centre hospitalier Sainte-Anne, Paris.

Hardy Patrick, professeur des universités, praticien hospitalier, chef du service de psychiatrie, hôpital Bicêtre, Le Kremlin-Bicêtre.

Hardy-Baylé Marie-Christine, professeur des universités, praticien hospitalier, centre hospitalier de Versailles.

Jay Thérèse M, directrice de recherche, physiopathologie des maladies psychiatriques, centre de psychiatrie et neurosciences, Inserm UMR_S 894, Université Paris Descartes, Paris.

Jeammet Philippe, pédopsychiatre, professeur des universités, université Paris Descartes.

Jehel Louis, professeur des universités, praticien hospitalier, chef du service de psychiatrie et addictologie, hôpital de La Meynard, CHU de Fort-de-France, La Martinique, président de l'AFORCUMP-SFP.

Jonas Carol†, docteur en droit, médecin légiste, psychiatre des hôpitaux, service de psychiatrie A, CHU de Tours.

Jousselme Catherine, professeur de psychiatrie de l'enfant et de l'adolescent, université Paris Sud, chef de service de la fondation Vallée, Gentilly.

Kapsambelis Vassilis, psychiatre, praticien hospitalier, directeur du centre de psychanalyse de l'ASM 13, psychanalyste, membre de la Société psychanalytique de Paris.

Kebir Oussama, praticien hospitalier, servie hospitalo-universitaire, centre hospitalier Sainte-Anne, Paris.

Kovess-Masfety Viviane, professeur EHESP et Université McGill, Montréal, Canada, chercheur associé, laboratoire psychopathologie et processus de santé EA 4057, université Paris Descartes, Paris.

Krebs Marie-Odile, professeur de psychiatrie, chef de service, service hospitalo-universitaire secteur 14, responsable du centre de recherche clinique, centre hospitalier Sainte-Anne, responsable d'équipe Inserm université Paris Descartes UMR U894, présidente de l'Institut de psychiatrie (CNRS GDR 3557), Paris.

Lamas Claire, psychiatre, médecin adjoint, département de psychiatrie de l'adolescent, Institut mutualiste Montsouris, Paris.

Laqueille Xavier, chef du service d'addictologie, centre hospitalier Sainte-Anne, Paris.

Le Bihan Patrick, chef du pôle de psychiatrie médicolégale, chargé d'enseignement de criminologie clinique à l'université de Bordeaux, centre hospitalier, Cadillac-sur-Garonne.

Le Moal Michel, professeur émérite à l'université de Bordeaux.

Le Strat Yann, psychiatre, professeur des universités, université Paris 7, praticien hospitalier, service de psychiatrie et addictologie, hôpital Louis Mourier, Colombes.

Léger Damien, professeur des universités, praticien hospitalier, centre du sommeil et de la vigilance, Hôtel-Dieu, Paris.

Leguay Denis, psychiatre des hôpitaux, responsable de service, centre de santé mentale angevin CESAME, Sainte-Gemmes-sur-Loire.

Lejoyeux Michel, professeur de psychiatrie et d'addictologie à l'UFR de médecine Paris Diderot, chef du service de psychiatrie et addictologie, hôpital Bichat-Claude-Bernard et hôpital Maison Blanche, Paris.

Lemogne Cédric, maître de conférences des universités, praticien hospitalier, service de psychiatrie de l'adulte et du sujet âgé, unité de psychologie et psychiatrie de liaison et d'urgences, hôpital européen Georges-Pompidou, Inserm U894, Université Paris Descartes, Paris.

Levy Fanny, chef de clinique assistante, service de psychiatrie adulte, groupe hospitalier Pitié-Salpêtrière, Paris.

Limosin Frédéric, professeur des universités, praticien hospitalier, chef du pôle psychiatrie et addictologie, hôpitaux universitaires Paris Ouest.

Llorca Pierre-Michel, professeur de psychiatrie, chef de service, CHU de Clermont-Ferrand.

Loas Gwenolé, professeur de psychiatrie, université libre de Bruxelles (ULB), chef du service de psychiatrie, cliniques universitaires de Bruxelles.

Logak Zoé, psychologue clinicienne, centre hospitalier Sainte-Anne, psychanalyste, membre du Cercle freudien, professeur à l'École des psychologues praticiens, Paris.

Lovell Anne, anthropologue, directrice de recherche émérite, Inserm U988, CERMES (Centre de recherche médecine, sciences, santé, santé mentale, société), CNRS UMR 8211, école des hautes études en sciences sociales, université Paris Descartes.

Mallet Luc, professeur de psychiatrie, université Paris Est – Créteil, praticien hospitalier, pôle de psychiatrie et d'addictologie, hôpitaux Albert Chenevier – Henri Mondor, Créteil.

Marcelli Daniel, professeur de psychiatrie de l'enfant et de l'adolescent, chef de service, centre hospitalier Henri-Laborit, CHU de Poitiers.

Martinez Gilles, chef de clinique, service hospitalo-universitaire secteur 14, centre hospitalier Sainte-Anne, Paris.

Martinot Jean-Luc, pédosychiatre, directeur de recherche Inserm, Inserm U1000 « Neuro-imagerie et psychiatrie », universités Paris Sud Paris Descartes, service hospitalier Frédéric-Jolliot, Orsay, Maison de Solenn, hôpital Cochin, Paris.

Mana Stéphanie, maître de conférence des universités, U1000 Inserm-CEA Neuro-imagerie et psychiatrie, universités Paris Sud et Paris Descartes, service hospitalier Frédéric-Jolliot et Neurospin, Orsay, Maison de Solenn, hôpital Cochin, Paris.

Mattar Lama, diététicienne, maître de conférences, université libanaise américaine, Beyrouth.

Melchior Maria, épidémiologiste et directeur de recherche Inserm U1136, équipe de recherche en épidémiologie sociale, institut Pierre Louis d'épidémiologie et santé publique, Paris.

Mercuel Alain, psychiatre des hôpitaux, chef de service d'appui « Santé mentale et exclusion sociale » (SMES), centre hospitalier Sainte-Anne, Paris.

Metadieu Brigitte, médecin tabacologue, Association Charonne, Paris.

Millet Bruno, professeur des universités, université Pierre et Marie Curie, praticien hospitalier, service de psychiatrie adulte, groupe hospitalier Pitié-Salpêtrière, Paris.

Mirabel-Sarron Christine, praticien hospitalier, docteur en psychologie clinique et pathologique, université Paris V René Descartes, unité fonctionnelle de psychothérapies, clinique des maladies mentales et de l'encéphale, centre hospitalier Sainte-Anne, Paris.

Moro Marie-Rose, professeur des universités en pédopsychiatrie, maison des adolescents, hôpital Cochin, Paris.

Mouchabac Stéphane, psychiatre, praticien hospitalier, département de psychiatrie et psychologie médicale, hôpital Saint-Antoine, Paris.

Moutaud Baptiste, anthropologue, chargé de recherche au CNRS, laboratoire d'ethnologie et de sociologie comparative UMR 7186, Université Paris Ouest – Nanterre – La Défense.

Note Ivan-Druon, psychiatre, Aubagne.

Olié Jean-Pierre, président de la fondation Pierre Deniker, membre de l'Académie nationale de médecine, professeur émérite, université Paris Descartes, ancien chef de service, centre hospitalier Sainte-Anne, Paris.

Paillère Marie-Laure, praticien hospitalier, service de psychopathologie et médecine de l'adolescent, Maison de Solenn, hôpital Cochin, Paris, Inserm U1000 « Neuro-imagerie et psychiatrie », Paris.

Pascal Jean-Charles, psychiatre des hôpitaux, ancien chef de service, EPS Erasme, Antony.

Pelissolo Antoine, professeur des universités, praticien hospitalier, chef de service, pôle de psychiatrie et d'addictologie, hôpitaux universitaires Henri-Mondor, Créteil.

Péneau Élie, assistant spécialiste, service universitaire de réhabilitation (SUR-CL3R), centre hospitalier Le Vinatier, Bron.

Petitjean François, clinicien hospitalier, chef de service,Aynay-Le-Château.

Pitchot William, professeur à l'université de Liège, chef de service associé, service de psychiatrie et de psychologie médicale, CHU du Sart Tilman, Liège.

Plaze Marion, praticien hospitalier, service hospitalo-universitaire, centre hospitalier Sainte-Anne, Paris.

Poirier Marie-France, ancienne directrice de recherche Inserm U796, service hospitalo-universitaire, centre hospitalier Sainte-Anne, Paris.

Poisson Alice, praticien hospitalier, GénoPsy, centre de dépistage et de prises en charge des troubles psychiatriques d'origine génétique, centre hospitalier Le Vinatier et centre de neuroscience cognitive, UMR 5229 (CNRS et Université Claude Bernard Lyon 1), Lyon.

Postel Jacques, président honoraire d'Histoire de la psychiatrie et de la psychanalyse, ancien chef de service au centre hospitalier Sainte-Anne, Paris.

Prébois Sophie, chef de clinique universitaire – assistante des hôpitaux, service de psychiatrie et de psychologie médicale, CHU Toulouse Purpan, université Toulouse 3 Paul Sabatier, Toulouse.

Provencher Martin D, professeur agrégé, université Laval, École de psychologie, Québec.

Pull Charles, professeur associé à l'université du Luxembourg, psychiatre, psychothérapeute, Luxembourg.

Pupier Florence, praticien hospitalier, médecine psychologique de l'enfant et de l'adolescent – intersecteur 1, hôpital Saint-Éloi, CHRU de Montpellier.

Purper-Ouakil Diane, professeur des universités, praticien hospitalier, chef de pôle (pôle hospitalo-universitaire de psychiatrie), responsable d'équipe médicale du service de médecine psychologique de l'enfant et de l'adolescent, hôpital Saint-Éloi, CHRU de Montpellier.

Radon Leslie, psychologue clinicienne, département de psychiatrie et d'addictologie, unité de traitement des troubles de conduites alimentaires, hôpital universitaire Paul Brousse, Villejuif.

Ramoz Nicolas, chargé de recherche Inserm U894, centre de psychiatrie et neurosciences, Paris.

Reynaud Michel, professeur des universités, université Paris-Sud, président du Fonds Actions Addictions.

Ritchie Karen, professeur de neuropsychologie, Inserm U1061 neuropsychiatrie, Montpellier, Center for clinical brain sciences, université d'Édimbourg.

Robert Philippe-Henri, professeur des universités, praticien hospitalier, centre mémoire de ressources et de recherche, équipe CoBTeK – IA, CHU université de Nice Sophia-Antipolis.

Rogan Christina, psychologue spécialisée en neuropsychologie, service de neurologie, hôpital Lariboisière, Paris.

Rolland Jean-Pierre, docteur en psychologie, professeur émérite des universités, Université Paris Ouest, Nanterre, La Défense.

Romo Lucia, psychologue, enseignant-chercheur, Clinique des maladies mentales et de l'encéphale, centre hospitalier Sainte-Anne, Paris, Université Paris Ouest Nanterre La Défense EA 4430 CLIPSYD, Inserm UMR 894, Centre de psychiatrie et de neurosciences.

Rouillon Frédéric, professeur des universités, université Paris Descartes, chef de pôle, clinique des maladies mentales et de l'encéphale, centre hospitalier Sainte-Anne, Paris.

Roy Isabelle, praticien hospitalier, clinique des maladies mentales et de l'encéphale, centre hospitalier Sainte-Anne, Paris.

Ruat Annie, psychiatre des hôpitaux, ancien médecin-chef du centre de santé mentale et de réadaptation, MGEN, Paris.

Sanlaville Damien, professeur des universités, praticien hospitalier, service de génétique et centre de référence des anomalies du développement, groupe hospitalier Est, hospices civils de Lyon et centre de recherche en neurosciences de Lyon, Inserm U1028, UMR CNRS 5292, Université Claude Bernard Lyon 1, Lyon.

Saravane Djéa, médecin des hôpitaux, chef de service, centre régional douleur et soins somatiques en santé mentale et autisme, établissement public de santé Barthélemy Durand, Étampes.

Sarrazin Samuel, chef de clinique assistant, service de psychiatrie, hôpitaux universitaires Henri-Mondor, Créteil.

Scantamburlo Gabrielle, psychiatre, chef du service de psychiatrie, professeur de psychiatrie, université de Liège, CHU du Sart Tilman, Liège.

Schmitt Laurent, professeur de psychiatrie, chef du service universitaire de psychiatrie et psychologie médicale de Toulouse, hôpital de psychiatrie Purpan, CHU de Toulouse.

Senon Jean Louis, psychiatre des hôpitaux, professeur des universités, université de Poitiers.

Servant Dominique, praticien hospitalier, clinique universitaire de psychiatrie, hôpital Fontan, CHRU de Lille.

Terra Jean-Louis, professeur des universités, université Lyon I, praticien hospitalier, service hospitalo-universitaire Psymobile et centre de prévention du suicide, centre hospitalier Le Vinatier, Bron.

Thomas Pierre, professeur des universités, praticien hospitalier, université Lille Nord de France, pôle de psychiatrie, hôpital Michel Fontan, CHRU de Lille.

Thurin Jean-Michel, psychiatre-psychanalyste, AIHRP, chercheur CESP, Inserm U1078, université Paris Descartes, coordonnateur du réseau de recherches en psychothérapie, responsable d'enseignement à l'université Paris Descartes, rédacteur en chef de *Pour la recherche*.

Vacheron Marie-Noelle, chef de pôle, centre hospitalier Sainte-Anne, Paris.

Vaiva Guillaume, professeur des universités, psychiatre, service de psychiatrie d'adultes, hôpital Michel Fontan, CHRU de Lille.

Verdoux Hélène, professeur de psychiatrie adulte, université de Bordeaux, centre de recherche Inserm 1219 Bordeaux *Population Health*, chef du pôle universitaire de psychiatrie adulte, centre hospitalier Charles Perrens, Bordeaux.

Vidon Gilles, psychiatre des hôpitaux, chef du pôle de psychiatrie générale, hôpitaux de Saint-Maurice.

Villebrun Dominique, ingénieur d'études, Inserm E361, pathologies du système nerveux : recherche épidémiologique et clinique, hôpital La Colombière, CHU de Montpellier.

Waintraub Lionel, psychiatre des hôpitaux, docteur ès sciences, clinique du Château, Garches.

Walter Michel, professeur des universités, praticien hospitalier, service hospitalo-universitaire de psychiatrie d'adultes et de psychiatrie de liaison, CHRU de Brest.

Wohl Mathias, praticien hospitalier, service de psychiatrie, Hôtel-Dieu, Paris.

Xavier Jean, praticien hospitalier, service de psychiatrie de l'enfant et de l'adolescent, groupe hospitalier Pitié-Salpêtrière, Paris.

Younès Nadia, maître de conférences des universités en psychiatrie, praticien hospitalier, service de psychiatrie adulte, EA4047 (UVSQ), centre hospitalier de Versailles.

Ziad Abdelkrim, médecin étudiant en M2 d'épidémiologie, équipe de recherche en épidémiologie sociale, Inserm U1136, institut Pierre Louis d'épidémiologie et santé publique, Paris.

Avant-propos à la 3e édition

Le livre de notre illustre prédécesseur Henri Ey a marqué de façon déterminante plusieurs générations de psychiatres depuis 1960. L'ouvrage de H. Ey, P. Bernard et C. Brisset représente en effet la dernière œuvre théorique qui tente de rendre compte de façon cohérente de la globalité du champ psychiatrique.

Les 50 dernières années ont profondément modifié ce champ; celui-ci est aujourd'hui plus diversifié, plus riche aussi sans doute, mais ses limites sont devenues floues et incertaines.

La psychiatrie appartient toujours à la médecine mais elle la déborde de toutes parts et elle doit de plus en plus souvent assimiler et prendre à son compte des domaines appartenant à d'autres disciplines comme la biologie moléculaire, la génétique, la psychologie, ou les autres sciences humaines et sociales.

La sémiologie de base reste le fondement de notre discipline clinique mais elle change avec la société. Et les facteurs de l'évolution de cette clinique psychopathologique doivent aussi faire partie de notre champ d'investigation.

Nous nous sommes longtemps interrogés pour savoir si un livre de psychiatrie générale avait encore du sens aujourd'hui, à une époque où les psychiatres s'inquiètent de plus en plus à propos de l'avenir de leur discipline et des risques d'éclatement qui menacent celle-ci avec la balkanisation de ses modes d'exercice (privé/public, secteur, liaison, urgence, SMPR, etc.), la multiplication de ses missions (précarité, prévention de la délinquance, cellules d'urgence médico-psychologique, etc.), la diversité de ses types de prise en charge thérapeutique (sophistication du maniement des psychotropes, nouvelles techniques de stimulation, pluralité de méthodes psychothérapeutiques, etc.) nécessitant des sur-spécialisations comme l'exigent d'ailleurs certaines pathologies (par exemple l'anorexie mentale sévère), ou encore l'émergence de sous-spécialités (addictologie, psychogériatrie, psychiatrie légale, etc.).

Notre réponse, c'est ce manuel; il se veut fédérateur de ce qui constitue le fondement de notre art : la clinique de la souffrance psychique. L'évolution de cette discipline nous a conduits de la Psychiatrie à la Santé mentale et donc à considérer que la maladie mentale n'est plus notre seul cœur de métier; en plus des soins délivrés à ceux de nos patients qui souffrent de troubles psychiatriques avérés, il nous faut désormais promouvoir la santé, au sens que lui a donné l'Organisation mondiale de la santé : « État de complet bien-être physique, mental et social ». C'est dire si l'objectif est démesurément ambitieux! Il n'a d'égal que l'ampleur du phénomène auquel nous sommes confrontés. De fait, les troubles psychiatriques affectent un quart de la population générale et un tiers des consultants en médecine omnipraticienne. Parmi ces troubles, cinq figurent dans les maladies reconnues par l'OMS et la Banque mondiale (*Global Mondial Burden*) comme les plus grands enjeux sanitaires du XXIe siècle, la dépression étant en passe de devenir l'affection la plus lourde en termes de morbimortalité (mesurée en « DALYS », ou *Disability Adjusted Life Years*) juste après les maladies cardio-ischémiques… Leur prise en charge thérapeutique mobilise des moyens colossaux puisque le système sanitaire consacre à la psychiatrie le plus grand contingent de lits d'hospitalisation spécialisée, le plus grand nombre de médecins spécialistes, plus de 13000 en France, et absorbe 10 % des dépenses de santé.

Dans un tel contexte, s'il est encore envisageable qu'un auteur unique ou un petit nombre d'auteurs puisse être à l'origine d'un « abrégé de psychiatrie » à l'image du « Dide et Guiraud » de 1922, il n'en est plus de même pour un Manuel ou un Traité. Il faut désormais se résoudre au travail collectif d'intégration de différentes données relevant de modèles théoriques distincts.

La question n'est plus de savoir s'il faut choisir le cognitivisme et rejeter la psychanalyse ou privilégier l'imagerie par rapport à la sémiologie ou encore préférer les mathématiques à la clinique du vécu subjectif et de l'empathie.

Il devient en revanche urgent de réfléchir sur les meilleurs outils à utiliser dans les différents champs d'application de la psychiatrie voire sur une nouvelle discipline à développer grâce à de nouveaux modèles intégratifs tout en veillant à éviter l'application, dans un secteur déterminé, de modèles qui ressortent en réalité d'autres champs de connaissance. Nous sommes en permanence menacés par ce danger qui nécessite de notre part une vigilance constante.

L'épistémologie doit être l'affaire de tous et ne plus être réservée à quelques penseurs plus philosophes que psychiatres.

Ces quelques constatations expliquent la diversité – inhabituelle pour un ouvrage en langue française – des auteurs de ce manuel.

Nous avons ainsi réuni autour de nous dix-sept spécialistes coordonnateurs des différentes sections du manuel et cent cinquante auteurs, psychiatres cliniciens, chercheurs, généticiens, biologistes ou psychologues.

Nous avons tenté de conserver une cohérence d'ensemble suffisante malgré la diversité que nous avons voulu privilégier. Il nous a fallu, toutefois, faire des sacrifices en raison du volume global de l'ouvrage qui se devait de rester dans des limites raisonnables pour qu'une utilisation pratique soit toujours possible. C'est ainsi que nous avons dû abréger l'histoire de la psychiatrie, de ses origines et de ses premiers paradigmes, l'histoire du développement et des références théoriques de centaines de techniques psychothérapeutiques, etc. De même, nous n'avons pu qu'ébaucher les riches perspectives transculturelles en psychiatrie.

Nous avons enfin cherché à intégrer la psychiatrie européenne traditionnelle et la psychiatrie anglo-saxonne, du moins celle qui est représentée par la classification américaine des troubles mentaux. Nous pensons en effet – à ce sujet aussi – qu'il faut éviter sectarisme, exclusion et rejet. Puissent les jeunes étudiants, les médecins praticiens et les spécialistes débutants profiter de ce point de vue qui cherche à favoriser l'ouverture, le dialogue et la réflexion et à décourager tous les dogmatismes.

L'accueil réservé aux deux premières éditions du *Manuel de psychiatrie*, pour la première publiée en 2007 et, pour la deuxième, en 2012, semble indiquer que nous avons eu raison de nous lancer dans cette aventure.

La deuxième édition s'était déjà enrichie des données les plus récentes en épidémiologie, biologie et imagerie cérébrale. Les tendances classificatoires telles qu'elles ont pu apparaître lors de la publication de la 5e édition du *Manuel diagnostique et statistique des troubles mentaux* ou DSM-5 de mai 2013, et dont la traduction française a été disponible en juin 2015, ont aussi été prises en compte. Comme on le sait, les points de vue exprimés dans le manuel américain sont loin de faire l'unanimité dans la profession de par le monde. Mais il nous semble que nos efforts d'intégration sont préférables à la non-prise en considération de cette classification syndromique descriptive des troubles mentaux voire à son boycott systématique.

De très nombreuses incertitudes ou inconnues persistent à propos de l'étiopathogénie des troubles mentaux. Il nous semble qu'il vaut mieux le reconnaître et proposer des pistes de recherche pour progresser dans les connaissances plutôt que s'enfermer dans des positions dogmatiques et péremptoires.

Nous remercions vivement tous les auteurs qui ont accepté de réviser et d'enrichir leur texte depuis la fin de l'année 2010, permettant ainsi aux étudiants et aux jeunes praticiens, spécialisés ou non, de bénéficier de la plupart des connaissances acquises et de la majorité des hypothèses théoriques formulées dans notre discipline.

Nos plus vifs remerciements s'adressent aussi à Claire Guilabert qui a assuré sans relâche durant deux années les fonctions d'éditrice, le suivi des différentes étapes de la préparation de l'ouvrage et des relations entre auteurs et coordonnateurs.

Nous remercions enfin Catherine Lavielle et son équipe de la bibliothèque H. Ey de l'hôpital Sainte-Anne pour leur assistance à de nombreuses recherches bibliographiques.

J.D. Guelfi et F. Rouillon

Table des matières

Liste des abréviations

5-HIAA	Acide 5-hydroxy-indole acétique
5HT	Sérotonine
AAH	Allocation adulte handicapé
AC	Acétate de cyprotérone
ACT	*Acceptance and Commitment Therapy*
ACTH	*Adrenocorticotropic Hormone*
ACTP	Allocation compensatrice pour tierce personne
AD	Amnésie dissociative
ADH	Alcool-déshydrogénase
ADN	Acide désoxyribonucléique
AFORCUMP	Association de formation et de recherche des cellules d'urgence médicopsychologique
Afssaps	Agence française de sécurité sanitaire des produits de santé
AFTCC	Association française de thérapie comportementale et cognitive
AINS	Anti-inflammatoire non stéroïdien
ALD	Affection de longue durée
ALDH	Acétaldéhyde-déshydrogénase
AM	Anorexie mentale
AMM	Autorisation de mise sur le marché
AMPA	α-amino-hydroxy-5-méthylisoazol-4-propionate
Anaes	Agence nationale d'accréditation et d'évaluation en santé
ANSM	Agence nationale de sécurité du médicament et des produits de santé
AP	Antipsychotique
AP	Attaque de panique
APA	*American Psychiatric Association*
APL	Accessibilité potentielle localisée
APP	*Amyloid Precursor Protein*
APQ	*Adolescent Psychotherapy process Q-Sort*
ARN	Acide ribonucléique
ARNm	ARN messager
ARS	Agence régionale de santé
ASAT	Aspartate-aminotransférase
AT	Appartement thérapeutique
AVC	Accident vasculaire cérébral
BAP	*British Association for Psychopharmacology*
BDI	*Beck Depression Inventory*
BDNF	*Brain Derived Neurotrophic Factor*
BFC	*Brief Family Center*
BHE	Barrière hématoencéphalique
BID	Bénéfice individuel direct
BN	Boulimie nerveuse
BNT	*Boston Naming Test*
Bold	*Blood oxygenation level dependent*
BPI	Trouble bipolaire de type I
BPII	Trouble bipolaire de type II
BPRS	*Brief Psychiatric Rating Scale*
BrdU	Bromodéoxyuridine
BSFT	*Brief Strategic Family Therapy*
BZD	Benzodiazépine
CAARMS	*Continuous Assessment of At Risk Mental State)*
CAARUD	Centre d'accueil et d'accompagnement pour la réduction des risques des usagers de drogues
CAC	Centre d'accueil de crise
CADASIL	*Cerebral Autosomal Dominant Arteriopathy with Subcortical Infarcts and Leukoencephalopathy*
CARMF	Caisse autonome de retraite des médecins de France
CAST	*Cannabis Abuse Screening Test*
CAT	Centre d'aide au travail
CATIE	*Clinical Antipsychotic Trials of Intervention Effectiveness*
CATTP	Centre d'accueil thérapeutique à temps partiel
CBD	Cannabidiol
CCA	Cortex cingulaire antérieur
CCAA	Centre de cure ambulatoire en alcoologie
CCK	Cholécystokinine
CCNE	Comité consultatif national d'éthique
CDES	Commission départementale de l'éducation spéciale
CDI	*Coping Deficit Index*
CDS	*Cambridge Depersonalization Scale*
CDT	*Carbohydrate Deficient Transferrin*
CEMEA	Centre d'entraînement aux méthodes d'éducation active
CépiDC	Centre d'épidémiologie sur les causes médicales de décès
CES-D	*Center Epidemiologic Studies for Depression*
CFTM	Classification française des troubles mentaux
CGH	*Comparative Genomic Hybridation*
CGI	*Clinical Global Impression*
CHAA	Centre d'hygiène alimentaire et d'alcoologie

CHRS	Centre d'hébergement et de réadaptation psychosociale
CIDI	*Composite International Diagnostic Interview*
CIH	Classification internationale des handicaps
CIM	Classification internationale des maladies
CISD	*Critical Incident Stress Debriefing*
CIWA-Ar	*Clinical Institute Withdrawal Assessment for Alcohol*
CJC	Consultation jeunes consommateurs
CLACOS	*Clinical Assessment Cognitive Social*
CME-CHS	Commission médicale d'établissement de centre hospitalier spécialisé
CMP	Centre médicopsychologique
CMS	*Chronic Mild Stress*
CMU	Couverture maladie universelle
CNPLF	Congrès de neurologie et psychiatrie de langue française
CNQSP	Collège national pour la qualité des soins en psychiatrie
CNSA	Caisse nationale de solidarité pour l'autonomie
CNV	*Copy Number Variant*
COMT	Catéchol O-méthyltransférase
COS	Commandant des opérations de secours
Cotorep	Commission technique d'orientation et de reclassement professionnel
CP	Code pénal
CPK	Créatine-phosphokinase
CPOA	Centre psychiatrique d'orientation et d'accueil
CPP	Code de procédure pénale
CPQ	*Child Psychotherapy process Q-sort*
CPT	*Continuous Performance Task*
CRCI	Commission régionale de conciliation et d'indemnisation
CREB	*AMPc Response Element Binding Protein*
CREDOC	Centre de recherche pour l'étude et l'observation des conditions de vie
CRF	*Corticotropin-Releasing Factor*
CRH	*Corticotropin-Releasing Hormone*
CRP	Centre de rééducation professionnelle
CRP	*C-Reactive Protein*
CS	Conduite suicidaire
CSAPA	Centre de soins, d'accompagnement et de prévention en addictologie en ambulatoire
CSP	Code de la santé publique
CSST	Centre de soins spécialisés aux toxicomanes
CT	Communauté thérapeutique
CTR	Centre thérapeutique résidentiel
CUMP	Cellule d'urgence médicopsychologique
CUtLASS	*Cost Utility of the Latest Antipsychotic drugs in Schizophrenia Study*
CVLT	*California Verbal Learning Test*
DA	Dopamine
DAH	Déficit de l'attention avec hyperactivité
DALY	*Disability Adjusted Life Years*
DAPP-BQ	*Dimensional Assessment of Personality Pathology – Basic Questionnaire*
DAT	*Dopamine Transporter*
DBS	*Deep Brain Stimulation*
DCI	Dénomination commune internationale
DCL	Démence à corps de Lewy
DD	Dépersonnalisation-déréalisation
Ddass	Direction départementale des affaires sanitaires et sociales
DEPI	*Depression Index*
DES	*Dissociative Experiences Scale*
DESC	Diplôme d'études supérieures complémentaires
DFT	Démence frontotemporale
DGS	Direction générale de la santé
DHEA	déhydroépiandrostérone
DIB	*Diagnostic Interview for Borderline*
DIB-R	*Diagnostic Interview for Borderline-Revised*
DIGS	*Diagnostic Interview for Genetic Studies*
DIPD	*Diagnostic Interview for Personality Disorders*
DIS	*Diagnostic Interview Schedule*
DMI	Dépression – manie – intervalle libre
DMOR	Désensibilisation par mouvement oculaire et reprogrammation
DMP	Dossier médical personnalisé
DMS	Durée moyenne de séjour
DNF	Dégénérescence neurofibrillaire
DOPEG	Dihydroxyphényléthylène glycol
DPC	Développement professionnel continu
Drees	Direction de la recherche, des études, de l'évaluation et des statistiques
DS	Déviation standard
DSM	Directeur des secours médicaux
DSM	*Diagnostic and Statistical Manual*
DST	*Dexamethasone Suppression Test*
DTI	*Diffusion Tensor Imaging*
DV	Démence vasculaire
EA	Entreprise adaptée
EASE	*Examination of Anomalous Self-Experience*
EBM	*Evidence-Based Medicine*
EBP	*Evidence-Based Practice*

EBV	*Epstein-Barr Virus*
ECA	*Epidemiologic Catchment Area*
ECG	Électrocardiogramme
ECR	Essai contrôlé randomisé
ECS	*Electroconvulsive stimulation*
ECT	Électroconvulsivothérapie
ED	Épisode dépressif
EDC	Épisode dépressif caractérisé
EDMR	*Eye Movement Desensitization Reprocessing*
EDNOS	*Eating Disorders Not Otherwise Specified*
EEG	Électroencéphalogramme
EFT	*Emotionally Focused Therapy*
EHPAD	Établissement d'hébergement pour personnes âgées dépendantes
ELSA	Équipe hospitalière de liaison et de soins en addictologie
EMDR	*Eye Movement Desensitization Reprocessing*
EPI	*Eysenck Personality Inventory*
EPP	Évaluation des pratiques professionnelles
EPR	Exposition avec prévention de la réponse
EPRUS	Établissement de préparation et de réponse aux urgences sanitaires
ESA	État de stress aigu
ESAT	Établissement et service d'aide par le travail
ESE	Échelle de somnolence d'Epworth
ESEMeD	*European Study of the Epidemiology of Mental Disorders*
ESPT	État de stress post-traumatique
ETP	Éducation thérapeutique du patient
EUFAS	*European Federation of Addiction Societies*
EUFEST	*European First-Episode Schizophrenia Trial*
FA	Famille d'accueil
FAM	Foyer d'accueil médicalisé
FBAT	*Family-Based Association Test*
FDA	*Food and Drug Administration*
FFM	*Five Factor Model*
FFP	Fédération française de psychiatrie
FMC	Formation médicale continue
FMR1	*Fragile X Mental Retardation 1 protein*
FNAPPSY	Fédération nationale des associations de patients de psychiatrie
GA	*Gamblers Anonymous*
GABA	Acide gamma aminobutyrique
GAD	*Glutamic Acid Decarboxylase*
GAS	*Gaming Addiction Scale*
GEM	Groupe d'entraide mutuelle
GEPS	Groupement d'études et de prévention du suicide
GH	*Growth Hormone*
GHM	Groupe homogène de malades
GHQ	*General Health Questionnaire*
GIA	Groupement information asile
GR	*Glucocorticoid Receptor*
γGT	γ-glutamyl-transférase
GTPSI	Groupe de travail sur la psychothérapie et sociothérapie institutionnelle
GWAS	*Genome-Wide Association Studies*
HARS	*Hamilton Anxiety Rating Scale*
HAS	Haute autorité de santé
HAT	Histone-acétyltransférase
HB	Hyperphagie boulimique
β-HCG	Hormone chorionique gonadotrope
HDAC	Histone-déacétylase
HDL	*High Density Lipoproteins*
HHS	Système hypothalamo-hypophyso-surrénalien
HPA	Axe hormonal adréno-hypothalamo-pituitaire
HPLC	*High-Performance Liquid Chromatography*
HPST	Hôpital, patients, santé et territoires
HRR	*Haplotype Relative Risk*
HRV	*Heart Rate Variability*
HTA	Hypertension artérielle
HVA	*Homovanillic Acid*
IAH	Index d'apnée hypopnées
IAPT	*Improving Access to Psychological Treatment*
IDI	Inventaire de dépendance interpersonnelle
IDO	Indolamine-2,3-dioxygénase
IDS-SR	*Inventory of Depressive Symptoms – Self-Rated*
IEI	Intolérance environnementale idiopathique
IGAS	Inspection générale des affaires sociales
IGT	*Iowa Gambling Test*
IMAO	Inhibiteur de la monoamine-oxydase
IMC	Indice de masse corporelle
IMI	Imipramine
INPES	Institut national de prévention et d'éducation pour la santé
Insee	Institut national de la statistique et des études économiques
Inserm	Institut national de la santé et de la recherche médicale
InVS	Institut national de veille sanitaire
IPDE	*International Personality Disorder Examination*
IPP	Incapacité permanente partielle
IPPI	Intervention psychothérapeutique post-immédiate

IPSRT — *Interpersonal and Social Rythm Therapy*
IPT — *Interpersonal Therapy*
IPT-ED — *Interpersonal Therapy – Eating Disorders*
IQR — *Interquartile Range*
IRDES — Institut de recherche et documentation en économie de la santé
IRM — Imagerie par résonance magnétique
IRMf — IRM fonctionnelle
IRSNA — Inhibiteur de la recapture de la sérotonine et de la noradrénaline
IS — Injonction de soins
ISRS — Inhibiteur sélectif de la recapture de la sérotonine
IT3 — Inositol-triphosphate
ITT — Incapacité totale de travail
JAP — Juge de l'application des peines
JLD — Juge des libertés et de la détention
Kd — Constante de dissociation
LC — *Locus coeruleus*
LCR — Liquide céphalorachidien
LD — *Linkage Disequilibrium*
LDH — Lactate-déshydrogénase
LDL — *Low Density Lipoproteins*
LH-RH — *Luteinizing Hormone-Releasing Hormone*
LI — Libération immédiate
LICET — Listes intégrées de critères d'évaluation taxinomique
LOD — *Logarithm of the Odds*
LP — Libération prolongée
LSD — *Lysergic Acid Diethylamide*
MA — Maladie d'Alzheimer
MacCAT-CR — *MacArthur Competence Assessment Tool for Clinical Research*
MADRS — Échelle de dépression de Montgomery et Asberg
MAJ — Mesure d'accompagnement judiciaire
MAO-A — Monoamine-oxydase de type A
MAP — *Microtubule-Associated Protein*
MARCKS — *Myristoylated Alanine-Rich C Kinase Substrate*
MAS — Maison d'accueil spécialisé
MASP — Mesure d'accompagnement social personnalisé
MBCT — *Mindfulness-Based Cognitive Therapy*
MBRP — *Mindfulness-Based Relapse Prevention*
MBSR — *Mindfulness-Based Stress Reduction*
MC — Médecin coordonnateur
MCI — *Mild Cognitive Impairment*
MCMI-II — *Millon Clinical Multiaxial Inventory-II*
MCO — Médecine-chirurgie-obstétrique
MDFT — *Multidimensional Family Therapy*
MDI — Manie-dépression-intervalle libre
MDPH — Maison départementale des personnes handicapées
MDRS — *Mattis Dementia Rating Scale*
MECP2 — *Methyl-CpG-binding Protein 2*
MgIS — *Magical Ideation Scale*
MH — Maladie de Huntington
MHM — Maladie héréditaire du métabolisme
MHPG — Méthylhydroxyphényl glycol
MIGAC — Mission d'intérêt général d'aide à la contractualisation
MILDT — Mission interministérielle de lutte contre les drogues et la toxicomanie
MINI — *Mini International Neuropsychiatric Interview*
MMORPG — *Massively Multiplayer Online Role Playing Game*
MMPI — *Minnesota Multiphasic Personality Inventory*
MMS — *Mini Mental State*
MMSE — *Mini Mental State Examination*
MP — Maladie de Parkinson
MPF — Mandat de protection future
MR — *Mineralocorticoid Receptor*
MRI — *Mental Research Institute*
MST — *Multisystemic Therapy*
MSTQ — *Multidimensional Schizotypal Traits Questionnaire*
MT — Médecin traitant
MTA — *Multimodal Treatment study of children with Attention deficit/hyperactivity disorder*
MTHFR — Méthylène tétrahydrofolate-réductase
NA — Noradrénaline
NAP — Neuroleptique à action prolongée
NCS — *National Comorbidity Survey*
NEO-PI-R — *Revised NEO (Neuroticism Extraversion Openness) Personality Inventory*
NEO-PLC — *Neuroticism Extraversion Openness Problems in Living Check List*
NESARC — *National Epidemiologic Survey on Alcohol and Related Conditions*
NFCAS-C — *Needs For Care Assessment Schedule-Community*
NFS — Numération formule sanguine
NGS — *Next-Generation Sequencing*
NHS — *National Health Service*
NICE — *National Institute for Clinical Excellence*
NIMH — *National Institute of Mental Health*
NMDA — N-méthyl-D-aspartate
NNT — *Number Needed to Treat*
nTIC — nouvelles technologies de l'information et de la communication
OAM — Orthèse d'avancée mandibulaire

ODIN	*Outcome of Depression International Network*
OFDT	Observatoire français des drogues et des toxicomanies
O-LIFE	*Oxford-Liverpool Inventory of Feelings and Experiences*
OMS	Organisation mondiale de la santé
Ondam	Objectif national des dépenses de l'assurance-maladie
ONS	Observatoire national du suicide
OR	*Odds Ratio* (rapport des cotes)
Oscour®	Organisation de la surveillance coordonnée des urgences
PAF	*Population Attributable Fraction*
PALM	*Photo-Activated Localization Microscopy*
PANSS	*Positive And Negative Syndrome Scale*
PAS	*Perceptual Aberration Scale*
PASS	Permanence d'accès aux soins de santé
PATS	*Preschool ADHD (Attention Deficit Hyperactivity Disorder) Treatment Study*
PCL	*Psychopathy Check-List*
PCR	*Polymerase Chain Reaction*
PD	Personnalité dépendante
PDI	*Delusions Inventory*
PDQ	*Personality Diagnostic Questionnaire*
PDT	*Pedigree Disequilibrium Test*
PET-scan	Tomographie par émission de positons couplée au scanner
PhA	*Physical Anhenodia Scale*
PHC	Psychose hallucinatoire chronique
PHQ-9	*Patient Health Questionnaire-9*
PHRC	Programme hospitalier de recherche clinique
PIP	Psychothérapie d'inspiration psychanalytique
PKC	Protéine-kinase C
PMA	Poste médical avancé
PMD	Psychose maniacodépressive
PMS	Pathologie mentale sévère
PMSI	Programme de médicalisation des systèmes d'information
POC	Personnalité obsessionnelle-compulsive
POMC	Propiomélanocortine
PPC	Pression positive continue
PPSM	Plan psychiatrie et santé mentale
PQS	*Psychotherapy process Q-Sort*
PS	Pathologie somatique
PS	Plaques séniles
PSA	Prostate Specific Antigen
PSE	*Present State Examination*
PSG	Polysomnographie
PTH	Parathormone
PTI	*Perception-Thinking Index*
PTSD	*Post-Traumatic Stress Disorder*
PUMP	Poste d'urgence médicopsychologique
PV	Polygraphie ventilatoire
QI	Quotient intellectuel
QIT	Quotient intellectuel total
RA	Risque attribuable
RBM	Recherche biomédicale
RC	Rapport des cotes
RDC	*Research Diagnostic Criteria*
RDoC	*Research Domain Criteria*
RDR	Réduction des risques
RIMA	Inhibiteur réversible de la monoamine-oxydase de type A
RIM-P	Recueil d'informations médicalisées en psychiatrie
RISC	*Rust Inventory of Schizotypal Cognitions*
RL/RI-16	Rappel libre/rappel indicé (épreuve à 16 items)
ROPS	Rémunération sur objectifs de santé publique
R-PAS	*Rorschach Performance Assessment System*
RR	Risque relatif
RRFPP	Réseau de recherches fondées sur les pratiques psychothérapiques
RSI	Rorschach en système intégré
RSM	Ratio standardisé de mortalité
rTMS	Stimulation magnétique transcrânienne réitérée
RTU	Recommandation temporaire d'utilisation
RUD	Risque, urgence et danger
SAB	Synthèse des acides biliaires
SAD	*Seasonal Affective Disorder*
SADAM	Syndrome algodysfonctionnel de l'appareil manducateur
SADS	*Schedule for Affective Disorders and Schizophrenia*
SAJ	Service d'activités de jour
SaMentA	Santé mentale et addictions
SAMSAH	Service d'accompagnement médicosocial pour personnes adultes handicapées
SANS	*Scale for the Assessment of Negative Symptoms*
SAOS	Syndrome d'apnées obstructives du sommeil
SAPS	*Scale for the Assessment of Positive Symptoms*
SAS	*Social Anhedonia Scale*
SAU	Service d'accueil des urgences
SAVS	Service d'accompagnement à la vie sociale
SCAN	*Schedules for Clinical Assessment in Neuropsychiatry*

SCID *Structured Clinical Interview for Diagnosis*
SCIDP-IV *Structured Interview for DSM-IV Personality Disorders*
SCL *Symptom Check-List*
SCORS-G *Social Cognition and Object Relations Scale – Global ratings method*
SCP Stimulation cérébrale profonde
SDF Sans domicile fixe
SEA *Social cognition and Emotional Assessment*
SEP Sclérose en plaques
SES *Socio-Economic Status*
SFA Société française d'alcoologie
SFC Syndrome de fatigue chronique
SFP Société française de psychotraumatologie
SGA Syndrome général d'adaptation
SIDP *Structured Interview for Diagnostic of Personality Disorders*
SIS *Stuctured Interview of Schizotypy*
SM Syndrome métabolique
SMD *Standardized Mean Difference*
SMPG Santé mentale en population générale
SMPR Service médico-psychologique régional
SNA Système nerveux autonome
SNC Système nerveux central
SNP *Single Nucleotide Polymorphism*
SOC Symptômes obsessionnels et compulsifs
SPD *Schizotypal Personality Disorder*
SPDRE Soins psychiatriques sur décision du représentant de l'État
SPDT Soins psychiatriques à la demande d'un tiers
SPDTU Soins psychiatrique à la demande d'un tiers en urgence
SPECT *Single Photon Emission Computed Tomography*
SPEM *Smooth Pursuit Eye Movement*
SPIP Service pénitentiaire d'insertion et de probation
SPPI Soins psychiatriques en cas de péril imminent
SPQ *Schizotypal Personality Questionnaire*
SPS *Schizotypal Personality Scale*
SSA-DH Succinate semi-aldéhyde-déshydrogénase
SSJ Suivi sociojudiciaire
SSP *Schedule for Schizotypal Personalities*
SSPCD Signes et symptômes psychologiques et comportementaux de la démence
SSR Soins de suite et de réadaptation
SSS *Small Scharp Spikes*
SSS *Stanford Sleepiness Scale*
STED *Stimulated-Emission-Depletion*
SWAP *Shedler Westen Assessment Procedure*
T2A Tarification à l'activité
T3 Triodothyronine
T4 Thyroxine
TA Trouble de l'adaptation
TAA Trouble de l'adaptation avec anxiété
TAG Trouble anxieux généralisé
TASS Tribunal des affaires de la sécurité sociale
TAT *Thematic Apperception Test*
TB Trouble bipolaire
TBCS Thérapies brèves centrées sur la solution
TCA Trouble des conduites alimentaires
TCC Thérapie comportementale et cognitive
TCI *Temperamental and Character Inventory*
TCS Trouble du comportement sexuel
TDAH Déficit de l'attention/hyperactivité (trouble)
TDCRP *Treatment of Depression Collaborative Research Program*
tDCS *transcranial Direct Current Stimulation*
TDI Trouble dissociatif de l'identité
TDM Tomodensitométrie
TDT *Transmission Disequilibrium Test*
TED Trouble envahissant du développement
TEP Tomographie par émission de positons
TFI Trouble fonctionnel intestinal
THC Tétrahydrocannabinol
TIP Thérapie interpersonnelle
TIP-TA Thérapie interpersonnelle – troubles alimentaires
TM Trouble mental
TMS *Transcranial Magnetic Stimulation*
TNC Trouble neurocognitif
TNCM Trouble neurocognitif majeur
TNCm Trouble neurocognitif mineur
TOC Trouble obsessionnel-compulsif
TP Trouble panique
TPH Tryptophane-hydroxylase
TRC Thérapie de remédiation cognitive
TREF Test de reconnaissance des émotions faciales
TRH *Thyrotropin-Releasing Hormone*
TS Tentative de suicide
TSA Trouble stress aigu
TSE Thérapie soutenue empiriquement
TSH *Thyroid Stimulating Hormone*
TSH-us *Thyroid Stimulating Hormone* ultrasensible
TSO Traitements de substitution des opiacés

TSPT Trouble stress post-traumatique
UBACC *University of California, San Diego Brief Assessment of Capacity to Consent*
UCSA Unité de consultation et de soins ambulatoires
UHSA Unité d'hospitalisation spécialement aménagée
UMD Unité pour malades difficiles
Unafam Union nationale des amis et familles de malades psychiques
UNPS Union nationale pour la prévention du suicide
UPPS Urgence, persévérance, préméditation, recherche de sensations
VDRL *Veneral Disease Research Laboratory*
VEMS Volume expiré maximum seconde
VGM Volume globulaire moyen
VIH Virus de l'immunodéficience humaine
VIM *Violence Inhibition Mechanism*
VNS *Vagus Nerve Stimulation*
WAIS *Wechsler Adult Intelligence Scale*
WFSBP *World Federation of Societies of Biological Psychiatry*
Y-BOCS *Yale-Brown Obsessive Compulsive Scale*

Partie I

Généralités

Introduction à l'histoire de la psychiatrie

Chapitre 1

J. Postel

Le regretté G. Lantéri-Laura nous disait souvent qu'une histoire de la psychiatrie est impossible à rédiger dans sa totalité, tant elle touche à des domaines divers relevant de multiples disciplines, allant de la philosophie et des sciences humaines jusqu'aux sciences médicales et biologiques les plus approfondies [10]. C'est donc une histoire bien difficile à résumer ici, en dix pages, et nous serons forcés de nous en tenir à des vues générales qui ne pourront guère satisfaire le lecteur exigeant. Ce dernier pourra consulter plusieurs ouvrages généraux offrant une vue historique plus développée ainsi que de très nombreuses références bibliographiques [1, 3, 7, 9, 13–16].

À peine âgée de plus de deux siècles, la psychiatrie, spécialité médicale consacrée à l'étude et au traitement des maladies mentales, connaît une prodigieuse expansion depuis ces dernières décennies

Le terme lui-même apparaît sous la plume du médecin allemand J.C. Reil en 1802, écrit « psychiaterie », et en France vers 1810. Mais il ne sera guère utilisé avant 1860. Jusque-là, c'est le terme de « médecine aliéniste » qui est généralement utilisé, en référence à l'aliénation mentale et aux aliénés qui en souffrent, termes introduits par P. Pinel à la fin du XVIIIe siècle et signant l'introduction de cette nouvelle spécialité médicale qui va prendre en charge ce que l'on appelait jusqu'alors la folie.

Le traitement moral

Si les troubles mentaux sont traités par les médecins depuis la plus haute antiquité, ce n'est qu'à la fin du siècle des lumières que la psychiatrie apparaît en Europe, comme une spécialité médicale particulière, avec une pratique et des institutions hospitalières spécifiques. W. Battie (1703–1776) à Londres, prenant la direction du nouvel hôpital St Luc, V. Chiarugi (1759–1820) à qui le grand-duc Léopold confie la responsabilité de l'hôpital St Boniface réservé aux fous, à Florence, J. Daquin (1732–1815) à l'hospice de Chambéry, J.-C. Reil (1759–1813) à Halle, et W. Tuke (1732–1822) ouvrant, avec T. Fowler l'inventeur de la liqueur arsenicale qui porte son nom, la célèbre « Retraite » d'York en 1792, font partie des pionniers de la psychiatrie naissante.

Mais c'est surtout P. Pinel (1745–1826) qui apparaît comme le véritable fondateur de la spécialité à Paris, d'abord à Bicêtre, puis à la Salpêtrière, usurpant une renommée unique alors que celle-ci méritait d'être davantage partagée. Il doit sans doute cette glorieuse paternité à la place, tout à fait centrale à l'époque, de la métropole parisienne. Celle-ci est en effet alors non seulement la capitale de la France mais aussi, sur le plan culturel et scientifique, celle de l'Europe. Et l'impact idéologique et politique de la Révolution de 1789 n'a fait que confirmer cette position. Philippe Pinel est donc celui qui a joué le premier rôle dans l'histoire de la création théorique et institutionnelle de la psychiatrie, rôle qu'il doit à la fois aux circonstances et au fait qu'il a introduit et préconisé une attitude médicale radicalement nouvelle vis-à-vis des insensés.

L'illustre philosophe allemand G.W. Hegel, dans son *Précis de l'Encyclopédie des Sciences philosophiques* de 1816, va attribuer en effet très justement à P. Pinel le mérite d'avoir reconnu un « reste de raison » chez tout « insensé » (devenu de ce fait un simple « aliéné ») alors qu'auparavant le fou était exclu de l'humanité et de toute communication interhumaine, puisqu'il était considéré comme un « insensé » dépourvu de raison. Cette accession à l'intersubjectivité et au statut de sujet permet le traitement moral, cette thérapeutique psychique qui s'en tient, va écrire le philosophe allemand, à « cette conception que la folie n'est pas une perte abstraite de la raison, ni du côté de l'intelligence, ni du côté de la volonté, mais un simple dérangement d'esprit, une contradiction dans la raison qui existe encore [...] Ce traitement humain, c'est-à-dire aussi bienveillant que raisonnable de la folie – Pinel a droit à la reconnaissance la plus grande pour tout ce qu'il a fait à cet égard – suppose le malade raisonnable et trouve là un point d'appui solide pour le prendre de ce côté. » Ainsi est rendue possible l'identification du médecin sensé à l'aliéné, identification nécessaire pour qu'il puisse instaurer un véritable traitement psychique. Et l'espace de cette rencontre, de cette communication possible, même dans la pire des folies, grâce à la reconnaissance du reste de raison qu'a gardé le malade, c'est l'asile qui va le constituer, conçu par l'aliéniste comme le lieu le plus propice au traitement moral.

Car l'institution asilaire n'a pas été conçue au départ comme ce simple cadre de renfermement et d'exclusion, tellement décrié par la suite. À l'encontre de ce qu'a écrit M. Foucault, l'asile apparaît à ses origines comme un refuge pour le malade, comme un lieu d'isolement protégeant d'un monde extérieur harcelant. C'est dans cette perspective que l'isolement n'aurait dû représenter que la condition du traitement moral. Or il en deviendra malheureusement par la suite l'instrument. Sous la pression d'une société qui exclut de plus en plus l'aliéné, l'isolement deviendra le principe même de l'exclusion dont l'asile sera progressivement l'institution. Cette perversion entraînera la décadence du traitement moral et de l'institution asilaire dès 1840. Elle se produira parce que l'enseignement de Pinel va peu à peu sombrer dans l'oubli et qu'on lui substituera le grand mythe originaire philanthropique de la « libération des aliénés » à Bicêtre, puis à la Salpêtrière, représenté comme une quasi-réalité historique dans les célèbres tableaux de C. Müller et T. Robert-Fleury. L'éclat et les bruits de cette légende dont on a pu démontrer, preuves historiques à l'appui, qu'elle avait été totalement inventée, vont recouvrir d'un voile de silence et d'amnésie cet enseignement de Pinel qu'avait admiré Hegel, pourtant peu suspect d'indulgence pour les penseurs français et la création de ces nouvelles spécialités médicales.

Organogenèse *versus* psychogenèse

Le traitement moral reposait sur le principe d'une causalité psychique de la maladie mentale. Mais ces conceptions psychogénétiques primitives de P. Pinel et de son élève J.E. Esquirol (1772–1840) sont balayées par un mouvement organogénétique très puissant animé par L.J. Bayle (1799–1858) avec la paralysie générale, J.P. Falret (1794–1870) et surtout J. Moreau de Tours (1804–1884). La psychiatrie va, pendant plus de 60 ans, chercher la cause des maladies mentales dans des lésions du cerveau qui resteront introuvables. L'échec de J.M. Charcot (1825–1893) dans ses recherches sur l'hystérie, conçue comme une entité anatomoclinique, sonnera le glas de cette ambitieuse neuropsychiatrie. Et cet échec est à l'origine de la découverte de l'inconscient par S. Freud (1856–1939), venu pour apprendre la neurologie à la Salpêtrière, d'où il repartit en pressentant l'origine psychogénétique des névroses. Cette « révolution psychanalytique » (Marthe Robert) a effectivement ramené au premier plan la psychogenèse des maladies mentales, dès le début du XXe siècle. En découvrant le conflit intrapsychique et en affirmant que tout symptôme a un sens, le Viennois fait basculer l'édifice de la psychiatrie classique, et dénonce l'illusion organiciste.

Toutefois, si la psychanalyse se développe dans le traitement des troubles névrotiques, rares seront les institutions psychiatriques où elle sera réellement appliquée à des malades psychotiques. On cite la clinique de Chestnut Lodge près de Washington comme un des premiers lieux de cette application, clinique dirigée par I. Fromm-Reichmann, véritable pionnière à la fin des années trente. En France, c'est surtout après 1945, grâce à la psychothérapie institutionnelle, que les psychanalystes sont vraiment entrés dans les hôpitaux psychiatriques. Les impacts freudiens, puis lacaniens, y ont laissé des traces définitives. La théorie psychanalytique en effet, même pour ceux qui récusent son efficacité curative (É. Zarifian [21]), garde actuellement une place prépondérante dans l'étude et l'explication psychopathologiques de la plupart des maladies mentales.

Cependant, le courant de l'organogenèse en psychiatrie ne va pas pour autant s'assécher. C'est justement en usant du terme d'organothérapie que J. Wagner von Jauregg (1857–1940) utilise la malariathérapie chez les paralytiques généraux avec un certain succès sur les troubles démentiels. Cela lui a valu, en 1927, le seul prix Nobel obtenu jusque-là par un psychiatre, et a donné un nouvel élan aux thérapeutiques dites «biologiques» de choc. Son élève M. Sakel (1900–1957) inventa la cure d'insuline pour traiter la schizophrénie, en 1933. Et, l'année suivante, L. von Meduna (1896–1964) utilisa, pour la même maladie, la convulsivothérapie par injection intraveineuse de cardiazol. En 1936, c'est le neurologue portugais E. Moniz (1874–1955) qui, sur des bases physiopathologiques erronées, se lança dans la leucotomie préfrontale, première opération psychochirurgicale. Avec l'Américain W. Freeman et l'Italien A.M. Fiamberti, d'autres procédés opératoires de plus en plus expéditifs (leucotomie transorbitaire) ont rendu la psychochirurgie encore plus aléatoire et destructrice, ce qui a conduit à son abandon progressif dans les États où elle n'avait pas été mise carrément hors la loi, comme en Californie ou en URSS. En revanche, la sismothérapie électrique mise au point par les psychiatres romains U. Cerletti (1877–1963) et L. Bini (1908–1964), en 1938, a gardé une place dans le traitement des dépressions mélancoliques particulièrement graves, parfois même avant toute prescription de médicaments antidépresseurs. Et c'est la découverte purement empirique des effets antipsychotiques de la chlorpromazine par J.M. Harl, J. Delay et P. Deniker, en 1952, qui a réellement donné un nouvel élan aux thérapeutiques biologiques. Avec les découvertes de R. Kühn, qui démontra, en 1957, les effets antidépresseurs d'une nouvelle molécule considérée par les pharmacologues comme un simple neuroleptique, l'imipramine, et de N.S. Kline, qui retrouva la même année les mêmes effets avec un produit dérivé d'un médicament antituberculeux, l'iproniazide, s'ouvre également l'ère des thérapeutiques biochimiques de la dépression. La psychopharmacologie permit alors de grands développements à la psychiatrie biologique qui, soutenue par les progrès des neurosciences, redonna de sérieux espoirs aux chercheurs croyant à l'origine organique des maladies mentales.

Pourtant, ces derniers sont, dès le début des années soixante, critiqués par les «antipsychiatres» anglais : D. Cooper (1931–1986) et R. Laing (1927–1989) et italiens : F. Basaglia (1924–1980). Malgré leurs discours parfois très utopiques, ils ont pourtant favorisé l'essor des thérapies familiales et le développement de théories sociogénétiques des affections psychiques. Ils sont à l'origine de profondes réformes institutionnelles et, en Italie au moins, de la disparition de toutes les structures asilaires avec la promulgation de la fameuse loi 180 en 1978. Mais l'enthousiasme n'a pas été général; H. Ey pensait en effet que cette dernière représentait une «tendance psychiatricide» particulièrement dangereuse pour la spécialité. Car, en confondant la notion de maladie mentale et les troubles de la vie de relation, elle risquait de «se heurter à l'impossibilité de définir et de saisir la maladie mentale» et en arrivait à la nier. Il ne s'agit donc, pour Ey, que d'une négation pure et simple de la psychiatrie, négation qu'il ne pouvait bien entendu admettre. Il faut reconnaître que dès avant le décès de F. Basaglia, en 1980, et de D. Cooper (en 1986), leur mouvement semblait déjà passablement oublié. Sans doute reste-t-il «dans l'inconscient collectif, et notamment celui des jeunes schizophrènes» un «écho des grandes options de l'antipsychiatrie. Il est resté de cette aventure généreuse comme la nostalgie d'un lieu d'accueil de la folie, antithèse de la lugubre servitude des neuroleptiques» (C. Koupernik).

La critique radicale de l'institution hospitalière psychiatrique classique a joué aussi un rôle non négligeable dans les réformes entreprises et dans le mouvement qui se poursuit de «dépérissement de l'asile». Quant à R. Laing, qui allait mourir en 1989, et à A. Esterson, grâce à leurs études sur les familles de schizophrènes, ils apparaissent maintenant, avec les chercheurs de l'école de Palo Alto, comme les pionniers des thérapies familiales.

La démarche nosographique

Revenons un instant en arrière pour rappeler l'évolution de la démarche nosographique dans l'histoire de la psychiatrie. Comme toute spécialité médicale, la psychiatrie chercha également un support scientifique dans une classification des maladies mentales, voulant à la fois individualiser diverses entités morbides dans le champ de l'aliénation mentale et les situer dans une sorte de taxinomie dite « classement nosographique ». C'est la démarche clinique et diagnostique que P. Pinel conseilla dès les premières pages de son *Traité médico-philosophique* : « Il est facile de reconnaître, *écrit-il*, que la division de l'aliénation mentale en ses diverses espèces a été jusqu'ici établie sur des rapprochements arbitraires d'un très petit nombre d'observations souvent incomplètes et inexactes, au lieu d'avoir été fondée sur le dénombrement de faits très multipliés, recueillis avec méthode pendant une longue série d'années dans des établissements publics et particuliers consacrés aux aliénés de l'un et de l'autre sexe. » Cette étude doit être pratiquée par une observation constante et répétée, en évitant de s'égarer dans des systèmes trop théoriques, et en s'en tenant à un empirisme (qui, pour P. Pinel, est hérité de la philosophie de E.B. Condillac). Le danger reste en effet toujours de « plaquer », en psychiatrie surtout, une classification de syndromes cliniques sur une classification de facteurs ou de processus étiologiques (ou présumés tels). Le maître de la Salpêtrière l'avait bien perçu. Et il avait également compris que les grandes nosographies « botaniques » de F. Boissier de Sauvages ou de Cullen (le « jardin des espèces » dont parlait M. Foucault) n'étaient pas adaptées à la pratique quotidienne de la prise en charge des aliénés. C'est pourquoi il resta fidèle à l'héritage de W. Cullen, uniquement dans les six éditions de sa *Nosographie philosophique* (1798–1818). Pour le « classement de l'aliénation mentale en espèces distinctes » (titre de la section IV de son traité), il utilisa une classification beaucoup plus simple, en « cinq espèces », allant du délire limité (délire partiel) à l'affaiblissement mental le plus profond.

C'est d'abord la *mélancolie* ou délire exclusif sur un seul objet, puis la *manie* avec agitation mais *sans délire*, puis la *manie complète* caractérisée par un délire général plus ou moins marqué avec un état d'agitation, d'irascibilité ou de tendance à la fureur. Le début est ordinairement brusque ; on observe ensuite des périodes d'acmé, de déclin et de convalescence. On note également les signes physiques : appétit vorace, insomnie, etc. La manie peut être aiguë ou chronique, continue ou périodique. La quatrième espèce est représentée par la *démence*, « débilité particulière des opérations de l'entendement et des actes de la volonté qui prend tous les caractères d'une rêvasserie sénile [...] Les idées sont incohérentes entre elles et sans aucun rapport avec les objets extérieurs, les idées sont comme isolées et naissent les unes à la suite des autres mais elles ne sont nullement associées. » La « faculté de la pensée est abolie » ; on constate « l'oubli complet de tout état antérieur, l'abolition de la faculté d'apercevoir les objets, l'oblitération du jugement ». La démence s'observe en particulier dans la dernière période de la vie (sénilité). Enfin, la cinquième espèce est représentée, pour Pinel, par l'idiotisme. Il s'agit d'un affaiblissement mental plus profond que la démence. « C'est une abolition plus ou moins absolue, soit des fonctions de l'entendement, soit des affections du cœur. » La plupart des idiots ne parlent point ou ils se bornent à marmotter quelques sons inarticulés, leur figure est inanimée, leurs sens hébétés, leurs mouvements automatiques ; un état habituel de stupeur, une sorte d'inertie les caractérisent. L'idiotisme peut être congénital ou « acquis à la suite de coups violents reçus sur la tête, d'une vive frayeur, d'un traitement trop actif ».

Cette première classification est le point de départ de toute l'évolution nosographique de la psychiatrie du XIXe siècle. Elle est reprise d'abord par les élèves de Pinel : J.E. Esquirol (1772–1840), qui développa avec sa conception des monomanies le cadre de la mélancolie, distinguant le délire triste ou « lypémanie » de tous les autres délires « monomaniaques », et E. Georget (1795–1828), qui individualisa la « stupidité », état de « démence aiguë » qui deviendra plus tard, avec P. Chaslin, la « confusion mentale primitive ». Ainsi se trouvent encore très proches les classifications des trois aliénistes de la Salpêtrière.

P. Guiraud nous montre combien l'entité nosologique « idiotisme » recouvrait avec Pinel tout le champ de ce qui deviendra la psychose infantile, alors que, pour Esquirol, l'« idiotie » appartient seulement au cadre du « congénital » et du déficit mental, de l'agénésie cérébrale.

La découverte de la « maladie de Bayle », l'arachnitis chronique, future « paralysie générale progressive » (J. Requin), ne modifia pas vraiment cette classification, d'autant plus que, pour beaucoup, cette maladie n'est qu'une « phrénésie » chronique, une folie symptomatique (relevant de la neuropsychiatrie). Elle apporta surtout des arguments aux futurs défenseurs de l'organogenèse des maladies mentales, à partir de 1840. C'est J. Moreau de Tours (1804–1884) qui en fit le nouveau modèle organique. Mais, pour la plupart des aliénistes, elle ne rentre pas dans le cadre de la folie idiopathique qui seule relève de la psychiatrie.

C'est seulement en 1854 qu'apparaît une entité morbide bien individualisée en tant que maladie mentale spécifique : la folie circulaire décrite par J.P. Falret (1794–1870). La même année, J. Baillarger (1809–1890) isola lui aussi cette même affection en l'appelant « folie à double forme ». C'est une psychose évoluant sous forme d'accès composés d'un état maniaque, puis mélancolique, et séparés les uns des autres par des intervalles lucides plus ou moins prolongés. On a étudié avec minutie de nombreuses variétés de ces psychoses intermittentes : des accès maniaques séparés par des intervalles normaux, des accès mélancoliques séparés par des intervalles normaux, des accès tantôt maniaques tantôt mélancoliques (folie alterne typique ou irrégulière), des accès à double forme et enfin une folie circulaire où alternent l'état maniaque et l'état mélancolique sans intervalle lucide. En pratique, si l'on suit l'évolution de la maladie tout entière, ces subdivisions sont sans importance et le type habituel est irrégulier. L'intérêt véritable de la question résidait dans l'abandon de l'opposition entre manie et mélancolie. Et, dès ce moment, la manie est caractérisée par un état d'excitation psychique, la mélancolie par un état de dépression. Il revient à E. Kraepelin (1856–1926) d'englober toutes ces formes dans la « psychose maniacodépressive » réunissant la manie, la mélancolie et les psychoses intermittentes. Il y ajouta des « états mixtes » comportant à la fois des éléments maniaques et des éléments mélancoliques. « Cette conception résulte d'une analyse clinique qui met en relief, dans ces états, trois éléments : le cours des idées, l'humeur, le comportement moteur, qui peuvent être excités ou inhibés isolément. » [6]

Et l'on vit que dans le système nosographique kraepelinien, cette psychose maniacodépressive, d'évolution périodique, s'opposa à la « démence précoce », psychose à évolution progressive, appelée plus tard par le Suisse E. Bleuler (1857–1939) « schizophrénie ». Encore de nos jours, cette distinction entre les deux grands types de psychose s'impose dans la plupart des classifications nosographiques.

Entre-temps, cependant, il faut rappeler que le groupe des monomanies d'Esquirol a disparu sous les critiques des élèves du maître de Charenton. C'est d'abord F. Leuret (1797–1851) qui distingua les délirants « arrangeurs » (au délire cohérent et bien organisé) des « incohérents » dont le délire est mal construit, désorganisé – on dirait maintenant « paranoïde ». C'est dans le premier groupe de ces délirants que E.C. Lasègue (1816–1883) individualisa le « délire de persécution » en 1852, en critiquant d'abord la « doctrine des monomanies » : « Tel observateur, *dit Lasègue*, décrira la tendance au suicide, tel autre la prédisposition au vol [...] On a simplement remplacé la pathologie générale par la sémiotique, la théorie de la maladie par celle des symptômes. » « La maladie, *dit-il plus loin*, doit se produire avec des symptômes uniformes comme toute affection qui s'impose à l'organisme assez fortement pour le dominer. Si l'on veut bien saisir les signes caractéristiques, il faut assister non aux prodromes ou aux états terminaux mais à l'époque de la floraison de la maladie. » Cette dernière évolue selon plusieurs phases : d'abord période de doute, puis période de certitude qui résulte du raisonnement suivant : « Les maux que je subis sont extraordinaires, il faut que quelque chose d'extérieur, d'indépendant de moi-même intervienne ; puisque je souffre, des ennemis seuls peuvent avoir intérêt à me causer de la peine. » Viennent ensuite les hallucinations auditives insultantes et menaçantes qui confirment le raisonnement des malades. Mais, en même temps, Lasègue a bien vu que la croyance à une persécution n'est pas le phénomène primitif : « Elle est provoquée par le besoin de donner une explication à des impressions morbides probablement communes à tous les malades et que tous rapportent à une même cause. » Ce sont des émotions toutes personnelles et sans équivalent dans l'état de santé. C'est donc déjà un état émotionnel morbide qui est à l'origine de l'activité délirante.

La fameuse théorie de la dégénérescence, développée par B.A. Morel (1809–1873) dans son *Traité* de 1857, n'apporta guère d'éclaircissement dans les classifications nosographiques. Elle conduisit à diviser, avec V. Magnan (1835–1916), les psychoses en deux grands groupes : les maladies typiques survenant chez des malades « non dégénérés » et les maladies atypiques, bâtardes, correspondant aux premières mais déformées par la dégénérescence. « Les maladies typiques réalisant exactement la description classique devenaient de plus en plus rares : finalement la plupart des malades étaient considérés comme entachés de dégénérescence. » [6]

Et c'est finalement dans ce cadre de la « folie des dégénérés » que vont se recruter la plupart des futurs déments précoces de Kraepelin. Comme l'a décrit P. Guiraud, « la classification clinique de Magnan ne régna pas longtemps sans conteste. La plupart des malades relégués par lui et ses élèves dans la masse des dégénérés furent inclus dans le cadre d'une maladie nouvelle : la démence précoce. » [6]

On verra par la suite comment les élèves de V. Magnan vont faire éclater l'unité du « délire chronique à évolution systématique « en « délires d'interprétation » (P. Sérieux et J. Capgras), « délires d'imagination » (E. Dupré), « psychose hallucinatoire chronique » « (G. Ballet), ou « délires passionnels » (G. Gatian de Clérambault), pour ne citer que les entités délirantes les mieux décrites et individualisées. En suivant également les avatars successifs de la paranoïa de R. Krafft-Ebing (1840–1902) à E. Kretschmer (1888–1964), on voit que toutes ces classifications nosographiques restent sous-tendues par des théories étiopathogéniques plus ou moins avouées par leurs auteurs. Le fameux « empirisme clinique », recommandé par P. Pinel, n'a jamais vraiment été au rendez-vous du clinicien nosographe avec ses patients.

Et pourtant cet « athéorisme » recommandé par le père fondateur de la psychiatrie est sans cesse réclamé et proclamé par ceux-là mêmes qui poursuivent inlassablement cette œuvre classificatoire nosographique des maladies mentales. En témoigne le célèbre *DSM*, *Manuel diagnostique et statistique des troubles mentaux* élaboré par l'Association américaine de psychiatrie. La première mouture, le *DSM-I* de 1952, était très influencée par les théories de A. Meyer, leader alors incontesté de la psychiatrie nord-américaine, et se fondait sur une classification où les maladies mentales étaient conçues comme des réactions à des facteurs biologiques, psychologiques ou sociaux. Quelques années plus tard, la notion de réaction devenait obsolète aux États-Unis et le *DSM-II* retenait en 1968 une classification assez proche de celle qu'utilise alors l'Organisation mondiale de la santé (*CIM-8* ou *8e Classification internationale des maladies*), comportant dix catégories principales de maladies : arriération mentale, syndromes organiques cérébraux, psychoses qui ne peuvent être directement attribuées à une atteinte organique (essentiellement schizophrénie et psychoses affectives maniacodépressives), névroses, troubles de la personnalité, troubles mentaux psychophysiologiques, syndromes spécifiques de l'enfance, affections transitoires et réactionnelles, comportements psychopathiques et enfin états d'inadaptation socioaffective sans trouble psychiatrique manifeste (où l'on retrouvait certaines « perversions »).

Bientôt très critiqué parce qu'il repose sur la notion de maladie mentale postulant l'existence d'entités morbides définies (comme dans la médecine organique) par une étiologie et une pathogénie qui restaient toujours discutables en psychiatrie, le *DSM-II* céda la place en 1980 à un *DSM-III* qui se voulait « a-théorique ».

Ce dernier repose uniquement sur la description de symptômes et de troubles du comportement pouvant seulement se regrouper en « constellations de symptômes associés dans la nature avec une fréquence plus grande que ne le voudrait une distribution au hasard » (P. Pichot et J.D. Guelfi). Alors que les deux premiers *DSM* n'avaient été utilisés qu'aux États-Unis, le *DSM-III* connaîtra un grand succès en traversant l'Atlantique. Il est traduit en français en 1983 et largement utilisé dans notre pays malgré les critiques nombreuses qui lui ont été faites. La classification *DSM-III* est donc une classification générale des troubles mentaux mais dont il est difficile d'affirmer qu'elle est véritablement « a-théorique ».

La quatrième version, le *DSM-IV*, en 1994, poursuivra sur cette lancée en maintenant le principe d'un athéorisme mais en reposant, non plus seulement sur des consensus d'experts mais sur des revues générales d'études publiées dans la littérature scientifique concernant l'ensemble des catégories diagnostiques abordées.

Il en sera de même pour la 5e édition, parue aux États-Unis en 2013, avec plusieurs années de retard par rapport aux prévisions du début des années 2000. Ce retard est essentiellement dû à l'insuffisance de progrès scientifiques déterminants en matière de génétique et de biologie (les biomarqueurs) et malgré les avancées remarquables en matière d'imagerie cérébrale.

Ce manuel résume les descriptions cliniques figurant dans le DSM-5 pour la plupart des catégories diagnostiques.

Les trois modèles

Jusqu'à ces dernières années, la psychiatrie restait écartelée entre trois grands modèles explicatifs de la pathologie mentale : le modèle psychanalytique, le modèle neurochimique et biomédical et le modèle psychosociologique. Le premier, lié à une des plus fortes avancées anthropologiques qu'ait connue la culture occidentale, a apporté un corpus théorique permettant d'expliquer d'une manière cohérente la plupart des développements psychopathologiques. Mais il semble qu'il a en grande partie échoué « sur le plan pratique du traitement des malades mentaux » [2], la psychanalyse seule, comme le rappelle É. Zarifian [21], ne guérissant que rarement les grands psychotiques.

Le deuxième, le modèle neurochimique, d'inspiration biomédicale, reste celui qui domine toute la médecine contemporaine, en se fondant surtout sur la biologie moléculaire devenue véritablement sa principale science fondamentale. Les succès de la psychopharmacologie ont réellement amélioré la vie de nombreux malades et les conditions de leur prise en charge thérapeutique. Mais ce modèle reste un échec sur le plan théorique dans la mesure où il n'a pas réussi à expliquer l'étiologie générale des maladies mentales, restant strictement limité à la démonstration de certains effets des médicaments psychotropes sur les transmissions synaptiques. L'éclairage ainsi donné a rarement permis de frayer des voies vraiment nouvelles, d'autant plus que l'on essaie souvent « artificiellement de faire coïncider les concepts issus de la clinique classique avec l'action des psychotropes » [20].

Quant au troisième modèle, d'ordre psychosociologique, il a sans doute permis de modifier profondément l'attitude de la société et des soignants face à la maladie mentale. En montrant le rôle pathogène du milieu et des groupes sociaux dans l'apparition et l'entretien de certains troubles psychiques, il a donné son importance à la thérapie institutionnelle, au travail communautaire en santé mentale, et à tout ce que l'on a appelé en France la « politique de secteur » (L. Bonnafé et H. Mignot). Il a également montré que la maladie mentale n'était pas seulement une atteinte psychopathologique de l'individu malade, seul, mais aussi souvent le symptôme du malaise de tout un groupe social ou familial. Cette perspective très éclairante ne pouvait que convaincre les soignants de la nécessité de compléter les traitements individuels par des actions thérapeutiques sur les familles et les institutions. Ce modèle continue cependant à se heurter à « l'irréductibilité de certains états dits pathologiques » [2] évoluant quelles que soient les conditions du milieu, et cela malgré des thérapies familiales multiples.

On a tenté de surmonter ces contradictions en cherchant à utiliser un modèle explicatif plus global que l'on pourrait appeler « biopsychosocial ». Cette approche avait déjà été préconisée durant la première moitié du siècle dernier par A. Meyer (1866–1950), chef de la psychiatrie nord-américaine. En 1977, G.L. Engel s'en est inspiré en proposant un « triple paradigme », biologique, psychologique (avec une approche à la fois psychodynamique et comportementaliste) et social. Ce modèle « biopsychosocial » a également influencé M. Reynaud qui en a fait un modèle « intégratif » [17]. Cette intégration oblige à tenir compte de la très grande complexité de l'activité psychique de l'homme et à ne plus se contenter d'explications étiologiques de la maladie mentale reposant sur des causalités simplement linéaires

Cognitivisme et neurosciences

Depuis deux à trois décennies, ces modèles ont perdu une partie de leur intérêt, comme on le verra plus loin. Les progrès du cognitivisme et surtout des neurosciences les ont en effet relativisés [11, 12, 19]. Avec les progrès actuels du cognitivisme et des neurosciences, il est certain que l'on ne peut plus appréhender le champ de la psychiatrie avec les grands modèles explicatifs antérieurs [10, 13]. Une physiopathologie de l'organicité n'apparaît plus comme complètement opposée à une psychopathologie de la psychosociogenèse. Même le débat entre neurobiologie et psychanalyse semble aujourd'hui dépassé.

Les *neurosciences* se sont appuyées à la fois sur la psychopharmacologie, l'imagerie cérébrale et l'étude des neurotransmissions. À la fin des années soixante, elles permettent de découvrir les premiers systèmes de neurones médiateurs, neurones aminergiques, de types dopaminergique, noradrénergique et sérotoninergique, et des neurones de topographie précise contenant des peptides actifs sur la régulation endocrinienne : enképhalines, somatostatine, neurotensine – substance P. En même temps furent individualisés les systèmes fonctionnant avec le GABA et l'acétylcholine. Il a été possible d'établir une cartographie biochimique du système nerveux comprenant des neurones médiateurs et des récepteurs localisables, tout en sachant qu'un neurone peut contenir plusieurs médiateurs et que, pour un même médiateur, existent différents types de récepteurs, certaines substances agissant plus sur un récepteur que sur un autre, quoiqu'également sensibilisées au même médiateur. Mais ces découvertes localisées n'ont pas toujours connu une application pratique en psychopharmacologie.

Quant au cognitivisme, il s'est certes considérablement développé depuis deux décennies, influençant de nombreux comportementalistes qui sont devenus, plus ou moins insidieusement, « cognitivo-comportementalistes »... et même certains analystes s'intitulant « cognitivo-psychanalystes » (B. Samuel-Lajeunesse [*in* 12]). En fait, les sciences cognitives [4, 18], actuellement à la mode, sont difficiles à définir car elles ont un domaine de recherche très étendu. Elles étudient en effet les principales compétences (ou aptitudes) de l'esprit humain : langage, perception, action (planification et motricité) et raisonnement. Ces compétences font l'objet d'approches pluridisciplinaires, impliquant la psychologie (expérimentale), les neurosciences, la neuropsychologie, la linguistique, l'intelligence artificielle et la philosophie (à laquelle on peut rattacher la logique). Avec les hypothèses fondamentales les caractérisant, il faut souligner la distinction entre différents niveaux de description, au moins entre le niveau physique (biochimicophysique) et le niveau « représentationnel ». C'est en fait une véritable nébuleuse de disciplines. Celles-ci redistribuent complètement l'espace des compétences, en révélant qu'il n'est désormais plus de progrès possible sans la mise en synergie des savoirs, sans la contestation des frontières disciplinaires. Il ne s'agit pas seulement pour elles de déterminer les fondements d'un champ scientifique unifié, mais aussi d'orienter l'action et peut-être de susciter les conditions d'une nouvelle alliance de l'homme avec le monde. Les sciences cognitives ont donc trouvé, malgré certaines difficultés méthodologiques en partie surmontées, de larges applications dans les champs de la psychopathologie, de la clinique et de certaines thérapies.

Ainsi, l'essor de la psychopharmacologie, de l'imagerie cérébrale, de la neuropsychologie et, plus généralement, des neurosciences et des sciences cognitives, parallèlement au développement des psychothérapies et des structures de réhabilitation et de réinsertion socioprofessionnelles les plus diverses, peut faire croire que la psychiatrie se place maintenant au premier rang des spécialités médicales. Malheureusement, ce progrès n'est qu'illusoire s'il ne s'accompagne pas d'un changement radical des attitudes de la société et de chaque citoyen vis-à-vis de la folie. Sommes-nous prêts, en effet, à ne plus exclure les malades mentaux de notre cadre social et professionnel quotidien et à leur donner toutes les chances de surmonter leur handicap psychique ? La loi du 11 février 2005 a été rédigée pour répondre positivement à cette question avec beaucoup de générosité. Mais pourra-t-elle réellement l'appliquer de façon satisfaisante dans la période de grande rigueur financière que nous traversons ?

Conclusion critique

Il ne faut pas, non plus, méconnaître les limites de la psychiatrie compte tenu de la promotion de la « santé mentale ». Ce terme devenu très à la mode est bien loin de recouvrir celui de la psychiatrie, tant il est ambigu et bien souvent « antipsychiatrique ». Reconnaître, à la fin de ce bref résumé sur l'histoire de la psychiatrie, les limites de cette dernière est une nécessité qu'il ne faut pas éluder :

- limites de son corpus de connaissances d'abord. Si la psychiatrie a pu édifier un savoir spécifique, elle a beaucoup emprunté aux théories des domaines culturels voisins et, parfois, avec des raisonnements analogiques un peu trop simplistes;

- limites aussi de son action dans des champs administratifs, judiciaires et sociaux où elle a perdu bien souvent son identité professionnelle et son indépendance;
- limites enfin de son objet, la pathologie mentale, pour s'avancer dans beaucoup trop de domaines, en particulier médiatiques, où son crédit s'est usé dans des engagements parfois spectaculaires, mais non dénués de complaisance et hors de ses vraies compétences.

Références[1]

[1] Alexander FG, Selesnick ST. Histoire de la psychiatrie. Paris : Armand Colin; 1972.
[2] Bourguignon A. L'Homme fou. Paris : PUF; 1994.
[3] Collée M, Quétel C. Histoire des maladies mentales. Paris : PUF; 1987.
[4] Favre B, et al. Théories cognitives en psychiatrie. Evol Psychiatr 1991; 56.
[5] Goldstein J. Console and classify. New York : Cambridge University Press; 1987. Traduction française : Consoler et classifier. Le Plessis-Robinson : Institut Synthélabo; 1997.
[6] Guiraud P. Psychiatrie générale. Paris : Le François; 1950.
[7] Hochmann J. Histoire de la psychiatrie. Que sais-je. Paris : PUF; 2013.
[8] Jaccard R. La Folie. Paris : PUF; 1979.
[9] Lalonde P, Grunberg F. Psychiatrie clinique, approche biopsychosociale. Montréal : G. Morin; 1988.
[10] Lantéri-Laura G. Psychiatrie et Connaissance. Paris : Sciences en situation; 1992.
[11] Le Ny JF. La psychologie cognitive et l'inconscient. Neuropsychologie 1989; 4 : 435-42.
[12] Loas G, Boyer P, Samuel-Lajeunesse B. Psychopathologie cognitive. Paris : Masson; 1991.
[13] Pichot P. Un siècle de psychiatrie. Paris : Dacosta; 1983.
[14] Postel J. Genèse de la psychiatrie. Paris : Le Sycomore; 1981.
[15] Postel J, Quétel C. Nouvelle Histoire de la psychiatrie, 4e éd. Paris : Dunod; 2004.
[16] Quétel C. Histoire de la folie : de l'Antiquité à nos jours. Paris : Tallandier; 2009.
[17] Reynaud M. Soigner la folie. Paris : Frison-Roche; 1989.
[18] Swain G. Sujet de la folie. Toulouse : Privat; 1977.
[19] Varela FJ. Connaître les sciences cognitives. Paris : Le Seuil; 1989.
[20] Widlöcher D. Traité de psychopathologie. Paris : PUF; 1994.
[21] Zarifian E. Les Jardiniers de la folie. Paris : Odile Jacob; 1987.

1 Plusieurs de ces références correspondent à des développements de l'histoire de la psychiatrie : [1, 3, 5, 7–9, 15, 16].

Modèles théoriques en psychiatrie – Épistémologie

Chapitre 2

M.-C. Hardy-Baylé, D. Leguay

Les théories en psychiatrie ont toujours privilégié une épistémologie clinique, théorie de l'homme malade, plutôt qu'une théorie des pratiques de soins, c'est-à-dire une épistémologie thérapeutique. Les tentatives de certains auteurs, comme Henri Ey, d'élaborer une théorie générale de la psychiatrie, regroupant l'ensemble des données acquises de manière régionale pour les subsumer dans une théorie intégrative, ont certes produit une théorie de l'objet psychiatrique mais n'ont pas permis d'offrir à la pratique psychiatrique un modèle satisfaisant pour la guider.

L'enjeu de la psychiatrie, pour demain, pourrait désormais donc résider dans la capacité de cette discipline à poser le cadre d'une épistémologie thérapeutique, fixant les conditions de possibilité d'un savoir thérapeutique convergent et cohérent [7].

La psychiatrie étant une branche de la médecine, nous avons choisi de présenter, dans un ouvrage à visée médicale, les seules théories ayant contribué à enrichir notre arsenal clinique et thérapeutique. Ainsi, nous n'aborderons pas les champs de connaissances ayant pris pour objet le contexte d'émergence des différents discours théoriques qui traversent le cadre de cette discipline, c'est-à-dire les conditions sociales et les évolutions culturelles qui ont rendu possible la production des savoirs psychiatriques. À chaque théorie du fait psychiatrique répond un discours sur la pratique de soins et une approche thérapeutique : aux théories psychanalytiques, la psychanalyse et ses nombreuses techniques dérivées, individuelles et groupales, aux théories neurobiologiques, les médicaments et les différentes techniques « biologiques », aux théories de l'apprentissage, les diverses techniques cognitivo-comportementales, aux théories systémiques, les thérapies systémiques, etc. C'est, en effet, l'innovation thérapeutique qui a permis l'introduction de la psychiatrie dans le champ médical. En posant la possibilité d'un « traitement moral », Philippe Pinel a introduit l'idée que celui-ci constituait un levier thérapeutique permettant de répondre à ces troubles. Toute discipline médicale fait reposer son identité sur ses techniques de soins et son influence s'appuie sur l'importance de son arsenal thérapeutique et d'une bonne connaissance de l'usage qui doit en être fait. L'acte de naissance de la psychiatrie dans le champ de la médecine se confond ainsi avec ce qui l'inscrit dans sa mission : soigner.

Il est classique de dire que la psychiatrie, à l'inverse des autres disciplines, a accumulé des outils de traitement en l'absence de toute connaissance sur l'origine des troubles qu'elle avait à traiter. Mais la psychiatrie n'est pas la seule discipline médicale dans laquelle l'origine des troubles reste pour une large part mystérieuse. Cette méconnaissance n'a pas empêché l'accumulation de savoirs techniques dans les autres disciplines, selon une approche scientifique et pragmatique du soin.

Mais à la différence des autres branches de la médecine, la psychiatrie, fascinée par sa visée philosophique de construire un savoir sur l'humain, s'est éloignée de l'épistémologie thérapeutique qui définit toute discipline médicale. Aucun ouvrage médical d'ailleurs ne propose, en guise d'introduction, un chapitre dédié aux théories de son objet. Si l'appartenance de la psychiatrie au champ de la médecine a été rendue possible par le développement d'outils thérapeutiques, le traitement est longtemps apparu davantage comme un prétexte pour construire et étayer les diverses théories du sujet malade que comme un levier thérapeutique possible imposant de se comparer aux autres pour trouver sa juste place dans l'arsenal thérapeutique de la discipline.

La psychiatrie a ainsi longtemps été le creuset de querelles de nature plus philosophique que praticienne. Si ces débats ont fait en partie la richesse de la discipline, et s'ils ne sont pas non plus intervenus par hasard (qu'est-ce que l'humain et quelle est sa traduction clinique ?) ils l'ont éloignée de son objet strictement médical, le soin. Les risques étaient pourtant majeurs, en l'absence d'un engagement plus radical des praticiens dans la construction de leurs références en matière de pratiques de soins, de perte de crédibilité de la discipline. En l'absence d'épistémologie thérapeutique, toute action peut se prévaloir d'un pouvoir thérapeutique. Il peut devenir légitime d'affirmer que « guérir – le stress, l'anxiété et la dépression – sans médicaments ni psychanalyse » [13] est possible, d'entériner l'existence de 400 formes de psychothérapies, ou d'utiliser d'une manière non adaptée à leurs cibles réelles, les médicaments psychotropes.

Notre discipline doit lutter contre ces dérives. Nous présenterons donc successivement les grands courants de la pensée psychiatrique contemporaine puis tenterons, en guise de conclusion, d'aborder la question de leur usage pertinent en pratique clinique.

Les grandes théories de la psychiatrie

La théorie psychanalytique

La théorie psychanalytique est venue offrir à la psychiatrie une opportunité de traitement sans précédent. La psychiatrie s'est ainsi approprié la technique psychanalytique et en a fait, dans la logique médicale qui est la sienne, un outil de traitement. Cette appropriation continue de poser problème. Même si, en tant que médecin, Freud a décrit l'hystérie avec le souci, proprement médical, d'offrir à ces patients un traitement spécifique, la théorie psychanalytique s'est éloignée, avec certains de ses théoriciens, de la logique médicale pour s'élaborer comme modèle de l'humain, c'est-à-dire comme discours philosophique et anthropologique. Les opposants à l'appropriation de la démarche freudienne par les professionnels du soin rappellent que selon les termes mêmes de Freud, rappelés par Lacan, la guérison des symptômes ne vient que par surcroît. La perspective freudienne s'éloigne donc de ses visées thérapeutiques initiales. Pourtant, si l'objectif de la psychanalyse est « de renforcer le Moi, de le rendre plus indépendant vis-à-vis du Surmoi, d'élargir son champ de perception et de transformer son organisation afin qu'il puisse s'approprier de nouveaux fragments du Ça ("Là où était le Ça, le Moi doit advenir") », alors la thérapie dite reconstructive, dont les objectifs sont ceux d'un changement structural (topique) de la personnalité, s'inscrit bien dans les objectifs thérapeutiques d'une psychiatrie visant à accroître le degré de liberté des personnes qu'elle traite. Pierre Fédida, dans son dernier ouvrage sur la dépression, décrit magistralement la manière dont la psychanalyse peut permettre de gagner de tels degrés de liberté [4]. La rencontre du sujet avec la souffrance psychologique peut constituer pour lui une opportunité de changement dans la mesure où elle lui impose, en modifiant son rapport au monde, de prendre en compte sa vie mentale.

Appliquée au champ médical, la psychanalyse rejoint la définition initiale que Freud médecin en donnait en 1922 : « la psychanalyse est le nom d'un procédé pour l'investigation de processus mentaux à peu près inaccessibles autrement ; d'une méthode fondée sur cette investigation pour le traitement des désordres névrotiques ; d'une série de conceptions psychologiques acquises par ce moyen et qui s'accroissent ensemble pour former progressivement une nouvelle discipline scientifique ». Plus que la découverte de l'inconscient, c'est la découverte d'un corpus de connaissances utile à la compréhension des modalités de fonctionnement du sujet en relation, donc dans la relation de soins et des attitudes soignantes en relation avec le patient, qui constitua, pour la psychiatrie, une révolution. La psychologie dite « psychodynamique » issue des découvertes freudiennes propose en effet un corpus théorique construit à partir d'une pratique clinique, la psychanalyse.

Concernant la pratique, pour permettre au sujet d'accéder à son monde de représentations inconscientes, le cadre psychanalytique impose une modalité très singulière de relation : l'effacement du psychanalyste comme personne réelle est indispensable au développement du transfert, défini comme « un processus inconscient d'actualisation, avec l'analyste, des conflits intrapsychiques en rapport avec les objets du passé infantile (les imagos parentaux électivement) ». Seule cette « posture analytique » rend possible le travail psychique nécessaire à une thérapie reconstructive. Cette posture engage le patient dans une démarche dite d'*insight* et vise à réduire l'interaction ou la narration habituelle de tout échange humain. La « neutralité bienveillante » du psychanalyste ne signifie pas autre chose que cette nécessaire absence de « gratification directe, de conseils, de jugements, de suggestion » qui permet l'établissement de cette seule démarche d'*insight*. Un nombre insuffisant de séances, les passages à l'acte ou l'engagement personnel trop grand du psychanalyste peuvent bloquer le développement de la névrose de transfert et conduire à stériliser le processus. Nombre de psychothérapies interminables ou mal conduites peuvent être expliquées par une posture inadéquate du psychanalyste. Le silence de l'analyste, s'il n'est jamais absolu du fait de la trop grande frustration qu'il peut engendrer, notamment chez certains sujets, est nécessaire pour que l'inconscient puisse se manifester, « faute de quoi l'élaboration interprétative risque fort de rester de l'ordre du conscient ou du préconscient ». On comprend facilement les résistances que le sujet pourra développer dans cette « mise en scène » de son inconscient et les sollicitations en direction du psychanalyste qu'il mettra en œuvre.

Freud offre un exemple très remarquable de la manière dont s'est construite, à partir de ce cadre et des données cliniques obtenues grâce à celui-ci, sa théorie de l'inconscient. Tout au long de son œuvre, Freud va construire un modèle du fonctionnement intrapsychique : les étapes de son développement, sa structure (sous la forme d'instances dont il affina les fonctions : « Moi, Surmoi, Ça » succédant à « Conscient, préconscient, inconscient ») et ses modalités de fonctionnement, notamment les mécanismes de défense mis en jeu pour résoudre les conflits internes, au premier rang desquels le refoulement.

En proposant notamment une « méthode pour le traitement des désordres névrotiques », la position de Freud est emblématique des liens forts posés dès l'origine entre la psychanalyse et la psychiatrie. Les successeurs de Freud ont tenté de repousser les limites pratiques et théoriques de la psychanalyse.

Aujourd'hui, en dehors de la cure type proprement dite, la psychanalyse offre une théorisation de cadres thérapeutiques diversifiés : psychothérapies psychanalytiques, psychodrames psychanalytiques, thérapies corporelles (avec ou sans relaxation), psychothérapies familiales, psychothérapies « mère – enfant », psychothérapies brèves. D. Widlöcher pose la question qui s'impose face à cet assouplissement du cadre, « À quoi tient qu'un vrai travail psychanalytique est possible malgré la modification du cadre ? » [15]. Dans le travail en institution psychiatrique, comme dans la démarche du psychiatre, les professionnels utilisent largement leur compétence psychanalytique. Mais une clinique analytique constituée hors du cadre théorique et de l'espace de la cure est-elle valide ? Le cas échéant, à quelles conditions ?

Au-delà de ces questions, la découverte Freudienne a peut-être surtout été celle des manifestations de la pure subjectivité. *In fine*, peut-elle se résumer à énoncer qu'il existe et existera toujours, dans les conditions de la cure ou non, un champ clinique observable qu'il sera à jamais impossible de réduire à un déterminisme extérieur, historique ou pulsionnel au sens mécanique du terme ? Pourrait-il se faire qu'à la condition d'admettre cette part d'« inexplicable », une psychopathologie globale pourrait se construire ?

Avec l'introduction de la pharmacopée d'abord puis d'autres traitements psychologiques des troubles mentaux ensuite, la psychanalyse a vu son champ d'application remis en question. Sur un plan théorique, ces deux nouveaux champs de connaissance prétendent eux aussi offrir des modèles explicatifs du comportement humain et de ses troubles. Les thérapies cognitivo-comportementales et, au-delà la théorie sous-jacente des troubles dont elles découlent, se sont ainsi posées dans un rapport de rivalité avec la théorie psychanalytique à tel point que Q. Debray a pu écrire : « ceux qui pendant des années ont fait parler l'inconscient ont peut-être bien parlé à sa place, projetant sur lui des fantasmes qui n'existaient guère » [2].

La théorie cognitivo-comportementale

Les cognitivo-comportementalistes ne nient pas l'inconscient mais ils lui supposent une autre nature que les psychanalystes. Les manifestations de l'inconscient ne procéderaient pas de conflits porteurs de sens, mais « d'habitudes comportementales et idéiques, de réactivités émotionnelles spécifiques. Les cognitivistes eux aussi cherchent à connaître et à contrôler le domaine inconscient et à introduire une rationalisation équilibrée. » [2]

Si en pratique clinique, le traitement cognitivo-comportemental apporte une approche thérapeutique nouvelle, en théorie les cognitivo-comportementalistes revendiquent le même objet épistémique que celui des psychanalystes et inscrivent leur démarche dans une opposition théorique à l'inconscient freudien.

Selon la théorie héritée du behaviorisme, les comportements seraient acquis selon les lois de l'apprentissage. Différentes modalités de conditionnement permettraient, de ce fait, de faire disparaître des comportements anormaux. Négligeant les déterminismes inconscients ou du moins la possibilité d'y accéder, la théorie comportementale prend le contre-pied de la théorie psychanalytique.

Visant à lever les limites d'une théorie initialement réduite au seul comportement observable, le cognitivisme applique le même modèle théorique aux cognitions, traitées comme des habitudes apprises de pensées. Le cognitivisme déplace son focus des comportements observables aux représentations mentales, supposées, organisées en « schémas cognitifs » inconscients, de fonctionnement automatique, s'actualisant en présence de certains stimuli extérieurs. Ces schémas, acquis par apprentissage à partir de dispositions innées, seraient stockés dans la mémoire. Des « processus cognitifs » transformeraient ces schémas en pensées automatiques facilement accessibles à la conscience. « La mise en place des pensées automatiques et des processus cognitifs s'inscrit dans un style cognitif articulé autour d'un système de croyances propres à chaque individu. Avec l'éducation, la pression familiale, l'apprentissage social et les expériences individuelles se forgent en chacun de nous des règles de vie plus ou moins impératives, des principes plus ou moins rigoureux, des postulats silencieux plus ou moins solides guidant par la suite notre raisonnement quotidien. Dans une situation donnée, la réponse de chacun va ainsi se référer à des schémas individuels définissant une certaine vision du monde, des autres et de soi-même. La nature et la qualité de ces croyances vont conditionner l'analyse des circonstances et les modalités d'adaptation : inhibition en cas de doute, de soumission et de dépendance, ou au contraire agressivité en cas de méfiance, d'intolérance et de domination. » Quant à l'émotion, « la qualification affective (des situations) dépend grandement des pensées, des processus et des croyances sollicitées » [2]

Les distorsions de ces processus expliqueraient les troubles constatés en clinique. Elles sont la cible de la thérapie cognitive. Ces traitements psychologiques visent donc à une « reconstruction cognitive » du sujet et s'appuient pour le faire sur l'apprentissage (autocontrôle). Les thérapies cognitivo-comportementales constituent des techniques de soins d'utilisation assez simple, car reposant sur des modalités d'intervention clairement définies et facilement transmissibles. Par ailleurs, elles ne prennent pas en compte la subjectivité des patients ni celle des thérapeutes. C'est d'ailleurs en cela qu'elles se distinguent résolument de l'approche psychanalytique.

Les techniques comportementales semblent s'être construites en toute indépendance par rapport à la théorie elle-même et s'organiser de manière empirique, en s'appuyant sur les lois de l'apprentissage. Pour valider leur efficacité elles utilisent une grille d'évaluation reposant sur une analyse symptomatique des troubles, indépendamment du cadre de leur théorie d'origine que les données acquises permettraient d'enrichir.

Fondamentalement, cognitivo-comportementalisme et psychanalyse se distinguent sur un plan théorique. Mais, en clinique quotidienne, les praticiens pensent souvent dans le cadre d'une théorie psychopathologique globale (à dominante psychodynamique parce qu'ils n'abandonnent pas l'idée que les symptômes ont un sens), à l'intérêt d'un traitement cognitivo-comportemental des troubles. C'est l'une des raisons pour lesquelles on peut penser qu'ils se fondent implicitement, dans leur exercice, d'une vision intégrative de la psychopathologie, dont il importerait d'explorer les contours.

La théorie cognitivo-comportementale n'est pas la seule à utiliser les règles de l'apprentissage pour proposer des modalités thérapeutiques nouvelles. Les neurosciences cognitives (que nous évoquerons dans le paragraphe consacré à la théorie neurobiologique), distinctes par leur objet et leurs méthodes des théories cognitivo-comportementales, d'essence clinique, ont produit un lot important de connaissances quant aux processus cognitifs sous-tendant les grandes fonctions psychologiques (attention, perception, mémoire, langage, etc.). La neuropsychologie cognitive, en tant que domaine de recherche, décrit les mécanismes élémentaires de la pensée, universaux cognitifs, permettant de faire le lien entre les fonctionnalités du cerveau et les grandes fonctions psychologiques telles que différents plans expérimentaux permettent de les étudier. Le savoir acquis permet de décrire des modalités de dysfonctionnement spécifiques des processus cognitifs chez les différentes populations de patients et de proposer des techniques de remédiation cognitive visant à remédier à ces dysfonctionnements et utilisant les lois de l'apprentissage pour leur mise en œuvre. Les techniques de remédiation cognitive utilisées dans le champ des troubles schizophréniques sont exemplaires de l'utilisation possible des données issues de la recherche fondamentale en neuropsychologie cognitive. En tant que recherche appliquée, elles s'appuient sur la connaissance acquise des processus cognitifs altérés chez les sujets schizophrènes, telle que l'étude « en laboratoire » permet de les isoler et de les étudier, pour définir un programme de rééducation, proche, dans sa conception, de la rééducation fonctionnelle des patients cérébrolésés à cela près que le contenu de l'apprentissage comme les présupposés sous-jacents diffèrent. En effet, le modèle proposé par la neuropsychologie cognitive ne présuppose pas de déterminisme « organique » aux troubles constatés. En somme, ce n'est pas parce que le cerveau est impliqué dans le comportement qu'il en est la cause. La relation est donc de nature fonctionnelle et non causale.

La théorie systémique

L'objet de la théorie systémique n'est plus l'individu mais le contexte dans lequel il évolue. Ce contexte ne peut se réduire ou se comprendre par le seul jeu d'un grand nombre de « singularités ». Il n'est pas la somme des différents individus qui le composent. Il se crée et perdure en fonction d'une dynamique propre au système qu'il s'agit de décoder et, en thérapeutique, d'influencer. L'étude de ce système conduit à en dégager des règles de fonctionnement propre dont les théories systémiques (en partie issues de la cybernétique) rendent compte [12]. Selon l'approche systémique, le système est « compétent » pour trouver des solutions et « inventer » de nouvelles modalités communicationnelles satisfaisantes. En pratique, le rôle du thérapeute sera de donner les moyens au système d'exprimer cette compétence dont il se pense privé (c'est-à-dire de favoriser l'émergence d'un savoir-faire).

Le déplacement de l'intérêt du sujet vers le système a pu s'accompagner d'une tendance à nier l'existence de facteurs endogènes ou psychogènes propres au sujet porteur des troubles. En cela, certains ont pu reconnaître dans l'approche systémique une posture « antipsychiatrique » et « antipsychanalytique ». C'est pourquoi l'abord des systèmes, notamment des systèmes familiaux, ou de la dynamique conjugale, mêle souvent, dans la pratique psychiatrique, connaissances systémiques et connaissances psychanalytiques. En effet, la psychiatrie ne peut tenir pour vrai que le symptôme ne serait que l'expression d'une dynamique familiale dysfonctionnelle. Le supposer, comme une acceptation de la théorie systémique « pure » l'imposerait, serait nier l'existence même des autres facettes du fait psychiatrique, ce que la pratique de la psychiatrie se refuse d'admettre. Encore une fois, la théorie joue pour le praticien le rôle d'une grille de lecture éclairante, mais partielle. Il n'en use que s'il présuppose sa finitude, dans l'implicite d'une vision globale qu'il ne se hasarde pas à tenter de formuler, hormis parfois pour lui seul, mais à l'élaboration de laquelle il faudra bien un jour s'attaquer collectivement. Nous voulons dire par là qu'à l'instar des tentatives de convergences de conception dans le registre de la nosographie, il faudra bien tenter de formuler une conception globale de la psychopathologie, donnant à chaque théorie une place par rapport aux autres. Cette deuxième entreprise pourrait bien, d'ailleurs, faire avancer la première.

La théorie neurobiologique

Depuis l'origine de la psychiatrie, les tenants d'une origine « organique » des troubles mentaux ont existé, de même que des thérapeutiques « biologiques ». Mais c'est avec l'introduction des médicaments dans l'arsenal thérapeutique que la théorie biologique a réellement pris l'ampleur qu'on lui connaît aujourd'hui.

Si ce que l'on a nommé la psychiatrie biologique n'a néanmoins pas apporté les succès espérés dans la compréhension des mécanismes d'action biologique des produits psychotropes et la physiopathologie des troubles, les données empiriques acquises sur l'efficacité des produits et l'émergence du courant des neurosciences sont venus redonner à la théorie biologique des troubles une ampleur considérable.

La psychiatrie biologique a tenté d'expliquer l'action des médicaments en mettant en relation des troubles aux contours flous et des systèmes neurochimiques sur lesquels les psychotropes étaient censés agir. Or ce dernier niveau peut difficilement être articulé au niveau clinique. Une action au niveau d'un récepteur ne peut être mise en lien direct avec le niveau clinique qu'au prix d'un saut spéculatif, même s'il est légitime que des hypothèses soient avancées pour le faire. La psychiatrie biologique est, de ce point de vue, une discipline encore immature.

Face à cette impasse, deux directions de travail ont été explorées. La première a été de construire une clinique plus appropriée à une mise en relation avec les substrats biologiques ou génétiques des troubles, l'autre a été offerte par les neurosciences cognitives.

L'insuffisance des descriptions phénotypiques a conduit à l'élaboration d'une clinique qui se voulait plus valide, reposant sur des observables différents et prétendant à plus de précision et d'objectivité. Ce fut l'objectif initial des nouvelles classifications des troubles mentaux (DSM-III, puis IV et 5) de construire une clinique permettant de définir les troubles et d'en étudier les corrélats biologiques et l'influence sur eux des traitements [1]. Dans l'esprit d'une démarche pragmatique et rationnelle, l'école américaine visait à mettre en regard de tableaux cliniques, définis *a priori* par un consensus entre psychiatres de même obédience, des protocoles de traitement spécifiques. À l'origine, et dans l'intention de ses concepteurs, outil de recherche d'orientation neurobiologique, de description a-théorique et pragmatique, dont la validation reposerait sur des marqueurs « biologiques » et thérapeutiques, il fut utilisé par une discipline en mal de rationalité dans sa démarche clinique, au-delà des courants théoriques divergents.

Son « succès » fut en effet, au moins en partie, dû au fait que cette clinique se prêtait, par sa simplicité dans la description des catégories, et à l'inverse de la clinique traditionnelle, à un accord des professionnels sur la reconnaissance des troubles. En privilégiant les observables les plus immédiats par rapport à la spécificité des signes, elle réduisait leur foisonnement, en retenant les plus fréquents pour chacune des pathologies décrites grâce à l'outil statistique utilisé dans sa construction (manuel diagnostique et statistique des troubles mentaux).

La recherche des substrats biologiques impliqués dans l'ensemble des pathologies devait conduire à les envisager toutes sous le regard biologique et, en termes de retombées thérapeutiques, pharmacologiques, avec l'idée que les traitements médicamenteux pouvaient aussi se justifier sur certaines pathologies que d'autres techniques de soins avaient gardées captives. Ce fut le cas des névroses, pathologies dans lesquelles la psychanalyse avait acquis ses titres de noblesse, et qui furent dans la nouvelle classification éclatées en divers tableaux cliniques, tenus, jusqu'à preuve du contraire, pour indépendants, là où l'hypothèse psychanalytique les avait liés. Un exemple de ce démembrement est la névrose obsessionnelle, rebaptisée « trouble obsessionnel-compulsif », avec la réponse médicamenteuse correspondante, les antidépresseurs sérotoninergiques. Ainsi, l'orientation biologique de la psychiatrie a fait émerger ses propres objets et conçu une démarche pragmatique de définition des phénotypes pertinents pour l'étude des mécanismes biologiques impliqués dans les troubles. C'est dire que le procès qui a été fait, depuis, à cet outil, n'est que partiellement justifié. Son intention initiale était de construire une clinique des troubles utile pour une psychiatrie à orientation biologique, soucieuse de connaître les bases biologiques des comportements, d'en proposer des modèles explicatifs et d'améliorer les connaissances sur les thérapeutiques biologiques. Mais cet outil ne permet pas d'orienter la prise en charge globale des patients du fait de la réduction de l'objet clinique qu'il considère à la seule dimension biomédicale des troubles.

Cette clinique n'a, par ailleurs, que partiellement permis de répondre aux questions posées par la recherche biomédicale, car elle n'a pas offert aux différents champs de cette recherche les observables pertinents attendus.

Le mouvement des sciences cognitives initié il y a maintenant plus de 40 ans a touché plus récemment la discipline psychiatrique. Les progrès techniques réalisés en imagerie sont venus, depuis, considérablement enrichir l'exploration de la cognition et apporter les moyens d'articuler le niveau du fonctionnement cognitif à celui du fonctionnement cérébral.

Avec la « révolution cognitive » et l'essor des nouvelles technologies d'observation du fonctionnement cérébral, la théorie biologique a introduit entre le niveau d'observation phénotypique (réduit à des observables cliniques insuffisamment précis) et le niveau de la « matrice cérébrale », des niveaux intermédiaires, de définition plus rigoureuse et plus objective, laissant espérer à la fois une meilleure connaissance des substrats physiopathologiques des troubles et une meilleure corrélation entre cerveau et comportement.

Le niveau cognitif est, pour le médicament, un niveau de compréhension pertinent pour définir de nouvelles cibles et tester de nouveaux effets. L'ère des neurosciences cognitives a redonné à la psychiatrie biologique et aux recherches biomédicales un grand dynamisme.

Les enjeux de la recherche biomédicale sont clairs : mieux comprendre les mécanismes neurobiologiques pour mieux traiter les troubles. En ce sens il s'agit bien de définir le champ d'une recherche fondamentale et d'en proposer une recherche appliquée.

Si la recherche fondamentale peut se prévaloir en psychiatrie de perspectives d'avenir intéressantes, en lien avec le développement des neurosciences, peu de retombées pratiques ont été offertes ces dernières années. À ce jour, les modèles proposés visant à intégrer, d'une part les connaissances acquises sur les troubles avant l'ère des neurosciences, d'autre part celles apportées depuis, n'ont qu'une portée partielle ou se montrent trop spéculatifs dès qu'ils manifestent l'ambition d'expliquer l'ensemble des troubles constatés : le modèle neurodéveloppemental des troubles schizophréniques ou celui de la plasticité cérébrale pour les troubles thymiques en sont de bons exemples. Le modèle neurodéveloppemental de la schizophrénie vise à expliquer l'ensemble des connaissances acquises en privilégiant les données recueillies par l'approche biomédicale (anomalies structurales et fonctionnelles observées en imagerie fonctionnelle ou post mortem dans les cerveaux de patients) mais il peine à convaincre qu'il pourrait expliquer l'ensemble des troubles présentés.

L'hypothèse neurodéveloppementale dite « précoce » postule l'intervention de facteurs génétiques et environnementaux dans l'apparition de la maladie. Cependant, comme le souligne Florence Thibaut, « les anomalies (observées chez les patients, qui sont en faveur de cette hypothèse) demeurent modestes, comparativement aux sujets témoins, elles ne concernent qu'un tiers des patients schizophrènes environ et ont une très faible valeur prédictive positive dans le développement ultérieur d'une schizophrénie. » [14]

L'hypothèse neurodéveloppementale dite « tardive » soutient l'hypothèse de processus plus tardifs, affectant le développement du cerveau, comme une perturbation du programme d'élimination des synapses au cours de l'adolescence dans la schizophrénie selon I. Feinberg, en particulier dans le cortex préfrontal. Différentes versions d'un modèle neurodégénératif ont également été proposées, postulant l'existence d'une « activation excessive de mort neuronale » ou d'une « vulnérabilité accrue des cellules neuronales ».

Ces modèles globaux et spéculatifs ont cependant le mérite de constituer des cadres hypothétiques pour des recherches ultérieures visant à en valider les termes.

Par ailleurs, il est intéressant de noter qu'ils portent une ambition explicative globale, ne négligeant aucune des connaissances acquises. Si l'on porte davantage attention aujourd'hui à l'hypothèse neurodéveloppementale, c'est qu'elle permet, en apparence, de sortir de l'opposition entre tenants de la psychogenèse et tenants de l'organogenèse des troubles, et d'offrir à la psychiatrie le modèle d'une démarche apte à relever l'enjeu de pouvoir lier, dans un même modèle compréhensif, déterminants biologiques et déterminants psychologiques des troubles.

Même si elle a franchi des étapes sur cette voie, la psychiatrie ne doit pas se cacher qu'elle reste dans des modèles très spéculatifs se prêtant mal à l'application d'une démarche scientifique. Cette dimension spéculative permet par ailleurs de masquer la réduction des termes pris en compte. Ainsi, dans le modèle neurodéveloppemental, la notion d'environnement ne recouvre en rien ce qu'un psychiatre peut se représenter sous ce terme. Les facteurs proprement psychoaffectifs sont négligés et la notion d'environnement est réduite à des données facilement observables : infections virales *in utero*, dénutrition au cours de la grossesse, complications obstétricales, etc.

En cela, il s'éloigne de la pertinence clinique que son caractère spéculatif lui avait permis d'imaginer. Mais il s'inscrit bien dans le cadre de la démarche scientifique qui vise à opérationnaliser les termes de son modèle pour qu'il se prête à une mise en question expérimentale.

Quelles que soient les réserves que l'on peut émettre quant aux intentions et aux méthodes qui président à l'accumulation des connaissances neuroscientifiques, les moyens offerts par les neurosciences dans le projet de comprendre le fonctionnement du cerveau sont porteurs d'une révolution dont nous ne percevons pas encore tous les possibles.

L'enjeu de la discipline est de ne pas passer à côté des possibilités offertes à la recherche biomédicale en psychiatrie de connaître ce développement attendu, tout en cherchant à articuler ses résultats à l'ensemble des paramètres, notamment contextuels et subjectifs, susceptibles d'avoir une part dans l'émergence et le développement des troubles.

De la manière dont les chercheurs en psychiatrie feront usage des avancées qu'offrent les nouvelles technologies dépendront la valeur des données recueillies et les progrès en matière thérapeutique. Cet usage ne peut se concevoir sans l'élaboration d'hypothèses fortes, cliniquement pertinentes, quant aux mécanismes en cause dans la production des troubles et des effets thérapeutiques des différents leviers de traitement qui composent l'arsenal thérapeutique de la psychiatrie.

L'enjeu est de ne pas se laisser aveugler par l'importance des données susceptibles d'être recueillies grâce à cette approche biomédicale des troubles et de préserver, dans une approche globale du soin, l'ensemble des acquis de la discipline [10].

Ainsi, de plus en plus, la place des thérapeutiques biologiques en regard des autres leviers thérapeutiques devra être discutée : interventions psychothérapiques (institutionnelle, individuelle ou familiale), techniques de remédiation cognitive, interventions psychosociales. De plus en plus de travaux en imagerie fonctionnelle permettront d'évaluer les changements dans les patterns d'activation cérébrale de chacun de ces leviers et, en posant l'existence de « cibles » communes entre les approches psychologiques et pharmacologiques, imposeront de penser leurs interactions [5].

Par ailleurs, la prise en compte des effets des psychotropes sur l'économie psychique des patients, que la psychanalyse se donne pour objet, imposera elle aussi de penser les influences mutuelles des différents leviers de changement et de mieux situer la place de chacun dans l'arsenal thérapeutique du clinicien. V. Kapsambelis [9] et P. Jeammet [8] offrent des exemples de cette tentative de penser la complémentarité des pratiques.

La psychiatrie a en effet à son actif de nombreux leviers thérapeutiques, issus des différentes théories proposées du fait psychique. Chacune de ces théories propose sa recherche appliquée, l'application n'étant validée qu'en fonction de la théorie et non selon un schéma préétabli répondant aux seules exigences de la recherche fondamentale, donc extérieure à elle. La « preuve » produite n'est à considérer qu'au regard de la théorie testée. Du fait même de l'objet qu'elles examinent, ces théories ne sont pas seulement épistémologiquement disjointes, elles ne répondent pas aux mêmes questions et ne se situent pas au même niveau. Elles ne peuvent aujourd'hui conduire à un modèle les intégrant toutes. Sortir d'un modèle opposant psychogenèse et organogenèse, c'est sortir de l'idée que les théories offrent les mêmes réponses, qu'elles répondent aux mêmes faits cliniques et qu'en matière de recherche appliquée, elles procèdent du même schéma de validation.

Une théorie des pratiques est-elle possible ?

Nous l'avons vu, la psychiatrie est traversée par des courants théoriques divers et épistémologiquement disjoints dont l'intégration dans une théorie globale de l'homme malade, proposée par certains auteurs, n'a pas permis de définir la juste place de chacun des traitements. Leur apport sur les pratiques réelles de soins est resté limité du fait de la juxtaposition de moyens thérapeutiques, parallèle à celle des théories leur ayant donné naissance, sans réel questionnement sur leur statut respectif dans la pratique, leur complémentarité ou leur synergie [7].

Cette balkanisation rend compte des cloisonnements et des oppositions entre professionnels, constatés par tous, notamment en termes de « projets de soins ».

H. Ey a offert à la psychiatrie la dernière théorie psychopathologique visant à concilier, dans une théorie intégrative de l'homme en général et de l'homme malade en particulier, la théorie « organodynamiste », l'ensemble des déterminismes supposés [3]. L'unité de cette théorie repose sur la notion de structure empruntée à d'autres champs de connaissances que la psychiatrie, au premier rang desquels la théorie de la forme en psychologie, l'anthropologie sociale et la linguistique structurale. La structure y est définie comme organisation des éléments, irréductible à la somme de ses parties. La déclinaison de cette notion en psychiatrie repose sur des concepts psychopathologiques souvent très abstraits tenus pour organisateurs et explicatifs de l'ensemble des pathologies. La « dissolution de la conscience » vient constituer le fondement de cette construction théorique.

Les limites du paradigme d'une théorie unique et intégrative méritent d'être discutées. Ce type de modèle « globalisant » n'est-il qu'une vaine tentation qui persiste en psychiatrie et qui éloigne la discipline de son ancrage dans le champ médical et des exigences, en matière de pratiques de soins, qu'elle doit assumer pour y être intégrée ? Ces limites ne tiennent-elles qu'au caractère spéculatif des « notions psychopathologiques » de base proposées, à la difficulté d'y adapter une « praxis éclairée et attentive » ou seulement au fait, massif et probable, qu'il serait follement présomptueux de s'imaginer être arrivés au terme de l'exploration scientifique et des démarches de recherche conceptuelles ?

G. Lantéri-Laura marque certes durement les limites de tels modèles théoriques, plus proches d'une anthropologie générale que de la clinique des faits [11]. Il écrit : « nous devons noter qu'à l'époque de ce paradigme, certains se croient en droit de proposer des critères propres à délimiter le champ de la psychiatrie, comme la pathologie de la liberté, par exemple, ou entre les déstructurations globales, pour nous en tenir à la plus prestigieuse synthèse d'alors, celle de l'organodynamisme » [6]. Par ailleurs, il n'est plus admissible aujourd'hui pour une discipline médicale de faire appel à des considérations théoriques d'un ordre général : « et à des prétentions universelles, qui échappent d'avance à tout recours à l'observation et à toute réfutation praticable ».

Pour autant, s'il est lucide de faire ce constat de l'écart existant aujourd'hui entre l'état du dialogue des théories et le niveau espéré de maturité d'une théorie intégrative, faut-il se hâter d'affirmer l'impossibilité d'en énoncer progressivement de meilleures, et susceptibles d'éclairer la pratique ? D'autant que si l'on imagine que la marche en avant des modélisations peut se poursuivre indéfiniment pour proposer des conceptions toujours plus éclairantes, il ne faut pas omettre, comme évoqué plus haut, de réserver une place à un « inexplicable », un noyau d'« intimité subjective » qui peut faire échec aux déterminismes. Ce pourrait être à cet endroit, par exemple, qu'il serait fondé d'introduire la dynamique constatable du « rétablissement » (*recovery*) ou, au contraire, celle de certaines symptomatologies « résistantes » que rien n'explique. Et faire intervenir l'inexplicable, n'est-ce pas seulement rappeler la dimension irréductible de l'humain ? Est-ce trop demander aux théories que d'imaginer quelque chose qui puisse leur échapper ?

Pour le moment, les grandes théories « intégratives » n'ont jamais pu constituer une architecture théorique suffisante pour qu'il soit possible de les décliner dans la pratique clinique au quotidien. Elles n'ont jamais constitué un guide pour penser la complémentarité des pratiques et orienter la prise de décision.

Le modèle de H. Ey dont l'intérêt théorique est important relève ainsi davantage d'une construction théorico-philosophique de l'humain que d'un modèle pouvant prétendre à des retombées pragmatiques dans le champ des soins [3]. Il s'inscrit, de manière prototypique, dans le champ de ce que nous avons nommé une épistémologie clinique, mais ne peut prétendre alimenter le champ d'une épistémologie thérapeutique. Mais pouvons-nous affirmer qu'il en sera toujours ainsi ?

Quoi qu'il en soit, il semble bien qu'à ce jour les praticiens soient les seuls garants de la préservation d'une approche thérapeutique diversifiée intégrant l'ensemble des acquis de la discipline. Or leurs pratiques n'ont jamais donné lieu à un modèle qui permettrait d'en faire le fondement d'une épistémologie thérapeutique spécifique à la psychiatrie et qui imposerait, pour se constituer en savoir propre, de répondre aux exigences de tout nouveau champ de connaissance.

L'épistémologie thérapeutique dont la psychiatrie doit se doter définit un nouvel objet, les pratiques de soins, composées de l'ensemble des leviers de changement constituant l'arsenal thérapeutique de la psychiatrie, distinct de l'objet clinique que les différentes théories de la psychiatrie nous ont offert. En cela, en se distinguant de théories psychiatriques intégratives comme celle de H. Ey, dont l'objet reste le sujet dans ses multiples déterminants, elle offrirait une nouvelle problématisation de la discipline. Comme toute épistémologie, elle devra valider ses propres méthodologies sans se dissoudre dans un schéma de validation préexistant. Ainsi, l'objectif poursuivi par la Haute autorité de santé (HAS), d'élaborer des pratiques dites de référence pour l'ensemble des disciplines médicales relève bien de l'intention de constituer un savoir thérapeutique et à ce titre s'inscrit dans une épistémologie thérapeutique. On peut cependant regretter que la méthode choisie pour en élaborer les contours ne réponde pas aux principes d'une épistémologie unifiée, visant à rassembler l'ensemble des savoirs thérapeutiques issus des regards théoriques divers qui ont chacun enrichi la discipline psychiatrique.

Cette méthode favorise le savoir biomédical au détriment des autres connaissances acquises en privilégiant les données recueillies selon les normes du savoir scientifique. En cela, elle se comporte comme une recherche appliquée et non comme une investigation contrôlée de l'acte thérapeutique. De même, elle construit un modèle des soins réduit à l'application des seules données biomédicales, dont le niveau de preuves répond aux exigences de cette seule démarche scientifique. Les données qu'elle utilise ont été obtenues selon une méthode bien différente de celle de l'acte thérapeutique en situation naturelle, la méthode expérimentale, dans laquelle le cadre construit artificiellement une clinique adaptée à sa recherche selon le principe du « toutes choses étant égales par ailleurs ». En somme, la démarche dite de l'*evidence-based medicine* s'oppose, par principe, à une démarche « centrée sur le patient ». Celle-ci, pour se construire, doit adopter une méthode adaptée à son objet, pour définir des « généralisables » ne négligeant aucun des facteurs pris en compte par la discipline et s'inscrivant dans une théorie de la décision qui est celle qu'adopte naturellement le psychiatre lorsqu'il se comporte en praticien.

Une théorie des pratiques, crédible pour le praticien, serait constituée d'un ensemble de propositions résumant les connaissances acquises sur lesquelles le praticien pourrait s'appuyer dans la relation singulière avec son patient pour choisir pour lui « le meilleur soin ». Or, aucun clinicien ne peut prétendre à ce jour argumenter solidement sa réponse à la question « quel est le meilleur choix thérapeutique pour ce patient ? » Si l'ensemble des praticiens peut s'entendre sur un modèle de description du sujet incluant l'intégralité des lectures que les théories nous ont léguées, il est laissé à l'appréciation de chacun, en fonction de ses connaissances propres de tel ou tel outil de soins, de juger du « meilleur soin ». Sur quels arguments choisira-t-il d'hospitaliser le patient, de lui prescrire un traitement médicamenteux plutôt que psychothérapique ? Quelles informations lui donner, en fonction de quel objectif de soins ? Quel type de traitement psychologique lui proposer d'une approche psychanalytique, cognitivo-comportementale ou systémique ? Quel levier de la relation médecin – malade choisir d'utiliser ? Aucun modèle ne permet à ce jour de rendre compte de l'influence mutuelle de ces pratiques, de leurs cibles d'action spécifiques, de leur interaction ou d'effets négatifs potentiels de certaines associations d'approches thérapeutiques, laissant ouverte la possibilité d'associer des leviers de soins sans répondre à la question de leur synergie ou de leur incompatibilité. Avant d'affirmer que cette impossibilité tiendrait à la dynamique par essence intersubjective du processus thérapeutique, il nous semble qu'il faille maintenant faire cet effort de sérieusement s'investir dans la construction d'une théorie globale des pratiques, sans préjudice des élaborations à conduire dans la direction d'une théorie intégrative des troubles psychiatriques.

Pour autant, il ne faudra pas oublier que la fonction du médecin, fort de la seule confiance de son patient, et seulement armé d'un savoir parcellaire, reste, et restera longtemps sinon toujours d'endosser l'incertitude.

Un numéro spécial de la *Revue française de psychanalyse* a récemment été consacré à la question de la combinaison de la psychanalyse et d'une prescription médicamenteuse. D. Widlöcher l'introduit par ce titre : « L'avenir nous apprendra peut-être... Psychothérapie et chimiothérapie : quels rapports ? » Il décline ainsi cette question : « Il serait choquant d'imaginer qu'une action sur un plan puisse guérir un trouble dont l'origine se situe sur l'autre. Guérir par des médicaments une dépression réactionnelle, ou par une psychothérapie des troubles secondaires à une corticothérapie, heurte le sens commun » [16]. La question est bien celle-ci. La réponse à la question de la complémentarité des pratiques ne pourra sans doute pas manquer de « heurter le sens commun ». Mais le sens commun ne peut être un guide pour penser les pratiques médicales.

Faute d'une théorie des pratiques, intégrant l'ensemble des acquis thérapeutiques dont dispose la psychiatrie, chaque théorie a pu prétendre ou prétend encore pouvoir à elle seule rendre compte des troubles et en constituer le levier unique de changement. Nous postulons que ce manque de théorie intégrative des pratiques de soins en psychiatrie, susceptible de rendre compte de la place respective et de la complémentarité des techniques de soins, est l'élément central de la crise que traverse aujourd'hui la discipline dans sa capacité à dessiner ses contours et ses liens avec les autres métiers du soin.

La psychiatrie, discipline riche de discours théoriques divers appuyés sur des techniques de soins qui en ont fait la légitimité comme discipline médicale, doit aujourd'hui relever le défi de construire une épistémologie thérapeutique qui les intègre et sur laquelle toute discipline médicale s'établit. Les théories visant à expliquer le fait psychiatrique ont permis de faire de la psychiatrie une discipline riche sur le plan théorique et sur le plan de l'arsenal thérapeutique qui en découle. Il se pourrait bien que la pratique psychiatrique confrontée à la nécessité de situer les différentes approches thérapeutiques soit plus inventive pour le faire que les théories et réinvente, dans un au-delà des théories disjointes, sa propre théorie des pratiques. Car l'enjeu est bien d'inscrire la psychiatrie dans le champ des disciplines médicales dont la spécificité pourrait tenir bien plus à une épistémologie du soin qui lui soit propre qu'à l'existence d'un objet complexe qu'aucune théorie ne pourra à elle seule résumer, même s'il est aujourd'hui largement prématuré de démissionner de l'obligation d'y travailler.

Références

[1] American Psychiatric Association. Diagnostic and Statistical Manual of Mental Disorders, 4th ed. (DSM-IV). Washington DC : APA ; 1994. Traduction française sous la direction de Guelfi JD. Paris : Masson ; 1996.

[2] Debray Q, Granger B, Azais F. Psychopathologie de l'adulte. Paris : Masson ; 1998.

[3] Ey H. Des idées de Jackson à un modèle organo-dynamique en psychiatrie. Toulouse : Privat ; 1975.

[4] Fédida P. Des bienfaits de la dépression. Paris : Odile Jacob ; 2001.

[5] Fonagy P. Reflections on psychoanalytic research problems. An open Door Review of outcome studies in psychanalysis 21-53. Rapport du Research Committee of the International Psychanalytic Association ; 1999.

[6] Hardy-Baylé MC. Une complémentarité des pratiques et des métiers est-elle possible ? Comment penser la complémentarité des pratiques et des métiers en santé mentale ? Rueil-Malmaison : Doin ; 2004. p. 1-55.

[7] Hardy-Baylé MC, Bronnec C. Jusqu'où la psychiatrie peut-elle soigner ? Paris : Odile Jacob ; 2003.

[8] Jeammet P. Démystifier les psychotropes. Revue Française de Psychanalyse « Les psychotropes sur le divan ». Paris : PUF ; 2002. t. LXVI.

[9] Kapsambelis V. Fondements psychanalytiques des effets des neuroleptiques. Revue Française de Psychanalyse « Les psychotropes sur le divan ». Paris : PUF ; 2002. t. LXVI.

[10] Kendell RE. The next 25 years. Br J Psychiatry 2000 ; 176 : 6-9.

[11] Lantéri-Laura G. Essai sur les paradigmes de la psychiatrie. Paris : Éditions du Temps ; 1998.

[12] Miermont J. Psychothérapies contemporaines. Paris, Montréal : L'Harmattan ; 2000.

[13] Servan-Schreiber D. Guérir le stress, l'anxiété et la dépression sans médicaments ni psychanalyse. Paris : Pocket ; 2005.

[14] Thibaut F. L'hypothèse neurodéveloppementale de la schizophrénie. Paris : Pil ; 2004.

[15] Widlöcher D. Place de la psychanalyse parmi les traitements des troubles mentaux. Paris : Doin, Références en Psychiatrie ; 1998.

[16] Widlöcher D. Dépression et Anxiété. Revue Française de Psychanalyse « Les psychotropes sur le divan ». Paris : PUF ; 2002. t. LXVI.

Épidémiologie et nosographie psychiatriques

Chapitre 3

J.D. Guelfi, F. Rouillon

L'épidémiologie descriptive en psychiatrie se propose d'évaluer la fréquence des troubles psychiques et l'épidémiologie analytique d'en identifier les facteurs de risque [11, 16, 17]. L'épidémiologie dite d'évaluation cherche à identifier les stratégies de soin et de prévention les plus efficientes et les moins coûteuses (*cost-efficiency*).

L'épidémiologie repose principalement sur les deux indicateurs que sont la mortalité et la morbidité. La mortalité fut longtemps le principal indicateur de santé ; elle permet d'objectiver que le suicide est un risque majeur en psychiatrie puisqu'il y a, en France, environ 10 000 suicides par an (9 715 en 2012, *cf.* chapitre 22.5). D'une façon plus générale, l'espérance de vie des patients psychiatriques est nettement moindre que celle de la population générale. Parmi les raisons de cette diminution figurent l'importance des retards apportés au diagnostic et au traitement, les aggravations liées aux comorbidités, particulièrement la consommation de substances toxiques (alcool, cannabis, opiacés, etc.), ainsi que les complications propres de ces consommations.

Les indices qui permettent de rendre compte de la morbidité sont la prévalence et l'incidence :

- la *prévalence* désigne le nombre de sujets malades divisé par l'effectif de la population à un moment donné (prévalence ponctuelle) ou durant une période déterminée (prévalence sur 6 mois, sur un an ou sur la vie entière : *lifetime prevalence*) ;
- l'*incidence*, quant à elle, correspond au nombre de nouveaux cas observés durant une période déterminée, divisé par la population exposée au risque, sur une période donnée.

Identifier les cas morbides implique que l'on dispose de critères permettant de les dépister et de distinguer un cas d'une absence de cas mais aussi d'un système de classification efficace pour l'agencement ordonné des différents troubles.

Les résultats des études épidémiologiques sont devenus plus homogènes depuis que celles-ci utilisent des systèmes de critères diagnostiques et d'entretiens standardisés alors qu'ils étaient particulièrement hétérogènes lorsque les diagnostics reposaient sur la seule tradition clinique.

Le diagnostic en psychiatrie

Un préalable sur la notion même du diagnostic en psychiatrie est donc indispensable, de même qu'une réflexion sur les meilleurs critères à retenir pour délimiter les frontières de la pathologie.

Le classique modèle médical n'a pas fait, à ce jour, la preuve de son adéquation au champ psychiatrique. De la même façon, le modèle anatomoclinique n'a jusqu'à présent pas démontré sa validité en psychopathologie à de très rares exceptions près.

La majorité des troubles identifiés par les psychiatres incluent des symptômes et des comportements susceptibles d'être l'expression de sentiments, d'émotions, de cognitions ou plus généralement de caractéristiques du fonctionnement psychobiologique face à un danger quelle qu'en soit la nature, interne ou externe, psychologique ou biologique. Et, le plus souvent, c'est donc bien le critère de souffrance qui permet de fixer au mieux les limites de la pathologie.

C'est à la fin des années 1960 qu'est apparue – d'abord aux États-Unis – la nécessité de rompre avec les habitudes antérieures concernant le diagnostic en psychiatrie et donc avec les classifications traditionnelles des troubles mentaux.

Deux phénomènes principaux sont à l'origine de cette prise de conscience. L'un a trait à la variabilité des diagnostics portés, d'un pays à l'autre, pour une même pathologie ; l'autre est dû à une insuffisance d'accords entre différents évaluateurs (mauvaise « fidélité interjuges ») pour la majorité des recueils de données : jugements cliniques librement exprimés ou jugements codifiés dans des échelles d'évaluation par exemple.

Et c'est au début des années 1970 que le « Projet anglo-américain de diagnostic » a prouvé que les mêmes patients pouvaient être qualifiés de schizophrènes à New York et de déprimés à Londres, un accord diagnostique n'existant que pour un patient sur trois environ. Ainsi, le diagnostic de schizophrénie était-il porté trois fois plus souvent à New York qu'à Londres.

Au-delà des habitudes diagnostiques dominantes, il existe des conceptions variables à propos des principes mêmes de la classification des troubles. Les critères qui permettent de classer appartiennent à deux modèles psychopathologiques distincts. Le premier repose sur la description de syndromes, c'est-à-dire d'une constellation de symptômes associés avec une fréquence plus grande que ne le voudrait le hasard. Le deuxième est fondé sur la notion médicale de maladie et il postule l'existence d'entités naturelles définies par leurs causes (étiologies) et les mécanismes de leur développement (pathogénie). Selon les cas, les critères de classification vont donc être soit descriptifs et symptomatiques, soit d'ordre étiopathogénique. Et l'on peut opposer la tradition française d'Esquirol et de ses successeurs partisans d'un modèle syndromique à E. Kraepelin qui – au tout début du XXe siècle – a fondé une nosographie psychiatrique reposant sur le modèle médical catégoriel. Diverses classifications psychiatriques se sont développées dans la première moitié du XXe siècle reposant sur des théories psychopathologiques générales pour les unes, ou sur des compromis variables et complexes entre les deux grands modèles théoriques pour les autres. C'était le cas de la classification française des troubles mentaux élaborée par l'Inserm en 1969. C'était encore le cas de la 9e révision de la classification internationale des maladies, ou CIM-9 (1979), assortie d'un glossaire destiné à diminuer les discordances entre les concepts diagnostiques utilisés par les psychiatres de pays différents.

La multiplicité même des théories étiopathogéniques est à l'origine d'un retour à un niveau plus élémentaire d'observation. Ce mouvement est né et s'est développé à partir de la fin des années 1960, aux États-Unis, avec des auteurs comme R. Spitzer, J.P. Feighner, S.B. Guze et E. Robins. Des critères diagnostiques ont d'abord été élaborés pour les recherches cliniques portant sur un nombre limité de catégories diagnostiques. Ces dernières deviennent ainsi soigneusement définies par une série de critères d'inclusion et d'exclusion, les moins ambigus possible, pour lesquels un accord optimal entre différents évaluateurs peut être espéré. Certains de ces critères sont obligatoires pour le diagnostic (critères monothétiques) ; d'autres sont facultatifs, considérés comme présents lorsqu'un nombre suffisant de manifestations clés sont conjointement réunies. Dans ces critères « polythétiques », un seuil est retenu ; par exemple, le critère est considéré comme présent lorsque quatre des manifestations a, b, c, d, etc. sont présentes sur huit possibles, quelle que soit la configuration symptomatique observée. Ce procédé dit du *scaling* présuppose l'*unidimensionnalité* des différents concepts explorés et la « transférabilité » des items (chacun a la même valeur, c'est-à-dire le même poids pour le diagnostic). Ces conditions ne sont à l'évidence qu'exceptionnellement vérifiées.

Les critères diagnostiques de recherche de Saint-Louis et les *Research Diagnostic Criteria* (RDC de R. Spitzer) ont été les systèmes diagnostiques les plus utilisés dans le monde avant la généralisation de l'utilisation des critères à l'ensemble des diagnostics psychiatriques.

En France, plusieurs études nationales ont permis dans les années 1980 l'élaboration de critères diagnostiques pour la schizophrénie ou les psychoses aiguës et chroniques [14]. Aux États-Unis, le procédé des critères diagnostiques s'est généralisé dans la 3e édition de la classification américaine des troubles mentaux : le DSM-III, à partir de 1980. Ce système a privilégié une fidélité interjuges suffisante par rapport aux autres qualités métrologiques, dont la validité, par le choix systématique de critères aussi dénués que possible de toute ambiguïté sémantique (ce qui élimine par-là même certaines variables qui demeurent néanmoins cliniquement intéressantes).

Une autre innovation majeure du DSM-III a été la généralisation de l'évaluation dite multiaxiale. À côté des syndromes cliniques sur l'axe I figurent les troubles spécifiques du développement et les troubles de la personnalité sur l'axe II, les troubles concomitants des troubles mentaux sur l'axe III, la sévérité globale des facteurs de stress psychosociaux (axe IV) et le niveau d'adaptation et de fonctionnement le plus élevé observé au cours de la dernière année (axe V).

Ce système de classification a fait l'objet de plusieurs améliorations, en 1987 d'abord (DSM-III-R ou révisé), avec la suppression de certaines ambiguïtés sémantiques au sein des critères et la suppression de bon nombre de hiérarchies diagnostiques qui interdisaient de nombreux diagnostics conjoints : troubles associés ou comorbidités.

La 4e version du manuel de classification a été publiée aux États-Unis en 1994 et révisée en 2000 [1]. Elle intègre une très importante revue de la littérature, propose une réanalyse de nombreuses données empiriques portant sur des diagnostics particulièrement controversés et met à disposition de la communauté l'essentiel de ses sources dans une série de *Source Books*. Enfin, un certain nombre de pistes de recherche et de catégories diagnostiques expérimentales sont proposées, qui doivent encore faire l'objet de recherches complémentaires avant d'être définitivement adoptées.

Les critères diagnostiques du DSM-IV témoignent donc non seulement d'un consensus d'experts suffisant mais rendent compte des données de la littérature et des données cliniques recueillies sur le terrain.

C'est une évolution parallèle à l'évolution américaine qui a été observée au sein de l'Organisation mondiale de la santé depuis plus de 20 ans. La 10e révision de la Classification internationale des maladies comprend plusieurs versions dont le recueil *Descriptions cliniques et directives pour le diagnostic* publié à Genève en 1992 et un livre de *Critères diagnostiques pour la recherche* publié en 1994. Les « descriptions cliniques » précisent le nombre de manifestations cliniques habituellement requises pour un diagnostic ainsi que l'importance de chaque symptôme.

Ce système est plus souple que celui des critères diagnostiques, destiné avant tout à créer à des fins de recherche clinique des groupes de patients suffisamment homogènes.

La fidélité interjuges des diagnostics peut encore être améliorée si la présence des critères diagnostiques est recherchée de la même façon par les différents chercheurs. Pour s'assurer de l'homogénéité du mode de recueil des données, il existe un certain nombre de guides d'entretien plus ou moins rigoureusement structurés avec des règles précises qualifiées d'algorithmes de décision diagnostique. Les entretiens structurés les plus utilisés dans le monde ont été le *Present State Examination* (PSE) de Wing, en 1974, en Grande-Bretagne, le *Schedule for Affective Disorders and Schizophrenia* ou SADS de Spitzer et Endicott depuis 1975, le *Diagnostic Interview Schedule* (DIS) de L.N. Robins et al. [15] employé dans la première grande étude épidémiologique aux États-Unis connue sous le nom de *Epidemiologic Catchment Area* (ECA), le *Structured Clinical Interview for Diagnosis* ou SCID sur la base des critères du DSM-III puis du DSM-IV aux États- Unis. Enfin, plusieurs instruments sont adaptés aussi bien aux évaluations diagnostiques de la CIM-10 qu'à celles du DSM. Il s'agit du *Composite International Diagnostic Interview* ou CIDI, des *Schedules for Clinical Assessment in Neuropsychiatry* ou SCAN ou encore, du *Mini International Neuropsychiatric Interview* ou MINI de D. Sheehan et Y. Lecrubier [12]. Cet entretien diagnostique structuré de passation brève, de 15 à 20 minutes, explore de façon standardisée chacun des critères nécessaires à l'établissement des principaux diagnostics du DSM-IV ou de la CIM-10.

Plusieurs guides d'entretiens semi-structurés ont été développés pour améliorer la fidélité interjuges de diverses échelles d'évaluation, par exemple de la symptomatologie dépressive par Williams et al. pour l'échelle de dépression de M. Hamilton, ou de la symptomatologie anxieuse par Buss pour l'échelle d'anxiété de M. Hamilton.

Dans le domaine des troubles de la personnalité enfin, le *Structured Interview for DSM-III Personality Disorders* ou SIDP de B. Pfõhl et al. a été développé à partir de 1982. Il a été révisé en fonction des critères du DSM-IV et a été traduit en français (A. Pham-Scottez et al.).

Le *Structured Clinical Interview for DSM-IV Axis II Personality Disorders* ou SCID-II de M. First et al. a aussi été traduit et validé en français par J. Cottraux et al.

L' instrument semi-structuré le plus complet est l'*International Personality Disorders Examination* ou IPDE de Loranger et al. Il permet d'évaluer les troubles de la personnalité selon la CIM-10 ou le DSM-IV. Il a été traduit en français par C.B. Pull [14].

Divers autres entretiens standardisés semi-structurés ont été développés pour l'évaluation des troubles de la personnalité comme le *Diagnostic Interview for Borderline* de J.G. Gunderson et al., révisé en 1989, traduit en français par F. Chaine et al. (*in* M. Bouvard [3]) ou le DIPD-IV (*Diagnostic Interview for Personality Disorders*) de M. Zanarini, F.R. Frankenburg et al., entretien diagnostique pour les troubles de la personnalité selon le DSM-IV.

L'emploi des critères diagnostiques et des entretiens structurés a indiscutablement amélioré la fidélité interjuges des diagnostics psychiatriques, y compris dans le domaine des troubles de la personnalité [14] et par-là même l'homogénéité des résultats des études épidémiologiques.

Mais ces critères ne font que représenter l'état actuel de nos connaissances. Ils ne sont que très partiellement validés par des données telles que l'évolution et le pronostic des troubles, l'histoire familiale ou la réponse au traitement. Le système des critères diagnostiques est par essence évolutif. La 5e édition du DSM publiée en mai 2013 comporte de nombreux remaniements qui sont évoqués dans les différents chapitres de ce livre [2].

La méthode elle-même a ses limites. En effet, malgré la poursuite d'efforts considérables, les premiers résultats obtenus avec les nouveaux critères diagnostiques testés dans la 5e version du DSM de 2013 se sont révélés décevants pour la majorité des catégories diagnostiques [4, 5].

En réalité, de véritables progrès en matière de nosographie psychiatrique ne se feront que lorsque nous disposerons de critères d'une autre nature que les critères purement symptomatiques (critères physiologiques, biologiques, génétiques ou autres) qui nous permettront de tester de nouveaux découpages nosographiques dont il faudra vérifier ensuite la stabilité au sein de différents échantillons de patients.

Des avancées épistémologiques déterminantes impliqueront donc que l'on soit parvenu à dépasser le strict niveau des descriptions cliniques pour aboutir enfin au niveau étiopathogénique indispensable à la transformation d'une simple classification en véritable nosographie.

Enquêtes épidémiologiques internationales

Les principales études épidémiologiques menées en population générale ont été l'étude ECA et la *National Comorbidity Study* conduites aux États-Unis [7–10]. Elles ont permis – avec d'autres enquêtes menées, entre autres, en Europe comme l'étude ESEMeD – de chiffrer la prévalence sur la vie entière des différents troubles mentaux [13].

Dans les années 1980, les prévalences vie entière trouvées dans l'étude ECA étaient pour l'ensemble des troubles mentaux de 29 %. La proportion de patients traités pour ces troubles dans la tranche 18–54 ans avait été précisée, selon les données de la *National Comorbidity Survey*, aux États-Unis à partir de 5388 entretiens conduits entre 1990 et 1992. Elle n'était que de 20,3 %. Une étude de réplication réalisée entre 2001 et 2003 à l'aide de 4319 entretiens a permis d'estimer la prévalence à 30,5 % et le taux de patients traités, sensiblement accru, à 33 %. La prévalence des troubles graves n'a pas augmenté entre les deux périodes considérées : 5,3 *vs* 6,3 %. Les principaux résultats de l'étude (R.C. Kessler et al., 2005) [7–10] ont montré que les troubles les plus fréquents sont les troubles anxieux, les troubles de l'humeur et les troubles liés à l'usage de substances.

Les troubles les plus fréquents sur l'ensemble de la vie sont connus depuis l'étude ECA : les troubles phobiques 14,3 %, l'alcoolisme 13,8 %, l'anxiété chronique dite généralisée et les autres troubles anxieux 8,5 %, les troubles dépressifs environ 10 %, dont 6,4 % pour l'épisode dépressif caractérisé et 3,3 % pour la dépression mineure chronique ou dysthymie. La fréquence des toxicomanies et des troubles cognitifs témoins d'une pathologie organique cérébrale ont chacun une prévalence qui avoisine 6 %, la schizophrénie environ 1,5 % et la manie 0,8 %.

L'étude épidémiologique européenne ESEMeD, dont les résultats français ont été publiés par J.P. Lépine et al. en 2005, ont été comparés à ceux d'autres pays européens. Cette étude a montré, à partir de 2 894 entretiens menés par des enquêteurs professionnels à l'aide du *Composite International Diagnostic Interview* (CIDI) en population générale, que plus d'un tiers de la population française en 2002 (38,4 %) a présenté un trouble psychiatrique au cours de la vie (45,1 % chez les femmes et 31,1 % chez les hommes) [13]. La prévalence générale au cours de la vie est de 24,1 % pour les troubles dépressifs et de 22,4 % pour l'ensemble des troubles anxieux; celle des troubles liés à l'alcool – abus ou dépendance – a été estimée à 5,7 %; elle est très vraisemblablement sous-évaluée par le procédé même de l'investigation (réponse à des questions et non examen clinique systématisé).

Hormis ces études épidémiologiques en population générale évaluant l'ensemble des troubles psychiatriques, certaines études se focalisent sur une pathologie mentale particulière comme, par exemple, les troubles psychotiques. Ils représentent, dans la population adulte française, environ 400 000 individus avec 10 000 à 20 000 nouveaux cas par an. Environ un quart des décès par suicide surviennent chez des patients schizophrènes. Au-delà du suicide, le groupe des schizophrénies est une cause importante de mortalité prématurée en raison de nombreuses comorbidités somatiques : affections cardiovasculaires, maladies infectieuses (sida, etc.) ou addictives. Seuls environ 10 % des patients schizophrènes travaillent et sont financièrement autonomes. Le retard apporté au diagnostic et au traitement aggrave le pronostic par le biais de l'accentuation, très rapidement irréversible, des troubles cognitifs et de la désinsertion socioprofessionnelle.

L'épidémiologie ne se limite pas à la population générale; elle se consacre également aux populations dites cliniques. Ainsi, la prévalence des troubles mentaux en consultation de médecine générale se situe entre 20 et 30 %, dominée par les troubles dépressifs, anxieux et mixtes. Par ailleurs, les statistiques nationales hospitalières montrent que les patients suivis dans les services sectorisés de psychiatrie sont principalement des schizophrènes (23 %) ou des patients ayant d'autres troubles psychotiques (8 %), des troubles dépressifs (12 %), des troubles de la personnalité (8 %) ou des troubles liés à l'usage d'alcool (7 %).

Enfin, au-delà des troubles psychiatriques, l'épidémiologie rend compte de la prévalence de certains comportements pathologiques (tentatives de suicide, actes violents, etc.), de certaines consommations pathologiques de drogues ou d'alcool, comme la grande étude NESARC (*National Epidemiologic Survey on Alcohol and Related Conditions*) qui a eu le mérite de prouver que c'était plus le facteur toxique associé à des troubles psychiatriques que ces pathologies elles-mêmes qui était à l'origine du surcroît de risque d'actes criminels [6] ou des consommations médicamenteuses (pharmaco-épidémiologie).

Identification des facteurs de risque

L'épidémiologie dite analytique, sur laquelle se fonde l'identification de facteurs de risque, a pour objectif de formuler des hypothèses à propos de l'étiopathogénie des troubles mentaux. Mais l'interprétation des corrélations statistiquement significatives trouvées entre la fréquence d'un trouble et d'autres variables, sociodémographiques, environnementales, voire psychobiologiques, doit rester prudente, une corrélation n'implique pas obligatoirement un lien de causalité. Deux variables peuvent, en effet, être liées à une ou à des variables intermédiaires, elles-mêmes connues ou inconnues.

Les facteurs de risque d'ordre génétique sont approchés par les enquêtes d'agrégation familiale, les études de jumeaux homozygotes et hétérozygotes et les études d'adoption.

De nombreux marqueurs biologiques ont été testés dans les différents troubles mentaux, d'ordre biochimique, pharmacologique, neuroendocrinien voire infectieux comme l'exposition au virus de la grippe en période gestationnelle qui multiplie par deux le risque de schizophrénie. Les facteurs psychosociaux font aussi l'objet d'une littérature importante : influence du sexe, de l'âge, des niveaux socio-économiques et culturels sur les troubles. De même, les facteurs socioenvironnementaux ont un poids important dans le déterminisme et l'évolution de l'ensemble des troubles mentaux. Les facteurs précipitants les mieux connus sont les deuils, les séparations, le chômage, les situations de catastrophe. À l'inverse, les facteurs protecteurs comme la qualité de l'entourage, celle du tissu social, la résilience, les styles de *coping* (stratégies d'ajustement) sont de mieux en mieux connus. Cela étant, l'ensemble de ces variables s'inscrivent dans le déterminisme multifactoriel des troubles psychiques.

Les données de la recherche purement étiologique en psychiatrie sont encore balbutiantes. Il n'est même pas assuré que le modèle théorique médical de la recherche des causes soit le plus adapté au champ psychiatrique, pourtant au cœur de la médecine. Dans une perspective «explicative», des études longitudinales prospectives longues et coûteuses sont indispensables pour la découverte de liens d'ordre étiologique entre différentes variables. C'est le cas des interactions gènes/environnement qui ont établi le rôle conjoint de certains polymorphismes génétiques associés à des déterminants particuliers pour la survenue de troubles dépressifs (maltraitance infantile) ou la schizophrénie (cannabis). Dans une perspective «pragmatique», l'identification des profils de patients à risques est utile pour établir des mesures de prévention, par exemple pour une véritable prophylaxie des rechutes et de la chronicisation des troubles. C'est ainsi qu'ont pu être établis l'intérêt des antidépresseurs au long cours dans la prévention des récidives dépressives et celui des thymorégulateurs pour la prévention des accès du trouble bipolaire.

Dans le champ de la prévention secondaire, l'amélioration du dépistage des troubles est un autre domaine d'application de l'épidémiologie. L'objectif du dépistage implique le développement d'instruments d'évaluation de passation simple et rapide (questionnaires brefs et échelles d'évaluation) ayant de bonnes qualités métrologiques de sensibilité et de spécificité avec une formation adéquate des professionnels, enquêteurs ou médecins.

Au cours des dernières années, les études médicoéconomiques se sont considérablement développées. On distingue les études d'*utilité* destinées à préciser l'avantage que représente, pour un individu, une mesure, par exemple un traitement. Les études d'*efficacité* apprécient l'effet de l'activité et le résultat final ou avantage qui en découle pour une population par rapport aux objectifs fixés. Les études de *rendement* apprécient un résultat en situation réelle par rapport aux moyens employés (temps, argent, etc.). Enfin, les études de *coût-rendement* évaluent si une mesure donnée permet un bon résultat assorti d'une économie de ressources. Dans la conjoncture économique actuelle, ces travaux revêtent une importance grandissante. Pour autant, toutes les études médicoéconomiques soulèvent assurément de nombreuses questions d'ordre méthodologique et l'interprétation de leurs résultats nécessite toujours beaucoup de prudence [11, 16, 17].

Références

[1] American Psychiatric Association. Diagnostic and Statistical Manual of Mental Disorders, 4th ed,. Text Revision (DSM-IV-TR). Washington DC : APA; 2000. Trad. française sous la direction de Guelfi JD, et al. Paris : Masson; 2003.

[2] American Psychiatric Association. Diagnostic and Statistical Manual of Mental Disorders, 5th ed. (DSM-5) Arlington : APA; 2013. Trad. française sous la direction de Crocq MA, Guelfi JD, et al. Paris : Elsevier-Masson; 2015.

[3] Bouvard M. Questionnaires et échelles d'évaluation de la personnalité. 3e éd. Paris : Elsevier Masson; 2009.

[4] Clarke DE, Narrow WE, Regier DA, et al. DSM-5 Field Trials in the United States and Canada Part I : Study Design, Sampling Strategy, Implementation and Analytic Apprroaches. Am J Psychiatry 2013; 170 : 45-58.

[5] Freedman R, Lewis DA, Michels R, et al. The initial Field Trials of DSM-5 : New Blooms and old Thorns. Am J Psychiatry 2013; 170 : 1-5.

[6] Hasin DS, Stinson FS, Ogburn E, Grant BF. Prevalence, correlates, disability and comorbidity of DSM-IV alcohol abuse and dependence in the US : results from the National Epidemiologic Survey on Alcohol and related Conditions. Arch Gen Psychiatry 2007; 64 : 830-42.

[7] Kessler RC, Mc Gonagle KA, Zhao S, et al. Lifetime and 12-month prevalence of DSM-III-R psychiatric disorders in the United States : results from the National Comorbidity Survey. Arch Gen Psychiatry 1994; 51 : 8-19.

[8] Kessler RC, Demler O, Franck RG, et al. Prevalence and Treatment of Mental Disorders 1990 to 2003. N Engl J Med 2005; 352 : 2515-23.

[9] Kessler RC, Berglund P, Demler O, et al. Lifetime Prevalence and Age-of-onset Distributions of DSM-IV Disorders in the National Comorbidity Survey Replication. Arch Gen Psychiatry 2005; 62 : 593-662.

[10] Kessler RC, Chiu WT, Demler O, Walters RE. Prevalence, Severity and comorbidity of 12 - month DSM-IV disorders in the National Comorbidity Survey Replication. Arch Gen Psychiatry 2005; 62 : 617-27.

[11] Kovess V. Épidémiologie et santé mentale. Paris : Médecine Sciences Flammarion; 1996.

[12] Lecrubier Y, Sheehan DV, Weiller E, et al. The Mini International Neuropsychiatric Interview (MINI). A short diagnostic structured interview : reliability and validity according to the CIDI. Eur Psychiatry 1997; 12 : 224-31.

[13] Lépine JP, Gasquet I, Kovess V, et al. Prévalence et comorbidité des troubles psychiatriques dans la population générale française : résultats de l'étude épidémiologique, ESEMeD/MHEDEA, 2000 (ESEMeD). Encéphale 2005; 31 : 182-94.

[14] Pull MC, Pull CB. Instruments d'évaluation des troubles de la personnalité. In : Féline A, Guelfi JD, Hardy P, editors. Les Troubles de la personnalité. Paris : Médecine Sciences Flammarion; 2002.

[15] Robins LN, Regier DA. Psychiatric Disorders in America : The Epidemiologic Catchment Area Study. New York : Free Press; 1991.

[16] Rouillon F. Épidémiologie psychiatrique. Paris : Jean-Pierre Goureau, Duphar Upjohn; 1995.

[17] Rouillon F. Épidémiologie psychiatrique. In : Lempérière T, editor. Abrégé de Psychiatrie, 2e éd. Paris : Masson; 2006.

La recherche en psychiatrie

Chapitre 4

Coordonné par L. Mallet

4.1 La recherche en psychiatrie et en santé mentale : le défi de la complexité

J.-M. Danion, L. Mallet

La recherche en psychiatrie et en santé mentale connaît un essor sans précédent. Ce qui, à la fin des années soixante-dix, apparaissait encore inconcevable pour de nombreux psychiatres, le recours à la méthode hypothético-déductive et au modèle médical pour étudier les maladies mentales est aujourd'hui devenu une réalité. Le modèle médical des maladies mentales considère celles-ci comme la résultante de l'interaction entre des facteurs internes, génétiques et biologiques, et des facteurs environnementaux externes, biologiques, psychologiques et sociaux. L'homme est un être en devenir, qui traverse des périodes de vulnérabilité. Il est pétri d'émotions et de désirs, et porteur de valeurs. Les troubles psychiatriques le touchent dans son comportement, mais aussi dans sa subjectivité. Ce modèle médical implique qu'une meilleure connaissance de la physiopathologie des troubles psychiatriques peut conduire de manière rationnelle à la découverte de thérapeutiques innovantes.

Les progrès de la psychopharmacologie et l'avènement du DSM-III et de ses critères diagnostiques, puis l'essor considérable de la génétique, de la neuro-imagerie, des sciences cognitives et de l'épidémiologie ont permis à la recherche psychiatrique de devenir une branche à part entière de la médecine et une composante des neurosciences. La recherche en psychiatrie et en santé mentale bénéficie ainsi des concepts et des méthodes développés dans les autres champs des neurosciences et peut répondre aux questions qui relèvent de son domaine de compétence propre, la compréhension et le traitement des maladies mentales. Elle repose sur une description des phénotypes cliniques fondée sur les dires du patient, mais aussi sur l'analyse objective de son comportement. Elle cherche à identifier les causes et les mécanismes génétiques, neurobiologiques, psychologiques et sociaux sur lesquels on peut agir.

La recherche en psychiatrie se heurte cependant à la rareté, voire à l'absence de modèles animaux des troubles psychiatriques les plus graves, notamment les troubles psychotiques. Elle doit également relever le redoutable défi de développer une physiopathologie des maladies mentales intégrant des niveaux d'analyse différents, allant des niveaux moléculaire et cellulaire aux niveaux comportemental et clinique. Les sciences cognitives sont l'un des domaines susceptibles de lever ces obstacles car elles introduisent la cognition comme niveau d'analyse intermédiaire entre le comportement et le substrat biologique. Elles disposent de concepts permettant d'aborder expérimentalement la vie émotionnelle et relationnelle et de méthodes – imagerie cérébrale, modélisations animale et informatique des troubles cognitifs – permettant de déterminer les corrélats biologiques des troubles psychiatriques. Au total, et malgré ces difficultés, le recours au modèle médical, aux concepts et aux méthodes des neurosciences est à l'origine de progrès considérables dans la compréhension et le traitement de maladies mentales comme l'anxiété, la dépression et la schizophrénie. En retour, la recherche psychiatrique offre aux neurosciences de nouveaux objets d'étude, seuls à même de conduire à une compréhension approfondie du psychisme humain.

Ainsi, les données récentes de la recherche amènent à reconsidérer les modèles explicatifs des maladies mentales, en ne se contentant plus d'une simple correspondance entre l'observation de phénomènes biologiques avec des états pathologiques. Certaines avancées des neurosciences issues des biotechnologies, comme l'*optogénétique*, aboutissent à la découverte de mécanismes d'une spécificité jamais envisagée jusqu'à présent, et l'identification de mécanismes viraux et immunitaires dans la physiopathologie de la schizophrénie vient souligner l'intérêt d'une approche résolument médicale et biologique. Toutefois, le paradigme dominant dans la recherche psychiatrique suppose une hiérarchie entre les dimensions neurobiologique, psychologique et sociale. Les données neurobiologiques ont tendance à être considérées comme explicatives des maladies, et les processus neurobiologiques servent d'explication pour savoir comment et pourquoi les interventions thérapeutiques fonctionnent, y compris pour les psychothérapies. On peut toutefois légitimement poser la question des progrès obtenus pour la thérapeutique, malgré l'amélioration constante des services cliniques et le déploiement des données de recherche qui ont donné une impression d'avancées substantielles en psychiatrie. Le temps est venu de questionner la pertinence du/des paradigme(s) dominant(s). Les paradigmes ne sont ni vrais ni faux, mais simplement plus ou moins utiles pour générer des hypothèses testables et favoriser le progrès. Il y a de bonnes raisons historiques pour comprendre l'utilité du paradigme hiérarchique dominant actuel mais l'absence récente de progrès thérapeutique incite à faire une pause et à considérer des paradigmes alternatifs plutôt que de continuer simplement avec une simple augmentation de l'usage des mêmes recettes. Par exemple, l'avènement d'une *psychiatrie préventive*, qui représente un enjeu majeur de santé publique, impose une refonte complète du modèle de la psychiatrie curative, avec une réattribution des efforts déployés jusqu'à présent pour la prévention secondaire et tertiaire vers la prévention primaire. Sur le plan économique, un tel changement paradigmatique imposerait une transformation de l'organisation des soins en psychiatrie et de leur financement. L'avènement inéluctable d'une psychiatrie connectée va de toute façon bouleverser le paysage économique en modifiant les pratiques et les rapports aux soins en plaçant l'usager – le patient ? – au cœur de l'action. Les institutions ne pourront probablement que suivre tant bien que mal cette évolution rapide, mais il est important que la recherche puisse capter ces évolutions.

Dans l'avenir, la psychiatrie académique, désormais reconnue au sein de la médecine somatique, pourrait s'enrichir d'une dimension sociale. Les troubles mentaux sont définis comme des constructions dans un débat social (ce qui explique pourquoi ils sont sans cesse controversés). Leurs définitions ont évolué sous la pression sociale au cours du temps, comme avec la déclassification de l'homosexualité comme trouble mental dès 1973 lors de la préparation de la 3e édition du DSM. Un nouveau paradigme social n'ignorerait pas les dimensions biologiques et neuropsychologiques de troubles mentaux, mais tenterait de les relier à des phénomènes sociaux dans la vie du patient et aux effets de son traitement. Cela suppose la remise en question de la distinction admise entre sciences fondamentales et appliquées postulant que les découvertes sont d'abord faites dans les sciences « dures » et puis « traduites » en pratique. Un paradigme heuristique pour la psychiatrie pourrait être la *singularité*, née d'une tension entre modèles social et neurobiologique, qui a caractérisé l'évolution de la psychiatrie académique, depuis sa naissance au milieu du XIXe siècle. Un tel paradigme, conciliant les extrêmes, suppose la pratique d'une pensée qui accepte la complexité, c'est-à-dire la contradiction, la complexité n'étant pas un refus de la simplicité, mais une ouverture sur les domaines difficiles à concevoir.

Aujourd'hui, prétendre rendre compte de l'ensemble des maladies mentales et des souffrances psychiques à l'aide d'un système de référence unique est tout simplement devenu impossible. En lieu et place d'un savoir totalisant apparaissent des savoirs multiples, nécessairement partiels, fragmentaires, à la pertinence limitée à des domaines bien déterminés. Aux approches fondées sur l'exclusion ou l'amalgame se substitue progressivement une approche pluridisciplinaire ouverte, tolérante, respectueuse de la spécificité de chaque discipline et soucieuse d'éviter une autre forme d'illusion, proprement totalitaire, selon laquelle il serait possible de rendre compte de l'ensemble du psychisme humain et de ses souffrances par l'addition de ces savoirs partiels.

Il existe certes des tensions entre les différentes conceptions théoriques des maladies mentales. Mais ces tensions sont inévitables, et même souhaitables dès lors qu'elles invitent au débat, à l'échange maîtrisé, dans une perspective délibérément constructive de progrès des connaissances et des traitements. La capacité de maîtriser ces tensions pour en tirer profit est l'expression de la maturité d'une approche pluridisciplinaire qui ne confond pas le débat d'idées et les attaques personnelles. La disparition de ces tensions signerait l'abandon d'une réflexion épistémologique pourtant indispensable et conduirait à un amalgame irrespectueux de l'apport spécifique de chaque approche. Il apparaît ainsi que la recherche psychiatrique n'est plus l'apanage des seuls psychiatres. Elle est devenue l'affaire de tous, ce qui est certainement une façon privilégiée de lutter contre la stigmatisation dont sont toujours victimes les personnes souffrant de troubles psychiatriques.

4.2 Éthique de la recherche en psychiatrie

P. Amiel, J.-M. Danion

La réflexion éthique dans le domaine de la recherche en psychiatrie implique, pour le chercheur, de prendre en compte tout à la fois :

- des considérations éthiques générales;
- des éléments propres à la recherche en psychiatrie;
- et une réflexion sur son engagement et son éthique personnels.

Principes éthiques généraux

L'exigence d'un consentement spécial du sujet de recherche est une notion très ancienne. Son origine, comme celle du consentement aux soins, est pénale. Pour la loi pénale, il y a une différence entre l'atteinte à l'intégrité du corps d'autrui par le moyen d'un coup de scalpel porté dans une rixe, et cette même atteinte par le même moyen dans le cadre de l'exercice médical. Dans le premier cas, la répression légale a vocation à s'appliquer; dans le second cas, le «fait justificatif» de l'exercice médical permis par la loi neutralise le caractère répréhensible – délictuel ou criminel – de l'atteinte. La permission de la loi consentie au médecin repose sur un ensemble de conditions qui doivent être remplies simultanément et intégralement, parmi lesquelles : être autorisé, dans les conditions prévues par la loi et les règlements, à exercer la médecine (art. 4111-1 du Code de la santé publique – CSP); que l'acte médical soit nécessaire (art. 16-3 du Code civil), qu'il soit conforme aux «connaissances médicales avérées» (art. L 1110-5 du CSP); *et que le patient soit consentant* (art. 16-3 Code civil et art. L 1111-4 du CSP). En 1859, le tribunal correctionnel de Lyon condamne deux médecins pour avoir expérimenté à l'hôpital sur la transmission de la syphilis au moyen d'une inoculation de pus pratiquée sur un enfant de 10 ans (qui contracta effectivement la maladie) : «Les faits reprochés aux prévenus, juge le tribunal, sont d'autant plus répréhensibles qu'ils se sont accomplis sur un enfant *incapable de tout consentement libre*». Les prévenus furent condamnés à peine d'amende pour coups et blessures. Les faits, comprend-on, auraient été «moins répréhensibles» s'ils avaient été commis sur un adulte consentant, mais il reste que, en 1859, et cela jusqu'à la loi du 20 décembre 1988 qui les autorise expressément, les expérimentations sur l'homme n'entraient pas dans la permission de la loi, en France. Dans les autres pays expérimentateurs, au début du XXe siècle, la situation juridique de la recherche sur l'être humain est variable, mais elle appelle dans tous les cas un consentement spécial distinct du consentement aux soins. En 1900, la Commission de la fièvre jaune qui accompagne l'armée des États-Unis à Cuba organise une série d'expériences et fait signer un contrat aux sujets, qui spécifie qu'ils consentent librement à participer et que les risques encourus ne sont pas supérieurs à ceux qu'occasionnerait une contamination naturelle [17]. La même année, en Allemagne, à la suite d'un scandale, le ministère de la santé rappelle la nécessité de recueillir un consentement spécial lorsqu'il s'agit d'enrôler des patients dans une expérimentation, et de limiter les risques au strict nécessaire. Et encore en Allemagne – ironie de l'histoire – en 1931 [5]. En France, jusqu'à la loi de 1988, on expérimente autant qu'ailleurs, sous couvert d'activité médicale licite.

Si ces principes éthiques et juridiques généraux sont parfaitement connus depuis le début du XXe siècle, ils ont peu d'effet sur les pratiques tandis que les sanctions sont rares. La révélation, en 1946–1947, lors du « procès des médecins » à Nuremberg, des expériences pratiquées dans des conditions abominables dans les camps allemands, ne change pas immédiatement la donne, mais elle s'impose comme une date clé dans la construction des principes éthiques et juridiques de l'expérimentation sur l'être humain.

Procès et Code de Nuremberg

Le « procès des médecins » de Nuremberg vise 23 accusés, des médecins pour la plupart, prévenus de divers crimes, mais tous au moins d'avoir pratiqué des expérimentations sur des prisonniers – dont certains souffraient de troubles psychiatriques ou de retard mental [1]. Les juges de Nuremberg agissaient dans le cadre de dispositions internationales qui confèrent à leur décision le caractère d'une jurisprudence pénale internationale. Ils avaient conscience du caractère historique du jugement qu'ils avaient à rendre. Ils prirent soin de demander à deux experts médecins, consultés séparément, une synthèse des principes déontologiques en usage à l'époque des faits d'expérimentation concernés. Les principes dégagés par ces travaux d'experts ont été utilisés pour juger si les faits d'expérimentation présentés au tribunal étaient licites ou non, si les médecins qui les avaient pratiqués étaient ou non des bourreaux (seize accusés furent condamnés, dont sept à la peine capitale). La liste des dix critères de licéité des expérimentations sur l'homme, contenue dans le jugement de Nuremberg circula rapidement de manière autonome sous le nom de « Code de Nuremberg ». Elle ne prend une place véritablement prépondérante dans les références des « bioéthiciens » que dans les années 1990 [15].

Le premier principe du « Code de Nuremberg » est, logiquement, le consentement du sujet d'expérience. Les autres principes concernent notamment la nécessité de minimiser les risques encourus par les participants, la possibilité de se retirer de l'étude à tout moment et l'obligation pour les investigateurs d'interrompre la recherche en cas de danger pour le sujet. Il est requis que les investigateurs soient du plus haut niveau de compétence sur le plan scientifique mais aussi moral. Les recherches inutiles ou dangereuses sont proscrites, de même, celles dont la qualité scientifique insuffisante ne permettrait pas de conclure et qui exposent de ce fait inutilement les sujets à des risques. Le texte de Nuremberg ne distingue pas entre recherche sur personnes malades et non malades.

Après-guerre, la protection des sujets d'expérimentation se construit à l'échelle internationale et se décline, dans un second temps, à l'échelle nationale. Ce mouvement trouve son expression dans des textes juridiques (des traités internationaux ou des textes nationaux à portée internationale), déontologiques (fixant les devoirs professionnels), éthiques (évoquant la façon bonne ou juste de se comporter), mais aussi techniques (les normes de pratique détaillées par la réglementation, les « bonnes pratiques »). Les relations et renvois entre ces différents types de textes sont constants au point qu'on a caractérisé le domaine comme un ensemble « internormatif ». Mais c'est la réaction aux accidents et scandales – qu'il s'agisse de médicaments insuffisamment testés ou d'expérimentations abusives – qui a été, avec la préoccupation industrielle pour l'harmonisation des procédures d'autorisation de mise sur le marché, le véritable moteur de l'évolution normative.

Déclarations d'Helsinki de 1964 et 1975

Après le procès de Nuremberg, les expérimentateurs des nations alliées n'ont pas vu le rapport entre leurs pratiques et celles des bourreaux nazis. Ces expérimentateurs n'étaient pas, à l'évidence, des bourreaux nazis, mais leurs pratiques d'expérimentation dans l'après-guerre (et, en réalité, jusque dans les années quatre-vingt) pouvaient ne satisfaire aucun des critères du « Code de Nuremberg » comme l'indiquent les alertes lancées par Beecher en 1966 [4]. En réaction à l'émotion planétaire suscitée par le scandale du thalidomide – un médicament insuffisamment testé qui provoquait des malformations du fœtus [6] –, révélé en 1961, les États-Unis, puis l'Europe élaborèrent des textes plus exigeants sur la composition des dossiers d'autorisation de mise sur le marché, imposant des tests d'efficacité (et plus seulement d'innocuité) pratiqués sur l'homme (*Kefauver-Harris Amendment*, 1962, aux États-Unis ; directive 65/CEE de 1965 en Europe). À cette occasion, la question des essais sur l'homme fut mise en pleine lumière et le monde médical prit les devants dans la crainte que des règles mal adaptées lui soient imposées de l'extérieur : en 1964, la déclaration d'Helsinki de l'Association médicale mondiale réaffirma ainsi les règles de protection des sujets d'expérience. On y retrouve le contenu du « Code de Nuremberg », mais dans une version « médicalisée » beaucoup moins contraignante : dans le cas des expérimentations avec des malades, par exemple, le recueil du consentement n'est prescrit que « dans la mesure du possible et compte tenu de la psychologie du patient ».

Le tournant décisif en matière de protection des sujets est consécutif à un autre scandale, révélé par la presse en 1972 et vécu comme un séisme moral aux États-Unis, celui de la cohorte de Tuskegee (une petite ville d'Alabama) : une cohorte de noirs américains atteints de la syphilis, pilotée par le ministère de la Santé américain, y était à l'étude depuis 1932, les participants étant maintenus hors traitement (même après l'arrivée de la pénicilline) pour étudier l'histoire naturelle de la maladie [21]. En 1974, les États-Unis adoptent une loi fédérale de grande portée sur la protection des sujets d'expérience, le *National Research Act* qui impose le recueil systématique du consentement des sujets et la revue préalable des protocoles de recherche par un comité indépendant. En 1975, la déclaration d'Helsinki est révisée dans le même sens à Tokyo et contient, en outre, un article qui prescrit que les comptes rendus d'essais cliniques non conformes à la Déclaration ne soient plus publiés (art. 8). Cette disposition eut un effet majeur sur les pratiques de recherche quand les éditeurs de grands journaux médicaux décidèrent en 1978 (et commencèrent effectivement) de l'appliquer strictement.

Le *National Research Act* de 1974 avait institué la *National Commission for the Protection of Human Subjects of Biomedical and Behavioral Research*. La « recherche comportementale », comme on le note, était incluse dans le champ d'investigation de la Commission. La Commission nationale rédigea, à partir d'enquêtes remarquablement documentées, des rapports sur les situations de recherche les plus problématiques : les enfants, les prisonniers, les fœtus, mais aussi les malades mentaux institutionnalisés et la psychochirurgie. Elle donna également un texte fondamental de l'éthique de la recherche : le rapport Belmont (publié en 1978, inscrit au *Federal Register* en 1979).

Rapport Belmont de 1978

Le rapport Belmont, dénommé d'après le nom du centre de conférence Belmont (Maryland) où se tinrent les réunions, formule les principes applicables à l'éthique de la recherche. Il distingue :

1. le principe de *respect des personnes* et de leur autonomie, qui se réalise dans le recueil du consentement éclairé ;
2. le principe de *bienfaisance* (au sens de « bien faire » autant que « faire le bien »), qui se réalise dans l'évaluation de la balance entre risques et bénéfices et dans la science « bien faite » (« ce qui n'est pas scientifique n'est pas éthique », rappellera le Comité consultatif national d'éthique [CCNE], avis n° 29, 1992) ;
3. le principe de *justice* (distributive) qui se réalise dans la sélection juste des sujets, le partage équitable des chances et les risques, des bénéfices et des contraintes de la recherche (entre pays du nord et du sud, notamment).

Ces trois principes du rapport Belmont sont usuellement complétés par le principe de « non-malfaisance », fournissant alors l'approche dite « principliste » en éthique biomédicale, objet aujourd'hui d'un très large consensus. Le manuel classique de Tom Beauchamp et James Childress (qui participèrent par ailleurs à la rédaction du rapport Belmont) détaille cette *four-principles approach* qui s'est imposée comme le cadre éthique de référence pour la biomédecine [3].

Textes normatifs internationaux et européens

Dans la continuité de Nuremberg, le Pacte de New York sur les droits civils et politiques (ONU, 1966), dans son article 7, assimile à la torture ou à des « traitements cruels, inhumains ou dégradants » le fait de « soumettre une personne, sans son libre consentement, à une expérience médicale ou scientifique ». Les principes adoptés par les textes européens (Union européenne : directive 2001/20/CE, règlement UE n° 536/2014; Conseil de l'Europe : Convention d'Oviedo, 1997, et protocole additionnel de Strasbourg, 2005) et internationaux sont en conformité. Un dispositif d'harmonisation réglementaire a d'ailleurs été mis en place au début des années quatre-vingt-dix, réunissant notamment Europe, États-Unis et Japon (*International Council for Harmonisation*).

Loi du 20 décembre 1988 en France

En France, l'expérimentation médicale sur l'être humain n'est autorisée que depuis la loi du 20 décembre 1988, dite « loi Huriet », du nom du sénateur Claude Huriet qui en porta (avec un autre sénateur, Franck Sérusclat) la proposition. La loi a été modifiée à de nombreuses reprises, notamment en 2004 et 2012. Ses dispositions figurent dans le Code de la santé publique aux articles L 1121-1 et suivants du CSP. Dans la version initiale, votée en 1988, le régime d'encadrement des recherches biomédicales était différencié selon que la recherche était « thérapeutique » ou « non thérapeutique », comme le faisait la déclaration d'Helsinki. Dès 1990, la loi adopte de nouvelles dénominations, parlant de recherches avec ou sans « bénéfice individuel direct » (BID), mais en conservant cette distinction « source de perplexités depuis que la loi existe » dira le CCNE en 1998 (avis n° 58). La qualification des recherches n'était pas toujours évidente; elle brouillait le caractère spécifique de l'acte de recherche par rapport aux soins; le régime des recherches « sans BID » (incluant les essais sur volontaires sains) était beaucoup plus contraignant, de sorte que les dispositions de la loi étaient souvent contournées, de nombreuses recherches « sans BID » étant abusivement qualifiées de recherches « avec BID ». Cette distinction fut abandonnée à l'échelle internationale, d'abord par la déclaration d'Helsinki lors de sa révision à Édimbourg en 2000, puis par la législation européenne de 2001. Elle fut, de même, abandonnée en France en 2004.

La loi française en vigueur, issue de la révision de 2004, définit les « recherches biomédicales » (RBM) comme « les recherches organisées et pratiquées sur l'être humain en vue du développement des connaissances biologiques ou médicales » (art. L 1121-1 CSP). Ces recherches sont autorisées sous réserve de satisfaire aux conditions posées par la loi, présentées en cinq chapitres.

Le premier chapitre définit les « principes généraux » de l'autorisation des RBM :

- direction ou surveillance d'un « médecin justifiant d'une expérience appropriée » (L 1121-3);
- avis préalable d'un comité de protection des personnes (CPP) et autorisation de « l'autorité compétente » (l'Agence nationale de sécurité du médicament – ANSM), à l'art. L 1121-4;
- impératif de protection des personnes, particulièrement des populations vulnérables (femmes enceintes, personnes privées de liberté, majeurs protégés ou « hors d'état d'exprimer leur consentement ») qui ne peuvent être sollicitées de participer que sous certaines conditions (L 1121-5 à -9);
- gratuité de la participation, hormis le remboursement des frais exposés et, le cas échéant, une « indemnité en compensation des contraintes subies », qui ne peut être proposée ni aux personnes spécialement protégées ni aux malades placés en soins psychiatriques sans leur consentement (L 1121-11).

Le chapitre II est consacré à « l'information de la personne qui se prête à une recherche biomédicale et [au] recueil de son consentement ». Les conditions requises dans les situations spéciales (enfants, majeurs protégés ou hors d'état d'exprimer leur consentement) sont détaillées : indépendamment de l'information et de l'autorisation des représentants légaux ou du tiers de confiance, l'information doit être délivrée à la personne concernée « adapté(e) à [sa] capacité de compréhension », « l'adhésion personnelle doit être recherchée » et « il ne peut être passé outre [au] refus ou à la révocation de [l']acceptation ».

Le chapitre III détaille le rôle et le fonctionnement des CPP et de « l'autorité compétente ». Le chapitre IV, abrogé, détaillait le régime des RBM sans bénéfice individuel direct. Le chapitre V est consacré aux «dispositions particulières à certaines recherches» et vise notamment les essais de thérapie génique.

Révision de 2012 (« loi Jardé »)

Une révision majeure de la loi est intervenue en 2012 (loi du 5 mars 2012 relative aux recherches impliquant la personne humaine, dite «loi Jardé», du nom du député Olivier Jardé qui en porta la proposition), mais son entrée en vigueur – qui dépend de la publication de textes d'application – reste, en l'état, hypothétique en raison du bouleversement normatif déterminé par le règlement européen adopté en 2014 (n° 536/2014) et qui a vocation à s'appliquer dès la validation d'un «portail européen» pour la soumission et l'autorisation des essais en Europe. (L'ouverture de ce portail est prévue pour octobre 2018.) La loi Jardé présente l'intérêt de disposer pour un ensemble de recherches beaucoup plus large que les essais de médicaments, offrant : un régime homogène aux recherches sur l'être humain en biomédecine, depuis les essais de médicaments jusqu'aux recherches épidémiologiques, un niveau de protection (et de contraintes administratives) gradué en fonction des risques. En mobilisant l'expression «personne humaine» dans le titre de la loi, le législateur a placé explicitement la participation aux essais cliniques sous le sceau des droits fondamentaux.

La recherche en psychiatrie

L'application de la loi de 1988, dans le champ de la recherche psychiatrique comme dans l'ensemble des champs de la recherche, a amené des progrès considérables dans la qualité des recherches. En psychiatrie, des questions touchant l'applicabilité des standards juridiques ou la pertinence éthique des standards méthodologiques ont été, et sont encore, débattues. Elles révèlent d'authentiques conflits de normes ou de valeurs, sources de débats éthiques. Il en va ainsi de la capacité à consentir des personnes atteintes d'affections psychiatriques, d'une part, et du *design* des protocoles de recherche, lorsqu'ils impliquent un placebo, une abstention thérapeutique ou, au contraire, la provocation de symptômes, d'autre part. Ces questions classiques, que l'on évoque plus en détail dans la suite, n'épuisent pas un débat qui se régénère en permanence avec le progrès scientifique et les questions qu'il porte – sur les recherches à l'articulation de la psychiatrie et des neurosciences ou de la génétique, particulièrement.

Consentement

«Le consentement est un acte de volonté qui présuppose un acte intellectuel», dit une formule classique de Thomas d'Aquin (1224–1274). Lorsque l'acte intellectuel est vicié – par l'ignorance ou par l'erreur (par la tromperie ou par la ruse qui y conduisent) –, l'acte de consentir, le consentement l'est aussi.

La question se pose en psychiatrie de façon plus aiguë que dans d'autres spécialités, de savoir si l'exigence du consentement éclairé peut être respectée lorsque les patients sont atteints de troubles altérant la compréhension, le jugement et l'autonomie, rendant le consentement sujet à caution. C'est tout particulièrement le cas de patients souffrant d'un état psychotique aigu ou d'une psychose chronique comme la schizophrénie : l'apathie, l'ambivalence, le retrait social, l'impulsivité, les distorsions de la perception et du jugement et les perturbations de la motivation et des émotions peuvent, au moins en théorie, altérer la capacité de prendre des décisions [9]. Il en est de même des patients atteints de démence, avec son cortège de troubles cognitifs, émotionnels et caractériels. La question se pose également de savoir si des patients souffrant d'une dépression avec aboulie, perte d'énergie, indécision, pensées négatives, sont autonomes pour décider de participer à une recherche [12]. Les études empiriques apportent des éléments de réponse.

Études empiriques

La façon dont les patients atteints de troubles psychiatriques comprennent l'information délivrée et donnent leur consentement a fait l'objet de différentes recherches empiriques [revue *in* 8] à partir de méthodes ou d'échelles d'évaluation de la capacité de prendre une décision [2]. Le modèle d'évaluation sous-jacent distingue entre différentes compétences pratiques qui ne sont pas affectées de manière homogène. Les échelles les plus utilisées (MacCAT-CR [*MacArthur Competence Assessment Tool for Clinical Research*] et UBACC [*University of California, San Diego Brief Assessment of Capacity to Consent*]) évaluent quatre dimensions : capacité à exprimer un choix, à comprendre l'information, à évaluer la pertinence de l'information au regard de sa propre situation, à construire un raisonnement sur les options présentées [9]. Dans la schizophrénie [7, 9, 16, 23–25], il ressort que les patients souffrant de troubles chroniques et sévères sont nombreux à garder une capacité relativement préservée de donner un consentement éclairé (48 % dans l'étude de Grisso et al.) [10]. Les malades qui présentent une altération de cette capacité la doivent davantage aux troubles cognitifs qu'aux symptômes psychotiques dont ils souffrent [20]. Mais la capacité de donner un consentement éclairé s'améliore notablement quand l'information sur la recherche est complétée ou répétée [7]. Des résultats semblables ont été obtenus chez des patients âgés, notamment ceux atteints de la maladie d'Alzheimer [18, 19]. Ainsi, des méthodes d'évaluation de la capacité de donner un consentement peuvent (et devraient) être utilisées pour identifier les patients aptes à consentir, mais également ceux susceptibles de bénéficier d'une information complétée ou répétée.

Ces travaux indiquent également que la décision des patients, qu'ils soient atteints de troubles psychiatriques ou d'une maladie somatique, dépend non seulement de variables cognitives objectives, mais également de facteurs subjectifs tels que les valeurs personnelles positives (optimisme, générosité, altruisme) ou négatives (pessimisme, hostilité), les désirs et les motivations, l'influence de la famille et de l'entourage, et la qualité de la relation unissant le patient au médecin traitant et à l'investigateur [22, 24] – influence que le chercheur a tendance à sous-estimer [23, 24].

Les études empiriques montrent également que la notion de capacité à donner un consentement éclairé est un phénomène dynamique complexe, impliquant de multiples processus psychologiques, culturels, sociologiques, et dépendant éminemment des fluctuations des troubles psychiatriques, du contexte et de l'objectif de la recherche, de l'information délivrée, ainsi que de l'histoire personnelle et familiale du patient et de la relation qu'il entretient avec le chercheur.

Ces études montrent enfin que de nombreux patients souffrant de troubles psychiatriques sont capables de donner un point de vue très élaboré et pertinent sur leur intérêt pour la recherche psychiatrique, les espoirs qu'elle soulève et les motivations altruistes qui les conduisent à y participer [14, 24].

Position subjective du patient participant à une recherche

Les questions sur la qualité du consentement recueilli ne sont pas propres à la psychiatrie. Les malades sollicités, atteints de maladies somatiques, comprennent souvent mal l'information qui leur est donnée, se méprennent sur sa portée (jusqu'à 70 % des malades du cancer interrogés dans l'étude de Joffe et al. [13]). En tout état de cause, la demande même de consentement à la recherche, y compris lorsqu'elle est adressée à des patients non vulnérables, induit une modification des positions : le chercheur devient le demandeur et le malade le détenteur de l'information utile à la recherche. Le patient attend que le savoir médical et scientifique l'aide à guérir ; il comprend dans le même temps que si l'on cherche, c'est que l'on ne sait pas. La situation présente un caractère paradoxal. En psychiatrie, la difficulté est redoublée par le fait que les maladies touchent les patients dans leur subjectivité, dans leur relation à eux-mêmes et à autrui, et notamment au psychiatre. La question se pose alors de la répercussion du protocole de recherche sur la position subjective du patient et, le cas échéant, sur la pathologie.

Répercussions de la participation au protocole de recherche

La participation à la recherche est susceptible de retentir sur la position subjective des patients. Ainsi, une simple prise de sang, en apparence banale, peut susciter de réelles inquiétudes lorsque la recherche concerne un domaine particulièrement sensible pour le patient en raison de son histoire personnelle ou familiale, tel que, par exemple, la génétique ou l'étude du comportement. Dans le cadre d'une recherche de psychopathologie cognitive, les tâches de mémoire, de résolution de problème ou de dénomination d'objets renvoient à des modèles théoriques qui sont autant de représentations des troubles étudiés. Les références théoriques du chercheur retentissent, à travers leur mise en acte dans le concret de la recherche, sur la subjectivité du patient et sont pour lui source de questionnements angoissants dès qu'il comprend, par exemple, que la recherche vise à vérifier l'hypothèse que la maladie dont il souffre altère le fonctionnement cognitif et cérébral. La réflexion épistémologique sur les catégories de pensée engagées dans la recherche est essentielle pour que le chercheur ne soit pas aveugle sur ce qui se joue avec le patient lors de sa participation à la recherche. L'expérience pratique montre que la communication sur les enjeux de connaissance peut être bénéfique, donnant au patient le sentiment justifié qu'il contribue au progrès des connaissances sur les maladies et leur traitement. La réflexion éthique n'est pas séparable, en ce sens, de la réflexion épistémologique.

En pratique, il semble indispensable de donner au patient la possibilité, à tout moment au cours de la recherche et au-delà, de poser les questions qui lui importent. Dans certaines situations, notamment lorsque le patient est atteint d'une schizophrénie, l'information pourra être également donnée à un membre de la famille, en accord avec le patient. Le psychiatre traitant est, de même, un interlocuteur privilégié du chercheur : le patient doit pouvoir reprendre avec lui, dans le cadre même de la relation thérapeutique, les questions qui ont pu se poser à l'occasion de sa participation à la recherche, notamment celles suscitées par la façon dont le chercheur se représente les troubles psychiatriques. Le psychiatre traitant est également le mieux à même d'informer le patient et sa famille des résultats de la recherche.

Conception du protocole et protection des personnes

L'évaluation de l'équilibre entre bénéfice et risque associés à la participation à une recherche peut s'avérer délicate dans trois situations particulières, s'agissant de malades souffrant de troubles psychiatriques : les essais cliniques contrôlés contre placebo, les recherches nécessitant une abstention thérapeutique et celles reposant sur la provocation de symptômes psychiatriques. Ces types de recherches sont toujours aujourd'hui l'objet de débats.

Les études contrôlées contre placebo constituent le « gold standard » de l'évaluation de l'efficacité et de la tolérance d'un nouveau traitement. Certains médecins, en psychiatrie comme dans d'autres spécialités, estiment cependant que de telles études sont contraires à l'éthique lorsqu'il existe un traitement de référence ayant fait la preuve de son efficacité, car elles privent alors les patients dans le bras placebo du bénéfice procuré par le « verum », le traitement à l'étude. Le Comité consultatif national d'éthique (CCNE) a donné, en 1993, un avis sur le cas des essais thérapeutiques d'antidépresseurs (avis n° 34). Il rappelle qu'il « n'est pas admissible de commercialiser dans l'indication des syndromes dépressifs, comme de toute autre pathologie, un produit qui n'aurait pas fait preuve d'une activité offrant un intérêt thérapeutique », que « les protocoles d'études cliniques les plus aptes à prouver qu'une nouvelle molécule a un effet psychotrope spécifique chez les patients déprimés sont des essais contre placebo ». Il admet donc ce type d'essai assorti de conditions restrictives :

- en phase de développement de la molécule, en milieu hospitalier :
  - des sujets pleinement consentants,
  - des inclusions limitées au strict nécessaire,
  - une exposition de courte durée (quatre semaines, au plus) ;
- pour les essais au long cours, en ambulatoire :
  - une évaluation globale du risque (notamment, de recrudescence symptomatique),
  - une surveillance médicale particulière.

Ces prescriptions sont conformes aux règles restrictives encadrant l'utilisation du placebo comme comparateur dans tous les essais cliniques, notamment l'article 33 de la déclaration d'Helsinki en vigueur. Il reste que, dans les essais contre placebo tout particulièrement, tout doit être mis en œuvre pour que la protection des malades soit assurée [11, 23].

Des questions similaires sont posées par les recherches nécessitant une abstention thérapeutique, telles que celles s'intéressant à des variables étiologiques ou physiopathologiques pouvant être perturbées par l'effet des médicaments. Comme les essais thérapeutiques avec placebo, ces études comportent un risque de prolongation, d'aggravation ou de réapparition des troubles psychiatriques [7].

Les recherches reposant sur la provocation de symptômes psychiatriques consistent, quant à elles, à utiliser une substance pharmacologique ou une intervention psychologique pour induire chez des patients, de façon contrôlée, les symptômes cliniques ou les modifications neurobiologiques d'un trouble psychiatrique. Ces recherches ont pour objectif de mieux comprendre les mécanismes physiopathologiques responsables de l'expression de ces symptômes; elles peuvent dans certains cas permettre de prédire la réponse à un traitement ou d'identifier de nouvelles thérapeutiques. Ces études posent à l'évidence la question de savoir si le bénéfice attendu est justifié face au risque et à la souffrance que représente la recrudescence des symptômes [18].

Ces trois types de recherche ont en commun de poser la question de la frontière entre recherche et soins. Conceptuellement, la recherche se distingue du soin en ce que sa visée essentielle, précisément, n'est pas le soin de la personne, mais la production de connaissances généralisables. C'est le cas, évident, dans la recherche sur volontaires non malades. Mais c'est le cas également de la recherche clinique avec des malades. En pratique, les recherches avec les malades sont le plus souvent combinées avec des soins, mais les visées propres de la recherche et du soin sont essentiellement différentes. C'est la raison pour laquelle l'activité de recherche médicale est autorisée au médecin par des dispositions légales spéciales et qu'un consentement spécifique du sujet de recherche est requis. Le bénéfice de la recherche est plus souvent collectif (et pour les malades à venir) qu'individuel pour le patient qui s'y prête. La protection des sujets, en revanche, est toujours parfaitement individuelle, de sorte que les recherches reposant sur la provocation de symptômes psychiatriques ne devraient être conduites, pensons-nous, qu'exceptionnellement et avec les plus grandes précautions.

Éthique personnelle du chercheur et délibération éthique

«L'évaluation d'un nouveau traitement est un devoir», affirme le Comité national d'éthique en 1984 dans son avis n° 2 sur les essais de nouveaux traitements chez l'homme. Plus généralement, la contribution au progrès des connaissances médicales par la réalisation de recherches biomédicales est reconnue aujourd'hui comme une démarche éthiquement bonne. Mais la pratique est semée de situations incertaines où les principes – parfois les valeurs – entrent en tension, appelant à des décisions difficiles et à une délibération préalable faite en raison et en conscience, dans son for intérieur ou, préférablement, à plusieurs, par une discussion, un débat, qui peut mobiliser les collègues – éventuellement, un comité d'éthique externe dans les cas les plus difficiles –, et chaque fois qu'il est possible, la personne concernée ou ses proches. Cette délibération pèse tout à la fois sur le degré d'autonomie du patient, le bénéfice individuel qu'il peut tirer de la recherche, et la façon dont sa participation à la recherche s'articule à son histoire personnelle et familiale, sa situation présente, ses valeurs et ses motivations, sa psychopathologie et sa relation au psychiatre. Elle intègre, au plus haut point, que l'intérêt de la personne qui se prête à la recherche «prime toujours les seuls intérêts de la science et de la société» selon la formulation de l'art. L 1121-2 du CSP. Cette délibération s'appuie aussi sur la réflexion que le chercheur aura engagée sur sa relation à autrui et, tout autant, sur son désir de faire de la recherche ainsi que sur son rapport au savoir et aux modèles théoriques auxquels il se réfère. Elle prend en considération, chaque fois qu'elles existent, les études empiriques et, de même, le cas échéant, l'état des débats antérieurs sur la question qui se pose.

Ainsi, alors que la méthodologie de la recherche biomédicale met nécessairement entre parenthèses la singularité du malade-sujet, la délibération éthique réintroduit, dans la pratique du psychiatre médecin et chercheur, la singularité la plus radicale de la personne.

Références

[1] Amiel P. Des cobayes et des hommes. Expérimentation sur l'être humain et justice. Paris : Belles lettres; 2011.

[2] Appelbaum PS, Grisso T. The MacArthur Treatment Competence Study (I, II, III). Law Hum Behav 1995; 19 : 105-74.

[3] Beauchamp T, Childress J. Les Principes de l'éthique biomédicale (1985), 1re éd. Paris : Les Belles Lettres; 2008.

[4] Beecher HK. Ethics and clinical research. N Engl J Med 1966; 274 : 1354-60.

[5] Bonah C. Le drame de Lübeck : la vaccination BCG, le «procès Calmette» et les Richtlinien de 1931. La Médecine expérimentale au tribunal. Paris : Éditions des Archives Contemporaines; 2003. p. 65-94.

[6] Carpenter D. Reputation and Power : Organizational Image and Pharmaceutical Regulation at the FDA (chap. 4), 1st ed. Princeton : Princeton University Press; 2010.

[7] Carpenter WT, Gold JM, Lahti AC, et al. Decisional capacity for informed consent in schizophrenia research. Arch Gen Psychiatry 2000; 57 : 533-8.

[8] Dubois J, Bante H, Hadley WB. Ethics in Psychiatric Research : A Review of 25 Years of NIH-funded Empirical Research Projects. AJOB Prim Res 2011; 2 : 5-17.

[9] Fovet T, Amad A, Thomas P, et al. Schizophrénie et consentement à la recherche biomédicale. Encéphale 2015; 41 : 394-402.

[10] Grisso T, Appelbaum PS. Comparison of standards for assessing patients' capacities to make treatment decisions. Am J Psychiatry 1995; 152 : 1033-7.

[11] Helmchen H. Ethical guidelines in psychiatric research. Eur Arch Psychiatry Clin Neurosci 2010; 260 : S142-6.

[12] Hindmarch T, Hotopf M, Owen GS. Depression and decision-making capacity for treatment or research : a systematic review. BMC Med Ethics 2013; 14 : 54.

[13] Joffe S, Cook EF, Cleary PD, et al. Quality of informed consent in cancer clinical trials : a cross-sectional survey. Lancet 2001; 358 : 1772-7.

[14] Karazivan P, Dumez V, Flora L, et al. The patient-as-partner approach in health care : a conceptual framework for a necessary transition. Acad Med 2015; 90 : 437-41.

[15] Katz J. The consent principle of the Nuremberg Code. In : Annas GJ, Grodin MA, editors. The Nazi Doctors and the Nuremberg Code : Human Rights in Human Experimentation. Reprint. Oxford : Oxford University Press; 1992.

[16] Kovnick JA, Appelbaum PS, Hoge SK, et al. Competence to consent to research among long-stay inpatients with chronic schizophrenia. Psychiatr Serv 2003; 54 : 1247-52.

[17] Lederer SE. Subjected to Science : Human Experimentation in America Before the Second World War. Baltimore : JHU Press; 1997.

[18] Marson DC, Cody HA, Ingram KK, et al. Neuropsychologic predictors of competency in Alzheimer's disease using a rational reasons legal standard. Arch Neurol 1995; 52 : 955-9.

[19] Moye J, Marson DC, Edelstein B. Assessment of Capacity in an Aging Society. Am Psychol 2013; 68 : 158-71.

[20] Palmer BW, Savla GN. The association of specific neuropsychological deficits with capacity to consent to research or treatment. J Int Neuropsychol Soc 2007; 13 : 1047-59.

[21] Reverby SM. Examining Tuskegee : The Infamous Syphilis Study and Its Legacy. Chapel Hill : UNC Press; 2009.

[22] Roberts LW. The ethical basis of psychiatric research : conceptual issues and empirical findings. Compr Psychiatry 1998; 39 : 99-110.

[23] Roberts LW, Hammond KAG, Warner TD, et al. Influence of ethical safeguards on research participation : comparison of perspectives of people with schizophrenia and psychiatrists. Am J Psychiatry 2004; 161 : 2309-11.

[24] Roberts LW, Warner TD, Brody JL. Perspectives of patients with schizophrenia and psychiatrists regarding ethically important aspects of research participation. Am J Psychiatry 2000; 157 : 67-74.

[25] Wirshing DA, Wirshing WC, Marder SR, et al. Informed consent : assessment of comprehension. Am J Psychiatry 1998; 155 : 1508-11.

4.3 Modèles animaux en psychiatrie : principes généraux

B. Aouizerate, E. Burguière, M. Le Moal

Les disciplines médicales ont progressé par un va-et-vient et des translations entre la clinique et le laboratoire. Le premier, Claude Bernard, a formalisé ces relations en créant une nouvelle discipline, la médecine expérimentale et scientifique. Au début de l'*Introduction à l'étude de la médecine expérimentale*, il écrit en 1865 [2] : «Pendant la période empirique de la médecine, qui sans doute devra se prolonger encore longtemps, la physiologie, la pathologie et la thérapeutique ont pu marcher séparément, parce que, n'étant constituées ni les unes ni les autres, elles n'avaient pas à se donner un mutuel appui dans la pratique médicale. Mais dans la conception de la médecine scientifique, il ne saurait en être ainsi ; sa base doit être la physiologie. La science ne s'établissant que par voie de comparaison, la connaissance de l'état pathologique ou anormal ne saurait être obtenue sans la connaissance de l'état normal. Mais la médecine scientifique ne peut se constituer [...] que par voie expérimentale, c'est-à-dire par l'application immédiate et rigoureuse du raisonnement aux faits que l'observation et l'expérimentation nous fournissent [...]. C'est pourquoi l'expérimentation, ou l'art d'obtenir des expériences rigoureuses et bien déterminées, est la base pratique et la partie exécutive de la méthode expérimentale appliquée à la médecine », texte lumineux et prophétique empreint du positivisme de l'époque. Le terme « physiologie » serait à remplacer par ses prolongements modernes de « cellulaire » et de « moléculaire ». Pour C. Bernard, les phénomènes pathologiques étant des déviations par rapport à des normes physiologiques, la guérison doit être la récupération de l'état antérieur. Cette dernière conception perdurera jusqu'à la réfutation magistrale de G. Canguilhem, dès 1943 [7]. Ces lignes suggèrent au psychiatre d'aujourd'hui trois questions :

- la médecine du cerveau, pour ne pas dire du mental, est-elle sortie de la « période empirique », a-t-elle atteint un niveau scientifique ?
- en l'état de la recherche, les connaissances accumulées sur « l'état pathologique ou normal » ont-elles des correspondances avec des connaissances sur un « état normal » et vice versa ?
- l'organe en cause, le cerveau, qui est de mieux en mieux connu, sera-t-il compris dans ses relations avec les activités les plus intégrées, et y a-t-il une possible limite à « l'application rigoureuse du raisonnement à l'expérimentation » ?

L'animal de laboratoire est depuis longtemps l'intermédiaire nécessaire entre la clinique et le laboratoire en raison de similitudes naturelles. Après les succès de l'infectiologie autour des agents pathogènes, peu à peu toutes les disciplines ont développé en relation avec la recherche clinique une recherche expérimentale, soit en s'appropriant les découvertes pertinentes de la médecine animale et vétérinaire, soit en créant des modélisations de symptômes ou maladies chez l'animal de laboratoire. Il existe tout naturellement une cardiologie, une pneumologie, une endocrinologie, etc. expérimentales, et même une neurologie expérimentale, mais existe-t-il une psychiatrie ou une psychopathologie expérimentale ? [discussion *in* 9, 13, 14].

De la clinique à la psychopathologie expérimentale

Quiconque pratique une recherche sur l'animal en relation avec la psychiatrie participe, en connaissance de cause ou non (généralement le cas) d'une pratique relevant de la psychopathologie expérimentale. Cette discipline eut, il y a de nombreuses décades, d'illustres fondateurs, Pavlov en 1941 étant le pionnier, en particulier dans le cadre des névroses dites expérimentales. Ce même thème fut par la suite développé dans le monde anglo-saxon dans les années quarante par des auteurs comme D. Hebb, , J. Liddell, ou H. H. Masserman [11]. Conscients des problèmes théoriques, ces pionniers formulèrent quelques principes :

- la psychopathologie peut être étudiée expérimentalement chez l'animal complémentairement aux recherches en clinique humaine ;
- l'observation soigneuse et ouverte du comportement est d'une grande importance et ces chercheurs étaient d'incomparables observateurs ;
- il existe des différences interindividuelles et même de « tempéraments » chez l'animal, qui s'ajoutent à un grand nombre de variables sociales et neurobiologiques. Les causes de cette variabilité individuelle doivent être recherchées ;
- alors que le stimulus n'est plus présent une réponse interne persiste et se transforme, authentique mémoire biologique, laquelle pourra être réactivée ou contribuer à des pathologies ultérieures : c'est le principe fondamental de la trace persistante et plus récent, de l'épigénétisme ;
- les caractéristiques d'imprévisibilité et de non-contrôlabilité d'un stimulus ou d'une situation ont un caractère délétère ;
- si les stresseurs, la perte des liens, la séparation perdurent, apparaissent des changements

neurobiologiques sous-jacents et le passage de l'homéostasie à la pathologie. L'observation de primates sub-humains dans des conditions de captivité permet des descriptions adéquates de syndromes dépressifs similaires à la pathologie humaine;
- les observations longitudinales sont plus aisément praticables chez l'animal, notamment lorsque sont étudiées les origines précoces de perturbations pouvant survenir plus tard à d'autres périodes de la vie.

Ces principes gouvernent toujours la psychopathologie expérimentale. Cependant, il s'agit d'examiner la nature des modèles animaux et quels sont les raisonnements qui sous-tendent leur usage. Fondamentalement, les modèles animaux sont des préparations expérimentales développées dans une espèce dans le but d'étudier des aspects spécifiques d'une maladie humaine; ils n'en sont pas des copies dans la mesure où ils ne peuvent inclure à la fois les aspects génétiques, les étiologies, la physiopathologie, les phénotypes, les réponses aux traitements... Il serait logique de se demander pourquoi la recherche clinique qui a fourni et fournit encore tant de travaux magistraux ne se suffit pas. Si les psychiatres ne peuvent résoudre leurs problèmes de recherche, considérant le grand nombre de malades en tous genres avec lesquels ils travaillent, la recherche sur l'animal n'aurait pas de raison d'être d'une plus grande utilité. Or, une recherche fondée sur la seule clinique a, pour ce qui concerne la psychiatrie, un certain nombre de limitations [revues *in* 9, 18, 19] :
- la nosologie, ou la taxonomie, en dépit de l'intense travail de mise en ordre et de classification entrepris ces trente dernières années, et de consensus ne fait pas l'unanimité : découpage trop détaillé, importance croissante de la perspective dimensionnelle, comorbidité, difficulté à saisir l'histoire naturelle des atteintes très vite décapitées dans leur expression par la thérapeutique, difficulté à définir la limite entre normal et pathologique;
- les rapports entre les manifestations cliniques, les phénotypes décrits et la physiopathologie sous-jacente restent mal connus. Les relations entre la psychopathologie et l'organe cerveau sont encore obscures. L'imagerie cérébrale a permis de «neuro-logiser» certains domaines de la clinique mais les processus pathogéniques restent pour l'essentiel inconnus. La psychiatrie n'a ni véritables explorations fonctionnelles ni marqueurs biologiques ou neurobiologiques. L'étiologie se résume aux interactions entre l'environnement et la génétique. Ce dernier domaine, fort complexe, ne propose que des facteurs de vulnérabilité;
- la recherche clinique repose largement sur une approche rétrospective et développementale, parfois imprécise, qui ne permet pas de démêler les facteurs causaux des conséquences;
- il n'existe pas de psychiatrie animale en milieu naturel, donc aucune référence naturaliste allant de l'étiologie aux substrats neuronaux.

Ces quelques considérations montrent à quel point le passage de la complexité clinique au modèle biologique procède d'une réduction qui peut rendre le retour vers la clinique problématique.

Modèles animaux

Ils ont fait l'objet d'analyses théoriques et critiques afin d'en préciser les conditions d'utilisation et surtout afin d'évaluer les résultats acquis [revues *in* 3, 10, 12, 14].

Caractéristiques générales

Ces limitations ne sont pas les seuls arguments pour inclure des modèles animaux dans les programmes de recherche en psychiatrie, en particulier ceux concernant les dépressions, l'anxiété, les grandes pathologies du comportement, les conséquences d'agressions, d'événements de vie délétères, de ruptures de liens, que les stress soient aigus ou chroniques, les addictions, les expériences précoces entravant un développement normal, les désordres post-traumatiques. Les arguments suivants sont classiquement avancés :
- il est possible de contrôler chez l'animal les facteurs causaux ou déclenchants, puis d'explorer dans le temps les conséquences fonctionnelles et neurobiologiques, et cela, si nécessaire, dès les premiers stades du développement. Plus fondamentalement, certaines préparations permettent d'aborder la question centrale de la vulnérabilité et de ses mécanismes;

- la complexité des mécanismes, selon les niveaux d'analyse, du moléculaire au fonctionnel et cognitif, selon les facteurs en cause, génétique, développemental, environnemental et social, oblige à une dissection réductionniste des mécanismes sous-jacents, donc à des préparations animales appropriées. Le choix des espèces est crucial. Plus intégrée sera la recherche, plus solides seront les interprétations;
- les conditions cliniques représentent un ensemble large de symptômes et il est parfois difficile d'isoler l'une d'elles pour une étude spécifique (par exemple l'anhédonie ou le retrait social) et partant, d'en étudier l'origine, la physiopathologie, la réponse à une thérapeutique. Le passage par l'animal est donc nécessaire;
- l'évaluation préclinique des substances psychoactives et thérapeutiques rend obligatoire la mise en œuvre de préparations animales. Ces dernières permettent d'étudier les mécanismes d'action, particulièrement en relation avec une caractéristique fonctionnelle et moléculaire.

Il existe plusieurs manières de catégoriser les modèles animaux. Les modèles peuvent être rassemblés en quatre groupes :

- les modèles développés pour simuler une dimension ou un symptôme spécifique d'un désordre humain : modèles de similarité comportementale. Leur validité dépend de leur proximité phénoménologique avec la clinique;
- les modèles développés pour évaluer les théories étiologiques élaborées en psychopathologie : modèles d'inspiration théorique. Cependant, il ne s'agit pas d'évaluer la théorie et il n'y a aucun *a priori* sur sa validité; il s'agit simplement d'opérationnaliser la théorie et de développer des paradigmes pour évaluer les effets de conditions causales. Ces théories sont rétrospectives par nature;
- les modèles développés pour étudier les processus physiopathologiques : modèles mécanistiques ou réductionnistes. Pour de nombreux auteurs, il s'agit de la justification essentielle des modèles animaux, en particulier depuis le développement des technologies de neurobiologie cellulaire et moléculaire. Il convient de dénoncer un glissement sémantique à propos du mot mécanisme. Par un abus de sens, il est répété qu'il n'y a de mécanisme qu'au niveau élémentaire, moléculaire ou cellulaire, et la mise en évidence de corrélats à ces niveaux est le seul justificatif d'une recherche de qualité, le seul niveau où se découvre la vérité scientifique. Cette démarche *bottom-up* est très rarement complétée par une démonstration *top-down*, et pour cause car la complexité du fonctionnement cérébral ne se réduit pas facilement. Comme tous les dictionnaires le rappellent, le mécanisme est la combinaison, l'agencement d'organes ou de pièces en vue d'un fonctionnement d'ensemble c'est-à-dire les processus par lesquels se réalise un tout cohérent, en particulier un mécanisme physiopathologique débouchant sur un phénotype, un symptôme ou une maladie. Les recherches menées longitudinalement dans des contextes sociaux ont tout autant une valeur heuristique pour qui s'interroge sur les mécanismes psychopathologiques;
- les modèles développés pour l'évaluation préclinique de méthodes thérapeutiques, modèles de validité empirique. Les meilleures préparations seront celles où il n'y aura pas de faux positifs ni de faux négatifs avec une correspondance totale entre l'effet sur la préparation et en clinique (validité empirique).

Critères d'évaluation

Les caractéristiques examinées ci-dessus se recoupent mais il est très important de maintenir une certaine clarté sur les buts dans la mesure où l'évaluation de l'utilité du modèle doit être reliée au but de l'expérimentation mise en œuvre. En pratique, une question pertinente serait par exemple : quel aspect des dépressions on souhaite étudier par une préparation animale, avec quel type d'animal et quel paradigme expérimental est approprié? Il existe des critères proposés pour évaluer les modèles. Une rigueur scientifique bien comprise obligerait à s'y référer. Il serait souhaitable que tout travail en psychiatrie biologique évalue l'usage du modèle en fonction du but et de ses limites. Il est communément admis qu'il existe une homologie, ou au moins une analogie entre les caractéristiques physiologiques et comportementales des espèces, que l'extrapolation de l'homme à l'animal va de soi, que le modèle animal est valide dans la mesure où il est utile. Le but ultime du modèle est bien de promouvoir notre compréhension d'une maladie humaine enracinée dans une histoire personnelle, exprimée comportementalement, émotionnellement, cognitivement, socialement, et dont on appréhende mal les causes et les aspects neurobiologiques.

Il y a essentiellement deux critères auxquels le modèle doit satisfaire : d'une part il doit être sûr et fiable, d'autre part il doit être valide. Le critère de fiabilité réfère à la cohérence, la consistance, la stabilité avec lesquelles la variable d'intérêt est observée, à savoir :

- la capacité de mesurer la variable objectivement;
- une faible variabilité intra-individuelle des mesures;
- une faible variabilité interindividuelle des mesures;
- la reproductibilité du phénomène dans des conditions similaires.

Toutefois, la variabilité ne résulte pas toujours d'une erreur et peut avoir un intérêt considérable pour la recherche. Le critère de *validité* est beaucoup plus complexe. Comprendre, sur le plan scientifique, c'est la capacité de prédire. Un phénomène est défini par ses corrélations avec des phénomènes antécédents et subséquents. En conséquence, l'un des critères importants d'évaluation significatif pour un modèle animal est sa capacité de prédire avec précision, s'il a une validité prédictive. Fiabilité et validité prédictive sont ainsi les deux critères nécessaires et suffisants pour évaluer un modèle animal.

Classiquement, plusieurs dimensions de la validité ont été définies et elles recoupent les types de modèles décrits plus haut :

- la validité prédictive (*predictive validity*) correspond à la capacité d'un test de prédire un critère d'intérêt, un phénomène humain, cela, à partir des performances du modèle. La fidélité des mesures du côté clinique comme du côté modèle est essentielle. Dans un sens trop restreint, la validité prédictive a trait à la prédiction thérapeutique;
- la validité conceptuelle (*construct validity*) correspond au fait que le test mesure ce qu'il est censé mesurer. Bien qu'elle soit la plus importante propriété d'un modèle, elle est très rarement établie. Les conceptions à propos de ce qu'un modèle est supposé mesurer varient avec les théories scientifiques et les concepts du moment. Cette validité évolue avec le long cheminement des théories psychopathologiques;
- la validité étiologique (*etiological validity*), assez proche de la précédente, existe quand l'étiologie du phénomène dans la situation humaine et dans le modèle animal est identique. Dans cette situation idéale, le modèle sera extrêmement utile pour les développements thérapeutiques et pour les explorations pathogéniques. En l'état des connaissances, cette situation est rare, sauf pour les pathologies du comportement;
- la validité d'apparence (*face validity*) se réfère à une similarité phénoménologique entre le comportement de l'animal et une caractéristique spécifique de la maladie chez l'homme. Ce critère n'a pas grande rigueur, et il est trop souvent entaché de subjectivité.

Un exemple classique de modélisation : évaluation critique

Les journaux les plus prestigieux publient des articles démontrant la découverte, en raison de manipulations génétiques, de souris schizophrènes ou de rats maniaques. Il n'y a pas de «gène de» en psychopathologie [19]. Cependant, il convient de noter que les manifestations les plus graves de la psychiatrie, psychotiques en particulier, ne conviennent pas à la modélisation animale. À l'inverse, les désordres dits biocomportementaux, de nombreux troubles du comportement, ce qui relève des conséquences d'événements de vie, du stress, les manifestations anxieuses et/ou dépressives, les troubles compulsifs, les addictions, sont propices à des recherches sur l'animal.

La description des multiples modèles utilisés de psychopathologie expérimentale serait fastidieuse. Un modèle classique de dépression sera décrit et évalué en fonction des caractéristiques et critères présentés plus haut [12, 20, 23].

Un des modèles classiques dans ce domaine de la dépression est la résignation acquise [16]. Ce modèle repose sur l'observation selon laquelle l'exposition à un stresseur incontrôlable produit des déficits subséquents dans des épreuves d'apprentissage, ce qui n'est pas observé chez des sujets soumis à des stresseurs identiques mais qu'ils peuvent contrôler. L'hypothèse est donc de reproduire un syndrome psychiatrique dans son ensemble avec une validité d'apparence et un isomorphisme thérapeutique. Il est avancé que ce modèle aurait une validité d'apparence en raison d'une similarité entre les caractéristiques comportementales de ces animaux et les signes de dépression [23] : les animaux perdent l'appétit et du poids, ont une activité locomotrice réduite et des performances moindres dans les épreuves sollicitant une motivation élevée, ce qui rappellerait l'anhédonie. Une validité d'apparence n'implique pas nécessairement une homologie et ne confère pas une utilité au modèle. Une validité prédictive, en termes d'isomorphisme pharmacologique, est confortée par le fait que les traitements efficaces en clinique réduisent les symptômes chez les animaux soumis au stress incontrôlable; ainsi le modèle doit permettre de révéler les thérapeutiques potentiellement efficaces. Toutefois des faux positifs ont été rapportés. Si la validité prédictive est associée à une validité conceptuelle, le modèle devrait aider à une meilleure connaissance des bases neurobiologiques des dépressions. Cette proposition repose sur deux suppositions :

- la première concerne l'hypothèse expérimentale : la nature incontrôlable de la situation entraîne un état de résignation généralisé; cependant les animaux peuvent aussi apprendre à rester immobile, et c'est ce qui se passe dans la réalité : il a été montré que les réponses peuvent être apprises, ce qui réduit la portée d'un grand nombre de publications et démontre que les sciences comportementales exigent un contrôle rigoureux de l'observation;
- la seconde supposition concerne l'hypothèse selon laquelle une résignation acquise serait présente chez les malades déprimés; cependant aucune preuve clinique ne démontre cette assertion. Le désespoir et ses conséquences comportementales et les dimensions cognitives négatives observés cliniquement ne sont pas des preuves de l'existence des processus psychologiques qui sous-tendent la résignation acquise. L'absence de démonstration de tels processus met en doute la validité conceptuelle du modèle. Il faut ajouter, outre le fait que la résignation acquise n'est pas, pour le moins, une dimension cardinale observée après un stress incontrôlable chez l'homme, que ce déficit comportemental n'apparaît que chez 10 à 50 % des animaux et qu'il est variable selon les espèces. Ce dernier point pourrait être considéré positivement mais il se trouve que le concept de vulnérabilité différentielle et de différence interindividuelle face aux agents pathogènes est totalement étranger à la culture des scientifiques qui expérimentent dans le champ de la psychiatrie biologique.

L'analyse précédente démontre les limites du modèle en termes de validité. Il reste qu'il est utilisé, avec d'autres du même type, pour les criblages précliniques de molécules psychoactives qui se doivent d'être efficaces dans le modèle (l'apparent isomorphisme pharmacologique). Ceci explique en partie la pauvreté conceptuelle de l'innovation thérapeutique en psychiatrie et pourquoi cette thérapeutique largement dimensionnelle n'agit en vérité que chez un pourcentage limité de patients et n'a pu offrir des hypothèses pathogéniques et neurobiologiques fécondes, et a même conduit à des impasses qui ont stérilisé des générations de chercheurs. L'anthropomorphisme n'est pas absent des interprétations.

Au-delà de ce modèle reposant sur le concept de résignation comme faisant référence de façon inhérente à la symptomatologie dépressive et soulevant en ce sens d'importantes interrogations en termes de validité tant conceptuelle que d'apparence, d'autres modèles animaux ont été plus récemment développés, et notamment celui s'appuyant sur l'exposition à un stress modéré chronique (CMS) [24]. Cette procédure expérimentale offre l'avantage de se rapprocher des modalités habituelles d'apparition d'un épisode dépressif caractérisé, respectant le poids important accordé aux facteurs environnementaux, et ce dans la continuité de cette filiation bien établie entre réponse biologique altérée au stress et survenue de la maladie dépressive. Ce modèle permet, entre autres, de mimer certains des critères nosographiques requis pour porter le diagnostic de dépression caractérisée, comme la perte de poids, les perturbations de l'architecture du sommeil avec une moindre sensibilité aux propriétés hédoniques de certains stimuli tels que le sucrose dont la consommation est réduite [24]. Il est aussitôt fait l'analogie avec l'un des symptômes cardinaux de la dépression, à savoir l'anhédonie définie cliniquement comme un manque d'envie et une perte de sensibilité aux événements plaisants. Si les validités conceptuelle et d'apparence semblent plutôt bien respectées, de même que la validité prédictive avec les effets favorables exercés par les antidépresseurs entraînant la disparition de l'anhédonie après 3-4 semaines d'administration, et ce de façon similaire à ce qui est rapporté chez l'homme sur l'humeur dépressive [24], il est aujourd'hui important d'aborder et d'en éprouver la validité étiologique. On s'aperçoit aussitôt que si ce modèle reproduit certaines des caractéristiques neuroendocriniennes observées chez le patient déprimé à partir du moment où l'on porte un regard superficiel sur l'activité générale de l'axe corticotrope (ou axe hypocampo-hypothalamo-hypophyso-surrénalien), principal système biologique de réponse au stress, une analyse plus minutieuse de l'état fonctionnel des récepteurs qui en régissent le fonctionnement montre de profondes divergences entre le modèle animal [15] et la situation dépressive chez l'humain [1]. En d'autres termes, l'utilisation de paradigmes expérimentaux chez l'animal reposant sur l'exposition à des conditions environnementales stressantes, qui s'inscrit dans une approche de type *top-down*, ne permet pas de répliquer les modifications retrouvées chez l'homme déprimé, et notamment à un niveau d'intégration infraliminaire qu'est l'étage réceptoriel. De là, un certain nombre d'auteurs se sont essayés à reproduire chez l'animal ces perturbations réceptorielles, en tant que substratum physiopathologique de la maladie dépressive chez l'homme, en espérant pouvoir mimer certains des phénomènes cliniques ou neuroendocriniens classiquement observés dans la dépression chez l'homme, selon une démarche *bottom-up*. L'essor récent des techniques de manipulation génétique a ainsi permis de modifier l'expression des récepteurs chez l'animal de laboratoire. Il s'avère, là encore, que la validité étiologique du modèle proposé est assez partielle dans la mesure où il n'est pas à même de répliquer totalement le riche cortège des perturbations neuroendocriniennes, ainsi que la richesse de la symptomatologie clinique dépressive, avec cette constellation de manifestations anxieuses classiquement observée au sein du tableau dépressif chez l'homme [1, 4]. Il n'en demeure pas moins que ce type d'exploration chez l'animal de laboratoire fournit des informations précieuses dès lors que l'on s'écarte de considérations proprement physiopathologiques pour s'inscrire dans une stratégie susceptible d'enrichir nos connaissances sur un phénomène biologique normal. Cela conforte ainsi le rôle de tels récepteurs dans la modulation de la réponse au stress, et leur implication dans la régulation émotionnelle et la perception hédonique. On peut alors comprendre que leurs dérèglements soient à l'origine de perturbations fonctionnelles affectant certains processus comme ceux impliqués dans la gestion des émotions conduisant alors à l'émergence d'états pathologiques.

Conclusion

La psychopathologie expérimentale, incluant la psychiatrie biologique et moléculaire, est une discipline jeune, adossée à l'essor des neurosciences. C'est en l'état une discipline sans principe ni corpus théorique tandis que la psychiatrie reste traversée de débats et que la recherche clinique progresse lentement. Les neurosciences ont une démarche résolument réductionniste; elles ont orienté les recherches en laboratoire et la nature des modèles. Par ailleurs, la psychiatrie biologique souffre de son éloignement de plus en plus évident du monde réel des problèmes posés par les cliniciens. Deux cultures se côtoient, d'une part celle des cliniciens, d'autre part celle des chercheurs de culture scientifique non informés de la réalité clinique et ignorants du sens des termes par lesquels ils nomment leurs modèles. En raison de la mort programmée des sciences du comportement, l'observation et l'étude «clinique» des modèles, si l'on excepte quelques mesures automatisées, n'existent plus; elles ne seraient d'ailleurs plus acceptées pour publication. L'une des façons de réconcilier ces deux mondes apparemment si éloignés serait de voir en ces modèles animaux un trait d'union pertinent entre physiologie normale et pathologique des systèmes biologiques se détournant d'une approche plus physiopathologique ciblant une affection psychiatrique donnée. Ils permettent également d'établir un lien légitime et immédiat entre mécanismes intéressant précisément cette machinerie moléculaire et génétique et la notion de processus qui représente un niveau d'intégration supérieur marqué par une certaine complexité se rapprochant en ce sens de certains des aspects cliniques et symptomatiques de la maladie explorée. Cette transition entre mécanismes et processus est aussi celle que l'on peut concevoir entre certaines recherches expérimentales chez l'animal comme celles que nous venons d'aborder et la recherche clinique chez l'homme reposant sur l'anatomie fonctionnelle. Celle-ci est plus propice à l'étude des interactions entre trois entités majeures que sont les processus dysfonctionnels intéressant tant les sphères cognitives qu'émotionnelles, les altérations cérébrales d'ordre structurel ou fonctionnel, et les phénotypes cliniques. Ces considérations amènent à orienter notre attention vers une recherche translationnelle de qualité combinant stratégies expérimentales chez l'animal et l'homme en recourant à l'utilisation d'approches méthodologiques tout aussi variées que complémentaires. Celles-ci cherchent à mettre en lien mécanismes et processus pour tenter finalement de se rapprocher au mieux de la symptomatologie clinique au-delà de la lecture approfondie que l'on peut en faire.

Une illustration récente de ces innovations méthodologiques très prometteuse pour la validation des modèles animaux en psychiatrie biologique est parfaitement illustrée par l'avènement de l'optogénétique. Cette technique permet de moduler l'activité neuronale avec une spécificité temporelle, spatiale et cellulaire jamais atteinte auparavant. Cela permet par exemple de tester la valeur prédictive d'hypothèses faites sur le modèle d'un point de vue physiologique ou comportemental. En modulant l'activité d'une voie cérébrale suspectée d'être impliquée dans la pathologie étudiée, l'expérimentateur peut, en effet, observer les effets comportementaux ou physiologiques induits et les comparer aux effets attendus *a priori*. Ainsi l'outil d'optogénétique permet de mieux comprendre les relations causales entre l'activité cérébrale et le comportement normal ou pathologique [21]. Cette technologie va aider à identifier des circuits déficients dans de nombreuses pathologies, en combinant l'exploration structurelle et fonctionnelle de ces réseaux tout en observant les corrélats physiologiques et comportementaux.

Cette approche a récemment été à l'origine de nombreux travaux s'intéressant aux bases physiologiques de pathologies neuropsychiatriques tels que les troubles anxieux [22], les troubles obsessionnels-compulsifs [5], les processus d'addictions [17] ou encore les troubles schizophréniques [8]. Dans le domaine de la physiologie, cette technique permet l'étude des circuits fonctionnels sous-corticaux et corticaux-sous-corticaux avec une remarquable spécificité, et produit des résultats dont certains conduisent à reconsidérer les modèles existants [6].

Enfin, dans le contexte de projets de recherche translationnelle en psychiatrie, cette approche permettra également à terme de mieux comprendre les effets thérapeutiques induits par des protocoles impliquant la modulation d'activité cérébrale chez l'homme tels que la stimulation électrique/magnétique transcrânienne ou encore la stimulation cérébrale profonde.

Références

[1] Belmaker RH, Agam G. Major depressive disorder. N Engl J Med 2008 ; 358 : 55-68.

[2] Bernard C. Introduction à l'étude de la médecine expérimentale (1865). Paris : Garnier-Flammarion ; 1966.

[3] Bond NW. Animal models in psychopathology. New York : Academic Press ; 1984.

[4] Boyle MP, Kolber BJ, Vogt SK, et al. Forebrain glucocorticoid receptors modulate anxiety-associated locomotor activation and adrenal responsiveness. J Neurosci 2006 ; 26 : 1971-8.

[5] Burguiere E, Monteiro P, Feng G, et al. Optogenetic Stimulation of Lateral Orbitofronto-Striatal Pathway Suppresses Compulsive Behaviors. Science 2013 ; 340 : 1243-6.

[6] Burguière E, Monteiro P, Mallet L, et al. Striatal circuits, habits, and implications for obsessive-compulsive disorder. Curr Opin Neurobiol 2015 ; 30 : 59-65.

[7] Canguilhem G. Le normal et le pathologique, 4e éd. Paris : PUF ; 1979.

[8] Cho KKA, Sohal VS. Optogenetic approaches for investigating neural pathways implicated in schizophrenia and related disorders. Hum Mol Genet 2014 ; 23 : R64-8.

[9] Engel GL. The clinical application of the biopsychosocial model. Am J Psychiatry 1980 ; 137 : 535-44.

[10] Geyern MA, Markou A. Animal models of psychiatric disorders. In : Bloom FE, Kupfer DJ, editors. Pharmacology : the fourth generation of progress. New York : Raven Press ; 1995. p. 787-98.

[11] Hebb D. Spontaneous neurosis in champanzees : theoretical relations with clinical and experimental phenomena. Psychosom Med 1947 ; 9 : 3-16.

[12] Holmes PV. Rodent models of depression : reexamining validity without anthropomorphic inference. Crit Rev Neurobiol 2003 ; 15 : 143-74.

[13] Kimmel H. Experimental psychopathology : recent research and theory. New York : Academic Press ; 1971.

[14] Le Moal M. Modèles et psychopathologie. Aspects théoriques. Éditions Techniques. Encycl Med Chir (Paris) Psychiatrie 1992 : 37-040-C-010.

[15] López JF, Chalmers DT, Little KY, et al. A.E. Bennett Research Award. Regulation of serotonin1A, glucocorticoid, and mineralocorticoid receptor in rat and human hippocampus : implications for the neurobiology of depression. Biol Psychiatry 1998; 43 : 547-73.

[16] Maier S, Seligman ME. Learned helplessness : theory and evidence. J Exp Psychol Gen 1976; 105 : 3-46.

[17] Pascoli V, Terrier J, Hiver A, et al. Sufficiency of Mesolimbic Dopamine Neuron Stimulation for the Progression to Addiction. Neuron 2015; 88 : 1054-66.

[18] Peralta V, Cuesta MJ. The nosology of psychotic disorders : a comparison among competing classification systems. Schizophr Bull 2003; 29 : 413-25.

[19] Rutter M. The interplay of nature, nurture, and developmental influences : the challenge ahead for mental health. Arch Gen Psychiatry 2002; 59 : 996-1000.

[20] Seligman ME, Maier SF. Failure to escape traumatic shock. J Exp Psychol 1967; 74 : 1-9.

[21] Touriño C, Eban-Rothschild A, de Lecea L. Optogenetics in psychiatric diseases. Curr Opin Neurobiol 2013; 23 : 430-5.

[22] Tye KM, et al. Amygdala circuitry mediating reversible and bidirectional control of anxiety. Nature 2011; 471 : 358-62.

[23] Willner P. Validation criteria for animal models of human mental disorders : learned helplessness as a paradigm case. Prog Neuropsychopharmacol Biol Psychiatry 1986; 10 : 677-90.

[24] Willner P. Validity, reliability and utility of the chronic mild stress model of depression : a 10-year review and evaluation. Psychopharmacology (Berl) 1997; 134 : 319-29.

4.4 La recherche génétique en psychiatrie

N. Ramoz, P. Gorwood

Introduction : du trouble psychiatrique au gène : la génétique psychiatrique

Les modèles et méthodes mis en place pour la recherche génétique en psychiatrie sont les mêmes que ceux appliqués pour les maladies génétiques en général mais deux grandes difficultés sont rencontrées dans leur mise en œuvre. La nécessité de bien diagnostiquer les maladies psychiatriques est la première ; il est en effet difficile de les définir en tant que manifestation apparente d'un phénotype spécifique. De surcroît, cette définition du phénotype est compliquée étant donné les variabilités interindividuelles et le large spectre des manifestations cliniques des maladies psychiatriques en partie dû à des effets environnementaux (*cf.* chapitre 7.4). D'autre part, la génétique dans les troubles psychiatriques est vraisemblablement complexe, de type oligogénique (quelques gènes impliqués) ou polygénique (de nombreux gènes) ; ce n'est qu'à de rares exceptions qu'elle pourrait avoir une origine monogénique.

Épidémiologie et composante génétique dans les maladies psychiatriques

Les études épidémiologiques (tableau 4.1) des différentes pathologies psychiatriques montrent

Tableau 4.1 Risque relatif et héritabilité dans des maladies psychiatriques.

Trouble psychiatrique	Risque relatif (%)	Héritabilité
Autisme	50–100	0,80–0,90
Schizophrénie	8–10	0,80–0,84
Anorexie mentale	7–12	0,50–0,80
Bipolarité	7–10	0,60–0,70
Panique	3–8	0,50–0,60
Addictions	4–8	0,30–0,50
Dépression caractérisée	2–3	0,28–0,40
Anxiété	4–6	0,30–0,40

presque systématiquement une agrégation familiale, c'est-à-dire une tendance pour les pathologies à être plus fréquentes chez les apparentés de sujets malades que chez les apparentés de sujets sains [8]. Les études d'agrégation familiale, d'enfants adoptés et de comparaison des taux de concordance chez les jumeaux monozygotes (qui partagent le même génome) *versus* dizygotes (qui partagent au plus 50 % du même génome) ont démontré la présence de facteurs génétiques impliqués dans les troubles psychiatriques. Une héritabilité est suspectée lorsque ce sont les parents biologiques (d'enfants adoptés malades) qui sont plus souvent atteints que les parents adoptifs, ou lorsque les « vrais » jumeaux se ressemblent plus que les « faux » jumeaux pour le trouble analysé. Chacune de ces deux approches classiques a des intérêts et des limites spécifiques; c'est surtout la convergence des résultats obtenus qui justifie l'approche génétique en psychiatrie.

L'héritabilité (h2) représente la proportion de la variance phénotypique attribuable aux facteurs génétiques et s'estime essentiellement à partir des taux de concordance chez les jumeaux monozygotes et dizygotes. L'héritabilité des différentes pathologies psychiatriques est le plus souvent forte (h2 > 0,30) (tableau 4.1), l'autisme apparaissant comme le trouble psychiatrique présentant la plus forte composante génétique. Ces études suggèrent qu'il est possible d'identifier ces facteurs génétiques impliqués à partir de populations de patients ou de cohortes de familles avec au moins un individu atteint.

Stratégies et méthodes d'analyses génétiques

Deux approches complémentaires peuvent être mises en œuvre afin d'identifier les facteurs génétiques dans les maladies psychiatriques. La première est une stratégie de génétique inverse qui, lorsqu'on ne dispose d'aucune information quant à l'origine biologique altérée dans la maladie, consiste à cribler aléatoirement des marqueurs génétiques recouvrant l'ensemble du génome afin de découvrir la (ou les) région(s) chromosomique(s) puis le (ou les) gène(s) de susceptibilité impliqué(s) dans la pathologie psychiatrique. La deuxième est une stratégie de gène(s) candidat(s) qui consiste à rechercher des mutations et/ou à cribler des marqueurs polymorphiques dans un (ou des) gène(s) sélectionné(s) pour leur relation avec des hypothèses sur les bases biologiques et/ou biochimiques de la pathologie psychiatrique. Ces stratégies reposent sur l'étude de cohortes de populations (cas *versus* contrôles) ou de cohortes familiales qui peuvent se composer de trios (sujet index et ses deux parents), de fratries (un sujet atteint et ses frères et sœurs dont un atteint au moins) ou de familles multiplex (avec plusieurs sujets atteints, au moins sur deux générations). Ces cohortes cliniques étant constituées, différentes méthodes génétiques sont utilisables (liaison génétique, déséquilibre de liaison, associations), qui possèdent chacune des avantages et des limites.

Liaison génétique

L'analyse de liaison génétique (*linkage*) cherche à localiser une ou plusieurs régions chromosomiques ou loci qui ségrégeraient de façon non indépendante avec la maladie dans des familles. C'est donc un calcul de la probabilité de liaison, ou LOD score (*Logarithm of the Odds*), entre le locus de la maladie et le (ou les) marqueur(s) génétique(s) génotypé(s). Une liaison génétique est suggérée lorsque la valeur du LOD score est autour de 2 et elle est significative pour une valeur supérieure à 3, seuil qui correspond à 1 chance sur 1000 que la liaison soit le fruit du hasard. L'analyse de liaison s'effectue sur une région candidate ou sur la totalité du génome pour identifier l'ensemble des loci et découvrir les gènes connus – ou nouveaux – qui seraient impliqués dans la pathologie. Le criblage du génome a été rendu possible grâce aux différentes cartographies du génome humain reposant sur des marqueurs polymorphes multi-alléliques, comme les microsatellites [3], ou bialléliques, comme les polymorphismes nucléotidiques anonymes (*Single Nucleotide Polymorphisms* ou SNP) selon J. Ott et J. Hoh [9]. On distingue deux méthodes d'analyse de liaison : paramétrique et non paramétrique. L'analyse paramétrique nécessite un modèle génétique exact pour les différents paramètres tels que le mode de transmission mendélien (récessif, dominant ou codominant), la prévalence de la maladie, la fréquence de l'allèle délétère, la pénétrance qui correspond à la probabilité de présenter la maladie lorsqu'on est porteur de l'allèle délétère, l'expressivité de la maladie ainsi que les fréquences alléliques des marqueurs génotypés. L'analyse non paramétrique ne se réfère à aucun modèle génétique fixé. Cette méthode est donc mieux adaptée pour l'étude de loci impliqués dans les maladies multigéniques telles que les maladies psychiatriques. En contrepartie, elle n'exploite pas toute l'information pouvant être disponible (cohortes familiales et paramètres), ce qui rend sa puissance statistique inférieure à la méthode paramétrique.

L'analyse de liaison génétique a été appliquée avec succès pour identifier des loci potentiels de susceptibilité à la schizophrénie, à l'autisme, aux troubles obsessionnels et compulsifs, aux addictions ou à l'anorexie.

Déséquilibre de liaison

L'analyse du déséquilibre de liaison (*Linkage Disequilibrium*, le plus souvent désigné « LD ») teste si un ou des marqueurs génétiques sont à la fois liés et localisés au voisinage du locus impliqué dans la maladie, cela dans des cohortes familiales ou au sein de populations. Effectivement, un phénotype donné peut être influencé par un allèle spécifique et les polymorphismes des variants à son voisinage devraient également lui être liés, s'ils sont en déséquilibre de liaison. En l'absence de sélection, d'hétérogénéité de population et de tout autre trait confondant, le déséquilibre de liaison devrait être théoriquement corrélé linéairement à la distance entre le locus de la maladie et le marqueur. Or, selon les régions chromosomiques et les marqueurs, le déséquilibre de liaison varie. Les marqueurs ségrègent en bloc selon des combinaisons spécifiques d'allèles ou haplotypes qui présentent une diversité limitée et une valeur de déséquilibre de liaison élevée selon N. Patil et al. [11]. Le criblage de quelques marqueurs devient donc suffisant pour analyser un locus donné. Les marqueurs étudiés dans les études de déséquilibre de liaison, mais aussi d'associations, sont en général des polymorphismes qui ne concernent qu'un seul acide nucléotidique, dits *Single Nucleotide Polymorphisms* car ils sont très résolutifs (présents dans le génome humain tous les 600 nucléotides en moyenne) et faciles à génotyper. Les SNP sont sélectionnés en fonction de leur information – à savoir, leur fréquence allélique, leur fréquence d'hétérozygotie, leur localisation dans le génome, leur déséquilibre de liaison dans une population d'origine ethnique donnée – qui est disponible dans les banques de données, dont le consortium international HAPMAP (www.hapmap.org).

Le déséquilibre de liaison, tout comme la liaison génétique, renseigne sur la position physique du locus du trouble psychiatrique, plus que sur un rapport causal du marqueur avec la maladie ce que cherchent à mettre en évidence les études d'associations.

Études d'associations

Les études d'associations comparent l'incidence dans une population de sujets atteints de deux ou plusieurs caractères, en général le phénotype et le génotype, avec la fréquence attendue selon un pur hasard. Cette fréquence attendue est donnée par la population d'individus sains ou contrôles dans le cas d'une association cas-témoins, ou par la fréquence de transmission des allèles des parents vers le sujet index dans les approches d'associations familiales. Ces deux types d'études d'associations peuvent être réalisés pour un marqueur génétique ou pour des combinaisons de plusieurs marqueurs ou haplotypes.

Étude d'association cas-témoins

L'étude d'association cas-témoins analyse la distribution des fréquences alléliques ou génotypiques dans différents groupes de patients non apparentés qui présentent un phénotype donné, ici le trouble psychiatrique, comparativement à des groupes appariés d'individus non atteints par la maladie et non apparentés. Le test du χ^2 détermine l'existence d'une association significative avec habituellement une valeur de risque fixé à 5 % d'erreur (dite de type I). Les différents paramètres figurent dans le tableau 4.2.

La mesure de l'association peut être à la fois qualitative, présence ou absence d'une association significative, et quantitative puisque la force de l'association est évaluée par la différence de risque, le risque relatif, le rapport des cotes ou le risque attribuable [5] (tableau 4.2).

Tableau 4.2 Mesures de l'association cas-témoins.

Phénotype	Marqueur génétique	
	Présent	Absent
Atteint	A	B
Contrôle	C	D

Formules de calcul des différentes mesures en fonction des valeurs de A, B, C et D :
Différence de risque (DR) = [A/(A + B)] - [C/(C + D)]
Risque relatif (RR) = [A/(A + C)]/[B/(B + D)]
Rapport des cotes (RC ou OR) = (A × D)/(B × C)
Risque attribuable (RA) = [A/(A + C)] × [(RC – 1)/RC]

La différence de risque évalue la présence du marqueur génétique dans le groupe d'atteints, tout en tenant compte de la fréquence des sujets non malades mais qui sont aussi porteurs du marqueur. Le risque relatif (RR) est un rapport de ces probabilités au lieu d'une différence. Le rapport des cotes ou *Odds Ratio* (RC ou OR) est un rapport de chance pour chaque population. L'OR permet d'estimer le RR lorsqu'on ne peut mesurer les risques de la maladie chez les sujets atteints et les non atteints. Enfin, le risque attribuable renseigne sur la force de l'association et sur l'impact de l'allèle associé au phénotype puisqu'il dépend de l'OR mais aussi de la fréquence allélique dans la population générale, à savoir atteints et non atteints. En conclusion, l'étude d'association cas-témoins est un outil méthodologique utile qui représente un test statistique puissant. Cependant la limite majeure de cette analyse d'association provient du biais possible de stratification de la population étudiée, par exemple si les cas et les témoins ne sont pas de même origine ethnique. Différentes approches sont employées pour résoudre le biais de stratification; l'une d'elles est l'étude d'association familiale.

Étude d'association familiale

L'association d'un marqueur à un trouble psychiatrique peut être évaluée dans une population constituée de familles présentant au moins un sujet atteint grâce au test du risque relatif pour un haplotype donné (*Haplotype Relative Risk*) [10]. Le test d'HRR compare les fréquences alléliques, génotypiques ou haplotypiques, d'un ou de plusieurs marqueurs chez les atteints, à celles d'une population de contrôles « virtuels » qui est constituée à partir des allèles parentaux non transmis aux patients.

Le test de déséquilibre de transmission (*Transmission Disequilibrium Test*) est un autre procédé statistique très proche, qui ne prend en compte que les familles dont les parents sont hétérozygotes pour le marqueur génétique étudié. Le TDT recherche un excès de transmission de l'allèle analysé chez les enfants atteints par rapport à ce que le hasard devrait donner, c'est-à-dire une chance sur deux [16]. La limite principale du TDT est l'utilisation obligatoire de familles complètes, des trios au minimum, car les familles où il manque un des parents introduisent un biais. Pour résoudre ce problème, un TDT de paires de germains a été conçu (Sibs-TDT ou S-TDT) [15]. S-TDT compare les fréquences alléliques entre les enfants atteints d'une même fratrie et ceux non atteints afin de mesurer la différence (les paires discordantes devant partager l'allèle de susceptibilité moins fréquemment que si cela était dû au hasard uniquement). Plusieurs tests ont été développés pour analyser des marqueurs bialléliques ou multi-alléliques ainsi que des haplotypes, comme c'est le cas pour le TDT étendu (*Extended-TDT*) [14]. Certaines pathologies complexes ne pouvant être définies par des traits dichotomiques sans covariante, un test d'association pour les traits quantitatifs (Quantitative-TDT) a été créé [1]. Enfin, l'information intrinsèque des familles, de par leur taille et en particulier les grandes fratries et les familles étendues qui comprennent plusieurs générations et/ou cousins atteints, a également été prise en considération dans le test de déséquilibre de fratrie (*Pedigree Disequilibrium Test*) [6]. Le PDT permet en outre d'obtenir la valeur statistique du déséquilibre de transmission pour l'ensemble d'une famille donnée. Il apparaît être le test d'associations familiales le plus puissant. À noter que le TDT est aussi considéré comme un test de liaison génétique en présence d'une association, et qu'à ce titre, il est très utilisé pour la cartographie fine.

Pour conclure, d'autres tests statistiques d'associations familiales existent qui ne reposent pas sur une loi statistique du χ^2 mais sur des approches de vraisemblance. Ainsi le programme TRANSMIT peut calculer les associations de marqueur(s) et d'haplotype(s) chez tous les sujets atteints ou chez un seul sélectionné aléatoirement dans chaque famille, cela en l'absence du génotype parental [2]. L'ensemble de ces tests est disponible en logiciels, tels que FBAT (*Family-Based Association Test*) [4].

Criblage pan-génomique ou *Genome-Wide Association Study* (GWAS)

Les développements technologiques permettent aujourd'hui le génotypage à haut débit de 300 000 à 1 000 000 de SNP simultanément chez un sujet, et cela grâce aux puces à ADN (acide désoxyribonucléique), ou *microarrays*. Cette méthode de criblage pan-génomique (GWAS) est appliquée à de grandes populations de patients, au moins 1 000 sujets et autant de contrôles, ou sur des cohortes familiales (de patients et parents) de même taille. Le nombre d'individus inclus est critique pour la puissance statistique des associations qui seront identifiées dans le GWAS. En effet, étant donné le grand nombre de SNP génotypés, le seuil de significativité de l'association doit être corrigé pour le nombre (important) de tests réalisés qui n'est plus de 0,05 mais autour de 10^{-7} (sans réel consensus à ce jour). Près de 50 GWAS ont été réalisés pour différents troubles psychiatriques, essentiellement la schizophrénie et l'autisme, chez plusieurs milliers de patients et contrôles qui ont pu être recrutés grâce à des consortiums internationaux [12, 13].

Étude des variants structuraux ou *Copy Number Variants* (CNV)

L'hybridation génomique comparative, *Comparative Genomic Hybridation* ou CGH, ainsi que le génotypage haut débit de SNP permettent de détecter des microdélétions ou des microduplications du génome, de quelques kilobases à plusieurs centaines de kilobases, appelées variants structuraux ou «variants du nombre de copies» (CNV). Ces CNV peuvent être rares ou communs, *de novo* ou hérités, et conduisent à la délétion ou à la duplication d'un fragment de gènes, voire de plusieurs gènes. Ainsi le ou les gènes peuvent être tronqués ou altérés mais c'est aussi le niveau d'expression du ou des gènes délétés ou dupliqués qui est modifié. Ainsi, ce dosage génique peut être drastiquement réduit ou surexprimé selon qu'une copie du gène a disparu ou que plusieurs sont apparues. Il a été mis en évidence une fréquence accrue de certains CNV dans des maladies psychiatriques telles que la schizophrénie ou l'autisme [7].

Séquençage haut débit et analyse de l'exome

L'avènement du séquençage entier du génome humain au début des années 2000 a permis le développement de nouvelles technologies de séquençage à haut et très haut débit (ou *Next-Generation Sequencing*, NGS). Son application au séquençage de l'ensemble des quelques 190 000 exons qui constituent les parties codantes des 20 000 gènes du génome humain est appelée exome. Cette technique permet d'identifier les variations génétiques des gènes, en particulier les mutations, et plus spécifiquement les mutations *de novo* qui peuvent apparaître chez un patient alors qu'elles sont absentes chez les parents. L'exome est proposé comme outil de diagnostic dans des pathologies communes. Il commence à être utilisé dans la recherche en psychiatrie génétique. Cependant, l'exome ne constitue que le séquençage d'environ 1,5 % de l'ensemble du génome humain et d'autres variations, localisées par exemple dans les régions régulatrices des gènes, peuvent avoir un impact sur la pathologie.

Épigénétique

Des stimuli de l'environnement ou de l'histoire de l'individu conduisent à des modulations d'expression des gènes qui résultent de modifications chimiques de l'ADN, notamment des méthylations des îlots CpG, ainsi que des changements de conformation de l'ADN par les protéines histones. Ces modifications sur l'ADN, sans changer le code génétique, constitue l'épigénétique. Il est désormais possible de caractériser ces changements épigénétiques qui constituent des signatures d'événements des individus en interaction avec leur génome et qui ont un impact sur la vulnérabilité, le déclenchement ou le devenir d'une pathologie psychiatrique.

Perspectives – Du gène à la thérapeutique : endophénotype et pharmacogénétique

En conclusion, les troubles psychiatriques ont une hérédité complexe. Pour réduire l'hétérogénéité clinique et génétique, les généticiens et psychiatres recherchent des classifications cliniques simplifiées - anatomique, biochimique, électrophysiologique - ou des traits présents chez les apparentés atteints et non atteints, des endophénotypes - p. ex. amplitude de la P300 réduite dans la schizophrénie - pour stratifier leurs études en fonction de ces symptômes.

L'identification d'une liaison, d'une association génétique par GWAS, exome ou gène candidat, et/ou de CNV, ainsi que des signatures épigénétiques doivent être confirmées par des études indépendantes puis complétées et validées par des études fonctionnelles pour tester si le polymorphisme du gène peut influencer la prédisposition au trouble psychiatrique, cela pour ensuite envisager une thérapeutique. À l'inverse, la pharmacogénétique et la pharmacogénomique cherchent à expliquer les différences interindividuelles face à des traitements médicamenteux de troubles psychiatriques. Déjà, il a été mis en évidence des corrélations entre les polymorphismes de gènes et les effets thérapeutiques d'efficacité de médicaments antagonistes des produits de ces gènes. Enfin, il est montré que des thérapeutiques médicamenteuses modifient les signatures épigénétiques de troubles psychiatriques constituant ainsi de nouvelles voies potentielles de traitements.

Références

[1] Abecasis GR, Cardon LR, Cookson WO. A general test of association for quantitative traits in nuclear families. Am J Hum Genet 2000; 66 : 279-92.

[2] Clayton D. A generalization of the transmission/disequilibrium test for uncertain-haplotype transmission. Am J Hum Genet 1999; 65 : 1170-7.

[3] Dib C, Faure S, Fizames C, et al. A comprehensive genetic map of the human genome based on 5,264 microsatellites. Nature 1996; 380 : 152-4.

[4] Laird N, Horvath S, Xu X. Implementing a unified approach to family based tests of association. Genet Epidemiol 2000; 19 : S36-42.

[5] Mantel N, Haenszel W. Statistical aspects of the analysis of data from retrospective studies of disease. J Natl Cancer Inst 1959; 22 : 719-48.

[6] Martin ER, Monks SA, Warren LL, et al. A test for linkage and association in general pedigrees : the pedigree disequilibrium test. Am J Hum Genet 2000; 67 : 146-54.

[7] Merikangas AK, Corvin AP, Gallagher L. Copy-number variants in neurodevelopmental disorders : promises and challenges. Trends Genet 2009; 25 : 536-44.

[8] Merikangas KR, Risch N. Will the genomics revolution revolutionize psychiatry? Am J Psychiatry 2003; 160 : 625-35.

[9] Ott J, Hoh J. Statistical approaches to gene mapping. Am J Hum Genet 2000; 67 : 289-94.

[10] Ott J. Statistical properties of the haplotype relative risk. Genet Epidemiol 1989; 6 : 127-30.

[11] Patil N, Berno AJ, Hinds DA, et al. Blocks of limited haplotype diversity revealed by high-resolution scanning of human chromosome 21. Science 2001; 294 : 1719-23.

[12] Psychiatric GWAS Consortium. Genomewide association studies : history, rationale, and prospects for psychiatric disorders. Am J Psychiatry 2009; 166 : 540-56.

[13] Psychiatric GWAS Consortium. A framework for interpreting genome-wide association studies of psychiatric disorders. Mol Psychiatry 2010; 14 : 10-7.

[14] Sham PC, Curtis D. An extended transmission/disequilibrium test (TDT) for multi-allele marker loci. Ann Hum Genet 1995; 59 : 323-36.

[15] Spielman RS, Ewens WJ. A sibship test for linkage in the presence of association : the sib transmission/disequilibrium test. Am J Hum Genet 1998; 62 : 450-8.

[16] Spielman RS, McInnis RE, Ewens WJ. Transmission Test for Linkage Disequilibrium : The insulin gene region and insulin-dependent diabetus mellitus (IDDM). Am J Hum Genet 1993; 52 : 506-16.

4.5 L'épidémiologie psychiatrique

K. Ritchie, D. Villebrun

L'idée selon laquelle la manifestation d'une maladie serait le résultat d'une interaction entre des facteurs internes, d'origine biologique, et externes, liés à l'environnement, remonte à Hippocrate au ve siècle. Parmi les premières tentatives répertoriées pour présenter, dans un but de recherche, cette relation en termes quantitatifs, citons la description faite par Graunt en 1662 des données de mortalité mises en rapport avec les caractéristiques sociodémographiques et le listing de la *Royal Society of Medicine* à Londres des maladies et conditions de vie des maladies des provinces françaises en 1774 [3]. Toutefois, ce ne sera pas avant le XIXe siècle que l'épidémiologie sera considérée comme une discipline à part entière et cela, principalement, grâce à la convergence de trois tendances :

- les médecins, n'étant pas capables à cette époque de soigner les maladies infectieuses les plus répandues, cherchèrent plutôt à les prévenir;
- une nouvelle science, la statistique, était en train de se construire;
- une politique sociale européenne, intéressée par les interventions sanitaires, se dessinait [11].

Suite à l'éradication progressive des maladies infectieuses à l'époque post-pasteurienne, l'intérêt de l'épidémiologie s'est déplacé vers les maladies chroniques autour de la cinquantaine qui ont fait leur apparition à cette époque en tant que cause majeure de mortalité et d'incapacité; parallèlement, la notion d'« exposition » s'est étendue pour inclure le statut social, les modes de vie et le comportement. Une autre avancée importante récente dans le domaine de la recherche en psychiatrie est l'apparition des modèles de cohortes longitudinales qui permettent de faire la démonstration de l'existence du risque tout au long de la vie, à commencer par la preuve établie par D.J. Barker en 1990 [2] du rôle de la croissance intra-utérine dans la survenue à l'âge adulte de l'hypertension, des maladies cardiaques et du diabète de type 2.

En dépit de la pertinence évidente d'une approche qui prend en compte l'interaction biologie – environnement tout au long de l'existence, des observations importantes faites par D.H. Tuke en 1894 [13] concernant les effets différentiels des traitements sur la prévalence et l'incidence de la folie, et des recherches quantitatives menées par É. Durkheim en 1897 [12] sur les variations temporelles et régionales du suicide, le développement de l'épidémiologie psychiatrique a pris beaucoup de retard comparé aux autres domaines de l'épidémiologie traitant des pathologies non transmissibles. W. Eaton, en 1986, attribue cela au fait que l'épidémiologie, en tant que branche de la médecine, suppose implicitement un modèle médical de la maladie [4]. L'hypothèse la plus importante sur laquelle repose le modèle médical étant que la maladie que l'on observe soit objectivée, notamment par le modèle anatomoclinique, « ... en psychiatrie, il est certain que cette hypothèse est plus fragile que dans d'autres domaines de la médecine car les maladies psychiatriques ne se définissent pas par une localisation d'une cause physique. » R.C. Kessler, en 2000, attribue le développement rapide de l'épidémiologie psychiatrique, au cours de la deuxième moitié du XXe siècle, à la compréhension grandissante de l'étiologie sous-jacente des troubles psychiatriques et aux moyens plus efficaces de les traiter [5]. Un élan supplémentaire est venu de l'élaboration conjointe, par des chercheurs européens et américains, de critères de diagnostic des troubles psychiatriques fondés sur un consensus et réunis dans le Manuel diagnostique et statistique des troubles mentaux III (DSM-III) et la Classification internationale des maladies CIM-8 [6]. Des entretiens cliniques structurés leur sont associés qui ont permis d'établir les premières estimations de taux de prévalence et d'incidence et leurs variations culturelles.

Dans le domaine de la recherche psychiatrique, on peut considérer que l'épidémiologie a trois fonctions principales : descriptive, analytique et préventive.

Épidémiologie descriptive

L'*épidémiologie descriptive* fournit des taux de prévalence et d'incidence qui indiquent l'importance du trouble, les modifications au cours du temps et la variabilité régionale. Les taux de prévalence des troubles psychiatriques dans les pays occidentaux sont maintenant assez bien connus à partir des nombreuses études transversales qui ont été menées depuis le DSM-III de sorte qu'il n'est pas aujourd'hui d'un grand intérêt de poursuivre des études transversales si ce n'est pour les pays en voie de développement où les taux peuvent varier. Les études d'incidence, qui impliquent un suivi, sont d'un point de vue méthodologique plus complexes mais plus intéressantes du fait qu'elles sont capables de décrire les changements de prévalence liés à l'évolution des stratégies de prévention. Une approche méta-analytique, qui réunit les données de différents pays, en isolant ce qui peut être l'effet des différences de méthodologie et des variations culturelles, est utilisée couramment pour obtenir des taux de prévalence et d'incidence de base. Le tableau 4.3 présente des estimations de taux de prévalence pour la France et en Europe selon une méta-analyse de J. Alonso et al. en 2004 [1].

Tableau 4.3 Prévalence (12 mois) des troubles psychiatriques en France et en Europe selon une méta-analyse [1].

Trouble psychiatrique	12 mois/France (%)	Méta-analyse/ Europe (%)
Dépression majeure	6,0	8,3
Anxiété généralisée	2,1	1,5
Panique	1,2	2,3
Agoraphobie	0,6	2,0
Phobie sociale	1,7	2,0
Psychose	2,0	3,7

Épidémiologie analytique

Cependant, c'est l'*épidémiologie analytique* qui a actuellement le rôle le plus important à jouer dans la recherche psychiatrique contemporaine – ce qui implique l'identification des facteurs de risque biologiques et environnementaux, leur poids relatif en termes d'évolution de la maladie, leur mode d'interaction et la construction de modèles épidémiologiques susceptibles d'expliquer au mieux la survenue des troubles. Ces modèles pourront ensuite servir à déterminer les meilleures pistes pour les recherches cliniques et biologiques ultérieures. L'épidémiologie analytique implique la mise en place de nouveaux types d'études, des études descriptives telles que le grand projet ECA mené aux États-Unis ayant fourni très peu d'informations sur les facteurs de risque en dehors de l'âge et du sexe [14]. En revanche, le *National Comorbidity Survey* conduit aux États-Unis, 10 ans plus tard, s'est clairement appuyé sur une recherche étiologique se fondant sur des hypothèses et incluant des facteurs à la fois cliniques et environnementaux susceptibles d'influer sur le risque de maladie [8]. La figure 4.1 montre par exemple des modèles épidémiologiques concernant la survenue de la maladie d'Alzheimer et de la schizophrénie qui se fondent sur des hypothèses tirées d'études longitudinales de population. De tels modèles permettent non seulement d'indiquer l'enchaînement de causalité des facteurs de risque mais aussi de quantifier les probabilités de risque (c'est-à-dire donner une valeur à des flèches individuelles et, par des modèles de maximum de vraisemblance, *maximum likelihood*, comparer la capacité de différents modèles hypothétiques à expliquer la survenue de la maladie). De tels modèles montrent aussi l'importance des effets interactifs, la co-occurrence de deux facteurs de risque produisant, lorsqu'ils sont combinés, un risque plus élevé que chaque facteur pris individuellement. Un exemple de ceci est l'allèle ApoE4 qui aggrave les risques d'un traumatisme crânien, les lésions de la matière blanche et l'athérosclérose pour entraîner la maladie d'Alzheimer. À partir de ce type de modélisation, les épidémiologistes ont pu démontrer que le fonctionnement de l'ApoE avait un rôle neuroprotecteur influençant la croissance et la régénération du système nerveux central et périphérique suite à un traumatisme [9].

Alors que l'épidémiologie descriptive s'appuie essentiellement sur les algorithmes diagnostiques internationaux et standardisés tirés de la CIM et du DSM, leur validité a été contestée par les épidémiologistes analytiques qui, aujourd'hui,

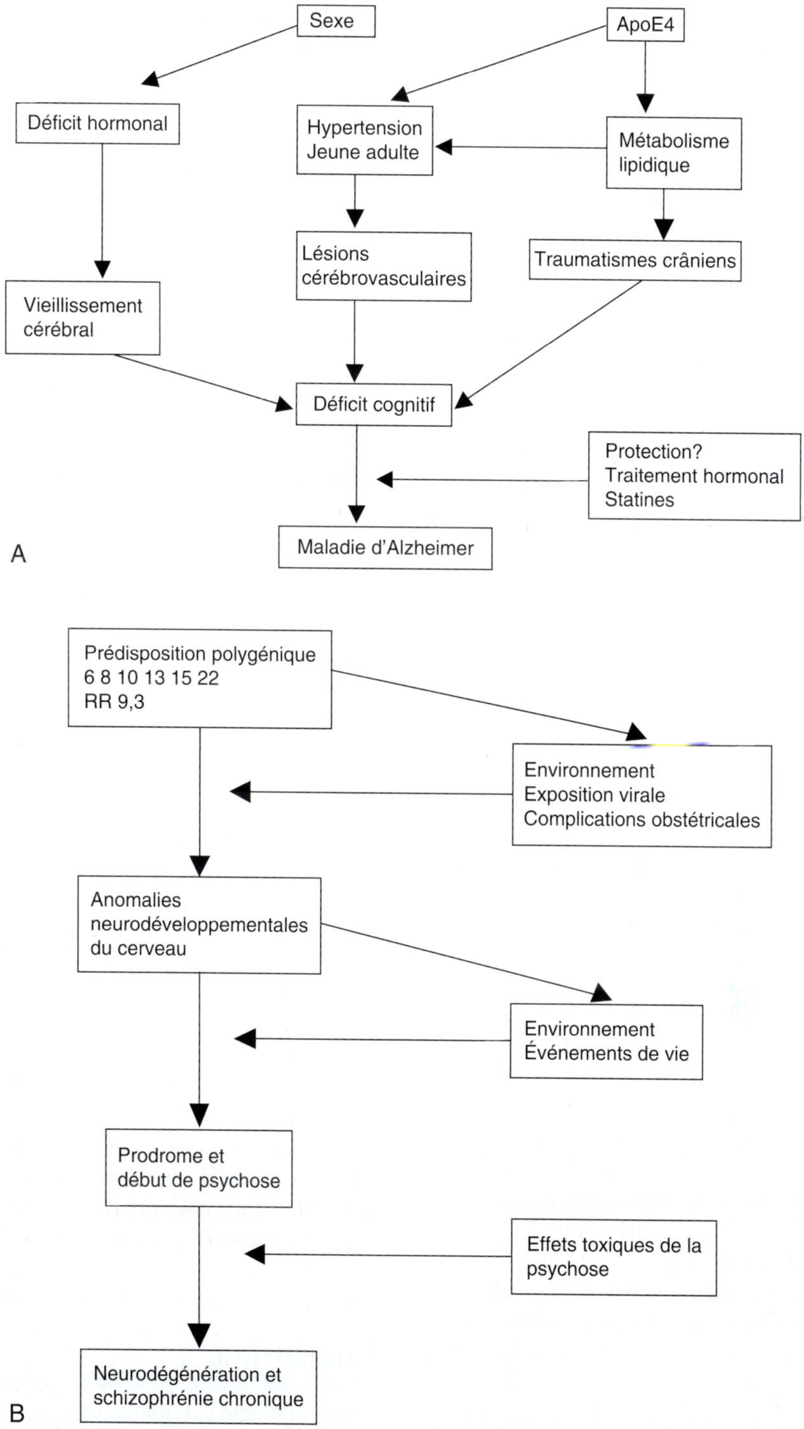

Figure 4.1 Modèles étiologiques hypothétiques reposant sur les observations épidémiologiques.
A. Maladie d'Alzheimer. B. Schizophrénie.

reviennent à l'approche symptomatique et suivent en cela la méthodologie des études beaucoup plus anciennes telles que la *Stirling county study* aux États-Unis [7] dans laquelle les symptômes des troubles sont gradués sur une échelle continue qui va de la bonne santé à la maladie. Cette approche permet d'étudier la « bonne santé mentale » comme alternative au diagnostic clinique, la construction de profils cliniques variables en fonction des différents types d'exposition aux risques et l'élaboration de caractères fixes selon les polygènes, des gènes multiples qui ont de faibles effets interagissant pour entraîner une variabilité d'intensité de la maladie.

Épidémiologie préventive

Enfin *l'épidémiologie d'intervention* est apparue au cours des dernières décennies, parallèlement au développement de stratégies thérapeutiques de plus en plus efficaces pour presque toutes les formes de troubles psychiatriques. L'épidémiologie d'intervention utilise des modèles tirés de l'approche analytique pour indiquer les points d'intervention qui ont le plus de probabilité de réduire de façon significative la prévalence d'une pathologie. Ainsi il est possible de mettre en place un programme de prévention, même quand l'étiologie d'une pathologie reste inconnue. Il est probable que cette approche est des plus importantes en termes de stratégie de santé publique et de programmes d'intervention en population générale. Dans le cas de la schizophrénie, l'examen des valeurs des risques relatifs fait penser qu'en l'absence d'actions visant les polymorphismes génétiques, les interventions les plus efficaces seraient la diminution de l'exposition *in utero* aux risques environnementaux, le traitement prodromique et le raccourcissement du délai entre l'apparition de la maladie et le traitement. Pour la maladie d'Alzheimer, il a été démontré par les calculs de *Population Attributable Fractions* (PAF) que la prévalence sur 20 ans pourrait être réduite d'un tiers par le traitement de la résistance à l'insuline et de la dépression, l'augmentation de la consommation de fruits et légumes et celle de l'activité cognitive [10].

De par leur évolution, les techniques utilisées en épidémiologie nécessitent le développement de méthodologies de recherche de plus en plus complexes adaptées à l'approche analytique : des études cas-contrôle et de cohortes pour mettre à l'épreuve des hypothèses de recherche spécifiques, la mise en place de cohortes longitudinales pour étudier les phénomènes de latence associés aux risques neurodéveloppementaux, le développement de mesures sur la population comme le calcul des années de survie selon les états d'incapacité (DALY : *Disability Adjusted Life Years*) pour modéliser leur impact en termes de charge et de politique de santé publique. Les études épidémiologiques peuvent être fondées sur l'observation ou sur l'expérimentation. Dans le premier cas, le chercheur ne cherche pas à intervenir ou manipuler les facteurs qu'il étudie. Ces études peuvent être descriptives ou analytiques, centrées sur la population générale, ou prospectives, sur des cohortes spécifiques, des comparaisons cas-témoins ou des études écologiques (portant sur des individus plutôt que des groupes et utilisant des données agrégées comme la consommation d'alcool par personne, dans des cas où l'état de santé collectif du groupe influe sur la santé de chacun de ses membres). Quant aux études expérimentales, elles vont se focaliser sur des cas déterminés et procéder à une intervention directe de façon à évaluer l'impact des stratégies thérapeutiques. Ce peut être soit un essai clinique randomisé sur des cohortes de malades particuliers (p. ex. l'effet de la thérapie cognitive sur la réadaptation des schizophrènes), soit des essais en ambulatoire (la diminution de la probabilité d'exposition à un facteur de risque spécifique, p. ex. le cannabis, à l'intérieur d'un groupe donné). Chaque modèle a ses forces et ses faiblesses et aboutit à des mesures différentes. La figure 4.2 résume les principaux modèles d'étude épidémiologiques et les résultats que l'on en attend.

Conclusion

L'épidémiologie psychiatrique a rapidement progressé au cours des 50 dernières années, surtout dans la construction de modèles s'appuyant, pour

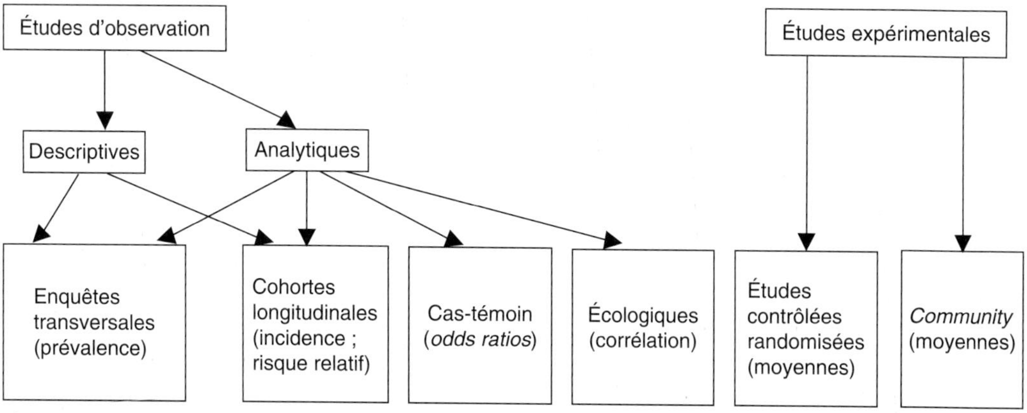

Figure 4.2 Protocoles de recherche en épidémiologie (et principales mesures).

connaître l'étiologie des maladies, sur l'identification de facteurs d'exposition biologiques et environnementaux. Dans le futur, la distinction entre « exposition » et « résultat » sera probablement moins évidente car la recherche biomédicale se concentre de plus en plus sur des états intermédiaires, par exemple les lésions de la matière blanche qui peuvent être à la fois la résultante d'un trouble cérébrovasculaire et un facteur de risque de dépression tardive. Parallèlement, il faudra que les études épidémiologiques incluent des critères de diagnostic plus flexibles et des mesures cliniques et biologiques plus pointues comme le cortisol diurne et l'imagerie fonctionnelle. La mise en évidence de nouveaux facteurs d'exposition potentiels nécessitera également d'inventer de nouveaux modèles statistiques pour expliquer leur interaction complexe, surtout à l'ère du post-génome, période où les progrès de la protéomique sont susceptibles d'ouvrir des voies nouvelles concernant la connaissance de la physiologie sous-jacente des troubles mentaux.

Références

[1] Alonso J, Angermeyer MC, Bernert S, et al. Prevalence of mental disorders in Europe : results from the European Study of the Epidemiology of Mental Disorders (ESEMeD) project. Acta Psychiatr Scand 2004; 420 : 21-7.

[2] Barker DJ, Bull AR, Osmond C, et al. Fetal and placental size and risk of hypertension in adult life. Br Med J 1990; 301 : 259-62.

[3] Borel P. Understanding the survey of the Royal Society of Medicine (1774-1793). Hist Sci Med 2005; 39 : 3-14.

[4] Eaton W. The Sociology of Mental Disorders. New York : Praeger; 1986.

[5] Kessler RC. Psychiatric epidemiology : selected recent advances and future directions. Bull World Health Organ 2000; 78 : 464-74.

[6] Klerman GL. Paradigm shifts in USA psychiatric epidemiology since World War II. Soc Psychiatry Psychiatr Epidemiol 1990; 25 : 27-32.

[7] Leighton DC, Harding JS, Macklin DB, et al. Psychiatric findings of the Stirling County Study. Am J Psychiatry 1963; 119 : 1021-6.

[8] Lewis G, Bebbington P, Brugha T, et al. Socioeconomic status, standard of living and neurotic disorder. Lancet 1998; 352 : 605-9.

[9] Prince MJ. Is chronic low-level lead exposure in early life an aetiological factor in Alzheimer's disease? Epidemiology 1998; 9 : 618-21.

[10] Ritchie K, Carrière I, Ritchie CW, et al. Designing prevention programs to reduce incidence of dementia. A prospective study of modifiable risk factors. Br Med J 2010; 341 : 3885-92.

[11] Rose G. Epidemiology and environmental risks. Soz Praventivmed 1992; 37 : 41-4.

[12] Selkin J. The legacy of Emile Durkheim. Suicide Life Threat Behav 1983; 13 : 3-14.

[13] Tuke DH. Alleged increase of insanity. J Mental Sci 1894; 40 : 219-31.

[14] Weissman MM, Leaf PJ, Tischler GL, et al. Affective disorders in five United States communities. Psychol Med 1988; 18 : 141-53.

4.6 La recherche en biologie : modèles et méthodes

M.-O. Krebs, O. Kebir, T.M. Jay

Le champ de la biologie en neurosciences ou *neurobiologie* permet de faire le lien entre l'aspect macroscopique – comportement, symptômes psychiatriques, examen macroscopique du cerveau en imagerie ou en post-mortem – et l'aspect microscopique ou moléculaire – génétique en particulier. La délimitation précise en est parfois difficile car elle emprunte des outils aux champs connexes : la pharmacologie, la génétique moléculaire et l'expérimentation animale.

La recherche biologique en psychiatrie peut aussi se concevoir comme une recherche de marqueurs des maladies ou des états psychopathologiques. Il existe actuellement un renouveau des recherches dans ce domaine grâce à l'avènement des techniques à « haut débit » moléculaire, dont nous exposerons ici les principes.

La neurobiologie peut s'aborder selon deux angles : celui des modèles de références (pharmacologiques, neurodéveloppementaux, psychoendocrinologiques, etc.) et celui des techniques (histologie, électrophysiologie, biologie cellulaire et moléculaire, etc.). La mise en œuvre de ces techniques et de ces modèles doit se concevoir dans une *démarche intégrative*, permettant une interprétation tirant profit de chacune des techniques, qui ont par ailleurs des limitations intrinsèques propres.

L'objectif de l'approche neurobiologique des maladies psychiatriques est de constituer un corpus de connaissance sur les substrats neuronaux des désordres psychiatriques. Le postulat de cette approche est que la psychopathologie est quelque part « encodée », traduite et/ou prédite par des dysfonctionnements cellulaires et moléculaires [7]. Nombre d'exemples montrent néanmoins aujourd'hui que cette vision ne doit pas être caricaturée comme une contribution partisane au débat opposant l'inné et l'acquis, l'organique au fonctionnel, ou encore la psychiatrie biologique à la psychiatrie « psychologique ». Il est en effet clairement démontré que certaines situations « psychologiques » (p. ex. stress social) induisent des modifications biologiques « macroscopiques » (réduction du volume de l'hippocampe), ou encore que certaines prédispositions biologiques ne se révèlent que dans certains contextes psychologiques (interaction gène – environnement). Ainsi, la mise en évidence d'une plasticité du cerveau, d'une part, et l'amélioration des techniques, d'autre part, rendent anachronique l'opposition entre anomalies organiques et fonctionnelles. Nous exposerons ici les principales méthodes et le type d'information que l'on peut en tirer dans le cadre de l'étude des maladies psychiatriques.

Neuroanatomie et neuroanatomie fonctionnelle

Le cerveau est caractérisé par une architecture complexe, mettant en relation des structures distantes et modulant localement les informations sensorielles et motrices. Cette architecture détermine le profil (« pattern ») d'activation lié à une activité cognitive ou un comportement et détermine la qualité du signal et son « traitement » (amplification, mise en contexte, etc.), par conséquent la signification qui lui sera attribuée. Ainsi, les connaissances de la neuroanatomie et plus précisément celles de la neuroanatomie fonctionnelle sont cruciales pour la compréhension du fonctionnement cérébral et des symptômes psychiatriques.

Les techniques utilisées en neuroanatomie s'intéressent à la fois à l'étude des structures et de leurs relations anatomiques mais aussi (et aujourd'hui surtout) à leurs relations fonctionnelles. Le niveau d'étude peut se faire au niveau macroscopique, « système intégré », ou au niveau cellulaire.

La connaissance des voies dans lesquelles circulent les informations sensorielles, motrices, cognitives ou émotionnelles provient de la convergence d'informations issues de techniques différentes. Les techniques purement anatomiques ont permis la reconnaissance de l'architecture du cortex (en couche, en colonne), celle de l'hippocampe ou du cervelet, la délimitation des noyaux (noyau accumbens, thalamus). Les techniques de traçage de voies axonales ont été généralement obtenues par injection locale d'un traceur – p. ex. un fluorescent recapté par une terminaison nerveuse qu'on laisse migrer jusqu'au corps cellulaire – ou par des techniques de lésion (lésion d'une voie et dégénérescence jusqu'au corps cellulaire).

Au-delà du « câblage » physique, il est important de comprendre les relations fonctionnelles entre structures. Par exemple, la mise en évidence d'une potentialisation à long terme (induction d'une modification durable de l'efficacité synaptique) dans l'hippocampe par stimulation de l'amygdale ou dans le cortex préfrontal par stimulation de l'hippocampe a une signification fonctionnelle en termes de « mémoire » des événements. Les enregistrements électrophysiologiques peuvent se faire à l'échelle d'une large zone (EEG, enregistrement de surface) ou à l'échelle d'un groupe de neurones (enregistrement extracellulaire), après avoir repéré la nature des afférences de cette zone cérébrale. Dans certains cas, on peut également réaliser des enregistrements unitaires des cellules ou encore des enregistrements multicanaux à l'aide de tétrodes, qui effectuent plusieurs mesures extra-cellulaires de façon simultanée. Les mesures *électrophysiologiques* donnent des indications sur le fonctionnement avec une *résolution temporelle très performante* (millisecondes). Elles permettent aussi de décortiquer certains réseaux de régulation locale, d'identifier l'implication d'un groupe de neurones, en faisant des enregistrements après application d'un traitement local qui antagonise le neurotransmetteur d'une voie neuronale ou après lésion. On peut ainsi tester par exemple l'influence de l'innervation dopaminergique du cortex par un enregistrement du cortex après application d'un antagoniste dopaminergique.

Les modifications neurochimiques induites peuvent être mesurées selon des techniques différentes en fonction de la nature de la molécule. La *microdialyse* permet de capter le neurotransmetteur libéré (dopamine, glutamate, etc.) dans une zone cérébrale très restreinte. Ce neurotransmetteur doit par la suite être « dosé » par des techniques de *chromatographie en phase liquide* (HPLC). Ces analyses neurochimiques et fonctionnelles non seulement donnent un indice fonctionnel mais elles permettent également de prédire l'action éventuelle de certaines thérapeutiques.

La « protéomique » a récemment développé de nouvelles techniques très utiles aux neurosciences [12], permettant d'identifier et de détecter des molécules protéiques (neurotransmetteurs peptidiques, mais aussi enzymes, molécules circulantes, protéines partenaires de voies intracellulaires, *cf.* ci-dessous). Ces techniques à haut débit permettent de cibler entre 20 000 et 25 000 protéines différentes, et 50 000 à 500 000 si l'on considère les modifications apportées par les phénomènes de protéolyse et d'édition de l'ARN (acide ribonucléique). Les modifications post-translationnelles font grimper ces chiffres à quelques millions. La protéomique peut s'appliquer à un tissu mais également à un niveau cellulaire permettant d'isoler des interactions protéiques spécifiques à un circuit neuronal. Les analyses « omiques » se sont enrichies avec la génomique, l'épigénomique ou la méthylomique (exploration des modifications épigénétiques sur l'ensemble du génome). Les analyses se développent pour étudier les réseaux de gènes et intégrer ces différents niveaux moléculaires.

Imagerie et phénotypage cellulaires

L'architecture cellulaire a été décrite grâce aux techniques de microscopie classique couplées à des colorations ou à des marquages cellulaires permettant de faire ressortir certains types cellulaires (p. ex. distinguer les neurones et les cellules gliales, figure 4.3). Les aspects structuraux des cellules ont surtout été décrits grâce à la *microscopie électronique* qui permet de descendre à une excellente *résolution spatiale*. Cette technique a permis de visualiser les vésicules de transport des neuromédiateurs, l'architecture des synapses et des membranes, les organelles intracytoplasmiques, etc.

Des résultats récents chez l'animal ont montré que certains neurones se divisent à l'âge adulte et sont sensibles à certaines agressions de l'environnement. Ainsi, la « neurogenèse » (génération des nouveaux neurones) des neurones du gyrus dentelé dans l'hippocampe est très diminuée par le stress. Ce type de résultats a été obtenu en injectant du BrdU (bromodéoxyuridine), qui s'incorpore aux cellules en division et peut, par la suite,

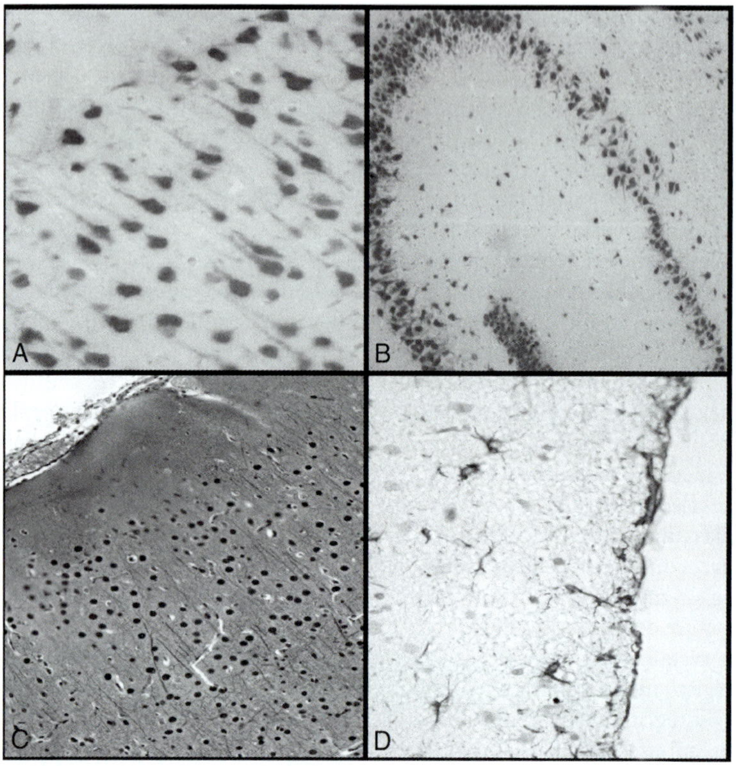

Figure 4.3 Histologie et marquages cellulaires.
A-B. Le marquage avec un anticorps anti-NeuN identifie les neurones matures ici dans le cortex entorhinal (A : niveau Bregma-3.8) et dans l'hippocampe (B). Le grossissement 40 permet de bien voir la forme et l'orientation des corps cellulaires des neurones. Les cellules gliales ne sont pas marquées. C. La coloration au Bodian-Luxol permet la visualisation des neurones et des prolongements axonaux (distribution des corps cellulaires, orientation des prolongements ; ici dans le cortex entorhinal ; Bregma-5.8). D. L'utilisation d'un anticorps anti-GFAP marque les cellules gliales (astrocytes) permettant de visualiser les tanycytes bordant la surface du ventricule (× 40, Bregma-3.8).

être révélé par un anticorps. On peut ainsi suivre des lignées cellulaires en fonction de leur « date de naissance ».

Bien que de nombreux éléments soient aujourd'hui identifiés sur le plan purement anatomique, le poids relatif des différentes interactions, leur séquence d'activation et leur mise en jeu dans certaines situations fonctionnelles ou pathologiques ne sont pas toujours bien connues. Le « phénotype » cellulaire, la nature des neurotransmetteurs contenus dans le neurone et libérés dans la synapse, les récepteurs exprimés à sa surface, déterminent les relations fonctionnelles qu'il entretient au niveau local, régional et à distance, puisque de ces caractéristiques dépendent les mécanismes de régulation de la cellule.

L'amélioration des techniques d'imagerie cellulaire permet aujourd'hui d'étudier sur le plan fonctionnel des cellules isolées ou en coupes, en différenciant les modifications dans les corps cellulaires et dans les prolongements (*microscopie confocale*) voire dans les cellules vivantes, sans coloration, et d'étudier la dynamique des microtubules ou de la pousse dendritique (*vidéomicroscopie*). Grâce aux développements les plus récents de ces techniques, il est désormais possible de distinguer des particules distantes de quelques dizaines de nanomètres (STED : *Stimulated-Emission-Depletion*) ou de suivre le cheminement de molécules uniques (PALM : *Photo-Activated Localization Microscopy*). À une autre échelle, ces innovations ont permis d'étendre l'analyse microscopique à des structures entières telles que le cerveau (microscopie biphotonique), et de permettre leur cartographie tridimensionnelle (microscopie à feuille de lumière).

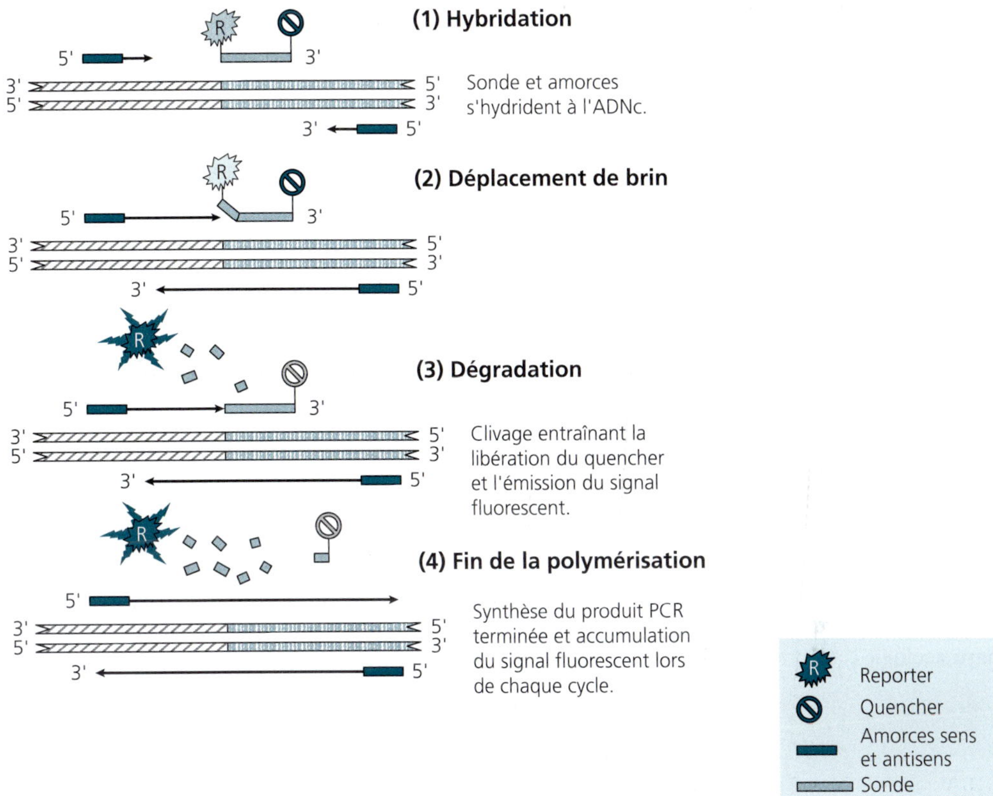

Figure 4.4 Principe de la PCR temps réel.
La PCR temps réel repose sur la mesure de la fluorescence d'une sonde marquée, qui s'active à chaque cycle de duplication. Après hybridation de la sonde (1) marquée avec un fluorescent non activé (R) et de l'amorce, la synthèse du brin complémentaire provoque le détachement de la sonde (2) et l'activation du marqueur (3). Cette opération se répète pour chaque cycle de PCR (4). Le résultat s'exprime comme un rapport relatif de deux conditions comparées, l'expression du gène étudié étant mesurée par rapport à un gène de référence qui n'est pas modifié (ADN 18S). Si le rapport relatif est inférieur ou égal à -2, cela signifie que l'expression d'un gène donné est significativement plus faible sous la condition testée.

La biologie moléculaire permet d'affiner le phénotypage cellulaire. L'hybridation *in situ* permet de mesurer l'expression de certains messagers ARN sur des coupes histologiques. Cette technique est précise mais longue et nécessite d'avoir déjà une hypothèse initiale. Elle permet d'étudier plus précisément les zones cérébrales et tissulaires où les modifications d'expression sont induites. La *Polymerase Chain Reaction (PCR) en temps réel* (ou *real time PCR*) (figure 4.4) permet d'amplifier de façon quantitative certains messagers à partir des ARN messagers (ARNm) extraits d'échantillons de tissus. Elle compare le niveau d'expression du gène d'intérêt par rapport à un standard qui n'est pas modifié. Moins sensible que les autres techniques, celle-ci est plus rapide à mettre en œuvre que la précédente et permet de tester rapidement des hypothèses sur un ensemble des molécules candidates.

Neuropharmacologie – Neurochimie

Ces deux sous-disciplines ont pour objectif essentiel d'étudier la neurotransmission : ligands, molécules endogènes et récepteurs. Elles empruntent pour une part les techniques citées ci-dessus. En effet, pour suivre la quantité de récepteurs présents dans une structure ou un neurone, on peut mesurer les protéines à l'aide d'anticorps dirigés contre le récepteur ou mesurer les ARNm de ces récepteurs. Les techniques de pharmacologie apportent un autre type de mesure; elles permettent de mesurer le nombre de récepteurs disponibles en utilisant des ligands marqués, se fixant sur le récepteur. Ces différentes mesures ne sont pas strictement superposables car elles représentent différents états du récepteur, chacun étant potentiellement soumis à des régulations différentes. Les techniques de liaison pharmacologique (*binding*) permettent à la fois de mesurer la quantité ou la concentration (Bmax) des récepteurs, mais aussi le degré d'affinité (avec la constante de dissociation, Kd). Cette dernière dépend moins de la régulation de la synthèse du récepteur que des régulations fonctionnelles, par exemple de la phosphorylation des récepteurs ou encore de la liaison de molécules régulant la conformation du récepteur.

Les neurosciences ont, pour un temps, essentiellement tiré parti des informations issues de la pharmacologie classique, s'intéressant principalement à l'identification de récepteurs localisés à la surface des neurones et à la définition de ligands naturels pouvant ou non modifier le fonctionnement synaptique (p. ex. antipsychotique agissant sur les récepteurs dopaminergiques D2, D3 et sérotoninergiques). Il apparaît néanmoins de plus en plus évident que la réponse «pharmacologique», en particulier à moyen ou long terme, dépend de phénomènes plus complexes situés en aval des récepteurs et en particulier par la transmission d'un signal jusqu'au noyau, déclenchant des modulations de l'expression génique. Différentes techniques permettent de mesurer les modifications induites au niveau cytoplasmique. L'activation par les neurotransmetteurs sur les récepteurs ou les canaux ioniques, ou l'activation «voltage-dépendante» par le potentiel d'action entraînent une cascade d'activation et de régulation ayant pour fonction de transmettre le message reçu au niveau membranaire à l'intérieur de la cellule neuronale et cela jusqu'au noyau cellulaire (figure 4.5). On sait aujourd'hui mesurer les

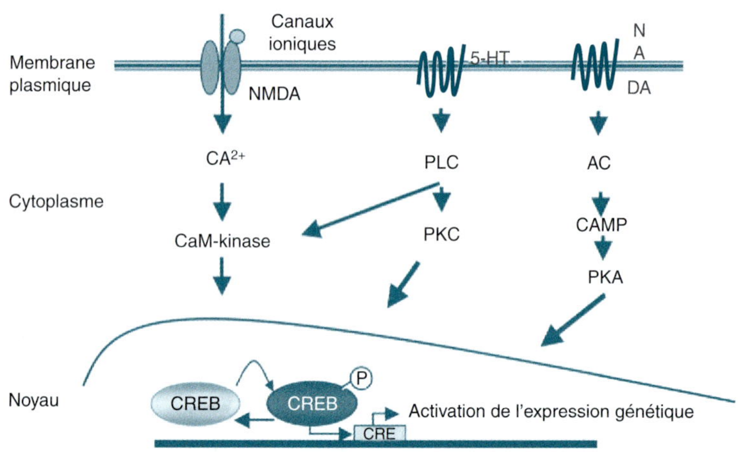

Figure 4.5 Signalisation cellulaire.
La membrane plasmique de la surface de la cellule est activée soit par l'arrivée d'un potentiel d'action (qui ouvre certains canaux «voltage-dépendants»), soit par la liaison de neurotransmetteurs ou neuropeptides. Selon les cas, ces molécules activent des récepteurs canaux (dont certains font rentrer du calcium, Ca^2+) ou des récepteurs couplés à des systèmes de transduction : protéine G puis enzymes synthétisant des seconds messagers (adénylate-cyclase [AC] synthétisant l'AMP cyclique [cAMP]; phospholipase C [PLC]). Des protéines-kinases (enzymes qui phosphorylent leur substrat) sont activées, respectivement protéine-kinase calcium/calmoduline-dépendante (CaM-kinase); protéine-kinase C (PKC), protéine-kinase A (PKA). Ces kinases peuvent alors activer le facteur «CREB» par phosphorylation qui se lie à des séquences spécifiques localisées dans la région régulatrice de certains gènes (promoteur). L'expression génique est alors déclenchée. Les outils de la neurobiologie permettent aujourd'hui de mesurer chacune de ces étapes de régulation intracellulaire au niveau tissulaire et parfois au niveau cellulaire (mesure du calcium).

flux ioniques (*électrophysiologie in vitro* et imagerie du *calcium intracellulaire* par fluorescence), les *seconds messagers*. Le niveau de *phosphorylation* des protéines peut être mesuré par des techniques de *Western Blot* utilisant des anticorps spécifiques des formes phosphorylées.

En dehors des récepteurs, parfois identifiés par des molécules exogènes, il est bien sûr intéressant d'identifier les ligands endogènes. Ce sont principalement les techniques d'HPLC (chromatographie) et de spectrométrie de masse qui permettent de telles mesures, déjà citées plus haut. Ces techniques ont été amplifiées par de nouvelles méthodes de protéomique à « haut débit », permettant d'étudier tous les composants protéiques du fonctionnement synaptique.

Techniques à haut débit : *High throughput*

La révolution est venue des techniques des « puces à ADN », ou *microarrays*, permettant de tester plusieurs milliers (p. ex. 285 000 pour la puce *Human Transcriptome Array* 2.0) de messagers en une seule expérience (figure 4.6). Cette technique s'inscrit dans le sillage de la révolution « génomique » liée au séquençage

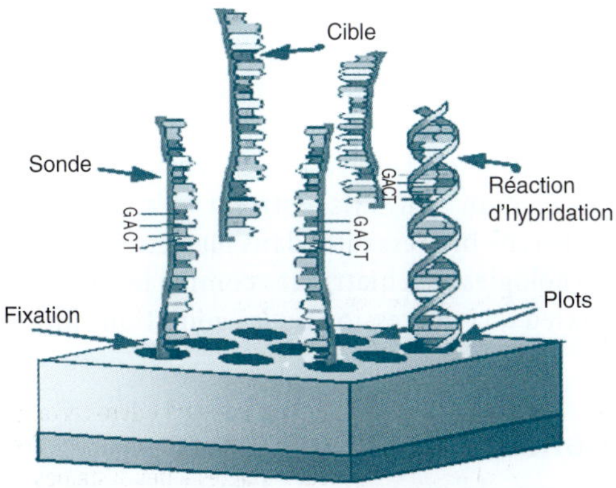

Figure 4.6 Principe des *microarrays*.
Des monobrins d'ADN de séquence connue sont fixés sur la surface de la biopuce : les « sondes ». D'autres sont déposés au-dessus de la biopuce : les « cibles ». Les « puces à ADN » sont des matrices dans lesquelles de nombreuses sondes différentes sont immobilisées en différentes zones de la surface (« plots »).

du génome humain [9]. Plus récemment, le séquençage de l'ARN (RNA-seq) est devenu aussi une technique accessible qui en plus de l'ARNm, permet d'identifier d'autres types d'ARN, tels que les microARN, l'ARN de transfert et l'ARN ribosomal.

Les hypothèses sous-tendant l'utilisation de ces techniques n'ont pas besoin d'être très ciblées et l'on choisit les techniques de haut débit en fonction d'hypothèses larges. Cette technique peut paraître un peu « pêche à la ligne », mais elle a l'avantage de pouvoir mettre en évidence des modifications inattendues.

Le principe des puces est celui de l'hybridation des molécules d'ADN « dénaturé » (simple brin) sur des supports. Des sondes (produit de PCR) sont immobilisées dans une matrice puis mises en contact avec les ADNc (ADN complémentaires) amplifiés à partir des ARN totaux des tissus testés. Le principe des microarrays a aussi été adapté à l'étude des protéines [12]. Le RNA-seq se fonde sur les technologies de séquençage à haut débit qui permettent la lecture de l'ADN base par base. Ainsi, l'ARN à séquencer est sélectionné à l'aide de procédés combinant sondes biochimiques et microbilles magnétiques pour constituer une librairie. Cette sélection est transformée en ADNc à l'aide d'une transcription inverse avant d'être hydrolysée en petits morceaux prêts à être séquencés base par base. L'alignement des séquences obtenues permet de reconstituer l'ensemble avec une précision extrême.

La mise en œuvre nécessite de choisir avec soin les conditions contrôles car la mesure est semi-quantitative et les différences d'expression entre deux situations, par exemple : traité *versus* non traité ou cas *versus* contrôle. La difficulté réside dans l'interprétation des résultats : probabilité élevée de « faux positifs » et surtout maniement de bases de données importantes pour lesquelles le développement de nouvelles techniques bioinformatiques est encore en cours. Le travail d'analyse fait appel à des techniques de bioinformatique, notamment pour aider à l'interprétation des modifications à partir des connaissances existantes de corégulations dans d'autres situations pathologiques, de réseau de gènes fonctionnellement liés. Cette technique est utilisable à partir de tissus post-mortem mais aussi avec des ARN extraits de cultures cellulaires. Chez l'homme, cette technique a été utilisée sur des cerveaux post-mortem [9, 10]. Les différentes études ne retrouvent pas toujours des résultats équivalents d'un groupe à l'autre. L'origine de ces divergences n'est pas toujours aisée à identifier. Les conditions du décès, voire la conservation des tissus après prélèvement du cerveau sont sans doute cruciales, les caractéristiques cliniques des patients examinés sans nul doute aussi. L'influence du traitement n'est pas toujours aisée à réellement évaluer [2].

L'interprétation de ces études n'est pas triviale. Dans certains cas, des gènes « anonymes » sont détectés. En effet, une bonne partie des gènes identifiés par le séquençage complet du génome humain n'a pas de fonction connue ni même d'homologie avec des protéines connues. Il s'agit alors d'identifier la protéine en cause, sa fonction, sa répartition dans le cerveau, dans des situations pathologiques, suite à des traitements, etc. Les études neurobiologiques sont indispensables pour générer des résultats qui permettent d'utiliser ces nouvelles informations dans la formulation d'hypothèses physiopathologiques.

Certaines équipes essayent aujourd'hui de mettre au point des techniques explorant des cellules périphériques chez l'homme [11]. Ceci pourrait permettre à terme d'identifier des biomarqueurs de maladies psychiatriques (marqueurs traits et/ou marqueurs d'état, suivant voire prédictifs de l'évolution des troubles) [3]. Certaines techniques permettent de dédifférencier des cellules périphériques en cellules « souches », qui peuvent alors être redifférenciées avec des caractéristiques neuronales étudiables *in vitro* [13].

Une technique révolutionnaire : l'optogénétique

L'année 2010 a vu l'avènement d'une nouvelle technique qui va révolutionner l'étude de la physiopathologie des maladies psychiatriques. L'optogénétique permet en effet de contrôler l'activation rapide (à l'échelle de la milliseconde) de processus biologiques précis, dans un type de cellule défini, mais également de cibler un système neuronal complexe contrôlant le comportement d'un animal éveillé en temps réel [5].

Cette méthode tire son origine de la découverte de protéines microbiennes réagissant à la lumière, les opsines. La technique consiste à faire exprimer une opsine rendant une population neuronale visée sensible à une longueur d'onde spécifique grâce à l'utilisation d'un virus porteur du gène codant la production des opsines introduit dans les cellules ciblées. Une fois exprimée, l'opsine exposée à une source lumineuse de fréquence spécifique va activer ou inhiber les cellules ciblées avec une réactivité de l'ordre de la milliseconde.

L'activation par la lumière chez l'animal éveillé permet des enregistrements électrophysiologiques concomitants sans artefacts (contrairement à l'activation par stimulation électrique) et des enregistrements comportementaux.

L'optogénétique nécessite la présence d'une lumière de longueur d'onde spécifique à l'opsine et émise par une source lumineuse externe, par exemple un laser associé à une fibre optique placé au-dessus de la région ciblée [1].

Ces applications de l'optogénétique ont permis de comprendre la part relative d'implication des différents types cellulaires étudiés comme les circuits amygdaliens ou les neurones impliqués dans la peur conditionnée [8]. Elles ont aussi mis en évidence l'effet antidépresseur de l'activation du cortex préfrontal médian [4]. Elles offrent des pistes de recherche intéressantes dans plusieurs types de pathologies psychiatriques comme les troubles anxieux, la dépression ou les addictions [6].

Conclusion : la nécessité d'une démarche intégrée

Les difficultés de définition des pathologies psychiatriques, qui ne sont vraisemblablement que des syndromes d'origine hétérogène, l'absence de validateur externe et les liens incertains entre comportement et biologie rendent indispensable de croiser les arguments venant de modèles et de niveaux d'observation différents. Dans l'étude des maladies et de leur physiopathologie, les techniques de neuroanatomie fonctionnelle reposent, en dehors des études en imagerie, sur les études post-mortem des cerveaux de patients ainsi que sur l'étude des modifications induites dans les modèles animaux (animal entier ou modèles cellulaires). L'étude conjointe de ces différents niveaux permet de valider les modèles et de tester certaines hypothèses (p. ex. modifications induites par un traitement psychotrope). Plusieurs exemples de la littérature récente montrent l'intérêt de coupler les études de génétique humaine, d'imagerie, de biologie cellulaire et de modèles animaux. C'est sur la base de ces informations convergentes que pourront se construire peu à peu une représentation physiopathologique des maladies psychiatriques et, à terme, de nouvelles pistes thérapeutiques. L'apport de la nouvelle approche optogénétique sera probablement majeur dans le domaine en permettant d'étudier les conséquences comportementales de l'activation ciblée dans le temps et l'espace (jusqu'à la cellule), couplant directement une approche cellulaire à une approche intégrée.

Les anomalies observées et étudiées par les techniques neurobiologiques sont soit la signature d'une anomalie initiale, soit celle de remaniements maturationnels ou encore celle des remaniements compensatoires. En tout état de cause, il faut se garder de tirer des conclusions réductionnistes sur les relations éventuelles de cause à effet entre marqueur et état pathologique. Il n'en reste pas moins que la neurobiologie doit et peut apporter des renseignements d'une valeur inestimable sur le fonctionnement cérébral normal, sa capacité de «résilience», la délimitation des «maladies» psychiatriques au-delà des syndromes décrits et surtout sur les nouvelles voies thérapeutiques envisageables et la prédiction de caractéristiques évolutives.

Références

[1] Boyden ES, Zhang F, Bamberg E, et al. Millisecond-timescale, genetically targeted optical control of neural activity. Nat Neurosci 2005; 8 : 1263-8.

[2] Bunney WE, Bunney BG, Vawter MP, et al. Microarray technology : a review of new strategies to discover candidate vulnerability genes in psychiatric disorders. Am J Psychiatry 2003; 160 : 657-66.

[3] Chan MK, Krebs MO, Cox D, et al. Development of a blood-based molecular biomarker test for identification of schizophrenia before disease onset. Transl Psychiatry 2015; 5. e601.

[4] Covington 3rd HE, Lobo MK, Maze I, et al. Antidepressant effect of optogenetic stimulation of the medial prefrontal cortex. J Neurosci 2010; 30 : 16082-90.

[5] Deisseroth K. Optogenetics. Nat Methods 2011; 8 : 6-9 [cf. aussi p. 24].

[6] Friedman AK, Walsh J, Juarez B, et al. Enhancing Depression Mechanisms in Midbrain Dopamine Neurons Achieves Homeostatic Resilience. Science 2014; 344 : 313-9.

[7] Gould TD, Manji H. The molecular medecine revolution and psychiatry : bridging the gap between basic neuroscience research and clinical psychiatry. J Clin Psychiatry 2005; 65 : 598-605.

[8] Haubensak W, Kunwar PS, Cai H, et al. Genetic dissection of an amygdala microcircuit that gates conditioned fear. Nature 2010; 468 : 270-6.

[9] Myers RM, Jones EG, Watson SJ, et al. Microarray technology : a review of new strategies to discover candidate vulnerability genes in psychiatric disorders. Am J Psychiatry 2003; 160 : 657-66.

[10] Ryan MM, Huffaker SJ, Webster MJ, et al. Application and optimization of microarray technologies for human postmortem brain studies. Biol Psychiatry 2004; 55 : 329-36.

[11] Tsuang MT, Nossova N, Yager T, et al. Assessing the validity of blood-based gene expression profiles for the classification of schizophrenia and bipolar disorder. Am J Med Genet Neuropsychiatry Genet 2005; 133B : 1-5.

[12] Wilson KE, Ryan MM, Prime JE, et al. Functional genomics and proteomics : application in neurosciences. J Neurol Neurosurg Psychiatry 2004; 75 : 529-38.

[13] Young-Pearse TL, Morrow EM. Modeling developmental neuropsychiatric disorders with iPSC technology : challenges and opportunities. Curr Opin Neurobiol 2016; 36 : 66-73.

4.7 La recherche en sciences humaines et sociales

A.M. Lovell

Ce chapitre passe en revue les principales méthodes utilisées par la sociologie et l'anthropologie pour étudier la santé mentale et les troubles psychiatriques. Mais, plutôt que de présenter un panorama exhaustif de ces méthodes, étant donné les contraintes d'espace, nous avons choisi ici de nous arrêter sur quelques exemples variés et significatifs de cet éventail de méthodes. Le lecteur pourra approfondir ses connaissances en consultant les ouvrages cités[1].

Les objets étudiés par la sociologie et l'anthropologie sont souvent les mêmes que ceux que traitent les disciplines appliquées telles que le rétablissement psychosocial, la psychologie clinique, la santé publique, etc. Mais les chercheurs en sciences sociales saisissent ces mêmes objets *sous un angle différent*. Ils se positionnent avec le recul nécessaire pour se départir des idées reçues, des définitions du sens commun, des prénotions. (On pense à des objets comme « le fou », « la dépression », « l'hôpital », « l'espoir ».) Cette distance leur permet alors de décortiquer comment une discipline donnée considère son objet. Prenons l'exemple de l'espoir, un terme psychologique qui a du sens quant au vécu de la maladie chronique ; le sociologue se doit de poser des questions quant aux conditions temporelles, sociales, spatiales sous lesquelles ce mot est prononcé : dans quelles interactions, par qui, en relation avec quels autres termes ou notions, par rapport à quels enjeux, avec quelles conséquences ? Quel rapport a la trajectoire du malade à un événement historique ou social ? Le regard sociologique tente ainsi d'ouvrir « la boîte noire » d'un phénomène supposé (uniquement) psychologique [18 p. 270-1].

Les sciences sociales cherchent alors *les spécificités historique et culturelle* d'un phénomène. Par exemple, qu'ils acceptent ou pas que la maladie mentale soit un état objectivable (mesurable par des entretiens cliniques ou à visées diagnostiques), les sociologues essaient tous de discerner son rapport à d'autres phénomènes *sociaux, politiques, économiques, culturels*. Par illustration, prenons l'étude fondatrice de É. Durkheim sur le suicide. Après avoir passé en revue les différentes façons de considérer le suicide, É. Durkheim admet que les prédispositions individuelles peuvent mener à cet acte. Cependant, il montre que les facteurs psychologiques sont insuffisants pour expliquer les régularités observées dans la distribution des taux de suicide. L'objet « suicide » peut alors être problématisé *sociologiquement*, en cherchant les relations entre ce phénomène et d'autres, mais d'ordre social ; ce que É. Durkheim confirme, en montrant que la valeur des taux peut s'expliquer par les valeurs extrêmes que peut prendre la variable d'intégration sociale : soit trop importante, soit trop faible.

La première étape pour le chercheur en sciences sociales est donc de *problématiser* son objet : décrire en quoi il est socialement construit, expliquer son rapport à d'autres phénomènes sociaux et trouver sa pertinence pour un cadre théorique sociologique. La durée de cette phase est très variable, et de nombreuses enquêtes en restent là. Pourtant, il existe une deuxième étape, la *mise à l'épreuve* de la ou des hypothèse(s) développée(s) grâce à la description. Au lieu de la méthode expérimentale, peu praticable en sociologie du fait des difficultés pratiques et éthiques qu'entraînent des modifications imposées de conditions de vie, de groupes sociaux, etc., les sciences sociales se servent de la méthode comparative. Elles utilisent alors deux schèmes logiques que l'on peut considérer comme deux façons différentes de concevoir la construction de la preuve :

- la procédure *hypothético-déductive* s'ouvre par une élaboration théorique, en déduit des hypothèses, puis les teste ;

1 Les méthodes que la sociologie partage avec l'épidémiologie psychiatrique ne sont pas reprises ici. La majorité des recherches sur la santé mentale publiées dans les revues de sociologie nord-américaines et internationales depuis 1980 ne sont pas très éloignées de celles de l'épidémiologie psychiatrique [11]. Cela n'est pas étonnant au sens où les fondateurs de l'épidémiologie psychiatrique et sociale, comme ses auteurs contemporains les plus connus, sont souvent issus de la sociologie (B.S. et B.P. Dohrenwend, G. Brown, R.C. Kessler, L.N. Robins, B. Link, etc.).

- la procédure *inductive* emprunte le chemin opposé, partant des données, les comparant, et accumulant des preuves à partir desquelles se construit, graduellement, la théorisation.

Généralement, l'hypothético-déductif va de pair avec des méthodes quantitatives, et l'inductif avec des approches qualitatives. Certains philosophes des sciences sociales conçoivent un troisième schéma de raisonnement, qui serait abductif. À la différence de l'induction, qui présuppose un système clos de phénomènes qui ne sont pas encore connus, l'abduction présuppose un système ouvert mais peu reconnaissable. Chaque type de raisonnement est cependant mobilisé dans l'autre. Ainsi, l'étude de cas élargie (*extended case study*), axée sur des méthodes qualitatives avec des échelles temporelles, spatiales et sociales différentes, a-t-elle pour fonction la confirmation ou l'infirmation d'hypothèses – approche déductive – aussi bien que la production de nouveaux concepts et hypothèses – approche inductive [4].

Méthodes quantitatives

L'approche hypothético-déductive a recours généralement à des méthodes quantitatives, qui transforment des observations en unités « comptables » (variables continues ou catégorielles) et les comparent statistiquement à la distribution d'autres variables sous cette forme. Dans le passé, les recherches quantitatives en sociologie de la santé mentale se contentaient d'analyses menées avec des statistiques descriptives (tests et mesure de la corrélation entre variables, tels que le χ^2, le t-test, l'analyse de la variance [Anova], etc.). Aujourd'hui, le raffinement des hypothèses et la puissance des outils statistiques et des logiciels ont permis l'utilisation de différentes versions de l'analyse de régression multivariée, ajustée sur plusieurs variables permettant de prédire la valeur de la variable d'intérêt (variable dépendante). Ne seront donc présentées ici que ces dernières, le lecteur pouvant toutefois consulter des ouvrages de statistiques descriptives [14] pour en savoir plus.

La procédure sociologique est ancrée sur des théories (sociologiques). En présence d'une corrélation entre deux variables, le sociologue va chercher une explication en se référant à *une théorie déjà existante* et développer un modèle statistique pour expliquer l'association. Certains épidémiologistes, par exemple ceux influencés par M. Susser [19], proposent des démarches similaires à celle de la sociologie hypothético-déductive. Le modèle statistique requiert une modélisation conceptuelle : à savoir l'opérationnalisation, ou l'interprétation de la théorie en concepts ou notions (p. ex. « le stress », « la position sociale », « le soutien social »), eux-mêmes capables d'être indiqués par des variables dont la fiabilité et la validité ont été démontrées (p. ex. le score sur une échelle d'événements de vie, la place dans une stratification « socioprofessionnelle » telle que la découpent les catégories de l'Insee, la densité des relations qui unissent un réseau personnel). On rappelle que la validité est la capacité de l'outil à mesurer le concept d'intérêt (*construct*, ou le modèle conceptuel qui représente un phénomène, avec ses différentes dimensions et propriétés). Une échelle censée mesurer les symptômes de dépression évalue-t-elle en fait ce type de symptôme ou plutôt un vague mal-être mesuré aussi par des échelles qui ne ciblent pas les symptômes spécifiques de dépression ? Le choix des variables est aussi théorique. S'appuyant sur la manière dont la sociologie de Pierre Bourdieu conçoit la société (structurée en différentes fractions conflictuelles de « dominants » et « dominés »), la mesure de la position sociale pourrait être un ensemble d'indicateurs (signes culturels, niveau de scolarisation des parents ainsi que du sujet, type de réseau social, etc.) qui distingue une classe par opposition à une autre. Un ensemble d'indicateurs montrerait alors une association avec des variables, comme le risque, que la sociologie théorise comme étant inégalement distribué dans une société [10]. Un sociologue inscrit dans la tradition de la stratification sociale américaine, qui visualise une hiérarchie statique de strates, emprunterait le « SES » (*Socio-Economic Status*), variable construite à partir d'indicateurs de métier, de revenus et de niveau d'éducation. Le SES est aujourd'hui remis en question pour son incapacité à saisir les multiples dimensions de la position sociale. D'ailleurs, la société dans laquelle cette mesure a été développée a changé, comme le montre le niveau d'éducation, lequel ne traduit pas la volatilité économique contemporaine même pour les diplômés.

Une fois le modèle statistique construit, l'objectif est de le confronter à ce qui est observé.

Aujourd'hui, ces modèles relèvent presque toujours de la régression linéaire multiple (pour laquelle la variable dépendante est continue, par exemple : nombre de symptômes dépressifs ou nombre de jours pendant lesquels des symptômes dépressifs sont présents), bien que les sociologues, comme les épidémiologistes, utilisent de plus en plus les analyses de régression logistique (pour laquelle la variable dépendante est catégorielle, p. ex. présence/absence d'un épisode de dépression). Dans un raisonnement de falsification de l'hypothèse du départ, le chercheur essaiera de « faire disparaître », dans la mesure du possible, l'association de départ. Par exemple, si l'association se situe entre dépression à l'âge adulte et divorce des parents pendant l'enfance, est-il possible, en faisant entrer certaines variables dans le modèle, de montrer qu'il n'y a pas de relation causale entre les deux variables de départ? Cet exemple est bien illustré par le sociologue J. Mirowsky [12]. Il déploie deux démarches, *l'ajustement progressif des variables* (précurseurs et médiateurs), et *la modélisation des variables supposées interagir* (les variables modératrices) en prêtant attention à la chronologie des événements ou phénomènes représentés par des facteurs explicatifs et à l'adéquation des théories.

J. Mirowsky vérifie d'abord que les individus ayant eu l'expérience d'un divorce parental déclarent significativement plus (au niveau statistique) de symptômes dépressifs que les autres; dans cette recherche, on trouve effectivement 26,5 % de symptômes en plus. Ensuite, par un processus d'ajustement progressif, il rentre des variables médiatrices dans le modèle pour voir si elles ont un effet sur la variable dépendante, c'est-à-dire si elles réduisent ou amplifient l'association de départ. Il entre d'abord les *précurseurs* : variables qui indiquent une condition préexistante à la cause supposée, comme la précarité sociale des parents ou le niveau de scolarisation de la mère, qui à leur tour, auraient précipité le divorce. (En fait, les symptômes dépressifs ne changent pas avec l'introduction de ces deux variables précurseurs; l'association reste.) Sont ajoutées alors des variables médiatrices qui agissent *entre* la cause et l'effet. Par exemple, il est possible que le divorce interrompe les études de l'enfant, ce qui à son tour crée une situation de précarité économique à l'âge adulte, laquelle précipite une symptomatologie dépressive. Ayant finalement un modèle créé par ajustement progressif, il aboutit à une révision de l'explication théorique de l'association, sachant qu'il est rare qu'un seul médiateur explique une association. L'ajustement du modèle montre que la scolarisation et ses conséquences pour l'emploi et le niveau économique influencent la dépression, mais qu'une partie importante de la variance dans la variable dépendante n'est toujours pas expliquée. Le sociologue doit alors chercher des explications supplémentaires et mieux spécifier la notion de divorce. Quels aspects du divorce ont des conséquences? Le départ d'un parent? Le conflit précédent? L'interruption de la vie quotidienne? Le déclin dans le niveau économique du foyer? De cette façon, l'explication théorique va être progressivement affinée et de nouvelles hypothèses testées.

Le deuxième type de modélisation statistique, celui des modérateurs ou *interactions*, cherche à comprendre ce qui détermine la grandeur ou la direction de l'association. La différence entre un médiateur et un modérateur est conceptuelle autant que statistique. Le médiateur (p. ex. une rupture dans la scolarisation) est conçu comme étant une cause de la dépression. Le modérateur modifie le rapport entre cause et conséquence. Le soutien social peut modérer l'effet de la rupture scolaire et de la précarité dans l'emploi sur la dépression. Les interactions statistiques présentent des problèmes spécifiques pour l'analyse de régression qui sont développés ailleurs [13].

D'autres types d'analyses statistiques sont utilisés de plus en plus en sociologie de la santé mentale, notamment pour étudier les fluctuations de la santé mentale au cours de la vie (*cf.* les statistiques de modélisation des événements et du parcours de vie, ou encore le *Event History Analysis* dans l'analayse de données longitudinales) [6]. Le lecteur trouvera de bons exemples sur ce sujet dans des recueils récents [1, 16].

Méthodes qualitatives

On associe l'approche inductive avec les méthodes qualitatives, lesquelles utilisent une large gamme de matériaux sous forme non quantifiée (observations, brins de conversation, entretiens individuels et collectifs [*focus groupe*] avec les sujets ou des informateurs privilégiés; archives, cartes, photos, articles de journaux, etc.) pour comprendre des phénomènes sociaux ou culturels, leurs liens, et les logiques sous-jacentes à ces liens [3]. Les méthodes qualitatives peuvent incorporer des statistiques de base, mais portent plutôt l'accent sur les structures, le contexte et le sens donné aux phénomènes par les acteurs. Sont incluses sous cette rubrique des études de cas, dans lesquelles l'unité peut être aussi bien un individu, une communication (un discours psychotique), une institution, organisation ou système (un secteur de psychiatrie infanto-juvénile), un objet technique (la tomographie par émission de positons : TEP). Les ethnographies (des services d'urgence psychiatrique, d'une association de malades, des patients vivant dans la cité) et les monographies historiques (généalogie de l'ordre psychiatrique ou d'une nosographie) peuvent porter, elles aussi, sur des cas ou sur des questions plus larges. Comme pour la sociologie quantitative, la méthode comparative peut se substituer ici à la méthode expérimentale des sciences de la vie. Mais à la différence de cette première, analyser les données c'est aussi et en même temps les interpréter. Les ethnographies sont conçues de façon différente selon les unités et les échelles d'observation, les activités et interactivités des observés et des observateurs, la réflexivité du chercheur, le faisceau théorique qui oriente les stratégies de travail de terrain, etc. Pour une discussion de ces différents modèles, *cf.* [5, Postface].

La recherche qualitative est souvent considérée comme étant de nature exploratoire, préalable à la recherche quantitative. Un bon exemple est fourni par les entretiens et récits de vies approfondis menés par des sociologues qui ont pu donner lieu à la catégorisation et finalement à des échelles d'événements de vie pour élargir la recherche déjà entreprise en physiologie sur le stress. Mais elle peut, au contraire, être une fin en soi, comme le montrent les meilleures contributions à la sociologie de la santé mentale (les études de l'organisation de l'hôpital psychiatrique, l'analyse des politiques de santé mentale, l'histoire de la naissance de l'ordre psychiatrique, etc.). Nous présenterons d'abord un exemple d'une telle approche – l'ethnographie reposant sur l'observation participante – puis une démarche plus formalisée, qui est la théorie fondée (*grounded theory*). Les deux sont illustrées dans un manuel récent de textes recueillis et commentés [5]. Ensuite nous passerons en revue quelques autres méthodes.

Dans l'ethnographie anthropologique, le chercheur prend part à la vie de ceux qu'il observe, dans l'objectif de comprendre leurs logiques et leur culture, leurs perspectives et pratiques partagées. En observant ses propres interactions, le chercheur devient lui-même un outil, s'efforçant de comprendre les effets de genre, d'ethnicité, de position sociale, et autres statuts sur l'interaction même. L'ethnographie demande un travail de longue haleine, pour discerner les rituels et les sens, face aux flux en quoi consiste la vie sociale. Pour comprendre la vie et l'identité des personnes atteintes de troubles mentaux graves et vivant parmi les « normaux », suite à la désinstitutionnalisation, l'anthropologue S. Estroff a passé 2 ans à observer, suivre, et accompagner une quarantaine de patients ambulatoires [7]. Elle a participé à des groupes de parole, dîné avec eux au café plusieurs fois par semaine, observé leurs traitements médicamenteux et psychosociaux, les a visités chez eux et les a hébergés, si nécessaire. Pendant 6 semaines, elle a pris le même neuroleptique que la plupart des sujets. À un autre moment, elle a travaillé dans un atelier protégé, en tant que patiente (sans que l'équipe dirigeante ne sache qu'elle n'en était pas une). Ses observations minutieuses ont été enregistrées dans des centaines de pages de notes de terrain, avec des données très spécifiques (démographiques, ayant trait aux soins, etc.) sur chaque sujet et son interaction avec les autres. L'aspect ouvert de la méthode sur laquelle repose son œuvre désormais classique lui a permis de saisir ce que *les « clients » eux-mêmes* considéraient comme important à comprendre.

L'enjeu pour l'anthropologue dans cette situation est de comprendre la maladie mentale en dehors de sa définition psychiatrique et du sens commun. Que signifie vivre comme « malade mental » ? Quels sont les aspects socioculturels et le sens attribué au fait d'être « un malade mental » ? Estroff en vient à comprendre deux significations de l'étiquette que s'auto-appliquent ceux que les services de santé mentale considèrent comme étant des « clients ». Ces « clients » se désignent eux-mêmes comme « fous ». Et ici, la folie signifie à la fois la pathologie, la psychose, et les symptômes mentaux, mais aussi des circonstances interpersonnelles et socioculturelles, des conditions contradictoires, telles que le circuit dans lequel se trouvent les clients : pour survivre, pour accéder aux ressources, ils ne peuvent que jouer le rôle de « fou ». La chronicité se révèle ainsi moins la résultante de l'histoire naturelle d'une pathologie que celle d'un processus social.

L'approche inductive, intensive, approfondie et diachronique, qui permet à Estroff de tirer ces conclusions, partage beaucoup avec la démarche plus systématisée et épistémologiquement explicite de la théorie fondée, appelée aussi « induction analytique ». L'idée centrale de celle-ci est que les concepts et les hypothèses sont enracinés dans les données et émergent à travers un travail d'enquête continue, un va-et-vient entre le recueil de données, leur codage et la théorisation. Le codage, ou la catégorisation systématique, sans recours à des concepts préconçus, des données reportées dans les notes de terrain commence de façon assez ouverte et augmente en précision dès lors que la recherche avance. Le chercheur peut aussi choisir d'observer certains cas pour élaborer ces hypothèses (*theoretical sampling*), tout en portant l'attention à des phénomènes contraires qui astreignent à une révision des hypothèses. Par une comparaison constante des données, le chercheur arrive enfin à un point de saturation, où toute information nouvelle est redondante par rapport aux autres. Si la méthode déductive dépend de la représentativité d'un échantillon préétabli, le principe de saturation permet la construction graduelle d'un groupe, comme une mosaïque, à partir du travail de terrain. La saturation est accompagnée par la recherche de *cas négatifs* ou contre-exemples. Ceux-ci sont scrutés pour comprendre s'il s'agit de véritables exceptions ou s'ils traduisent des caractéristiques, significations, ou mécanismes jusque-là inaperçus. Ils peuvent conduire à un affinement ou ajustement des hypothèses et, éventuellement, des théories. Pour des illustrations de la théorie fondée et son application à la maladie chronique, voir [17, 18].

De nombreuses autres méthodes qualitatives mentales peuvent être appliquées en sociologie/anthropologie de la santé :

- de multiples méthodes existent pour analyser les *entretiens* : le *classement lexical* (recodage des textes sous forme de réponses multiples à la question de l'entretien ou question ouverte sur un questionnaire), le *classement global* ou *partiel* (identification manuelle des grands thèmes ou mots-clefs dans les entretiens). Le mode de classification et la grille de lecture des résultats (par exemple, hiérarchisée, structurelle, etc.) dépendront néanmoins de la perspective sociologique du chercheur ;
- les *méthodes biographiques*, reposant sur des récits de vie ou entretiens approfondis et souvent répétés, empruntent à la logique inductive présentée ci-dessus pour déceler et construire des typologies [20] ;
- *l'analyse de la communication* tente de saisir les cadres perceptifs, cognitifs et communicationnels du discours. Elle a pu pointer les mécanismes en jeu dans la désignation du « fou » aussi bien que révéler la dynamique du rapport clinicien-patient ou encore le façonnement social du discours psychotique (quelques exemples sont publiés dans [8]) ;
- les méthodes empruntées aux *science studies,* relativement récentes en sociologie/anthropologie de la maladie mentale, permettent de comprendre la production des savoirs et des techniques en psychiatrie [9]. Elles croisent certaines méthodes présentées ci-dessus mais posent leurs propres questions d'épistémologie, rejoignant les débats sociologiques sur le réalisme ou le degré de construction sociale des objets, mais sous un angle renouvelé.

La recherche qualitative pose toujours des problèmes épistémologiques particuliers quand l'objet étudié est le trouble mental : le statut de la parole, les rapports de pouvoir sous-jacents (chercheur-sujet, institution-malade, etc.), la surdétermination du sens et l'autorité (par la construction du texte) du récit du chercheur, entre autres. Dans une analyse quantitative, ces problèmes sont d'une certaine manière submergés par la représentation statistique déjà accomplie. Le travail de terrain en psychiatrie pose aussi pour le chercheur des problèmes de déontologie (confidentialité des données mais aussi besoin de reconnaître quand le sujet est en danger ou tout simplement n'est pas en état pour continuer un entretien), traités différemment selon les pays.

Quelques réflexions sur la mesure

Enfin, selon l'objectif de la recherche, la sociologie/anthropologie partage certains problèmes avec l'épidémiologie, la psychologie et la psychiatrie en matière de mesure de la psychopathologie et de la santé mentale. Les mesures de la maladie mentale ont évolué, des indicateurs d'hospitalisation à la désignation des « cas » par le psychiatre ou d'autres experts, aux échelles de détresse ou de symptômes, puis aux diagnostics (depuis un quart de siècle), généralement réalisés grâce à des entretiens structurés et standardisés. L'approche dimensionnelle (les échelles) est préférée par certains sociologues aux désignations dichotomiques de cas (p. ex. déprimé *vs* non déprimé, etc.) car elle permet statistiquement de mieux saisir les variations structurelles (la position sociale, le niveau d'éducation, etc.) associées à la santé mentale et elle est plus sensible aux changements et au degré de gravité. Enfin, le diagnostic tend à confondre les renseignements concernant les symptômes, les causes et les conséquences de la détresse [13]. Et on le préférera quand ce sont ses conséquences sociales qui intéressent le chercheur : l'accès aux indemnités, l'orientation vers un type de thérapie, les effets de la stigmatisation et de la situation de handicap, etc.

Conclusion

Les recherches sociologiques et anthropologiques, loin d'être une application automatique des techniques, dépendent d'un regard particulier du flux qui est le monde social. Le lecteur intéressé peut approfondir sa connaissance des débats méthodologiques et théoriques et du pluralisme des formes de raisonnement dans ces disciplines, dans deux ouvrages de référence [2, 15] ainsi que dans les manuels de sociologie de la santé mentale [1, 16].

Références

[1] Aneshensel CS, Phelan JC, Bierman A. Handbook of the Sociology of Mental Health, 2nd ed. New York : Kluwer Academic/Plenum Publishers; 2013.

[2] Berthelot JM. L'intelligence du social. Paris : PUF; 1990.

[3] Blanchet A, Ghiglione R, Massonat J, et al. Les techniques d'enquête en sciences sociales : Observer, interviewer, questionner. Paris : Dunod; 2013.

[4] Burawoy M. The extended case method. Sociol Theory 1998; 16 : 4-43.

[5] Cefaï D. L'enquête de terrain. Textes réunis, présentés et commentés. Paris : La Découverte/MAUSS; 2003.

[6] Courgeau D, Lelièvre E. Analyse démographique des bibliographies. Paris : Ined; 1989.

[7] Estroff S. Le labyrinthe de la folie. Ethnographie de la psychiatrie en milieu ouvert et de la réinsertion. Le Plessis-Robinson : Synthélabo, coll. « Les empêcheurs de penser en rond »; 1998.

[8] Joseph I, Proust J. La Folie dans la Place. Paris : École des hautes études en sciences sociales; 1996.

[9] Latour B. La science en action : Introduction à la sociologie des sciences. Paris : La Découverte; 2005.

[10] Lovell AM. Risking risk : the influence of types of capital and social networks on the injection practices of drug users. Soc Sci Med 2002; 55 : 109-27.

[11] Lovell AM. État des lieux de la recherche en sociologie et anthropologie des maladies mentales et de la santé mentale. Paris : Centre de recherche psychotropes, santé mentale, société – CESAMES; 2003 (DGS Contrat n° 501 et MiRE, Drees).

[12] Mirowsky J. Analyzing associations between mental health and social circumstances. In : Aneshensel CS, Phelan JC, editors. Handbook of the Sociology of Mental. New York : Health Kluwer Academic/Plenum Publishers; 1999. p. 105-23.

[13] Mirowsky J, Ross CE. Psychiatric diagnosis as reified measurement. J Health Soc Behav 1989; 30 : 114-25.

[14] Novi M. Introduction aux méthodes statistiques en sociologie. Paris : PUF; 1998.

[15] Passeron JC. Le raisonnement sociologique. Paris : Nathan; 1991.

[16] Scheid TL, Brown TN. A Handbook for the Study of Mental Health. Social Contexts, Theories, and Systems, 2nd ed. Cambridge : Cambridge University Press; 2013.

[17] Strauss A. La trame de la négociation. Paris : L'Harmattan; 1992.

[18] Strauss AL. Qualitative Analysis for Social Scientists. Cambridge : Cambridge University Press; 1987.

[19] Susser M. Causal Thinking in the Health Sciences. Concepts and Strategies of Epidemiology. New York : Oxford University Press; 1973.

[20] Verhaegen L. Quelques éléments pour une analyse des nouvelles carrières psychiatriques. Sociologie et Sociétés 1985; 17 : 51-60.

4.8 Méthodologie des essais thérapeutiques en psychiatrie

B. Falissard

L'évaluation des thérapeutiques à l'aide d'essais cliniques est aujourd'hui considérée comme une évidence. La sortie il y a quelques années d'une expertise collective Inserm [1] sur l'évaluation des psychothérapies a cependant relancé la polémique sur l'applicabilité de ces essais cliniques à la psychiatrie et, en particulier, à l'évaluation des psychothérapies. Des personnages importants de notre pays ont pris position à ce sujet en affirmant que « La souffrance psychique n'est ni évaluable, ni mesurable » [2].

L'objectif est ici de montrer que c'est l'évaluation d'une thérapeutique en général qui pose problème (problème qui n'est d'ailleurs pas encore totalement réglé), le domaine de la psychiatrie a certes des spécificités, c'est incontestable, mais elles ne sont somme toute que marginales.

Pour atteindre cet objectif nous allons considérer successivement quatre grands types de problèmes méthodologiques inhérents à l'évaluation de toute thérapeutique [3] : la définition des traitements à comparer, la définition des critères d'inclusion et d'exclusion des patients pris en charge, la définition des critères d'efficacité et la comparabilité des différents groupes de traitement.

Définition des traitements à comparer

Contrairement à ce que l'on pense souvent, la définition des traitements à comparer pose souvent problème dans les essais cliniques, y compris en médecine somatique : en cancérologie, par exemple, les pratiques de références ne sont pas toutes consensuelles; doit-on comparer un nouveau produit à une première, deuxième, troisième ligne de chimiothérapie(s), et à quelle posologie? Doit-on associer au médicament une radiothérapie ou une chirurgie?

Pour une thérapeutique psychiatrique, la question prend souvent la même allure. Pour un traitement médicamenteux, l'analogie semble aller de soi. Pour une psychothérapie, la situation est peut-être encore plus complexe : il existe plusieurs centaines d'approches psychothérapeutiques; à la limite chaque psychothérapeute pratique sa propre forme de thérapie. Certes cela complique singulièrement la méthodologie. Il n'y a pourtant là rien de rédhibitoire, en effet :

- l'hétérogénéité des pratiques n'est tout de même pas totale, il existe bien un noyau commun aux différentes thérapies comportementales et cognitives; il en est de même pour les thérapies psychanalytiques brèves;
- les psychothérapies ne sont pas les seules thérapeutiques à présenter cette spécificité : les chirurgiens ont une pratique qui s'inscrit aussi dans la singularité, personne ne considère cependant que les interventions chirurgicales ne peuvent (ou ne doivent) pas être évaluées;
- si évaluer une psychothérapie impose effectivement de définir avec un minimum de précision les cadres thérapeutiques à comparer, l'expérience prouve qu'un tel effort de mise à plat des pratiques est souvent salutaire et source de progrès.

Définition des critères d'inclusion et d'exclusion

Cette question renvoie à la notion de phénotype clinique, de maladie. On remarquera à ce propos que la nature catégorielle des phénotypes ou des maladies n'est pas une évidence; en effet, les processus physiopathologiques sous-jacents aux maladies obéissent souvent à une logique dimensionnelle. Il en est d'ailleurs de même pour de nombreux troubles : l'asthme, la dépression, l'arthrose de hanche peuvent être considérés avec une gradation d'intensité. Cela peut se concevoir également pour des pathologies cancéreuses, où les formes *in situ*, voire les simples dysplasies, peuvent être considérées comme d'intensité intermédiaire.

En fait, c'est la thérapeutique, et non la physiopathologie, qui a dicté le caractère catégoriel des maladies. Si, dans l'arthrose de hanche, on peut envisager un *continuum* d'intensité de la pathologie (correspondant à un *continuum* de destruction du cartilage), la décision de poser une prothèse totale de hanche ne pourra être, elle, que binaire, donc catégorielle. Ainsi, c'est dans le but de faciliter l'opérationnalisation de la décision thérapeutique que la nosographie médicale est construite sur la base de catégories.

La caractérisation des maladies, la définition de critères diagnostiques est une tâche qui passionne les cliniciens et l'on dispose aujourd'hui, en médecine somatique comme en psychiatrie, de systèmes critériologiques opérationnels, sinon consensuels. On pensera, par exemple, à la Classification internationale des maladies de l'Organisation mondiale de la santé (OMS). Les sociétés savantes sont aussi très actives dans ce domaine. L'*American College of Rheumatology* a ainsi établi une liste bien connue de 11 critères pour formuler le diagnostic de lupus érythémateux systémique (disséminé). L'*American Psychiatric Association* a élaboré, quant à elle, un *Diagnostic and Statistical Manual* lui aussi très utilisé.

Si ces systématisations manquent souvent de finesse dans l'explicitation des tableaux cliniques, elles ont la vertu d'homogénéiser les diagnostics et sont de ce fait très utiles pour la recherche. Qui plus est, elles bénéficient généralement d'un minimum de validation expérimentale, sur la base d'une bonne homogénéité des patients au sein des catégories diagnostiques choisies et d'une capacité discriminante intéressante en termes de choix thérapeutique et de pronostic.

Ces classifications doivent cependant éviter le piège de l'excès d'académisme. Les noms des maladies sont en effet non seulement utilisés par les acteurs de la recherche clinique et épidémiologique, mais aussi par les médecins praticiens et par les citoyens. Il est indispensable que ces derniers ne perdent pas complètement leurs repères à l'occasion d'une évolution de la nosographie. On pensera à ce propos à la quasi-disparition des notions de névrose et de psychose dans le DSM.

Revenons maintenant à notre question : quels patients doit-on inclure dans les études d'évaluation des thérapeutiques psychiatriques ? Pour les études médicamenteuses, les critères du DSM sont généralement utilisés tels quels, ils ont le mérite d'être le plus souvent simples et raisonnables. En ce qui concerne les psychothérapies, il faut d'une part adopter des critères de sélection compatibles avec les cadres conceptuels que les psychothérapeutes utilisent au quotidien, il faut en outre que ces critères soient suffisamment reproductibles. La tâche est d'autant plus ardue que des cadres psychothérapeutiques différents peuvent s'intéresser à des aspects différents de la souffrance psychique : symptômes ou mal-être existentiel par exemple ; ils relèvent donc potentiellement de critères de sélection différents. De prime abord le challenge est impossible à tenir. En pratique, les critères du DSM sont généralement utilisés ici aussi et on pourrait sûrement espérer mieux. Ces critères ont cependant l'avantage de permettre les comparaisons de résultats d'études réalisées dans des pays différents, ils sont par ailleurs assez efficaces pour caractériser les pathologies psychiatriques les plus classiques (troubles dépressifs, anxieux, schizophréniques). Au demeurant, cela n'empêche pas de promouvoir la réalisation d'études où les critères d'inclusion seraient moins standardisés et plus proches de ceux utilisés « en situation réelle ». L'évaluation du médicament évolue d'ailleurs actuellement dans cette direction, en psychiatrie ainsi que dans les pathologies somatiques.

Définition des critères d'efficacité

Il est d'usage de considérer que les critères d'efficacité utilisés dans les essais portant sur des pathologies psychiatriques sont subjectifs, alors qu'ils seraient objectifs dans les essais portant sur des pathologies somatiques. C'est en réalité inexact.

Dans l'asthme, par exemple, les critères d'efficacité des thérapeutiques sont actuellement le VEMS (Volume expiré maximum seconde) et la qualité de la vie. Ces deux types de critères correspondent à deux situations fort différentes. Dans le premier cas il s'agit effectivement d'une variable biologique objective, dans le second cas il s'agit en revanche d'un concept subjectif assez vague. Les notions de subjectivité et d'objectivité introduites ici le sont d'ailleurs bien à propos : le terme « subjectif » est en effet défini comme « ce qui concerne le sujet en tant qu'être conscient » [6] ; on oppose ainsi classiquement la subjectivité (relative au sujet pensant) à l'objectivité (relative à l'objet pensé). Le VEMS est bien relatif au poumon et à son fonctionnement (objet pensé), la qualité de la vie, elle, ne peut être que celle d'un sujet pensant.

Une question se pose d'ailleurs à ce stade : en recherche médicale, les mesures subjectives peuvent-elles revendiquer un statut de scientificité comparable à celui des mesures objectives ?

Cette question peut apparaître très ambitieuse, il est cependant possible d'y répondre « oui » sans trop de difficultés [4] (*cf.* également chapitre 9.3). En effet, les préjugés souvent rencontrés du type : « les mesures subjectives sont peu reproductibles », « on ne sait jamais vraiment ce qui est mesuré » ne résistent pas longtemps à la critique : à l'argument « les mesures subjectives sont peu reproductibles », on objectera que la pression artérielle mesurée manuellement au brassard (mesure objective) est réputée pour sa non-reproductibilité, alors que des mesures subjectives, si elles sont réalisées dans des conditions méthodologiques rigoureuses, peuvent montrer des niveaux d'accord interjuges élevés [5] ; l'argument « avec une mesure subjective, on ne sait jamais vraiment ce qui est mesuré » est plus délicat à réfuter. Si l'on prend l'exemple de la tristesse, il est vrai que cette caractéristique subjective est difficilement définissable. Le dictionnaire *Le Robert* propose ainsi : la tristesse est un « état affectif, pénible, calme et durable ». Or, si cette définition correspond bien à de la tristesse, elle correspond aussi au remords. Le point important est cependant que malgré cette difficulté de définition, il est évident pour toute personne parlant français que les mots « tristesse » et « remord » ont un sens différent. Ceci prouve bien l'existence d'un sens précis à attribuer au mot « tristesse ». À l'opposé, le temps est une notion objective mesurée quotidiennement, mais comment définir le temps ? On ne sait, au bout du compte, pas nécessairement mieux ce que l'on mesure quand on mesure certaines caractéristiques objectives que lorsqu'on mesure certaines caractéristiques subjectives.

À la lumière de ces réflexions, nous constatons donc que si l'on entend parfois, à propos de l'évaluation des thérapeutiques en psychiatrie et en particulier des psychothérapies, que « la souffrance psychique ne peut se mesurer », il s'agit là d'un malentendu (doublé parfois d'une attitude défensive vis-à-vis de la chose numérique). La souffrance psychique ne peut se résumer à un nombre, bien évidemment. Cependant, il nous arrive tous les jours de considérer que « Mme X va beaucoup mieux » ou que « Mme X va plus mal ». Plutôt que de se limiter à de tels qualificatifs, on peut aussi tenter de représenter numériquement l'amélioration ou la dégradation de Mme X. Ces évaluations numériques ont pour avantage de faciliter la comparaison de groupes de patients, elles ont pour principal inconvénient de ne pas être congruentes avec nos représentations habituelles de l'état psychique de nos patients. Bien sûr, la prudence s'impose lors du choix et de l'interprétation de telles mesures qui, on ne le répétera jamais assez, ne sont que de simples représentations du niveau de souffrance psychique – par exemple – du sujet. Pour clore ce paragraphe, rappelons enfin que la question du critère d'efficacité se pose de façon toute aussi aiguë dans les spécialités somatiques : que vaut une augmentation de survie de 3 mois quand elle est au prix d'un traitement entraînant pendant 6 mois des effets secondaires majeurs ? Rappelons aussi que si le nombre est définitivement considéré par certains comme incompatible avec les problématiques de santé mentale, rien ne les empêche d'utiliser des critères d'évaluation moins controversés comme la survenue d'une rechute, d'une tentative de suicide ou d'une hospitalisation.

Comparabilité des différents groupes de traitement

Dans un essai thérapeutique, la comparabilité des groupes de sujets est traditionnellement garantie par le recours à la statistique ainsi que par l'attribution aléatoire des traitements à comparer. Ce tirage au sort, utile car il permet d'éliminer la quasi-totalité des sources de bais, peut poser problème : les patients ne sont *a priori* pas neutres vis-à-vis des différentes modalités de prise en charge psychothérapeutique ; ne pas les laisser libres de leur choix, c'est interférer avec le processus de soin et donc modifier potentiellement son efficacité. Il y a du vrai dans un argument de ce type. Cependant, d'une part il est des situations où cette source de biais n'est plus un problème : si une thérapie clairement étiquetée n'est pas plus efficace à court, moyen et long terme qu'une absence de prise en charge, on ne peut pas évoquer le problème de la randomisation pour expliquer cette absence d'effet, car le tirage au sort devrait logiquement dégrader davantage, par dépit, les patients qui ne bénéficient pas de la prise en charge patentée. D'autre part, si le tirage au sort est considéré comme insupportable, il est toujours possible de réaliser des études non randomisées : les résultats sont plus délicats à interpréter, les analyses sont plus complexes, mais c'est incontestablement bien mieux que de ne rien faire.

Conclusion

L'évaluation d'une thérapeutique est toujours un problème complexe, qui ne possède, en médecine somatique comme dans le domaine des thérapeutiques psychiatriques médicamenteuses ou des psychothérapies, aucune solution définitive. L'étude de cas cliniques, de trajectoires de patients en cours de thérapie est parfois source de renseignements intéressants, elle ne peut cependant se substituer à la comparaison de groupes de patients pris en charge selon des modalités différentes. Il arrive que les limites méthodologiques que nous venons d'examiner rendent l'interprétation des résultats difficile, voire impossible. Il arrive tout aussi souvent que, malgré ces mêmes limites, les conclusions soient claires.

Références

[1] Inserm. Psychothérapies, trois approches évaluées. Paris : Inserm; 2004.
[2] Douste-Blazy P. Discours du; 4 février 2005.
[3] Falissard B. Comprendre et utiliser les statistiques dans les sciences de la vie, 3e éd. Paris : Masson; 2005.
[4] Falissard B. Mesurer la subjectivité en santé : perspective méthodologique et statistique. Paris : Masson; 2001.
[5] Loze JY, Falissard B, Limosin F, et al. Validation of a new diagnostic procedure for DSM-IV axis I disorders. Int J Methods Psychiatr Res 2002; 11 : 134-41.
[6] Robert P. Le Nouveau Petit Robert Dictionnaires. Paris : Le Robert; 1996.

4.9 Recherche pharmacologique et psychotropes

J. Benyaya

On sait que les premiers médicaments du traitement des troubles mentaux, les psychotropes, ne sont pas nés d'une démarche scientifique expérimentale mais du hasard, de l'observation clinique, de la perspicacité et de la sagacité de médecins cliniciens comme J. Delay, P. Deniker, R. Kühn, J. Cade, T. Okuma, P.A. Lambert, pour ne citer que ceux-là… En ce sens, l'histoire de la psychopharmacologie est bien connue et a fait l'objet d'un traité en trois volumes [16].

À partir des premières observations et de l'utilisation thérapeutique de ces substances sont nés de nouveaux médicaments : la structure des premières molécules a servi de *modèle* pour la conception de nouvelles entités. On trouvera des exemples assez parlants dans l'article retraçant l'histoire des thioxanthènes et des butyrophénones dans l'ouvrage cité plus haut [11].

La mise en évidence de quelques propriétés pharmacodynamiques (analgésie, sédation, propriétés antiémétiques, propriétés anticholinergiques) a permis de concevoir les premiers *modèles* animaux, assez simples à mettre en œuvre pour, dans une série chimique donnée, sélectionner les substances les plus actives qui pourront intéresser le domaine thérapeutique.

Le passage du *modèle* «animal entier» à des organes isolés puis à des préparations tissulaires a permis la mise en évidence de l'action de ces substances sur la neuromédiation et sur le devenir des neuromédiateurs :

- fixation sur les récepteurs membranaires;
- inhibition de leur capture;
- inhibition de leur catabolisme.

C'est à partir de ce moment que s'est établi le rapport dialectique des effets thérapeutiques et des mécanismes d'action pour construire les premières hypothèses de la «psychiatrie biologique» :

- hypothèse dopaminergique des troubles schizophréniques;
- et hypothèse noradrénergique puis sérotoninergique des troubles dépressifs.

C'est sur la base de ces hypothèses que les modèles animaux mis en œuvre dans les méthodes d'étude pharmacodynamique ont été élaborés. Les entités chimiques sélectionnées serviront de *modèle moléculaire* pour établir les pharmacophores et conduire à la synthèse de nouvelles molécules incluant, dans leur structure, le pharmacophore établi.

Ces dernières sont candidates au statut de médicament et le deviendront après avoir effectué «une longue marche» selon l'expression de D. Ginestet.

L'évolution des connaissances physiopathologiques permet l'élaboration de *nouvelles hypothèses* comme l'activité des médicaments antiépileptiques réductrice du *Kindling* électrique ou cocaïnique chez le rat et l'action réductrice des régulateurs de l'humeur sur ce même *Kindling* : l'évolution des épilepsies sert ainsi de modèle à l'évolution des troubles bipolaires de l'humeur.

Les modèles et leur mise en œuvre

Selon P. Rossignol [19] :

> « Un modèle est défini comme une chose, une personne, qui grâce à ses caractéristiques, à ses qualités peut servir de référence à l'imitation ou à la reproduction.
> C'est le représentant type d'une catégorie.
> C'est un système physique, logique, représentant les structures essentielles d'une réalité, et capable à son niveau d'en reproduire ou d'en expliquer le fonctionnement. »

Il s'agira donc de modèles animaux, organismes entiers, organes isolés, préparations tissulaires, cellulaires, enrichies en récepteurs ou en transporteurs des neuromédiateurs, représentant le fonctionnement normal ou altéré chez l'homme.

Il s'agira donc, pour la conception chimique du médicament ou *drug design* de modèles moléculaires :

- structure moléculaire à imiter à partir d'une structure déjà existante ;
- substance naturelle ;
- pharmacophore supposé.

Le *pharmacophore* est un mot forgé par P. Ehrlich pour désigner la partie de la molécule qui va se fixer sur la structure cible de la matière vivante, le récepteur. Le pharmacophore est constitué par un enchaînement d'atomes, de radicaux, responsable de l'activité.

Un des pharmacophores les plus connus est celui des curares myorésolutifs (figure 4.7).

Modèles et modelage structural des substances actives

À partir d'un chef de file, médicament déjà existant

Une molécule, devenue médicament et ayant prouvé son efficacité, est un modèle à imiter dans sa structure pour la création de nouvelles entités chimiques.

L'activité portée par ce chef de file se retrouverait dans des molécules structurellement analogues qui sont obtenues par des variations sur les substituants de la formule développée.

En général les modifications visent, par exemple, à :

- augmenter la lipophilie pour un meilleur franchissement de la barrière hématoencéphalique (BHE) ;
- diminuer la sensibilité aux enzymes dégradant le médicament ;
- favoriser une conformation ayant plus d'affinité pour son récepteur.

Les exemples sont innombrables :

- neuroleptiques de la famille des phénothiazines : chaîne latérale substituant l'azote ;
- neuroleptiques de la famille des thioxanthènes : analogues structuraux des phénothiazines ;
- neuroleptiques de la famille des butyrophénones ;
- antidépresseurs imipraminiques ;
- anxiolytiques de famille des benzodiazépines.

Cette méthode de « production » est souvent décriée, mais elle a l'avantage d'élargir le choix thérapeutique quand on considère un patient dans sa singularité et non un échantillon de population de patients avec le risque « d'exclure tous les faits qui n'appartiennent pas au registre moyen » selon D. Ginestet.

Modifications isostériques des cycles constitutifs de la molécule « chef de file »

L'imipramine, antidépresseur de référence, dérivait déjà de la promazine par remplacement du soufre nucléaire par un groupement éthylène CH_2-CH_2 spatialement équivalent. L'activité en fut bouleversée.

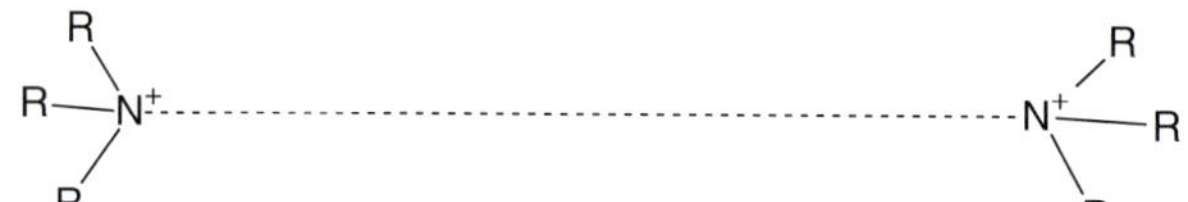

Figure 4.7 Deux ammoniums quaternaires distants de 14 angströms (Å).

Les neuroleptiques de la famille des thioxanthènes proviennent du remplacement de l'azote de l'hétérocycle thiazine par un carbone doublement lié (figure 4.8) [11].

L'introduction d'une double liaison carbone-carbone entraîne la possibilité d'une isomérie cis (Z)/trans (E) : les substituants des atomes de carbone concernés peuvent se trouver du même côté (cis) ou de part et d'autre (trans) de la double liaison (figure 4.9). Seuls les isomères cis (Z) sont antagonistes des récepteurs dopaminergiques et actifs dans le traitement des psychoses.

T. Crow a mis à profit cette propriété pour élaborer son hypothèse dopaminergique des schizophrénies et leur « partage clinique ».

Contraction des cycles

L'exemple historique de modification structurale par contraction d'un cycle, pour aboutir à une activité plus précise, est constitué par le passage du cycle « barbiturique » diazoté à 6 sommets à un cycle « hydantoïne » diazoté à 5 sommets (figure 4.10). Dans ce cas en effet, les propriétés anticonvulsivantes du phénobarbital sont conservées mais les propriétés hypnosédatives sont considérablement réduites.

Ce modèle de modification structurale est inséparable de la constitution d'un modèle animal isomorphe des crises convulsives déclenchées chez le rat ou la souris par choc électrique cérébral, transauriculaire ou transcornéen, et prédictif de l'activité antiépileptique d'une substance.

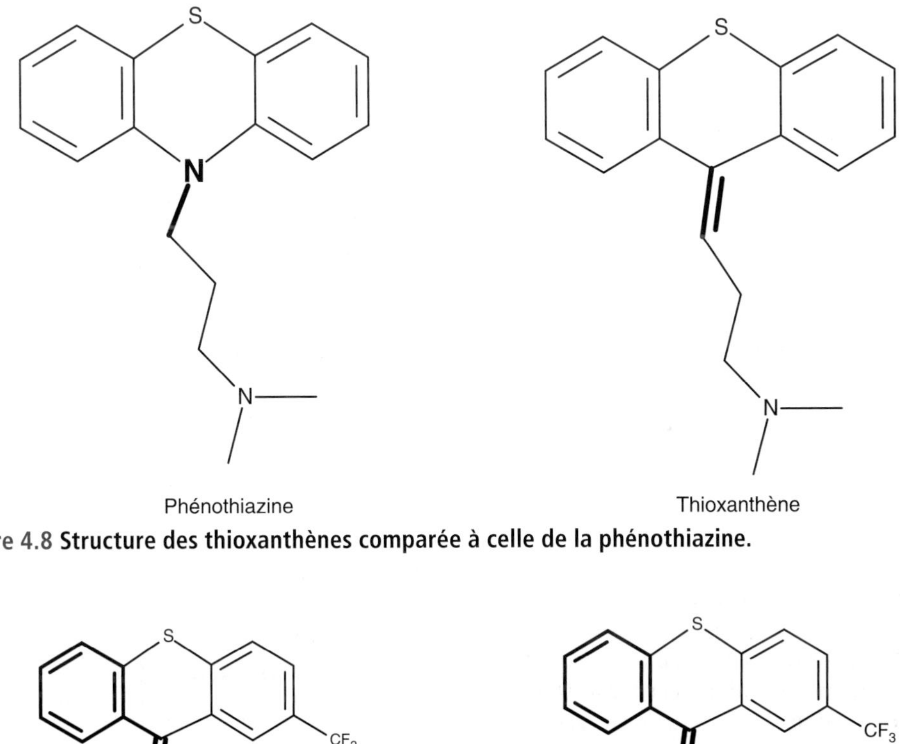

Figure 4.8 Structure des thioxanthènes comparée à celle de la phénothiazine.

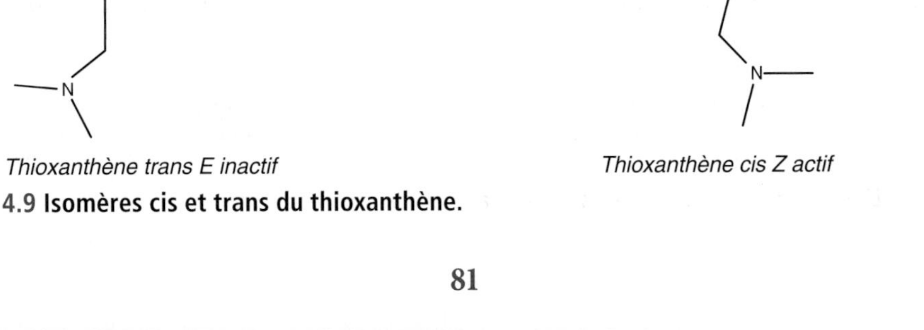

Figure 4.9 Isomères cis et trans du thioxanthène.

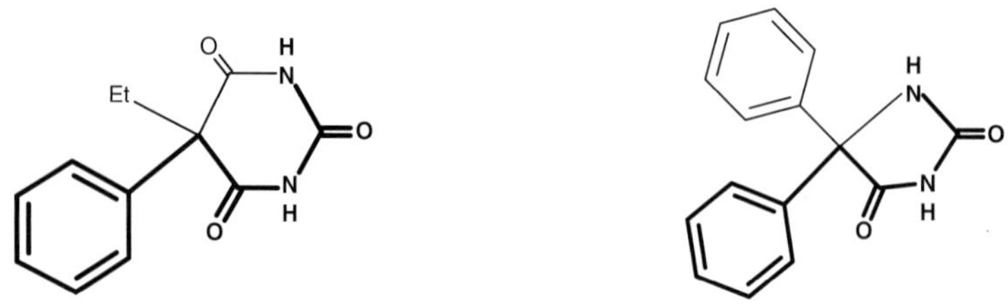

Phénobarbital Diphényl-hydantoïne

Figure 4.10 Contraction du cycle « barbiturique » diazoté (6 sommets) en cycle « hydantoïne » diazoté (5 sommets).

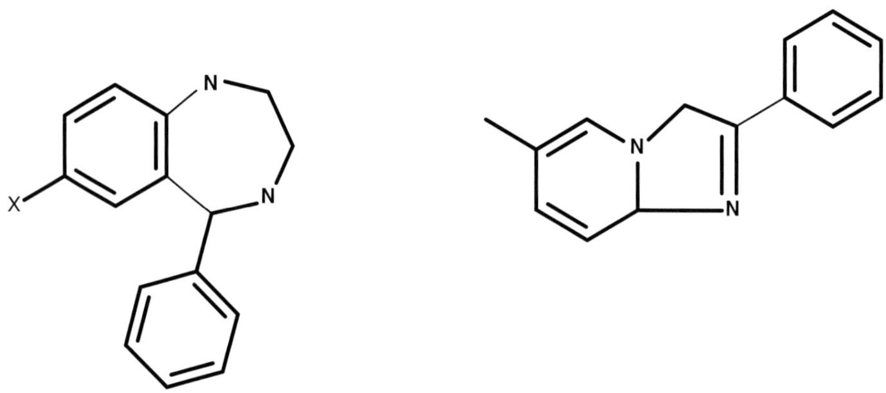

Benzodiazépine Imidazopyridine

Figure 4.11 Structures comparées des benzodiazépines et de l'imidazopyridine.

Benzodiazépine et imidazopyridine

La recherche de médicaments anxiolytiques ou hypnotiques peut prendre comme modèle moléculaire le cycle benzodiazépine 1-4 et chercher à le contracter pour en diminuer l'encombrement spatial et favoriser sa liaison sur le site faisant partie du récepteur GABA A.

La relation structure activité benzodiazépine - imidazopyridine témoigne d'une démarche de *drug design* très élégante. En effet, tout se passe comme si le cycle diazoté à 7 sommets diazépine était compacté en un cycle à 5 sommets avec 2 hétéroatomes d'azote [imidazole] ; de ce fait, un hétéroatome d'azote se retrouve dans le cycle benzénique pour donner un noyau pyridine (figure 4.11). On comprend que cette « benzodiazépine compactée » ait une affinité pour le site benzodiazépine du récepteur gabaergique. L'hypnotique appartenant à cette famille chimique est le zolpidem.

Extension de cycle

Le passage d'un hétérocycle à 6 sommets avec 2 hétéroatomes d'azote des neuroleptiques de la famille des phénothiazines à un hétérocycle à 7 sommets avec 2 hétéroatomes d'azote a conduit à un nouveau médicament d'activité originale, la clozapine (figure 4.12).

Le remplacement isostérique d'un noyau aromatique « phényle » dans la clozapine par un hétérocycle soufré ayant aussi des propriétés aromatiques a conduit à l'olanzapine (figure 4.12).

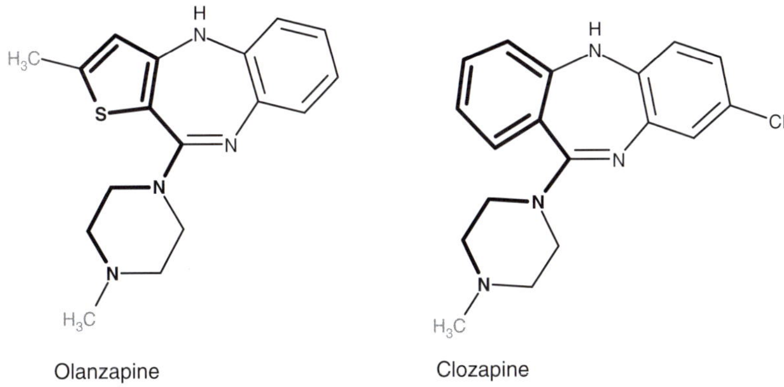

Figure 4.12 Structure de l'olanzapine et de la clozapine.

Neuromédiateur en tant que modèle moléculaire [10]

On sait que les neuromédiateurs ne franchissent pas la BHE. En effet, si ces neuromédiateurs présents à la périphérie la franchissaient, plus aucune régulation de la biosynthèse de la dégradation et de la recapture et de la sensibilité des récepteurs ne serait possible.

Il faut donc imiter la structure du neuromédiateur et synthétiser un composé capable de traverser la BHE, en augmentant sa lipophilie par greffage de chaînes carbonées par exemple.

Cas du GABA (figure 4.13)

Les propriétés fondamentales inhibitrices de la mise à feu neuronale du GABA sont à l'origine de la recherche de substances hypnosédatives, anxiolytiques et anticonvulsivantes.

Le premier analogue structural du GABA est l'acide gamma hydroxybutyrique, anesthésique général venant des travaux de H. Laborit.

Le deuxième, l'acide dipropylacétique ou acide valproïque, a été découvert par hasard par G. Carraz.

L'imitation de la structure du GABA avec rigidification de la chaîne carbonée, dans la gabapentine, empêchant ainsi la libre rotation du carbone gamma, permet de limiter l'adoption de diverses conformations qui ont moins d'affinité pour le récepteur.

On remarquera dans les molécules de gabapentine, de prégabaline et d'acide valproïque, la présence de chaînes carbonées leur conférant une importante lipophilie. Leur activité est antiépileptique. La manipulation de la structure dans le cas du gaboxadol conduit, là, à une substance hypnotique.

Cas de la sérotonine

Le noyau indole portant une chaîne latérale aminée de la sérotonine, se retrouve dans de nombreuses molécules d'origine naturelle, alcaloïdes d'action centrale.

La structure de la sérotonine a été imitée pour la conception d'un célèbre inhibiteur de la recapture de cette monoamine, l'indalpine (figure 4.14).

La commercialisation de l'indalpine a dû être interrompue pour des raisons de toxicité.

Le motif de la sérotonine ou d'un motif isostère a été inclus dans les structures d'antipsychotiques atypiques pour conférer une affinité pour une variété de récepteurs sérotoninergiques. On remarquera que le pharmacophore de P. Janssen se retrouve aussi [2].

Ce motif « sérotonine » est présent dans d'autres substances comme l'oxypertine, neuroleptique agissant comme la réserpine ou la tétrabénazine par déplétion des vésicules de stockage de la dopamine et de la sérotonine (figure 4.15).

Cas de la mélatonine

La progression des connaissances physiopathologiques des états dépressifs a fait naître une nouvelle hypothèse, celle d'un dérèglement

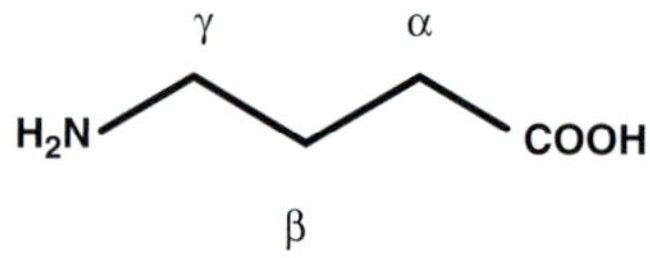

Acide gamma aminobutyrique

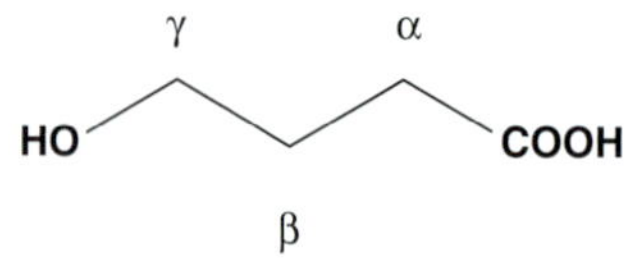

Acide gamma hydroxybutyrique

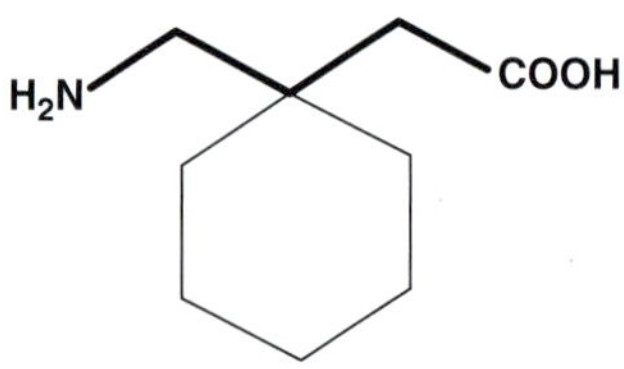

Gabapentine

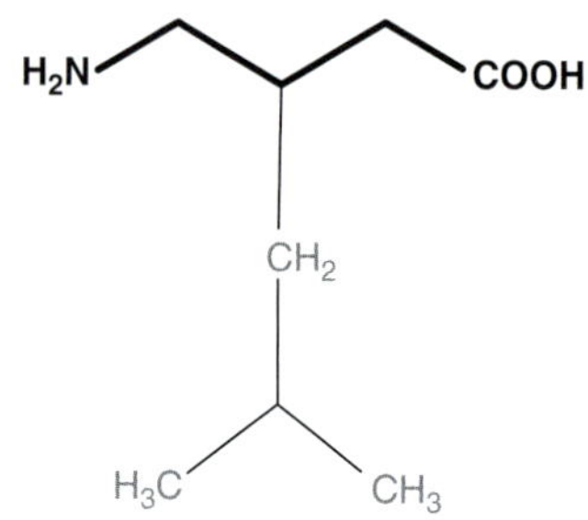

Prégabaline

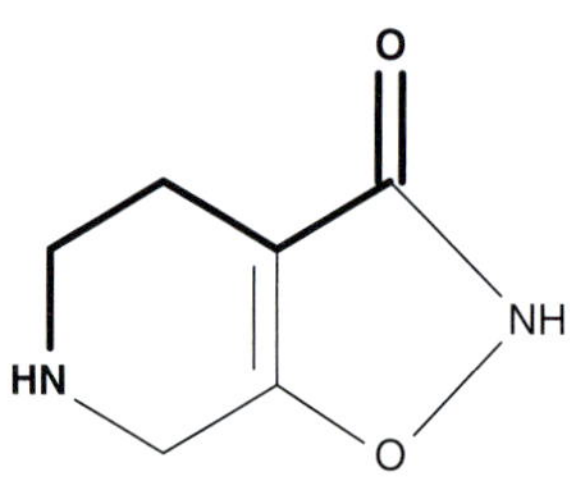

Gaboxadol

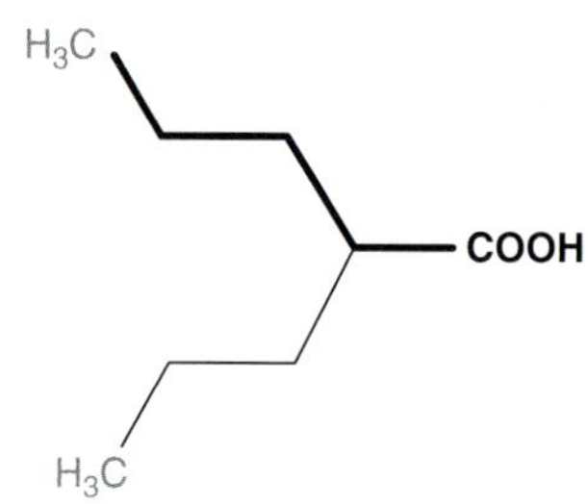

Acide valproïque

Figure 4.13 Exemples de composés synthétisés selon le modèle du GABA.

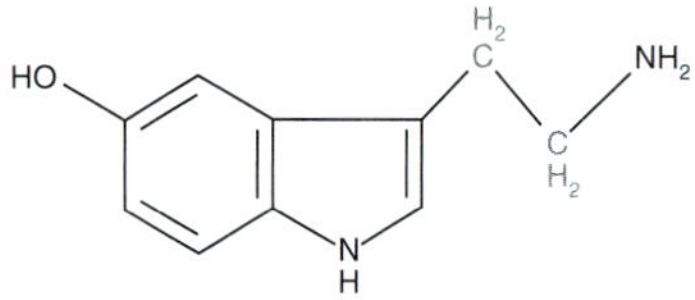

Sérotonine

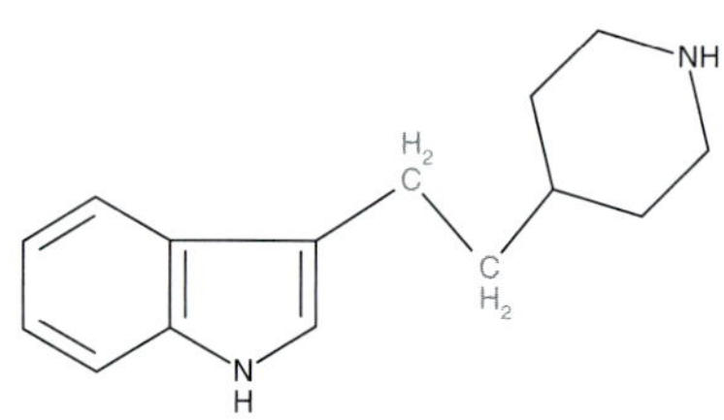

Indalpine

Figure 4.14 Conception de l'indalpine sur le modèle de la sérotonine.

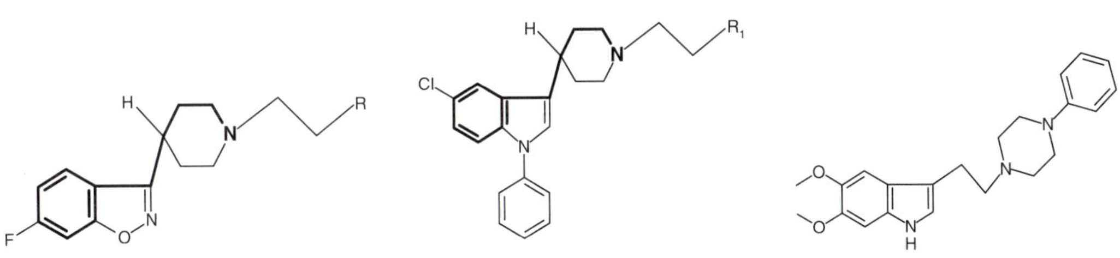

Rispéridone — Sertindole — Oxypertine

Figure 4.15 Antipsychotiques intégrant le motif « sérotonine ».

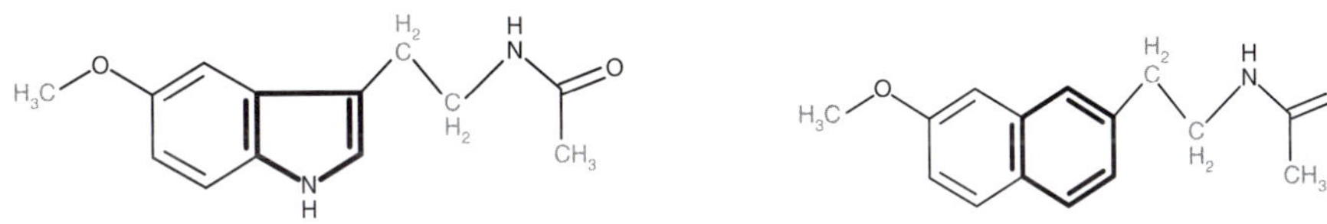

Mélatonine — Agomélatine

Figure 4.16 Agomélatine, analogue structural de la mélatonine.

chronobiologique des fonctions neurovégétatives avec perte d'influence des synchroniseurs sociaux, avec avance de phase des différents rythmes [5].

C'est l'exploration de l'hypothèse d'un dérèglement mélatoninergique qui a conduit à étudier des agonistes des récepteurs de la mélatonine.

Cette recherche a abouti, assez élégamment, à la synthèse d'un analogue structural, l'agomélatine. On voit figure 4.16 que le noyau indole de la mélatonine a été remplacé par un noyau naphtalène : l'hétérocycle pyrole à 5 sommets a été remplacé par un noyau phényle. Ce composé est de ce fait beaucoup plus lipophile.

Modèle du pharmacophore

Antipsychotiques

On sait que si les neuroleptiques ont des structures différentes, P. Janssen a mis en évidence un pharmacophore commun (figure 4.17).

Ce pharmacophore est aussi présent dans les neuroleptiques atypiques [3].

Ce pharmacophore remanié a conduit à une molécule, agoniste dopaminergique partiel (figure 4.18).

Le pharmacophore ainsi remanié est retrouvé dans la structure d'un médicament antipsychotique « atypique » comme l'aripiprazole.

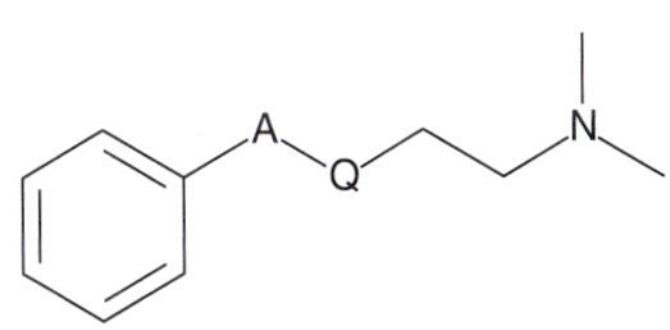

↑ Ou autre noyau aux propriétés aromatiques

Figure 4.17 Pharmacophore commun aux neuroleptiques.

Antidépresseurs inhibiteurs sélectifs de la recapture de la sérotonine (ISRS)

Les motifs structuraux des antidépresseurs ISRS sont réputés être très différents les uns des autres, ce qui n'est absolument pas le cas !

On peut dire, par exemple, qu'ils dérivent tous de la phénylpropylamine ou de la phénylbutylamine ou isostère, qui sont des extensions du pharmacophore *phényléthylamine*, portant un autre noyau aromatique (figure 4.19).

La recherche s'est employée, grâce à la méthode des superpositions, assistée par ordinateur, à trouver un pharmacophore commun [12]. Ce pharmacophore pourrait être l'instrument de recherche de nouveaux antidépresseurs.

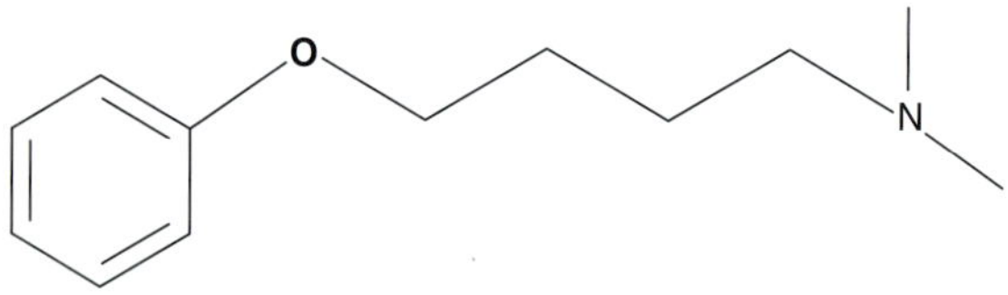

Figure 4.18 Remaniement du pharmacophore commun aux neuroleptiques conduisant à un agoniste dopaminergique partiel.

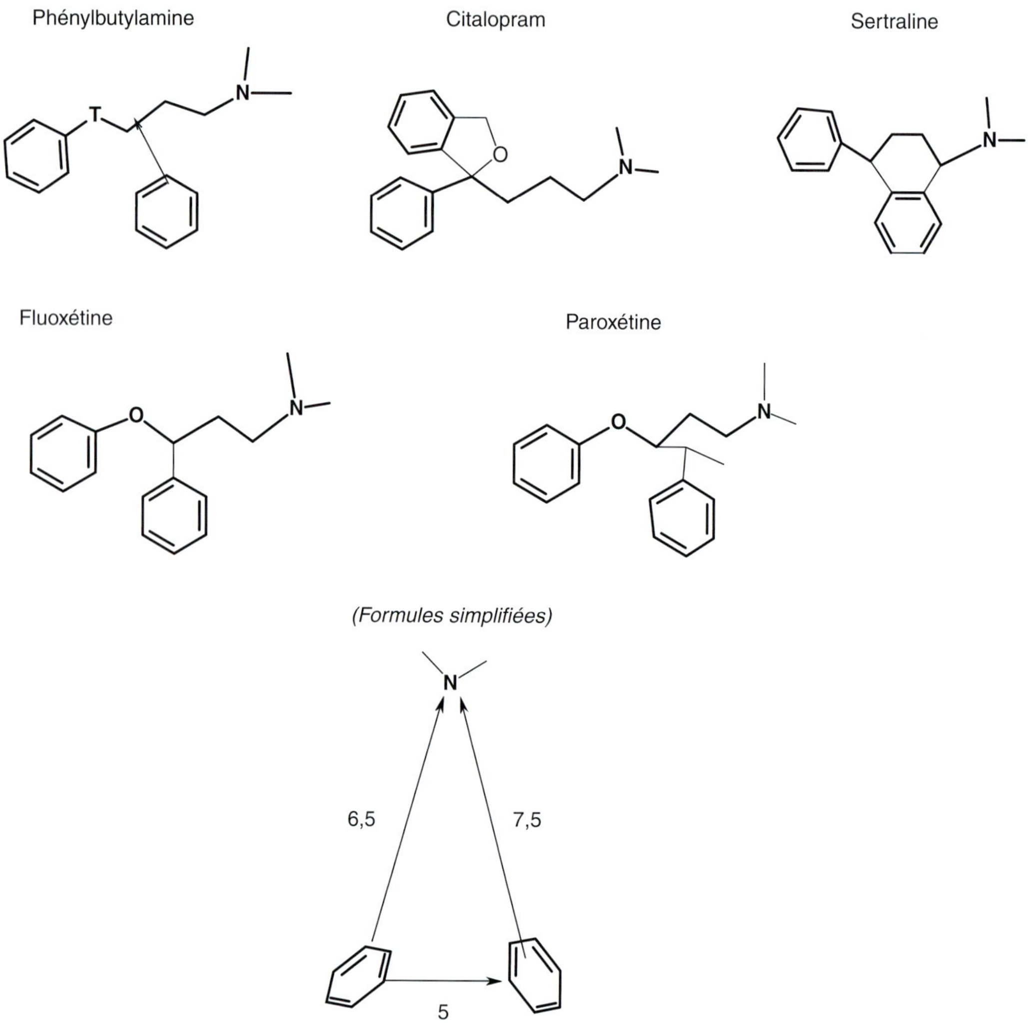

Pharmacophore des ISRS proposé par Gundertofte et Bogeso [12]
Distances en angströms (Å)

Figure 4.19 Exemples de structures d'antidépresseurs ISRS.

Modèle structural existant et modifications des propriétés biochimiques

Exemple du milnacipran

Le modèle structural est celui d'un antidépresseur IMAO (inhibiteur de la monoamine-oxydase), la tranylcypromine (figure 4.20).

La modification de cette structure avec extension de la chaîne latérale et substitution de l'hydrogène par un groupement pouvant contracter des liaisons par ponts hydrogène a conduit à une entité chimique qui n'est pas inhibitrice de l'enzyme dégradant les monoamines biogènes, la monoamine-oxydase.

Exemple de la duloxétine

Dans ce nouvel exemple de *drug design*, le modèle est celui d'un ISRS dont le pharmacophore a été identifié plus haut.

La modification des noyaux phényle par d'autres noyaux ayant toujours des propriétés aromatiques (figure 4.21) modifie les propriétés biochimiques en conférant des capacités inhibitrices de la recapture de la sérotonine et de la noradrénaline.

L'index des composés psychotropes de l'Institut Lundbeck donne une idée de l'ampleur du nombre de molécules synthétisées dans une série chimique au regard de celui ayant acquis le statut de médicament [17].

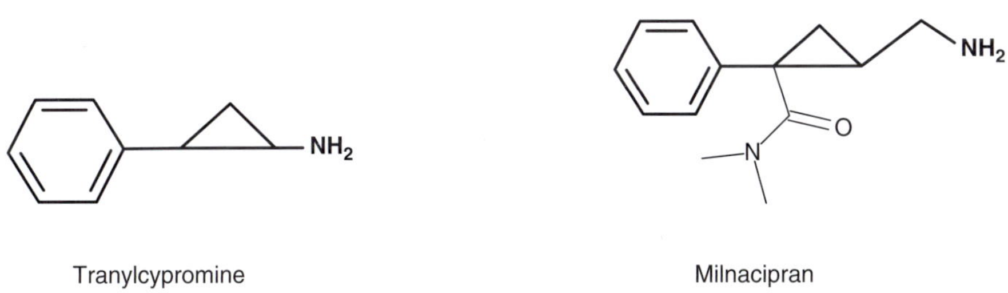

Figure 4.20 Structure du milnacipran d'après le modèle de la tranylcypromine.

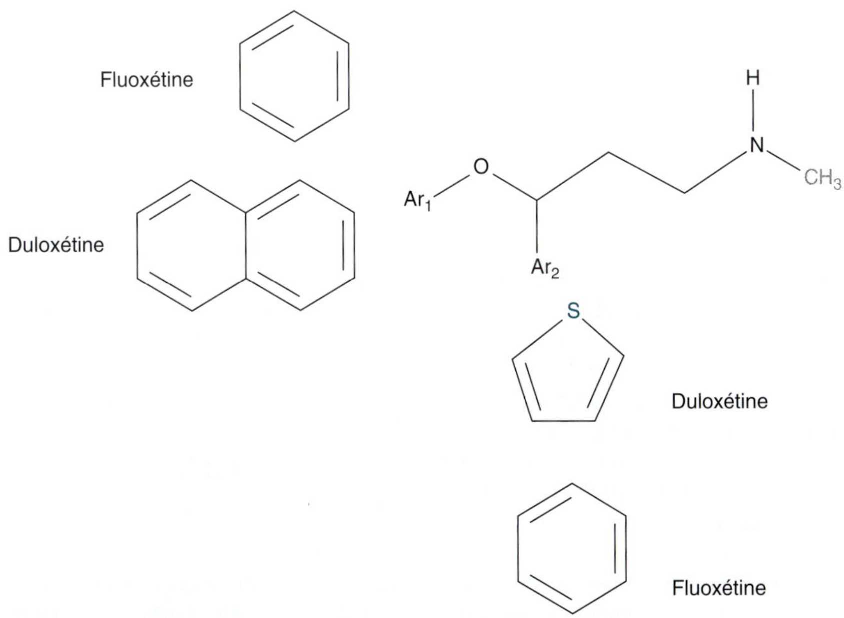

Figure 4.21 Noyaux aromatiques de la duloxétine et de la fluoxétine.

Ce que nous avons exposé plus haut représente la *méthode traditionnelle* de la conception des médicaments, reposant souvent sur l'analogie structurale [13].

Les *méthodes modernes* font appel aujourd'hui aux techniques de la chimie combinatoire pour la construction des molécules. « Il s'agit de la synthèse de mélanges complexes d'un très grand nombre de molécules, de la mesure de l'activité biologique du mélange et de la constitution de véritables chimiothèques. » [15]

Les entités composant ces chimiothèques sont évaluées par des méthodes dites de « criblage à haut débit » fondées sur une propriété biochimique facile à caractériser, telle que l'interaction ligand-récepteur : capacité du composé étudié à déplacer un ligand, repérable par fluorescence par exemple, de son site de fixation. Les « touches » ainsi identifiées seront ensuite étudiées de façon plus approfondie [15].

Selon Y. Landry et J.P. Gies « il est aujourd'hui difficile d'évaluer l'impact du criblage à haut débit dans le processus de découverte d'un médicament. Le nombre de molécules en développement obtenues par cette approche semble peu élevé. » [15]

La méthode de *drug design* par analogie structurale est toujours fructueuse. Elle a donné naissance à deux médicaments très récemment enregistrés en Europe :

- la lurasidone, dans le traitement des troubles schizophréniques [20] ;
- le nalméfène, dans le traitement de la consommation pathologique d'alcool [2].

La lurasidone est un analogue structural de la rispéridone. Si l'on observe le pharmacophore de P. Janssen de la rispéridone, le noyau benzo-isoxazole et le noyau pipéridine ont été respectivement remplacés par les noyaux isostères et analogues benzoisothiazole et pipéridine dans la lurasidone. Les affinités antagonistes des récepteurs DA_2, $5HT_2$, et NA $alpha_1$ des deux principes actifs antipsychotiques sont similaires [21].

Le nalméfène est un antagoniste des récepteurs opioïdergiques mu et kappa, et entre dans la filiation de ces antagonistes qui ont vu le jour par modifications successives de la morphine : morphine – nalorphine – naloxone – naltrexone – nalméfène. Le nalméfène ne diffère de la naltrexone que par le remplacement de l'oxygène O-carbonylique, donc doublement lié au carbone 6 du noyau « morphinane » par un radical méthylène, CH_2, lui aussi évidemment doublement lié. Ce petit changement confère une plus grande lipophilie au nalméfène [14].

Modèles animaux et méthodes d'étude pharmacodynamique

Pour atteindre le statut de substance à étudier lors des essais thérapeutiques, les propriétés biochimiques et pharmacodynamiques, matérialisées par une réponse mesurable, doivent être évaluées.

Les méthodes mises en œuvre utilisent des organites cellulaires, des récepteurs isolés, des préparations tissulaires, des organes isolés et des animaux entiers.

Modèles cellulaires et tissulaires

Là encore la notion de modèle pour la recherche prend toute son importance. L'élaboration des méthodes d'étude provient du rapport dialectique liant l'effet thérapeutique aux propriétés biochimiques, rapport qui aboutit à la proposition d'une hypothèse biologique du trouble mental.

La sélection de substances potentiellement antidépressives repose sur la mesure de leur capacité d'inhibition de la capture de la sérotonine ou de la noradrénaline par les plaquettes sanguines, modèle du soma neuronal [7].

La sélection de substances potentiellement antipsychotiques repose sur la mesure de leur capacité d'inhibition de la liaison de ligands à des préparations tissulaires enrichies en récepteurs dopaminergiques [1] ou à des préparations de récepteurs clonés [22].

Ces modèles sont plus simplement manipulables, *in vitro*, que les récepteurs natifs humains *in vivo*. Ces modèles sont prédictifs d'une activité thérapeutique. Il faut se rappeler que sans la disponibilité de molécules radiomarquées, ces mesures auraient été impossibles à faire.

Modèles animaux, organisme entier

La description des modèles en psychiatrie, de leurs caractéristiques et de leur validité « conformité de l'élément réel avec sa description » selon la définition du dictionnaire *Robert*, a fait l'objet de plusieurs chapitres dans cet ouvrage (chapitres 1, 4.3, 4.6 et 12.4) et d'articles les discutant de façon approfondie [9, 18, 23].

Une classification différente des modèles animaux a été proposée par P. Rossignol [19]. Elle repose sur les modèles nosomimétiques et les modèles mécanistiques ou pharmacomimétiques.

La cause des troubles mentaux n'est pas connue, les modèles homologues sont difficiles à créer.

Cependant pour la maladie d'Alzheimer, on peut reproduire la cause supposée ou au moins sa conséquence directe en procédant chez l'animal, le rat, à la coagulation du noyau basal de Meynert dans la substance innominée, origine des somas des neurones cholinergiques.

La finalité des modèles animaux, dans la recherche pharmacologique, est de reproduire des manifestations de la maladie ou du trouble et d'en rechercher sa correction, en la quantifiant, par des substances chimiques.

Modèles nosomimétiques

Ces modèles sont pour P. Rossignol « la préfiguration des futurs essais thérapeutiques ».

Nous avons parlé plus haut du modèle d'une maladie neurodégénérative. Pour caractériser des médicaments du traitement symptomatique de la démence type Alzheimer, les animaux ainsi lésés seront soumis à des épreuves d'apprentissage, de repérage dans des labyrinthes, comme le labyrinthe aquatique de Morris.

Les rats sont plongés dans une piscine dont l'eau est rendue opaque. Ils doivent, à l'aide de signaux extérieurs, apprendre à retrouver le chemin les conduisant à une plateforme où ils pourront se reposer. Les capacités mnésiques sont ainsi évaluées chez les animaux lésés, chez les animaux témoins et chez les animaux lésés et traités par les substances à étudier qui seraient capables de restaurer les capacités mnésiques.

Pour la recherche de médicaments antidépresseurs, un modèle nosomimétique remarquable est celui de la « lignée des souris dépressives Rouen » [8].

R. Porsolt avait mis en évidence, au cours du test de la nage forcée, un comportement dit de désespoir combattu par les antidépresseurs.

Ce comportement de désespoir se manifeste aussi dans le test de suspension caudale chez le rat qui, après avoir cherché à fuir, s'immobilise, se « résigne ». Certains animaux sont d'emblée résignés. Les chercheurs ont fait se reproduire entre eux les individus jusqu'à concentrer le caractère hypothétiquement héréditaire de ce comportement. Cette nouvelle lignée d'individus présente les caractéristiques suivantes :

- consommation réduite d'une solution sucrée, à la 13e génération ;
- altération du sommeil (fragmentation du sommeil et pression du sommeil paradoxal) ;
- corticostérone plasmatique élevée.

D'après les auteurs, ce test n'est pas une simple variante de celui de R. Porsolt ; il faut attendre la 14e génération pour constater un doublement du temps d'immobilité après nage forcée alors que pour la suspension caudale, le temps d'immobilité est multiplié par 6 dès la 2e génération.

Les antidépresseurs, en particulier sérotoninergiques, amendent ce comportement lors du traitement au long cours (21 jours). C'est une très bonne méthode d'étude, ne se contentant pas d'une administration unique, pour la découverte des futurs thymoanaleptiques.

Pour la recherche de médicaments antipsychotiques, nous décrirons le modèle du réflexe de sursaut et de son inhibition [24].

L'hypervigilance anxieuse dans le trouble schizophrénique rend difficile pour le patient de discerner, dans son environnement, les stimuli pertinents de ceux qui ne le sont pas. Cela signe le mauvais filtrage de l'information.

Un stimulus sonore intense provoque chez l'animal d'expérience une réaction de sursaut intense. Si l'arrivée de ce son est précédée, annoncée, par un son moins intense, la réaction de sursaut est atténuée.

Chez l'homme, le même réflexe existe et il est enregistré par électromyographie palpébrale. L'inhibition de ce réflexe, par présignal sonore, fait défaut chez les sujets souffrant de trouble schizophrénique.

Chez l'animal, le défaut d'inhibition de ce réflexe par présignal sonore (*prepulse inhibition startle reflex*) peut être reproduit par des réactifs pharmacodynamiques :

- agonistes dopaminergiques ;
- agonistes sérotoninergiques ;
- antagonistes des récepteurs glutaminergiques NMDA (N-méthyl-D-aspartate).

Les antipsychotiques rétablissent le réflexe. Si ce rétablissement apparaît chez des animaux traités par les agonistes dopaminergiques et les antagonistes des récepteurs glutaminergiques NMDA, on peut prédire un effet antipsychotique atypique.

Modèles mécanistiques

Les réactifs pharmacodynamiques mis en œuvre reproduisent l'excès ou le défaut de transmission ou de modulation neuro-neuronique, sur lequel reposent les hypothèses simplifiées de la psychiatrie biologique.

L'hypothèse du défaut de transmission cholinergique dans la démence de type Alzheimer est reproduite chez l'animal par l'administration de substances atropiniques, antagonistes des récepteurs muscariniques [19].

L'hypothèse de l'excès de l'expression des signaux dopaminergiques dans le trouble schizophrénique est reproduite chez l'animal par l'administration d'agonistes des récepteurs de la dopamine, direct (apomorphine) ou indirects (amphétamine ou méthylphénidate) [1].

Cette exagération dopaminergique s'exprime par des stéréotypies de mâchonnement et une hyperactivité locomotrice.

On peut sensibiliser le test en pratiquant une lésion unilatérale des voies nigrostriées par injection intracérébrale d'une neurotoxine. Les antipsychotiques vont s'opposer aux rotations ipsilatérales (agonistes indirects) et controlatérales (agonistes directs) [1, 18].

Ces modèles sont évidemment des représentations imparfaites de la physiopathologie, lorsqu'elle est connue, et sont dénués de « corrélation directe aux observations faites chez les patients » [18].

Là encore, nous avons présenté la démarche classique qui a donné naissance aux grands médicaments.

Le principal risque inhérent à cette démarche est celui de la tautologie.

La formulation et l'exploration de nouvelles hypothèses, comme l'hypothèse chronobiologique de la dépression vue plus haut ou du déficit du fonctionnement des fibres glutaminergiques dans la schizophrénie, oriente la recherche en chimie thérapeutique.

Le risque tautologique est cependant toujours présent.

L'orientation moderne de la recherche se fait dans les directions indiquées par les découvertes de l'anatomopathologie, de la génétique, des transformations intracellulaires, du rôle des protéines synaptiques et gliales [4, 18].

Mais « la découverte du support biologique des maladies mentales n'est est pas moins qu'à ses tous premiers balbutiements » [6].

Références

[1] Arnt J, Skarsfeldt T. Do novel antipsychotics have similar pharmacological characteristics ? A review of the evidence. Neuropsychopharmacology 1998 ; 18 : 63-101.

[2] Bendimerad P, Blecha L. Bénéfices de la réduction de la consommation d'alcool : comment le faire avec nalméfène. Encéphale 2014 ; 40 : 495-500.

[3] Benyaya J. Antipsychotiques, description des médicaments. In : Olié JP, Daléry J, Azorin JM, editors. Médicaments antipsychotiques : évolution ou révolution. Paris : Acanthe ; 2001. p. 663-721.

[4] Costentin J. Importance de la pharmacologie in vivo dans la recherche fondamentale sur les médicaments psychotropes et leurs cibles biologiques. Therapie 2004 ; 59 : 51-6.

[5] Darcourt G, Souêtre E, Pringuey D, et al. Les troubles du rythme circadien dans la dépression. Encéphale 1992 ; 18 : 473-8.

[6] De Beaurepaire R. Bases biochimiques et neurobiologiques de la psychiatrie. Encycl Méd Chir Psychiatrie (Elsevier, Paris) 2005 : 37-040-A-10.

[7] Dreux C, Launay JM. La plaquette sanguine : un modèle neuronal dans les affections psychiatriques. Encéphale 1985 ; 11 : 57-64.

[8] El Yacoubi M, Bouali S, Popa D, et al. Behavioral, neurochemical, and electrophysiological characterization of a genetic mouse model of depression. Proc Natl Acad Sci U S A 2003 ; 100 : 6227-32.

[9] Geyer MA, Markou A. The role of preclinical models in the development of psychotropic drugs. In : Davis KL, Charney D, Coyle JT, Nemeroff C, editors. Neuropsychopharmacology, the 5th Generation of Progress. Philadelphia : Lippincott William & Wilkins ; 2002. p. 445-55.

[10] Graham PL. Chimie pharmaceutique. Paris, Bruxelles : De Boeck ; 2003.

[11] Granger B, Albu S, Benyaya J. La consolidación de la terapéutica neuroléptica : la introduccón clínica del haloperidol y el desarollo de las butirofenonas y tioxantenos. In : Lopez-Munoz F, Alamo-Gonzales C, editors. Historia de la psicofarmacologia. Madrid : Editorial Médica Panamericana ; 2007. p. 651-68.

[12] Gundertofte K, Bogeso KP, Liljefors T. A stereo selective pharmacophore model of the serotonin re-uptake site. In : Waterbeemd H, Testa B, Folkers G, Waterbeemd H, Testa B, Folkers G,

editors. Computer-assisted lead finding and optimization. Weinheim : Wiley-VHC; 1997. p. 445-59.
[13] IUPAC, Fischer J, Gannelin R. Analogue-based Drug Discovery. In : Weinheim : Wiley VCH; 2006.
[14] Keating GM. Nalmefene : a review of its use in the treatment of alcohol dependence. CNS Drugs 2013; 27 : 761-72.
[15] Landry Y, Gies JP. Pharmacologie : des cibles vers l'indication thérapeutique. Paris : Dunod; 2003.
[16] Lopez-Munoz F, Alamo-Gonzales C. Historia de la psicofarmacologia. Tome II. Madrid : Editorial Médica Panamericana; 2007. section 6.
[17] Lundbeck Institute. Psychotropics 2002-2003. Skodsborg DK 2003.
[18] Nicoullon A. Méthodes et modèles en neurosciences : approches biologique et psychobiologique des troubles du comportement. Encycl Méd Chir Psychiatrie (Elsevier, Paris) 2003 : 37-037-A-10.
[19] Rossignol P. Mode, modèles, modélisation et recherche pharmacologique. Bull Acad Vet France 1993; 146 : 379-86.
[20] Samalin L, Honciuc M, Llorca PM. Efficacité et tolérance à long terme de la lurasidone dans la prise en charge de la schizophrénie. Encéphale 2015; 41 : 541-9.
[21] Sanford M. Lurasidone : in the treatment of schizophrenia. CNS Drugs 2013; 27 : 67.
[22] Seeman P, Corbett R, Van Tol HH. Atypical neuroleptics have low affinity for dopamine D2 receptors or are selective for D4 receptors. Neuropsychopharmacology 1997; 16 : 93-110.
[23] Simon P, Soubrier P. Les modèles animaux en psychopharmacologie. Confrontations Psychiatriques 1989; 30 : 113-29.
[24] Swerdlow NR, Geyer MA. Using an animal model of deficient sensorimotor gating to study the pathophysiology and new treatments of schizophrenia. Schizophr Bull 1998; 24 : 285-301.

Sociologie des troubles psychiatriques

Chapitre 5

A.M. Lovell, B. Moutaud

Est-il possible de concevoir la maladie mentale en tant que phénomène social ? C'est à l'un des fondateurs de la sociologie française, Émile Durkheim (1858-1917) qu'il faut d'abord remonter pour répondre à cette question [4]. Ce penseur appréhende la maladie comme une forme de déviance, c'est-à-dire la manifestation de comportements qu'une société donnée considère comme anormaux. Cette proposition donne lieu à au moins trois corollaires. Premièrement, l'expression de la maladie (symptômes, comportements), comme toute autre transgression de normes, est sujette aux réponses coercitives de la société. Le sociologue essaie alors de comprendre comment la gestion et le traitement médical de la maladie relèvent en même temps du contrôle social. Deuxièmement, l'apparition de la maladie et les formes qu'elle prend font l'objet d'une variabilité culturelle et sociale. Les groupes et les cultures ont leurs propres façons de définir et de traiter le pathologique. Le malade lui-même se conforme à leurs définitions, dans la façon d'exprimer sa détresse et d'agir. Troisièmement, en circonscrivant ce qui est considéré comme pathologique, la société régit les contours de la normalité. Ce principe s'applique à toutes les sociétés, comme le montrent l'ethnopsychiatrie et l'anthropologie psychiatrique.

La perspective durkheimienne donne lieu habituellement aux recherches macrosociologiques des déterminants sociaux de la maladie mentale. Mais elle permet aussi des approches microsociologiques qui montrent comment les processus d'interactions sociales sont à l'œuvre dans la construction sociale de la maladie. Dans ce chapitre nous présentons les deux approches. Dans un premier temps, nous abordons les travaux qui cherchent les origines de la maladie mentale dans la structure sociale. Nous évoquons les différents types de positions sociales associées à la maladie mentale et les mécanismes soupçonnés de produire les relations entre les inégalités sociales et la maladie mentale. Dans un deuxième temps, nous présentons les perspectives de la construction sociale de la maladie mentale. Nous montrons comment, à travers les processus sociaux de stigmatisation et d'étiquetage, la désignation de la maladie mentale a elle-même des effets sociaux. Dans un troisième temps, nous revenons à la problématique du maintien des frontières entre le normal et le pathologique et de la coercition. Les réponses sociales et médicales à la maladie mentale s'apparentent aux processus macrosociologiques aussi bien qu'aux processus microsociologiques. Nous montrons comment la gestion de la maladie mentale et les transformations actuelles, sociales et psychiatriques, changent la conception de la maladie mentale et la trajectoire des personnes désignées malades. Enfin, nous terminons ce chapitre en passant en revue des travaux qui abordent les transformations récentes touchant à la santé mentale à l'intersection du social, du psychiatrique et du biologique[1].

1 Ce chapitre s'appuie en partie sur des revues de la littérature que nous avons déjà réalisées en matière de sociologie de la santé mentale [13–15]. Le lecteur désirant approfondir ses connaissances pourra consulter [1] et d'autres manuels de sociologie de la santé mentale.

Déterminants sociaux de la maladie mentale

Position sociale, attributs et maladie mentale

Que la maladie mentale soit un phénomène social est démontré par les régularités dans la distribution des cas de maladie selon les caractéristiques de la structure sociale. En particulier, une association inverse entre la plupart des maladies mentales, d'une part, et la classe sociale ou la position sociale d'autre part est constamment retrouvée depuis les premières enquêtes menées au XIXe siècle jusqu'à présent [1, 13]. Cependant, jusqu'aux dernières décennies, les statistiques à partir desquelles a été calculée cette association, concernent principalement les maladies prises en charge (p. ex. le nombre d'hospitalisations psychiatriques ou de visites ambulatoires dans une ville donnée).

Depuis les années 1980, des recherches menées en « population générale » ont pu montrer que la plupart des personnes répondant aux critères d'un trouble mental grave et/ou chronique déclarent ne jamais avoir eu de contact avec un psychiatre ou un autre soignant (professionnel ou non) pour un problème de santé mentale. Même dans des pays avec une assurance-maladie ou couverture universelle garanties par l'État, un écart perdure entre un diagnostic (déterminé par un outil de recherche) et le recours vers un traitement (selon l'autodéclaration du sujet) [23]. Malgré le déplacement des enquêtes vers la population générale (que les « cas » suivent un traitement ou pas), la forte association entre trouble mental et position sociale demeure. C'est donc bien la structure sociale et pas la sélection opérée par la prise en charge des malades qui expliquerait cette association. Nous reviendrons plus loin sur la question de la causation par rapport à la sélection.

L'intérêt des sociologues concernant les rapports entre position sociale et maladie mentale s'étend à des statuts et attributs au-delà de la classe sociale ou du niveau socio-économique, comme le genre. La notion de genre englobe des comportements et identités construites à travers la socialisation et les rapports de pouvoir, qui s'avèrent variables d'une société à l'autre. En revanche, l'indicateur « sexe » demeure une catégorie biologique fixe, bien qu'elle s'étende dans certaines études à de nouvelles catégories (p. ex. le transgenre ou l'intersexe, sujets de controverses autour des révisions récentes du DSM et de la CIM).

Or, en matière de santé mentale, il est commun d'attribuer une fragilité psychologique plus importante aux femmes. Pourtant, dans les enquêtes sociologiques et épidémiologiques, cette différence disparaît. Les femmes montrent une tendance à souffrir de troubles « internalisés » (affectifs ou anxieux) et de plusieurs troubles en même temps, tandis que les hommes seraient plus touchés par les troubles « extériorisés » (de la personnalité, liés à l'utilisation de substances psychoactives, etc.), débutant plus tôt et perdurant souvent toute la vie [20]. La division du travail et les inégalités en termes de responsabilités (au domicile, dans l'éducation des enfants, au travail, etc.), de reconnaissance, de rémunération – pour ne mentionner que quelques phénomènes – s'expriment à travers des différences dans la maladie mentale. Outre l'examen des circonstances et conditions de vie différentes, la piste de la socialisation « genrée », qui conduirait à des manières différentes de réagir, reste à explorer.

L'appartenance à un groupe ethnique constitue, avec la classe sociale et le genre, un autre aspect de la position sociale pertinent en sociologie de la maladie mentale. Dans les pays qui permettent l'utilisation des catégories de « race », « ethnicité », ou encore nativité (le lieu de naissance par rapport au schéma d'immigration, d'intégration sociale et d'autres processus sociaux) dans le recueil statistique, les sociologues ont observé des rapports complexes entre celles-ci, le statut socio-économique et la maladie mentale. Non seulement la dépression et d'autres maladies varient entre groupes ethniques, mais la mauvaise santé mentale a souvent été associée à la discrimination ethnique. Les effets de « race » sur la détresse psychologique sont indépendants de l'appartenance à une classe sociale défavorisée [15]. Enfin, les études récentes sur les liens entre maladie mentale et migration, trajectoire des jeunes, ressources et d'autres phénomènes liés à la triade « race/ethnicité/nativité » ont généré de nouveaux indicateurs et modèles d'analyse pour prendre en compte l'interaction de multiples facteurs [1].

La sociologie de la santé préconise aujourd'hui de saisir ces différents attributs, statuts et dimensions simultanément, telles qu'elles interagissent pour influencer la maladie mentale. L'approche récente d'« intersectionnalité » vise à analyser simultanément les multiples relations entre position, identité sociale et relations de pouvoir ou historiques (l'esclavage, le colonialisme) [1].

Mécanismes sous-jacents

Pour expliquer le rapport entre maladie mentale et position sociale, l'hypothèse de la causalité par sélection a longtemps été opposée à celle de la causalité « sociale » (terme malheureux au sens où les deux hypothèses admettent une influence sociale). Les deux partent du constat d'une prépondérance des troubles mentaux en bas de l'échelle sociale et utilisent les analyses de la mobilité sociale inter et intragénérationnelle pour l'expliquer. L'hypothèse de la sélection (*drift hypothesis*) explique cette prépondérance par la mobilité sociale descendante des personnes souffrant de troubles mentaux graves. Leurs difficultés avec l'école ou le travail, par exemple, les conduiraient vers une position sociale inférieure à celle du départ. L'hypothèse de la causalité sociale met quant à elle l'accent sur les conditions de vie dans les milieux moins aisés et l'absence de ressources pour contrebalancer les heurts, les stress, etc. Ces mécanismes, disproportionnellement présents en bas de l'échelle sociale, expliqueraient la prépondérance des troubles mentaux qui s'y retrouvent. Les résultats des études testant ces deux hypothèses semblent montrer que les deux processus sont en jeu, bien que moins présents dans le cas des troubles psychotiques [13].

Une autre série d'études cherche des mécanismes au niveau du contexte proche de l'individu. La causalité sociale est ici examinée à travers la modélisation du stress (p. ex. les événements de vie), du soutien social, du lieu (p. ex. le quartier d'habitation), et la santé mentale. Des études ont pu montrer, par exemple, que le contrôle (inégalement réparti) de l'individu sur son propre travail explique le gradient de psychopathologie selon la hiérarchie professionnelle au sein des établissements et administrations publiques ou d'autres milieux de travail [13]. C. Aneshensel fait le constat d'un effet plus important des facteurs étiologiques parmi certains groupes sociaux comparés aux autres, même lorsque l'exposition est identique. Elle considère cette « vulnérabilité différentielle » comme étant une variable d'approximation (proxy) pour la distribution différentielle des ressources [1].

La recherche des mécanismes qui expliqueraient la forte association entre ces variables fait appel à des innovations méthodologiques. Premièrement, les façons de conceptualiser et de mesurer la position sociale sont aujourd'hui remises en question. De multiples aspects de celle-ci, comme les possessions matérielles ou le lieu d'habitation, peuvent avoir des effets indépendants des revenus sur la santé mentale. Deuxièmement, dans une même strate (ou classe sociale, selon l'orientation théorique du chercheur), les disparités en termes de revenus et de niveaux de diplôme diffèrent selon les catégories de genre, d'ethnicité et d'autres caractéristiques non économiques. Le capital social (les ressources liées aux liens et aux valeurs et obligations sur lesquelles ces liens s'appuient) s'avère d'un intérêt de plus en plus important pour les sociologues de la santé mentale. Enfin, la perception des disparités relatives influence la santé indépendamment de la privation absolue (*absolute deprivation*) (p. ex. le niveau de revenus) [1]. En conséquence, les chercheurs en sociologie de la santé et en santé publique soulignent actuellement la nécessité de la prise en compte de l'une conjointement à l'autre.

Processus sociétaux de construction de la maladie mentale

Actions et désignations dans la construction sociale de la maladie

L'approche actuelle empruntée par la macrosociologie pour comprendre les mécanismes sous-jacents à la relation « position sociale » – « maladie mentale » partage certains modèles explicatifs avec l'épidémiologie psychiatrique, comme le montre d'ailleurs une revue de la littérature [15]. La macrosociologie a cependant été critiquée par les tenants d'un autre courant de la sociologie de la santé mentale, la microsociologie. Celle-ci porte son attention sur le niveau des interactions entre acteurs sociaux. Deux courants, en particulier, caractérisent cette sociologie. L'interactionnisme symbolique examine la coordination des actions à travers la manière dont les acteurs dans une situation donnée interprètent les symboles (paroles, gestes, etc.) émis par ceux avec qui ils se trouvent en interaction, et interagissent selon ces interprétations, réussissant ainsi à coordonner leurs actions réciproques. Les approches pragmatistes de la communication s'intéressent plus spécifiquement aux argumentations, ou formes de raisonnement, mises en œuvre par les acteurs pour leur permettre de parvenir à un accord sur le sens de ce qui se passe, et ainsi permettre cette coordination.

S'inscrivant dans cette deuxième perspective, le sociologue François Sicot remet en cause l'idée selon laquelle il existerait une correspondance naturelle entre maladie mentale et pauvreté. Dans une enquête approfondie, il montre que l'orientation des pauvres vers la psychiatrie ne se fait pas sans que les travailleurs sociaux s'engagent dans un travail d'argumentation concernant l'interprétation psychologique et symptomatologique de la situation de leurs clients [22].

Dans la microsociologie, la maladie mentale est en fait toujours considérée comme l'aboutissement concret – la dernière étape – d'un processus où les acteurs sociaux reconnaissent et interprètent en termes psychiatriques des comportements ou des états d'un des leurs qui auraient pu être interprétés autrement. Ce n'est qu'en fonction de l'interaction continue entre le sujet et autrui que les comportements du premier seront enfin pris comme le signe clinique d'une maladie mentale, au lieu d'être considérés comme de simples signes somatiques, sans dimension médicale (caprice, délit, idiosyncrasie, etc.) ou sans guère d'importance (et donc ignorés ou oubliés).

La figure 5.1 montre les étapes possibles de ce processus.

La première étape nous rappelle qu'il existe des théories profanes de la maladie mentale. Les gens ordinaires expriment leur souffrance à travers des formes de communication locale (appelées « idiomes de détresse ») [16]. Un idiome est un langage partagé ayant du sens aussi bien pour la personne qui souffre que pour son entourage : ainsi parle-t-on des « nerfs », du « cafard », de « cancer de l'âme », de « stress et stressés », etc. Les idiomes de la détresse et du mal-être s'emploient couramment pour qualifier de nombreuses situations sociales (précarité, conditions de travail stressantes, conflits familiaux, etc.). Si dans les pays occidentaux, le langage de la santé mentale et de la psychiatrie semble de plus en plus utilisé, il n'empêche que l'interprétation des situations et des états individuels dans ces termes-là requiert tout un travail pragmatique, c'est-à-dire toute une argumentation de la part des acteurs. Le résultat de chaque étape de la figure 5.1 dépend de l'argumentation et donc de l'action, sachant qu'il peut y avoir conflit d'interprétation selon les acteurs. Par exemple, il peut exister des écarts entre l'avis du médecin, qui pense que le sujet a besoin de soins, et le manque de besoin ressenti par le sujet lui-même (ou vice-versa). Plusieurs chercheurs ont montré, d'ailleurs, comment l'intervention psychiatrique dépend non seulement des critères codifiés de ses experts, mais aussi des raisonnements pragmatiquement constitués, qui puisent souvent dans le sens pratique de tous les jours [7, 17, 22].

C'est ainsi qu'il est possible de parler de la maladie mentale en différenciant les cas identifiés par des outils à visée diagnostique lors d'une enquête en population générale des autres « cas » résultant, eux, de la désignation de quelqu'un comme « malade mental » et consécutifs à des processus d'interaction situés, c'est-à-dire observables dans une situation particulière. On peut appeler « artefacts » ou « cas théoriques » ces cas définis par les outils de recherche qui ne résultent pas des étapes réelles d'argumentation et de désignation de quelque chose de « troublant », « à problème », de « souffrance », etc. en maladie mentale. Ils ne sont pas non plus le résultat d'un travail diagnostique en clinique, même si les outils diagnostiques de l'épidémiologie psychiatrique ont été développés et validés à partir d'échantillons cliniques.

Effets sociaux de la désignation de la maladie et de la stigmatisation

Les théories sociologiques de la stigmatisation remontent principalement aux travaux de deux sociologues. C'est à Thomas Scheff que l'on doit la théorie de l'étiquetage (*labeling theory*), selon laquelle la désignation a des effets réels, qui vont jusqu'aux formes de contrôle social auxquelles la

Interprétation des états et comportements de l'individu par...

... l'individu lui-même
... son entourage (famille, voisins, amis)
... des « agents sociaux » (police, employeur, assistante sociale, etc.)
... un professionnel de santé

↓

Reconnaissance de la maladie ?

↙ **Oui**

– problème de santé mentale ou maladie mentale

↘ **Non**

– aucun problème → sans action
– problème somatique, social, délinquance, etc. → orientation hors *santé mentale*

↓

Expression d'un besoin d'aide ou de soin ?

↙ **Oui**

↘ **Non** → *sans action*

↓

Demande d'une prise en charge ?

↙ **Oui**

– formelle (CMP, médecin généraliste, psychiatre, etc.)
– informelle (auto-support, prêtre, guérisseurs, etc.)

↘ **Non**

– « rhume psychiatrique », erreur d'interprétation, etc. → *sans action*

↓

Prise en charge de la maladie mentale par...

... secteur médical généraliste
... secteur de santé mentale spécialisé
... autres services professionnels à vocation sociorelationnelle
... autres services professionnels (non sociorelationnels)
... services interstitiels (foyers d'urgence, points-santés, etc.)
... non-professionnels et bénévoles (« aidants naturels », auto-support/solidarité, soutien social)

Figure 5.1 De l'état de l'individu à la prise en charge de la maladie.

personne désignée se voit assujettie. Les étiquettes de la maladie mentale ont de particulier le fait d'être appliquées à des personnes transgressant des règles plus ou moins dissimulées ou informelles afférentes aux manières de penser, de se comporter, de sentir, etc. Plus leurs violations sont fréquentes, visibles ou graves, plus il y a de chance que leur auteur soit publiquement étiqueté. L'étiquette prend ensuite « une vie propre » : elle a des effets indépendamment des actions de celui qui la porte. Les personnes étiquetées comme étant « malades mentales » vont alors être traitées de façon différente de celles qui ne le sont pas [21].

Le sociologue Erving Goffman (1922-1982), quant à lui, n'a jamais réduit la maladie mentale à un simple effet d'étiquette. Pour lui, la stigmatisation est un processus aspécifique qui concerne tous les acteurs sociaux à un moment ou à un autre de leur vie. Le stigmate peut porter sur la maladie mentale mais aussi sur les autres maladies, les anormalités corporelles, les caractéristiques religieuses, ethniques, morales, etc. Goffman qualifie de discréditées les personnes dont les attributs négatifs sont visibles dès avant l'entrée en interaction (la couleur de la peau, une paraplégie) et de discréditables celles qui peuvent dissimuler certains de leurs attributs négatifs (certains symptômes, un passé en hôpital psychiatrique). Il met en outre l'accent sur le caractère dynamique de la construction et du maniement du stigmate en distinguant plusieurs moments :

- la possession d'un trait discrédité ou discréditable ;
- le contrôle, par le détenteur du trait, de l'information le concernant (paroles, gestes, autres signes, etc.) ;
- le jugement porté par l'autre sur le détenteur du trait (déviant, malades mentaux, etc.) ;
- la réaction qui suit le jugement (exclusion, pitié, gêne, embarras, etc.).

Ainsi, pour Goffman, le stigmate est nécessairement social et relationnel : « Le normal et le stigmatisé ne sont pas des personnes mais des points de vue… socialement produits lors des contacts mixtes… Les attributs stigmatisants [que possède quelqu'un] ne déterminent en rien la nature des deux rôles : ils ne font que définir la fréquence avec laquelle il doit jouer l'un ou l'autre. » [9]

Depuis Scheff et Goffman, un courant de la sociologie de la santé mentale a cherché à approfondir la compréhension de deux aspects du stigmate : les facteurs sociaux qui influencent la désignation de quelqu'un comme malade mental, et les effets de ces désignations. En amont, il apparaît que la distance sociale et/ou culturelle (entre l'étiquetant et l'étiqueté) est directement associée à la probabilité d'étiquetage « mental » ; ainsi, une famille a moins de chance de désigner un de leurs membres comme « malade mental » que ne l'a un étranger [12]. La désignation formelle, comme les diagnostics des professionnels, varie également selon le genre et l'ethnie du patient à « symptôme égal ». En aval, le stigmate ou l'étiquette (« malade mental », « fou », etc.) a des effets sur l'individu ainsi désigné qui viennent s'ajouter aux effets dus à la maladie elle-même. Parmi les personnes ayant un diagnostic de trouble mental, celles qui se perçoivent comme étant rejetées font plus souvent état d'un moral défaillant, de perte de revenus et de situation de chômage que celles qui ne se sentent pas stigmatisées. Enfin, même dans les études qui portent sur des traitements avec des effets positifs, le sentiment d'être stigmatisé n'en pèse pas moins sur la qualité de la vie de ces patients et les symptômes dépressifs qu'ils expriment.

La théorie de la désignation et la notion goffmanienne de stigmate ont été critiquées pour avoir outré la dimension coercitive de l'étiquetage, et donc ignoré ou marginalisé l'expérience de ceux qui résistent aux désignations stigmatisantes, par exemple en étant capables de « retourner le stigmate ». Elles ont été également, et symétriquement, attaquées pour avoir réduit des comportements effectivement déroutants ou perturbateurs à de simples effets d'étiquette. Cependant, le corpus consistant de travaux ayant mis en évidence les effets réels attenants aux processus de désignation ou de stigmatisation amène à relativiser ces critiques, même si elles ont permis au passage d'opposer des objections intéressantes à la *labelling theory*.

Coercition et maladie mentale

Origines de la transformation des institutions psychiatriques modernes

La désignation de quelqu'un comme « malade mental » relève des mécanismes informels de contrôle social en réaction à une transgression des règles latentes, de l'allant-de-soi qui régit la société. Les hôpitaux psychiatriques constituent, d'un point de vue sociologique, des mécanismes formels de contrôle social. L'hôpital psychiatrique est en fait pris entre deux fins contradictoires : la guérison du malade et sa surveillance au nom de la protection de la société. Plusieurs recherches traitent de cette tension, dont *Asiles* de Goffman [8] qui reste la plus connue et a influencé l'humanisation de l'hôpital psychiatrique et le mouvement vers une psychiatrie « hors les murs » qui prennent pied en France, aux États-Unis et ailleurs dès les années 1960, même si les racines de ce mouvement sont beaucoup plus anciennes [14][2].

L'idée reçue selon laquelle la désinstitutionnalisation est due au progrès de la psychiatrie (découverte de la chlorpromazine, transformation des pratiques) est remise en cause par le mouvement plus général de rétrécissement des institutions ségrégatives dans l'objectif de minimiser les coûts de ce type de prise en charge des populations. Cette interprétation est à son tour contestée par les résultats de plusieurs recherches montrant qu'il s'agit moins d'une désinstitutionnalisation, au sens de fermeture des grands espaces de ségrégation, que d'un transfert de soins et d'une trans-institutionnalisation de l'hôpital psychiatrique vers d'autres lieux fermés (prisons, maisons de retraite, etc.) et ouverts (cliniques ambulatoires). Les coûts sont transférés du secteur public au secteur privé (ou à une combinaison des deux), de l'État au local, et du champ médical au champ médicosocial. Le plus souvent, l'hôpital psychiatrique perdure en tant que « noyau dur » capable d'absorber les « cas » considérés comme les plus gênants, voire dangereux, ce qui – d'un point de vue sociologique – permet le développement de dispositifs plus souples et tolérants hors les murs, même si la tendance aujourd'hui va de nouveau vers des formes plus coercitives[3]. Les coûts augmentent car il y a aujourd'hui deux systèmes à financer. En plus des hospitalisations devenues de courte durée, il faut financer un système qui prend en charge, au-delà des soins, les besoins auxquels l'institution répondait auparavant (logement, nourriture, etc.), ainsi que d'autres types de services (d'accompagnement, de réhabilitation) exigés par les principes émergents de bien-être, d'autonomisation et de qualité de vie [14].

Car la désinstitutionnalisation correspond aussi à la montée d'une idéologie de la santé mentale. À la différence de la psychiatrie, axée sur la guérison (ou en termes sociologiques, la réparation), la santé mentale s'inscrit dans une logique positive des professionnels aussi bien que du grand public. La notion d'une simple absence de maladie est remplacée par l'idée de « faire de la santé un concept positif ». La santé mentale repose sur un modèle de croissance, c'est-à-dire de développement du potentiel individuel, de performance, et d'intensification du fonctionnement « normal », modèle qui reflète des tendances sociales plus générales. Pourtant, les politiques de secteur et de santé mentale communautaire assouplissent les pratiques psychiatriques sans pour autant abandonner le modèle de réparation. En même temps, la notion de risque et les techniques mises au service de leur identification reconfigurent la séparation du normal et du pathologique, tout en augmentant la proportion de la population qui vient sous l'égide de la pratique psychiatrique et de ses nombreux professionnels et autres agents [2].

Effets des transformations sur la maladie mentale

Qu'en est-il du malade mental face à ces changements ? Nous devons à Goffman la notion de « carrière morale » du malade mental. Par cela, il entendait le parcours scandé de séquences standards (les actions et interactions qui transforment celui qui arrive à l'hôpital en véritable patient) qui finissent par modifier complètement son identité sociale. Ce changement touche à sa dimension intérieure (son sens de lui-même) aussi bien qu'à sa dimension extérieure (son destin social) [8].

L'étude des modèles extrahospitaliers apporte d'autres réponses. Un premier type de modèle est caractérisé par une interprétation particulière de la notion de *recovery* – littéralement, « rétablissement » – à l'œuvre dans les carrières psychiatriques.

2 La désinstitutionnalisation italienne se distingue par le mouvement politique et le développement de principes de psychiatrie démocratique qui la portent en avant. Il existe une abondante littérature sociologique et psychiatrique sur ce mouvement et son fondateur, F. Basaglia.

3 *Cf.* le numéro spécial de *Culture, Medicine and Psychiatry* 2014 ; 3 (4).

Répandues aujourd'hui dans plusieurs pays, et souvent devenues un paradigme sur lequel reposent les politiques de santé mentale [11], les pratiques fondées sur le *recovery* se définissent en opposition à l'idée d'une carrière linéaire prédéterminée du malade. Elles transforment celui-ci en « usager », avec toutes les ambiguïtés du terme. La perspective du *recovery* modifie les questions et les méthodes de la recherche. Premièrement, elle a remis en question les critères d'évaluation de réussite positive dans le parcours du malade : l'absence de réhospitalisation, la durée prédéterminée pour évaluer l'évolution des symptômes, etc. Dans la perspective du *recovery*, les rechutes peuvent être réinterprétées comme faisant partie du travail de récupération. L'idée de guérison est relativisée face à l'acceptation de la maladie, de l'apprentissage d'un « vivre avec », d'une plus grande satisfaction éprouvée dans la vie, de plus d'indépendance, etc. Deuxièmement, le *recovery* s'inscrit dans une démarche ni déterministe ni constructionniste, mais plutôt d'inspiration phénoménologique. Elle prend en compte la matérialité de la maladie, sa corporéité, et l'expérience, souvent aliénante, qu'en a le malade. Les recherches menées dans une telle perspective peuvent échanger les mesures objectives et standardisées contre des éléments de récit rapportant l'expérience de la maladie ainsi que des données d'observation portant sur les effets que la maladie entraîne sur les performances du malade : les actions qu'elle suscite ou bien inhibe, les compétences qui s'y acquièrent.

La notion de *recovery* influence (ou reflète) aussi les carrières morales observées par les sociologues. Le « malade » – devenu « usager » – a évolué dans certains cas en acteur de son propre traitement et de sa prise en charge et, dans certains lieux, est représenté au niveau des politiques de santé mentale. Comme d'autres types de malades, l'usager en santé mentale peut apporter une expertise nouvelle (ni profane, ni professionnelle). Son expertise est fondée autant sur son vécu de la maladie que sur l'expérience de quelqu'un désigné « malade mental » [11].

Un deuxième modèle extrahospitalier ayant fait l'objet d'ethnographies est le *case management* (« gestion des cas »), modèle dans lequel le travailleur social occupe le premier rôle au détriment du clinicien [6, 7]. Les *case managers* coordonnent les réponses aux multiples besoins du patient-devenu-usager, naviguent dans les bureaucraties pour ou avec lui, et l'aident à acquérir les compétences nécessaires pour vivre hors les murs. D'ailleurs, J. Floersch différencie les sites du *case management* (secteur, communauté) du centre hospitalier psychiatrique selon six dimensions : espace, temps, mobilité, économie, savoir disciplinaire et rapport aidant-bénéficiaire. Chaque dimension reproduit des relations sociales, orientant ainsi celui qui souffre d'un trouble mental vers un type différent de carrière morale. Par exemple, prendre en charge le malade dans la cité signifie en même temps l'inscrire dans un nouveau réseau de relations sociales et économiques pas toujours adéquates à ses besoins[4]. En même temps, l'usager comme l'aidant construisent des savoirs pratiques qui comblent le vide laissé par le rétrécissement de la clinique et la fragmentation des services. Ces études montrent aussi comment des pratiques ancrées dans certains lieux hors les murs reproduisent la logique paternaliste de l'institution et créent ainsi une tension entre le rôle du « malade mental » et le rôle « d'usager des services » [6, 7, 17].

Les sociologues et les anthropologues ont privilégié enfin d'autres points d'observation de ces trajets hors les murs, comme les services d'urgences psychiatriques, les équipes mobiles et les circuits de circulation entre services. Les circuits incluent les services d'urgence et les intervalles ou interstices entre les multiples espaces et services urbains. Ceux-ci sont les sites de nouvelles pratiques thérapeutiques de proximité, d'accueil et de bas seuil. Plus pertinent dans le cas des personnes sans domicile fixe, des jeunes en difficulté, etc., le travail de la psychiatrie d'interstices est affecté à la fois par les coordonnées mouvantes du service même et par les mouvements des patients. Enfin, en dehors d'un cadre clinique aux signes reconnaissables de légitimité, les travailleurs et cliniciens de proximité sont obligés de se livrer à des formes d'engagement pas toujours explicitement psychiatriques et à jouer sur plusieurs tableaux à la fois [15]. La carrière morale ne se réduit alors ni aux parcours de malade ni aux parcours d'usager.

4 Les termes « communauté » et « secteur » ont des connotations aussi bien morales que géographiques. Ils métaphorisent des conditions de travail et de vie et expriment des idéologies qui seraient importantes à analyser.

De nouveaux objets pour la sociologie de la psychiatrie

Aujourd'hui, l'étude de la maladie mentale est de plus en plus enrichie par les approches inspirées de la sociologie et de l'anthropologie des sciences. Plusieurs recherches se sont penchées sur les profondes transformations que subit la psychiatrie face aux avancées en biotechnologie, génétique et génomique, et neurosciences. La biologisation de la psychiatrie et l'entrée de nouveaux savoirs, pratiques, acteurs et technologies qui l'accompagnent, soulèvent des questions touchant au statut de la discipline comme médecine et science mais également de ses objets : les troubles mentaux et les personnes qui en souffrent. Ces questions ne sont néanmoins pas seulement circonscrites aux débats épistémiques (les rapports du corps à l'esprit) ou disciplinaires (la frontière entre neurologie et psychiatrie). Elles touchent aussi aux effets pratiques sur la vie et l'expérience des individus des savoirs produits, bien que ceux-ci soient incomplets, leurs usages incertains et controversés. Les recherches en sociologie ont déplacé le regard au-delà de la carrière morale du malade en investissant de nouveaux terrains et de nouvelles configurations (comme les laboratoires de recherche, les rapports du monde médical à l'industrie, les associations de patients, etc.), et recouvrent différents niveaux d'analyse tels que les relations entre nouveaux phénomènes psychiatriques et formes sociales, la construction des savoirs, des pratiques et des disciplines de soin et de recherche, ou encore comment l'expérience des personnes est affectée par ces mutations[5].

Parce qu'elle en est l'une des conséquences les plus visibles, l'évolution ou l'émergence des catégories diagnostiques entre entités naturelles et objets sociaux est un point d'entrée privilégié afin d'explorer ces récents changements. Cet intérêt a été aiguisé par l'idée de pouvoir y lire des mutations sociales et anthropologiques plus vastes. Dans un travail fondateur, l'anthropologue Allan Young s'est penché sur les conditions d'apparition de la catégorie diagnostique du trouble stress post-traumatique (PTSD) dans les années 1970 [24]. Pour l'auteur, le tableau clinique du PTSD n'a plus guère à voir avec celui de l'ancienne névrose traumatique. Young montre comment l'émergence du PTSD, puis son entrée dans le DSM-III en 1980, découle de l'apparition conjuguée de nouveaux acteurs porteurs de buts politiques particuliers (les organisations de vétérans de la guerre du Vietnam en quête d'une reconnaissance médicale et sociale d'une expérience traumatisante), mais aussi de l'engagement idéologique et moral de soignants et chercheurs accompagnant les transformations de la pratique psychiatrique sous l'effet des neurosciences et de la biologisation des savoirs. Par la conjonction de conditions culturelles, scientifiques et historiques, la catégorie de PTSD devient un mode d'expression de la souffrance dans la société américaine traduisant des changements sociaux touchant aux conceptions de la mémoire, de l'esprit ou à l'importance accordée au trauma.

Young est un des premiers anthropologues à s'être inscrit dans la lignée du philosophe Ian Hacking, dont les travaux tentent de saisir comment ces transformations des catégories « affectent » les gens et les « façonnent » (*make-up people*). Autrement dit, comment déterminent-elles la manière dont les individus se perçoivent, s'expriment et orientent leurs conduites ? Le modèle interactionniste de Hacking fait plus particulièrement référence aux classifications et leurs effets sur les représentations et les actions des cliniciens qui elles-mêmes impactent l'expérience des personnes diagnostiquées qui alimente à son tour le regard du clinicien et l'état des savoirs [10]. Cependant, l'analyse de ces interactions circulaires s'étend à d'autres éléments animés et inanimés tels que les représentations statistiques de l'épidémiologie, les technologies humaines (la psychothérapie, l'entraide) et matérielles (les médicaments psychotropes, l'imagerie cérébrale), les catégories profanes, les publics (associations de patients, médias), les marchés (industrie pharmaceutique, cabinets

5 Le cadre de ce chapitre ne nous permet pas de faire mieux qu'évoquer les excellentes recherches novatrices du tournant en sciences sociales de la psychiatrie. Les lecteurs intéressés pourront consulter les auteurs suivants : A. Ehrenberg (sur dépression et mutations sociales), D. Fassin et R. Rechtman (sur la montée du langage du traumatisme), J. Kitanaka (sur l'histoire de la dépression liée au travail au Japon), E. Martin (sur l'affinité de la maladie bipolaire avec la culture américaine), ou encore B. Moutaud (sur les reconfigurations du champ de la psychiatrie par les neurosciences).

de consulting et de management), l'enrôlement de la justice, etc., qui sont tous impliqués dans cet ensemble et dont les complexes intrications deviennent objet d'études.

Ainsi, des recherches décrivent les usages sociaux des techniques et savoirs scientifiques, en particulier concernant l'objectivation des identités pathologiques et des expériences. L'anthropologue Joseph Dumit a essayé de comprendre comment le développement des technologies d'imagerie cérébrale (ici le PET-scan) transforme l'étiologie d'une maladie et les pratiques diagnostiques et participent à la redéfinition de notre rapport au corps et au vécu de la maladie [3]. Dumit décrit les usages profanes dans des espaces non médicaux (tribunaux, compagnies d'assurances, médias, internet) de cette technologie et des savoirs qu'elle produit. En particulier, il montre comment le PET-scan participe à un mouvement de légitimation de troubles psychosomatiques à l'étiologie indéterminée (dépression, fatigue chronique, etc.). Pour le malade, l'imagerie offre un fait tangible, un substrat organique et non ambigu de la réalité de son état. L'interprétation de ces images devient alors objet de controverses lorsque les profanes l'utilisent pour faire reconnaître un diagnostic et prouver l'existence d'une maladie psychosomatique dans le cadre de revendications juridiques ou économiques (assurances, indemnités).

Si l'on suit Dumit, les technologies d'imagerie et les savoirs biologiques sur les troubles mentaux apportent aux personnes un cadre à la fois conceptuel et pratique pour redéfinir leur identité et leur expérience, pour élaborer un « soi objectif » (*objective self*), cela à un niveau individuel mais aussi collectif en soutenant le développement de nouvelles formes de solidarité. Ces dernières années ont vu se multiplier les recherches en sociologie ou anthropologie qui exploraient plus finement la variété des formes d'appropriation des nouveaux savoirs biologiques par les individus souffrant de troubles mentaux. L'intérêt se situait dans la perspective de ne plus cantonner la réflexion au social mais de l'ouvrir sur les phénomènes biologiques et les conditions intermédiaires et hybrides qui naissent à l'interface. C'est par exemple le cas du mouvement social autour de la neurodiversité. Sa source se trouve dans des associations de personnes diagnostiquées comme autistes (le plus souvent Asperger) qui en viennent à définir leur maladie comme n'étant justement pas une maladie ou un handicap mais une condition humaine spécifique, un fonctionnement neurologique et cognitif différent [5]. Paul Rabinow a qualifié de « biosocialité » ce type de relation entre individus qui se caractérisent à la fois selon des particularités biologiques partagées (risque génétique, pathologie) et des critères sociaux, et qui développent des actions afin de faire reconnaître des droits, de s'entraider ou d'agir sur la recherche médicale, les pratiques de soin, la production des savoirs, etc. [18]. Les discours naturalistes sur la maladie mentale ne seraient donc pas uniquement mobilisés par les personnes pour arbitrer des situations conflictuelles ou de tensions morales qui les touchent, liées à la responsabilité de la maladie[6], mais aussi pour les registres d'action qu'ils permettent d'engager. Ces explications apparaissent comme prescriptives : elles ouvrent des perspectives thérapeutiques, de nouveaux cadres d'action et de nouveaux modes de reconnaissance symbolique, économique ou administrative de la maladie.

Néanmoins, pour certains observateurs post-foucaldiens, ces nouvelles formes de socialités ou formes de vie « cérébrales » seraient caractéristiques d'un gouvernement des individus dans des sociétés néolibérales où chacun devrait et pourrait assumer la gestion de son corps, de ses intériorités et de son futur. Le cerveau, ce « self » biologique, deviendrait alors la cible et le lieu privilégié des interventions individuelles mais aussi biopolitiques, ouvrant un espace de possibles indéterminés quant aux choix personnels et collectifs de nos évolutions [19].

Conclusion

Les nouveaux terrains de recherche autour de la maladie mentale et des pratiques de diagnostic et de soin à l'intersection de la psychiatrie et de la biologie continueront de soulever des questions : quel « malade », quelles trajectoires morales faut-il imaginer dans un processus aujourd'hui axé sur l'identification des risques et sur la mise en place d'une prévention d'une durée bien plus impor-

6 Ces interprétations se situent d'ailleurs souvent en regard d'un déclin social et scientifique du crédit accordé à la psychanalyse pour expliquer et prendre en charge les troubles mentaux graves.

tante que celle de la maladie? Alors que persiste un décalage entre avancées thérapeutiques et optimisme des discours, quels sont les effets réels des récits scientifiques, profanes et de vulgarisation sur les différents publics? Une sociologie de la maladie mentale se devra de prendre en compte les effets sociaux des avancées aussi bien que leur genèse.

Pourtant, les anciens puzzles perdurent tout en se complexifiant. Le fait social, comme dirait Durkheim, des inégalités de la maladie mentale persiste. Elles sont de plus en plus saisies à l'intersection des classes sociales, du genre, des groupes ethniques et d'autres positions et attributs sociaux, et posent des défis de conceptualisation et de modélisation pour les sciences sociales. Il en va de même des transformations des politiques et des systèmes de santé mentale qui élargissent le champ de recherche sur lequel ont été produites les études classiques de la sociologie de la psychiatrie et de la maladie mentale.

Références

[1] Aneshensel CS, Phelan JC, Bierman A. The sociology of mental health : Surveying the field. In : Handbook of the Sociology of Mental Health, 2nd ed. New York : Springer; 2013. p. 1-19.

[2] Castel R. La gestion des risques. Paris : Éditions de Minuit; 1981.

[3] Dumit J. Picturing Personhood. Brain Scans and Biomedical Identity. Princeton : Princeton University Press; 2004.

[4] Durkheim E. Les règles de la méthode sociologique. Paris : Flammarion; 1988 [1894-1895].

[5] Ehrenberg A. Suis-je malade de mon cerveau ou de mes idées? In : Chamak B, Moutaud B, editors. Neurosciences et société. Enjeux des savoirs et pratiques sur le cerveau. Paris : Armand Colin; 2014. p. 255-87.

[6] Estroff S. Le labyrinthe de la folie. Ethnographie de la psychiatrie en milieu ouvert et de la réinsertion. Le Plessis-Robinson : Synthélabo, collection « Les empêcheurs de penser en rond » ; 1998.

[7] Floersch J. Meds, Money, and Manners. The Case Management of Severe Mental Illness. New York : Columbia University Press; 2000.

[8] Goffman E. Asiles. Paris : Éditions de Minuit; 1968 [1961].

[9] Goffman E. Stigmate. Les usages sociaux des handicaps. Paris : Éditions de Minuit; 1975. 1964.

[10] Hacking I. Making up people. In : Heller T, Sosna M, Wellberry D, editors. Reconstructing Individualism. Stanford : Stanford University Press; 1986. p. 222-36.

[11] Jacobson N. In : Recovery. The Making of Mental Health Policy. Nashville : Vanderbilt University Press; 2004.

[12] Link BG, Phelan JC. Labeling and Stigma. In : Scheid TL, Brown TN, editors. A Handbook for the Study of Mental Health. Social Contexts, Theories, and Systems. Cambridge : Cambridge University Press; 2009. p. 571-87.

[13] Lovell AM. Les troubles mentaux. In : Leclerc A, Fassin D, Grandjean H, Kaminski M, Lang T, editors. Les inégalités sociales de la santé. Paris : La Découverte/Inserm; 2000. p. 251-66.

[14] Lovell AM. Avant-Propos. In : Lovell AM, editor. Santé Mentale et Société. Problèmes politiques et sociaux. Paris : La Documentation Française; 2004. p. 899.

[15] Lovell AM. État des lieux de la recherche en sociologie et anthropologie des maladies mentales et de la santé mentale. DGS Contrat n° 501 et MiRE, Drees. Paris : Centre de recherche Psychotropes, santé mentale, société – Cesames; 2003.

[16] Nichter M. Idioms of distress : alternatives in the expression of psychosocial distress : a case study from South India. Cult Med Psychiatry 1981; 5 : 379-408.

[17] Ogien A. Le raisonnement psychiatrique. Paris : Méridiens Klincksieck; 1989.

[18] Rabinow P. Artifices et lumières : de la sociobiologie à la biosocialité. In : Ehrenberg A, Lovell AM, editors. La maladie mentale en mutation. Psychiatrie et société. Paris : Odile Jacob; 2001. p. 295-308.

[19] Rose N, Abi-Rached J. Neuro : the New Brain Sciences and the Management of the Mind. Princeton : Princeton University Press; 2014.

[20] Rosenfield S, Smith D. Gender and Mental Health : Do Men and Women Have Different Amounts or Types of Problems? In : Scheid TL, Brown TN, editors. A Handbook for the Study of Mental Health. Social Contexts, Theories, and Systems. Cambridge : Cambridge University Press; 2009. p. 256-67.

[21] Scheff TJ. Being Mentally Ill : A Sociological Theory. Chicago : Aldine; 1966.

[22] Sicot F. Maladie mentale et pauvreté. Paris : L'Harmattan; 2001.

[23] Vasiliadis HM, Lesage A, Adair C, et al. Do Canada and the United States differ in prevalence of depression and utilization of services? Psychiatr Serv 2007; 58 : 63-71.

[24] Young A. The Harmony of Illusions : Inventing Post-Traumatic Stress Disorder. Princeton : Princeton University Press; 1995.

CHAPITRE 6

La psychiatrie transculturelle : une clinique de la modernité

M.-R. Moro

La différence culturelle entre le patient et le thérapeute est-elle une donnée théorique, clinique et pragmatique bonne à penser et pertinente en clinique?

Toute relation est culturelle

Depuis longtemps déjà, la question de la culture a été posée par la psychiatrie et par la psychanalyse. S. Freud lui-même l'a fait tout au long de son œuvre et tout particulièrement dans Totem et Tabou mais aussi G. Roheim, D.W. Winnicott, W. Bion, J. Lacan, J. Kristeva, etc. Cette question, en effet, se trouve non seulement au cœur de la souffrance de nos patients migrants et de leurs enfants mais elle est aussi déterminante pour la création, en France, de dispositifs de soins pertinents et efficaces pour ces familles venues d'ailleurs. Cette tradition, déjà bien constituée, aurait dû inciter les cliniciens à s'interroger sur les interactions réciproques entre le dehors (la culture au sens anthropologique) et le dedans (le fonctionnement psychique de l'individu), et d'une manière plus générale sur la construction de l'identité et des liens qui nous unissent les uns aux autres. La reconnaissance de la dimension culturelle de toute interaction y compris de la relation thérapeutique a été longue et conflictuelle tout particulièrement en France. Ainsi, la psychanalyse et l'anthropologie ont trop longtemps cherché à se distinguer et à éviter le dialogue, même s'il existe des contre-exemples illustres comme le travail collectif mené sous l'impulsion de C. Lévi-Strauss sur l'identité [8]. Malgré cette réticence, les disciplines se sont suffisamment influencées pour qu'un mouvement se cristallise et qu'il admette qu'effectivement la clinique est une anthropologie et que les données culturelles sont des ingrédients de toute relation humaine.

Pourtant, même parmi ceux qui reconnaissent les présupposés culturels constitutifs de la relation thérapeutique au même titre que les éléments affectifs conscients et inconscients, on note deux positions épistémologiques différentes. Certains ont choisi une perspective essentiellement comparatiste : quels sont les invariants que l'on retrouve dans telle culture de nos patients et dans la nôtre? Cette perspective *comparatiste* conduit à construire des équivalences et des parallélismes entre des éléments culturels de mondes distincts mais aussi entre des éléments culturels d'un groupe et des conduites pathologiques d'individus appartenant à d'autres groupes. Cette option était présente dans *Totem et Tabou* de Freud. Sur le plan clinique, cette perspective conduit à introduire la langue du patient dans certains dispositifs voire à apprendre à connaître les représentations culturelles du patient. Mais, tous ces éléments sont posés comme une coloration de la relation clinique, le noyau (la partie efficiente) étant le même que celui que l'on établirait en situation intraculturelle. D'autres ont pris, à la suite de G. Devereux, une perspective *complémentariste*. Le complémentarisme donnera naissance à l'ethnopsychiatrie, perspective qui servira de base à la question de la clinique culturelle en France : certains vont s'en inspirer et proposer des dispositifs spécifiques pour accueillir et soigner les migrants.

Les fondements de l'ethnopsychanalyse

La rigueur complémentariste

G. Devereux est le fondateur de l'ethnopsychanalyse [4, 5]. Il en a construit les soubassements théoriques, l'a constituée en tant que discipline et en a défini la méthode originale et encore subversive aujourd'hui, le complémentarisme. Il a construit le champ à partir de l'anthropologie et de la psychanalyse. La discipline devrait donc s'appeler ethnopsychanalyse. Or, dès le début, on perçoit une oscillation dans la nomination de la discipline tantôt appelée par lui ethnopsychiatrie, tantôt ethnopsychanalyse. Pour notre part, nous la pensons comme une psychothérapie d'orientation psychanalytique.

G. Devereux [6] reconnaît trois types de thérapies en ethnopsychiatrie :

« 1. Intraculturelle : le thérapeute et le patient appartiennent à la même culture, mais le thérapeute tient compte des dimensions socioculturelles, aussi bien des troubles de son patient que du déroulement de la thérapie.

2. Interculturelle : bien que le patient et le thérapeute n'appartiennent pas à la même culture, le thérapeute connaît bien la culture de l'ethnie du patient et l'utilise comme levier thérapeutique [...].

3. Métaculturelle : le thérapeute et le patient appartiennent à deux cultures différentes. Le thérapeute ne connaît pas la culture de l'ethnie du patient; il comprend, en revanche, parfaitement le concept de « culture » et l'utilise dans l'établissement du diagnostic et dans la conduite du traitement. »

Dans les pays anglo-saxons, à partir de cette classification, on distingue la *cross-cultural psychiatry* (interculturelle) et la *transcultural psychiatry* (psychiatrie transculturelle ou métaculturelle).

G. Devereux soulignera l'importance pour lui des thérapies métaculturelles. Le terme « métaculturel » se fonde sur « une reconnaissance systématique de la signification générale et de la variabilité de la culture, plutôt que sur la connaissance des milieux culturels spécifiques du patient et du thérapeute » [6]. Cela permet d'envisager des traitements de patients appartenant « au sous-groupe culturel du thérapeute » ainsi que « d'individus de culture étrangère ou marginale ». G. Devereux est le premier à avoir conceptualisé l'utilisation de leviers culturels à des fins de facilitation de l'introspection et des associations d'idées et donc à des fins thérapeutiques, dès 1951. Cependant, il insiste jusqu'au bout de son œuvre sur l'importance du récit, les leviers culturels ne sont pas des fins en soi et s'effacent lorsqu'ils ne remplissent plus leur rôle de potentialisateurs de récits, de transferts ou d'affects.

La théorie : universalité psychique/spécificité culturelle/ diversité humaine

Pour G. Devereux, l'ethnopsychiatrie repose sur deux principes. Le premier est celui de *l'universalité psychique :* ce qui définit l'être humain c'est son fonctionnement psychique. Il est le même pour tous. De ce postulat découle la nécessité de donner le même statut à tous les êtres humains, à leurs productions culturelles et psychiques, à leurs manières de vivre et de penser même si elles sont différentes et parfois déconcertantes [4] ! Énoncer un tel principe peut paraître une évidence, les implicites de nombreuses recherches dites scientifiques menées hier et aujourd'hui sont là pour rappeler que ce principe théorique n'est pas toujours respecté. Il s'agit donc d'une universalité de fonctionnement, de processus, d'une universalité structurelle et de fait. Mais, si tout homme tend vers l'universel, il y tend par le *particulier* de sa culture d'appartenance. Ce codage est inscrit dans notre langue et les catégories à notre disposition qui nous permettent de lire le monde d'une certaine manière, dans notre corps et notre façon de percevoir et de sentir à travers le processus d'enculturation (M. Mead), dans notre rapport au monde, à travers nos systèmes d'interprétation et de construction de sens. La maladie n'échappe pas à ce codage culturel.

Une révolution méthodologique

L'ethnopsychiatrie a été construite à partir d'un principe méthodologique : le complémentarisme « Le complémentarisme n'exclut aucune méthode, aucune théorie valables – il les coordonne » [5]. Il est vain d'intégrer de force dans le champ de la psychanalyse ou dans celui de l'anthropologie exclusivement certains phénomènes humains. La spécificité de ces données réside dans : « une pluridisciplinarité non fusionnante, et "non simultanée" : celle du double discours obligatoire » [5]. Les deux discours obligatoires et non simultanés sont alors dits complémentaires. Ce double discours conditionne l'obtention de données. Mais la question qui est posée ici, est comment prendre successivement deux places différentes par rapport à l'objet sans le réduire l'une à l'autre et sans les confondre ? Un apprentissage du *décentrage* est ici nécessaire mais ardu. Il faut débusquer ces paresseuses habitudes en sciences humaines qui tendent à ramener les données à soi ou à ce que l'on connaît déjà et à se méfier de l'altérité de l'objet d'étude [11].

Le principe du complémentarisme est simple et évident mais la véritable difficulté reste cependant la mise en place du complémentarisme en clinique par des thérapeutes qui doivent pouvoir se décentrer et travailler constamment sur deux niveaux, sans les confondre, le niveau culturel et le niveau individuel, et sur les interactions nécessaires et parfois conflictuelles entre ces deux niveaux.

Un dispositif technique : celui de la psychanalyse

L'examen de l'œuvre de G. Devereux montre que de sa théorie et de sa méthode ne découle aucun dispositif spécifique pour les patients mais on en déduit, en revanche, une manière originale et forte de considérer ce matériel culturel comme un véritable levier thérapeutique potentiel et transitoire particulièrement efficace. Il pose aussi le fait que la culture n'est pas systématiquement un facilitateur de soins. Dans certains cas, les mécanismes culturels peuvent même fonctionner comme des obstacles.

Pour G. Devereux, l'utilisation de représentations culturelles dans le cadre de traitements psychanalytiques n'est pas un *a priori* idéologique ou un acte purement théorique. C'est au contraire un acte nuancé, critique et complexe, qui est fait avec la rigueur complémentariste, qui présente des limites mais qui est particulièrement créateur de complexité et d'approfondissement. Le passage par le culturel a pour but d'accéder à l'universel en chacun de nous, à l'universel incarné dans le particulier et non pas à l'universel ou ce qui est décrété comme tel par celui qui est désigné comme le donneur de sens : l'universel du sujet, approximation énigmatique et sublime de l'être.

La notion de « clôture culturelle » : nécessité et limites

Ceux qui suivront vont rompre avec la prudence de G. Devereux et vont entraîner de véritables ruptures épistémologiques dans la théorie mais surtout dans la pratique. Plusieurs cliniciens se réclament de lui, nous évoquerons essentiellement les travaux de T. Nathan. Notre but ici n'est pas de rendre compte de l'ensemble des apports de T. Nathan à ce champ ni de ses limites ou ses excès[1], mais de dire ce que nous en gardons.

Théorie : traumatismes et rupture des contenants

T. Nathan va adjoindre aux théories de G. Devereux des apports comme ceux de D. Anzieu [2] avec la notion de moi-peau. Il va extrapoler cette notion de moi-peau dans sa fonction contenante (contenant psychique) à celle de contenant culturel et d'enveloppe culturelle [13], ce qui va lui permettre de penser en termes de contenants, de cadres et pas seulement de contenus. Rapidement va apparaître dans ses travaux la conceptualisation de la migration et du trauma secondaire à cet événement de vie. La notion de traumatisme migratoire et de ses conséquences psychiques pour la première et la seconde génération tient une place centrale dans sa théorisation [14]. Pour T. Nathan, toute migration est traumatique parce qu'elle rompt l'homologie

1 Les articles polémiques qui dénoncent des excès mais aussi caricaturent certaines positions sont nombreux (*cf.* [12] pour une analyse détaillée).

entre le cadre culturel externe et le cadre culturel interne intériorisé [13].

Une autre de ses particularités est un rapport à l'universel beaucoup plus ambigu que G. Devereux. L'universel n'est pas inféré ou de manière secondaire et la différence est érigée en objet d'étude en soi « absolu ». Pour défendre cela, il s'appuie sur une théorie de la culture comme système clos, d'où la nécessité de reconstituer une *clôture* pour se restructurer psychiquement : « Il ne suffit pas d'appartenir à une espèce biologique, il faut en plus être membre d'un groupe culturel qui, tout comme les espèces biologiques, possède un mode spécifique de *clôture* » [15]. Cette théorie de la clôture va à contre-courant des théories anthropologiques actuelles sur la notion d'ethnie et d'identité qui montrent que tous les groupes sont ouverts. Ainsi, C. Lévi-Strauss démontre que l'identité culturelle est plus un processus qu'un contenu, plus une dynamique qu'une entité [8]. De même pour J.L. Amselle, l'ethnie est un découpage artificiel qui ne rend pas compte des métissages, des échanges, des passages d'une communauté à une autre [1]. L'ethnie est donc une construction poreuse, mouvante et essentiellement politique. En opposition avec ces données anthropologiques, la position de T. Nathan aboutit à la notion de communauté et à celle de dispositif spécifique.

Technique : groupe, « chaman » et objets

De cela découle, en effet, une attitude très différente de celle de G. Devereux vis-à-vis des rituels, des objets culturels et des techniques de soins traditionnels appartenant à une culture spécifique. G. Devereux se méfiait beaucoup de toute utilisation de rituels à des fins thérapeutiques [7]. T. Nathan étudie ces actes culturels et tente d'intégrer leurs logiques, parfois d'intégrer les objets en tant que tels, de les faire circuler dans le cadre ethnopsychiatrique [16]. De tout cela découle aussi une position vis-à-vis de la psychanalyse qui se situe, selon les termes de E. Corin [3], aux limites de la psychanalyse voire au-delà. G. Devereux se situait résolument à l'intérieur du champ de la psychanalyse et il posait celle-ci comme une métathéorie, voire une métatechnique qui transcendait toutes les autres. T. Nathan cherche à se situer dans une technique qui considère la théorie psychanalytique comme une théorie parmi d'autres [17].

Un dispositif spécifique

Les travaux de T. Nathan ont permis de mettre au point un dispositif technique spécifique, un dispositif essentiellement groupal, où le patient migrant a la possibilité de parler sa langue maternelle et où un cadre culturel est reconstruit dans un premier temps. Dans cette consultation groupale sont maniées les logiques culturelles d'origine du patient, logiques inférées par le groupe pluriethnique, ses objets culturels parfois… T. Nathan est le premier à avoir monté ce dispositif au CHU Avicenne à Bobigny il y a bientôt une vingtaine d'années dans le service du Pr S. Lebovici à qui j'ai succédé.

La pragmatique des métissages

Théorie : métissages et éclectisme

Tout en m'appuyant de manière assurée sur les théories de Devereux et tout particulièrement sur sa théorisation de l'universalité psychique, j'ai été amenée, de par mon expérience clinique tournée vers les enfants de la seconde génération des migrants, à introduire plus de réflexion sur la notion de *métissage* des hommes, des pensées, des techniques [9, 10, 12]. En effet, pour moi, tout migrant est un métis dans la mesure où son voyage l'a conduit dans un autre monde qui aura une action sur lui comme lui d'ailleurs aura une action sur ce monde. Ce qui est vrai pour la première génération l'est *a fortiori* pour la seconde. Quant au *traumatisme migratoire*, s'il n'est pas systématique et inéluctable, il n'en reste pas moins un temps majeur de l'expérience migratoire à partir duquel se structure, de manière harmonieuse ou pas, le vécu migratoire des parents et la transmission aux enfants. L'ensemble de ces données me conduit à être éclectique dans la mesure où des apports multiples sont nécessaires, des adaptations du cadre s'imposent, des créations de liens et de ponts sont nécessaires. Pour moi, l'ethnopsychanalyse est avant tout une pragmatique du lien. Cette perspective complémentariste part de la psychanalyse et de l'anthropologie mais s'ouvre sur d'autres disciplines en particulier la linguistique, la philosophie mais aussi l'histoire ou la littérature pour accéder à la complexité de l'identité, des métissages et de nouvelles perspectives cliniques ouvertes sur le monde[2].

Technique : élaboration de l'altérité en soi

En ce qui concerne la technique, il faut mettre l'accent sur un paramètre négligé, l'élaboration de l'altérité *en soi*. L'altérité ici s'entend comme cette qualité de ce qui est autre, sentiment qui est ressenti peu ou prou par tout migrant et par tout enfant de migrants dans la mesure où il n'y a pas de cohérence immédiate, sensible, logique, pas d'adéquation systématique entre le transmis et le vécu, le dedans et le dehors. Que ce soit pour le patient dans sa demande, la construction de l'alliance et le transfert qu'il établit ou pour les thérapeutes dans leur contre-transfert, leur vécu de la différence culturelle, l'élaboration de cette altérité nous apparaît comme un temps souvent nécessaire pour permettre des changements profonds. Cette altérité vécue, interne et externe, serait consubstantielle à la situation migratoire, elle est à relier à la notion de métissages. Mais, pour l'élaborer, encore faut-il que le thérapeute la reconnaisse chez son patient et donc d'abord en lui-même. En second lieu, notre pratique ethnopsychanalytique s'appuie sur le décentrage et la connaissance de la diversité. Un décentrage de qualité s'acquiert par une formation rigoureuse, par le travail quotidien avec les familles migrantes, par la supervision, par le travail régulier avec des anthropologues spécialistes des cultures de nos patients dans le cadre de la consultation transculturelle, dans des recherches communes ou sur le terrain. Partir c'est aussi ce que je conseille aux apprentis ethnopsychiatres voire à tous les psychiatres : partir pour apprendre à se décentrer.

Pour une pensée métissée et cosmopolite

Ainsi, les représentations culturelles des patients ne sont pas un épiphénomène, une coloration exotique sans valeur clinique voire épistémologique. Position qui dénie l'altérité culturelle et abrase la complexité humaine en réduisant de l'inconnu à du connu et en présupposant que le savoir serait dans la science de l'Occident et dans ceux qui l'incarnent. C'est pour sortir du débat mal posé sur l'ethnopsychanalyse que nous avons proposé de parler de clinique ou de psychiatrie transculturelle qui élargit la perspective et l'inscrit dans un dialogue avec les autres disciplines, avec la société tout entière et avec le monde.

Une clinique de la modernité.

2 Cela a conduit le groupe de Bobigny à créer en 2000 une revue pluridisciplinaire : *L'autre, Cliniques, Cultures et Sociétés* qui sert de lieu d'échanges dans ce champ transculturel.

Références

[1] Amselle JL. Logiques métisses. Anthropologie de l'identité en Afrique et ailleurs. Paris : Payot; 1990.
[2] Anzieu D. Le Moi-Peau. Paris : Dunod; 1995.
[3] Corin E. Playing with Limits : Tobie Nathan's Evolving Paradigm in Ethnopsychiatry. Transcult Psychiatry 1997; 34 : 345-58.
[4] Devereux G. Essais d'ethnopsychiatrie générale. Paris : Gallimard; 1970.
[5] Devereux G. Ethnopsychanalyse complémentariste. Paris : Flammarion; 1985. 1972.
[6] Devereux G. L'ethnopsychiatrie. Ethnopsychiatrica 1978; 1 : 7-13.
[7] Devereux G. Psychothérapie d'un Indien des plaines. Réalité et rêve. Paris : Jean-Cyrille Godefroy; 1982. 1969.
[8] Lévi-Strauss C. L'identité. Paris : Grasset; 1977.
[9] Moro MR. Parents en exil. Psychopathologie et migrations, 2e éd. Paris : PUF; 2001.
[10] Moro MR. Psychothérapie transculturelle des enfants et des adolescents, 2e éd. Paris : Dunod; 2000.
[11] Moro MR. Enfants d'ici venus d'ailleurs, 2e éd. Paris : Syros/La Découverte; 2004.
[12] Moro MR, Giraud F. L'exil et la souffrance psychique. Esprit 2000; 265 : 155-68.
[13] Nathan T. La folie des autres. Traité d'ethnopsychiatrie clinique. Paris : Dunod; 1986.
[14] Nathan T. La fonction psychique du trauma. Nouvelle Revue d'Ethnopsychiatrie 1987; 8 : 7-9.
[15] Nathan T. Le tabou de la sauvagerie ou l'obligation d'humanité. Vers une théorie ethnopsychanalytique de l'autisme infantile. Nouvelle Revue d'Ethnopsychiatrie 1990; 14 : 15-33.
[16] Nathan T. De sable, de plomb et de cola. Ethnopsychanalyse des objets actifs. Nouvelle Revue d'Ethnopsychiatrie 1991; 16 : 29-54.
[17] Nathan T. Fier de n'avoir ni pays, ni amis, quelle sottise c'était. Grenoble : La Pensée sauvage; 1993.

Facteurs de vulnérabilité

Chapitre 7

Coordonné par H. Verdoux

7.1 Introduction

H. Verdoux

Même si l'étiologie des troubles psychiatriques n'est qu'imparfaitement élucidée, il est actuellement admis de manière quasi consensuelle que ces troubles sont de déterminisme multifactoriel. L'expression clinique d'une pathologie psychiatrique correspondrait ainsi à l'aboutissement d'une chaîne causale pouvant s'étendre sur des décennies, avec des interactions complexes entre des facteurs de vulnérabilité génétiques et environnementaux. Un «facteur de vulnérabilité», expression qui sera ici considérée comme équivalente à celle, plus classique en épidémiologie, de «facteur de risque», peut être défini comme une caractéristique qui augmente la probabilité de survenue d'un trouble. Ce concept de vulnérabilité constitue la pierre angulaire des modèles étiologiques multifactoriels des troubles psychiatriques. Cette approche probabiliste permet de prendre en compte une notion fondamentale, à savoir que la survenue du trouble est loin d'être inéluctable chez les sujets présentant un facteur de vulnérabilité donné, et que le trouble peut également survenir en son absence.

Il serait ici hors de propos de détailler les critères requis pour établir qu'une association statistique entre un facteur donné et la survenue de la maladie témoigne de l'existence d'une relation causale. Il faut néanmoins souligner qu'en psychiatrie, ces critères de causalité ne sont remplis que pour un nombre très limité de facteurs de vulnérabilité génétiques et environnementaux, et que la mise en évidence d'une relation causale est un processus long et complexe. Ainsi, les études explorant l'augmentation de risque de schizophrénie chez les personnes exposées *in utero* à des agents infectieux ont initialement reposé sur une méthode «écologique», c'est-à-dire que l'exposition était connue à l'échelon d'une population de personnes dont le développement *in utero* s'est déroulé par exemple pendant une pandémie grippale, mais sans que l'on connaisse la réalité de l'exposition virale à l'échelon individuel [1]. Plus récemment, des études documentant l'exposition réelle avec des sérums maternels collectés pendant la grossesse ont permis d'étayer l'existence d'une relation causale entre exposition prénatale à des infections virales ou parasitaires (p. ex. grippe et toxoplasmose) et augmentation du risque de schizophrénie [4].

Un point crucial concernant l'étude des facteurs de vulnérabilité est la nécessaire prise en compte de leur fréquence élevée dans la population générale. Comme le rappellent Kendler et O'Donovan [3] «Nous sommes tous porteurs de variants génétiques associés au risque de schizophrénie, et la grande majorité d'entre nous est porteuse d'un grand nombre de ces variants. Vis-à-vis du risque génétique, il n'y a pas "eux" et "nous", juste de subtiles nuances de gris.»

De ce fait, en l'état actuel des connaissances, les résultats d'études visant à identifier des facteurs de vulnérabilité pour les troubles psychiatriques ont essentiellement un intérêt dans le champ de la recherche étiologique. Toute tentative d'application dans le champ de prévention paraît prématurée. En effet, l'information probabiliste selon laquelle une caractéristique environnementale ou génétique est un facteur de vulnérabilité pour un trouble psychiatrique n'est pas exploitable à l'échelon individuel pour prédire qui va effectivement développer le trouble au sein de la population des sujets vulnérables. On peut rappeler les résultats d'une étude prospective conduite chez des conscrits suédois [5]. Les sujets présentant quatre caractéristiques comportementales à l'inclusion (peu d'amis proches, préférence pour les petits groupes, plus grande sensibilité que les autres, pas de relation amoureuse fixe) avaient un risque multiplié par 30 de développer une schizophrénie au cours des 15 ans de suivi. En revanche, seuls 3 % des sujets « vulnérables » présentant ces caractéristiques développaient un tel trouble ; ces caractéristiques étant fréquentes dans la population, leur valeur prédictive était très limitée. Cet exemple n'est pas caricatural, et la même démonstration pourrait être faite pour l'ensemble des facteurs de vulnérabilité génétiques ou environnementaux identifiés à ce jour. L'heure ne paraît donc pas encore venue en psychiatrie pour le conseil génétique ou le dépistage de sujets à haut risque sur la notion d'exposition à telle ou telle caractéristique environnementale. Cela n'est pas contradictoire avec le fait que des recommandations peuvent être proposées pour diminuer l'exposition de la population dans son ensemble à des facteurs de vulnérabilité, par exemple en optimisant les soins obstétricaux, en réduisant la consommation de cannabis, ou en améliorant les conditions de vie des personnes immigrées [2], puisque les conséquences néfastes de ces événements dans différents secteurs de la santé sont largement documentées.

Références

[1] Brown AS, Begg MD, Gravenstein S, et al. Serologic evidence of prenatal influenza in the etiology of schizophrenia. Arch Gen Psychiatry 2004; 61 : 774-80.

[2] Cantor-Graae E, Selten JP. Schizophrenia and migration : a meta-analysis and review. Am J Psychiatry 2005; 162 : 12-24.

[3] Kendler KS, O'Donovan MC. A breakthrough in schizophrenia genetics. JAMA Psychiatry 2014; 71 : 1319-20.

[4] Khandaker GM, Zimbron J, Lewis G, et al. Prenatal maternal infection, neurodevelopment and adult schizophrenia : a systematic review of population-based studies. Psychol Med 2013; 43 : 239-57.

[5] Malmerg A, Lewis G, David A, et al. Premorbid adjustement and personality in people with schizophrenia. Br J Psychiatry 1998; 172 : 308-13.

7.2 Facteurs de vulnérabilité génétique

F. Bellivier

Ce chapitre propose d'illustrer les méthodes mises en œuvre dans les travaux visant à identifier les facteurs de vulnérabilité génétique en tirant des exemples des études menées dans les troubles de l'humeur, la schizophrénie, le trouble obsessionnel-compulsif, les addictions et les conduites suicidaires.

Le caractère familial de plusieurs pathologies psychiatriques, en particulier la psychose maniacodépressive (PMD) et la schizophrénie a été noté depuis longtemps et formalisé par E. Kraepelin dès la fin du XIXe siècle (1886). C'est au cours du XXe siècle que des études systématiques ont permis de démontrer l'existence d'une agrégation familiale de ces pathologies mais aussi de plusieurs autres pathologies psychiatriques telles que le trouble obsessionnel-compulsif (TOC), les troubles non bipolaires de l'humeur, les troubles des conduites alimentaires (TCA) ou certaines addictions. Plus récemment, une agrégation familiale a également été démontrée pour certaines entités transnosographiques telles que les conduites suicidaires, la propension à délirer ou certaines dimensions de personnalité. Pour ces différentes pathologies, ce sont les études de jumeaux et d'adoption qui ont permis de démontrer l'intervention de facteurs de vulnérabilité génétiques dans l'étiopathogénie. Ces études classiques ont également permis de montrer que les pathologies psychiatriques ne répondaient pas à des modes de transmission mendéliens et qu'elles rentraient dans le cadre des pathologies multifactorielles complexes dans lesquelles intervenaient des facteurs de prédispositions génétiques en interaction avec des facteurs environnementaux ou liés au développement.

Les progrès de la biologie moléculaire, en mettant à notre disposition un nombre croissant de marqueurs génétiques, ont permis un développement majeur des études de liaison génétique en psychiatrie. Ainsi de nombreux travaux, testant un très grand nombre de marqueurs dans ces différentes pathologies, ont été réalisés. Ces études ont produit une grande quantité de résultats dont le bilan est assez confus. Le grand nombre de résultats positifs obtenus dans les différentes pathologies est une importante source d'espoir et témoigne du dynamisme de cette voie de recherche mais ces deux décennies ont également permis de mettre en évidence les difficultés auxquelles se heurtait l'identification des facteurs de vulnérabilité génétique des pathologies psychiatriques. En effet, dans chacune de ces pathologies, plus d'une dizaine de localisations chromosomiques ont fait l'objet de réplications sur des populations indépendantes. À moins de faire l'hypothèse d'une hétérogénéité génétique considérable, il est vraisemblable qu'il existe des faux positifs parmi ces localisations chromosomiques répliquées. De plus, pour une pathologie donnée, plusieurs localisations chromosomiques identifiées n'ont pu être répliquées sur des échantillons indépendants.

Cette situation confuse a suscité une double réflexion méthodologique. Il s'agit premièrement du choix des méthodes de génétique épidémiologique qu'il convient d'appliquer pour l'analyse de la composante génétique des maladies complexes multifactorielles. En effet, la réalisation des études de liaison nécessite que le modèle génétique de la maladie étudiée soit connu. Dans la mesure où ce n'est pas le cas pour les pathologies psychiatriques, cela a conduit, pour la réalisation des études de liaison, à tester plusieurs modèles génétiques, ce qui augmente le risque de faux positifs obtenus par le fait du hasard. De plus, ces études nécessitent que le statut « atteint » et « non atteint » soit connu avec une certaine validité. En l'absence de critère de validité externe, elles requièrent également des hypothèses spéculatives. Cette réflexion a conduit à privilégier les méthodes non paramétriques d'investigation telles que les études d'association cas-témoins, les études de trios et les études de paires de germains atteints, qui ne nécessitent pas que le modèle génétique de la pathologie soit connu. Les derniers développements de la génétique moléculaire ont également mis à notre disposition de nouveaux outils permettant d'étudier non plus seulement la variabilité de la structure des gènes (polymorphismes génétiques) mais la variabilité de leur expression. Il s'agit des études du transcriptome et des études des mécanismes épigénétiques (principalement acétylation et méthylation des promoteurs des gènes).

La deuxième réflexion a porté sur la définition du phénotype « maladie ». En effet, les entités diagnostiques définies à l'aide des classifications diagnostiques ont une validité étiologique. Ces classifications ont été élaborées pour garantir une bonne fidélité interjuges, qui n'est pas la garantie d'une validité « biologique » ou « génétique ». Autrement dit, ces catégories diagnostiques sont probablement très hétérogènes du point de vue des facteurs de vulnérabilité génétique sous-jacents. Cette réflexion a donc suscité le développement d'une recherche clinique et épidémiologique visant à identifier des sous-groupes plus homogènes de chacune des pathologies, pertinents pour l'analyse de la composante génétique. Nous décrirons ces stratégies de démembrement de l'hétérogénéité clinique visant à faciliter l'analyse de la composante génétique (approche « symptôme candidat » et recherche « d'endophénotypes »). Cette réflexion a connu un degré de complexité supplémentaire lorsqu'ont été mis en évidence des facteurs de vulnérabilité indépendants des catégories diagnostiques, comme c'est le cas par exemple pour les conduites suicidaires. En effet, il est maintenant établi qu'il existe des facteurs de prédisposition aux conduites suicidaires indépendants des facteurs de vulnérabilité aux pathologies psychiatriques au cours desquelles on rencontre des conduites suicidaires.

Nouvelles approches phénotypiques en psychiatrie génétique

Développer une recherche clinique spécifiquement adaptée à l'analyse de la composante génétique d'une pathologie consiste à identifier les cibles cliniques (symptômes, formes cliniques, comportements, etc.) en rapport avec l'expression d'un ou de plusieurs gènes. Plusieurs caractéristiques fondamentales des maladies complexes sont applicables aux maladies psychiatriques :

- premièrement, ce sont des maladies multifactorielles, qui résultent de l'interaction de nombreux facteurs de vulnérabilité génétique et non génétique ;
- deuxièmement, il existe vraisemblablement une hétérogénéité génétique et des phénocopies, de sorte que tous les sujets malades ne sont pas porteurs de facteurs de vulnérabilité génétique ;
- troisièmement, les facteurs de vulnérabilité génétique présentent probablement une pénétrance incomplète et une hétérogénéité d'expression phénotypique, allant des formes les plus frustes aux archétypes cliniques complets, de sorte que tous les sujets ayant des facteurs de vulnérabilité génétique ne sont pas « malades » au sens des classifications diagnostiques catégorielles.

Deux stratégies visant à identifier des indicateurs cliniques témoins de l'expression de facteurs de vulnérabilité génétique ont été proposées : l'une porte sur la description phénotypique des sujets atteints et l'autre sur celle des apparentés non atteints de sujets malades. L'approche concernant les sujets malades est dite approche « symptôme candidat » et celle concernant les apparentés à risque est dite « endophénotypique ». Ce démembrement phénotypique vise à simplifier l'analyse de la composante génétique [16].

Symptômes candidats

Un « symptôme candidat » est une caractéristique clinique, biochimique, neurophysiologique, neuropsychologique ou anatomique, associée au génotype de susceptibilité. Un symptôme candidat permet ainsi d'individualiser un sous-groupe étiologiquement plus homogène, répondant éventuellement à un mode de transmission génétique simple. Un symptôme candidat pour l'analyse de la composante génétique d'une maladie multifactorielle devrait présenter les caractéristiques suivantes : avoir une bonne concordance entre jumeaux monozygotes et être corrélé entre les germains atteints. Il doit en outre, lorsqu'il est présent, augmenter le risque de présenter la maladie d'au moins un facteur « deux » chez les apparentés de premier degré. L'impact d'une telle redéfinition phénotypique peut être mesuré par le changement de risque relatif pour le parent d'un sujet atteint, rapporté au risque dans la population générale [22].

L'âge de début, certaines dimensions cliniques, la sévérité, la réponse au traitement ou le risque familial sont des caractéristiques qui peuvent permettre d'identifier des sous-groupes de chaque pathologie. Ainsi, un âge de début précoce est associé à un risque familial accru dans la schizophrénie, le trouble bipolaire, les dépressions non bipolaires et le TOC. L'âge de début apparaît bien sous la dépendance de facteurs génétiques dans la schizophrénie et le trouble bipolaire, puisqu'il existe une corrélation significative entre germains atteints (entre 0,2 et 0,4), ainsi qu'entre jumeaux monozygotes atteints (entre 0,5 et 0,8) [14, 15]. Enfin, la mise en évidence d'un phénomène d'anticipation (accroissement de la sévérité et diminution de l'âge de début au fil des générations) dans certaines familles de patients souffrant de schizophrénie est compatible avec l'implication de mutations génétiques instables [13]. Dans le trouble bipolaire, la démonstration de l'existence de trois sous-groupes en fonction de l'âge de début a permis de définir des sous-groupes plus homogènes de patients, chez lesquels ont pu être mises en évidence des associations et des liaisons génétiques avec des marqueurs spécifiques [4, 10, 11].

Certains sous-groupes peuvent être définis en fonction du profil clinique ou de la présence de certains symptômes spécifiques. Ainsi, des résultats préliminaires encourageants pour l'analyse de la composante génétique ont été obtenus dans la schizophrénie dans les formes déficitaires primaires [6], avec catatonie périodique ou en tenant compte de la coexistence ou pas d'antécédents familiaux de trouble thymique [21]. Dans le TOC, des analyses de clusters symptomatiques ont permis de démontrer que le sous-groupe de patients présentant des obsessions de vérification, de symétrie et d'exactitude avec thématique sexuelle a un risque familial de TOC très augmenté par rapport aux patients présentant des obsessions de contamination et des compulsions [9]. L'implication de ces redéfinitions phénotypiques pour l'analyse de la composante génétique peut être illustrée par plusieurs résultats d'étude d'association et de liaison dans le trouble bipolaire [5], dans la schizophrénie [21], dans le TOC [18] et la maladie de Gilles de la Tourette [19]. Les conduites suicidaires constituent un exemple à part, dans la mesure où, comme nous l'avons déjà évoqué, il semble exister des facteurs de vulnérabilité génétique indépendants de ceux des pathologies psychiatriques au cours desquelles on rencontre des conduites suicidaires. Les conduites suicidaires apparaissent également hétérogènes du point de vue des facteurs de vulnérabilité génétique. Ainsi, une association entre le polymorphisme du gène de la tryptophane-hydroxylase et les conduites suicidaires graves et/ou violentes a été mise en évidence dans plusieurs études indépendantes [3]. De plus, le polymorphisme du gène du transporteur de la sérotonine paraît associé aux conduites suicidaires violentes et/ou répétées [7].

Endophénotype

Les endophénotypes sont des traits infracliniques, marqueurs de la vulnérabilité génétique à la maladie chez les apparentés non atteints. Il peut s'agir de caractéristiques biochimiques, endocriniennes, neurophysiologiques, neuroanatomiques, ou neuropsychologiques. Un endophénotype (ou phénotype intermédiaire ou marqueur-trait) doit répondre aux critères suivants : être présent avant le début de la maladie et être héritable. En outre, les sujets atteints et non atteints d'une même famille doivent partager ces caractéristiques plus souvent que des témoins apparentés entre eux, et plus souvent que des apparentés non atteints ne les partagent avec des témoins. Si un endophénotype est un marqueur de vulnérabilité à la maladie, l'identification des gènes liés à son expression sera déterminante dans l'analyse génétique de la maladie. Il se peut également qu'un phénotype intermédiaire soit associé à la maladie lorsqu'un gène impliqué dans celui-ci est en déséquilibre de liaison avec un variant fonctionnel prédisposant à la maladie étudiée. Dans ce cas, l'analyse génétique de cet endophénotype contribuera de façon indirecte en pointant une région candidate contenant un des gènes de susceptibilité à la maladie.

En psychiatrie de l'adulte, l'identification d'endophénotypes susceptibles de faciliter l'analyse de la composante génétique a bénéficié des travaux remettant en question la validité biologique des classifications diagnostiques et connaît un développement important ces dernières années. La schizophrénie est la pathologie pour laquelle nous disposons du plus grand nombre d'exemples. La première étape de la recherche d'endophénotypes consiste à démontrer l'existence de différences phénotypiques entre des apparentés non atteints de patients souffrant de schizophrénie et des témoins. Ainsi, ont été mis en évidence plus fréquemment chez les sujets souffrant de schizophrénie que chez les témoins, des anomalies de la poursuite oculaire [17], des déficits neuropsychologiques [8], en particulier de l'attention ou de la mémoire de travail, et des anomalies des potentiels évoqués [12]. Des études de liaison génétique utilisant ces endophénotypes ont fourni des résultats très encourageants, en identifiant des localisations chromosomiques (le gène du récepteur alpha7-nicotinique en 15q14, pour les anomalies de l'onde évoquée P50 et des régions du chromosome 6 qui avaient été par ailleurs suggérées dans la schizophrénie) [1]. De même, l'utilisation des anomalies de l'onde évoquée P300 a permis de mettre en évidence deux liaisons significatives (chromosomes 2 et 6) révélant des marqueurs de vulnérabilité à l'alcoolisme [2]. Des données préliminaires utilisant l'amplitude et la latence de l'onde P300 ont également été obtenues dans la schizophrénie et le trouble bipolaire [20].

L'ère post-génomique ou génomique fonctionnelle

Les études de génétique ces trente dernières années ont principalement recherché des variations de séquences de gènes (polymorphisme de l'ADN) à l'origine d'une vulnérabilité aux maladies psychiatriques. Des variations dans la manière dont les gènes sont transcrits en ARN messagers puis en protéine sont également des mécanismes pour rendre compte d'une variabilité interindividuelle dans le risque de développer une pathologie psychiatrique. La transcriptomique est une discipline qui explore la manière dont les gènes seront transcrits en ARN. Bien que la manière dont les gènes sont exprimés dans le sang circulant ne soit qu'un reflet très imparfait de celle dont ils s'expriment dans le cerveau, ces dernières années ont vu apparaître de nombreux travaux scientifiques visant à étudier le profil de l'expression des gènes dans des groupes de patients par rapport à des sujets non malades, le plus souvent dans des tissus périphériques (sang, fibroblastes), plus rarement sur du tissu cérébral (études post-mortem) [23]. Les études épigénétiques qui explorent les mécanismes (principalement acétylation et méthylation des promoteurs des gènes) ont également connu des développements importants [24]. Ces approches ouvrent des perspectives très intéressantes pour la recherche en psychiatrie du fait du caractère multifactoriel complexe de ces pathologies, avec en particulier l'intervention de facteurs de risque et de protection environnementaux ou au cours du développement. En effet, il est aujourd'hui bien établi que ces facteurs environnementaux influencent l'expression de certains gènes *via* ces mécanismes épigénétiques (méthylations et acétylations).

Conclusion

L'étude des facteurs de vulnérabilité génétique a bénéficié, ces vingt dernières années, des progrès conjoints de la génétique moléculaire et de la génétique épidémiologique. Les premiers ont conduit à la caractérisation d'un nombre croissant de marqueurs génétiques et les seconds au développement de méthodes d'analyse et de modélisation adaptées aux maladies multifactorielles. La caractérisation biologique de ces différentes pathologies psychiatriques a permis de suspecter certains gènes de vulnérabilité, dits gènes « candidats ».

Malgré ces progrès, le bilan de ces 20 dernières années est mitigé. Le grand nombre de résultats positifs est une source d'espoir et témoigne du dynamisme de cette voie de recherche mais ces deux décennies ont également permis de mettre en évidence les difficultés auxquelles se heurtait l'identification des facteurs de vulnérabilité génétique des pathologies psychiatriques : hétérogénéité génétique, interactions complexes des facteurs génétiques entre eux et avec des facteurs liés à l'environnement ou au développement, modèle de transmission inconnu et mauvaise validité étiologique des classifications diagnostiques. L'ensemble rend compte des difficultés à répliquer ces résultats positifs.

Les redéfinitions du phénotype maladie qu'impose l'analyse de la composante génétique pourraient contribuer à l'émergence de modèles différents pour les pathologies psychiatriques et à redéfinir la nosographie psychiatrique. Plusieurs résultats, encore préliminaires, invitent à reconsidérer les catégories diagnostiques pour prendre en compte leur caractère multidimensionnel et les considérer comme l'assemblage de plusieurs entités discrètes, chacune ayant un mode de transmission plus simple, en interaction entre elles et avec des facteurs d'environnement. Dès lors, on peut envisager que certaines dimensions (comportement suicidaire, propension à délirer, catatonie, etc.) puissent se rencontrer dans différentes pathologies et rendre compte de la notion de spectre d'une pathologie. C'est ainsi que les conduites suicidaires ont fait leur entrée dans le DSM-5 sous forme d'une entité morbide indépendante. De même, certaines caractéristiques telles que l'âge de début des troubles devraient être prises en compte pour spécifier certains sous-groupes de pathologies décrites dans ces classifications.

Références

[1] Arolt V, Lencer R, Nolte A, et al. Eye tracking dysfunction is a putative phenotypic susceptibility marker of schizophrenia and maps to a locus on chromosome 6p in families with multiple occurrence of disease. Am J Med Genet 1996 ; 67 : 564-79.

[2] Begleiter H, Porejesz B, Reich T, et al. Quantitative trait loci analysis of human event-related brain potentials : P3 voltage. Electroencephalogr Clin Neurophysiol 1998 ; 108 : 244-50.

[3] Bellivier F, Chaste P, Malafosse A. Association between the TPH gene A218C polymorphism and suicidal behavior : a meta-analysis. Am J Med Genet B Neuropsychiatr Genet 2004 ; 1 : 87-91.

[4] Bellivier F, Golmard JL, Rietschel M, et al. Age at onset in bipolar I affective disorder : Further evidence for three subgroups. Am J Psychiatry 2003 ; 160 : 999-1001.

[5] Bellivier F, Leboyer M, Courtet P, et al. TPH gene polymorphism and suicidal behavior. Arch Gen Psychiatry 1999 ; 56 : 101.

[6] Carpenter W, Buchanan R, Kirkpatrick B. New diagnostic issues in schizophrenic disorders. Clin Neurosc 1995 ; 3 : 57-63.

[7] Courtet P, Picot MC, Bellivier F, et al. Serotonin transporter gene may be involved in short-term risk of subsequent suicide attempts. Biol Psychiatry 2004 ; 55 : 46-51.

[8] Eagan M, Goldberg T. Intermediate cognitive phenotypes associated with schizophrenia. In : Leboyer M,

Bellivier F, Walker JM, editors. Psychiatric Genetics : Methods and Protocols. Totowa : Humana Press; 2002.
[9] Eapen V, Robertson M, Alsobrook JP, et al. Obsessive compulsive symptoms in Gilles de la Tourette syndrome and obsessive compulsive disorder : differences by diagnosis and family history. Am J Hum Genet 1997; 74 : 432-8.
[10] Etain B, Dumaine A, Mathieu F, et al. A SNAP25 promoter variant is associated with early-onset bipolar disorder and a high expression level in brain. Mol Psychiatry 2010; 15 : 748-55.
[11] Etain B, Mathieu F, Rietschel M, et al. Genome-wide scan for genes involved in bipolar affective disorder in 70 European families ascertained through a bipolar type I early onset proband : supportive evidence for linkage at 3p14. Mol Psychiatry 2006; 11 : 685-94.
[12] Freedman R. Electrophysiological phenotypes : Methods and Protocols. In : Leboyer M, Bellivier F, Walker JM, editors. Psychiatric Genetics : Methods and Protocols. Totowa : Humana Press; 2002.
[13] Gorwood P, Leboyer M, Falissard B, et al. Evidence of anticipation in schizophrenia. Am J Psychiatry 1996; 153 : 1173-7.
[14] Kendler KS, Tsuang M, Hays P. Age at onset in schizophrenia. A familial perspective. Arch Gen Psychiatry 1987; 44 : 881-90.
[15] Leboyer M, Bellivier F, Mc Keon P, et al. Age at onset and gender resemblance in bipolar siblings. Psychiatry Res 1998; 81 : 125-31.
[16] Leboyer M, Bellivier F, Nosten-Bertrand M, et al. Psychiatry genetics : search for phenotypes. Trends Neurosci 1998; 21 : 102-5.
[17] Levy DL, Holzman PS, Mathysse S, et al. Eye tracking and schizophrenia : a selective review. Schizophr Bull 1994; 20 : 47-62.
[18] Miguel EC, Leckman JF, Rauch S, et al. Obsessive-compulsive disorder phenotypes : implications for genetic studies. Mol Psychiatry 2005; 10 : 258-75.
[19] Pauls DL. An update on the genetics of Gilles de la Tourette syndrome. J Psychosom Res 2003; 55 : 7-12.
[20] Pierson A, Jouvent R, Quintin P, et al. Information processing deficits in relatives of manic depressive patients. Psychol Med 2000; 30 : 545-55.
[21] Pulver A, Mulle J, Nestadt G, et al. Genetic heterogeneity in schizophrenia : stratification of genome scan data using co-segregating related phenotypes. Mol Psychiatry 2000; 5 : 650-3.
[22] Risch N. Linkage strategies for genetically complex traits. II. The power of affected relative pairs. Am J Hum Genet 1990; 46 : 229-41.
[23] Duan J, Sanders AR, Moy W, et al. Transcriptome outlier analysis implicates schizophrenia susceptibility genes and enriches putatively functional rare genetic variants. Hum Mol Genet 2015; 24 : 4674-85.
[24] Abdolmaleky HM, Thiagalingam S, Wilcox M. Genetics and epigenetics in major psychiatric disorders : dilemmas, achievements, applications, and future scope. Am J Pharmacogenomics 2005; 5 : 149-60.

7.3 Facteurs de vulnérabilité environnementaux

F. Limosin

Les troubles psychiatriques, par leur complexité, la diversité de leur expression clinique et de leurs modalités d'évolution, alimentent à l'heure actuelle un vif débat sur la délimitation des cadres nosographiques. Le concept de « spectre » tend à s'imposer comme une alternative au caractère trop restrictif des catégories diagnostiques traditionnelles, en incluant des formes cliniques d'intensité et/ou de sémiologie plus hétérogène(s). De même, dans l'identification de sous-groupes de patients susceptibles de partager des facteurs de vulnérabilité communs, on accorde un rôle discriminant de plus en plus important à des dimensions symptomatiques transversales ou « transnosographiques », comme la propension à délirer ou certaines anomalies cognitives. Ces approches contribuent largement à démontrer le caractère non spécifique des facteurs de vulnérabilité, qu'ils soient de nature génétique ou environnementale. Dans cette optique, nous passons en revue les principaux facteurs environnementaux incriminés dans la vulnérabilité aux troubles psychiatriques.

Concept de « vulnérabilité » et rôle de l'environnement

En 1977, J. Zubin et B. Spring, dans leur article consacré à la schizophrénie [23], ont défini la « vulnérabilité » à développer une maladie comme la facilité et la fréquence d'apparition du trouble suite à l'action d'agents perturbateurs émanant de l'environnement chimique, physique, infectieux, psychologique et social. Cette définition incluait la notion d'« homéostasie » ou « état d'équilibre interne », dont la perturbation par les facteurs environnementaux « stresseurs » rendrait compte, dans ce modèle, de l'apparition de la maladie. Zubin et Spring introduisirent également la notion de vulnérabilité individuelle, avec un continuum entre sujets invulnérables et sujets hypervulnérables à l'influence de tel ou tel facteur environnemental.

Les études épidémiologiques de séparation/adoption, de demi-germains et de jumeaux ont montré que la concentration familiale des troubles psychiatriques n'était pas que la conséquence de facteurs génétiques, mais également de facteurs liés à l'environnement. Même si l'influence respective de ces deux types de facteurs de vulnérabilité varie d'un trouble à l'autre, leur interaction apparaît essentielle dans le déterminisme et l'évolution de l'ensemble des pathologies psychiatriques. Mais, au-delà de ces constats, la notion de vulnérabilité et le rôle des facteurs liés à l'environnement sont des notions complexes à plus d'un titre :

- d'une part, parce que l'influence des facteurs environnementaux peut s'exercer sur le *déterminisme* d'une pathologie, en participant aux mécanismes étiopathogéniques sous-jacents, mais également sur son *cours évolutif*, que ce soit en termes de caractéristiques cliniques (sévérité, âge de début, fréquence des rechutes, comorbidités), ou en termes de réponse aux traitements;
- d'autre part, parce que la notion d'environnement englobe des facteurs très divers, de par leur nature (démographique, climatique, alimentaire, psychologique, etc.) mais aussi de par le stade du développement au cours duquel ils interviennent. On distingue ainsi les facteurs environnementaux « précoces », dont l'influence s'exerce très en amont du début de la maladie, comme les facteurs pré et périnataux, des facteurs « tardifs », comme le rôle des événements de vie stressants dans la survenue des récurrences thymiques. L'environnement s'entend finalement dans une conception très large, donc hétérogène, allant de la notion du milieu biologique interne à la notion de contexte externe;
- enfin, parce qu'il n'est plus question aujourd'hui d'envisager les facteurs environnementaux isolément mais au contraire au sein de modèles de vulnérabilité intégratifs. De même, plus que des facteurs causaux, on envisage les facteurs de vulnérabilité comme des facteurs de prédisposition ou des facteurs intermédiaires, dont la seule influence ne suffirait pas à déclencher l'apparition du trouble. Dans ces modèles, les interactions entre facteurs environnementaux et facteurs génétiques apparaissent particulièrement pertinentes. Elles seront traitées plus en détail à la fin du chapitre.

Principaux types de facteurs environnementaux

Il faut d'emblée préciser qu'aucune classification de facteurs aussi hétérogènes que les facteurs environnementaux n'est totalement satisfaisante. Ainsi la dichotomie entre facteurs *psychosociaux* et facteurs *biologiques*, que nous avons choisie dans ce chapitre, ne s'applique qu'imparfaitement à la nature complexe de certains facteurs, comme le rôle du sexe. L'objectif n'est pas ici de proposer une liste exhaustive de l'ensemble des facteurs environnementaux incriminés, mais plutôt de mettre l'accent sur certains d'entre eux, et d'appréhender quelques modèles explicatifs qui leur ont été associés.

Facteurs psychosociaux

Facteurs sociodémographiques

Célibat, isolement social et affectif, faible investissement professionnel, qu'il soit quantitatif ou qualitatif, bas niveau socioéconomique, lieu de vie urbain et faible support social constituent les principaux facteurs sociodémographiques associés aux troubles psychiatriques. Ces différents facteurs agissent le plus souvent comme facteurs de risque, mais peuvent également témoigner des conséquences délétères du trouble. Les conséquences de l'immigration ont donné lieu à plusieurs études épidémiologiques, notamment en Angleterre et aux Pays-Bas, principalement dans la schizophrénie, en retrouvant un risque accru de développer la maladie chez les migrants, que ce soit de première ou de deuxième génération [17]. Ce risque serait en partie imputable aux conditions de plus grande précarité sociale, la toxoplasmose ayant également été incriminée comme facteur explicatif potentiel [20].

Événements de vie stressants

Qu'ils soient de tonalité péjorative, comme le décès d'un proche, une séparation, une perte d'emploi, ou de tonalité heureuse, comme la naissance d'un enfant ou une promotion sociale, les événements de vie à forte composante émotionnelle sont davantage susceptibles de favoriser les rechutes d'une pathologie déjà connue, que de participer à l'apparition d'un premier épisode pathologique, notamment chez les sujets les plus vulnérables à de tels stress [6]. On peut néanmoins citer le cas du stress post-traumatique, directement déclenché par l'expérience traumatisante d'un événement particulièrement dramatique et potentiellement fatal.

L'impact des événements de vie, ainsi que celui du contexte émotionnel familial, sont modulés par les capacités d'adaptation au stress du sujet. Ces mécanismes d'adaptation ou d'ajustement nécessitent la mise en jeu de processus cognitifs contrôlés et opérants, ainsi qu'une charge attentionnelle importante. Dans le trouble bipolaire, R.M. Post [16] a appliqué la théorie du *kindling* (ou « embrasement ») pour rendre compte du rôle des événements de vie stressants dans l'évolution récurrente du trouble bipolaire. L'accélération des cycles avec le temps et le caractère de moins en moins sévère des stress provoquant l'« étincelle » de la récidive pourraient ainsi être expliqués par un modèle neurobiologique reposant sur la « mémoire » des stress et des épisodes antérieurs rendant le sujet de plus en plus vulnérable au point d'aboutir à un processus auto-entretenu.

Le rôle des perturbations des relations précoces parents/enfants, qu'il s'agisse de séparation précoce, d'une pauvreté des échanges émotionnels et physiques ou de maltraitance, a également été évoqué dans le développement ultérieur d'un trouble schizophrénique [1].

Facteurs biologiques

Facteurs de survenue tardive

Facteurs toxiques

Les facteurs toxiques, au premier rang desquels les substances psychoactives comme le cannabis, les amphétamines ou la cocaïne, peuvent être à l'origine d'épisodes aigus émaillant l'évolution d'un trouble schizophrénique ou d'un trouble de l'humeur récurrent. Le plus souvent, les toxiques incriminés déterminent moins l'apparition d'une pathologie chronique qu'ils ne précipitent son début ou interfèrent avec son cours évolutif, le rendant plus péjoratif avec davantage de complications et parfois une moins bonne réponse thérapeutique [9]. Plusieurs études prospectives sur des cohortes de sujets issus de la population générale ont néanmoins montré que les sujets consommateurs de cannabis avaient un risque accru de développer un trouble psychotique, mais il semble que cette plus grande vulnérabilité soit davantage le fait d'une interaction gène – environnement [8].

Agents infectieux

C'est au cours du XIXe siècle que l'hypothèse du rôle d'agents infectieux dans la survenue de la schizophrénie, mais aussi du trouble bipolaire, fut formulée pour la première fois, notamment par Jean Esquirol en 1845, puis par Eugen Bleuler en 1911 et Emil Kraepelin en 1919 [22]. Cette hypothèse s'inscrivait dans le droit fil de la découverte au XVIIIe siècle de la nature infectieuse des manifestations psychiatriques de la syphilis. Parmi les différents agents infectieux, le virus de la grippe a été le plus incriminé. C'est lors de la pandémie de 1918 que son rôle pathogène fut évoqué pour la première fois : de nombreux individus victimes de la grippe « espagnole » ont en effet présenté des troubles psychiatriques, et particulièrement des tableaux proches de la schizophrénie, tels qu'ils furent décrits à l'époque par K.A. Menninger [14]. Mais, comme nous le verrons, c'est surtout en tant que facteur de risque précoce que le virus de la grippe a été étudié.

Parmi les autres agents infectieux incriminés comme facteurs de vulnérabilité environnementaux tardifs, le streptocoque β-hémolytique du groupe A a été retrouvé à l'origine de troubles obsessionnels-compulsifs chez l'enfant [13].

Facteurs de survenue précoce

Le point de départ épidémiologique des hypothèses formulées sur le rôle des facteurs de vulnérabilité environnementaux précoces a été la mise en évidence d'un déséquilibre saisonnier dans la répartition des naissances des futurs patients, en premier lieu des schizophrènes. Depuis celle de M. Tramer en 1929, de nombreuses études ont identifié, dans l'hémisphère nord, un excès de naissances des sujets souffrant de schizophrénie en hiver et au début du printemps, plus particulièrement entre décembre et avril [5]. En moyenne on estime que dans les pays d'Europe et d'Amérique du Nord, la proportion de sujets souffrant de schizophrénie nés en hiver ou au début du printemps dépasse de 5 à 15 % environ les chiffres attendus en population générale. L'effet « âge-incidence », qui concerne toutes les pathologies où l'incidence est croissante avec l'âge des sujets, semble trop modeste pour rendre compte du pic saisonnier des naissances constaté. De surcroît, l'existence de ce pic pendant l'hiver austral dans l'hémisphère sud, même s'il est moins net, va à l'encontre d'un tel biais [15]. Ce phénomène de déséquilibre saisonnier n'est pas spécifique à la schizophrénie, puisque retrouvé dans d'autres pathologies, comme le trouble bipolaire [19] ou les abus de substances ou d'alcool [7].

Afin de rendre compte de la répartition saisonnière des naissances constatée, différentes hypothèses, plus ou moins satisfaisantes, ont été avancées : climatique, alimentaire, obstétricale, chronobiologique ou infectieuse. Parmi ces alternatives, deux se sont très vite imposées : le rôle des complications obstétricales et l'hypothèse infectieuse, en s'inscrivant dans un modèle étiopathogénique neurodéveloppemental. L'hypothèse neurodéveloppementale se fonde sur un certain nombre d'arguments cliniques, expérimentaux ou d'imagerie cérébrale. Schématiquement, ce modèle repose sur la survenue d'anomalies précoces des processus neurodéveloppementaux, très en amont du début des troubles. Les principales hypothèses neurodéveloppementales mettent en cause des anomalies structurelles impliquant une perturbation de la migration neuronale et de la différenciation laminaire du cortex, survenant lors du 2e trimestre de gestation. Néanmoins, toutes les étapes du développement cérébral normal peuvent être concernées, de la prolifération des cellules-souches, aux processus de différenciation, de migration, puis de croissance dendritique et axonale, jusqu'au processus de myélinisation, processus qui se poursuit au moins jusqu'au début de l'âge adulte, notamment au niveau du cortex préfrontal.

Complications obstétricales

Les complications obstétricales sont associées à un accroissement du risque de développer une schizophrénie. Il s'agit d'un risque bien documenté, mais faible, les *odds ratios* ajustés de l'effet de l'exposition étant inférieurs à 2 [18]. Les complications le plus souvent incriminées sont les hémorragies pendant la grossesse, la pré-éclampsie et le diabète gestationnel, ainsi que certaines complications de la délivrance, comme l'atonie utérine, l'asphyxie néonatale et les hémorragies [3]. Un lien entre la sévérité de telles complications obstétricales et un plus grand élargissement des ventricules cérébraux chez des sujets adultes souffrant de schizophrénie a récemment été retrouvé [2]. Là encore, cette association n'est pas spécifique à la schizophrénie, une plus grande fréquence de complications obstétricales étant retrouvée dans d'autres pathologies psychiatriques, comme les troubles de l'humeur, l'anorexie mentale ou l'autisme [10, 21].

Infection par le virus de la grippe pendant la gestation

L'infection grippale en période gestationnelle est associée à un risque accru pour l'enfant de présenter ultérieurement une schizophrénie [11]. Là encore cette association n'est pas spécifique de ce seul diagnostic, puisque retrouvée par exemple dans la prédisposition au trouble de l'humeur unipolaire [12]. Le mécanisme d'action du virus grippal n'est pas élucidé, mais l'hypothèse actuellement la plus discutée est que, chez certaines mères génétiquement prédisposées, un anticorps maternel antiviral pourrait être à l'origine d'une réaction auto-immune néfaste pour le cerveau fœtal [4].

Conclusion

Grâce à des avancées majeures dans le domaine des neurosciences, notamment en imagerie cérébrale fonctionnelle et en génétique moléculaire, les hypothèses étiopathogéniques susceptibles de rendre compte de la survenue des troubles psychiatriques se sont considérablement affinées. Parallèlement, la complexité et l'hétérogénéité clinique des pathologies mentales ne cessent de remettre en question la validité des cadres nosographiques et l'influence respective des différents facteurs de vulnérabilité. Parmi ces facteurs, ceux liés à l'environnement, qu'ils soient de nature psychosociale ou biologique, constituent des facteurs non spécifiques, susceptibles de participer au déterminisme et à l'évolution de l'ensemble des pathologies psychiatriques. Le rôle des facteurs liés à l'environnement, qu'ils interviennent précocement ou plus tardivement, apparaît donc déterminant, le plus souvent en interaction avec des facteurs de vulnérabilité génétique.

Références

[1] Anglin DM, Cohen PR, Chen H. Duration of early maternal separation and prediction of schizotypal symptoms from early adolescence to midlife. Schizophr Res 2008; 103 : 143-50.

[2] Bersani G, Quartini A, Manualı G, et al. Influence of obstetric complication severity on brain morphology in schizophrenia : an MR study. Neuroradiology 2009; 51 : 363-71.

[3] Cannon M, Jones PB, Murray RM. Obstetric complications and schizophrenia : historical and meta-analytic review. Am J Psychiatry 2002; 159 : 1080-92.

[4] Carter CJ. Schizophrenia susceptibility genes directly implicated in the life cycles of pathogens : cytomegalovirus, influenza, herpes simplex, rubella, and Toxoplasma gondii. Schizophr Bull 2009; 35 : 1163-82.

[5] Davies G, Welham J, Chant D, et al. A systematic review and meta-analysis of Northern Hemisphere season of birth studies in schizophrenia. Schizophr Bull 2003; 29 : 587-93.

[6] Docherty NM, St-Hilaire A, Aakre JM, et al. Anxiety Interacts With Expressed Emotion Criticism in the Prediction of Psychotic Symptom Exacerbation. Schizophr Bull 2011; 37 : 611-8.

[7] Goldberg AE, Newlin DB. Season of birth and substance abuse : findings from a large national sample. Alcohol Clin Exp Res 2000; 24 : 774-80.

[8] Henquet C, Di Forti M, Morrison P, et al. Gene-environment interplay between cannabis and psychosis. Schizophr Bull 2008; 34 : 1111-21.

[9] Howes OD, McDonald C, Cannon M, et al. Pathways to schizophrenia : the impact of environmental factors. Int J Neuropsychopharmacol 2004; 7 : S7-13.

[10] Jablensky AV, Morgan V, Zubrick SR, et al. Pregnancy, delivery, and neonatal complications in a population cohort of women with schizophrenia and major affective disorders. Am J Psychiatry 2005; 162 : 79-91.

[11] Limosin F, Rouillon F, Payan C, et al. Prenatal exposure to influenza as a risk factor for adult schizophrenia. Acta Psychiatr Scand 2003; 107 : 331-5.

[12] Machon RA, Mednick SA, Huttunen MO. Adult major affective disorder after prenatal exposure to an influenza epidemic. Arch Gen Psychiatry 1997; 54 : 322-8.

[13] Martino D, Defazio G, Giovannoni G. The PANDAS subgroup of tic disorders and childhood-onset obsessive compulsive disorder. J Psychosom Res 2009; 67 : 547-57.

[14] Menninger KA. The schizophrenia syndrome as a product of acute infectious disease. Arch Neurol Psychiatr 1928; 20 : 464-81.

[15] Messias E, Mourao C, Maia J, et al. Season of birth and schizophrenia in Northeast Brazil : relationship to rainfall. J Nerv Ment Dis 2006; 194 : 870-3.

[16] Post RM. Transduction of psychosocial stress into the neurobiology of recurrent affective disorder. Am J Psychiatry 1992; 149 : 999-1010.

[17] Selten JP, Cantor-Graae E, Kahn RS. Migration and schizophrenia. Curr Opin Psychiatry 2007; 20 : 111-5.

[18] Torrey EF, Bartko JJ, Yolken RH. Toxoplasma gondii and other risk factors for schizophrenia : an update. Schizophr Bull 2012; 38 : 642-7.

[19] Torrey EF, Miller J, Rawlings R, et al. Seasonality of births in schizophrenia and bipolar disorder : a review of the literature. Schizophr Res 1997; 28 : 1-38.

[20] Torrey EF, Yolken RH. The urban risk and migration risk factors for schizophrenia : are cats the answer? Schizophr Res 2014; 159 : 299-302.

[21] Verdoux H, Sutter AL. Perinatal risk factors for schizophrenia : diagnostic specificity and relationships with maternal psychopathology. Am J Med Genet 2002; 114 : 898-905.

[22] Yolken RH, Torrey EF. Viruses, schizophrenia, and bipolar disorder. Clin Microbiol Rev 1995; 8 : 131-45.

[23] Zubin J, Sring B. Vulnerability – a new view of schizophrenia. J Abnorm Psychol 1977; 86 : 103–26.

7.4 Interactions gène – environnement en psychiatrie

C. Dubertret, P. Gorwood

Les concepts de susceptibilité génétique tout d'abord, puis d'interaction gène – environnement ensuite, dans les pathologies psychiatriques ont été suggérés initialement à partir des études d'épidémiologie génétique, essentiellement par l'analyse de la concentration familiale des troubles. Les études de jumeaux ont plus spécifiquement montré que la plupart des maladies psychiatriques sont des pathologies multifactorielles, se développant sur un terrain de vulnérabilité génétique plus ou moins déterminant, vraisemblablement en interaction avec des facteurs environnementaux. Alors que de nombreux facteurs environnementaux de spécificité variable ont été repérés par des études longitudinales de cohortes, les interactions entre ces facteurs génétiques et environnementaux constituent un axe de recherche en plein essor, et font l'objet de très nombreuses publications ces toutes dernières années. Il ne s'agit pas de rendre les choses plus complexes (en ajoutant un autre paramètre à forte variabilité intersujets), mais au contraire de rendre plus aisée la mise en évidence des facteurs réellement impliqués (en mesurant de nouveaux paramètres essentiels non pris en compte au préalable).

Modèles qualitatifs et quantitatifs

Les études portant sur l'interaction gène – environnement, le plus souvent dénommées dans la littérature « G × E », cherchent à décrire comment les facteurs génétiques et environnementaux modulent conjointement le risque de développer une pathologie donnée. Elles nécessitent donc de disposer d'informations sur ces deux facteurs. La vulnérabilité génétique peut être évaluée indirectement par l'histoire familiale, reposant sur un phénotype particulier, ou donnée par une analyse directe de la séquence d'ADN. Les facteurs environnementaux sont évalués par les études épidémiologiques à partir d'informations rapportées par le sujet à l'aide d'auto-questionnaires ou d'entretiens structurés, ou repérés systématiquement par des enquêteurs. Différents modèles rendent compte de ces interactions selon la manière dont les facteurs environnementaux modifient l'expression de la vulnérabilité génétique, selon l'intensité de l'exposition à ces facteurs environnementaux, et enfin selon le mode de transmission supposé des facteurs génétiques.

Modèles qualitatifs

Dans le plus simple des cas, on s'intéresse à l'effet indépendant de deux facteurs de risque séparés de façon dichotomique (génétiques et environnementaux), que l'on considère (qualitativement) à chaque fois présents ou absents chez les sujets malades et des sujets sains. Quatre combinaisons entre génotypes et exposition environnementale sont donc possibles, et à l'origine de différents modèles d'interaction expliquant la survenue de la maladie, chacun des deux facteurs pouvant ou non avoir un effet propre, indépendant de l'effet conjoint lié à l'interaction. Les possibilités d'interaction peuvent être plus nombreuses s'il existe plusieurs catégories d'exposition au facteur environnemental ou plusieurs catégories génétiques (plusieurs génotypes par exemple).

Modèles quantitatifs

À côté des modèles qualitatifs d'interaction, une approche statistique permet d'évaluer (quantitativement) l'intensité de l'effet conjoint des facteurs génétiques et environnementaux. La mesure d'une association entre un facteur de risque (A) et une maladie est donnée soit par le risque relatif, soit par l'excès de risque évalué par la différence entre le risque attendu et le risque observé (Delta = RA – RO), soit enfin par l'*odds ratio* (OR) considéré comme une estimation du risque relatif si l'on se trouve dans un contexte d'étude cas-témoins.

Dans le plus simple des cas, le modèle multiplicatif de l'interaction évalue l'influence de deux variables dichotomiques (génétique et environnementale) sur le risque d'être dans le groupe des sujets malades. On s'intéresse aux interactions possibles entre ces deux facteurs de risque en s'interrogeant sur l'adéquation des données à un modèle multiplicatif. Le tableau 7.1 présente les différents risques évaluant l'impact de chaque variable sur le risque de maladie pour chaque groupe de sujets exposés, soit à aucun facteur de risque (groupe de référence), soit au facteur environnemental uniquement, soit au facteur génétique uniquement (le génotype le plus fréquent est dit « sauvage »), soit enfin aux deux facteurs de risque.

Un OR à 1 signifie, par définition, l'absence d'augmentation du risque (c'est-à-dire un risque uniquement lié au hasard). On est dans une situation d'interaction si le risque associé à un des deux facteurs est modifié par la présence du second facteur. L'OR observé chez les sujets exposés aux deux facteurs de risque est alors significativement plus grand (super-multiplicatif pour la vulnérabilité) ou plus petit (sub-multiplicatif pour la protection) que le produit OR(E) × OR(G) [14].

La figure 7.1 illustre les différences entre les effets additifs (sans interaction) et multiplicatifs (avec interaction) entre deux facteurs de risque génétique et environnemental.

Tableau 7.1 Représentation des *odds ratios* dans les études de recherche d'interaction G × E.

	Facteur environnemental	
Facteur génétique	Absent	Présent
Génotype sauvage	OR = 1	OR (E)
Génotype à risque	OR (G)	OR (G × E)

Méthodes d'étude des interactions gène – environnement

Tester un grand nombre d'interactions G × E entre plusieurs gènes et de multiples facteurs de risque environnementaux augmente les risques de résultats positifs uniquement par hasard. Les recherches dans ce domaine doivent donc s'appuyer sur divers paramètres qui vont augmenter la validité des résultats retrouvés [14].

Choix du facteur environnemental

L'identification rigoureuse des facteurs de risque environnementaux pertinents est primordiale dans ce type d'étude. Plusieurs facteurs environnementaux (psychosociaux, viraux, toxiques ou périnataux) spécifiques ont ainsi été mis en évidence pour l'abus de substances [12], la personnalité antisociale [18], la dépression [16] ou la schizophrénie.

Le facteur environnemental candidat doit pouvoir être mesuré de façon précise et reproductible, mais doit aussi avoir une certaine pertinence pour la pathologie étudiée. Une action de l'environnement sur les systèmes neurobiologiques centraux s'avère difficile à démontrer dans le cadre des pathologies psychiatriques.

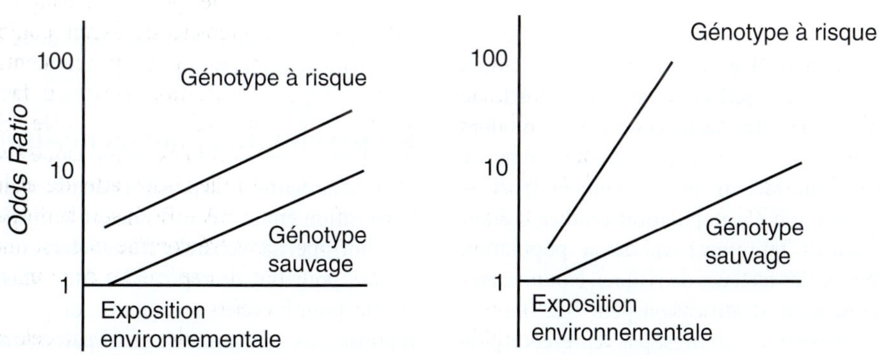

Figure 7.1 Illustration des deux types d'interaction entre facteurs génétiques (ici binaires, avec ou sans le génotype muté) et environnementaux (ici quantitatif continu, intensité de l'exposition) pour expliquer le niveau de risque pour la maladie.

Choix du variant génétique

Les gènes candidats fortement suspectés d'être associés à la maladie et/ou aux facteurs environnementaux selon les études d'association cas-témoins sont prioritairement ceux qui sont choisis dans les études G × E, ce d'autant que les polymorphismes de ces gènes altèrent la fonction de la protéine. Ce choix repose sur des critères de puissance statistique et de coûts des analyses. Les progrès récents de « génotypage à haut débit » pourraient permettre à terme d'effectuer un criblage du génome dans les approches d'interaction G × E. Un programme européen utilise d'ailleurs cette approche dans la schizophrénie, requérant de recruter des milliers de patients.

Choix du type d'étude

Les interactions G × E ont été initialement identifiées sans l'aide de la génétique moléculaire. Les études de jumeaux et d'adoption permettent en effet d'estimer la part liée à l'intervention de facteurs génétiques, et celle liée aux facteurs environnementaux, dans la genèse d'une pathologie. L'héritabilité représente l'effet direct des gènes, mais aussi une partie de l'effet de l'interaction G × E. Les études familiales sont cependant peu adaptées à la recherche d'interactions spécifiques. Les études de jumeaux rétrospectives ne comportent souvent pas d'information sur l'exposition environnementale, et l'effet cohorte souvent rencontré en psychiatrie (pathologie plus précoce dans les générations les plus jeunes) limite le caractère informatif des études de familles avec plusieurs sujets atteints sur différentes générations.

Dans les études cas-témoins rétrospectives, le prélèvement d'ADN et la recherche des facteurs environnementaux se font après le diagnostic de la pathologie. Les limites de ces études sont alors le biais de remémoration (pour la recherche de l'exposition au facteur environnemental) et le biais de sélection (la population étudiée n'étant pas forcément représentative de la population générale pour les facteurs de risque). Notamment, le phénomène de stratification peut être observé lorsque le groupe témoin n'est pas représentatif de l'origine ethnique de la population d'où sont issus les cas (les différences alléliques étant dues non au phénotype malade mais à la variation génétique attendue entre deux groupes d'ethnies différentes). L'avantage des études cas-témoins reste néanmoins la taille requise de l'échantillon qui est modérée, ce qui est important pour les pathologies rares ou pour les études portant sur des facteurs de risque à l'évaluation coûteuse. Pour les pathologies rares, on peut d'ailleurs effectuer des études d'association reposant uniquement sur les cas comparant la prévalence de l'exposition à un facteur de risque environnemental chez les sujets porteurs d'un génotype à risque à celle des sujets non porteurs du génotype à risque. L'interaction G × E est montrée si cette prévalence diffère significativement entre les deux groupes de sujets.

Dans les études prospectives longitudinales de cohortes, les biais de sélection et de remémoration sont évités puisque les échantillons d'ADN et l'exposition aux facteurs environnementaux sont obtenus au départ, puis au mieux mesurés de façon répétée sur plusieurs années. Le problème principal de ce type d'étude (qui reste la référence) réside dans la taille de la cohorte initiale nécessaire pour avoir un nombre de cas suffisants.

Limites méthodologiques

La difficulté principale est la taille de l'échantillon permettant de mettre en évidence une interaction G × E. Le nombre de sujets nécessaires pour révéler un effet conjoint entre un polymorphisme génétique et un facteur environnemental est en effet au moins quatre fois supérieur à celui nécessaire pour évaluer l'effet propre de chacune de ces variables. Ainsi, les résultats de ce type d'étude peuvent être faussement négatifs alors que l'interaction est en réalité forte. Le développement de collaborations entre plusieurs centres, et/ou de méta-analyses de l'ensemble des résultats publiés peut donc faciliter la recherche d'interaction G × E.

La psychopharmacogénétique

Dans le domaine de la psychopharmacogénétique, l'exposition environnementale est le médicament psychotrope. La recherche d'une interaction G × E a alors pour but de repérer les individus à haut risque, pour les effets secondaires ou pour la non-réponse aux traitements, afin, par exemple, de diminuer les posologies initiales (pour les métaboliseurs lents) ou de porter le choix vers d'autres médicaments (en cas de fort risque de résistance).

Interactions gène – environnement dans la schizophrénie

Études d'adoption

Certaines études d'adoption illustrent l'interaction entre l'environnement (essentiellement familial) et la vulnérabilité génétique (reflétée par la présence d'antécédents familiaux plus que directement de l'analyse des gènes) dans l'expression de la schizophrénie [22], montrant ainsi, par exemple, que les jeunes adultes issus de mères « biologiques » souffrant de schizophrénie sont plus souvent atteints quand ils sont élevés par des mères adoptives qui ont des troubles de la communication. La corrélation entre les troubles du cours de la pensée chez les adoptés issus de mères biologiques souffrant de schizophrénie et les troubles de la communication chez les mères adoptives n'est pas retrouvée chez les enfants adoptés contrôles.

L'analyse du fonctionnement familial par une étude d'adoption finlandaise révèle que les jeunes adultes issus de mères biologiques souffrant de schizophrénie sont plus susceptibles de développer une schizophrénie quand le mode éducatif est fortement rigide et conflictuel, ou froid et apathique, ou chaotique, par rapport aux sujets adoptés sans vulnérabilité génétique. Cette étude illustre parfaitement le fait que c'est surtout l'effet conjoint d'une vulnérabilité génétique et de relations familiales précoces déviantes qui semble précipiter le développement de la maladie [21].

Études de cohorte prospectives

Certaines études de cohortes longitudinales ont permis de montrer le rôle causal de facteurs environnementaux. Une analyse prospective sur 2 400 sujets a été réalisée afin de déterminer le rôle de l'utilisation de cannabis durant l'adolescence d'une part, et de l'impact d'une prédisposition psychotique initiale d'autre part (présence d'antécédents familiaux), sur la survenue de symptômes schizophréniques 4 ans plus tard [13]. L'utilisation de cannabis dans l'ensemble de la population de sujets jeunes âgés de 14 à 24 ans est modérément mais significativement associée au risque de développer des symptômes psychotiques (OR = 1,7). Ce risque lié à l'utilisation du cannabis est plus particulièrement élevé chez les sujets présentant une prédisposition psychotique initiale (différence de risque entre consommateurs et non-consommateurs : 23,8 %) par rapport aux sujets sans prédisposition génétique (différence de risque : 5,6 %).

Études d'interaction entre le gène *COMT* et la consommation de cannabis

Suite aux travaux précédents, A. Caspi et al. font l'hypothèse qu'un polymorphisme fonctionnel du gène codant la catéchol O-méthyltransférase (*COMT*Val158Met) peut être impliqué dans le risque de développer une schizophrénie chez les adolescents consommateurs de cannabis [4]. Cette hypothèse repose sur plusieurs observations. D'abord, l'utilisation de cannabis chez les sujets adolescents double le risque de développer une schizophrénie [13]. D'autre part, l'implication de l'allèle Val dans la schizophrénie est significative dans les deux études européennes portant sur des études d'association intrafamiliale (OR = 2,2) mais controversée dans l'ensemble des études cas-témoins européennes (OR = 1,1) [9]. Enfin, l'utilisation chronique de cannabis [2] comme la présence de l'allèle Val [7] sont associées indépendamment à un déficit des fonctions du cortex préfrontal rencontré dans la schizophrénie.

Dans leur cohorte de naissance de 1 000 sujets nés à Dunedin (Nouvelle-Zélande) suivis durant 26 ans, l'effet unique du génotype n'était pas significatif. En revanche, l'effet de la consommation de cannabis durant l'adolescence et surtout l'interaction entre la prise de cannabis et le génotype du *COMT* l'étaient fortement. Les sujets consommateurs de cannabis et homozygotes pour l'allèle Val étaient plus à même de développer des symptômes psychotiques ou un trouble schizophrénique (OR = 10,9), alors que la consommation de cannabis n'avait aucun impact significatif chez les individus homozygotes pour l'allèle Met [4].

Interactions gène – environnement dans les troubles de l'humeur et l'anxiété

Dans une autre étude, A. Caspi et al. faisaient l'hypothèse qu'un polymorphisme fonctionnel situé dans le promoteur du gène codant pour le transporteur de la sérotonine (*5-HTTLPR*) pouvait moduler l'impact des événements de vie stressants sur la vulnérabilité à la dépression [6]. Le gène codant pour le transporteur de la sérotonine est un gène candidat de choix pour la dépression, cette protéine étant la cible des antidépresseurs, et l'allèle long du polymorphisme *5-HTTLPR* diminue l'expression du transporteur de la sérotonine (mutation fonctionnelle). Les résultats des études d'association entre ce polymorphisme et la dépression sont cependant contradictoires [17], avec des résultats un peu plus probants pour la réponse aux antidépresseurs [10]. Dans leur cohorte, l'effet propre du génotype du polymorphisme *5-HTTLPR* n'était pas significatif pour expliquer la dépression, alors que l'effet d'événements de vie difficiles et surtout l'interaction entre la présence d'événements stressants et l'allèle court l'étaient. En effet, les sujets porteurs d'une ou deux copies de l'allèle court du gène *5-HTT* développent plus de symptômes dépressifs ou de syndromes dépressifs caractérisés ou encore de conduites suicidaires dans les suites d'événements de vie difficiles que les sujets homozygotes pour l'allèle long. Cette interaction entre le gène *5-HTT* et les événements de vie difficiles, dans le risque de dépression, a été plusieurs fois mise en évidence [15, 17, 20], quoiqu'une méta-analyse soit négative [9], soulignant combien il est difficile de rendre ces études comparables (pour les sujets recrutés, les instruments utilisés et la méthodologie) afin de permettre aux méta-analyses de repérer des effets de type G × E.

Le polymorphisme *5-HTTLPR* localisé dans le promoteur du gène codant pour le transporteur de la sérotonine a aussi été associé aux troubles anxieux mais les résultats ont été encore une fois controversés. Un dysfonctionnement de la fonction sérotoninergique au niveau de l'amygdale semble d'autre part jouer un rôle sur les comportements liés à la peur ou l'anxiété. A.R. Hariri et al. montrent que les sujets porteurs d'un ou deux allèles courts de ce gène, diminuant l'expression et la fonction du transporteur de la sérotonine, ont en réaction à une situation de peur expérimentale une activité neuronale (évaluée en IRM fonctionnelle) au niveau de l'amygdale supérieure à celle des sujets homozygotes pour l'allèle long [11]. Ces résultats mettent donc en évidence une interaction entre l'allèle court du gène *5-HTT* et une situation anxiogène dans l'explication de l'excitabilité de l'amygdale comme modèle neurobiologique des troubles anxieux.

L'équipe de D.R. Weinberger a ainsi montré, à partir d'une IRM structurale et fonctionnelle réalisée chez plus de 200 sujets sains, que les sujets porteurs de l'allèle court du *5-HTT* avaient [11] :

- des modifications anatomiques (de l'amygdale et du cortex cingulaire) ;
- des interactions dynamiques entre ces structures ;
- des modifications fonctionnelles (hyperactivation en situation d'anxiété).

De manière intéressante, 30 % de la variance des anomalies de la connexion entre l'amygdale et le cortex cingulaire antérieur sont expliquées par la dimension tempéramentale « évitement » (du danger, de la douleur) qui est reconnue comme plus à risque de dépression. Ces résultats majeurs proposent un chaînon manquant entre la vulnérabilité génétique, les tempéraments à risque et les mécanismes neurobiologiques impliqués dans la dépression et l'anxiété.

Interactions gène – environnement dans les addictions

Le risque d'alcoolodépendance peut être associé à une perturbation du système de transmission sérotoninergique et de l'axe hormonal adréno-hypothalamo-pituitaire (HPA) du fait de leurs rôles dans le renforcement des prises d'alcool. Les macaques exposés précocement à un facteur de stress ont ainsi une activation de l'axe HPA altéré après une prise d'alcool. Étant donné que le polymorphisme fonctionnel situé dans le promoteur du gène *5-HTT* est associé à l'anxiété, C.S. Barr et al. ont testé l'hypothèse selon laquelle les conditions d'élevage stressantes (séparation précoce d'avec la mère) et le gène *5-HTT* pouvaient influencer les modalités de la consommation d'alcool [1]. Ils ont ainsi montré que seuls les macaques séparés de leur mère dès la naissance et porteurs d'un allèle court du polymorphisme *5-HTTLPR* avaient une préférence accrue pour l'alcool (maintien d'une consommation instaurée artificiellement). Cette étude montre non seulement l'existence d'une interaction entre le gène *5-HTT* et une expérience précoce de stress dans le risque de développer une alcoolodépendance, mais aussi la nécessité absolue de tenir compte de cette interaction, puisque le rôle isolé du gène comme du facteur de stress était nul quand ces deux caractéristiques n'étaient pas associées.

Interactions gène – environnement dans les autres troubles psychiatriques

A. Caspi et al. ont montré, sur leur même cohorte, l'existence d'une interaction entre le polymorphisme fonctionnel situé dans le promoteur du gène codant la monoamine-oxydase A (MAO-A), enzyme du catabolisme des neurotransmetteurs, et des antécédents de mauvais traitements subis dans l'enfance, pour expliquer le risque à l'âge adulte de comportements antisociaux [3]. L'hypothèse de départ repose sur le fait que les maltraitances infantiles sont un facteur de risque indéniable sur les comportements antisociaux à l'âge adulte et que le déficit de l'activité de la monoamine-oxydase A a été associé à des comportements agressifs chez la souris et chez l'homme. Les résultats des études d'association réalisées entre le gène *MAO-A* et les comportements agressifs sont cependant controversés.

Les résultats de cette étude d'interaction G × E montrent que les sujets victimes de maltraitance infantile et porteurs du génotype conférant un niveau d'activité bas de l'enzyme MAO-A développent significativement plus de troubles des conduites, de personnalités antisociales et de délits violents que les sujets porteurs d'un génotype conférant une activité importante de la MAO-A. Utilisant la même approche, ces auteurs ont montré que l'hyperactivité de l'enfant était un facteur de risque pour le trouble oppositionnel uniquement chez les sujets porteurs du génotype ValVal du gène codant pour la catéchol O-méthyltransférase [5].

Interactions gène – environnement : aspects moléculaires

Les régulations épigénétiques (qui modifient l'accès au génome, mais pas sa séquence) offrent une belle explication pour comprendre comment l'environnement (p. ex. un stress précoce) peut provoquer des troubles (surtout chez des sujets génétiquement vulnérables) stables sur la vie. Les régulations épigénétiques sont en effet nombreuses et peuvent permettre de réduire la transcription de gènes sur de longues durées. Ces régulations épigénétiques peuvent être une « méthylation des îlots CpG » (en accrochant un radical méthyle [CH_3] à l'acide nucléotidique « cytosine », p. ex. dans la région promotrice du gène), mais aussi en « phosphorylant ou acétylant les queues des histones » (plusieurs gènes peuvent être enroulés autour d'un nucléosome, et leur accès va varier selon l'état des queues qui y sont accrochées), ou enfin par changement de concentration de « micro-ARN » qui ont la capacité de réduire la traduction d'ARN qui ont une partie de séquence en commun (leur accolement réduisant leurs chances d'être traduit en protéine). L'épigénétique explique ainsi en partie l'absence de concordance phénotypique complète observée entre jumeaux monozygotes.

Les études de Meaney et Szyf ont montré par exemple que l'environnement social précoce pouvait avoir des effets durables sur la réactivité au stress et sur la régulation émotionnelle par le biais d'une hypermethylation au niveau du promoteur du gène *NR3C1* dans l'hippocampe des rats et des humains. Ces modifications épigénétiques s'accompagnent d'une diminution du niveau de transcription d'ARNm de ce récepteur des glucocorticoïdes. De même, Lopez et al. ont mis en évidence un microARN (miR-1202) spécifique aux primates et exprimé au niveau cérébral de manière différentielle chez les sujets déprimés, qui régule l'expression du gène *Metabotropic Glutamate Receptor 4* (GRM4) et prédit la réponse au traitement antidépresseur [19]. Ces résultats suggèrent que « miR-1202 » pourrait être associé à la physiopathologie de la dépression et ainsi constituer une cible potentielle pour de nouveaux traitements antidépresseurs dans les développements pharmaceutiques à venir.

De manière particulièrement intéressante pour la génétique des comportements et des maladies mentales, ces variations épigénétiques régulatrices de notre génome sont aussi régulées par des facteurs génétiques [8]. On conçoit donc plus clairement combien l'environnement nous façonne, certes, mais pas tous de la même manière puisque nous ne sommes pas génétiquement identiques.

Conclusion

La plupart des résultats des études citées montrant une interaction G × E ont été répliquées, alors que le gène étudié n'était initialement pas associé de façon significative à la maladie si l'exposition aux facteurs environnementaux pathogènes n'était pas prise en compte. Ainsi, un gène candidat peut être choisi par son implication biologique potentielle, mais écarté par erreur car l'interaction G × E n'a pas été considérée.

Les études d'interaction G × E en sont à leurs prémisses et les premiers résultats sont très encourageants, même si ces études sont complexes à réaliser. La compréhension des interactions G × E pourrait permettre d'avoir une action préventive sur le développement de la maladie en limitant l'exposition à un facteur de risque environnemental des sujets génétiquement à risque. Cette intervention, pour les sujets à forte susceptibilité génétique (avec antécédents familiaux ou repérés par test génétique), peut entrer rapidement dans la pratique clinique et dans la mise en place de programmes de santé publique, bien que de nombreuses questions d'ordre éthique soient soulevées à ce propos et, n'en doutons pas, débattues avec passion.

Références

[1] Barr CS, Newman TK, Shannon C, et al. Rearing condition and rh5-HTTLPR interact to influence limbic-hypothalamic-pituitary-adrenal axis response to stress in infant macaques. Biol Psychiatry 2004; 55 : 733-8.

[2] Block LG, Morwitz VG, Putsis Jr WP, et al. Assessing the impact of antidrug advertising on adolescent drug consumption : results from a behavioral economic model. Am J Public Health 2002; 92 : 1346-51.

[3] Caspi A, McClay J, Moffitt TE, et al. Role of genotype in the cycle of violence in maltreated children. Science 2002; 297 : 851-3.

[4] Caspi A, Moffitt TE, Cannon M, et al. Moderation of the effect of adolescent-onset cannabis use on adult psychosis by a functional polymorphism in the COMT gene : longitudinal evidence of a gene X environment interaction. Biol Psychiatry 2005; 57 : 1117-27.

[5] Caspi A, Langley K, Milne B, et al. A Replicated Molecular Genetic Basis for Subtyping Antisocial Behavior in Children With Attention-Deficit/Hyperactivity Disorder. Arch Gen Psychiatry 2008; 65 : 203-10.

[6] Caspi A, Sugden K, Moffitt TE, et al. Influence of life stress on depression : moderation by a polymorphism in the 5-HTT gene. Science 2003; 301 : 386-9.

[7] Egan MF, Goldberg TE, Kolachana B, et al. Effect of COMT val 108/158 genotype on frontal lobe function and risk for schizophrenia. Proc Natl Acad Sci U S A 2001; 98 : 6917-22.

[8] Gertz J, Varley KE, Reddy TE, et al. Analysis of DNA methylation in a three-generation family reveals widespread genetic influence on epigenetic regulation. PLoS Genet 2011; 7. e1002228.

[9] Gillespie NA, Whitfield JB, Williams D, et al. The relationship between stressful life events, the serotonin transporter (5-HTTLPR) genotype, and major depression. Psychol Med 2005; 35 : 101-11.

[10] Gorwood P, Foot E. Introduction on psychopharmacogenetics. In : Gorwood P, Hamon M, editors. Psychopharmacogenetics. New York : Springer Science; 2006. p. 1-24.

[11] Hariri AR, Mattay VS, Tessitore A, et al. Serotonin transporter genetic variation and the response of the human amygdala. Science 2002; 297 : 400-4.

[12] Heath AC, Nelson EC. Effects of the interaction between genotype and environment : research into the genetic epidemiology of alcohol dependence. Alcohol Res Health 2002; 26 : 193-201.

[13] Henquet C, Krabbendam L, Spauwen J, et al. Prospective cohort study of cannabis use, predisposition for psychosis, and psychotic symptoms in young people. BMJ 2005; 330 : 11.

[14] Hunter DJ. Gene-environment interactions in human diseases. Nat Rev Genet 2005; 6 : 287-98.

[15] Kaufman J, Yang BZ, Douglas-Palumberi H, et al. Social supports and serotonin transporter gene moderate depression in maltreated children. Proc Natl Acad Sci U S A 2004; 101 : 17316-21.

[16] Kendler KS, Gardner CO, Prescott CA. Toward a comprehensive developmental model for major depression in women. Am J Psychiatry 2002; 159 : 1133-45.

[17] Kendler KS, Kuhn JW, Vittum J, et al. The interaction of stressful life events and a serotonin transporter polymorphism in the prediction of episodes of major depression : a replication. Arch Gen Psychiatry 2005; 62 : 529-35.

[18] Loeber R, Farrington DP. Serious and Violent Juvenile Offenders : Risk Factors and Successful Interventions. Thousand Oaks : Sage; 1998.

[19] Lopez JP, Lim R, Cruceanu C, et al. miR-1202 is a primate-specific and brain-enriched microRNA involved in major depression and antidepressant treatment. Nat Med 2014; 20 : 764-8.

[20] Munafò M, Durrant C, Lewis G, et al. Gene × Environment Interactions at the Serotonin Transporter Locus. Biol Psychiatry 2009; 65 : 211-9.

[21] Tienari P, Wynne LC, Sorri A, et al. Genotype-environment interaction in schizophrenia-spectrum disorder. Long-term follow-up study of Finnish adoptees. Br J Psychiatry 2004; 184 : 216-22.

[22] Wahlberg KE, Wynne LC, Hakko H, et al. Interaction of genetic risk and adoptive parent communication deviance : longitudinal prediction of adoptee psychiatric disorders. Psychol Med 2004; 34 : 1531-41.

Partie II

L'examen en psychiatrie

L'examen clinique

CHAPITRE **8**

J.D. Guelfi, F. Rouillon

Comme en médecine physique, l'examen d'un patient en psychiatrie vise à recueillir des signes cliniques dans le but d'établir un diagnostic, d'évaluer le pronostic et d'orienter une thérapeutique. Mais ici, la sémiologie est largement dominée par le «matériel» verbal; si le corps s'exprime à la fois par ses symptômes (mimique, tonalité de la voix, ralentissement gestuel, etc.) et par ses comportements, il n'est guère, en psychiatrie, l'objet d'investigation directe, médiatisée par une technique codifiée de l'examen. Par ailleurs, à la différence de l'examen médical où le recueil des signes cherche à identifier les caractéristiques générales de la maladie plus que la singularité du patient, l'examen psychiatrique tend à une connaissance et une compréhension aussi larges que possible de la globalité de la personne et de son histoire personnelle et familiale, dont il privilégie les particularités. Enfin, l'examen se situe d'emblée comme un acte thérapeutique, dans la mesure où il s'inscrit dans une relation interpersonnelle dont les modalités engagent largement la suite des soins, voire l'avenir des relations du sujet à l'ensemble du système de soins psychiatriques. Le premier examen doit tenir compte de cette perspective, qui rendrait fréquemment néfaste une attitude d'observation purement scientifique, neutre et strictement objectivante, si tant est qu'une telle attitude soit imaginable compte tenu de la subjectivité inhérente à toute investigation clinique en psychiatrie.

Deux particularités doivent également être soulignées qui tiennent à la nature des symptômes et au caractère spécifique de la démarche diagnostique :

- les symptômes psychiatriques ont rarement la qualité objective et *a fortiori* pathognomonique qu'ils peuvent avoir en médecine somatique. Essentiellement subjectifs et très largement polysémiques, ils nécessitent un travail permanent d'interprétation, qui se situe à un double niveau : de confrontation avec le reste de la symptomatologie, pour leur attribuer ou non une valeur de signe, en référence aux données connues de la clinique, et de repérage de leurs liens avec l'histoire personnelle du sujet, pour tenter d'en apprécier le sens en fonction des difficultés et des conflits qui marquent cette histoire;
- la démarche diagnostique, si elle est aussi nécessaire qu'en médecine somatique, n'est certainement pas suffisante pour indiquer les orientations du traitement ou prévoir une évolution. Les principales décisions thérapeutiques tiendront compte d'informations concernant la personnalité du patient, sa culture, son passé personnel, son entourage familial, son milieu social. L'importance de ces facteurs non directement liés aux manifestations pathologiques implique une connaissance et une compréhension aussi larges que possible de la vie du patient, des données objectives qu'il mentionne et de l'expérience subjective qu'il traverse. On conçoit donc que l'examen psychiatrique doive se situer sur deux plans à la fois : celui d'une compréhension intuitive de l'expérience vitale du sujet telle qu'il l'exprime spontanément, et celui de la recherche d'éléments plus objectifs qu'il faut savoir solliciter en fonction des hypothèses que fait naître le discours spontané.

Si l'examen psychiatrique ne peut guère être systématisé de façon rigide, il comporte cependant quelques règles imposées par l'expérience et certaines difficultés qu'il importe de connaître.

Circonstances de l'examen

L'examen psychiatrique est pratiqué dans des circonstances très diverses, qui influent sur l'expression de la demande du patient et l'attitude du psychiatre.

Demande de soins émanant du sujet lui-même

C'est le cas le plus fréquent qui permet généralement une assez bonne coopération du sujet. Néanmoins, la première démarche auprès d'un psychiatre est souvent difficile, car vécue comme inquiétante ou vaguement honteuse. Se reconnaître psychologiquement malade est beaucoup plus difficile que d'exprimer à un médecin un symptôme somatique. De surcroît, la crainte de devenir «fou» ou d'être reconnu comme tel est souvent implicite dans une société où la maladie mentale est encore stigmatisée. Cependant, l'évolution du système de soins, de l'éducation sanitaire et des représentations culturelles tend à rendre la notion de souffrance psychique moins menaçante ou infamante. L'attitude du psychiatre doit ici s'efforcer d'être rassurante et de limiter la recrudescence de l'anxiété qu'entraînerait une attitude excessivement neutre et silencieuse, voire froidement indifférente. Néanmoins, répondre à l'angoisse du patient par une banalisation de la situation, par une chaleur affective artificielle ou des propos systématiquement rassurants serait à la fois inefficace et peu crédible. Contrôler l'angoisse durant l'entretien est nécessaire pour favoriser l'expression du patient, mais y répondre systématiquement en la disqualifiant empêche un échange réel et interdit de comprendre les ambiguïtés et les nuances authentiques de la demande d'aide.

Même si la demande émane bien du patient lui-même, non influencée par son entourage et sans objectif immédiatement utilitaire, elle n'est pas pour autant simple et univoque, explicite et légitime. On ne peut évaluer avec précision sa nature exacte qu'au terme d'un examen assez complet, éventuellement répété lorsqu'une décision immédiate ne s'impose pas. Toutefois, le psychiatre doit se poser ces questions dès les premières minutes de l'entretien, avant même d'élaborer ses premières hypothèses diagnostiques, car c'est un des éléments qui va en guider le déroulement, moduler la proximité ou au contraire la distance du praticien, et orienter ses premières réponses.

Demande du sujet influencée par un tiers

C'est un cas de figure assez fréquent dans le domaine des conflits familiaux et conjugaux sous-tendus par des facteurs psychopathologiques. Encore doit-on clarifier ce qui revient à chacun et quelles interactions sont en jeu. L'examen simultané des partenaires du conflit est souvent utile, mais pratiquement jamais d'emblée, dans la mesure où le praticien, vite installé dans la position de l'arbitre d'une situation dont il ignore tout, pourra difficilement fonctionner comme ce qu'il doit être : clinicien et thérapeute. Il est toujours préférable de s'entretenir d'abord, et autant qu'il faudra, avec le sujet porteur de la demande, sans le conforter dans la croyance que sa pathologie est seule en cause, mais sans pour autant inverser la situation. Aider le sujet à repérer et à délimiter ses propres difficultés l'aidera aussi à ne pas se soumettre totalement au rôle qui lui a été assigné. Il en va bien sûr de même devant certains adolescents dont les comportements entraînent d'importantes difficultés dans la famille, et où l'expérience montre généralement qu'ils ne résument pas toujours la pathologie du groupe familial.

Demande d'examen émanant de l'entourage, sans être acceptée par le patient

Cette situation n'est pas rare au cours des consultations de psychiatrie d'urgence, notamment pour les patients souffrant de psychoses délirantes. Elle nécessite de dissiper certaines ambiguïtés, sans que cela soit toujours possible, du seul fait que l'examen ne répond pas au seul désir du sujet.

Il faut, bien entendu, prendre le temps de s'enquérir de la situation du patient et de sa famille, de ses motivations, de son seuil de tolérance et de la demande de soins qu'elle formule pour l'intéressé. Le psychiatre doit essentiellement apprécier l'intérêt du patient et ne pas prendre parti dans un conflit familial. Il lui faudra faire accepter au sujet son examen et ses éventuelles conséquences, en expliquer les raisons et répondre aussi authentiquement que possible aux questions de chacun. Il s'interdira les subterfuges parfois proposés par des familles anxieuses ; c'est *en tant que psychiatre* qu'il procède à un examen ; *le malade doit le savoir* et *doit savoir pourquoi.*

Rappelons aussi une autre évidence : aussi tronqué et difficile que puisse être parfois l'examen, il doit obligatoirement avoir lieu s'il conduit à une hospitalisation sous contrainte. Même à propos d'un patient que l'on connaît bien, et dont on sait le passé pathologique, même si les faits actuels sont rapportés par une personne à qui l'on se fie, et quel que soit le caractère dramatique de la situation décrite, on ne peut rien dire, et *a fortiori* rien certifier, à propos d'un examen clinique qui n'a pas eu lieu.

Situation d'expertise

Évidemment plus rare, elle situe l'examen dans un contexte très particulier, qu'il s'agisse d'un examen médico-légal ou d'une expertise demandée par un employeur ou un organisme d'assurance. Les questions auxquelles doit répondre l'examen, dans les limites de celui-ci, varient selon la situation. Il est, en règle générale, nécessaire de les préciser au sujet, et, surtout, de lui définir clairement en quelle qualité on agit, ce qui pour autant n'assimile pas le psychiatre à l'organisme qui l'a mandaté et ne doit rien lui enlever de sa neutralité.

Conduite de l'examen

Conditions matérielles

L'examen doit si possible se dérouler dans un endroit calme, en prévoyant un temps suffisamment long (une heure environ pour un premier entretien), de préférence seul. Si l'on doit pratiquer l'examen avec d'autres soignants on en donnera les raisons, en précisant la fonction des tiers et en s'assurant que cela ne gêne pas le patient. Il est difficile pour le malade, comme pour le praticien, de participer valablement à un entretien trop souvent interrompu par l'irruption inopinée de personnes ou d'appels téléphoniques.

La prise de notes est souvent utile. Encore faut-il en expliquer rapidement la nécessité et la réduire au minimum nécessaire à la reconstruction, après l'entretien, de l'observation clinique. Il est généralement difficile pour un patient d'établir une relation satisfaisante avec un médecin qui paraît écrire sous la dictée. Le caractère confidentiel de ces notes sera garanti. Il faut demander l'autorisation au patient si l'on souhaite enregistrer ses propos.

Attitude du praticien

Si la qualité de la relation entre le patient et son médecin est un des fondements de toute pratique médicale, elle est particulièrement importante en psychiatrie. Encore faut-il en situer les limites.

Si chaque praticien a sa façon d'être personnelle et son propre style relationnel, il est indispensable qu'il s'efforce de percevoir rapidement la position affective de son patient et qu'il module son attitude en fonction de celle de son interlocuteur. Il se gardera autant d'une position stéréotypée qui ne témoignerait que de la rigidité de ses propres défenses et d'une identification hâtive au patient, écho d'une identité de certaines de ses expériences existentielles, ou d'un excès de contrôle, spontané ou voulu qui, par la froideur et le mutisme qui l'expriment, empêchera tout contact affectif et limitera singulièrement la possibilité pour le patient d'exprimer ses difficultés.

Déroulement de l'examen

Le silence et les questions

On a l'habitude de distinguer deux temps dans l'entretien psychiatrique, un premier où le malade s'exprime spontanément devant un psychiatre silencieux qui se consacre uniquement à une écoute attentive, suivi habituellement d'un second temps où celui-ci pose les questions qui se sont imposées à lui et complète activement son information. Avec l'expérience, cette succession schématique connaît des distorsions et la pratique amène chacun à conduire l'entretien à sa façon. Mais il importe de bien comprendre que ces deux modes d'entretien sont nécessaires et qu'aucun d'eux ne saurait être exclusif.

L'entretien est destiné à recueillir des informations, aussi complètes que possible, sur les troubles présentés par le sujet, sur les divers aspects de son fonctionnement psychique, sur son passé et son environnement. On pourrait donc être tenté d'explorer de façon systématique, par des questions presque codifiées, les divers domaines que l'on doit connaître de la vie de son patient, de la même façon que procède le neurologue lorsqu'il explore chaque fonction du système nerveux. En fait, on perd parfois plus d'information à procéder de la sorte qu'à laisser s'exprimer le plus largement possible la spontanéité du patient. On en apprendra plus en l'encourageant à présenter ses difficultés de la façon qui lui convient, en le laissant insister sur ce qu'il ressent comme essentiel, exprimer spontanément ses mouvements émotionnels, et s'installer dans une relation de personne à personne où ses préoccupations et son point de vue sont totalement respectés. Cela n'empêchera pas, ensuite, le praticien de compléter son information dans les domaines peu clairs ou passés sous silence, d'autant plus aisément qu'une relation de confiance aura été établie. Le praticien aura donc avantage à être d'abord relativement *silencieux*, *attentif* et *peu directif*, encourageant seulement son malade à s'exprimer. S'il existe actuellement une tendance des psychiatres à améliorer le recueil de leur information en le systématisant par l'emploi de guides d'entretien ou d'instruments standardisés d'évaluation, le bon usage de ces instruments veut qu'on les remplisse le plus souvent après coup, ou en fin d'examen. L'utilisation de ces guides d'entretiens standardisés, semi-structurés ou structurés, obéit à des règles strictes. Elle est en règle générale réservée à des entretiens ayant des objectifs particuliers, de dépistage ou de recherche clinique, lorsque le clinicien estime que l'état du patient ne contre-indique pas ce type d'investigation aux allures « d'interrogatoire ».

L'écoute est donc nécessaire, pour repérer les contenus que privilégie le sujet, aussi bien que ses ponctuations émotionnelles ou les détours et ruptures spontanés du fil de son discours. Elle permet aussi au praticien de prendre une certaine distance, et de mieux cerner ses propres réactions affectives, dans la relation interpersonnelle qui est en train de s'établir. Le praticien s'efforce aussi de percevoir, à l'aide de ce qu'il ressent lui-même, ce que peut être l'expérience que vit son patient dans l'instant.

L'entrée en matière

Elle sera généralement brève. Après s'être présenté, on invitera le patient à exposer ses raisons de consulter et de quoi il souffre. Certaines hésitations initiales, bien fréquentes, seront vite levées si l'on encourage, en quelques mots, l'intéressé à exprimer ses problèmes à sa manière, quitte à préciser certains points ultérieurement, en lui laissant entendre qu'on est là pour comprendre comment les choses se passent et que l'on peut tout entendre sans se formaliser.

Une difficulté peut se présenter lorsqu'un parent ou le conjoint désire assister à l'entretien. Il est souvent utile d'accéder à ce genre de demande si le patient l'accepte sans réticence et de procéder à un bref entretien collectif. Les positions et les rapports de chacun s'y expriment clairement; des éléments objectifs sont souvent apportés. Mais comme bien des choses ne peuvent être dites, on continuera l'entretien seul à seul, quitte à formuler en fin d'examen tout ou partie des propositions thérapeutiques, en présence du membre de la famille qui aurait exprimé qu'il n'entendait pas être exclu de la démarche auprès du médecin.

Le temps de l'écoute et l'expression libre

Certains patients s'expriment spontanément de façon abondante, d'autres ont besoin d'être encouragés par une mimique ou relancés par une question générale. L'important, ici, est de laisser se dérouler aussi librement que possible le fil du discours spontané, par lequel le sujet exprime ce qui lui paraît essentiel dans ses difficultés.

C'est là que l'on repérera la plupart des éléments qui vont constituer les signes de la clinique psychiatrique :

- avant tout, les manifestations par lesquelles le malade exprime sa propre souffrance, les symptômes qu'il ressent et qu'il décrit, ceux qu'il met en exergue mais aussi ceux auxquels il fait seulement allusion et qu'il conviendra ultérieurement d'expliciter;
- les explications du malade sur son état et ses symptômes, leur mode d'apparition, les liens temporels et surtout la valeur causale qu'il leur attribue, et comment il les rapproche ou les déduit des événements actuels ou passés de sa vie. Si ces circonstances demandent toujours à être interprétées, les renseignements qu'elles apportent sur les modes de rationalisation, sur l'attribution de l'origine du trouble à l'extérieur ou à soi-même, et sur la hiérarchie des préoccupations du sujet, leur donnent un réel intérêt;
- le mode d'expression de la pensée et le rythme du langage, mais pas seulement leur richesse, leur pauvreté, ou la vitesse du débit; on attachera autant d'importance aux ruptures du récit, à la façon dont les associations s'enchaînent, aux réticences que l'on perçoit, aux hésitations, aux oublis, qu'aux domaines passés sous silence;
- le style, qui compte autant que le contenu explicite du discours : affirmatif, hésitant, maniéré, allusif ou trop précis; le style n'est pas

seulement verbal, il est aussi comportemental, gestuel, mimique et c'est seulement dans les moments de spontanéité de l'entretien qu'il peut se déployer librement;

- les positions émotionnelles, l'état de l'affectivité, qui vont s'exprimer plus aisément lorsque l'interlocuteur reste discret et attentif, laissant le patient manifester son humeur, ses tensions, sa confiance ou son retrait, son irritation ou son contrôle. S'il existe une tonalité émotionnelle et affective de base pour chacun, il est également important d'en noter les fluctuations en fonction du déroulement de l'entretien, des thèmes abordés et des interventions de l'interlocuteur;
- enfin le psychiatre s'efforcera de percevoir ses propres mouvements affectifs en face de son patient. Il essayera de prendre conscience de ce que le récit et le sujet qui s'exprime lui font ressentir, de la sympathie à l'irritation, de l'apitoiement à la crainte, et cela en fonction des moments de l'entretien. Ces sentiments-là constituent à la fois une interférence dans son jugement, dont il vaut mieux être conscient, et un registre non négligeable de signes, qu'il est nécessaire de prendre en compte dans une démarche diagnostique et thérapeutique.

Les compléments d'information

Si l'écoute attentive du discours spontané permet à elle seule de se faire une idée de la façon dont le sujet veut exprimer l'expérience qu'il a de son problème pathologique, elle amène le psychiatre à formuler un certain nombre d'hypothèses qu'il lui faudra préciser par la suite. C'est la fonction de cette partie de l'entretien où il faut enrichir l'information et la systématiser. Le clinicien est guidé par ce que lui apprend son patient et par ce qu'il sait de la clinique, ce qui ne l'empêche pas d'être assez systématique pour ne pas laisser de domaines hors du champ de son investigation. Les principaux d'entre eux sont les suivants :

- *les particularités symptomatiques* présentant un intérêt diagnostique ou thérapeutique. Il n'est pas toujours nécessaire de pousser à l'extrême les descriptions des symptômes, sauf si l'on envisage de centrer le travail thérapeutique à ce niveau. En revanche, il faut s'enquérir, en fonction de l'ensemble des données usuelles de la clinique psychiatrique, des autres manifestations qui peuvent faire rattacher les symptômes présentés à tel ensemble syndromique, ou à telle maladie;
- *l'état des principales fonctions psychiques.* Ce terme de «fonctions psychiques» qui paraît faire référence à une «physiologie» de la vie psychique, par analogie à la physiologie somatique, correspond à une réalité très hypothétique; d'autant que ces «fonctions» sont, en fait, déduites de la pathologie. Néanmoins elles permettent une schématisation commode, en servant de repère et de plan à l'examen clinique. Celui-ci doit permettre d'évaluer les fonctions intellectuelles, les perceptions, l'activité psychomotrice, le fonctionnement affectif, les conduites instinctuelles et sociales;
- *l'histoire des divers troubles* ayant marqué la vie du sujet; mais l'on doit toujours retenir à ce propos que ce qui est rapporté est obligatoirement modifié par la reconstitution permanente du passé, et surtout par l'expérience actuelle;
- *l'histoire personnelle du sujet.* Ici encore il est illusoire de chercher à «tout savoir». On s'attachera cependant à ce qu'il sait des circonstances de sa naissance et de son développement précoce, aux circonstances de sa petite enfance et aux souvenirs qu'il en garde, au déroulement de sa scolarité et de sa formation professionnelle, aux métiers qu'il a exercés, aux modalités de son adaptation sociale, à sa vie affective et familiale, à ses pôles d'intérêts, ses croyances, aux domaines d'activité qui font l'objet de ses investissements;
- *l'histoire familiale.* Cette expression englobe aussi bien la définition sociale et culturelle que les modes de relations affectives et de communications qui y règnent, et la pathologie que peuvent présenter certains de ses membres;
- *la pathologie somatique.* Elle fait partie de l'examen, mais de façon variable. D'une part, bon nombre de malades expriment leur souffrance psychique par des manifestations somatiques dont il n'est pas question de se désintéresser, mais sur lesquelles il peut être inutile, voire nocif, de polariser l'entretien. Encore faut-il pouvoir s'assurer par l'interrogatoire qu'il n'existe pas d'affection organique à l'origine des manifestations présentes. *Tout symptôme psychiatrique peut, à des degrés de probabilité très divers, être révélateur d'une maladie organique, notamment neurologique.* Aussi l'examen physique doit-il rester une règle générale, même si ce n'est pas obligatoirement le médecin qui réalise l'entretien psychiatrique

qui le pratique. Le psychiatre doit cependant s'enquérir du passé et du présent de la pathologie organique de son patient, des traitements qu'il a suivis et qu'il suit et des risques qu'il court; il doit considérer également le retentissement possible sur la santé du patient des thérapeutiques qu'il envisage pour prévenir d'éventuelles complications iatrogènes;

- *les thérapeutiques déjà suivies.* Elles feront l'objet de questions circonstanciées, concernant les traitements des affections physiques et psychiatriques. Pour ces dernières, on précisera particulièrement les éventuelles hospitalisations (nombre, durée, modalités d'entrée et de sortie), les chimiothérapies reçues (produits, doses, effets thérapeutiques, tolérance, observance du traitement) et les psychothérapies suivies (rythme, modalités, techniques, durée, changements observés). On s'informera des raisons invoquées pour expliquer d'éventuels échecs, interruptions ou difficultés rencontrés au cours des traitements, éléments qui, sans avoir une réelle valeur prédictive, auront une grande valeur dans la discussion des indications thérapeutiques;
- *les conséquences du trouble.* On précisera en outre le retentissement du trouble psychiatrique sur la vie du patient (perte d'emploi, séparation conjugale, etc.). Il convient également d'apprécier les risques à venir, notamment suicidaires. Cette recherche doit être systématique. Des questions précises doivent souvent être posées. Contrairement à certaines idées reçues, posées avec tact, elles contribuent à soulager le patient et à dédramatiser au moins partiellement la situation (*cf.* chapitre 22.3).

Conclusion

Au terme de l'examen, on peut résumer l'essentiel de ce que le patient a évoqué, afin de lui signifier qu'il a été entendu; en sollicitant, au besoin, son approbation et en lui expliquant ce qui peut être fait pour l'aider. On peut également l'inviter à poser des questions, ce qui permet d'approfondir la relation de confiance tout en fournissant une occasion supplémentaire d'analyser ce que le patient pense des troubles dont il souffre. Enfin, si l'examen a permis d'identifier un diagnostic, on donnera les grands principes de l'orientation thérapeutique que l'on envisage ou les explorations complémentaires que l'on projette de faire réaliser.

L'examen psychométrique

Chapitre 9

Coordonné par J.D. Guelfi

9.1 Introduction

J.D. Guelfi

L'application d'une méthode quantitative aux sciences de l'homme a vu le jour à la fin du XIXe siècle. La psychométrie a été définie, en 1879, par F. Galton comme «l'art d'imposer aux opérations de l'esprit la mesure et le nombre». Elle comprend les tests mentaux, les échelles d'évaluation et, de développement plus récent, les listes de critères diagnostiques. Dans la situation de test, un stimulus rigoureusement standardisé est présenté au sujet examiné; sa réaction, c'est-à-dire sa réponse, est comparée à celle d'une population de référence, population générale ou population atteinte d'une pathologie définie. La comparaison permet un classement (quantitatif ou typologique) du sujet par rapport à la population de référence (P. Pichot).

Les principaux tests mentaux sont ceux qui apprécient les fonctions cognitives et les tests de personnalité : questionnaires (*inventories ou self rating-scales*) et tests projectifs. Les questionnaires d'autoévaluation sont très utilisés en psychiatrie, soit pour dépister un trouble, soit pour suivre une évolution sous traitement.

Certains questionnaires explorent la psychopathologie générale, d'autres une pathologie déterminée comme les questionnaires de dépression ou d'anxiété. De façon encore plus spécifique, certaines épreuves psychométriques explorent, sous forme de questions posées aux sujets, les phobies, les obsessions, l'impulsivité ou l'inhibition, la tendance aux addictions, les habitudes alimentaires, etc.

Les listes à cocher ou *check-lists* sont, selon les cas, remplies par les patients ou par des tiers. Lorsqu'elles le sont par les patients, elles sont assimilées aux questionnaires comme la *Symptom Check-List* de L.R. Derogatis et al. dont la forme à 90 items, révisée en 1977, reste très utilisée à ce jour et fait toujours l'objet de très nombreuses publications internationales (SCL-90-R). Lorsque les listes à cocher sont remplies par un tiers observateur, elles s'apparentent aux échelles d'appréciation. Il en est ainsi des «échelles-critères» qui ont connu un développement très important depuis la généralisation de l'emploi des listes de critères pour poser les diagnostics psychiatriques dans la 3e édition de la classification américaine des troubles mentaux dans le Manuel diagnostique et statistique des troubles mentaux ou DSM-III publié en 1980.

9.2 Échelles d'évaluation

J.D. Guelfi

Les échelles d'évaluation de la symptomatologie psychiatrique ont connu un développement important depuis la fin des années 1950, initialement aux États-Unis. L'auteur des premières échelles appliquées à la psychiatrie, publiées en 1955, est un psychologue américain : J.R. Wittenborn. L'objectif principal de la démarche était alors d'apprécier le changement symptomatique lors d'un traitement psychotrope. Les échelles ont permis par la suite d'innombrables recherches en psychopathologie. Certaines d'entre elles ont été aussi conçues pour avoir un intérêt d'ordre diagnostique [1, 3–5].

Il n'est pas justifié de distinguer – en les opposant – l'approche clinique et l'approche psychométrique. Les échelles d'évaluation ne représentent rien d'autre qu'un jugement clinique codifié, sollicité à propos d'un nombre plus ou moins important de variables cliniques : les items que l'instrument cherche à évaluer.

Une échelle de dépression, par exemple, est en règle générale constituée d'une série d'items dont l'intitulé représente les principaux symptômes cliniques d'un syndrome dépressif, soit ceux qui sont les plus fréquemment observés au cours des états dépressifs, soit ceux qui paraissent les plus spécifiques de dépression. Les items sont généralement gradués en plusieurs notes d'intensité croissante. Certaines échelles sont construites de manière à ce que la somme des notes soit un reflet de l'intensité globale du syndrome dépressif. D'autres outils psychométriques ont été développés dans le but de servir au dépistage des syndromes dépressifs, d'autres encore à l'évaluation de la sévérité générale du syndrome dépressif ou à celle du changement symptomatique sous traitement. Selon les objectifs poursuivis, il peut être, en fonction des cas, important de ne retenir que des items suffisamment spécifiques de dépression ; ailleurs, parmi les symptômes de la dépression, ceux qui témoignent le mieux de la gravité d'ensemble du tableau clinique et qui s'avèrent suffisamment sensibles au changement.

Les différents types d'échelles

Les échelles diffèrent par leur objectif principal, leur contenu, leur mode de cotation ou le domaine de la pathologie qu'elles apprécient [1, 3–5].

Selon son contenu, une échelle peut permettre d'enregistrer la symptomatologie actuelle ; c'est le cas le plus fréquent. Mais certains instruments évaluent : l'état somatique, le comportement, les antécédents personnels ou familiaux, l'adaptation sociale, les conditions et la qualité de vie. Ils peuvent aussi, selon les cas, avoir été conçus pour être remplis par un médecin, un infirmier, un psychologue ou un travailleur social.

Selon le mode de cotation, on distingue les échelles dichotomiques, cotées par exemple en présent – absent et les échelles graduées selon l'intensité symptomatique. Les graduations les plus communément utilisées vont de 0 à 4 ou de 0 à 7, de « absent » à « extrêmement important ». Pour quantifier une fréquence ou une intensité, on peut utiliser soit une gamme d'adjectifs : léger, moyen, important, soit un choix à effectuer entre diverses propositions définissant chaque degré.

Selon la nature de la pathologie explorée, on distingue les échelles d'appréciation globale, les inventaires généraux de la symptomatologie et les échelles dites spécifiques d'une pathologie déterminée : échelles d'anxiété, de dépression, de psychose, etc.

Selon le type de mesures qu'elles autorisent, on distingue aussi les échelles selon la nature des analyses statistiques pratiquées sur leurs résultats numériques. Lorsque des chiffres sont utilisés pour désigner des catégories, on parle d'*échelles nominales* ; lorsqu'ils indiquent un classement, il s'agit d'*échelles ordinales* ; si l'intervalle entre deux chiffres de cotation est constant, on parle d'*échelles d'intervalles*. On calcule généralement les fréquences des différentes catégories et l'on compare ces fréquences à l'aide du test du χ^2 ; on peut étudier les relations entre différentes échelles nominales grâce à des analyses statistiques multivariées.

Dans les échelles ordinales, les variables cliniques peuvent être classées selon un degré d'intensité croissante, par exemple, l'humeur triste, de 0 (absence) à 4 : intensité maximale, l'humeur légèrement triste étant cotée 1, l'humeur moyennement triste cotée 2, l'humeur nettement triste cotée 3.

Les analyses statistiques adaptées à ces données sont des méthodes non paramétriques ne nécessitant pas de connaissance de la distribution des variables dans la population étudiée.

La grande majorité des échelles d'évaluation utilisées en psychiatrie sont de simples échelles ordinales, qui sont, pour la plupart, employées comme si elles étaient, aussi, des échelles d'intervalle. La vérification de cette dernière qualité est en réalité très rarement effectuée. Au classement par ordre de gravité croissante, l'échelle d'intervalle ajoute une propriété d'équidistance : la même différence d'intensité existe entre les degrés 1 et 2 qu'entre 2 et 3 ou 3 et 4. Lorsque c'est le cas, des statistiques paramétriques deviennent utilisables. Il est alors possible de déterminer, par exemple, à partir de quelle différence de note globale une différence de note devient cliniquement significative d'une amélioration ou d'une aggravation.

Qualités métrologiques

Pour qu'un questionnaire ou une échelle d'évaluation soit utile en clinique, il est nécessaire qu'il ou elle revête un certain nombre de qualités de mesure, les qualités métrologiques [2]. Les principales de ces qualités sont la sensibilité, la fidélité et la validité. Le terme de fiabilité désigne le plus souvent le fait qu'il existe une bonne adéquation entre l'instrument d'évaluation et les objectifs poursuivis lors de son emploi avec, notamment, une fidélité suffisante.

Sensibilité

Elle désigne la finesse discriminative. Une échelle est dite sensible si elle permet de différencier un nombre suffisant de degrés distincts d'une même variable, chacun ayant une signification clinique particulière. La sensibilité est partiellement liée aux nombres d'items, les échelles longues étant plus sensibles que les échelles courtes.

Fidélité

En matière de questionnaires, c'est surtout une bonne fidélité temporelle ou fidélité test-retest qui est recherchée (un test appliqué deux fois de suite à un sujet dont l'état ne s'est pas modifié entre les deux passations doit donner approximativement le même résultat). Avec les échelles d'évaluation, c'est surtout une bonne fidélité interjuges qui est recherchée et qui doit être vérifiée. Elle s'apprécie par un coefficient de concordance intercotateurs (coefficient kappa de Cohen variant entre 0 et 1).

Une bonne fidélité intercotateurs s'obtient lorsque l'intitulé des items de l'échelle est précis, dénué d'ambiguïtés sémantiques et limité à des termes dont le sens est approximativement le même pour tous les utilisateurs.

On apprécie généralement la fidélité interjuges lors de séances d'entraînement en commun à la cotation, au cours desquelles différents évaluateurs cotent simultanément l'échelle utilisée chez une série de patients examinés.

Lorsque l'échelle est de bonne qualité, la répétition de l'exercice avec d'autres patients, l'explicitation des raisons à l'origine d'une certaine diversité initiale des appréciations permettent le plus souvent d'atteindre une homogénéité suffisante des jugements cliniques.

Le strict respect de consignes de cotation détaillées est aussi indispensable pour parvenir à une concordance interjuges suffisamment bonne. Pour certains outils d'évaluation, des consignes sont même fournies à propos des modalités mêmes de l'entretien qui permet la cotation. Plusieurs échelles ou listes de critères ne sont ainsi remplies par l'évaluateur qu'à l'issue d'entretiens «semi-structurés» voire entièrement structurés. C'est dans ces conditions que les meilleures performances sont obtenues en matière de fidélité interjuges, du moins pour les patients qui peuvent se plier sans trop de gêne à cette situation (caractère intrusif de certaines questions, risques de réticence voire de refus ou d'aggravation symptomatique). Les entretiens structurés sont le plus souvent utilisés lors d'investigations systématiques : des antécédents du sujet, dans les études épidémiologiques ou lors d'entretiens centrés sur la personnalité, comme dans l'*International Personality Disorder Examination* de A. Loranger et al. [6] ou le *Structured Clinical Interview for Diagnosis* selon le DSM-IV, ou encore le *Structured Interview for DSM-IV Personality Disorders* (SIDP-IV) de B. Pföhl et al. [8].

Validité

C'est la qualité métrologique la plus complexe à étudier. Un instrument d'évaluation est dit valide lorsqu'il mesure effectivement ce qu'il est censé mesurer. Or, comme nous l'avons déjà évoqué, la validité du diagnostic même en psychiatrie reste aujourd'hui un problème largement irrésolu. On peut dire, à propos des échelles d'évaluation, qu'une certaine validité est assurée pour une variable donnée par sa formulation même. Il s'agit d'une validité d'apparence, de face, de type descriptif, subjective (*face validity*).

En général, la validation d'une échelle se fait surtout, dans un premier temps, en se référant à un critère externe à l'instrument lui-même (*criterium validity*). Si l'on pense, par exemple, que la note totale à une échelle de dépression est un bon reflet de l'intensité globale de la dépression, on doit vérifier qu'il existe une très bonne corrélation statistique entre les notes totales obtenues sur l'échelle et les jugements cliniques d'experts à qui l'on a demandé d'explorer la sévérité globale de l'état dépressif des patients examinés.

On peut aussi vérifier que les notes attribuées varient bien de façon suffisante et satisfaisante lors d'un traitement dont l'efficacité sur la pathologie explorée a, au préalable, été montrée.

On peut enfin confronter les résultats obtenus entre une nouvelle échelle et ceux fournis par un instrument plus ancien, aux vertus déjà éprouvées. Cette *validité concourante* (en anglais *concurrent validity*) est très employée. Elle ne suffit cependant pas à établir – à elle seule – que le nouvel instrument expérimental offre un avantage quelconque par rapport aux outils psychométriques plus anciens.

Aussi est-il nécessaire – lors d'une étude complète de validation – d'utiliser conjointement des méthodes dites structurales de validation, d'étudier la cohérence ou *consistance interne* de l'échelle, sa structure et sa stabilité. La consistance interne d'une échelle est le reflet de l'homogénéité des différents items qui la constituent. On apprécie communément celle-ci par l'étude des corrélations entre chaque item et la note totale (coefficient alpha de Cronbach).

La structure interne d'une échelle est généralement étudiée par des procédés mathématiques qui ressortent de l'analyse factorielle : le regroupement de plusieurs items en « facteurs » suffisamment indépendants les uns des autres est fonction des inter-corrélations trouvées entre les notes des différents items. Ces corrélations dégagent en quelque sorte les relations naturelles existant entre les variables et mettent en lumière les quelques dimensions fondamentales sous-jacentes à la symptomatologie. Certains outils n'explorent en réalité qu'une seule dimension, un facteur général unique expliquant la majeure partie des variations des notes.

Pour les outils multidimensionnels, la stabilité de la structure de l'échelle d'un échantillon de patients à l'autre, au sein d'un même pays et dans des pays différents, est un critère important de qualité. C'est cette stabilité de structure qui est incontestablement à l'origine du succès durable de l'échelle BPRS (*Brief Psychiatric Rating Scale* de J.E. Overall et D.R. Gorham [7]). Cette échelle développée aux États-Unis en 1962, puis traduite et validée en français par P. Pichot et al., en 1969, est une échelle globale simple de 18 items cotés de 0 à 7 [9] ; elle explore cinq facteurs principaux de la pathologie psychiatrique manifeste que sont les facteurs : *délirant-hallucinatoire* (on parle souvent de facteur « positif » de schizophrénie), *hébéphrénique* (ou de facteur « négatif », déficitaire), *dépressif* (ou mélancolique), *paranoïaque* (ou hostilité-méfiance) et de facteur *psychotique aigu*.

La même stabilité factorielle a pu être trouvée dans l'échelle d'anxiété de M. Hamilton (*Hamilton Anxiety Rating Scale*) de 14 items publiée en 1959, permettant de calculer une note globale d'anxiété, une note d'anxiété psychique et une note d'anxiété somatique.

De très nombreuses échelles d'évaluation n'ont en revanche pas montré la même stabilité de leur structure factorielle dont l'échelle de dépression de M. Hamilton, ou l'échelle de dépression de Montgomery et Asberg (MADRS) très largement utilisée pour apprécier le changement chez les patients déprimés traités.

L'instabilité de la structure factorielle d'une échelle, d'un échantillon de patients à l'autre, lorsque la même technique d'analyse est employée, illustre les limites de l'application de l'échelle en question.

En résumé, lorsque l'on souhaite utiliser une échelle d'évaluation, il est sage de vérifier à l'avance qu'elle est bien adaptée à la population à laquelle on la destine, qu'elle a fait l'objet d'un nombre suffisant d'études de validation et, s'il s'agit d'échelles traduites dans une autre langue que la langue d'origine, que la traduction offre des garanties suffisantes de validité, enfin que l'échelle a aussi fait l'objet d'études dans le pays où l'on compte l'appliquer.

Échelles-critères

Cet autre aspect de la psychopathologie quantitative a été introduit, d'abord en recherche clinique en raison des imperfections du diagnostic en psychiatrie, par les écoles américaines de St-Louis avec J.P. Feighner et de New York avec R.L. Spitzer. Il répond à la nécessité d'améliorer la concordance entre les diagnostics des cliniciens et de rendre plus homogènes les groupes de malades étudiés dans les recherches cliniques. Le système dit des critères diagnostiques a été généralisé à l'ensemble des catégories diagnostiques et à la pratique clinique quotidienne aux États-Unis, à partir de 1980, année de la publication de la 3e édition du Manuel diagnostique et statistique des troubles mentaux (DSM-III). Le principe général en est le suivant : toute catégorie diagnostique doit être définie par une série de critères d'inclusion et d'exclusion précis, non ambigus et suffisamment spécifiques.

La construction des listes de critères repose sur l'hypothèse dite du *scaling*. Il existe de multiples équivalences symptomatiques et le diagnostic peut être conçu selon un modèle additif comme l'existence conjointe d'un nombre suffisant de manifestations cliniques, une note seuil permettant de délimiter l'appartenance à une catégorie donnée. Il en est ainsi de la formulation suivante : « Au moins quatre sur les huit manifestations suivantes doivent être réunies » pour que l'on considère le critère comme présent. Ce seuil correspond au nombre d'éléments qui permet la meilleure discrimination possible des patients quant à la présence ou à l'absence du diagnostic. Le meilleur seuil est celui qui conduit au plus petit nombre d'erreurs diagnostiques, soit par excès : les « faux positifs », soit par défaut : les « faux négatifs ».

La difficulté de la méthode tient au meilleur niveau de sélectivité des critères. Si l'on ne retient que des critères très sélectifs, les groupes de patients ainsi constitués seront peut-être suffisamment homogènes pour des recherches cliniques mais la grande majorité des sujets seront rejetés dans des catégories résiduelles.

Si, à l'inverse, les critères ne sont pas suffisamment sélectifs, la majorité des patients seront classés dans des catégories diagnostiques mais les groupes constitués resteront hétérogènes.

Dans certains travaux de recherche il est possible d'utiliser des listes complexes qui permettent une approche polydiagnostique comme les listes intégrées de critères d'évaluation taxinomique ou LICET développées par C.B. Pull pour la dépression notamment [10] permettant de formuler le diagnostic conjointement selon plusieurs systèmes nosographiques. Le système des LICET a pu aussi être utilisé avec profit dans de nombreuses recherches cliniques ayant inclus des patients psychotiques.

Applications

En pratique clinique, l'emploi des échelles peut avoir comme objectif premier le dépistage ou l'aide au diagnostic, mais, le plus souvent c'est l'observation de l'évolution sous traitement qui est principalement visée.

En recherche clinique, l'emploi des échelles sert surtout à constituer des groupes de patients suffisamment homogènes. Les échelles peuvent aussi être appliquées à l'étude de *stéréotypes diagnostiques* ou à l'établissement de *types cliniques empiriques*. Un stéréotype diagnostique est établi lorsqu'on demande à un groupe d'experts d'une pathologie déterminée de remplir un instrument d'évaluation non pas à partir des symptômes d'un patient donné mais en fonction de la représentation qu'ils ont d'un cas typique de la pathologie. La moyenne des jugements définit alors le stéréotype empirique de la pathologie. Le degré de ressemblance d'un patient donné avec la description *prototypique* d'une pathologie déterminée s'est développé dans plusieurs sections de la psychopathologie, notamment dans les troubles de la personnalité.

Les types syndromiques empiriques correspondent à l'identification – au sein d'un groupe hétérogène de patients – de certains profils psychopathologiques retrouvés avec une fréquence plus importante que ne le voudrait le hasard. Ces procédés sont à l'origine de diverses méthodes de diagnostics automatiques. On peut comparer le profil d'un patient donné à divers profils types établis préalablement et définir, avec la notion de distance et de proximité, le diagnostic le plus vraisemblable.

Une autre application intéressante concerne l'identification de groupes de patients qui se distinguent les uns des autres par leur réactivité thérapeutique; on peut ainsi comparer les profils moyens des bons répondeurs et des mauvais répondeurs à un traitement donné. On peut tenter de prédire de la sorte quel type de traitement a les meilleures chances d'être efficace chez quel type de patients. On doit cependant garder à l'esprit qu'il ne faut pas confondre indices statistiques de prédiction établis au sein de groupes de patients et prédiction individuelle!

Conclusion

La psychométrie recouvre un ensemble varié de techniques et de méthodes visant à introduire la mesure et la quantification dans l'étude des phénomènes psychiques normaux et pathologiques.

Née au début du xxe siècle avec la mesure de l'intelligence par les tests mentaux, elle s'est élargie, d'abord avec les tests de personnalité, puis avec les échelles d'évaluation et les listes de critères diagnostiques.

Les échelles d'évaluation ont de nombreuses applications en pratique clinique et en recherche.

La psychopathologie quantitative a cependant ses limites voire ses dangers. L'utilisation adéquate des échelles d'évaluation suppose que celles-ci aient de bonnes qualités métrologiques, vérifiées au cours d'études préalables et que les échelles soient employées par des utilisateurs formés à la cotation. Les listes de critères diagnostiques s'efforcent de répondre à la nécessité d'améliorer la concordance des diagnostics entre cliniciens de formation différente, d'homogénéiser les groupes de patients constitués dans les recherches cliniques et de faciliter la communication entre chercheurs. Elles sont, par essence, destinées à évoluer au fur et à mesure des progrès des connaissances en matière de nosographie.

Références

[1] Bouvard M, Cottraux J. Protocoles et échelles d'évaluation en psychiatrie et en psychologie. 3e éd. Paris : Masson; 2002.

[2] Dickes P, Tournois J, Flieller A, et al. La psychométrie. Paris : PUF; 1994.

[3] Guelfi JD. Évaluation clinique standardisée en psychiatrie. Boulogne-sur-Seine : Éditions Médicales Pierre Fabre : 1994, 2 vol. Édition revue et augmentée, 2009, www.ecsp.fr.

[4] Guelfi JD, Bobon D. Échelles d'évaluation en psychiatrie. Encycl Méd Chir (Elsevier, Paris) Psychiatrie 1989; 37 200 A 10-10.

[5] Guelfi JD, Gaillac V, Dardennes R. Psychopathologie quantitative. Paris : Masson; 1995.

[6] Loranger AW, Sartorius N, Andreoli A, et al. The International Personality Disorder Examination : The World Health Organization/Alcohol, Drug Abuse and Mental Health Administration International Pilot Study of Personality Disorders. Arch Gen Psychiatry 1994; 51 : 215-24.

[7] Overall JE, Gorham DR. The brief psychiatric rating scale. Psychol Rep 1962; 10 : 799-812.

[8] Pföhl B, Blum N, Zimmerman M. Structured Interview for DSM-IV Personality Disorders. Washington DC : American Psychiatric Association; 1997.

[9] Pichot P, Overall JE, Samuel-Lajeunesse B, et al. Structure factorielle de l'échelle abrégée d'appréciation psychiatrique BPRS. Rev Psychol Appl 1969; 19 : 217-32.

[10] Pull CB, Guelfi JD, Pull MC. Les critères diagnostiques en psychiatrie. Encycl Méd Chir (Elsevier, Paris). Psychiatrie 1996; 37102 : C15.

9.3 La mesure de la subjectivité[1]

B. Falissard

Si la mesure de la subjectivité a été essentiellement initiée par les psychologues et les pédagogues au tout début du xxe siècle (notamment par le biais des mesures d'intelligence), la médecine est aujourd'hui le domaine où ce type de questionnement est le plus actif. En effet, l'épanouissement de la recherche médicale s'est réalisé de

1 Texte inspiré de l'ouvrage Falissard B. *Mesurer la subjectivité en santé, perspective méthodologique et statistique*. Paris : Masson; 2001.

façon tellement évidente au contact des sciences « presque dures » (biophysique, biochimie, biologie, etc.), que l'on en est parfois venu à oublier l'objet même de la médecine : le sujet souffrant, pour qui douleur ou angoisse de mort sont bien souvent les premiers maux dont il souhaite se voir soulager. C'est à partir de cette constatation qu'un courant social, politique et médical s'est constitué au cours des années 1970–1980 pour rappeler que la médecine s'adresse tant au sujet pensant (souffrant, anxieux) qu'au sujet vivant (dont le corps est malade).

Pour répondre à cette dualité, notamment dans le cadre des recherches scientifiques, de nouveaux types de mesure ont dû voir le jour : autoévaluation du niveau de douleur ressentie, évaluation de la « qualité de la vie », échelles d'anxiété ou de dépression. Nombreux sont, cependant, ceux qui s'interrogent sur la légitimité de ce type d'évaluation : il s'agit en effet de mesures subjectives et non objectives, comme on en a l'habitude. Or, peut-on envisager de réaliser un travail scientifique portant sur l'évaluation de caractéristiques subjectives ?

Sans vouloir apporter de réponse définitive, nous allons essayer de poser ici les bases d'une réflexion autour de ce sujet. Nous commencerons par d'indispensables définitions ; nous nous pencherons ensuite sur les différences et les similitudes pouvant exister entre mesures subjectives et mesures objectives, puis viendra le temps de la conclusion.

Définitions

S'interroger autour du thème de la mesure de la subjectivité implique de définir deux termes : subjectivité et mesure. Ces deux mots apparaissent au premier abord d'un niveau de compréhension différent. Cela se vérifie bien, à la réflexion, la surprise venant néanmoins du terme facile à définir et de celui au sens plus délicat…

Selon le dictionnaire *Le Robert*, le terme « subjectif » est défini comme : « ce qui concerne le sujet en tant qu'être conscient ». On oppose ainsi classiquement la subjectivité (relative au sujet pensant), à l'objectivité (relative à l'objet pensé). Tout est dit en ces quelques mots.

On constatera notamment que le subjectif n'est pas réductible à l'objectif. Certains pourraient, en effet, être tentés de résoudre la question des mesures subjectives en cherchant une mesure objective pouvant faire office de mesure de référence, cela n'est pourtant pas aussi simple. Prenons l'exemple de la somnolence. La somnolence est un authentique attribut subjectif et il existe des questionnaires (nous en verrons un plus loin) permettant d'interroger un sujet sur son niveau de somnolence. Il est, en outre, possible d'envisager une mesure objective de somnolence en ayant recours à la mesure d'une latence d'endormissement objectivée par un électroencéphalogramme (EEG). En fait, les deux mesures s'intéressent à des entités différentes : le questionnaire évalue le niveau de somnolence ressenti par le patient (mesure subjective), alors que la latence d'endormissement évalue la rapidité d'endormissement (mesure objective, on s'intéresse ici au cerveau et non au sujet « pensant »). On ne peut donc pas véritablement considérer qu'une de ces deux mesures puisse servir de référence (même si l'existence d'une corrélation forte entre les deux est, bien sûr, très intéressante en pratique).

Curieusement, les difficultés sont bien plus grandes quand on s'interroge sur la définition d'une mesure et cela n'est pas propre au domaine des mesures subjectives. Ainsi, les physiciens des particules reconnaissent souvent qu'il leur est impossible de définir véritablement ce qu'est une mesure, tout en précisant, cependant, que cela ne les empêche nullement d'en réaliser [1].

Il existe bien une définition courante, par exemple : « une mesure, c'est la quantification de l'attribut d'un objet (ou d'un sujet en ce qui nous concerne) ». Ainsi, dire d'un sac qu'il pèse 10 kg, c'est bien quantifier (attribuer un nombre) l'attribut (la masse) d'un objet (le sac). Cette définition est pourtant bien peu satisfaisante : à quoi correspond cette quantification ? (Tout est là). Quelle est la « réalité » de l'attribut d'un objet ou d'un sujet ? (Qu'est-ce qu'une masse ? Quelle est la réalité de la tristesse d'un sujet ? Masse et tristesse sont-elles plus que des mots ? Assurément, mais en quoi ?)

En fait, plusieurs tentatives de définition du concept de mesure ont pu être proposées, chacune ayant des implications épistémologiques différentes. Dans le domaine de la subjectivité, trois grandes approches sont souvent présentées [2, 5] :

- l'approche classique, c'est-à-dire celle des physiciens. Dans ce cas, la mesure est un nombre, qui va pouvoir être manipulé au moyen de formules et ce, afin de construire des lois permettant d'expliquer et de prédire les phénomènes que l'on observe (si l'on sait mesurer une longueur et une durée, il est possible d'élaborer une théorie de la gravitation, qui permettra de prédire la survenue d'éclipses, de fortes marées, etc.). Mais comment espérer raisonnablement écrire des équations incluant des paramètres comme la tristesse?
- l'approche opérationnelle dépasse, en abstraction, le point de vue classique. La mesure devient une simple opération, un processus qui conduit à un nombre (je me refuse à comprendre la nature du temps et de l'espace, j'utilise simplement les valeurs numériques que me donnent mes instruments – horloges, balances, etc. – dans le but d'élaborer des théories, purement formelles, dont l'unique intérêt est de me permettre de construire des ponts, d'aller dans la lune, etc.). Poussée à l'extrême, une telle approche aboutit à se priver de toute possibilité d'interprétation : si j'explore la tristesse d'un sujet au moyen d'instruments de mesure subjective, mes conclusions ne pourront pas, en principe, porter sur les sentiments ressentis par le sujet, mais seulement sur les valeurs numériques fournies par les instruments. Alors à quoi sert l'expérience?... Car ce qui nous intéresse, c'est bel et bien ce que ressent le sujet et non les scores obtenus à des instruments dont on ne peut interpréter le sens intrinsèque. S'interdire le recours à toute interprétation peut, certes, parfois avoir un sens en physique. L'infiniment petit ou l'infiniment grand a bien peu de signification pour un être humain; en physique des particules, l'interprétation naît ainsi directement du formalisme mathématique (ce sont les modèles mathématiques qui permettent au physicien de se représenter la réalité qu'il tente d'appréhender). C'est en revanche une attitude difficile à admettre dans des disciplines dont l'objet est la subjectivité;
- une troisième approche du concept de mesure est l'approche représentationnelle, pour laquelle [1] : «*la mesure est la représentation numérique de faits empiriques*». La mesure est donc avant tout une commodité, un outil qui permet de mieux se représenter les faits que l'on étudie. Cette définition, séduisante par sa simplicité, a néanmoins l'inconvénient de recourir au terme de «représentation», dont le sens est pour le moins vague; mais peut-être est-il difficile de faire autrement?

S'il fallait retenir une définition du mot «mesure», c'est peut-être cette dernière que nous choisirions. Elle a, en effet, le grand mérite de nous rappeler qu'une mesure n'est pas une fin en soi, qu'elle a pour simple but de faciliter la compréhension de phénomènes trop complexes pour être appréhendés directement. Dans le domaine des mesures subjectives en particulier, la mesure a ainsi pour ultime ambition de s'effacer afin de permettre la révélation du concept qu'elle représente.

Mesures subjectives et mesures objectives : les différences

Au premier abord, les différences entre ces deux types de mesure conduisent à la même conclusion pessimiste : une mesure subjective, contrairement à une mesure objective, ne peut raisonnablement pas accéder à un statut scientifique. Curieusement, cependant, dès que l'on examine les arguments pouvant nous venir à l'esprit en faveur de cette impression, le point de vue n'apparaît plus aussi tranché :

1er argument : «un attribut subjectif ne correspond à rien de concret, tout juste à un mot, qui plus est au sens généralement imprécis». Il serait donc illusoire d'espérer en obtenir une mesure scientifiquement acceptable. Prenons l'exemple de la tristesse. Il est vrai que, curieusement, il est difficile d'en obtenir une définition[2], mais est-ce pour cela que le sens de ce mot est imprécis? Bien

2 Bien souvent, des synonymes tels que «chagrin» ou «mélancolie» sont proposés, termes eux-mêmes définis à partir des mots «triste» ou «attristé». Le dictionnaire *Le Robert* évite cet écueil en suggérant la définition : «*état affectif pénible, calme et durable*». On remarquera cependant que le remords, par exemple, obéit à la même définition; or, remords et tristesse sont des sentiments clairement distincts. Enfin, on propose parfois : «état affectif associé à la perte d'objet»; très séduisante, cette approche a néanmoins le désavantage de recourir implicitement à une théorie (psychanalytique), ce qui ne va pas sans poser problème pour une définition.

au contraire. La tristesse est un sentiment élémentaire que tout être humain a déjà éprouvé. Il suffit, en fait, que je dise : « je suis triste... » pour que n'importe quelle personne sache exactement ce que je ressens. Pour le moins, on ne peut voir ici aucune imprécision.

2e argument : « par définition, un élément subjectif est relatif à ce que ressent un individu, or il est impossible d'avoir la moindre preuve qu'une personne ressent bel et bien ce qu'elle dit ressentir » (si tant est que « ressentir bel et bien quelque chose » ait un sens). Il serait donc de nouveau impossible d'espérer obtenir une mesure scientifiquement acceptable de l'élément subjectif en question. Trois objections peuvent néanmoins être formulées à l'encontre de cet argument :

- la première est classique mais peu satisfaisante : on pourrait ne travailler que sur ce que dit l'individu et non pas sur ce qu'il est censé ressentir. Nous retrouvons ici une attitude proche de celle préconisée par les tenants de la théorie opérationnelle de la mesure, théorie que nous avons écartée plus haut : cela ne sert à rien de demander à quelqu'un s'il est triste, si c'est pour discuter du seul contenu de son discours et s'interdire de faire la moindre interprétation des sentiments qu'il dit éprouver ;
- la deuxième objection est à opposer au manque de crédibilité d'un sujet dont on étudie certains paramètres subjectifs est pratique. Pour des questions sans véritable enjeu, si la réponse est recueillie dans un environnement de confiance, il est peu probable que le sujet exprime quelque chose de véritablement différent de ce qu'il éprouve ;
- la troisième objection consiste en un artifice méthodologique, celui de l'hétéroévaluation (terme signifiant que la mesure sera effectuée à partir de l'observation d'un tiers et non à partir de l'évaluation du sujet par lui-même). Le principe d'une mesure subjective obtenue par hétéroévaluation repose sur une aptitude humaine largement partagée : l'empathie. Quand deux personnes discutent suffisamment longtemps, en toute confiance, dans un environnement calme et sécurisant, elles parviennent chacune, plus ou moins consciemment, à ressentir intérieurement, *a minima*, ce que l'autre ressent. Pour évaluer une caractéristique subjective de l'une, il peut suffire, alors, d'interroger l'autre ; si cette dernière fait en outre partie des expérimentateurs, on peut alors espérer que ce qu'elle rapporte est un fidèle reflet de ce qu'elle perçoit. Le biais du manque de crédibilité du sujet exploré est ainsi, en théorie, en grande partie éliminé. On pourra remarquer qu'un tel type de mesure, s'il peut paraître surprenant (le sujet exploré étant, *a priori*, le plus apte à rapporter ce qu'il ressent), est parfois particulièrement adapté aux mesures effectuées en médecine : en psychiatrie c'est souvent une évidence (un patient mélancolique et délirant aura bien du mal à se représenter et à rapporter avec justesse la qualité de ses émotions) ; plus généralement, le fait même d'être malade est susceptible de biaiser l'appréciation que le sujet porte sur certains de ses états propres subjectifs. À titre d'anecdote, on remarquera que le principe d'une mesure obtenue seulement de façon indirecte – comme c'est le cas dans une hétéroévaluation – se retrouve souvent dans le cadre des mesures physiques. Il en est ainsi notamment du fonctionnement du thermomètre à mercure : par contact, l'objet à mesurer et le mercure arrivent à la même température, c'est finalement la température du mercure qui sera mesurée en évaluant l'importance de sa dilatation. Enfin, une mesure effectuée par hétéroévaluation bénéficie d'une propriété scientifique fondamentale : la possibilité d'en estimer la variabilité et donc de disposer d'un ordre de grandeur de l'erreur de mesure. En pratique, cette variabilité est estimée au moyen d'un protocole où plusieurs expérimentateurs évaluent le même sujet. Il est très difficile – voire impossible – d'obtenir une telle estimation de l'erreur de mesure dans le cadre d'une autoévaluation.

3e argument susceptible d'opposer les mesures subjectives aux mesures objectives : « quelle qu'en soit la cause, les mesures subjectives ne disposeront jamais d'un niveau de précision comparable à celui de la physique, par exemple ; l'écart est tel qu'aucune discipline de la subjectivité ne pourra espérer atteindre un stade véritablement scientifique. »

Il est vrai que le niveau actuel de précision des mesures subjectives (en santé tout particulièrement), quand on peut le déterminer, est souvent médiocre ou mauvais. Mais cela est-il rédhibitoire quant à la scientificité des disciplines de la subjectivité ? Rien n'est moins sûr, et ce d'autant plus que l'on observe une évolution parallèle des paradigmes de mesure dans les disciplines de la subjectivité et dans les sciences les plus « objectives »[3], la physique notamment.

Mesures subjectives et mesures objectives : les convergences

Dans ce qui suit, nous allons voir comment les méthodes de mesure objectives ou subjectives traduisent au départ une simple impression, on peut alors parler de mesure « impression ». Ces méthodes évoluent ensuite en recourant à un étalonnage, on peut parler ici de mesure « étalon ». Finalement, la méthode de mesure s'intègre dans un système théorique où l'on ne peut plus différencier les processus de mesure des concepts à mesurer, d'où, cette fois, le terme de mesure « théorie ».

Imaginons l'expérience suivante : on vous présente un sac rempli d'objets divers. Vous le soupesez et devez vous prononcer sur sa lourdeur. Si l'on vous interdit de vous référer même indirectement à une unité de poids, comme le kilogramme, vous allez devoir vous contenter d'expressions du type : « c'est très lourd », « peu lourd », etc. En fin de compte, cela ne vous éloignera pas beaucoup de certains instruments de mesure subjective couramment utilisés dans le domaine de la santé; c'est le cas, par exemple, d'une échelle d'impression clinique globale comme la CGI (*Clinical Global Impression* [3]). Dans le cas de la dépression, cette échelle prend la forme présentée dans le tableau 9.1.

Revenons à notre expérience imaginaire de pesée. Pour se prononcer sur la lourdeur du sac,

Tableau 9.1 Échelle d'impression clinique globale dans la dépression.

En fonction de votre expérience clinique totale avec ce type de patient, quel est le niveau de gravité de l'état dépressif du patient ?	
Non évalué	❒ 0
Normal, pas du tout malade	❒ 1
À la limite	❒ 2
Légèrement malade	❒ 3
Modérément malade	❒ 4
Manifestement malade	❒ 5
Gravement malade	❒ 6
Parmi les patients les plus malades	❒ 7

on peut, dans le but de préciser notre impression, indiquer qu'il est lourd « comme deux ou trois gros dictionnaires ». Cependant, on introduit alors implicitement l'ébauche d'un système d'étalonnage, ce qui constitue un saut qualitatif indéniable dans la conceptualisation de la notion de mesure : cette dernière n'est plus la simple appréciation d'une impression du type « c'est très lourd », « peu lourd », etc., mais une comparaison avec la lourdeur d'objets de référence. Si l'on conçoit le stade de l'étalonnage[4] comme un nouveau paradigme de mesure, on remarquera que les mesures subjectives ne manquent pas d'y recourir. À titre d'exemple, on peut citer un questionnaire de mesure de la somnolence : le *Stanford Sleepiness Scale* (ou questionnaire SSS [4, 6]), se présentant comme indiqué dans le tableau 9.2.

Chacune des modalités de réponse de cet instrument peut être considérée comme la référence d'un certain niveau de somnolence, cela correspond bien au principe d'un d'étalonnage. Ce dernier, il est vrai, est assez limité. Un expérimentateur désireux de l'améliorer pourrait multiplier le nombre de références; on comprend néanmoins que cela risque d'être rapidement difficile.

3 Dans son sens courant, le terme paradigme désigne un « mot-type qui est donné comme modèle pour une déclinaison, une conjugaison (le paradigme de la conjugaison des verbes du premier groupe est le verbe "chanter") », il est, en ce sens, synonyme de modèle ou d'exemple. En épistémologie, il a été utilisé par T.S. Kuhn pour désigner les « *accomplissements passés pouvant servir d'exemples et remplacer les règles explicitées, en tant que bases de solution pour les énigmes qui subsistent dans la science normale* » [1], par exemple, l'expérience dite du labyrinthe en « T » est un paradigme de la théorie du conditionnement opérant de B.F. Skinner, l'auscultation est le paradigme de l'examen clinique tel qu'on le pratique depuis Laennec. C'est en ce sens que ce mot est utilisé ici.

4 Le terme est entendu ici dans son sens métrologique (repères fixes auxquels se réfère la mesure) et non dans son sens d'étalonnage de normalisation ou standardisation d'une mesure à partir d'une population de référence.

Tableau 9.2 Questionnaire de mesure de la somnolence.

Choisissez la phrase correspondant au mieux à votre état de somnolence actuel :	
Énergique, tout à fait réveillé.	❐ 1
État d'éveil très bon, mais pas le meilleur. Capable de me concentrer.	❐ 2
Décontracté, éveillé, conscient de l'environnement.	❐ 3
Légère sédation, pas au maximum de ma forme, je laisse aller.	❐ 4
Sédation moyenne. Je commence à perdre l'envie de rester éveillé, je suis ralenti.	❐ 5
Je me sens endormi. Je préfère être couché. Je combats l'endormissement. Vaseux.	❐ 6
Je dors presque. J'ai perdu l'énergie de rester éveillé.	❐ 7

Qui plus est, un certain niveau d'indécision apparaît généralement si l'on augmente le nombre de modalités de réponse : il devient en effet difficile de déterminer avec certitude le niveau qui correspond le mieux à notre sentiment intérieur quand les échelons sont trop peu différents.

Dans un même ordre d'idée, on remarquera que les physiciens ont rencontré des difficultés avec le paradigme d'étalonnage (pour des niveaux de précision radicalement différents, bien entendu) : le mètre, défini en 1799 au moyen d'un prototype unique déposé au pavillon de Breteuil, a, au fil des ans, posé des problèmes de reproductibilité rendant difficiles certaines expériences de physique de haute précision. Une nouvelle définition a été adoptée en 1983, le mètre devient alors «la longueur du trajet parcouru dans le vide par la lumière pendant une durée de 1/299 792 458 de seconde». Cette nouvelle définition marque une rupture épistémologique majeure en métrologie : l'étalon n'est plus un simple niveau de référence auquel on peut comparer l'objet que l'on souhaite mesurer, mais fait partie intégrante d'une théorie au sens fort du terme. En effet, cette définition du mètre implique que la vitesse de la lumière dans le vide est une constante, ce qui est un postulat tellement peu anodin qu'il est en totale contradiction avec le sens commun. La vitesse d'un objet n'a, en effet, de sens que par rapport à un observateur donné : une voiture roule à 100 km/h par rapport à un observateur immobile sur la route, alors que la vitesse de cette même voiture est nulle par rapport à l'un de ses passagers. Il est donc nécessaire de montrer que la vitesse de la lumière est une constante; mais cela ne peut se faire que très indirectement, par exemple en observant, dans des conditions expérimentales précises, les franges d'interférence d'une lumière monochromatique (expérience de Michelson). Or l'interprétation d'une telle expérience n'est possible qu'en acceptant le fait que la lumière présente, au moins pour certains de ses aspects, un caractère ondulatoire; ce qui, de nouveau, doit être prouvé, etc. Qui plus est, ces expériences nécessitent toutes la mesure de distances, ce qui implique en particulier de disposer d'une définition du mètre!

En fin de compte, actuellement, la validité de la méthode de référence utilisée pour mesurer une longueur, voire le concept de longueur lui-même, est totalement dépendante de la validité de la théorie physique contemporaine dans son ensemble. Nous sommes donc en présence d'un nouveau type de paradigme de mesure, fondé sur une théorie de la grandeur que l'on souhaite mesurer. De nombreux instruments de mesures subjectives relèvent d'un tel paradigme, c'est notamment le cas des instruments à plusieurs items, dépendant étroitement d'une théorie définitoire (celle qui a présidé au choix des items constituant l'instrument).

Conclusion

Quand on s'interroge sur la notion de mesure subjective, il est surprenant de constater que le terme «subjectif» est d'un sens à la fois immédiat et non ambigu alors que le concept de mesure, pourtant utilisé quotidiennement par tout scientifique, est d'une complexité totalement déroutante…

À l'encontre, peut-être, de certaines idées reçues, nous avons en outre constaté qu'il était illusoire d'imaginer régler la question des mesures subjectives en espérant les voir substituées, un jour, par des mesures objectives. Si l'on s'intéresse au patient en tant que sujet pensant (est-il triste, anxieux, fatigué, douloureux, etc.), alors la mesure sera subjective, par définition. Les mesures objectives ont un rôle essentiel en clinique (poids, pression artérielle, glycémie, virémie, etc.), car elles peuvent apporter une information diagnostique ou pronostique souvent inégalable. Elles ne peuvent cependant prétendre décrire un patient dans son intimité psychique. Or c'est bien en tant que sujet pensant que le patient est ce partenaire incontournable dans le choix thérapeutique, ou l'arbitre définitif du succès d'une prise en charge.

À l'encontre de certaines idées reçues, toujours, nous avons aussi constaté qu'il était bien difficile de trouver une différence de nature fondamentale entre les mesures subjectives et les mesures objectives. Elles évoluent d'ailleurs toutes sur un plan historique, suivant des paradigmes identiques.

Bien sûr nous n'avons rien dit sur la méthodologie de validation de telles mesures, peut-être bien différente, elle, de la méthodologie de validation d'une mesure objective. Mais il s'agit là d'un tout autre chapitre…

Références

[1] Brézin E. Communication orale. Colloque de la Société Française de Physique Prédiction et probabilité dans les sciences; 22 janvier 1997.

[2] Dickes P, Tournois J, Flieller A, Kop JL. La Psychométrie. Paris : PUF; 1994.

[3] Guelfi JD, editor. Évaluation clinique standardisée en psychiatrie. Boulogne-sur-Seine : Éditions Médicales Pierre Fabre : 1994, 2 vol. Édition revue et augmentée, 2009, www.ecsp.fr.

[4] Hoddes E, Zarcone V, Smythe H, et al. Quantification of sleepiness : a new approach. Psychophysiology 1973; 10 : 431-6.

[5] Michell J. Measurement scales and statistics : A clash of paradigms. Psychol Bull 1986; 100 : 398-407.

[6] Schulz P, Walser A, Meyer JJ, et al. Traduction française de la Stanford Sleepiness Scale (SSS) et utilisation de cette échelle de sédation après dose unique de midazolam ou d'amitriptyline. Agressology 1982; 24 : 357-9.

9.4 Évaluation psychométrique et neuropsychologique en psychiatrie

C. Rogan, I. Amado

La psychométrie en psychiatrie et en neurologie conserve un intérêt certain. Elle permet rapidement de se faire une idée sur les aptitudes globales et l'efficience d'un sujet au moyen d'épreuves d'intelligence ou d'efficience générale. Elle permet aussi d'estimer rapidement les capacités d'attention et de concentration, d'apprentissage verbal ou visuel et de fonctionnement exécutif des patients. Mais ces tests, et essentiellement les tests d'intelligence, ont leurs limites et leurs écueils méthodologiques. Lors d'une exposition non exhaustive de chacune de ces dimensions, c'est ce que nous tenterons de développer ci-dessous.

Concepts – Évaluation de l'intelligence

Les idées sur l'intelligence ont évolué depuis l'élaboration des premiers tests, depuis la première échelle de développement intellectuel élaborée par A. Binet et T. Simon en 1905 et la première analyse factorielle [16], considérant qu'un facteur général d'intelligence (le facteur *g*) influe sur toutes les performances intellectuelles. Le modèle hiérarchique à trois strates de J.B. Carroll [4] fait consensus actuellement intégrant le facteur général et la structure multifactorielle de L.L. Thurstone qui énonce plusieurs facteurs indépendants que sont : la compréhension verbale, l'aptitude spatiale, le raisonnement, l'aptitude numérique, la fluidité verbale et la vitesse perceptive. On distingue ainsi des formes d'intelligence variées comme l'intelligence fluide (raisonnement logique), l'intelligence cristallisée (connaissances acquises) et la mémoire générale. Il est donc possible d'être performant dans une forme d'intelligence sans l'être obligatoirement dans les autres. L'objectif des premières échelles d'intelligence est l'évaluation globale, mesurée par un quotient intellectuel (QI) permettant d'attribuer à chaque sujet son

« âge mental », c'est-à-dire l'âge auquel des enfants « normaux » produisent des performances analogues aux siennes. D. Wechsler, en établissant en 1925 une distinction entre QI verbal et QI performance, a permis l'introduction d'une valeur statistique de l'intelligence (classer l'individu selon ses performances par rapport à ses pairs de même âge) contrairement à la notion métrique initiale. Le QI peut évoluer considérablement en fonction de l'environnement socioculturel associé.

De nos jours, l'intelligence est considérée comme un ensemble d'aptitudes indépendantes, différemment exprimées pour chacun, contrastant avec le modèle d'intelligence unique exprimé par le seul QI. S'appuyant sur des études de cas, H. Gardner [9] a décrit sept nouvelles formes d'intelligence selon une théorie dite des intelligences multiples : langagière, logico-mathématique, visuospatiale, musicale, kinesthésique, interpersonnelle (compréhension d'autrui) et intrapersonnelle (compréhension de soi). Il a défendu également la notion d'une intelligence naturaliste (compréhension de l'environnement naturel) et d'une intelligence spirituelle (aptitude à s'interroger sur la destinée), non validées actuellement scientifiquement.

La *Wechsler Adult Intelligence Scale* ou WAIS est la plus utilisée et est régulièrement révisée [20]. La structure en quatre facteurs met l'accent sur la compréhension verbale, le raisonnement perceptif, la mémoire de travail et la vitesse de traitement. La WAIS-IV [20] en association avec l'échelle clinique de mémoire de Wechsler (MEM-IV) [19] donne des informations plus précises sur le fonctionnement de la mémoire et des apprentissages. Ces échelles sont actuellement reconnues comme un élément clé des évaluations neuropsychologiques proposées aux sujets atteints de symptômes neurologiques mais aussi pour la recherche et l'évaluation en psychiatrie.

La WAIS-IV permet aussi d'établir des notes composites (indices) en quatre échelles (compréhension verbale, raisonnement perceptif, mémoire de travail, vitesse de traitement), éléments de l'échelle totale, elle-même utilisée pour le calcul du quotient intellectuel total (QIT).

En psychiatrie, l'établissement d'une note globale de QI peut être biaisé en cas de difficultés attentionnelles majeures. Il conviendra alors d'évaluer en premier lieu d'une part les difficultés attentionnelles, éventuellement de les corriger avant d'effectuer un test d'intelligence. Il en va de même, lorsque le fonctionnement intellectuel est hétérogène, par exemple dans les troubles envahissants du développement (TED) ou les retards mentaux. Le rendu de cet examen doit alors considérer chaque dimension séparément, en fonction d'un âge de développement par rapport à l'âge réel du sujet [5].

Introduction à l'examen des fonctions cognitives

L'évaluation neuropsychologique permet de mettre en évidence des troubles cognitifs et comportementaux, et d'objectiver un profil neuropsychologique spécifique qui enrichit le diagnostic des maladies neurologiques/neurodégénératives et affine l'évaluation des troubles psychiatriques. Ces évaluations peuvent être à visée diagnostique, assorties éventuellement d'une prise en charge rééducative et d'un suivi centré sur l'évolution de ces troubles. Les épreuves neuropsychologiques explorent plus spécifiquement les différentes fonctions cognitives et les processus qui les sous-tendent. S'appuyant sur des modèles cognitifs, elles permettent une lecture qualitative et quantitative des troubles. Cependant, un test n'est jamais totalement « pur » et il met toujours en jeu plusieurs processus cognitifs. L'étalonnage peut parfois être partiel, n'étant pas établi pour certaines tranches d'âge ou niveaux d'étude. Il faut aussi noter l'absence de sensibilité de certaines épreuves, notamment pour des mesures test-retest (p. ex. effet d'un traitement ou d'une évolution) lorsqu'on ne dispose pas de formes parallèles.

Dans le cas d'une pathologie dégénérative, les épreuves globales comme le *Mini Mental State Examination* [15] et la *Mattis Dementia Rating Scale* (MDRS) [13] contribuent au dépistage mais ne constituent pas des outils diagnostiques. Elles ne permettent pas, par ailleurs, une exploration approfondie de chaque composante cognitive. En dehors d'une évaluation globale du QI et des capacités de raisonnement (matrices colorées de Raven) [15] et du subtest des similitudes de la WAIS-IV), l'évaluation neuropsychologique repose sur l'évaluation des différentes fonctions cognitives.

Fonctions exécutives

Elles recouvrent l'ensemble des fonctions nécessaires au contrôle et à la réalisation de tâches complexes nouvelles et non automatiques, « chef d'orchestre » de l'ensemble des fonctions cognitives. Elles sont atteintes dans de nombreuses pathologies psychiatriques et neurologiques et se traduisent par des manifestations cognitives et comportementales ou socio-émotionnelles : impulsivité, manque de flexibilité, d'inhibition, de planification, ou difficultés dans la résolution de problèmes.

Les épreuves cognitives qui peuvent être utilisées sont proposées dans le tableau 9.3.

Tableau 9.3 Tests d'évaluation des fonctions cognitives.

Wisconsin Card Sorting Test [11] Subtest « Similitudes » de la WAIS-IV [20]	Raisonnement inductif voire abstrait
Fluences verbales, catégorielle et littérale [11] : évoquer, en un temps donné, le plus de mots appartenant à une catégorie sémantique, ou commençant par une même lettre	Flexibilité mentale spontanée (production d'un flux d'idées suite à une question simple nécessitant une forme d'agilité de la pensée).
Trail Making Test [11]	Flexibilité mentale réactive (capacité à déplacer son attention d'une catégorie de stimuli à une autre)
Subtest « Mémoire des chiffres » de la WAIS-IV [20], ordre inverse (rappeler dans l'ordre inverse des séries croissantes de chiffres énoncés)	Mémoire de travail (maintien temporaire et manipulation immédiate des informations)
Test de la Tour de Londres [15] Épreuve de la figure de Rey [13]	Planification (élaboration d'un but et de son plan de réalisation)
Test de Stroop [11] et tests reposant sur le principe « Go/no go »	Contrôle inhibiteur (capacité à refréner les réponses aux stimuli distracteurs)

Cognition sociale

Pour le domaine émotionnel, la cognition sociale (ensemble des processus cognitifs impliqués dans les interactions sociales chez l'homme), plusieurs évaluations en langue française sont en cours de validation. Parmi elles, CLACOS (*Clinical Assessment Cognitive Social*), établie en psychiatrie pour définir les profils d'altération cognitive dans la schizophrénie, l'autisme et les troubles du neurodéveloppement, ainsi que dans les pathologies addictives, qui comprend : une épreuve de reconnaissance des émotions faciales (TREF) [10], une épreuve de théorie de l'esprit (la capacité à inférer ce qu'autrui se représente), le MASC (*Movie for the Asssessment of Social Cognition*) [7], reposant sur des extraits d'un film comportant des interactions sociales complexes, un questionnaire mesurant les biais d'attributions d'intentions [6], une épreuve de perception des connaissances sociales, un questionnaire d'autoévaluation de la cognition sociale et deux questionnaires d'évaluation de l'empathie [2, 14]. Par ailleurs, existent aussi pour la reconnaissance des émotions faciales, le test de reconnaissance des expressions émotionnelles [8], ou pour la théorie de l'esprit, le test des faux pas [17]. Le fait d'avoir un profil relativement préservé dans ces différents domaines de la cognition sociale n'exclut pas la possibilité d'une atteinte des fonctions exécutives ou d'autres fonctions neurocognitives.

En neurologie, les atteintes comportementales ou orbitofrontales n'entraînent pas systématiquement une perturbation cognitive et peuvent présenter des atteintes de la cognition sociale de manière isolée. La démence frontotemporale est une maladie neurologique qui illustre finement les intrications de la neurologie et de la psychiatrie.

Enfin, la SEA (*Social cognition and Emotional Assessment*), contient des épreuves sensibles au dysfonctionnement du cortex orbitofrontal, utilisée pour des sujets âgés pour le diagnostic différentiel entre démence frontotemporale et épisode dépressif caractérisé (sensibilité et spécificité > 94 %) [3].

Attention

L'examen de l'attention est la pierre angulaire de l'évaluation neuropsychologique. Parmi les épreuves les plus utilisées : le test d'évaluation de l'attention [15], la double tâche de Baddeley [11] pour la composante divisée (partage de l'attention entre deux traitements), le Stroop et le test D2 de Brickenkamp [15] pour la composante sélective (diriger l'attention sur les stimuli pertinents) et le *Continuous Performance Test* ou CPT [15] pour l'attention soutenue (concentration durable sur une tâche).

Mémoire

L'évaluation de la mémoire, à court terme et à long terme, et le recueil de la plainte mnésique constituent une étape importante de l'examen neuropsychologique à visée diagnostique.

La mémoire à court terme permet l'acquisition d'informations et la restitution très rapide de celles-ci (après quelques secondes). Elle peut être explorée par le subtest « Mémoire des chiffres » de la WAIS-IV, en ordre direct [20] et le subtest « Mémoire spatiale » de l'échelle clinique de mémoire de Wechsler [19], où le sujet doit pointer dans le même ordre que celui de l'examinateur, les emplacements (série de stimuli spatiaux/cubes en relief présentés sur un plateau) pointés par ce dernier.

La mémoire de travail permet le maintien temporaire et la manipulation immédiate des informations. Un modèle fonctionnel à trois composantes (administrateur central, boucle phonologique, calepin visuospatial) a été proposé par Baddeley en 1986. Une quatrième composante, le « buffer épisodique », chargée du stockage temporaire d'informations multimodales et de l'intégration au sein d'une représentation épisodique, a été ajoutée en 2000 [1]. Elle peut être investiguée par le subtest « Mémoire des chiffres » de la WAIS-IV, ordre inverse et ordre croissant, et le subtest « Mémoire spatiale » de la MEM-III, ordre inverse, ou par les épreuves de n-back où le sujet doit retrouver l'avant dernier chiffre ou l'antépénultième présenté à l'écran, ceci dans les composants verbales ou visuelles. Une épreuve de ce type existe dans le TEA [15].

La mémoire à long terme se caractérise par l'apprentissage et la conservation durable des informations et comprend notamment la *mémoire épisodique* ou la mémoire des faits personnels, qui consiste en l'enregistrement et le souvenir d'informations référencées dans un environnement spatial et temporel.

Parmi les épreuves de mémoire épisodique, verbale, l'épreuve de rappel libre/rappel indicé à 16 items (RL/RI-16) de Grober et Buschke [12] comprend un étalonnage récent [*in* 15] et trois formes parallèles (formes A, B et C [18]). Elle permet de distinguer les étapes d'encodage, stockage, récupération de la mémorisation. Elle est très utile pour la détection et l'analyse de profils dans les pathologies dégénératives et dans le diagnostic différentiel avec la dépression. Elle permet aussi d'évaluer les capacités d'apprentissage verbal d'un sujet. Afin d'apprécier les stratégies mises en œuvre par le sujet au cours des essais d'apprentissage, le *California Verbal Learning Test* [15] est souvent utilisé en neurologie et en psychiatrie. Différentes caractéristiques de l'apprentissage peuvent être calculées, comme les regroupements sémantiques (mise en place d'une stratégie active consistant à rappeler les mots en groupes catégoriels) et les regroupements sériels (rappel des mots dans leur ordre de présentation). Le CVLT évalue aussi la sensibilité aux interférences, voire les capacités de contrôle inhibiteur. À la différence du CVLT, le test des 15 mots de Rey [15] comprend l'utilisation de listes de mots non liés entre eux permettant l'étude des capacités d'apprentissage, à court et à long termes.

La mémoire sémantique, système de la mémoire à long terme, comprend les connaissances, représentées sous la forme de concepts, nécessaires à la compréhension du langage et de l'environnement (p. ex. identification d'objets, de personnes célèbres et de personnes proches), permettant, par ailleurs, le raisonnement et la résolution de problèmes.

La batterie d'évaluation des connaissances sémantiques du Greco/Gresem [15] a été développée dans l'objectif de fournir un outil standardisé permettant d'évaluer l'intégrité des connaissances sémantiques, de 40 entités (20 vivants et 20 non vivants) sous deux modalités (mots et images) et à l'aide de six sous-tests interrogeant différentes propriétés de ces concepts. Cette épreuve est surtout utilisée en neurologie pour dépister une démence sémantique.

Langage

Même si l'examen du langage dans ses différents aspects, spontanés et contraints, s'intègre dans l'évaluation neuropsychologique courante, les difficultés relevées dans le cadre de cette dernière doivent faire l'objet d'un bilan orthophonique afin de définir le profil précis de ces difficultés. Le manque du mot est exploré notamment en situation contrainte à l'aide d'épreuves de dénomination d'images (Dénomination de 80 images/DO80 [15], *Boston Naming Test*/BNT [13]). L'épreuve de *Boston Naming Test* permet de contribuer au diagnostic différentiel entre deux maladies neurologiques dégénératives, la démence à corps de Lewy (DCL) et la maladie d'Alzheimer (MA) en raison de la qualité des erreurs produites à cette épreuve [21]. Les sujets DCL produisent davantage d'erreurs d'ordre visuoperceptif et les sujets MA font surtout des erreurs d'ordre sémantique.

Fonctions visuospatiales

En psychiatrie, les fonctions visuospatiales sont surtout évaluées par le test de la figure de Rey en copie et en mémorisation [13]. En cas d'échec à la copie de cette figure, il est nécessaire de proposer une stratégie de copie au sujet afin d'identifier un trouble de la planification visuospatiale. Le test de rétention visuelle de Benton [15], outre l'évaluation de la mémoire visuelle (calepin visuospatial dans le modèle de Baddeley), permet d'évaluer les fonctions visuospatiales dans ses aspects visuomoteurs et visuoconstructifs.

Conclusion

L'analyse psychométrique et surtout l'exploration neuropsychologique en psychiatrie revêtent actuellement un intérêt croissant. Elle est indiquée tant pour l'évaluation globale des aptitudes d'un sujet que pour objectiver une plainte cognitive, déterminer l'importance d'une dysfonction exécutive, de troubles attentionnels ou visuospatiaux ou de difficultés en cognition sociale. Elle va par ailleurs être le socle et l'élément qui déterminera le profil cognitif pour sélectionner la méthode adéquate lorsqu'il s'agira d'entreprendre un programme de remédiation cognitive ou d'une thérapie pour réduire les difficultés de cognition sociale. Elle s'avère également très importante pour l'exploration des maladies métaboliques et des maladies génétiques à expression psychiatrique.

Références

[1] Baddeley A. The episodic buffer : a new component of working memory? Trends Cogn Sci 2000; 4 : 417-23.

[2] Baron-Cohen S, Wheelwright S. The empathy quotient : an investigation of adults with Asperger syndrome or high functioning autism, and normal sex differences. J Autism Dev Disord 2004; 34 : 163-75.

[3] Bertoux M, et al. Social Cognition and Emotional Assessment differentiates frontotemporal dementia from depression. J Neurol Neurosurg Psychiatry 2012; 83 : 411-6.

[4] Caroll JB. Human cognitive abilities. Cambridge : Cambridge University Press; 1993.

[5] Carteau-Martin I, Amado I, Thillay A. Aspects théoriques et pratiques de la remédiation cognitive dans la déficience intellectuelle du jeune adulte. La Cognitive Remediation Therapy (CRT) peut-elle être adaptée? Encéphale 2015; 41 : 534-40.

[6] Combs DR, et al. The Ambiguous Intentions Hostility Questionnaire (AIHQ) : a new mesure for evaluating hostile social-cognitive biases in paranoia. Cogn Neuropsychiatry 2007; 12 : 128-43.

[7] Dziobek I, et al. Introducing MASC : a movie for the assessment of social cognition. J Autism Dev Disord 2006; 36 : 623-36.

[8] Ekman P, Friesen WV. Unmasking the face. A guide to recognizing emotions from facial clues. Englewood Cliffs, New Jersey : Prentice-Hall; 1975.

[9] Gardner H. Les intelligences multiples. Paris : Retz; 1996.

[10] Gaudelus B, et al. Mesure du déficit de reconnaissance des émotions faciales dans la schizophrénie. Étude préliminaire du test des émotions faciales (TREF). Encéphale 2015; 41 : 251-9.

[11] Godefroy O, GREFEX. Fonctions exécutives et pathologies neurologiques et psychiatriques. Évaluation en pratique clinique. Marseille : Solal; 2008.

[12] Grober E, Buschke H. Genuine memory deficits in dementia. Dev Psychol 1987; 3 : 13-36.

[13] Lezak MD, Howieson D, Loring D. Neuropsychological Assessment. Oxford : Oxford University Press; 2004.

[14] Reniers RL, et al. The QCAE : a Questionnaire of Cognitive and Affective Empathy. J Pers Assess 2011; 93 : 84-95.

[15] Seron X, Van der Linden M. Traité de neuropsychologie clinique de l'adulte. Tome 1. Paris : De Boeck Solal; 2014.

[16] Spearman CE. General intelligence objectively measured and determined. Am J Psychiatry 1904; 15 : 201-92.
[17] Stone VE, et al. Frontal lobe contributions to theory of mind. J Cogn Neurosci 1998; 10 : 640-56.
[18] Stoykova R. Validation d'une troisième liste de mots pour l'épreuve Rappel libre/Rappel indicé à 16 items (RL/RI-16) : présentation de la liste C et étude de fidélité. Geriatr Psychol Neuropsychiatr Vieil 2013; 11 : 317-22.
[19] Wechsler D. Échelle clinique de Mémoire de Wechsler (MEM-IV). 4e éd. Paris : Les Éditions du Centre de Psychologie Appliquée; 2012.
[20] Wechsler D. Échelle d'intelligence de Wechsler pour adultes (WAIS). 4e éd. Paris : Les Éditions du Centre de Psychologie Appliquée; 2011.
[21] Williams VG, et al. Boston naming performance distinguishes between Lewy body and Alzheimer's dementias. Arch Clin Neuropsychol 2007; 22 : 925-31.

9.5 Tests de personnalité

Modèle à cinq facteurs : applications en pratique psychiatrique

J.-P. Rolland, F. De Fruyt[5]

La personnalité est un élément central pour la compréhension de différents troubles psychopathologiques, notamment (et entre autres) les troubles de la personnalité et les troubles de l'internalisation et l'externalisation décrits dans le DSM-5 [1]. Les traits de personnalité caractérisent les styles émotionnels, interpersonnels, expérientiels, attitudinaux et motivationnels, relativement durables, d'une personne; ils jouent donc un rôle central dans la description des pathologies ainsi que des «atouts» et des «points faibles» du patient. Au-delà de la perspective descriptive, ils sont également importants dans la relation entre le patient et le psychiatre ainsi que dans le choix d'une forme optimale de thérapie. Durant les dernières années, les psychologues spécialisés dans l'étude de la personnalité sont parvenus à un consensus selon lequel cinq grandes dimensions (domaines), généralement intitulées Névrosisme/Stabilité émotionnelle, Extraversion, Ouverture à l'expérience, Agréabilité et caractère consciencieux (N, E, O, A, C), sont à la fois nécessaires et suffisantes pour représenter la structure sous-jacente de l'ensemble des traits de personnalité. Ces cinq dimensions globales sont dénommées les *Big Five* ou *Five Factor Model* (FFM).

Domaines et facettes du modèle à cinq facteurs (FFM)

Les cinq domaines (N, E, O, A, C) du modèle à cinq facteurs doivent être considérés comme des tendances globales résumant les covariations observées dans cinq groupes de traits plus spécifiques. Ils décrivent cinq systèmes psychosociaux très généraux s'exprimant sous la forme de différentes conduites qui déterminent l'adaptation (ou les difficultés d'adaptation) d'une personne aux défis de la vie quotidienne. Ces dimensions ont une fonction d'adaptation de l'individu dans les groupes sociaux et sont donc importantes pour la compréhension des problèmes d'un patient, ainsi que pour l'évaluation de son fonctionnement habituel dans la vie quotidienne.

Le *Névrosisme* (ou le pôle opposé du continuum : *Stabilité émotionnelle*) décrit des différences dans la régulation des émotions et des cognitions négatives, particulièrement dans la

5 Jean-Pierre Rolland et Filip De Fruyt reçoivent des royalties respectivement sur les versions française et néerlandaise du NEO-PI-3 (*Neuroticism Extraversion Openess-Personality Inventory 3*).

confrontation aux situations difficiles d'adversité et de stress (contrariétés, tracas, soucis). Les personnes qui ont un névrosisme élevé sont plus sensibles à la « punition », à l'échec et au *feedback* négatif et ont tendance – dans ces situations – à réagir par l'évitement et la « fuite ».

L'*Extraversion* renvoie aux différences interindividuelles des conduites relevant de l'*approche* et de la relation aux *récompenses* qui s'expriment dans la fréquence des interactions sociales, mais également dans les différences en niveau d'énergie, ainsi que le vécu d'émotions positives. Bien que les différences interindividuelles en sociabilité, en énergie et la tendance à ressentir des émotions positives puissent – à première vue – sembler distinctes, les recherches utilisant les analyses factorielles ont mis en évidence de manière constante que ces traits se regroupent en un seul facteur. En effet, les interactions avec les autres nécessitent de l'énergie et sont facilitées par la bonne humeur, mais les extravertis sont également guidés par les *feedbacks* positifs, les « gains » et la recherche de « récompenses ».

Le domaine intitulé *Agréabilité* rend compte des différences interindividuelles dans le lien avec les autres, qui se manifeste par des différences dans la *qualité* des interactions sociales, variant d'un égocentrisme froid et agressif à la compassion, au respect, à la confiance et la chaleur.

Enfin, l'*Ouverture à l'expérience* et le *Caractère consciencieux* représentent respectivement des différences dans la manière d'explorer le monde (ouverture) et la capacité à réguler les comportements pour atteindre des objectifs à court et à long terme (caractère consciencieux). L'*Ouverture à l'expérience* décrit des différences interindividuelles dans le registre de la curiosité et du goût pour l'apprentissage qui se traduisent par des différences de créativité, d'imagination, de sensibilité à la beauté et d'originalité dans la pensée. Compte tenu de sa fonction de régulation, le *Caractère consciencieux* décrit la tendance à se donner des objectifs élevés, à s'impliquer et s'engager, ce qui se traduit par des différences dans le type d'objectifs que l'on se fixe, la poursuite de ces objectifs, la planification, l'ordre, l'autodiscipline et la persévérance.

La fonction d'un modèle est – entre autres – de fournir la description la plus synthétique possible (principe d'économie) mais suffisamment globale, « *comprehensive* » (rendre compte de la plus grande partie du champ) d'une réalité complexe et nuancée. Ce modèle à cinq facteurs (N, E, O, A, C) permet une description économique et relativement complète de la personnalité d'une personne. Il ne faut cependant jamais perdre de vue qu'à ce niveau très global de description, on perd de vue les nuances très utiles qui seraient fournies par une analyse au niveau spécifique et subtil des traits.

Modèle à cinq facteurs (FFM) et NEO-PI-3[6]

L'un des questionnaires le plus largement utilisé au niveau international pour mesurer le Five Factor Model (FFM) est le NEO-PI-R (*Revised NEO [Neuroticism Extraversion Openness] Personality Inventory* [3, 4]). Ce questionnaire comporte 240 items et mesure 30 traits spécifiques (également dénommés facettes) regroupés en cinq facteurs (tableau 9.4). La validité des formes autoévaluation et évaluation par des informants est solidement établie [3]. La stabilité temporelle [2] et l'héritabilité des facettes et des traits [10] sont également solidement établies. Le questionnaire NEO-PI-R a été utilisé dans plusieurs centaines d'études empiriques[7] et validé dans un très grand nombre de cultures [19]. Les items de la nouvelle version [14] ont été légèrement modifiés pour une meilleure compréhension. De Fruyt et al. ont montré que le NEO-PI-R et le NEO-PI-3 sont à peu près équivalents [8], les études de validité menées sur le NEO-PI-R sont donc transposables au NEO-PI-3. Bien que le modèle à cinq facteurs ait été initialement développé pour décrire la personnalité de l'adulte dans son registre « normal », des études récentes ont montré que ces dimensions permettent également d'évaluer les pathologies de la personnalité de l'adulte [6, 16, 17] et de l'adolescent [7]. Un ensemble de psychologues et de psychiatres ont introduit le NEO PI-R dans leur pratique clinique [18].

6 Pour des descriptions plus détaillées des dimensions et de l'utilisation du NEOPI-R, *cf.* Rolland JP, ed. *L'évaluation de la personnalité : Le modèle à cinq facteurs.* Bruxelles : Mardaga ; 2004.

7 http://www4.parinc.com/WebUploads/samplerpts/NEO%20Biblio%202011.pdf.

Tableau 9.4 Domaines et facettes mesurés par le NEO-PI-3.

	Intitulé d'origine	Intitulés retenus pour la version française
	Domaines	
	Neuroticism	Névrosisme
	Extraversion	Extraversion
	Openness	Ouverture
	Agreeableness	Agréabilité
	Conscientiousness	Caractère consciencieux
Facettes du Névrosisme		
N1	*Anxiety*	Anxiété
N2	*Angry Hostility*	Colère – Hostilité
N3	*Depression*	Dépression
N4	*Self-Consciousness*	Timidité sociale
N5	*Impulsiveness*	Impulsivité
N6	*Vulnerability*	Vulnérabilité
Facettes de l'Extraversion		
E1	*Warmth*	Chaleur
E2	*Gregariousness*	Sociabilité*
E3	*Assertiveness*	Assertivité
E4	*Activity*	Activité
E5	*Excitement-Seeking*	Recherche de sensations
E6	*Positive Emotions*	Émotions positives
Facettes de l'Ouverture		
O1	*Openness to Fantasy*	Ouverture aux rêveries
O2	*Openness to Aesthetics*	Ouverture à l'esthétique
O3	*Openness to Feelings*	Ouverture aux sentiments
O4	*Openness to Actions*	Ouverture aux actions
O5	*Openness to Ideas*	Ouverture aux idées
O6	*Openness to Values*	Ouverture aux valeurs
Facettes de l'Agréabilité		
A1	*Trust*	Confiance
A2	*Straightforwardness*	Franchise*
A3	*Altruism*	Altruisme
A4	*Compliance*	Compliance
A5	*Modesty*	Modestie
A6	*Tender-Mindedness*	Sensibilité
Facettes du Caractère Consciencieux		
C1	*Competence*	Compétence
C2	*Order*	Ordre

(*Suite*)

Tableau 9.4 Suite.

	Intitulé d'origine	Intitulés retenus pour la version française
C3	*Dutifulness*	Sens du devoir
C4	*Achievement Striving*	Recherche de réussite
C5	*Self-Discipline*	Autodiscipline
C6	*Deliberation*	Délibération

* Intitulé modifié par rapport au NEO-PI-R (E2 : *Grégarité*, A2 : *Droiture*).

Alors que la nosologie psychiatrique traditionnelle propose un modèle catégoriel, les traits de personnalité sont conçus comme des continuums dont la distribution est normale. La position d'une personne sur ce continuum est donc une information en soi, et il n'y a pas – dans cette perspective – de seuil qui délimiterait le passage d'un niveau normal du trait à un niveau pathologique. Comme les traits mesurés par le NEO-PI-R sont conçus comme des dimensions continues de la personnalité générale, les notes d'une personne sont habituellement interprétées en termes de position par rapport à des normes développées sur des échantillons de la population générale plutôt que sur des échantillons cliniques. L'inventaire aide donc à situer une personne (avec ses atouts et ses difficultés) par rapport à la population générale. L'évaluation de la personnalité avec un inventaire du type NEO-PI-R (ou NEO-PI-3) doit donc être comprise comme complémentaire du diagnostic psychiatrique. La version autorisée du NEO-PI-R [4] a été validée sur un ensemble d'échantillons et dans différents contextes (étudiants, population générale, échantillon en situation de sélection) et ses qualités psychométriques (structure factorielle et consistance interne des domaines et des facettes) sont très proches de la version américaine originale [20]. Le NEO-PI-R français présente des normes développées sur un échantillon d'adultes de la population générale. L'adaptation française de la version du NEO-PI-3 [5] a été validée et normée sur un échantillon de 1 210 personnes, extrait de la population générale française (âge de 18 à 98 ans).

Modèle à cinq facteurs (FFM) et psychopathologie

Durant les 20 dernières années, un vaste ensemble d'études a mis en évidence des relations entre les dimensions du modèle à cinq facteurs et une large gamme d'indices psychopathologiques et de troubles mentaux, il reste toutefois à comprendre la nature exacte de ces relations [9].

Considérant que les troubles de la personnalité (p. ex. décrits dans le DSM) sont des problèmes de personnalité, un grand nombre d'études ont montré que les traits mesurés par des inventaires tels que le NEO-PI-R sont liés aux troubles de la personnalité [2]. La méta-analyse de Samuel et Widiger établit solidement ces relations au niveau des domaines (N, E, O, A, C) et montre par ailleurs que les relations établies au niveau des 30 facettes permettent une différenciation plus fine et plus précise des troubles de la personnalité [21]. Ainsi, la personnalité borderline est associée à des *scores élevés* sur le domaine Névrosisme, des *scores bas* en Agréabilité et Caractère consciencieux, des *scores élevés* sur les facettes Anxiété (N1), Colère-Hostilité (N2), Tendance dépressive (N3), Timidité (N4), Impulsivité (N5), Vulnérabilité (N6), et des *scores bas* en Chaleur (E1), Émotions positives (E6), Confiance en autrui (A1), Franchise-Spontanéité (A2), Compliance (A4), Compétence (C1), Sens du devoir (C3), Autodiscipline (C5), et Délibération (C6).

Sur la base de ces méta-analyses, Miller et une équipe de chercheurs ont développé une méthode, simple et facile à utiliser en pratique clinique courante, pour décrire et différencier les troubles de la personnalité en termes de configurations spécifiques de 30 facettes du modèle de personnalité à cinq facteurs [16, 17]. Cette méthode, reposant sur la prise en compte de configurations spécifiques propres à chaque trouble de la personnalité, permet d'identifier les patients pour lesquels une évaluation clinique plus focalisée pourrait être nécessaire.

Un ensemble de recherches ont également mis en évidence les relations entre les dimensions du modèle à cinq facteurs et différentes autres pathologies. À titre d'exemple, une méta-analyse réalisée par Kotov et al. portant sur un vaste ensemble d'études (N = 150) décrivant les liens entre les domaines (N, E, O, A, C) et les symptômes de troubles cliniques observés sur une large gamme de patients et de troubles (dépression, anxiété généralisée, trouble stress post-traumatique, etc.) confirme l'existence d'un pattern d'associations constant entre la personnalité et la plupart des troubles mentaux [12]. Tous les troubles cliniques pris en compte dans cette étude sont associés à une élévation en *Névrosisme* (d de Cohen = 1,65), et des scores bas en *Caractère consciencieux* (d de Cohen = 1,01). Certains troubles, comme la phobie sociale, sont associés à des scores bas en *Extraversion* (d de Cohen = 1,31). On a pu récemment observer un intérêt croissant pour les modèles hiérarchiques d'organisation de la structure de la psychopathologie [13]. Les dimensions les plus générales de ces modèles hiérarchiques (deux facteurs ou facteur général) sont très fortement associées au *Névrosisme.*

Utilité clinique du NEO-PI-R

Miller a été l'un des premiers cliniciens à faire part de son expérience d'utilisation du NEO-PI [18]. Il a observé que le *Névrosisme* prédit l'intensité et la chronicité de la détresse des patients, que l'*Ouverture* affecte la volonté du patient d'essayer de nouvelles approches thérapeutiques, que l'*Agréabilité* est un élément qui détermine l'alliance thérapeutique, et que le *Caractère consciencieux* est un bon indicateur de la probabilité que le patient s'implique dans le travail de la psychothérapie. L'évaluation de la personnalité en début de psychothérapie fournit donc au thérapeute un ensemble d'informations sur le déroulement possible du traitement ainsi qu'une compréhension du patient qui facilitent l'empathie, peuvent contribuer à l'établissement de la relation patient-thérapeute, et fonder l'alliance thérapeutique.

Pour de nombreux patients, un feed-back sur le profil de personnalité peut être très utile. Bien que – dans la plupart des cas – ce soit le patient lui-même (et pas un informant) qui se décrive dans le questionnaire, la comparaison avec un échantillon normatif peut être une information intéressante pour lui. Les psychiatres peuvent se montrer très réticents quant à la restitution des résultats des tests psychologiques aux patients, mais les traits du NEO-PI-R ne sont pas des diagnostics psychiatriques, et un feed-back bien mené ne semble généralement pas poser de problème.

Les traits de personnalité peuvent également être potentiellement utiles dans le choix de la forme de thérapie. Bien qu'il y ait peu de recherches sur les interactions Trait × Traitement, les résultats disponibles vont dans le sens des intuitions. À titre d'illustration, les extravertis préfèrent les thérapies interpersonnelles, alors que les introvertis préfèrent les interventions pharmacologiques [23] ; les patients ayant une *Ouverture* élevée répondent mieux à l'imagerie guidée, ceux qui ont des scores bas sur cette dimension répondent mieux au biofeedback [11].

Sanderson et Clarkin présentent différentes possibilités d'utilisation des traits de personnalité dans le choix et la conduite de la thérapie [22]. Ainsi, les dimensions relevant de la sphère interpersonnelle (*Extraversion* et *Agréabilité*) sont centrales dans le choix du type de thérapie. Par exemple, les thérapies de groupes peuvent ne pas être pertinentes pour les patients très introvertis (E très bas) et très hostiles (A très bas). Selon eux, l'examen du profil de personnalité peut également donner des informations sur la durée du traitement : « *le patient idéal pour les thérapies brèves (…) serait un patient ayant quelques notes élevées (mais pas toutes) sur les facettes du Névrosisme, des notes élevées en Ouverture aux actions (O4) et aux idées (O5), une note élevée en Chaleur (E1) pour la relation, et une note élevée an Agréabilité* » (p. 357). Des scores bas en *Ouverture aux actions* (O4), en *Caractère consciencieux* ou en *Agréabilité* peuvent éventuellement laisser présager des réactions négatives au cours de la thérapie.

Évaluation en quatre étapes avec le NEO-PI-R et le NEO-PI-3

Widiger et al. ont proposé une approche nouvelle du diagnostic – en quatre étapes – des troubles de la personnalité [24]. Bien que cette méthode soit spécifiquement développée pour la description de problèmes de personnalité, elle peut être également pertinente dans une approche plus large de la psychopathologie en général. Les quatre étapes proposées sont :

1. l'évaluation de la personnalité ;
2. la détection de problèmes potentiels qui peuvent résulter de scores élevés ou bas sur les différents traits ;
3. l'évaluation de la sévérité de ces problèmes ;
4. et éventuellement l'analyse du profil de personnalité en termes de configurations représentant un trouble spécifique de personnalité, comme le proposent, par exemple, Miller et al. [16, 17].

La première étape est très aisée, la passation du NEO-PI-3 nécessite entre 30 et 40 minutes. L'interprétation du profil fournit des informations permettant une compréhension de la dynamique du patient, de ses atouts et de ses difficultés. Ces informations peuvent également aider au diagnostic, faciliter les relations avec lui, anticiper le résultat de la thérapie et choisir le traitement optimal. La passation du questionnaire peut éventuellement être réalisée en ligne : la cotation, le profil et les rapports sont – dans ce cas – immédiatement disponibles.

Les traits de personnalité peuvent être associés à des problèmes spécifiques, ainsi les personnes ayant des scores élevés en *Recherche de réussite* (C4) peuvent avoir une dévotion excessive pour le travail et la productivité, aux dépens des autres secteurs importants de la vie comme la famille, les amis et les loisirs, et se fixer systématiquement des standards trop élevés. Déterminer si un patient ayant un score élevé sur cette échelle présente effectivement ce type de problème est l'objectif de l'étape 2. Widiger et al. utilisent le terme « problèmes de vie » pour décrire les comportements problématiques qui peuvent, éventuellement, résulter de traits de personnalité [25]. Ce concept et ce terme peuvent paraître « subcliniques » mais – dans la perspective de Widiger – les problèmes de vie renvoient à une gamme très étendue de comportements problématiques et de symptômes allant d'habitudes gênantes jusqu'aux tentatives de suicide. Si ces problèmes résultent de traits de personnalité stables, ils relèvent de l'étape 2. Concrètement, McCrae et al. ont développé une check-list (« NEO Problèmes de vie » *NEO Problems in Living Check List* ou NEO-PLC)[8], permettant l'évaluation de ces problèmes de vie [15]. Le clinicien se base sur le profil de personnalité (les scores élevés ou bas sur les échelles) pour déterminer quel type de problèmes peut y être associé. À titre d'exemple, une note élevée en *Colère – Hostilité* (N2) peut être – éventuellement – associée :

- à des épisodes de rage et de fureur intenses et mal contrôlés, à une hypersensibilité et à une excessive susceptibilité ;
- à des réactions par la colère aux ennuis, critiques, rejets, frustrations ;
- à une hostilité provoquant des discussions, des disputes et des conflits.

Lors d'un entretien, le clinicien essaie donc de déterminer quels types de problèmes sont réellement – pour le patient – source de souffrance ou d'altération du fonctionnement. Il faut noter que cette étape est centrée directement spécifiquement sur les problèmes qui pourront être abordés lors de la thérapie, mais que l'utilité des informations obtenues lors de l'étape précédente sur la personnalité du patient (étape 1) déborde largement ce cadre des problèmes spécifiques du patient.

Certains praticiens peuvent vouloir s'en tenir aux étapes 1 et 2, mais les psychiatres qui veulent poser un diagnostic doivent établir que les problèmes associés à la personnalité observés chez le patient sont suffisamment sérieux pour justifier le diagnostic de trouble mental. Il faudra, dans ce cas, évaluer la sévérité de l'altération du fonctionnement (étape 3), et prendre en compte les critères diagnostiques spécifiés dans le DSM-5 (étape 4).

Conclusion

Les deux dernières décades ont vu se développer une convergence croissante entre l'évaluation de la personnalité et les diagnostics de troubles mentaux, à la fois dans le domaine de la recherche et celui de la pratique clinique. Une très large part de ce progrès repose sur l'utilisation du modèle de personnalité à cinq facteurs, qui est désormais un modèle de référence incontournable en recherche et en pratique clinique. Dans ce chapitre, nous avons présenté un très bref aperçu et une rapide introduction à l'état actuel des connaissances dans ce champ, et nous avons proposé des pistes pour l'utilisation de ce modèle dans la pratique clinique courante.

8 *Check List : NEO Problèmes de vie.* Adaptation française par J.D. Guelfi, disponible chez l'éditeur de la version française du NEO-PI-3 : Hogrefe, Paris.

Références

[1] American Psychiatric Association. Diagnostic and Statistical Manual of Mental Disorders, 5th ed. (DSM-5). Arlington : APA; 2013. Traduction française sous la direction de Crocq MA, Guelfi JD, et al. Paris : Elsevier-Masson; 2015.

[2] Costa Jr PT, Herbst JH, McCrae RR, et al. Personality at midlife : Stability, intrinsic maturation, and response to life events. Assessment 2000; 7 : 365-78.

[3] Costa PT, McCrae RR. Revised NEO Personality Inventory (NEO PI-R) and NEO Five-Factor-Inventory (NEO-FFI) professional manual. Odessa, Fl : Psychological Assessment Resources; 1992.

[4] Costa PT, McCrae RR, Rolland JP. Manuel de l'inventaire NEO PI-R. Paris : ECPA; 2003. 1998.

[5] Costa PT, McCrae RR, Rolland JP. Manuel de l'inventaire NEO PI-3. Paris : Hogrefe; 2016.

[6] Costa PT, Widiger TA. Personality disorders and the Five-Factor Model of personality. 2nd ed. Washington DC : American Psychological Association; 2002.

[7] De Clercq B, De Fruyt F. Personality disorder symptomatology in adolescence : A Five-Factor Model perspective. J Pers Disord 2003; 17 : 269-92.

[8] De Fruyt F, De Bolle M, McCrae RR, et al. Assessing the universal structure of personality in early adolescence : The NEO-PI-R and NEO-PI-3 in 24 cultures. Assessment 2009; 16 : 301-11.

[9] Durbin CE, Hicks BM. Personality and Psychopathology : A Stagnant Field in Need of Development. Eur J Pers 2014; 28 : 362-86.

[10] Jang KL, McCrae RR, Angleitner A, et al. Heritability of facet-level traits in a cross-cultural twin sample : Support for a hierarchical model of personality. J Pers Soc Psychol 1998; 74 : 1556-65.

[11] Kelso H, Anchor K, McElroy M. The relationship between absorption capacity and electromyographic biofeedback relaxation training with a male clinical sample. Medical Psychotherapy 1988; 1 : 51-63.

[12] Kotov R, Gamez W, Schmidt F, et al. Linking 'Big' Personality Traits to Anxiety, Depressive, and Substance Use Disorders : A Meta-Analysis. Psychol Bull 2010; 136 : 768-821.

[13] Lahey BB, Applegate B, Hakes JK, et al. Is There a General Factor of Prevalent Psychopathology During Adulthood? J Abnorm Psychol 2012; 121 : 971-7.

[14] McCrae RR, Costa Jr PT, Martin TA. The NEO-PI-3 : A more readable revised NEO Personality Inventory. J Pers Assess 2005; 84 : 261-70.

[15] McCrae RR, Löckenhoff CE, Costa Jr PT. A step towards DSM-V : Cataloging personality-related problems in living. Eur J Pers 2005; 19 : 269-70.

[16] Miller JD, Lynam DR, Pham-Scottez A, et al. Utilisation du modèle de personnalité à cinq facteurs (FFM) dans l'évaluation des troubles de la personnalité du DSM-IV. Using the five-factor model of personality to score the DSM-IV personality disorders. Ann Med Psychol 2008; 166 : 418-26.

[17] Miller JD, Lynam DR, Rolland JP, et al. Scoring the DSM-IV personality disorders using the Five-Factor Model : Development and validation of normative scores for North American, French, and Dutch-Flemish Samples. J Pers Disord 2008; 22 : 433-50.

[18] Miller T. The psychotherapeutic utility of the Five-Factor Model of personality : A clinician's experience. J Pers Assess 1991; 57 : 415-33.

[19] Rolland JP. The cross-cultural generalizibility of the Five factor Model of Personality. In : McCrae RR, Allik J, editors. The Five-Factor Model of Personality Across Cultures. New-York : Kluwer, Academic Publishers; 2002. p. 7-28.

[20] Rolland JP, Parker WD, Stumpf H. A psychometric evaluation of the NEO PI-R and NEO FFI. J Pers Assess 1998; 7 : 269-91.

[21] Samuel DB, Widiger TA. A meta-analytic review of the relationships between the five-factor model and DSM-IV-TR personality disorders : A facet level analysis. Clin Psychol Rev 2008; 28 : 1326.

[22] Sanderson C, Clarkin JF. Further use of the NEO-PI-R personality dimensions in differential treatment planning. In : Costa Jr PT, Widiger TA, editors. Personality disorders and the Five-Factor Model of personality. 2nd ed. Washington, DC : American Psychological Association; 2002. p. 351-75.

[23] Shea MT. Interpersonal styles and short-term psychotherapy for depression. Paper presented at the American Psychological Association Annual Convention. 1988 Atlanta, GA.

[24] Widiger TA, Costa Jr PT, McCrae RR. A proposal for Axis II : Diagnosing personality disorders using the Five-Factor Model. In : Costa Jr PT, Widiger TA, editors. Personality disorders and the Five-Factor Model of personality. 2nd ed. Washington, DC : American Psychological Association; 2002. p. 431-56.

[25] Widiger A, Trull TJ, Clarkin JF, et al. A description of the DSM-IV personality disorders with the five-factor model of personality. In : Costa Jr PT, Widiger TA, editors. Personality disorders and the Five-Factor Model of personality. 2nd ed. Washington, DC : American Psychological Association; 2002. p. 89-99.

Autres questionnaires de personnalité

M. Bouvard

La personnalité peut se concevoir selon le point de vue de la psychologie ou selon celui des classifications diagnostiques. Le courant de la psychologie décrit la personnalité dite normale sous forme de dimensions fondamentales définies comme le plus petit nombre de dimensions nécessaires pour décrire la personnalité. Il existe un consensus autour de l'idée que la personnalité normale doit être considérée comme un modèle hiérarchique avec cinq dimensions fondamentales et des dimensions secondaires. Dans ce chapitre nous présenterons les questionnaires d'Eysenck qui conçoit la personnalité en deux, voire en trois dimensions, et des questionnaires évaluant des dimensions secondaires, tels que l'impulsivité, la recherche de sensations, le perfectionnisme par exemple. D'un autre côté, les classifications diagnostiques récentes s'intéressent à la personnalité pathologique et décrivent les troubles de la personnalité sous forme de catégories diagnostiques. Ainsi, les deux systèmes internationaux de classification diagnostique (DSM ou CIM) décrivent les troubles de la personnalité de manière catégorielle. Cependant, les deux systèmes ne reconnaissent pas le même nombre de troubles de la personnalité et les définitions des troubles de la personnalité communs ne sont pas toujours identiques. Ainsi, le trouble de la personnalité narcissique existe seulement dans le DSM. Le trouble de la personnalité borderline est caractérisé par l'impulsivité et l'instabilité des relations interpersonnelles, de l'image de soi et des affects selon les critères du DSM-5 alors que la personnalité émotionnellement labile de la CIM-10 distingue un type impulsif et un type borderline combinant des caractéristiques du type impulsif et une instabilité de l'image de soi, des relations interpersonnelles ou des affects. Le trouble de la personnalité schizotypique est classé dans le spectre de la schizophrénie dans le DSM-5 comme dans la CIM mais les critères diagnostiques sont encore présentés au sein des troubles de la personnalité dans le DSM. Il existe des entretiens semi-structurés ou des questionnaires qui aident le clinicien à confirmer (ou non) le diagnostic des troubles de la personnalité. Nous présenterons dans ce chapitre des outils d'évaluation sous forme de questionnaires (autoévaluation) ou d'échelles d'évaluation (hétéro évaluation). Ils permettent une approche dimensionnelle des troubles de la personnalité.

Instruments de la psychologie classique

Dimensions principales

H. Eysenck a d'abord décrit la personnalité selon deux dimensions fondamentales, l'extraversion et le névrosisme. Dans son dernier modèle, trois dimensions fondamentales sont retenues (extraversion, névrosisme et psychoticisme).

Inventaire de personnalité d'Eysenck (*Eysenck Personality Inventory* : EPI)

L'inventaire de personnalité d'Eysenck et Eysenck [*in* 11] mesure la personnalité selon deux dimensions fondamentales, l'une bipolaire, l'extraversion-introversion, l'autre unipolaire, le névrosisme. Les sujets ayant un haut score en extraversion (E) ont tendance à l'extériorisation, ils sont expansifs et pas du tout inhibés. Ils ont des tendances impulsives, aiment le mouvement et sont souvent insouciants. Les sujets ayant un haut score en névrosisme (N) ont une hyperactivité émotionnelle générale. Ils sont hypersensibles et prédisposés aux troubles anxieux sous l'effet du stress. L'EPI est un questionnaire bref et simple (10 minutes de passation) qui comporte deux versions parallèles (forme A et forme B). Les deux formes A et B mesurent chacune les deux dimensions fondamentales N et E et possèdent une échelle de mensonge (9 items) permettant de détecter les tentatives de falsification des réponses dans le sens de la désirabilité sociale. Chaque dimension comprend 24 items en « oui/non ». L'existence des différentes qualités métrologiques a été vérifiée (consistance interne, fidélité test-retest, validité dite de « construct »). Les deux formes, A et B, ainsi que les principaux résultats de la validité et les normes françaises pour des populations adultes et scolaires sont éditées par les Éditions du centre de psychologie appliquée [11].

Questionnaire de personnalité d'Eysenck – forme révisée abrégée

Le questionnaire de personnalité révisé et abrégé d'Eysenck (EPQ-R A) évalue quatre dimensions, l'extraversion, le névrosisme, le psychoticisme et une échelle de mensonge (désirabilité sociale). Il a été proposé par L.J. Francis et al. [13] et représente une version abrégée du questionnaire révisé de personnalité d'Eysenck. Cette réduction comprend 6 items par dimension, ce qui porte l'ensemble à 24 items. Le questionnaire a été étudié sur des adultes américains et anglais, des étudiants américains, anglais, israéliens et français [4, 12, 16, 17, 19]. Les principales qualités métrologiques ont été vérifiées (consistance interne, structure factorielle). En général, les hommes ont des scores plus élevés à l'échelle de psychoticisme et les femmes aux échelles de névrosisme et de mensonge. Dans une étude de la version française, le psychoticisme obtient un indice de consistance interne inférieur au seuil standard de 0,70 [4]. L'étude des liens avec l'estime de soi montre que l'extraversion corrèle positivement alors que le névrosisme corrèle négativement. Le psychoticisme ne présente aucun lien avec l'estime de soi [4].

Dimensions secondaires

Dans ce paragraphe nous présenterons seulement deux questionnaires évaluant les dimensions secondaires de la personnalité [3].

Impulsivité : échelle d'impulsivité UPPS (UPPS *Impulsive Behavior Scale*) de Whiteside et Lynam

L'impulsivité est considérée comme ayant différentes facettes selon le modèle multidimensionnel de Whiteside et Lynam [21]. Elle peut être conçue comme une tendance à exprimer de fortes réactions en présence d'affects négatifs, une recherche de sensations, une absence de réflexion préalable à l'action ou une incapacité à résister à la frustration, ce qui conduit le sujet à avoir une tendance à consommer ou à agir de manière impulsive. L'impulsivité est impliquée dans plusieurs psychopathologies telles que les abus de substances et le trouble de la personnalité borderline par exemple.

Whiteside et Lynam ont déterminé quatre dimensions dans leur questionnaire d'impulsivité UPPS [21]. L'urgence (U) fait référence à l'incapacité à résister à l'envie (de consommer) et à agir de manière inconsidérée lors d'affects négatifs. La persévérance (P) se définit comme la capacité à se concentrer sur une tâche difficile ou ennuyeuse. La préméditation (P) est la tendance à réfléchir aux conséquences d'une action avant de la réaliser. La recherche de sensations (S) est la tendance à rechercher les aventures et l'excitation à travers de nouvelles expériences. Le questionnaire comprend 45 items que le sujet cote sur une échelle de « tout à fait d'accord » à « tout à fait en désaccord ». Les coefficients de consistance interne sont satisfaisants. La structure factorielle en quatre dimensions a été confirmée en population clinique [22] pour la version anglaise, et chez des étudiants pour la version allemande [15] ou francophone [20]. La version francophone a également été étudiée sur des adolescents issus de la population générale [8].

Une cinquième dimension, l'urgence positive, a été finalement ajoutée au modèle multidimensionnel de Whiteside et Lynam portant à cinq les dimensions de l'impulsivité (UPPS-P). Elle peut se définir comme la tendance à réagir sans réflexion en réponse à des états affectifs positifs. Billieux et al. ont validé sur une population francophone une version réduite (20 items) de cette dernière version UPPS-P [2].

Perfectionnisme : échelle des standards personnels

Le perfectionnisme est un « construit » multidimensionnel. Les sujets perfectionnistes de manière pathologique pensent toujours qu'ils auraient pu mieux faire; ils sont en général peu satisfaits de leur performance et ont tendance à ne pas se pardonner leurs erreurs même si elles sont minimes.

L'échelle des standards personnels (*Multidimensional Perfectionism Scale*) de R.P. Frost et al. est un questionnaire de 35 items [14]. Le sujet évalue son degré d'accord avec l'énoncé sur une échelle en cinq points (de 1 : « fortement en désaccord » à 5 : « fortement en accord »). Un score total et six dimensions peuvent être calculés. Le questionnaire a été étudié sur des groupes de sujets « normaux » et des sujets présentant des troubles anxieux, notamment des sujets obsessionnels-compulsifs, des sujets agoraphobes et des sujets phobiques sociaux, aussi bien en version anglaise qu'en version francophone. Les qualités métrologiques ont été vérifiées (consistance interne, fidélité test-retest, validité de « construct », validité de critère). Il se dégage des études réalisées que la dimension du trouble obsessionnel-compulsif serait le doute concernant les actions alors que la dimension spécifique à la phobie sociale serait la préoccupation face aux erreurs. Il est plus difficile de donner une dimension spécifique à l'agoraphobie. Les sujets agoraphobes sont certes plus perfectionnistes que des sujets issus de la population générale. Ils peuvent obtenir des scores plus élevés que les sujets ayant un TOC sur une sous-échelle concernant les critiques parentales ou les attentes parentales (suivant les études) ; cependant, ils ne semblent pas avoir de dimensions plus élevées par rapport à la phobie sociale. Une version française a été étudiée chez des sujets cliniques et contrôles [5].

Outils d'évaluation des troubles de la personnalité

Nous présentons ici deux outils d'évaluation des troubles de la personnalité qui donnent un score dimensionnel et un questionnaire qui s'intéresse aux croyances associées aux troubles de la personnalité.

Questionnaire de personnalité schizotypique

Le questionnaire de personnalité schizotypique (SPD : *Schizotypal Personality Disorder*) de A. Raine [18] a pour objectif d'évaluer la personnalité schizotypique et, pour ce faire, reprend les différents critères retenus par la classification américaine (DSM-IV). Le SPD est le seul outil à évaluer chacun des neuf critères de la personnalité schizotypique présentés actuellement dans les troubles de la personnalité du DSM-5. Il comprend 74 items en oui/non. Un score total et un score pour chacun des critères diagnostiques peuvent être calculés. Les qualités métrologiques ont été recherchées (consistance interne, validité dite de « construct », validité de critère). La structure factorielle retient trois facteurs quelle que soit la version ou la population étudiée. Les qualités métrologiques de la version française sont satisfaisantes [9, 10]. En version anglaise, la note seuil est égale à 41 [18] alors qu'elle se situe à 40 pour la version française [9]. La personnalité schizotypique fait l'objet de nombreuses recherches dans les études familiales sur des patients schizophrènes.

Entretien structuré pour la personnalité borderline DIB-R : *Diagnostic Interview for Borderline-Revised*

L'entretien structuré pour la personnalité borderline ou DIB-R de M.C. Zanarini et al. [23] évalue le trouble de la personnalité à partir de quatre domaines supposés avoir une importance diagnostique dans ce trouble, à savoir les affects, les cognitions, les actions impulsives et les relations interpersonnelles. La durée de passation de l'entretien est de 45 minutes. Le DIB-R a des coefficients de fidélité interjuges et une fidélité test-retest suffisants. Le score total différencie bien des sujets ayant une personnalité borderline de sujets ayant d'autres troubles de la personnalité. Les patients ayant une personnalité borderline ont plus de probabilité d'avoir un score de 8 ou plus que les autres patients de l'axe II [23]. La version française a été étudiée sur des patients classés par des cliniciens comme ayant une personnalité limite au sens psychanalytique du terme [7] et confirme les résultats de la version anglaise. Finalement, l'intérêt du DIB-R est de se focaliser sur la personnalité borderline ; l'inconvénient est que ce trouble est souvent comorbide avec d'autres troubles de la personnalité. Il faut donc avoir d'autres évaluations pour les autres troubles de la personnalité.

L'approche cognitive et comportementale postule l'existence de schémas « cognitifs » permettant d'expliquer le maintien et l'apparition des troubles de la personnalité. Les schémas sont enregistrés dans des structures profondes de la mémoire et seraient difficilement modifiables en ce qui concerne la personnalité. En fonction de chaque trouble, il existerait des schémas cognitifs propres à chacun. A.T. Beck par exemple a proposé un questionnaire regroupant les croyances spécifiques à chaque trouble, à l'exception des croyances de la personnalité schizotypique, dépressive et borderline. Cependant, pour le trouble de la personnalité borderline, il postule que la variabilité extrême de ces sujets et leurs importants contrastes d'un moment à l'autre feraient que ces sujets auraient des croyances identiques à plusieurs autres troubles de la personnalité [6].

Questionnaire des croyances de la personnalité

Le *Personality Belief Questionnaire* de A.T. Beck et J.S. Beck (1995) permet d'évaluer les croyances spécifiques à neuf troubles de la personnalité (évitant, dépendant, passif-agressif, obsessionnel-compulsif, antisocial, narcissique, histrionique, schizoïde et paranoïaque). La personnalité borderline a fait l'objet d'une recherche indépendante des autres troubles de la personnalité. Elle présenterait des croyances dysfonctionnelles associées à une grande variété de troubles de l'axe II selon Beck [6]. Les études de validation de la version anglaise ont été réalisées sur des patients psychiatriques (n = 756) présentant ou non un trouble de la personnalité [1] et plus particulièrement sur des patients présentant un trouble de la personnalité borderline [6]. Cette seconde étude a permis aux auteurs de construire une échelle spécifique du trouble de la personnalité borderline en retenant 14 items sur l'ensemble des 126 items du questionnaire. Les principales qualités métrologiques ont été vérifiées (consistance interne, homogénéité, validité de critère) mais demandent à être confirmées. L'ensemble des échelles différencient bien les sujets contrôles (ou sujets ne présentant pas de trouble de la personnalité) des sujets présentant le trouble.

En conclusion, évaluer des traits de personnalité pathologiques à travers des outils d'évaluation est un sujet controversé. Le modèle d'Eysenck comprend deux dimensions fondamentales reconnues dans le *Big Five* (névrosisme et extraversion). Le psychoticisme évaluerait selon notre point de vue des traits plus pathologiques de la personnalité. Les dimensions secondaires (facettes) telles que l'impulsivité ou le perfectionnisme permettent un continuum entre des traits de personnalité normaux et des traits de personnalité pathologiques. Il n'existe aucun consensus sur le nombre de dimensions fondamentales de la personnalité pathologique.

Références

[1] Beck AT, Butler AC, Brown GK, et al. Dysfunctional beliefs discriminate personality disorders. Behav Res Ther 2001 ; 39 : 1213-25.

[2] Billieux J, Rochat L, Ceschi G, et al. Validation of a short French version of the UPPS-P Impulsive Behavior Scale. Compr Psychiatry 2012 ; 53 : 609-15.

[3] Bouvard M. Questionnaires et échelles d'évaluation de la personnalité. Paris : Masson ; 2009.

[4] Bouvard M, Aulard-Jaccod J, Pessonneaux S, et al. Étude du questionnaire de personnalité d'Eysenck révisé et abrégé (EPQR-A) dans une population d'étudiants. Encéphale 2010 ; 36 : 510-2.

[5] Bouvard M, Robbe-Grillet P, Pham S, et al. Étude de validation d'une échelle multidimensionnelle de perfectionnisme. Rev Francophone Clin Comp Cognitive 2000 ; V : 11-22.

[6] Butler AC, Brown GK, Beck AT, et al. Assessment of dysfunctional beliefs in borderline personality disorder. Behav Res Ther 2002 ; 40 : 1231-40.

[7] Chaine F, Guelfi JD, Monier C, et al. Diagnostic clinique et évaluation standardisée de la personnalité borderline : rapport préliminaire. Encéphale 1995 ; XXI : 247-56.

[8] d'Acremont M, Van der Linden M. Adolescent impulsivity : findings from a community sample. J Youth Adolescence 2005 ; 34 : 427-35.

[9] Dumas P, Bouafia S, Gutknecht C, et al. Validation de la version française du questionnaire de personnalité schizotypique de Raine (SPQ) – approche catégorielle et dimensionnelle des traits de personnalité schizotypique en population étudiante saine. Encéphale 2000 ; XXVI : 23-9.

[10] Dumas P, Rosenfeld F, Saoud M, et al. Traduction et adaptation française du questionnaire de personnalité schizotypique de Raine (SPQ). Encéphale 1999 ; XXV : 315-22.

[11] (Les) Éditions Du Centre de Psychologie Appliquée (ECPA). Inventaire de personnalité d'Eysenck. Paris : ECPA ; 1971.

[12] Forrest S, Lewis CA, Shevlin M. Examining the factor structure and differential functioning of the Eysenck personality questionnaire revised abbreviated. Personality Individual Differences 2000 ; 29 : 579-88.

[13] Francis LJ, Brown LB, Philipchalk R. The development of an abbreviated form of the Revised Eysenck Personality Questionnaire (EPQR-A) : its using among students in England, Canada, the USA and Australia. Personality Individual Differences 1992 ; 13 : 443-9.

[14] Frost RP, Marten P, Lahart C, et al. The dimensions of perfectionism. Cognit Ther Res 1990 ; 14 : 449-68.

[15] Kämpfe N, Mitte K. A German validation of the UPPS Impulsive Behavior Scale. Further evidence for a four-dimensional model of impulsivity.

European Journal of Psychological Assessment 2009 ; 25 : 252-9.
[16] Katz YJ, Francis LJ. Hebrew revised Eysenck personality questionnaire : short form (EPQR-S) and abbreviated form (EPQR-A). Soc Behav Pers 2000 ; 28 : 555-60.
[17] Lewis CA, Francis LJ, Shevlin M, et al. Confirmatory factor analysis of the French translation of the abbreviated form of the revised Eysenck personality questionnaire (EPQR A). European Journal of Psychological Assessment 2002 ; 18 : 179-80.
[18] Raine A. The SPQ, : a scale for the assessment of schizotypal personality based on DSM-III R criteria. Schizophr Bull 1991 ; 17 : 555-64.
[19] Shevlin M, Bailey F, Adamson G. Examining the factor structure and sources of differential functioning of the Eysenck Personality Questionnaire Revised-Abbreviated. Personality Individual Differences 2002 ; 32 : 479-87.
[20] Van der Linden M, d'Acremont M, Zermatten A, et al. A French adaptation of the UPPS Impulsive Behavior Scale. Confirmatory factor analysis in a sample of undergraduate students. Eur J Psychol Asses 2006 ; 22 : 38-42.
[21] Whiteside SP, Lynam DR. The Five Factor Model and impulsivity : using a structural model of personality to understand impulsivity. Personality Individual Differences 2001 ; 30 : 669-89.
[22] Whiteside SP, Lynam DR, Miller JD, et al. Validation of the UPPS Impulsive Behaviour Scale : a four-factor model of impulsivity. European J Personality 2005 ; 19 : 559-74.
[23] Zanarini MC, Gunderson JG, Frankenburg FR, et al. Discriminating borderline personality disorder from other axis II disorders. Am J Psychiatry 1990 ; 147 : 161-7.

9.6 Rorschach et tests projectifs

A. Andronikof, P. Fontan

Sous l'appellation « tests projectifs » on a coutume de regrouper des outils très variés tels que des tests de récit sur image, des épreuves papier-crayon (dessins libres ou à thèmes), des récits autobiographiques, ainsi que le Rorschach bien que ce dernier repose sur des principes tout autres que celui de la projection [1].

Les tests dits projectifs sont couramment utilisés dans l'examen de personnalité des patients, et sont pour la plupart d'un apport très pertinent pour la compréhension de leur fonctionnement et/ou structure psychologique. Les méthodes utilisées pour l'interprétation de ces tests sont cependant très variées et ne présentent pas toutes les propriétés psychométriques d'un véritable test. En psychiatrie de l'adulte, les deux tests les plus utilisés sont le Rorschach et le TAT (*Thematic Apperception Test*). Ces deux tests sont fondés sur des théories psychologiques différentes et répondent à des objectifs différents, ce qui les rend complémentaires.

Rorschach

Le test des taches d'encre a été créé par le psychiatre suisse Hermann Rorschach en 1921, pour explorer l'idée que les maladies mentales influent de manière spécifique sur la façon dont les patients perçoivent et interprètent des formes ambiguës et que les processus de traitement de l'information diffèrent en fonction du type de personnalité, pathologique ou non, d'un individu. Sa méthode d'interprétation se fondait sur la structure des réponses et non sur leurs contenus.

Suite au décès prématuré d'Hermann Rorschach en 1922, le matériel du test a été utilisé dans le monde entier dans des approches théoriques très diverses et qui n'ont parfois plus rien à voir avec les intentions de l'auteur. En France par exemple, de nombreux psychologues interprètent les réponses au Rorschach comme un discours transféro-contretransférentiel en référence à la théorie psychanalytique [5]. Dans cette perspective, les planches seraient porteuses d'une symbolique latente renvoyant à des fantasmes originaires et les réponses du sujet sont traitées comme infiltrées de matériel inconscient, sur le modèle du rêve. À noter que, contrairement à la méthode freudienne, l'interprétation se fait non pas à partir d'associations libres de la personne testée mais en référence à une signification attribuée *a priori* aux taches d'encre. L'objectif principal de cette méthode est de qualifier la structure psychique du sujet (névrotique, psychotique, perverse ou limite).

Du côté des approches non psychanalytiques, le Rorschach a été intensivement étudié et c'est en 1974 qu'est parue, aux États-Unis, la méthode du système intégré (*Comprehensive System*) qui, dans sa version la plus récente [10], constitue un outil d'évaluation de la personnalité et des processus morbides puissant et valide sur le plan psychométrique (standardisation des consignes et de l'encodage, vérification de la fidélité intercorrecteurs, fidélité test-retest, validation par critères externes). En France, les manuels de cotation et d'interprétation ont été publiés [8, 9] ainsi que les premières données normatives [23].

Validité du Rorschach en système intégré (RSI)

J. Ganellen a comparé la pertinence diagnostique du MMPI (*Minnesota Multiphasic Personality Inventory*), du MCM-II (*Millon Clinical Multiaxial Inventory-II*) et du Rorschach et trouvé que tous trois avaient une sensibilité similaire pour la détection de la dépression, mais que le Rorschach donnait moins de faux positifs [13]. Pour les troubles psychotiques, le Rorschach se montre beaucoup plus sensible que les autres instruments. Une méta-analyse de J.B. Hiller et al. a montré que, par comparaison au MMPI, le Rorschach présente de meilleures corrélations avec des critères externes objectifs (cliniques), l'inverse étant vrai avec des auto-questionnaires [15]. J. Mihura et al. ont trouvé des résultats similaires dans le cadre d'une très vaste méta-analyse incluant quasiment l'ensemble des travaux sur le RSI publiés dans des revues à comités de lecture de langue anglaise (2 467 études publiées depuis 1974) [19].

Notons qu'un système visant à corriger certaines limites du RSI a récemment été développé aux États-Unis (*Rorschach Performance Assessment System*, R-PAS [18]), mais il n'y a pas de consensus parmi les spécialistes quant à l'intérêt et la pertinence de ces corrections.

Apports du Rorschach en système intégré

En psychiatrie de l'adulte et de l'adolescent, les apports du Rorschach sont de deux ordres : la contribution au diagnostic, et la description des particularités du fonctionnement psychologique du patient, ce qui permet un affinement des indications thérapeutiques. En ce sens, c'est un test à la fois catégoriel (en termes de diagnostic) et dimensionnel (en termes de personnalité) [10]. S'y ajoute un indice de risque suicidaire bien validé aux États-Unis et qui semble très prometteur quoique non encore validé en France.

Le RSI permet d'explorer trois grands secteurs du fonctionnement psychologique : le fonctionnement cognitif, le fonctionnement affectif, et le rapport du sujet à lui-même et aux autres. Sur le modèle des théories de l'information, Exner décompose le secteur cognitif en trois aspects : la saisie de l'information (balayage visuel et « input »), l'identification (formation des images), l'idéation (mise en sens de l'information, raisonnement) [8–12] . Le fonctionnement affectif est analysé dans son économie (place des émotions dans le fonctionnement général de la personnalité, impact sur les activités de pensée, modalités de contrôle émotionnel) et dans ses qualités (type de sensibilité affective, degré de différenciation entre affects positifs et négatifs, type de situation et de représentations qui déstabilisent le fonctionnement affectif). Enfin, le rapport du sujet à lui-même et au monde est décliné en termes de représentation de soi et des relations aux autres, de qualité de l'investissement affectif de soi, de modalités d'attachement.

Rorschach et diagnostic

Le RSI a été validé pour certaines catégories nosographiques et un grand nombre d'études ont mis en évidence des associations fortes entre certaines configurations de variables au RSI et certains diagnostics des DSM-III et IV. Il s'agit en particulier de la schizophrénie, des troubles de l'humeur (dépressions majeures en particulier), et de certains troubles de la personnalité.

Schizophrénie et spectre de la schizophrénie

Le diagnostic de schizophrénie ne pose de difficultés en psychiatrie qu'à ses marges :

- les formes psychotiques aiguës d'une part, avec les bouffées délirantes dont on n'est jamais sûr du pronostic et les décompensations toxiques;

- les états limites d'autre part, voire les dépressions atypiques.

L'utilisation du Rorschach n'est jamais indiquée dans les formes aiguës. Les réponses sont essentiellement marquées par les processus pathologiques actifs et on y voit alors fort bien l'effet de l'activité délirante et la rupture d'avec la réalité, toutes choses qui apparaissent dans un entretien clinique, mais le fonctionnement de fond n'est pas apparent.

Au décours de l'épisode aigu, en revanche, le RSI permet de saisir très finement les particularités idéationnelles du sujet, son rapport à soi, son degré de rupture avec la réalité, et éventuellement sa dangerosité. Le RSI comporte une échelle d'intensité des troubles de la pensée et du contact avec la réalité : le PTI, ou *Perception-Thinking Index* (indice perception-pensée). Cet indice, et l'analyse de ses composantes, fournissent une bonne évaluation de la gravité et de la nature des difficultés ou des perturbations cognitives d'un sujet. Par exemple, la présence ou l'absence de rationalisations morbides contribueront au diagnostic différentiel entre trouble schizophrénique et trouble limite. Des études interculturelles ont confirmé la validité du RSI en matière de diagnostic et de pronostic des troubles psychotiques (*cf.* par exemple [17]).

Dépression, « pseudo-dépression » et vulnérabilité dépressive

Contrairement à la schizophrénie, la dépression recouvre un très vaste champ, et l'utilisation d'un label unique (même décliné dans ses sous-catégories de « bipolaire », « unipolaire », etc.) masque la diversité des tableaux. Wiener avait critiqué en 1989 la notion de dépression dans une analyse qui garde aujourd'hui toute sa pertinence [25]. Il concluait que « *Le terme de dépression est utilisé sans discrimination pour désigner un état, un trait, un signe, un syndrome, une maladie, comme un nom de catégorie et, dans le même temps, comme un concept explicatif* ». Il y démontrait aussi qu'en présence d'une humeur dysphorique, il existait 286 combinaisons de signes et de symptômes qui pouvaient conduire au diagnostic de trouble dysthymique !

Dépression

L'indice de dépression (DEPI) est à comprendre « comme reflétant un problème affectif et non pas comme un indicateur spécifique de catégorie diagnostique » [9]. Dans une population de 471 patients présentant des troubles affectifs majeurs, 85 % avaient un DEPI positif, mais 22 à 30 % des schizophrènes hospitalisés présentent aussi des DEPI positifs [10], ce qui va dans le sens des interrogations actuelles sur les rapports des troubles affectifs et schizophréniques. Tout comme le PTI, l'indice DEPI a fait l'objet d'un certain nombre d'études internationales [4].

Pseudo-dépression

Des analyses factorielles discriminantes réalisées par Exner en 1986 sur 1 400 protocoles de Rorschach de patients souffrant de troubles affectifs ont permis de distinguer un sous-groupe particulier de patients qui présentaient tous les signes cliniques de la dépression mais qui n'étaient pas améliorés par des antidépresseurs [8, 9]. Leurs protocoles de Rorschach comportaient un certain nombre de caractéristiques qui se différencient nettement de celles des perturbations affectives classiques (indice CDI [*Coping Deficit Index*]). Le CDI caractérise des tableaux dont les symptômes dépressifs se développent secondairement à des difficultés relationnelles et d'insertion sociale. Cet indice reflète un déficit de ressources psychiques et de capacité de rêverie (psychisme « peu mentalisé »), une instabilité des liens affectifs et une nette difficulté à s'engager dans des transactions relationnelles. Cet indice n'est positif que dans 4 % des protocoles d'adultes non consultants. C'est ce que nous appelons la « pseudo-dépression », qui semble constituer un syndrome à part entière.

La présence d'un CDI positif dans un protocole de Rorschach (qu'il s'accompagne ou non d'un DEPI positif) constitue donc une indication thérapeutique majeure : il faut d'abord et avant tout traiter les difficultés sociorelationnelles (groupe thérapeutique, psychodrame, thérapie comportementale et cognitive, assistance sociale) et secondairement, éventuellement, la dépression.

Vulnérabilité dépressive

La notion de vulnérabilité dépressive désigne des aspects du fonctionnement psychologique qui prédisposeraient à la dépression, telles que des difficultés chroniques de régulation émotionnelle, ou la présence d'un fond dépressif latent (qu'il ait ou non des bases biologiques repérables).

Le RSI est d'un apport intéressant dans le repérage et l'évaluation de la vulnérabilité dépressive et donne des résultats plus fins et prédictifs que d'autres échelles comme le BDI (*Beck Depression Inventory*). Une étude bien contrôlée a été menée sur ce thème en Norvège [14].

Troubles de la personnalité

Pour les troubles de la personnalité, l'apport du RSI repose sur les notions de « style » (de personnalité) et de processus. Le RSI comporte des configurations spécifiques de variables qui décrivent les personnalités paranoïaques (« hypervigilantes »), obsessionnelles, évitantes, narcissiques et dépendantes. La nature particulière du test et de l'appareil conceptuel du RSI permet de faire la différence entre traits de caractère et fonctionnement pathologique.

Risque suicidaire

La démarche d'Exner est tout à fait originale dans ce domaine, d'autant plus que nous sommes en face d'une question vitale et que l'évaluation d'un potentiel suicidaire constitue un véritable défi pour le clinicien. En effet, Exner a eu l'idée de travailler en amont de l'acte suicidaire avec contrôle de la temporalité et de la dangerosité (intensité du risque létal selon le moyen suicidaire utilisé) [12]. À partir de l'analyse de protocoles de 59 puis de 101 personnes qui s'étaient donné la mort dans les 2 mois qui avaient suivi la passation du Rorschach, il a établi un ensemble de signes (*S-Constellation*) dont la valeur prédictive est impressionnante (plus de 80 %), avec seulement 12 % de faux positifs chez les déprimés, 6 % chez les schizophrènes et aucun chez les non-consultants.

Troubles liés au stress

Les études menées avec le RSI ont montré que les troubles liés au stress recouvraient deux réalités cliniques différentes selon que le tableau est aigu et contextuel ou au contraire qu'il correspond à un état chronique. En effet, le stress n'est pathogène que s'il déborde les capacités de contrôle du sujet. Les seuils de tolérance au stress sont variables d'un sujet à l'autre : les personnes dotées de faibles capacités de contrôle vivent dans un état permanent de stress et, si elles ne se trouvent pas dans un environnement protecteur ou très structuré, développent des troubles de l'adaptation sociale, des maladies somatiques et/ou des pseudo-dépressions. Différent est le cas des personnes qui disposent habituellement de bonnes capacités de contrôle et de gestion du stress et qui se trouvent, à un moment de leur histoire, dans un état de surcharge paroxystique, avec risque de décompensation psychiatrique. Ces deux cas de figure, aisément repérables au RSI, correspondent à des indications de traitement et de prise en charge évidemment différentes.

Rorschach et description du fonctionnement psychologique

Le RSI permet d'analyser en profondeur le fonctionnement psychique d'un sujet, selon une démarche qui se situe dans l'au-delà du diagnostic psychiatrique, et qui lui est symétrique. En effet, alors que la démarche diagnostique vise à identifier une entité nosographique auquel le sujet appartient (classification), l'analyse psychologique a pour objectif de saisir le fonctionnement du sujet dans ce qu'il a d'unique (individualisation). Les cliniciens savent bien qu'un diagnostic psychiatrique n'est qu'un point de départ dans la compréhension d'un patient, que deux patients rangés dans la même catégorie diagnostique réagiront et évolueront de manière différente, jusques et y compris dans leur sensibilité aux médicaments. Nous savons par ailleurs qu'en cas de comorbidité, les échecs thérapeutiques sont accrus. Tous ces éléments plaident en faveur d'une prise en compte des caractéristiques de la personnalité, articulées avec le trouble dominant, dans une démarche que nous appelons le diagnostic psychologique [2].

Diagnostic psychologique

À cet égard, le RSI permet de faire une description très fine de l'articulation entre les différents domaines de fonctionnement du sujet (l'affectivité, le stress, les mécanismes de pensée, le rapport à soi, les ressources encore disponibles au sujet). Il permet de comprendre les points de fragilité et les lignes de force du sujet, et de saisir la dynamique des relations internes entre les cognitions et les affects, et la façon dont elles sont modulées par le rapport à soi et au monde. Des exemples d'interprétation de cas cliniques sont présentés dans les ouvrages en français de S. Sultan [22] et en anglais de J.E. Exner et P. Erdberg [12].

Rorschach et indications thérapeutiques

Le diagnostic marque (ou devrait marquer) le point de départ de la démarche thérapeutique qui, avant d'appliquer des traitements, se doit de comprendre à la fois le retentissement particulier de cette pathologie-là chez ce patient-là, en rapport avec ses conditions environnementales, et la dynamique psychosomatique, toujours unique, de celui-ci. La détection de zones de fragilité et d'équilibre permet d'élaborer un plan d'intervention réaliste (coûts/bénéfices) et personnalisé. Il n'existe à notre connaissance que peu d'études qui aient utilisé le RSI dans une tentative d'exploration des changements induits par diverses modalités psychothérapeutiques (interventions brèves centrées sur le problème, psychothérapies de modèles variés, cure psychanalytique, groupe thérapeutique). Ces travaux pionniers de suivi longitudinal ont mis en évidence la sensibilité du RSI à l'évolution du patient, et son aptitude à fournir des points de repère fiables qui permettraient de poser des indications thérapeutiques au plus près des besoins propres du patient, relativement à ses lignes de force et de faiblesse [11].

TAT (*Thematic Apperception Test*)

Le principe du TAT est radicalement différent de celui du Rorschach. Créé en 1935 aux États-Unis dans une perspective psychanalytique par Morgan et Murray [20], il est constitué d'images qui mettent en scène des personnages, à partir desquelles le sujet est prié de raconter une histoire. L'hypothèse de Murray était que le sujet s'identifie à l'un des personnages et transpose dans son récit les relations qu'il entretient avec les figures importantes de sa vie, ce qui en dévoile la psychogenèse. En France, l'interprétation du TAT s'est ancrée dans une perspective freudienne et s'appuie sur une distinction entre contenu manifeste et latent [6, 21]. La méthode de Shentoub, encore appelée méthode de Paris V, consiste en une double analyse, d'une part de la forme verbale des récits (rigide *vs* labile *vs* inhibé) qui indique le type dominant de mécanismes de défense utilisés (obsessionnel *vs* hystérique *vs* phobique *vs* narcissique *vs* psychotique), et d'autre part de la façon dont le contenu latent de la planche est traité par le sujet, qui indique le registre de la problématique (conflits, angoisses, fantasmes) [21]. Cette méthode donne des résultats intéressants mais dépend encore largement du talent du psychologue qui interprète le protocole (problème de fidélité intercorrecteurs).

Aux États-Unis, des méthodes structurées de cotation et d'interprétation du TAT ont été récemment développées. Celle de Cramer [7] vise à mesurer les mécanismes de défense, tandis que celle de Westen [24] puis Hilsenroth et al. [16], le SCORS-G (*Social Cognition and Object Relations Scale – Global ratings method*), se focalise sur les dimensions relationnelles dans leur double acception : en termes de représentation de relations (cognition sociale) et en termes de relation d'objet (psychanalytique). La méthode SCORS semble prometteuse dans les champs de la clinique et de la recherche [3].

Conclusion

Les tests projectifs permettent d'évaluer des aspects de la personnalité et de la psychopathologie qui ne sont pas accessibles par d'autres moyens (questionnaires, inventaires, tests de performance). Les différents tests projectifs ont chacun leur spécificité et l'on considère que l'utilisation conjointe du Rorschach et du TAT apporte des informations complémentaires. Le Rorschach en système intégré – manipulé avec conscience et compétence par le psychologue clinicien – est un instrument très puissant qui permet d'obtenir une description approfondie du fonctionnement psychologique d'une personne et de comprendre la dynamique des perturbations psychopathologiques. Le TAT permet de compléter cette description en termes de cognition sociale, relation d'objet et registre de problématique.

Récemment, un nouveau secteur de recherche a été ouvert par des études pionnières, portant sur l'évaluation des psychothérapies, de leurs processus comme de leurs résultats. Les psychologues cliniciens peuvent ainsi apporter à la psychiatrie traditionnelle une perspective originale et complémentaire, en introduisant la notion de diagnostic psychologique, à côté du diagnostic psychiatrique. La validité et la fiabilité de la méthode ayant été aujourd'hui bien établies aux États-Unis, il incombe maintenant aux chercheurs et cliniciens français, en collaboration avec les psychiatres, de les vérifier et éventuellement d'y apporter des ajustements.

Annexe
Exemple de données obtenues au Rorschach système intégré

Protocole d'une femme de 24 ans hospitalisée dans un état de prostration, 3 mois après un accident de voiture où son mari a trouvé la mort, elle-même n'ayant souffert que de blessures légères. L'examen psychologique est effectué 2 semaines après l'admission à l'hôpital. Le pronostic est en question, cliniquement défavorable.

Quelques éléments de l'interprétation

R (nombre de réponses)= 22; L (proportion de réponses purement formelles) = 0,16 : le protocole est valide pour l'interprétation.

Conclusion

Le psychologue a conclu que le pronostic lui paraissait favorable, avec retour probable à un fonctionnement non pathologique moyennant une psychothérapie centrée sur le travail de deuil, en particulier le sentiment de culpabilité et l'image de soi. Six mois après la sortie de l'hôpital, cette jeune femme avait repris sa vie professionnelle et revenait progressivement à la vie sociale. La psychothérapie s'acheva au bout d'un an. Deux ans après, pas de rechute ni de signe alarmant.

Indices	Signification	Interprétation
PTI = 5	*Perception Thinking Index* Regroupe les cotations suivantes : qualité formelle; quantité et niveau de gravité des perturbations de la pensée	Présence d'une perturbation cognitive majeure
M− = 3 S− = 4	M− = kinesthésies de mauvaise forme S− = découpes arbitraires	Activité de pensée délirante
FC : CF + C = 2 : 5 Pure C = 2 V = 3 T = 1 MOR = 5	Cluster qui regroupe les réponses couleur, les estompages de profondeur (Vista) et de texture, la dévalorisation des objets (MORbides)	La perturbation cognitive est toutefois liée à un dysfonctionnement affectif massif caractérisé par un fort sentiment de culpabilité, de perte affective et de dévalorisation de soi en rapport probable avec l'expérience traumatique
3r + (2)/R = 0,41 Fr + rF = 0 Pure H = 5 COP = 4 AG = 2	Cluster qui regroupe les réponses reflets (Fr et rF) et paires [(2)], les réponses humaines entières (H) et la qualité des rapports sociaux (COP = coopération; AG = agressivité)	La personnalité de base n'a rien de schizoïde, et montre au contraire une vie relationnelle riche et équilibrée, ainsi qu'une image de soi positive
DQ+ = 10 Zd = +4.0 EA = 16 Adj D = +1	Cluster « traitement de l'information » DQ+ = capacités de synthèse Zd = qualité du balayage visuel EA = somme des kinesthésies et des couleurs, indique les capacités de mentalisation Adj D = différence entre les capacités de mentalisation et le stress ressenti hors crise actuelle	Cette personne dispose d'importantes ressources psychiques et de capacités de résilience

Références

[1] Andronikof A. Le Rorschach et les techniques projectives. Encyclopédie Médico-Chirurgicale; 2008. 37-150-A-10.

[2] Andronikof A, Réveillère C. Rorschach et Psychiatrie : à la découverte du malade derrière la maladie. Psychologie Française 2004; 49 : 95-110.

[3] Bouvet C. Présentation de la Social cognition and object relation scale (SCORS – Échelles de cognition sociale et de relation d'objet) pour coter les récits TAT. Intérêts, limites et illustrations pour la clinique et la recherche empirique. Bulletin de Psychologie 2010; 508 : 263-77.

[4] Carlson CF, Kula ML, St Laurent CM. Rorschach revised DEPI and CDI with inpatient major depressives and borderline personality disorder with major depression : Validity issues. J Clin Psychol 1997; 53 : 51-8.

[5] Chabert C. Le Rorschach en clinique adulte : interprétation psychanalytique. Paris : Dunod; 1983.

[6] Chabert C, Brelet-Foulard F. Nouveau manuel du TAT : Approche psychanalytique. Paris : Dunod; 2005.

[7] Cramer P. The Development of Defense Mechanisms : Theory, Research, and Assessment. New York : Springer; 1991.

[8] Exner Jr JE. Manuel d'interprétation du Rorschach en système intégré. Paris : Frison-Roche; 2003.

[9] Exner Jr JE. Manuel d'interprétation du Rorschach en système intégré. Paris : Frison-Roche; 2004.

[10] Exner Jr JE. The Rorschach : A comprehensive system, 4th ed. Hoboken, NJ : John Wiley & Sons; 2003.

[11] Exner JE, Andronikof-Sanglade A. Rorschach changes following brief and short-term therapy. J Pers Assess 1992; 59 : 59-71.

[12] Exner JE, Erdberg P. The Rorschach, a Comprehensive System. In : 3rd ed. Vol. 2. New York : John Wiley & Sons; 2005.

[13] Ganellen RJ. Comparing the diagnostic efficiency of the MMPI, MCMI-II, and Rorschach : A review. J Pers Assess 1996; 67 : 219-43.

[14] Hartmann E, et al. Depression and vulnerability as assessed by the Rorschach method. J Pers Assess 2003; 81 : 242-55.

[15] Hiller JB, et al. A comparative meta-analysis of Rorschach and MMPI validity. Psychological Assessment 1999; 11 : 278.

[16] Hilsenroth M, Stein M, Pinsker J. Social Cognition and Object Relations Scale : Global Rating Method The Derner Institute of Advanced Psychological Studies. Garden City : Adelphi University; 2007.

[17] Kalla O, et al. Rorschach characteristics and comparison of first-episode psychotic patients in Finland and Spain. Rorschachiana 2004; 26 : 63-84.

[18] Meyer GJ, et al. Rorschach Performance Assessment System : Administration, Coding, Interpretation, and Technical Manual. Toledo, OH : Rorschach Performance Assessment System; 2011.

[19] Mihura JL, et al. The Validity of Individual Rorschach Variables : Systematic Reviews and Meta-Analyses of the Comprehensive System. Psychol Bull 2013; 39 : 548-605.

[20] Morgan CD, Murray HA. A method for investigating phantasies, the Thematic Apperception Test. Archives of Neurology and Psychiatry 1935; 34 : 289-306.

[21] Shentoub V, Debray R. Fondements théoriques du processus TAT. Bulletin de Psychologie 1971; 24 : 897-903.

[22] Sultan S. Le diagnostic psychologique : théorie, éthique, pratique. Paris : Frison-Roche; 2004.

[23] Sultan S, et al. Vers des normes francophones pour le Rorschach en système intégré : premiers résultats sur un échantillon de 146 adultes. Psychologie Française 2004; 49 : 7-24.

[24] Westen D. Cognition and Object Relations Scale : Q-sort for Projective Stories. Cambridge (MA) : The Cambridge Hospital and Harvard Medical School, Psychiatry department; 1995.

[25] Wiener M. Psychopathology reconsidered : Depressions interpreted as psychosocial transactions. Clinical Psychology Review 1989; 9 : 295-321.

L'exploration fonctionnelle du cerveau

Chapitre 10

Coordonné par J.D. Guelfi

10.1 Introduction

J.D. Guelfi

Inauguré avec les premiers travaux des physiologistes du système nerveux central, ce secteur de la recherche s'est véritablement développé à partir des années cinquante avec les découvertes des principales molécules psychotropes et l'identification de certains des effets biochimiques de celles-ci (que l'on a trop rapidement voulu transformer en connaissance de leurs « mécanismes d'action »). La psychiatrie biologique des années 1960–1970 a été porteuse d'immenses espoirs concernant l'identification de variables biologiques susceptibles d'être des traits de vulnérabilité ou de celles permettant d'assurer un suivi de l'évolution des troubles. Différentes théories neurobiologiques se sont succédé, dont la complexité s'est considérablement accrue avec les progrès des connaissances en matière d'activité enzymatique, de fonctionnement des membranes cellulaires, des régulations hydroélectrolytiques, des modulations neuroendocriniennes, avec l'identification aussi d'un nombre sans cesse croissant de neuropeptides.

La psychiatrie biologique d'il y a 40 ans est actuellement considérée comme naïve et simpliste. Les attentes concernant les études actuelles sur les multiples interactions à différents niveaux d'organisation du système nerveux central, ainsi que sur les évaluations dynamiques des réponses neurohormonales à des stimulations centrales le sont moins.

Parmi les variables qui paraissent dignes d'intérêt, on tente inlassablement de distinguer celles qui sont surtout le témoin d'épisodes pathologiques – et qui se normalisent avec la guérison de ceux-ci – de celles qui peuvent accéder au rang de marqueurs-traits de par leur stabilité temporelle en se gardant à tout moment de la tentation qui consiste à transformer des corrélations statistiques en relations de causalité.

Les mêmes espoirs et les mêmes dangers existent à propos des techniques d'électroencéphalographie et d'imagerie cérébrale.

L'électroencéphalographie, technique simple et dénuée de dangers, garde encore aujourd'hui certaines indications pour le dépistage d'atteintes cérébrales à traduction psychiatrique comme le retard mental, l'épilepsie, les syndromes confusionnels, les troubles de l'attention, l'anxiété, les addictions ou les démences.

Plus que les anomalies diffuses décrites avec nombre de traitements médicamenteux, les anomalies localisées apparaissant en électroencéphalographie quantitative dans les troubles de l'humeur et la schizophrénie gardent actuellement tout leur intérêt.

Mais c'est aujourd'hui l'imagerie cérébrale qui porte la majorité des espoirs en matière de localisations cérébrales. Certains d'entre nous attendent toujours qu'elle nous fasse progresser dans la connaissance de l'étiopathogénie des troubles mentaux. Le caractère fulgurant des progrès techniques dans ce domaine entretient cette attente. La tomographie par émission de positons a une résolution spatiale de l'ordre du millimètre et il est de plus en plus solidement établi que certaines modifications cérébrales fonctionnelles sont concomitantes des troubles de l'humeur et des anomalies de régulation des émotions. Certaines de ces anomalies paraissent aussi aller de pair avec l'intensité des troubles psychiques. De la même façon, diverses corrélations significatives concernent l'hypodopaminergie et l'émoussement affectif ou encore le contrôle des émotions et le fonctionnement cingulaire.

Ces pistes de recherche – pour passionnantes qu'elles soient – ne doivent pas nous faire oublier que ces constats n'apportent pour l'instant que peu d'éclaircissements sur l'étiologie des troubles de l'humeur ou de la schizophrénie.

10.2 Électroencéphalographie et psychiatrie

B. Gueguen

À l'heure de l'imagerie cérébrale, l'EEG reste en pratique psychiatrique courante un examen simple, anodin, aisément réalisable même chez les sujets peu coopérants. Cela permet dans bien des cas et à peu de frais de mettre en évidence une pathologie organique cérébrale, en vue de réorienter le patient et d'entreprendre les investigations nécessaires. L'EEG permettrait de dépister 50 % des atteintes cérébrales organiques génératrices de troubles psychiatriques isolés. Cela incite à une pratique plus systématique de l'EEG. Il reste notamment l'examen de référence pour le diagnostic des épilepsies dont les manifestations peuvent parfois prendre le masque d'une pathologie psychiatrique. Il apporte également des arguments précieux dans certaines situations diagnostiques difficiles dans le cadre des démences et du vieillissement pathologique par exemple.

Dans certaines situations, l'utilisation des techniques évoluées d'enregistrement telles que l'EEG ambulatoire (Holter, EEG) ou l'EEG couplé à la vidéo sont des techniques très intéressantes et qui peuvent donner des renseignements diagnostiques précieux.

À côté de cet aspect diagnostique, l'EEG garde un intérêt incontestable dans la surveillance des effets de certaines thérapeutiques (psychotropes, ECT : électroconvulsivothérapie).

En ce qui concerne la pathologie psychiatrique, des anomalies de l'EEG ont été décrites dans diverses pathologies. Ces aspects particuliers sont importants à connaître pour ne pas conclure trop vite à une pathologie organique.

L'avènement de la micro-informatique a permis la digitalisation (numérisation) du signal EEG qui a fourni une plus grande fiabilité des enregistrements et un stockage des données chiffrées qui peuvent être restituées à tout moment. À partir d'une seule séquence de l'EEG, il est possible de visualiser le tracé selon les différents montages habituellement utilisés en EEG et non plus de faire des saisies successives. L'avantage est donc de pouvoir visualiser l'EEG au même moment selon des montages différents. Il faut cependant veiller à saisir une durée suffisante de tracés (environ 20 minutes), le pourcentage de chance de voir des anomalies étant lié au temps d'enregistrement. Tout tracé doit toujours comporter au moins une voire deux épreuves d'hyperpnée et une épreuve de stimulation lumineuse intermittente. Le couplage systématique de l'enregistrement vidéo à celui de l'EEG permet une stricte corrélation entre EEG et clinique, très utile dans les troubles psychocomportementaux. La vidéo-EEG permet aussi de revoir en différé des événements cliniques auxquels le médecin n'a pas toujours pu assister.

L'*American Psychiatric Association* a proposé des recommandations pour les caractéristiques techniques auxquelles devraient répondre les examens EEG en psychiatrie [2]. Ces recommandations insistent sur la nécessité d'utiliser des techniques accessibles à la plupart des laboratoires, sur l'impérieuse nécessité d'une formation adaptée dont les besoins sont très grands dans toutes les structures de psychiatrie aussi bien aux États-Unis semble-t-il qu'en France et en Europe en général, sur l'importance de la détection des activités lentes et de se mettre dans des conditions techniques qui permettent de les recueillir au mieux.

Retard mental

L'EEG permet de mettre en évidence des anomalies qui peuvent faire suspecter une pathologie cérébrale organique à l'origine de la déficience mentale. L'EEG peut aussi déceler des anomalies épileptiques fréquemment associées aux infirmités motrices cérébrales. Il n'existe cependant pas de corrélation stricte entre le degré de retard mental et l'importance d'éventuelles anomalies de l'EEG. Les pathologies infantiles de type hypsarythmie ou petit mal variant, où l'aggravation de l'EEG va de pair avec une accentuation de la détérioration mentale, sont une exception.

À l'inverse, des sujets atteints de débilité mentale sévère peuvent avoir un EEG tout à fait normal [19].

Les recherches de corrélations entre les différentes activités EEG (notamment l'activité alpha) et les scores psychométriques n'ont pas abouti bien que certains rythmes, comme la fréquence 13 Hz sur les régions centrales, semblent assez bien corrélés aux résultats de l'échelle de Wechsler chez les enfants.

Dans les cas de syndrome de Down on observe, chez 20 à 30 % des sujets seulement, des anomalies EEG qui sont non spécifiques [7].

Troubles de l'attention

Des anomalies EEG quantitatives, avec notamment une augmentation de l'activité thêta ou une diminution de l'activité alpha et/ou bêta, ont été reportées dans les troubles de l'apprentissage chez l'enfant avec des activités thêta ou alpha en excès chez les enfants présentant des troubles de l'attention isolés ou des troubles de l'attention avec une hyperactivité [6]. Ces anomalies lentes seraient diffuses, continues ou intermittentes et s'estomperaient avec l'âge.

Des anomalies paroxystiques proches d'anomalies comitiales et une hypersensibilité à la stimulation lumineuse intermittente ont également été décrites. L'intérêt de l'EEG est, là encore, l'aide au dépistage d'une pathologie organique, notamment épileptique, susceptible de répondre à une thérapeutique adaptée. L'EEG conventionnel a été rapporté comme anormal chez 30 à 60 % des enfants avec des troubles de l'attention avec hyperactivité ou avec troubles de l'apprentissage [19].

En EEG numérisé, les anomalies rencontrées chez les enfants ayant des troubles de l'apprentissage sont proportionnelles à la gravité de ces troubles. Nombre de ces enfants montrent des signes EEG de dysfonctionnement cortical, notamment des activités thêta frontales ou un alpha en excès ainsi qu'une hypercohérence et une forte incidence d'asymétrie interhémisphérique [1].

Troubles de l'humeur

L'apport de l'électroencéphalographie conventionnelle dans cette indication est relativement décevant, excepté pour la mise en évidence de perturbations révélatrices d'une pathologie cérébrale exprimée par une symptomatologie d'allure dépressive. Cela concerne surtout les syndromes dépressifs du sujet âgé : un EEG ralenti, avec une fréquence du rythme dominant postérieur se situant dans la bande thêta, parfois associé à quelques anomalies lentes en bouffées, traduit immanquablement une pathologie cérébrale organique, le plus souvent une démence de type Alzheimer ou artériopathique dont la première manifestation a été la dépression.

L'incidence des anomalies en EEG conventionnel, dans les troubles de l'humeur, s'étend de 20 à 40 % selon les études.

Certaines particularités ont été décrites, notamment la plus grande incidence d'anomalies EEG chez les déprimés sans antécédents familiaux ou encore l'aspect de B-Mitten (mitaines de type B), décrit par F.A. Struve et D.R. Becka dans la schizophrénie mais sans confirmation définitive. Certaines études [revue *in* 5] ont rapporté une augmentation des puissances alpha et bêta chez les patients atteints de trouble bipolaire, ainsi qu'une augmentation de l'alpha dans les dépressions endogènes.

D'autres patterns particuliers ont été relevés dans les troubles de l'humeur comme les *Small Scharp Spikes*, les complexes pointes-ondes à 6 cycles/s et les pointes positives, notamment chez les sujets avec idées suicidaires. Ces aspects EEG particuliers ne sont cependant pas spécifiques et peuvent être observés dans nombre d'autres pathologies.

L'électroencéphalographie quantitative a permis de mieux décrire des anomalies de l'EEG qui sont difficiles à évaluer en EEG conventionnel [3]. Nombre d'auteurs s'accordent à trouver certaines modifications EEG chez les sujets déprimés : diminution de la puissance alpha, notamment sur les régions frontotemporales, augmentation de puissance totale sur les mêmes régions [12].

Les antidépresseurs réduisent l'activité alpha faisant suggérer une normalisation des anomalies observées en EEG quantifié. Certains ont rapporté des asymétries dans diverses bandes de fréquences, dont le lien avec certains types cliniques ou certaines anomalies fonctionnelles n'est pas établi avec certitude.

La dépression primaire serait corrélée à une augmentation de la puissance delta et le ralentissement psychomoteur à une augmentation des puissances delta et thêta [14]. Par ailleurs, le rapport gauche/droite de l'amplitude moyenne intégrée est corrélé négativement avec le degré de sévérité de la dépression. Pour L.S. Prichep et al., l'analyse statistique systématique d'un certain nombre de paramètres EEG (méthode neurométrique) permet de catégoriser correctement 83 % des déprimés ainsi que 89 % des sujets normaux contrôles [17]. La cohérence et l'asymétrie sont les plus pertinents des 11 paramètres utilisés pour cette discrimination, la cohérence frontale suffisant à elle seule à classer 70 % des déprimés. Cette même méthode permet aussi de distinguer patients unipolaires (87 %) et bipolaires (entre 85 et 90 %). Certaines épreuves d'activation à partir d'une situation émotionnelle ou d'épreuves verbales ou visuospatiales peuvent déceler des différences significatives entre déprimés et normaux, suggérant des mécanismes psychopathologiques hétérogènes. Tous ces résultats soulignent l'intérêt de l'EEG quantitative :

- sur le plan diagnostique comme argument supplémentaire de décision et complément de l'analyse clinique;
- pour une analyse plus détaillée des principaux syndromes en comparant les données EEG aux différents symptômes, ouverture vers une approche «transnosographique» nécessaire à une meilleure compréhension des troubles de l'humeur;
- sur le plan physiopathologique en corrélant certains résultats avec les données anatomofonctionnelles en neuro-imagerie, neuropsychologiques et neurochimiques.

Psychoses – Schizophrénies

Des perturbations assez variées de l'EEG conventionnel ont été rapportées dans les schizophrénies : ralentissement global avec des aspects dits «dysrythmiques», diminution de l'activité alpha, anomalies de type épileptique, augmentation de rythmes lents thêta, activités dites *choppy activity* avec un alpha rare ou absent, une augmentation des rythmes bêta et une diminution de la fréquence moyenne alpha ou encore tracé d'aspect dit hypernormal avec un alpha très synchronisé et régulier [19].

Pour K.S. Kendler et P. Hays [13], l'EEG est plus volontiers normal dans les cas familiaux de schizophrénie et perturbé dans les cas sporadiques. Il peut donc être anormal chez les schizophrènes en dehors de tout traitement neuroleptique, ce qui a été considéré par certains comme une preuve d'un dysfonctionnement cérébral dans cette affection.

En fait, nombre de ces études comportent des biais méthodologiques en particulier au niveau des critères diagnostiques et de l'analyse de l'EEG. Cela explique, au moins en partie, la variabilité de l'incidence des anomalies EEG rapportées qui s'étend de 9 à 60 %. En pratique, toute anomalie de l'EEG avant traitement neuroleptique (anomalies lentes, *spikes* temporaux) doit faire réenvisager le diagnostic de psychose primaire et rechercher une lésion cérébrale.

D'autres particularités EEG ont été signalées, notamment des aspects en mitaine de type B (B-Mitten) décrits par F.A. Struve et D.R. Becka [20] dont la signification clinique ou physiopathologique reste inconnue mais qui se rencontreraient surtout dans les affections psychotiques à prédominance affective et indiqueraient un meilleur pronostic. En fait, la diminution de l'alpha est bien l'aspect classique le plus connu des modifications EEG chez les schizophrènes ainsi que l'altération de la fréquence moyenne de l'alpha et la diminution de sa réactivité.

Ont également été rapportées des augmentations des activités lentes thêta ou delta, celle des activités lentes étant le plus souvent le fait des traitements neuroleptiques.

L'EEG quantifié a permis de décrire de nombreuses anomalies dans les psychoses. La diversité de ces anomalies ne permet pas cependant de retenir des anomalies spécifiques à tel ou tel type de psychoses et notamment des anomalies susceptibles d'avoir une incidence diagnostique, thérapeutique ou pronostique.

C. Shagass a montré la valeur discriminative de l'EEG pour différencier les sujets normaux de schizophrènes avérés ou latents, avec une sensibilité de 60 % et une spécificité proche de 80 % [18]. En revanche, la différenciation EEG entre schizophrénie et manie ou dépression majeure semble plus difficile.

Malgré leur complexité, ces données indiquent que l'EEG est modifié au cours des schizophrénies, plus volontiers sur les régions frontotemporales et notamment à gauche avec augmentation des activités delta et thêta sur les régions frontales et des rythmes bêta sur les régions temporales antérieures gauches. Ces anomalies sont d'autant plus nettes que le sujet exécute des tâches complexes et apparaissent bien corrélées aux périodes d'hallucinations pendant lesquelles on note en outre la disparition de l'activité alpha sur les mêmes régions.

Les formes « positives » seraient caractérisées par un dysfonctionnement frontal confirmé par les études de débit sanguin cérébral et de PET-scan (tomographie par émission par positons couplée au scanner) à type de désinhibition et donc d'hyperactivité postcentrale. Les formes déficitaires, dont on sait qu'elles s'accompagnent d'un hypométabolisme et d'une atrophie et qu'elles répondent très imparfaitement aux thérapeutiques neuroleptiques actuelles, présentent un tracé avec alpha ralenti et hypovariable qui est lui-même peu modifié par le traitement.

Le caractère inconstant des anomalies décrites ci-dessus pourrait être le témoin de sous-types de la maladie répondant à des profils EEG différents et répondant également à des traitements neuroleptiques différents.

Anxiété

Les caractéristiques EEG des états anxieux sont bien connues et tout à fait visibles en EEG conventionnel : désorganisation voire disparition du rythme alpha avec parfois augmentation de l'alpha lent; importante activité bêta diffuse et notamment du bêta rapide [5]. Cet aspect du tracé semble lié aux mécanismes mêmes de l'état anxieux et se normalise après l'accès.

Les réponses à la stimulation lumineuse et l'aspect petit alpha permettraient de caractériser 65,5 % des patients anxieux.

Dans les attaques de panique, les activités paroxystiques notamment temporales seraient quatre fois plus fréquentes que chez les sujets déprimés.

Somatisation type « conversion »

L'EEG est surtout utile pour dépister d'éventuelles pathologies organiques responsables de troubles psychocomportementaux atypiques, notamment épileptiques. Les enregistrements EEG ambulatoires et la vidéo-EEG sont ici particulièrement utiles, notamment lorsque l'on sait que certaines épilepsies avec troubles comportementaux peuvent s'accompagner d'un EEG normal. Seule la visualisation de la vidéo par un épileptologue permet alors souvent le diagnostic. Un EEG normal ne permet donc pas, à lui seul, d'éliminer l'organicité d'un trouble d'apparence psychiatrique. La vidéo-EEG permet aussi de reconnaître des manifestations pseudo-critiques d'origine psychiatrique ou autre chez d'authentiques épileptiques (crises non épileptiques).

Obsessions, compulsions

La revue des résultats des explorations neurophysiologiques dans les troubles obsessionnels-compulsifs indique le caractère inconstant et aspécifique des anomalies rapportées avec l'EEG conventionnel (notamment des aspects de comitialité) [10].

L'EEG quantifié semble pouvoir apporter des arguments aux hypothèses de dysfonctionnements fonctionnels cérébraux.

Autisme

L'EEG comporte assez fréquemment des anomalies chez les patients autistes. L'incidence moyenne de ces anomalies est de 50 % mais avec des variations extrêmes selon les études (de 10 à 83 %). Il est difficile de faire la part de ce qui peut être rattaché aux symptômes de « l'autisme » proprement dit et de ce qui relève d'anomalies cérébrales associées.

Anorexie mentale

Au cours de l'anorexie mentale des anomalies de l'activité de fond de l'EEG ont été relevées dans certaines études jusqu'à 60 % des patients. Ces anomalies ont le plus souvent été rapportées à des désordres métaboliques consécutifs à l'anorexie. Des activités paroxystiques sont cependant observées dans 12 % des cas.

Troubles des conduites sociales

Alors que l'EEG conventionnel n'a permis d'identifier aucune anomalie spécifique pour les troubles des conduites sexuelles, il peut présenter un intérêt dans d'autres troubles du comportement.

En dehors des cas où existe une pathologie tumorale ou comitiale, aucune particularité EEG stable n'est observée chez les joueurs pathologiques, les kleptomanes, les pyromanes, les impulsifs, les déviants sociaux ou criminels. Chez les sujets psychopathes, on peut rencontrer dans 48 à 75 % des cas, des tracés dits « immatures » sans que l'on ait établi de relation précise entre les aspects EEG et la gravité du comportement antisocial : augmentation des rythmes thêta, sensibilité à l'hyperpnée, persistance d'ondes lentes postérieures [5] ; ralentissement focal temporal voire alpha variant, qui pour ces deux derniers peuvent faire suspecter une épilepsie. Aucune de ces anomalies n'est cependant spécifique. Elles s'observent en effet chez 5 à 15 % des sujets normaux [5].

L'isolement prolongé paraît bien induire un ralentissement du rythme alpha.

Confusion mentale

Un tracé EEG altéré au cours d'une confusion mentale doit faire suspecter l'organicité du trouble et faire pratiquer un examen d'imagerie en urgence, sachant que scanner et IRM (imagerie par résonance magnétique) peuvent apporter des indications chacun dans son domaine. Certaines étiologies spécifiques et cérébrales comme une encéphalite herpétique sont seules suspectées à l'EEG (anomalies temporales unilatérales plus rarement bilatérales).

Le tracé EEG est normal dans les bouffées délirantes ainsi que dans les stupeurs mélancoliques. Une altération du tracé EEG, concomitante de troubles du comportement du post-partum, ne permet pas de poser un diagnostic de psychose puerpérale et impose la recherche d'une pathologie cérébrale (thrombophlébite cérébrale ou autre). L'état de mal épileptique non convulsif à expression confusionnelle peut conduire à un diagnostic psychiatrique erroné et ne peut être diagnostiqué que par l'EEG qui est seul capable de distinguer une des trois formes : diffuse, frontotemporale, frontale uni ou bilatérale.

Le problème majeur n'est pas tant de poser un diagnostic que de donner une orientation. Nombre de structures d'urgence ne disposent plus de la possibilité de faire rapidement un EEG qui est alors effectué longtemps après l'apparition des signes ayant motivé l'hospitalisation, ce qui en diminue considérablement l'impact. Souvent les examens morphologiques sont effectués en premier même s'ils ont peu de chance d'apporter une réponse à la question diagnostique (un scanner cérébral ne permet pas d'éliminer une épilepsie).

Démences et vieillissement cérébral

L'EEG du sujet âgé normal garde des caractéristiques peu différentes de ce que l'on peut observer chez les sujets plus jeunes [5, 15]. Des particularités telles que le ralentissement du rythme de fond, des rythmes lents à prédominance antérieure gauche, longtemps considérées comme non pathologiques à cet âge, permettent en fait d'individualiser les sujets à risque d'involution cérébrale, chez qui les capacités cognitives s'avèrent être la limite inférieure de la norme [15]. L'EEG est donc un très bon reflet de l'état du parenchyme cérébral et de ses capacités fonctionnelles.

Les démences de type Alzheimer sont marquées par un ralentissement du rythme de base postérieur, une diminution du rythme bêta, une augmentation des rythmes lents thêta puis delta, qui deviennent prédominants au fur et à mesure que la démence s'aggrave (figure 10.1). La corrélation avec le déficit cognitif est incertaine lorsque celui-ci est léger, plus étroite lorsqu'il est modéré ou sévère (score du *Mini Mental State* ou test de Folstein : MMS < 23).

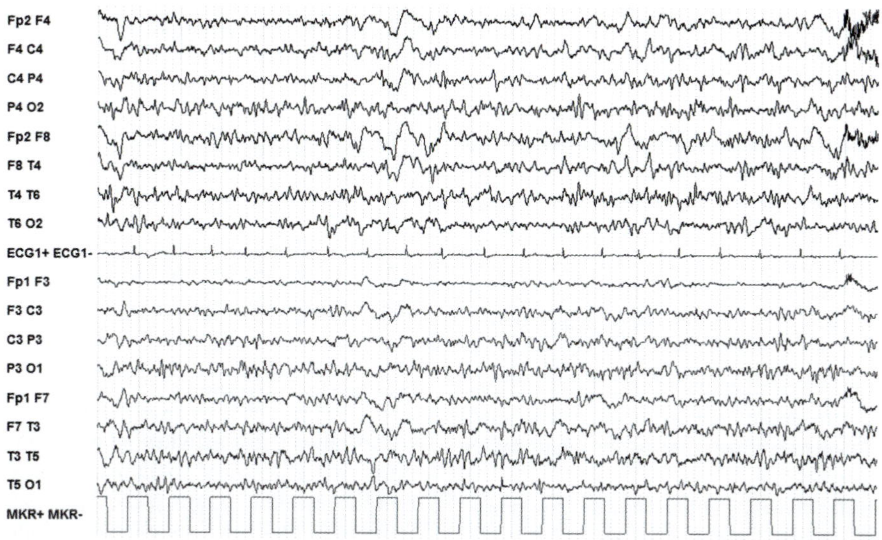

Figure 10.1 Démence de type Alzheimer débutante chez une femme de 75 ans.
Tableau de confusion mentale avec hallucinations. MMS = 4/30.

Les études d'EEG quantitatives [9, 15] permettent de cerner avec plus d'objectivité et de précision les modifications liées à la démence. La variabilité des aspects de l'EEG est vraisemblablement liée à l'existence de sous-groupes différents dans cette pathologie. Il a été ainsi montré qu'une fréquence moyenne (≤ 8,5) et un rapport des puissances alpha/thêta (< 1–1,3) permettent de séparer sujets contrôles et patients atteints de démence probable avec une spécificité de 100 % et une sensibilité de l'ordre de 60 %.

Cette sensibilité n'est pas très différente de celle d'autres investigations paracliniques utilisées pour le diagnostic des démences notamment le SPECT (*Single Photon Emission Computed Tomography*).

Le PET-scan, d'utilisation plus courante aujourd'hui, permet une étude plus fine des anomalies métaboliques cérébrales au stade de début des démences mais les comparaisons avec les données de l'EEG restent anecdotiques et gardent un intérêt surtout expérimental [16].

En dehors de ces applications nouvelles, l'EEG conventionnel peut être utile pour la différenciation entre dépression vraie et démence débutante devant un syndrome dépressif du sujet âgé, un tracé ralenti étant davantage en faveur d'une démence. De plus, un tracé lent chez un sujet âgé doit inciter à la prudence dans l'utilisation de certaines substances médicamenteuses (anticholinergiques, dopaminergiques). Dans le cadre des démences autres que la maladie d'Alzheimer, l'EEG permet d'orienter vers certains diagnostics tels que :

- une maladie de Pick où l'EEG reste longtemps normal, ce qui est d'emblée évocateur devant une symptomatologie à dominante frontale ;
- la maladie de Creutzfeldt-Jakob ou les autres encéphalopathies spongiformes, démences d'évolution volontiers rapide où l'EEG révèle une activité périodique caractéristique.

Dans les démences vasculaires, l'électroencéphalogramme montre des activités lentes volontiers multifocales. L'activité alpha est longtemps préservée contrairement à ce qui existe dans les démences de type Alzheimer.

Addiction

L'EEG du sujet abusant d'alcool, indemne de complication cérébrale grave, est en général normal. Au cours des intoxications aiguës, des éléments lents peuvent être observés qui sont peu spécifiques en dehors des états comateux où l'EEG reflète le trouble de la vigilance. Dans l'épilepsie liée à l'intoxication éthylique, l'EEG est le plus souvent normal entre les crises. La présence d'anomalies EEG surtout focalisées, entre des crises ou lors d'ivresses aiguës, doit toujours faire suspecter une lésion cérébrale, notamment un hématome sous-dural. Le delirium tremens entraîne peu ou pas de modifications de l'EEG. Tout ralentissement de l'EEG dans le cadre d'un sevrage doit faire évoquer une pathologie surajoutée : encéphalopathie de Gayet-Wernicke ou hépatique, hématome sous-dural. Le ralentissement du rythme de base qui peut se rencontrer dans l'alcoolisme chronique est en relation avec l'atrophie cérébrale.

Les études récentes concernant les toxicomanies font essentiellement référence à des études d'EEG quantitatives. Une augmentation du rythme alpha a été rapportée lors du sevrage des intoxications aiguës au cannabis. Une augmentation de l'activité alpha et une diminution des rythmes delta et thêta ont été reportées lors du sevrage de la cocaïne. Des activités lentes ou paroxystiques parfois en foyer doivent faire suspecter des lésions cérébrales le plus souvent d'origine vasculaire.

Psychopharmacologie

Il est impossible d'interpréter correctement un EEG sans connaître les médicaments pris par le patient et leur posologie, y compris les quelques jours ou semaines avant le tracé. Les principales substances susceptibles de modifier le tracé EEG sont les neuroleptiques, les anxiolytiques, les hypnotiques, les antidépresseurs, les anticholinergiques et le lithium [4].

Neuroleptiques

Ils entraînent des activités lentes thêta et delta diffuses qui prennent volontiers un aspect polymorphe et aigu (figure 10.2). Elles s'effacent à l'ouverture des yeux, augmentent sous hyperpnée et s'estompent nettement sous stimulation lumineuse intermittente. Ces trois caractéristiques permettent de rattacher les rythmes lents à leur origine médicamenteuse. Un ralentissement du rythme alpha postérieur (< 8 Hz) est fréquent. Enfin, des activités paroxystiques typiques (pointes, pointes-ondes) ou moins typiques (éléments lents, amples et aigus) peuvent survenir, soit spontanément, soit lors des épreuves d'activation,

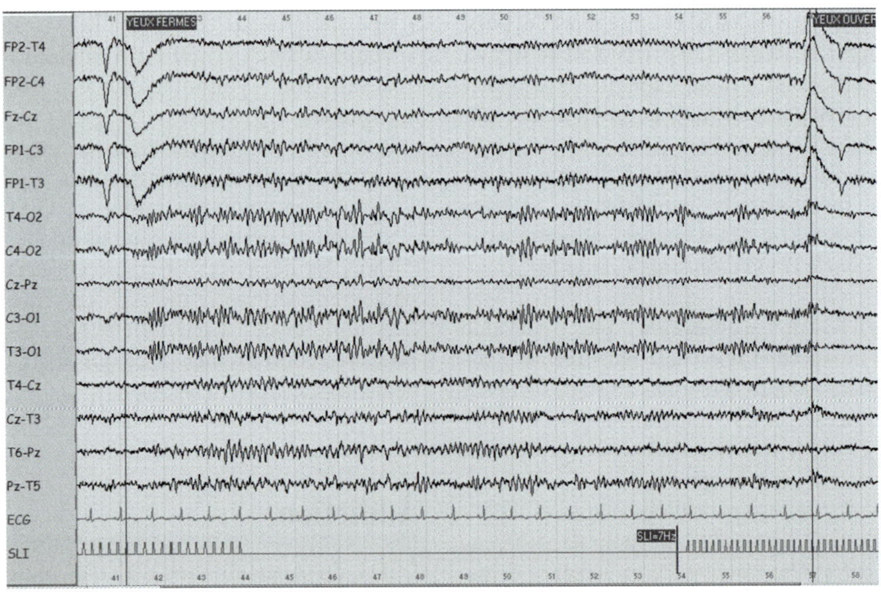

Figure 10.2 Effets EEG des neuroleptiques chez une femme de 40 ans.
Antécédent de bouffée délirante à l'âge de 20 ans. Tableau de délire mystique et de persécution. Traitement : Largactil® (chlorpromazine), Zyprexa® (olanzapine), Théralène® (alimémazine).

notamment sous stimulation lumineuse intermittente. Elles traduisent une hyperexcitabilité induite par les neuroleptiques avec un abaissement du seuil convulsif. Cela peut, dans certains cas, justifier une couverture anticomitiale pendant la durée du traitement neuroleptique. Un traitement anticonvulsivant devient obligatoire lorsque cette hyperexcitabilité a eu une traduction clinique.

Dans le syndrome malin des neuroleptiques, l'EEG est volontiers ralenti.

Les neuroleptiques peuvent aussi n'avoir aucun effet sur l'EEG notamment chez les patients pharmacorésistants. Toute anomalie EEG focalisée doit faire demander une IRM cérébrale.

Antidépresseurs

Aux doses usuelles, l'effet des antidépresseurs tricycliques et apparentés est modeste, marqué par une discrète augmentation d'amplitude du rythme alpha qui apparaît un peu plus aigu et parfois par des rythmes lents (thêta), notamment pour les posologies élevées. Quelle que soit la posologie et en règle générale chez des sujets prédisposés, ces substances peuvent induire spontanément ou lors des épreuves d'activation des activités comitiales : pointes, pointes-ondes typiques ou moins typiques, le plus souvent diffuses, parfois focalisées [4]. Ces anomalies traduisent une hyperexcitabilité avec abaissement du seuil convulsif et nécessitent de s'assurer de l'absence de lésion cérébrale sous-jacente et peuvent justifier soit de cesser le traitement, soit d'instituer un traitement anticomitial tant que seront poursuivis les antidépresseurs.

Les modifications de l'EEG en rapport avec les propriétés anticholinergiques de ces produits sont peu marquées aux posologies courantes. Les autres classes d'antidépresseurs modifient peu l'EEG conventionnel mais gardent, pour la plupart, une potentialité épileptogène.

Lithium

Aux doses thérapeutiques, le lithium modifie peu le tracé EEG; parfois il ralentit discrètement l'activité de base postérieure. La survenue d'ondes lentes diffuses doit faire craindre un surdosage en sachant qu'il n'y a aucune relation entre le taux sanguin de lithium (plasmatique ou globulaire) et les effets EEG. Toute modification du tracé EEG chez un sujet sous lithium signe un effet toxique du produit et doit faire diminuer ou arrêter la lithiothérapie même si la lithémie est dans les zones dites thérapeutiques. La normalisation du tracé apparaît alors en quelques jours, parallèlement à l'amélioration clinique.

Anticholinergiques

Ils entraînent une augmentation des rythmes lents (thêta puis delta) dont l'abondance est corrélée à la posologie.

Benzodiazépines et autres sédatifs

Les benzodiazépines, anxiolytiques et hypnotiques, et les barbituriques induisent des activités rapides abondantes proportionnelles à la posologie, d'abord sur les régions antérieures, puis sur tout le scalp pour les doses usuelles [8]. Lorsque les rythmes rapides sont très abondants, l'activité alpha postérieure peut disparaître. Lors de la stimulation lumineuse intermittente, les benzodiazépines provoquent des réponses aiguës qui n'ont pas de signification pathologique. Lorsque la dose est plus importante, apparaissent des activités lentes thêta centrales puis plus diffuses, qui signent un début de surdosage et vont, en général, de pair avec des troubles de vigilance. À un stade de plus, le tracé devient plus lent encore. En pratique, l'apparition des activités lentes doit inciter à diminuer la posologie. Les benzodiazépines modifient l'architecture du sommeil, notamment en diminuant les durées de sommeil lent profond stade IV et de sommeil paradoxal.

Autres médicaments

Nombreuses sont les substances ayant des effets psychotropes et susceptibles d'avoir des effets en règle discrets sur l'EEG conventionnel. Il s'agit essentiellement de substances réputées épileptogènes tels l'isoniazide, les corticoïdes, l'alcool, la théophylline, la cocaïne.

Électroencéphalogramme quantifié et médicaments

L'EEG quantifié permet une analyse plus fine du signal électrique et des effets des médicaments. Des études pharmaco-électroencéphalographiques

[11] ont établi des profils EEG types qui permettent de classer les psychotropes. L'EEG est surtout utile lors du développement des nouvelles molécules en psychopharmacologie (pharmacocinétique, délai d'action, équivalences galéniques).

Sismothérapie

L'EEG est systématique avant une cure de sismothérapie pour dépister d'éventuelles anomalies contre-indiquant cette thérapeutique. La sismothérapie pourrait être moins efficace lorsqu'existent des anomalies EEG [19].

Lors des sismothérapies unilatérales, l'efficacité semble corrélée à la généralisation de la crise et à sa durée (en général 25 à 90 s). Si les paroxysmes induits durent plus longtemps, la sismothérapie devient moins efficace et les effets secondaires, notamment confusion mentale et amnésie, plus fréquents. Le monitoring EEG au cours des sismothérapies permet un meilleur contrôle de ces facteurs. L'EEG doit se normaliser en quelques jours à 3 mois après une sismothérapie : la persistance d'anomalies dans l'intervalle des séances peut justifier l'interruption de la cure afin de s'assurer de l'absence de lésion cérébrale.

Potentiels évoqués

L'application de l'étude des potentiels évoqués en psychiatrie a été relativement décevante depuis leur découverte dans les années 1960, notamment en ce qui concerne la variation contingente négative et la P300. Cela s'explique, en grande partie, par la grande variabilité des réponses d'un sujet à un autre mais également chez un même sujet et également par les limites pas toujours précises entre catégories diagnostiques en psychiatrie.

L'étude des potentiels évoqués a éveillé un certain intérêt dans le cadre de l'approche transnosographique des pathologies psychiatriques mais n'a pas – là encore – permis d'apporter des éléments suffisants pour confirmer certaines hypothèses.

Actuellement les potentiels évoqués sont surtout utilisés dans leur modalité tardive (ou cognitive) pour essayer de comprendre les perturbations des processus cognitifs et attentionnels au cours de certaines pathologies psychiatriques (P300, N400, *Mismatch Negativity*, *Processing Negativity*) (figure 10.3).

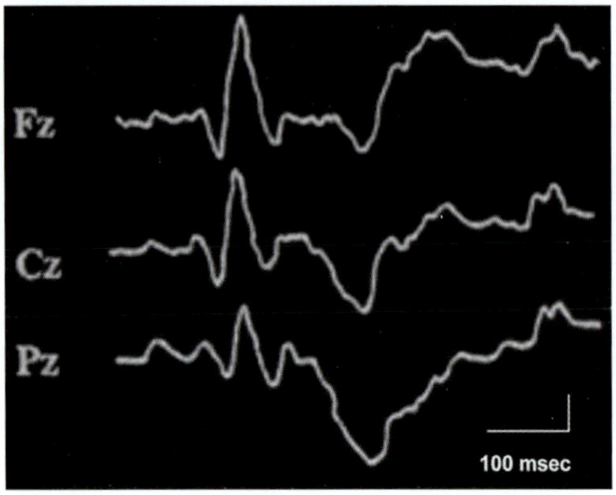

Figure 10.3 Réponse P300 dans une tâche de discrimination de sons (comptage des sons rares parmi des sons fréquents) chez un sujet normal. L'amplitude de la réponse est maximale en pariétal médian (Pz).

Cela explique que l'utilisation des potentiels évoqués en psychopathologie reste principalement du domaine expérimental, cette technique restant un outil irremplaçable de mesure objective des phénomènes psychophysiques avec une résolution temporelle de l'ordre de la milliseconde, ce que ne permet pas l'imagerie fonctionnelle qui a en revanche une résolution spatiale bien supérieure.

L'utilisation de la P300 dans le diagnostic précoce des démences n'a pas connu le développement que l'on aurait pu en attendre en tant qu'élément diagnostique d'appoint dans les situations cliniques atypiques principalement du fait de l'insuffisance de sensibilité-spécificité de la mesure.

Références

[1] Alper K. Quantitative EEG and evoked potentials in adult psychiatry. In : Panksepp J, editor. Advances in Biological Psychiatry, vol. 1. Greenwich : JAI Press ; 1995. p. 65-112.

[2] American Psychiatric Association Task Force on Quantitative Electrophysiological Assessment Quantitative Electroencephalography : A Report on the Present State of Computerized EEG Techniques. Am J Psychiatry 1991 ; 148 : 961-4.

[3] Brenner RP, Ulrich RF, Spiker DG, et al. Computerized EEG spectral analysis in elderly normal, demented and depressed subjects. Electroencephalogr Clin Neurophysiol 1986 ; 64 : 492-3.

[4] Chang SS, Davis JM. Toxicity of psychotherapeutic agents (antipsychotics, tricyclic, antidepressants,

MAO inhibitors and disulfiram). In : Vinken PJ, Bruyn GW, editors. Handbook of Clinical Neurology, vol. 37. Amsterdam : Elsevier; 1979.
[5] Dongier M. Mental diseases. In : Rémond A, Gastaut H, editors. Handbook of EEG and Clinical Neurophysiology. Amsterdam : Elsevier; 1974. p. 13.
[6] Dykman RA, Holcomb PJ, Oglesby DM, et al. Electrocortical frequencies in hyperactive, learning-disabled, mixed and normal children. Biol Psychiatry 1982; 17 : 675-85.
[7] Ellingson RJ. EEG in disorders associated with chromosomes abnormalities. In : Rémond A, editor. Handbook of Electroencephalography and Clinical Neurophysiology, vol. 15. Amsterdam : Elsevier; 1972. p. 19-23.
[8] Fink M. EEG classification of psychoactive compounds in man : a review and theory of behavioral associations. In : Effron DH, editor. Psychopharmacology : a review of progress 1957-1967. Washington DC : US Public Health Service Publication, US Government Printing Office; 1968. p. 497-507.
[9] Gueguen B, Derouesné C, Bourdel MC, et al. Intérêt de l'EEG pour la prédiction de l'évolution des démences de type Alzheimer. Neurophysiol Clin 1991; 21 : 389-400.
[10] Hantouche E, Guéguen B, Martinot JL, et al. Arguments en faveur d'un dysfonctionnement cérébral dans le trouble obsessionnel compulsif. Encéphale 1990; 16 : 23-30.
[11] Hermann WM. Electroencephalography in Drug research. Stuttgart : Gustav Fischer; 1982.
[12] Hughes JR, John ER. Conventional and Quantitative EEG in Psychiatry. J Neuropsychiatry Clin Neurosci 1999; 11 : 190-208.
[13] Kendler KS, Hays P. Familial and sporadic schizophrenia : a symptomatic prognostic and EEG comparison. Am J Psychiatry 1982; 139 : 1557-62.
[14] Nystrom C, Matousek M, Hallstrom T. Relationships between EEG and clinical characteristics in major depressive disorder. Acta Psychiatr Scand 1986; 73 : 390-4.
[15] Penttila M, Partanen JV, Soininen H, et al. Quantitative analysis of occipital EEG in different stages of Alzheimer's disease. Electroencephalogr Clin Neurophysiol 1985; 60 : 1-6.
[16] Platt B, et al. FDG- PET imaging, EEG and sleep phenotypes as translational biomarkers for research in Alzheimer's disease. Biochem Soc Trans 2011; 39 : 874-80.
[17] Prichep LS, Lieber AL, John ER, et al. Quantitative EEG in depressive disorders. In : Shagass C, Josiassen RC, Roemer RA, editors. Brain Electrical Potentials and Psychopathology. Amsterdam : Elsevier; 1986. p. 223-44.
[18] Shagass C. EEG and Evoked potentials in the psychoses. In : Freedman F, editor. Biology of the Major psychoses. A comparative Analysis. New York : Raven Press; 1975. p. 101-27.
[19] Small JG. Psychiatric Disorders and EEG. In : Niedermeyer E, Lopes Da Silva F, editors. Electroencephalography. Munich : Urban und Schwarzenberg; 1982. p. 524-59.
[20] Struve FA, Becka DR. The relative incidence of the B. Mitten EEG pattern in process and reactive schizophrenia. Electroencephalogr Clin Neurophysiol 1968; 24 : 80-2.

10.3 Imagerie cérébrale : de la psychiatrie à la pédopsychiatrie

J.-L. Martinot, E. Artiges, M.-L. Paillère, S. Mana

Au cours de la dernière décennie, les perfectionnements des méthodes d'analyse informatique des neuro-images, conjoints à l'amélioration de la résolution spatiale et à l'utilisation de nouvelles séquences IRM, ont conduit à des avancées des connaissances sur l'anatomie et la microstructure du cerveau. Ces nouvelles investigations de la structure cérébrale ont révélé les variations de la connectivité interrégionale en fonction de facteurs environnementaux ou innés. L'observation répétée de déviations statistiques du fonctionnement et de la structure du cerveau chez des séries de patients ayant des troubles psychiatriques, même ceux liés à des facteurs psychologiques comme les troubles anxieux ou les troubles stress post-traumatiques, souligne l'implication du cerveau comme organe cible des phénomènes psychopathologiques et des thérapeutiques.

La démonstration de modifications fonctionnelles mais aussi structurelles dans quasiment tous les troubles psychiatriques, quels que soient le diagnostic, l'âge de la vie ou l'étiologie supposée, révèle que ces affections comportent souvent des déviations cérébrales allant au-delà de la physiologie. Le regard porté par la société sur ces patients et leur entourage devrait s'en trouver transformé, puisque la part médicale du trouble psychique en est étayée; et dans certains cas où l'évolution est marquée par la chronicité, comme certains troubles affectifs, certaines schizophrénies ou l'autisme infantile, c'est toute la problématique du *handicap psychique* ayant un substrat organique qui pourrait être soulevée.

L'application de ces techniques en psychiatrie de l'enfant et de l'adolescent a révélé que ces déviations sont souvent présentes dès l'enfance et parfois avant même l'apparition des syndromes, suggérant l'interaction de facteurs pathogènes psychologiques, socioenvironnementaux, ou innés, avec le développement du cerveau. Dans cette optique, les informations issues de la recherche en imagerie sur des cohortes suivies dans le temps sont utiles pour contribuer aux décisions en faveur de la *santé mentale*, par exemple dans le domaine des addictions ou de troubles psychoaffectifs, débutant généralement pendant les périodes de maturation du cerveau.

Enfin, ces techniques constituent un outil d'investigation utile en psychopharmacologie *in vivo* pour évaluer les mécanismes liés à l'efficacité des médicaments et affiner concrètement leur logique de prescription en clinique. L'impact de traitements psychiatriques innovants sur la plasticité cérébrale est d'ailleurs un champ de recherche nécessitant l'imagerie.

Afin d'illustrer ces idées, sans prétendre à l'exhaustivité, nous allons développer quelques-unes des connaissances acquises en imagerie au cours des deux dernières décennies, illustrées par des résultats du laboratoire Neuroimagerie & Psychiatrie[1]. Les troubles de la maturation cérébrale, les altérations de l'inhibition frontostriatale, les addictions, et la pédopsychiatrie, seront abordés.

Schizophrénie et maturation cérébrale

Schizophrénies

Les psychoses schizophréniques constituent un groupe de troubles mentaux chroniques caractérisés par l'association hétérogène de symptômes dits positifs (idées délirantes, hallucinations) et négatifs (réduction ou inadéquation des affects, réduction de la communication, déficits cognitifs). Débutant le plus souvent vers la fin de l'adolescence, ses causes demeurent inconnues mais les mécanismes cérébraux sous-tendant cette symptomatologie commencent à être entrevus.

Schizophrénie et trouble du développement des cortex associatifs

De nombreuses modifications de la morphologie cérébrale ont été observées en imagerie, telles des réductions de la matière grise et du volume des cortex associatifs antérieurs, postérieurs et médiofrontaux et des régions paralimbiques [2, 17]. Ces divers changements apparaissent de façon relativement précoce. Ainsi, une réduction significative de la matière grise a été observée dès l'adolescence qui, d'abord localisée au niveau des régions pariétales, progresse ensuite vers les régions limbiques et temporales, puis frontales. Pris dans leur ensemble, les travaux d'imagerie s'accordent pour favoriser les hypothèses neurodéveloppementales des anomalies structurales observées dans la schizophrénie. Ainsi, une partie des patients ayant un diagnostic de schizophrénie aurait une perturbation du développement cérébral, éventuellement très précoce, entraînant des modifications de la maturation des régions limbiques et des cortex associatifs. La nature moléculaire de ces modifications reste à préciser.

Imagerie cérébrale des hallucinations auditives

Parallèlement à la mise en évidence de variations de la maturation cérébrale, les concomitants cérébraux des symptômes psychotiques ont été recherchés. Le cas des hallucinations psychosensorielles est exemplaire de la manière dont l'imagerie peut transformer la compréhension d'un symptôme psychiatrique totalement subjectif et générer de nouvelles approches. Les hallucinations les plus fréquentes chez le schizophrène sont auditives (voix). Les études d'imagerie portant sur ce type d'hallucinations convergent vers un traitement anormal des représentations auditives au niveau

1 www.inserm-u1000.u-psud.fr.

du lobe temporal et des cortex associatifs postérieurs, conjointement à une relative « faillite » des réseaux frontocingulaires contrôlant l'affichage à la conscience [5].

Ainsi les hallucinations auditives s'accompagnent au moment même de leur perception subjective d'une augmentation de l'activation de régions impliquées dans le langage : des régions du lobe temporal, le thalamus et l'aire de Broca. En revanche, ces réseaux fonctionnels [18] sont moins actifs lors de l'audition de mots présentés par un casque audio chez les patients schizophrènes comparés aux sujets témoins. De même, lorsque l'on demande aux patients de générer des mots, une hypoactivité des régions frontales gauches (aire de Broca) est observable. Il est possible que les hallucinations ne puissent être supprimées en raison d'une altération des mécanismes d'inhibition et de contrôle normalement exercés par les cortex frontaux sur les régions postérieures du cerveau.

Les réseaux cérébraux impliqués dans la perception normale du langage seraient moins fiables, conformément aux variations anatomiques de substance grise dans ces territoires. En effet, les mesures informatisées des volumes et de la morphologie du cortex montrent des différences statistiques des régions temporales supérieures et du carrefour pariétotemporal [2]. Certains aspects de la phénoménologie hallucinatoire comme son caractère égodystonique ont été reliés à des modifications asymétriques de la gyrification (degré de plissement cérébral) ou de volumétrie du carrefour temporopariétal [21]. Ces modifications de la structure corticale, parfois détectables dès l'adolescence comme dans la région parahippocampique [17], ou dans la région paracingulaire, sont un argument en faveur de déviations très précoces du développement cérébral, qui feraient le lit d'une vulnérabilité cognitive. Des modifications de la connectivité anatomique sont probables car les mesures de la substance blanche qui contient les faisceaux d'axones myélinisés reliant les régions cérébrales montrent une réduction frontale. La microstructure de la matière blanche du faisceau arqué reliant les régions associatives antérieures et postérieures est également altérée chez les schizophrènes ayant des hallucinations auditives chroniques, par comparaison à des patients non hallucinés, selon Hublet al. [7]. Ces modifications structurelles, durables, sont interprétées comme l'indice d'une vulnérabilité aux phénomènes hallucinatoires, sous-jacente aux modifications plus labiles des activités cérébrales régionales qui se produisent dans des intervalles de temps courts.

Les informations apportées par l'imagerie des hallucinations ont aussi eu pour intérêt de guider et d'évaluer de *nouvelles stratégies thérapeutiques* comme la stimulation magnétique transcrânienne. Mais cette innovation thérapeutique a fait naître des espoirs qui doivent être confirmés par des recherches et des essais thérapeutiques bien conduits afin d'éviter une application prématurée. En effet, l'efficacité de cette approche n'a pas toujours été retrouvée lorsque l'essai thérapeutique est contrôlé et l'effet placebo pris en compte rigoureusement. Ainsi, les stimulations placebo entraînaient une amélioration significative des symptômes, équivalente à celle des stimulations réelles chez des patients ayant des hallucinations auditives chroniques et pharmacorésistantes, selon un essai thérapeutique multicentrique coordonné dans l'unité Inserm 1 000 avec une méthodologie contrôlée et randomisée. La phénoménologie hallucinatoire fine rendait cependant compte d'une différence de sensibilité à ces deux interventions. En définitive, les informations issues de l'imagerie ont eu un effet heuristique pour stimuler la prise en charge de patients chroniques apparemment résistants aux médicaments usuels, et la modélisation de ces symptômes handicapants.

Imagerie et étude des neuroleptiques

L'évaluation *in vivo* de l'action des psychotropes dans le système nerveux central est un autre domaine d'application des techniques d'imagerie fonctionnelle. Les patients schizophrènes sont traités par l'administration de médicaments neuroleptiques, généralement pendant la majeure partie de leur vie. Ces médicaments agissent sur les récepteurs dopaminergiques et, selon les modèles animaux, leurs effets antipsychotiques seraient liés à leur fixation sur les voies mésocorticolimbiques, tandis que leur action sur la voie nigrostriatale provoquerait des effets moteurs indésirables. Le développement d'un marqueur des récepteurs D2 extrastriataux a permis de tester cette hypothèse chez des patients traités. La comparaison des antipsychotiques commercialisés en France a été effectuée avec la tomographie à positons. Ces molécules sont classées en deux catégories : les neuroleptiques classiques, comme l'halopéridol, ou les neuroleptiques atypiques comme la clozapine ou l'amisulpride. Il a été constaté empiriquement que les neuroleptiques atypiques produisent moins d'effets moteurs indésirables (tremblements, raideurs musculaires, etc.). Le principal résultat est celui d'une fixation différentielle des deux catégories actuelles de neuroleptiques. Les neuroleptiques classiques, dont l'inconvénient majeur est de générer de nombreux effets secondaires de type moteur, se fixent fortement dans le striatum, alors que les neuroleptiques atypiques, dépourvus de ces complications motrices, bloquent essentiellement les récepteurs dopaminergiques D2 des régions extrastriatales [24]. Ces résultats renforcent l'hypothèse de l'implication différentielle des voies dopaminergiques dans les effets thérapeutiques et secondaires des neuroleptiques. Ils démontrent aussi l'intérêt de ce type d'investigation pour l'évaluation du rapport bénéfice/risque d'effets indésirables dans le développement de nouvelles molécules.

D'autre part, les caractéristiques de la relation entre la dose de neuroleptiques administrée et l'occupation des récepteurs D2 montrent qu'à faibles doses, de petites variations de posologie induisent d'importantes variations de l'occupation des récepteurs. Le prescripteur devrait donc modifier les doses administrées en procédant par petits paliers. De plus, de fortes différences ont été observées d'un médicament à l'autre, de telle sorte que l'amélioration des symptômes négatifs correspond à des niveaux de blocage différents des récepteurs D2 en fonction des neuroleptiques. Ces travaux contribuent à optimiser la logique de prescription du traitement pharmacologique des schizophrènes.

Tics et TOC, (dés)inhibition, et modèle frontostriatal

L'incapacité à contrôler des pensées envahissantes ou à bloquer l'exécution de comportements répétitifs est une caractéristique que l'on retrouve dans plusieurs affections psychiatriques souvent comorbides telles que le syndrome de Gilles de la Tourette qui se manifeste par la production de tics moteurs et verbaux, les troubles obsessionnels-compulsifs caractérisés par la présence de pensées obsessionnelles et de comportements compulsifs, et l'hyperactivité avec déficit attentionnel marqué par l'impulsivité et l'agitation motrice.

Les données de l'imagerie ont mis en évidence que ces trois troubles ont pour caractéristique commune la présence d'anomalies au sein d'un même système frontostriatal, impliqué dans l'acquisition et l'élaboration des automatismes moteurs, et jouant un rôle majeur dans la régulation comportementale.

Les différences de phénotype (tics *versus* compulsions) qui existent entre ces maladies psychiatriques pourraient provenir de l'implication de sous-réseaux distincts. En effet, le système frontostriatal est composé de cinq circuits fonctionnels impliquant chacun des territoires corticaux, striataux et thalamiques différents. Or, les données d'imagerie ont montré que le syndrome de Gilles de la Tourette s'accompagne davantage d'anomalies impliquant les circuits moteur et prémoteur alors que les troubles obsessionnels-compulsifs impliquent des perturbations des portions orbitaire et cingulaire du système.

Mais les troubles obsessionnels-compulsifs ne sauraient se limiter à une telle modélisation dérivée de l'anatomie fonctionnelle des fonctions motrices. En particulier, la capacité des patients à résister ou pas aux rituels et autres compulsions engage les interactions fronto-cingulo-pariétales, vectrices des fonctions d'attention – *working memory* – contrôlant l'inhibition des représentations parvenant à la conscience [21].

Ces données soulignent que la similitude clinique qui existe entre certains symptômes psychopathologiques pourrait être sous-tendue par le dysfonctionnement de systèmes neuronaux en partie communs, associés à des mécanismes cognitifs déficients.

États dépressifs et système frontolimbique

La « dépression » regroupe un ensemble de troubles dont l'expression clinique est variable mais dont certaines altérations communes caractérisent le syndrome; il en est ainsi des modifications de l'humeur et des déficits cognitifs (réduction de concentration, trouble de la mémoire, etc.).

Les techniques d'imagerie fonctionnelle ne sauraient actuellement être utilisées dans le but d'établir un diagnostic d'état dépressif caractérisé, qui repose sur la clinique. Mais ces techniques permettent de rechercher les régions cérébrales dont les modifications d'activité sont concomitantes de certains symptômes dépressifs, ou des troubles cognitifs survenant au cours des états dépressifs.

Il existe une relation forte entre dépression et variations d'activité dans les régions limbiques et les cortex frontaux. Un hypométabolisme frontal gauche a notamment été identifié chez des patients souffrant d'une dépression d'intensité mélancolique, qui est corrélé au ralentissement dépressif [11] et s'amende partiellement lorsque les symptômes dépressifs ont disparu (figure 10.4).

Troubles cognitifs, dépression, et imagerie d'activation

La signification des variations fonctionnelles régionales a été mieux comprise lorsqu'on a pris en compte les troubles cognitifs «froids» qui accompagnent les états dépressifs (altérations des fonctions exécutives, troubles de la mémoire, etc., généralement associés à des déficits d'activation des réseaux préfrontaux correspondants), mais aussi lorsqu'on a exploré la cognition «chaude», c'est-à-dire en sollicitant le traitement d'informations émotionnelles pendant l'IRM fonctionnelle (IRMf).

Ainsi, un protocole consistait à analyser l'activité cérébrale au cours de stimuli émotionnels, par exemple des visages aux expressions diverses (peur, joie, colère, etc.). Le principal résultat était une augmentation de l'activité dans l'amygdale, structure clé du traitement des émotions. Chez les patients, cette structure était davantage activée par les stimuli émotionnels à connotation négative (tristesse, etc.), ce qui pourrait expliquer la tendance des sujets déprimés à focaliser leur attention sur les aspects tristes et à mémoriser davantage ces derniers.

Des anomalies fonctionnelles ont également été notées au niveau des afférences de l'amygdale, ainsi qu'au niveau des connexions unissant ces territoires. Par exemple, S.C. Matthewset al. en 2008 ont constaté une réduction du couplage fonctionnel entre l'amygdale et le cortex cingulaire lors de traitements émotionnels qui, de plus, était corrélée à la sévérité de la dépression [13]. Il semble donc bien qu'un dysfonctionnement corticolimbique soit une caractéristique majeure de l'état dépressif.

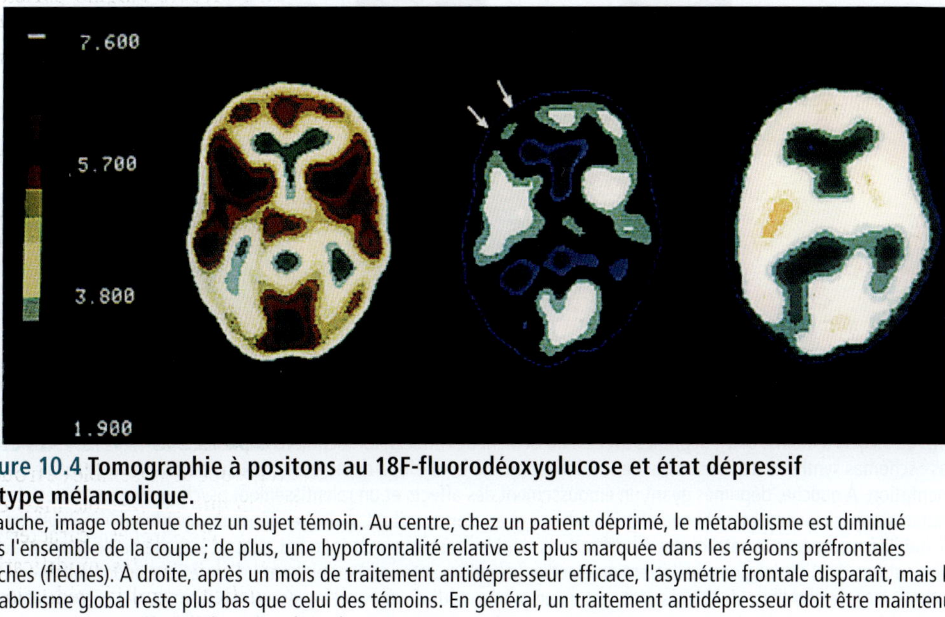

Figure 10.4 Tomographie à positons au 18F-fluorodéoxyglucose et état dépressif de type mélancolique.
À gauche, image obtenue chez un sujet témoin. Au centre, chez un patient déprimé, le métabolisme est diminué dans l'ensemble de la coupe ; de plus, une hypofrontalité relative est plus marquée dans les régions préfrontales gauches (flèches). À droite, après un mois de traitement antidépresseur efficace, l'asymétrie frontale disparaît, mais le métabolisme global reste plus bas que celui des témoins. En général, un traitement antidépresseur doit être maintenu au moins 4 mois pour minimiser le risque de rechute. *D'après J.-L. Martinot et al. [11].*

États dépressifs et imagerie des systèmes de neurotransmission

Les résultats de l'imagerie en tomographie à positons ont permis de développer des modèles neurobiologiques de la dépression, articulant ce trouble au dysfonctionnement des équilibres fonctionnels monoaminergiques frontolimbiques [1]. Par exemple, des variations du métabolisme de la ^{18}F-dopa ont été observées en fonction de la distinction phénoménologique entre les états dépressifs marqués par l'impulsivité et ceux marqués par l'émoussement affectif (figure 10.5).

États dépressifs et déviations structurales chez des patients résistants ou répondeurs

Des diminutions volumétriques et morphométriques de l'anatomie et de la microstructure frontolimbique ont été détectées par des tests statistiques chez des patients souffrant d'un syndrome dépressif résistant aux thérapeutiques usuelles.

Des modifications de la matière blanche ont aussi pu être démontrées en période normothymique, en dehors de tout état dépressif, chez des sujets ayant eu des dépressions récurrentes. Les altérations de la microstructure de la matière blanche ont été détectées grâce à l'imagerie du tenseur de diffusion (DTI) dans le faisceau rassemblant les fibres reliant deux « épicentres » impliqués dans l'interface entre fonctions cognitives et émotionnelles : les régions cingulaires antérieures subgénuales et le complexe amygdalo-hippocampique (figure 10.6). Une augmentation du nombre de fibres estimées par cette technique de DTI existait conjointement à l'hyperactivation des régions frontolimbiques au cours d'une tâche de reconnaissance émotionnelle (IRMf) [7]. Ces résultats suggèrent une hypersensibilité des régions impliquées dans le traitement des informa-

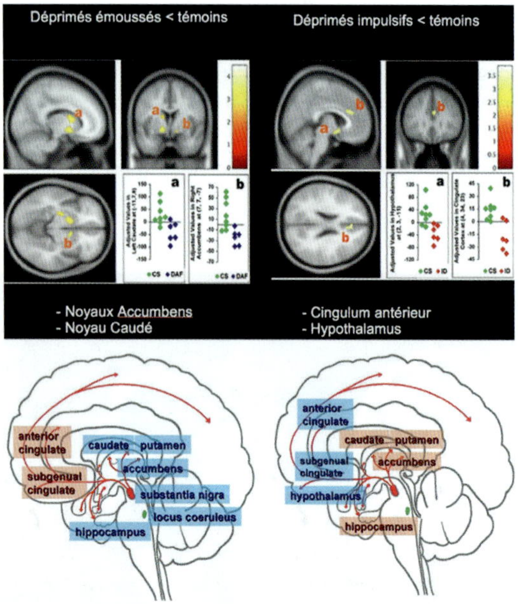

Figure 10.5 Sous-types de dépressions et métabolisme de la ^{18}F-dopa, un précurseur des monoamines mesuré par tomographie à positons.

En haut, les graphes représentent les valeurs de l'incorporation de la dopa mesurées chez chaque sujet dans ces différentes régions. CS : sujets témoins ; DAF : déprimés avec émoussement des affects ; ID : déprimés impulsifs.

En bas : schémas synthétisant l'ensemble des modifications de la ^{18}F-dopa détectées. En bleu : diminution ; en rose : augmentation. À gauche, déprimés ayant un émoussement des affects et un ralentissement psychomoteur marqués : les diminutions sont circonscrites aux noyaux gris centraux et au tronc cérébral. À droite, déprimés ayant une impulsivité et une irritabilité marquées ; le pattern des modifications semble presque symétrique par rapport au schéma de gauche, avec des diminutions dans des régions de l'attention élective (cingulum antérieur) et inhibant les sécrétions endocriniennes (hypothalamus). Le corollaire de ces résultats est qu'un même médicament antidépresseur agissant sur les catécholamines n'a pas la même action selon le type de dépression, et que la recherche de traitements plus ciblés en fonction des dysfonctionnements régionaux est une voie innovante.

D'après V. Bragulat et al. [1].

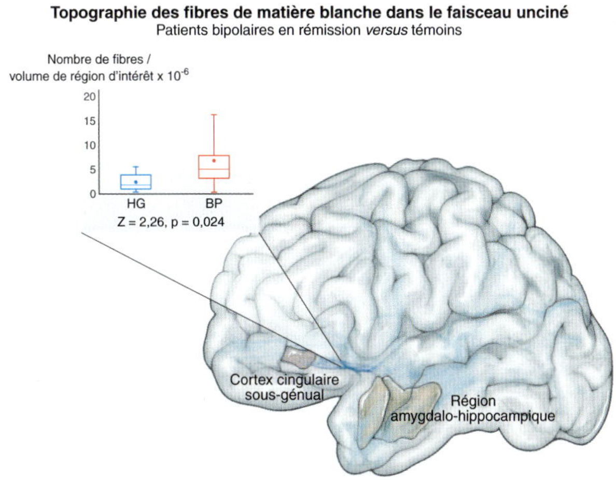

Figure 10.6 Dépression en rémission et structure de la matière blanche.
Chez des patients ayant une maladie bipolaire en rémission (patients « pharmaco-répondeurs »), nous avons détecté une élévation de la mesure des fibres par tractographie du faisceau unciné, qui relie des régions impliquées dans la réponse au traitement (cortex cingulaire sous-génual et complexe amygdalo-hippocampique) et des modifications ultrastructurales de la matière blanche (anisotropie frontale et cingulaire). Par ailleurs, une hyperactivation de régions frontales et paralimbiques lors de stimuli émotionnels a été détectée en IRMf effectuée chez ces mêmes patients. Le traitement de stimuli émotionnels a révélé des hyperactivations relatives des régions orbitofrontales, cingulaires, de l'insula, et des noyaux caudés. Comme toutes ces altérations ont été détectées chez les mêmes patients en rémission, elles peuvent être interprétées comme des facteurs cérébraux anatomiques et fonctionnels durables d'hypersensibilité émotionnelle, susceptibles de traduire une vulnérabilité accrue de ces patients aux stimuli émotionnels. *D'après J. Houenou et al. [6].*

tions émotionnelles, persistant même lorsque le syndrome dépressif est en rémission. Chez ces sujets apparemment « guéris », il pourrait donc s'agir de systèmes régionaux jouant un rôle dans la vulnérabilité dépressive et le risque de rechute.

Vers une aide au pronostic thérapeutique

Le niveau régional d'activité avant traitement pourrait présager de l'efficacité de ce dernier, ouvrant une voie de recherche sur l'imagerie pronostique et du choix thérapeutique en psychiatrie. Par exemple, les chercheurs de l'unité Inserm 1 000 ont montré que les images du métabolisme cérébral avant traitement chez des sujets résistant aux médicaments antidépresseurs permettent de distinguer les groupes ultérieurement répondeurs ou non répondeurs aux stimulations magnétiques transcrâniennes (rTMS) (figure 10.7) [14]. Il s'agit d'une « preuve de concept » que l'imagerie en psychiatrie pourrait identifier des biomarqueurs ayant une valeur statistique prédictive.

Addiction

L'analyse des modifications cérébrales induites par la consommation de drogues et les conséquences à long terme de l'intoxication ont permis de valider certains modèles théoriques de l'addiction.

Dépendance et dopamine

Les études d'imagerie ont permis d'étendre à l'Homme les données obtenues chez l'animal en confirmant le lien entre consommation de drogues et variations des mesures dopaminergiques. Il a par exemple été montré dans l'unité Inserm 1 000 que les niveaux du transporteur de la dopamine sont diminués d'environ 20 % chez les fumeurs de tabac et de 25 % chez les fumeurs de cannabis, confirmant *in vivo* la dysrégulation de la dopamine dans ces deux dépendances (figure 10.8) [9].

L'imagerie a aussi contribué à la compréhension des phénomènes de rechute. L'une des hypothèses à ce sujet est que les drogues, en provoquant une libération de dopamine, entraîneraient un

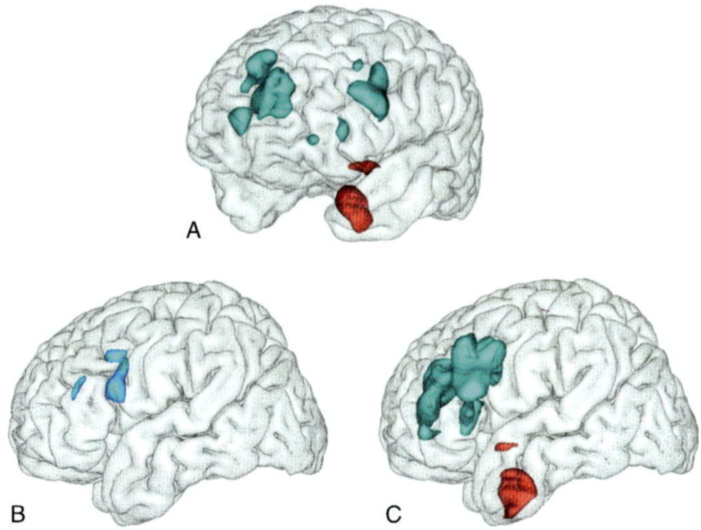

Figure 10.7 Métabolisme du glucose avant traitement, et réponse clinique ultérieure aux stimulations magnétiques transcrâniennes chez des déprimés pharmacorésistants.
La couleur rouge indique une consommation du glucose augmentée dans l'amygdale, la couleur bleue une diminution frontale. En haut (A) : comparaison (test F) entre tous les patients et les sujets sains. Seuil statistique : $p < 0,05$ corrigé des comparaisons multiples. En bas, cartes de t de l'indice du métabolisme du glucose régional chez 17 répondeurs à la rTMS (B, gauche) et chez 14 non répondeurs (C, droite) par rapport à 39 sujets sains, respectivement. Les corrélations entre sous-régions frontales et amygdaliennes de l'hémisphère gauche étaient différentes entre les répondeurs et les non-répondeurs. $F = 8,20$, $df = 2$, $p < 0,001$. *D'après M.-L. Paillère et al. [16].*

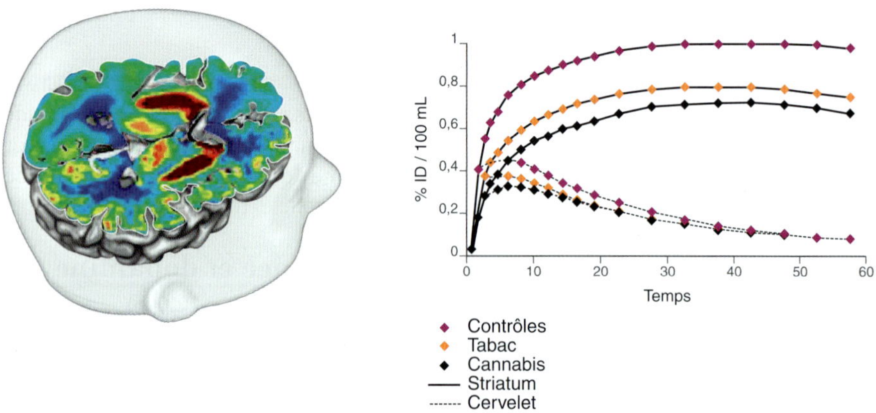

Figure 10.8 Mesure du transporteur de la dopamine en tomographie à positons au ^{11}C-PE2I.
Diminution du transporteur de la dopamine chez des sujets dépendants au tabac et au cannabis. *D'après C. Leroy et al. [9].*

renforcement conditionné. Ainsi, tout stimulus associé à la prise de substance deviendrait lui-même un signal qui aurait à son tour la capacité d'augmenter la libération de dopamine et de déclencher un comportement de recherche de drogue. Cela expliquerait la rechute des sujets après sevrage dès lors qu'ils sont exposés à ces signaux conditionnés. Des études ont confirmé cette hypothèse en révélant que chez les personnes dépendantes à la cocaïne, tout signal lié à la drogue augmente les taux de dopamine striatale et que ce phénomène est couplé à une sensation de manque. Le taux du transporteur de la dopamine dans le striatum a aussi été corrélé à la sensation de manque de cocaïne par Karila, Artiges et al. en 2016 [8].

Altérations cérébrales à l'adolescence et addiction

Les effets cérébraux délétères de plusieurs substances ont été détectés, au premier rang l'alcool. Ainsi, les adultes alcoolodépendants ayant une bonne insertion sociale ont néanmoins des diminutions des volumes de substance grise et de substance blanche, corrélées à la dégradation de leurs performances et ce, d'autant plus que leur consommation d'alcool a commencé tôt à l'adolescence [3, 4]. Comme la structure du cerveau se développe beaucoup à l'adolescence, ceci suggère que la prise aiguë d'alcool altère directement la maturation cérébrale à cette période [4].

En outre, les facteurs de risque de *binge-drinking* ont été modélisés chez les adolescents européens de 14 ans. Ils impliquent avec un « poids » quasiment égal des interactions entre : des événements de vie, en premier lieu les déceptions affectives; des particularités de la structure et du fonctionnement cérébral régulant le plaisir et l'impulsivité, et des traits de personnalité spécifiques. Le suivi des adolescents de 14 à 16 ans a révélé que ces facteurs ont une valeur prédictive du *binge-drinking* à 16 ans; en outre, leur valeur prédictive a pu être généralisée aux autres types d'abus d'alcool à l'adolescence [23].

La probabilité d'initier l'usage de drogues a aussi été reliée à l'association entre l'impulsivité, l'hypofonctionnement de réseaux corticaux engagés dans des processus d'inhibition, et une variation génétique d'un transporteur de la noradrénaline [22].

En santé publique, ce type de résultats justifie des campagnes de prévention ciblées.

Pédopsychiatrie

La mise en évidence, chez des patients adultes, de modifications fonctionnelles mais aussi de la structure du cerveau, dans quasiment toutes les maladies mentales, a logiquement posé la question de l'interaction des affections psychiatriques avec le développement du cerveau. Chez l'adulte, l'existence de modifications structurales souvent associées à la résistance, à la chronicité, aux traitements ou à la vulnérabilité, est peut-être liée à des altérations de la plasticité cérébrale. Mais chez l'enfant ou l'adolescent, ces pathologies, quelle que soit leur cause, ne risquent-elles pas de s'inscrire durablement dans l'architecture cérébrale au cours des périodes sensibles du développement? Ainsi, les investissements effectués dans la recherche sur les facteurs cérébraux auraient un impact bien meilleur en santé publique, si des informations diachroniques étaient disponibles pour motiver des campagnes de prévention mieux ciblées, en fonction de critères objectifs.

Autisme infantile

Des anomalies focalisées affectant tant les structures que la vitesse de la maturation cérébrale ont été objectivées en imagerie, notamment par une série de travaux menés par Monica Zilbovicius [25]. Brièvement, les résultats les plus marquants sont la démonstration, chez des enfants ayant un syndrome autistique idiopathique, de déficits d'activation du gyrus temporal supérieur et de modifications de la volumétrie et de la microstructure de cette région [19]. Des altérations de la région temporale interne sont même visibles à l'inspection des images dans une proportion significative des cas. Les mesures de la région temporale supérieure ont été corrélées à la gravité du syndrome autistique. Comme elle joue un rôle majeur dans le langage et les interactions sociales, cela constitue un argument en faveur d'un lien entre des altérations de la maturation de cette région et le syndrome autistique, et pour stimuler la recherche d'interventions modulant l'activité de ces régions.

Imagerie et troubles mentaux des enfants et adolescents

L'imagerie chez les adolescents permet d'appréhender ces maladies au cours de leur développement, voire avant leur apparition, en réduisant les biais et artefacts résultant de l'évolution au long cours des troubles et de la consommation de médicaments et de substances, ou de facteurs institutionnels.

Aspect transnosographique des altérations cérébrales en pédopsychiatrie

Une méta-analyse de 270 articles de neuro-imagerie en pédopsychiatrie publiés [11] souligne plusieurs points. Elle a regroupé les troubles mentaux en fonction des régions cérébrales où des altérations structurales et/ou fonctionnelles ont été observées, *quelle que soit la méthode d'imagerie* (IRM anatomique, IRMf, PET-scan). Cette approche a isolé trois groupes [11] : les troubles affectifs (dépression, anxiété, trouble bipolaire) caractérisés par des altérations frontolimbiques, les troubles comportant des distorsions cognitives marquées (autisme, schizophrénie, hyperactivité, anorexie et addiction) associés à des altérations des cortex associatifs postérieurs et frontaux, et un trouble moteur, le syndrome de Gilles de la Tourette associé aux noyaux gris centraux. Ces données, congruentes avec le caractère souvent évolutif des syndromes en psychiatrie de l'enfant et de l'adolescent, soulignent la nécessité d'acquérir des informations sur la maturation de systèmes cérébraux communs à plusieurs affections psychiatriques.

La plupart des altérations régionales et systémiques qui ont été observées chez l'adulte sont aussi retrouvées chez l'enfant. Cela suggère que la majorité des altérations - anatomiques et fonctionnelles - accompagnant ces troubles apparaissent de façon précoce.

Adolescents à risque et imagerie

Des changements précèdent parfois l'émergence d'un trouble psychiatrique caractérisé et constituent des facteurs de risque. Les techniques d'imagerie pourraient ainsi contribuer à la connaissance des groupes les plus vulnérables pour favoriser leur prise en charge. Les troubles de l'humeur en constituent un exemple.

Les caractéristiques cérébrales sous-jacentes aux premiers symptômes de dérégulation de l'humeur (c'est-à-dire avant les troubles psychiatriques à part entière comme le trouble bipolaire ou la dépression unipolaire) ont été recherchées dans une série d'études coordonnées par M.L. Paillère en interface avec l'unité Inserm 1 000.

Structure cérébrale et dérégulation émotionnelle à l'adolescence

L'instabilité émotionnelle peut être marquée à l'adolescence et considérée comme une *bipolarité subsyndromique*. Une proportion importante (36–45 %) des adolescents ayant des symptômes bipolaires infraliminaires évolue vers le trouble bipolaire. L'évolution vers un syndrome dépressif ou des troubles anxieux chez les jeunes adultes a également été signalée.

Les variations régionales de la microstructure de matière blanche et du volume de matière grise chez les adolescents subbipolaires ont été détectées chez des adolescents de 14 ans avec 3 symptômes maniaques principaux et pas de diagnostic psychiatrique. Ces adolescents étaient scolarisés dans des collèges et n'avaient pas consulté pour des difficultés psychologiques. La bipolarité subsyndromique chez les adolescents était associée à des altérations de connectivité structurelles susceptibles d'affecter le développement de faisceaux de matière blanche et connectés aux zones de matière grise impliquées dans la régulation des émotions (figure 10.9).

Dépression subsyndromique et structure cérébrale à l'adolescence

La prévalence de la dépression subsyndromique à l'adolescence atteint 26 %. Elle est un facteur de risque pour le trouble dépressif caractérisé à l'âge adulte, avec un risque de 67 % d'évolution vers le syndrome dépressif complet. La dépression subsyndromique a été définie comme une période d'humeur dépressive, perte d'intérêt, ou irritabilité, avec au moins deux autres symptômes dépressifs, mais pas de diagnostic d'épisode dépressif caractérisé. Des variations du volume de substance grise et de substance blanche et de l'intégrité de la substance blanche ont été détectées chez les adolescents subdépressifs à 14 ans, dans les régions centrales du système de régulation de l'humeur. Des déficits fonctionnels ont été mesurés dans ces régions [20]. Surtout, le suivi de ces adolescents a montré que ces variations prédisaient un risque d'évolution vers un épisode dépressif caractérisé à 16 ans (figure 10.10).

En résumé, l'IRM révèle l'existence de déviations statistiques de la substance grise et de la microstructure de la substance blanche en développement chez des adolescents à risque de

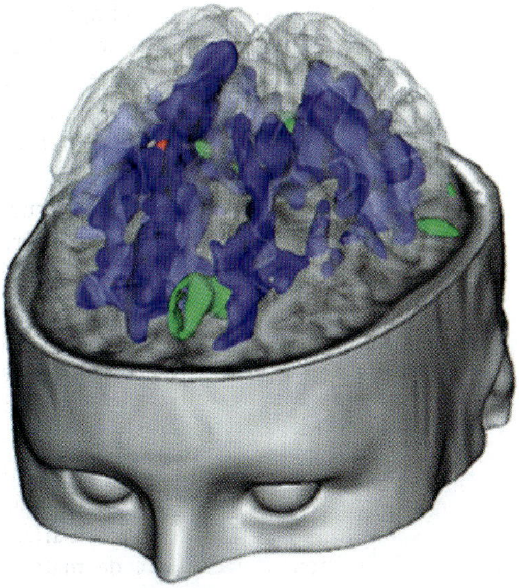

Figure 10.9 Symptômes subbipolaires (SBP) et structure du cerveau.
Par rapport aux témoins, les adolescents SBP âgés de 14 ans avaient une baisse des mesures de la microstructure (anisotropie fractionnelle) dans de nombreux faisceaux de matière blanche, en particulier dans le cingulum, les faisceaux uncinés, le corps calleux, les faisceaux longitudinal supérieur et inférieur bilatéralement, et les faisceaux corticospinaux. En outre, les adolescents SBP avaient une diminution des volumes de matière grise dans la région cingulaire antérieure.
Représentation en trois dimensions de cartes statistiques t projetées sur un maillage de cerveau. La couleur bleue indique les faisceaux de substance blanche où l'anisotropie fractionnelle est plus faible ($p < 0,05$ corrigé des comparaisons multiples) chez les adolescents SBP ; le vert indique les régions où le volume de matière grise est inférieur chez les adolescents SBP. *D'après M.-L. Paillère et al. [14].*

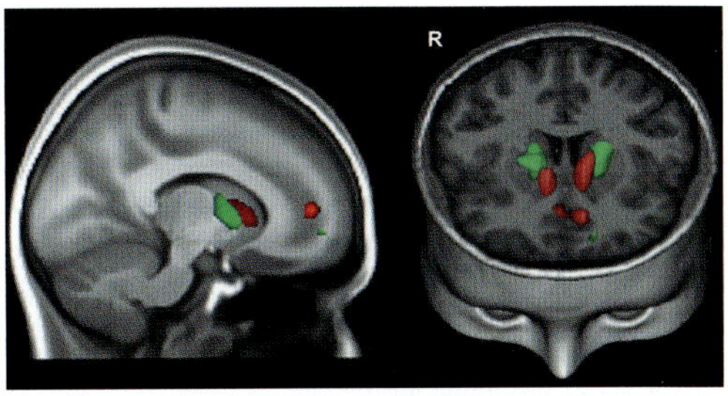

Figure 10.10 Dépression subsyndromique chez des collégiens « à risque » et volumétrie cérébrale.
Volumes cérébraux de 119 adolescents comparés à 461 adolescents contrôles. Régions chez les adolescents avec dépression subsyndromique (en rouge : têtes des noyaux caudés, cortex préfrontal médian et cingulaire antérieur) et de substance blanche (en vert : cingulaire droit et bras antérieur de la capsule interne). R = droite.
D'après H. Vulser et al. [21].

troubles affectifs, et suggère de nouveaux facteurs prédictifs précoces d'évolution vers un trouble de l'humeur.

Ces résultats fournissent une justification pour des stratégies de prévention ciblées. En effet, les variations cérébrales détectées chez les adolescents ayant des symptômes affectifs subsyndromiques confirment qu'une attention insuffisante est accordée à ces troubles chez les enfants et les adolescents, car ils interagissent avec le développement du cerveau. Ces adolescents constituent donc un groupe vulnérable.

Conclusion

Au cours des deux dernières décennies, l'imagerie cérébrale de patients a fait évoluer nos connaissances et contribué à de nouveaux modèles des troubles mentaux. Ainsi, les maladies psychiatriques caractérisées sont toutes associées à des modifications statistiquement significatives de la structure et/ou du fonctionnement du cerveau et ce, dès l'enfance. Par son caractère non invasif, l'imagerie apporte enfin à la pédopsychiatrie le moyen d'appréhender la physiopathologie des troubles psychiques au cours du développement. D'autre part, la synthèse des données acquises souligne l'implication de réseaux neuraux propres à chaque affection ou communs à plusieurs d'entre elles dès lors qu'elles présentent des similitudes cliniques ou cognitives et des phénomènes de comorbidité. Nous avons là également, à notre portée, une méthodologie pour affiner nos connaissances sur l'effet des traitements, fournir des informations utiles pour la logique de prescription et générer des modèles, sources d'innovations thérapeutiques. La recherche sur le pronostic ou la prévention est possible au travers d'études de cohortes. À côté de leur intérêt en recherche, ces découvertes contribuent à changer le regard porté sur ces affections et à déstigmatiser les patients et leur famille et ainsi, modifient déjà les prises en charge.

Références

[1] Bragulat V, Paillère-Martinot ML, Artiges E, et al. Dopaminergic function in depressed patients with affective flattening or with impulsivity : [18 F]fluoro-L-dopa positron emission tomography study with voxel-based analysis. Psychiatry Res 2007 ; 154 : 115-24.

[2] Cachia A, Paillère-Martinot ML, Galinowski A, et al. Cortical folding abnormalities in schizophrenia patients with resistant auditory hallucinations. Neuroimage 2008 ; 39 : 927-35.

[3] Chanraud S, Martelli C, Delain F, et al. Brain Morphometry and Cognitive Performance in Detoxified Alcohol-Dependents with Preserved Psychosocial Functioning. Neuropsychopharmacology 2007 ; 32 : 429-38.

[4] Chanraud S, Reynaud M, Wessa M, et al. Diffusion tensor tractography in mesencephalic bundles : relation to executive dysfunction in detoxified alcohol-dependent subjects. Neuropsychopharmacology 2009 ; 34 : 1223-32.

[5] Dehaene S, Artiges E, Naccache L, et al. Conscious and subliminal conflicts in normal subjects and patients with schizophrenia : the role of the anterior cingulate. Proc Natl Acad Sci U S A 2003 ; 100 : 13722-7.

[6] Houenou J, Wessa M, Douaud G, et al. Increased white matter connectivity in euthymic bipolar patients : diffusion tensor tractography between the subgenual cingulate and the amygdalo-hippocampal complex. Mol Psychiatry 2007 ; 12 : 1001-10.

[7] Hubl D, Koenig T, Strik W, et al. Pathways that make voices : white matter changes in auditory hallucinations. Arch Gen Psychiatry 2004 ; 61 : 658-68.

[8] Karila L, Leroy C, Dubol M, et al. Dopamine Transporter Correlates and Occupancy by Modafinil in Cocaine-Dependent Patients : A Controlled Study With High-Resolution PET and [11C]-PE2I. Neuropsychopharmacology. 2016 ; 41 : 2294-302.

[9] Leroy C, Comtat C, Trebossen R, et al. Assessment of 11C-PE2I binding to the neuronal dopamine transporter in humans with the high-spatial-resolution PET scanner HRRT. J Nucl Med 2007 ; 48 : 538-46.

[10] Mana S, Paillère ML, Martinot JL. Brain imaging findings in children and adolescents with mental disorders : A cross-sectional review. Eur Psychiatry 2010 ; 25 : 345-54.

[11] Martinot JL, Hardy P, Feline A, et al. Left prefrontal glucose hypometabolism in the depressed state : a confirmation. Am J Psychiatry 1990 ; 147 : 1313-7.

[12] Matthews SC, Strigo IA, Simmons AN, et al. Decreased functional coupling of the amygdala and supragenual cingulate is related to increased depression in unmedicated individuals with current major depressive disorder. J Affect Disord 2008 ; 111 : 13-20.

[13] Paillère Martinot ML, Galinowski A, Ringuenet D, et al. Influence of prefrontal target region on the efficacy of repetitive transcranial magnetic stimulation in patients with medication-resistant depression : a [(18)F]-fluorodeoxyglucose PET and MRI study. Int J Neuropsychopharmacol 2010 ; 13 : 45-59.

[14] Paillère Martinot ML, Lemaitre H, Artiges E, et al. IMAGEN consortium. White-matter microstructure and gray-matter volumes in adolescents with subthreshold bipolar symptoms. Mol Psychiatry 2014 ; 19 : 462-70.

[15] Paillère Martinot ML, Martinot JL, Ringuenet D, et al. Baseline brain metabolism in resistant depression and response to transcranial magnetic stimulation. Neuropsychopharmacology 2011 ; 36 : 2710-9.

[16] Penttilä J, Paillère-Martinot ML, Martinot JL, et al. Global and Temporal Cortical Folding in Patients With Early-Onset Schizophrenia. J Am Acad Child Adolesc Psychiatry 2008 ; 47 : 1125-32.

[17] Plaze M, Paillère-Martinot ML, Penttilä J, et al. "Where Do Auditory Hallucinations Come From?" A Brain Morphometry Study of Schizophrenia Patients With Inner or Outer Space Hallucinations. Schizophr Bull 2011 ; 37 : 212-21.

[18] Saitovitch A, Bargiacchi A, Chabane N, et al. Social cognition and the superior temporal sulcus : implications in autism. Revue Neurologique (Paris) 2012 ; 168 : 762-70.

[19] Stringaris A, Vidal-Ribas Belil P, Artiges E, et al. IMAGEN Consortium. The Brain's Response to Reward Anticipation and Depression in Adolescence : Dimensionality, Specificity, and Longitudinal Predictions in a Community-Based Sample. Am J Psychiatry 2015 ; 172 : 1215-23.

[20] Viard A, Flament MF, Artiges E, et al. Cognitive control in childhood-onset obsessive-compulsive disorder : a functional MRI study. Psychol Med 2005 ; 35 : 1007-17.

[21] Vulser H, Lemaitre H, Artiges E, et al. IMAGEN Consortium. Subthreshold depression and regional brain volumes in young community adolescents. J Am Acad Child Adolesc Psychiatry 2015 ; 54 : 832-40.

[22] Whelan R, Conrod PJ, Poline JB, et al. IMAGEN Consortium. Adolescent impulsivity phenotypes characterized by distinct brain networks. Nat Neurosci 2012 ; 15 : 920-5.

[23] Whelan R, Watts R, Orr CA, et al. IMAGEN Consortium. Neuropsychosocial profiles of current and future adolescent alcohol misusers. Nature 2014 ; 512 : 185-9.

[24] Xiberas X, Martinot JL, Mallet L, et al. Extrastriatal and striatal D (2) dopamine receptor blockade with haloperidol or new antipsychotic drugs in patients with schizophrenia. Br J Psychiatry 2001 ; 179 : 503-8.

[25] Zilbovicius M, Meresse I, Chabane N, et al. Autism, the superior temporal sulcus and social perception. Trends Neurosci 2006 ; 29 : 359-66.

10.4 Marqueurs biologiques

M.-F. Poirier, G. Martinez

La découverte quasi simultanée de l'efficacité des médicaments psychotropes dans les maladies mentales et de leurs effets biochimiques centraux a conduit à supposer l'existence d'anomalies biologiques, biochimiques caractérisant ces pathologies.

Schématiquement, l'approche biologique des pathologies mentales a tenté de trouver des marqueurs biologiques de la symptomatologie pouvant évoluer avec la maladie, ou bien témoigner d'une vulnérabilité constitutionnelle, pouvant être qualifiés de marqueurs « traits ». On a ainsi espéré pouvoir distinguer les différents sous-groupes de patients et, selon le profil biologique retrouvé, prédire la réponse à un médicament psychotrope d'action biochimique définie [1].

Une difficulté est de distinguer les marqueurs « états » des modifications induites par l'action pharmacologique propre des médicaments. Il a cependant été constaté des anomalies dans des sous-groupes de patients hétérogènes sur un plan clinique, c'est ce que nous allons résumer. Il s'agit donc de mettre en évidence des stigmates biologiques d'une symptomatologie, régressant avec elle, ou d'une vulnérabilité constitutionnelle ne disparaissant pas avec la guérison.

Marqueurs biochimiques

Devant l'impossibilité d'accéder *in vivo* aux structures cérébrales, les explorations biochimiques sont effectuées en périphérie, d'une part dans les liquides biologiques, liquide céphalorachidien, plasma, urines, d'autre part au niveau d'éléments figurés du sang considérés comme modèles neuronaux.

L'analyse dépend ainsi du contrôle que l'on peut exercer sur les facteurs extérieurs pouvant influencer les mesures effectuées. L'évaluation du fonctionnement neurobiologique central sur lequel interagissent les médicaments psychotropes fut et reste étroitement liée à l'évolution des techniques de dosages et des outils disponibles [13]. Leur progression au cours du temps a transformé la vision des effets biochimiques des médicaments psychotropes.

Plusieurs théories biologiques se sont succédé et coexistent actuellement. Schématiquement, les anomalies biologiques qui ont été recherchées dans un premier temps dans les troubles mentaux concernent :

- les monoamines cérébrales, leurs activités enzymatiques de synthèse et de dégradation et les neuropeptides ;
- la structure et la physiologie membranaire neuronale à l'origine des travaux explorant les récepteurs et les sites de liaison pour diverses substances ;
- les systèmes neuroendocriniens ;
- la répartition ionique et les mouvements hydro-électrolytiques.

La chronobiologie et l'immunomodulation sont venues ajouter à la complexité grandissante des théories neurobiologiques s'intéressant désormais plus aux interactions multiples existant aux différents niveaux d'organisation du système nerveux central.

Enfin, une troisième étape a permis une approche fonctionnelle à la fois cellulaire et systémique par la mesure dynamique d'une réponse biologique neurohormonale à une stimulation monoaminergique d'origine centrale.

Dans les dépressions [2, 13]

Des anomalies touchant la noradrénaline (NA), la sérotonine (5HT), mais aussi la dopamine (DA) et l'acide gamma aminobutyrique ont été décrites dans la dépression [13]. Pendant des années, la théorie catécholaminergique des dépressions a dominé la recherche. À l'hypofonctionnement avancé dans un premier temps, a succédé l'hypothèse inverse d'un hyperfonctionnement catécholaminergique. Le méthylhydroxyphényl glycol (MHPG) et le dihydroxyphenyléthylène glycol (DOPEG), catabolites de la NA, ont été les index de l'activité noradrénergique, leur exploration montrant des taux diminués chez les patients déprimés.

Un peu plus tard et en parallèle s'est développée la théorie sérotoninergique des dépressions en référence à l'activité des antidépresseurs sur le système 5HT. De nombreux dosages de l'acide 5-hydroxy-indole acétique (5-HIAA) ont été effectués notamment dans le liquide céphalorachidien (LCR) permettant d'identifier une population de patients dont les taux sont nettement diminués.

L'acide homovanillique (HVA), principal catabolite de la dopamine, a aussi été dosé dans le LCR, en mesurant son accumulation sous probénécide. Dans certaines études, ses taux sont abaissés chez les patients déprimés.

Plusieurs études ont retrouvé des taux de glutamate altérés dans le plasma, le sérum et le LCR de sujets ayant un trouble de l'humeur avec, en particulier, une augmentation des taux de glutamate et une diminution du ratio glutamine/glutamate dans le plasma des patients déprimés [10]. Si une première étude post-mortem n'a révélé aucune différence significative dans le cortex frontal, d'autres, plus récentes, ont montré des augmentations significatives des niveaux de glutamate dans le cortex frontal et le cortex préfrontal dorsolatéral des patients déprimés et bipolaires [6]. Sur le plan structural, plusieurs études ont montré des modifications du volume des zones cérébrales dans lesquelles les neurones glutamatergiques sont prédominants, comme dans l'hippocampe, l'amygdale et les régions corticales telles que le cortex préfrontal [4].

Les résultats des techniques de liaison sur des récepteurs périphériques à l'aide d'éléments marqués sont assez décevants. Le nombre de récepteurs a2 plaquettaires serait élevé chez certains patients unipolaires lorsque le ligand utilisé est un agoniste. Le nombre maximal de sites de liaison à l'imipramine tritiée (IMI), sites modulateurs de la capture de sérotonine, serait diminué chez certains déprimés. Le nombre de sites de liaison 5HT2 plaquettaires serait élevé chez une partie des déprimés.

L'hypothèse chronobiologique des dépressions considère qu'il existe une désynchronisation des rythmes biologiques entre eux : cortisol, température voire mélatonine. L'intérêt est qu'elle disparaîtrait avec la guérison. La question est de savoir si cette désorganisation des rythmes rend l'organisme vulnérable envers la dépression, ou si elle résulte du trouble de l'humeur.

L'implication de l'axe hypothalamo-hypophysaire dans les dépressions peut se résumer ainsi chez certains déprimés :

- émoussement de la réponse de l'ACTH (*Adrenocorticotropic Hormone*) à l'administration de CRF (*Corticotropin-Releasing Factor*) ;
- diminution de la réponse de la prolactine et de la réponse de la TSH (*Thyroid Stimulating Hormone*) à l'administration de TRH (*Thyrotropin-Releasing Hormone*).

De plus, des concentrations augmentées de CRF ont été trouvées dans la dépression. De tels résultats concordent avec le constat d'une augmentation du cortisol plasmatique et urinaire et de son insensibilité à la dexaméthasone dans certaines dépressions. Ils suggèrent qu'une sécrétion accrue de CRF entraîne une désensibilisation des récepteurs hypophysaires au CRF.

L'hypothèse selon laquelle une hypercatécholaminergie serait à l'origine de l'hypersécrétion de CRF réconcilierait ces deux théories, chacune représentant deux niveaux différents d'une même chaîne.

Dans la schizophrénie

À l'heure actuelle, il n'existe pas de marqueur biologique périphérique, c'est-à-dire un indice mesurable de façon fiable, dont les valeurs se répartissent différemment entre les patients schizophrènes et les sujets témoins, qui reste stable au cours du temps, se retrouve dans les familles des patients et qui soit lié à l'apparition de troubles psychotiques chez les enfants à risque de ces patients.

Neurotransmetteurs

L'hypothèse dopaminergique reste au centre des travaux consacrés à la schizophrénie [8, 12]. L'étude de la dopamine chez l'homme est réalisée notamment par le dosage de son catabolite, l'acide homovanillique, dans le liquide céphalorachidien et dans le plasma dont 20 % environ seraient d'origine centrale. Sous l'effet des neuroleptiques, l'augmentation initiale des taux plasmatiques a été corrélée avec la réponse au traitement. Cet indice biochimique aurait une valeur prédictive. Ces variations se trouvent avec les neuroleptiques atypiques. Leur mécanisme est moins exclusivement dopaminergique, mais l'équilibre entre les indices dopaminergiques et sérotoninergiques semblerait plus pertinent avec ces nouveaux composés antipsychotiques. Cependant, on ne dispose pas d'indices périphériques fiables pour l'étude du système sérotoninergique (5HT) chez l'homme. L'hyperactivité noradrénergique (NA) au cours des phases productives de la maladie et l'implication de divers neuropeptides (comme la cholécystokinine ou CCK) sont également évoquées mais ont donné lieu à moins de travaux. L'activité NA pourrait augmenter en phase aiguë. Les acides aminés excitateurs interagissent avec l'activité de la dopamine. Le complexe NMDA dont le L-glutamate [5] est l'agoniste le plus connu et le plus étudié, notamment en raison du rôle thérapeutique de la glycine.

Neuroendocrinologie

On sait que la DA augmente l'hormone de croissance (GH) et diminue la prolactine. Ces deux hormones ont donné lieu au plus grand nombre de travaux dans la schizophrénie.

Ainsi, après stimulation de la prolactine par un agoniste DA, la bromocriptine, chez un patient donné, l'halopéridol administré à doses progressives bloque à une dose précise et spécifique l'augmentation induite de prolactine. On pourrait ainsi déterminer la dose efficace de neuroleptique la moins susceptible d'entraîner des effets secondaires.

Immunologie

Des arguments épidémiologiques (davantage de schizophrènes naissent à la fin de l'hiver et au début du printemps, l'incidence de la maladie augmente lorsque la grossesse du futur patient s'est déroulée en période d'épidémie virale) ont conduit à une hypothèse virale de la schizophrénie, notamment chez les auteurs britanniques. Un dérèglement de «l'auto-immunité» pourrait également jouer un rôle comme le suggèrent des travaux portant sur les interleukines et les autoanticorps naturels.

Depuis D.R. Weinberger (1987), l'ensemble de ces données biologiques, souvent discordantes ou disparates, sont considérées dans une perspective neurodéveloppementale, selon laquelle les bases neurobiologiques de la schizophrénie résulteraient d'une organisation cellulaire et anatomique anormale au cours de certaines étapes déterminantes de la maturation cérébrale [17].

Marqueurs biologiques d'une origine organique des troubles

En présence d'un patient présentant des manifestations anxieuses, thymiques ou des troubles psychotiques, une origine organique ou somatique de ces troubles doit soigneusement être éliminée. Lorsqu'un facteur organique est identifié comme pouvant contribuer aux troubles psychiques présentés, le diagnostic du patient est en faveur d'une étiologie somatique. La découverte d'une cause organique devant un tableau psychiatrique a d'importantes implications notamment pour décider de la thérapeutique des symptômes présentés, la plus appropriée étant une intervention thérapeutique centrée sur le problème médical à l'origine des troubles. Ainsi, tous les examens de laboratoire vont aider au diagnostic de la pathologie somatique.

Un autre type d'examen de laboratoire essentiel dans le suivi des patients est celui concernant la détection de substances toxiques ou de médicaments absorbés par un certain nombre de patients, qui pourrait expliquer un certain nombre de manifestations psychopathologiques présentées.

Dans les troubles endocriniens

Les troubles de l'humeur secondaires à une pathologique somatique ne sont pas rares. Il est fréquent au cours d'une maladie virale d'observer une phase dépressive de quelques jours ou de quelques semaines. De même, des troubles thymiques en relation avec une endocrinopathie telle que l'hypothyroïdie peut présenter toutes les caractéristiques d'un tableau sévère. Il s'agit d'une cause médicale assez fréquente de dépression. De manière plus générale, hyperthyroïdie et hypothyroïdie peuvent être à l'origine d'un grand nombre de troubles psychiatriques d'expression diverse tels qu'anxiété, dépression et psychose. Parmi les tests de routine que rendent nécessaires de tels tableaux, ceux concernant le fonctionnement thyroïdien les plus usuels sont le dosage de la TSH, de la thyroxine sérique (T4), de la triodothyronine sérique (T3), de la T4 libre et l'index de thyroxine libre. Les autres mesures thyroïdiennes intéressantes incluent le dosage des anticorps antithyroïdiens et la réalisation d'un test de stimulation de la TSH par l'hormone thyréotrope.

Une pathologie surrénalienne peut être associée à des troubles psychiatriques comme la dépression, les psychoses, l'anxiété, etc. Des taux abaissés de cortisol plasmatique sont constatés dans la maladie d'Addison et des taux élevés de cortisol plasmatique sont observés dans le syndrome de Cushing. De même, cet hypercortisolisme peut être mis en évidence par des dosages dans les urines.

D'autres examens qui sont plus du ressort de la recherche, réalisés dans les dépressions caractérisées, ont pu montrer une altération de la variation circadienne normale du cortisol plasmatique ainsi qu'un échappement des taux de cortisol sérique lors du freinage par l'administration de dexaméthasone (DST).

Chez les patients atteints de phéochromocytome, des attaques de panique avec symptômes somatiques et une anxiété massive peuvent être au premier plan ; cette maladie peut nécessiter la réalisation d'un certain nombre de tests biologiques comme l'excrétion dans les urines de 24 heures, des concentrations de catécholamines et de leurs métabolites, c'est-à-dire noradrénaline, dopamine et acide vanillylmandélique ; ces dosages peuvent être réalisés dans le plasma.

Dans les maladies métaboliques

Certaines maladies héréditaires du métabolisme peuvent s'exprimer tardivement, et parfois se révéler par une symptomatologie psychiatrique dans un premier temps, au premier plan, voire exclusivement [3, 11, 15, 16].

Durant les accès aigus de porphyrie intermittente, des troubles psychotiques peuvent être observés en l'absence de signes physiques de la maladie. Durant ces épisodes, il faut rechercher dans les urines une élévation de l'uroporphyrine, du porphobilinogène et de l'acide delta-aminolévulinique. Une réduction des concentrations érythrocytaires d'uroporphyrinogène-1-synthétase peut être observée en période de rémission et faciliter le diagnostic.

Le mécanisme commun aux troubles du cycle de l'urée est le déficit d'une des six enzymes impliquées dans l'élimination des excès d'azote *via* la détoxification de l'ammoniaque en urée. Il en résulte donc une hyperammoniémie. Ils peuvent se révéler spontanément ou suite à une surcharge protidique ou à certains traitements.

Les symptômes psychiatriques sont au second rang de fréquence, avec les manifestations hépato-gastro-intestinales, et après les signes neurologiques. Ils seraient en lien avec l'hyperglutaminémie causée dans le système nerveux central par l'hyperammoniémie.

L'homocystéinémie peut résulter d'un déficit de fonction de MTHFR (méthylène tétrahydrofolate-réductase) ou du métabolisme de la cobolamine. Les répercussions découlant du défaut de reméthylation de l'homocystéine qui en résulte sont multiples : conséquences vasculaires de l'hyperhomocystéinémie, perturbation de la synthèse protéique, redistribution des métabolites du folate affectant la synthèse des purines et pyrimidines. L'association entre le déficit en MTHFR et la psychose est bien démontrée. Le variant C677T du gène *MTHFR* correspond à une forme thermolabile de l'enzyme dont la fonction est réduite de 35 %. Ce variant a pu être associé à une augmentation du risque de schizophrénie [9] et de dépression [7]. La supplémentation en vitamine B12 et folates constitue un traitement simple et efficace.

L'homocystinurie se traduit aussi par une accumulation d'homocystéine, mais aussi de méthionine : elle est due à un déficit en cystationine-bêta-synthase. Cette accumulation altère le relargage des monoamines. Les manifestations psychiatriques touchent la moitié des sujets atteints. Des cas isolés de tableaux psychotiques ont été décrits. On retrouve plus fréquemment des troubles du comportement des symptômes dépressifs et obsessionnels-compulsifs.

La maladie de Wilson est caractérisée par une accumulation de cuivre, principalement dans le foie et le système nerveux. Elle résulte d'une mutation d'un gène transporteur de métaux lourds. Des formes neurologiques s'expriment plus volontiers chez l'adolescent et l'adulte, et s'accompagnent fréquemment de symptômes psychiatriques. La moitié des patients seraient concernés par ces manifestations psychiatriques qui restent parfois isolées. Il peut s'agir de modifications du comportement ou de la personnalité, de troubles de l'humeur (en particulier dépression) ou plus rarement d'allure schizophrénique, et d'altérations cognitives.

La xanthomatose cérébrotendineuse résulte d'une anomalie de la synthèse des acides biliaires (SAB) conduisant à des dépôts de cholestérol et de cholestanol, touchant aussi bien la substance blanche que la substance grise. Les xanthomes cérébraux d'expression neurologique surviennent à l'âge adulte. Des manifestations psychiatriques peuvent être au premier plan : hallucinations auditives, idées délirantes, catatonie, comportement agressif, dépression et déclin cognitif.

La maladie de Niemann-Pick C est due à anomalie du transport intracellulaire du cholestérol exogène (LDL), avec accumulation lysosomale de cholestérol non estérifié.

Les présentations cliniques sont variables selon l'âge d'apparition, la paralysie supranucléaire verticale du regard est un signe d'orientation important. Les manifestations psychiatriques isolées représenteraient 25 à 40 % des cas débutant à l'âge adulte. Il s'agit alors de tableaux d'allure schizophrénique. Un déclin cognitif, touchant les fonctions exécutives et la mémoire, est fréquemment associé à ces formes.

Dans les pathologies infectieuses

Parmi les maladies infectieuses, il n'est pas rare d'observer un certain nombre de troubles psychiques. Ces pathologies infectieuses devront être recherchées par des tests sanguins spécifiques. Les bilans biologiques permettant de diagnostiquer une hépatite virale, une infection VIH (virus de l'immunodéficience humaine) et la syphilis doivent être réalisés. Le VDRL test (*Veneral Disease Research Laboratory*) est celui réalisé le plus communément pour détecter une syphilis. La positivité de ce test doit entraîner une recherche d'anticorps du tréponème; devant un tableau de détérioration mentale, ces dosages devront être effectués dans le liquide céphalorachidien.

D'autres pathologies infectieuses comportent des atteintes cérébrales et peuvent donc s'accompagner de manifestations neuropsychiatriques (cryptococcose, syphilis, encéphalite de Creutzfeldt-Jakob, etc.).

La maladie de Lyme (spirochétose à *Borrelia*) est mutifocale, avec en particulier des atteintes possibles du système nerveux central. La prévalence des troubles dépressifs associés à cette affection est estimée, selon les auteurs, entre 26 et 66 %, et de nombreux autres troubles psychiatriques peuvent être également associés : démences, trouble bipolaire, anorexie mentale, troubles obsessionnels compulsifs, etc.

Les maladies du collagène vasculaire, particulièrement le lupus érythémateux disséminé et la périarthrite, sont fréquemment associées à des états psychotiques. La recherche d'anticorps antinucléaires sériques doit être effectuée de même que les anticorps antidéoxyribonucléiques de l'ADN. Il faut retenir que les phénothiazines peuvent donner des résultats faussement positifs dans ces tests.

Recherche de toxiques et dosages de médicaments

Lorsque survient un tableau psychotique mal élucidé, il est maintenant recommandé de réaliser un certain nombre de dosages de laboratoire et notamment une recherche de toxiques dans les urines. Ceci concerne bien sûr les patients suspectés d'être abuseurs de substances illicites mais aussi la mise en évidence de la prise de médicaments pouvant avoir des propriétés psychodysleptiques.

Différentes intoxications peuvent être responsables de manifestations psychiques et les toxiques en cause doivent être recherchés dans les milieux biologiques. Une intoxication au monoxyde de carbone méconnue peut être à l'origine de tableaux d'agitation d'allure hypomaniaque; certaines intoxications par les solvants donnent des tableaux d'ivresse aiguë avec des états d'excitation et d'euphorie. Enfin, les dosages de tous les toxiques, notamment hallucinogènes, comme ceux de l'alcool pourront aider au diagnostic.

N'oublions pas que les substances illégales ne sont pas les seuls composés concernés; des médicaments peuvent produire des distorsions perceptives. Ces effets concernent de nombreuses classes de médicaments (encadré 10.1).

Leur détection dans le plasma ou les urines peut être utile devant un tableau psychiatrique inexpliqué.

Le monitoring des concentrations plasmatiques des médicaments peut être utile pour attester des fourchettes thérapeutiques, lorsqu'elles existent, et surtout de certains phénomènes d'interaction médicamenteuse, voire de manifestations toxiques du ou des médicaments.

ENCADRÉ 10.1

Médicaments susceptibles d'induire distorsions perceptives et syndromes d'excitation

- Corticoïdes
- Procaïnate de pénicilline
- Lidocaïne
- Traitements de maladie de Parkinson
  - L-dopa
  - amantadine
  - piribédil
  - bromocriptine
  - anticholinergiques
- Méthysergide
- Anticancéreux : ifosfamide
- Digoxine
- Digitaliques
- Quinidine
- Dérivés opiacés
- Cimétidine
- Pindolol
- Propranolol
- Primidone
- Furosémide
- Sulphonamides
- Acide nalidixique
- Salicylates

Une source de variation de la biodisponibilité du médicament est l'existence de phénotypes différents du métabolisme hépatique conduisant à distinguer des sujets métaboliseurs rapides et des métaboliseurs lents; les tests d'hydroxylation de la débrisoquine ou de la spartéine ou du dextromorphan sont encore utilisés, bien que les techniques de génotypages des différents cytochromes hépatiques commencent à se développer.

Une surveillance de la tolérance biologique des traitements psychotropes est parfois nécessaire chez les sujets à risque. Les examens de laboratoires requis concernent principalement la fonction hépatique et la fonction rénale, la formule sanguine pour certains médicaments comme la clozapine [14].

Conclusion

Nous devons admettre qu'il n'existe pas, à l'heure actuelle, de marqueurs biochimiques des maladies mentales utilisables en pratique courante comme c'est le cas pour les maladies somatiques.

Aucune des hypothèses générées à partir du modèle neurobiologique n'a été définitivement établie. En fait, il est apparu que des anomalies des systèmes monoaminergiques pouvaient être objectivées dans certains sous-groupes de malades mais on sait actuellement que ces perturbations peuvent rendre compte d'une série de facteurs qui ne sont pas encore totalement identifiés et qui sont liés au milieu, aux conditions de vie, aux traitements antérieurs, à l'état physiologique du sujet.

En revanche, un certain nombre de dosages biologiques peuvent aider à découvrir la cause organique d'un tableau psychiatrique inexpliqué.

Références

[1] Ahmed S, Mozley D, Potter Z. Biomarkers in Psychotropic Drug Development. Am J Geriatr Psychiatry 2002; 10 : 678-86.

[2] Avissar S, Schreiber G. Toward molecular diagnostics of mood disorders in psychiatry. Trends Mol Med 2002; 8 : 294-300.

[3] Bonnot O, Herrera PM, Tordjman S, et al. Secondary psychosis induced by metabolic disorders. Front Neurosci 2015; 9 : 177.

[4] Bora E, Harrison BJ, Davey CG, et al. Meta-analysis of volumetric abnormalities in cortico-striatal-pallidal-thalamic circuits in major depressive disorder. Psychol Med 2012; 42 : 671-81.

[5] Carlsson A, Waters N, Holm-Waters S, et al. Interactions between monoamines, glutamate, and GABA in schizophrenia : new evidence. Annu Rev Pharmacol Toxicol 2001; 41 : 237-60.

[6] Hashimoto K, Sawa A, Iyo M. Increased levels of glutamate in brains from patients with mood disorders. Biol Psychiatry 2007; 62 : 1310-6.

[7] Lewis SJ, Lawlor DA, Davey Smith G, et al. The thermolabile variant of MTHFR is associated with depression in the British Women's Heart and Health Study and a meta-analysis. Mol Psychiatry 2006; 11 : 352-60.

[8] Lieberman JA, Koreen AR. Neurochemistry and neuroendocrinology of schizophrenia a selective review. Schizophr Bull 1993; 19 : 371-429.

[9] Muntjewerff JW, Kahn RS, Blom HJ, et al. Homocysteine, methylenetetrahydrofolate reductase and risk of schizophrenia : a meta-analysis. Mol Psychiatry 2006; 11 : 143-9.

[10] Musazzi L, Treccani G, Mallei A, et al. The action of antidepressants on the glutamate system : regulation of glutamate release and glutamate receptors. Biol Psychiatry 2013; 73 : 1180-8.

[11] Nia S. Psychiatric signs and symptoms in treatable inborn errors of metabolism. J Neurol 2014; 261 : S559-68.

[12] Poirier MF. Apport de la biologie dans les psychoses aiguës. Encéphale 1999; Sp III : 33-9.
[13] Poirier MF. Théories psychobiologiques. In : Olié JP, Poirier MF, Lôo H, editors. Les maladies dépressives. Paris : Médecine Science Flammarion; 2003. p. 413-25.
[14] Rosse RB, Deutsch LH, Deutsch SI. Medical Assessment and Laboratory Testing in Psychiatry. In : Sadock BJ, Sadock VA, editors. Comprehensive Textbook of Psychiatry, 7th ed. vol. 1. Philadelphia : Lippincott Williams and Wilkins; 2000. p. 732-55.
[15] Sedel F, Baumann N, Turpin JC, et al. Psychiatric manifestations revealing inborn errors of metabolism in adolescents and adults. J Inherit Metab Dis 2007; 30 : 631-41.
[16] Walterfang M, Bonnot O, Mocellin R, et al. The neuropsychiatry of inborn errors of metabolism. J Inherit Metab Dis 2013; 36 : 687-702.
[17] Weinberger DR, Lipska BK. Cortical maldevelopment, antipsychotic drugs, and schizophrenia : a search for common ground. Schizophr Res 1995; 16 : 87-110.

Partie III

Psychopathologie

Troubles anxieux

Chapitre 11

Coordonné par J.-P. Boulenger

11.1 De la névrose aux troubles anxieux

J.-P. Boulenger

Introduit en 1769, par le médecin écossais William Cullen, le concept de «névrose» recouvrait à cette époque un ensemble de maladies touchant le système nerveux et dites «générales» (par opposition aux maladies «locales») caractérisées par l'absence de cause lésionnelle ou de fièvre. C'est de ce vaste ensemble rassemblant des maladies aussi diverses que l'épilepsie, la maladie de Parkinson, la chorée, l'hystérie ou l'hypocondrie, que les cliniciens de la fin du XIXe siècle firent progressivement émerger le domaine des troubles neurologiques, amorçant ainsi le processus d'autonomisation de cette spécialité qui, en 1894, devait se matérialiser par la transformation du «Congrès de médecine mentale» en «Congrès des médecins aliénistes et neurologistes de France et des pays de langue française». Au cours de cette seconde moitié du XIXe siècle, d'autres cliniciens tels que B.A. Morel, C. Westphal, H. Legrand du Saulle, A. Pitres et E. Régis, E. Brissaud, G.M. Beard et bien d'autres avaient déjà isolé de façon très pertinente les grands syndromes psychiatriques figurant actuellement dans nos classifications des troubles anxieux. Parmi ces cliniciens brillants, J.M. Charcot, en mettant en évidence les caractéristiques des crises hystériques et leur sensibilité à la suggestion hypnotique, ouvrait l'ère d'une compréhension psychodynamique de ces troubles. S. Freud, qui fut son élève à la Salpêtrière proposait, dès 1896, d'opposer aux névroses proprement dites (neurasthénie et névrose d'angoisse) liées à des causes «actuelles», les «psychonévroses» (hystérie et névrose obsessionnelle) liées à des traumatismes remontant à l'enfance, l'ensemble de ces troubles répondant à des conflits intrapsychiques et à des mécanismes de défense inconscients. Il est intéressant de noter qu'à la même époque Janet opposait quant à lui l'hystérie – liée à un rétrécissement du champ de conscience – à la psychasthénie – liée à une diminution de la tension psychologique – dans une perspective couvrant le même spectre clinique que celui des théories psychodynamiques de Freud mais préfigurant déjà les approches cognitives et comportementales de ces pathologies. Au XXe siècle le développement très important des théories psychanalytiques dans tout le champ des sciences humaines explique certainement que la conception de Freud ait largement éclipsé celle de Janet, la notion de «névrose» du père de la psychanalyse s'imposant alors largement dans la littérature psychiatrique. Il est important, à ce stade, de comprendre que ce concept de «névrose» recouvrait alors trois domaines distincts :

- une hypothèse théorique, celle du rôle étiologique de conflits inconscients;
- la description de facteurs psychopathologiques spécifiques manifestés par des mécanismes de défense et des traits de personnalité caractéristiques;
- la description clinique de syndromes couvrant le champ de l'hystérie et les troubles anxiophobiques ou obsessionnels.

De ces trois domaines, c'est au troisième seulement que font référence les classifications utilisées en ce début du XXIe siècle, que ce soit celle de l'OMS (CIM) ou celle de l'Association américaine de psychiatrie (DSM); dans la 3e version de cette dernière, publiée en 1980, le terme de névrose a en effet disparu de la nomenclature au profit d'une nosographie purement descriptive de ces troubles, supposée être débarrassée de tout *a priori* théorique et recouvrant le champ des troubles anxieux décrits dans les sections de ce chapitre (tableau 11.1).

Au cours des 20 dernières années, le développement des recherches cliniques, épidémiologiques, psychopharmacologiques et psychothérapiques (en particulier dans le domaine des thérapies cognitives et comportementales) a permis de mieux préciser les caractéristiques et le traitement des entités ainsi isolées (trouble panique, phobies simples et sociales, anxiété généralisée, troubles obsessifs-compulsifs, pathologies post-traumatiques), d'évaluer leur fréquence et leur impact socio-économique, de réaliser la comorbidité importante existant non seulement entre ces troubles anxieux mais aussi celle liant ces derniers à la dépression et, enfin, de réaliser les liens potentiels existant entre ces troubles anxiodépressifs et les affections médicales, notamment cardiovasculaires. Paradoxalement, c'est ce morcellement nosographique introduit par le DSM qui a aussi permis d'appréhender de manière plus scientifique les facteurs étiopathogéniques communs à la dépression et à nombre de ces troubles anxieux, revenant ainsi aux concepts plus unificateurs de la fin du XIXe siècle : psychonévrose et psychasthénie. L'extrême fréquence des comorbidités, l'effet thérapeutique commun des antidépresseurs, l'existence de facteurs de vulnérabilité génétique et celle de traits de personnalité (comme le « névrosisme ») prédisposant aux deux types de trouble contribuent en effet à cette évolution, encore renforcée par la progression constante des connaissances sur le fonctionnement des structures cérébrales liée aux progrès des neurosciences fondamentales et de l'imagerie cérébrale fonctionnelle. Dans ce sens, certains auteurs comme Tyrer militent pour le retour en grâce d'un « syndrome névrotique général » arguant avec justesse du fait que quel que soit le diagnostic DSM initial de ces patients, les mesures thérapeutiques démontrées efficaces dans ces troubles émotionnels sont le plus souvent similaires (antidépresseurs, thérapies cognitivo-comportementales) et que leur évolution est avant tout liée à des facteurs non diagnostiques : importance des comorbidités, fréquence des récidives, intensité des symptômes anxieux ou dépressifs, présence d'attaques de panique (tableau 11.2). D'autres travaux, comme ceux de Wittchen, suggèrent que les troubles anxieux sont un facteur de risque important pour la survenue ultérieure d'états dépressifs majeurs et plusieurs études récentes démontrent d'ailleurs le rôle préventif d'un traitement adéquat de ces troubles sur la survenue ultérieure de complications dépressives.

Sans méconnaître ces remarques préliminaires, et notamment l'importance de la comorbidité, ce chapitre suivra néanmoins pour plus de clarté les subdivisions de la nosographie actuelle, car celle-ci est dorénavant utilisée dans toutes les recherches concernant ces pathologies et notamment dans tous les essais cliniques réalisés en

Tableau 11.1 De la névrose aux troubles anxieux : diversité des facteurs recouverts par ces concepts.

Époque	Concept	Définition
XVIIIe siècle	William Cullen Névroses	Tout trouble du système nerveux non lié à une cause locale, une lésion ou une fièvre
XIXe siècle	Sigmund Freud Psychonévroses	Troubles liés à des conflits intrapsychiques inconscients Traits de personnalité et mécanismes de défense spécifiques Associent hystérie, troubles obsessionnels et anxiophobiques
XIXe siècle	Pierre Janet Psychasthénie	Troubles liés à une diminution de la tension psychologique Associe troubles obsessionnels et anxiophobiques Distincte de l'hystérie
XXe siècle	DSM/CIM Troubles anxieux	Troubles dont les causes ne sont pas encore clairement définies Isolent différents syndromes en fonction de leur expression clinique
XXIe siècle	Peter Tyrer Syndrome névrotique général	Vulnérabilité liée à des traits de personnalité spécifiques Associe dépression, dysthymie, anxiété généralisée et trouble panique

Tableau 11.2 Les troubles anxieux : caractéristiques générales.

Fréquence	Prévalence de 15 à 20 % sur la vie entière dans la population générale, 25 à 35 % en médecine générale
Conséquences	Coût plus élevé pour le système de santé que ceux de la dépression ou de la schizophrénie
Comorbidité	Fréquente entre les troubles anxieux (40–60 %) et avec la dépression (50–70 %)
Facteur de risque	Prédominance féminine : 2/3
Complications	Invalidité liée à l'évitement phobique, à la sévérité des compulsions ou aux dépressions associées ; abus et dépendance à l'alcool
Facteurs pronostiques	Nombre des comorbidités ; intensité des symptômes ; fréquence des récidives ; trouble de personnalité
Étiopathogénie	Facteurs génétiques (sérotonine) Traits de personnalité (névrosisme) Rôle des événements de vie

psychiatrie, qu'ils concernent leur traitement pharmacologique ou psychothérapique. Seront donc abordés successivement dans ce chapitre :

- les troubles de l'adaptation, forme de transition entre l'anxiété normale, adaptative, et l'anxiété pathologique et dont la caractéristique est d'être liée à la survenue d'événements « stressants » ; ces troubles figurent à présent dans une catégorie distincte du DSM-5 avec les pathologies anxieuses post-traumatiques définies comme les précédentes par leur étiologie, mais secondaires à des événements traumatiques majeurs ;
- le trouble panique, centré sur la survenue brutale d'épisodes d'anxiété aigus ou crises d'angoisse, la répétition de ces épisodes, qualifiés également d'attaques de panique, entraînant progressivement chez ces patients un état d'anxiété chronique souvent associé à l'agoraphobie ;
- les troubles phobiques, particulièrement fréquents, et qui vont des phobies simples sans conséquences pathologiques jusqu'à des états invalidants comme les phobies sociales ;
- l'anxiété généralisée, trouble anxieux chronique fréquent et de mieux en mieux caractérisé, générateur de troubles fonctionnels variés et souvent associés à la dépression ;
- le trouble obsessionnel-compulsif, plus rare, mais dont les formes graves peuvent atteindre une telle ampleur qu'elles justifient parfois l'indication d'interventions neurochirurgicales. Les progrès majeurs des connaissances concernant les systèmes fonctionnels impliqués dans ces troubles ont amené le DSM-5 à l'isoler des autres troubles anxieux au sein d'une catégorie spécifique ;
- les troubles dissociatifs, eux aussi distincts des troubles anxieux dans le DSM mais s'y rattachant par leur symptomatologie et leur étiologie fréquemment traumatique.

La description de la pathologie anxieuse ne saurait cependant être complète sans y inclure celle des troubles de la personnalité qui y sont fréquemment associés et qui en représentent à la fois un facteur de prédisposition et un facteur pronostique péjoratif. C'est notamment le cas des troubles appartenant au cluster C du DSM : personnalité évitante, personnalité dépendante et personnalité obsessive-compulsive. Ces troubles de personnalité ou certains traits rassemblés par H. Eysenck dans les années cinquante sous le nom de « névrosisme » (labilité émotionnelle, introversion) sont fréquemment retrouvés dans les antécédents des patients souffrant de troubles anxieux, de même que des manifestations traduisant déjà une vulnérabilité anxieuse dans l'enfance (phobie scolaire, anxiété de séparation) ou une histoire de troubles fonctionnels inexpliqués (douleurs, troubles digestifs, spasmophilie, insomnie) liés aux composantes somatiques habituelles de l'anxiété. Cependant, contrairement à une idée largement répandue, aucun de ces facteurs psychopathologiques n'est spécifique d'un trouble anxieux donné, une anxiété de séparation dans l'enfance ou une personnalité obsessive-compulsive pouvant par exemple aussi bien représenter un facteur de risque ultérieur pour le trouble panique ou pour le TOC que pour l'anxiété généralisée, les troubles phobiques ou la dépression.

Lectures de référence

André C. Psychologie de la peur. Paris : Odile Jacob ; 2004.
Andrews G, Creamer M, Crino R, et al. The treatment of anxiety disorders. Clinician's guide and patient manuals. 2nd ed. Cambridge : Cambridge University Press ; 2002.
Barlow DH. Anxiety and its disorders. The nature of anxiety and panic. 2nd ed. New York : Guilford Publications ; 2004.
Boulenger JP, Lépine JP. Les troubles anxieux. Paris : Lavoisier ; 2014.
Clark DA, Beck AT. Cognitive therapy of anxiety disorders. Londres : Guilford Press ; 2010.
Craske MG. Origins of phobias and anxiety disorders : why more women than men ? Amsterdam : Elsevier ; 2003.
Klein DF, Rabkin JG. Anxiety : new research and changing concepts. New York : Raven Press ; 1981.
Ladouceur R, Marchand A, Boisvert JM. Les troubles anxieux. Approche cognitive et comportementale. Paris : Masson ; 1999.
Ledoux J. Le cerveau des émotions. Paris : Odile Jacob ; 2005.
Marks I. Fears, phobias and rituals. Panic, anxiety and their disorders. Oxford : Oxford University Press ; 1987.
Sirois F. Les névroses. Sainte-Foy (Québec) : Le griffon d'argile ; 1999.
Starcevic V. Anxiety disorders in adults. Oxford : Oxford University Press ; 2005.
Tyrer P. Anxiety : a multidisciplinary review. London : Imperial College Press ; 1999.

11.2 Troubles liés à des traumatismes ou à des facteurs de stress

F. Ferreri, P. Birmes

Troubles de l'adaptation

Introduction – Historique

« Stress » est un mot de la langue anglaise courante, son origine vient du latin *stringere* : rendre raide, serrer, qui a donné naissance à étreindre. La plus ancienne mention de l'anxiété, « état d'esprit dont tous les humains souhaitent se débarrasser », est attribuée à Ali Ibn Hazm de Cordoue, philosophe et homme de lettres du XIe siècle [20]. Au XVIIe siècle, en Angleterre, on définit un état de détresse (*distress*) en rapport avec l'oppression, la souffrance, l'adversité en général, conséquences d'une vie difficile. En 1890, William James évoque dans son *Traité de Psychologie* la transmission au corps de l'événement émotionnel déclenchant par un « mécanisme réflexe préorganisé » : le processus psychique est secondaire au processus physique [20]. Dans sa *Psychopathologie générale* en 1913, K. Jaspers pose les trois conditions des « réactions pathologiques vraies » :

- la réaction n'intervient qu'après un événement ;
- entre l'événement et l'état réactionnel qui en découle se noue une relation compréhensible ;
- et si l'événement disparaît, l'effet se réduit progressivement ou cesse.

En 1914, W.B. Cannon médicalise le terme de stress pour désigner les réactions physiologiques liées aux émotions, puis en 1928, les réactions à toutes les agressions telles qu'elles soient susceptibles de mettre en jeu de manière comparable le système neurovégétatif. En 1936, H. Selye fait paraître le résultat de recherches sur l'animal. Il décrit le « syndrome général d'adaptation » (SGA), aspécifique, obtenu par la confrontation à divers agents agresseurs [20]. Le binôme agression/réaction permet de définir le concept de stress. L'héritage de Selye est double, d'une part, il s'agit de poursuivre et d'affiner les recherches sur les conséquences neurobiologiques du stress, d'autre part, la médecine est de plus en plus conduite à prendre en compte, au moins pour certaines maladies, leur dimension de réponse à une agression [20]. Si le stress est défini par le binôme agression + réaction non spécifique, la maladie résulte de l'addition : agression + réaction non spécifique + réaction spécifique.

Historiquement, le concept de trouble de l'adaptation (TA) associe la notion d'un trouble transitoire situationnel, en réponse à un facteur de stress ou stresseur, touchant les aspects thymiques, comportementaux et professionnels ou scolaires.

L'*American Psychiatric Association* confirme les caractéristiques diagnostiques essentielles reposant sur des symptômes émotionnels ou comportementaux en réaction à un ou plusieurs stresseurs qui débordent les capacités d'adaptation du sujet [1, 5]. La morbidité s'établit avec le constat d'une souffrance ou une détresse plus marquée que celle qui serait objectivement attendue en réponse au stresseur. Il faut, en préambule, souligner que cette catégorie diagnostique a largement été critiquée : premièrement parce que médicalisant des « problèmes de la vie quotidienne » sans véritable profil symptomatique spécifique, deuxièmement, comme « fourre-tout » pour les symptômes ne pouvant constituer un autre diagnostic, enfin jusqu'à être accusée de « justificatif » pour le remboursement des soins, dans le contexte spécifique du système de santé des États-Unis [7]. Cependant, cette réaction est cliniquement significative au point de paraître excessive comparativement à une « réaction normale » à un contexte stressant; elle est associée à une altération du fonctionnement de l'individu; et elle ne doit pas se résumer à un problème psychosocial.

Mais force est de reconnaître que cette imprécision générale et l'absence de lignes directrices pour l'ensemble des critères constitutifs du trouble en fait un diagnostic peu évident en pratique quotidienne. C'est là toute la difficulté pour une opérationnalisation du concept de « réaction inadaptée ». Ainsi, des contextes culturels, développementaux et situationnels différents peuvent rendre compte de la grande variabilité interindividuelle de « réactions » plus ou moins tolérées par l'entourage familial, social ou médical.

Épidémiologie et facteurs de risque

L'activité de liaison-consultation psychiatrique dans les hôpitaux universitaires aux États-Unis et dans les hôpitaux européens permet d'observer qu'environ 12 % des patients évalués dans ce contexte reçoivent un diagnostic de TA [7]. Plus généralement, les études épidémio-cliniques réalisées à partir d'échantillons en médecine générale, en psychiatrie de liaison et en psychiatrie générale montrent que les TA sont fréquents : 10 à 20 % en médecine générale et en psychiatrie de liaison, 5 à 10 % en psychiatrie libérale ou générale [11, 21, 22]. Actuellement, les TA sont tout de même 2 à 3 fois plus fréquents (14 *vs* 5 %) que l'épisode dépressif caractérisé chez les sujets souffrant d'une pathologie médicale aiguë et sont diagnostiqués pour un tiers des malades présentant une rechute d'un cancer [7]. Cependant, aucune des grandes études épidémiologiques (*Epidemiologic Catchment Area Study*, *National Comorbidity Survey Replication*, *National Psychiatric Morbidity Surveys*) n'a inclus le TA dans les critères de jugement, à l'exception de l'étude *Outcome of Depression International Network* (ODIN), qui montrait une prévalence de 1 % pour les TA au sein de 5 pays d'Europe [3]. Parmi les formes cliniques, celles avec humeur anxieuse et humeur dépressive sont le plus souvent rencontrées. Certaines comorbidités sont soulignées : troubles de la personnalité principalement, mais aussi troubles somatoformes et alcoolisme. W.M. Greenberg et al. rapportaient plus de cas d'abus de substances toxiques chez les sujets présentant un TA en comparaison avec les autres catégories diagnostiques psychiatriques [13]. Les facteurs de risque généraux les plus fréquents sont représentés par le sexe féminin, le fait de résider à la campagne ou dans une ville de moins de 50 000 habitants et la vie de couple. On peut encore ajouter que même si le TA est responsable de nombreuses consultations psychiatriques, la consommation médicamenteuse est inférieure à celle retrouvée dans les autres pathologies mentales [21].

Clinique et diagnostics différentiels

La caractéristique essentielle d'un TA est une réponse psychologique à un ou plusieurs stresseurs externes identifiables qui conduit, au cours des 3 mois suivant la survenue du ou des stresseurs, au développement de symptômes dans les registres émotionnels ou comportementaux. Le stresseur peut être un événement unique (fin d'une relation sentimentale) ou il peut y avoir de multiples stresseurs (difficultés professionnelles importantes ou problèmes conjugaux). Les stresseurs peuvent se reproduire régulièrement ou être continus (insécurité d'un quartier) [1]. Certains stresseurs sont associés à des étapes spécifiques de la vie (école, mariage, retraite, etc.). Les stresseurs les plus fréquents sont représentés par les difficultés scolaires ou sociales, les problèmes familiaux ou sentimentaux, les difficultés professionnelles. Actuellement on note une augmentation des stresseurs professionnels liée aux exigences de performance et de responsabilité sans contrepartie de stabilité professionnelle [10]. Certains événements de vie comme un déménagement, une promotion, une naissance peuvent révéler une vulnérabilité chez certaines personnes [5].

Les symptômes sont variables et s'observent dans plusieurs registres :

- émotionnel : anxiété, tristesse, retrait affectif, irritabilité, agressivité;
- somatique : céphalées, douleurs, insomnie, fatigue, sensation de tension ou de déséquilibre, troubles fonctionnels digestifs, cardiovasculaires ou respiratoires;
- cognitif : difficultés de concentration et d'attention, troubles de la mémoire à court terme, intrusions de pensée, ruminations mentales, baisse de l'efficience scolaire ou professionnelle;
- et comportemental : opposition, fugue, inhibition sociale, isolement, actes délictueux, abus de médicaments ou de toxiques (tabac, alcool, drogues), conduites suicidaires.

Le TA comporte six sous-types (tableau 11.3) [1]. La catégorie «avec humeur dépressive» peut représenter jusqu'à 60 % des cas [24].

La souffrance subjective ou l'altération du fonctionnement se traduit souvent par une diminution du rendement au travail ou à l'école et par des modifications momentanées dans les relations sociales. Le TA comporte une augmentation du risque de conduite suicidaire, d'utilisation de substances toxiques et de plaintes somatiques. La perturbation débute dans les 3 mois suivant le début du stress et ne dure pas plus de 6 mois après cessation du stress [1].

Les principaux diagnostics différentiels sont le trouble dépressif caractérisé et le trouble de stress aigu ou post-traumatique. Lorsque l'intensité symptomatique et l'ensemble de leurs critères cliniques constitutifs sont retrouvés, le diagnostic de TA n'est plus applicable. D'autre part, dans le cas du trouble de stress post-traumatique (TSPT), le stresseur n'est pas un événement de vie adverse, mais un événement traumatique qui a menacé la vie ou l'intégrité physique. De plus, dans les suites de l'exposition traumatique le carré symptomatique est indispensable au diagnostic : reviviscences sensorielles, stratégies d'évitement, émotions et cognitions négatives, et hyper-éveil.

Évolution, comorbidités et complications

Lorsque le stresseur est un événement brutal, le début de la perturbation survient de façon immédiate et sa durée est relativement courte (quelques

Tableau 11.3 Critères cliniques recommandés par le DSM-5 pour un diagnostic de trouble de l'adaptation.

Les troubles de l'adaptation sont codés par sous-types, eux-mêmes caractérisés par les symptômes prédominants.

CIM-10-MC	CIM-9-MC	Spécifications
F 43.21	(309.0)	**Avec humeur dépressive :** baisse de l'humeur, larmoiement ou sentiment de désespoir sont au premier plan.
F 43.22	(309.24)	**Avec anxiété :** nervosité, inquiétude, énervement ou anxiété de séparation sont au premier plan.
F 43.23	(309.28)	**Mixte avec anxiété et humeur dépressive :** une combinaison de dépression et d'anxiété est au premier plan.
F 43.24	(309.3)	**Avec perturbation des conduites :** la perturbation des conduites est au premier plan.
F 43.25	(309.4)	**Avec perturbation mixte des émotions et des conduites :** les symptômes émotionnels (p. ex. dépression, anxiété) et la perturbation des conduites sont au premier plan.
F 43.20	(309.9)	**Non spécifié.**

mois). Lorsque le stresseur ou ses conséquences persistent, le TA peut se prolonger. La persistance d'un TA ou son évolution vers d'autres troubles mentaux plus sévères (trouble dépressif majeur) survient plus volontiers chez les enfants et les adolescents que chez les adultes. Andreasen et Hoenk ont suggéré que le pronostic était globalement bon pour l'adulte, mais que chez l'adolescent de nombreux troubles psychiatriques pouvaient se développer [2]. Un suivi de 5 années a permis d'observer que 70 % des adultes étaient complètement rétablis et que 20 % avaient présenté un épisode dépressif majeur ou un problème d'alcool. Dans le groupe d'adolescents, seulement 45 % étaient indemnes de diagnostic psychiatrique et 40 % avaient développé une pathologie mentale avérée (schizophrénie, dépression, trouble bipolaire, abus de toxiques et troubles de la personnalité). Chez l'adolescent, la chronicité du TA et la présence de troubles du comportement sont des indicateurs du développement d'une pathologie mentale dans les 5 années suivantes [2]. Le TA pourrait représenter dans ce cas une manifestation prodromique d'un trouble mental plus sévère. Plus récemment l'étude de cohorte de Gradus et al., dans un échantillon de plus de 100000 Danois suivis durant 15 ans, montrait que les troubles/diagnostics en relation avec un stress sévère et les TA étaient associés à davantage : d'expositions traumatiques ultérieures, de diagnostics psychiatriques, de mortalité toute cause confondue et de suicides, que dans l'échantillon contrôle de sujets sans diagnostic associé à un facteur de stress [12]. Ces résultats indiquent des conséquences à long terme non négligeables pour ces troubles.

Étiopathogénie

Le rôle du stress pour les sujets souffrant de TA est encore discuté et reste peu étudié [17]. Si les TA sont considérés comme un syndrome réactionnel au stress (*stress response syndrome*), quel est le rôle de l'axe corticotrope et quelles sont les altérations psychobiologiques communes aux différents sous-types ? [24] Il serait également nécessaire d'évaluer, par exemple, quelles spécificités partagent l'épisode dépressif caractérisé et le TA avec humeur dépressive. Comme la plupart des sujets exposés à des événements traumatiques ne développent pas de TSPT, la plupart des sujets exposés à des stresseurs non traumatiques ne développent pas de TA. Les différences génétiques (interactions gènes/environnement) qui déterminent la vulnérabilité à la dépression ou au TSPT sont-elles en relation avec le développement des TA ? Ainsi, l'axe corticotrope et ses circuits du stress restent le contexte psychobiologique où la recherche fondamentale et clinique doit se poursuivre et s'étoffer. La réaction non spécifique consécutive à toute agression débute par l'interprétation subjective du stimulus par les structures limbiques du cerveau qui reçoivent des informations des régions sensorielles du cortex cérébral. Lorsque des signaux provenant de l'environnement ou du corps sont interprétés par le système limbique comme une menace pour l'homéostasie, il déclenche un signal d'alarme. Lors de cette réaction, le *locus coeruleus* joue un rôle clé. Ce groupement de neurones noradrénergiques, localisé dans le tronc cérébral, est très sensible aux stimuli internes ou externes à l'organisme [14]. Pratiquement toute l'activation des différents systèmes endocriniens et neurovégétatifs par l'agression provient de ce système d'activation du tronc cérébral. Le *locus coeruleus* et la formation réticulaire (dans le bulbe), formée également de neurones noradrénergiques, jouent un rôle clé dans l'activation du système neurovégétatif. L'augmentation du taux d'adrénaline dans la circulation sanguine entraîne l'activation des fibres sympathiques qui provoque la libération de la noradrénaline au niveau des terminaisons nerveuses. Parallèlement se déroule toute la cascade des réactions de l'axe corticotrope ou hypothalamo-hypophyso-surrénalien aboutissant à la libération de cortisol dont l'élévation freine sa propre libération et le système adrénergique par rétrocontrôle négatif à plusieurs niveaux (hypophyse, hypothalamus, hippocampe).

Les réactions comportementales aux stresseurs s'expliquent ainsi en partie. L'activation du *locus coeruleus* induit la décharge de noradrénaline dans le système nerveux central et s'accompagne d'une augmentation de la vigilance et de l'anxiété [14]. Les facteurs de stress sont décrits comme les agents étiologiques des TA, mais les différences interindividuelles sont remarquables. Un stresseur objectif sévère peut avoir seulement un impact modéré sur un individu alors qu'un stresseur minime peut être vécu comme « une catastrophe personnelle » pour un autre. Certains auteurs pensent qu'un stresseur récent minime peut avoir un « impact additionnel » majeur lorsqu'il s'associe à un stresseur majeur plus ancien qui n'avait jusque-là pas entraîné de réaction observable [24].

Traitement

Les fondations sur les preuves pour le traitement du TA sont fragiles, du fait du faible nombre d'études réalisées dans cet objectif. D'autre part, il est toujours délicat de faire la part entre le bénéfice d'un prise en charge et l'amélioration spontanée, caractéristique des TA. Le traitement repose sur des approches psychothérapiques brèves dont les objectifs sont la diminution des stresseurs, l'amélioration des capacités à faire face au stresseur, et un support visant à l'amélioration de l'adaptation du sujet [7, 24]. Un des premiers buts est de repérer les troubles générés par un stresseur et d'aider le patient à rétablir un certain équilibre. Certains stresseurs peuvent être « évités » ou minimisés (endosser des responsabilités professionnelles écrasantes, avoir des rapports sexuels non protégés, etc.), alors que d'autres peuvent provoquer des réactions très bruyantes (ruptures sentimentales). Le patient peut avoir des comportements délétères, comme des conduites suicidaires ou se reclure. Dans ce type de situation, le thérapeute doit savoir aider le patient à mettre des mots sur ses sentiments plutôt que de s'abandonner à des actions destructrices [24]. Le rôle de la verbalisation ne doit pas non plus être surestimé dans l'attente d'une réduction de la pression exercée par le stresseur et d'une amélioration des capacités d'adaptation. Le thérapeute doit également pouvoir aider le patient à donner du sens à la situation stressante. La guidance, les psychothérapies, les interventions de crise, les thérapies familiales ou de groupe peuvent encourager la verbalisation des peurs, de l'anxiété, des sentiments de rage ou de colère, d'impuissance et de désespoir associés aux stresseurs. Le traitement de première intention pour un TA est l'aménagement d'un espace de parole et d'écoute pour le patient.

Il existe peu de données scientifiques concernant les traitements pharmacologiques du TA. La prise en charge pharmacologique d'un TA consiste généralement au traitement symptomatique d'insomnies, d'états anxieux, voire d'attaques de panique [7]. Une approche psychothérapique peut être associée à un traitement médicamenteux anxiolytique de type benzodiazépinique principalement pour les patients exposés à des stresseurs majeurs et présentant des symptômes importants d'anxiété [24]. Les antidépresseurs et la buspirone sont recommandés à la place des benzodiazépines pour les patients avec des antécédents d'abus d'alcool ou à risque de conduites addictives [7]. Mais les connaissances fondées sur les essais cliniques n'apportent encore que trop peu certitudes.

Le problème majeur posé par les TA est celui d'une « entité subsyndromique », générant peu de travaux de recherche et une difficulté à la différencier des réactions normales, adaptatives au stress. Dans ce contexte, certains soulignent les conséquences adverses avec l'exagération des besoins, et donc des coûts, pour certains types de problèmes qui ont tendance à se résoudre spontanément [7].

Pathologies psychotraumatiques, trouble stress aigu et trouble stress post-traumatique

La pathologie psychotraumatique, connue de longue date, a été réactualisée par les récents conflits armés, les déplacements de populations, les attentats, les agressions, les catastrophes naturelles et industrielles. Les nombreuses études épidémiologiques soulignent la fréquence des états de stress aigu et de l'état de stress post-traumatique.

Historique

Depuis l'Antiquité sont mentionnés les retentissements des traumatismes psychiques [4]. La description par Hippocrate (400 ans avant J.C.) des rêves traumatiques dans son *Traité des songes* et, plus proche de nous, le syndrome de « vent du boulet », stupeur sidérante décrite lors des batailles napoléoniennes. Cependant, c'est H. Oppenheim [4], psychiatre allemand, qui utilisa en 1884 le terme de « névrose traumatique », et décrivit les troubles névrotiques particuliers survenus dans les suites d'accidents de chemins de fer. Il insista sur l'importance de l'effroi (*Schreck*) qui désorganise l'aménagement psychique aboutissant à une altération durable de son fonctionnement. En France, l'école de la Salpêtrière à Paris, avec J.M. Charcot, soutient aussi à la même époque l'origine émotionnelle des troubles qui s'oppose à la conception commotionnelle (*Railway brain*) sans toutefois leur reconnaître une autonomie et rattache la névrose traumatique à l'hystérie ou la neurasthénie, pathologies fréquemment étudiées. S. Freud, après des hésitations, penche pour l'autonomie de la névrose traumatique et la classe dans les névroses actuelles qui surviennent « là et maintenant » sans dimension symbolique (1893) [9]. E. Kraepelin retient le terme de « névrose d'effroi ». L'état de stress post-traumatique apparaît avec la 3e édition du Manuel diagnostique et statistique de l'Association américaine de psychiatrie (DSM-III 1980) réactualisé par la fréquence du trouble constaté lors du rapatriement des vétérans du Vietnam. Le DSM-IV (1994), le DSM-IV-TR (2000) et, à présent, le DSM-5 [1] reconnaissent une 2e entité : l'état/trouble stress aigu. Cette classification descriptive promeut la notion de trouble (trouble stress aigu et trouble stress post-traumatique), plus appropriée que celle d'état, au détriment de la névrose et la notion de stress à la place de traumatisme. La majorité des auteurs européens, qui ont précisé le tableau clinique des syndromes psychotraumatiques [4, 6, 8, 9], insistent sur l'intérêt de distinguer stress et traumatisme.

La classification de l'Organisation mondiale de la santé, 10e révision, CIM-10 (1992) ajoute une 3e entité, la « modification durable de la personnalité après une expérience de catastrophe » [19].

Épidémiologie

Morbidité

La prévalence vie entière, en population générale, de l'ESPT est de l'ordre de 1 à 2 %. Elle varie selon les études, la population et le degré d'exposition. Le *sex-ratio* est de 2 femmes pour 1 homme. Dans l'étude en population générale nord-américaine (enquête *National Comorbidity Survey*), la prévalence vie entière de l'ESPT est de 7,8 % avec un pourcentage double chez les femmes (10,4 *versus* 5 %) [16] dont les traumatismes sont plus graves, notamment lors des agressions sexuelles. Le risque de développer un TSPT à la suite d'un événement potentiellement traumatique est d'environ 10 %.

Comorbidité

Elle atteint près de 80 % des patients, notamment l'association d'un trouble anxieux, de dépression et de conduites addictives. [16].

Facteurs de risque

Après une exposition à un événement potentiellement traumatique, l'évaluation pronostique prend en compte les facteurs de risques : le sexe féminin, les antécédents psychiatriques, la comorbidité en particulier les troubles anxieux et dépressifs, le bas niveau socio-économique, l'exposition antérieure à des facteurs de stress (maltraitance dans l'enfance et traumatismes) ; les personnalités qui présentent une dimension de vulnérabilité. Des facteurs de risque génétiques sont également à l'étude tels que le polymorphisme du promoteur du gène codant pour le transporteur de la sérotonine

L'événement traumatique

La définition de l'événement traumatique est un point fondamental qui a fait l'objet de nombreuses controverses entre les partisans d'une définition large de l'événement traumatique à toute situation stressante dépassant une expérience « normale » et les partisans d'une définition plus restrictive comme le préconisent le DSM-IV-TR (événement s'accompagnant nécessairement d'une frayeur, d'un sentiment d'horreur et d'impuissance) et le DSM-5 en précisant les événements à retenir [1] :

- le sujet est exposé à la mort effective ou à une menace de mort, à une blessure grave ou à des violences sexuelles d'une ou plusieurs des façons suivantes :
  - en étant directement exposé à un ou plusieurs événements traumatiques,
  - en étant témoin direct d'un ou de plusieurs événements traumatiques survenus à d'autres personnes,
  - en apprenant qu'un ou plusieurs événements traumatiques (violents ou accidentels) sont arrivés à un membre de la famille proche ou à un ami proche,
  - en étant exposé de manière répétée ou extrême aux caractéristiques aversives du ou des événements traumatiques (p. ex. intervenants de première ligne dans le rassemblement de restes humains) ;
- l'exposition par l'intermédiaire des médias électroniques n'est pas un critère.

On remarquera que le DSM-5 ne retient pas les réactions émotionnelles à l'événement traumatique (peur, impuissance, horreur) pour la caractérisation de l'événement traumatique.

Après l'événement traumatique, on distingue la période immédiate et la période post-immédiate.

Troubles immédiats brefs

Ils durent habituellement une dizaine de minutes, rarement quelques heures, exceptionnellement 48 heures. La victime peut, selon ses capacités adaptatives, avoir une réponse correspondant à un stress adapté ou inadapté dont témoignent les troubles immédiats chez environ un tiers des sujets.

Ils sont variables et s'expriment par :

- la réaction de sidération où le sujet est figé, hébété, « sans voix », incapable d'éviter le danger ;
- l'hyperréactivité, réaction inverse : l'agitation est improductive avec cris, déambulation incessante, incohérente, gênant les secours ;
- la fuite panique qui est inadaptée, sans choix logique, et peut être mortifère ;
- l'action automatique avec gestes mécaniques stéréotypés qui peut donner le change avec un comportement adapté en apparence mais dont l'inefficacité permet de reconnaître son inadaptation.

Le syndrome dissociatif péritraumatique chez un sujet sidéré dure quelques minutes ou dizaines de minutes. Il entraîne une restriction du champ de conscience avec difficultés d'intégration du contexte environnemental, facteur d'amnésie dissociative avec oubli d'un fait important et parfois de la situation traumatique. Le sujet perçoit la situation comme s'il regardait un film, envahi par un sentiment d'irréalité (déréalisation), de détachement, d'impression d'émoussement de l'affectivité et de la réactivité (dépersonnalisation). La perception du temps et celle de l'espace sont perturbées : le temps est « vécu au ralenti » et l'espace rétréci à la scène traumatique.

Pathologies réactionnelles et réactivées

L'intensité de l'angoisse peut aboutir à différentes réactions pathologiques transitoires : accès de panique, réactions agressives, accès d'allure maniaque, mais aussi psychose aiguë réactionnelle brève, notamment bouffée délirante aiguë, bouffée confuso-délirante, réaction paranoïaque aiguë et enfin réactivation de pathologies connues psychiques et somatiques.

État de stress aigu (ESA) ou trouble stress aigu (TSA) (DSM-5)

Le TSA implique la présence de critères déterminés [1] :

- le sujet a été exposé à un événement traumatique, caractéristique, précédemment décrit ;
- les troubles immédiats se complètent éventuellement et persistent plus de 3 jours après l'événement et le diagnostic peut être posé jusqu'à 1 mois ;
- le traumatisé doit présenter neuf (ou davantage) des symptômes parmi cinq catégories suivantes :
  - symptômes envahissants : souvenirs involontaires, rêves répétitifs, réactions dissociatives au cours desquelles le sujet se sent ou agit comme si le ou les événements allaient se reproduire et/ou sentiment intense de détresse psychique lors de l'exposition à des indices pouvant évoquer le traumatisme,
  - humeur négative : incapacité persistante d'éprouver des émotions positives,
  - symptômes dissociatifs : altération de la perception de la réalité, de son environnement ou de soi-même (hébétude, impression de ralentissement du temps qui s'écoule) et/ou amnésie dissociative (oubli d'un aspect important de l'événement traumatique),
  - symptômes d'évitement : efforts pour éviter les souvenirs, pensées ou sentiments associés au traumatisme et/ou efforts pour éviter les rappels externes (personnes, lieux, conversations, activités, objets, situations) qui réveillent les souvenirs, pensées ou sentiments associés au traumatisme,
  - symptômes d'éveil (hyperéveil) : perturbation du sommeil, irritabilité ou accès de colère, hypervigilance, difficultés de concentration, réaction de sursaut exagérée ;
- ces troubles doivent entraîner une détresse clinique ou une altération du fonctionnement social, professionnel ou dans d'autres domaines significatifs ;
- ils ne doivent pas être dus aux effets physiologiques distincts d'une substance, d'une affection médicale générale, et ne sont pas mieux expliqués par un trouble psychotique bref.

Évolution des troubles précoces

Les troubles précoces évoluent habituellement vers la guérison. Cependant, fait notable, la guérison peut être définitive ou seulement apparente et transitoire : elle constitue alors rétrospectivement la période de latence lorsque survient quelques semaines plus tard le TSPT. Dans les autres cas, les troubles persistent et c'est en continuité que se développent des troubles du TSPT.

Les troubles précoces soulèvent la question importante du *pronostic évolutif.* Des facteurs de risque d'une évolution vers l'ESPT sont évoqués devant [9] :

- l'intensité de symptômes dissociatifs, l'importance de la réaction d'effroi ;
- la sévérité de l'état de stress aigu ;
- l'importance et la durée de l'hyperactivité neurovégétative, l'augmentation de la pression artérielle et de la fréquence cardiaque.

État de stress post-traumatique (ESPT) (ou trouble stress post-traumatique)

La dénomination trouble stress post-traumatique (TSPT) est préférée par le DSM-5 [1].

Dans sa forme typique, le TSPT survient à la suite d'un événement traumatique à potentialité mortifère, ayant entraîné le plus souvent des troubles précoces soit en continuité avec ces troubles soit, plus souvent après leur régression, c'est-à-dire après un temps de latence de durée variable, d'un à deux mois le plus souvent. Il est inférieur à 6 mois pour la CIM-10 (survenue différée de l'ESPT), mais peut dépasser un an voire atteindre plusieurs années, comme chez certains vétérans du Vietnam.

La *continuité* de la symptomatologie entre les troubles précoces qui s'enrichissent pour aboutir au TSPT est plus rare.

Clinique

En fonction des critères diagnostiques du DSM-5 mentionnés ci-dessous en italique, les troubles doivent durer depuis au moins un mois.

Symptômes envahissants ou intrusifs

Les symptômes envahissants constituent la reviviscence intrusive répétée (ou syndrome de répétition) avec la réaction de désarroi initiale de la situation traumatique. Ils apparaissent de façon :

- soit spontanée : les *intrusions répétitives*, involontaires, à forte composante sensorielle sont diurnes, le sujet angoissé est envahi par des images, des perceptions rappelant la situation traumatique. La reviviscence peut être très « active », fugace ou plus durable. Le sujet a alors le sentiment que l'événement va se reproduire. Lors *des réactions dissociatives*, ou flashbacks, le sujet agit « comme si » l'événement se reproduisait, son comportement variant de la stupeur sidérante (*abolition complète de la conscience*) à la fuite angoissée ; ou bien il est guidé par des conduites automatiques rappelant les gestes effectués lors de la situation traumatique. Les reviviscences sont aussi nocturnes, dominées par des *rêves répétitifs* rappelant la scène traumatique, parfois véritable terreur nocturne avec réveil brutal du patient ;
- soit réactionnelle à des *indices internes ou externes* rappelant la situation traumatique : images, bruits, odeurs, lieu, personnes, conversations, qui engendrent des reviviscences diurnes et des *réactions* de sursaut à forte charge émotive avec *réactions physiologiques* corporelles marquées.

Conduites d'évitement

Pour tenter d'éviter les reviviscences douloureuses, le patient fait des *efforts pour éviter les souvenirs, pensées ou sentiments et se détourne de tout indice rappelant la situation initiale redoutée.* Il renonce à certains trajets, lieux, activités, programmes de télévision, films, etc.

Altérations négatives des cognitions et de l'humeur

Les altérations cognitives peuvent prendre des formes diverses telles qu'une amnésie de tout ou partie de l'événement traumatique, des croyances négatives sur soi-même et sur le monde, l'impression d'un avenir « bouché » et/ou un état émotionnel négatif. Les ruminations avec remords et regrets quant à son implication dans l'événement ou la responsabilité d'un tiers ne sont pas rares. C'est également le cas pour les états persistants de peur, culpabilité, honte, colère ou haine. Le détachement et la réduction des intérêts souvent associés, limitent ses relations et entraînent un handicap social important.

La composante dépressive est constante et reconnue par les critères du DSM-5 ; elle est un des éléments du pronostic [9]. Elle peut s'accroître et s'acheminer vers un épisode dépressif caractérisé, dominé par la tristesse pathologique, le désintérêt, l'anhédonie et l'asthénie, considéré alors comme un trouble comorbide.

Troubles cognitifs

Les troubles de l'attention et de la concentration sont dus au parasitage des processus intellectuels par le syndrome de répétition et les symptômes associés qui perturbent la mémoire de travail. La mémoire biographique est entachée de souvenirs surtout négatifs.

Altérations marquées de l'éveil

L'hypervigilance à l'environnement est source d'angoisse qui elle-même accroît *l'hyperréactivité* neurovégétative, ce qui explique en partie les fréquentes reviviscences et des *réactions de sursaut* qui accentuent *l'irritabilité* et *les crises de colère*. Des comportements irréfléchis ou autodestructeurs sont parfois observés.

Les troubles du sommeil sont présents, notamment les difficultés d'endormissement avec reviviscences hypnagogiques, liées à la baisse de la vigilance de l'endormissement, sommeil interrompu par des cauchemars. L'enregistrement de sommeil note l'augmentation du temps de latence d'apparition du sommeil paradoxal dont la durée est réduite.

Réactivité neurovégétative

Les indices qui rappellent la situation initiale entraînent une réponse corporelle excessive dont témoigne la réaction associée d'activation du système sympathique : augmentation du rythme respiratoire, de la fréquence cardiaque, pâleur, sueur. En outre, la contraction algique de certains viscères gastro-intestinaux et urinaires est possible, avec parfois vomissements et diarrhée, brusque envie d'uriner voire émission irrépressible d'urine.

Manifestations anxieuses

Elles sont omniprésentes et participent de façon permanente au vécu du patient tant dans les symptômes de répétitions, d'évitement, d'hypervigilance, que dans la réactivité neurovégétative. Le patient est aussi anxieux quant à lui-même : il s'interroge sur ses capacités à recouvrer la maîtrise de ses pensées et de ses émotions.

Troubles corporels

Les troubles somatoformes sont dominés par l'asthénie et les algies. Peuvent apparaître des troubles de conversion dont témoignent essentiellement des paralysies transitoires.

Les *troubles psychosomatiques* : blanchiment de mèches de cheveux, calvitie généralisée, poussée de psoriasis, déclenchement de diabète, survenue d'une dysthyroïdie, troubles du rythme cardiaque ont été rapportés.

Formes cliniques

On distingue parfois les formes cliniques selon l'intensité des troubles, les formes partielles, les formes de l'enfant de 6 ans ou moins, les formes de l'adolescent avec colères, impulsions, troubles alimentaires, les formes comorbides avec anxiété, dépression, addiction alcoolique, somatisation et remaniement de la personnalité.

Le DSM-5 propose de spécifier :

- le type « TSPT avec symptômes dissociatifs » lorsque le sujet éprouve en plus des symptômes de TSPT des manifestations de dépersonnalisation et/ou de déréalisation ;
- le TSPT à expression retardée si les critères diagnostiques ne sont remplis que 6 mois après l'événement traumatique.

Évolution

L'appréciation de l'évolution est variable en fonction des traumatismes et des populations étudiées.

L'évolution est favorable dans la majorité des cas. La régression est complète chez 50 % des patients à 3 mois et de 60 à 80 % à un an, suivant les situations traumatiques étudiées par les auteurs. Après un an d'évolution, l'intensité symptomatique varie peu [6].

L'évolution peut être défavorable chez 20 % des patients à 5 ans ; les symptômes de reviviscences s'amendent lentement, cependant :

- soit certaines manifestations du TSPT perdurent, en particulier l'hypervigilance, l'hyperactivité neurovégétative, les troubles du sommeil ainsi que l'asthénie tenace et la réduction du plaisir. L'intensité de ces manifestations est fluctuante entraînant un handicap variable mais persistant, réalisant le tableau de TSPT chronique ;
- soit les manifestations anxieuses et dépressives se complètent, s'aggravent et sont au premier plan [9] ; les signes rappellent l'anxiété généralisée, la dysthymie voire la double dépression. Les modifications de la personnalité et les conduites addictives sont fréquentes. Lorsque le patient est vu à ce stade, le diagnostic est difficile et l'existence ancienne et parfois encore présente d'un syndrome de répétition mais moins actif et non signalé est à rechercher.

La comorbidité est importante, variable selon l'importance des psychotraumatismes.

Le remaniement de la personnalité est dominé par l'irritabilité, la dépendance par rapport à l'entourage, émaillé d'exigences capricieuses et de revendications à l'autonomie.

Psychopathologie

Événement traumatique et événement stressant

La distinction entre événement traumatique et événement stressant n'est pas précisée par les classifications internationales qui optent pour la notion de stress. Elle reste discutée entre les auteurs qui n'y voient qu'une différence d'intensité et les tenants de cette distinction qui insistent sur la différence de nature.

L'effraction traumatique est marquée par l'effroi et l'indicible, l'absence de mots, de représentations. L'image brutale de sa propre mort s'impose. « La voiture fonçait sur nous, le choc était inévitable. Frayeur soudaine, je me suis vu mort, sans un mot. » C'est aussi le traumatisme de la réalité de la mort, pour les sauveteurs qui interviennent dans un carambolage devant l'horreur de nombreuses victimes mutilées. C'est une image brute qui sidère, s'incruste dans la psyché pour y demeurer plus ou moins longtemps et exercer des effets délétères.

L'expérience traumatique de la mort est perçue selon différentes approches. L'abord psychanalytique avec S. Freud retient l'image de « corps étranger » dans le psychisme qui en l'absence de représentation de la mort ne peut être lié aux autres représentations : le syndrome de répétition serait une tentative d'abréaction, de décharge émotionnelle [9]. Dans une perspective lacanienne, elle est une rencontre avec le réel de la mort marqué par l'absence de symbolisation [25]. L'approche phénoménologique souligne la rupture de sens et le non-sens : le sujet étant désemparé par l'effondrement du sentiment d'invulnérabilité, de l'environnement protecteur et l'absence de recours à un tiers [8].

Le « stress » est au contraire la réponse biopsychocomportementale à visée adaptative aboutissant à une réussite ou à un échec [9].

L'amnésie dissociative rappelle la dissociation de la conscience décrite par P. Janet (1889) [15] antérieurement aux études de Freud. Le choc émotif traumatique est constitué de sensations, d'éprouvé non élaboré, qu'il nomme « idée fixe », différente des représentations. Elle s'inscrit dans la psyché, agit pour son propre compte, à l'insu du sujet, sans lien avec la conscience qui fonctionne normalement.

Personnalité

Les victimes impliquées dans une même situation potentiellement traumatique en ont une appréciation subjective différente et ne répondent pas de la même façon. Ces faits témoignent d'une variabilité interindividuelle liée à la personnalité et ses facteurs de vulnérabilité et de protection influencés par des troubles psychiques ou somatiques et le contexte environnemental.

Facteurs de vulnérabilité

Lors d'un TSPT certaines personnalités apparaissent plus fréquentes, notamment la personnalité évitante, la personnalité paranoïaque, la personnalité obsessionnelle, la personnalité antisociale dont la particularité est d'exposer davantage le sujet à des situations traumatiques.

Parmi les traits de personnalité, le névrosisme ou émotionnalité négative est un facteur de vulnérabilité prévalent mais non spécifique puisqu'il est retrouvé dans les états dépressifs et les troubles anxieux.

Facteurs de protection

Les traits de personnalité les plus saillants chez le sujet résiliant ou robuste psychiquement sont la maîtrise des émotions, la bonne sociabilité, la facilité d'élaboration d'une stratégie, accompagnée d'une réponse adaptée et une pertinence de l'action. Ces dispositions favorables relèveraient en partie d'une prédisposition liée au tempérament et à la qualité du support parental lors de l'évolution psychoaffective du sujet.

Contexte environnemental

La qualité du contexte social et professionnel est importante pour une évolution favorable. Le soutien familial, sur les registres affectif, cognitif voire économique peut être déterminant chez les sujets vulnérables.

Biologie

La principale perturbation touche l'axe corticotrope [9].

Au décours de l'événement traumatique, l'activation du *locus coeruleus* (LC) entraîne une libération en excès de catécholamines (adrénaline et noradrénaline). Cette hyperactivation catécholaminergique pourrait expliquer l'apparition de symptômes centraux (hyperéveil, mémorisation émotionnelle, reviviscences, etc.) et périphériques (tachycardie, hypertension artérielle, etc.). L'activation du système adrénergique mobilise ensuite l'axe corticotrope. Le cortisol agit au niveau périphérique (réponse motrice) et au niveau central sur les régions préfrontales et limbiques (mémorisation). Si la cortisolémie est initialement augmentée dans les suites directes du traumatisme, l'hypothèse communément admise est celle d'un rétrocontrôle trop important de l'axe hypothalamo-hypophyso-surrénalien par adaptation à un stress chronique (hypersensibilité des récepteurs aux corticoïdes), avec une cortisolémie maintenue anormalement basse (dans certains sous-groupes uniquement)comme en témoigne le freinage élevé au test à la dexaméthasone.

Lors de l'évolution à long terme, la biologie a tendance à rejoindre les perturbations retrouvées dans la dépression : hyporéactivité de l'axe corticotrope, hypocortisolémie et faible réponse à la dexaméthasone étayant l'installation d'une pathologie dépressive lors de l'évolution.

L'imagerie cérébrale retrouve des modifications fonctionnelles et structurales dont l'interprétation est délicate et évolutive : hyperactivité amygdalienne et hypoactivité hippocampique gauche avec réduction atrophique du volume de l'hippocampe ainsi qu'une hypoactivité du cortex cingulaire.

D'autres perturbations biologiques sont retrouvées : hyperréactivité du système catécholaminergique, hyperréactivité modérée thyroïdienne, élévation de la testostérone, dysrégulation du système opioïde.

Traitement

L'abord thérapeutique se déroule selon trois périodes impliquant une prise en charge spécifique [6, 9, 25].

Intervention précoce et soins immédiats

Elle s'adresse aux victimes mais aussi aux familles. Les soins psychiques ont un double objectif : reconnaître la détresse de la victime et soulager la souffrance psychique. Ils sont dispensés dans des lieux variables.

Soins aux urgences hospitalières

Ils sont fréquents à la suite d'un accident de la voie publique, d'un accident domestique ou professionnel (chute d'un échafaudage), d'une agression. Une fois le bilan somatique effectué et les traitements nécessaires instaurés, la prise en charge psychologique ou psychiatrique immédiate diffère peu des soins immédiats sur le terrain.

Soins sur le terrain

Les soins proposés visent à soulager la souffrance psychique dominée par la détresse, la frayeur, le sentiment d'abandon. Le thérapeute respectueux des mécanismes de défense offre un espace d'écoute et une aide au sujet qui dès lors qu'il est reconnu, éprouve le besoin de parler et tente une remise en ordre du chaos, selon son « tempo » afin de retrouver ses repères. Dans cette période de choc émotif majeur le *defusing* (désamorçage) qui viserait à obtenir une abréaction en sollicitant la reviviscence par une verbalisation émotionnelle immédiate serait délétère pour bon nombre de victimes [25]. La prise en charge sur le terrain est dispensée selon les situations par des spécialistes des soins psychiatriques et psychologiques de la cellule d'urgence médicopsychologique (CUMP) rattachée au Samu qui coordonne leur pratique respective.

Lors de réactions sévères ou de réactions pathologiques, des soins psychiatriques s'imposent et nécessitent une hospitalisation spécialisée.

Soins post-immédiats : le débriefing

L'efficacité du débriefing individuel ou collectif proposé le 2e ou 3e jour après la période aiguë reste controversée. Il peut être défini comme une méthode proposée par un thérapeute, qui permet aux victimes ou aux sauveteurs de verbaliser l'expérience de l'événement potentiellement traumatique, dans ses dimensions factuelles (déroulement de l'événement), cognitive (pensée et expression), et émotionnelle (peurs, frustrations, impuissance, culpabilité) et d'être informé sur les réactions normales précoces et sur d'éventuels symptômes ultérieurs afin d'en assurer une certaine maîtrise, dans le double but d'un soulagement immédiat, et de produire un effet préventif sur l'apparition d'un TSPT [8, 25].

Lorsque le débriefing ne peut être utilisé, en particulier chez les personnes non impliquées (notamment les familles), le *groupe de parole* est utile pour apaiser l'anxiété, informer sur la pathologie et conseiller sur les modalités d'aide aux victimes.

Le traitement médicamenteux n'est pas systématique. En cas de manifestations anxieuses persistantes après la réassurance on pourra proposer une anxiolyse en évitant les benzodiazépines, suspectées de favoriser la mémorisation de l'événement traumatique. Les antihistaminiques (p. ex. hydroxyzine) ou les bêtabloquants (p. ex. propranolol) sont à privilégier.

Traitement du TSPT constitué

Les psychothérapies centrées sur le traumatisme sont proposées en première ligne.

Thérapies cognitivo-comportementales

Les techniques les plus utilisées peuvent être simultanées ou successives et associées ou non à un traitement médicamenteux [18].

Lors de *l'exposition en imagination*, le patient se représente des éléments de plus en plus anxiogènes liés au traumatisme. Elle comprend la relaxation dans la *désensibilisation systématique*.

Lors de l'*exposition in vivo*, le patient, qui a acquis une certaine maîtrise de son anxiété, affronte graduellement les lieux et les objets anxiogènes, selon un programme préétabli.

Lors de la *restructuration cognitive*, sont envisagées des pensées alternatives pour remettre en question les pensées erronées concernant le vécu du traumatisme, en particulier les pensées négatives sur soi, telles la honte, la culpabilité, l'incompétence, ou la vision d'un monde dangereux.

La *gestion de l'anxiété* comprend des techniques de relaxation et des techniques cognitives pour lutter contre les phénomènes répétitifs d'intrusion qui induisent une charge anxieuse massive.

Désensibilisation par mouvement oculaire et reprogrammation (DMOR ou EMDR : *Eye Movement Desensitization Reprocessing*)

La technique associe la désensibilisation, la restructuration cognitive et l'évaluation de la tension résiduelle en utilisant l'induction des mouvements oculaires alternés lorsque le sujet suit l'index du thérapeute [23]. L'efficacité dans le traitement de l'ESPT est égale à celle de la méthode d'exposition.

Traitement médicamenteux

Les ISRS et les IRSNA sont le plus souvent institués après échec de la psychothérapie et sont plus efficaces sur l'anxiété et la dépression, que sur le syndrome de répétition. En France, seules la paroxétine et la sertraline ont l'AMM dans cette indication.

Autres techniques

En tenant compte de la singularité de chaque patient, d'autres méthodes peuvent être proposées, telles l'hypnose, l'abord psychanalytique, la thérapie familiale lorsque les relations familiales sont un facteur de pérennisation des troubles [25].

Hypnose

La technique tente de retrouver l'état de conscience initial associé à sa charge émotive dans une perspective d'abréaction pour lever les symptômes [18].

Abord psychanalytique

Chez des patients, le traumatisme fait écho à des traumatismes et conflits anciens remaniés dans « l'après-coup », source de culpabilité et de frustration. De leur réactivation par le traumatisme actuel peut émerger un effet de sens pour le patient, prélude possible à l'extinction de la répétition, des symptômes associés, et ouverture à une réflexion sur son monde intérieur.

Aspects médicolégaux et sociojudiciaires

Le droit des victimes, en concertation avec les associations, évolue dans le sens d'une aide et d'une réparation adaptée au préjudice subi qui participe aussi à la dynamique des processus thérapeutiques.

Conclusion

La pathologie psychotraumatique mérite d'être mieux connue tant dans ses formes typiques que dans ses expressions partielles, ses évolutions durables, trompeuses, dominées par la dépression chronique, les troubles addictifs, le remaniement de la personnalité, facteurs déterminants à long terme du handicap social. La prise en charge précoce améliore le pronostic évolutif. L'avancée des connaissances des syndromes psychotraumatiques contribue à l'évolution du droit des victimes.

Références

[1] American Psychiatric Association. Diagnostic and Statistical Manual of Mental Disorders, 5th ed. (DSM-5). Arlington : APA; 2013. Traduction française sous la direction de Crocq MA, Guelfi JD, et al. Paris : Elsevier-Masson; 2015.

[2] Andreasen NC, Hoenk PR. The predictive value of adjustment disorders : a follow-up study. Am J Psychiatry 1982; 139 : 584–90.

[3] Ayuso-Mateos JL, Vazquez-Barquero JL, Dowrick C, et al. Depressive disorders in Europe : prevalence figures from the ODIN study. Br J Psychiatry 2001; 179 : 308-16.

[4] Birmes P, Bui E. PTSD in History : From Uruk to Baghdad. In : Martin CR, Preedy VR, Patel VB, editors. Comprehensive Guide to Post-Traumatic Stress Disorder. New York : Springer; 2015.

[5] Boulenger JP, Lépine JP. Les Troubles anxieux. Paris : Lavoisier; 2014.

[6] Bui E, Tremblay L, Brunet A, et al. Course of Post-Traumatic Stress Symptoms over the 5 Years Following an Industrial Disaster : A Structural Equation Modeling Study. J Traumat Stress 2010; 23 : 759-66.

[7] Casey P, Bailey S. Adjustment disorders : the state of the art. World Psychiat 2011; 10 : 11-8.

[8] Crocq L. Les traumatismes psychiques de guerre. Paris : Odile Jacob; 1999.

[9] Ferreri F, Agbokou C, Peretti CS, et al. Psychotraumatismes majeurs : état de stress aigu et états de stress post-traumatique. (Elsevier SAS, Paris), Psychiatrie; 2010. 37-329-A-11.

[10] Ferreri M, Légeron P. Travail, Stress et Adaptation. Paris : Elsevier; 2002.

[11] Foster P, Oxman T. A descriptive study of adjustment disorder diagnoses in general hospital patients. Irish J Psychol Med 1994; 11 : 153-7.

[12] Gradus JL, Antonsen S, Svensson E, et al. Trauma, Comorbidity, and Mortality Following Diagnoses of Severe Stress and Adjustment Disorders : A Nationwide Cohort Study. Am J Epidemiol 2015; 182 : 451-8.

[13] Greenberg WM, Rosenfeld DN, Ortega EA. Adjustment disorder as an admission diagnosis. Am J Psychiatry 1996; 152 : 459-61.

[14] Horowitz M. Stress Response Syndromes. Northwale : Jason Aronson; 2001.

[15] Janet P. L'automatisme psychologique. Paris : Alcan; 1889.

[16] Kessler RC, Sonnega A, Bronnet E, et al. Posttraumatic stress disorder in the National comorbidity survey. Arch Gen Psychiatry 1995; 52 : 1048-60.

[17] Kocalevent RD, Mierke A, Danzer G, et al. Adjustment Disorders as a Stress-Related Disorder : A Longitudinal Study of the Associations among Stress, Resources, and Mental Health. PLoS One 2014; 9 : e97303.

[18] Lopez G. Sabouraud-Seguin A. Psychothérapie des victimes. Paris : Dunod; 1998.

[19] Organisation Mondiale de la Santé (OMS). Classification internationale des maladies mentales 10e rév. Chap V : Troubles mentaux et troubles du comportement. Genève; 1992. Traduction française : Pull CB. Paris : Masson; 1993.

[20] Rivolier J. L'homme stressé. Paris : PUF; 1989.

[21] Samuelian JC, Charlot V, Derynck F, et al. Troubles de l'adaptation : à propos d'une enquête épidémiologique. Encéphale 1994; 20 : 755-65.

[22] Servant D, Pelissolo A, Chancharme L, et al. Le trouble de l'adaptation avec anxiété. Caractéristiques cliniques et psychométriques chez des patients consultant en médecine générale. Encéphale 2013; 39 : 347-51.

[23] Shapiro F. Eye Movement Desensitization and Reprocessing : Basic Principle, Protocols and Procedures. 2nd ed. New York : Guildford Press; 2001.

[24] Strain JJ, Friedman MJ. Considering adjustment disorders as stress response syndrome for DSM-5. Depress Anxiety 2011; 28 : 818-23.

[25] Vaiva G, Lebigot F, Ducrocq F. Psychotraumatisme : prise en charge et traitement. Paris : Masson; 2005.

11.3 Trouble panique et agoraphobie

J.-P. Boulenger, D. Capdevielle

Introduit par le DSM-III, le concept de trouble panique (TP) englobe les états d'anxiété pathologique secondaires à la survenue d'épisodes aigus d'anxiété décrits sous les termes équivalents de crise de panique (AP) ou de crise aiguë d'angoisse. Ces états d'anxiété avaient été isolés dès la fin du XIXe siècle sous le nom d'agoraphobie, tout d'abord en Allemagne par C. Westphal (1871), puis par H. Legrand du Saulle (1878) en France, ce dernier mentionnant d'ailleurs dès cette époque le rôle central joué par la peur des symptômes physiques dans la genèse de ces tableaux cliniques. Les descriptions ultérieures du syndrome, sous le nom de cœur irritable (J.M. Da Costa), de névrose cérébrocardiaque (M. Krishaber), d'asthénie neurocirculatoire (M.E. Cohen et P.D. White) ou de spasmophilie (C. Klotz), n'ont fait que souligner l'importance de cette dimension somatique alors que d'autres descriptions, moins nombreuses, insistaient sur les aspects psychopathologiques de ces troubles comme la névrose d'angoisse (S. Freud), le syndrome d'anxiété phobique – dépersonnalisation (M. Roth) ou celui des épouses prisonnières de leur domicile (A.H. Roberts) [2].

Dans la deuxième moitié du XXe siècle, le développement des thérapies comportementales et celui de la psychopharmacologie devaient aboutir à une reconceptualisation progressive de la pathologie anxieuse et à l'émergence progressive de la notion de TP. En 1969, s'appuyant sur les résultats d'analyses factorielles des situations phobogènes relevées dans la population générale, I.M. Marks proposait de distinguer trois groupes principaux de peurs pathologiques : agoraphobie, phobies simples et phobies sociales. Parallèlement, s'appuyant sur l'efficacité de l'imipramine sur les AP et les conduites d'évitement qu'elles engendrent, D. Klein proposait en 1981 de distinguer le TP de l'anxiété généralisée et suggérait le modèle, à présent accepté, par lequel la répétition des AP serait génératrice d'une anxiété chronique invalidante où se mêlent à la fois des éléments d'anticipation et des éléments phobiques variés, rassemblés sous le nom d'agoraphobie [6, 9].

Clinique

Le TP est relativement fréquent puisque sa prévalence sur un an, dans la population générale, varie en fonction des études entre 2 et 4 % avec une prédominance féminine de deux cas sur trois. La fréquence du TP est beaucoup plus élevée quand les enquêtes sont réalisées en médecine générale où les patients consultent le plus souvent en début d'évolution du fait des symptômes physiques de leurs crises. Trois éléments concourent alors au diagnostic de TP : la survenue d'AP répétées, le développement d'une anxiété secondaire de type anticipatoire et/ou agoraphobique et les caractéristiques évolutives de ces symptômes [3, 10]. Les critères du TP sont restés identiques entre les versions du DSM-IV et du DSM-5 mais l'agoraphobie a été érigée par ce dernier en une entité autonome du fait de son association possible à des troubles psychiatriques autres que le TP [9].

Crises ou attaques de panique

Ce sont des épisodes aigus d'anxiété, à début brutal, dont les symptômes vont atteindre, en quelques minutes, une intensité maximale caractérisée par un sentiment de perte de contrôle et/ou de catastrophe imminente. La décroissance de la crise est en revanche progressive et variable dans sa durée, mais excède rarement quelques heures [3]. De façon caractéristique, les premières crises surviennent toujours de manière inattendue, c'est-à-dire dans une situation qui n'était pas jusque-là anxiogène pour le sujet; secondairement, du fait de leur répétition et du développement de l'agoraphobie, les crises vont cependant être de moins en moins spontanées et avoir de plus en plus tendance à être liées soit aux situations vis-à-vis desquelles le patient va devenir phobique, soit à une anxiété anticipatoire croissante, qui donne alors au patient l'impression qu'il peut lui-même finir par déclencher ses crises. Le caractère spontané de certaines crises explique la survenue possible de crises nocturnes qui réveillent le patient par l'intensité de leur symptomatologie somatique, le plus souvent au cours du premier sommeil et en dehors de toute activité onirique.

Ce caractère inattendu, inexplicable et imprévisible des premières AP explique qu'elles soient vécues par le patient dans un climat de peur intense dont la nature dépend alors souvent de celle des symptômes physiques les plus anxiogènes (p. ex. la peur d'une crise cardiaque lors de douleurs précordiales). Ces peurs, qualifiées de «cognitions catastrophiques», sont de ce fait de nature variable : peur de mourir ou d'étouffer, peur de tomber ou de perdre connaissance, peur de devenir fou ou de perdre le contrôle de son comportement, plus rarement peur de vomir ou de perdre le contrôle de ses sphincters [8]. Les symptômes physiques des crises sont en effet au premier plan du tableau, débutant souvent par une sensation de striction épigastrique et entraînant fréquemment une demande d'intervention urgente : douleurs thoraciques, tachycardie, dyspnée, sensations vertigineuses, tremblements, sueurs, paresthésies, dysphagie, douleurs abdominales. L'hyperventilation, facilement objectivable, explique aisément certains de ces symptômes par le biais de l'hypocapnie qu'elle provoque (paresthésies, contractures, sensations vertigineuses). L'examen physique peut également mettre en évidence une augmentation modérée de la fréquence cardiaque (100–120/min) et de la pression artérielle systolique. Dans 50 % des cas, des modifications sensorielles accompagnent également les crises les plus intenses : dépersonnalisation, déréalisation, sensation de perte de repères ou de l'équilibre, intolérance au bruit ou à la lumière, sensation d'accélération ou de ralentissement du cours de la pensée, modification de la perception de l'espace ou du temps.

Au niveau du comportement, le sentiment d'urgence amène souvent le patient à arrêter ses activités en cours et éventuellement à fuir la situation dans laquelle il se trouve pour chercher l'isolement, la fraîcheur, l'air ou pour bénéficier de la réassurance d'un tiers, à moins qu'il ne se rende d'urgence à l'hôpital ou chez un médecin. Plus rarement, le caractère intolérable de la peur peut amener le patient à abuser d'alcool ou de sédatifs dans le simple but de mettre fin à la crise.

Développement de l'anxiété anticipatoire et de l'agoraphobie

Parfois, dès les premières crises, d'autres fois plus progressivement, une symptomatologie anxieuse, moins intense mais plus permanente, va se développer.

Elle se focalise souvent sur la crainte de voir se produire de nouvelles crises et prend alors le nom «d'anxiété anticipatoire». Elle peut également se focaliser sur certaines situations dans lesquelles le patient craint plus particulièrement les conséquences d'une crise de panique (conduite automobile, transports en commun, situation sociale, etc.) ou dans lesquelles il craint de ne pas pouvoir être secouru, d'être seul ou éloigné d'un lieu sécurisant ou encore de ne pas être capable de s'échapper facilement en cas de malaise (files d'attente, endroits clos, encombrements, ponts, tunnels, etc.). C'est cet ensemble de situations, variables en fonction des patients, qui est qualifié d'agoraphobie depuis le XIXe siècle, même si, dans son sens littéral, ce terme est censé décrire simplement la peur de la place publique et/ou des grands espaces ouverts. À côté de ces évitements phobiques, dont l'intensité peut restreindre considérablement l'autonomie de certains patients, on recherchera systématiquement d'autres conséquences possibles des crises qui, tels l'arrêt des activités sportives, sexuelles ou sociales, l'évitement de certains aliments (café notamment) ou la nécessité permanente de se faire accompagner, peuvent aussi être considérées comme de véritables équivalents phobiques [11].

Caractéristiques évolutives

Le TP est un des rares troubles psychiatriques dont les patients peuvent fixer la date de début avec précision du fait du caractère inattendu des premières crises. L'âge de début des troubles est le plus souvent compris entre 25 et 35 ans. Les premières AP surviennent, le plus souvent, dans des situations qui n'étaient pas antérieurement anxiogènes mais l'évaluation clinique retrouve fréquemment des facteurs prédisposants : traits de personnalité anxiophobiques, voire troubles de la personnalité appartenant le plus souvent au cluster C du DSM (personnalités évitantes, dépendantes, obsessionnelles). Bien que fréquemment retrouvés, les antécédents d'anxiété de séparation dans l'enfance, ne sont pas – contrairement à une opinion largement répandue – spécifiques du TP. D'autre part, les premières AP surviennent, le plus souvent secondairement à des facteurs déclenchants : situations traumatisantes, difficultés personnelles ou événements de la vie de nature éminemment variable (deuils, séparations, surmenage, problèmes médicaux, difficultés professionnelles, traumatismes psychologiques). Le stress, l'insomnie et la prise de stimulants sont aussi des facteurs déclenchants fréquemment rencontrés dans le TP; dans certains cas, la prise de drogue et notamment de cannabis s'avère susceptible de provoquer des AP qui continueront à évoluer pour leur propre compte, malgré l'arrêt du toxique concerné.

À plus long terme, l'évolution du TP est souvent favorable : dans environ un tiers des cas, les symptômes régressent en quelques mois dans le même ordre que celui de leur apparition, mais les TP sont cependant susceptibles de réapparaître ultérieurement (20 % de récidives sur 2 ans) en fonction des aléas marquant la trajectoire existentielle des patients. Pour environ la moitié des patients, l'évolution sera plus longue, plus fluctuante et la rémission des symptômes seulement partielle du fait de la persistance d'une anxiété anticipatoire, de comportements agoraphobiques ou d'une anxiété de type généralisée. Pour les patients restant, le pronostic sera réservé du fait de la chronicité des troubles, de l'invalidité liée à la sévérité de l'agoraphobie ou du développement de complications secondaires, comme la dépression, les conduites addictives ou les comportements hypocondriaques. La comorbidité dépressive est d'ailleurs particulièrement importante dans les troubles paniques (60-70 %) et associée à une évolution du TP plus chronique et plus invalidante, à une augmentation du risque suicidaire et à une réponse moins favorable aux traitements, y compris par les antidépresseurs.

Diagnostic différentiel

Devant l'apparition brutale d'AP, il faut évoquer le rôle possible de facteurs toxiques (caféine, abus de substances, sevrage), iatrogènes (stimulants) ou médicaux (hyperthyroïdie, hypoglycémie, troubles du rythme). Une étiologie neurologique sera parfois envisagée devant l'intensité des modifications sensorielles (épilepsie temporale), la localisation des symptômes à un hémicorps (accident vasculaire transitoire) ou des sensations vertigineuses invalidantes (pathologie vestibulaire) mais sera cependant rarement confirmée. Une fois le TP installé, les AP spontanées ont souvent tendance à disparaître; ne persistent alors que les crises liées à la confrontation aux situations phobogènes : dans ces cas, le diagnostic de phobie sociale pourra être évoqué si ces situations sont, pour la plupart, liées à la confrontation du patient à d'autres personnes. Cependant, dans la phobie sociale, la source de l'anxiété reste extérieure au patient (le regard et/ou le jugement) et celui-ci se sent soulagé lorsqu'il se retrouve seul, alors que dans le TP l'anxiété prend sa source dans les symptômes physiques et les sensations internes du patient qui est alors soulagé par la présence d'un tiers; le mode de début brutal des troubles, la présence de situations phobogènes autres que sociales et la persistance d'AP spontanées seront dans ce cas autant d'éléments à rechercher en faveur du diagnostic de TP. Chez certains patients, les consultations répétées auprès de spécialistes multiples à la recherche d'une étiologie médicale susceptible de rendre compte de l'intensité des symptômes pourront évoquer l'existence d'un trouble somatoforme; cependant, dans le TP, ces conduites traduisent plus une recherche compulsive de réassurance que la conviction d'être atteint d'une maladie bien réelle. Dans certains cas, un amaigrissement pourra résulter des conduites de restriction alimentaire que s'impose le malade par peur de vomir, d'étouffer, de perdre le contrôle de ses sphincters, ou par crainte d'une AP attribuée à tort par le patient à une réaction allergique. Enfin, des cas d'intoxication massive par l'alcool ou divers sédatifs sont parfois interprétés comme des tentatives suicidaires alors qu'ils reflètent avant tout la recherche par certains patients d'une sédation rapide liée au caractère insupportable de leurs AP.

Cas de l'agoraphobie sans histoire de trouble panique

Ces cas sont relativement fréquents et justifient la séparation de cette catégorie diagnostique du TP instituée par le DSM-5 [9]. Certains patients présentent, en effet, un tableau d'agoraphobie sans que l'on retrouve chez eux la survenue brutale d'AP dont le caractère inattendu et la répétition aboutissent habituellement à la constitution du TP. Ces cas peuvent correspondre à plusieurs situations cliniques distinctes, dont certaines secondaires à la survenue de troubles organiques indéniables : épilepsie, malaises diabétiques, suites de pathologies traumatiques, coronariennes ou cardiovasculaires, chez le sujet âgé notamment. Dans d'autres cas, l'agoraphobie peut être secondaire à des épisodes aigus d'anxiété survenus dans le cadre d'un état dépressif majeur ou d'une autre pathologie psychiatrique; dans cette situation, l'agoraphobie persiste parfois comme une symptomatologie séquellaire alors qu'ont disparu les AP qui lui ont donné naissance. Enfin, chez certains patients présentant depuis l'enfance une prédisposition phobique (claustrophobie, peur de la foule, etc.), l'aggravation progressive de ces tendances, notamment à l'occasion d'événements stressants, peut entraîner l'apparition de conduites d'évitement qui, en devenant de plus en plus nombreuses et invalidantes, aboutissent au tableau classique de l'agoraphobie.

Étiopathogénie

Facteurs biologiques

Les études familiales suggèrent que les TP peuvent, comme la plupart des troubles anxieux, répondre à des facteurs favorisants de nature génétique. D'autre part, deux systèmes biologiques ont été particulièrement étudiés en relation avec la physiopathologie de ces troubles : le système noradrénergique et le système des récepteurs au GABA et aux benzodiazépines (BZD). Le premier, localisé dans un noyau du tronc cérébral, le *locus coeruleus*, fonctionne comme un système d'alarme pour le système nerveux central; un dysfonctionnement des récepteurs α2-adrénergiques, qui contrôlent son activité, pourrait rendre compte de sa réponse excessive à de nombreux stimuli [5, 7]. Le second, plus diffus, joue un rôle important dans les processus d'inhibition des activités du système nerveux central et serait également dysfonctionnel comme en témoigne la diminution des récepteurs cérébraux aux BZD mise en évidence dans les TP par les méthodes d'imagerie cérébrale. Une autre théorie, avancée par D. Klein, suggère que les TP pourraient être caractérisés par un abaissement du seuil de suffocation lié au dysfonctionnement de récepteurs du tronc cérébral sensibles aux variations de la PCO_2 des milieux intérieurs [4, 6]. D'autres études sont en faveur d'une sensibilité accrue des systèmes centraux régulant les émotions et notamment des structures amygdaliennes; de nombreuses recherches ont en effet démontré dans les TP les effets panicogènes de substances diverses (lactate, CO_2, caféine, cholécystokinine, yohimbine, etc.) [3].

Facteurs cognitifs et comportementaux

Dans cette perspective, un des modèles prévalents est celui des « fausses alarmes » avancé par D.H. Barlow dans lequel les réactions physiologiques de peur sont activées par des stimuli inoffensifs pour la plupart des sujets. Dans les TP, contrairement aux phobies relatives à des objets ou situations extérieurs, l'anxiété serait caractérisée par une phobie « intéroceptive », c'est-à-dire centrée sur les sensations internes et notamment sur les modifications physiologiques inattendues, stimuli qui donneraient lieu chez ces patients à une « interprétation catastrophique », qui renforce l'anxiété et ses conséquences somatiques [8]. Dans ce modèle, développé par D.M. Clark et P.M. Salkovskis, l'accentuation des symptômes physiques crée ainsi un véritable « cercle vicieux » entretenu par la concentration croissante portée par le patient à l'évolution de son malaise. Même en dehors des crises, cette hypervigilance concernant les sensations physiques va persister, rendant compte de la sensibilité accrue de ces patients à toute modification de leur état physiologique (maladies, médicaments, etc.) [12].

Dans un second temps, la crainte de certaines situations va se développer et l'agoraphobie apparaît chez une majorité de patients du fait de la peur des conséquences possibles des crises, de la crainte de se retrouver sans secours ou de l'appréhension de ne pouvoir s'échapper facilement d'une situation dangereuse. Comme dans tout processus phobique, l'évitement ne fait alors que renforcer la peur et aggraver progressivement la composante agoraphobique du TP et l'invalidité qui lui est liée [3].

Facteurs psychodynamiques

Dans cette perspective les AP ne sont pas spontanées mais déclenchées par des mécanismes inconscients, notamment liés à l'anxiété de séparation ou d'abandon, ou à des conflits profonds relatifs à des sentiments contradictoires de dépendance et d'indépendance, vis-à-vis des proches.

Traitement

La prise en charge du TP nécessite, dans un premier temps, une évaluation soigneuse des principaux facteurs pronostiques du trouble : antécédents psychiatriques, circonstances d'apparition des premières AP, durée d'évolution des troubles, comorbidités éventuelles et importance du handicap, notamment celui lié aux conduites d'évitement. L'information, le soutien et la réassurance jouent un rôle important et le patient doit savoir que les conséquences catastrophiques qu'il pense être liées à la survenue des AP n'ont aucune raison de se réaliser. Deux situations thérapeutiques distinctes peuvent être décrites : l'une dans un contexte d'urgence, représentée par la prise en charge de l'AP (*cf.* Conduite à tenir I.2) l'autre au cabinet du médecin psychiatre, représentée par la prise en charge du TP constitué [13].

Dans un premier temps, le traitement du TP constitué repose sur le contrôle des attaques de panique. Cette phase du traitement d'une durée de 2 à 4 mois peut comporter :

- des mesures pharmacologiques, caractérisées dans cette pathologie par leur taux important de réponse placebo (40-50 %). On pourra utiliser soit les BZD (alprazolam), soit des antidépresseurs ISRS (escitalopram) ou IRSNA (venlafaxine), en veillant dans ce cas à débuter le traitement par des posologies les plus faibles possible afin d'éviter le risque d'aggravation de l'anxiété. Les posologies optimales utilisées dans la dépression devront être atteintes mais la présence de symptômes dépressifs n'est pas nécessaire à l'obtention de l'efficacité thérapeutique dans cette indication. En cas d'échec, l'utilisation d'antidépresseurs tricycliques (clomipramine, imipramine) ou d'IMAO est envisageable. Contrairement aux BZD dont l'utilisation ne devra pas dépasser 8 à 12 semaines, celle des antidépresseurs pourra être prolongée de 6 à 12 mois, dans un but préventif;
- des mesures cognitivo-comportementales dont l'objectif est de remettre le patient dans une dynamique de maîtrise des effets de son anxiété. À des mesures éducatives pourront être associés, l'apprentissage du contrôle respiratoire – visant à atténuer les conséquences de l'hyperventilation – ou de la relaxation progressive. D'autre part, des techniques d'exposition aux sensations intéroceptives pourront être utilisées par le biais d'exercices réguliers d'hyperventilation ou de toute autre technique susceptible de reproduire les symptômes des crises. Enfin une approche cognitive pourra être envisagée dans le but de normaliser les croyances du patient concernant les conséquences possibles de ses symptômes somatiques;
- un traitement d'exposition progressive entrepris chez les patients agoraphobes dans le but de mettre fin aux évitements phobiques limitant leur autonomie. En fonction de l'importance de ces derniers, cette phase du traitement pourra prendre de 6 à 12 mois, période pendant laquelle le traitement pharmacologique pourra être maintenu. À plus long terme, d'autres mesures thérapeutiques visant à diminuer la vulnérabilité des patients à la survenue du TP pourront être envisagées : thérapie cognitive de troubles de la personnalité, approche psychodynamique de problèmes d'attachement et/ou de séparation, thérapie du couple centrée sur la dépendance [11].

Les comparaisons réalisées entre traitement pharmacologique et thérapie cognitivo-comportementale montrent une efficacité à court terme identique pour ces deux approches. En revanche, à plus long terme, le taux de rechute serait deux fois moins important avec les TCC. L'association des deux approches n'est indiquée que dans les cas résistants ou en cas de comorbidité avec d'autres pathologies anxieuses ou dépressives. D'autre part, des modules de traitement du TP et d'autres troubles anxieux ou dépressifs reposant sur les TCC sont disponibles sur Internet et ont également fait la preuve de leur efficacité [1].

Références

[1] Andrews G, Cuijpers P, Craske MG, et al. Computer therapy for the anxiety and depressive disorders is effective, acceptable and practical health care : a meta-analysis. PLOS One 2010; 5e13196.

[2] Boulenger JP, Uhde T. Crises aiguës d'angoisse et phobies. Aspects historiques et manifestations cliniques du syndrome d'agoraphobie. Ann Med Psychol (Paris) 1987; 145 : 113-31.

[3] Boulenger JP. L'attaque de panique : un nouveau concept? 1987. Château de Loir : Éditions J.P. Goureau.

[4] Fava L, Morton J. Causal modeling of panic disorder theories. Clin Psychol Rev 2009; 29 : 623-37.

[5] Gorman JM, Kent JM, Sullivan GM, et al. Neuroanatomical hypothesis of panic disorder revisited. Am J Psychiatry 2000; 157 : 493-505.
[6] Klein DF. False suffocation alarms, spontaneous panics and related conditions : an integrative hypothesis. Arch Gen Psychiatry 1993; 50 : 306-17.
[7] Lucken U, Sraube B, Konrad C, et al. Neural substrates of treatment response to cognitive-behavioral therapy in panic disorder with agoraphobia. Am J Psychiatry 2013; 170 : 1345-55.
[8] Marchand A, Letartre A. La peur d'avoir peur. Outremont (Québec) : Stanké; 2004.
[9] Ritchie K, Norton J, Mann A, et al. Late-onset agoraphobia. General population incidence and evidence for a clinical subtype. Am J Psychiatry 2013; 170 : 790-8.
[10] Roy-Byrne PP, Craske MG, Stein MB. Panic disorder. Lancet 2006; 368 : 1023-32.
[11] Servant D. Attaques de panique et agoraphobie. Paris : Masson; 2001.
[12] Schmidt NB, Keough ME. Treatment of panic. Ann Rev Clin Psychol 2010; 6 : 241-56.
[13] Stein MB, Goin MK, Pollack MH, et al. Practice guideline for the treatment of patients with panic disorder (Second edition). Am J Psychiatry 2009; 166 : 7-74.

11.4 Phobies spécifiques et phobies sociales

C. André

Brève histoire du regard sur les phobies

Une souffrance décrite depuis toujours

Des descriptions de patients souffrant manifestement de peurs excessives sont retrouvées à toutes les époques. Dans la Bible, un passage de l'Ecclésiaste évoque ainsi une description d'agoraphobie : « Quand on se lève au chant de l'oiseau et que les vocalises s'éteignent, alors on a peur de la montée, on a des frayeurs en chemin… » Hippocrate, mais aussi Descartes et Pascal décrivent dans leurs œuvres les appréhensions irrationnelles de certains de leurs contemporains. Dans ses Essais, Montaigne décrit comment « nous tressuons, nous tremblons, nous palissons et rougissons aux secousses de nos imaginations… », tandis que Robert Burton rapporte le cas de « quelqu'un qui n'osait pas sortir de chez lui de peur de s'évanouir ou de mourir », dans sa célèbre Anatomie de la mélancolie, publiée en 1621. Au cours des siècles, les observations médicales ou les récits littéraires relèveront régulièrement le cas de patients éprouvant une peur anormale dans certaines circonstances. C'est au XIXe siècle que les premières phobies seront décrites en termes « modernes », à la suite de la description de l'agoraphobie par C. Westphal en 1871. Freud proposa ensuite sa propre classification des états anxieux – névrose phobique, névrose obsessionnelle, névrose d'angoisse, etc. – qui traversa allégrement le siècle jusqu'aux années 1970. À ce moment, la classification freudienne commença à rentrer dans l'ombre, après avoir rendu de bons et loyaux services, à la suite des travaux de psychiatres comme l'Américain D. Klein, qui démontra l'efficacité de certains antidépresseurs dans le traitement du trouble panique, ou du Sud-Africain J. Wolpe et de l'Anglais I.M. Marks, qui mirent au point les premières thérapies comportementales efficaces sur les troubles phobiques.

Un regard sur le trouble variant selon les époques

Dans l'Europe chrétienne du Moyen-Âge, la peur était considérée comme souhaitable, et Saint Augustin rappelait que la peur du châtiment divin était une grâce. On était alors sensible aux vertus de la peur, qui écartait les hommes des dangers, ou même des péchés. Aujourd'hui, nos sociétés, plus hédonistes et individualistes, perçoivent plutôt la peur comme une entrave [13] : elle est, selon les masques qu'elle va revêtir, ce qui nous empêche d'aller vers les autres, de voyager, de découvrir, de nous détendre, d'atteindre nos buts, bref, de profiter de la vie. Mais quel que soit le jugement moral ou religieux que l'on porte sur elle, la peur a toujours existé et toujours fait souffrir. Les données épidémiologiques modernes, nous le verrons, ont confirmé que les phobies, ces peurs maladives, représentent bel et bien une authentique souffrance mentale, d'autant plus que leur fréquence est élevée et que leurs dommages en termes de qualité de vie sont importants.

Définition et diagnostic

Qu'est-ce qu'une phobie ?

Une phobie se caractérise par un certain nombre de critères :

- une peur très intense – pouvant aller jusqu'à l'attaque de panique et s'accompagnant de nombreuses manifestations physiologiques caractéristiques [1] – est déclenchée de façon quasi systématique et immédiate lors de la confrontation aux objets ou situations redoutés;
- cette peur est souvent incontrôlable;
- elle entraîne des évitements des objets ou des situations phobogènes, chaque fois que cela est possible;
- si le patient doit se confronter – il n'a parfois pas le choix – la souffrance est extrême;
- la peur provoque un handicap, lié à l'anticipation anxieuse des situations et aux évitements. Les phobies ne mettent pas la vie en danger, mais peuvent dégrader la qualité de vie.

Les phobies sont des maladies de la peur

Les phobies ne se caractérisent pas seulement par l'existence de peurs excessives, elles sont de véritables maladies de la peur, avec leur dynamique propre. Une fois apparues, elles ont tendance à être chroniques, et parfois même, pour les plus sévères d'entre elles, à s'aggraver et à s'étendre. La phobie, ce n'est pas seulement la peur et la fuite, mais aussi l'échec émotionnel des confrontations avec la peur. Le plus souvent, les personnes phobiques doivent fuir ce qu'elles redoutent, sous l'effet de la peur et de sa morsure, mais pas toujours. On sait que les comportements d'évitement dépendent aussi de variables de personnalité : il existe des personnes phobiques évitantes, et d'autres confrontantes. Par exemple, on peut être phobique de l'avion, et cependant forcé de le prendre, parce qu'on l'aura décidé ou que l'on y sera obligé. Mais ces confrontations seront épuisantes et toxiques : loin de se calmer, la peur pourra persister et même augmenter de vol en vol. Car en réalité, la solution n'est pas seulement de se confronter en force. Elle est surtout dans la réussite émotionnelle de ces confrontations : si peu à peu, le patient a de moins en moins peur, c'est que son cerveau émotionnel a « compris » qu'il n'y avait pas de danger [2].

Classification des troubles phobiques

La classification des phobies qui est actuellement la plus utilisée par les équipes de recherche du monde entier est celle du DSM-IV. Elle les sépare en trois groupes principaux, issus chacun d'un type assez précis de peurs :

- les phobies spécifiques regroupent notamment les phobies des animaux, des éléments naturels, du sang et des blessures. Ces phobies, auparavant appelées « phobies simples », entraînent un handicap assez limité, car les conduites d'évitement qui leur sont associées restent compatibles avec une vie à peu près normale;
- les phobies sociales consistent en une peur intense du regard et du jugement d'autrui. Ces phobies sont souvent considérées comme les plus invalidantes, car les évitements sociaux privent la personne phobique d'un nombre plus ou moins grand d'activités relationnelles, essentielles à son équilibre et son développement personnel;
- le trouble panique avec agoraphobie est marqué par la crainte de ressentir un malaise, surtout dans certains lieux publics. Elle est très handicapante, car ses violentes et déstabilisantes crises d'angoisse entraînent très vite des évitements qui sapent les capacités d'autonomie de la personne phobique : tout déplacement hors de chez soi peut alors devenir un problème.

Ces deux dernières familles, phobies sociales et trouble panique, sont aussi appelées « phobies complexes » car, à la différence des « phobies simples » ou spécifiques, elles peuvent survenir dans des contextes variés et subtils : par exemple, des attaques de panique ne se déclenchant que lors de certains déplacements en voiture sur autoroutes ou voies rapides, et non en ville ou à la campagne (la peur est ici d'être coincé en cas de malaise débutant, et non seulement de se déplacer en voiture). Et surtout, elles ne se laissent pas facilement contrôler par le patient : on peut facilement éviter de croiser des pigeons ou d'être confronté au vide. Mais il est beaucoup plus difficile d'éviter ses semblables, ou d'éviter de sortir de chez soi… D'où le plus grand nombre de complications associées à ces phobies complexes, comme la dépression, le recours à l'alcool, et de nombreux autres dégâts sur la qualité de vie [17].

La question du seuil

Quelle est la différence entre peur bénigne et phobie (tableau 11.4) ? Elle réside principalement dans le seuil de déclenchement de l'alarme de peur : avoir peur en avion lors de trous d'air importants est un phénomène normal ; avoir peur lors d'un vol calme et sans menaces apparentes relève davantage d'un trouble anxieux (le patient cherchera alors des « indices » pouvant signaler un danger présent mais encore inaperçu : le comportement des hôtesses, le moindre bruit dans l'habitacle, etc.) ; enfin, ne pas prendre l'avion, ou ne le prendre que sous alcool ou tranquillisants est un symptôme probable de phobie.

Il existe bien sûr des formes intermédiaires entre peurs normales et peurs phobiques, des peurs plus tout à fait normales sans être encore des phobies. Ces peurs « entre deux » sont très dépendantes de petits détails de l'environnement. Par exemple, pour les peurs sociales, comme la peur de parler en public, toutes les nuances existent entre les deux extrêmes : d'une part des personnes qui n'ont jamais le trac, et d'autre part celles qui, franchement phobiques, ne peuvent ouvrir la bouche devant plus de deux personnes. Chez la plupart des gens, cela va dépendre de la taille du public (trois ou cent personnes), de sa bienveillance supposée, de sa familiarité (connus ou inconnus), de son niveau (sont-ils plus ou moins experts que l'orateur traqueur ?), etc.

Notons aussi que le degré de handicap des phobies dépend aussi en partie de l'environnement dans lequel elles surviennent. Ainsi, le phobique des serpents vivant dans une société occidentale souffre moins que jadis, car les serpents sont peu à peu chassés de notre quotidien. Mais son homologue claustrophobe, et souffrant de peurs de l'enfermement, est lui beaucoup plus handicapé par la vie dans une société où il faut faire des déplacements multiples et répétés par des transports en public où l'espace est compté, et où l'on vit beaucoup plus en intérieurs qu'autrefois. À ce titre, bien évidemment, ce sont les sujets souffrant de phobie sociale qui se trouvent le plus lourdement handicapés, du fait de l'omniprésence des liens sociaux dans notre quotidien, et de leur importance vitale pour nos équilibres [21].

Tableau 11.4 Différences entre peurs normales et peurs phobiques.

Peurs normales	Peurs phobiques
Registre de l'émotion	Registre de la maladie
Peurs d'intensité limitée, souvent contrôlables	Peurs pouvant aller jusqu'à la panique, souvent incontrôlables
Associées à situations objectivement dangereuses	Associées à situations non dangereuses
Évitements modérés, et handicap léger	Évitements importants, et handicap significatif
Peu d'anxiété anticipatoire : l'existence n'est pas organisée autour de la peur	Anxiété anticipatoire majeure : l'existence est organisée autour de la peur
Les confrontations répétées peuvent peu à peu faire diminuer l'intensité de la peur	Il est fréquent que, malgré des confrontations répétées, la peur ne diminue pas

Données épidémiologiques et étiologiques

Épidémiologie

Les peurs et les phobies sont extrêmement répandues. La peur, phénomène normal, concerne tout le monde (tableau 11.5). Les peurs excessives, très fréquentes chez les adultes, touchent environ un adulte sur deux (tableau 11.6). Enfin, parmi les personnes qui disent souffrir d'une peur excessive, on observe en général qu'un quart à la moitié d'entre elles sont en réalité phobiques. Les phobies sont la pathologie psychologique la plus fréquente (tableau 11.7), aux côtés des maladies dépressives et de l'alcoolisme (qui peuvent les accompagner, d'ailleurs). Quant à ce qui peut nous faire peur, les objets « phobogènes » sont très variés, mais ils ne doivent rien au hasard : globalement, nous avons peur de ce dont la nature nous a appris à avoir facilement peur. Parce que cela représente, ou représentait dans notre évolution, un danger pour notre espèce [19].

Facteurs étiologiques

La question de l'étiologie des phobies n'est pas que théorique : en psychothérapie, la recherche acharnée des causes (« aller au fond du problème ») ne doit pas remplacer l'effort au jour le jour pour maîtriser des symptômes déconnectés de leurs lointaines origines, devenus des symptômes vestigiels, « fantômes de la névrose ancienne ». Car il y a deux grandes questions à propos des peurs et des phobies :

1. d'où viennent-elles ?
2. pourquoi se chronicisent-elles, au lieu de se résorber peu à peu au fil des expériences de confrontation ?

Notre compréhension actuelle des phobies est moins poétique ou pittoresque que jadis, mais plus pragmatique et scientifique. On considère

Tableau 11.5 Fréquence (%) des peurs dites « simples » en population générale sur un échantillon représentatif de 8 098 personnes adultes [8].

Nature de la peur	Personnes souffrant de cette peur excessive parmi la population générale	Parmi les personnes ayant cette peur excessive, personnes chez qui elle atteint un stade phobique	Personnes souffrant de cette peur à un stade phobique dans la population générale
Vide et hauteurs	20,4	26,2	5,3
Vol en avion	13,2	26,9	3,5
Être enfermé (claustrophobie)	11,9	35,1	4,2
Être tout(e) seul(e)	7,3	40,7	3,1
Orages, tonnerre, tempêtes	8,7	33,1	2,9
Animaux	22,2	25,8	5,7
Sang, blessures, injections	13,9	32,8	4,5
Eau	9,4	35,8	3,4
Tout confondu	49,5	22,7	11,3

Ces chiffres concernent le risque de survenue sur la vie entière.

Tableau 11.6 Fréquence des deux autres grandes familles de peurs [22].

Peur excessive	Peur invalidante	Phobie	
Peur du regard et du jugement des autres	Timidité : 60 % des adultes Trac : 30 %	Anxiété sociale invalidante : 10 %	2 à 4 %
Peur d'avoir un malaise et de perdre le contrôle	Attaques de panique isolées : 30 % sur la vie entière	Trouble panique (attaques de panique répétées) : 2 %	1/3 à 2/3 des paniqueurs deviennent agoraphobes

Tableau 11.7 Résultats dans les troubles phobiques de l'étude ESEMeD, en population générale européenne [15].

	Prévalence sur 12 mois			Prévalence au cours de la vie		
	Total	Hommes	Femmes	Total	Hommes	Femmes
Troubles anxieux	9,8	5,0	14,2	22,4	15,6	28,7
Agoraphobie	0,6	0,3	0,8	1,8	1,2	2,3
Trouble panique	1,2	0,8	1,6	3,0	2,6	3,4
Phobie sociale	1,7	0,9	2,5	4,7	2,6	6,6
Phobies spécifiques	4,7	1,7	7,4	11,6	6,8	16,0

que les peurs pathologiques et les phobies sont le fruit d'une double influence, avec d'une part des prédispositions biologiques, essentiellement innées (un héritage familial individuel, mais aussi une hérédité collective, au niveau de l'espèce) et d'autre part des influences environnementales et donc acquises (une histoire personnelle). Le poids respectif de ces deux pôles d'influence varie selon les phobies. Certaines comme celles de l'eau, du vide ou des animaux, semblent très liées à des facteurs génétiques. D'autres, comme les phobies de la conduite consécutives à un accident, voient les facteurs environnementaux peser plus lourd. Mais le plus souvent, les très grandes peurs s'expliquent par l'épigenèse, c'est-à-dire l'interaction entre gènes et environnement [7].

L'influence génétique, réelle, n'est pas un déterminisme pur et dur, dans lequel tel gène impliquerait tel comportement [12]. D'abord parce qu'il n'y a pas un seul gène pouvant transmettre une vulnérabilité à la peur, mais plusieurs (mécanisme polygénique). Ensuite, parce que leur pénétrance peut varier, c'est-à-dire qu'ils peuvent plus ou moins s'exprimer dans le comportement de la personne. Enfin, il est possible que ce qui est génétiquement transmis ne soit qu'une tendance générale à une « affectivité négative », c'est-à-dire l'ensemble des prédispositions à ressentir des émotions pathologiques comme la peur ou la tristesse. En l'état actuel de nos connaissances, ceci paraît d'ailleurs plus probable pour les phobies complexes que pour les phobies simples. Pour finir, et c'est le plus important, les tendances innées vont ou non se révéler en fonction de l'environnement : la génétique ne fait en général que des propositions, des « promesses », que les hasards ou les nécessités de l'existence vont accomplir ou non. L'environnement familial par exemple, soit précoce (types de maternage) soit tardif (styles éducatifs), peut selon les cas tempérer ou aggraver des prédispositions tempéramentales préexistantes.

Concernant les facteurs environnementaux, on considère aujourd'hui que certaines circonstances de vie peuvent « apprendre » à devenir phobique. Il semble que quatre grands types d'apprentissages peuvent expliquer l'acquisition d'une phobie [9] :

- les événements de vie traumatisants : avoir été personnellement confronté à une menace ou un danger, et en garder la trace en mémoire (une agression, un accident) ;
- les événements de vie pénibles et répétés : subir de mini-traumatismes de manière régulière, sans possibilité de contrôle (humiliations, insécurité) ;
- l'apprentissage social, par imitation de modèles : voir quelqu'un, en général un des parents, avoir peur de quelque chose ;
- l'intégration de messages de mise en garde : avoir reçu une éducation soulignant les dangers liés à tel ou tel type de situation.

À partir de ces expériences prédisposantes, des facteurs de maintien vont ensuite empêcher l'extinction de la peur, malgré les expériences répétées de confrontation [18] : les évitements, situationnels ou subtils (« je ne me confronte pas, ou pas complètement, sinon une catastrophe arrivera »), et la persistance des croyances phobogènes (« je suis sûr qu'en me confrontant, je m'expose à un danger », « si je m'étais confronté, le pire serait arrivé »).

Phobies spécifiques

Définition et diagnostic

On regroupe sous l'appellation de phobies spécifiques l'ensemble des phobies qui ne sont ni des phobies sociales ni des agoraphobies. Cette définition par le « ni-ni » est en partie due à l'extrême diversité des objets phobogènes de cette classe de phobies : des oiseaux aux avions, des insectes aux chevaux, du vide au noir, etc.

Les familles de phobies spécifiques

Trois types principaux de phobies spécifiques peuvent clairement être identifiés : phobies d'animaux, phobies d'éléments naturels, phobies liées au sang. Deux autres types ont été proposés, qui prêtent cependant à discussion de par leur hétérogénéité, et leurs superpositions avec d'autres troubles : les phobies de situations, et les « autres phobies ».

Phobies d'animaux

Ce sont les plus fréquentes des phobies, notamment chez les femmes (qui représentent 75 à 90 % des sujets zoophobes). Les animaux le plus souvent source d'angoisse sont dans l'ordre les insectes, les souris et les serpents ; les phobies des oiseaux, chiens, chats et chevaux sont aussi fréquemment retrouvées. Les stimuli phobogènes peuvent porter sur la peur du mouvement de l'animal (insectes se déplaçant rapidement), de son apparence physique (dégoût pour l'œil ou les pattes du pigeon), du bruit qu'il émet (aboiements, claquement des ailes), du contact physique avec lui ou une de ses parties (plumes, poils), etc. Si le handicap en découlant est le plus souvent modéré, du moins en milieu urbain, une certaine gêne peut toutefois en découler, notamment pour la phobie des oiseaux (pigeons en particulier) qui va entraver les déambulations des citadins, ou celle des insectes, qui ne les poussera pas à fréquenter la nature et les maisons de campagne !

Phobies d'éléments naturels

Comme pour les phobies d'animaux, les sujets phobiques d'éléments de l'environnement naturel se recrutent principalement chez les femmes (75 à 90 %). Seule exception : la phobie des hauteurs (acrophobie) qui ne compte qu'une petite majorité de femmes (50 à 70 %). Les principaux éléments phobogènes sont les orages et le tonnerre, les hauteurs et le vide, l'eau, l'obscurité, etc. Le degré de handicap est variable selon les contraintes sociales du sujet : pour un phobique des hauteurs, il est en général impossible de s'approcher d'une fenêtre en étage, et encore moins d'un balcon, mais aussi de faire de la randonnée en montagne ou du ski, de passer sur un pont, de voir un proche s'approcher d'une balustrade, etc. La peur de l'eau entraîne elle aussi un certain handicap en matière de loisirs : piscines et bords de mer deviennent alors des lieux menaçants.

Phobies liées au sang

Il est probable que l'ensemble des phobies gravitant autour du sang (peur de la vue du sang, des injections, des blessures, des interventions médicochirurgicales, etc.) ne représente qu'une seule et même forme de phobie. Le stimulus visuel est le plus souvent en cause, mais ces patients semblent aussi très sensibles aux odeurs associées : odeur de sang ou d'hôpital, etc. Ils peuvent défaillir à la vue de leur propre sang et, pour certaines femmes, de leurs propres menstruations.

Cette phobie spécifique présente des caractéristiques physiologiques la différenciant nettement des autres : là où la plupart des stimuli phobiques provoquent une tachycardie (et très rarement un évanouissement, contrairement aux craintes de certains patients), les phobies du sang et des injections s'accompagnent le plus souvent d'une bradycardie et conduisent fréquemment à la syncope (plus des trois quarts de ces sujets ont des antécédents de syncope à la vue du sang, ou même seulement à son odeur). Cette bradycardie met d'ailleurs un certain temps à se développer, après une phase brève de tachycardie, et nécessite une exposition au stimulus phobogène d'au moins 10 à 60 secondes selon les études. Elle n'est donc pas activée si le sujet arrive à fuir rapidement la situation. La prédominance féminine est moindre dans ce sous-type de phobie : « seulement » 50 à 70 % de femmes. La transmission familiale, avec une forte composante génétique, semble assez clairement établie. Le handicap entraîné peut empêcher l'accès à certains métiers : médecin, infirmière, policier, militaire, etc. Certains sujets se sont malheureusement découverts phobiques lors de leurs premiers pas dans la profession : ainsi cet étudiant en médecine, major de son concours de première année, qui s'évanouit lors de sa première dissection à la morgue, et dut se réorienter vers des études de droit… Mais le problème principal réside sans doute dans les conduites d'évitement des prises de sang et de toute forme de soins ou d'examens invasifs, qui peuvent conduire des patients à gravement négliger leur état de santé, en évitant systématiquement les prises de sang et les opérations chirurgicales, et parfois même la fréquentation des hôpitaux ou des cabinets médicaux. La phobie des soins dentaires est classiquement apparentée à celle du sang et des blessures.

Phobies de type situationnel

Ce sous-type (peur des tunnels, des ponts, des transports, etc.) est plus hétérogène que les précédents, et inclut probablement des patients agoraphobes paniqueurs, qui redoutent en fait toutes sortes de situations (dans lesquelles ils pourraient avoir une attaque de panique et d'où ils ne pourraient s'échapper rapidement), aux côtés de sujets dont les situations phobogènes sont beaucoup plus ciblées et moins extensives : peur de prendre l'avion, de conduire une automobile, de prendre un ascenseur, etc.

Autres types de phobies

Il s'agit ici d'un ensemble de phobies variées, telles que les peurs excessives de tomber, de s'étouffer, de vomir ou, chez les enfants, la peur des bruits violents (aspirateurs, sirènes, etc.) ou des personnages déguisés (clowns, pères Noël, etc.). Nous manquons encore de données épidémiologiques et psychopathologiques solides à propos de ce type de peur, qui nécessitent en général une analyse sémiologique et nosologique fine, car l'expérience clinique montre qu'elles sont souvent associées à d'autres troubles.

Phobies limitées ou extensives, phobies multiples

Certaines phobies spécifiques sont limitées à des stimuli extrêmement circonscrits : de nombreux phobiques des oiseaux sont phobiques des pigeons et seulement de cette espèce. Un phobique des papillons peut très bien ne pas l'être des araignées et des autres insectes. Certains sujets ne redoutent que les insectes « à dard ». D'autres patients présentent en revanche une généralisation de leur stimulus phobique : tel sujet phobique des injections ne supportera pas non plus la vision des bras nus en été (parce que la vision des plis du coude lui rappelle le lieu des injections). Certains, enfin, peuvent vivre leur phobie par procuration : les acrophobes se sentent particulièrement anxieux s'ils voient un de leurs proches se pencher au-dessus du vide… Rappelons qu'un patient peut bien sûr présenter plusieurs phobies spécifiques en même temps : phobie des animaux et phobie de l'eau, etc. Il semble que l'association la plus fréquente concerne les phobies des animaux et les phobies situationnelles et des éléments naturels, tandis que les phobies du sang sont rarement associées aux phobies des animaux et peu souvent aux phobies situationnelles.

Évolution

Le pic d'apparition des phobies spécifiques se situe le plus souvent dans l'enfance, entre 5 et 9 ans. Ceci est particulièrement vrai pour les phobies d'animaux et celles liées à l'environnement naturel, ainsi que pour les phobies du sang et des injections. Pour les phobies situationnelles, en revanche, on retrouve en général une distribution bimodale de l'âge de début, avec un pic dans l'enfance et un autre après 20 ans, comme pour l'agoraphobie : ce qui confirme l'hétérogénéité probable de cette sous-catégorie, dont une partie est probablement à rattacher au trouble panique avec agoraphobie. L'adolescence est également une période où les peurs et appréhensions (phobies subsyndromiques) sont particulièrement fréquentes : près de 75 % des sujets selon certaines études. Les phobies d'animaux diminuent en général avec l'âge, et les phobies situationnelles augmentent au contraire avec les années.

Phobies sociales

Définition et diagnostic

Il s'agit d'une phobie centrée sur la crainte d'agir de façon embarrassante ou humiliante sous le regard et le jugement – réels ou supposés – d'autrui.

La phobie sociale est l'amplification et la dérégulation pathologiques d'une émotion sociale normale, l'anxiété sociale (tableau 11.8), dont les expressions symptomatiques bénignes les plus fréquentes sont la timidité (inhibition lors de toutes les « premières fois »), qui concerne environ 40 à 60 % de la population générale, et le trac (anxiété de performance) qui touche au moins 30 % des sujets.

Évolution et épidémiologie

La plus récente étude européenne conduite en population générale, ESEMeD (*cf.* tableau 11.6), retrouve une prévalence de la phobie sociale de 4,7 % sur la vie entière (2,6 % pour les hommes et 6,6 % pour les femmes). Une autre étude française retrouvait, elle, des chiffres vie entière de 1,9 % [20]. Les critères utilisés lors de la construction des algorithmes de diagnostic expliquent ces différences. L'apparition à l'adolescence est de règle, mais certains patients, présentant en général une personnalité évitante, décrivent des appréhensions sociales significatives d'apparition plus précoce, dès l'enfance. Il semble exister chez un certain nombre d'enfants (entre 10 et 20 % d'une tranche d'âge) des prédispositions tempéramentales précoces, décelables dès la première année, dont un des marqueurs comportementaux est la tendance à une inhibition inquiète significative face à ce qui n'est pas familier (adultes et situations inconnus et/ou inhabituels). Les enfants présentant ce pattern biocomportemental (dans lequel on retrouve également des signes d'activation sympathique intense en situation) ont un risque accru (concernant environ un tiers d'entre eux) de développement ultérieur de phobie sociale ou de trouble panique [14].

Clinique

Situations sociales sources de peur

Les situations sociales sources de peur ou d'appréhension sont bien évidemment infinies, mais on peut les regrouper en cinq grandes catégories, présentées dans le tableau 11.9. On a pu dire à juste titre que la peur des situations sociales était avant

Tableau 11.8 Les différentes formes d'anxiété sociale.

	Anxiété sociale normale	Anxiété sociale pathologique
Égodystonique (le patient se plaint de son trouble, le considère comme indésirable ; désir de changement important)	Trac, appréhensions ponctuelles	Phobie sociale sans personnalité évitante
Égosyntonique (le patient considère son trouble comme l'expression de sa personnalité, sinon de sa volonté ; désir de changement limité)	Timidité	Phobie sociale avec personnalité évitante

Tableau 11.9 Les situations de peurs sociales.

Type de situation redoutée	Exemples
Situations de performance	Passer un examen ou un entretien d'évaluation, faire un exposé ou une conférence, lire un texte à une cérémonie, etc.
Situations d'observation	Être regardé (ou se croire regardé) pendant que l'on accomplit quelque chose, ou même sans rien faire de précis : marcher, manger, boire, écrire, conduire, se garer, etc.
Situations d'affirmation	Défendre ses droits, donner son point de vue, exprimer ses besoins : négocier des prix, faire une réclamation, dire que l'on n'est pas d'accord, etc.
Révélation de soi	Devoir se révéler de manière un peu approfondie et implicante : faire connaissance avec quelqu'un, nouer une relation amicale ou sentimentale, etc.
Situations d'interactions superficielles	Devoir parler avec autrui de manière informelle, superficielle : échange de banalités avec un voisin, un commerçant, un collègue de travail autour de la machine à café, etc.

tout une peur du regard et de l'évaluation d'autrui : on redoute d'être jugé, même si ce n'est pas le cas, dans toutes les activités du quotidien. Il y a des personnes qui appréhendent toutes ces situations, mais la plupart des gens n'ont peur que de certaines d'entre elles…

Symptômes

L'exploration des trois principales familles de symptômes est souvent l'occasion pour le praticien d'aider son patient à comprendre les mécanismes de sa maladie [3].

Émotions

Les deux grandes émotions fondamentales de la phobie sociale sont la peur et la honte. La peur, et tous ses dérivés dont l'angoisse, est une émotion centrée sur la vigilance envers l'environnement dans l'attente de la survenue d'un danger : ici, toute forme d'agression ou de désapprobation verbale ou sociale. La honte est la conviction de ne pas avoir pu se conformer aux règles du groupe, et la certitude de s'en trouver dévalorisé et diminué. Les deux coexistent en général dans la phobie sociale : anxiété pendant et avant les confrontations, honte pendant et après.

Comportements

Comme dans les autres troubles anxieux, les évitements représentent un des symptômes majeurs de la phobie sociale ainsi que l'explication la plus convaincante de son caractère chronique. En évitant de se confronter, le sujet maintient intacte et renforce la conviction qu'il a bel et bien évité un danger réel. Deux types d'évitements sont intriqués : des évitements situationnels, assez manifestes, dans lesquels le patient renonce à affronter les contextes sociaux (soirées, repas en tête-à-tête, opinions à donner ou questions à poser face à un groupe, etc.), et des évitements dits « subtils » survenant lorsque le sujet a pu ou dû se confronter mais ne peut aller jusqu'au bout de la prise de risque (aller à une soirée mais ne pas parler, prendre la parole mais très brièvement, etc.). Il est fréquent que les patients ne soient pas clairement conscients de ces évitements : ils rationalisent leurs évitements situationnels en choix de vie (« je n'aime pas sortir », « je n'aime pas parler pour ne rien dire ») et sont souvent inconscients de leurs évitements subtils (« je réalise que si je lis toujours quelque chose dans le métro, c'est pour ne pas croiser le regard des gens »).

Cognitions

La dimension cognitive de la phobie sociale est principalement dominée par l'anxiété d'évaluation. Dans toute circonstance sociale, le patient est convaincu que l'on va :

- l'observer attentivement ;
- le juger négativement ;
- le rejeter ou se moquer de lui.

Des troubles de l'estime de soi sont quasi constants. Les deux craintes les plus fréquentes portent sur le fait de révéler son émotivité et sur celle de révéler ses limites (manque de culture, de connaissances, d'intelligence).

Formes cliniques

On distingue :

- les formes limitées à une ou deux circonstances sociales : il s'agit le plus souvent de la peur de manger, de boire ou d'écrire devant autrui, ou de la peur panique de prendre la parole face à un groupe. Même si les autres situations peuvent être affrontées, il est tout de même fréquent que le patient y présente des petits signes d'anxiété sociale ou des évitements subtils (sous-tendus par la crainte de révéler son émotivité ou son incompétence) ;
- les formes généralisées : toutes les situations sociales représentent des sources de peur et de honte intenses ;
- les formes confrontantes : un certain nombre de patients arrivent toutefois à donner le change, au prix de beaucoup d'énergie et d'évitements subtils assez élaborés (froideur relationnelle, agressivité, humour et ironie systématiques en lieu et place de véritables échanges, etc.) et à préserver une activité sociale de façade, parfois à des postes de responsabilité. Les émotions, surtout de peur, n'en sont pas moins intensément ressenties, le patient ayant à chaque confrontation le sentiment de frôler de peu la catastrophe et le risque d'être démasqué ;
- les formes associées à une personnalité évitante : ces formes de phobie sociale vont s'avérer plus difficiles à traiter, en raison notamment de leur caractère égosyntonique marqué.

Traitement

La prise en charge des troubles phobiques s'apparente à celle de tous les troubles chroniques en médecine : face à une vulnérabilité émotionnelle chronique, comment aider le patient à faire reculer les symptômes, dans un premier temps, puis à éviter leur réapparition ensuite ?

Le traitement médicamenteux ne semble justifié que dans le cas des phobies sociales, qui disposent de plusieurs études contrôlées satisfaisantes, attestant de l'intérêt d'une prescription d'antidépresseurs (concernant l'ensemble des ISRS, ainsi que la venlafaxine). Outre leurs effets sur les éventuelles comorbidités (dépressives ou anxieuses), ces molécules offrent cliniquement aux patients une diminution des anticipations anxieuses et des activations émotionnelles en situations sociales.

Le traitement psychothérapique, tant pour les phobies spécifiques que pour les phobies sociales, repose quant à lui sur les thérapies comportementales et cognitives (TCC), associant techniques d'exposition *in vivo* graduées [5] : se confronter selon des règles précises de durée, de progressivité et de régularité (regarder des photos de pigeons, puis s'approcher de pigeons en cage, puis se rendre sur une place où ils sont nombreux, etc.), à la restructuration cognitive : modifier ses auto-verbalisations (« si je rougis, je vais apparaître ridicule ») et ses croyances (« on méprise toujours les gens qui rougissent ») à propos des situations redoutées [4]. De nombreuses études contrôlées et méta-analyses attestent de l'efficacité des TCC dans les troubles phobiques [10]. Récemment, de nouvelles approches ont été validées, fondées sur la régulation émotionnelle par la méditation dite de « pleine conscience » [11], ou sur l'utilisation de protocoles dispensés sur Internet [6]. Pour les phobies sociales centrées sur la peur de rougir (éreutophobies), des protocoles TCC reposant sur la redistribution attentionnelle ont également fait la preuve de leur efficacité [16].

Conclusion

Longtemps considérées comme des troubles mineurs, voire anecdotiques, les phobies sont incontestablement mieux connues aujourd'hui et, de ce fait, mieux dépistées et mieux traitées. Les évitements qu'elles entraînent en l'absence de prise en charge (surtout lorsque les objets phobogènes sont omniprésents et indispensables, comme dans la phobie sociale) en font de véritables pathologies de la liberté, restreignant fortement les capacités d'autonomie des patients.

Références

[1] Alpers GW, Wilhelm FH, Roth WT. Psychophysiological assessment during exposure in driving phobic patients. J Abnorm Psychol 2005; 114 : 126-39.

[2] André C. Psychologie de la peur. Paris : Odile Jacob; 2004.

[3] André C, Légeron P. La peur des autres. 3e éd. Paris : Odile Jacob; 2000.

[4] Antony MM, Swinson RP. Phobic disorders and panic in adults : a guide to assesment and treatment. Washington DC : American Psychological Association; 2000.

[5] Bouchard S, et al. Efficacité d'un traitement d'exposition en réalité virtuelle pour le traitement de l'arachnophobie chez l'enfant Une étude pilote. Journal de Thérapie Comportementale et Cognitive 2007; 17 : 101-8.

[6] Carlbring P, Nordgren L, Furmark T, et al. Long-term outcome of Internet-delivered cognitive-behavioural therapy for social phobia : a 30-month follow-up. Behav Res Ther 2009; 47 : 848-50.

[7] Craske MG. Origins of phobias and anxiety disorders. Oxford : Elsevier; 2003.

[8] Curtis GC, Magee WJ, Eaton WW, et al. Specific fears and phobias. Br J Psychiatry 1998; 173 : 212-7.

[9] Davey GCL. Phobias : a handbook of theory, research and treatment. Chichester : Wiley; 1997.

[10] Expertise collective Inserm. Psychothérapie, trois approches évaluées. Paris : Éditions Inserm; 2004.

[11] Goldin PR, Gross JJ. Effects of mindfulness-based stress reduction (MBSR) on emotion regulation in social phobia. Emotion 2010; 10 : 83-91.

[12] Gorwood P. L'anxiété est-elle héréditaire ? Encéphale 1998; 24 : 252-5.

[13] Kagan J. Des idées reçues en psychologie. Paris : Odile Jacob; 2000.

[14] Kagan J. La part de l'inné. Paris : Bayard; 1999.

[15] Lépine JP, Gasquet I, Kovess V, et al. Prévalence et comorbidité des troubles psychiatriques dans la population générale française. Encéphale 2005; 31 : 182-94.

[16] Lobjoie C, Pélissolo A. Résultats d'une thérapie comportementale et cognitive de groupe spécifique de l'éreutophobie. Encéphale 2012; 38 : 345-50.

[17] Maj M, Sartorius N. Phobias. Chichester : John Wiley, World Psychiatric Association Series, Evidence and Experience in Psychiatry; 2004.

[18] Marks IM. Fears, phobias and rituals. Oxford : Oxford University Press; 1987.
[19] McGuire M, Troisi A. Darwinian psychiatry. Oxford : Oxford University Press; 1998.
[20] Pelissolo A, André C, Moutard-Martin F, et al. Social phobia in the community : relationship between diagnostic and prevalence. Eur Psychiatry 2000; 15 : 25-8.
[21] Rodebaugh TL, et al. Interpersonal constraint conferred by generalized social anxiety disorder is evident on a behavioral economics task. J Abnorm Psychol 2013; 122 : 39-44.
[22] Stein DJ. Clinical manual of anxiety disorders. Arlington : American Psychiatric Publishing; 2004.

11.5 Anxiété généralisée

D. Servant, M. Goudemand

Introduction – Historique

L'histoire médicale de l'anxiété remonte à la deuxième moitié du XIXe siècle [10]. C'est en 1895 que S. Freud distingue la névrose d'angoisse de la neurasthénie. La caractéristique essentielle est l'attente anxieuse, à laquelle s'associent d'autres signes de la lignée anxieuse (excitabilité, attaques d'angoisse, réveil nocturne, vertiges, troubles digestifs, paresthésies, phobies, etc.). À partir de cette description clinique très complète, Freud énonce les premiers éléments de la psychanalyse et propose une classification des névroses qui est longtemps restée la référence.

À partir des années 1980, les systèmes de classification psychiatrique (DSM et CIM) proposent une nouvelle description dans laquelle la névrose d'angoisse est rebaptisée trouble anxieux généralisé (TAG) et se différencie au sein des troubles anxieux du trouble panique avec ou sans agoraphobie. Le TAG est décrit comme un état anxieux persistant durant au moins un mois, au cours duquel il existe différents symptômes appartenant au moins à trois des quatre catégories suivantes : tension motrice, troubles neurovégétatifs, attente craintive et exploration hypervigilante de l'environnement. Les modifications apportées par la version révisée du DSM-III (DSM-III-R) ont insisté sur la caractéristique essentielle du TAG : une peur ou des inquiétudes injustifiées ou excessives concernant deux ou plusieurs sphères de la vie, pendant au moins 6 mois. Pour poser ce diagnostic, il fallait en outre justifier la présence d'au moins 6 des 18 symptômes appartenant à l'une des trois catégories suivantes : tension motrice, hyperactivité neurovégétative et/ou exploration hypervigilante de l'environnement. On voit donc apparaître le rôle central de l'élément cognitif au détriment de la dimension somatique de l'anxiété. Le DSM-5 (*American Psychiatric Association* : APA, 2013) qui fournit la définition actuelle du trouble anxieux généralisé n'a pas apporté de changement fondamental [1]. La notion d'inquiétudes « excessives et injustifiées » y a été remplacée par celle d'inquiétudes « excessives et difficiles à contrôler » interférant avec les activités quotidiennes. Un autre élément important à prendre en compte est la durée d'évolution, le TAG se présente comme un trouble durable dans le temps s'étalant sur plusieurs années. On a par ailleurs proposé de distinguer l'anxiété trait de l'anxiété état. L'anxiété état se définit comme un état émotionnel transitoire qui fluctue d'une situation à l'autre, et l'anxiété trait comme une disposition plus stable à interpréter une situation ou un stresseur comme menaçant.

Pour plusieurs auteurs, en raison de son évolution chronique et de sa comorbidité élevée, le TAG pourrait être considéré comme un trouble anxieux de base, un terrain ou tempérament anxieux qui constitue une vulnérabilité à développer des troubles anxieux additionnels et/ou des troubles de l'humeur. De nombreuses questions restent posées concernant le passage entre l'anxiété généralisée, la dépression et la personnalité anxieuse nécessitant encore des travaux de validation.

Épidémiologie et facteurs de risque

Toutes les études épidémiologiques en population générale confirment la forte prévalence sur la vie du TAG (d'environ 5 %). Les résultats concernant la population française d'une étude européenne retrouvent 2,1 % pour la prévalence sur un an et 6 % pour la prévalence sur la vie entière [8]. Une proportion très importante de patients (15 à 20 %) présente des symptômes d'anxiété généralisée sur une durée inférieure à 6 mois sans pour autant satisfaire aux critères du TAG [7]. Toutes les études concordent pour indiquer que la prévalence du TAG est deux fois plus élevée chez les femmes que chez les hommes. Les autres facteurs de risque sociodémographiques mis en avant sont le divorce, le veuvage, la séparation et le chômage.

Clinique et diagnostics différentiels

Les principales caractéristiques cliniques du TAG sont l'anxiété et les soucis excessifs. Les soucis sont très proches des préoccupations et des inquiétudes quotidiennes (travail, santé, famille, réussite, etc.), ou d'activités banales telles que la peur de manquer un bus ou d'être en retard à un rendez-vous. Ce qui distingue le TAG d'autres formes d'anxiété considérées comme normales ou modérées est que l'inquiétude est :

- permanente : elle survient très souvent dans la journée ou presque tous les jours;
- durable : elle est présente depuis au moins 6 mois;
- incontrôlable : elle envahit l'esprit du patient, qui ne peut se raisonner et se chasser de l'esprit les ruminations anxieuses;
- dirigée sur au moins deux thèmes différents (et non sur une seule préoccupation très spécifique).

Les domaines les plus fréquemment concernés sont :

- les maladies, la santé, les risques de blessure ou d'accident (pour soi-même ou ses proches);
- l'argent et les finances (risque de se trouver en difficulté financière);
- le travail ou l'école;
- les problèmes familiaux, domestiques ou relationnels;
- les problèmes divers, comme le fait d'être en retard à un rendez-vous, de mal transmettre des informations importantes, de casser des objets, la survenue d'une guerre, etc.

L'anxiété et les soucis sont associés à au moins trois parmi les six symptômes suivants : agitation ou sensation d'être survolté ou à bout, fatigabilité, difficultés de concentration ou trous de mémoire, irritabilité, tension musculaire, perturbation du sommeil (difficultés d'endormissement ou sommeil interrompu ou sommeil agité et non satisfaisant).

L'ensemble de ces manifestations génère une souffrance et/ou une altération du fonctionnement significative.

Il convient de distinguer le TAG d'autres troubles :

- l'anxiété liée au stress : même si les patients souffrant de TAG sont généralement sensibles aux stress, ils présentent des inquiétudes permanentes survenant en dehors de tout événement stressant de la vie. Le TAG doit donc être distingué d'un trouble de l'adaptation avec anxiété (TAA) ou d'un état de stress aigu survenant secondairement à un événement stressant ou à un événement traumatique datant de moins de 6 mois;
- le trouble panique : l'anxiété est centrée sur la crainte de présenter une attaque de panique et conduit à une anxiété anticipatoire liée à la possibilité de survenue d'une crise et non pas d'un événement extérieur comme dans l'angoisse flottante du TAG;
- le trouble obsessionnel-compulsif : les ruminations et les pensées obsédantes ne se limitent pas à des thèmes de la vie quotidienne et tranchent par leur caractère absurde et exagéré;
- la somatisation : lorsque la préoccupation est limitée aux problèmes de santé et que le sujet ne craint pas de façon exagérée d'autres domaines de la vie;
- l'anxiété induite ou secondaire à des problèmes organiques : si l'un de ces facteurs a initié et maintenu l'anxiété on ne peut pas diagnostiquer le TAG, par exemple dans certaines affections médicales (hypoglycémie) ou dans l'abus de substance (café, alcool);
- la dépression : si les inquiétudes, les manifestations physiques sont souvent présentes dans une dépression, d'autres signes comme la tristesse, la perte d'intérêt et de plaisir, le ralentissement, la perte de poids, les idées suicidaires sont évocateurs de la dépression.

Évolution et complications

Le trouble anxieux généralisé commence de manière insidieuse. L'âge de début est très variable entre 18 et 35 ans mais il existe des formes chez l'enfant et chez le sujet âgé. L'âge moyen se situe autour de 35 ans, la classe d'âge des 35–55 ans est surreprésentée. Chez l'enfant et l'adolescent, le repérage du trouble se fait habituellement vers 10-13 ans. La sensation de tension, l'attente craintive, le besoin de réassurance, l'irritabilité, les plaintes physiques sont rapportés chez 75 % des enfants de 7-18 ans diagnostiqués TAG dans une étude [9]. Les préoccupations concernant l'école et les proches s'ajoutent aux thèmes classiques des soucis décrits chez l'adulte. Les études de devenir du TAG chez l'enfant plaident pour une discontinuité développementale du TAG dans le temps. Celui-ci peut disparaître ou être remplacé par un autre trouble anxieux ou dépressif. L'apparition graduelle des inquiétudes excessives durant l'adolescence est très fréquente et le trouble atteint souvent son caractère pathologique au début de l'âge adulte. À l'âge adulte, on observe une augmentation importante de l'incidence du trouble avec l'âge et le TAG apparaît comme le trouble anxieux le plus fréquent chez le sujet âgé. La découverte d'un TAG apporte souvent une explication aux plaintes fonctionnelles de certains adultes qui consultent en médecine générale.

L'évolution de ce trouble est chronique, s'étendant sur 10 ans ou plus, fluctuante, à rechutes et s'aggrave fréquemment en période de stress. Le TAG se complique très souvent d'autres troubles psychiatriques, le plus fréquent est la dépression puis les autres troubles anxieux, trouble panique et agoraphobie principalement et les dépendances aux substances.

Le TAG apparaît le plus souvent en premier par rapport à la dépression. Une étude prospective faite chez des adolescents et des adultes jeunes de la population générale sur 42 mois montre que chez les patients présentant un TAG, celui-ci était suivi de dépression dans deux tiers des cas alors que le risque de dépression était de 10 % chez les adolescents indemnes de troubles [12]. Le TAG retentit fortement sur la qualité de vie, interfère avec la vie quotidienne et entraîne une demande de soin et une prise de médicament pour environ un tiers des patients.

Étiopathogénie

Le TAG relève d'une origine multiple incluant des facteurs de vulnérabilité biogénétiques, psychologiques et environnementaux, principalement le stress et les facteurs familiaux. Des études de jumeaux suggèrent l'existence de facteurs génétiques communs avec la dépression.

Tempérament et environnement

Pour plusieurs auteurs, certains tempéraments innés pourraient représenter un risque de développer un TAG ou une personnalité anxieuse. Ces tempéraments ne sont pas simples à caractériser mais sont marqués par des troubles de l'attachement (attachement insécure), une moins bonne gestion des émotions, un moins bon contrôle des frustrations comme la séparation et une hypersensibilité aux menaces. La survenue de séparation précoce et d'événements stressants tout au cours de la vie favoriserait le développement du trouble chez ces tempéraments prédisposés. L'environnement familial et la relation mère-enfant, les pathologies anxieuses chez les parents ont aussi été impliqués. À partir de la combinaison de facteurs innés plus ou moins sous contrôle biologique et génétique et du milieu de vie environnant, on pourrait expliquer la diversité de l'anxiété généralisée.

Origines physiologiques et biologiques

Dans certaines formes de TAG un état d'activation du système nerveux autonome (SNA) se traduit par de multiples symptômes somatiques. Des modifications physiologiques et biologiques ont été mises en évidence dans tous les troubles anxieux sans qu'aucune spécificité ne soit rapportée pour le TAG [3]. Elles concernent autant les neurotransmetteurs (GABA, noradrénaline, sérotonine, neuropeptides, etc.) que l'activation du système sympathique et de structures cérébrales (amygdale, etc.). L'action des médicaments actuels passe principalement par le gaba (BZD) et la recapture de la sérotonine et de la noradrénaline. Les hypothèses neurobiologiques actuelles reposent sur un modèle d'anxiété basé sur une exagération des mécanismes adaptatifs centraux normaux du stress ou de la peur avec perturbation de la balance cortico-amygdalienne et perte de la flexibilité du SNA central et périphérique.

Théories freudiennes sur l'angoisse

Elles ont beaucoup évolué au fur et à mesure de son avancée dans la psychanalyse. Dans la première description de la névrose d'angoisse, elle était liée à l'accumulation de tension sexuelle. Les pulsions sexuelles refoulées étaient à l'origine de l'angoisse. Plus tard, Freud inversera sa position faisant de l'angoisse non pas la conséquence du refoulement mais au contraire sa cause. L'angoisse profonde du Moi devient un signal qui met en place des mécanismes de défense dont le refoulement. L'approche psychanalytique consiste surtout à mettre en lumière les conflits psychiques inconscients.

Modèle cognitif

A. Beck et G. Emery, en 1985, proposent dans leur théorie des schémas cognitifs que les anxieux ont des croyances erronées concernant la perception et l'interprétation comme potentiellement dangereux et menaçant de l'environnement [10]. Les principaux types d'erreur concernent la surestimation de la probabilité de survenue d'un événement négatif; la seconde erreur est l'évaluation d'un événement mineur comme potentiellement menaçant. Par la suite, plusieurs modèles spécifiques du TAG centrés sur le souci ont été proposés [3]. Pour Borkovec, le souci est un mécanisme d'évitement cognitif activé pour éviter de traiter les stimuli de danger et les images mentales catastrophiques [4]. Les ruminations auraient pour conséquences de diminuer les manifestations du système nerveux autonome [4]. Wells et Carter, dans leur modèle métacognitif du trouble distinguent les soucis de type 1, basés sur les signaux de danger, considérés comme un mode de *coping* et les soucis de type 2 ou méta-soucis, qui sont les croyances dysfonctionnelles quant à l'intérêt des inquiétudes, aboutissant à une recherche de contrôle des pensées [11]. À partir de ces deux approches, Dugas et al. ont proposé le modèle de l'intolérance à l'incertitude [5]. Il s'agit d'une prédisposition à réagir négativement aux événements ou situations incertains indépendamment de leur probabilité ou de leurs conséquences. L'intolérance va favoriser le développement des croyances erronées à l'égard des inquiétudes, puis nuire au processus de résolution de problèmes et contribuer à l'évitement cognitif. Ces trois effets participent à l'apparition, à l'évolution et au maintien des inquiétudes excessives et incontrôlables. Des modélisations plus récentes s'orientent vers les émotions. L'hypothèse réside en une moins bonne compréhension des émotions et une attitude négative par des inquiétudes excessives et une tentative de suppression de l'émotion [3].

Traitement

La prise en charge de l'anxiété généralisée est une démarche globale de soin intégrant un temps d'information et souvent un suivi plus ou moins prolongé [6]. Deux traitements ont fait la preuve de leur efficacité, les médicaments et les psychothérapies cognitives et comportementales.

Traitements médicamenteux

La prescription médicamenteuse ne doit pas être systématique et il faut l'associer à une information du patient, à un accompagnement psychologique et, quand c'est possible, à une TCC.

Benzodiazépines

En raison du risque d'abus et de dépendance, leur prescription est aujourd'hui réglementée par les autorités sanitaires qui recommandent une utilisation n'excédant pas 12 semaines, sevrage progressif inclus. Les BZD doivent être prescrites dans le TAG lors de phase d'exacerbation anxieuse transitoirement dans l'idéal pour une période de 4 semaines avec diminution progressive sur 4 à 8 semaines, soit une durée maximale de traitement n'excédant pas 12 semaines.

Antidépresseurs

Les études contrôlées ont montré leur efficacité chez des patients répondant strictement au diagnostic de TAG selon le DSM-IV à la fois sur le court terme (8 semaines) et sur le long terme (8 mois). Actuellement trois antidépresseurs, la paroxétine, la venlafaxine et l'escitalopram ont officialisé cette indication en France [10]. Le traitement médicamenteux est prescrit pour une durée assez longue, au moins 6 mois, pour éviter les rechutes assez fréquentes. Dans certains cas, l'association à un anxiolytique benzodiazépinique ou l'hydroxyzine est utile à visée symptomatique pour soulager une anxiété massive et résistante, surtout en début de traitement [6].

Autres traitements

La buspirone a un effet anxiolytique démontré par de nombreuses études contrôlées dans le TAG et validé l'indication [2]. En pratique, ses effets secondaires en début de traitement et de moins bons résultats chez les patients jusque-là traités par BZD en ont limité l'usage. La prégabaline commercialisée dans le traitement des douleurs neuropathiques périphériques et centrales possède également l'indication dans le TAG.

Psychothérapies

Thérapies cognitivo-comportementales

Les TCC ont été validées et sont à proposer en première intention. L'efficacité est comparable à celle des médicaments (50 à 70 % de bons résultats) et l'effet se maintient à un an [10]. Actuellement on recommande d'associer différents outils comme la relaxation musculaire appliquée, la thérapie cognitive visant à modifier les interprétations catastrophiques et centrée sur les soucis, les expositions répétées par visualisation à des situations redoutées. De nouvelles méthodes comme la *mindfulness* ou pleine conscience, la thérapie d'acceptation et d'engagement et la thérapie centrée sur les émotions ont montré leur efficacité [3]. Tous ces outils de TCC du TAG sont proposés généralement dans des modules (12 à 25 séances hebdomadaires) où des supports self help et de bibliothérapie sont recommandés [10].

Autres psychothérapies

Pour certains patients, la demande psychothérapeutique dépasse l'apprentissage de la gestion des symptômes d'anxiété généralisée et s'oriente vers une démarche plus personnelle de connaissance de soi et de résolution de conflits anciens. Des thérapies plus longues, prenant en compte la personnalité, l'histoire personnelle, les relations familiales et affectives, les émotions et les pulsions inconscientes peuvent correspondre à la demande de ces patients.

Références

[1] American Psychiatric Association. Diagnostic and Statistical Manual of Mental Disorders, 5th ed. (DSM-5) Arlington : APA; 2013. Traduction française sous la direction de Crocq MA, Guelfi JD, et al. Paris : Elsevier-Masson; 2015.

[2] Ansseau M, Boulenger JP. Trouble anxieux généralisé. In : Boulenger JP, Lepine JP, editors. Les Troubles anxieux. Paris : Lavoisier; 2014. p. 179-90.

[3] Behar E, DiMarco ID, Hekler EB, et al. Current theoretical models of generalized anxiety disorders (GAD) : Conceptual review and treatment implications. J Anxiety Disord 2009; 23 : 1011-23.

[4] Borkovec TD, Inz J. The nature of worry in generalized anxiety disorder : a predominance of thought activity. Behav Res Ther 1990; 28 : 153-8.

[5] Dugas MJ, Gosselin P, Ladouceur R. Intolerance of uncertainty and worry : investigating narrow specificity in a nonclinical sample. Cognitive Ther Res 2001; 25 : 551-8.

[6] HAS. Haute autorité de santé. Affections psychiatriques de longue durée. Troubles anxieux graves; 2007.

[7] Kessler RC, Brandenburg N, Lane M, et al. Rethinking the duration requirement for generalized anxiety disorder : evidence from the National Comorbidity Survey Replication. Psychol Med 2005; 35 : 1073-82.

[8] Lépine JP, Gasquet I, Kovess V, et al. Prévalence et comorbidité des troubles psychiques dans la population générale française : résultats de l'étude épidémiologique ESEMeD. Encéphale 2005; 31 : 182-94.

[9] Masi G, Millepiedi S, Mucci M, et al. Generalized anxiety disorder in referred children and adolescents. J Am Acad Child Adolesc Psychiatry 2004; 43 : 752-60.

[10] Servant D. Gestion du stress et de l'anxiété. 3e éd. Paris : Masson, Pratiques en psychothérapie; 2012.

[11] Wells A, Carter K. Preliminary tests of a cognitive model of generalized anxiety disorder. Behav Res Ther 1999; 37 : 585-94.

[12] Wittchen HU, Kessler RC, Pfister H, et al. Why do people with anxiety disorders become depressed? A prospective-longitudinal community study. Acta Psychiatr Scand Suppl 2000; 406 : 14-23.

11.6 Trouble obsessionnel-compulsif et spectre obsessionnel-compulsif

B. Millet, F. Levy, A. Bourguignon

Caractérisé dès 1838 en France par J.E. Esquirol comme une « monomanie intellectuelle », c'est à H. Legrand du Saulle, en 1875, que revient la première synthèse du Trouble Obsessionnel-compulsif (TOC). En 1903, Pierre Janet consacre un ouvrage entier à cette pathologie dans laquelle il inclut les symptômes obsessionnels dans le concept de psychasthénie. Ses travaux sont en partie occultés par Sigmund Freud qui, à partir de la théorie psychanalytique, explique la formation des manifestations obsessionnelles par l'organisation de la personnalité qualifiée de sadique-anale où prédominent les influences éducatives et interdictrices des parents (instances du Surmoi). L'approche du trouble intègre la symptomatologie obsessionnelle et compulsive au sein d'un désordre de la personnalité qualifié de « névrose obsessionnelle ». Sur le plan clinique, cette névrose est décrite comme un mode de relation contraignant du sujet vis-à-vis de son entourage reposant sur le sens de la responsabilité et le refus du plaisir. En 1980, grâce à l'usage des classifications internationales (CIM et DSM), le terme « névrose » est remplacé par celui de « trouble ». Le TOC associe ainsi les obsessions, des idées incoercibles parasitant la pensée du sujet, et des compulsions correspondant à des comportements excessifs que le sujet se sent obligé d'accomplir [11, 12].

Épidémiologie et facteurs de risque

Considéré pendant longtemps comme une maladie mentale rare, les études épidémiologiques réalisées en population générale retrouvent une fréquence du TOC variant entre 2 et 3 % (de 1 à 2 % dans les 6 mois qui précèdent l'évaluation clinique et de 2 à 3 % si l'on considère la vie entière). En population psychiatrique, le TOC serait plus fréquent : chez les sujets souffrant de trouble schizophrénique, on retrouve un diagnostic de TOC dans 3 à 25 % des cas selon les études; dans une population de consultants en psychiatrie, une étude réalisée sur 4 367 patients retrouve une proportion de patients souffrant de TOC de 9,2 % alors que 16,8 % présentaient un syndrome obsessionnel-compulsif, c'est-à-dire des symptômes obsessionnels et des rituels compulsifs sans que les critères du TOC soient strictement remplis. Si le *sex-ratio* dans cette pathologie est proche de 1, certaines caractéristiques apparaissent différentes selon le sexe : le TOC débuterait de façon plus précoce chez les hommes (7 ans) que chez les femmes (13-15 ans) [7]. Les patients souffrant de TOC seraient plus souvent célibataires. Il existe une influence familiale du trouble puisque 20 à 25 % des parents de premier degré de patients souffrant de TOC présentent également un TOC. Pour la grande majorité des sujets, le TOC se caractérise par son âge de début précoce. Deux types de population peuvent en fait être distingués : un premier groupe, le plus important, concerne des patients à âge de début précoce avec apparition progressive des manifestations obsessionnelles et compulsives; une deuxième population semble concerner des patients présentant un TOC à début plus tardif (25–40 ans) avec apparition rapide des troubles à la suite, le plus souvent, d'un événement de vie traumatisant ou d'un épisode dépressif caractérisé [17]. En termes de comorbidité, 60 % des patients souffrant de TOC présenteraient concomitamment l'existence d'un autre trouble anxieux (phobie simple, phobie sociale ou trouble panique), alors que 80 % des patients souffrant de TOC présentent, à un moment donné de leur maladie, des critères répondant à ceux de l'épisode dépressif caractérisé. Le TOC coexiste aussi fréquemment avec des pathologies neuropsychiatriques, comme les tics moteurs complexes ou la maladie de Gilles de la Tourette : près de 20 % des patients souffrant de TOC ont des tics (passés ou encore présents).

Clinique et diagnostics différentiels

Si l'on considère l'ouvrage de P. Janet comme référence [13], on peut constater que la description clinique des TOC s'est peu modifiée durant le siècle écoulé. Quatre formes majeures sont habituellement décrites :

- les «laveurs» correspondent à des patients présentant des obsessions liées à la contamination et à la propreté et utilisant des rituels de lavage dans le souci de se prémunir contre cette contamination ressentie ;
- les «vérificateurs» présentent des obsessions de doute et d'indécision avec des compulsions fréquentes de vérification leur permettant de contrôler l'accomplissement satisfaisant et/ou opérant de leur acte passé ;
- les «obsessionnels impulsifs» sont envahis par des pensées, des images, des pulsions interdites avec, le plus souvent, la crainte de commettre l'acte ou la pensée imaginée contre leur propre volonté. Les rituels de vérification, de toucher ou de comptage permettent d'atténuer (le plus souvent de différer) l'intensité de la symptomatologie anxieuse. Parmi ces patients des obsessions à thématique sexuelle ou religieuse sont souvent retrouvées ;
- enfin, le syndrome dit de «lenteur primaire» caractérise les patients qui doivent utiliser un rite particulier pour s'habiller et pour accomplir les actes de la vie quotidienne. Ces patients peuvent être rapprochés des patients «collectionneurs ou amasseurs» (*hoarders* en anglais) qui éprouvent le besoin de conserver à leur domicile un certain nombre d'objets inutiles sans qu'ils sachent expliquer les raisons exactes pour lesquelles ces objets nécessitent d'être conservés.

Sur un plan évolutif, la thématique reste souvent stable, même si l'on voit au cours de l'évolution des patients obsédés par la contamination, parasités progressivement par des obsessions de doute, d'indécision et par le besoin de vérifier. Les TOC dits «collectionneurs» représentent sur le plan clinique un groupe à part avec un diagnostic plus difficile à établir (TOC caché avec mauvaise prise de conscience) et des filières de consultation peut-être différentes. Les TOC se différencient aussi selon l'âge d'apparition et selon le moment où l'on examine le patient. Ainsi, des patients chez lesquels les TOC sont apparus précocement ont plus de préoccupations obsessionnelles liées au doute, à la superstition, à la symétrie, et plus de compulsions que des patients aux TOC d'apparition plus tardive, plus liés à leur environnement d'adulte (peur d'avoir des rapports sexuels avec son enfant, peur de pousser des gens dans le métro, d'utiliser une arme contre sa volonté). D'autres classifications ont été proposées à partir d'analyses factorielles. On a ainsi pu distinguer :

- un groupe «moteur» qui correspondrait aux obsessions de symétrie, de perfectionnisme associées à des compulsions d'amassage et d'ordre, cette forme clinique étant le plus fréquemment associée à des tics complexes ;
- un groupe qui concernerait les obsessions de doute et de contamination associées à des rituels de lavage et de vérification ;
- un troisième groupe dit cognitif qui comporterait essentiellement des obsessions à thématiques religieuse, sexuelle et agressive comprenant moins de compulsions.

Les TOC doivent se distinguer des phobies qui correspondent à des craintes se déclenchant en présence de l'objet, de la situation ou de la personne redoutée. La distinction réside dans l'absence de compulsions ou de rituels chez les sujets phobiques. Le TOC doit aussi se distinguer de l'anxiété généralisée qui se caractérise par des préoccupations anxieuses centrées sur la vie quotidienne. Certaines obsessions sont difficiles à distinguer des idées délirantes. Le plus souvent le diagnostic différentiel s'établit par l'absence de reconnaissance du caractère pathologique de l'obsession et par l'adhésion totale du sujet à l'idée délirante. Dans l'idée délirante la conviction est inébranlable et le sujet ne prend aucune distance par rapport à ses symptômes. La distinction se fera également en fonction du tableau clinique : l'idée délirante se traduit souvent par des troubles du comportement avec fréquemment des conduites suicidaires ou de l'hétéroagressivité, alors que l'idée obsédante, stable, est rarement associée à des conduites suicidaires, et le patient arrive le plus souvent à se contrôler. Le diagnostic différentiel doit aussi distinguer les TOC des pathologies du spectre obsessionnel-compulsif (*cf.* ci-dessous). Dans l'hypocondrie, l'obsession principale tourne autour de la préoccupation d'être atteint d'une maladie, dans la dysmorphophobie c'est autour d'une partie de son corps considérée comme dysharmonieuse, enfin dans les troubles alimentaires les préoccupations obsessionnelles concernent l'apparence physique globale avec une préoccupation excessive d'une prise de poids.

Évolution et complications

L'évolution habituelle des TOC est progressive, émaillée de recrudescence obsessionnelle mais également de longues périodes d'atténuation des symptômes. La complication dépressive est de loin la plus fréquente puisque près de 80 % des patients souffrant de TOC auront des complications dépressives. Dans les formes légères, le plus souvent avec une aide thérapeutique, l'anxiété obsessionnelle parvient à être maîtrisée par le patient qui présente des résidus de symptômes d'intensité modérée n'altérant en aucun cas son adaptation sociale. De nombreux patients souffrant de parasitages de la pensée *a minima* peuvent présenter une adaptation sociale parfaite. Dans les formes plus sévères ou non traitées, le sujet est soumis à une dépendance complète vis-à-vis de ses symptômes. L'apragmatisme est alors une complication principale; le sujet ne peut plus sortir de chez lui, le handicap est extrême. Certaines formes très sévères de la maladie posent le problème de l'évolution du TOC vers une pathologie schizophrénique. Cependant, si l'on peut quelquefois comparer les formes très graves du TOC à des formes déficitaires de schizophrénie, il n'existe pas d'évolution du TOC vers des formes de schizophrénie paranoïde avec idées délirantes et mécanisme hallucinatoire.

Facteurs étiopathogéniques

Il s'agit probablement de la pathologie psychiatrique pour laquelle les hypothèses étiopathogéniques ont le plus progressé ces dernières années, à la faveur notamment du développement des techniques de neuro-imagerie fonctionnelle.

Hypothèses génétiques

Les études génétiques menées dans le TOC offrent des arguments en faveur d'une maladie à déterminisme plurifactoriel [5]. Les études de jumeaux montrent clairement un taux de concordance chez les homozygotes plus important que chez les dizygotes. Ces études de jumeaux sont aujourd'hui étayées par les études GWAS (*Genome-Wide Association Studies* ou études d'association gènes-traits) qui suggèrent que l'héritabilité des TOC s'explique en grande partie par des variants génétiques. Ces résultats s'articulent avec d'autres études qui montrent que 20 à 25 % des parents du premier degré de sujets obsessionnels présenteraient un TOC avec, souvent, des symptômes différents de ceux présentés par les patients eux-mêmes. Actuellement, aucun polymorphisme testé en biologie moléculaire n'a permis d'identifier un gène ou une fonction pouvant jouer un rôle déterminant dans la genèse des TOC. D'autres études sont nécessaires, avec en particulier la nécessité de caractériser les patients à partir de phénotypes cliniques plus opérants.

Approche théorique comportementale

Le modèle comportemental stipule que la compulsion fait suite à l'idée obsédante. L'idée obsédante constitue le phénomène initial, entraîne de l'anxiété et provoque, en réponse à l'intensité de la symptomatologie anxieuse et à la crainte obsédante, une réponse compulsive. C'est à l'aide de processus de conditionnement faisant intervenir les phénomènes d'apprentissage que les pensées, les images pourraient entraîner l'état de gêne observé dans le TOC. Dans cette optique, les comportements pathologiques permettent de diminuer la charge anxieuse, les conduites d'évitement représentant un autre moyen de s'opposer aux conséquences de l'obsession. Selon ce modèle, la compulsion est envisagée comme un comportement moteur conditionné ne répondant pas ou ne répondant plus tout à fait à la menace représentée par l'idée obsédante.

Approches cognitives

Pour P.M. Salkovskis et al., l'intrusion cognitive est un phénomène habituel et le processus obsessionnel serait lié à la combinaison d'une surévaluation de la croyance en sa propre responsabilité, et à l'évaluation erronée que l'individu fait de ses propres pensées [22]. Ainsi, les expériences passées qui ont rendu le sujet vulnérable aux TOC (patrimoine génétique, aspects éducatifs) et la présence d'incidents critiques provoquant l'émergence et le début des symptômes pourraient conduire à la mise en place de croyances générales à partir desquelles s'élaborent des interprétations erronées et le sentiment de responsabilité pour ses propres actions. Les conduites d'évitement, les états de détresse, d'anxiété, les biais attentionnels et de raisonnement provoqués par les fausses interprétations alimentent ces pensées récurrentes.

Certains auteurs distinguent sur le plan cognitif différents types de TOC. D. Mataix-Cols considère à propos des TOC de lavage et de vérification que l'apparition des obsessions se manifeste en réaction à une interprétation inadaptée de pensées intrusives et inattendues [15] : les compulsions correspondent à la mise en œuvre d'activités impossibles à réprimer pour l'individu dans le but de contrôler le caractère dangereux de l'obsession. Le syndrome d'accumulation, lui, résulterait de déficits spécifiques dans le traitement de l'information se traduisant par des difficultés de prise de décision et par des croyances dysfonctionnelles sur les attachements aux possessions : «l'hypersentimentalité» accordée aux objets considérés comme une extension de soi procure chez le sujet une source de confort et de sécurité. L'accumulateur présenterait spécifiquement des difficultés de catégorisation et d'organisation.

Les études sur les schémas cognitifs «dysfonctionnels» permettent d'envisager l'altération de certaines fonctions exécutives – opérations cognitives permettant à une personne de s'engager successivement dans des comportements tendant vers un objectif significatif et utile. Les patients souffrant de TOC présenteraient des difficultés dans les processus de planification, dans les tâches de commutation (capacité à alterner une tâche avec une autre), dans les processus de prise de décision et d'une façon plus globale dans les capacités organisationnelles [8].

Approches neuropsychologiques – Neuroanatomie fonctionnelle

Les fonctions exécutives impliquent des structures cérébrales spécifiques comme le cortex orbitofrontal et les ganglions de la base dont les études de neuro-imagerie fonctionnelle montrent l'hyperactivité dans le TOC. L'étude pionnière de L.R. Baxter en 1987 a permis de montrer une augmentation de l'activité cérébrale au niveau du cortex orbitofrontal, au niveau des noyaux caudés ainsi qu'au niveau des régions limbiques et thalamiques chez les patients. Plusieurs études ont, par la suite, répliqué ce résultat. De même, les études de provocation des symptômes utilisant soit des stimuli réels (serviette sale pour la crainte de la contamination), soit une exposition en imagination pour les vérificateurs, ont permis de montrer une hyperactivité au niveau du cortex orbitofrontal en bilatéral et à un moindre degré, une hyperactivité des ganglions de la base. Ces résultats observés en tomographie par émission de positons ont aussi été observés en IRM fonctionnelle où la présentation du stimulus était associée à une activation significative au niveau du cortex frontal corrélée positivement à l'intensité des TOC. Enfin, les traitements utilisés (antidépresseurs inhibiteurs du recaptage de la sérotonine ou thérapie comportementale et cognitive) induisent chez les répondeurs explorés au TEP une réduction dans l'activité de base de la tête du noyau caudé droit. La différence d'activité métabolique au niveau du noyau caudé est corrélée au pourcentage de changement observé à l'échelle Y-BOCS (*Yale-Brown Obsessive Compulsive Scale*) chez des patients répondant à la fluoxétine. De telles réductions ont été observées également sous paroxétine et sous clomipramine montrant aussi une diminution du métabolisme du glucose au niveau orbitofrontal [4]. Les résultats de ces données cliniques et thérapeutiques associés à la neuro-imagerie fonctionnelle ont permis de soulever dans cette maladie l'hypothèse d'un dysfonctionnement des circuits fronto-striato-pallido-thalamo-corticaux sans lésions histologiques [6]. Ce dysfonctionnement semble entraîner une hyperactivité notamment au niveau de la cible corticale de ce circuit [3].

Évaluation du TOC, de sa sévérité et de l'efficacité thérapeutique

L'échelle la plus utilisée est l'échelle d'obsessions et de compulsions Y-BOCS [9]. Cette échelle, traduite et validée en français, évalue la durée des obsessions, l'effort que fournit le patient pour lutter contre ses idées obsédantes, le contrôle qu'il a sur elles, la gêne sociale et l'anxiété qu'il éprouve en présence de ses idées obsédantes ou de ses compulsions. On considère qu'une réduction de 30 % de la note totale de la Y-BOCS est un critère d'efficacité pour parler d'effet thérapeutique dans le TOC. Comme pour la dépression, ces dernières années ont vu s'affiner les notions de réponses thérapeutiques, de rechute, de rémission ou de TOC résistant. Cette question dans le TOC est d'autant plus importante que le retour à un état de base normal comme avant le TOC reste un événement rare. S. Pallanti et al. ont proposé certaines définitions afin de distinguer différents stades de la maladie s'étendant de la guérison jusqu'au TOC résistant [19].

Traitement

Traitements pharmacologiques

Antidépresseurs inhibiteurs de la recapture de la sérotonine

Les ISRS constituent aujourd'hui le traitement de première intention dans le TOC, en monothérapie [16]. La clomipramine a été le premier antidépresseur à montrer une efficacité dans cette pathologie. Son efficacité a été démontrée par rapport au placebo et aux autres antidépresseurs non sérotoninergiques. Une méta-analyse réalisée par J.H. Greist, en 1995, suggère même une efficacité supérieure de la clomipramine sur les traitements plus récents [10]. La clomipramine a une activité sérotoninergique, par le blocage du transporteur présynaptique de la sérotonine, une activité noradrénergique, en inhibant la recapture de la norépinéphrine, et une activité antagoniste sur les récepteurs histaminiques, muscariniques, adrénergiques alpha1 et sérotoninergiques 5-HT2. Ces dernières propriétés sont responsables des effets indésirables de cette molécule qui justifient de la prescrire en deuxième intention derrière les molécules plus sélectives (la fluoxétine, la fluvoxamine, la paroxétine, la sertraline et le citalopram). Certains auteurs proposent l'utilisation de la clomipramine en l'absence d'efficacité de deux ou trois ISRS. L'action de la clomipramine en administration intraveineuse chez les patients non répondeurs ou intolérants à la forme orale serait plus rapide, plus efficace et mieux tolérée que celle de la forme orale.

L'efficacité thérapeutique des ISRS envers les obsessions est indépendante de leur effet antidépresseur, les patients nécessitant probablement des doses plus importantes que dans la dépression. Ces molécules agissent sur des patients souffrant de TOC, non déprimés, avec un délai d'action sur les symptômes obsessionnels plus long (8-12 semaines) que celui habituellement requis pour agir sur les symptômes dépressifs (3-6 semaines). La durée initiale du traitement est de 12 à 24 mois. Au long cours, il est souvent possible de réduire la posologie initiale de 30 à 50 %. Cette réduction de la posologie doit se faire de 10 à 20 % tous les 2 mois, afin de trouver une posologie minimale efficace. Il ne faut pas hésiter à réaugmenter les doses ou à changer de molécule en cas d'aggravation de la symptomatologie. La récurrence des troubles dans le TOC après un arrêt brutal de la clomipramine est de 90 %, d'où la nécessité d'un traitement à long terme avec un arrêt progressif. Une amélioration clinique est constatée chez 50 à 60 % des patients traités par un ISRS. Le pourcentage d'efficacité à un second ISRS semble moindre lorsqu'une première molécule s'est avérée inefficace. Certains facteurs ont pu être considérés comme prédictifs d'une mauvaise réponse aux ISRS : l'âge de début précoce, les antécédents familiaux de TOC et le délai plus long entre le début des troubles et l'utilisation d'un traitement adéquat, l'absence d'emploi, la sévérité et la complexité syndromique du TOC, la présence du syndrome de lenteur obsessionnelle (primaire ou secondaire), la présence des compulsions et des traits d'une personnalité schizotypique.

Anxiolytiques

Si le clonazépam a pu être proposé dans le traitement du TOC, son efficacité ne semble pas se maintenir sur 10 semaines. Une autre étude, non répliquée, a montré l'efficacité de la buspirone en association avec un ISRS dans un essai en double aveugle. Les anxiolytiques ne doivent pas être utilisés seuls en monothérapie. Toutefois, l'utilisation des benzodiazépines (notamment le clonazépam) sur une durée limitée peut apporter des bénéfices nets chez certains patients.

Thymorégulateurs

Le lithium représente un traitement d'appoint potentiellement intéressant dans le TOC. Cependant, son adjonction à un ISRS n'a pas montré d'efficacité supérieure par rapport à un groupe contrôle ISRS + placebo.

Antipsychotiques

Peu d'études contrôlées se sont intéressées à l'usage des antipsychotiques dans les TOC. Toutefois, chez les patients présentant des tics chroniques, ou, comme dans la maladie de Gilles de la Tourette, des tics vocaux et des tics moteurs complexes, il est classique d'ajouter de petites doses d'antagonistes dopaminergiques tels le pimozide et l'halopéridol. Plus récemment, différentes études rapportent l'efficacité de molécules dites « atypiques » (rispéridone et olanzapine) en association avec un ISRS.

Traitement des troubles associés

Une attention particulière doit être attachée à la coexistence de troubles affectifs. Ainsi, dans le cas d'un diagnostic de TOC associé à un trouble bipolaire clairement identifié, le traitement par ISRS devra être soit évité, si cela ne nuit pas au patient, soit associé à un thymorégulateur.

Thérapie cognitivo-comportementale

La méthode de choix à utiliser dans le TOC est la technique dite d'exposition avec prévention de la réponse (EPR). Cette technique consiste à exposer le patient au stimulus ou à la situation qu'il redoute tout en l'encourageant à différer voire à supprimer la réponse ritualisée. Elle est efficace dans 50 à 70 % des cas. Elle semble complémentaire du traitement médicamenteux puisque la recrudescence des symptômes est moins fréquente après l'interruption du médicament chez les patients entraînés à la technique de l'EPR. La durée du traitement est de 6 à 12 mois, à raison de 2 séances/semaine. L'un des obstacles de la thérapie réside dans l'effort que doivent fournir les patients pour s'exposer. Il s'agit probablement d'un traitement moins efficace sur les TOC avec obsessions pures ou bien chez les patients TOC présentant des rituels mentaux. L'EPR a montré son efficacité par rapport au placebo ou par rapport à la relaxation. J. Cottraux a proposé dans plusieurs ouvrages de résumer les limites de la TCC de la façon suivante : arrêt de la thérapie ou refus (25 %), absence ou peu d'effet (25 %), et rechute entre 3 mois et 3 ans (20 %). Les thérapies cognitives introduites dans le TOC par P.M. Salkovskis [22] sont destinées à agir sur les distorsions cognitives telles que les pensées intrusives et automatiques et les croyances irrationnelles. Les techniques de thérapie cognitive aident le patient à identifier la nature de ses pensées obsédantes et les schémas qui les sous-tendent, puis tentent de modifier sa stratégie de pensée. Certains résultats semblent montrer une efficacité de la thérapie cognitive dans le TOC comparable à l'EPR et supérieure à des groupes contrôles.

L'adjonction de la D-cyclosérine pourrait être un moyen d'augmenter l'efficacité de la TCC dans le TOC [2].

Perspectives : techniques d'électrostimulation

La sismothérapie ne semble pas être efficace dans le TOC. Cependant, elle peut être utile chez des patients ayant un TOC associé à une dépression sévère.

La stimulation cérébrale profonde (SCP) à haute fréquence a montré son efficacité sur deux cibles sous-corticales : celles du noyau subthalamique et celle du nucleus accumbens [1]. Son action prédominante au niveau du cortex préfrontal, entraînant notamment la diminution du métabolisme glucosé [14], ouvre la voie à l'usage de la rTMS sur plusieurs cibles corticales dont celle du cortex orbitofrontal [18].

Le spectre obsessionnel-compulsif

De nombreuses études ou rapports de cas soulignent l'existence de symptômes obsessionnels et compulsifs (SOC) dans différentes pathologies neuropsychiatriques telles que les troubles envahissants du développement, l'anorexie mentale, la schizophrénie, le syndrome de Gilles de la Tourette, les troubles de la personnalité, etc. Le DSM-5 a décidé d'individualiser dans un chapitre à part les troubles obsessionnels-compulsifs et les troubles apparentés parmi lesquels : la dysmorphophobie, le syndrome d'accumulation ou syllogomanie, la trichotillomanie, le trouble d'excoriation compulsive (ou dermatillomanie), les syndromes obsessionnels-compulsifs induits par une substance ou par un traitement médicamenteux, les syndromes obsessionnels-compulsifs induits par un trouble somatique, et enfin les troubles obsessionnels-compulsifs non spécifiques comme des comportements obsessionnels et compulsifs centrés sur le corps ou la jalousie obsessionnelle.

La notion de spectre obsessionnel-compulsif est plus large que le chapitre consacré aux troubles obsessionnels-compulsifs et apparentés. Elle présuppose – outre des caractéristiques cliniques communes (*sex-ratio* comparable, âge de début, évolution de la maladie, comorbidité semblables) – d'autres similitudes comme des réponses semblables aux traitements attendus, mais également des hypothèses communes sur le plan étiopathogénique. E. Hollander a été le premier à introduire la notion de spectre obsessionnel-compulsif en réunissant plusieurs troubles parmi lesquels les préoccupations avec l'apparence corporelle ou la sensation corporelle, le trouble du contrôle des impulsions, les troubles neurologiques [12]. Les préoccupations pour l'apparence corporelle comprennent l'anorexie mentale, l'hypocondrie, la dysmorphophobie. Les troubles du contrôle de l'impulsion comprennent la kleptomanie, la trichotillomanie, le jeu pathologique, les compulsions sexuelles et les automutilations. Les troubles neurologiques comprendraient l'autisme, la chorée de Sydenham, le torticolis, le syndrome de Gilles de la Tourette et la chorée de Huntington. Pour cet auteur, l'intérêt du concept repose sur son approche dimensionnelle avec :

- à une extrémité le pôle des troubles compulsifs incluant outre le TOC, la dysmorphophobie, l'anorexie mentale;
- et à l'autre extrémité, le pôle impulsif comprenant la personnalité dyssociale, les compulsions sexuelles.

Cette dimension syndromique s'associerait à des traits de personnalité pathologique à type d'évitement du risque pour le pôle compulsif et de recherche de sensation pour le pôle impulsif; sur le plan neurobiologique, la compulsivité serait associée à une augmentation de la sérotonine et à une hyperactivité du cortex orbitofrontal alors que l'impulsivité serait associée à une hypoactivité frontale et à une diminution de la sérotonine. En France, dans une même perspective, J. Cottraux a proposé le concept d'impulsivité perçue qui oppose le TOC aux autres troubles du contrôle des impulsions. Compte tenu de l'hétérogénéité de ces troubles, certains auteurs comme K. Phillips [20] proposent de se limiter à « un noyau dur » du spectre obsessionnel-compulsif comprenant les troubles proches du TOC en termes de fréquence ou en termes de similarités cliniques :

- le syndrome de Gilles de la Tourette. Issu du nom d'un assistant de J.M. Charcot, ce trouble se caractérise par des tics moteurs complexes et vocaux survenant à plusieurs reprises au cours d'une journée, que le sujet ne peut contrôler qu'avec difficultés. Son apparition au cours de la vie est précoce, le plus souvent dans l'enfance ou l'adolescence. Les symptômes les plus fréquents concernent : le clignement des yeux, des grimaces du visage, les mouvements du chef, le léchage répété ou les morsures des lèvres : ces mouvements stéréotypés évoluent fréquemment vers des mouvements de nettoyage ou de grattage, le besoin de toucher les autres, le besoin de s'étirer, de sauter, le classique symptôme de « coprolalie » (émission brutale et incoercible de mots grossiers) restant cependant rare. Ce syndrome est plus fréquemment observé chez le garçon que chez la femme (7/10000 enfants chez les hommes, 0,8/10000 chez la femme). La comorbidité avec le TOC est fréquente, les études rapportant des fréquences d'association de TOC au Tourette variant entre 28 et 62 %;
- le trouble hypocondriaque. Il consiste à attribuer les modifications physiques ressenties à des maladies graves. Les plaintes les plus fréquentes retrouvées par les patients concernent les symptômes cardiaques, respiratoires, les troubles digestifs, la nausée, le sentiment de fatigue, les douleurs. Ces patients connus pour leur nomadisme médical recherchent la confirmation de leur crainte, demandant des tests répétés. Sur le plan clinique, on compare les préoccupations hypocondriaques à des préoccupations obsédantes et les actes de vérification à de véritables compulsions. Comme dans le TOC, la réassurance par les médecins n'est pas suffisante et les patients, après une phase d'atténuation de leur anxiété et de leurs symptômes, présentent une recrudescence des préoccupations concernant la maladie. La fréquence du trouble est mal connue : elle est identique chez l'homme et chez la femme, commence souvent au moment de l'adolescence, mais l'on retrouve aussi des patients présentant un trouble apparaissant après l'âge de 30 ans. Certaines formes très spécifiques ont été décrites : si l'hypocondrie peut s'associer à des manifestations obsessionnelles, elle accompagne classiquement des formes thymiques, notamment des formes mélancoliques.

Il est aussi classique de parler d'hypocondrie délirante (syndrome de Cotard) lorsque la conviction concernant la maladie est inébranlable;

- la dysmorphophobie (*body dysmorphic disorder*). Elle correspond à une préoccupation excessive du patient pour une partie de son corps avec l'impression que le corps est difforme ou grotesque et ridicule au regard d'autrui. Pendant longtemps le terme de dysmorphophobie a été compris comme un équivalent d'hypocondrie, avec une préoccupation obsédante concernant la honte de son propre corps. Pour P. Janet, les préoccupations à type de dysmorphophobie font partie des obsessions [13]. Les préoccupations peuvent aussi prendre un caractère délirant ou celui d'une idée très fortement surévaluée. Les équivalents de rituels résident dans le temps infini passé devant un miroir ou dans des démarches permettant de masquer la malformation physique ressentie. Ces patients font appel à la chirurgie esthétique de façon répétée et inadaptée. Si la prévalence en population générale est assez difficile à évaluer, la dysmorphophobie représenterait plus de 2 % des consultants des demandes de chirurgie plastique. L'association avec des manifestations obsessionnelles ainsi qu'avec des phobies sociales est extrêmement fréquente, de même qu'avec la survenue d'épisodes dépressifs (près de 80 % des patients);
- la trichotillomanie. Elle correspond à un arrachage répété de ses propres cheveux ou d'autres types de poils (sourcils, poils pubiens, etc.) aboutissant à une alopécie manifeste. L'arrachage s'accompagne d'un sentiment croissant de tension. Il s'agit d'une pathologie intégrée dans les troubles obsessionnels-compulsifs et apparentés dans le DSM-5 alors qu'elle entrait dans le cadre des troubles du contrôle des impulsions dans le DSM-IV en compagnie du trouble explosif intermittent, de la kleptomanie, de la pyromanie et du jeu pathologique. Sur le plan épidémiologique, ce trouble se caractérise par une nette prédominance féminine, un début à la préadolescence avec une prévalence dans la population de collégiens variant entre 0,6 et 2,5 %, l'absence de troubles de personnalité patents. L'association aux TOC est fréquente, autour de 15 à 20 %, mais également avec les troubles dépressifs (entre 30 et 60 % des patients).

Si un certain nombre de similitudes sont retrouvées entre ces différents troubles, les études menées dans ce domaine à la fois sur le plan clinique, génétique ou thérapeutique ne permettent pas de conclure, à ce jour, à une entité commune.

Un autre concept fascinant attenant au concept de spectre obsessionnel-compulsif concerne la qualité de l'*insight* dans le TOC. En effet le degré de conscience des patients TOC par rapport à leurs symptômes peut avoir un retentissement thérapeutique direct : par exemple des patients qui présentent une personnalité schizotypique répondent moins bien aux ISRS que ceux ne présentant pas cette personnalité. Une autre interrogation concerne les liens qui unissent les TOC et la schizophrénie. Très clairement les deux troubles paraissent distincts. Cependant, la proportion de patients schizophrènes souffrant de symptômes obsessionnels-compulsifs est importante. Selon les études, entre 7,5 et 26 % des patients schizophrènes présenteraient de tels symptômes [21]. Ces symptômes rendent la prise en charge des patients plus difficile et aucun consensus n'a été proposé pour eux. Des études prospectives récentes ont montré qu'au contraire de ce qui était publié il y a plus de 30 ans, les TOC associés à la schizophrénie se caractérisent généralement par des niveaux sociaux de fonctionnement moins bons, une fréquence plus importante de tentatives de suicide et de résistance au traitement.

La notion de spectre obsessionnel-compulsif doit être clarifiée et validée. Ceci passe par l'intégration de ces syndromes à celui du TOC autour de l'hypothèse physiopathologique d'un dysfonctionnement des circuits cortico-striato-thalamiques. Des études en éthologie, ainsi que des études de neuro-imagerie fonctionnelle corrélées aux approches thérapeutiques sont nécessaires au développement de la recherche clinique dans ces maladies.

Références

[1] Alonso P, Cuadras D, Gabriëls L, et al. Deep Brain Stimulation for Obsessive-Compulsive Disorder : A Meta-Analysis of Treatment Outcome and Predictors of Response. PLoS One 2015; 10 : e0133591.

[2] Andersson E, Hedman E, Enander J, et al. D-Cycloserine vs Placebo as Adjunct to Cognitive Behavioral Therapy for Obsessive-Compulsive Disorder and Interaction With Antidepressants : A Randomized Clinical Trial. JAMA Psychiatry 2015; 72 : 659-67.

[3] Aouizerate B, Guehl D, Cuny E, et al. Pathophysiology of obsessive-compulsive disorder : a necessary link between phenomenology, neuropsychology, imagery and physiology. Prog Neurobiol 2004; 72 : 195-221.

[4] Baxter LR, Schwartz JM, Bergman KS, et al. Caudate glucose metabolic rate changes with both drug and behavior therapy for obsessive-compulsive disorder. Arch Gen Psychiatry 1992; 49 : 681-9.
[5] Browne HA, Gair SL, Scharf JM, et al. Genetics of Obsessive-Compulsive Disorder and Related Disorders. Psychiatr Clin North Am 2014; 37 : 319-35.
[6] Cottraux J, Gerard D. Neuroimaging and neuroanatomical issues in obsessive-compulsive disorder. In : Swinson RP, Antony MM, Rachman S, Richter MA, editors. Obsessive-Compulsive disorder : theory, research and treatment. New York : Guilford Press; 1998. p. 154-80.
[7] Delorme R, Golmard JL, Chabane N, et al. Admixture analysis of age at onset in obsessive-compulsive disorder. Psychol Med 2005; 35 : 237-43.
[8] Fadier-Salice G, Drapier D, Levoyer D, et al. La cognition dans le Trouble Obsessionnel-compulsif : à l'intersection de la clinique et de la neuro-imagerie. Psychiatrie Sciences Humaines et Neurosciences 2005; 3 : 65-71.
[9] Goodman WK, Price LH, Rasmussen SA, et al. The Yale-Brown Obsessive-Compulsive Scale. Arch Gen Psychiatry 1989; 46 : 1006-16.
[10] Greist JH, Jefferson JW, Kobak KA, et al. Efficacy and tolerability of serotonin transport inhibitors in obsessive-compulsive disorder. A meta-analysis. Arch Gen Psychiatry 1995; 52 : 53-60.
[11] Hantouche EG. Aspects historiques et cliniques du TOC. Ann Med Psychol (Paris) 2004; 162 : 398-402.
[12] Hollander E, Stein D. Obsessive compulsive and spectrum disorders : overview and quality of life issues. J Clin Psychol 1996; 57 : 3-6.
[13] Janet P. Les obsessions et la psychasthénie. Paris : Alcan; 1903.
[14] Le Jeune F, Vérin M, N'Diaye K, et al. et al.; French Stimulation dans le trouble obsessionnel-compulsif (STOC) study group. Decrease of prefrontal metabolism after subthalamic stimulation in obsessive-compulsive disorder : a positron emission tomography study. Biol Psychiatry 2010; 68 : 1016-22.
[15] Mataix-Cols D, Wooderson S, Lawrence N, et al. Distinct neural correlates of washing, checking, and hoarding symptom dimensions in obsessive-compulsive disorder. Arch Gen Psychiatry 2004; 61 : 564-76.
[16] Millet B, Jaffari N. Approches thérapeutiques dans le Trouble Obsessionnel-compulsif. Ann Med Psychologiques 2004; 162 : 411-7.
[17] Millet B, Kochman F, Gallarda T, et al. Phenomenological and comorbid features associated in obsessive-compulsive disorder : influence of age of onset. J Affect Disord 2004; 79 : 241-6.
[18] Nauczyciel C, Le Jeune F, Naudet F, et al. Repetitive transcranial magnetic stimulation over the orbitofrontal cortex for obsessive-compulsive disorder : a double-blind, crossover study. Transl Psychiatry 2014; 4. e436.
[19] Pallanti S, Hollander E, Bienstock C, et al. Treatment non-response in OCD : methodological issues and operational definitions. Int J Neuropsychopharmacol 2002; 5 : 181-91.
[20] Phillips KA. The obsessive-compulsive spectrums. Psychiatr Clin North Am 2002; 25 : 791-809.
[21] Poyurowsky M. Obsessive compulsive disorder in schizophrenia. CNS Drugs 2004; 18 : 989-1010.
[22] Salkovskis PM, Wroe AL, Gledhill A, et al. Responsability attitudes and interpretations are characteristic of obsessive compulsive disorder. Behav Res Ther 2000; 38 : 347-72.

11.7 Troubles dissociatifs

J.-P. Boulenger

Les troubles dissociatifs sont caractérisés par une altération plus ou moins complète des capacités qui contribuent habituellement à l'intégration et au fonctionnement harmonieux des facultés de base de notre vie psychique : conscience, mémoire, perceptions, émotions, comportement, sentiment d'identité et représentation corporelle [2]. Les symptômes de ces troubles sont habituellement classés en deux catégories :

- des symptômes dissociatifs «positifs» qui perturbent les champs de la conscience et/ou le comportement et s'accompagnent d'un déficit dans la continuité de l'expérience subjective (fragmentation de la personnalité, dépersonnalisation);
- des symptômes dissociatifs dits «négatifs» caractérisés par une incapacité à accéder à l'information ou à contrôler certains processus mentaux ou comportementaux (amnésie, paralysie).

Dans le DSM-5, la catégorie des troubles dissociatifs est située entre celle des troubles liés à des traumatismes ou à des facteurs de stress et celle des troubles à symptomatologie somatique et apparentés (p. ex. troubles somatoformes), deux catégories diagnostiques avec lesquelles ils entretiennent des liens étroits [14]. En effet, contrairement à la CIM-10, le DSM-5 ne retient pas parmi les troubles dissociatifs les symptômes de conversion, ceux-ci étant rattachés à la catégorie des troubles à symptomatologie somatique. En revanche, la dépersonnalisation et la déréalisation, qui figurent au chapitre des troubles névrotiques divers de la CIM-10, apparaissent comme l'une des catégories syndromiques des troubles dissociatifs du DSM-5. Les liens entre dissociation, conversion [8], traumatismes psychologiques et modifications de la conscience [1] restent l'objet de nombreuses recherches et de débats qui rendent compte en grande partie des incertitudes pesant encore sur ces classifications malgré la description déjà ancienne de leurs tableaux cliniques.

Les premières descriptions de cas de personnalité multiple ont en effet été rapportées aux États-Unis, dès 1816, alors qu'en France, Moreau de Tours utilise pour la première fois en 1845 le terme de dissociation pour décrire la désagrégation des fonctions psychiques observée après la prise de haschisch, dans les états de transe, ou dans les états « d'écriture automatique » survenant lors de séances de spiritisme. Très tôt, des liens sont décrits entre ces phénomènes dissociatifs et les manifestations de l'hystérie, Janet définissant même cette dernière comme une affection touchant les « capacités personnelles de synthèse » en lien, chez de nombreuses patientes, avec la survenue de traumatismes psychologiques, lien également reconnu par Freud et Breuer dès les débuts du développement de la psychanalyse. À la même époque, le psychiatre allemand Griesinger, reprenant certaines observations d'Esquirol isole aussi certains des symptômes dissociatifs qui, à la fin du XIXe siècle, seront désignés sous le nom de « dépersonnalisation » par le psychologue français Dugas [3]. Plus récemment, les recherches ultérieures sur ces phénomènes et le développement d'échelles d'évaluation spécifiques devaient démontrer que les symptômes dissociatifs appartiennent en fait à un continuum de manifestations qui, comme les états de rêverie éveillée, d'absorption, de détachement, de déconnexion sensorielle temporaire, peuvent également être observées chez des sujets normaux [10].

D'un point de vue épidémiologique, l'utilisation d'échelles de dissociation montre que, dans la population générale, 5 à 15 % des sujets interrogés présentent des scores élevés mais que seuls 1 à 3 % présentent des scores compatibles avec un trouble diagnostiquable [5]. Parmi les symptômes révélés par ces échelles, les phénomènes de dépersonnalisation-déréalisation sont de loin les plus fréquents à la fois dans les populations cliniques et dans la population générale ; dans cette dernière, 50 % des sujets interrogés rapportent avoir vécu au moins une expérience de ce type au cours des 12 derniers mois. Deux échelles d'auto-évaluation existent pour évaluer ces symptômes : la DES (*Dissociative Experiences Scale*) à 28 items [18] et la CDS (*Cambridge Depersonalization Scale*) à 29 items [12].

En ce qui concerne les formes pathologiques de ces troubles, le DSM-5 isole trois tableaux principaux :

- le trouble dissociatif de l'identité et notamment son expression la plus spectaculaire, la personnalité multiple ;
- l'amnésie dissociative, éventuellement associée à un état d'errance ou de fugue dissociative ;
- les états de dépersonnalisation-déréalisation, moins spectaculaires mais plus fréquents que les précédents.

À ces trois catégories principales s'ajoute une catégorie résiduelle moins bien définie où se retrouvent les états secondaires à la torture ou à la rééducation idéologique, des états de transe ou de stupeur ainsi que le syndrome de Ganser caractérisé par un état dans lequel le sujet répond à côté aux questions qu'on lui pose. Figurent également dans cette catégorie les réactions dissociatives aiguës consécutives à des événements stressants ; l'existence de symptômes dissociatifs a d'ailleurs été introduite dans le DSM-5 parmi les spécificateurs possibles du trouble de stress post-traumatique [14].

Outre leurs liens possibles avec la survenue récente ou ancienne de traumatismes psychologiques (abus, guerres, catastrophes, tortures, viols, etc.), les troubles dissociatifs partagent des caractéristiques communes :

- absence d'étiologie organique ;
- comorbidité fréquente avec les troubles anxieux [13], les troubles de l'humeur [9] ou les troubles de personnalité [6] ;
- association possible aux troubles de conversion [8] ;
- possibilité d'induction par des moyens psychologiques (hypnose) [1] ou pharmacologiques (drogues) [17].

Contrairement à la CIM, le DSM n'exige pas que les troubles soient reliés à un traumatisme psychologique ; d'un point de vue clinique, ce lien est d'ailleurs souvent difficile à mettre en évidence et/ou dénié par le patient.

Trouble dissociatif de l'identité (TDI)

Identifié sous le nom de personnalité multiple dans la CIM, ce trouble décrit depuis le XIXe siècle est relativement rare mais pour des raisons difficilement compréhensibles a fait l'objet d'une véritable épidémie dans les années 1970–1980 aux États-Unis où de très nombreux cas ont alors été rapportés, stimulant une résurgence de l'intérêt scientifique pour les phénomènes dissociatifs.

Le TDI est caractérisé par la présence chez un même patient de deux ou plusieurs états de personnalité distincts se manifestant par l'alternance subite de comportements différents associés à une présentation et/ou à des émotions distinctes, un état étant oublié lorsque l'autre est présent. Chaque personnalité, parfois de sexe et d'âge différents, présente une combinaison spécifique d'attitudes, de préférences, de réponses émotionnelles, et de souvenirs distincts de l'état habituel du patient. Ces modifications de personnalité ne sont parfois objectivables que de façon indirecte par des modifications inexplicables du comportement ou des amnésies dissociatives répétées, souvent minimisées par le patient alors qu'elles sont évidentes pour les observateurs.

Le TDI s'accompagne fréquemment d'autres troubles psychiatriques et les patients rapportent fréquemment l'existence de traumatismes importants, d'abus sexuels, ou de maltraitances au cours de leur enfance ; manifestations de conversion, automutilations et comportements suicidaires sont également fréquents. Le TDI est plus fréquent chez la femme et se révèle le plus souvent à l'âge adulte, même quand il débute dans l'enfance. D'évolution chronique mais fluctuante, son retentissement fonctionnel est d'importance variable et son pronostic étroitement dépendant des comorbidités associées. En dehors du traitement de ces dernières la prise en charge du TDI est essentiellement d'ordre psychothérapique.

Amnésie dissociative (AD)

Caractérisés par l'incapacité du patient à évoquer des souvenirs personnels et/ou des événements récents, les troubles mnésiques de l'AD, de par leur importance et leur retentissement fonctionnel, ne peuvent être simplement expliqués par un oubli banal qui serait lié à une mauvaise mémoire ou par l'existence d'un trouble neurologique. Dans sa forme la plus grave, l'AD peut se compliquer de fugue dissociative le patient présentant alors un oubli total de sa propre histoire et une amnésie de son identité, réalisant le tableau rare, mais largement médiatisé, du « voyageur sans bagage » [15].

L'amnésie peut être localisée à une période de temps donnée, être sélective à certains types de souvenirs, ou être généralisée avec, dans ce cas, un début brutal, une désorientation et/ou un comportement d'errance parfois prolongé. La prédominance féminine et le même profil de comorbidité et de complications sont observés dans l'AD et le TDI, la prévalence des deux troubles restant relativement rare. En revanche, contrairement au TDI, l'AD évolue souvent par épisodes répétitifs de durée variable et peut-être observé chez l'enfant. Là encore, la prise en charge du trouble est essentiellement d'ordre psychothérapique. Cependant, l'hypothèse selon laquelle une AD secondaire à un traumatisme infantile pourrait disparaître à l'âge adulte sous l'effet d'une thérapie laissant revenir le souvenir initial reste très controversée.

Dépersonnalisation-déréalisation (DD)

Souvent associés, les symptômes de dépersonnalisation et de déréalisation traduisent une perturbation des mécanismes sensoriels portant respectivement sur la perception de son propre corps ou celle de l'environnement extérieur. Ils sont fréquents dans les troubles anxieux, les troubles obsessionnels-compulsifs et les états secondaires à des stress psychologiques mais peuvent également accompagner les crises migraineuses ou des manifestations épileptiques et notamment des crises d'épilepsie temporale [11].

La dépersonnalisation est caractérisée par le sentiment désagréable que la perception habituelle que l'on peut avoir de tout ou partie de son corps et du fonctionnement de celui-ci est perturbée par des distorsions sensorielles qui lui font perdre son caractère de familiarité : impressions de détachement, d'autoscopie, d'engourdissement, de lourdeur ou de légèreté anormales, parfois accompagnées de modifications de la perception visuelle ou de celle du temps, de la luminosité, des sons environnants. Un sentiment d'engourdissement, de détachement de ses propres sentiments ou de ses pensées peut également exister avec l'impression d'agir comme un automate ou comme le témoin de ses propres actions. Dans la déréalisation, le même sentiment d'absence de familiarité touche l'environnement avec l'impression de perdre ses repères habituels, de se retrouver dans un rêve ou un cauchemar ou comme séparé du monde extérieur, qui est alors ressenti alors comme artificiel ou irréel.

La DD est le plus souvent transitoire comme lorsqu'elle accompagne les manifestations aiguës d'anxiété, entraînant alors des cognitions « catastrophiques » comme la peur de devenir fou ou celle de perdre le contrôle de son comportement. Dans un certain nombre de cas cependant, la DD peut évoluer de façon chronique, notamment dans le cadre d'autres troubles anxieux comme le trouble panique, l'agoraphobie ou le TOC, souvent aggravée par le stress, la fatigue et l'insomnie. En 1959, Roth avait décrit le syndrome d'anxiété phobique – dépersonnalisation dans lequel les symptômes dissociatifs liés aux attaques de panique peuvent persister et se chroniciser malgré la disparition des crises. Plus rarement, dépersonnalisation et déréalisation peuvent aussi évoluer isolément, entraînant parfois un handicap fonctionnel non négligeable du fait des ruminations anxieuses ou dépressives qu'ils sont susceptibles d'alimenter; dans ces cas, les symptômes s'inscrivent le plus souvent dans le cadre de troubles dysthymiques parfois proches des descriptions classiques de la psychasthénie de Janet ou de la neurasthénie de Beard, cette dernière figurant d'ailleurs dans la catégorie des autres troubles névrotiques de la CIM-10 où se trouvent également la dépersonnalisation et la déréalisation. Dans ces cas plus chroniques, les liens avec des traumatismes psychiques apparaissent moins fréquents contrairement à leur association possible avec des troubles de la personnalité. Enfin, les symptômes de DD peuvent être observés chez les patients schizophrènes, notamment lors des phases évolutives aiguës de leurs troubles.

Facteurs étiopathogéniques

La diversité des situations cliniques observées sous le nom de dissociation, leur échelonnement sur un continuum allant du normal au pathologique et la variabilité des protocoles utilisés dans des études qui restent en nombre limité ne permettent pas d'élaborer un modèle univoque de compréhension de ces phénomènes (*cf.* [2] pour une revue complète de ces approches). Pour certains, la prédisposition à la dissociation pourrait dépendre d'un trait de personnalité lié à la capacité de se concentrer de manière intense (absorption) sur certains stimuli et à s'abstraire (détachement) des sources de distraction ou des sensations pénibles, qu'elles soient physiques ou psychologiques, une capacité qui pourrait également rendre compte des différences interindividuelles de réactivité observées vis-à-vis des techniques d'hypnose [1]. Les études d'imagerie cérébrale fonctionnelle réalisées dans certains états dissociatifs suggèrent d'ailleurs l'existence de modifications d'activité témoignant d'une « dysconnexion corticolimbique » également retrouvée dans les états hypnotiques [7]. L'augmentation de l'activité préfrontale observée s'accompagnerait d'une diminution d'activité des aires limbiques et somatosensorielles qui pourrait expliquer l'atténuation des réponses émotionnelles observées dans ces différentes conditions, et notamment celle de la variabilité du rythme cardiaque [16].

Parmi les facteurs étiopathogéniques possiblement impliqués dans la genèse des troubles dissociatifs les plus sévères, nous avons précédemment souligné le rôle des traumatismes psychologiques et le lien que ces derniers permettent d'établir entre cette catégorie diagnostiquée et celles des troubles de conversion et des troubles post-traumatiques. De nombreuses recherches, tant expérimentales que cliniques, suggèrent d'ailleurs que les traumatismes infantiles, notamment lorsqu'ils sont précoces, répétés et sévères (abus sexuels, maltraitance, violences) sont susceptibles d'entraîner des modifications neurobiologiques durables qui vont modifier la réactivité au stress et les capacités de régulation émotionnelles des sujets qui en sont victimes et favoriser l'apparition ultérieure de pathologies psychiatriques invalidantes. D'autres travaux suggèrent également que l'échec du développement chez l'enfant d'un processus d'attachement confiant et sécuritaire, qu'il relève de traumatismes ou d'autres facteurs, notamment éducatifs, pourrait contribuer de manière importante au développement d'un mode de réaction inadapté caractérisé par une tendance anormale à la dissociation, celle-ci étant alors interprétée comme un mécanisme destiné à limiter les stimulations émotionnelles excessives et à empêcher l'anxiété d'atteindre un niveau intolérable et/ou déstructurant. C'est ce mécanisme de « fusible » qui pourrait également rendre compte de la survenue des symptômes de dépersonnalisation et/ou déréalisation survenant à l'acmé de certaines crises de panique.

Traitement

Il n'existe pas de réel consensus concernant le traitement de troubles dissociatifs mise à part la reconnaissance du peu d'efficacité des traitements psychotropes en dehors de leur utilité potentielle dans le traitement des pathologies psychiatriques comorbides.

De nombreuses techniques psychothérapiques ont pu être proposées allant des plus simples (soutien empathique, psychoéducation, suggestion) aux plus élaborées (thérapies psychodynamiques ou psychanalytiques). Du fait des modifications d'activité cérébrale observée dans ces troubles, l'utilisation de la stimulation magnétique transcrânienne répétée (rTMS) a pu être tentée mais cette approche reste à valider par des essais cliniques contrôlés.

Du fait de sa fréquence, c'est la prise en charge de la dépersonnalisation-déréalisation qui a été le plus étudiée, notamment en ce qui concerne l'efficacité possible d'approches cognitivo-comportementales. Comme dans le traitement des troubles anxieux, les techniques visant à diminuer l'auto-focalisation des patients sur leurs symptômes et à modifier les cognitions « catastrophiques » et les comportements d'évitement qui peuvent en découler peuvent être utilisées [4]. Plus que la relaxation, susceptible d'aggraver ces symptômes dissociatifs chez certains patients, ce sont les techniques de méditation de pleine conscience (*mindfulness*) qui sont proposées dans ces indications et font actuellement l'objet d'étude spécifique [11].

Références

[1] Bell V, Oakley DA, Halligan PW, et al. Dissociation in hysteria and hypnosis; evidence from cognitive neuroscience. J Neurol Neurosurg Psychiatry 2011; 82 : 332-9.

[2] Dell PF, O'Neil JA. Dissociation and the dissociative disorders. DSM-5 and beyond. New York : Routledge; 2009.

[3] Dugas L, Moutier F. La dépersonnalisation. Paris : Felix Alcan; 1911.

[4] Hunter ECM, Phillips ML, Chadler T, et al. Depersonalization disorder : a cognitive-behavioural conceptualization. Behav Res Ther 2006; 41 : 1451-67.

[5] Johnsons JG, Cohen P, Kasen S, et al. Dissociative disorders among adults in the community, impaired functioning and axis I and II comorbidity. J Psychiatric Res 2006; 40 : 131-40.

[6] Kihlstrom JF. Dissociative disorders. Annv Rev Clin Psychol 2005; I : 227-53.

[7] Michal M, Koechel A, Canterino M, et al. Depersonalization disorder : disconnection of cognitive evaluation from automatic responses to emotional stimuli. PLoS One 2013; 8. e74331.

[8] Mohan I, Chand PK. Dissociative and conversion disorders : defining boundaries. Curr Opin Psychiatry 1990; 147 : 1547-52.

[9] Montant J, Adida M, Belzeaux R, et al. Troubles dissociatifs et troubles affectifs. Encéphale 2014; 40 : S57-62.

[10] Ross CA, Joshi S, Currie R. Dissociative expériences in the général population. Am J Psychiatry 1990; 147 : 1547-52.

[11] Sierra M. Depersonalization : a new look at a neglected syndrome. Cambridge : Cambridge University Press; 2009.

[12] Sierra M, Berrios GE. The Cambridge Depersonalization Scale : a new instrument for the measurement of depersonalization. Psychiatry Res 2000; 93 : 153-64.

[13] Sierra M, Medford N, Wyatt G, et al. Depersonalization disorder and anxiety : a special relationship? Psychiatry Res 2012; 197 : 123-7.

[14] Spiegel D, Lewis-Fernandez R, Lanius R, et al. Dissociative disorders in DSM-5. Ann Rev Clin Psychol 2013; 9 : 299-326.

[15] Staniloiu A, Markowitsch HJ. Dissociative amnesia. Lancet Psychiatry 2014; 40 : 226-41.
[16] Van Der Kruijs SJM, Bodde NMG, Carrette E, et al. Neurophysiological correlates of dissociative symptoms. J Neurol Neurosurg Psychiatry 2014; 85 : 174-9.
[17] Van Heutgen D, Glesbaecht T, Van Well J, et al. NMDA, cannabis and cocaine produce acute dissociative symptoms. Psychiatry Res 2015; 228 : 907-12.
[18] Van Ijzendoorn MH, Schuengel C. The measurement of dissociation in normal and clinical populations : meta-analytic validation of the Dissociative Experiences Scale (DES). Clin Psychol Rev 1996; 16 : 365-82.

Schizophrénie et autres troubles psychotiques

Chapitre 12

Coordonné par N. Franck

12.1 Introduction

N. Franck

Le concept de schizophrénie, dans la continuité de celui de démence précoce qui l'avait précédé, a contribué à ancrer les psychoses chroniques dans le champ de la médecine. Toutefois, plus de 100 ans après sa description par Eugen Bleuler, qui en avait fait une entité plurielle comme l'indique le titre de son ouvrage fondateur (Dementia Praecox ou groupe des schizophrénies, 1911), la schizophrénie ne constitue toujours pas une entité nosographique au sens strict. En effet, d'une part, ses causes et ses mécanismes restent incomplètement caractérisés et, d'autre part, ses frontières avec d'autres troubles psychiatriques et avec des pathologies somatiques à expression psychiatrique sont imprécises. Le fait que l'étiologie de la schizophrénie soit imparfaitement comprise explique qu'aucun symptôme ni marqueur paraclinique (qu'il soit biologique ou morphologique) spécifique n'ait pu être défini à ce jour.

Dans de nombreux cas, la symptomatologie du patient ne permet pas d'affirmer qu'il s'agit d'un tableau schizophrénique, ce diagnostic n'étant finalement retenu qu'au vu de l'évolution clinique et de l'absence d'autre cause identifiable. Les limites entre formes prémorbides, trouble schizotypique, formes délirantes des épisodes thymiques du trouble bipolaire et schizophrénie sont imprécises. Il existe d'ailleurs des formes cliniques intermédiaires entre schizophrénie et trouble bipolaire (du trouble schizoaffectif, proche de la schizophrénie à la manie délirante ou à la mélancolie délirante, appartenant au trouble bipolaire). De plus, l'expression clinique de la schizophrénie n'est pas stable dans le temps chez un patient donné. Cela explique, entre autres, que les sous-types de schizophrénie (*cf.* chapitre 12.2) n'aient pas été maintenus dans le DSM-5 (*Diagnostic and Statistical Manual of Mental Disorders, 5th ed.*) [1].

En outre, certains tableaux cliniques *a priori* schizophréniques répondent à des étiologies organiques; de ce fait, il est nécessaire de pratiquer un bilan paraclinique spécifique et d'obtenir des résultats non pathologiques avant de pouvoir poser le diagnostic de schizophrénie [2]. Cela montre à quel point un tableau schizophrénique peut être un mode d'expression aspécifique répondant à des étiologies diverses. Dans les principales classifications des maladies mentales, la schizophrénie désigne tout ce qui ne répond pas à de telles causes, dont certaines ne sont pas encore clairement identifiées.

Ces observations justifient l'intense activité de recherche consacrée à la schizophrénie. Plus de 115 000 articles scientifiques répondant au mot-clé *schizophrénie* sont répertoriés sur le moteur de recherche scientifique PubMed[1]. Parmi eux, plus de 25 000 articles sont recensés pour les 5 dernières années et près de 46 000 pour les 10 dernières années.

Ainsi, un nombre de travaux considérable a été consacré à la physiopathologie de la schizophrénie. Parmi eux, les études s'inscrivant dans la perspective des neurosciences cognitives ont permis une avancée très importante

1 http://www.ncbi.nlm.nih.gov/sites/entrez

en éclairant le rôle des facteurs cognitifs dans la production des symptômes schizophréniques (*cf.* chapitre 12.3). En mettant en lien les anomalies cérébrales structurales et fonctionnelles d'un côté et les dimensions symptomatiques de l'autre, elles ont permis de sortir de l'impasse dans laquelle une conception unitaire de la schizophrénie avait conduit. De plus, en mettant en évidence des anomalies du traitement de l'information sur lesquelles il est potentiellement possible d'agir (à travers des mesures de remédiation cognitive[2]), elles ont apporté des bénéfices thérapeutiques notables (probablement les plus nets en termes d'applications pratiques issues de la recherche en psychiatrie, depuis la fin de la période faste de la neuropsychopharmacologie). Si le rôle des déficits cognitifs dans le développement des symptômes psychotiques n'est pas encore complètement élucidé, la notion que les troubles de l'attention, de la mémoire et des fonctions exécutives doivent être pris en compte lors de la construction d'un projet de soin est maintenant largement admise [3]. Les troubles cognitifs (qu'ils touchent la neurocognition ou la cognition sociale – *cf.* chapitre 12.3) ont en effet un fort impact sur le fonctionnement social et professionnel. Ces conséquences sur le fonctionnement quotidien s'exercent directement – du fait d'une incapacité à gérer certaines situations – ou à travers une aggravation des symptômes [4].

Un autre axe de recherche important a permis de mieux comprendre l'étiopathogénie de la schizophrénie (*cf.* chapitre 12.4). Il est actuellement admis que la schizophrénie est une pathologie multifactorielle à effet de seuil. Lorsque celui-ci est franchi, l'individu vulnérable présente des symptômes cliniquement observables, dont certains présentent une spécificité relative. La vulnérabilité à la schizophrénie serait le produit de la combinaison de facteurs génétiques avec des facteurs infectieux, toxiques ou obstétricaux altérant le développement cérébral du fœtus.

Au total, une meilleure compréhension de la schizophrénie pourra contribuer à déstigmatiser cette maladie, dans la mesure où elle est associée à une communication plus adaptée en direction du grand public (centrée en particulier sur le vécu des patients et leurs difficultés d'insertion et non sur leur dangerosité potentielle). La combinaison des différentes techniques destinées à favoriser la réhabilitation sociale et professionnelle des patients (dont l'entraînement des compétences sociales, la remédiation cognitive et la psychoéducation) et de la déstigmatisation pourrait permettre d'améliorer l'insertion des patients souffrant de schizophrénie.

Références

[1] American Psychiatric Association. Diagnostic and Statistical Manual of Mental Disorders, 5th ed. (DSM-5) Arlington : APA; 2013. Traduction française sous la direction de Crocq MA, Guelfi JD, et al. Paris : Elsevier-Masson; 2015.

[2] Danion C, Domenech P, Demily C, et al. Symptômes psychotiques dans les affections médicales générales de l'adulte. Encycl Méd Chir Psychiatrie. Paris : Elsevier; 2007. 7-297-A-10.

[3] Franck N. Remédiation cognitive. Paris : Elsevier-Masson; 2012.

[4] Lepage M, Bodnar M, Bowie CR. Neurocognition : clinical and functional outcomes in schizophrenia. Can J Psychiatry 2014; 59 : 5-12.

12.2 Clinique et orientations thérapeutiques

L. Waintraub, E. Péneau

Depuis qu'elle a été introduite dans la nosologie psychiatrique, la notion de schizophrénie a suscité un débat entre deux visions, l'une unitaire et l'autre plurielle. L'extrême diversité des symptômes schizophréniques, d'un sujet à un autre, mais aussi chez un malade à différentes périodes de sa vie, d'une culture et d'une époque à une autre, de même que la variété des modalités évolutives observables, ont encouragé des propositions de démembrement. Néanmoins, puisque

2 www.remediation-cognitive.org

« les connaissances les plus récentes conduisent à concevoir la schizophrénie comme *un trouble* ayant une expression phénotypique variable et une étiologie complexe et mal comprise, où interagissent une contribution génétique majeure et des facteurs environnementaux » [12], il reste légitime de décrire la sémiologie de ce trouble, aussi multiforme soit-elle.

Clinique

En l'absence de critère de validité externe, la schizophrénie est essentiellement décrite autour de regroupements syndromiques aux caractéristiques cliniques, pronostiques, voire étiopathogéniques propres. Le tableau clinique est actuellement conçu autour de quatre ensembles dimensionnels : trois dimensions symptomatiques principales (positive, négative et désorganisation) dont l'expression est essentielle au diagnostic et une quatrième dimension cognitive, décrite plus récemment, qui n'est, pour le moment, pas nécessaire pour poser le diagnostic dans les classifications internationales [3, 16].

Les symptômes positifs désignent des expériences intérieures ou des comportements pathologiques qui n'existent pas à l'état normal. Les signes négatifs, au contraire, correspondent à des expériences intérieures ou des comportements considérés comme normaux qui sont défaillants ou absents. La désorganisation se manifeste par une déstructuration de la pensée et du comportement. Les troubles cognitifs, enfin, correspondent à l'atteinte de processus mentaux permettant au sujet de traiter les informations de son environnement. Si la plupart des sujets peuvent voir coexister des symptômes appartenant aux différentes dimensions au cours de l'évolution de leur maladie, l'influence des thérapeutiques a également modifié profondément leurs expressions.

Dimension positive

Très fréquentes (entre 48 et 70 % des sujets), parfois volontiers exprimées, mais le plus souvent, au contraire, tues ou révélées avec la plus grande réticence, les *idées délirantes* empruntent des mécanismes interprétatifs, hallucinatoires, intuitifs et imaginatifs. Les idées délirantes de référence, de persécution, de contrôle et d'influence sont particulièrement répandues. Des idées délirantes de grandeur et mystiques sont également rencontrées. La dépersonnalisation ou la déréalisation, des idées en rapport avec le fonctionnement du corps sont assez caractéristiques. Le degré de conviction attaché à ces idées est variable, mais il peut être élevé. Leur retentissement sur le comportement, la préoccupation ou l'inquiétude qu'elles provoquent ne sont pas non plus constants ou prévisibles. Les idées délirantes dans la schizophrénie sont en général floues, peu construites, classiquement non systématisées, décrites comme paranoïdes. Elles sont souvent bizarres, en ce sens qu'elles ne sont pas rendues plus compréhensibles par la connaissance du milieu socioculturel du sujet.

Peut-être plus fréquentes encore que les idées délirantes, les *hallucinations* sont psychosensorielles, notamment auditives (74 % des sujets), en particulier acousticoverbales, lorsqu'elles adoptent des caractéristiques sensorielles, et psychiques, lorsqu'elles en sont dépourvues et perçues directement par l'esprit. Les hallucinations olfactives et cénesthésiques ne sont pas rares, contrairement aux hallucinations visuelles, tactiles et gustatives qui doivent toujours faire rechercher une cause somatique. Le sujet entend des voix plus ou moins familières et identifiables, de personnes connues dans l'environnement (voisins, connaissances) ou de proches, mais parfois la voix de Dieu, du diable, de célébrités. Lorsqu'un contenu – en général quelques mots ou phrases répétitifs – ou un ton sont perceptibles, ils sont souvent désagréables, péjoratifs, voire effrayants, menaçants ou obscènes. Des voix conversant entre elles, parlant au sujet soit à la troisième soit à la deuxième personne, commentant ses actes ou ses pensées, donnant des ordres, sont souvent rapportées. Suspension de la parole, attitude d'écoute, négligence de l'environnement, expressions de peur, d'amusement ou de surprise, voire conversation à voix haute avec des interlocuteurs invisibles sont autant de comportements hallucinatoires, comme peuvent l'être les stratégies destinées à éviter d'entendre, tel le réglage de la musique ou de la télévision à haut volume.

Enfin, les symptômes positifs comprennent tout un ensemble de phénomènes en rapport avec une perte des limites psychiques entre soi et autrui, nommés *symptômes de premier rang* et décrits notamment par Kurt Schneider [22]. Outre les hallucinations acousticoverbales et psychiques, ils comprennent des impressions de *pensées imposées* (le sujet est envahi par des pensées totalement étrangères, dont il ne se reconnaît pas comme l'auteur), *de diffusion de la pensée* (les pensées diffusent en dehors du sujet et perdent leur caractère privé), *de vol de la pensée* (les pensées sont brutalement retirées de l'esprit par une force extérieure), *d'expériences psychiques ou corporelles d'influence* (le sujet ressent ou agit de façon contrainte). Il existerait possiblement un continuum entre ces différents phénomènes, selon leur degré d'extranéité, allant ainsi de sentiments d'emprise par un agent externe où les pensées et les actes sont encore vécus à la première personne bien qu'influencées, à des manifestations de perte complète de « l'agentivité », sensation d'être l'auteur de ses actions . On peut en rapprocher ici le syndrome d'*automatisme mental*, décrit par Gaëtan de Clérambault, caractérisé par l'émergence de phénomènes élémentaires automatiques, non nécessairement thématisés et essentiellement idéiques (par exemple des interférences ou échos de la pensée) qui dans un second temps se complètent de phénomènes moteurs et sensoriels (mouvements parasites, phénomènes hallucinatoires) pouvant aboutir, une fois thématisés à des idées d'influence et de persécution [14].

Dimension de désorganisation

Cette dimension comporte des troubles de la pensée, de l'affectivité et du comportement. C'est principalement d'anomalies très particulières du discours qu'est inférée la désorganisation de la pensée. Elles sont parfois si discrètes que seul un examen prolongé peut les mettre en évidence. À l'inverse, mais de plus en plus rarement, elles peuvent rendre le discours du sujet incompréhensible. L'enchaînement des idées est perturbé par un trouble des associations, qui sont floues, lointaines, impénétrables, semblent incongrues, absurdes ou procèdent par simples assonances ou coq-à-l'âne. Elles ne sont plus orientées vers un but. Les associations usuelles ou familières sont absentes. L'auditeur peut avoir l'impression d'une perte complète des associations quand le discours est décousu. Lorsque le sujet peut s'exprimer un certain temps, un relâchement lent et progressif des associations est souvent perceptible. Des digressions avec détails inutiles, inappropriés, multiples, classiquement décrits comme une diffluence du discours, empêchent parfois de centrer l'entretien. Dans ce cas, lorsqu'une question est posée, la réponse du sujet paraît d'abord indirecte, avant que l'on réalise qu'elle n'est que tangentielle, ou tout à fait à côté. Ce qui est accessible du mode de pensée oscille entre l'illogisme et le paralogisme. De même, le langage chez certaines personnes est trop exclusivement concret, alors qu'il n'est qu'abstrait et parsemé de symboles et de métaphores à propos des sujets les plus terre à terre chez d'autres. Rares mais très évocateurs sont les néologismes, dont le sujet ne ressent pas la nécessité d'expliciter la signification. Le discours peut devenir incohérent, perdre toute intelligibilité, tendre vers la verbigération et la schizophasie.

Souvent, l'expression émotionnelle frappe l'observateur parce qu'elle n'est pas en rapport avec la situation. Que le sujet se mette en colère, sourit ou bien rit, qu'il montre du désespoir, l'affect peut paraître inapproprié, non motivé ou bien différent de ce qui serait attendu. Il y a alors discordance entre la nature et l'intensité des émotions et ce qui les provoque. Les sentiments exprimés à l'égard d'autrui peuvent être marqués par l'excès et l'ambivalence, qu'il s'agisse d'amour, de haine, d'hostilité ou d'indifférence.

La désorganisation peut également toucher le comportement. Le comportement ne semble pas dirigé vers un but, ou tout au moins vers un but compréhensible. Il n'obéit pas non plus aux normes sociales. Il peut exister un certain degré d'hyperactivité motrice. Parfois, la posture ou les mouvements sont contraints, guindés dans un maniérisme étrange et des rituels stéréotypés, il peut exister des rires immotivés. La désorganisation favorise aussi l'incurie. Le sujet peut avoir une présentation insolite, par la coiffure, les accessoires, le vêtement qui n'est adapté ni aux circonstances ni à la saison, qui peut être extravagant et sembler remplir une autre fonction que l'habillement. La désorganisation touche parfois la sphère relationnelle et publique, notamment lorsque le sujet agit de façon incohérente ou irrationnelle : il peut par exemple soliloquer et marcher les yeux rivés au sol, ou bien s'adresser aux autres de manière incongrue, s'agiter seul et sans raison apparente. Des conduites sexuelles inattendues de désinhibition, d'exhibition, frappant par leur crudité, sont parfois décrites.

Dimension négative

La dimension négative réunit l'ensemble des signes qui traduisent un appauvrissement de la vie psychique [20]. Ils sont observés chez une large majorité de sujets souffrant de schizophrénie. Ils sont d'abord saisissants dans le domaine de l'affectivité. L'expression émotionnelle faciale, gestuelle, vocale est réduite, voire absente et la réactivité émotionnelle diminuée. Le sujet peut paraître détaché, indifférent. Il donne une impression de froideur. Cet émoussement affectif est fréquent, très évocateur de schizophrénie, comme l'ont confirmé des études de spécificité des symptômes, mais souvent apprécié différemment selon les observateurs.

L'anhédonie schizophrénique toucherait principalement les relations sociales. De fait, la vie relationnelle est souvent pauvre. Le sujet investit moins la relation à l'autre, bien qu'il puisse en être très dépendant. En rapport avec d'autres personnes, il peut paraître indifférent. Il s'agit aussi d'une incapacité fréquente à appréhender ce que ressent autrui, ce dont le sujet peut parfois se plaindre. Le retrait social est fréquent. Dans la notion d'autisme, anciennement utilisée à propos de la schizophrénie, ce repli sur soi, cet éloignement progressif du monde et des autres, cette évasion de la réalité étaient interprétés comme liés au besoin de privilégier la vie intérieure.

La symptomatologie négative peut également intéresser la pensée. Le discours est alors laconique, son contenu pauvre et manquant de mobilité. Il est éventuellement stéréotypé, répétitif, ou laisse apparaître une persévération. Les réponses, retardées, sont peu informatives. Le barrage correspond à une interruption brusque, en apparence immotivée, du langage. Le fading désigne un simple ralentissement du débit verbal, tous deux semblent traduire une possibilité de suspension ou d'arrêt imprévisible et inexplicable de la pensée. La compréhension du langage et des situations est sans doute moins bonne qu'un examen superficiel pourrait le laisser croire. La part implicite du langage et de la communication peut être mal comprise. La difficulté d'abstraction, qui n'est observée que s'il est demandé au sujet par exemple d'expliquer des proverbes, peut contraster avec une apparente préservation de la pensée.

Il existe fréquemment une réduction marquée de l'activité. Le sujet peut être apragmatique, perdant la capacité à initier une action, ou aboulique lorsqu'il s'agit d'un déficit de volonté. Dans les deux cas, le sujet semble perdre son initiative motrice, ne semble pas avoir d'énergie physique et peut rester longtemps sans bouger. Ses gestes peuvent être indécis, seulement ébauchés. L'indécision marque la motricité comme la pensée. La symptomatologie négative favorise elle aussi l'incurie, le sujet négligeant alors son hygiène, sa présentation, son habillement. Si la personne ne s'engage pas spontanément dans une activité, elle peut en revanche poursuivre de façon prolongée une occupation passive, comme regarder la télévision, sans choisir spécialement le programme. Si, sous l'impulsion de l'extérieur, elle entreprend une activité régulière, d'apprentissage, professionnelle ou liée à des soins, il lui est parfois difficile de la commencer et encore plus d'y être assidue.

Les signes négatifs peuvent être également dus à des facteurs extrinsèques à la schizophrénie, comme les effets secondaires des médicaments, l'institutionnalisation prolongée. Ils peuvent être aussi une conséquence des symptômes psychotiques – ainsi des idées délirantes de persécution peuvent expliquer une réclusion –, ou dépressifs. Ces symptômes négatifs secondaires doivent être distingués des symptômes négatifs dits primaires, plus durables et liés directement au processus pathologique.

Dimension cognitive

Les troubles cognitifs touchent une grande majorité des patients et sont très invalidants. Si l'on se réfère aux normes décrites en population générale, ils toucheraient près de quatre patients sur cinq [18], des chiffres qui pourraient néanmoins être sous-évalués, certains sujets ayant des réserves cognitives initiales importantes. Ces déficits, décrits comme primaires, seraient présents avant la première décompensation et persisteraient en dehors des phases d'exacerbations symptomatiques. Malgré leur fréquence, ils demeurent absents des classifications internationales du fait de leur manque de spécificité : des troubles qualitativement similaires, mais quantitativement différents sont retrouvés également dans les troubles du spectre de la schizophrénie et du trouble bipolaire.

Variables d'un sujet à l'autre, tant en termes d'intensité que de processus altérés, ils affectent préférentiellement [21] :

1. *la neurocognition*, en particulier la vitesse de traitement de l'information, la mémoire (la mémoire de travail et les processus d'encodage), l'attention (l'attention soutenue, l'attention visuospatiale et l'attention partagée) et les fonctions exécutives (les altérations des capacités d'inhibition et de flexibilité cognitive sont fréquentes, tout comme les troubles de l'initiation, de la planification et la hiérarchisation des actions) ;
2. *la cognition sociale*, un ensemble composite d'opérations mentales relatives aux relations interpersonnelles, comprenant notamment la théorie de l'esprit (la capacité d'un individu à attribuer des états mentaux à autrui), le traitement émotionnel (la capacité d'un individu à reconnaître et discriminer les émotions, notamment faciales), le style attributionnel (la façon dont un individu va expliquer les causes d'un événement ; les personnes souffrant de schizophrénie ayant tendance à attribuer aux autres plutôt qu'à eux-mêmes ou au contexte, l'origine d'un événement négatif) ; la perception et la connaissance sociale (les processus permettant d'identifier et de reconnaître les rôles et les règles régissant les interactions sociales) ;
3. *la métacognition* regroupant l'ensemble des processus permettant de prendre en compte son propre fonctionnement psychique et cognitif et d'éventuellement corriger l'effet de certains biais cognitifs.

Bien qu'ils ne soient pas toujours perçus par le sujet, les troubles cognitifs ont des répercussions fonctionnelles importantes, bien plus que les symptômes, notamment négatifs [10] : ils peuvent affecter l'autonomie du patient au quotidien, ses possibilités d'inscription dans des espaces relationnels, occupationnel et/ou professionnel. Les troubles de la cognition sociale et de la métacognition favoriseraient, en outre, l'émergence de certains symptômes positifs (les difficultés à saisir les émotions et les intentions d'autrui favorisant, par exemple, l'émergence d'idées délirantes) et symptômes négatifs (ces difficultés pouvant également impliquer un retrait social).

À côté de ces déficits primaires, il existe des troubles cognitifs secondaires aux symptômes (une hallucination peut entraîner une distractibilité et un trouble de l'attention) et aux traitements (en particulier dans les contextes de polymédication, de posologies élevées ou avec les antiparkinsoniens, les benzodiazépines et les neuroleptiques de 1re génération). À l'instar des symptômes négatifs secondaires, ces troubles cognitifs secondaires doivent être distingués du processus primaire inhérent à la pathologie. Leur impact fonctionnel reste néanmoins tout aussi essentiel à considérer.

Autres symptômes

Certains symptômes fréquents de la schizophrénie sont difficiles à inclure dans l'une des dimensions décrites ci-dessus.

Composante symptomatique importante de la schizophrénie, même si elle n'en est pas spécifique et si sa fréquence a nettement diminué, le syndrome psychomoteur catatonique peut présenter tous les degrés d'intensité. Il regroupe sur fond d'inertie, d'immobilité avec une perte de l'initiative motrice pouvant aller jusqu'à la stupeur, la catalepsie (c'est-à-dire le maintien des attitudes imposées, la rigidité), une flexibilité cireuse, des parakinésies (maniérisme, stéréotypies, grimaces, mimique paradoxale), de soudaines impulsions motrices et parfois des accès d'agitation, un négativisme (opposition à toute tentative de mobilisation ou toute incitation : refus de la main tendue, refus du regard, refus d'aliments, mutisme) accompagné de suggestibilité (écholalie-échopraxie). Ces symptômes pourraient se répartir en positifs (stéréotypies, maniérisme, excitation) et négatifs (inertie motrice, stupeur).

Les troubles de la conscience de soi, notamment dans son niveau le plus élémentaire ou « minimal » constituent une autre facette souvent décrite dans la schizophrénie, voire pour certains auteurs d'inspiration phénoménologique ce qui la caractérise dans sa dimension la plus fondamentale [19]. Ces troubles, qui s'expriment dans la façon même de saisir l'expérience, sont souvent difficiles à évoquer par le patient du fait de leur nature préréflexive. Plusieurs aspects peuvent rendre compte de cette altération du soi (ou ipséité) comme :

- *l'hyperréflexivité*, lorsque le sujet tend à focaliser son attention sur des phénomènes habituellement inconscients ou automatiques – par exemple, prêter une attention constante à son discours intérieur, s'attacher et réfléchir de façon accrue à ses sensations corporelles ou à la perception de ses mouvements ;

- *la perte du sentiment d'exister* où la personne est envahie par un vide intérieur, une perte profonde de son sentiment d'identité;
- *les altérations de la saisie sur le monde* lorsque le monde commun ne se saisit plus de manière spontanée et automatique – le sujet peut par exemple être amené à questionner la « signification profonde » de mots, de concepts ou d'objets, à les décrire de façon uniquement rationnelle comme dans le rationalisme morbide.

L'évolution de la schizophrénie est émaillée de symptômes et parfois de véritables syndromes thymiques. Des symptômes dépressifs sont fréquemment observés, mais sont souvent difficiles à distinguer des symptômes négatifs. Ils font souvent partie des manifestations insidieuses qui précèdent la révélation de la maladie. Ils sont aussi parmi les prodromes les plus fréquents des rechutes aiguës ou peuvent les accompagner. La dépression «post-psychotique», syndrome dépressif complet survenant alors que la symptomatologie schizophrénique est très atténuée, lors d'une phase résiduelle, toucherait 25 % des sujets. Il a été décrit un état de découragement chronique propre à l'évolution prolongée de certaines schizophrénies, nommé syndrome de démoralisation, dont la différentiation avec l'humeur dépressive, la mauvaise estime de soi, la péjoration de l'avenir obéit à des nuances séméiologiques subtiles. Enfin, les antipsychotiques peuvent favoriser l'émergence d'une symptomatologie dépressive secondaire, la dysphorie, l'akinésie ou l'akathisie pouvant par ailleurs mimer une dépression. Une excitation psychomotrice et un certain degré d'exaltation de l'humeur sont peut-être plus rares que les symptômes dépressifs, ou bien ils sont interprétés comme les éléments d'un comportement désorganisé ou d'un syndrome catatonique. Les symptômes dépressifs ou maniaques peuvent en outre s'intégrer dans un tableau clinique de trouble schizoaffectif.

Souvent associé aux symptômes dépressifs, le risque suicidaire doit être systématiquement évalué. Les passages à l'acte peuvent également être secondaires à des hallucinations verbales envahissantes ou impérieuses. On considère que près d'un patient sur deux fera une tentative de suicide au cours de sa vie et que 5 à 10 % en décéderont.

Les schizophrénies sont souvent accompagnées de symptômes anxieux, sous forme d'une anxiété permanente ou de crises de panique, parfois d'une très grande intensité. Cette anxiété parfois massive a été décrite comme anidéïque, car elle ne correspond apparemment à aucun contenu de pensée. Des phobies diverses, comportements évoquant l'agoraphobie ou la phobie sociale, dysmorphophobies plus ou moins cachées, notamment à l'adolescence, sont souvent suffisamment intriqués avec les autres symptômes schizophréniques pour qu'ils ne soulèvent pas de véritable difficulté diagnostique. Les obsessions sont souvent atypiques, par leur caractère bizarre, abstrait, et le fait qu'elles ne suscitent pas d'anxiété ou de critique. Les compulsions peuvent ressembler à des rituels stéréotypés, insolites ou possédant une signification délirante.

Des troubles du sommeil, peu spécifiques et souvent en relation avec les autres symptômes pathologiques, comme une insomnie prolongée, liée à la symptomatologie positive et l'anxiété, ou l'inversion du rythme nycthéméral, au retrait social, sont souvent rencontrés. Des troubles du comportement alimentaire sont parfois retrouvés, notamment des hyperphagies induites par les traitements ou liées au mode de vie, des conduites anorexiques, voire des conduites alimentaires bizarres, possiblement expliquées par des convictions délirantes. La relation entre la schizophrénie et le comportement sexuel est complexe. Les dysfonctions sexuelles sont fréquentes. L'apragmatisme, l'aboulie, l'anhédonie, ainsi que le retrait social et le faible degré de compétences sociales jouent certainement un rôle important, tout comme certaines thématiques délirantes ou hallucinatoires. L'essentiel des difficultés présentées par les sujets souffrant de schizophrénie reste néanmoins largement imputable aux effets secondaires des antipsychotiques qui touchent tout autant les hommes que les femmes.

Les comorbidités addictives sont fréquentes dans la schizophrénie. Le tabagisme concerne deux patients sur trois, le cannabis un patient sur deux. L'usage nocif et la dépendance à l'alcool sont également très fréquents. Le rôle de ces produits dans le déclenchement d'une schizophrénie doit parfois être discuté. Le cannabis peut entraîner l'apparition de troubles psychotiques aigus toxiques, mais peut également favoriser la survenue d'une schizophrénie chez les personnes vulnérables et aggraver des troubles schizophréniques existants (décompensations plus brutales, rechutes plus nombreuses et symptômes plus intenses).

Une proportion élevée (près de 60 %) de sujets avec une schizophrénie n'a pas spontanément conscience d'être atteinte d'une maladie mentale. Cette absence d'*insight*, considérée soit comme une manifestation ou un symptôme – non spécifique – de la maladie soit comme l'une des expressions du vaste déficit neuropsychologique schizophrénique, est de mauvais pronostic. En réalité, l'*insight* est une notion très complexe et multidimensionnelle. À défaut de reconnaître qu'ils ont une maladie mentale ou des idées délirantes, les sujets sont plus souvent conscients de certains de leurs symptômes, comme le retrait social, l'anhédonie et parfois de la nécessité du traitement ou d'une l'hospitalisation, ce qu'ils expriment plus ou moins indirectement. L'information donnée au sujet et la psychoéducation changent vraisemblablement cette composante au cours de l'évolution de la pathologie.

Symptômes physiques

À l'examen physique, certains signes neurologiques discrets sont observés plus souvent chez les sujets schizophrènes que chez les sujets atteints d'autres troubles psychiatriques : maladresse, confusion droite – gauche, mauvaise coordination des mouvements, inversion des mouvements. Des mouvements anormaux avaient été signalés avant l'apparition des neuroleptiques.

Évolution

Début de la maladie

Plus précocement chez l'homme que chez la femme d'environ 5 années, la schizophrénie commence chez l'adulte jeune, entre 18 et 35 ans. Le premier symptôme schizophrénique apparaît le plus souvent entre 23 et 26 ans.

En fait, il convient de distinguer plusieurs étapes dans le début des troubles. L'apparition des premiers symptômes schizophréniques peut précéder l'éclosion d'un premier épisode pathologique clairement identifiable, dont la reconnaissance et le diagnostic peuvent être eux-mêmes plus ou moins retardés, comme l'est souvent le début des soins. De plus, il a été établi qu'avant les premiers symptômes schizophréniques à proprement parler, un ensemble de symptômes moins caractérisés ou de modifications psychologiques complexes est longtemps présent. Même lorsque la maladie débute en apparence brutalement, il est possible de reconstituer rétrospectivement une période préalable d'environ une année – parfois beaucoup plus – où ont pu passer inaperçues des manifestations prodromiques [15].

Celles-ci consistent à la fois en expériences intérieures progressivement envahissantes, difficiles à communiquer, dont le sujet souvent ne veut pas parler à sa famille ou à ses amis, et en modifications du comportement. *Les troubles de l'expérience de soi* précédemment évoqués peuvent provoquer inquiétude et perplexité et sont traduits par le sujet de diverses façons : impression de détachement émotionnel et d'éloignement par rapport à soi-même, impression d'être spectateur de soi-même, d'irréalité, de perte du sentiment de familiarité, peur d'être devenu différent, d'avoir perdu ses sentiments, de n'être plus réel ou de ne plus être humain… Le sujet peut aussi être occupé mentalement de façon exclusive par certaines idées, ou préoccupations, qui ont trait à sa propre vie intérieure, à ses actes, à ses pensées, au monde extérieur, à des questions spirituelles ou philosophiques, à des phénomènes surnaturels. Un sentiment vague et persistant de dépression, d'anxiété, de colère, de tension et d'agitation interne, de malaise en présence des autres, peut s'associer à des troubles du sommeil, à des idées de suicide et évoquer un épisode dépressif ou une pathologie anxieuse. L'apparition de difficultés intellectuelles, de modifications des perceptions élémentaires, ou bien d'une perte du contrôle de la pensée est angoissante. On observe également l'ébauche d'idées délirantes et d'hallucinations acousticoverbales, par exemple sous forme d'interrogations. Les quatre types de modifications du comportement susceptibles de survenir parallèlement peuvent être systématisés. L'absentéisme ou l'abandon de l'école, de l'université, du travail, sont très fréquents. Un déplacement des centres d'intérêt radical, inexplicable, durable oriente l'activité du sujet autour de préoccupations contemplatives, abstraites, réflexives. Un isolement et un retrait social croissants peuvent marquer l'apparition des premiers symptômes négatifs ou bien être la conséquence de la mobilisation du sujet par les expériences intérieures singulières et angoissantes qu'il vit. Une rupture sans retour dans l'aspect extérieur, la présentation et dans le comportement général frappe l'entourage.

Parfois, mais cette situation n'est pas systématique, la schizophrénie survient chez un individu qui présentait un trouble de la personnalité, dont le diagnostic est alors fait rétrospectivement. Il appartient au cluster A du DSM qui regroupe les personnalités paranoïaques, schizoïdes et schizotypiques, mais aussi semble-t-il au cluster C avec, en particulier, la personnalité évitante.

Il existe classiquement deux modes d'entrée dans la maladie. La survenue d'un épisode délirant aigu, d'une « expérience délirante primaire » caractérise les débuts soudains et bruyants. Une entrée dans la maladie insidieuse et progressive, en revanche, correspond en général à une symptomatologie moins riche, où prédominent les symptômes négatifs, cognitifs et de désorganisation.

Évolution longitudinale

La question du pronostic de la schizophrénie est née avec les premières descriptions d'Emil Kraepelin. La démence précoce, future schizophrénie, a été initialement définie en fonction de son évolution péjorative, le pronostic donnant alors tort ou raison au diagnostic. De tels critères de définitions sont retrouvés tout le long de l'histoire de cette pathologie, où le signifiant « schizophrénie » désigne à la fois un ensemble syndromique et un type d'évolution particulier. On peut ainsi lire dans le DSM-III qu'« *un retour complet à des niveaux prémorbides de fonctionnement chez les personnes atteintes de schizophrénie est si rare qu'il doit jeter le doute sur l'exactitude du diagnostic* » [1] et dans le DSM-IV « *l'improbabilité d'un retour à un fonctionnement normal* » [2].

Les études longitudinales au long cours, réalisées au cours des années 1960 à 1980, notamment par M. Bleuler, C. Müller et L. Ciompi sont venues néanmoins bouleverser ces hypothèses et souligner l'hétérogénéité des évolutions possibles avec des formes continues, sans véritable période d'amélioration, des formes épisodiques avec des rémissions partielles ou complètes entre les épisodes et des formes aboutissant au rétablissement de l'individu [6, 7]. Outre l'hétérogénéité interindividuelle, l'évolution diffère également selon les dimensions considérées. Alors que les thérapeutiques médicamenteuses ont bouleversé l'évolution clinique de la schizophrénie en diminuant notamment le délire, les hallucinations et l'agitation psychotique (les symptômes positifs de la schizophrénie), elles ont démasqué les symptômes négatifs et surtout cognitifs, sur lesquelles elles ont une action limitée [9].

Un groupe d'experts a proposé en 2005 une définition consensuelle de la rémission dans la schizophrénie [4] en la considérant comme une diminution des symptômes positifs, négatifs et de désorganisation en dessous d'un certain seuil (variable selon les échelles utilisées) pendant une durée d'au moins 6 mois. Le terme de « résolution » a été proposé pour les patients qui voyaient leurs symptômes diminuer sous le seuil de sévérité pendant moins de 6 mois. À l'instar de ce qui a été fait pour la rémission, plusieurs définitions du rétablissement médical ont été proposées. Un exemple souvent cité est celui de Liberman et al. [13] ; ils y incluent :

1. un axe psychopathologique (une rémission symptomatique établie par une note égale ou inférieure à 4 (léger à modéré) pour chaque item relatif aux symptômes positifs et négatifs de l'échelle BPRS : *Brief Psychiatric Rating Scale*) ;
2. un axe fonctionnel et psychosocial (s'engager à mi-temps dans un emploi ou à l'école, être autonome pour la gestion de ses propres finances et de ses médicaments, avoir au moins une fois par semaine des relations avec des pairs en dehors de la famille ou des professionnels de santé) ;
3. un axe temporel (les critères précédents doivent durer au moins 2 ans de suite).

On considère actuellement que près de 70 à 80 % des patients sont en rémission symptomatique à l'issue d'une première décompensation psychotique. Les rechutes, qui restent fréquentes, sont majoritairement liées à l'inobservance (la première année, la bonne adhésion au traitement fait passer le risque de 80 à 20 %) [25], à l'apparition d'un événement de vie stressant ou une prise de substances. L'évolution d'un épisode suit généralement trois phases : une phase aiguë, marquée par une efflorescence de symptômes positifs et/ou négatifs, suivie d'une période de stabilisation pendant laquelle l'intensité des symptômes diminue, puis d'une période de stabilité où les symptômes dont l'intensité est réduite sont relativement stables. Les rechutes sont fréquemment précédées par la réapparition de symptômes souvent peu spécifiques (tension, nervosité, réduction de l'appétit, difficultés de concentration, troubles du sommeil, dépression, anxiété, malaise inexpliqué), de symptômes négatifs (retrait social, perte d'intérêt, réduction de l'efficience intellectuelle) ou de symptômes positifs atténués (impression du sujet que l'on se moque de lui, accentuation des préoccupations religieuses, idées de grandeur, voix, troubles de la pensée, comportement inapproprié, sensitivité interpersonnelle[3], contenu inhabituel de la pensée).

Le pronostic fonctionnel est lui plus défavorable, puisque seul un patient sur sept répondrait aux critères de rétablissement médical [11]. Cet écart entre possibilité de rémission et rétablissement médical n'est expliqué que partiellement par les symptômes résiduels notamment négatifs et cognitifs et interroge sur les déterminants subjectifs et sociaux venant influencer les possibilités de réinscription dans la vie sociale et professionnelle des sujets touchés par la schizophrénie.

Plus récemment, d'autres acceptions du *rétablissement* ont été proposées, en considérant celui-ci, non plus sous l'angle critériologique et médical, mais dans une acception plus singulière et subjective. Décrit comme un processus par les personnes concernées, le rétablissement « comme expérience » implique une forme de dissociation entre l'évolution de la maladie et l'histoire de la personne [17] : il n'implique pas nécessairement une absence de manifestation de la pathologie, mais traduit surtout un nouveau rapport à soi et à sa maladie. L'acceptation de la maladie, le respect du pouvoir d'agir (*empowerment*[4]), du sentiment d'espoir ou le dépassement de l'auto-stigmatisation sembleraient en constituer des valeurs essentielles [5].

Retentissement et conséquences de la maladie

Malgré ces possibilités de rétablissement, la schizophrénie est généralement à l'origine d'une grande souffrance pour le patient et son entourage. Elle constitue selon l'Organisation mondiale de la santé, l'une des dix principales causes d'incapacité pour la tranche d'âge des 15–44 ans dans le monde. Elle impose des soins au long cours et le parcours des personnes atteintes est souvent émaillé d'hospitalisations, parfois sous contrainte. En raison de l'âge auquel elle survient, elle peut entraver l'acquisition et le développement de l'autonomie personnelle, conduisant souvent les sujets à dépendre de leur famille et des institutions soignantes. Le risque d'institutionnalisation est, par ailleurs, particulièrement élevé et peut renforcer le handicap psychique. Les individus souffrant de schizophrénie ont moins d'accès à l'emploi, sont plus souvent célibataires (85–90 %), rapportent significativement moins d'événements en rapport avec les loisirs, les relations sociales et bien sûr la famille et le travail [21]. Ces éléments favorisent la désinsertion sociale, d'autant que la schizophrénie frappe davantage les classes défavorisées, les migrants et la population urbaine.

La population atteinte de schizophrénie connaît une surmortalité, en raison d'un taux de suicide élevé (10 %) et d'une plus grande fréquence de pathologies somatiques respiratoires, cardiovasculaires et infectieuses. Les symptômes dépressifs au premier plan, les hallucinations et idées délirantes, une certaine conscience de la maladie, un début précoce de la schizophrénie, une hospitalisation récente augmenteraient le risque suicidaire. Certaines variables sociodémographiques seraient également prédictives : sexe masculin, jeune âge, bon niveau intellectuel, célibat et isolement social, milieu socio-économique d'origine élevé, événement de vie stressant.

En moyenne, le risque de violence en cas de pathologie schizophrénique est augmenté par rapport à la population générale [23]. Cette augmentation est néanmoins largement liée à l'existence de comorbidités, notamment addictives (alcool et toxiques), l'existence de facteurs sociodémographiques (sexe masculin, âge jeune, faible niveau socio-économique) et de facteurs contextuels (épisodes de rupture affective ou professionnelle, antécédents de violences agies ou subies, absence de suivi psychiatrique). Lorsqu'ils surviennent, les épisodes de violences sont fréquemment liés à la symptomatologie positive ou retrouvés chez les individus impulsifs ou ayant un trouble de la personnalité antisociale associé. Les actes violents sont réputés souvent étranges, par leur absence de motivation apparente, leur caractère impulsif. La violence est fréquemment dirigée contre des proches, notamment des membres de la famille.

---

3 La sensitivité et l'hypersensitivité désignent les modalités d'expression émotionnelle douloureuse qui débordent le cadre d'une simple sensibilité en hypersensibilité. Elles concernent surtout les sujets décrits par E. Kretschmer comme « sensitifs », avec de nombreux sentiments d'insuffisance personnelle et un vécu globalement persécutif.

4 Ce terme désigne le pouvoir d'agir. Selon le contexte, l'expression est parfois traduite par « encapacitation », appropriation ou émancipation.

Les données suggèrent également que les personnes souffrant de schizophrénie sont, en réalité, plus souvent victimes qu'à l'origine d'actes de violence. La surmédiatisation de faits divers impliquant des personnes souffrant d'un trouble schizophrénique et les représentations véhiculées par certains films ignorent l'aspect multidéterminé de la violence retrouvée dans cette population et contribuent certainement à l'augmentation de leur stigmatisation.

Éléments de pronostic

Des critères pronostiques de la schizophrénie ont été proposés. Ils doivent être considérés avec précaution, car ils émanent de recherches diverses, dont certaines sont antérieures à l'avènement des thérapeutiques biologiques modernes. Seraient de bon pronostic : le sexe féminin, une personnalité prémorbide adaptée, un environnement favorable, un fonctionnement social et professionnel prémorbide satisfaisant, des facteurs déclenchants manifestes, un début aigu et tardif, un tableau clinique polymorphe et de durée brève (symptômes psychotiques, confusion, symptômes thymiques, absence d'émoussement affectif), un bon niveau d'*insight*, un traitement antipsychotique précocement institué, une bonne observance, un bon fonctionnement entre les épisodes avec des symptômes résiduels minimes, l'absence d'anomalies structurelles cérébrales et d'anomalies neurologiques, des antécédents familiaux de troubles de l'humeur et non de schizophrénie.

En revanche, le sexe masculin, une personnalité prémorbide inadaptée, une mauvaise adaptation sociale et professionnelle prémorbide, un bas niveau d'éducation, un milieu social défavorisé, l'absence de facteur déclenchant, un début insidieux, certaines caractéristiques symptomatiques (absence de troubles de la conscience, émoussement affectif, autisme), des signes négatifs plus marqués, la présence d'anomalies structurelles cérébrales, et un dysfonctionnement cognitif important seraient défavorables.

Formes cliniques

Alors que la division entre symptômes psychotiques, de désorganisation, négatifs et cognitifs est un classement des symptômes, la division de la schizophrénie en formes cliniques est un classement des sujets malades. Parmi les nombreuses formes cliniques qui ont été décrites dans l'histoire de la psychiatrie clinique, les nosographies récentes en ont retenu cinq, redéfinies par la symptomatologie prédominante. Si leur validité a été relativement confirmée par des études génétiques, concernant l'évolution, leur stabilité dans le temps est médiocre et leur usage a été abandonné dans la 5e édition du DSM [3].

La schizophrénie paranoïde serait la plus fréquente. Elle est caractérisée par l'importance des symptômes psychotiques. En revanche, il y a peu de symptômes négatifs ou de désorganisation. Son début est tardif, aigu, et son évolution épisodique. Le fonctionnement prémorbide est adapté, et le degré de détérioration cognitive modéré. Le pronostic serait meilleur que celui des autres formes cliniques.

Dans la schizophrénie hébéphrénique ou désorganisée, les symptômes de désorganisation sont au premier plan. Les symptômes positifs sont absents ou pauvres. Le début est précoce, durant l'adolescence, insidieux, et l'évolution est plutôt continue. Le fonctionnement cognitif est altéré et l'appauvrissement de la vie relationnelle et intellectuelle apparaît au premier plan.

Le syndrome catatonique caractérise la forme catatonique, encore qu'il soit admis que ce syndrome puisse se rencontrer en dehors de la schizophrénie. Cette forme, dans laquelle le sujet est en grand danger, est devenue très rare dans les pays développés. Elle serait plus fréquente en Afrique.

Lorsque le tableau clinique est clairement schizophrénique, mais qu'il ne correspond ni à la schizophrénie paranoïde, ni à l'hébéphrénie, ni à la schizophrénie catatonique, dont les définitions sont assez restrictives, il est dit indifférencié. La forme indifférenciée est conçue, en effet, comme un diagnostic d'élimination. Le sujet répond aux critères de la schizophrénie, mais à aucun des critères des autres formes cliniques.

Dans la forme résiduelle, ne persistent du trouble schizophrénique qui s'est manifesté antérieurement que des symptômes négatifs, ou des symptômes positifs mineurs. Cette forme est différente de la schizophrénie simple qui se manifeste, dès le début, par l'apparition de symptômes négatifs entraînant progressivement un fléchissement de l'activité scolaire ou professionnelle et une désinsertion sociale.

La dépression post-psychotique est parfois considérée comme une forme clinique.

Autres troubles psychotiques

Il existe un ensemble de syndromes psychopathologiques dits psychotiques (DSM) ou apparentés à la schizophrénie (CIM : Classification internationale des maladies) [3, 16]. Ils sont maintenant décrits par comparaison avec la schizophrénie. Leur statut nosologique a toujours soulevé des questions difficiles dans l'histoire de la psychopathologie, principalement en ce qui concerne les états psychotiques aigus et les affections délirantes chroniques.

Le trouble schizophréniforme décrit dans le DSM, mais pas dans la CIM, ne se distingue de la schizophrénie que par sa durée plus courte, entre 1 et 6 mois, et corrélativement par son retentissement moindre sur la vie du sujet (la CIM envisage le diagnostic de schizophrénie dès 1 mois de symptômes). Les troubles schizophréniques d'une durée inférieure à 1 mois sont décrits dans le DSM comme trouble psychotique bref et dans la CIM comme trouble psychotique aigu et transitoire. Ils impliquent pendant une période d'un jour à un mois et avec une résolution complète, l'apparition brutale de symptômes positifs. Les symptômes thymiques et subconfusionnels y seraient fréquents.

Ces deux formes, plus fréquentes dans les pays en voie de développement, s'apparenteraient à la bouffée délirante aiguë de la nosologie psychiatrique française (Magnan), dont la description insistait sur la brutalité du début et le caractère spontanément résolutif, le polymorphisme des thèmes et des mécanismes d'un délire riche, la présence de symptômes thymiques et subconfusionnels marqués. De la bouffée délirante, ces formes semblent partager l'enjeu étiologique et pronostique. Il faut, en effet, éliminer une cause organique ou toxique, a fortiori lorsque la composante confusionnelle et onirique est importante. La question de l'évolution est la plus délicate. L'épisode peut rester unique dans la vie du sujet, ou bien se répéter plusieurs fois, sur le même mode, avec des intervalles libres asymptomatiques (« sans conséquence sinon sans lendemains » Magnan). Dans deux tiers des cas environ, il s'avère être le premier accès d'une affection chronique : schizophrénie ou trouble schizoaffectif, voire trouble bipolaire. C'est pour prévoir l'évolution de ces tableaux cliniques que la plupart des critères de bon et de mauvais pronostics cités plus haut ont été proposés.

Le trouble schizoaffectif ou schizophrénie dysthymique est une affection le plus souvent épisodique, dont les accès associent une symptomatologie schizophrénique à un syndrome thymique maniaque, dépressif ou mixte. Entre les épisodes aigus, il n'y a pas ou peu de symptômes négatifs et la dégradation du fonctionnement social est modérée ou absente. Ce trouble a survécu à de nombreux remaniements nosologiques, même s'il désigne peut-être une population hétérogène où se révèlent un jour des patients en fait schizophrènes, paranoïdes ou bipolaires. Néanmoins, certains sujets connaîtraient véritablement une évolution particulière, et leur pronostic serait intermédiaire entre celui du trouble bipolaire et celui de la schizophrénie venant conforter l'hypothèse d'un continuum entre ces différents troubles.

Le trouble délirant ou délire paranoïaque est très différent de la schizophrénie. L'essentiel du tableau est constitué par des idées délirantes, dont le mécanisme largement prédominant est interprétatif, par rapport auxquelles le sujet a une conviction intense, et qui peuvent être à l'origine de réactions émotionnelles et thymiques pathologiques et de comportements procéduriers ou dangereux. Il n'existe aucun symptôme négatif ou de désorganisation. Il arrive que rien dans la présentation ou dans le discours, en dehors du thème délirant ou le comportement du sujet n'attire donc l'attention. Le fonctionnement social est préservé sauf quand les idées délirantes déterminent des conduites pathologiques dans la vie relationnelle, professionnelle, ou avec l'administration, les institutions, l'État, etc. Le système de croyance pathologique construit par un patient délirant paranoïaque possède une apparente logique, même si les prémisses ou les opérations du raisonnement sont fausses. Le délire peut être longtemps caché par le sujet, et ne se révéler qu'à l'occasion d'une phase d'exaltation passionnelle ou d'un acte délirant. Le patient peut alors devenir très véhément pour convaincre autrui qu'il a raison. La construction délirante peut reposer sur l'idée que le sujet est aimé par une autre personne (délire érotomaniaque), qu'il est trompé (délire de jalousie), regroupés dans les classiques délires passionnels par G. de Clérambault; qu'il est gravement lésé, méconnu, objet de malveillance (délire de revendication, de persécution), qu'il est atteint d'une maladie grave et que les médecins se trompent (délire hypocondriaque), qu'il dégage une mauvaise odeur, est infesté, ou atteint d'une difformité ou d'un dysfonctionnement corporel (délire somatique). Ce trouble survient plus tard que la schizophrénie, parfois chez un sujet ayant une personnalité paranoïaque. Il peut être favorisé par des facteurs aussi hétérogènes que la migration ou la surdité. Il peut avoir des conséquences médicolégales très graves et impose donc, parfois, des mesures de soins sous contrainte.

Signalons que d'autres maladies délirantes chroniques, riches en symptômes psychotiques mais indemnes de symptômes négatifs et de désorganisation, ont tenu une grande place dans l'histoire de la psychopathologie et dans la nosologie française. Il s'agit moins de la paraphrénie, délire imaginatif tardif sans détérioration importante de l'adaptation sociale en dehors d'une certaine marginalité, que de la psychose hallucinatoire chronique (PHC) décrite par G. Ballet; cette affection qui touche principalement la femme, vers 40 à 50 ans, délire hallucinatoire d'évolution chronique avec des poussées ou moments féconds, illustrant l'automatisme mental décrit par G. de Clérambault, ne comportant pas de détérioration cognitive ou de désadaptation sociale majeure, est considérée outre-Atlantique comme une schizophrénie d'apparition tardive.

Diagnostic positif et différentiel

Le diagnostic, pour l'instant exclusivement clinique, de la schizophrénie, est difficile, en raison de l'extrême diversité des symptômes et des tableaux cliniques. En outre, nombre de ces symptômes sont subtils, complexes, leur appréciation exigeant non seulement une longue expérience clinique mais aussi la prise en compte d'éléments multiples d'ordre culturel et social. Rappelons aussi la réticence des patients à relater ce qu'ils vivent.

La question du diagnostic positif se pose différemment selon l'âge. Devant la survenue d'un épisode aigu riche en symptômes psychotiques, de désorganisation et éventuellement négatifs chez un adolescent ou un adulte jeune, précédé par une période prodromique, où il est possible de retrouver les symptômes ou les expériences psychologiques évocatrices décrites plus haut, la présomption est forte. L'apparition progressive de symptômes de désorganisation, éventuellement de symptômes négatifs, associée aux troubles du comportement avant-coureurs présentés ci-dessus chez un adolescent, est également suspecte. À ces âges, en raison de la fréquence de cette pathologie, de la difficulté et des enjeux du diagnostic, tout symptôme ou ensemble de symptômes psychiatriques, qui ne trouve pas une explication simple, justifie la recherche d'éléments cliniques, cognitifs, évolutifs, psychométriques, familiaux, éventuellement moins caractéristiques ou moins apparents, en faveur d'une schizophrénie. Seul un recul de plusieurs mois permet parfois de trancher. Fréquemment aujourd'hui, la responsabilité de la prise de cannabis ou d'autres toxiques dans l'apparition des troubles est évoquée. L'évolution montre souvent que les drogues n'ont eu qu'un rôle déclenchant, voire aggravant sur un terrain vulnérable.

À d'autres périodes de la vie, des tableaux cliniques divers – état dépressif, comportement délirant, isolement et dégradation du comportement professionnel et social inexpliqués – peuvent conduire à envisager un diagnostic de schizophrénie dont il faut comprendre pourquoi il est passé inaperçu jusqu'alors. La symptomatologie schizophrénique peut avoir une intensité variable selon les périodes et selon les sujets mais, même lorsqu'elle est modérément sévère, le retentissement de la maladie sur la vie affective et professionnelle, sur l'efficience sociale est important et survient rapidement dans l'évolution.

Les symptômes dits de premier rang, réunis par K. Schneider parce que leur recueil est facile et sûr au cours d'un entretien, ont été longtemps considérés comme pathognomoniques. Cette spécificité a été démentie. Aucun symptôme n'est pathognomonique de schizophrénie, même s'il est exact que quelques configurations à la fois symptomatiques et évolutives sont particulièrement fréquentes.

Devant un tableau schizophrénique, on peut être amené à éliminer un trouble bipolaire, notamment devant une évolution cyclique et des épisodes riches en symptômes thymiques, avec des caractéristiques psychotiques non congruentes à l'humeur. La qualité des rémissions est un critère déterminant. Dans une situation intermédiaire, il faut envisager un trouble schizoaffectif. Un critère simple de durée permet d'écarter un trouble psychotique bref ou schizophréniforme. La force de la conviction délirante, la prédominance de thèmes de persécution dans une construction délirante relativement structurée, et l'absence de symptômes négatifs et de désorganisation, flagrants dans certains épisodes aigus, en particulier chez l'homme au début de la maladie, peuvent orienter vers un trouble délirant. L'âge de début plus précoce, et l'évolution à moyen terme où apparaissent symptômes affectifs, troubles de la pensée, inefficience permettent en général de rectifier le diagnostic. Lorsque certains symptômes sont peu bruyants, qu'il n'est pas possible de retrouver quand ils sont apparus, ils peuvent ressembler aux traits d'une personnalité pathologique schizoïde, schizotypique, borderline ou paranoïaque. D'autres pathologies psychiatriques non psychotiques peuvent parfois poser question, comme un trouble obsessionnel compulsif sévère, une phobie sociale envahissante, certaines manifestations hystériques. Il est parfois difficile aussi de distinguer la schizophrénie d'un trouble envahissant du développement, l'histoire neurodéveloppementale et l'atteinte de la cognition sociale permettant cependant souvent de faire la distinction. Très exceptionnellement, se pose, devant l'association de déficits cognitifs multiples, la question du diagnostic avec une démence, en particulier frontale, de survenue précoce.

Enfin, il faut rappeler la nécessité d'évoquer et d'éliminer une cause organique ou toxique devant tout tableau psychotique. La réalisation d'un bilan somatique initial doit être systématique, mais aussi en cas de signes d'atypicité ou de résistance aux thérapeutiques usuelles. Ce bilan clinique vise à rechercher des signes d'affections générales et à exclure un diagnostic différentiel organique à expression psychiatrique (génétique, endocrinien, métabolique, inflammatoire, systémique ou neurologique).

Critères diagnostiques et échelles d'évaluation

Des nombreux outils cliniques de diagnostic de la schizophrénie, reflétant chacun une conception particulière de la maladie, deux sont aujourd'hui largement utilisés dans la pratique clinique et la recherche : les critères du DSM-5 et critères de la CIM-10 [3, 16]. Même si le contenu de ces deux instruments n'est pas identique et s'ils s'inscrivent dans des histoires et des courants différents, la CIM restant par exemple fidèle aux symptômes de premier rang de K. Schneider, ils sont quasi équivalents, dans la mesure où un sujet répondant aux critères de schizophrénie de la CIM-10 répond nécessairement aux critères du DSM-5 et à peu près réciproquement [24].

Pour mesurer l'intensité des symptômes schizophréniques, un consensus s'est établi autour de quatre échelles d'évaluation. La *Brief Psychiatric Rating Scale* de J.E. Overall et D.R. Gorham, publiée en 1962, comporte 18 items cotés en 7 degrés d'intensité. Sa structure factorielle s'est montrée stable et elle est sensible au changement sous traitement.

Dérivée de la précédente, la PANSS (*Positive And Negative Syndrome Scale*) de S.R. Kay et al. date de 1987. Elle comporte 30 items répartis en trois échelles : positive (7 items), négative (7 items) et psychopathologique générale (16 items), cotés en 7 degrés d'intensité. Une recherche psychométrique approfondie a vérifié sa validité (de contenu, de construct, prédictive) et sa fidélité (interne, interjuges et test-retest). L'échelle *Scale for the Assessment of Negative Symptoms* (SANS) de N. Andreasen, publiée en 1982, comporte 25 items, cotés en 6 degrés de 0 à 5, répartis en cinq symptômes globaux : alogie (pauvreté du discours), retrait ou pauvreté affective, avolition-apathie, anhédonie-retrait social, attention. Elle possède une bonne fidélité interjuges et une bonne cohérence interne. Destinée à être complémentaire de la SANS, la *Scale for the Assessment of Positive Symptoms* (SAPS) de N. Andreasen, publiée en 1984, comporte 34 items, cotés en 6 degrés de 0 à 5, répartis en quatre symptômes globaux : hallucinations, idées délirantes, comportement bizarre, troubles de la pensée formelle non déficitaire. Sa fidélité interjuges et sa cohérence interne sont satisfaisantes.

Des échelles d'évaluation de la dépression, des troubles de la pensée, de l'*insight*, des effets secondaires des traitements, de l'adaptation sociale et de la qualité de vie sont également utilisées.

Examens complémentaires

Différentes anomalies biologiques, neurophysiologiques ou morphologiques repérées dans des populations de sujets avec une schizophrénie ont été décrites, mais ne sont pas utilisées actuellement pour établir le diagnostic qui reste clinique.

Néanmoins, un bilan paraclinique doit être systématiquement réalisé pour exclure un diagnostic différentiel. Il comporte des examens biologiques standards (NFS [Numération formule sanguine], ionogramme sanguin, glycémie, calcémie, phosphorémie, magnésémie, bilan hépatique et rénal, ainsi que recherche de toxique sanguin et urinaire), des examens d'imagerie (TDM [tomodensitométrie] voire IRM [Imagerie par résonance magnétique] cérébrale), la réalisation d'un EEG (électroencéphalogramme) et d'un ECG (électrocardiogramme) [8]. La réalisation d'autres explorations paracliniques dépend de cette première évaluation diagnostique et peut amener à des consultations spécialisées, notamment neurologique, endocrinologique ou génétique.

Du fait de leur fréquence et de leur retentissement, toute plainte cognitive doit être explorée et faire l'objet d'une évaluation neuropsychologique [21]. Les difficultés subjectives permettent de formuler des hypothèses et d'orienter les épreuves consistant à évaluer les processus attentionnels, mnésiques et exécutifs à l'aide de tâches standardisées (comme le *Trail Making Test* pour explorer le fonctionnement exécutif ou le *California Verbal Learning Test* pour l'apprentissage et la mémoire verbale).

Le profil psychologique au questionnaire *Minnesota Multiphasic Personality Inventory* peut donner des indications utiles et orienter le diagnostic. Les tests projectifs, comme le test de Rorschach, fournissent plusieurs indices qui sont en faveur du diagnostic. Enfin, d'autres outils sont particulièrement utiles en début de maladie ou pour évaluer les états à risque, notamment l'échelle CAARMS (*Continuous Assessment of At Risk Mental State*) ou l'EASE (*Examination of Anomalous Self-Experience*), un guide d'entretien semi-structuré permettant l'évaluation des troubles de l'expérience de soi associés à la schizophrénie [19].

Orientations thérapeutiques

Prise en charge des phases aiguës

L'objectif initial de la prise en charge est l'amélioration de la symptomatologie psychotique, la diminution de la souffrance et la protection de l'individu et ses proches.

La pierre angulaire de la prise en charge des phases aiguës repose sur la mise en place d'un traitement antipsychotique de seconde génération. Plusieurs molécules sont actuellement disponibles en France et le choix du traitement repose essentiellement sur le profil clinique, la tolérance et l'existence de comorbidités somatiques. Leur action est en général retardée et apparaît au mieux en 3 à 6 semaines. Il est préférable d'utiliser la dose minimale efficace, afin d'éviter au maximum la survenue d'effets indésirables. La survenue de ces effets doit être réévaluée régulièrement, toute prescription s'accompagnant par ailleurs d'un bilan préthérapeutique. Dans les cas, relativement rares, où une authentique résistance à deux traitements antipsychotiques administrés à dose efficace et pendant une durée suffisante, un produit comme la clozapine peut être préconisée, mais sa prescription doit respecter un protocole strict de surveillance hématologique. Les thymorégulateurs et les antidépresseurs sont parfois utilisés en cas de trouble thymique associé.

L'adjonction temporaire d'un psychotrope anxiolytique et sédatif est utile en cas d'angoisse importante, de risque suicidaire ou hétéroagressif ou en cas d'agitation. Les neuroleptiques de première génération, les benzodiazépines, certains antihistaminiques voire anticonvulsivants trouvent ici leur place, mais doivent être prescrits pendant une durée la plus courte possible.

L'hospitalisation est nécessaire dans plusieurs circonstances, qui doivent être discutées dans chaque cas particulier : épisode aigu à l'origine de troubles du comportement qui imposent une surveillance stricte et une contrainte thérapeutique, tableau clinique incertain justifiant une observation pour exploration diagnostique, symptômes dépressifs ou évolution faisant évoquer un risque suicidaire ou hétéroagressif, incurie progressive, nécessité de mettre en place un traitement qui est refusé ou ne peut pas être instauré en ambulatoire. L'absence de conscience des troubles, le refus des soins, la gravité des symptômes et l'éventuelle dangerosité pour soi-même ou les autres imposent parfois une hospitalisation sous contrainte.

La mise en place d'un climat sécurisant et de confiance est une nécessité. Durant les premières phases de la maladie, l'engagement dans les soins constitue une priorité, le suivi intensif dans la communauté pouvant apparaître comme une alternative à l'hospitalisation.

Prise en charge au long cours

Les deux objectifs essentiels de la prise en charge au long cours des patients souffrant de schizophrénie sont de diminuer le risque de rechute et de favoriser le rétablissement.

L'accompagnement se fait préférentiellement dans des structures de soins ambulatoires qui permettent d'assurer un suivi régulier réalisé par une équipe médicosociale pluridisciplinaire, stable et connue du patient, disponible éventuellement en urgence. Les entretiens, en libéral ou en centre médicopsychologique, peuvent être complétés par une prise en charge en hôpital de jour ou en centre d'activité thérapeutique à temps partiel qui constitueront une première étape vers l'insertion ou la réinsertion sociale.

Le maintien d'un traitement antipsychotique permet de réduire significativement le risque de rechute. Néanmoins, dans la schizophrénie, les difficultés d'adhésion aux soins sont supérieures à celles retrouvées dans d'autres pathologies chroniques et touchent jusqu'à 80 % des patients. Cette différence serait notamment liée à la sévérité des symptômes psychotiques, la fréquence des effets secondaires médicamenteux et le manque d'*insight*. L'utilisation de posologies minimales efficaces, la simplification des prises (par voie orale, voire par voie injectable), la prise en compte et la correction des effets secondaires, ainsi que les informations données sur la maladie, ses symptômes et ses traitements sont autant de moyens permettant d'améliorer l'observance.

Plus qu'une simple transmission de savoir, l'éducation thérapeutique constitue un moyen essentiel pour favoriser l'observance, mais surtout pour offrir au sujet un outil lui permettant d'acquérir des compétences pour faire «face» à l'affection qui le touche. Dispensée en groupe ou en individuel, elle permet aux personnes de mieux comprendre leur maladie, de cloisonner l'expérience pathologique et de mieux se soigner notamment grâce à un travail sur l'identification des signes de rechute, sur le modèle de vulnérabilité-stress, la réalisation de plan d'action, la mise en place de stratégies de résolution de problèmes. La mise en évidence d'auto-solutions, catalysée par la dynamique groupale, permet en outre au sujet de faire l'expérience d'un espace de maîtrise sur sa pathologie et de favoriser la reprise d'un pouvoir d'agir.

La plupart des formes de psychothérapie individuelle ou en groupe proposées aux sujets schizophrènes sont d'inspiration cognitive et comportementale. Leur objectif est de diminuer la présence ou le vécu de certains symptômes, mais aussi de permettre au sujet d'élaborer des stratégies pour son bien-être. Plus rares sont aujourd'hui les prises en charge de type analytique individuelle, mais leur utilisation institutionnelle reste encore fréquente. Enfin, la thérapie familiale peut adopter différents modèles théoriques (thérapie systémique, psychoéducation familiale, etc.). Le retentissement de la maladie sur l'entourage et le fonctionnement familial comme le rôle du comportement de la famille dans l'évolution du sujet étant très importants, cette prise en charge est précieuse mais elle n'est pas toujours réalisable.

Du fait de l'écart entre la possibilité de rémission et de rétablissement fonctionnel, la réhabilitation psychosociale constitue un autre espace essentiel de la prise en charge au long cours. Située à la rencontre des espaces individuels et sociétaux, elle a pour principal objectif de diminuer le handicap fonctionnel lié à la schizophrénie et de permettre à la personne d'évoluer librement et pleinement dans l'environnement de son choix et d'endosser une pluralité de rôles dans la communauté.

Les actions de réhabilitation destinées à la personne ont pour points communs de travailler sur la partie saine et de développer des habiletés spécifiques grâce à de nouveaux apprentissages. Outre les espaces d'éducation thérapeutique, de psychothérapie et d'accompagnement familial déjà évoqués, l'entraînement aux habiletés quotidiennes et sociales permet d'améliorer le fonctionnement relationnel, de diminuer l'isolement et de favoriser l'insertion occupationnelle ou professionnelle. Plus récemment, les techniques dites de remédiation cognitive ont permis d'améliorer les processus cognitifs qui étaient jusque-là peu accessibles aux thérapeutiques conventionnelles (traitement antipsychotique et soin psychothérapique) et source d'importantes conséquences fonctionnelles. En groupe ou en individuel, elles permettent, *via* un entraînement, de restaurer ou de compenser les déficits cognitifs objectivés par l'évaluation neuropsychologique et impactant le fonctionnement du sujet.

La prise en charge sociale est tout aussi essentielle. Elle peut justifier en cas de besoin des aides au logement (appartement thérapeutique, foyer de vie), à l'insertion professionnelle (formations, reconnaissance de travail handicapé, travail en milieu protégé), à la réinsertion sociale (groupes d'entraide mutuelle, activités de loisirs). Des mesures d'assistance financière (allocation adulte handicapé, pension d'invalidité), ainsi qu'une protection des biens peuvent également être mis en place. Sur un plan sociétal, les actions auprès du grand public comme les campagnes de sensibilisation et de déstigmatisation visent à endiguer les stéréotypes et les conduites discriminatoires dont sont victimes les sujets souffrant de schizophrénie.

Conduite du traitement

Mener la prise en charge d'une personne souffrant de schizophrénie consiste à adapter à chaque sujet une combinaison particulière des différents moyens thérapeutiques disponibles, en fonction de ses symptômes, du stade de la maladie, de sa personnalité et de sa compréhension de la situation, de la qualité de son environnement. Quelques préalables doivent être pris en compte dans tous les cas. Il s'agit d'un accompagnement au long cours, et il est souhaitable d'éviter les ruptures itératives dans la prise en charge. Aussi faut-il créer une relation compatible avec une bonne alliance thérapeutique. Le partenaire peut parfois, du fait de sa maladie et par rapport à cette maladie et à autrui, avoir un fonctionnement particulier, en refusant l'aide dans une situation dramatique où il en aurait pourtant besoin. Du côté du thérapeute, la prise en compte de la personne, de son pouvoir d'agir et de ses possibilités de rétablissement apparaît comme une condition tout aussi essentielle à cette rencontre. Il s'agit ainsi de travailler à plusieurs, à la fois entre professionnels, mais aussi en considérant le rôle essentiel de la famille et du patient sur son devenir.

Références

[1] American Psychiatric Association. Diagnostic and Statistical Manual of Mental Disorders, 3rd ed. (DSM-III). Washington DC : APA ; 1980. Traduction française sous la direction de Pichot P, Guelfi JD, et al. Paris : Masson ; 1983.

[2] American Psychiatric Association. Diagnostic and Statistical Manual of Mental Disorders, 4th ed. (DSM-IV). Washington DC : APA ; 1994. Traduction française sous la direction de Guelfi JD. Paris : Masson ; 1996.

[3] American Psychiatric Association. Diagnostic and Statistical Manual of Mental Disorders, 5th ed. (DSM-5). Arlington : APA ; 2013. Traduction française sous la direction de Crocq MA, Guelfi JD, et al. Paris : Elsevier-Masson ; 2015.

[4] Andreasen NC, Carpenter WT, Kane JM, et al. Remission in Schizophrenia : Proposed Criteria and Rationale for Consensus. Am J Psychiatry 2005 ; 162 : 441-9.

[5] Andresen R, Oades L, Caputi P. The experience of recovery from schizophrenia : towards an empirically validated stage model. Aust N Z J Psychiatry 2003 ; 37 : 586-94.

[6] Bleuler M. A 23-years longitudinal study of 208 schizophrenics and impressions in regard to the nature of schizophrenia. J Psychiatr Res 1968 ; 6 : 3-12.

[7] Ciompi L, Muller C. L'évolution des schizophrènes. Evol Psychiatr 1977 ; 42 : 1217-44.

[8] Demily C, Franck N. La schizophrénie. Diagnostic et prise en charge. Issy-les-Moulineaux : Elsevier Masson ; 2013.

[9] Franck N, Fromager F, Thibaut F. Prescrire les antipsychotiques : Propriétés et modalités d'utilisation. Issy-les-Moulineaux : Elsevier Masson ; 2015.

[10] Green MF, Kern RS, Braff DL, et al. Neurocognitive deficits and functional outcome in schizophrenia : are we measuring the « right stuff » ? Schizophr Bull 2000 ; 26 : 119-36.

[11] Jääskeläinen E, Juola P, Hirvonen N, et al. A Systematic Review and Meta-Analysis of Recovery in Schizophrenia. Schizophr Bull 2012 ; 39 : 1296-306.

[12] Jablensky AV, Kalaydjieva LB. Genetic Epidemiology of Schizophrenia : Phenotypes, Risk Factors, and Reproductive Behavior. Am J Psychiatry 2003 ; 160 : 425-9.

[13] Liberman RP, Kopelowicz A, Ventura J, et al. Operational criteria and factors related to recovery from schizophrenia. Int Rev Psychiatry 2002 ; 14 : 256-72.

[14] Masson M. 24 textes fondateurs de la psychiatrie : Introduits et commentés par la Société médico-psychologique. Paris : Armand Colin ; 2013.

[15] Moller P, Husby R. The Initial Prodrome in Schizophrenia : Searching for Naturalistic Core Dimensions of Experience and Behavior. Schizophr Bull 2000 ; 26 : 217-32.

[16] Organisation mondiale de la santé. Classification internationale des maladies. 10e édition. Paris : Masson ; 1992.

[17] Pachoud B. Se rétablir de troubles psychiatriques : un changement de regard sur le devenir des personnes. Inf Psychiatr 2012 ; 88 : 257-66.

[18] Palmer BW, Heaton RK, Paulsen JS, et al. Is it possible to be schizophrenic yet neuropsychologically normal ? Neuropsychology 1997 ; 11 : 437-46.

[19] Parnas J, Møller P, Kircher T, et al. EASE : Évaluation des Anomalies de l'Expérience de Soi. Encéphale 2012 ; 38 : S121-45.

[20] Peralta V, Cuesta MJ. Negative Symptoms in Schizophrenia : A Confirmatory Factor Analysis of Competing Models. Am J Psychiatry 1995 ; 152 : 1450-7.

[21] Prouteau A. Neuropsychologie clinique de la schizophrénie. Paris : Dunod; 2011.
[22] Schneider K. Psychopathologie clinique. Beauvechain : Nauwelaerts; 1976.
[23] Senon JL, Jonas C, Voyer M. Aspects médico-légaux. In : Dalery J, d'Amato T, Saoud M, editors. Pathologies schizophréniques. Paris : Médecine Sciences Flammarion, Lavoisier; 2012. p. 125-42.
[24] Waintraub L, Guelfi JD. Outils diagnostiques et symptômes de la schizophrénie. In : Scotto JC, Bougerol T, editors. Les schizophrénies - Aspects actuels. Paris : Médecine-Sciences Flammarion; 1997. p. 26-60.
[25] Zipursky RB, Reilly TJ, Murray RM. The myth of schizophrenia as a progressive brain disease. Schizophr Bull 2013; 39 : 1363-72.

12.3 Approche neurocognitive de la schizophrénie

N. Franck

Les neurosciences cognitives ont apporté un nouveau regard à l'étude de la schizophrénie à travers la confrontation de trois types de données : cliniques [8], cérébrales [8, 20] et cognitives [14]. Or, si le diagnostic repose toujours sur les seules données cliniques, de très nombreux résultats ont permis de caractériser les anomalies cérébrales liées à cette pathologie. Citons en particulier les données, actuellement bien étayées, des réductions du volume de différentes régions cérébrales [20] et certaines anomalies histopathologiques [8]. Or, ces données ne sont pour l'instant d'aucun secours dans le diagnostic et de peu d'utilité dans la compréhension des symptômes des patients. Les sciences cognitives, en envisageant le niveau cognitif comme une interface (ayant ses propres lois de fonctionnement) entre le niveau cérébral et celui des phénomènes mentaux, peuvent permettre de comprendre le rôle de ces anomalies cérébrales. Le niveau cognitif est celui du traitement des informations (qu'elles soient perceptives ou d'origine interne), c'est-à-dire du produit du fonctionnement du cerveau, à un niveau sous-jacent au produit finalisé que représentent les phénomènes mentaux et comportementaux.

L'étude des processus cognitifs nécessite le recours à des méthodes spécifiques permettant la mesure (directe – avec les méthodes de neuroimagerie fonctionnelle – ou indirecte – selon les méthodes de la psychologie expérimentale) de certaines variables reflétant le fonctionnement cérébral. Ces méthodes diffèrent de celles qui sont employées dans l'étude de la structure du cerveau (études morphologiques, biochimiques, etc.) ou dans celle des phénomènes mentaux et de leurs conséquences comportementales (reposant, par exemple, sur l'emploi d'instruments psychométriques). L'objectif est de pouvoir intégrer les données en rapport avec chacun de ces trois niveaux. Cette approche ouvre des perspectives importantes en fournissant des résultats quantifiables sur les opérations mentales sous-jacentes à la pensée et aux actions humaines. Appliquée au champ de la psychopathologie, l'approche cognitive permet de mieux comprendre les anomalies du traitement de l'information qui sous-tendent certains symptômes psychiatriques.

Les travaux réalisés dans le domaine de la schizophrénie ont d'abord permis de mettre en évidence de multiples anomalies touchant le langage, les fonctions exécutives, l'attention et la mémoire [2, 19]. Ces anomalies concernent plus particulièrement les processus contrôlés, les processus automatiques étant globalement moins atteints [7]. Brièvement, on observe :

- concernant l'attention, des difficultés à discriminer un stimulus;
- pour la mémoire, des anomalies des processus d'encodage et de rappel;
- pour le langage, des anomalies des niveaux lexical, syntaxique, sémantique et pragmatique;
- et, pour les fonctions exécutives, des troubles de l'initiation, de la planification et de la hiérarchisation des actions, ainsi qu'une altération de la flexibilité cognitive.

Ces anomalies doivent être systématiquement recherchées à l'aide d'un bilan neuropsychologique car, d'une part, elles jouent un rôle important dans le handicap social associé à la schizophrénie et, d'autre part, elles sont accessibles à une prise en charge par remédiation cognitive [12] susceptible d'améliorer grandement le pronostic fonctionnel de la maladie.

L'altération de certains processus cognitifs intégratifs spécifiques pourrait par ailleurs contribuer au développement des symptômes schizophréniques. À partir de leur étude, plusieurs auteurs ont développé des modèles de certains symptômes ou de certaines dimensions schizophréniques. En effet, du fait d'une importante hétérogénéité se manifestant aussi bien au niveau cérébral et neurocognitif qu'au niveau symptomatique, il n'existe pas de modèle de la schizophrénie en tant qu'entité nosographique. *A contrario*, les modèles destinés à expliquer la production des symptômes rendent compte de l'hétérogénéité de la schizophrénie et ils s'intègrent de manière pertinente dans l'approche dimensionnelle de la schizophrénie.

Si les modèles développés dans le champ des neurosciences cognitives concernent pour la plupart les symptômes positifs, certains d'entre eux éclairent également d'un jour nouveau la production des symptômes négatifs et de la désorganisation.

Approche neurocognitive des symptômes positifs

Les symptômes positifs ont fait l'objet de nombreuses études. La raison principale est que ces symptômes sont à la fois les plus saillants et les plus spécifiques de cette pathologie.

Une grande partie de la symptomatologie positive de la schizophrénie [15] est constituée d'expériences vécues par le patient comme des actions ou des représentations imposées de l'extérieur (hallucinations, syndrome d'influence, pensée imposée, vol de la pensée, lecture de la pensée, diffusion de la pensée, etc.), ou bien des actions externes dont il croit être responsable ou dont il croit qu'elles sont en rapport avec lui (idées de référence). Il semble donc que la sensation, habituellement si naturelle, de se reconnaître comme étant l'auteur d'une action et la capacité d'identifier l'agent d'une action externe soient altérées chez les patients souffrant de schizophrénie. Ces observations ont conduit nombre d'auteurs à considérer les symptômes positifs comme pouvant être interprétés en termes d'altération de la représentation des actions. Le fait que les patients souffrant de schizophrénie présentent, outre différents phénomènes hallucinatoires, de nombreux symptômes pouvant être mis en rapport avec une pathologie de l'action (en particulier toutes les expériences au cours desquelles le sujet se sent l'objet d'une force extérieure, ressent l'impression de pouvoir agir sur l'environnement ou interprète les phénomènes qu'il observe comme lui délivrant un message) étaye fortement les interprétations de cette nature.

Les principales hypothèses explicatives invoquent une altération de la mémoire de la source et/ou une altération du *self-monitoring* comme pouvant favoriser le développement de ces phénomènes.

Altération de la mémoire de la source et hallucinations

La mémoire de la source est la faculté mnésique d'identifier l'origine d'une action. Elle comprend :

- la *mémoire de la source externe*, qui permet de distinguer des événements en provenance de l'extérieur (par exemple, distinguer ce qu'a dit une personne donnée de ce qu'a dit une autre personne) ;
- la *mémoire de la source interne* (permettant au sujet de distinguer, par exemple, ce qu'il a dit de ce qu'il a pensé) ;
- et le *reality monitoring* distinguant ce qui est originaire du sujet de ce qui provient de l'extérieur.

Certaines actions dépendent à la fois du monitoring de la source interne et du *reality monitoring*. En effet, ce qu'un sujet prononce à voix haute peut être d'une part considéré comme un événement d'origine interne, relevant du monitoring de la source interne, et d'autre part comme un événement public, en rapport avec le *reality monitoring*. Les structures responsables du « monitoring de la source » sont probablement situées au niveau préfrontal, puisque cette compétence peut être altérée par certaines lésions du cortex préfrontal.

L'étude de la mémoire de la source dans la schizophrénie est rendue particulièrement pertinente par le fait qu'il existe dans ce trouble une ambiguïté pour les patients entre ce qui a été fait par eux ou par autrui. Cela est l'une des caractéristiques de symptômes tels que les hallucinations verbales. Certains auteurs ont proposé qu'une altération des interactions entre les aires de production du langage (situées au niveau du cortex préfrontal) et les aires auditives (situées au niveau du cortex temporal) pourrait favoriser des anomalies du contrôle de la production de langage intérieur. Ces anomalies favoriseraient une confusion entre langage intérieur et langage exprimé, c'est-à-dire l'expérience hallucinatoire. Les observations concernant la production de langage subvocal chez les hallucinés [16], ainsi que les études ayant révélé une anomalie de la connectivité frontotemporale [6] dans la schizophrénie, apportent des arguments en faveur de cette hypothèse.

L'expérience hallucinatoire requiert probablement non seulement une confusion entre événements privés et événements publics (c'est-à-dire une anomalie de la mémoire de la source interne), mais également que les patients prennent leurs propres productions pour des faits extérieurs à eux-mêmes, donc une altération du *reality monitoring*. L'hypothèse d'un trouble de ce reality monitoring dans la schizophrénie a été en particulier testée par R.P. Bentall et al. [4]. Ces auteurs ont comparé 16 personnes atteintes de schizophrénie hallucinées à 11 autres non hallucinées, ainsi qu'à 22 témoins dans une tâche de génération de mots (avec pour indices la première lettre du mot et une catégorie sémantique) et de répétition de paires de mots (une catégorie et un exemple particulier) suivie d'une reconnaissance de la source (le sujet ou l'expérimentateur) des mots en question. Dans cette expérience, les patients hallucinés présentaient une tendance plus importante que les sujets normaux ou les autres patients à attribuer à l'expérimentateur certains mots produits par eux (ceux demandant un effort cognitif important). Les auteurs ont interprété ce résultat comme la conséquence d'un biais en faveur de l'attribution à une cause externe des événements dont le patient doute des origines.

Par ailleurs, une étude consacrée au monitoring de la source interne a permis de mettre en évidence un profil de réponse différent chez des personnes souffrant de schizophrénie comparées à des témoins sains [13]. Dans cette expérience, les sujets devaient soit lire silencieusement, soit lire à voix haute des mots qui leur étaient successivement présentés. À distance de ces présentations, ils devaient se souvenir de quelle manière ils avaient lu ces mots. Les résultats montrent que les erreurs des témoins sains consistent principalement à classer comme leurres certains mots qui leur avaient été présentés (c'est-à-dire à considérer que les mots en question ne leur ont pas été présentés). Seuls les schizophrènes ont considéré qu'ils avaient prononcé à voix haute des mots qu'ils avaient, en fait, lus silencieusement. Cette propension à considérer comme publiques des actions purement privées pourrait être un facteur favorisant l'activité hallucinatoire.

Ces différents résultats montrent que plusieurs types de biais cognitifs (pouvant se combiner) pourraient prédisposer certains patients aux hallucinations : une tendance à considérer que ses propres expériences sont d'origine extérieure et une tendance à penser avoir agi, même en l'absence d'une mise en œuvre motrice.

Altération du *self-monitoring* et symptômes positifs

C.D. Frith, en montrant que des altérations du *self-monitoring* pouvaient sous-tendre les symptômes positifs et en faisant école autour de cette théorie, a fortement contribué à l'essor de la neuropsychologie cognitive dans le domaine de la psychiatrie [14]. Il a, dès les années 1980, tenté d'interpréter les symptômes positifs en termes de dysfonctionnement du contrôle de l'action. Il a plus particulièrement proposé qu'un trouble du monitoring des intentions d'agir du sujet compromettrait l'identification de leur origine et serait responsable de certains symptômes positifs de la schizophrénie, dont les hallucinations. Dans ce contexte scientifique, le terme action doit être interprété au sens large. Il faut l'étendre au-delà de la motricité proprement dite, à la représentation de l'action et à la trace mnésique des actions effectuées ou observées. Il est légitime d'élargir le concept d'action à la pensée motrice et au discours intérieur ; leurs caractéristiques physiologiques et neurofonctionnelles sont en effet très proches de celles d'actions effectivement mises en œuvre par les effecteurs périphériques, comme l'ont montré les études sur l'entraînement mental des sportifs et les données d'imagerie cérébrale motrice [21].

De nombreuses données expérimentales sont en faveur de l'existence de troubles de la représentation de l'action ou de la métareprésentation (fonction qui permet de se représenter soi-même en tant que sujet agissant ou pensant) dans la schizophrénie. Les études portant sur les hallucinations acousticoverbales sont les plus démonstratives : une activité laryngée distincte du discours volontaire a pu être amplifiée et enregistrée dès 1949 par L.N. Gould [16] et, ultérieurement, une activité électromyographique des muscles de la langue et du menton a également pu être mise en évidence en période hallucinatoire. Par ailleurs, un réseau cérébral, proche de celui qui est impliqué dans le discours intérieur ou dans des actions langagières ouvertes, est activé au moment où les sujets sont hallucinés [22]. En effet, la mesure des débits sanguins cérébraux régionaux en tomographie par émission de positons ou de l'effet Bold (*Blood oxygenation level dependent*) en IRM fonctionnelle chez les schizophrènes hallucinés a montré, au moment où les hallucinations se produisent, une activation de l'aire de Broca, c'est-à-dire de l'aire impliquée dans la composante motrice du langage. De plus, les personnes atteintes de schizophrénie qui présentent habituellement des hallucinations n'activent pas, lorsqu'elles imaginent quelqu'un en train de parler, certaines zones qui le sont chez les sujets sains ou les patients non hallucinés; il semble, par ailleurs, que les personnes qui souffrent d'hallucinations verbales ne traitent pas normalement le langage intérieur. Tous ces résultats laissent supposer que les hallucinations impliquent une production interne de langage, en sus du phénomène d'ordre perceptif que la clinique laisse envisager et que les études de neuro-imagerie fonctionnelle confirment en enregistrant une activation des aires auditives primaires et associatives.

Selon C.D. Frith, l'absence d'une information conduirait les personnes atteintes de schizophrénie à ne pas être en mesure de s'identifier comme les auteurs de certaines de leurs actions [14]. Si ces personnes agissent sans savoir qu'elles le font, qu'est-ce qui permet habituellement au sujet de se reconnaître comme l'auteur de ses actes? La notion de décharge corollaire éclaire cette question. H. von Helmoltz avait noté, dès la fin du XIXe siècle, que nous sommes capables de savoir si le déplacement d'une image sur notre rétine est dû à nos propres mouvements oculaires ou au mouvement de l'objet perçu. L'idée d'un étiquetage des informations en provenance des organes des sens en fonction de leur origine avait vu le jour. Le principe en est le suivant : chaque fois que les centres moteurs envoient une commande vers les effecteurs périphériques, ils envoient de façon concomitante une copie de cet ordre moteur dans une autre structure centrale; cette copie, la décharge corollaire ou copie d'efférence, est alors comparée aux informations sensorielles décrivant le mouvement effectivement exécuté. Sa présence atteste que c'est bien le sujet lui-même qui a effectué l'action. Si cette copie est défaillante, le sujet pourrait avoir des difficultés à se sentir auteur de certaines de ses actions.

I. Feinberg a postulé, en 1978, que ce mécanisme de *self-monitoring* pourrait exister pour toutes les pensées conscientes du sujet, dont il serait le garant qu'elles ont bien été produites par lui; selon cet auteur, une altération de ce processus dans la schizophrénie pourrait conduire à l'autonomisation de certains contenus de pensée.

C.D. Frith considère qu'il existe une unité fonctionnelle réalisant un «monitoring» de nos actions et de nos intentions [14]. Son action reposerait sur la comparaison entre les données perceptives et les données centrales. Une défaillance de ce système de monitoring pourrait être à l'origine des symptômes de la schizophrénie, en privant le patient des informations centrales qui attestent qu'il est bien l'auteur des actions effectuées. Frith situe l'anomalie responsable des symptômes positifs de la schizophrénie au niveau de la décharge corollaire qui ne parviendrait pas normalement au système de monitoring des actions. Ce déficit conduirait le sujet à agir (au sens large) sans en avoir conscience.

Dans une version ultérieure plus sophistiquée de son modèle, conçue avec S. Blakemore et D. Wolpert, C.D. Frith a proposé de situer plus précisément le déficit au niveau de la prédiction des conséquences de l'action. Cette opération peut être réalisée grâce à l'existence de ce que l'on appelle un modèle interne. Il s'agit d'un système capable de simuler les conséquences d'une action et de prédire les caractéristiques d'une action selon l'état final désiré du système. Selon ce modèle, plusieurs niveaux de comparaison permettent la réalisation optimale d'un mouvement. L'anomalie du modèle interne à l'origine des symptômes positifs de la schizophrénie conduirait le sujet à conserver la capacité de formuler des intentions et de générer des actions, mais à perdre celle de prédire les conséquences de certaines de ses propres actions, avec pour conséquence de les considérer comme d'origine externe. Ce deuxième modèle de Frith, qui introduit les notions de sensation d'agentivité (sensation d'être l'auteur de ses actions) et de propriété de l'action, est compatible avec les résultats concernant le contrôle de l'action dans la schizophrénie. De nombreux travaux, ayant étudié aussi bien la reconnaissance de ses propres mouvements que la reconnaissance de sa propre voix, ont confirmé l'existence d'une anomalie du *self-monitoring* dans la schizophrénie [9].

Altération de l'attribution des actions et symptômes positifs

Les données qui viennent d'être exposées au sujet du *self-monitoring* conçoivent l'action de manière essentiellement solipsiste[5]. Une autre façon, plus écologique, de la considérer consiste à l'appréhender dans la perspective de l'interaction sociale.

Pierre Janet considérait que l'individu développe, en même temps que sa propre personnalité, une « personnalité du socius ». Les rapports qui peuvent exister entre ces deux personnalités au sein d'un même sujet sont, selon cet auteur, déterminants pour définir qui est à l'origine de telle action ou de telle intention ; or cette compétence est perturbée chez les patients schizophrènes. Cela pourrait être mis sur le compte d'un défaut d'appropriation de certains faits psychologiques à sa propre personnalité.

Cette théorie a trouvé une validation expérimentale tardive dans les études récentes concernant les représentations partagées [21], c'est-à-dire les réseaux cérébraux d'activation communs aux actions réalisées par le sujet ou par une personne qu'il observe. Le fait de voir quelqu'un d'autre agir active en effet des représentations motrices chez l'observateur qui se mettra « à la place » de celui qui agit. Si l'on considère les aires cérébrales activées chez le sujet sain par l'observation d'une action ou par son exécution, on retrouve dans ces deux conditions l'aire motrice supplémentaire, le cortex prémoteur dorsal, le gyrus supramarginal et le lobe pariétal supérieur [18]. Ces aires seraient donc communes aux actions du sujet et à celles d'autrui. On peut s'interroger sur les aires qui s'activent spécifiquement quand le sujet agit ou quand autrui agit. Certaines activations liées à la mise en œuvre de l'action sont spécifiques d'une action du sujet : celle du cortex moteur primaire (M1) et du cortex sensorimoteur (S1), comme celles du cortex occipital (rôle perceptif) et du cortex temporal gauche (rôle sémantique) le sont de l'observation de l'action de l'autre. Or les études de neuro-imagerie cérébrale de l'action mettent en évidence l'activation de ces zones, dans ces conditions, chez les sujets sains. D'un autre côté, le défaut de mobilisation de ces zones chez des schizophrènes lors d'une tâche d'attribution d'actions [10] pourrait favoriser la genèse des symptômes de premier rang en affaiblissant le niveau d'information nécessaire à l'identification de l'auteur d'une action. D'autres arguments neurofonctionnels viennent appuyer cette hypothèse. Le cortex frontal langagier, ainsi que le cortex temporal, sont en effet actifs lors des phénomènes étrangers représentés par les hallucinations verbales selon T. Dierks et al. en 1999 [*in* 22] ; de plus, le cortex pariétal droit est activé au repos, proportionnellement à l'importance des symptômes de premier rang (N. Franck et al., 2002 [*in* 22]).

La théorie du monitoring telle que l'a développée C.D. Frith ne suffit pas à expliquer ce qui se passe lorsque le sujet se retrouve dans une situation d'interaction [14]. Ce modèle repose sur la comparaison des informations motrices avec les informations perceptives et considère le sujet en tant que système isolé. Il ne peut expliquer ce qui se passe lorsque plusieurs sujets agissent en même temps et qu'il y a un choix à faire quant aux auteurs présumés des actions qui sont alors produites. Ce modèle n'est donc pas pertinent pour expliquer des symptômes qui sont le produit d'une pathologie des interactions entre sujets, comme ce que l'on observe dans la schizophrénie où le patient se pense influencé, persécuté, insulté par l'autre. En fait, lors des interactions sociales, le système moteur du sujet est activé concomitamment par des voies différentes : il y a d'un côté l'activité liée à l'action produite par le sujet et d'un autre côté l'activité produite par l'observation de l'action de l'autre.

Une série d'expériences a mis des sujets sains et des patients schizophrènes dans des situations où une ambiguïté existait quant à l'auteur des actions effectuées. Les sujets devaient exécuter des mou-

5 Attitude qui consiste à considérer sa propre conscience comme l'unique réalité, la conscience des autres et le monde extérieur n'étant que des représentations (source : Centre national de ressources textuelles et lexicales Ortolang).

vements avec la main sans voir directement celle-ci ; chaque fois qu'ils agissaient, il leur était présenté soit leur propre action, soit une action plus ou moins différente de la leur. Ils avaient pour tâche de reconnaître si cette action était bien la leur, c'est-à-dire une tâche d'attribution d'actions. Les résultats de ces études ont montré que les patients schizophrènes sont, dans ces situations, moins capables que les sujets sains de distinguer leurs propres actions d'actions modifiées. De plus, les patients souffrant de symptômes de premier rang sont moins performants que les autres. Enfin, l'étude des aires cérébrales impliquées dans la réalisation de ce type de tâche montre que les patients ne sont pas en mesure de moduler l'activité des zones permettant la reconnaissance de l'origine d'une action [10].

L'étude expérimentale du *self-monitoring* et de l'attribution d'actions met en évidence la fragilité du processus de reconnaissance de ses propres actions chez les patients schizophrènes et particulièrement chez ceux qui souffrent de symptômes de premier rang. L'action de l'autre est encodée à la fois de manière perceptive allocentrique et en coordonnées égocentrées pour permettre au sujet de se mettre à la place de l'autre. Les informations en rapport avec sa propre action et celles qui sont en rapport avec l'action d'autrui peuvent relever du même référentiel grâce à cette transformation. Néanmoins, il existe une différence entre les deux types d'information. Dans le cas de l'action effectuée par le sujet lui-même, les conséquences sensorielles anticipées doivent être comparées en temps réel à l'intention du sujet et aux conséquences sensorielles de l'action pour que le mouvement aboutisse au but escompté. En revanche, dans le cas de l'observation de l'action de l'autre, la comparaison de la perception du mouvement en temps réel avec des prédictions sensorielles n'est pas nécessaire du fait de l'absence d'exécution. C'est probablement la comparaison des séquences motrices qui permet la distinction des deux actions. D'un côté, il y a celle que le sujet met en œuvre et de l'autre celle qu'il se représente mentalement à partir de ce qu'il observe. Si elles se superposent, rien de particulier ne se passe et le sujet pense qu'il s'agit de son action, alors que si des différences sont mises en évidence par le système, le sujet se rend compte qu'il a vu une autre action que la sienne. En définitive, cette hypothèse des représentations partagées est une théorie de l'action se fondant sur l'existence d'une base commune apersonnelle du mouvement, la répartition des actions se faisant secondairement. Elle accorde une place prépondérante aux informations spatiales nécessaires à la programmation du mouvement, en particulier les informations visuelles. Elle se dégage des processus plus élémentaires permettant le contrôle précis des actions, qui impliquent la confrontation d'informations centrales et perceptives.

Le trouble de l'attribution des actions, observé dans la schizophrénie, pourrait être expliqué par une défaillance du système d'analyse des actions d'autrui, qui conduirait à une altération de la répartition des actions entre le sujet et autrui. L'atteinte des processus d'analyse de l'action d'autrui pourrait être due à une anomalie touchant la transformation des coordonnées du mouvement en coordonnées égocentrées, c'est-à-dire une opération n'étant pas nécessaire à la réalisation de ses propres actions. Le rôle que joue le lobe pariétal droit dans ce processus et le fait que cette zone présente des anomalies de fonctionnement chez les schizophrènes souffrant de symptômes de premier rang [10] sont des arguments en faveur de cette hypothèse. Une altération de ce processus pourrait favoriser l'altération schizophrénique des représentations partagées.

Il est possible que les informations relatives à autrui et les informations relatives à sa propre action ne soient pas intégrées correctement. Cette anomalie entraînerait une baisse globale de la sensibilité du système aboutissant à des confusions entre ce qui émane du sujet et ce qui ne lui appartient pas. Ce déficit d'intégration pourrait toucher tous les processus complexes et pas seulement l'attribution des actions. Cette compétence serait altérée car elle nécessite la participation de plusieurs aires cérébrales non contiguës, probablement sollicitées de manière simultanée par plusieurs entrées.

Approche neurocognitive de la désorganisation

La désorganisation peut être appréhendée en termes d'altération du fonctionnement exécutif. Les fonctions exécutives permettent la mise en œuvre d'un comportement adapté au contexte et flexible. Elles regroupent des processus permettant l'anticipation et la planification, le contrôle cognitif, ainsi que l'apprentissage de règles. Les fonctions exécutives reposent sur le fonctionnement des lobes frontaux mais aussi de certaines structures sous-corticales.

De nombreux travaux consacrés à la schizophrénie ont montré, d'une part, que le fonctionnement exécutif est altéré et, d'autre part, qu'il existe un dysfonctionnement et une altération de la structure du lobe frontal. Il paraît donc essentiel de comprendre les relations entre les dysfonctions exécutives et la désorganisation telle qu'elle s'exprime au niveau symptomatique.

Plusieurs angles d'approche complémentaires permettent d'étudier les liens entre dysfonctions exécutives et désorganisation schizophrénique. Cette question peut, tout d'abord, être abordée à travers la hiérarchisation des actions [23]. Dans cette perspective, on demande aux sujets de segmenter des séquences d'actions en sous-ensembles cohérents. Ils doivent regarder des séquences vidéo et signaler chaque transition d'une action à une autre, dans certains cas à la fin des actions élémentaires, dans d'autres cas à la fin des ensembles d'actions intégrées. Par exemple, un film concernant la toilette d'une jeune femme comprend des actions élémentaires telles qu'« ouvrir un robinet », « prendre une brosse à dents », « poser son peigne », « se mettre du rouge à lèvres », etc., et des ensembles d'actions intégrées tels que « se laver les mains », « se brosser les dents », « se peigner », « se maquiller », etc. Les patients souffrant de schizophrénie sont capables de repérer normalement les actions élémentaires, mais ils présentent des difficultés importantes pour distinguer les ensembles d'actions. Ils sont donc en difficulté pour structurer correctement ce qu'ils voient, facteur susceptible d'altérer leur interprétation des événements. Outre une mauvaise compréhension des événements auxquels ils sont confrontés, ce déficit pourrait favoriser la mauvaise organisation de leur propre comportement, c'est-à-dire leur désorganisation. En outre, les patients désorganisés présentent une capacité à séquencer les actions plus altérée que celle des autres patients [23].

L'ensemble des processus permettant la sélection des actions pertinentes est appelé contrôle cognitif. Parmi ces processus, le traitement du contexte joue un rôle central dans la mise en œuvre d'actions appropriées. Or, ce traitement est perturbé dans la schizophrénie. Ceci est illustré par le fait que les patients atteints de schizophrénie choisissent généralement la signification la plus fréquente d'un mot ambigu, même lorsque le contexte devrait les conduire à trouver la signification la plus adaptée. De même, les patients souffrant de schizophrénie présentent des performances altérées lorsqu'ils doivent réaliser une tâche de Stroop, sollicitant la gestion d'un conflit entre le contenu non pertinent des mots et la prise en compte d'une information contextuelle pertinente constituée par la couleur de ces mêmes mots. Ces deux exemples montrent que la notion de contexte est hétérogène et qu'elle regroupe plusieurs dimensions. Considéré de manière large, le contexte regroupe toutes les informations susceptibles de jouer un rôle dans la mise en œuvre d'une réponse comportementale appropriée. Selon cette définition, le contexte comprend les stimuli préalables, les instructions, les informations perceptives entourant le stimulus cible et les caractéristiques physiques de ce dernier. Une étude sur le contrôle cognitif dans la schizophrénie [5] a été conçue dans la perspective d'un contrôle hiérarchique telle qu'elle a été définie par E. Koechlin et al. en 2003 [*in* 5]. Selon ce modèle, le contrôle cognitif reposerait sur une cascade comprenant trois niveaux de contrôle distincts : sensoriel, contextuel et épisodique. Ces trois niveaux seraient, de plus, organisés de manière hiérarchique. Les résultats de cette étude ont montré que les niveaux sensoriel et épisodique sont préservés dans la schizophrénie, alors que le traitement contextuel est altéré [5]. De plus, les performances des patients sont inversement corrélées avec leur score de désorganisation. Le déficit du contrôle cognitif associé à la schizophrénie refléterait donc une atteinte spécifique du contrôle hiérarchique de l'action, qui entraînerait la sélection d'actions inappropriées. Cette anomalie pourrait sous-tendre la désorganisation. Une deuxième étude, réalisée dans la même perspective et avec un paradigme expérimental similaire, a mis en évidence que l'altération du traitement du contexte est liée à un fonctionnement anormal du cortex préfrontal latéral [3].

Approche neurocognitive des symptômes négatifs

Les travaux en neurosciences cognitives concernant les symptômes négatifs sont peu nombreux.

Parmi ceux-ci, le travail de C.D. Frith a proposé une lecture cognitive de ces symptômes, à côté de son modèle des symptômes positifs présenté plus haut [14]. Deux types d'actions peuvent être distingués : les actions spontanément entreprises par le sujet et les actions induites par l'environnement. Les symptômes négatifs pourraient être dus à une altération du premier type d'actions. Les conséquences de la perte de la capacité à générer des actions peuvent être triples : impossibilité d'entreprendre quoi que ce soit (pauvreté motrice), persistance de la réponse précédente (persévérations), réponse automatique et inappropriée à un stimulus de l'environnement (comportement stimulo-induit). Or ces comportements sont caractéristiques des symptômes négatifs de la schizophrénie.

Approche neurocognitive des troubles de la cognition sociale

La cognition sociale regroupe l'ensemble des processus cognitifs qui sous-tendent les relations interindividuelles. C'est un ensemble hétérogène qui comprend, entre autres, le traitement des informations faciales et la théorie de l'esprit (c'est-à-dire la capacité à se représenter les états mentaux d'autrui). Une altération de ces processus peut retentir de manière extrêmement importante sur le vécu des sujets. Le fait de mal percevoir les émotions des autres et de se représenter de manière erronée leurs intentions entraîne une altération importante des relations sociales. En effet, celles-ci reposent avant tout sur la compréhension des désirs, besoins et intentions d'autrui. Une altération de celle-ci peut conduire au développement d'un sentiment d'insécurité ou de persécution ou à un appauvrissement des relations par désintérêt. Une altération de la cognition sociale peut donc favoriser le développement des symptômes positifs comme celui des symptômes négatifs.

De nombreux travaux ont révélé l'existence d'une altération de la cognition sociale dans la schizophrénie [13, 17]. Or, mieux comprendre ce déficit permet de mieux saisir les mécanismes en jeu dans la genèse de symptômes centraux dans ce trouble tels que les idées délirantes de persécution et certains symptômes négatifs, déficit primaire par désintérêt d'autrui, ou secondaire par retrait dans le but de fuir un motif de persécution. Cela permet également d'améliorer la prise en charge des patients et de lutter contre leur désocialisation. En effet, l'insertion sociale et professionnelle, qui définit le pronostic fonctionnel de la schizophrénie, est considérablement altérée par un déficit en cognition sociale. Une altération de la cognition sociale entraîne des erreurs d'interprétation de ce que veut, désire ou ressent autrui, ce qui peut générer le développement d'idées et d'actes inappropriés ou d'un retrait social.

Le traitement des informations faciales implique des processus variés tels que la reconnaissance des émotions d'autrui, la discrimination de différentes émotions, l'analyse de la direction du regard, le rappel ou la reconnaissance de l'identité, l'analyse des informations configurales, la prise en compte des informations de second ordre, la compréhension de son propre vécu émotionnel et l'expression de ses propres émotions. De nombreuses études ont mis en évidence une altération de chacun de ces processus dans la schizophrénie. Le volume thématique « Visages » de l'*Évolution Psychiatrique* (2009) avait proposé une synthèse des données scientifiques en rapport avec ce sujet.

La capacité à inférer les intentions et croyances d'autrui est appelée théorie de l'esprit. Les tâches employées pour évaluer la théorie de l'esprit consistent à faire déterminer au sujet les états mentaux d'un personnage impliqué dans une histoire simple. Une altération de la théorie de l'esprit dans la schizophrénie a été mise en évidence par de nombreuses études [13]. Cette altération est certes aggravée au moment des épisodes aigus, mais elle persiste toutefois pendant les périodes de rémission ; de ce fait, elle est considérée comme un marqueur de trait de la schizophrénie. Le réseau cérébral spécifique qui est activé chez les sujets sains lorsqu'ils effectuent une tâche de théorie de l'esprit ne s'active pas normalement dans la schizophrénie. Les données de connectivité fonctionnelle montrent en particulier des anomalies dans l'intégration des informations visuelles en rapport avec la peur [17]. D'autres données montrent que l'activité cérébrale n'augmente pas dans les régions d'intérêt du cerveau des patients alors qu'ils examinent des visages non dignes de confiance, contrairement à ce qui est observé chez les sujets sains, cette altération étant corrélée à un moins bon fonctionnement social. Par ailleurs, les patients souffrant de schizophrénie qui présentent une symptomatologie négative et des troubles du fonctionnement social au premier plan ont un déficit d'imitation des mouvements des lèvres ou des mains et des expressions faciales. Cette caractéristique pourrait être la conséquence d'une incapacité à se représenter correctement les actions sociales, consécutive à une incapacité à les simuler. Plusieurs équipes ont tenté de déterminer les aires cérébrales impliquées dans la théorie de l'esprit. Les résultats obtenus sont très hétérogènes. L'un de ces travaux (celui de l'équipe de N.C. Andreasen) montre en particulier une réduction des activations frontales, visuelles associatives, hippocampiques et insulaire dans l'hémisphère gauche associée à une augmentation des activations dans l'hémisphère droit (hormis aux niveaux cérébelleux, thalamique et insulaire postérieur) [1].

La cognition sociale] est un ensemble complexe et hétérogène de processus comprenant, entre autres, le traitement des informations faciales et la théorie de l'esprit. Le rôle dans la production des symptômes psychotiques des altérations touchant ces processus n'a pas encore été complètement élucidé, mais leurs conséquences sur le fonctionnement quotidien ont été bien explorées et des programmes de remédiation cognitive les prenant pour cibles ont déjà été développés [11].

Conclusion

Les données présentées dans ce chapitre contribuent à une meilleure compréhension de la clinique schizophrénique. Elles sont toutefois partielles et ne concernent que certains symptômes. D'autres modèles, également pertinents, ont été développés pour appréhender la complexité du vécu schizophrénique. Ils concernent aussi bien des anomalies mnésiques très spécifiques telles que l'altération de la mémoire autonoétique (ce qui pourrait être à l'origine de l'absence de continuité de l'être touchant certains patients selon J.M. Danion et al. [7]), l'incapacité à traiter le contexte ou celle de planifier ses actions [23] (impliquées dans la désorganisation), ou encore l'altération du traitement des informations faciales (responsable d'une partie des troubles de la cognition sociale [11]). Une manière de concilier ces différents modèles consiste à travailler sur ce qu'ils ont en commun, en particulier la capacité des personnes souffrant de schizophrénie à intégrer plusieurs types d'informations.

Enfin, de manière pragmatique, chercher à comprendre les déficits cognitifs expliquant une partie des symptômes est pertinent dans la mesure où cette démarche permet de développer de nouveaux outils thérapeutiques, grâce à la définition de cibles thérapeutiques pour des méthodes telles que la remédiation cognitive (qui prend aussi bien en compte les déficits de mémoire, d'attention et des fonctions exécutives [12] que l'altération des processus cognitifs impliqués dans la cognition sociale [11]).

Références

[1] Andreasen NC, Calarge CA, O'Leary DS. Theory of mind and schizophrenia : a positron emission tomography study of medication-free patients. Schizophr Bull 2008 ; 34 : 708-19.

[2] Aleman A, Hijman R, de Haan EH, et al. Memory Impairment in Schizophrenia : A Meta-Analysis. Am J Psychiatry 1999 ; 156 : 1358-66.

[3] Barbalat G, Chambon V, Franck N, et al. Organization of cognitive control within the lateral prefrontal cortex in schizophrenia. Arch Gen Psychiatry 2009 ; 66 : 377-86.

[4] Bentall RP, Baker GA, Havers S. Reality monitoring and psychotic hallucinations. Br J Clin Psychol 1991 ; 30 : 213-22.

[5] Chambon V, Franck N, Koechlin E, et al. The architecture of cognitive control in schizophrenia. Brain 2008 ; 131 : 962-70.

[6] Crossley NA, Mechelli A, Fusar-Poli P, et al. Superior temporal lobe dysfunction and frontotemporal dysconnectivity in subjects at risk of psychosis and in first-episode psychosis. Hum Brain Mapp 2009 ; 30 : 4129-37.

[7] Danion JM, Rizzo L, Bruant A. Functional mechanisms underlying impaired recognition memory and conscious awareness in patients with schizophrenia. Arch Gen Psychiatry 1999 ; 56 : 639-44.

[8] Erb A, Franck N. Cytoarchitecture cérébrale dans la schizophrénie. Psychiatr Sci Hum Neurosci 2009 ; 7 : 23-30.

[9] Farrer C, Franck N. Self-monitoring in schizophrenia. Curr Psychiatr Rev 2007 ; 3 : 243-51.

[10] Farrer C, Franck N, Frith CD, et al. Neural correlates of action attribution in schizophrenia. Psychiatr Res Neuroimaging 2004 ; 131 : 31-44.

[11] Franck N. Cognition sociale et schizophrénie. Paris : Elsevier Masson ; 2014.
[12] Franck N. Remédiation cognitive. Paris : Elsevier Masson ; 2008.
[13] Franck N, Rouby P, Daprati E, et al. Confusion between silent and overt reading in schizophrenia. Schizophr Res 2000 ; 41 : 357-64.
[14] Frith CD. Neuropsychologie cognitive de la schizophrénie. In : Traduction française de Pachoud B, Bourdet C. Paris : PUF ; 1996.
[15] Fuller RLM, Schultz SK, Andreasen NC. Descriptive psychopathology. In : Hirsch SR, Weinberger DR, editors. Schizophrenia. Malden : Blackwell ; 2003. p. 15-24.
[16] Gould LN. Auditory hallucinations in subvocal speech : objective study in a case of schizophrenia. J Nerv Ment Dis 1949 ; 109 : 418-27.
[17] Green MF, Leitman DI. Social Cognition in Schizophrenia. Schizophr Bull 2008 ; 34 : 670-2.
[18] Grèzes J, Decety J. Functional anatomy of execution, mental simulation, observation and verb generation of actions : A meta-analysis. Hum Brain Mapp 2001 ; 12 : 1-19.
[19] Heinrichs RW, Zakzanis KK. Neurocognitive deficit in schizophrenia : A quantitative review of the evidence. Neuropsychology 1998 ; 12 : 426-45.
[20] Honea R, Crow TJ, Passingham D, et al. Regional deficits in brain volume in schizophrenia : a meta-analysis of voxel-based morphometry studies. Am J Psychiatry 2005 ; 162 : 2233-45.
[21] Jeannerod M. The representing brain : neural correlates of motor imagery and intention. Behav Brain Sci 1994 ; 17 : 187-245.
[22] Peyroux E, Thibaut F, Franck N. Les Hallucinations. Encycl Méd Chir (Paris, Elsevier Masson) Psychiatrie 2013 : 37-120-A-10.
[23] Zalla T, Bouchilloux N, Labruyère N, et al. Impairment in events sequencing in disorganised and non-disorganised patients with schizophrenia. Brain Res Bull 2004 ; 68 : 195-202.

12.4 Génétique de la schizophrénie

C. Demily, A. Poisson, P. Edery, D. Sanlaville

La schizophrénie est l'une des pathologies psychiatriques les plus invalidantes. Elle est largement répandue dans la population générale, avec une prévalence d'environ 1 %. Elle s'installe le plus souvent au moment de l'adolescence ou au début de l'âge adulte avec une évolution marquée par des épisodes d'exacerbation sur un fond résiduel de dysfonctionnements, en particulier cognitifs. Le handicap social est majeur. S'y associent de nombreuses comorbidités telles que la dépendance aux toxiques, l'obésité, le diabète de type 2. L'espérance de vie est diminuée d'au moins 15 ans par rapport à la population générale. Un dépistage et une prise en charge adaptés représentent donc un enjeu majeur de santé publique. L'étiologie exacte de la schizophrénie demeure inconnue et la plupart des classifications utilisées en pratique courante, comme le DSM ou la CIM reposent sur la description d'une constellation de symptômes plus ou moins associés dans la maladie. Les recommandations diagnostiques ont été élaborées à partir de ces regroupements cliniques. Les études génétiques en cours chez les patients atteints de schizophrénie, permettront peut-être d'aboutir à un diagnostic plus précis de la maladie.

Les études épidémiologiques menées dans la schizophrénie reposent essentiellement sur des études cas/témoins, des registres nationaux ou des suivis de cohorte. L'accès à de vastes registres épidémiologiques concernant les troubles mentaux, tout spécialement dans les pays du nord européen, a fortement amélioré nos connaissances sur l'histoire naturelle de la maladie. Ces études ont fourni de précieuses informations sur de nombreux facteurs de risque (âge du père, résidence en zone urbaine, concentration familiale, risque infectieux, etc.), avec un contrôle des principaux biais habituellement rencontrés dans ce type d'études comme les biais de sélection ou de stratification.

Les études épidémiologiques génétiques sont très pertinentes (souvent validées *a posteriori* par les études moléculaires). Depuis quelques années, des études moléculaires portant soit sur des formes syndromiques sporadiques de schizophrénie soit sur de vastes cohortes de patients et de sujets contrôles et de très nombreuses bases de données ont permis des progrès significatifs dans la connaissance des bases génétiques de la maladie.

Études épidémiologiques

Les études de familles, de jumeaux et d'adoption ont fourni de très nombreuses données concernant l'épidémiologie génétique de la schizophrénie. Plus la charge génétique est importante, plus le risque de développer la maladie augmente. Le risque de présenter la maladie pour les frères et sœurs (9 %) et les enfants (13 %) de patients atteints de schizophrénie est dix fois supérieur à celui de la population générale. Ce risque atteint 35–46 % chez les enfants dont les deux parents biologiques sont atteints. Il est également majoré en cas de consanguinité, ce qui milite en faveur de formes autosomiques récessives de la pathologie. Les études d'adoption révèlent un taux de schizophrénie supérieur chez les enfants adoptés de parents biologiques porteurs de la maladie (5,6 %) par rapport aux enfants adoptés de parents biologiques contrôles (0,9 %). L'héritabilité de la schizophrénie est considérée comme élevée et les facteurs génétiques pourraient expliquer environ 80 % de la variance clinique. Cependant, 90 % des patients n'ont pas d'ascendants porteurs de la maladie et dans 60 % des cas, il n'y a pas d'individu atteint parmi les apparentés du premier ou deuxième degré. De ce fait, la modulation environnementale pourrait déterminer le phénotype clinique *in fine*.

Il a été montré que la schizophrénie s'accompagne de symptômes cognitifs et que ceux-ci précèdent souvent l'apparition des premiers symptômes psychotiques. Les études familiales montrent que les enfants de parents atteints de schizophrénie présentent plus de troubles cognitifs que les enfants de parents sains. Les troubles cognitifs au sein d'une famille augmenteraient donc le risque de développer la maladie, traduisant une vulnérabilité génétique commune.

Les patients atteints de schizophrénie sont fréquemment interrogés au sujet de leurs antécédents familiaux. La question semble relativement simple mais s'avère en réalité plus complexe. En effet, dans un certain nombre de cas, l'histoire familiale n'est pas connue ou n'est que très approximativement documentée. L'interrogation porte souvent sur l'existence de troubles psychiatriques familiaux de l'adulte et fait l'impasse sur les autres atteintes neurodéveloppementales ou neurodégénératives possibles. L'agrégation familiale des troubles mentaux pourrait ainsi être largement sous estimée.

Au total, la schizophrénie évolue en général de manière isolée, partage des facteurs de risque génétique avec d'autres manifestations cognitives et/ou psychiatriques et peut être considérée comme une maladie habituellement sporadique malgré la preuve d'un haut niveau d'héritabilité. Elle résulterait d'une interaction complexe et non linéaire entre des facteurs environnementaux et une prédisposition génétique.

L'impact des facteurs génétiques dans l'étiopathogénie de la schizophrénie est unanimement admis aujourd'hui. Un mode de transmission complexe, non mendélien, multigénique, polyfactoriel à effet de seuil est envisagé. Ce modèle est celui d'autres pathologies à hérédité complexe comme le diabète ou l'hypertension. Dans ce type de modèle, un même gène de susceptibilité peut avoir des effets multiples (pléiotropie) et certaines interactions géniques peuvent être additives (chaque gène intervient dans la maladie), ou au contraire épistatiques (un gène n'intervient dans l'expression de la maladie qu'à la condition qu'un autre gène soit déjà intervenu au préalable). Les mutations présumées causales de la maladie sont très variables : en taille, en fréquence et en manifestations phénotypiques.

Toutefois, l'hérédité multifactorielle ne saurait expliquer tous les cas de schizophrénie. Dans certains cas, la maladie peut être la manifestation d'une anomalie génétique sous jacente clairement identifiée qui peut se transmettre sur un mode mendélien plus lisible. C'est le cas de certaines formes syndromiques de schizophrénie à l'instar de ce qui est observé dans l'autisme ou la déficience intellectuelle.

En dehors de ces cas, très particuliers, de nombreux facteurs de risques génétiques de schizophrénie ont été identifiés à ce jour mais leur implication causale précise demeure inconnue selon le *Schizophrenia Working Group of the Psychiatric Genomics Consortium* [20]. La génétique de la schizophrénie a connu un tel développement ces trente dernières années qu'elle a participé à l'essor de la génétique en général. Il reste pourtant urgent de développer en pratique clinique une conception neurogénétique de la maladie, afin d'en préciser les facteurs de risque pour un patient donné et pour envisager de nouvelles pistes thérapeutiques. Aucune recommandation n'a encore été publiée à ce jour sur la conduite à tenir en termes d'investigations génétiques face à un tableau de schizophrénie. Pourtant, la question du conseil génétique familial dans la schizophrénie émerge depuis quelques années. Lorsque dans une famille l'un de membres est atteint, la question de la transmission se pose pour les apparentés.

Deux types d'approche sont utilisés dans les stratégies modernes actuelles de recherche en génétique de la schizophrénie :

- les études pangénomiques d'une part qui recherchent des variants génétiques (allèles) fréquents ayant des effets modestes pris de manière isolée mais potentiellement importants lorsqu'ils sont combinés ;
- la recherche de variants rares d'autre part qui pourraient avoir un effet majeur dans la schizophrénie mais de nombre restreint.

Études pangénomiques d'association

Les nouvelles techniques d'analyse et notamment l'utilisation des études d'association pangénomiques à très grande échelle [20] ont amélioré nos connaissances sur les variants fréquents impliqués dans la schizophrénie. Les GWAS (*Genome-Wide Association Studies*) comparent la présence de centaines de milliers de polymorphismes nucléotidiques uniques (SNP pour *Single Nucleotide Polymorphisms*) chez des sujets présentant un trait phénotypique commun par rapport à des contrôles. Si un gène a une implication dans la maladie, on s'attend à ce que les SNP qui y sont localisés (ou les SNP voisins) soient de fréquence différente chez les patients et les contrôles.

Une très grande partie du patrimoine génétique est commune entre les individus. Il existe plusieurs types de spécificités individuelles (variants génétiques) qui peuvent être des variants d'un seul acide nucléotidique (SNP) ou des variants du nombre de répétitions de petites séquences de plusieurs acides nucléotidiques (*Copy Number Variation* ou CNV).

Les SNP sont stables, très abondants et distribués uniformément dans tout le génome. Ils constituent la majorité des variations génétiques dans le génome humain et plus de 90 % de toutes les variations entre individus. C'est un type de polymorphisme de l'ADN dans lequel deux chromosomes diffèrent sur une région donnée du génome par une seule paire de bases. L'utilisation des GWAS a révélé que la schizophrénie pouvait être favorisée par l'association chez un même individu de plusieurs SNP. Ces variations représentent un facteur de risque minime à l'échelle individuelle et c'est l'association de plusieurs de ces anomalies chez un même individu qui pourrait favoriser l'apparition de symptômes. Ce mécanisme pourrait être impliqué dans les phénomènes bien connus de concentration familiale de la schizophrénie selon Merikangas et al. [13].

Une étude GWAS portant sur 36989 sujets atteints de schizophrénie et 113075 sujets contrôles a révélé qu'au moins 108 régions du génome seraient impliquées dans la schizophrénie car elles contiennent un allèle préférentiellement présent chez les patients comparativement aux contrôles, 83 de ces régions n'ayant jamais été décrites auparavant [20]. Ces régions mal connues contiennent des gènes exprimés dans le cerveau, ce qui renforce la validité de ces associations. La plupart de ces données sont une piste particulièrement novatrice pour de nouvelles cibles thérapeutiques, particulièrement dans la voie glutamatergique. Cette étude souligne également l'implication de gènes exprimés dans des tissus jouant un rôle majeur dans l'immunité, apportant des arguments supplémentaires pour valider les liens entre système immunitaire et schizophrénie. De manière intéressante, plusieurs SNP qui semblent impliqués dans la schizophrénie le sont également dans l'autisme et/ou la déficience intellectuelle renforçant l'hypothèse neurodéveloppementale de la maladie [5]. En effet, parmi les gènes qui se situent au carrefour de ces différentes pathologies, certains codent pour des protéines impliquées dans la synapse, les canaux calciques, le cytosquelette ou encore pour des protéines interagissant avec le gène *FMR1* (*Fragile X Mental Retardation 1 protein*) [5, 20].

Un travail de 2015, reposant sur une analyse de trois études GWAS indépendantes, a permis de distinguer des clusters de SNP interagissant de manière étroite pour aboutir à des expressions cliniques différentes de la schizophrénie [2].

Les auteurs ont identifié 42 SNP susceptibles de prédire à plus de 80 % le risque de survenue d'une schizophrénie. Les liens entre ces clusters de susceptibilité et l'expression symptomatique restent très complexes mais hautement prédictifs de formes cliniques plus ou moins sévères.

Cependant, les gènes responsables du phénotype ne sont pas encore clairement identifiés. La raison de ce manque de résultats réside dans la complexité du substratum génétique de la maladie. Les gènes de susceptibilité interagiraient entre eux de manière non linéaire et avec l'environnement de manière complexe. Pour schématiser : un génotype identique/différent pourrait aboutir à un phénotype identique/différent [11].

Études des variations du nombre de copies ou CNV (*Copy Number Variations*)

La vulnérabilité génétique à la schizophrénie pourrait correspondre à des modes d'interactions entre des centaines, voire des milliers de gènes. La méta-analyse de Lewis et al., portant sur 20 études de liaison, a marqué la fin de l'hypothèse d'un gène unique de susceptibilité à la schizophrénie [9]. En effet, de nombreux loci de susceptibilité ont été associés à la maladie concernant les régions 5q, 3p, 11q, 6p, 1q, 22q, 8p, 20q et 4p. Ces régions identifiées comme associées à la schizophrénie et, dans une moindre mesure, au trouble bipolaire, correspondent à des régions chromosomiques, souvent de petite taille, dont le nombre de copies (CNV) varie chez les individus [6].

Une autre technique a largement contribué à l'amélioration de nos connaissances. Il s'agit de la technique d'hybridation génomique comparative (caryotype moléculaire ou analyse chromosomique sur puce à ADN ou *CGH array*) qui permet l'étude des variations du nombre de copies de l'ADN (CNV).

Le caryotype moléculaire ou *CGH array* repose sur une technique d'hybridation génomique comparative. Des séquences génomiques (ADN) du patient et d'un témoin sont marquées par une substance émettant de la fluorescence (appelée fluorochrome) : ces fragments sont appelés « sondes ». L'ADN du patient est généralement marqué par un fluorochrome émettant dans le rouge. L'ADN du témoin est quant à lui marqué par un fluorochrome émettant dans le vert. Ces fragments d'ADN rouge et vert vont s'apparier de manière compétitive sur des lames de verres sur lesquelles sont déposés des fragments d'ADN correspondants à des régions du génome. Un traitement statistique des données est ensuite réalisé grâce à des logiciels dédiés. Le ratio d'intensité des deux fluorochromes au niveau d'une région génomique donnée aura une valeur théorique proche de 1 (2 copies pour le patient en rouge et 2 copies pour le témoin en vert : 2/2 = 1). En cas de délétion (perte d'une copie), ce rapport théorique sera de 0,5 (1 copie chez le patient *versus* 2 chez le témoin) et de 1,5 en cas de duplication (1 copie de plus : 3 copies chez le patient *versus* 2 copies chez le témoin). Les résultats sont donnés sous forme graphique où un « point » correspond à la valeur du ratio d'intensité de fluorescence au niveau d'une région du génome. L'ensemble des « points » est positionné le long d'un idéogramme représentant un chromosome.

La CGH array permet donc la détection de variation de nombre de copies (CNV), c'est-à-dire l'identification de déséquilibres chromosomiques dont la taille peut être très petite (inférieure à la taille moyenne d'un gène), en fonction de la résolution de la puce utilisée. Nous sommes tous porteurs de CNV [18]. Les CNV sont classés à l'aide des bases de données internationales en CNV pathogène (car modifiant de manière délétère le fonctionnement du gène), CNV « polymorphe » (fréquent dans la population mais sans conséquence phénotypique) et CNV « de signification inconnue » dans l'état actuel des connaissances, appelé *VOUS*. C'est dans ce dernier cas qu'il sera nécessaire de rechercher ce CNV chez l'un des parents afin de savoir s'il est hérité (transmis par le parent qui en est aussi porteur ou de survenue *de novo* – le nombre de répétitions a changé en une seule génération témoignant d'une mutation spontanée, c'est-à-dire de novo) afin de donner des arguments supplémentaires pour conclure quant à sa pathogénicité, le caractère *de novo* étant en faveur de la pathogénicité du CNV.

Les stratégies d'étude des CNV ont également révélé qu'une large délétion ou duplication rare mais très pénétrante pouvait entraîner une schizophrénie syndromique. Dans ce cas, la présentation clinique est souvent atypique. Par opposition, la schizophrénie non syndromique semble surtout liée à l'association de plusieurs variants alléliques (SNP) ou de plusieurs CNV chez un même sujet, chaque variant n'ayant qu'un effet modeste et pouvant être retrouvé dans la population générale. Les CNV sont des remaniements génétiques rares (moins de 1 %), qui correspondent à des délétions ou des duplications de taille variable, le plus souvent non visible sur un caryotype standard. Ces variations intéressent un nombre variable de gènes en fonction de leur taille. L'apparition de nouveaux CNV (CNV *de novo*), qui isolément ne sont pas forcément pathogènes, serait accrue chez les patients atteints de schizophrénie. Les gènes concernés par ces remaniements seraient préférentiellement impliqués dans le neurodéveloppement, notamment dans la régulation glutamatergique, confortant ainsi les données fournies par les études GWAS. La survenue de CNV *de novo* serait impliquée dans les formes sporadiques de schizophrénie dans plus de la moitié des cas [6].

Si le rôle des CNV est bien documenté dans la littérature, ceux-ci sont aussi retrouvés chez les sujets sains contrôles et dans d'autres formes d'atteinte neurodéveloppementale attestant du manque de spécificité associée à certains de ces remaniements qui sont donc de forts contributeurs mais qui ne peuvent expliquer à eux seuls la génétique de la schizophrénie. L'implication des CNV dans les troubles de l'humeur serait moins claire, sauf dans les formes précoces. Des CNV associés à la schizophrénie ont été localisés sur différents chromosomes, englobant de nombreux gènes aux fonctions très variées comme la transmission synaptique, la migration neuronale, le métabolisme des neurotransmetteurs et la myélinisation. Dans cette hypothèse, des séquences de régulation situées ailleurs sur le génome ou l'effet de l'environnement pourraient influencer le seuil de vulnérabilité, le type ou la sévérité du tableau engendrée par un CNV pathogène. En effet, un même CNV peut conduire à des phénotypes très différents : schizophrénie, déficience intellectuelle, troubles du spectre autistique, dysmorphie faciale, retard des acquisitions ou malformations congénitales. Inversement, l'étude fine du phénotype cognitif des «porteurs sains» de CNV rares révèle l'existence d'atteintes spécifiques qui pourraient constituer un phénotype intermédiaire cognitif de la schizophrénie. Cette observation a été notamment faite pour les microdélétions 15q11.2 et 16p11.2.

Le rôle pathogène d'un CNV est particulièrement bien documenté en psychiatrie par l'étude de la microdélétion 22q11.2 qui associe un tableau de schizophrénie dans 25 à 40 % des cas.

Certains CNV pourraient au contraire avoir un rôle protecteur vis-à-vis de la schizophrénie. Ainsi la microduplication 22q11.2 serait retrouvée moins fréquemment en population de sujets atteints de schizophrénie que chez les sujets contrôles.

Ainsi, il existe des formes syndromiques de la schizophrénie. Celles-ci peuvent être, entre autres, liées à la présence d'un CNV pénétrant, et/ou au dysfonctionnement d'un gène donné. Il s'agit à l'avenir de pouvoir caractériser cliniquement ces formes afin de pouvoir :

- améliorer leur dépistage clinique en donnant des recommandations aux psychiatres;
- procéder à un diagnostic cytogénétique;
- prodiguer un conseil génétique familial.

Ainsi, outre la délétion 22q11.2, plusieurs CNV, localisés en 15q13.3, 1q21.1, 1q42, 16p11.2, ont été associés à la schizophrénie ces dernières années. Dans la plupart des cas, les CNV documentés sont d'apparition *de novo*, ce qui est compatible avec le modèle étiopathogénique de la maladie.

Il n'est pas exclu que ces remaniements puissent jouer le rôle de «déclencheurs» sur un terrain polygénique complexe, agissant comme un facteur protecteur ou de vulnérabilité pour aboutir à des phénotypes variés. Cela expliquerait pourquoi certains patients porteurs de la microdélétion 22q11 ne déclencheront jamais de tableau de schizophrénie. Les facteurs environnementaux pourraient aussi moduler la vulnérabilité génétique à la schizophrénie de manière synergique et ne seraient donc pas des facteurs de risque indépendants [10]. Les mécanismes de modulation pourraient être du registre de l'épistasie (interaction entre plusieurs gènes), avec des facteurs impactant l'expression du génome (par exemple en augmentant la pénétrance des symptômes associés aux remaniements), du biologique (avec des facteurs augmentant la dérégulation des voies de neurotransmission impliquées dans la schizophrénie), ou neurotoxiques avec une atteinte neuronale directe.

Interactions gènes – environnement

Les interactions génotype – environnement (G × E) sont fréquemment utilisées en épidémiologie génétique et restent source de confusion car définies de manière variable d'une étude à l'autre. Certains auteurs utilisent le terme (G × E) pour illustrer le résultat d'un processus impliquant la génétique et les facteurs de risque environnementaux. D'autres l'utilisent dans un sens statistique strict.

La difficulté à déterminer la nature d'une interaction est due au fait que celle-ci dépend du modèle et des échelles de quantification. Si l'on considère que la schizophrénie a une prévalence de 1 % dans la population générale (risque absolu 0,01), que le risque hypothétique d'un facteur de risque environnemental est de 2 % (risque absolu 0,02) et que le risque d'un facteur de vulnérabilité génétique est de 3 % (risque absolu 0,03), alors le risque global d'un individu est la résultante du modèle utilisé. Un premier modèle peut postuler que les effets se combinent pour créer la vulnérabilité, un second modèle peut partir du principe que les effets s'additionnent et enfin, il est aussi possible de postuler que cet effet n'existe pas car sa probabilité de combinaison est inférieure au risque de survenue de la maladie.

En épidémiologie génétique, le modèle utilisé est non linéaire et la régression logistique est juste une illustration de celui-ci. Cela implique que des variables non observées influencent fortement des variables observées.

Plusieurs facteurs environnementaux contribuent à l'émergence de la schizophrénie [21] : Exposition aux infections durant la période gestationnelle, consanguinité, carences nutritionnelles, complications périnatales, stress néonatal, difficultés sociales, résidence en zone urbaine, maltraitance dans l'enfance, événements traumatiques, usage de cannabis, entre autres.

D'autres éléments ont été retrouvés plus fréquemment dans la schizophrénie :

- carence en vitamine D durant la gestation (44 %) [12] ;
- antécédents de maltraitances et de carences affectives (33 %) [22] ;
- naissance et éducation en zone urbaine (35 %) [15] ;
- consommation de cannabis (14 %) [14].

Une rapide addition amène à un risque supérieur à 100 % de développer une schizophrénie si ces facteurs sont combinés. En réalité, certains de ces facteurs sont très interdépendants (par exemple résidence en zone urbaine et consommation de cannabis) et agiraient en synergie.

Les interactions gène – environnement reflètent un mécanisme selon lequel des facteurs de risque génétiques créent une sensibilité chez un individu donné à une exposition environnementale délétère [19]. Cette donnée doit être distinguée des corrélations gènes/environnement selon lesquelles des facteurs génétiques influencent la probabilité d'une exposition environnementale.

Une des premières études étayant précisément ces interactions gène/environnement est celle de Caspi et al., (2005) [3]. Dans une vaste cohorte prospective de 1037 enfants (nés entre avril 1972 et mars 1973), les auteurs ont corrélé certains polymorphismes du gène *COMT* (au niveau du codon 158) à la survenue de phénomènes psychotiques (à l'âge de 26 ans), chez les sujets consommateurs de cannabis. Les sujets présentant le polymorphisme Val/Val du gène *COMT* (au niveau du codon 158) ont un risque accru de développer des phénomènes psychotiques (éléments délirants, hallucinations ou trouble schizophréniforme) lors de la consommation de cannabis. Cette observation est moins significative pour les individus porteurs du polymorphisme Val/Met, et enfin ce risque semble négligeable chez les individus porteurs du polymorphisme Met/Met. Plusieurs études indépendantes menées ultérieurement n'ont pas reproduit cette observation, voire ont obtenu des résultats contraires. Il a donc été envisagé que cette première donnée soit un faux positif. Cependant, des études plus récentes apportent à nouveau des arguments pour cette interaction, considérant que les études qui n'ont pas répliqué cette association ne contrôlaient pas les taux de tétrahydrocannabinol et de cannabidiol absorbés. Une fois ces taux contrôlés, les données de l'étude de Caspi et al. ont été reproduites en population d'adolescents. L'interaction entre *COMT* et cannabis pourrait être renforcée par la notion de maltraitance infantile [23]. Au total, l'interaction de certains polymorphismes de la *COMT* avec des facteurs délétères environnementaux reste un modèle robuste dans l'étiopathogénie de la schizophrénie.

Facteurs de risques épigénétiques

L'approche épigénétique peut être définie comme l'étude de la fonction et de la structure de la chromatine, de son implication dans le neurodéveloppement et dans la plasticité neuronale. Les marqueurs épigénétiques, comme les modifications des histones ou la méthylation de l'ADN, sont en quelque sorte des « ponts moléculaires » entre de nombreux événements externes comme les facteurs environnementaux, et la structure génétique initiale de la cellule [1]. La régulation épigénétique peut résulter de deux phénomènes : d'une part des épimutations et d'autre part des modifications induites par l'environnement, ces deux types d'effets sur l'épigénome pouvant être conjoints. Les épimutations peuvent survenir durant la gamétogenèse ou l'embryogenèse.

La chromatine correspond à l'association de l'ADN, d'ARN et de protéines, les histones. L'unité de base de la chromatine dans la cellule est le nucléosome. Le noyau nucléosomique est constitué d'un octamère d'histones autour duquel s'enroulent environ 146 paires de base d'ADN sur un tour un quart. Les modifications des histones (appelés variants des histones) constituent « l'épigénome ».

La méthylation (m) et l'hydroxyméthylation (hm) de la cytosine expliquent les modifications des caractéristiques fonctionnelles de l'ADN [8]. Le degré de méthylation ou d'hydroxyméthylation corrèle avec le degré d'expression d'un gène. La modification des histones est plus complexe que celle de l'ADN car il existe plus d'une centaine d'acides aminés résultant de modifications post-transcriptionnelles. Les multiples combinaisons possibles des histones contribuent à la fonctionnalité de la chromatine, définie différemment selon les régions : promoteur du gène, séquence de régulation, etc. Au-delà des modifications de l'ADN et des histones, la régulation épigénétique comprend certains variants des histones (H3.1, H3.3, H2A.X, etc.) qui affectent notablement leur stabilité. Enfin, une régulation supra-nucléosomale (encore mal décrite) pourrait rendre compte des aspects spécifiques liés au système nerveux central en interagissant avec les séquences de régulation des gènes au niveau du site de transcription.

L'approche épigénétique de la schizophrénie provoque un engouement très important à l'heure actuelle. Quatre raisons peuvent être avancées :

- les marqueurs épigénétiques pourraient expliquer la dynamique de la plasticité cérébrale tout au long du neurodéveloppement ;
- certains traitements, connus pour agir sur la chromatine, auraient un effet très marqué sur le métabolisme cérébral et sur le comportement en modèle animal ;
- certaines affections monogéniques, caractérisées par des altérations de la chromatine, pourraient se traduire par un continuum clinique : des troubles précoces du neurodéveloppement aux processus démentiels. La schizophrénie serait un mode d'expression clinique possible de ce continuum ;
- et enfin, l'hérédité épigénétique transgénérationnelle rendrait compte de la transmission de caractères modulés par l'environnement (en fonction de la nutrition, du vécu émotionnel, etc.) d'un parent à sa descendance.

Dans la schizophrénie, la question de la séquence précise des altérations de l'expression des transcrits importants pour le fonctionnement cérébral n'est pas tranchée. En particulier il est difficile de distinguer les phénomènes potentiellement à l'origine de la schizophrénie, de ceux qui surviennent secondairement à la physiopathologie de la maladie. La majorité des études menées en épigénétique de la schizophrénie sont axées sur la quantification de la méthylation de l'ADN dans les régions promotrices de gènes candidats à la schizophrénie (*COMT*, *REELIN*, *DRD2*, *SOX10*, *BDNF*, etc.). Peu de travaux se sont intéressés aux modifications des histones. À ce jour, peu d'études de grande ampleur permettent de préciser ces aspects.

Par ailleurs, plusieurs variants rares de gènes impliqués dans le neurodéveloppement modifient la régulation de la chromatine. Ces altérations sont depuis longtemps considérées comme des modifications retrouvées dans plusieurs syndromes génétiques rares. Ces altérations pourraient être responsables d'un continuum clinique au long duquel on peut retrouver des pathologies comme la schizophrénie. Parmi les gènes régulateurs de la chromatine, le gène *Methyl-CpG-binding Protein 2* (*MECP2* – impliqué dans le syndrome de Rett) pourrait également jouer un rôle dans la schizophrénie [17]. Par ailleurs, les facteurs de transcription *KMT1D/EHMT1* ou *MYTL1* qui jouent un rôle dans la méthylation des histones seraient associés à la schizophrénie [7].

Au plan thérapeutique, les antipsychotiques, antagonistes des récepteurs dopaminergiques D2, sont également des modulateurs de la méthylation de l'ADN et des histones dans le cortex cérébral et le striatum [4]. À l'avenir, des thérapeutiques ciblant spécifiquement l'activité des histones sont une cible prometteuse. L'acétylation des histones est associée avec une conformation ouverte de la chromatine qui est alors « plus flexible » et permet une meilleure expression génique. L'acétylation des histones est régulée par la balance des enzymes histone-acétyltransférases (HAT)/histone-déacétylases (HDAC). Il existe déjà des traitements qui agissent sur ces complexes. Ainsi, le benzamide-based MS-275 est une molécule qui traverse la barrière hématoencéphalique et qui exercerait un effet positif dans les premiers essais menés chez la souris dans des pathologies neurodégénératives [24]. Ces pistes représentent donc potentiellement un formidable espoir pour les années à venir.

Conclusion

Une meilleure connaissance de la génétique de la schizophrénie nous apporte des données précieuses sur la nature des facteurs de risque de la maladie. Par exemple, les études GWAS attestent que les polymorphismes nucléotidiques uniques SNP qui contribuent aux facteurs de vulnérabilité sont ubiquitaires et distribués de manière continue dans la population. Cependant, la vulnérabilité génétique chez un individu est clairement modulée par son environnement. Considérant la complexité du mode de transmission et l'existence de variants très rares causaux de la maladie, la recherche doit se concentrer sur de très vastes populations. La difficulté de ce type d'approche est d'obtenir des données précises sur le phénotype. Les vastes cohortes sont en effet le fruit de collaborations très diverses, internationales et l'homogénéité du recueil des données cliniques est imparfaite. L'élaboration d'un modèle de recueil des données cliniques semble être un enjeu majeur pour l'avenir.

Aujourd'hui, la génétique de la schizophrénie est en pleine expansion et nous fournira demain les clés pour une meilleure compréhension et un traitement ciblé de la maladie. Il n'est pas exclu de penser qu'un jour, chaque patient, en fonction de son profil génétique recevra pour la schizophrénie un traitement médicamenteux personnalisé. D'ores et déjà, il est important qu'en pratique courante, les psychiatres et les généticiens travaillent ensemble pour améliorer, dans la mesure de nos connaissances, le quotidien des patients porteurs d'une schizophrénie.

En résumé, deux modèles peuvent expliquer la vulnérabilité génétique à la maladie :

1. des formes syndromiques dues à des CNV ou des mutations géniques démontrées, comme la microdélétion 22q11.2 ou des mutations du gène *SHANK3* ;
2. des formes isolées, qui sont les plus fréquentes et qui correspondent à un modèle multifactoriel complexe (l'existence très probable de ces formes est étudiée par de vastes études populationnelles comme les GWAS à la recherche de variants communs) mais aussi depuis peu par des études d'exomes (qui permettent le séquençage complet du génome restreint aux exons).

De surcroît, des formes isolées dues à des variants très rares causaux pourraient être mises en évidence par des études de linkage de familles multiplex bien génotypées mais cela reste à démontrer, à l'instar du travail qui a pu être mené dans la scoliose, autre pathologie à hérédité complexe [16].

En conclusion, il faut distinguer les modèles héréditaires de variants rares suffisants à eux seuls pour développer la maladie, de ceux qui impliqueraient plusieurs gènes : on parle alors de modèles digéniques, trigéniques voire oligogéniques. La singularité pour un individu donné des phénomènes aboutissant à la vulnérabilité génétique à la schizophrénie expliquerait en grande partie la difficulté à déterminer précisément le mode de transmission de la maladie.

Références

[1] Akbarian S. Epigenetic mechanisms in schizophrenia. Dialogues Clin Neurosci 2014; 16 : 405-17.

[2] Arnedo J, Svrakic DM, Del Val C, et al. Uncovering the hidden risk architecture of the schizophrenias : confirmation in three independent genome-wide association studies. Am J Psychiatry 2015; 172 : 139-53.

[3] Caspi A, Moffitt TE, Cannon M, et al. Moderation of the effect of adolescent-onset cannabis use on adult psychosis by a functional polymorphism in the catechol-O-methyltransferase gene : longitudinal evidence of a gene X environment interaction. Biol Psychiatry 2005 ; 57 : 1117-27.
[4] Dong E, Nelson M, Grayson DR, et al. Clozapine and sulpiride but not haloperidol or olanzapine activate brain DNA demethyl- ation. Proc Natl Acad Sci U S A 2008 ; 105 : 13614-49.
[5] Fromer M, Pocklington AJ, Kavanagh DH, et al. De Novo Mutations in Schizophrenia Implicate Synaptic Networks. Nature 2014 ; 506 : 179-84.
[6] Georgieva L, Rees E, Moran JL, et al. De novo CNVs in bipolar affective disorder and schizophrenia. Hum Mol Genet 2014 ; 15 : 6677-83.
[7] Kirov G, Pocklington AJ, Holmans P, et al. De novo CNV analysis implicates specific abnormalities of postsynaptic signalling complexes in the pathogenesis of schizophrenia. Mol Psychiatry 2012 ; 17 : 142-53.
[8] Kriaucionis S, Tahiliani M. Expanding the epigenetic landscape : novel modifications of cytosine in genomic DNA. Cold Spring Harb Perspect Biol 2014 ; 6 : a018630.
[9] Lewis CM, Levinson DF, Wise LH, et al. Genome scan meta-analysis of schizophrenia and bipolar disorder, part II : Schizophrenia. Am J Hum Genet 2003 ; 73 : 34-48.
[10] Mäki P, Riekki T, Miettunen J, et al. Schizophrenia in the offspring of antenatally depressed mothers in the northern Finland 1966 birth cohort : relationship to family history of psychosis. Am J Psychiatry 2010 ; 167 : 70-7.
[11] Maric NP, Svrakic DM. Why schizophrenia genetics needs epigenetics : a review. Psychiatr Danub 2012 ; 24 : 2-18.
[12] McGrath JJ, Eyles DW, Pedersen CB, et al. Neonatal vitamin D status and risk of schizophrenia : a population-based case-control study. Arch Gen Psychiatry 2010 ; 67 : 889-94.
[13] Merikangas AK, Segurado R, Cormican R, et al. The Phenotypic Manifestations of Rare CNVs in Schizophrenia. Schizophr Res 2014 ; 158 : 255-60.
[14] Moore TH, Zammit S, Lingford-Hughes A, et al. Cannabis use and risk of psychotic or affective mental health outcomes : a systematic review. Lancet 2007 ; 370 : 319-28.
[15] Mortensen PB, Pedersen CB, Westergaard T, et al. Effects of family history and place and season of birth on the risk of schizophrenia. N Engl J Med 1999 ; 340 : 603-8.
[16] Patten SA, Margaritte-Jeannin P, Bernard JC, et al. Functional variants of POC5 identified in patients with idiopathic scoliosis. J Clin Invest 2015 ; 125 : 1124-8.
[17] Piton A, Gauthier J, Hamdan FF, et al. Systematic resequencing of X-chromosome synaptic genes in autism spectrum disorder and schizophrenia. Mol Psychiatry 2011 ; 16 : 867-80.
[18] Redon R, Ishikawa S, Fitch KR, et al. Global variation in copy number in the human genome. Nature 2006 ; 444 : 444-54.
[19] Rothman KJ, Greenland S, Lash TL. Modern Epidemiology. Philadelphia, PA : Wolters Kluwer Health/ Lippincott Williams & Wilkins ; 2008.
[20] Schizophrenia Working Group of the Psychiatric Genomics Consortium. Biological Insights from 108 Schizophrenia-Associated Genetic Loci. Nature 2014 ; 511 : 421-7.
[21] Uher R. Gene-environment interactions in severe mental illness. Front Psychiatry 2014 ; 15 : 48.
[22] Varese F, Smeets F, Drukker M, et al. Childhood adversities increase the risk of psychosis : a meta-analysis of patient-control, prospective- and cross-sectional cohort studies. Schizophr Bull 2012 ; 38 : 661-71.
[23] Vinkers CH, Van Gastel WA, Schubart CD, et al. Genetic Risk and Outcome of Psychosis (GROUP) Investigators. The effect of childhood maltreatment and cannabis use on adult psychotic symptoms is modified by the COMT Val^{158} Met polymorphism. Schizophr Res 2013 ; 150 : 303-11.
[24] Zhang ZY, Schluesener HJ. Oral administration of histone deacetylase inhibitor MS-275 ameliorates neuroinflammation and cerebral amyloido- sis and improves behavior in a mouse model. J Neuropathol Exp Neurol 2013 ; 72 : 178-85.

Troubles de l'humeur

Chapitre 13

Coordonné par R. Dardennes

13.1 Introduction

R. Dardennes, N. Al Anbar[1]

Le poème du Juste Souffrant [1] décrit, en 480 vers, la disgrâce divine d'un haut fonctionnaire Babylonien 1300 ans avant Jésus-Christ. Désemparé, ignorant quelle faute il a bien pu commettre, cet homme se retrouve sans force, sans apparat et sans dignité, envahi de présages effrayants. Ses collègues se liguent contre lui, les devins et les prêtres ne comprennent rien à son état; sa déchéance psychologique, physique et sociale dure 2 ans, durant lesquels il se tourmente jour et nuit. Le Dieu Marduk – qui d'autre qu'un Dieu dispose d'un pouvoir versatile? – lui pardonne aussi soudainement qu'il l'avait abandonné : le voici aussitôt rétabli et la marque d'esclave disparaît de son corps. Il a fallu près de 3000 ans pour dénombrer la multitude des Justes Souffrants et évaluer leur fardeau collectif : deuxième cause mondiale d'années de vie vécue avec handicap à l'horizon 2020! Une véritable surprise, en 1996, pour les experts de la Banque mondiale et de l'Organisation mondiale de la santé [10].

Le pronostic de cette peste noire a pourtant été transformé par l'invention de traitements efficaces. Las, la stigmatisation, ombre de l'ombre, flétrit la dépression et s'accommode à toutes les normes sociales : perte de la foi divine (acédie), oisiveté à l'ère industrielle, traîtrise à la cause communiste promettant un avenir radieux, défaite sociale dans la compétition capitaliste, perte de la maîtrise de soi à l'ère de l'individualisme; pour les braves gens, les bien portants, la cause est entendue : la dépression est un manque de volonté dont le traitement est un slogan «secoue-toi, secoue-toi». Le déprimé lui-même adhère à ces préjugés et va augmenter sa souffrance et son isolement en essayant de s'en tirer seul.

Plus choquant encore, ces Justes Souffrants recourent à des solutions de facilité et sont d'une naïveté ridicule en prenant des pilules roses qui ne seraient pas plus efficaces qu'un placebo, selon des bien portants, diplômés s'il vous plaît et sachant manier le degré zéro de la connaissance – cette mesure (ne) peut être le résultat du hasard – pour appuyer leurs préjugés bien ordinaires. Et pourtant, lorsque l'on considère la succession des traitements proposés au cours de l'histoire pour vaincre la dépression – application de graisse animale et port de colliers d'osselets, extirpation de pierre noire, lavements, saignées, ellébore, émulation de transports par diligence en soumettant les patients plusieurs heures par jour à des trépidations, hydrothérapie sous toutes ses formes, cure de sommeil, injections stimulantes hypodermiques, chocs émotionnels, coma insulinique, lobotomie préfrontale, opium, ablation d'organes supposés propager une hypothétique infection, isolement et repos absolus, traitement moral, massages, électrification corporelle générale, intrarectale, génitale, cathétérisme urétral avec ou sans injection de solution astringente ou caustique, psychrophore ou sonde réfrigérante intra-urétrale de Winterniz, régime alimentaire, séjour à la montagne entre 1000 et 2000 m d'altitude, bromures, arsenic, chanvre indien,

1 Nous remercions chaleureusement le Dr Gilles Buisson de son savoir cunéiforme et de son aide précieuse sur la route de Babylone.

coca, huile de foie de morue, etc. – les traitements contemporains de la dépression sont infiniment plus raisonnables et ont démontré leur efficacité au moyen d'études conçues pour minimiser les erreurs d'interprétation des résultats statistiques, et leur dangerosité paraît bien moindre que tout ce qui a été proposé durant les siècles précédents.

La psychiatrie, tant dans la validité des entités dont elle a la charge que dans l'efficacité des prises en charge qu'elle propose, a toujours été soucieuse de se prémunir de l'influence des préjugés, conscients ou non, qui fragilisent les observations cliniques et sous-tendent les théories imaginatives évitant de se confronter à l'épreuve de la réalité. Dès 1930, Moore utilise l'analyse factorielle pour étudier la classification des troubles psychiatriques [9]. Les premières échelles d'évaluation standardisées, destinées aux infirmiers psychiatriques, sont publiées au cours des années 1940. À la fin des années 1950, les essais cliniques contre placebo sont mis en œuvre pour démontrer l'efficacité des premiers psychotropes [11]. Les premiers diagnostics reposant sur des critères sont publiés en 1957 [2]. La toute première méta-analyse jamais publiée dans le domaine de la santé, en 1977, porte sur l'efficacité des psychothérapies [12]. Affirmer en 2016 que les troubles psychiatriques sont uniquement des constructions sociales dont le promoteur a simplement changé – le pouvoir des institutions dénoncé par Foucault aurait été remplacé par le pouvoir privé des Big Pharma [5] –, déclarer que tous les traitements psychotropes sont nocifs et pourraient quasiment tous être arrêtés sans effets délétères [7] en s'appuyant pour seule référence « scientifique » sur le livre d'un psychiatre américain spécialisé dans les procès contre l'industrie pharmaceutique (dont il vante le nombre de millions de dollars qu'il a aidés à gagner pour ses clients sur son site internet) et auteur d'une méthode psychothérapique qui n'a fait l'objet d'aucune validation expérimentale, tout cela est imposture ou posture idéologique sans fondations pragmatiques. La psychiatrie n'a pas à baisser la tête face à des critiques fondées sur l'ignorance.

Prenons l'exemple des antidépresseurs :

- ils seraient trop consommés ou à mauvais escient ? Mais trop peu de déprimés en prennent, un sur deux abandonne son traitement, et personne, vraiment personne, n'aime prendre des comprimés pour la tête ; leurs indications débordent la seule dépression et de nombreux articles montrent leur intérêt pour des problèmes qui ne sont pas officiellement reconnus par les autorités de santé ;
- ils pousseraient les jeunes au suicide ? Le rapport de 2006 de la *Food and Drug Administration* (FDA) sur le risque suicidaire lié aux antidépresseurs a montré une augmentation du risque d'idées et de comportements suicidaires chez les 18-24 ans. Mais il a également montré une diminution de ce risque sous antidépresseur à partir de l'âge de 31 ans. Les antidépresseurs réduisent le risque suicidaire de la plupart de nos patients et les patients les plus jeunes font généralement l'objet d'une surveillance plus rapprochée, étant donné la plus grande impulsivité de la jeunesse ;
- ils seraient à peine plus efficaces qu'un placebo ? Mais c'est ignorer que les attentes positives vis-à-vis d'un traitement entraînent une activation des circuits de la récompense et une augmentation de la dopamine, ce qui améliore la symptomatologie dépressive [3]. Le réexamen d'une méta-analyse ultra-médiatisée sur l'inefficacité des antidépresseurs a montré qu'elle avait volontairement ignoré certains biais et que les antidépresseurs étaient bien efficaces dans les formes modérées et sévères, mais pas dans les formes légères [13]. Ce réexamen n'a pas connu le même retentissement médiatique ; jeter un pavé dans la boue éclabousse moins les rédactions. De plus, comparer l'efficacité des antidépresseurs à celle de traitements largement prescrits permet de remettre en perspective ces averses de critiques : dans la prestigieuse revue JAMA, Fournier et al. estiment que le nombre de sujets à traiter pour avoir une amélioration supérieure à celle apportée par un placebo (*Number Needed to Treat* ou NNT) est de 16 pour les épisodes légers, 11 pour les épisodes modérés et 4 pour les épisodes sévères, un résultat qu'ils jugent médiocre [6]. À comparer, sur le site internet thennt.com, au NNT de 104 pour éviter un infarctus supplémentaire chez une personne sans antécédents cardiaques et prenant des statines pendant 5 ans, de 2000 pour la mammographie de dépistage du cancer du sein, de 50 pour dépister un cancer de la prostate supplémentaire avec le dosage du PSA (*Prostate Specific Antigen*) comparé à l'absence de dépistage, et de 43 pour éviter un cas de

grippe supplémentaire avec la vaccination des personnes de plus de 65 ans (777 pour éviter une hospitalisation supplémentaire due à la grippe et 5388 pour éviter un décès causé par la grippe [8]). Notons toutefois un NNT de 18 pour la prise d'antibiotiques en cas de sinusite.

La question des limites des troubles de l'humeur semble également poser des problèmes qui sont rarement soulevés lorsqu'on aborde le taux de cholestérol à partir duquel agir ou du nombre de lésions de la matière blanche identifiées sur une IRM cérébrale pour poser un diagnostic de sclérose en plaques. Certains plaident pour une extension des limites tant de la dépression que du trouble bipolaire ; d'autres au contraire entendent distinguer la « vraie » dépression de ce qui leur paraît relever de l'abattement normal face aux avatars de la vie quotidienne (courant soutenu par des universitaires anglo-saxons dont la longueur de la carrière témoigne de leur résistance à l'adversité). Ce débat est légitime mais sa publicité contribue sans doute à alimenter le dénigrement des personnes souffrant de dépression en décrédibilisant la définition actuelle du trouble dépressif.

Il y a pourtant quelques raisons d'espérer un meilleur avenir pour les Justes Souffrants. La remise à plat des mécanismes des troubles de l'humeur favorise une diversification des méthodes thérapeutiques, une ouverture d'esprit que permet paradoxalement la « naturalisation » de la dépression, alliée à une rigueur méthodologique en perfectionnement constant. Une première campagne nationale d'information sur la dépression a permis d'augmenter de 50 % la fréquence de consultation des déprimés. Des héros positifs atteints de troubles mentaux sont les rôles principaux de séries télévisées, donnant ainsi à un large public le modèle de relations professionnelles et amicales avec une personne souffrant d'un trouble mental (Diefenbach et West avaient montré qu'à la télévision états-unienne du début des années 2000, 37 % des rôles de malades mentaux étaient des criminels violents contre 4 % des protagonistes sans trouble psychiatrique [4], cette présentation médiatique de la maladie mentale opère également dans les programmes destinés aux enfants et aux adolescents).

Ce qu'il manque ? Peu de chose en fait : que le gouvernement se mobilise contre les troubles de l'humeur avec autant d'énergie et de ténacité que contre le cancer, donne les moyens d'un accès équitable et meilleur aux traitements psychologiques, étende les moyens de la psychiatrie publique et privée, et, on peut rêver, crée un institut national de la recherche en santé mentale incluant neurosciences et sciences humaines.

Références

[1] Anonyme. The Poem of the Righteous Sufferer--Ludlul bel nemeqi. In : Lambert WG, editor. Babylonian Wisdom Literature. Winona Lake : Eisenbrauns ; 1996. p. 21-62 (reprint edition).

[2] Cassidy W, Flanagan N, Spellman M, et al. Clinical observations in manic-depressive disease : A quantitative study of one hundred manic-depressive patients and fifty medically sick controls. JAMA 1957 ; 164 : 1535-46.

[3] Dardennes R. Is the placebo effect reliable ? PLoS Med 2008 ; comments.

[4] Diefenbach DL, West MD. Television and attitudes toward mental health issues : cultivation analysis and the third person effect. J Community Psychol 2007 ; 35 : 181-95.

[5] Edgar A. The dominance of big pharma : power. Med Health Care Philos 2013 ; 16 : 295-304.

[6] Fournier JC, DeRubeis RJ, Hollon SD, et al. Antidepressant drug effects and depression severity : a patient-level meta-analysis. JAMA 2010 ; 303 : 47-53.

[7] Gøtzsche PC. Does long term use of psychiatric drugs cause more harm than good ? BMJ 2015 ; 349 : h2435.

[8] Kelly H, Attia J, Andrews R, et al. The number needed to vaccinate (NNV) and population extensions of the NNV : comparison of influenza and pneumococcal vaccine programmes for people aged 65 years and over. Vaccine 2004 ; 22 : 2192-8.

[9] Moore TV. The Empirical Determination of Certain Syndromes. Am J Psychiatry 1930 ; 9 : 719-38.

[10] Murray CJ, Lopez AD. The Global Burden of Disease : a comprehensive assessment of mortality and disability from diseases, injuries, and risk factors in 1990 and projected to 2020. Boston : Harvard School of Public Health on behalf of the World Health Organization and the World Bank ; 1996.

[11] Salisbury BJ, Hare EH. Ritalin and chlorpromazine in chronic schizophrenia : a controlled clinical trial. J Ment Sci 1957 ; 103 : 830-4.

[12] Smith ML, Glass GV. Meta-analysis of psychotherapy outcome studies. Am Psychol 1977 ; 32 : 752-60.

[13] Vöhringer PA, Ghaemi SN. Solving the antidepressant efficacy question : effect sizes in major depressive disorder. Clin Ther 2011 ; 33 : B49-61.

13.2 Clinique des épisodes et des troubles dépressifs

R. Dardennes, N. Al Anbar

Les troubles dépressifs sont des troubles de l'humeur caractérisés par l'apparition d'une humeur dépressive quasi-constante durant au moins deux semaines. Contrairement aux émotions qui sont suscitées par un événement et ont une durée brève, l'humeur est un état affectif durable sur la journée et d'une journée à l'autre ; elle est sans objet et se maintient sans nécessiter d'événements ou de déclencheurs particuliers. L'humeur dépressive est désagréable, déplaisante, négative, analogue à l'émotion de tristesse (d'où l'utilisation des termes « tristesse de l'humeur » et « humeur triste »). Cette humeur dépressive facilite l'expression des émotions de peur, de tristesse et de colère et rend les émotions plaisantes et positives plus difficiles à ressentir. Elle est durable et se réinstalle rapidement après avoir éprouvé une émotion ou un sentiment agréables, ou encore un soulagement passager.

Des états maladifs de « tristesse prolongée » sont décrits depuis plus de 4000 ans, et ces écrits témoignent de l'identification précoce dans l'histoire humaine de tels épisodes pathologiques [11, 18] ; dès l'Antiquité grecque, le théâtre des débats contemporains est en place : la *melancholia*[2] désigne une maladie dans le système étiopathogénique des humeurs – un excès de bile noire qui expliquait également l'épilepsie … et les hémorroïdes – ; si la durée anormalement longue signe la *melancholia*, les descriptions retrouvées comportent très souvent des symptômes délirants, et illustrent des formes sévères.

Au fur et à mesure des siècles, les débats portent sur le degré de sévérité nécessaire pour distinguer une tristesse normale d'un état maladif ; la définition spécifie le type de tristesse : disproportionnée, sans raison, infondée, sans aucune occasion apparente. Cependant, certains auteurs affirment que de vraies pertes – un deuil, un chagrin, la ruine ou la perte d'une bibliothèque – peuvent déclencher la *melancholia*, ou provoquer une mélancolie d'abord normale et compréhensible se fixant ensuite en un état pathologique. En dépit d'innombrables recherches scientifiques – psychologiques et biologiques – les débats contemporains prolongent d'anciennes interrogations : comment distinguer les réactions normales aux avatars de la vie des épisodes pathologiques ? Faut-il regrouper tous les cas de tristesse prolongée ou au contraire les distinguer ? Une dépression est-elle une catégorie – un taxon – ou un continuum – une dimension – qui serait divisé de façon arbitraire entre le normal et le pathologique ? La théorie de la bile noire a disparu ; une profusion de théories psychologiques et biologiques propose des mécanismes explicatifs de la dépression et des thérapeutiques en accord avec ces théories. Cependant, en dépit de toutes ces recherches, la dépression semble résister à tout démembrement (si l'on exclut sa séparation récente d'avec le trouble bipolaire) et demeure un trouble identifiable par l'apparition et le maintien prolongé d'une humeur dépressive. Ce trouble pourra spontanément se résoudre en quelques mois et ne jamais se reproduire, mais une importante minorité souffrira de récidives ou d'un épisode qui durera jusqu'à 10 ans, voire 20 ans d'affilée.

Clinique de l'épisode dépressif

L'introduction des critères diagnostiques dans la classification états-unienne des maladies mentales depuis 1980 et dans la classification internationale des maladies en 1992 a singulièrement appauvri la description des épisodes dépressifs (tableau 13.1). Cette réduction volontaire de la sémiologie à une dizaine de symptômes avait pour but de renforcer la fidélité des diagnostics (*cf.* chapitre 3). Un autre parti pris de ces systèmes a été de baser la sévérité d'un épisode sur le nombre de symptômes différents présents chez un patient donné. Or, chacun de ces symptômes peut s'exprimer selon

2 Nous ne traitons que de l'aspect médical de la mélancolie. En effet, la mélancolie est également un thème culturel et esthétique central de l'Europe de l'Ouest, une introspection douloureuse propre au génie confronté à l'absurdité du monde et à la finitude de son existence.

Tableau 13.1 Critères diagnostiques d'un épisode dépressif caractérisé selon la CIM-10 et le DSM-5.

	CIM-10 (1994 pour les critères diagnostiques)		DSM-5 (2013)
A	Répond aux critères généraux d'un épisode dépressif : 1. L'épisode dépressif doit persister au moins 2 semaines. 2. Absence de symptômes hypomaniaques ou maniaques répondant aux critères d'un épisode maniaque ou hypomaniaque à un moment quelconque de la vie du sujet. 3. Critères d'exclusion les plus couramment utilisés. L'épisode n'est pas imputable à l'utilisation d'une substance psychoactive ou à un trouble mental organique.		
B	Présence **d'au moins deux des trois symptômes suivants** :	A	**Au moins cinq des symptômes** suivants doivent avoir été présents pendant une même période d'une durée de deux semaines et avoir représenté un changement par rapport au fonctionnement antérieur ; **au moins un des symptômes** est soit (1) une humeur dépressive, soit (2) une perte d'intérêt ou de plaisir
	(1) Humeur dépressive à un degré nettement anormal pour le sujet, présente pratiquement toute la journée et presque tous les jours, dans une large mesure non influencée par les circonstances, et persistant au moins 2 semaines		(1) Humeur dépressive présente quasiment toute la journée, presque tous les jours, signalée par la personne (p. ex. se sent triste, vide, sans espoir) ou observée par les autres (p. ex. pleure)
	(2) Diminution marquée de l'intérêt ou du plaisir pour des activités habituellement agréables		(2) Diminution marquée de l'intérêt ou du plaisir pour toutes ou presque toutes les activités quasiment toute la journée, presque tous les jours
	(3) Réduction de l'énergie ou augmentation de la fatigabilité		(6) Fatigue ou perte d'énergie presque tous les jours
C	Présence d'au moins un des symptômes suivants pour atteindre un **total d'au moins quatre symptômes** :		
	(1) Perte de la confiance en soi ou de l'estime de soi		(7) Sentiment de dévalorisation ou de culpabilité excessive ou inappropriée (qui peut être délirante) presque tous les jours
	(2) Sentiments injustifiés de culpabilité ou culpabilité excessive et inappropriée		
	(3) Pensées récurrentes de mort ou idées suicidaires récurrentes ou comportement suicidaire de n'importe quel type		(9) Pensées de mort récurrentes (pas seulement une peur de mourir), idées suicidaires récurrentes sans plan précis, tentative de suicide ou plan précis pour se suicider
	(4) Diminution de l'aptitude à penser ou à se concentrer, se manifestant, par exemple, par une indécision ou des hésitations		(8) Diminution de l'aptitude à penser à ou se concentrer ou indécision, presque tous les jours
	(5) Modification de l'activité psychomotrice, caractérisée par une agitation ou un ralentissement		(5) Agitation ou ralentissement psychomoteur presque tous les jours constaté par les autres
	(6) Perturbation du sommeil de n'importe quel type		(4) Insomnie ou hypersomnie presque tous les jours
	(7) Modification de l'appétit (diminution ou augmentation) avec variation pondérale correspondante		(3) Perte ou gain de poids significatif en l'absence de régime, ou diminution ou augmentation de l'appétit presque tous les jours

(*Suite*)

Tableau 13.1 Suite.

	CIM-10 (1994 pour les critères diagnostiques)		DSM-5 (2013)
		B	Les symptômes induisent une souffrance cliniquement significative ou une altération du fonctionnement social, professionnel ou dans d'autres domaines importants
		C	Les symptômes ne sont pas imputables aux effets physiologiques directs d'une substance ou à une autre affection médicale

une intensité différente; cette intensité contribue à l'évaluation de la sévérité d'un épisode. Chacun de ces symptômes peut s'exprimer de manière discrète, ce qui rend son identification plus difficile, ou sévère, au point d'occuper le devant de la scène et de motiver la consultation du patient.

Mode de début, motif de consultation, présentation

La rupture avec l'état antérieur peut être brutale en quelques heures : tel s'endort paisiblement et se réveille anxieux, découragé et incapable de quitter son lit; tel autre en quelques heures s'agite en proie à des ruminations sur un problème mineur, questionnant sans relâche son entourage. Chaque proposition de solution est non seulement incapable de rassurer cette personne mais augmente son indécision avec des allers retours incessants d'une proposition à l'autre.

Plus fréquemment, les symptômes s'insinuent insidieusement en quelques semaines et deviennent patents en quelques mois. Une fatigue inexpliquée s'installe, elle est mise sur le compte du surmenage ou des troubles du sommeil, elle persiste le week-end, justifie de moins jouer avec ses enfants, de s'irriter aux sollicitations du conjoint. Les lundis sont vécus avec une appréhension nouvelle, les tâches prennent plus de temps que d'habitude à s'accomplir, le sujet s'emporte plus facilement avec ses collègues; les vacances apportent un soulagement temporaire mais sont vécues sans grand plaisir; le retour est plus difficile encore, non seulement la fatigue n'a pas disparu, mais le sujet oublie ce qu'on lui a dit, manque des rendez-vous; les réunions l'angoissent, il s'y fait tout petit ou se fait « porter pâle » ; tout obstacle l'arrête et le décourage; il se sent en état d'infériorité, fait un bilan négatif de sa vie avec des regrets coupables, des idées de mort peuvent lui traverser l'esprit. Parfois, la recherche d'une cause l'amène à mettre en doute son amour pour son conjoint – il n'éprouve aucun désir sexuel – voire ses choix sexuels car aucune femme (ou aucun homme) ne l'excite plus comme auparavant. La cause peut également être imputée au travail qui a perdu de son intérêt, source de conflits et d'angoisse, avec un sentiment d'être dépassé ou surchargé.

Si la durée minimale exigée de tels symptômes pour le diagnostic d'épisodes dépressifs caractérisés est de 2 semaines, il est rare lors du premier épisode de voir les patients consulter aussitôt; ces patients recherchent d'abord une cause ordinaire à leur état de fatigue et de tristesse avant de consulter. Ainsi, la durée moyenne d'évolution d'un premier épisode dépressif avant recours et identification par un médecin généraliste est de 10 semaines, soit 2 mois ½.

Motif de consultation

En médecine générale, l'évocation du diagnostic est plus facile lorsque le consultant exprime d'emblée des symptômes affectifs – anxiété, tristesse, désespoir. Mais de nombreux patients vont plutôt mettre en avant des troubles du sommeil, une fatigue inexpliquée, des troubles sexuels – impuissance, baisse du désir – et de multiples symptômes somatiques qui vont s'avérer médicalement inexpliqués [12, 20]. La difficulté est alors d'orienter l'interrogatoire à la recherche de symptômes affectifs, de poser des questions spécifiques sur l'humeur, la capacité à éprouver du plaisir ou l'intérêt envers les activités habituellement agréables. Si le patient présente de tels symptômes, il y répondra volontiers mais attendra que son généraliste lui pose la question. En consultation spécialisée en santé mentale, le motif de consultation est souvent plus évocateur, le patient exprimant plus spontanément ses symptômes psychologiques [20].

Présentation

Lorsque le médecin suit régulièrement ce patient, il lui est plus facile de remarquer des signes discrets d'un épisode léger ou modéré : habituellement soigné et propre, la coiffure est négligée, les cheveux ternes sans doute lavés de la semaine précédente, le maquillage, la manucure et l'habillement sont plus sommaires chez une femme, un visage mal rasé ou une barbe de quelques jours chez l'homme, le faciès paraît moins mobile, le contact est plus machinal, avec même des moments où le patient « décroche », fait répéter ; les phrases sont plus courtes et le patient donne moins de détails spontanés qu'à l'accoutumée.

Dans les formes sévères, le faciès est clairement triste voire douloureux, figé avec un regard implorant ou au contraire fixe et lointain. L'incurie saute aux yeux, les vêtements sont sales, parfois odorants, les pans de la chemise sont à peine rentrés dans le pantalon, les ongles noirs, le maquillage absent. Le ralentissement est manifeste, le patient a le geste rare, figé sur sa chaise, la voix est monocorde et faible, le discours est laconique et les réponses sont espacées, retardées.

Période d'état

L'intensité d'un épisode dépressif caractérisé peut varier d'un patient à l'autre et d'un épisode à l'autre chez un même patient. Nous présenterons ces différents degrés de sévérité symptôme par symptôme plutôt que de présenter trois prototypes de sévérité différente. Cela aidera, nous l'espérons, le lecteur à adapter son entretien à l'identification des symptômes selon leur sévérité.

Humeur dépressive

Il s'agit d'un état de tristesse pénible, prolongé, quasi permanent. Le patient peut relier cette tristesse à des difficultés de la vie – perte d'emploi, rupture sentimentale, problèmes financiers, décès d'un proche, humiliation – mais c'est le caractère permanent et prolongé de cette tristesse qui est anormal et le fait qu'elle est centrée sur le sujet lui-même, la perte de sa santé, de ses capacités antérieures, et de sa joie de vivre. La tristesse normale et compréhensible face à des événements de vie négatifs n'est pas aussi permanente. Par exemple, le deuil d'un proche entraîne des moments de tristesse centrés sur la perte mais aussi des moments plus heureux et nostalgiques à l'évocation de bons souvenirs, sous forme de « vagues » émotionnelles [6]. Cette tristesse est une rupture avec l'état antérieur. Cependant, dans les formes chroniques, le sujet peut dire qu'il a toujours été comme cela. Il peut être utile alors de reprendre les éléments biographiques – réussite à un examen, promotion professionnelle, mariage, hobbies successifs – pour estimer la date de la rupture dépressive (« lorsque vous avez réussi votre bac, vous pensez que vous étiez dans le même état que maintenant ? »). L'humeur dépressive peut être d'une intensité légère avec l'expression d'une morosité inhabituelle et une facilité à se dérider lors de l'entretien ; elle peut être plus marquée : le sujet se sent malheureux, cafardeux, a le sentiment que sa vie est vide ; ses sentiments l'envahissent dès qu'il n'est plus occupé et peuvent également surgir et perturber ses activités (p. ex. le distraire pendant qu'il regarde la télévision). Le sujet reste encore sensible aux circonstances extérieures et peut éprouver des moments agréables qu'il n'anticipait pas (« vous sentez-vous nettement mieux quand quelque chose de bien arrive ? Même si ça ne dure pas longtemps ? »). Cependant, il retombe rapidement dans son humeur dépressive. À l'extrême, le sujet est totalement envahi par une tristesse pénible – la douleur morale – qui l'absorbe complètement ; le contact est difficile, le sujet est prostré ; son discours ne porte que sur son vécu dépressif et peut être entrecoupé de soupirs, de gémissements. L'absence d'humeur triste est rare – moins de 10 % des épisodes dépressifs –. Certaines cultures, par exemple asiatiques, où il est mal vu de gêner autrui, ainsi que certains modes éducatifs où l'« on ne parle pas de ce qui ne va pas », peuvent influencer le patient à minimiser sa tristesse et à arborer un sourire de façade.

Émotions associées à l'humeur dépressive

Une humeur dépressive favorise les émotions de peur et de colère tandis qu'elle rend plus difficile d'éprouver de la joie et des sentiments positifs.

Peur – anxiété

La moindre difficulté suscite de l'anxiété : le sujet ne sait pas comment réagir, il en exagère les conséquences et se sent incapable de régler le problème. Les manifestations physiques anxieuses – bouche sèche, boule dans la gorge, douleur au creux du sternum, palpitations, dyspnée, transpirations, nausées, gêne abdominale, etc. – sont fréquentes et les ruminations peuvent aboutir à déclencher des attaques de panique. Dans certains cas, l'épisode dépressif s'accompagne d'une agoraphobie, ou de symptômes obsessionnels sévères qui peuvent nécessiter une prise en charge visant à soulager le patient le temps que ces symptômes disparaissent avec la résolution de l'épisode.

Hyperémotivité

Des réponses émotionnelles disproportionnées peuvent gêner le patient qui se retient de pleurer devant son téléviseur ou lors d'une rencontre amicale. Ces réponses sont souvent provoquées par un rappel douloureux de sa propre situation en se comparant à la bonne santé et à la réussite d'autrui; elles peuvent également étonner le patient qui est excessivement ému par des situations de détresse (p. ex. reportages télévisés sur des situations malheureuses).

Irritabilité – colère

Elles surviennent pour des tracas mineurs ou face à des sollicitations de son entourage de participer à une activité ou d'entreprendre une action; elles peuvent également traduire le sentiment de ne pas être compris par son entourage. Elles sont non seulement éprouvées par le patient, mais également exprimées ouvertement. Elles traduisent également la frustration du patient qui ne supporte pas d'être incapable de réaliser une activité qu'il effectuait facilement auparavant (bricolage, utilisation d'appareils, calculs simples, etc.). Cette irritabilité serait plus fréquente chez l'adolescent et chez l'homme.

Incapacité à éprouver du plaisir et de la joie – anhédonie

Souvent associée à l'humeur dépressive, cette diminution du plaisir est considérée comme un critère distinct de l'humeur dépressive pour la CIM-10 et le DSM-5 et peut s'observer indépendamment d'une humeur dépressive dans les épisodes dépressifs légers à modérés. L'intérêt et le plaisir peuvent être simplement émoussés, perceptibles mais moins intenses qu'auparavant. L'humeur reste réactive et s'élève lors d'activités plaisantes mais retombe ensuite. Sévère, l'anhédonie est constante et vécue de façon consciente et douloureuse; le patient se plaint et se culpabilise de ne plus éprouver d'amour pour ses proches : c'est l'*anesthésie affective douloureuse*.

Symptômes psychologiques

Perte de la confiance en soi – dévalorisation de soi

Le patient habituellement sûr de lui, se sent incapable d'effectuer correctement son travail; il se juge sévèrement : ce qu'il fait n'est jamais assez bien, alors qu'il juge autrui avec plus d'indulgence; il éprouve un sentiment d'infériorité, a l'impression d'avoir moins bien réussi que les autres, est déçu par lui-même. À un degré supplémentaire, il se juge « inutile », « ne vaut rien », « imposteur », sa vie est un échec, il se dégoûte. Au maximum, cette dévalorisation devient délirante : « je suis un déchet, un parasite », il pense ne pas mériter les soins qu'on lui donne, il a des *idées d'indignité*.

Autocritique – culpabilité

Le patient se reproche son état « je devrais être capable de… » et a un regard critique sur ses actes passés « j'aurais dû faire ci au lieu de ça ». À un degré supplémentaire il se reproche d'avoir commis des erreurs ou d'avoir causé du tort à autrui. Le sentiment de culpabilité est disproportionné aux actes relatés, voire inapproprié. La culpabilité peut être délirante avec la conviction d'avoir commis un crime impardonnable ou un péché méritant la damnation éternelle.

Impuissance – pessimisme – désespoir

Le patient a le sentiment de perdre le contrôle sur son environnement et sur son propre fonctionnement. Il voit toujours le côté vide du verre à moitié plein. Il anticipe l'avenir de façon négative, l'avenir est bouché, sans solution visible; la sévérité du pessimisme s'exprime par des *idées délirantes de ruine*. Le désespoir varie d'un espoir que l'état de santé va s'améliorer avec le temps ou avec une aide professionnelle à des *idées d'incurabilité* allant du doute à la conviction délirante.

Perte de motivation

Ce n'est pas un manque de volonté : le patient tente à plusieurs reprises de démarrer une activité.

Il se lance des impératifs « il faut, je dois » mais n'a aucune motivation interne « à quoi bon ? Cela ne sert à rien ».

Évitement – retrait social

Le patient évite les interactions sociales, de répondre au téléphone, d'ouvrir son courrier. Cet évitement est motivé par le but à court terme d'éviter une aggravation de son humeur, de son anxiété et de ses ruminations (*cf. infra*). Cet évitement traduit l'impulsivité de la dépression qui privilégie les solutions à court terme plutôt que de meilleures solutions à moyen et long terme.

Idées suicidaires

Il peut s'agir de simples images intrusives, puis de ruminations ; souhaitant la mort d'abord de façon passive (ne pas se réveiller, avoir un accident), le sujet envisage de moins en moins d'alternatives au suicide, il commence à élaborer un plan suicidaire, ce qui peut entraîner une amélioration inattendue. Il est impératif d'interroger le patient directement sur ses idées suicidaires. La simple question « Avez-vous des idées suicidaires ? » permet de repérer 80 % des personnes qui en souffrent. Parler de suicide à une personne déprimée ne provoque pas d'idées ni de gestes suicidaires [9]. Il est également indispensable de rechercher les antécédents de tentative de suicide ; de nombreuses tentatives antérieures ne doivent pas faussement rassurer : le risque est encore plus grand car la personne connaît mieux les moyens d'en finir efficacement ; chez la personne âgée, dans la moitié des cas la première tentative aboutit au décès : l'absence d'antécédents personnels n'est pas un facteur rassurant. Une personne aux fortes convictions religieuses exprimera ses idées de mort en réclamant que Dieu le rappelle à lui.

Symptômes cognitifs

Troubles de la mémoire

Plainte et inquiétude fréquente du patient, ce dernier oublie les rendez-vous, les demandes orales, il ne se souvient pas de ce qu'il a lu ou regardé ; le patient peut craindre d'avoir une maladie d'Alzheimer.

Troubles de la concentration

Le patient a une attitude distraite, il décroche des conversations et des tâches peu prenantes (regarder la télévision), doit faire des efforts pour effectuer son travail, a du mal à rassembler ses idées, à trouver les phrases adéquates à sa pensée. Incapable de lire un livre, il doit souvent revenir en arrière dans sa lecture car il décroche. L'absence de troubles de la concentration rend le diagnostic d'épisode dépressif suspect et doit élargir le champ des diagnostics explorés.

Indécision

Souvent associée aux troubles de la concentration, le patient a du mal à se décider ; dans les formes les plus sévères, les décisions quotidiennes (p. ex. quel plat préparer pour le repas ?) peuvent entraîner des crises d'angoisse et un vécu aigu d'incapacité. Dans ce cas, la prise en charge évitera de proposer des options même bénignes (« Quand voulez-vous revenir me voir ? Préférez-vous que l'on garde ce traitement ou que l'on change ? ») et sera plus directive.

Ruminations

Il s'agit de pensées négatives qui font intrusion dans la conscience du sujet et y persévèrent avec pour résultat de maintenir et d'amplifier l'humeur dépressive et de provoquer de l'anxiété [13]. Ces ruminations portent sur des événements émotionnels négatifs et surtout sur le sujet lui-même, ressassant ses symptômes dépressifs, son incapacité, leurs causes et leurs conséquences. Ces ruminations peuvent motiver des idées suicidaires, des conduites d'alcoolisation et d'abus d'hypnotiques pour y échapper. À l'extrême on observe un *monoïdéisme* douloureux, le sujet ne pouvant penser à autre chose qu'à sa douleur.

Fatigue

Cette fatigue est un maître symptôme des épisodes dépressifs. Elle est à la fois une lassitude psychique et physique. Plus sévère, le patient se sent abattu. Le patient est nettement plus fatigable et des activités simples peuvent l'épuiser. Très caractéristique d'un épisode dépressif, le repos ne l'améliore pas, contrairement à la fatigue de cause organique. Le patient a du mal à quitter son lit le matin et tout devient un effort. Au maximum, le patient présente une *clinophilie* dont il ne sort que pour s'alimenter.

Ralentissement ou agitation psychomoteurs

Ce symptôme très caractéristique d'un épisode dépressif est seulement présent chez un patient ambulatoire sur 4 [14]. Léger, ce ralentissement s'observe par un visage peu expressif, une immobilité du tronc lorsque le patient est assis face à vous lors d'un entretien et des gestes rares des mains. Le discours spontané est peu abondant, le patient répondant seulement aux questions sans digression. Francs, les gestes mêmes sont lents, le discours est lent, monosyllabique, énoncé d'une voix monocorde. Sévère, le regard est absent fixant l'horizon, les réponses verbales sont très retardées (plusieurs secondes voire plus et parfois le patient ne se souvient plus de la question posée), le patient est complètement figé. À l'extrême, le patient peut être dans un état de stupeur. À l'inverse, il peut présenter une agitation : il déambule sans cesse, ne parvient pas à rester assis ou trépigne sur son siège. Son visage et ses propos expriment une anxiété intense. Il répète sans cesse les mêmes questions sans être rassuré par les réponses. Il existe un risque suicidaire important et des risques de raptus anxieux avec geste agressif, fugue du domicile ou de l'hôpital, suicide impulsif. Cette agitation peut s'accompagner dans les formes sévères d'illusions et d'hallucinations auditives (p. ex. gémissements).

Symptômes physiques généraux

Troubles du sommeil

Fréquents, ils peuvent être à type d'endormissement, de réveils multiples; le plus caractéristique est un sommeil raccourci avec réveil précoce. L'hypersomnie est plus rare.

Troubles de l'appétit

Le plus caractéristique est une perte d'appétit : le patient mange sans faim, il doit se forcer. Plus sévère, elle peut s'accompagner d'une perte de poids. Cependant une hyperphagie peut s'observer avec une prise de poids; c'est en particulier le cas chez des personnes qui contrôlent habituellement volontairement leur poids et leur alimentation et n'ont plus l'énergie de le faire lorsqu'elles sont déprimées.

Troubles sexuels

La baisse de la libido est fréquente, le patient n'a plus de désir pour son conjoint, ce qui alimente sa crainte de ne plus l'aimer; parfois il entreprend une relation extraconjugale dans l'idée de vérifier si sa libido est conservée. Le ou la partenaire peut également se plaindre de cette absence de désir et s'en inquiéter. Chez l'homme, cette baisse de la libido entraîne une difficulté à maintenir une érection, voire une impuissance totale. La femme peut également présenter des règles irrégulières. Dans tous les cas, la jouissance est émoussée, voire absente des rares rapports sexuels. Dans 10 % des cas, la libido est conservée.

Troubles digestifs

La constipation est la règle et faisait d'ailleurs partie des définitions classiques de la dépression.

Douleurs physiques

Douleurs multiples, céphalées (mais la migraine est souvent fréquente chez les patients avec un épisode dépressif), douleurs de la nuque et du dos, douleurs abdominales, elles sont le plus souvent modérées et peuvent motiver la consultation initiale.

Dans certains cas, le patient fait de ces symptômes physiques une idée fixe de ses ruminations pouvant aller jusqu'à la conviction délirante d'être atteint d'une grave maladie.

Évaluation

De nombreux questionnaires diagnostiques et outils d'évaluation de la sévérité existent. Cependant, leur utilisation comme outils de dépistage n'apporte pas d'amélioration de l'identification des épisodes dépressifs en médecine générale car ils n'associent pas une sensibilité et une spécificité élevées; les seuils utilisés varient selon que l'on veut privilégier l'une ou l'autre (dépistage de tous les cas au prix de nombreux faux positifs ou élimination de tous les non-déprimés au risque d'éliminer d'authentiques dépressions [faux négatifs]). Les outils d'évaluation de la sévérité sont plus sûrs, mais ils ne sont pas équivalents dans leur évaluation de la sévérité et dans leur capacité à mesurer finement la sévérité d'un épisode et sa variation sous traitement. Ainsi, le *Patient Health*

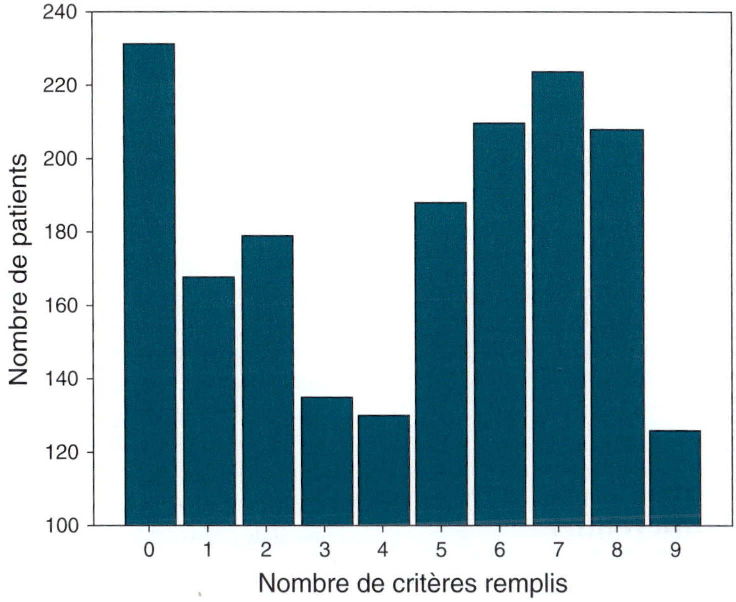

Figure 13.1 Distribution du nombre de critères d'épisode dépressif du DSM-IV remplis sur une population de 1800 consultants de psychiatrie.
D'après Zimmerman et al. [25].

Questionnaire-9 ou PHQ-9[3], un questionnaire utilisé en médecine générale pour le diagnostic et la sévérité d'un épisode, surestime le pourcentage de cas sévères comparé à d'autres questionnaires et au *golden standard* de l'évaluation de l'effet des traitements antidépresseurs, l'échelle de dépression de Hamilton [24].

Diagnostic positif

Les classifications modernes demandent la présence d'au moins 4 à 5 symptômes différents pour faire le diagnostic d'épisode dépressif (*cf.* tableau 13.1). Les symptômes cruciaux sont la présence d'une humeur dépressive et/ou une perte de l'intérêt et du plaisir dans les activités habituellement agréables. La question du nombre de critères nécessaires au diagnostic a suscité de nombreuses analyses montrant que les patients ayant 3 ou 4 critères présentaient en moyenne un retentissement fonctionnel analogue aux patients ayant 5 à 6 critères. L'élégante étude de Zimmerman et al. montre que la population des non-déprimés et celle des déprimés se recouvrent entre 3 et 4 critères du DSM (figure 13.1) : seulement 41 % des patients répondant à 3 critères et 66 % de ceux en remplissant 4 présentent une humeur dépressive ou une perte de plaisir [25]. Ils sont 89 % à présenter au moins l'un de ces deux critères lorsqu'ils répondent à 5 critères du DSM. Le retentissement fonctionnel est évident à partir de 5 critères : 97 % des cas satisfont ce critère B [23].

Chez des patients ayant par ailleurs des troubles physiques, les symptômes tels que la fatigue, les troubles du sommeil et de l'appétit ont moins de valeur. La présence des symptômes psychologiques et cognitifs en cas de maladie

3 Le *Patient Health Questionnaire-9* de R.L. Spitzer et al. est du domaine public et disponible à l'adresse suivante : http://www.phqscreeners.com/instructions/instructions.pdf.

physique associée est déterminante pour le diagnostic. Zimmerman et al. ont montré qu'en définissant un épisode dépressif par la présence de 3 symptômes sur les 5 suivants – humeur dépressive, perte d'intérêt ou de plaisir, culpabilité ou sentiment d'inutilité, troubles de la concentration ou indécision, idées de mort ou pensées suicidaires – 96 % de ces diagnostics correspondent au diagnostic défini par le DSM [26]. L'excellente concordance diagnostique de ce système simplifié a été confirmée sur des groupes de patients atteints de maladies physiques, ainsi qu'en population générale [3].

Diagnostic différentiel

C'est celui d'une fatigue inexpliquée dans le cadre de la médecine générale, il faut écarter à la fois des causes organiques (p. ex. une hypothyroïdie ou une brucellose) et des causes iatrogènes (p. ex. bêtabloquants et autres traitements). La fatigue de la dépression est particulière car elle n'est pas améliorée par le repos.

Plusieurs troubles mentaux doivent être écartés :

- **un trouble de l'adaptation** : il s'agit d'une réaction à un facteur de stress psychosocial ordinaire (licenciement, rupture sentimentale, divorce, etc.) avec apparition de symptômes dans le mois suivant l'événement. Il existe souvent des ruminations centrées sur le facteur en question; il peut y avoir des passages à l'acte agressifs ou suicidaires mais l'intensité et la variabilité dans le temps du tableau symptomatique ne permettent pas d'authentifier un épisode dépressif caractérisé;
- **un trouble anxiété généralisée** : avec ses ruminations anxieuses sur les problèmes de la vie quotidienne et la tension musculaire et psychologique qui entraînent de la fatigue, une confusion est possible avec un épisode dépressif; la conservation de l'intérêt/plaisir pour les activités plaisantes et de la libido, l'absence de culpabilité et d'idées de mort permettent de faire la distinction. Notons toutefois que ces deux troubles sont fréquemment associés;
- **un trouble anxiété sociale** : le retrait social et la dévalorisation de soi peuvent prêter à confusion mais la motivation à éviter les interactions sociales repose sur la peur d'être critiqué ou jugé alors que le déprimé évite pour minimiser son humeur dépressive;
- **un trouble bipolaire** : un début jeune dans la vingtaine, une rapidité d'installation de la dépression en moins d'une semaine, une durée prolongée de l'épisode avec résistance au traitement sont évocateurs. La recherche d'antécédents maniaques et hypomaniaques est décisive mais parfois difficile si le patient en garde un bon souvenir et ne considère pas cette période comme anormale (p. ex. étudier le jour et sortir chaque nuit en discothèque pendant un mois à l'occasion d'un séjour Erasmus à Barcelone). Cependant, 10 % des troubles bipolaires vont enchaîner 3 épisodes dépressifs consécutifs avant de présenter un épisode maniaque et vont ainsi échapper à tout diagnostic précoce;
- **un trouble stress post-traumatique (TSPT)** : lorsque l'émoussement affectif est au premier plan; la recherche du syndrome de reviviscence (p. ex. cauchemars vivaces) et d'hypervigilance permettra de faire la distinction; cependant la révélation du traumatisme est parfois délicate au premier entretien. TSPT et dépression peuvent être associés et un épisode dépressif doit être recherché et identifié devant un TSPT.

Évolution de l'épisode

Les études en population générale montrent que la durée médiane d'un épisode dépressif est aux alentours de 3 mois [21]. L'évolution spontanée est donc favorable à court terme pour la moitié des épisodes identifiés en population générale. Patten a montré qu'au-delà d'une durée de 6 mois, la probabilité d'une rémission dans les 6 semaines suivantes était de 5 % [17]. Dix à 15 % des premiers épisodes dépressifs dureront plus de 2 ans [16]. Si l'on considère le délai de recours au médecin généraliste – 10 semaines –, il est probable qu'une partie non négligeable des épisodes dépressifs guérit sans intervention médicale. Ou guérira dans les premières semaines de la prise en charge. Ce qui légitime une observation de quelques semaines pour des épisodes légers à modérés évoluant depuis quelques semaines. Au-delà de 6 mois de durée d'évolution d'un épisode, la question ne se pose pas : il faut traiter quelle que soit sa sévérité. Que faire pour une durée d'épisode entre 3 et 6 mois? Les études sur l'effet de la durée sans traitement de l'épisode sur la réponse au traitement et le pourcentage de rémission au premier traitement antidépresseur sont en faveur d'un traitement précoce [10]; pour les épisodes sévères, le traitement le plus précoce s'impose dans tous les cas.

Sous traitement pharmaceutique, dans des conditions proches de la pratique quotidienne, la rémission est obtenue dans un tiers des cas avec le premier antidépresseur, dans 50 % des cas après un ou deux antidépresseurs. Le taux de rémission baisse nettement ensuite et un tiers des patients ne connaît pas de rémission après un an de traitement et une série de 4 traitements antidépresseurs [19].

Pour le traitement psychothérapique, les données les plus nombreuses portent sur la psychothérapie comportementalo-cognitive (TCC). Celles-ci sont efficaces pour les patients adressés par leur généraliste avec un NNT (*Number Needed to Treat*) de 4 [8].

Le but est d'obtenir une rémission complète, précisée ainsi dans le DSM-5 : «disparition complète des symptômes ou persistance de 1 à 2 symptômes d'intensité légère pendant une durée minimale de 2 mois». Cette période obtenue, on parle de guérison de l'épisode. Si les symptômes réapparaissent durant la période de rémission, donc avant la fin des 2 mois, on parle de rechute du même épisode. Au-delà, on parle de récidive, c'est-à-dire d'un nouvel épisode. Cette définition est bienvenue car le seuil de rémission adopté est inversement lié à la durée calculée de l'épisode; de même, la durée de la rémission, définie par consensus d'experts, influe sur la durée de l'épisode et sur le nombre total d'épisodes [16].

Pronostic à moyen et long terme

Que peut-on dire à un patient qui vient de vivre un premier épisode dépressif : que cette mauvaise expérience sera sans lendemain? Ou au contraire qu'il doit être mis en garde car la dépression est une maladie chronique et qu'il présentera certainement de nouveaux épisodes dans sa vie?

Monroe et Harkness montrent que les risques de rechute ont été estimés sur des populations mélangeant premiers épisodes et récidives et surestiment ce risque [16]. Les quelques suivis prospectifs de cohorte donnent une image plus optimiste : 50 à 60 % des premiers épisodes resteront isolés sur des périodes de suivi allant jusqu'à 60 ans. Si 30 % des deuxièmes épisodes ne sont pas suivis de récidive comme l'indiquait le DSM-IV, nous avons alors le tableau suivant : deux tiers des patients feront un ou deux épisodes et un sur trois aura plusieurs récidives dans sa vie; le rythme des récidives variera d'un épisode tous les 10 ans à un épisode par an. *Le pronostic d'un premier épisode est donc raisonnablement optimiste.*

L'identification des facteurs prédictifs est obscurcie par le fait que ces études mélangent premiers épisodes et récidives et donc une population – les premiers épisodes – dont le risque est à évaluer avec une population – les récidives – dont le risque est déjà avéré [16]. À l'heure actuelle, la meilleure garantie de l'absence de récidive est d'obtenir la rémission complète et la plus durable possible. Les facteurs de risque de récidive sont un âge de début jeune, dans l'adolescence, un premier épisode sévère ou chronique, une rémission incomplète et des antécédents d'au moins 3 épisodes antérieurs.

Formes cliniques

Les classifications contemporaines distinguent les dépressions selon leur répétition – épisode dépressif (ED) unique et trouble dépressif récurrent – et leur durée – trouble dépressif persistant en cas de durée supérieure à 2 ans de l'épisode (incluant également la *dysthymie* où l'humeur dépressive s'accompagne de quelques symptômes insuffisants pour faire le diagnostic d'épisode dépressif caractérisé). Elles ne tiennent pas compte des différentes formes cliniques et de la division entre dépressions réactionnelles (à un événement de vie) et dépressions endogènes (sans cause identifiable et supposées d'origine biologique) qui reste prégnante et conserve ses défenseurs. En effet, toutes les études statistiques visant à identifier différents sous-types de dépression échouent à mettre en évidence différentes classes statistiques [22]. De plus, une étude récente montre que les sous-types ne sont pas «purs» : la moitié des déprimés répondant à un sous-type remplissent également les critères d'un ou plus autre sous-type; ces sous-types n'ont aucune incidence sur la réponse au traitement, ni sur le choix du traitement pharmacologique [4].

La dernière version du DSM (5) distingue donc des spécifications cliniques (et non des sous-types de dépression) (encadré 13.1) [1] :

- **ED avec détresse anxieuse** ;
- **ED avec caractéristiques mixtes** (symptômes maniaques associés) ;
- **ED avec caractéristiques mélancoliques** (forme sévère très ralentie et anhédonique, réveil précoce et amélioration vespérale de l'humeur, « qualité particulière de l'humeur » avec profond désespoir ou « humeur vide », perte de poids et culpabilité intense) ;
- **ED avec caractéristiques atypiques** (sensibilité exacerbée au rejet créant des problèmes relationnels, réactivité durable de l'humeur aux circonstances et événements positifs, lourdeur des 4 membres, hyperphagie, hypersomnie) ;
- **ED avec caractéristiques psychotiques** (en distinguant délire et hallucinations congruentes [culpabilité, maladie, annihilation, punition] ou non à l'humeur) ;
- **ED avec catatonie** (très rare, associant stupeur et mutisme, catalepsie et flexibilité cireuse, négativisme).

Et des spécifications temporelles ou circonstancielles :

- **ED du péripartum** : début de l'épisode jusqu'à un mois après l'accouchement, 5 % des accouchements avec un début durant la grossesse dans la moitié des cas – recherche systématique d'un ED chez toute jeune mère durant le suivi de grossesse et aux premiers examens de santé du nourrisson –, anxiété sévère le plus souvent, symptômes psychotiques parfois avec délire

ENCADRÉ 13.1

Modifications apportées par la 5e édition du DSM [1]

La modification la plus importante est symbolique : c'est l'individualisation du trouble bipolaire qui quitte la catégorie des troubles de l'humeur. L'épisode dépressif en lui-même varie peu : les critères diagnostiques sont inchangés depuis la 3e édition du DSM en 1980, elle-même inspirée par des travaux de 1957 ! En revanche, le DSM est devenu plus homogène : le deuil était le seul événement de vie excluant le diagnostic d'épisode dépressif; suite à plusieurs études, cette exclusion a été levée. Ceci a suscité un grand débat dans le monde anglosaxon alors que les études montrent que cela n'augmente le nombre de déprimés identifiés que de 3 %. Surtout, deux nouveaux troubles ont fait leur apparition : le trouble dysphorique prémenstruel et le trouble disruptif avec dysrégulation émotionnelle. Le premier est caractérisé par des variations importantes de l'humeur et des émotions la semaine précédant les règles avec une rémission complète à la fin des règles, et ce sur la majorité des cycles menstruels. Il peut s'agir d'une importante labilité émotionnelle, d'une irritabilité voire de colères, d'une anxiété marquée ou simplement de l'apparition d'une humeur dépressive avec désespoir ou auto-dévalorisation. Cette perturbation de l'humeur et des émotions doit être associée à d'autres symptômes semblables aux symptômes dépressifs – diminution de l'intérêt pour les activités habituelles, troubles de la concentration, fatigue, modifications de l'appétit et du sommeil – et aussi le sentiment d'être débordé ou de ne plus se contrôler, des symptômes physiques douloureux des seins, des articulations ou des muscles. Le diagnostic doit être établi sur la base d'un suivi prospectif d'au moins 2 cycles menstruels. La création d'un trouble disruptif avec dysrégulation émotionnelle est légitimée par la crainte d'un surdiagnostic de trouble bipolaire chez l'enfant (et de son traitement) : il s'agit d'enfants avec une irritabilité chronique – quotidienne, permanente pendant au moins un an – ayant des crises de colère disproportionnées et violentes au moins 3 fois/semaine, l'ensemble de ces symptômes ayant débuté avant l'âge de 10 ans. Ce trouble serait plus commun que le trouble bipolaire à ces âges – 2 à 5 % *versus* moins de 1 % – et évoluerait le plus souvent à l'âge adulte vers des troubles anxieux ou des troubles dépressifs. L'inclusion dans les troubles de l'humeur est justifiée par ce risque et aussi par le caractère fondamental de la dysphorie pour cette catégorie diagnostique. Autre nouveauté empruntée à la CIM-10, il existe maintenant une catégorie « autre trouble dépressif spécifié » semblable à la catégorie F38 de la CIM; cette catégorie comprend la dépression récurrente brève chère à Jules Angst, les épisodes dépressifs de courte durée et les épisodes dépressifs avec un nombre insuffisant de critères. Demeure la catégorie résiduelle « trouble dépressif non spécifié », surtout utile pour les situations où une information complète est impossible à obtenir (p. ex. lors d'un passage aux urgences).

sur l'enfant « possédé », commandes hallucinatoires de tuer l'enfant, dans les formes sévères risque d'infanticide, voire de suicide altruiste ; risque de récidive au prochain accouchement de 30 à 50 % nécessitant une surveillance régulière lors de la grossesse et dans les suites de l'accouchement ;

- **ED saisonnier** : début et rémission des épisodes aux mêmes périodes de l'année – typiquement début automno-hivernal et rémission printanière – 2 ans de suite au moins, symptomatologie particulière avec fatigue intense, hypersomnie, hyperphagie et prise de poids, appétence marquée aux sucres, spécificité thérapeutique avec réponse à une photothérapie intense matinale (cependant sensible aux traitements antidépresseurs et la photothérapie est également active sur épisodes non saisonniers).

Lorsque la cause d'un ED est clairement attribuable – soit à une substance/médicament, soit à une maladie physique (p. ex. une maladie de Parkinson, une hypothyroïdie, un accident vasculaire cérébral, ou une maladie de Huntigton) –, CIM et DSM classent alors l'ED de manière spécifique : trouble mental lié à l'utilisation d'une substance psychoactive (F19.14) et trouble dépressif organique (F06.32) dans la CIM et trouble dépressif induit par une substance/médicament et Trouble dépressif dû à une autre affection médicale dans le DSM.

Autres troubles de l'humeur

Dépression post-schizophrénique

Un authentique épisode dépressif peut survenir dans l'évolution d'un trouble schizophrénique, au décours ou à distance d'un épisode psychotique. Des symptômes dépressifs peuvent aussi annoncer un nouvel épisode psychotique, ce qui légitime une période d'observation. Van Praag a également décrit une « dépression akinétique » semblable en tout point à un épisode dépressif mais cédant rapidement à la prise d'anticholinergiques antiparkinsoniens, et justifiant, surtout si le patient prend des neuroleptiques tels que l'halopéridol, un traitement d'épreuve. Cette dépression post-psychotique répond aux antidépresseurs, sous couverture antipsychotique.

Dépression vasculaire

Habituellement, la prévalence des épisodes dépressifs baisse après 65 ans. Cependant, l'apparition d'épisodes tardifs doit faire évoquer une cause organique cérébrale. Plusieurs auteurs ont fait l'hypothèse que ces épisodes tardifs seraient dus à de multiples ischémies cérébrales diffuses (leucoaraïose). Une récente étude coréenne suggère que la moitié des épisodes dépressifs du sujet âgé – avec ou sans antécédents dépressifs – seraient des dépressions vasculaires (ce qui met en évidence qu'une même personne pourra souffrir dans sa vie de plusieurs épisodes dépressifs de natures différentes).

Traitement

Deux précautions générales sont à prendre lors de la prise en charge :

- conseiller au patient de reporter toute décision importante après l'amélioration de son épisode ; par exemple, si la cause de l'épisode ou son maintien est attribuée à une mésentente conjugale ou à des problèmes professionnels, il y a un risque de divorce ou de démission brutale ;
- évaluer régulièrement les idées suicidaires et agir en fonction de leur sévérité. Si les idées sont fugaces et peu élaborées, il s'agit de surveiller leur évolution à chaque consultation ; à l'inverse en présence d'un plan élaboré avec un moyen accessible et létal et une date proche arrêtée (p. ex. « Le week-end prochain ma femme et les enfants sont chez mes beaux-parents ») : il s'agit de garder le patient sous la main jusqu'au moment où l'on peut passer directement le relais – à un proche contacté, aux ambulanciers, voire aux pompiers – qui se chargera de sécuriser le transport aux urgences.

Les deux grandes options thérapeutiques pour les épisodes modérés, les plus fréquents, sont les antidépresseurs et les psychothérapies.

Les premiers sont les plus accessibles. Avant l'instauration d'un antidépresseur, il est important de mettre en évidence d'éventuelles idées suicidaires et un antécédent personnel maniaque ou hypomaniaque.

Les psychothérapies sont certes l'objet d'une (légère) préférence par les patients et d'une bonne crédibilité pour les médecins généralistes; cependant leur accessibilité est bien moindre tant par la faible disponibilité de psychothérapeutes, de leur éloignement du lieu de résidence du patient, et du reste à charge pour le patient lorsque la psychothérapie n'est pas réalisée par un médecin. Parmi les différents types de psychothérapie, les psychothérapies comportementalo-cognitives, la psychothérapie interpersonnelle et certaines méthodes reposant sur la pratique de la méditation (p. ex. *Minfulness Based Cognitive Therapy*) accumulent les preuves de leur efficacité.

Pour les épisodes dépressifs sévères, le traitement pharmacologique ne se discute pas.

Dans les formes légères, les psychothérapies sont d'abord recommandées. Certains pays préconisent à ce stade « léger » des psychothérapies dites à « faible intensité », des manuels d'autotraitement (*self-help books*) ou une assistance psychologique via internet [5].

Épidémiologie et santé publique

Incidence et prévalence en population générale

L'incidence annuelle n'est pas connue pour la France; les enquêtes occidentales la situent entre 1,5 et 3 pour 100 personnes-années. La prévalence sur 12 mois était de 6 % en 2000 dans l'enquête de l'OMS ESEMeD[4]; elle est estimée à 7,8 % dans le Baromètre santé 2010 dont 9 % de formes légères, 55 % de formes modérées et 36 % de formes sévères.

Qualité de vie

L'OMS et la Banque mondiale ont lancé en 1996 la première étude comparant la mortalité et le handicap de plus de 200 maladies et causes de handicap : *Global Burden of Disease*. En 2010, la dépression est la 2e cause mondiale d'années de vie avec handicap.

4 Étude épidémiologique dite ESEMeD/MHEDEA (2000).

Coût pour la société et pour la sécurité sociale

Des analyses de coûts incluant non seulement le coût des soins mais aussi les coûts indirects tels que les arrêts de travail, ont estimé le coût global pour la société des épisodes dépressifs à 14 milliards d'euros pour la France [2].

Pour la sécurité sociale, le coût de la dépression et des prescriptions d'antidépresseurs s'élève à 7,6 milliards (= 4 % de l'Ondam : Objectif national des dépenses de l'assurance-maladie), à comparer aux 34 milliards des coûts de l'ensemble des troubles mentaux. La dépression est le premier motif d'affection de longue durée psychiatrique (ALD n° 23), l'ALD pour motif psychiatrique représentant 14 % de toutes les ALD. Le Baromètre 2005 avait montré que 35 % des personnes déprimées ayant un emploi avaient reçu un arrêt de travail avec une durée moyenne de 81 jours. En 2011, 84 000 patients ont eu un arrêt de travail de plus de 6 mois.

Performance du système de soins

Accès aux soins

En 2005, seulement 40 % des personnes identifiés comme déprimées par l'enquête Baromètre santé avaient consulté. Cinq ans plus tard, la même enquête trouvait 60 % de patients souffrant de dépression accédant aux soins. Entre-temps, la première campagne d'information grand public sur la dépression avait été lancée par l'Institut national de prévention et d'éducation pour la santé (INPES) en 2007. Les principaux réfractaires aux soins sont les hommes, les sujets jeunes, les étudiants et les ouvriers.

Diagnostic

Neuf épisodes dépressifs sur 10 sont pris en charge par le seul médecin généraliste. Une méta-analyse des études sur la performance diagnostique des médecins généralistes montre que leur sensibilité diagnostique est de 50 % et leur spécificité de 81 % [15]. Les généralistes jouent leur rôle de *gate-keepers* en éliminant les non-déprimés. De même, ils identifient mieux les formes sévères. La prévalence de la dépression dans la patientèle de médecine générale est relativement faible, de l'ordre de 14 % en Europe : sur 100 patients,

7 déprimés seulement sur 14 sont identifiés par le médecin généraliste, les 16 autres cas identifiés par ce dernier étant en réalité des faux positifs. La performance s'améliore lorsque le médecin revoit une à deux fois son patient avant de se prononcer : c'est le *watchful waiting* recommandé aux médecins anglais. La prévalence de la dépression est plus élevée en soins spécialisés ; à notre connaissance une seule étude a évalué les performances diagnostiques de quelques psychiatres catalans, meilleure que celles des généralistes mais perfectibles quant à l'identification des troubles anxieux associés à la dépression, ce qui est le cas d'un déprimé sur deux.

Adéquation des traitements

Soixante pour cent des patients pris en charge par des médecins généralistes reçoivent des antidépresseurs, ce qui représente 32 % du nombre total de déprimés – soignés ou non. Près de 80 % des patients suivis par un psychiatre reçoivent un antidépresseur. Une psychothérapie – le plus souvent associée à un traitement pharmaceutique – est suivie par 30 % des patients accédant aux soins et seulement 5 % de ces patients suivent une thérapie comportementalo-cognitive. En médecine générale, les patients déprimés dans un contexte de difficultés sociales ou relationnelles reçoivent moins souvent des antidépresseurs (la dichotomie dépression réactionnelle/dépression endogène reste prégnante alors qu'elle a perdu sa valeur d'indicateur thérapeutique). Les généralistes sont convaincus de l'efficacité des psychothérapies mais ont du mal à les distinguer les unes des autres, laissant le choix au patient. La moitié des psychothérapies est effectuée par un psychiatre et fait l'objet d'un remboursement, ce n'est pas le cas lorsqu'elles sont réalisées par un psychologue libéral.

Chaque année, une personne déprimée sur 6 est hospitalisée pour dépression, structures privées et publiques confondues.

Observance des soins

Les chiffres de l'assurance-maladie montrent que la moitié des patients recevant des antidépresseurs arrêtent leur traitement au bout de 2 mois. L'observance est meilleure lorsque le traitement est conduit par un psychiatre. L'observance des psychothérapies est inconnue mais si l'on se réfère aux données de l'initiative anglaise *Improving Access to Psychological Treatment* (IAPT) deux tiers des patients terminent le traitement avec un nombre moyen de séances suivies de 6 dans un programme qui favorise les psychothérapies dites de faible intensité pratiquées par des travailleurs sociaux spécialement formés.

Coopération des professionnels de santé

La faible coopération entre médecins généralistes, psychiatres libéraux et psychiatres publics est un phénomène répandu dans les pays occidentaux. En France, moins de 5 % des généralistes demandent l'avis d'un psychiatre ou lui réfèrent leur patient. Les motifs avancés sont un délai d'attente trop long et une mauvaise communication avec le généraliste. Les psychiatres publics prennent en charge une partie de leurs patients suite à leur passage aux urgences : en 2006, sur 200 000 tentatives de suicide prises en charge, un tiers (64 000) a fait l'objet d'une hospitalisation en psychiatrie. De plus, la sévérité des patientèles est similaire : il y a autant de cas sévères et difficiles suivis par le généraliste que par le psychiatre. Généralistes, psychiatres libéraux et publics semblent fonctionner chacun de leur côté, en « silos » de soins plutôt qu'en réseau.

Soins collaboratifs et gradués

De très nombreuses études ont montré une amélioration de la prise en charge de la dépression par une collaboration planifiée entre généralistes et spécialistes, particulièrement lorsqu'elle inclut un volet psychothérapeutique [7]. Plusieurs pays européens mettent en place des systèmes gradués afin de mieux suivre les recommandations d'experts d'une première étape psychothérapique pour les formes légères et modérées. Ainsi, le programme anglais IAPT a investi plus de 600 millions d'euros pour favoriser l'accès aux psychothérapies, ce qui a permis de prendre ainsi en charge un million de patients les 3 premières années de son lancement.

Informatisation des soins pour la dépression

Depuis une quinzaine d'années, le concept de TCC de faible intensité [5] s'est développé. L'un des objectifs est de faciliter l'accès aux soins psychologiques pour les troubles les plus nombreux : les troubles anxieux et dépressifs. L'Australie et la Suède sont devenues les championnes de l'assistance psychologique par internet en développant, en particulier, des programmes de prise en charge de la dépression reposant sur les TCC. Ces programmes ont démontré leur efficacité et se comparent assez favorablement aux TCC individuelles réalisées par un psychothérapeute [5].

Conclusion

Les troubles dépressifs affectent un très grand nombre de nos concitoyens et entraînent une souffrance quotidienne parfois insupportable. Heureusement la plupart d'entre eux n'auront à souffrir que d'un ou deux épisodes durant leur vie. Un tiers sera malheureusement frappé de nombreuses récidives et un sixième souffrira d'épisodes chroniques de plus de 2 ans. Malgré toutes les recherches et toutes les propositions théoriques, la dépression conserve son caractère monolithique et se traite de la même façon, qu'elle semble répondre à un événement ou à une situation difficile ou qu'elle semble surgir de nulle part. Le plus important pour la recherche est sans doute de déterminer ce qui différencie ceux qui présenteront un épisode unique et rapidement circonscrit de ceux qui vont présenter un épisode chronique ou plusieurs récidives dans leur vie. Pour cela, la recherche devrait porter sur l'étude et le suivi prospectif d'une cohorte importante de premiers épisodes pour mettre en évidence ce qui permet à la plupart de conserver une résilience et à d'autres de basculer dans la chronicité et dans la récidive.

Références

[1] American Psychiatric Association. Diagnostic and Statistical Manual of Mental Disorders, 5th ed. (DSM-5). Arlington : APA; 2013. Traduction française sous la direction de Crocq MA, Guelfi JD et al. Paris : Elsevier-Masson; 2015 .

[2] Andlin-Sobockia P, Jönsson B, Wittchen HU, et al. Cost of disorders of the brain in Europe. Eur J Neurol 2005; 12 : 1-27.

[3] Andrews G, Slade T, Sunderland M, et al. Issues for DSM-V : simplifying DSM-IV to enhance utility : the case of major depressive disorder. Am J Psychiatry 2007; 164 : 1784-5.

[4] Arnow BA, Blasey C, Williams LM, et al. Depression Subtypes in Predicting Antidepressant Response : A Report From the iSPOT-D Trial. Am J Psychiatry 2015; 172 : 743-50.

[5] Bennett-Levy J, Richards BA, Farrand P, et al. Oxford Guide to Low Intensity CBT Interventions. Oxford : Oxford University Press; 2010.

[6] Bonanno GA, Goorin L, Coifman KG. Sadness and Grief. In : Lewis M, Haviland-Jones JM, Barrett LF, editors. Handbook of Emotions. 3rd ed. New York : Guilford Press; 2008. p. 797-810.

[7] Coventry PA, Hudson JL, Kontopantelis E, et al. Characteristics of Effective Collaborative Care for Treatment of Depression : A Systematic Review and Meta-Regression of 74 Randomised Controlled Trials. PLoS One 2014; 9.

[8] Cuijpers P, van Straten A, van Schaik A, et al. Psychological treatment of depression in primary care : a meta-analysis. Br J Gen Pract 2009; 59 : e51-60.

[9] Dazzi T, Gribble R, Wessely S, et al. Does asking about suicide and related behaviours induce suicidal ideation? What is the evidence? Psychol Med 2014; 44 : 3361-3.

[10] Ghio L, Gotelli S, Marcenaro M, et al. Duration of untreated illness and outcomes in unipolar depression : A systematic review and meta-analysis. J Affect Disord 2014; 152-154 : 45-51.

[11] Jackson SW. A History of Melancholia and Depression. In : Wallace ER, Gash J, editors. History of Psychiatry and Medical Psychology. New York : Springer; 2008. p. 443-60.

[12] Kroenke K. Patients presenting with somatic complaints : epidemiology, psychiatric co-morbidity and management. Int J Methods Psychiatr Res 2003; 12 : 34-43.

[13] Michl LC, McLaughlin KA, Shepherd K, et al. Rumination as a Mechanism Linking Stressful Life Events to Symptoms of Depression and Anxiety : Longitudinal Evidence in Early Adolescents and Adults. J Abnorm Psychol 2013; 122 : 339-52.

[14] Mitchell AJ, McGlinchey JB, Young D, et al. Accuracy of specific symptoms in the diagnosis of major depressive disorder in psychiatric out-patients : data from the MIDAS project. Psychol Med 2009; 39 : 1107-16.

[15] Mitchell AJ, Vaze A, Rao S. Clinical diagnosis of depression in primary care : a meta-analysis. Lancet 2009; 374 : 609-19.

[16] Monroe SM, Harkness KL. Recurrence in Major Depression : A Conceptual Analysis. Psychol Rev 2011; 118 : 655-74.

[17] Patten SB. A major depression prognosis calculator based on episode duration. Clin Pract Epidemiol Ment Health 2006; 2 : 13.

[18] Reynolds EH, Kinnier Wilson JV. Neurology and psychiatry in Babylon. Brain 2014; 137 : 2611-9.
[19] Rush AJ, Trivedi MH, Wisniewski SR, et al. Acute and longer-term outcomes in depressed outpatients requiring one or several treatment steps : a STAR*D report. Am J Psychiatry 2006; 163 : 1905-17.
[20] Suh T, Gallo JJ. Symptom profiles of depression among general medical service users compared with specialty mental health service users. Psychol Med 1997; 27 : 1051-63.
[21] Üstün TB, Kessler RC. Global burden of depressive disorders : the issue of duration. Br J Psychiatry 2002; 181 : 181-3.
[22] van Loo HM, de Jonge P, Romeijn JW, et al. Data-driven subtypes of major depressive disorder : a systematic review. BMC Med 2012; 10 : 156.
[23] Wakefield JC, Schmitz MF, Baer JC. Does the DSM-IV Clinical Significance Criterion for Major Depression Reduce False Positives? Evidence From the National Comorbidity Survey Replication. Am J Psychiatry 2010; 167 : 298-304.
[24] Zimmerman M. Symptom Severity and Guideline-Based Treatment Recommendations for Depressed Patients : Implications of DSM-5's Potential Recommendation of the PHQ-9 as the Measure of Choice for Depression Severity. Psychother Psychosom 2012; 81 : 329-32.
[25] Zimmerman M, McGlinchey JB, Young D, et al. Diagnosing Major Depressive Disorder IV : Relationship Between Number of Symptoms and the Diagnosis of Disorder. J Nerv Ment Dis 2006; 194 : 450-3.
[26] Zimmerman M, Galione JN, Chelminski I, et al. A simpler definition of major depressive disorder. Psychol Med 2010; 40 : 451-7.

13.3 Clinique des troubles bipolaires

C. Gay

Introduction, historique

Les troubles bipolaires constituent des pathologies extrêmement hétérogènes dans leurs expressions cliniques et leurs modalités évolutives avec une fréquence très élevée de comorbidités. Ils appartiennent à la catégorie des troubles de l'humeur au même titre que les troubles unipolaires (ou dépressifs récurrents), les troubles dysthymiques et cyclothymiques. Ils ont récemment été individualisés dans une catégorie à part entière dans le DSM-5. Ces troubles résulteraient de dysfonctionnements au niveau du système nerveux central [9]. Des anomalies biochimiques ou de structure et/ou d'activité de certains circuits neuronaux du système nerveux central seraient responsables des changements brutaux d'énergie et de fonctionnement qui caractérisent les troubles bipolaires.

Le trouble bipolaire, tel qu'il est défini par le DSM-5 et la CIM-10, concerne 1 à 2 % de la population générale. De récentes publications portant sur l'épidémiologie des troubles bipolaires incluant les formes atténuées non reconnues par ces classifications internationales évaluent de 3,4 [17] à 6,4 % leur prévalence sur la vie entière.

Ce trouble se caractérise par une alternance d'épisodes dépressifs et d'excitation maniaque et se subdivise en deux grands sous-groupes :

- les troubles bipolaires I (BPI) définis par la survenue d'au moins un épisode maniaque, pierre angulaire du trouble;
- les troubles bipolaires II (BPII) définis par la survenue d'au moins un épisode hypomaniaque et d'épisodes dépressifs caractérisés.

Aux confins de la maladie bipolaire se situe la cyclothymie, définie par une alternance de phases d'hypomanie et d'humeur subdépressive. Les fréquents états subsyndromiques qui persistent entre les épisodes donnent au trouble bipolaire une dimension de chronicité. La totalité des épisodes représenterait environ 20 % de la vie des patients atteints. J. Goldberg et al. relèvent une évolution non favorable chez 41 % des patients [12]. L'étude de suivi la plus récente apporte des chiffres encore plus impressionnants [18, 19]. Sur une période de 13 ans de suivi en moyenne, les sujets bipolaires présentent un trouble significatif pendant la moitié du temps avec une prédominance de l'humeur dépressive.

Ce trouble constitue un problème majeur de santé publique. Avant l'avènement de la psychopharmacologie, il avait un pronostic « terrible, désespéré» et était considéré comme une «maladie incurable» [13]. Selon l'OMS, il fait partie des dix maladies les plus coûteuses et invalidantes au plan mondial. Le taux de mortalité est deux à trois fois plus élevé que celui de la population générale. Les coûts directs et indirects sont de plusieurs milliards d'euros. Le risque suicidaire est majeur, avec une fréquence de 10 à 15 % chez les patients non traités. La souffrance engendrée par ce trouble ne se limite pas au patient, elle touche l'entourage proche. Ce trouble est responsable d'un risque important de désocialisation et peut exposer le patient à la justice. Il existe fréquemment d'autres troubles associés qui peuvent masquer la maladie et constituer des facteurs de résistance et d'aggravation du pronostic. La comorbidité avec l'abus de substance concerne jusqu'à 60 % des bipolaires et les troubles anxieux y sont surreprésentés.

La psychose maniacodépressive regroupait les pathologies de l'humeur à évolution cyclique et incluait les formes bipolaires et unipolaires. Ces deux formes évolutives constituent aujourd'hui deux entités distinctes. La psychose maniacodépressive a donc été amputée des dépressions récurrentes pour devenir le trouble bipolaire dont la définition s'est considérablement élargie à partir d'arguments génétiques, cliniques et évolutifs. Le spectre des troubles bipolaires correspond à l'ensemble des troubles bipolaires définis par le DSM-5 et la CIM-10, les troubles bipolaires de type III, les troubles cyclothymiques et les tempéraments cyclothymiques et hyperthymiques. Les troubles saisonniers, les formes évolutives brèves et les troubles schizoaffectifs se situent aux confins du spectre bipolaire.

Les premières descriptions du futur trouble bipolaire remontent à la médecine grecque et plus particulièrement à Arétée de Cappadoce (1er siècle apr. J.-C.) qui établit un lien entre la mélancolie et la manie [10], mais l'alternance manie-dépression n'est signalée qu'à partir du XVIIe siècle par T. Willis qui mentionne la succession répétée des deux états pathologiques. J. Baillarger, en 1854, décrit la folie à double forme qui se caractérise par «deux périodes régulières, l'une de dépression et l'autre d'excitation». La même année, J.P. Falret publie un article consacré à la folie circulaire. Antoine Ritti apporte sa contribution à la description de la maladie dans un ouvrage publié en 1883 et qui regroupe 80 observations [8] E. Kraepelin aborde l'ensemble des troubles bipolaires dans une vision unitaire [21]. Il distingue 18 types évolutifs de folie maniacodépressive, dont les formes unipolaires et bipolaires, sans les opposer pour autant. Ultérieurement, K. Kleist et K. Leonhard subdivisent les psychoses intermittentes en formes unipolaires, maniaques ou dépressives et formes bipolaires. C. Perris (1966), J. Angst (1966), G. Winokur (1973) confirment cette dichotomie. Les classifications officielles les plus récentes (CIM-10 et DSM-5) maintiennent cette distinction unipolaire/bipolaire. En 1976, D.L. Dunner initie la classification des troubles bipolaires et distingue les troubles bipolaires de type I et II tels qu'ils sont définis par le DSM à partir de 1980. Plus récemment, on assiste à un élargissement du concept de trouble bipolaire avec l'apparition de la notion du «spectre bipolaire» qui regroupe différents types de troubles dont les états dépressifs mixtes.

Épidémiologie

L'épidémiologie des troubles bipolaires a été longtemps limitée à celle de la psychose maniacodépressive, avec un taux de prévalence de 1 %. Le champ des troubles bipolaires s'est considérablement élargi, intégrant les troubles bipolaires de type II, les troubles bipolaires NOS (*not otherwise specified*), les troubles cyclothymiques et plus récemment les formes brèves récurrentes, les troubles saisonniers, les tempéraments hyperthymiques, cyclothymiques, dysthymiques, subaffectifs et colériques.

L'enquête américaine historique *Epidemiologic Catchment Area* – ECA, portant sur une population générale de 18 252 personnes, évalue respectivement à 0,8, 0,5 et 5,1 % les taux de prévalence sur la vie entière des épisodes maniaques (type I), des épisodes hypomaniaques (type II) et des symptômes maniaques et hypomaniaques subsyndromiques.

Le *sex ratio* est de 1 pour les troubles bipolaires. Il existe néanmoins certaines différences chez les femmes : un début plus tardif, une fréquence plus élevée d'épisodes dépressifs et de cycles rapides.

L'âge de début est précoce. Cette pathologie touche fréquemment l'adolescent et l'adulte jeune avec un âge de moyen de 18 ans pour le type I et de 20 ans pour le type II.

Les conséquences sur la vie socioprofessionnelle et familiale sont majeures : la moitié à deux tiers des patients divorcent, un tiers est au chômage, indépendamment de ceux qui se trouvent en situation d'échec scolaire ou d'interruption de travail, plus de la moitié sont confrontés à des difficultés financières. Un quart des patients ont été confrontés à des actes médico-légaux.

Le coût annuel de cette maladie est évalué à 7 300 €/patient [2].

Clinique

Le trouble bipolaire se caractérise par une alternance d'épisodes maniaques et dépressifs dont les expressions varient en fonction de l'intensité, la durée et les caractéristiques cliniques.

Manie

Épisode maniaque

C'est le trouble mental aigu le plus typique et le plus anciennement reconnu [*in* 8]. Il se définit par une humeur euphorique et/ou irritable, associée à une hyperactivité physique et psychique. L'intensité de la symptomatologie permet de distinguer la manie de l'hypomanie pour laquelle les manifestations cliniques sont atténuées et moins invalidantes, le plus souvent compatibles avec le maintien d'activités socioprofessionnelles. Le critère retenu de durée des symptômes est au minimum d'une semaine.

La présentation est caractéristique. La mimique est enjouée et hyperexpressive. Elle est adaptée à l'ambiance et au contenu du discours. Il existe une agitation et une hyperactivité incessantes. La tenue vestimentaire est le plus souvent colorée et extravagante. Le sujet s'exprime spontanément, sans retenue.

L'humeur proprement dite est décrite comme euphorique, expansive, exaltée, gaie ou élevée, avec un optimisme à toute épreuve. Il existe un enthousiasme permanent et non sélectif pour les relations interpersonnelles, sexuelles ou professionnelles. Cependant, une labilité est fréquemment observée ; le sujet peut exprimer des idées tristes, passer du rire aux larmes, de la colère à l'anxiété. L'irritabilité, le ton grinçant et caustique, l'hyperréactivité émotionnelle sont aussi fréquemment constatés lors de tels épisodes. Parallèlement, il existe une augmentation de l'estime de soi, pouvant aller jusqu'à des idées mégalomaniaques. Le sujet se perçoit comme un individu d'exception, un « champion du monde » avec les sentiments d'être « incassable et invincible ». Il est capable de donner son avis sur des sujets complexes sans en avoir les compétences ou d'entreprendre des projets grandioses : monter une entreprise, écrire un roman, composer une œuvre musicale, promouvoir une invention irréaliste, créer un parti politique ou un mouvement religieux, etc. Il existe un optimisme démesuré, une projection irréaliste dans le futur. Ce qui caractérise le mieux l'humeur du maniaque est un état d'hyperesthésie affective, c'est-à-dire une augmentation de l'amplitude des émotions, une hyperréactivité et une capacité exagérée mais syntone à ressentir des émotions (donc en relation avec son environnement). L'hypersensorialité est aussi fréquemment associée au tableau clinique. Le patient perçoit avec plus d'acuité les couleurs, les sons, les odeurs, les goûts, les sensations.

L'accélération des processus idéiques constitue le deuxième volet de la symptomatologie maniaque. Cette tachypsychie se caractérise par un emballement de la pensée. Les idées fusent, à tel point qu'elles s'enchevêtrent et qu'il existe fréquemment une perte du fil du discours. *Cette fuite des idées* est influencée aussi par des événements extérieurs. Le patient capte toutes les informations extérieures qu'il intègre à son discours. Cette *distractibilité* est constante et contribue à la fuite des idées. La logorrhée est caractéristique et s'inscrit dans le cadre de l'excitation psychique. Les flots de parole sont intarissables. Le maniaque interpelle des inconnus, parle de sujets variés, sans interruption, pendant des heures, avec une accélération du débit. Le contenu du discours peut être riche en jeux de mots, plaisanteries, calembours, histoires drôles, facéties. Les phrases peuvent être construites en fonction de l'assonance des mots, aboutissant alors à une incohérence du fait des multiples coq-à-l'âne. Les appels téléphoniques sont répétés, il en est de même des envois de SMS et de mails. L'expression verbale est théâtrale, maniérée, avec une hyperexpressivité. Des tirades, des citations, des poésies, des prières peuvent venir ponctuer le discours. Cette logorrhée peut être associée à une graphorrhée. La dimension ludique se retrouve dans les différents aspects du fonctionnement psychomoteur, y compris le langage.

Le troisième volet se caractérise par l'hyperactivité physique qui touche tous les domaines de la vie. Cette augmentation d'activité figurait dans la liste des critères cliniques des versions précédentes du DSM au titre d'une « augmentation de l'activité orientée vers un but » sans que l'énergie soit mentionnée. Il existe une réduction du temps de sommeil avec, au début, un réveil de plus en plus précoce et l'absence de sentiment de fatigue après des nuits écourtées, voire sans sommeil dans les formes les plus aiguës. Une réduction du temps de sommeil peut favoriser et entretenir un épisode d'excitation maniaque. Un amaigrissement est fréquemment observé, en partie imputable à l'hyperactivité. Ces troubles ont des conséquences majeures et dommageables sur les plans affectif, familial, social et professionnel. Il existe un état de désinhibition qui s'exprime dans les champs de la vie professionnelle, affective, sexuelle, sociale. Les engagements amoureux sont fréquents au cours d'un épisode maniaque au même titre que les expériences sexuelles multiples, en rapport avec une amplification des désirs, de l'activité fantasmatique, pouvant exposer le sujet à des comportements déviants répréhensibles. La vie professionnelle subit les mêmes influences, avec un excès de travail et l'élaboration de projets inadaptés qui se soldent souvent par des dépôts de bilan et des mises en examen pour escroquerie. Des répercussions similaires sont observées dans le cadre de la vie familiale et sociale, avec des comportements excessifs, voire parfois tyranniques, agressifs ou violents. Les excès s'observent aussi dans les achats, la conduite automobile, la consommation d'alcool, l'usage de stupéfiants, etc.

F.K. Goodwin et K.R. Jamison ont estimé les fréquences respectives des différents symptômes [13] :

- symptômes thymiques : irritabilité 80 %, euphorie 71 %, dépression 72 %, labilité 69 %, expansivité 60 % ;
- symptômes cognitifs : idées mégalomaniaques 78 %, fuite des idées 71 %, distractibilité, troubles de la concentration 71 %, confusion 25 % ;
- symptômes psychotiques : idées délirantes 48 % ; idées délirantes de grandeur 47 %, idées de persécution 28 %, syndrome d'influence 15 %, hallucinations 15 % ;
- comportement et activités : hyperactivité 87 %, réduction du sommeil 81 %, violence – agression 49 %, logorrhée 98 %, nudité, exhibitionnisme sexuel 29 %, hypersexualité 57 %, extravagance 55 %, préoccupations religieuses 39 %.

Formes cliniques

Formes symptomatiques

État hypomaniaque

Il présente les mêmes caractéristiques que l'état maniaque, mais les symptômes sont moins nombreux, moins intenses et moins invalidants. Le diagnostic d'un état hypomaniaque peut se poser lorsque les symptômes persistent au moins 4 jours (critère du DSM).

L'état hypomaniaque passe très souvent inaperçu lors de l'interrogatoire du patient sur son histoire et ses antécédents. Il peut inaugurer un épisode maniaque caractérisé, précéder ou succéder à un épisode dépressif et être confondu avec la période d'intervalle libre, où l'euphorie peut être confondue avec le bien-être secondaire à la disparition des éléments dépressifs. La réduction du temps de sommeil, la multiplication des projets, l'absence de fatigabilité, une sociabilité inhabituellement familière, avec une plus grande facilité de contact, une augmentation de l'activité, une distractibilité, une surestimation de son image, une surconsommation d'alcool et de tabac, constituent des éléments d'orientation diagnostique. L'interrogatoire de l'entourage prend toute son importance. Il permet de retrouver l'existence d'une cassure par rapport à l'état antérieur, de comportements et propos inhabituels, de changements de l'humeur.

État mixte

Cet état intégré dans le trouble bipolaire de type I dans les versions III et IV du DSM ne figure plus dans le DSM-5. Il a été remplacé par les « caractéristiques mixtes » qui peuvent être associées aux épisodes maniaques, hypomaniaques et dépressifs caractérisés. L'état mixte tel qu'il est défini classiquement se caractérise par l'intrication de symptômes maniaques et dépressifs. Il est difficile à distinguer de l'état maniaque où l'on retrouve une labilité de l'humeur. La justification de son individualisation repose sur le risque suicidaire élevé, le recours à des mesures thérapeutiques spécifiques dont l'exclusion des antidépresseurs en l'absence d'un traitement régulateur de l'humeur. Les états mixtes et états dysphoriques sont observés dans 20 % des troubles bipolaires de type I. L'élargissement du concept d'état mixte est dû à l'inclusion des dépressions mixtes, dont la frontière avec les dépressions agitées est loin d'être précise.

L'individualisation de l'état mixte est ancienne. J.P. Falret (1860) décrit sous ce terme la coexistence d'idées tristes et d'excitation maniaque et 50 ans plus tard, E. Kraepelin (1913) précise différentes catégories d'états mixtes, transitions entre un épisode dépressif et un épisode maniaque : manie typique, manie dépressive ou anxieuse (dysphorie dépressive, fuite des idées, excitation, agitation, angoisse), dépression excitée (pensée pauvre, besoin de communication et du médecin, prolixe mais propos monotone), manie improductive (pensée pauvre, humeur gaie, sans fuite des idées), dépression classique, stupeur maniaque avec dysphorie gaie (inaccessible, ne répond pas, sourit sans raison, couché et silencieux, pouvant devenir violent soudainement), dépression avec fuite des idées, manie inhibée (fuite des idées, humeur gaie, inhibition psychomotrice proche de la stupeur maniaque).

En résumé, six formes d'états mixtes peuvent être décrites avec un moins bon pronostic que les formes typiques, des hospitalisations plus longues et fréquentes.

Selon la CIM-10, l'état mixte se caractérise par la présence de symptômes hypomaniaques, maniaques ou dépressifs, intriqués ou alternant rapidement sur une durée de deux semaines. L'hétérogénéité des définitions témoigne de la difficulté à caractériser ce trouble. Il existe en réalité une confusion fréquente entre manie mixte, dépression mixte, état mixte, manie dysphorique et dysphorie. Ces états restent encore mal délimités et peu connus. Le diagnostic est difficile car au cours d'un épisode maniaque, les éléments dépressifs et l'irritabilité peuvent être plus fréquents que l'euphorie. Il existe un risque suicidaire majeur dans un état mixte et en fin de manie.

S. McElroy et al. avaient relevé, en 1992, une prévalence de 31 % des épisodes mixtes, avec une prépondérance féminine, des adolescents plus exposés, une fréquence élevée d'antécédents familiaux et personnels dépressifs, un moins bon pronostic si l'épisode inaugural est mixte et un alcoolisme souvent associé [*in* 9].

Les dépressions mixtes [16] ou agitées se définissent par l'existence d'un épisode dépressif majeur (EDM) avec deux des trois manifestations suivantes : agitation motrice, agitation psychique ou tension interne excessive, pensées rapides. L'hyperexpressivité et les plaintes peuvent faire évoquer à tort un trouble névrotique. Il peut exister une augmentation de la libido.

Plusieurs explications peuvent être proposées devant la fréquence de l'état mixte : période de transition d'un état dépressif à un état d'excitation et réciproquement, cycle ultrarapide, rôle «dépressogène» des neuroleptiques et «excitant» des antidépresseurs et d'autres produits et toxiques, troubles somatiques associés qui font évoquer une participation organique, influence hormonale possible (prédominance féminine), longue évolution du trouble, superposition des symptômes dépressifs et maniaques, superposition d'un épisode sur un tempérament «opposé» (dépression sur hyperthymie et manie sur dysthymie). Le diagnostic différentiel se discute en cas de trouble borderline dans lequel il existe fréquemment une dysphorie. Ce diagnostic est d'autant plus difficile que la comorbidité trouble bipolaire – trouble borderline est fréquente.

Autres formes symptomatiques

Il existe *différentes expressions symptomatiques* : aiguës (avec une agitation marquée, des comportements violents, des réactions clastiques), confuses (avec une activité onirique, des troubles cognitifs marqués, une désorientation dans le temps), hallucinatoires (avec le plus souvent des hallucinations auditives et visuelles), délirantes (où l'on retrouve des thèmes de mégalomanie, persécution, mystiques, politiques, érotiques, etc.). Le plus souvent, le contenu du délire est congruent à l'humeur, c'est-à-dire que les thèmes sont en rapport avec les idées de grandeur et l'humeur expansive.

Formes étiologiques

Dans la majorité des cas, l'épisode maniaque s'inscrit dans le cadre évolutif d'un trouble bipolaire; cependant il existe des états maniaques *secondaires à des causes organiques* : neurologiques (tumeurs cérébrales, lésions vasculaires, traumatismes crâniens, etc.), endocriniennes (hyperthyroïdie, syndrome de Cushing), infectieuses (encéphalopathies virales ou parasitaires), dégénératives (sclérose en plaques, démences frontotemporales, maladie de Parkinson, chorée de Huntington, etc.), métaboliques (hémodialyse), post-chirurgicales, iatrogènes. La survenue d'un épisode maniaque après l'âge de 50 ans fait rechercher systématiquement une étiologie organique. Les *manies secondaires à l'usage de toxiques* (cocaïne, amphétamine, alcool) ou de *certains médicaments* (corticoïdes, antipaludéens, antiviraux, antidépresseurs, etc.) sont fréquentes. Les caractéristiques qui permettent de différencier les manies secondaires des manies primaires sont le lien temporel entre l'atteinte organique ou la prise de médicament et l'apparition de la manie, l'absence d'antécédents familiaux et personnels de troubles de l'humeur et l'âge de début tardif. Néanmoins, l'apparition de la manie secondaire peut être facilitée par des facteurs prédisposants (génétiques ou environnementaux) ou déclenchés par la situation de stress liée à la pathologie somatique. La recherche d'une étiologie organique en cas d'apparition (ou de récidive) tardive devrait être systématique en raison des enjeux cliniques et thérapeutiques.

Dépression

Épisode dépressif

Il se définit selon les mêmes modalités qu'un état maniaque, en regroupant trois types de symptômes : l'humeur triste ou tonalité triste des affects et/ou la perte d'intérêt ou de plaisir pour toutes les activités, des idées ou tentatives de suicide, le ralentissement idéique, le ralentissement moteur auxquels peuvent s'ajouter des manifestations physiques dont les modifications des conduites alimentaires et les perturbations du sommeil.

L'humeur est triste, sans espoir, sans courage. Elle peut se percevoir sur le faciès et dans le comportement. À l'extrême, elle peut ne pas être ressentie par le sujet qui décrit un sentiment de vide ou d'anesthésie affective douloureuse. L'irritabilité est fréquente et s'exprime sous la forme de crises de colère ou de sentiments de frustration démesurés par rapport à des événements mineurs. La perte d'intérêt et de plaisir est pratiquement toujours présente. Elle est ressentie plus ou moins globalement. Le pessimisme est associé à un défaut d'anticipation. Le sujet se trouve dans l'incapacité de se projeter dans le futur. Il existe fréquemment des idées de dévalorisation, de culpabilité, d'incapacité, d'inutilité, voire des idées ou des tentatives de suicide. Cet état de tristesse peut s'accompagner d'angoisses plus ou moins envahissantes.

L'altération des processus cognitifs peut être également très marquée et s'apparente à un ralentissement et une pauvreté du contenu idéique, entraînant des difficultés de concentration, de compréhension, d'attention, de mémorisation. Cela renforce la mésestime de soi éprouvée par le patient. La communication avec l'autre est difficile voire impossible et le patient se décrit comme « décalé » dans ses relations interpersonnelles.

La composante motrice et motivationnelle constitue le troisième volet fondamental de la dépression. L'aspect du patient est contaminé par ce ralentissement qui se traduit par l'appauvrissement des gestes et de la mimique. La démarche est ralentie. Le patient reste le plus souvent prostré au fond de son lit et se plaint d'une grande lassitude. Dans ce contexte, il est facile de concevoir que les activités les plus élémentaires comme s'habiller ou se laver ne sont réalisées qu'au prix d'efforts considérables voire impossibles à effectuer. À un degré moindre, les patients se plaignent d'une asthénie, d'une plus grande fatigabilité ou encore d'une difficulté à initier les activités. Cet état de fatigue est non amélioré par le repos et souvent à son acmé le matin. Cette asthénie est perçue par le patient comme une fatigue psychique, un état d'aboulie. La volonté est absente et ne lui permet plus d'agir. Cette perte de motivation est liée à la composante émotionnelle, la perte du plaisir entravant la capacité des sujets à élaborer et concrétiser des projets.

À cette symptomatologie, s'ajoutent des *perturbations somatiques* à type de perte d'appétit avec, pour conséquence fréquente, une perte de poids ou au contraire une tendance à l'hyperphagie. Il existe aussi fréquemment des troubles du sommeil. L'insomnie peut se caractériser par des difficultés d'endormissement, un sommeil haché avec de multiples réveils au cours de la nuit ou un réveil précoce, avec, très souvent dans ce cas, une recrudescence de l'anxiété et une majoration de la symptomatologie dépressive.

Cet état est handicapant et a un retentissement sur la vie familiale, professionnelle et sociale du sujet.

Le risque majeur d'un état dépressif est le passage à l'acte suicidaire. Les épisodes dépressifs représentent les 3/4 de la durée des épisodes qui surviennent dans le cadre d'un trouble bipolaire de type I [19] et 90 % de la durée de ceux du trouble bipolaire de type II [20]. La fréquence des épisodes dépressifs, leur durée, la persistance d'états séquellaires et subsyndromiques ont des conséquences majeures sur le niveau de fonctionnement global, la qualité de vie, l'intégration socioprofessionnelle et l'équilibre familial. Il existe une corrélation positive entre le risque suicidaire et la fréquence et la durée des épisodes dépressifs et des états mixtes. La majorité des cliniciens qualifient le pôle dépressif de « plus grand fardeau » de la maladie.

La bipolarité est rarement évoquée lors d'un épisode dépressif. Le diagnostic de dépression bipolaire est sous-diagnostiqué lors d'un épisode dépressif et un tiers des diagnostics des dépressions unipolaires sont erronés et correspondent à des dépressions bipolaires. La nature dépressive de l'épisode index serait déterminante pour la fréquence ultérieure des épisodes dépressifs. .De nombreux patients atteints de troubles bipolaires peuvent être traités comme des unipolaires. Cela concerne particulièrement les bipolaires de type II car l'hypomanie est fréquemment ignorée et confondue avec la phase de résolution d'un état dépressif. Pourtant, la moitié des troubles bipolaires est inaugurée par un épisode dépressif, sans notion d'épisode maniaque ou hypomaniaque antérieur. Les épisodes maniaques et surtout hypomaniaques sont souvent méconnus de la part des patients, et parfois de leur entourage, et sont rarement évoqués spontanément (oubli, méconnaissance, défaut d'information, etc.). Le principal motif de consultation est donc de nature dépressive. Les troubles associés peuvent masquer le trouble dépressif; c'est le cas des abus de substances et des troubles de la personnalité qui sont surreprésentés, des troubles anxieux et des pathologies somatiques.

Formes cliniques

Les épisodes dépressifs, comme les épisodes maniaques, peuvent avoir différentes expressions symptomatiques : en fonction de leur intensité, de l'existence d'une activité délirante; ils peuvent aussi bien se rencontrer dans le cadre évolutif d'un trouble unipolaire que dans celui d'un trouble bipolaire.

Il existe des formes plus ou moins intenses (légère à sévère) au sein même des épisodes dépressifs caractérisés dont le terme ancien, « majeur » en langue anglaise, ne constituait pas un critère de sévérité et de gravité mais devait être perçu dans le sens « manifeste » ou « établi » ou « caractérisé », afin de les distinguer d'autres entités telles que les dépressions mineures, les dépressions brèves, les troubles dysthymiques et les troubles de l'adaptation avec humeur dépressive.

La *forme mélancolique*, au sens classique du terme, est la plus sévère et représente une urgence en raison du risque suicidaire majeur. Outre le syndrome dépressif caractéristique, on relève des idées délirantes de culpabilité, d'indignité, de dévalorisation, d'incurabilité pouvant aller jusqu'à un syndrome de Cotard qui se caractérise par la présence d'idées de négation d'organe, de damnation, d'immortalité. Parfois, la symptomatologie dépressive s'accompagne d'une confusion ou d'hallucinations. L'existence d'un épisode dépressif avec des idées délirantes et des éléments d'endogénicité (évolution en apparence spontanée, recrudescence matinale de la symptomatologie, inhibition psychomotrice, etc.) faisait poser le diagnostic de psychose maniacodépressive unipolaire. Cette dénomination n'est plus d'actualité aujourd'hui. Pourtant, dans notre pratique, il s'avère que ces formes présentent un risque important de récurrence avec une possible « bipolarisation ». Elles impliquent une surveillance étroite et des mesures thérapeutiques spécifiques en raison du risque suicidaire.

La symptomatologie dépressive peut être masquée par d'autres symptômes ou conduites tels qu'un alcoolisme, des plaintes somatiques ou un état douloureux, des manifestations névrotiques de type obsessionnel, etc.

La tentative de suicide peut être la première manifestation de la maladie. Vingt-cinq à 50 % des patients atteints de trouble bipolaire font au moins une tentative de suicide; 15 à 20 % meurent par suicide. Le trouble bipolaire est, avec l'anorexie mentale, la pathologie psychiatrique qui présente le risque le plus élevé de suicide et de tentatives de suicide. La recherche de facteurs de risque permet d'évaluer la potentialité suicidaire : des antécédents familiaux et personnels de comportements suicidaires, l'existence d'une comorbidité addictive, d'un trouble de la personnalité constituent des facteurs de risque non spécifiques. Il en est de même de la présence de certains traits (instabilité, impulsivité), d'antécédents de psychotraumatisme durant l'enfance (traumatismes physiques, agressions sexuelles), de l'existence d'une situation familiale et socioprofessionnelle difficile (isolement, conflit, licenciement, chômage, etc.), d'événements pénibles de la vie.

Des facteurs de risque spécifiques ont été individualisés. Ils doivent être pris en compte dans l'évaluation clinique : âge précoce de début du trouble bipolaire, répétition des états mixtes, manies dysphoriques, épisodes dépressifs, cycles rapides, etc.

Autres manifestations cliniques du trouble bipolaire

Les premières manifestations cliniques du trouble bipolaire peuvent passer inaperçues. Lorsque la symptomatologie thymique est typique et évocatrice d'une bipolarité, l'accès aux soins, le diagnostic et la prise en charge ne seront pas problématiques. En revanche, le trouble bipolaire peut s'exprimer différemment et ne pas être reconnu d'emblée. Cette situation est malheureusement la plus fréquente. Certaines données épidémiologiques illustrent cette réalité : 9 ans d'évolution, en moyenne, avant que le diagnostic n'ait été posé correctement et qu'un traitement spécifique n'ait été mis en place, intervention de quatre à cinq médecins différents. Il peut s'agir de symptomatologies tronquées, de conduites impulsives, d'alcoolisations périodiques, d'achats compulsifs, d'épisode délirant aigu, d'actes médico-légaux, de comorbidités qui masquent ou modifient la symptomatologie bipolaire. Une bipolarité devrait systématiquement être évoquée en cas d'abus de substances (40 à 60 % des troubles bipolaires), de troubles anxieux (trouble panique, anxiété généralisée, troubles obsessionnels compulsifs, etc.), de troubles des conduites alimentaires. Dans ces différentes situations, l'enquête anamnestique et l'évaluation clinique permettront parfois de retrouver des indices en faveur d'une bipolarité (réactivité aux antidépresseurs : inefficacité, aggravation paradoxale, apparition de troubles du caractère et du comportement, virage de l'humeur). Outre la recherche de troubles thymiques, l'examen sera complété par la recherche d'antécédents familiaux de troubles thymiques, de suicide, de dépendance à des toxiques, de troubles anxieux, d'antécédents personnels d'hyperactivité avec déficit de l'attention durant l'enfance, de dépression ou psychose du post-partum chez la femme, ainsi que des manifestations dépressives prémenstruelles.

Au terme de cette évaluation, un index de bipolarité peut être calculé. Il prend en compte les caractéristiques de l'épisode, l'âge de début, la réponse au traitement, la qualité des intervalles libres et l'évolution ainsi que l'existence ou non de troubles associés et les antécédents familiaux.

Diagnostic

Il s'établit à partir d'une évaluation clinique précise et d'un interrogatoire sur les antécédents et l'histoire de la maladie. L'interrogatoire de l'entourage permet de compléter l'évaluation et constitue une étape importante du diagnostic. Il peut être facilité dans un contexte de dépistage systématique par la passation d'un questionnaire tel que le *Mood Disorder Questionnaire* (MDQ) de Hirschfeld et al. [*in* 14].

Existence d'antécédents familiaux et personnels

La prise en compte des antécédents familiaux ne se limite pas simplement à rechercher des troubles de l'humeur chez les ascendants et collatéraux. L'existence d'un alcoolisme, de troubles du comportement, d'une originalité, de suicides ou de tentatives de suicide, de troubles anxieux, de troubles des conduites alimentaires, de troubles obsessionnels doit être recherchée.

Parmi les antécédents personnels, les manifestations pouvant témoigner d'un trouble de l'humeur pourront orienter le diagnostic vers un trouble bipolaire : période d'euphorie et d'excitation, de dépenses excessives, comportements originaux, problèmes avec la justice, alcoolisme, conduites à risque ou excessives, crises de violence ou d'agressivité, notion d'une cassure par rapport à l'état antérieur, d'un changement, d'une modification du caractère, notion d'un virage de l'humeur lors d'une prescription préalable d'antidépresseurs, etc. Les épisodes maniaques et surtout hypomaniaques sont souvent méconnus de la part des patients et parfois de leur entourage et sont rarement évoqués spontanément (oubli, méconnaissance, défaut d'information, etc.).

Il faut rechercher durant l'enfance un syndrome d'hyperactivité avec déficit de l'attention, dont la comorbidité avec le trouble bipolaire est rapportée. Ce syndrome pourrait être aussi l'expression d'un trouble de l'humeur.

Les situations de carence affective, d'agression sexuelle, de violence, d'autres psychotraumatismes durant l'enfance et l'adolescence constituent des facteurs de vulnérabilité fréquemment rencontrés chez les personnes atteintes de troubles bipolaires.

Chez la femme, des troubles de l'humeur survenant dans les suites d'un accouchement et avant le retour de couches peuvent être évocateurs d'une bipolarité. Il en est de même de ceux qui surviennent au cours du cycle, juste avant et pendant la menstruation.

Un âge de début précoce au moment de l'adolescence ou au début de l'âge adulte est un indice en faveur d'un trouble bipolaire, le trouble unipolaire ayant un début plus tardif.

La fréquence des antécédents d'abus de drogues et d'alcool justifie de rechercher et d'évaluer systématiquement l'existence de conduites addictives. Une dépendance tabagique doit aussi être recherchée.

Spécificités de la symptomatologie dépressive

L'évaluation clinique concerne principalement l'épisode dépressif. Le diagnostic d'un épisode d'exaltation est rarement problématique, sauf lorsqu'il existe une participation délirante qui pourrait faire évoquer un trouble schizophrénique ou un délire paranoïaque.

Plusieurs particularités peuvent être retrouvées au cours d'une phase dépressive : survenue d'un épisode dépressif avant 25 ans, symptômes psychotiques, altération du rythme circadien avec recrudescence matinale de la symptomatologie (anxiété, douleur morale et inhibition psychomotrice), hypersomnie, hyperphagie, inhibition psychomotrice pouvant aller jusqu'à un blocage de la pensée, labilité de l'humeur. Le ralentissement psychomoteur et l'anhédonie sont souvent au centre de la symptomatologie.

D'autres symptômes n'ont pas de spécificité propre mais peuvent être observés : irritabilité, agressivité, réaction de colère, sensitivité excessive, émoussement affectif pouvant aller jusqu'à une incapacité à pleurer et/ou à exprimer des affects négatifs. Les symptômes d'irritabilité et de colère dans un contexte de dépression caractérisée peuvent être un indice de bipolarité.

Le début et la fin des épisodes dépressifs sont plus aigus, sans facteur déclenchant identifié. La durée des épisodes est plus courte que celle des troubles dépressifs récurrents.

La présence de symptômes maniaques ou hypomaniaques au cours de l'épisode dépressif est aussi une caractéristique de la dépression bipolaire. Exceptionnelle dans les dépressions unipolaires (3 %), l'existence de trois symptômes maniaques se rencontre dans 48 % des dépressions bipolaires de type I et 70 % des dépressions bipolaires de type II. Au-delà de ces épisodes pouvant être qualifiés de dysphoriques, il existe des dépressions mixtes qui, outre les symptômes habituels de dépression, présentent une irritabilité, une distractibilité, une tachypsychie et une logorrhée.

La réponse atypique à un traitement antidépresseur peut aussi constituer un argument en faveur de la bipolarité : absence de réponse, aggravation des symptômes, agitation et irritabilité. L'existence d'une inversion thymique sous antidépresseur suffit à poser le diagnostic de trouble bipolaire dans le DSM-5, du moins si le syndrome persiste dans toute son intensité au-delà de l'effet physiologique de l'antidépresseur soit 4 à 5 jours pour une demi-vie de 24 heures. La CIM-10, quant à elle, inclut ce cas de figure dans les troubles mentaux organiques.

Prise en compte de la personnalité

Un tempérament de base de type hyperthymique caractérisé par une hyperactivité, une hypersyntonie, des projets multiples, une sociabilité excessive peut faire évoquer une bipolarité ou tout moins de se situer dans le spectre. D'autres traits de personnalité sont fréquemment retrouvés chez les patients bipolaires : hypersensibilité, dépendance affective, authenticité, générosité, recherche de sensations fortes, ennui, instabilité, etc.

Troubles associés pouvant masquer le trouble de l'humeur

Ils peuvent aussi constituer des indices diagnostiques du fait de leur fréquente association à un trouble bipolaire : les abus de substance dont l'alcoolisme, surtout lorsqu'il évolue de manière périodique, les troubles anxieux, les troubles boulimiques, les troubles obsessionnels compulsifs, etc.

Classification des troubles bipolaires

L'extrême hétérogénéité des troubles bipolaires rend compte des difficultés de leur classification. La CIM-10 (depuis 1992) et le DSM-5 restent les références incontournables. Néanmoins il apparaît justifié de prendre en compte certaines caractéristiques du trouble afin de faciliter le choix des traitements et mieux évaluer le pronostic

Les troubles bipolaires proprement dits

La CIM-10 ne distingue qu'une catégorie de trouble bipolaire, en précisant néanmoins l'intensité des épisodes maniaques et dépressifs et l'existence ou non de troubles psychotiques.

Selon le DSM-5 , le trouble BPI se caractérise par un ou plusieurs épisodes maniaques et des épisodes dépressifs d'intensité variable (le diagnostic peut être posé même en l'absence de trouble dépressif mais est répertorié dans «les autres troubles bipolaires spécifiés») [24]. Le trouble BPII se définit par l'existence d'un ou plusieurs épisodes hypomaniaques et un ou plusieurs épisodes dépressifs caractérisés. La spécificité «avec caractéristiques mixtes» remplace les états mixtes des précédentes versions et est associée ou non aux états maniaques, hypomaniaques ou épisodes dépressifs caractérisés des troubles bipolaires I et II.

Certains auteurs dont J. Angst [3] et H. Akiskal [1] ont proposé un élargissement du concept de trouble bipolaire, avec l'intégration de formes atténuées, tant dans leur intensité que leur durée, des tempéraments et troubles de la personnalité. Une subdivision en huit formes cliniques a été proposée par H. Akiskal et O. Pinto [1]. Les différentes catégories de troubles qui appartiennent au spectre bipolaire ne justifient pas les mêmes mesures thérapeutiques et ne présentent pas les mêmes critères de gravité. L'individualisation de différentes formes cliniques présente un intérêt thérapeutique et pronostique.

Trouble cyclothymique

Aux confins des troubles bipolaires se situent les troubles cyclothymiques qui se définissent par une succession, sur une durée minimale de 2 ans, de périodes d'hypomanie (m) et de dépressions légères (d). Isolé par K.L. Kahlbaum en 1882, le trouble cyclothymique constitue une forme atténuée de trouble bipolaire. Sa prévalence serait de 1 % dans la population générale avec une prédominance féminine. Le début des troubles se manifesterait entre 15 et 25 ans. Il s'agit d'états subsyndromiques qui ne présentent ni les critères d'un épisode dépressif caractérisé ni ceux d'un épisode maniaque. Ces états sont le plus souvent subis par le patient qui n'en reconnaît pas le caractère pathologique et, de fait, n'accède pas aux soins. Le caractère invalidant de ce trouble est néanmoins reconnu en raison de sa chronicité, en particulier sur les plans socioprofessionnel et familial. Les patients cyclothymiques, du fait des variations fréquentes et rapides de l'humeur, sont plus sensibles aux situations de stress et présentent des difficultés d'adaptation. L'évolution se fait dans un tiers des cas vers un trouble bipolaire de type II.

Tempérament cyclothymique

Il se distingue théoriquement du trouble cyclothymique par son aspect prémorbide. Il peut être interprété comme un état de vulnérabilité qui précéderait la pathologie de l'humeur. Il pourrait être déterminé génétiquement. Les caractéristiques comportementales décrites par H. Akiskal sont [1] : une hypersomnie alternant avec un besoin réduit de sommeil, le repli introversif alternant avec une recherche sociale désinhibée, la restriction de la production verbale alternant avec la logorrhée, les pleurs inexpliqués alternant avec des plaisanteries et facéties excessives, l'irrégularité qualitative et quantitative marquée dans la productivité associée à des horaires inhabituellement élevés de travail.

Autres tempéraments

Trois autres tempéraments ont été décrits : hyperthymiques, dysthymiques et irritables :

- plus fréquemment retrouvé chez les leaders, les chefs d'entreprise, *le tempérament hyperthymique* se caractérise par une facilité de contact, des projets multiples, une combativité, une hyperactivité, un sommeil réduit, etc. Il est connu aussi sous la dénomination d'hypomanie constitutionnelle. Les principaux traits de personnalité hypomaniaque décrits par H. Akiskal sont la gaieté, l'optimisme, l'exubérance, l'impulsivité, la prodigalité, la naïveté, l'excès de confiance, l'avidité de contact, la chaleur, l'extraversion, l'intrusion, la désinhibition, la recherche de sensations, etc. [1] ;
- *le tempérament dysthymique* ne devrait pas figurer dans le spectre des troubles bipolaires du fait de la permanence des éléments dépressifs. La forme subaffective se caractérise par la notion d'une inversion thymique sous antidépresseur ;
- *le tempérament irritable* se caractérise par une tendance à ruminer, broyer du noir, une critique excessive et permanente, des plaisanteries négatives, un obstructionnisme, une agitation dysphorique, une impulsivité et surtout une humeur changeante, irritable et colérique.

Formes évolutives

Des critères évolutifs peuvent être utilisés pour caractériser le trouble bipolaire. La prise en compte de ces données peut être une aide pour le choix du ou des thymorégulateurs.

La séquence évolutive manie – dépression – intervalle libre (MDI) correspond à la forme la plus typique du trouble bipolaire et répond classiquement mieux aux sels de lithium. Le cycle commence par un épisode maniaque, suivi d'un épisode dépressif et d'un intervalle libre. Les épisodes maniaques sont en règle générale sévères et le virage vers la dépression est progressif. En revanche, *la séquence dépression – manie – intervalle libre DMI* présente un taux de résistance plus élevé. La dépression inaugure le cycle et constitue la phase la plus sévère et prolongée du cycle. Le virage vers la manie est le plus souvent rapide.

Il existe des *formes évolutives sans intervalle libre* (formes circulaires ou rémittentes). Le passage de l'épisode maniaque à l'épisode dépressif se fait plus ou moins brutalement, sans période intercritique. Ces formes qui répondent moins bien au traitement thymorégulateur s'aggravent au cours du temps avec une accélération des cycles. Elles présentent souvent un caractère saisonnier avec la dépression en automne-hiver et la phase d'exaltation au printemps et en été.

Les cycles rapides se caractérisent par une fréquence d'au moins quatre épisodes par an [11]. D.L. Dunner et R.L. Fieve ont individualisé, en 1974, ce sous-groupe à partir de deux critères : la mauvaise réponse au lithium et l'existence de quatre épisodes au moins par an. Ils sont plus fréquents en cas de début du trouble avant 21 ans, dans les formes sévères, chez les bipolaires de type II et chez la femme (surtout après la ménopause), en cas d'hypothyroïdie, d'alcoolisme et de syndrome d'apnée du sommeil. La séquence dépression-manie est prépondérante. Des tempéraments prémorbides hyperthymiques et cyclothymiques sont fréquemment associés. Ils représentent 20 % des troubles bipolaires. Leur survenue de plus en plus fréquente pourrait être favorisée par la prescription d'antidépresseurs (plus particulièrement les tricycliques au demeurant de moins en moins prescrits depuis plus de 20 ans), de neuroleptiques classiques, par l'augmentation de la consommation de café, d'anorexigènes, de stéroïdes, etc. et d'une vie plus mouvementée et stressante. Néanmoins, un quart des patients qui présentent des cycles rapides ont présenté cette forme évolutive dès le début. Le passage de la dépression à la manie ou à l'hypomanie est en règle générale rapide. Le virage est intensifié et accéléré par les antidépresseurs. En revanche, il est plus lent lors du passage de la manie à la dépression et peut être précédé d'une période d'intervalle libre. Il peut être accéléré par la prescription de neuroleptiques. L'âge de début est plus précoce chez les bipolaires de type I : 23 *versus* 31 ans pour les bipolaires de type II. Ces cycles peuvent être très rapides voire ultrarapides (48 heures). Les oscillations plus brèves s'observent au cours des dépressions chroniques et des états mixtes.

Les formes à évolution indéterminée ne correspondent à aucune périodicité établie. Un épisode d'excitation peut être suivi d'une période d'intervalle libre de plusieurs années et suivi d'un épisode du même type ou de polarité opposée. Cette forme répond correctement aux traitements thymorégulateurs classiques.

Des formes à évolution saisonnière sont décrites, sans qu'il soit possible d'établir une périodicité régulière, d'autant qu'elle peut être modifiée par les traitements thymorégulateurs, à la différence des troubles affectifs saisonniers (SAD : *Seasonal Affective Disorders*) qui se caractérisent par l'apparition du trouble à la fin de l'automne et certaines caractéristiques cliniques telles l'hypersomnie, l'hyperphagie avec une envie irrésistible d'aliments riches en hydrates de carbone, une fatigabilité, une sensitivité, etc. Ces patients rapportent des difficultés professionnelles du fait de leur trouble de la concentration et de leur manque d'initiative et des difficultés relationnelles étroitement liées à une susceptibilité et une irritabilité excessives. Il est possible qu'un trouble affectif saisonnier soit associé à un syndrome prémenstruel ou suivi d'une phase hypomaniaque. Des antécédents familiaux de dépression caractérisée sont retrouvés dans 25 % des cas. N. Rosenthal défend l'idée que les SAD constituent un sous-groupe de troubles bipolaires.

Les manies brèves récurrentes ont été individualisées par J. Angst en 1985. Elles se caractérisent par la survenue d'épisodes maniaques ou hypomaniaques de durée inférieure à 4 jours. Les conséquences de ce trouble sont négatives sur la carrière professionnelle et la vie familiale. Ces troubles, au même titre que les dépressions brèves récurrentes, s'accompagnent de troubles du comportement, en particulier d'une alcoolisation massive épisodique. Ils se situent aux confins du spectre des troubles bipolaires. Ils figurent dans la dernière version du DSM.

Les troubles schizoaffectifs se situent eux aussi aux frontières du spectre de la bipolarité. Bien que figurant dans les principaux systèmes de classification, leur autonomie reste controversée. Ils devraient préférentiellement être rattachés aux troubles schizophréniques. Le diagnostic se pose lorsqu'il existe simultanément des symptômes schizophréniques et des troubles de l'humeur.

Formes cliniques selon l'âge de début

De récentes études montrent que l'âge de début est associé à des différences cliniques, familiales, biologiques et thérapeutiques. Un âge de début précoce est souvent associé à des troubles des conduites, un alcoolisme comorbide, des symptômes psychotiques et des conduites suicidaires. F. Bellivier et al. montrent que les formes à début précoce présentent un risque familial plus important, une plus grande fréquence de symptômes psychotiques, une mauvaise réponse aux traitements thymorégulateurs et des comportements suicidaires plus fréquents [4].

Formes cliniques en fonction du sexe

La distinction de formes en fonction du sexe pourrait se justifier en raison des différences cliniques, évolutives et thérapeutiques. Les liens qui existent entre les troubles de l'humeur, la grossesse, le cycle menstruel sont connus sans que l'on ait pu expliquer clairement le rôle précis des hormones sexuelles.

Le risque de tentative de suicide est trois fois plus élevé chez la femme et celui de suicide est identique.

Il existe une prédominance des abus de substances chez l'homme.

Étiopathogénie

Les troubles bipolaires sont des affections à déterminisme complexe, intriquant des facteurs de vulnérabilité génétiques et des facteurs environnementaux. L'existence d'une vulnérabilité génétique vis-à-vis du trouble bipolaire est établie depuis longtemps. Des données issues d'études familiales, d'études de jumeaux et d'adoption ont démontré l'implication de facteurs génétiques dans la survenue du trouble bipolaire [23].

Le risque de présenter un trouble bipolaire, si l'un des parents de premier degré est atteint, est 4 à 6 fois plus élevé que dans la population générale. Certains travaux cherchent à mieux caractériser les sujets bipolaires au cours des périodes intercritiques et d'évaluer si certaines de ces caractéristiques existent également chez les apparentés non atteints de la pathologie. Cette recherche d'endophénotypes pourrait aider à discriminer les facteurs protecteurs ou favorisant l'émergence de la pathologie chez des sujets vulnérables. Les patients bipolaires présentent au cours des périodes intercritiques une instabilité émotionnelle qui les rendrait plus vulnérables au stress [15].

Le rôle des facteurs psychologiques et environnementaux dans le déclenchement de la maladie et des accès a longtemps été minimisé, cette pathologie étant considérée comme endogène.

Les facteurs environnementaux fragilisants sont de mieux en mieux identifiés. Il peut s'agir d'événements précoces de vie, tels le deuil d'un parent, une carence affective ou des agressions sexuelles dans l'enfance.

Au cours de la vie, il existe d'autres facteurs précipitants tels que les événements pénibles de vie (difficultés conjugales, problème professionnel ou financier, etc.) et les stress répétés (surmenage professionnel, manque de sommeil, non-respect des rythmes biologiques propres). Il a également été démontré qu'un niveau élevé d'expression émotionnelle dans les familles (emportements ou cris pour des événements mineurs) était un facteur précipitant de la maladie. L'élément qui paraît le plus déterminant dans le déclenchement du trouble, indépendamment de la réaction émotionnelle, est la perturbation des rythmes sociaux.

Cette influence des événements de vie tendrait à décroître en fonction du nombre de récidives. Les épisodes provoqueraient une sensibilisation (ou *kindling*), c'est-à-dire une vulnérabilité biologique croissante vis-à-vis des événements déclenchants ou précipitants.

Des causes organiques peuvent être retrouvées. Elles concernent le plus souvent les formes à début tardif, après l'âge de 50 ans.

Plusieurs études ont mis en évidence des anomalies de structure ou de fonction de certains circuits cérébraux qui seraient impliqués dans la régulation de l'humeur [5] : diminution de perfusion de certaines régions du cerveau telles que le cortex préfrontal, le système limbique et certaines régions paralimbiques au cours des dépressions. Au cours des états maniaques, il s'agit le plus souvent d'asymétries de perfusion entre des régions droite et gauche du cerveau tel qu'un plus haut débit dans le cortex temporal droit dans sa partie dorsale [25]. La revue de 2014 de J. Houenou et S. Sarrazin résume ces travaux [*in* 8].

Âge de début, évolution et complications

Âge de début

L'âge de début se situe principalement à la fin de l'adolescence et au début de l'âge adulte [20]. Il existe des formes à début précoce, plus difficiles à reconnaître en raison de l'atypicité de la symptomatologie. Généralement il se passe plusieurs années entre le début du trouble, le diagnostic et la mise en place d'un traitement adapté. Un début tardif des troubles bipolaires et cyclothymiques doit faire rechercher une organicité.

Évolution

Non traité, le trouble bipolaire évolue vers une aggravation de la maladie avec des épisodes de plus en plus sévères et fréquents [13]. La rapidité du diagnostic et de l'instauration du traitement va conditionner le pronostic

Quatre-vingt-dix pour cent des sujets qui présentent un premier épisode maniaque évolueront vers un trouble bipolaire de type I. Vingt à 30 % des troubles bipolaires I présentent en dehors des accès une labilité de l'humeur et des difficultés relationnelles ou professionnelles.

Des chiffres un peu moins élevés sont retrouvés avec les bipolaires II. Il existe une stabilité en ce qui concerne le diagnostic de BPI et BPII. Seuls 5 à 15 % des BPII évolueront vers un trouble BPI. En revanche, le trouble cyclothymique évolue plus souvent vers un trouble bipolaire I ou II dans 15 à 50 % des cas. Le cycle rapide est une évolution fréquente du trouble bipolaire, facilitée par la large prescription des antidépresseurs.

Complications

Elles sont principalement représentées par le risque de suicide et de désinsertion sociale. Le recours à un thymorégulateur en cas de trouble bipolaire a permis d'améliorer le pronostic, en ramenant le taux de mortalité à un chiffre identique à celui de la population générale. La désinsertion concerne tous les domaines : social, familial et professionnel [9]. Par ailleurs, il existe un risque presque deux fois plus élevé pour les sujets bipolaires d'être confronté à la loi. Le risque de virage maniaque induit par les antidépresseurs concerne principalement les troubles bipolaires de type I, celui de virage hypomaniaque s'observant aussi bien chez les bipolaires de types I et II et les troubles unipolaires [7].

Comorbidité

Quatre-vingt-dix pour cent des personnes atteintes de trouble bipolaire présentent au cours de leur vie un autre trouble psychiatrique. La comorbidité constitue un facteur de gravité et altère le pronostic en influant directement sur le cours évolutif de la maladie. Dans 20 % des cas, le trouble bipolaire peut être associé à un trouble anxieux (trouble panique, anxiété généralisée, phobie sociale, trouble stress post-traumatique, troubles obsessionnels-compulsifs, phobie sociale). L'hyperactivité avec déficit de l'attention et les troubles des conduites alimentaires sont fréquemment associés. Il en est de même des conduites addictives, pour lesquelles les chiffres sont beaucoup plus élevés (56,1 *versus* 16,7 % pour la population générale) [7]. L'abus d'alcool et de drogues favorisera un âge de début plus précoce, une fréquence plus élevée et une durée plus prolongée des épisodes, une majoration des symptômes dépressifs, la persistance de symptômes résiduels entre les épisodes, un retard de la guérison (ou rémission), une évolution chronique plus marquée avec des taux de handicap et de mortalité plus élevés, une augmentation de la fréquence des cycles rapides, états mixtes et états dysphoriques. En outre, l'abus de substances peut masquer le trouble bipolaire et retarder sa prise en charge. Les raisons de la fréquence de la comorbidité avec les abus de substances ne sont pas clairement établies : symptômes thymiques favorisant l'installation et la persistance des addictions, tentatives d'automédication, déclenchement ou prolongation préméditée de certaines manifestations, facteurs de vulnérabilité génétiques communs, etc. [6, 7].

Une autre comorbidité fréquente est le trouble de la personnalité. Ce trouble existe lorsque les traits de caractère et les attitudes du sujet sont rigides, inadaptés et qu'ils sont responsables d'une altération significative du fonctionnement social et professionnel et d'une souffrance subjective.

Il est classique de souligner la fréquence de la comorbidité trouble bipolaire – trouble borderline. Néanmoins, le diagnostic du trouble borderline n'est pas simple dans ce contexte car il existe plusieurs caractéristiques cliniques communes aux deux troubles. Il est recommandé de ne poser ce diagnostic qu'après stabilisation de l'état thymique. Le trouble borderline se caractérise par une angoisse constante et diffuse, des symptômes névrotiques multiples et changeants, un état dysphorique (humeur labile avec prédominance d'éléments dépressifs), une impulsivité, une instabilité, des troubles des conduites alimentaires. D'autres éléments cliniques sont relevés : fréquence élevée d'antécédents familiaux de troubles de l'humeur, troubles thymiques pouvant avoir différentes expressions : dysthymie, cyclothymie, troubles bipolaires de type II, états mixtes. L'évolution favorable sous anticonvulsivants et l'aggravation par les antidépresseurs rendent encore plus difficile la distinction de ce trouble avec une bipolarité.

Les patients atteints de troubles bipolaires présenteraient un risque élevé de pathologies somatiques [22] : syndrome métabolique, maladies thyroïdiennes, migraines, affections cardiovasculaires, diabète, obésité, etc. Ces pathologies peuvent provoquer des troubles thymiques mais également être la conséquence de certains stabilisateurs d'humeur.

Le diagnostic d'un trouble bipolaire ne se limite pas à une référence nosographique. Il s'agit d'une pathologie très hétérogène dans son expression clinique et évolutive qui implique de prendre en compte différents types d'informations (antécédents familiaux et personnels, épisode index, âge de début, polarité prédominante, séquence évolutive, fréquence des cycles, troubles associés, addictions, environnement, psycho-traumatismes durant l'enfance, nature d'éventuels facteurs déclenchants, etc.). Cette évaluation est la première étape de la construction du projet thérapeutique en permettant un meilleur choix des traitements et une approche objective du pronostic.

Références

[1] Akiskal HS, Pinto O. The evolving bipolar spectrum. Psychiatr Clin North Am 1999; 22 : 517-34.

[2] Andlin-Sobockia P, Jönsson B, Wittchen HU, et al. Cost of disorders of the brain in Europe. Eur J Neurol 2005; 12 : 1-27.

[3] Angst J, Sellaro R. Historical perspectives and natural history of bipolar disorder. Biol Psychiatry 2000; 48 : 445-57.

[4] Bellivier F, Geoffroy PA, Gay C. Évolution du trouble bipolaire en fonction de l'âge de début. In : Bourgeois ML, Gay C, Henry C, Masson M, editors. Les troubles bipolaires. Paris : Lavoisier; 2014.

[5] Benabarre A, Vieta E, Martin F, et al. Functional neuroimaging abnormalities in bipolar disorders : SPECT and PET-FDG studies. Clinical Approaches in bipolar disorders 2003; 2 : 57-66.

[6] Bizzarri JV, Sbrana A, Rucci P, et al. The spectrum of substance abuse in bipolar disorder : reasons for use, sensation seeking and substance sensitivity. Bipolar Disord 2007; 9 : 213-20.

[7] Blandin E, Gorwood P. Troubles bipolaires et comorbidités addictives. In : Bourgeois ML, Gay C, Henry C, Masson M, editors. Les troubles bipolaires. Paris : Lavoisier; 2014.

[8] Bourgeois ML. Dichotomie unipolaire-bipolaire et spectre bipolaire dans les troubles de l'humeur. In : Bourgeois ML, Gay C, Henry C, Masson M, editors. Les troubles bipolaires. Paris : Lavoisier; 2014.

[9] Corryel W, Scheftner W, Keller M, et al. The enduring psychosocial consequences of mania and depression. Am J Psychiatry 1993; 150 : 720-7.

[10] Crocq MA. Troubles maniaco-dépressifs et bipolaires : historique du concept. In : Bourgeois ML, Gay C, Henry C, Masson M, editors. Les troubles bipolaires. Paris : Lavoisier; 2014.

[11] Gay C, Masson M, Bellivier F. Troubles bipolaires à cycles rapides. In : Bourgeois ML, Gay C, Henry C, Masson M, editors. Les troubles bipolaires. Paris : Lavoisier; 2014.

[12] Goldberg J, Harrow M, Grossman L. Course and outcome in bipolar affective disorder : a longitudinal follow-up study. Am J Psychiatry 1995; 152 : 379-84.

[13] Goodwin FK, Jamison KR. Manic-depressive illness : Bipolar and recurrent depression, 2nd ed. New York, Oxford : Oxford University Press; 2007.

[14] Guelfi JD. Psychopathologie quantitative et troubles bipolaires de l'humeur. In : Bourgeois ML, Gay C, Henry C, Masson M, editors. Les troubles bipolaires. Paris : Lavoisier; 2014.

[15] Henry C, Lacoste J, Bellivier F, et al. Temperament in bipolar illness : impact on prognosis. J Affect Disord 1999; 56 : 103-8.

[16] Henry C, Swendsen J, Van den Bulke D, et al. Emotional hyper-reactivity as a fundamental mood characteristic of mania and mixed states. Eur Psychiatry 2003; 18 : 124-8.

[17] Hirschfeld RMA, Calabrese JR, Weissman MM, et al. Screening for bipolar disorder in the community. J Clin Psychiatry 2003; 64 : 53-9.

[18] Judd LL, Akiskal HS, Schettler PJ, et al. A prospective investigation of the natural history of the long-term weekly symptomatic status of bipolar II disorder. Arch Gen Psychiatry 2003; 60 : 261-9.

[19] Judd LL, Akiskal HS, Schettler PJ, et al. The long-term natural history of the weekly symptomatic status of bipolar I disorder. Arch Gen Psychiatry 2002; 59 : 530-7.

[20] Kessler RC, Berglund P, Demler O, et al. Lifetime prevalence and age-of-onset distributions of DSM-IV disorders in the National Comorbidity Survey Replication. Arch Gen Psychiatry 2005; 62 : 593-602.

[21] Kraepelin E. Cent ans de psychiatrie : la psychose maniaco-dépressive. Bordeaux : Mollat; 1997.

[22] Kupfer DJ. The increasing medical burden in bipolar disorder. JAMA 2005; 293 : 2528-30.

[23] Potash JB, Toolan J, Steele J, et al. The bipolar disorder phenome database : a ressource for genetic studies. Am J Psychiatry 2007; 164 : 1229-37.

[24] Pull C. Classification des troubles bipolaires : de la CIM-9 à la CIM-11 et du DSM-III au DSM-5. In : Bourgeois ML, Gay C, Henry C, Masson M, editors. Les troubles bipolaires. Paris : Lavoisier; 2014.

[25] Soares JC, Mann JJ. The anatomy of mood disorders-review of structural neuroimaging studies. Biol Psychiatry 1997; 41 : 86-106.

13.4 Facteurs étiopathogéniques

R. Dardennes

La fin du XXe siècle a été marquée par la mise en évidence d'un renouvellement des neurones à l'âge adulte, ouvrant la perspective de greffes neuronales. Le XXIe siècle débute par la mise en évidence de mécanismes biologiques à même d'expliquer la transmission intergénérationnelle de l'expérience [9]. Ces mécanismes dits épigénétiques permettent d'unifier des hypothèses issues de champs aussi différents que la psychanalyse et la génétique dans le domaine des troubles de l'humeur.

Quelle est la cause de la dépression ?

En 1917, S. Freud, dans son ouvrage *Deuil et Mélancolie*, explique la dépression comme un deuil lié à la perte de l'objet d'amour, cet objet d'amour étant le Moi. K. Abraham poursuit cette idée : une « blessure » grave du narcissisme infantile, une déception d'amour, occasionnant un « sentiment de total abandon », marque l'origine de la mélancolie [1] ; la répétition ultérieure de cette déception primaire déclenchera à l'âge adulte les accès dépressifs. Une cause analogue est postulée par A. Beck dans son modèle cognitif (et thérapeutique) de la dépression. De formation psychanalytique, il adopte le paradigme cognitif et postule que la dépression est une modalité de fonctionnement du système cognitif : des structures de connaissance, les schémas cognitifs, se sont mises en place durant l'enfance afin de s'adapter à des expériences traumatisantes de perte – telles que le décès ou la séparation d'avec un parent – ou d'échec. Ces structures, mémorisées, se réactiveraient lors de l'exposition à l'âge adulte à des situations de perte ou d'échec analogues, donnant alors lieu à un épisode dépressif. Les schémas cognitifs sont des structures stables de connaissance qui guident la manière dont un sujet perçoit et sélectionne l'information, l'interprète, y réagit et mémorise l'expérience vécue. Selon ces modèles psychologiques, la cause de la dépression est donc une expérience initiale sévère de perte ou d'échec à laquelle il faut s'adapter. Cette adaptation peut créer les conditions propices au déclenchement ultérieur d'un ou plusieurs épisodes dépressifs lors de la survenue d'événements difficiles à l'âge adulte, appelés événements de vie. À l'appui de cette modélisation, de très nombreuses études ont montré le rôle des pertes et événements stressants précoces (comme les sévices sexuels et/ou physiques) dans la vulnérabilité à la dépression ainsi que le rôle des événements stressants et des difficultés chroniques dans le déclenchement et la répétition des épisodes dépressifs [8, 16]. Cependant, la relation avec les troubles de l'humeur n'est pas totalement univoque ; des taux élevés de perte parentale précoce sont également observés dans la schizophrénie (p. ex. [2]). D'autre part, ces résultats ont souvent été intégrés à une conception dichotomique des troubles de l'humeur opposant les dépressions pour lesquelles la cause des troubles serait principalement d'origine endogène (c'est-à-dire biologique), aux dépressions réactionnelles (et donc exogènes) à ce type d'événement. Cette dichotomie a pour conséquences d'attribuer un rôle passif à l'individu, soumis de manière indépendante aux effets de son environnement ou aux effets de son fonctionnement biologique, ce dernier pouvant se réduire *in fine* à son génome.

Interaction gène – environnement

Plusieurs travaux récents confirment la complexité des interactions gène – environnement ainsi que le rôle des interactions du sujet avec son environnement pour son propre développement. En effet, face à un événement stressant sévère, environ 10 % seulement des sujets exposés déclencheront un épisode dépressif [18] et les particularités les rendant vulnérables sont donc à rechercher. Plusieurs études récentes montrent que l'effet des événements de vie est différent selon la variante du gène du transporteur de la sérotonine (5-HTTLPR). Ce transporteur joue un rôle essentiel dans la régulation des fonctions sérotoninergiques du cerveau, modulateur en particulier des comportements émotionnels, en permettant la recapture de la sérotonine après qu'elle ait agi au niveau synaptique. Il existe deux variantes (allèles) fonctionnelles courantes du promoteur de ce gène et la forme courte est associée à une moindre transcription du gène et à une moindre capacité de ce transporteur. Plusieurs études montrent une plus grande vulnérabilité à la dépression suite à des événements de vie lorsque les sujets sont porteurs de la version courte, moins efficace, de ce gène [4, 6, 11, 14]. Cet effet est plus marqué pour les femmes. Ces mêmes sujets sont rendus plus vulnérables encore lorsqu'ils ont subi des maltraitances dans l'enfance, comparés aux sujets porteurs de la version longue [12]. Ces travaux montrent donc une interaction entre une vulnérabilité biologique et la survenue d'un événement dans l'environnement, interaction possiblement renforcée par la présence d'un autre événement durant l'enfance du sujet. Ces interactions sont d'autant plus importantes à prendre en compte qu'il existe un contrôle environnemental de l'expression des gènes. L'étude menée par T.P. York et al. sur 6500 gènes a montré que les niveaux d'expression génique des jumeaux monozygotes sont corrélés de façon modérée (r = 0,3) et que la moitié de ces gènes sont majoritairement sous le contrôle de l'environnement [25].

Le sujet déprimé, acteur du stress

Cependant, le sujet n'est pas toujours la victime passive des heurts de la vie, ses actions peuvent le conduire à provoquer des événements négatifs (comme de démissionner suite à un désaccord) ou, tout du moins, à se placer dans des situations où ces événements sont fortement susceptibles de se produire. Les sujets déprimés paraissent en effet susceptibles de générer par leurs comportements des événements négatifs, ce qui aurait pour conséquence de favoriser leur rechute ou la chronicité de leur épisode [8]. Une étude montre toutefois que le rôle causal des événements de vie serait plus important pour le premier épisode que pour les récurrences et que cet effet est plus important pour les événements dépendants du comportement du sujet [14]. Ce résultat est cohérent avec l'observation que les sujets ayant un trouble de la personnalité, avec un répertoire limité de comportements adaptatifs qui les expose vraisemblablement à des événements de vie dépendants de leur comportement, ont un risque plus élevé de faire un épisode dépressif que la population générale. Le rôle que joue ainsi l'individu dans son exposition aux événements de vie incite à rechercher les facteurs biologiques et psychologiques favorisant la survenue d'événements de vie négatifs.

Pourquoi les épisodes se répètent-ils ?

Si l'on peut concevoir qu'un individu, à l'occasion d'un événement de vie sévère et inhabituel, puisse présenter un épisode dépressif, la fréquence des récidives ultérieures, estimée à plus de 60 % après un épisode inaugural, ne peut s'expliquer simplement par une destinée tragique au cours de laquelle les drames se succèdent. La contribution des événements de vie évolue dans le temps avec la répétition des épisodes ; E. Kraepelin rapportait déjà en 1921 qu'une patiente avait d'abord fait une dépression après la mort de son époux, puis après celle de son chien, et enfin à l'occasion de celle de sa colombe. La théorie du *Kindling* (pour embrasement) et de la sensibilisation au stress a été proposée par R.M. Post, en 1984, pour rendre compte du caractère graduellement autonome des récidives : si les événements de vie jouent un rôle déclencheur des premiers épisodes, il se crée d'un épisode à l'autre une sensibilisation au stress et les récidives se déclenchent peu à peu à l'occasion de stress minimes, puis sans stress observable (autonomisation des récidives). Cette théorie a été abondamment citée et reprise afin d'expliquer une variété de phénomènes observés dans le trouble bipolaire ou dans les dépressions récurrentes. Ce modèle s'appuie sur la sensibilisation du système limbique au déclenchement électrique de crises convulsives : après une série d'applications de cette méthode, les crises se déclenchent pour des intensités de courant précédemment incapables de déclencher de telles crises (inférieures au seuil convulsivant) ; cette analogie a par ailleurs permis d'identifier l'effet thérapeutique thymorégulateur de certains traitements anticonvulsivants. La revue des études sur le rôle des événements de vie dans le déclenchement des récidives montre de manière convergente que l'association des événements majeurs est plus forte avec le premier épisode qu'avec les récidives et que les événements d'intensité modérée sont associés aux récidives mais pas aux premiers épisodes [18]. Ces résultats plaident en faveur d'une sensibilisation au stress, cependant ce modèle prédit que les événements d'intensité sévère devraient conserver leur pouvoir déclencheur, ce qui ne semble pas être confirmé. Toutefois, cette apparente dissociation des stress sévères et des récidives peut simplement refléter le fait que ces stress sont plus rares que les stress modérés, et représentent pour les récidives une petite fraction des événements de vie qui les ont précédés. De plus, les événements de vie modérés sont également beaucoup plus fréquents dans le temps, ce qui peut expliquer le raccourcissement des intervalles de temps libre entre deux récidives. Le fait que les événements de vie modérés soient plus nombreux et plus fréquents que les événements sévères donne moins d'opportunité à ces derniers de précéder une récidive.

Grossesse et maternage… font le lit de la dépression ?

Si le rôle des événements de vie dans la dépression n'est plus contestable, il reste à savoir pourquoi une minorité d'individus souffrira d'un épisode dépressif au décours d'un événement de vie sévère. De très nombreuses recherches portent sur les caractéristiques biologiques et génétiques de ces individus. Néanmoins, l'hypothèse du rôle favorisant d'une sensibilité acquise au stress a été récemment étayée par de nombreuses expérimentations animales. L'administration d'un stress durant la gestation de rongeurs et de primates (bruit imprévisible, immobilisation répétée, surpopulation, présence d'inconnus) a des effets prolongés sur la descendance : retard du développement moteur, mais aussi une moindre exploration des environnements nouveaux (ou des comportements perturbés) et une diminution des interactions sociales. D'une manière générale, ces effets sont amplifiés dans des conditions aversives par rapport à des témoins qui n'ont pas subi de stress prénatal. La réaction de stress impliquant le système hypothalamo-hypophyso-surrénalien (HHS) de la mère est transmise au fœtus *via* différents mécanismes impliquant le placenta [10]. Conséquence de ce stress prénatal, les descendants présentent une hyperréactivité du système HHS avec des réponses plus rapides, plus intenses, et plus durables dans des situations aversives, avec un effet plus marqué chez les femelles ; ils présentent également une importante réduction des récepteurs aux corticoïdes au niveau de l'hippocampe – et par conséquent de son rôle inhibiteur sur le système HHS –, et une augmentation des taux de *Corticotropin-Releasing Hormone* (CRH) au niveau de l'amygdale, deux structures corticales impliquées dans le traitement des émotions [20]. Des modifications des systèmes opioïde et monoaminergiques ont également été mises en évidence et persistent lorsque les animaux deviennent adultes [10]. L'ensemble de ces résultats convergents ne permet pas une simple extrapolation à l'homme. Les études rétrospectives sur l'impact prénatal d'un stress majeur (décès du père, inondation ou tremblement de terre) semblent montrer un plus grand taux de troubles psychiatriques, en particulier de troubles de l'humeur, chez les enfants dont les mères ont subi un tel bouleversement durant la grossesse ; deux études prospectives, à ce jour, ont montré une relation entre l'anxiété maternelle durant le dernier trimestre de la grossesse et des troubles des émotions et des conduites chez les enfants 4 ans après leur naissance [10]. Ces premiers résultats laissent entrevoir la possibilité d'une sensibilisation au stress *in utero*, par la mise en place précoce d'une réactivité accrue du système HHS ; cette dernière, persistant à l'âge adulte, rendrait alors l'individu vulnérable aux effets pathogènes d'un stress majeur. Cette hypothèse élargit également les facteurs de vulnérabilité au-delà des altérations génétiques avec la possibilité d'acquérir au travers de l'expérience de son ascendant une vulnérabilité biologique durable. Après la naissance, le comportement maternel joue également un rôle important dans la « programmation » de la réponse au stress à l'âge adulte de la progéniture.

Chez le rat, l'intensité du soin fourni par la mère à son petit dans les premières semaines de vie a une influence déterminante sur les comportements défensifs de ce dernier : les adultes qui ont reçu des soins abondants après la naissance sont plus curieux, moins apeurés, moins réactifs au stress, et préservent mieux leurs capacités cognitives avec l'âge que leurs congénères qui ont reçu peu de soins maternels. Ce phénomène est acquis car il dépend du comportement de la mère adoptive et non de la mère biologique. Il se transmet car les petits ayant bénéficié d'un maternage plus intensif adopteront à leur tour ce comportement maternel pour leur propre descendance. Le comportement maternel semble donc être un mécanisme d'une transmission intergénérationnelle non génomique de la réactivité au stress.

Sur le plan biologique, le maternage intensif augmente tout au long de la vie la densité des récepteurs aux glucocorticoïdes dans l'hippocampe, qui joue un rôle crucial par sa rétroaction négative sur le système HHS. Comment de telles modifications deviennent-elles permanentes? L'étude récente issue de l'équipe de M. Meaney [23] démontre que ce comportement module des mécanismes qui régulent sur le long terme l'expression génique, au niveau du gène du récepteur aux glucocorticoïdes; un maternage intensif cause une déméthylation du gène (ce qui augmente son expression) et facilite son accès en «décompactant» les protéines (les histones) entourant l'ADN au niveau de ce gène. Cet effet est transmis par le comportement de la mère adoptive. Mieux encore, ces auteurs démontrent qu'il est pharmacologiquement possible de s'opposer à l'âge adulte aux effets d'un faible maternage en administrant un agent favorisant le décompactage des histones (un inhibiteur de la déacétylation des histones) : les adultes ainsi traités présentent alors la même réactivité (affaiblie) au stress que des adultes élevés dans des conditions de maternage intensif. Les effets du comportement maternel permettent de mieux comprendre les effets neurobiologiques des stress précoces tels que la séparation maternelle mais aussi les moyens de prévenir ou d'amoindrir les effets des stress précoces; ainsi les antécédents de mauvais traitements durant l'enfance sont un facteur de risque pour la dépression et la qualité du soutien social de l'enfant modère ce risque [12].

Cet ensemble de travaux montre comment la réactivité au stress de l'adulte peut se programmer lors de la grossesse et de l'enfance. Cette sensibilité au stress peut rendre compte de l'effet dépressogène des événements de vie chez certains adultes. Cependant, une hyperréactivité au stress suffit-elle à causer un trouble de l'humeur tel que la dépression?

Le stress est-il la cause de la dépression?

Un ensemble d'arguments permet d'envisager cette hypothèse [5]; l'hypercortisolémie provoque des troubles des émotions et du fonctionnement cognitif, des perturbations des systèmes monoaminergiques et une réduction de volume des structures limbiques analogues à ceux observés dans la dépression. Une dysrégulation du système HHS s'observe chez les déprimés, est un facteur de moins bonne réponse au traitement et sa persistance lors de la rémission clinique aggrave le risque de rechute. Des antidépresseurs de classes différentes augmentent l'expression du gène du récepteur aux corticostéroïdes, augmentent la capacité du tissu cérébral à se lier aux stéroïdes et l'immunoréactivité aux récepteurs des stéroïdes; la cinétique de l'effet des antidépresseurs sur la densité des récepteurs aux corticostéroïdes est également parallèle à celle de l'amélioration clinique. Les antidépresseurs renforcent ainsi la rétroaction négative sur le système HHS et réduisent son hyperactivité. D'autre part, plusieurs travaux ont montré que certaines variantes génétiques du gène du récepteur aux glucocorticoïdes ou de protéines impliquées dans la régulation de son affinité étaient associées à une meilleure réponse aux antidépresseurs [5]. Enfin, cette conception de la dépression ouvre également de nouvelles perspectives pharmacothérapeutiques avec des effets antidépresseurs encourageants de molécules antagonistes des récepteurs aux glucocorticoïdes ou diminuant l'action de ces derniers. Cependant, malgré ces progrès décisifs dans la compréhension des mécanismes d'adaptation face aux événements menaçants et les nombreux arguments en faveur d'un lien étroit entre la réponse au stress et la dépression, la spécificité de ce lien n'est pas établie. La question de l'unité du phénomène dépressif reste également en suspens pour certains auteurs tels que H. van Praag, mais ce dernier montre une compatibilité entre le modèle de la dépression fondé sur le stress et le modèle classique et abondamment étudié d'une diminution du métabolisme et de l'activité du système sérotoninergique.

Anatomie (fonctionnelle) de la dépression

L'évaluation du caractère menaçant d'un événement (stresseur) et la régulation des réponses défensives de l'individu implique les structures limbiques dont font partie l'hippocampe, l'amygdale et le cortex préfrontal. Ces structures jouent un rôle dans la perception, la réponse et la régulation des émotions. M.L. Phillips et al. ont proposé de distinguer deux systèmes à partir d'un ensemble d'études portant sur l'effet des lésions cérébrales ou sur l'imagerie fonctionnelle cérébrale [20] : un système ventral – constitué de l'amygdale, l'insula, le striatum ventral et la partie ventrale du gyrus cingulaire antérieur et du cortex préfrontal – jouerait un rôle primordial dans la perception de la signification émotionnelle d'un stimulus et les réponses affectives, assurant une régulation automatique des émotions; un système dorsal – comprenant l'hippocampe et les régions dorsales du gyrus cingulaire antérieur et du cortex préfrontal – assurerait essentiellement la régulation des états affectifs. Les études post-mortem menées dans la dépression ont montré une réduction du nombre et de la densité des cellules gliales au niveau de l'amygdale, du gyrus cingulaire antérieur subgénual, du cortex orbitofrontal et dorsolatéral préfrontal; les études d'imagerie ont montré des réductions dans ces régions ainsi qu'au niveau de l'hippocampe; une activité accrue dans le système ventral et au contraire diminuée dans le système dorsal impliqué dans la régulation volontaire des comportements émotionnels a été mise en évidence à l'aide d'études d'imagerie fonctionnelle reposant sur l'étude du métabolisme ou du flux sanguin dans les différentes régions du cerveau [21]. Ces altérations représenteraient les bases neurales des symptômes et déficits observés dans la dépression : la réduction de volume du système ventral associée à son hyperactivité refléterait à la fois une restriction de la palette des émotions perceptibles et un rôle prédominant de l'amygdale dans la perception des émotions à valence négative. D'autre part, l'hypofonctionnement du système dorsal, incluant l'hippocampe, diminuerait son action régulatrice du système ventral et rendrait compte des troubles cognitifs, du maintien de l'humeur dépressive et de l'anhédonie. Selon ces auteurs, les anomalies observées dans le trouble bipolaire plaident en faveur d'une hypersensibilité de l'identification et de la réponse aux stimuli émotionnels et d'un déficit de la régulation volontaire des émotions [21] mais les études examinées sont moins nombreuses et leurs résultats sont plus conflictuels; les auteurs reconnaissent également qu'elles ne permettent pas d'expliquer la bascule entre un épisode de manie et un épisode de dépression.

Les études d'imagerie fonctionnelle permettent de repérer les zones cérébrales dont le fonctionnement est altéré lors d'un épisode dépressif, les modifications provoquées par la prise d'un traitement antidépresseur ainsi que les différences de fonctionnement observées selon que la personne déprimée répond ou non au traitement qu'elle reçoit. Ainsi, l'équipe d'Helen Mayberg [22] a rassemblé les données de plusieurs études contrôlées indépendantes réalisées selon des protocoles similaires sur des patients ayant suivi un traitement tel qu'une thérapie cognitive, de la paroxétine ou un antidépresseur quelconque. Cette analyse secondaire leur a permis de tester un modèle anatomico-fonctionnel des dysrégulations du système émotionnel dans la dépression. Ce modèle, relativement proche de celui de M.L. Phillips et al. [20], a été soumis à une analyse des interactions étiologiques (*path-analysis*) afin de mettre en évidence les relations entre les régions cérébrales étudiées qui s'accordent le mieux avec les données analysées ainsi que celles qui distinguent le mieux les sujets répondeurs des sujets non répondeurs au traitement. Les résultats montrent des relations entre les différentes aires impliquées dans le contrôle émotionnel variables selon la réponse au traitement antidépresseur, au niveau des relations entre l'hippocampe et le gyrus cingulaire subgénual d'une part, et du gyrus avec les aires orbitofrontales et préfrontales dorsolatérales d'autre part; les répondeurs à la thérapie cognitive se distinguent par des anomalies limitées aux aires frontales. Il a également été montré des anomalies liant les régions cingulaires et thalamiques dans le groupe des sujets non répondeurs à un traitement antidépresseur quelconque. Ces sujets présentaient la particularité d'être multirésistants. Or le traitement chirurgical des dépressions réfractaires à tout traitement interrompt les voies entre le cingulum et les aires sous-corticales. Helen Mayberg et son équipe avaient montré que l'aire cingulaire subgénuale est hyperactive chez les sujets souffrant d'une dépression résistante aux traitements. Elles ont alors imaginé de réduire cette hyperactivité cingulaire au moyen d'une stimulation électrique cérébrale profonde chez six patients réfractaires aux traitements [17]. Cette stimulation de la substance blanche adjacente au gyrus cingulaire subgénual a permis une amélioration spectaculaire de quatre d'entre eux et cet effet s'est accompagné d'une réduction de l'activité du gyrus et de modifications fonctionnelles des aires corticales et limbiques efférentes. Les travaux d'imagerie fonctionnelle offrent ainsi la possibilité d'identifier, au-delà d'une expression clinique semblable, des modalités de fonctionnement «dépressif» différentes. À l'instar des travaux menés sur le rôle causal du stress dans la dépression, ils ouvrent la voie à des traitements originaux, mais également individualisés de la dépression.

Approche biopsychosociale de la dépression

La réalisation d'études plurimodales évaluant tant les caractéristiques biologiques que les facteurs psychologiques et sociaux dans la dépression et sa survenue est des plus fructueuses. Ces études plaident clairement pour une approche biopsychosociale de la dépression en montrant la possibilité de mettre en évidence les interactions entre ces différents facteurs et leurs effets modérateurs réciproques. D'où un schéma volontiers réducteur, inspiré par les résultats précédents : une vulnérabilité génétique à la dépression peut être transmise à l'enfant. L'exposition éventuelle de la mère à des événements stressants durant la grossesse entraînera des modifications biologiques durables pour l'enfant; le comportement maternel aura également un effet sur le fonctionnement biologique de cet enfant; ces modifications porteront en particulier sur le système régulant les réactions de stress et seront stables. Soumis ensuite aux aléas de la vie, avec un bagage éducatif donné dans une société dont les règles favorisent ou non les défaites sociales, il pourra déclencher un épisode dépressif à l'occasion d'un événement de vie majeur. Cet épisode accroîtra encore sa sensibilité au stress et il déclenchera des épisodes avec des stress de moins en moins intenses. De plus, il pourra également transmettre à son tour, non seulement sa vulnérabilité génétique, mais aussi des éléments de vulnérabilité au stress acquis, par l'expérience, par son comportement vis-à-vis de sa descendance. Chaque étape de ce schéma peut être l'occasion d'interventions salutaires : anticiper ou pallier une vulnérabilité génétique, mettre en place les conditions sociales et psychologiques à même de favoriser la grossesse et de fournir de bonnes conditions de maternage, voire de remédier à un maternage défaillant, définir des règles sociales à même de limiter les défaites sociales, fournir au sujet de meilleures habiletés pour anticiper, évaluer et affronter les événements de vie et les échecs, et pour obtenir un support social, et enfin recourir aux traitements pharmacologiques et physiques de manière individualisée.

La dépression, pourquoi ?

S'il est facile de considérer qu'une maladie infectieuse est une attaque contre un organisme bien portant, il est plus difficile d'avoir la même conception pour les maladies mentales et, tout particulièrement, pour la dépression qui va toucher plus d'un être humain sur six au cours de sa vie. Pourquoi notre organisme se met-il à présenter une fois ou plus dans son existence un syndrome régulier fait de tristesse, de perte de plaisir, de fatigue et de repli sur soi ? Si l'on étend à la dépression les lois de l'évolution des espèces, il est légitime de s'interroger : la dépression est-elle la forme extrême d'une fonction suffisamment utile à la survie de l'espèce, ou du moins insuffisamment préjudiciable à la survie de l'espèce (en dépit du risque suicidaire), pour s'être maintenue dans notre répertoire adaptatif ? Est-elle le corollaire d'une fonction biologique utile dont elle représente une dysfonction ? Cette voie théorique séduisante fait l'objet de réflexions croissantes ces ▶

20 dernières années et elle a le mérite de proposer un cadre explicatif général au modèle de la dépression reposant sur le stress.

Deux thèses principales sont soutenues, l'une universelle, l'autre psychosociale.

- La thèse universelle de R.M. Nesse est que la fonction d'une humeur basse est d'inhiber les efforts inutiles lorsque des buts deviennent inaccessibles et permet ainsi de se désengager d'une action et d'allouer son énergie à l'obtention d'autres buts : *«Just as anxiety inhibits dangerous actions, depression inhibits futile efforts»* [19, p. 17]. La tristesse est donc adaptative et sert la survie de l'individu et celle de l'espèce dans une large palette de situations d'échec. La dépression serait ainsi une forme extrême du pattern comportemental associé à la tristesse dont l'intensité serait alors dysfonctionnelle puisque l'inhibition à l'action est telle que le sujet ne peut se désengager de l'échec pour s'engager dans la réalisation d'autres buts. L'originalité de la proposition de Nesse est de considérer que la tristesse et la dépression ne sont pas des fonctions unitaires mais des complexes de différentes fonctions correspondant aux différents symptômes observés tant dans la tristesse que la dépression, ces fonctions s'associant selon les exigences de la situation qui les a suscitées. À l'appui de cette hypothèse de la concordance situation – symptôme, une de ses études montre que la tristesse est associée à un pattern de signes différents selon la nature de la situation : culpabilité, rumination, fatigue et pessimisme après un échec, pleurs, tristesse et besoin de réconfort social après une perte sociale [15].
- Une hypothèse plus restreinte est soutenue par P. Gilbert [7], celle de la défaite sociale (et du piégeage – *entrapment*). Ce modèle s'inspire du comportement des animaux défaits ou à fort risque de l'être : ces derniers activeraient alors un mécanisme d'inhibition de leurs tendances au combat et à la compétition – avec une diminution des comportements appétitifs, d'agression, d'exploration et une augmentation des comportements défensifs et de sidération (*freezing*). Dans les groupes instables où les conflits sont élevés, ces animaux ont une cortisolémie élevée et un taux de sérotonine bas. Cette inhibition au combat les préserve de blessures probables, voire de leur mort au combat, et envoie aussi au dominant des signaux pour l'inciter à désactiver ses comportements d'attaque; la mortalité des soumis est toutefois plus élevée que celle des dominants et leurs comportements sexuels sont réduits [7]. Des phénomènes équivalents surviennent également lorsque les animaux sont pris au piège, c'est-à-dire n'ont plus le contrôle pour échapper à une situation aversive, une situation à la base du modèle de stress modéré chronique de la dépression de P. Willner [24]. Le phénomène dépressif serait alors une préservation coûteuse de l'individu face à une compétitivité sociale ou à une situation aversive inextricable. À l'appui (partiel) de cette hypothèse, deux études épidémiologiques montrent que les événements de vie de type humiliation ou piégeage sont prédictifs du déclenchement d'un épisode dépressif [3, 13].

Ces hypothèses sont tout à fait compatibles avec la conception sociologique de la dépression qu'a exposée A. Ehrenberg dans *La fatigue d'être soi*.

Ces hypothèses évolutionnistes, en particulier celle de P. Gilbert, ouvrent la possibilité de prévenir les dépressions en modifiant les règles sociales. *In fine*, elle prédit une meilleure santé et une meilleure survie aux sociétés dont les règles sont conçues pour minimiser les défaites sociales et dont le système éducatif enseigne à y faire face, ainsi qu'à faire face aux échecs.

Références

[1] Abraham K. Ansätze zur psychoanalytische Erforschung und Behandlung der manisch-depressiv Irreseins und verwandten Züstande. Zentralbalatt für Psychoanalyse 1912; 2 (n° 6). Traduction française Barande I, Grin E. Préliminaires à l'investigation et au traitement psychanalytiques de la folie maniaco-dépressive et des états voisins. In : Abraham K, editor. Œuvres complètes. Paris : Payot; 1965.

[2] Agid O, Shapira B, Zislin J, et al. Environment and vulnerability to major psychiatric illness : a case control study of early parental loss in major depression, bipolar disorder and schizophrenia. Mol Psychiatry 1999; 4 : 163-72.

[3] Brown GW, Harris TO, Hepworth C. Loss, humiliation and entrapment among women developing depression : A patient and nonpatient comparison. Psychol Med 1995; 25 : 7-21.

[4] Caspi A, Sugden K, Moffitt TE, et al. Influence of life stress on depression : moderation by a polymorphism in the 5-HTT gene. Science 2003; 301 : 386-9.

[5] de Kloet ER, Joëls M, Holsboer F. Stress and the brain : from adaptation to disease. Nat Rev Neurosci 2005; 6 : 463-75.

[6] Eley TC, Sugden K, Corsico A, et al. Gene-environment interaction analysis of serotonin markers with adolescent depression. Mol Psychiatry 2004; 9 : 908-15.

[7] Gilbert P, Allan S. The role of defeat and entrapment (arrested flight) in depression : an exploration of an evolutionary view. Psychol Med 1998; 28 : 584-97.

[8] Hardy P, Gorwood P, Dupont C. Événements de la vie. In : Olié JP, Poirier MF, Lôo H, editors. Les maladies dépressives. 2e éd. Paris : Flammarion; 2003. p. 434-43.

[9] Harper LV. Epigenetic inheritance and the intergenerational transfer of experience. Psychol Bull 2005; 131 : 340-60.

[10] Huizink AC, Mulder EJH, Buitelaar JK. Prenatal stress and risk for psychopathology : specific effects or induction of general susceptibility? Psychol Bull 2004; 130 : 115-42.

[11] Kaufman J, Plotsky PM, Nemeroff CB, et al. Effects of early adverse experiences on brain structure and function : clinical implications. Biol Psychiatry 2000; 48 : 778-90.

[12] Kaufman J, Yang BZ, Douglas-Palumberi H, et al. Social supports and serotonin transporter gene moderates depression in maltreated children. Proc Natl Acad Sci U S A 2004; 101 : 17316-21.

[13] Kendler KS, Hettema JM, Butera F, et al. Life event dimensions of loss, humiliation, entrapment, and danger in the prediction of onsets of major depression and generalized anxiety. Arch Gen Psychiatry 2003; 60 : 789-96.

[14] Kendler KS, Kuhn JW, Vittum J, et al. The interaction of stressful life events and a serotonin transporter polymorphism in the prediction of episodes of major depression. Arch Gen Psychiatry 2005; 62 : 529-35.

[15] Keller MC, Nesse RM. The Evolutionary Significance of Depressive Symptoms : Different Adverse Situations Lead to Different Depressive Symptom Patterns. J Pers Soc Psychology 2006; 91 : 316-30.

[16] Kessler RC. The effects of stressful life events on depression. Annu Rev Psychol 1997; 48 : 191-214.

[17] Mayberg HS, Lozano AM, Voon V, et al. Deep brain stimulation for treatment-resistant depression. Neuron 2005; 45 : 651-60.

[18] Monroe SM, Harkness KL. Life stress, the "kindling" hypothesis, and the recurrence of depression : considerations from a life stress perspective. Psychol Rev 2005; 112 : 417-45.

[19] Nesse RM. Is depression an adaptation? Arch Gen Psychiatry 2000; 57 : 14-20.

[20] Phillips ML, Drevets WC, Rauch SL, et al. Neurobiology of emotion perception I : The neural basis of normal emotion perception. Biol Psychiatry 2003; 54 : 504-14.

[21] Phillips ML, Drevets WC, Rauch SL, et al. Neurobiology of emotion perception II : Implications for major psychiatric disorders. Biol Psychiatry 2003; 54 : 515-28.

[22] Seminowicz DA, Mayberg HS, McIntosh AR, et al. Limbic-frontal circuitry in major depression : a path modeling metaanalysis. Neuroimage 2004; 22 : 409-48.

[23] Weaver IC, Cervoni N, Champagne FA, et al. Epigenetic programming by maternal behavior. Nat Neurosci 2004; 7 : 847-54.

[24] Willner P, Muscat R, Papp M. Chronic mild stress-induced anhedonia : A realistic animal model of depression. Neurosci Biobehav Rev 1992; 16 : 525-34.

[25] York TP, Miles MF, Kendler KS, et al. Epistatic and environmental control of genome-wide gene expression. Twin Res Hum Genet 2005; 8 : 5-15.

Organicité cérébrale et psychopathologie

Chapitre 14

Coordonné par P.-H. Robert

14.1 Introduction

P.-H. Robert

Avant la mise en place de la psychopathologie, S. Freud, dans les années 1886–1896, cherchait un modèle explicatif neurophysiologique à la vie psychique. C'est à cette époque qu'il écrivait que « le cerveau est le siège de la mémoire, des instincts, un laboratoire où se développent tous les phénomènes de l'intelligence ».

Dès l'Antiquité, l'existence de relation entre anatomie cérébrale et comportement avait aussi été envisagée. Dans un passé plus récent, il faut citer l'organologie ou phrénologie fondée par Franck Joseph Gall. À la fin du XVIIIe siècle, cette théorie qui consistait en un mélange de notions de psychologie, de neurophysiologie et de conception philosophique eut un grand succès dans les cercles intellectuels européens. Selon cette théorie, le cerveau était l'organe de l'esprit et consistait en une collection de nombreux centres fonctionnels, chacun desservant une faculté psychologique ou sensorielle particulière. C'est l'observation clinique qui a progressivement permis de mieux comprendre les relations entre comportement et cerveau. L'une des plus célèbres observations cliniques complètes date de 1848 : c'est l'histoire de P. Gage, jeune chef d'équipe dans les travaux de construction des voies ferrées qui, à la suite d'un accident, a présenté des lésions particulièrement importantes des régions frontales médianes entraînant changements comportementaux et émotionnels à l'origine d'une désadaptation sociale majeure.

Notre compréhension des relations entre cerveau, cognition, émotions et comportements a, par la suite, bénéficié de plusieurs développements majeurs d'un point de vue technique et conceptuel :

- dans les années 1960–1970 sont apparues les techniques pour étudier l'activité des cellules nerveuses isolées dans le cerveau d'animaux vivants. En corrélant l'activité cellulaire avec des comportements et de la stimulation, il a ainsi été possible d'examiner les processus perceptuels et moteurs au niveau cellulaire ;
- les études cellulaires chez le singe ont aussi permis de corréler l'activité d'une cellule donnée dans une région spécifique du cerveau avec des processus cognitifs supérieurs comme les mécanismes attentionnels et la prise de décision ;
- le développement de la psychologie cognitive a stimulé un renouvellement de l'intérêt pour les analyses comportementales de sujets présentant des lésions du cerveau ;
- les techniques d'imagerie cérébrale ont permis d'observer le fonctionnement métabolique du cerveau alors que l'individu est engagé dans une activité motrice ou cognitive ;
- les sciences computationnelles ont enfin permis de développer la notion de réseaux neuronaux.

De nos jours, les neurosciences cherchent à comprendre et à explorer les bases neuroanatomiques et neurophysiologiques de tous les aspects de la vie psychique, les symptômes psychiatriques bien sûr, mais aussi des aspects complexes comme la conscience ou même la morale.

Les interrelations entre cognition, émotion et comportement sont donc de plus en plus proches et sous-tendues par des régions et des réseaux neuronaux complexes et intégrés.

La première partie de ce chapitre a pour objectif de donner les bases neuroanatomiques des symptômes psychiatriques qui peuvent être rencontrés dans différentes affections du système nerveux central.

La deuxième partie est consacrée aux pathologies démentielles. La démence a tout d'abord été caractérisée par une atteinte marquée de la vie affective et de la volonté et une évolution progressive vers une désagrégation complète de la personnalité prenant un aspect de plus en plus déficitaire. Ce concept est maintenant insuffisant pour caractériser les tableaux cliniques. À partir du modèle de la maladie d'Alzheimer, il est aujourd'hui décrit à l'étape clinique le stade prédémentiel de la pathologie qui désigne des signes cliniques, cognitifs ou comportementaux qui n'ont pas encore d'incidence sur l'autonomie et l'adaptation du sujet. Le stade démentiel est caractérisé par l'apparition, du fait des symptômes, d'une perte d'autonomie dans les actes de la vie quotidienne. Les principales avancées du point de vue de la recherche concernent l'apparition de marqueurs biologiques qui permettent le diagnostic dès le stade pré démentiel. La maladie d'Alzheimer est la plus fréquente des pathologies dégénératives, mais on se doit de citer aussi les dégénérescences frontotemporales, les maladies à corps de Lewy, les détériorations mixtes et vasculaires. Ces pathologies sont un enjeu de santé publique important en termes de dépistage et de traitement précoce. Dans ce cadre, l'évaluation clinique cognitive mais aussi comportementale est fondamentale.

14.2 Bases neuroanatomiques des symptômes psychiatriques

M. Benoit, R. David

Les tentatives de relier les symptômes psychiatriques à une cause organique cérébrale sont anciennes et sont héritées de l'approche anatomoclinique neurologique. La paralysie générale, complication tardive de la syphilis tertiaire, est un exemple historique de modèle lésionnel. Cette approche « localisationniste » se révèle insuffisante pour expliquer la physiopathologie de nombreux syndromes psychiatriques. En effet, beaucoup d'affections organiques cérébrales génèrent des atteintes multiples, telles que les maladies neurodégénératives ou neurovasculaires disséminées, ou les états confusionnels. Enfin, la majorité des troubles psychiatriques, qui sont par nature très hétérogènes, ne peuvent pas être imputés à des modifications morphologiques localisées mais plutôt à des dysfonctionnements de structures ou de réseaux neuronaux. On sait aussi que l'approche focalisée de l'organicité cérébrale, considérant le cerveau comme une mosaïque de modules plus ou moins indépendants, n'est pas en adéquation avec les règles actuelles de la psychologie cognitive.

La physiopathologie des symptômes psychiatriques s'accorde mieux avec les modèles fonctionnels connexionnistes [9]. L'étude, en imagerie cérébrale fonctionnelle, des troubles psychiatriques a permis d'étayer des techniques thérapeutiques ciblées sur certaines régions des réseaux modifiés. Ainsi, la stimulation magnétique transcrânienne répétée (rTMS) peut être utilisée pour le traitement de divers troubles psychiatriques (de l'humeur, anxieux, psychotiques, addictions, etc.) en modulant l'activité cérébrale dans un réseau cortico-sous-cortical distribué et spécifique, ayant pour effet de modifier de façon contrôlée divers comportements. Des techniques de stimulation cérébrale profonde, qui ont supplanté la psychochirurgie lésionnelle, sont aussi envisageables pour traiter des troubles psychiatriques résistants.

Que l'atteinte cérébrale soit considérée comme lésionnelle ou seulement fonctionnelle, certains syndromes comportementaux ou affectifs sont reliés à une atteinte d'une ou plusieurs régions, indépendamment de l'étiologie (tableau 14.1). Néanmoins, le type d'atteinte, son degré d'extension, sa rapidité d'installation, sa réversibilité, le niveau de suppléance sont des paramètres qui modulent ces tableaux cliniques. Cette approche neuropsychiatrique enrichit progressivement les critères diagnostiques cliniques mais a conduit à proposer des classifications expérimentales des troubles où l'expression clinique n'est qu'une dimension parmi d'autres. Un des projets les plus caractéristiques de ce type est celui des *Research Domain Criteria* (RDoC) développé récemment par le *National Institute of Mental Health* (NIMH), qui définit les fonctionnements de cinq grands domaines de la vie psychique à partir de données neurophysiologiques, cellulaires, moléculaires, génétiques, et comportementales [16]. L'objectif est de contribuer à une « médecine de précision » expliquant la plupart des dimensions comportementales par une approche neurofonctionnelle, complétant la démarche nosographique classique, mais les implications sont encore à ce jour du domaine de la recherche.

Tableau 14.1 Relations anatomofonctionnelles des régions cérébrales.

Circuit	Fonctions	Troubles observés
Préfrontal dorsolatéral	Fonctions exécutives Métacognition	Déficit des stratégies de recherche, d'organisation, de planification Troubles de l'attention soutenue Dépendance de l'environnement pour agir (comportements d'utilisation) Persévérations
	Affectivité Comportement	Dépression, anxiété Perte d'*insight*, auto-négligence Apathie, inertie ou irritabilité
Orbitofrontal latéral	Personnalité	Familiarité, perte du sens social, Désinhibition, impulsivité, irritabilité
	Cognition	Distractibilité, troubles de l'attention Trouble obsessionnel-compulsif (si hyperactivité)
	Troubles de l'humeur	Euphorie, labilité émotionnelle
Cingulaire antérieur	Comportement Affectivité	Apathie, mutisme akinétique Manque de motivation Indifférence aux stimuli douloureux
Noyaux gris centraux sous-cortex	Motricité	Akinésie, rigidité (syndromes parkinsoniens) Mouvements involontaires (tremblements, dystonies, dyskinésies)
	Comportement et cognition	Manque de motivation, ralentissement psychomoteur Évolution démentielle progressive Délire, hallucinations (schizophrénie)
Système limbique	Comportement et cognition	Apathie (cingulaire antérieur) Troubles de la mémoire épisodique (hippocampe) Syndrome de Klüver-Bucy (amygdale) Délire (hyperactivité voie mésolimbique)
	Humeur	Dépression (hypoactivité), manie (hyperactivité) Anxiété

D'après [8].

Atteintes frontales

Leurs conséquences ont été étudiées à partir de cas cliniques singuliers, tels que celui de Phinéas Gage, dont le lobe frontal médian avait été accidentellement détruit. Le sujet avait par la suite présenté des troubles comportementaux et émotionnels majeurs (instabilité, agressivité), des modifications de la personnalité (caractère asocial) et des troubles cognitifs exécutifs. Plus couramment, des atteintes vasculaires focalisées peuvent reproduire le même tableau clinique. Plus qu'à des lésions isolées des lobes frontaux, c'est au dysfonctionnement de circuits fronto-sous-corticaux que des troubles psychocomportementaux sont reliés.

On décrit cinq circuits parallèles et indépendants issus du cortex frontal [1] : 2 circuits moteurs (squeletto-moteur et oculomoteur), 2 circuits associatifs (dorsolatéral et orbitofrontal), 1 circuit limbique (cingulaire antérieur). Ces trois derniers circuits sont impliqués dans des comportements élaborés, les émotions et les processus cognitifs supérieurs. Chacun d'eux inclut les mêmes noyaux de la base (striatum, globus pallidus, substance noire et thalamus), mais dans des portions spécifiques. L'existence d'interconnexions au niveau cortical a aussi été postulée. Les circuits cortico-sous-corticaux ne seraient alors pas des circuits semi-fermés comme dans le modèle d'Alexander mais des circuits divisés : chaque circuit se terminant à la fois sur une région frontale d'entrée (voie fermée) et sur une région frontale « n'afférentant » pas le circuit (voie ouverte) [14]. Les circuits associatifs et limbique sont interconnectés non seulement par l'intermédiaire de leurs projections sur la substance noire (*pars reticulata*) mais aussi par leurs voies ouvertes.

Les cortex préfrontaux interviennent dans l'élaboration, l'initiation, le contrôle des comportements volontaires qui ne sont pas innés ou surappris, ainsi que dans l'affectivité rattachée à ces comportements [18]. Ces différentes fonctions sont partagées et gérées en parallèle par trois principaux circuits fronto-sous-corticaux, qui reçoivent des informations des autres structures corticales primaires, associatives ou limbiques qu'ils modulent en retour.

Circuit préfrontal dorsolatéral

Il a son origine dans les aires de Brodmann 9 et 10, se projette sur la tête du noyau caudé dorsolatéral. Une voie directe se projette vers le globus pallidus interne, puis la substance noire, pars reticulata. Une voie indirecte envoie des fibres jusqu'au globus pallidus externe qui, à son tour, projette vers les noyaux sous-thalamiques latéraux, eux-mêmes reliés au globus pallidus interne et la substance noire pars reticulata. Les efférences de ces deux structures se font vers des noyaux thalamiques, puis le circuit se ferme par une projection vers la région frontale dorsolatérale d'origine. Il faut souligner que le cortex dorsolatéral est hétérogène, pouvant être subdivisé de façon très différente selon le modèle fonctionnel avec lequel on aborde son fonctionnement [18].

Ce circuit frontal dorsolatéral a un rôle d'interface entre la mémoire et l'action, essentiel pour les processus de mémoire de travail et les fonctions exécutives. L'atteinte d'une des parties de ce circuit peut entraîner une altération de fonctions cognitives supérieures voire métacognitives (stratégies d'organisation et des processus de recherche mnésiques, processus permettant le passage d'une tâche à une autre, attention soutenue et divisée, résolution de problèmes complexes). Ces altérations cognitives ont des conséquences sur des comportements élaborés, dirigés vers un but. Les sujets atteints ont une dépendance accrue de l'environnement pour mener leurs actions (conduites d'imitation et d'utilisation), utilisent moins leurs compétences verbales et planifient moins leur comportement en fonction du but attendu.

Les causes de dysfonctionnements du circuit frontal dorsolatéral sont multiples ; atteintes dégénératives (lobaires frontotemporales, maladie de Huntington, maladie de Parkinson, paralysie supranucléaire progressive, dégénérescences corticobasales), vasculaires, traumatiques ou infectieuses. Ce circuit peut être impliqué dans plusieurs pathologies psychiatriques : trouble schizophrénique (*cf.* Modèles cognitifs de la schizophrénie, chapitre 12.3), épisodes dépressifs, troubles anxieux dont trouble obsessionnel-compulsif.

Dans le déficit de l'attention avec hyperactivité (TDAH) chez l'enfant, on retrouve également une atteinte du circuit dorsolatéral et du cortex frontal inférieur permettant le contrôle attentionnel et le contrôle inhibiteur [3].

Circuit orbitofrontal

Il est composé de deux sous-circuits parallèles prenant origine dans les aires de Brodmann 10 et 11. Le circuit latéral orbitofrontal envoie des projections au noyau caudé ventromédian et le circuit orbitofrontal médian vers le striatum ventral. Les deux sous-circuits projettent alors vers le globus pallidus (partie latérale dorsomédiane interne) et vers la substance noire pars reticulata (partie rostromédiane). Les projections vont ensuite vers des noyaux ventral antérieur et dorsomédian du thalamus, avec retour sur le cortex orbitofrontal.

Ce circuit est impliqué dans l'attribution affective aux actions volontaires, et notamment dans la prise en compte de la récompense ou la punition prévisible après ces actions. Il sous-tend divers comportements sociaux pathologiques : perte de contrôle cognitif, émotionnel et comportemental, dépendance aux stimuli de l'environnement, symptômes thymiques (dépression, manie, labilité de l'humeur) [3, 6]. On retrouve également une atteinte orbitofrontale surtout latérale (et cingulaire antérieure) dans les troubles des conduites morales et sociales de l'enfant [3].

Les fonctions atteintes sont les capacités de relier les actions à leur résultat et aux émotions qui sont censées les accompagner, pouvant conduire à des modifications de la personnalité de type « sociopathie acquise » tel que celles que présentait Phineas Gage [5].

Les étiologies lésionnelles les plus courantes sont traumatiques, vasculaires (AVC [accident vasculaire cérébral], ruptures de l'artère communicante antérieure), dégénératives (dégénérescences lobaires frontotemporales, maladie de Huntington, maladie d'Alzheimer).

Circuit cingulaire antérieur

Il a pour origine l'aire 24 de Brodmann. On individualise sur le plan fonctionnel une portion sous le genou du corps calleux, gérant des éléments affectifs ou thymiques de l'action, et une portion dorsale qui intervient davantage sur les composantes cognitive et motrice de l'action. Les projections s'effectuent vers le striatum ventral (noyau caudé ventromédian, le putamen ventral, le noyau accumbens et le tubercule olfactif). À partir du striatum ventral, les projections se font vers la partie rostromédiane du globus pallidus interne, la substance noire rostrodorsale et le pallidum ventral. Le circuit se poursuit vers des noyaux médians du thalamus puis projette en retour sur le cingulum antérieur. Il est étroitement relié au système limbique dont il est considéré comme une part fonctionnelle.

Ce circuit est impliqué dans les processus de motivation et d'auto-génération des actions, de prise de décision, de réponse comportementale aux actions personnelles ou de l'entourage. Les conséquences de son atteinte peuvent être une apathie (déficit d'initiative, d'intérêt, d'expression des émotions), une indifférence à la douleur, une pauvreté du discours spontané (mutisme akinétique en cas de lésions bilatérales), des déficits attentionnels.

Les étiologies les plus fréquentes sont dégénératives (maladie d'Alzheimer, dégénérescences lobaires frontotemporales), vasculaires (AVC). Une hyperactivation de la région subgénuale du cortex cingulaire antérieur a été reliée à l'intensité de l'humeur triste et à la perte d'élan des états dépressifs [6] ; une réduction de cette hyperactivité peut être obtenue par traitement antidépresseur ou par stimulation cérébrale profonde de l'aire 25 de Brodmann [20].

Atteintes du système temporo-limbique

Le système limbique correspond à un ensemble de structures impliquées dans la motivation, la mémoire et les émotions. Il peut être assimilé à un système de transition entre l'hypothalamus, qui reçoit et régule des informations du milieu intérieur (endocriniennes, neurovégétatives, motivationnelles) et des structures corticales intégratives en relation avec le milieu extérieur (notamment cortex sensoriels associatifs, temporaux et préfrontaux). Une des différences entre ce système et les circuits préfrontaux précédemment décrits est l'existence de projections directes entre les structures corticales temporales et frontales par l'intermédiaire du thalamus. Il découle de cette organisation (figure 14.1) le rôle des structures limbiques dans l'enregistrement des informations externes et internes (processus mnésiques) et dans l'attribution des affects à ces informations (processus émotionnels).

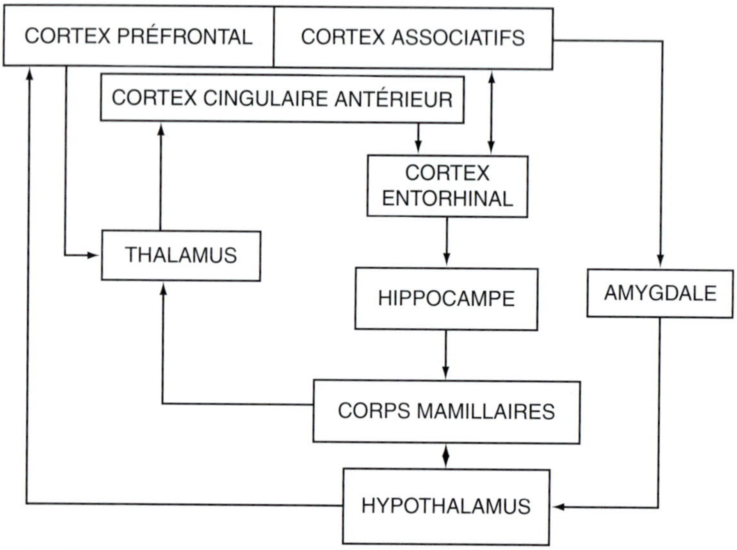

Figure 14.1 Système limbique.
La boucle interne correspond au circuit de Papez (processus mnésiques). La boucle externe, centrée par l'amygdale correspond à un circuit émotionnel (couplage expériences sensorielles et mnésiques avec leurs déterminants affectifs)
D'après [17].

Les déficits de la mémoire sont plus particulièrement observés dans les atteintes temporales internes (dont le complexe hippocampique), les corps mamillaires, le noyau dorsomédian du thalamus. Les états dépressifs sont fréquemment associés à des dysfonctionnements limbiques qui se corrigent avec la guérison sous traitement [19] : des atteintes vasculaires associées à ces dépressions ont fait reconnaître le concept de dépression vasculaire [2]. Une des particularités de ces états est qu'ils associent le plus souvent un déficit de la motivation, un émoussement affectif de type apathique, un ralentissement psychomoteur, des déficits attentionnels et exécutifs, explicables par l'altération fonctionnelle conjointe de circuits fronto-sous-corticaux et limbiques. On sait que la boucle limbique, avec les processus émotionnels qu'elle dessert, est un intermédiaire nécessaire entre les circuits cognitifs impliqués dans l'activité mentale spontanée et les circuits de l'action volontaire dirigeant les comportements orientés vers un but [11].

Sur le plan neurochimique, les dysfonctionnements de la boucle limbique s'accompagnent le plus souvent d'un déficit dopaminergique. Inversement, une hyperactivité dopaminergique de la voie méso-limbique est associée à l'émergence de symptômes psychotiques (délire, hallucinations) ou maniaques.

Les lésions qui peuvent affecter une ou plusieurs parties du système temporo-limbique sont très nombreuses : dégénératives (maladie d'Alzheimer, dégénérescences frontotemporales), vasculaires (AVC, leucoaraïose diffuse), infectieuses (encéphalites herpétique ou dues au VIH), tumorales (gliomes, hamartomes).

Atteintes sous-corticales

Les circuits préfrontaux et limbiques intéressant la plupart des noyaux sous-corticaux, les atteintes sous-corticales sont susceptibles de produire des symptômes observés dans les atteintes précédentes (apathie, dépression, déficits exécutifs, troubles de l'attention). Des lésions isolées au niveau des noyaux de la base peuvent ainsi induire un déficit fonctionnel dans les régions auxquelles ils sont connectés (mécanisme de « diaschisis »). La clinique prédominante des atteintes directes est d'abord motrice, avec pour modèle la maladie de Parkinson. Des déficits cognitifs, plus particulièrement exécutifs, sont associés, et peuvent évoluer vers un trouble neurocognitif majeur : ils peuvent être expliqués par des mécanismes de déconnexion corticale, des déficits de la transmission dopaminergique et cholinergique, Des déficits similaires existent dans la maladie de Huntington, caractérisée par une atrophie des noyaux caudés. La moitié des patients atteints de maladie de Parkinson ou de Huntington présentent des états dépressifs souvent associés à des états apathiques, dont l'existence a été corrélée à des déficits métaboliques orbitofrontaux [15]. Les maladies à corps de Lewy présentent des déficits sous-corticaux à l'origine de symptômes spécifiques extrapyramidaux et cognitifs (hallucinations visuelles).

Atteintes cérébelleuses

Les atteintes du cervelet se manifestent surtout sur le plan moteur : ataxie (incoordination motrice, instabilité de la marche) dysarthrie. Toutefois, les patients atteints d'atrophie spinocérébelleuse ont aussi des déficits des fonctions exécutives (résolution de problèmes, planification, incapacité à changer de tâche ou de stratégie), de la mémoire de travail et visuospatiale, du langage (aprosodie, agrammatisme). Des troubles du caractère ou affectifs sont possibles, à type d'émoussement affectif ou de désinhibition. Ce tableau clinique a reçu le nom de syndrome affectif et cognitif du cervelet [23].

Les affections du cervelet les plus fréquentes sont toxiques (solvants, monoxyde de carbone), vasculaires (AVC), infectieuses (VIH, leucoencéphalopathie). Dans les atteintes fonctionnelles, un modèle cognitif de la schizophrénie proposé par Andreasen rassemble sous le terme de « dysmétrie cognitive » plusieurs symptômes affectifs et cognitifs. Il est suggéré un dysfonctionnement d'un circuit cortico-thalamo-cortico-cérébelleux, comme en témoigne la fréquence de signes neurologiques mineurs chez des schizophrènes non traités [13].

Atteintes diffuses de l'activité cérébrale

Certaines situations cliniques démontrent une atteinte de l'activité cérébrale dans plusieurs régions distinctes. Il peut s'agir d'encéphalites, d'intoxications, de déficits généraux de perfusion, qui se traduisent par une altération de la conscience à type de confusion. Les structures ou circuits desservant des fonctions cognitives supérieures sont affectés en priorité, avec une relative préservation du fonctionnement des aires motrices et sensorielles primaires. Sur le plan neurochimique, il est probable que différents types de syndromes confusionnels sont reliés à des déficits différents de neurotransmission. Si l'hypothèse d'un déficit cholinergique est prédominante, des anomalies de balance avec les autres voies de neuromédiation (dont dopaminergique) pourraient sous-tendre des sémiologies de confusion très différentes [21].

Plus récemment, les études de neuro-imagerie, révélatrices de dysfonctionnements cérébraux, ont aussi permis de mettre en évidence les modifications neuroanatomiques fonctionnelles d'une réponse à de nouvelles thérapeutiques. Ainsi, dans le trouble bipolaire, la stimulation de certaines régions spécifiques du cortex préfrontal entraînait une réponse thérapeutique, avec un défaut de connectivité entre le cortex dorsolatéral et les autres régions cérébrales chez les patients dépressifs unipolaires répondeurs à la rTMS [7].

Dans les troubles obsessionnels-compulsifs, le cortex orbitofrontal et le thalamus ont été identifiés comme régions clés, ainsi que le circuit corticolimbique impliquant le cortex orbitofrontal latéral et le striatum ventral, le complexe hippocampo-amygdalien étant probablement associé à un certain degré de résistance aux traitements habituels [4]. Les techniques d'imagerie des trajets neuronaux (*Diffusion Tensor Imaging*) ont également permis d'identifier des corrélats neuronaux distincts suivant la valence des symptômes (obsessions *versus* compulsions) dans le trouble obsessionnel-compulsif [10], et une diminution de la connectivité entre certaines régions du cortex préfrontal et d'autres régions corticales (cortex temporal et occipital) et sous-corticales (striatum) associée aux symptômes négatifs dans la schizophrénie [22].

On a aussi pu identifier le rôle préférentiel de certaines fibres neuronales impliquées dans la régulation corticostriatale (parmi les trois classes majeures de neurones corticaux excitateurs) dans plusieurs pathologies à composantes neuropsychiatriques : trouble obsessionnel-compulsif ou état dépressif caractérisé (implication préférentielle des neurones intratélencéphaliques), schizophrénie (implication des neurones intratélencéphaliques et pyramidaux répondant différemment aux stimulations sérotoninergiques et dopaminergiques), alors que d'autres pathologies impliquent préférentiellement les neurones pyramidaux (maladie de Parkinson, maladie de Huntington) [24].

L'apport de l'imagerie moléculaire a également permis de mettre en évidence des déficits de neurotransmission dans les pathologies neurodégénératives (maladie d'Alzheimer ou de Parkinson) présentant des symptômes neuropsychiatriques [12] : augmentation des récepteurs dopaminergiques D2 striataux associée à des épisodes délirants ou de déambulation, diminution associée à l'apathie, association entre dépression et diminution des récepteurs D2 striataux ou modulation des récepteurs sérotoninergiques.

Conclusion

Les relations établies entre des atteintes cérébrales organiques et la clinique neuropsychiatrique sont davantage en accord avec des modèles de la psychologie cognitive qu'avec les données de la neuropsychologie lésionnelle. La connaissance des principaux circuits fonctionnels a été renforcée par les techniques d'imagerie cérébrale fonctionnelle et, plus récemment, par les techniques de stimulation cérébrale. On comprend mieux pourquoi certains symptômes comportementaux et affectifs sont observables à la suite d'atteintes très différentes et pourquoi des troubles psychiatriques sont accompagnés de dysfonctions cérébrales souvent éparses et hétérogènes entre des patients pourtant atteints de troubles identiques. Il s'agit là d'une limite actuelle de l'approche anatomoclinique, en partie explicable par l'aspécificité clinique et la fréquente imprécision physiopathologique de la nosographie.

L'approche anatomofonctionnelle, alimentée par les apports de la génétique, de la pharmacologie moléculaire ou de l'électrophysiologie, permet de mieux comprendre la physiopathologie des comportements, des émotions et des cognitions et fait émerger de nouvelles nosographies expérimentales qui se superposent à la nosographie clinique. L'usage croissant des techniques d'imagerie cérébrale fonctionnelle couplées aux études des fonctions cognitives, mais aussi les thérapeutiques ayant une cible anatomique, améliore notre connaissance des liens cérébraux entre comportement, émotion et cognition.

Lectures de référence

Devinsky O, D'Esposito M. Neurology of cognitive and behavioral disorders. Oxford : Oxford University Press; 2004.

Miller BL, Cummings JL. The human frontal lobes Functions and disorders. 2nd ed. New York : The Guilford Press; 2007.

Research Domain Criteria Initiative : http://www.nimh.nih.gov/research-priorities/rdoc/index.shtml.

Références

[1] Alexander GE, DeLong MR, Strick PL. Parallel organization of functionally segregation circuits linking basal ganglia and cortex. Annu Rev Neurosci 1986; 9 : 357-81.

[2] Alexopoulos GS, Meyers BS, Young RC, et al. 'Vascular depression' hypothesis. Arch Gen Psychiatry 1997; 54 : 915-22.

[3] Arnsten AF, Rubia K. Neurobiological circuits regulating attention, cognitive control, motivation, and emotion : disruptions in neurodevelopmental psychiatric disorders. J Am Acad Child Adolesc Psychiatry 2012; 51 : 356-67.

[4] Atmaca M. Review of structural neuroimaging in patients with refractory obsessive-compulsive disorder. Neurosci Bull 2011; 27 : 215-20.

[5] Bechara A, Damasio H, Damasio AR. Emotion, decision making and the orbitofrontal cortex. Cereb Cortex 2000; 1 : 295-307.

[6] Bora E, Harrison BJ, Davey CG, et al. Meta-analysis of volumetric abnormalities in cortico-striatal-pallidal-thalamic circuits in major depressive disorder. Psychol Med 2012; 42 : 671-81.

[7] Brady RO, Keshavan M. Emergent treatments based on the pathophysiology of bipolar disorder : A selective review. Asian Journal of Psychiatry 2015; 18 : 15-21.

[8] Cummings JL. Neuropsychiatry : clinical assessment and approach to diagnosis. In : Kaplan HI, Sadock BJ, editors. Comprehensive textbook of Psychiatry. 6th ed. Baltimore : Williams & Wilkins; 1995. p. 167-86.

[9] Geschwind N. Disconnexion syndromes in animals and man. I. Brain 1965; 88 : 237-94.
[10] Glahn A, Prell T, Grosskreutz J, et al. Obsessive-compulsive disorder is a heterogeneous disorder : evidence from diffusion tensor imaging and magnetization transfer imaging. BMC Psychiatry 2015; 15 : 135.
[11] Habib M. Athymhormia and disorders of motivation in Basal Ganglia disease. J Neuropsychiatry Clin Neurosci 2004; 16 : 509-24.
[12] Hirao K, Pontone GM, Smith GS. Molecular imaging of neuropsychiatric symptoms in Alzheimer's and Parkinson's disease. Neurosci Biobehav Rev 2015; 49 : 157-70.
[13] Ho BC, Mola C, Andreasen NC. Cerebellar dysfunction in neuroleptic naive schizophrenia patients : clinical, cognitive, and neuroanatomic correlates of cerebellar neurologic signs. Biol Psychiatry 2004; 55 : 1146-53.
[14] Joel D, Weiner I. The organization of the basal ganglia-thalamocortical circuits : open interconnected rather than closed segregated. Neuroscience 1994; 63 : 363-79.
[15] Kirsch-Darrow L, Fernandez HH, Marsiske M, et al. Dissociating apathy and depression in Parkinson disease. Neurology 2006; 67 : 33-8.
[16] Kozak MJ, Cuthbert BN. The NIMH Research Domain Criteria Initiative : Background, Issues, and Pragmatics. Psychophysiology 2016; 53 : 286-97.
[17] Kupfermann I. Hypothalamus and limbic system : peptidergic neurons, homeostasis, and emotional behavior. In : Kandel ER, Schwartz JH, Jessell TM, editors. Principles of neural science. 3rd ed. London : Prentice Hall International Inc; 1991. p. 733-49.
[18] Levy R, Volle E. Le cortex préfrontal : compositeur et chef d'orchestre des comportements volontaires. Revue Neurologique (Paris) 2009; 165 : F159-77.
[19] Mayberg HS. Positron emission tomography imaging in depression : a neural systems perspective. Neuroimaging Clin N Am 2003; 13 : 805-15.
[20] Mayberg HS, Lozano AM, Voon V, et al. Deep brain stimulation for treatment-resistant depression. Neuron 2005; 45 : 651-60.
[21] Meagher D, Trzepacz PT. Phenomenological distinctions needed in DSM-V : delirium, subsyndromal delirium, and dementias. J Neuropsychiatry Clin Neurosci 2007; 19 : 468-70.
[22] Millan MJ, Fone K, Steckler T, et al. Negative symptoms of schizophrenia : clinical characteristics, pathophysiological substrates, experimental models and prospects for improved treatment. Eur Neuropsychopharmacol 2014; 2 : 645-92.
[23] Schmahmann JD. Disorders of the cerebellum : ataxia, dysmetria of thought, and the cerebellar cognitive affective syndrome. J Neuropsychiatry Clin Neurosci 2004; 16 : 367-78.
[24] Shepherd GM. Corticostriatal connectivity and its role in disease. Nat Rev Neurosci 2013; 14 : 278-91.

14.3 Troubles neurocognitifs (démences)

C. Derouesné

Le traditionnel chapitre consacré aux démences est bouleversé par le DSM-5 :

- le terme de démence disparaît pour être remplacé par celui de trouble neurocognitif majeur (TNCM) qui supprime la primauté des troubles de la mémoire dans la définition de la démence;
- la description d'un trouble neurocognitif mineur (TNCm) officialise – enfin ! – l'existence d'une phase prédémentielle dans les affections dégénératives cérébrales et la présence, dans les pathologies non dégénératives, de troubles cognitifs dont la sévérité, bien que variable, est insuffisante pour porter le diagnostic de démence;
- les troubles du comportement sont réintroduits dans la définition des TNC sous le nom de « cognition sociale ». En effet, le terme de cognition sociale correspond aux changements dans les comportements mais aussi dans le fait de prendre des décisions sans prendre en compte des éléments importants comme la sécurité. Cela a pour objectif de souligner que le patient présente un manque d'*insight* par rapport à ces symptômes;
- l'orientation étiologique est renforcée avec l'intégration de nouvelles étiologies, comme la démence frontotemporale ou la démence avec corps de Lewy.

Ces modifications représentent des avancées majeures dans le domaine de la classification des affections mentales liées à des lésions cérébrales. Elles ont toutefois comme revers le fait de renforcer l'approche cognitive et neurologique aux dépens des aspects psychopathologiques qui sont fondamentaux dans la prise en charge des patients atteints de ces affections.

Un livre de 2006 résume les diverses perspectives actuelles sur les démences [2].

Trouble neurocognitif majeur (TNCM)

Le TNCM est défini dans le DSM-5 par [1] :

- l'existence d'un déclin significatif par rapport au niveau antérieur dans un ou plusieurs domaines cognitifs (attention complexe, apprentissage et mémoire, fonctions exécutives, langage, habiletés perceptivomotrices ou cognition sociale). Ce déclin repose sur :
  - la perception du déclin par le patient, l'entourage ou le clinicien,
  - la mise en évidence d'une baisse significative des performances cognitives, objectivée par l'examen neuropsychologique ou, à défaut, par une évaluation clinique quantitative ;
- une interférence des déficits cognitifs avec l'autonomie dans les activités de la vie quotidienne (au minimum, les activités instrumentales complexes comme le paiement des factures ou la gestion des médicaments ne peuvent être effectuées sans aide) ;
- la survenue non exclusive des déficits dans le contexte d'un syndrome confusionnel ;
- le fait que ces déficits ne peuvent pas être mieux expliqués par un autre trouble mental (dépression caractérisée, schizophrénie).

Trouble neurocognitif mineur (TNCm)

Le TNCm est défini dans le DSM-5 par [1] :

- l'existence d'un léger déclin du fonctionnement antérieur dans un ou plusieurs domaines cognitifs (attention complexe, fonctions exécutives, apprentissage et mémoire, langage, activités perceptivomotrices ou cognition sociale). Ce déclin repose sur :
  - la perception du déclin par le patient, l'entourage ou le clinicien,
  - la mise en évidence d'un léger déficit dans les performances cognitives, objectivé par l'examen neuropsychologique ou, à défaut, par une évaluation cognitive quantitative ;
- la non-interférence des troubles cognitifs avec l'autonomie dans les activités de la vie quotidienne (par exemple les activités instrumentales complexes comme le paiement des factures ou la gestion des médicaments sont préservées, mais nécessitent un effort plus grand ou des stratégies de compensation) ;
- la survenue non exclusive des déficits dans le contexte d'un syndrome confusionnel ;
- le fait que ces déficits ne peuvent pas être mieux expliqués par un autre trouble mental (dépression caractérisée, schizophrénie).

Il n'est guère d'affections cérébrales qui ne puissent être à l'origine d'un TNC (traumatismes craniocérébraux, encéphalites, sclérose en plaques, tumeurs cérébrales, sida, affections systémiques etc.). Nous envisagerons essentiellement ici les TNC d'apparence primitive, en rapport avec des affections dégénératives cérébrales ou des lésions vasculaires du cerveau.

TNC liés à des affections dégénératives

Les caractères communs aux affections dégénératives cérébrales sont : sur le plan clinique, une évolution lente et insidieuse et, sur le plan étiologique, la combinaison, dans des proportions variables, de facteurs génétiques et environnementaux.

Maladie d'Alzheimer

La définition traditionnelle de la maladie d'Alzheimer (MA) par l'association d'une démence à des lésions histopathologiques caractéristiques (plaques séniles [PS] et dégénérescences neurofibrillaires [DNF]), n'est plus acceptable du fait de la reconnaissance, dans le DSM-5, d'une phase prédémentielle de la maladie.

La MA est le plus fréquent des TNC d'origine dégénérative ; elle représente 70 à 90 % des démences. Elle débute autour de la cinquantaine, mais son incidence et sa prévalence augmentent de façon exponentielle avec l'âge après 70 ans. L'incidence passe ainsi de 4,5 pour 100 000 habitants/an entre 40 et 64 ans, à 127 entre 60 et 80 ans et à 2 000 au-delà de 80 ans. L'allongement constant de l'espérance de vie et du vieillissement de la population fait ainsi de la MA un problème majeur de santé publique : environ 200 000 nouveaux cas sont attendus chaque année.

Anatomie pathologique – Physiopathologie

Beaucoup d'inconnues persistent sur les modalités de formation des lésions comme sur les rapports qu'elles entretiennent entre elles et avec les signes cliniques [7] :

- les PS, considérées comme la signature histopathologique de la maladie, sont constituées d'un centre formé par le dépôt d'un peptide amyloïde appelé Aβ-42 – fragment d'une protéine membranaire, l'*Amyloid Precursor Protein*, APP – entouré d'une couronne de débris de prolongements neuronaux ;
- les DNF résultent de l'agrégation de protéines tau, protéines de transport qui sont anormalement phosphorylées ;
- ces lésions entraînent un dysfonctionnement puis une perte synaptique suivie de la mort fonctionnelle des neurones puis de leur disparition (perte neuronale).

La topographie des lésions, dans les formes habituelles, est bien établie : elles débutent dans les régions hippocampiques et s'étendent vers les zones d'association postérieures du cortex cérébral et, plus tardivement, frontales.

Le modèle actuel de la maladie, reposant sur les formes génétiques, fait de la perturbation du métabolisme de l'APP l'élément premier qui favoriserait le développement des DNF, lié au processus de vieillissement.

Cette conception unitaire de la MA mérite aujourd'hui d'être remise en question :

- certains tableaux cliniques caractéristiques ne présentent, à l'examen du cerveau, que des PS sans DNF ou des DNF sans PS. Les lésions ne sont pas spécifiques et sont présentes chez des sujets cognitivement normaux : le diagnostic neuropathologique n'est ainsi que probabiliste. Enfin, il existe très souvent des lésions associées (lésions vasculaires ou corps de Lewy) ;
- à l'inverse, dans 10 à 20 % des cas, des lésions cérébrales caractéristiques de la MA sont peu ou pas présentes dans les régions hippocampiques et restent localisées dans une région cérébrale limitée, donnant des tableaux cliniques atypiques (démences lobaires), habituellement décrits dans le cadre de la démence frontotemporale.

La physiopathologie des symptômes fait intervenir :

- un déficit de la neurotransmission, principalement cholinergique, mais qui porte également sur les autres neurotransmetteurs ;
- une perturbation des connexions corticocorticales qui entraîne un dysfonctionnement des réseaux dans lesquels ils sont impliqués, mais également des tentatives de compensation à partir des réseaux voisins, c'est-à-dire une véritable réorganisation du fonctionnement cérébral.

À chaque instant, le fonctionnement cognitif dépend alors de la charge cognitive de la tâche à accomplir et des ressources cognitives disponibles, impliquant l'état affectif, d'où la variabilité des symptômes.

Étiologie

Selon l'étiologie, on peut distinguer deux types de MA.

- Les formes génétiques représentent moins de 1 % des patients. Elles sont liées à des mutations pathologiques dont trois sont actuellement connues et portent sur des gènes situés sur les chromosomes 1, 14 (gènes codant les présénilines 1 et 2) et 21 (gène codant l'APP), qui interfèrent avec le métabolisme de l'APP. Leur transmission est autosomale dominante. Elles débutent avant 65 ans, parfois chez des adultes jeunes.
- Les formes amnésiques représentent la quasi-totalité des formes à début tardif. Leurs causes demeurent inconnues, mais elles impliquent une combinaison de facteurs de risque génétiques et des facteurs environnementaux. Les facteurs de risque identifiés sont l'avancée en âge, le sexe féminin, le bas niveau d'éducation, l'existence de lésions qui diminuent les

ressources cérébrales (traumatismes cranio-cérébraux antérieurs, lésions vasculaires associées). Les facteurs de risque génétiques (à ne pas confondre avec les formes génétiques) interviendraient pour 60 % dans le développement de la maladie, mais seule la présence d'un ou de deux allèles e-4 du gène codant l'apolipoprotéine E est largement reconnue. L'implication de facteurs environnementaux est bien établie, mais leur nature reste inconnue. Toutefois, le rôle protecteur d'une alimentation méditerranéenne et d'une consommation modérée de vin est documenté. En revanche, celui du traitement hormonal de la ménopause, du tabac, des anti-inflammatoires non stéroïdiens, de la vitamine E, n'a pas été confirmé.

Clinique

Phase prédémentielle (TNCm)

Cette période est marquée par trois types de troubles.

- *Les troubles de la mémoire* sont le motif de consultation habituel. Leur sémiologie est assez évocatrice, car l'atteinte des formations hippocampiques entraîne une perturbation de l'acquisition des informations nouvelles en mémoire épisodique. Les difficultés de mémoire portent ainsi uniquement sur le passé récent : le patient répète les questions, oublie des événements survenus dans les jours ou les semaines précédentes, perd les objets, est mal orienté dans le temps, a besoin de rappels occasionnels pour suivre un film ou un roman. Ces difficultés sont plus ou moins rapidement constatées par l'entourage, alors que le patient les minimise (« il oublie qu'il oublie ») et c'est le plus souvent la famille qui est à l'origine de la consultation.
- *Les troubles des fonctions* exécutives sont précoces; ils se manifestent par des troubles de l'attention, des difficultés à gérer des activités complexes (faire sa déclaration de revenus ou s'orienter dans des itinéraires inconnus) et à s'adapter à des situations nouvelles.
- *Les modifications du comportement* accompagnent les troubles mnésiques dans plus de la moitié des cas. Elles se traduisent par un manque d'entrain, une perte d'intérêt pour les activités sociales ou de loisir, un repli sur soi, une diminution des réactions émotionnelles (émoussement affectif) et, dans un quart des cas, elles ont fait l'objet d'une consultation antérieure pour dépression [10].

L'autonomie est conservée, mais les activités sociales ou de loisir sont diminuées du fait de la baisse d'intérêt; le patient ne prend plus d'initiative, abandonne ses projets et doit être stimulé ou aidé par l'entourage (apathie).

Le diagnostic, à ce stade, peut être confirmé par :

- l'examen neuropsychologique qui objective une diminution des performances à tous les tests de mémoire épisodique. Mais seule l'analyse qualitative des troubles permet de relier le déficit mnésique à un défaut d'enregistrement des informations nouvelles qui caractérise l'atteinte des structures hippocampiques, en contraste avec la perturbation des mécanismes de rappel d'une information enregistrée qui sous-tend la quasi-totalité des autres troubles mnésiques, qu'ils soient d'origine affective ou liés à d'autres affections cérébrales. La distinction entre ces deux types de troubles repose sur la comparaison des performances mnésiques en rappel libre avec les performances réalisées après vérification de l'encodage et facilitation des procédures de rappel (rappel indicé, reconnaissance). Les performances sont ainsi franchement améliorées ou normalisées en cas de troubles du rappel alors qu'elles ne sont pas modifiées si elles sont liées à défaut d'enregistrement. Le test le plus utilisé pour analyser ces troubles est le test RL/RI à 16 items. Mais des épreuves courtes, inspirées de cette procédure, ont été élaborées pour le clinicien (*Memory impairment screen*, test des 5 mots). Les troubles de mémoire peuvent être isolés, mais l'examen neuropsychologique peut déjà mettre en évidence une discrète altération du fonctionnement cognitif global, du langage ou des praxies;
- l'imagerie cérébrale structurale (scanner, IRM) qui révèle un début d'atrophie des régions hippocampiques (élargissement des cornes temporales), ou fonctionnelle (déficit de perfusion à la scintigraphie cérébrale au niveau des cortex pariétotemporaux et cingulaires postérieurs.

L'étude des marqueurs biologiques dans le LCR (liquide cphalorachidien), en revanche, ne peut être utilisée comme critère diagnostique dans le diagnostic précoce du fait d'un fort recoupement avec les sujets normaux.

Phase démentielle (TNCM)

Les trois ordres de manifestations sont étroitement interconnectés :

- *les déficits cognitifs* restent dominés par les troubles mnésiques qui progressent et s'étendent à la mémoire sémantique. Les autres troubles cognitifs sont variables dans leur date d'apparition et leur sévérité : troubles du langage, difficultés praxiques et troubles de la reconnaissance visuelle qui entraînent des difficultés pour utiliser les objets et reconnaître les personnes et les lieux familiers ;
- *les modifications du comportement* sont constantes, mais variables dans leur intensité. Le comportement social est longtemps conservé. Certains patients sont conscients de leurs difficultés et présentent des réactions anxieuses et dépressives, mais les dépressions caractérisées sont rares, souvent confondues avec l'apathie qui progresse. D'autres nient être malades, sont irritables et refusent de coopérer. Des troubles psychotiques sont rapportés chez environ un tiers des patients, mais sont transitoires : idées délirantes à thème de vol ou de jalousie, hallucinations principalement visuelles ;
- *la restriction de l'autonomie progresse.* Le patient a besoin d'une aide, d'abord partielle puis permanente, dans les activités instrumentales (gestion des finances, des médicaments, utilisation des machines, du téléphone, des transports en commun, faire les courses, etc.), puis dans les activités de la vie quotidienne (se laver, s'habiller, etc.). Les troubles sphinctériens sont tardifs, mais des chutes sont fréquentes.

L'importance relative des différentes manifestations fait que les tableaux cliniques sont, à ce stade, très variables d'un malade à l'autre, mais ils restent dominés par les troubles de mémoire.

La rapidité d'évolution est également très variable selon les sujets. Le décès survient, en moyenne, 8 à 10 ans après le stade démentiel, du fait de pathologies associées (cancer, affections cardiovasculaires) ou de complications de décubitus.

Selon le DSM-5, le diagnostic de TNCM dû à la MA est probable [1] :

- si une mutation génétique à l'origine de la MA est documentée par l'histoire familiale ou un test génétique ;
- en présence d'un déclin dans l'acquisition ou la rétention des informations associé à l'atteinte d'au moins un autre déficit cognitif établi d'après l'histoire détaillée ou l'examen neuropsychologique ;
- si le déficit cognitif est régulièrement progressif sans plateaux prolongés ;
- en l'absence d'une autre affection cérébrovasculaire, neurologique, systémique ou mentale.

Pour être considéré comme probable, le TNCm nécessite la présence d'une mutation génétique reconnue par l'histoire familiale ou le test génétique. Sinon, le diagnostic n'est que possible.

Traitement

L'apparition de médicaments spécifiques a transformé l'approche de la maladie en développant une attitude active. Malheureusement, l'efficacité de ces médicaments est modeste sur les troubles cognitifs. Une « nouvelle culture de la démence », est apparue, centrée sur le patient et son entourage et non sur la maladie, qui a débouché sur de multiples prises en charge non médicamenteuses à visée cognitive ou affective. Des interventions psychocomportementales peuvent aider le patient et son entourage à modifier leur style de réaction face aux manifestations de la maladie, à faciliter la communication et à diminuer les réactions dépressives et anxieuses [8].

L'utilisation des psychotropes pour les manifestations psychoaffectives doit être mesurée et limitée dans le temps car ils sont susceptibles d'aggraver les troubles cognitifs.

Démence à corps de Lewy

La démence à corps de Lewy (DCL) représenterait environ 20 % des démences après 65 ans. Elle est caractérisée par ses lésions cérébrales, les corps de Lewy, qui sont des inclusions neuronales formées d'une protéine, l'alphasynucléine, constituant normal des neurones dont la fonction est mal précisée. Stigmate de la maladie de Parkinson idiopathique dans laquelle ils sont localisés dans les formations pigmentées du tronc cérébral, les corps de Lewy, dans la DCL, sont présents dans les neurones corticaux, de façon diffuse ou dans les régions limbiques. Des plaques séniles sont associées dans 55 à 80 % des cas. La MA et la DCL ont également en commun l'importance du déficit cholinergique cérébral et la présence de l'allèle e-4 de l'apolipoprotéine E comme facteur de risque. La DCL appartient au groupe des synucléinopathies dont elle serait le pôle cognitif et la maladie de Parkinson le pôle moteur. La DCL ne diffère ainsi de la traditionnelle démence parkinsonienne que par les rapports temporels entre troubles moteurs et cognitifs [16].

Clinique

La DCL est caractérisée sur le plan clinique par trois éléments qui constituent les critères de diagnostic :

- la présence de fluctuations des déficits cognitifs et de la vigilance, observée dans 50 à 70 % des cas. Ces fluctuations peuvent être brèves (absences) ou durer plusieurs heures voire plusieurs jours, périodes pendant lesquelles le patient apparaît perdu, confus, en contraste avec des périodes où il apparaît quasi normal;
- des hallucinations visuelles très riches et colorées sont rapportées dans 80 % des cas. Plus rarement, il s'agit d'hallucinations auditives ou somesthésiques;
- l'existence de signes parkinsoniens dans 50 % des cas, qui accompagnent ou suivent l'apparition des troubles cognitifs.

D'autres éléments peuvent être observés, tout particulièrement le trouble du comportement au cours du sommeil paradoxal (le patient agit ses rêves), mais également des idées délirantes systématisées, des chutes inexpliquées, des pertes de connaissance brèves ou des signes de dysautonomie (hypotension orthostatique, incontinence urinaire).

La progression de la maladie, lente au début, s'accélère ensuite et la durée d'évolution moyenne est inférieure à celle de la MA (4 à 8 ans).

L'examen neuropsychologique met en évidence des troubles de l'attention, un dysfonctionnement exécutif et des désordres visuospatiaux alors que les troubles mnésiques sont peu marqués et de type troubles du rappel; contrairement à la MA, la désorientation spatiale précède volontiers la désorientation temporelle. Le langage est préservé.

L'imagerie structurale montre un signe négatif important : l'absence d'atrophie hippocampique. L'*imagerie fonctionnelle* peut être évocatrice lorsqu'elle montre une diminution de la perfusion dans les régions occipitales, ou une faible fixation des marqueurs dopaminergiques au niveau des ganglions de la base.

Dans le DSM-5, les critères de diagnostic probable des TNCM et TNCm avec corps de Lewy reposent sur la présence de deux critères majeurs (fluctuations, hallucinations visuelles, syndrome parkinsonien) ou plusieurs caractéristiques mineures (trouble du comportement en sommeil paradoxal, hypersensibilité aux neuroleptiques). Le diagnostic est possible en présence d'un seul critère majeur ou d'un ou plusieurs critères mineurs [1].

Traitement

Les médicaments anticholinestérasiques et les antiparkinsoniens peuvent parfois apporter une certaine amélioration. Un fait essentiel est qu'environ la moitié de ces patients ont un déficit enzymatique qui ne leur permet pas de métaboliser les neuroleptiques avec, comme conséquence, une aggravation des symptômes, voire la survenue de complications sévères. Il est donc prudent de rechercher systématiquement les critères de diagnostic de DCL avant la prescription d'antipsychotiques chez un sujet dément.

Démence frontotemporale

Le terme de démence frontotemporale, DFT, réunit des syndromes cliniques qui correspondent à des atrophies localisées aux lobes frontaux et/ou temporaux. La DFT représenterait environ 15 à 20 % des démences. Les lésions cérébrales sont hétérogènes. Dans la majorité des cas, elles sont liées à une dégénérescence des lobes frontotemporaux sans lésions histopathologiques spécifiques. Mais d'autres types de lésions peuvent être observés, en particulier des anomalies histopathologiques particulières à la maladie de Pick ou à la maladie d'Alzheimer [6]. Le diagnostic étiologique ne peut ainsi être établi que par l'examen du cerveau, ce qui rend problématique la recherche thérapeutique.

Une composante familiale est observée dans environ 50 % des cas, mais les formes génétiques, liées à une mutation située sur le chromosome 17, sont rares.

Clinique

Le début est insidieux et progressif, et se manifeste habituellement autour de la cinquantaine. On distingue deux grands types cliniques selon que les lésions prédominent sur le lobe frontal ou le lobe temporal.

Variante frontale

Les troubles du comportement sont ici les premiers en date et dominent le tableau, lui donnant un aspect plus psychiatrique que neuropsychologique [13]. Les plus évocateurs sont un syndrome de désinhibition en rapport avec l'atteinte du cortex orbitofrontal. Il se manifeste par des modifications de la personnalité, une irritabilité, une incontinence émotionnelle, une excitation verbale ou motrice, une distractibilité, un défaut de contrôle social pouvant induire des comportements asociaux, un manque de jugement et d'autocritique, une désinhibition sexuelle et des modifications du comportement alimentaire (gloutonnerie, hyperphagie). Les patients sont inconscients de la nature pathologique de leurs troubles et refusent d'être aidés.

Le début peut, à l'inverse, être marqué par une apathie progressive témoignant de l'atteinte du cortex frontal externe et cingulaire. Du fait de la réduction des activités intentionnelles et de l'émoussement affectif, le tableau peut prendre l'aspect d'une dépression chimiorésistante.

Un comportement rigide, ritualisé, peut également être associé avec de nombreuses stéréotypies qui peuvent simuler un TOC.

Le diagnostic peut être étayé par :

- *l'examen neuropsychologique* qui met en évidence une perturbation des fonctions exécutives, des troubles de mémoire marqués surtout par une dyschronologie avec présence de fabulations et intrusion d'éléments étrangers à la tâche, mais qui sont le plus souvent améliorés par l'indiçage et la reconnaissance ;
- *l'imagerie structurale* qui montre une dilatation ventriculaire des cornes frontales souvent asymétrique ;
- *l'imagerie fonctionnelle* qui révèle un déficit de la perfusion localisé aux régions frontales.

Il faut toutefois souligner que les troubles du comportement peuvent rester assez longtemps isolés et précéder l'apparition des anomalies neuropsychologiques ou de l'imagerie.

L'évolution est sévère : elle entraîne une institutionnalisation en 5 ans en moyenne et le décès dans 75 % des cas à 6 ans.

Variantes temporales

Elles se traduisent par des troubles du langage. Leur pronostic est habituellement plus favorable que celui de la variante frontale car les perturbations cognitives demeurent relativement limitées pendant des années et n'évoluent pas obligatoirement vers des troubles du comportement majeurs. Les malades sont habituellement conscients de leurs difficultés.

La plus fréquente est *l'aphasie dégénérative progressive* marquée par un manque du mot qui peut être confondu avec une difficulté de mémoire, puis une aphasie habituellement de type non fluent, avec ou sans troubles articulatoires [4]. L'évolution se fait vers le mutisme et l'apparition de modifications du comportement de type frontal. L'imagerie met en évidence une atrophie cérébrale limitée à l'hémisphère gauche et prédominant autour de la vallée sylvienne.

La *démence sémantique* réalise un tableau très particulier. Les patients ont une mémoire épisodique correcte et n'ont pas de difficultés dans la vie quotidienne en dehors d'une perte progressive du sens des mots qui traduit, en réalité, une perte progressive des concepts car le sujet ne reconnaît pas les objets pas plus qu'il ne peut les dénommer (aphasie sémantique associée à une agnosie associative) [3]. Ce syndrome est lié à une atrophie limitée à la face externe des lobes temporaux, souvent asymétrique et prédominant à gauche. L'évolution se fait vers l'apparition de troubles du comportement de type frontal et un trouble intellectuel global.

Autres syndromes inclus dans le groupe des démences frontotemporales

La *DFT associée à une sclérose latérale amyotrophique* est de pronostic particulièrement sévère. La démence peut précéder ou suivre l'apparition des signes moteurs, mélange d'atrophie musculaire neurogène et de signes pyramidaux.

La *DFT associée à une mutation du chromosome 17* est définie par la présence d'inclusions formées de protéines tau anormalement phosphorylées dans les neurones et les astrocytes. Cliniquement, elle peut se traduire indifféremment par une variante frontale ou temporale, associée à un syndrome parkinsonien.

La *démence corticobasale* est rattachée aux DFT du fait de ses lésions histopathologiques bien que leur topographie soit essentiellement pariétale. Cliniquement, elle se traduit par l'association d'une apraxie progressive, marquée par un trouble isolé des réalisations gestuelles, à des troubles moteurs (dystonie unilatérale gauche) [11].

Traitement

Il n'existe aucun médicament actif dans les DFT. Toutefois, certains résultats favorables ont été obtenus avec les inhibiteurs de la recapture de la sérotonine dans les conduites compulsives et les stéréotypies de comportement.

La gravité des DFT vient du jeune âge des patients qui sont encore en activité et des troubles du comportement social qui constituent une lourde charge pour l'entourage, aggravés par la méconnaissance des troubles qui limite les possibilités de prise en charge psychocomportementale.

Dans les formes temporales, à l'inverse, une prise en charge orthophonique est indiquée, associée à un soutien psychologique.

Autres TNC dégénératifs

Atrophie corticale postérieure ou syndrome de Mesulam

Elle se traduit par des troubles visuels et/ou oculomoteurs progressifs qui demeurent isolés ou évoluent vers une démence de type Alzheimer [15].

Démences sous-corticales

On décrit sous ce terme un tableau clinique observé dans des affections dont les lésions sont principalement sous-corticales. Les troubles de mémoire sont peu marqués et liés à la perturbation des mécanismes de rappel. Le fonctionnement cognitif est difficile à initier et ralenti. Sur le plan neuropsychologique, il se rapproche des DFT car les troubles portent essentiellement sur les fonctions exécutives mais il n'existe pas de troubles du langage. Les troubles affectifs sont caractérisés par une incontinence émotionnelle et une symptomatologie dépressive plus que par l'apathie.

Le DCM-5 individualise les maladies de Parkinson (MP) et de Huntington (MH). Le TCN associé à la MP se distingue de la DCL par un long passé de troubles moteurs avant l'apparition de troubles cognitifs. La MH est une maladie rare, génétique, qui survient dans un contexte de mouvements anormaux (chorée). Plus fréquente est la maladie de Steele-Richardson dans laquelle le TNC peut être inaugural et prendre l'aspect d'une DFT. Elle est associée à une rigidité axiale et le diagnostic repose sur la mise en évidence des troubles de l'oculomotricité (paralysie supranucléaire progressive) [14].

TNC vasculaires

Le DSM-5 dans ce chapitre introduit des modifications importantes par rapport à la traditionnelle démence vasculaire (DV) [1]. La première est la reconnaissance que les déficits cognitifs liés à la présence de lésions vasculaires cérébrales sont de sévérité variable et souvent ne remplissent pas les critères de la DV; ils peuvent alors être classés comme TNCm. La seconde est que le TNCM n'implique plus la prédominance des troubles de mémoire qui caractérisait les critères de démence depuis le DSM-III et qui ne correspondait pas à la clinique de la DV. Le tableau le plus fréquent est fait des troubles de l'attention complexe et des fonctions exécutives, associés à un ralentissement psychomoteur, tableau proche de celui de la démence sous-corticale. Le diagnostic de TNC d'origine vasculaire probable implique :

- la mise en évidence par l'imagerie de lésions vasculaires considérées comme suffisantes pour expliquer les troubles cognitifs;
- un début des troubles en rapport avec la survenue d'un ou plusieurs accidents cérébraux.

Ces deux derniers points laissent persister une large marge d'appréciation selon les auteurs, qui explique les grandes variations dans l'estimation de la fréquence des DV. Dans les séries pathologiques, les démences vasculaires pures sont rares et, le plus souvent, il s'agit de démences mixtes, associant une MA à des lésions vasculaires. Le meilleur élément de discrimination reste le type des troubles de mémoire et le mode évolutif, l'aggravation dans les TNC vasculaires résultant d'un nouvel accident et non d'une progression régulière. En pratique, la lutte contre les facteurs de risque vasculaire (hypertension artérielle, athérosclérose) est toujours indiquée, la prescription des médicaments utilisés contre la MA étant justifiée en fonction de l'existence de troubles de mémoire caractéristiques. Les lésions vasculaires responsables de TNC sont le plus souvent des infarctus profonds de petite taille associés à des lésions de la substance blanche, considérées comme de mécanisme hémodynamique. En l'absence d'imagerie cérébrale, le diagnostic de TNC d'origine vasculaire n'est que possible. En revanche, le diagnostic est probable dans la rare encéphalopathie vasculaire d'origine génétique, le CADASIL, qui associe TNC, dépression et migraines.

Maladie de Creutzfeldt-Jakob ou maladie à prions

Il s'agit d'une affection rare, transmissible, qui survient le plus souvent chez des sujets âgés et dans laquelle la démence est habituellement précédée ou accompagnée de manifestations neurologiques (myoclonies, ataxie). Sa caractéristique clinique essentielle est une évolution particulièrement rapide des troubles vers la mort en quelques mois. Le diagnostic repose sur des marqueurs biologiques, mais ne peut être établi que par l'examen anatomique [12]. Il en existe également une variante génétique (syndrome de Gerstman-Straussler).

TNC induit par l'alcool

La présence de déficits cognitifs chez les alcooliques est fréquente, mais ils sont le plus souvent réversibles après sevrage. Les complications majeures opposaient le syndrome de Korsakoff, syndrome amnésique sévère sans altération intellectuelle globale en rapport avec une carence en thiamine, et la démence alcoolique, liée à la toxicité de l'alcool, réalisant un tableau de déficit intellectuel global sans troubles de mémoire importants. En fait, les mécanismes carentiels et toxiques sont souvent intriqués et induisent des déficits cognitifs de sévérité variables et d'installation progressive. Le tableau peut être proche d'une DFT ou, en cas d'élément carentiel, d'une MA du fait de la similarité des troubles mnésiques. C'est l'évolution sous sevrage qui permet de faire la part de la responsabilité de l'alcool dans un tableau démentiel [5].

Diagnostic d'une affection démentielle

Le diagnostic des affections démentielles se pose différemment selon les manifestations cliniques.

Chez un sujet qui consulte pour des troubles de mémoire

La question est de savoir, tout particulièrement chez les sujets à partir de la cinquantaine, si ces troubles traduisent un début de MA ou s'il s'agit d'une plainte dite bénigne, en rapport avec une perturbation psychoaffective (anxiété principalement, mais aussi dépression ou simple vulnérabilité psychologique) [9]. Dans ce cas, les difficultés mnésiques portent aussi bien sur des événements du passé ancien que récent, ne concernent que les noms propres ou des détails dont le souvenir réapparaît quelques instants plus tard, signant un défaut d'accessibilité. Le trouble ne retentit que peu ou pas sur l'activité du sujet, qui en souffre néanmoins et qu'il tend à masquer auprès des autres : il consulte de lui-même et seul. En cas de doute, le diagnostic repose sur l'analyse qualitative des troubles mnésiques et l'absence de lésions hippocampiques à l'imagerie.

Dépression et démence

La distinction entre ces deux affections, les plus fréquentes des affections mentales chez les sujets âgés, a donné lieu à une littérature abondante. En réalité, la question se pose peu dans le cadre de la MA car l'analyse des troubles de mémoire et la présence d'anomalies hippocampiques permettent habituellement de conduire au diagnostic de MA. Il peut, en revanche, être beaucoup plus difficile de distinguer une DFT d'une dépression chimiorésistante car les troubles de mémoire sont du même type dans la DFT et la dépression peut s'accompagner de perturbations de type frontal à l'examen neuropsychologique ou à l'imagerie fonctionnelle. Le diagnostic différentiel peut alors nécessiter un traitement d'épreuve par sismothérapie.

Modifications du comportement chez un sujet sans passé psychiatrique

C'est ici le problème du début d'une DFT par rapport à une modification tardive de la personnalité ou d'une modification de l'humeur (manie tardive). Le diagnostic repose sur la mise en évidence d'anomalies cérébrales ou sur l'évolution.

Troubles psychotiques

L'apparition d'hallucinations ou d'idées délirantes doit faire discuter la possibilité d'une DCL, d'une psychose tardive ou d'un syndrome de Charles Bonnet en cas d'hallucinations visuelles chez des sujets porteurs d'un déficit visuel.

La distinction entre les différents types de démences dégénératives repose essentiellement sur le mode de début, mais il ne faut pas oublier que nos cadres sont purement cliniques et qu'à côté de tableaux caractéristiques il existe des formes intermédiaires qui peuvent être difficiles à classer et que cette distinction ne débouche souvent sur aucune thérapeutique spécifique.

Les deux approches des affections démentielles

La conception la plus répandue est une approche de type neuropsychiatrique, centrée sur la maladie : tous les symptômes, qu'ils soient cognitifs ou psychocomportementaux, sont considérés comme des manifestations pathologiques en rapport avec le siège et la sévérité des lésions cérébrales. La maladie introduit ainsi une rupture avec la vie psychologique antérieure du sujet et ses manifestations sont donc indépendantes du sujet. L'orientation thérapeutique repose sur la suppression des symptômes, principalement par des interventions pharmacologiques.

La conception psychopathologique, à l'inverse, est une approche centrée sur le malade. Elle souligne la continuité de la vie psychique du sujet à tous les stades de la maladie. Les manifestations psychocomportementales comportent, certes, des symptômes pathologiques, mais aussi des réactions du sujet à ses troubles en fonction de sa personnalité antérieure et de son interaction avec l'environnement. Certains symptômes dépendent ainsi des mécanismes de défense des sujets et doivent être respectés. Dans cette conception, la prise en charge relève d'une approche cognitivocomportementale orientée vers le patient, mais aussi vers les aidants principaux.

Ces deux approches sont moins opposées que complémentaires : elles nécessitent une lecture multiple à des niveaux d'observation différents : neurologique, neuropsychologique, psychodynamique et psychosociale dans une démarche multidimensionnelle.

Références

[1] American Psychiatric Association. Diagnostic and Statistical Manual of Mental Disorders, 5th ed. (DSM-5). Arlington : APA; 2013. Traduction française sous la direction de Crocq MA, Guelfi JD, et al. Paris : Elsevier-Masson; 2015.

[2] Belin C, Ergis AM, Moreaud O. Actualités sur les démences : aspects cliniques et neuropsychologiques. Solal : Marseille; 2006.

[3] Belliard S, Bon L, Le Moal S, et al. La démence sémantique. Psychol Neuropsychiatr Vieil 2007; 5 : 127-38.

[4] David D, Moreaud O, Chamalet A. Les aphasies progressives primaires : aspects cliniques. Psychol Neuropsychiatr Vieil 2006; 4 : 189-200.

[5] Derouesné C. Alcool et vieillissement cérébral. Alcoologie et Addictologie 2010; 32 : 299-306.

[6] Derouesné C. Des observations originales d'Arnold Pick à la démence frontotemporale : regard sur le présent à partir du passé. Un aperçu historique. Geriatr Psychol Neuropsychiatr Vieil 2014; 12 : 74-84.

[7] Derouesné C. La maladie d'Alzheimer. Regards sur le présent à partir du passé. Une approche historique. Psychol Neuropsychiatr Vieil 2007; 6 : 115-28.

[8] Derouesné C. Maladie d'Alzheimer : une autre approche des troubles cognitifs. Sante Ment 2009; 137 : 42-7.

[9] Derouesné C. Vieillissement cérébral normal et fonctionnement psychique. In : Clément JP, editor. Psychiatrie de la personne âgée. Paris : Flammarion médecine sciences; 2010. p. 75-82.

[10] Derouesné C, Piquard A, Thibault S, et al. Les manifestations non cognitives de la maladie d'Alzheimer. Revue Neurologique (Paris) 2001; 157 : 152-77.

[11] Felician O, Kohic L, Rochefort N. La dégénérescence corticobasale : aspects cliniques et neuropsychologiques. Psychol Neuropsychiatr Vieil 2009; 7 : 91-100.

[12] Giraud P, Perret-Liauder A, Biacabe AG, et al. Maladie de Creutzfeldt-Jakob non familiale certaine : étude de 53 observations. Revue Neurologique (Paris) 2000; 156 : 616-21.

[13] Le Ber I, Guedj E, Gabelle A, et al. Demographic, neurological and behavioural characteristics and brain perfusion in frontal variant of frontotemporal dementia. Brain 2006; 129 : 305-65.

[14] Levy R. La paralysie supranucléaire en 2010 et après. Geriatr Psychol Neuropsychiatr Vieil 2011; 9 : 191-202.

[15] Mallet D, Moroni C, Belin C. L'atrophie corticale postérieure. Psychol Neuropsychiatr Vieil 2009; 7 : 1-11.

[16] Portet F, Gabelle A, Touchon J. Démence de la maladie de Parkinson et démence à corps de Lewy. Psychol Neuropsychiatr Vieil 2006; 4 : S35-50.

Troubles somatoformes et intrications médicopsychiatriques

Chapitre 15

Coordonné par P. Hardy

15.1 Introduction

P. Hardy

Marquée par le *dualisme cartésien*, la médecine contemporaine a longtemps considéré les phénomènes physiques et psychiques comme appartenant à des champs indépendants.

Un tel clivage a pu favoriser le désintérêt, voire l'évitement, de beaucoup de médecins somaticiens pour les questions psychiatriques, mais aussi de nombreux psychiatres pour les problèmes physiques de leurs patients. Il n'est toutefois pas conforme à la réalité.

La clinique révèle, en effet, la fréquence des intrications entre pathologies somatiques et troubles mentaux. Elles peuvent se manifester sous la forme de *comorbidités*, que l'on sait aujourd'hui beaucoup plus fréquentes que ne le voudrait le hasard, mais aussi sous la forme de *chevauchements symptomatiques*, qui se traduisent par le fait qu'un même symptôme peut être l'expression d'une maladie physique aussi bien que d'une affection psychiatrique. Plus inattendue encore est la possibilité que certaines pathologies psychiatriques s'expriment sous une forme exclusivement somatique et inversement.

C'est le cas des « Troubles somatoformes » de la CIM-10 et du DSM-IV-TR, qui ont été inclus par le DSM-5 dans la catégorie des « Troubles à symptomatologie somatique et apparentés ». Cet ensemble regroupe désormais les anciens troubles « somatisation », « douloureux », « somatoforme indifférencié » et « hypocondrie avec symptômes somatiques ». Il est positivement défini par la présence de pensées, émotions ou comportements « excessifs ou inappropriés », à l'origine d'un retentissement fonctionnel ou d'une souffrance subjective et accompagnant des symptômes somatiques rattachés ou non à une cause somatique identifiée.

C'est également le cas du « Trouble conversion », renommé « Trouble à symptomatologie neurologique fonctionnelle » par le DSM-5 et associé par cet ouvrage à la notion de « symptômes somatiques médicalement inexpliqués ».

À l'inverse, de nombreuses pathologies somatiques peuvent se manifester, au moins initialement, sous la forme d'un trouble mental : trouble anxieux, dépressif, psychotique, ou confusionnel, notamment. Ces « Troubles mentaux organiques » (CIM-10) ou « Troubles mentaux dus à une autre affection médicale » (DSM-5) soulèvent la question de leur statut nosographique : trouble mental d'étiologie organique ou pathologie organique à expression psychiatrique ?

Cette question étiologique et étiopathogénique suscite aujourd'hui de nombreux travaux de recherche qui, là encore, mettent en évidence de nombreux liens entre troubles mentaux et organiques.

Il est établi que des *facteurs psychoenvironnementaux*, tels qu'une accumulation d'*événements stressants*, peuvent précipiter la survenue de troubles mentaux et organiques chez des sujets vulnérables. L'étude de l'impact des facteurs psychologiques dans le déclenchement et l'évolution des pathologies somatiques est à l'origine du courant *psychosomatique*, qui a connu un fort développement dans la seconde moitié du XXe siècle. Fondée sur une approche pluridisciplinaire, la *psychologie de la santé* poursuit aujourd'hui des objectifs voisins : l'identification et le traitement des facteurs psychologiques intervenant dans la survenue et l'évolution des maladies organiques.

Mais il est également des facteurs étiologiques communs d'ordre *biologique*. Lorsque ces facteurs s'expriment par des manifestations pathologiques à la fois somatiques et psychiatriques, les classifications actuelles conduisent souvent les cliniciens à porter un double diagnostic (psychiatrique et somatique) et ne leur permettent pas de considérer les troubles de façon globale, comme étant issus d'une maladie unique à double forme.

Dans la médecine moderne, la recherche sur l'étiopathogénie des maladies déborde son modèle initial déterministe et mono-causal, pour s'élargir à une approche plus ouverte, fondée sur la notion de *facteurs de risque*. Partant de ce point de vue, de très nombreuses études ont, au cours des 30 dernières années, établi le fait que des pathologies somatiques représentent un facteur de risque pour la survenue et le pronostic de troubles mentaux, et que la réciproque est également vraie.

Parallèlement à ces études, d'autres travaux ont montré que l'existence d'une pathologie comorbide induit, pour le patient, une *perte de chance* majeure, au regard du diagnostic, de l'optimisation de la prise en charge et du pronostic de la pathologie apparue secondairement.

Ces constats incitent à l'amélioration du dépistage et à l'optimisation de la prise en charge des troubles mentaux en soins primaire et en milieu hospitalier. Le développement de la *psychiatrie de liaison* et de la *psychologie clinique* dans les services de médecine-chirurgie-obstétrique (MCO) doit être un outil majeur de ce progrès. Ces constats sont par ailleurs à l'origine d'un fort courant international visant à améliorer les *soins somatiques en santé mentale*, par la mise en œuvre de prises en charges adaptées et protocolisées, organisées sur un mode *multidisciplinaire* et *collaboratif* [1, 2].

Références

[1] Maj M. Physical health care in persons with severe mental illness : A public health and ethical priority. World Psychiatry 2009 ; 8 : 1-2.

[2] Prince M, Patel V, Saxena S. No health without mental health. Lancet 2007 ; 370 : 859-77.

15.2 Troubles somatoformes

C. Lemogne, S.M. Consoli

Problèmes de définition : troubles somatoformes, troubles à symptomatologie somatique, syndromes somatiques fonctionnels, symptômes médicalement inexpliqués

Les troubles dits « somatoformes » représentent un motif extrêmement fréquent de demande de soins en médecine. Ce qualificatif désigne un ensemble de symptômes, syndromes ou plaintes de type physique ou concernant la santé physique et pour lesquels aucune anomalie organique identifiable de type lésionnel ne peut être incriminée. En psychiatrie, une telle catégorie diagnostique implique, quelle que soit la classe plus précise du trouble :

- un niveau significatif de retentissement du trouble (souffrance psychique, retentissement fonctionnel) ;
- la non-imputabilité du trouble à un autre trouble mental caractérisé (tel qu'un trouble anxieux, un trouble de l'humeur, un trouble délirant) ;
- une participation psychologique supposée à l'étiopathogénie du trouble.

Une telle participation psychologique est toutefois difficile à identifier en pratique clinique.

D'une part, les patients souffrant de troubles somatoformes sont souvent réticents à attribuer leurs symptômes somatiques à une cause psychologique et donc à livrer des éléments pouvant aller dans ce sens, tels qu'un événement de vie douloureux ou des antécédents psychiatriques. Les patients peuvent également ne pas être en mesure de rapporter un tel événement, soit parce qu'il n'a pas pour eux valeur de facteur déclenchant, soit parce que cet événement n'est pas consciemment accessible au moment de l'entretien clinique. D'autre part, quand bien même un tel élément aurait été identifié, les bases sur lesquelles les symptômes somatiques pourraient lui être imputés sont incertaines, le seul critère de chronologie (p. ex. un événement de vie stressant précédant l'apparition des symptômes somatiques) étant insuffisant.

De fait, dans le DSM-IV, les troubles somatoformes (somatisation, trouble douloureux, hypocondrie, conversion et trouble somatoforme indifférencié) étaient donc essentiellement définis de façon négative par l'absence d'explication médicale aux symptômes somatiques présentés par les patients. L'absence d'anomalie organique sous-jacente permet notamment de distinguer les troubles somatoformes des troubles dits « psychosomatiques » ou des pathologies médicales à « composante psychosomatique », sous-tendus par des lésions organiques identifiables et dont le développement infraclinique, le déclenchement et/ou l'évolution peuvent être influencés, eux aussi, par des facteurs psychologiques. C'est ainsi que la maladie coronarienne, caractérisée par une physiopathologie et des lésions bien caractérisées, peut néanmoins prétendre au rang des pathologies médicales à composante psychosomatique, du fait de l'impact démontré de facteurs psychologiques (p. ex. dépression, stress professionnel) sur son développement et son évolution. Cette situation justifie la présence de la catégorie « Facteurs psychologiques influençant d'autres affections médicales » dans le DSM-5.

Le caractère dualiste de cette opposition entre origine psychique ou physique des symptômes somatiques est toutefois difficilement tenable. Que dire, par exemple, de ce patient qui, à la suite d'un infarctus du myocarde, présente désormais une attaque de panique au moindre symptôme cardiorespiratoire ? Ou encore de cette patiente en rémission d'un cancer du sein qui, à distance du traitement curatif, conserve une crainte envahissante et invalidante de la récidive au point de multiplier avis et examens médicaux avec un fort retentissement fonctionnel ?

Dans le DSM-5, la catégorie des troubles somatoformes a disparu au profit de la catégorie des « troubles à symptomatologie somatique et apparentés ». Dans cette catégorie, les troubles « somatisation », « douloureux », « somatoforme indifférencié » et « hypocondrie » sont regroupés sous l'appellation unique de « trouble à symptomatologie somatique ». Ce trouble est désormais positivement défini par la présence de pensées, émotions ou comportements « excessifs ou inappropriés », à l'origine d'un retentissement fonctionnel ou d'une souffrance subjective et accompagnant des symptômes somatiques rattachés ou non à une cause somatique identifiée. La notion de symptômes somatiques « médicalement inexpliqués » demeure centrale uniquement dans le trouble conversion, renommé « trouble à symptomatologie neurologique fonctionnelle ».

Outre le caractère simpliste de l'opposition dualiste entre origine psychique ou physique, les autres raisons de ce changement nosographique sont :

- la constatation d'un recouvrement important entre les troubles somatisation, douloureux et hypocondrie du DSM-IV, le diagnostic le plus fréquemment porté étant celui de trouble somatoforme indifférencié [4] ;
- le risque de stigmatisation lié à une définition négative, notamment dans l'hypocondrie, tout comme la connotation péjorative véhiculés par les termes de névrose et d'hystérie avaient déjà contribué au retrait de ces termes du DSM-III [20] ;
- la non-utilisation des catégories du DSM-IV par les médecins non psychiatres alors qu'ils sont pourtant les plus confrontés à ces patients.

La plupart des spécialités médicales reconnaissent en effet un ou plusieurs « syndromes somatiques fonctionnels », supposés spécifiques mais en réalité très souvent comorbides [23] : syndrome du côlon irritable en gastro-entérologie, fibromyalgie en rhumatologie, syndrome de fatigue chronique en infectiologie, etc.

On aura remarqué que ces appellations sont marquées du sceau d'une certaine « médicalisation » pouvant contribuer à valider la croyance des patients en une cause organique lésionnelle. Les notions de syndromes somatiques fonctionnels et de symptômes médicalement inexpliqués se réfèrent en effet à des symptômes somatiques non explicables par une telle cause, du moins « dans l'état actuel des connaissances médicales ». Cette précaution oratoire laisse une part de doute sur l'origine des symptômes, doute dont le rôle est loin d'être neutre dans l'interprétation que ces patients font de leurs symptômes et la demande qu'ils adressent à la médecine : la plupart consultent en effet en première ligne des généralistes ou des spécialistes non psychiatres et, comme nous l'avons vu, nombre d'entre eux se montrent sceptiques, voire réticents à l'idée d'une possible origine psychologique à leurs symptômes physiques. La « mauvaise conscience » médicale qui peut faire écho à une telle réticence du côté des patients, ainsi que la crainte d'avoir méconnu un diagnostic rare ou de présentation atypique, peuvent ainsi conduire à multiplier les investigations au-delà du raisonnable et contribuer à la pérennité voire à l'aggravation de leurs symptômes.

La confrontation d'une approche psychiatrique et non psychiatrique d'un objet d'étude commun a également l'intérêt d'attirer l'attention sur l'extrême difficulté à comparer les données épidémiologiques en la matière, si l'on ne prend pas soin de distinguer les mesures effectuées en population générale, chez des patients consultant en médecine générale, auprès de spécialistes, voire hospitalisés en centres spécialisés. Les différences flagrantes de prévalence ainsi notées (de moins de 1 % pour certains troubles spécifiques en population générale à 50 % pour les symptômes « médicalement inexpliqués » dans certains centres de consultations spécialisés [23, 24]), encore plus nettes que pour les autres troubles mentaux, confirment le fait que les troubles somatoformes nécessitent, pour être compris, de passer par une réflexion sur les « conduites de maladie ».

Ce terme décrit la façon dont les personnes répondent aux modifications de leurs sensations corporelles et viennent à les considérer comme anormales, agissent pour y remédier et utilisent l'aide de leur entourage ou du système de soin formel [11]. Si tout individu sans exception est amené à ressentir un certain nombre de sensations corporelles qui retiennent son attention, seuls certains individus vont s'engager dans une conduite de maladie anormale, source de dysfonctionnement social et d'une mise à l'épreuve du savoir et du savoir-faire médicaux.

Parmi les autres modifications apportées par le DSM-5, on notera l'inclusion discutable dans le chapitre « troubles à symptomatologie somatique et apparentés » non seulement des « symptômes psychologiques influençant des pathologies somatiques », renvoyant à la notion de maladies à composante psychosomatique évoquée plus haut, mais également des troubles factices. Si de fait ces troubles comportent de façon prédominante une symptomatologie somatique, on peut craindre que leur regroupement avec les autres troubles à symptomatologie somatiques, héritiers des troubles somatoformes, pérennise, voire induise une certaine confusion des concepts au détriment de patients suscitant déjà des réactions ambivalentes.

Conversion ou trouble à symptomatologie neurologique fonctionnelle

Rebaptisé « trouble à symptomatologie neurologique fonctionnelle » dans le DSM-5, la conversion perd ainsi son statut d'exception confirmant la règle du parti pris athéorique du DSM. Le terme conversion renvoie en effet explicitement à l'hypothèse d'un mécanisme de défense dans un contexte de vécu traumatique ou de conflit affectif, notamment sexuel (*cf.* plus bas les modèles explicatifs).

La conversion se manifeste par un ou plusieurs symptômes ou déficits touchant la motricité volontaire ou les fonctions sensitives ou sensorielles, suggérant une affection neurologique ou une affection médicale générale. Ces symptômes sont souvent appelés *pseudo-neurologiques*, car mimant une atteinte neurologique alors que le système nerveux est intact. Toutefois, la présence d'une affection neurologique concomitante, mais n'expliquant pas la symptomatologie, est fréquente.

Contrairement aux critères du DSM-IV, ceux du DSM-5 n'impliquent plus que la survenue ou l'aggravation des symptômes ait été précédée par des conflits ou d'autres facteurs de stress. Nous avons discuté la pertinence de ce point plus haut : il ne s'agit pas là d'évacuer une causalité psychogène éventuelle, mais plutôt d'insister sur le manque de validité de la présence de tels facteurs de stress, en tant que critère diagnostique. En revanche, et c'est une exception notable à l'abandon de la notion de « symptômes médicalement inexpliqués », il importe que les symptômes somatiques ne soient pas explicables par une affection médicale générale. Le maintien de ce critère se justifie notamment par la possibilité de récuser par un examen clinique rigoureux et des examens complémentaires ad hoc une origine neurologique du fait de l'absence de systématisation des symptômes. Ces symptômes ne doivent pas non plus être mieux expliqués par les effets d'une substance ou un autre trouble mental, ni produits intentionnellement ou feints (ce qui les distingue des troubles factices et de la simulation), ni pouvoir être assimilés à un comportement culturellement déterminé. Enfin, ils doivent engendrer une souffrance significative ou une altération du fonctionnement. Par convention, les syndromes douloureux et les dysfonctions sexuelles sont exclus du cadre diagnostique du trouble de conversion.

Les *symptômes moteurs* consistent essentiellement en des troubles de la coordination et de l'équilibre, avec difficultés de la marche (*abasie*) et/ou de la station debout (*astasie*), une faiblesse localisée voire une parésie d'un membre ou de plusieurs membres, des contractures musculaires, des phénomènes dystoniques, des tremblements, des myoclonies, une aphonie, une diplopie (qui peut également être rangée parmi les symptômes sensoriels), ainsi que des difficultés de déglutition, une sensation de boule dans la gorge (globus) ou une rétention d'urine, ces derniers phénomènes impliquant, au moins en partie, l'innervation autonome. Des *convulsions* ou des crises épileptoïdes, avec symptômes moteurs et/ou sensitifs, semblent de nos jours plus rares, sauf chez les patients jeunes (enfants, adolescents et adultes jeunes). Les *symptômes sensitifs et sensoriels* consistent en une diminution ou une perte de la sensibilité tactile ou douloureuse, une cécité, une surdité, voire des pseudo-hallucinations, posant la question des frontières avec les troubles dissociatifs. La possibilité même d'hallucinations, parmi les symptômes de conversion, est controversée : ces dernières sont censées être reconnues comme pathologiques par le patient, être souvent polysensorielles (visuelles, auditives, tactiles), avoir un contenu fantasmatique, puéril ou naïf, et ne pas s'inscrire dans un cortège d'autres symptômes de type psychotique.

Comme nous l'avons vu, les anomalies fonctionnelles constituant la plainte des malades ou observables à l'examen *ne respectent pas les lois de l'anatomie* ni les découpages physiologiques qui sont ceux des atteintes neurologiques tronculaires, radiculaires, médullaires ou hautes (classiques anesthésies en gant ou en chaussette, par exemple, ou perte uniforme de tous les types de sensibilité, tactile, thermique, douloureuse et proprioceptive). D'autres bizarreries ou discordances peuvent être observées : parésie d'un membre cédant lorsque l'attention du patient est détournée ou lorsqu'il s'habille, normalité des réflexes ostéotendineux ou du tonus. On ne saurait cependant être suffisamment prudent dans l'utilisation de tels critères. Une affection médicale générale ou une affection neurologique sera par conséquent recherchée avec d'autant plus de rigueur qu'un symptôme ou une plainte évoquant un trouble de conversion sera apparu chez un individu d'âge mûr, sans antécédents de troubles similaires ou d'autres troubles somatoformes.

Il est classique de rechercher, chez les patients présentant des symptômes de conversion, une attitude de détachement paradoxal à l'égard des implications du trouble. La valeur diagnostique de cette « belle indifférence » est en réalité tout à fait médiocre. Ni sensible, ni spécifique, elle est fréquemment observée dans des affections neurologiques, manque volontiers chez des patients présentant tous les autres critères diagnostiques de conversion, et peut témoigner d'une répression de l'expression émotionnelle rencontrée dans bien d'autres contextes en psychologie de la santé [19]. Le clinicien aura plutôt intérêt à repérer :

- la *présence de symptômes semblables chez un ou des membres de l'entourage du patient, voire chez le patient lui-même*, possiblement d'origine organique (cas mixtes d'hystéro-épilepsie, par exemple, ou reproduction d'un déficit survenu jadis à la suite d'un traumatisme physique, d'une maladie générale ou d'une intervention chirurgicale) ;
- la *quête de l'attention* de l'entourage, ou surtout de l'attention médicale, par l'intermédiaire du symptôme exposé ;
- l'effet de la *suggestion* sur le symptôme ;
- la succession chronologique entre un *contexte traumatique* ou une *situation de conflit* et la survenue du symptôme. Le repérage est plus facile s'il s'agit d'un événement grave que si l'on a affaire à un conflit relationnel plus subtil, ou si l'événement récent rapporté par le patient n'a

de fonction traumatique qu'en réactivant des expériences antérieures tombées dans l'oubli, absentes de l'esprit du patient lors de l'entretien psychiatrique ou encore tues, pour des raisons de pudeur ou du fait de la charge émotionnelle qui s'y rattache;
- le fait que le symptôme neurologique a *de facto* permis au patient d'échapper à un conflit interne (p. ex. en rendant impossible la survenue d'un événement redouté mais que le patient avait résolu de ne pas éviter). Il faut toutefois noter que si la recherche de facteurs de renforcement, ou «bénéfices secondaires» est une étape importante de l'évaluation, la présence de tels bénéfices secondaires n'est pas pour autant spécifique de la conversion, ni même des troubles somatoformes;
- l'association entre symptômes de conversion et symptômes dits dissociatifs.

Les symptômes de conversion sont plus fréquents chez la femme. L'estimation de leur prévalence est très variable en population générale (de 1/10 000 à 0,5 %) et plus importante en service de médecine, en particulier de neurologie, qu'en psychiatrie. Il est traditionnel de citer le rôle favorisant d'un niveau socio-économique modeste, contrairement aux données concernant les autres troubles somatoformes.

La prédominance des troubles moteurs et sensitifs de conversion au niveau de l'hémicorps gauche est à l'origine d'hypothèses quant à la valeur symbolique des latéralités droite et gauche dans de nombreuses cultures, mais aussi au rôle particulier de l'hémisphère mineur dans le traitement des émotions. En réalité, la latéralisation gauche est plus nette pour les troubles sensitifs que pour les troubles moteurs [18].

Un début aigu des troubles, la présence de facteurs de stress identifiables et une prise en charge précoce font partie des facteurs de bon pronostic. Dans certains cas cependant, notamment dans certaines formes de parésie ou de troubles de la marche, les déficits se chronicisent, l'alitement ou l'adoption d'un fauteuil roulant peuvent devenir une nouvelle «habitude de vie», des rétractions tendineuses, une amyotrophie, des complications de décubitus peuvent alors apparaître.

Trouble à symptomatologie somatique

Comme nous l'avons vu, cette nouvelle catégorie diagnostique du DSM-5 correspond à la fusion de plusieurs catégories du DSM-IV : trouble somatisation, trouble douloureux, trouble somatoforme indifférencié et hypocondrie avec symptômes somatiques. L'hypocondrie sans symptôme somatique est désormais dénommée «Crainte excessive d'avoir une maladie» (*cf.* plus bas).

Le trouble à symptomatologie somatique du DSM-5 est caractérisé par un ou plusieurs symptômes somatiques à l'origine d'une détresse ou d'un retentissement fonctionnel significatif. Ces symptômes somatiques, douloureux ou non, sont associés à des pensées, émotions ou comportements jugées excessifs ou inappropriés tels qu'une anxiété excessive et persistante concernant la santé et le retentissement des symptômes ou un temps excessif consacrés à se préoccuper et s'occuper de ces symptômes (comportements de vérification, recherche de rassurement, consommation de soins médicaux, etc.). Point important, ces symptômes somatiques peuvent ou non être attribuables à une maladie physique identifiée. Le DSM-5 propose de spécifier si les symptômes sont de façon prépondérante de nature douloureuse ou si leur évolution est chronique, c'est-à-dire supérieure à 6 mois.

Les troubles somatoformes avec douleur prédominante semblent supplanter progressivement la conversion ou les troubles somatoformes polysymptomatiques. Leur prévalence est difficile à apprécier mais serait plus importante chez les femmes. La coexistence fréquente d'une affection médicale générale concomitante ou antérieure (hernie discale, arthrose, polyarthrite rhumatoïde, etc.), et surtout la nature subjective de la douleur, associées aux progrès effectués en matière de thérapeutique antalgique, pourraient contribuer à faire de la plainte douloureuse un mode privilégié d'expression d'une détresse psychique et de défi adressé à la médecine. La propension à la chronicité qui caractérise de nombreux troubles somatoformes douloureux, le préjudice subi en cas de perte d'emploi ou de désinsertion sociale, le rôle déclencheur éventuel d'un traumatisme physique (accident du travail, accident de la voie publique) et la situation de contentieux qui s'installe dans certains cas (mise en doute de la sincérité du patient, évaluation du taux d'incapacité) font de la plainte douloureuse un des symptômes somatiques les plus difficilement mobilisables sur le plan thérapeutique, quand bien même les facteurs psychologiques qui auraient pu présider à son installation auraient disparu ou ne seraient plus opérants.

Certains symptômes ou attitudes sont d'un intérêt clinique particulier. Le scepticisme, voire la réticence à envisager une contribution psychologique aux symptômes somatiques ou à leur retentissement, rendent plus nécessaires et plus compliqués à la fois la démarche diagnostique et l'établissement d'une alliance thérapeutique de qualité. Ils révèlent en outre certaines croyances des patients quant à l'origine des symptômes somatiques. Les comportements d'évitement peuvent se focaliser sur l'évitement de l'incertitude : ils se manifestent alors par une multiplication des consultations ou des examens médicaux. Ils peuvent porter sur l'évitement des symptômes somatiques et se traduisent alors par un évitement des circonstances présumées responsables de troubles, etc. Ces symptômes ou attitudes constituent une cible thérapeutique potentielle (*cf.* plus bas).

Il faut également noter qu'à l'échelle d'une population générale, les individus qui rapportent le plus de symptômes somatiques sont aussi ceux qui signalent le plus de troubles émotionnels [15], ce qui laisse entendre que le processus de somatisation ne doit pas être compris, en dehors de quelques exceptions, comme une alternative à une expression psychique de la détresse psychosociale, mais comme l'une des manifestations possibles de cette dernière.

De nombreux syndromes somatiques fonctionnels pourraient à juste titre rentrer dans la catégorie unique du trouble à symptomatologie somatique (tableau 15.1). L'apparition ou l'abandon de ces descriptions cliniques au fil du temps pourrait en partie correspondre à un engouement cyclique de la communauté médicale, expliquant par exemple la réapparition de la neurasthénie sous la forme du syndrome de fatigue chronique à un siècle d'intervalle, ou encore à des phénomènes de mode entretenus par la médiatisation de comportements individuels. À titre d'exemple, il semble raisonnable de considérer l'hypersensibilité au gluten, caractérisée par des troubles fonctionnels intestinaux s'améliorant lors de l'exclusion du gluten en l'absence de toute maladie cœliaque (ou intolérance au gluten), comme un trouble à symptomatologie somatique.

L'usage de ces labels diagnostiques peut apaiser le sentiment d'errance diagnostique, et parfois de rejet,

Tableau 15.1 Syndromes somatiques fonctionnels fréquemment diagnostiqués en fonction de la spécialité médicale.

Spécialité médicale	Syndrome somatique fonctionnel
Gastroentérologie	Syndrome de l'intestin irritable Dyspepsie non ulcéreuse
Gynécologie	Syndrome prémenstruel Algies pelviennes chroniques Vulvodynies
Rhumatologie	Fibromyalgie
Cardiologie	Précordialgies à coronaires saines
Pneumologie	Syndrome d'hyperventilation*
Infectiologie	Syndrome de fatigue chronique
Neurologie	Céphalées de tension
Stomatologie	Syndrome algodysfonctionnel de l'appareil manducateur (SADAM) Glossodynies
ORL	Rhinite chronique non allergique Syndrome du nez vide
Allergologie	Intolérance environnementale idiopathique

* Synonyme, pour certains, de la classique et très française « spasmophilie » ou tétanie normocalcémique.

dont souffrent les patients. Il comporte toutefois des risques : renforcer l'attention portée aux symptômes somatiques, renforcer leur attribution à une maladie organique sous-jacente ou à des facteurs environnementaux extérieurs, renforcer les comportements d'évitement, source de pérennisation voire d'aggravation du handicap. En pratique clinique, une attitude raisonnable consiste généralement à ne pas récuser tel ou tel diagnostic, mais à aider le patient à prendre conscience du piège que peut constituer une catégorisation arbitraire et d'allure définitive.

Syndrome de fatigue chronique (SFC)

Ce terme est apparu aux États-Unis dans les années 1980 pour désigner un syndrome perçu initialement comme épidémique et présentant de nombreuses analogies avec la classique « neurasthénie » décrite par G.M. Beard à la fin du XIXe siècle. Le SFC est défini comme un état de fatigue persistant depuis au moins 6 mois et réduisant les activités de l'individu d'au moins 50 %, sans cause identifiée ni médicale, ni psychiatrique. Toutefois, si l'existence d'une infection chronique, notamment virale, non traitée constitue un critère d'exclusion, il n'en est pas de même pour les mêmes *pathologies infectieuses*, si elles ont été correctement traitées, ni pour la découverte d'anticorps anti-EBV (le virus de la mononucléose infectieuse) ou dirigés contre des virus du type herpès, ni non plus pour la coexistence de troubles anxieux ou dépressifs ou encore d'une fibromyalgie (*cf.* plus bas). On considère plutôt de nos jours que si une pathologie infectieuse peut, mais de façon non constante, être retrouvée dans les antécédents récents de patients souffrant d'un SFC, c'est surtout la croyance, voire la conviction en une origine infectieuse et en tout cas somatique, la méfiance à l'égard d'une explication psychologique, ainsi que l'installation d'une inactivité physique avec *déconditionnement musculaire*, qui semblent le plus entretenir le trouble et son retentissement fonctionnel.

Fibromyalgie

Entité médicale à la mode mais controversée, elle est définie comme un syndrome douloureux musculo-squelettique d'évolution chronique, sans explication lésionnelle et survenant essentiellement chez la femme d'âge moyen. Ses critères diagnostiques sont, pour l'*American College of Rheumatology*, la présence à l'examen clinique de *points douloureux bilatéraux et axiaux* (thorax, rachis), multiples, identifiables par une pression modérée sur divers sites musculaires ou tendineux. Fatigue, sommeil non réparateur et divers autres symptômes fonctionnels non douloureux, mais aussi un syndrome du côlon irritable sont souvent associés. Il en est de même pour divers troubles mentaux et notamment pour la dépression. Toutefois, ce seraient davantage les troubles anxieux, plus que l'humeur dépressive, ainsi que l'intensité des préoccupations hypocondriaques, qui contribueraient au risque d'invalidité chez les patients fibromyalgiques.

Des *facteurs de stress quotidien*, plutôt que des événements de vie majeurs à impact traumatique, semblent jouer un rôle dans l'installation de la plainte douloureuse. Des antécédents de maltraitance ou d'abus sexuels ont été incriminés mais leur présence est plus sensible que spécifique et semble constituer une prédisposition générale à la psychopathologie plutôt qu'à tel ou tel trouble mental. Les patients diagnostiqués comme souffrant de fibromyalgie se décrivent souvent, par ailleurs, comme des *individus jadis hyperactifs*, consciencieux et dévoués, profil battu en brèche par la limitation fonctionnelle consécutive au syndrome douloureux chronique, d'où le cercle vicieux créé par la revendication de *reconnaissance de légitimité*, les tentatives désordonnées de retrouver l'autonomie antérieure, les réactions catastrophistes et fatalistes, les conflits avec l'employeur et les organismes sociaux. Tout comme dans le SFC, l'évitement de l'exercice physique semble être un facteur de maintien important des troubles et à ce titre une cible thérapeutique prioritaire.

Troubles fonctionnels intestinaux, syndrome du côlon irritable

Les critères diagnostiques ROME III du syndrome du côlon irritable, ou troubles fonctionnels intestinaux (TFI), comportent des douleurs abdominales diffuses ou localisées, des sensations de ballonnement abdominal vespéral ou postprandial, des troubles du transit intestinal, avec ou sans émissions glaireuses, l'absence d'altération de l'état général, et des examens biologiques normaux. Un syndrome dyspeptique est souvent associé aux TFI. Il s'agit de loin du syndrome somatique fonctionnel le plus fréquent en population générale, avec une prévalence estimée allant de 10 à 20 % et un taux de consultants parmi les individus concernés d'environ 25 %. On note à nouveau une prédominance féminine et un âge d'apparition en général inférieur à 35 ans. Comme cela est recommandé par le DSM-5 pour le trouble à symptomatologie somatique, il semble heuristique de spécifier si des symptômes douloureux prédominent ou non, ces symptômes douloureux pouvant relever de mécanismes spécifiques à cette dimension douloureuse, elle-même potentiellement transnosographique au sein des troubles somatoformes (*cf.* plus bas l'apport de l'imagerie cérébrale fonctionnelle).

Intolérance environnementale idiopathique

L'intolérance environnementale idiopathique (IEI) regroupe opportunément plusieurs syndromes somatiques fonctionnels caractérisés non pas par des symptômes somatiques spécifiques, mais par leur attribution par les patients à certains facteurs environnementaux tolérés par la majorité de la population. C'est ainsi que tombe par exemple sous cette appellation le « syndrome de sensibilité chimique multiple » ou encore le « syndrome d'électrosensibilité ». Non seulement les patients attribuent rétrospectivement le développement des troubles à une exposition aiguë ou chronique au facteur incriminé (produit chimique, champs électromagnétiques, etc.), rarement à un niveau de nocivité avéré pour la population générale, mais ils attribuent également chaque réactivation somatique ultérieure à une nouvelle exposition. Le caractère non mesurable de cette exposition est fréquent mais les patients décrivent également une perception subjective accrue de ces facteurs, pouvant évoluer progressivement, par exemple, vers une intolérance à la moindre odeur en l'absence de tout trouble olfactif objectif.

Les symptômes somatiques sont extrêmement variés, pouvant concerner toutes les spécialités mais l'examen clinique et les examens complémentaires sont typiquement sans particularités. Aucune modification du seuil olfactif n'est retrouvée. Contrairement à d'autres syndromes somatiques fonctionnels, l'IEI se prête aisément à des vérifications expérimentales montrant que ces patients n'ont pas tant une sensibilité plus élevée au facteur incriminé *per se* qu'à l'exposition à des modèles étiologiques le mettant en cause [25].

Hypocondrie ou crainte excessive d'avoir une maladie

L'individualisation de l'hypocondrie remonte aux premiers âges de l'histoire de la médecine. Le terme a été créé par Hippocrate et on en trouve les premières descriptions précises dans les travaux de Galien pour qui elle est définie comme une forme de mélancolie dans laquelle symptômes abdominaux et symptômes psychiques coexistent, ces derniers étant censés être produits par l'action néfaste des humeurs viscérales sur le cerveau.

On appelle préoccupation hypocondriaque un souci exagéré concernant l'état de santé physique. Le trouble est habituellement sous-tendu par une interprétation erronée de certaines sensations corporelles, signes physiques ou comportements personnels, que le patient juge anormaux et dont il tire le sentiment d'être atteint d'une maladie plus ou moins grave, quelles que soient les mesures prises pour le rassurer ou le convaincre du contraire. Ces mesures (p. ex. prescription d'un examen complémentaire) peuvent même s'avérer contre-productives en renforçant l'anxiété par conditionnement opérant (*cf.* plus bas les modèles cognitifs et comportementaux). Les interprétations catastrophistes du patient sont souvent influencées par un modèle offert par un proche ou divulgué par les médias ou les ouvrages médicaux, soit qu'il se laisse abuser par une perturbation de ses perceptions proprioceptives et intéroceptives, soit qu'il interprète de manière exagérément pessimiste des anomalies liées à une maladie en cours. Des antécédents personnels de maladies graves, notamment dans l'enfance, ou la connaissance de situations médicales ayant donné lieu à des hésitations ou à un retard diagnostique, peuvent aussi jouer un rôle favorisant. Certains contextes de vie, source d'insécurité ou témoins du temps qui passe (départ des enfants devenus grands, départ à la retraite, décès du conjoint) peuvent également jouer un rôle déclencheur.

D'une manière générale, ce sont plutôt les sensations corporelles viscérales qui font l'objet d'une *scrutation vigilante,* tout particulièrement le fonctionnement digestif (crainte d'avoir un cancer), mais il peut tout aussi bien s'agir du fonctionnement cardiaque, de l'état cutané ou de diverses fonctions « neurologiques » comme le sommeil, la motricité ou la mémoire (crainte de présenter une maladie de Parkinson ou une maladie d'Alzheimer). Dans le DSM-5, la coexistence de préoccupations hypocondriaques et de symptômes somatiques pénibles rentre désormais dans le cadre général du trouble à symptomatologie somatique. À l'inverse, s'il n'existe pas de symptôme somatique pénible, le diagnostic approprié est celui de « crainte excessive d'avoir une maladie ou nosophobie ». Cette partition peut sembler artificielle mais repose sur des différences au niveau des mécanismes psychologiques sous-jacents, faisant intervenir de façon prépondérante la perception de sensations corporelles anormales dans le cas du trouble à symptomatologie somatique, alors que la « crainte excessive d'avoir une maladie » comporte une composante de rumination anxieuse ayant tendance à s'autonomiser des sensations corporelles [12].

Une telle inquiétude durable et excessive concernant sa propre santé conduit généralement le patient à multiplier les consultations médicales, à se faire prescrire des examens complémentaires ou les médications les plus diverses et à solliciter de façon répétitive, voire à lasser son entourage, par sa quête insatiable de rassurement et de soutien. La plainte hypocondriaque revêt fréquemment une allure atemporelle : le passé et le futur sont absorbés dans un présent immobile pouvant désespérer les initiatives thérapeutiques les plus dynamiques. Dans certains cas, le défi lancé à la médecine et l'amertume de ne pas être soulagé de ses maux peuvent conférer au comportement du patient un aspect revendicateur, la demande d'un diagnostic définitif et d'un soulagement radical se transformant alors en sentiment d'être la victime de l'incompétence médicale et en exigence d'une réparation du préjudice subi. Le DSM-5 introduit toutefois une distinction heureuse entre des formes avec demande de soins versus avec évitement des soins. Ce second sous-type, bien évidemment moins fréquent en pratique clinique, partage avec le premier un mécanisme général d'évitement de la confrontation avec la peur d'être malade. Dans la première forme, la plus classique, cette peur est évitée par les conduites de rassurement et la multiplication des avis et examens médicaux. Dans la seconde forme, l'évitement est plus radical et conduit le patient à ne pas s'exposer à la confirmation attendue de ses craintes.

Les autres critères diagnostiques sont le fait qu'une telle préoccupation persiste malgré un bilan médical approprié et rassurant, engendre une souffrance cliniquement significative et un retentissement fonctionnel, ne revête pas de caractère délirant, ne se limite pas à une préoccupation centrée sur l'apparence corporelle, s'inscrive dans la chronicité (au moins 6 mois) et ne soit pas mieux explicable par un autre trouble mental caractérisé, comme un trouble panique, un épisode dépressif caractérisé ou un autre trouble somatoforme : des préoccupations hypocondriaques sont en effet fréquentes dans les suites d'une attaque de panique, en particulier lorsque les manifestations cardiovasculaires de cette dernière ont été au premier plan ; elles peuvent également constituer les premières manifestations d'une dépression, notamment chez la personne âgée. Des préoccupations hypocondriaques sont souvent présentes au sein de l'anxiété généralisée et peuvent focaliser les inquiétudes de l'anxieux. En réalité, il existe une *comorbidité importante* entre l'hypocondrie et divers autres troubles psychiatriques, surtout anxieux et dépressifs, dès lors que l'on s'intéresse à la prévalence « vie entière » de ces derniers.

Modèles explicatifs

Modèles fondés sur la notion de somatisation

La notion de somatisation, qui renvoie schématiquement à l'expression par des symptômes somatiques d'une détresse psychologique, peut relever de mécanismes multiples, pouvant coexister [3].

Le modèle le plus classique est celui de la somatisation comme mécanisme de défense : ce modèle fait l'hypothèse que la détresse psychologique induite par des conflits ou d'autres facteurs de stress est au moins en partie « déplacée » sur un symptôme somatique, venant atténuer la détresse psychologique attendue et distraire l'attention des facteurs déclenchants psychologiques.

Dans la théorie freudienne, un tel mécanisme de défense psychique, de nature inconsciente, est appelé « conversion hystérique », en référence à une métaphore inspirée de la thermodynamique, selon laquelle l'énergie psychique liée à une représentation désorganisatrice ou anxiogène pourrait être convertie en énergie d'innervation ou en énergie somatique, permettant ainsi à la représentation redoutée d'être « refoulée », chassée de la conscience, ou du moins désinvestie. Le symptôme somatique constituerait une sorte de mise en scène du fantasme inconscient lié à la situation conflictuelle et la fonction ou l'organe atteint, notamment en cas de troubles pseudo-neurologiques, correspondrait à un véritable choix inconscient, en raison de son pouvoir représentatif symbolique et/ou de mécanismes d'identification à un trait caractéristique d'une personne significative, liée au conflit inconscient [7].

Plus spécifiquement, qu'il y ait eu ou non traumatisme sexuel, comme Freud l'avait postulé initialement, la conversion hystérique mettrait en scène un fantasme à contenu sexuel. Rappelons à ce sujet l'étymologie du mot hystérie, venant du mot grec qui signifie utérus, la maladie hystérique étant attribuée par Hippocrate à la migration d'un utérus en manque de satisfaction sexuelle.

Si la nature sexuelle du conflit causal, à l'origine d'un symptôme de conversion pseudo-neurologique, et *a fortiori* à l'origine de l'ensemble des troubles somatoformes, n'est plus une hypothèse dominante et si l'attribution d'une signification symbolique au symptôme peut dans un certain nombre de cas paraître discutable, nombre d'auteurs, d'orientations théoriques diverses, y compris de référence cognitiviste, sont prêts à adhérer au modèle de la somatisation comme moyen d'échapper à une situation de conflit psychologique volontiers non conscient [2].

Une variante plus triviale de ce même modèle veut que le ou les symptômes somatiques soient la simple expression physique des émotions suscitées par les facteurs de stress causaux, leur survenue servant ainsi de prétexte pour dériver l'attention sur d'autres sources de préoccupation que la source originelle.

Il faut noter que ce premier modèle explicatif n'exclut pas une éventuelle origine organique : dans ce cas de figure, un symptôme anodin qui aurait pu être transitoire (la cause initiale étant guérie ou contrôlée) se pérennise, car venant se mettre « au service » d'une autre cause au déterminisme psychologique.

Le deuxième modèle explicatif de la somatisation fait jouer un rôle majeur à un phénomène d'amplification des sensations somatiques suscitées par un contexte de détresse. Ce mécanisme, fréquemment invoqué dans les modèles cognitifs et comportementaux (*cf.* plus bas), implique une attention particulière portée aux sensations corporelles, mais aussi une anxiété relative à la santé et une tendance à rapporter les symptômes somatiques à des causes somatiques plutôt que psychologiques. Il semble notamment favorisé par les difficultés d'un individu à identifier son propre état émotionnel et à le différencier des sensations corporelles qui l'accompagnent [10].

Le troisième modèle explicatif met l'accent sur l'utilisation par un patient de ses symptômes somatiques éventuellement très banals, dans un contexte de détresse psychique, pour rechercher une aide légitime auprès du système de soins. Les symptômes somatiques peuvent ainsi donner une raison (ou un alibi) pour être écouté, réconforté, pris en charge, dans un contexte éprouvant.

Enfin, le quatrième modèle rappelle que c'est également l'offre de soins qui peut créer la demande. En situation de détresse, les patients peuvent avoir l'impression que leurs symptômes somatiques seront plus facilement entendus et pris en charge que des symptômes se rapportant davantage à la sphère psychologique. L'absence de liens déjà établis avec un professionnel de santé est un facteur déterminant d'une telle présentation somatique, comme cela a été montré dans une étude multinationale coordonnée par l'OMS sur le pourcentage de présentations somatiques de la dépression en centres de soins primaires, le type d'organisation de ces différents centres jouant un rôle nettement plus important que la classique et discutable opposition entre pays développés et pays en voie de développement [16].

Modèles cognitifs et comportementaux

Schématiquement, les modèles cognitifs et comportementaux des troubles somatoformes sont conceptuellement proches de ceux du trouble panique. Ils font intervenir plusieurs mécanismes, biologiques, émotionnels, cognitifs, comportementaux et sociaux, dans l'amplification des sensations corporelles et de leur retentissement [5, 24].

Les mécanismes cognitifs font intervenir d'une part une attention excessive portée aux sensations corporelles, souvent renforcée de façon paradoxale par des efforts d'évitement, et d'autre part l'attribution à ces sensations corporelles d'une signification menaçante (catastrophisme) en ce qui concerne leur retentissement futur ou ce qu'ils dévoilent de l'état de santé du patient. Dans l'hypocondrie sans symptômes somatiques pénibles, dénommée désormais « crainte excessive d'avoir une maladie », ces interprétations peuvent s'autonomiser sous la forme de ruminations anxieuses de plus en plus indépendantes des sensations corporelles. Ces interprétations dysfonctionnelles peuvent être favorisées par une personnalité anxieuse ainsi que par l'exposition récente ou ancienne à la maladie, que celle-ci concerne le patient, un proche ou même une personnalité médiatique.

Les mécanismes biologiques reposent sur une réactivité excessive de l'axe hypothalamo-hypophysaire et du système nerveux autonome au stress. Cette hyperréactivité pourrait expliquer en partie, et de façon non spécifique, les liens entre exposition à des traumas infantiles et risque accru de développer un trouble somatoforme à l'âge adulte [1]. Elle pourrait être elle-même à l'origine de la production de sensations corporelles pouvant donner lieu à des interprétations inquiétantes et ce d'autant plus que l'individu éprouve des difficultés à différencier son état émotionnel des sensations corporelles qui l'accompagnent [10].

Les mécanismes émotionnels et comportementaux sont dominés par la peur et l'évitement qu'elle suscite. Il faut distinguer l'évitement des symptômes somatiques, relativement évident à identifier, et l'évitement des symptômes psychologiques, notamment de la peur, parfois plus subtil. L'évitement des symptômes somatiques renforce négativement ceux-ci par conditionnement opérant (skinnerien). Un exemple typique concerne les patients souffrant d'un syndrome de fatigue chronique qui évitent tout effort de peur d'augmenter encore leur fatigue à court terme et de ce fait renforcent leur fatigabilité à long terme. L'évitement des symptômes psychologiques, et notamment de la peur suscitée par le catastrophisme, sous-tend en grande partie les demandes de rassurement et la multiplication des consultations et examens médicaux. Plus que la peur, c'est l'incertitude que les patients tentent d'éviter à court terme par ces comportements, ce qui aboutit secondairement à une situation d'intolérance à l'incertitude telle qu'on la rencontre dans le trouble anxieux généralisé.

Il faut noter que les modèles les plus comportementaux des troubles somatoformes réservent également une part importante au conditionnement répondant (pavlovien) [21]. Selon ces modèles, un stimulus conditionnel (p. ex. distension du tube digestif) acquiert une dimension pénible ou menaçante par association avec un stimulus inconditionnel (p. ex. douleurs abdominales lors d'une gastroentérite aiguë infectieuse). Secondairement, ce stimulus conditionnel entraîne des sensations corporelles pénibles, y compris en l'absence du stimulus inconditionnel. Il faut ici ajouter que l'évitement des symptômes somatiques peut contribuer à une absence d'extinction de ce conditionnement initial. C'est ainsi qu'un comportement « en tout ou rien » (soit je reprends mes activités à l'identique, soit je les interromps totalement tant que je n'ai pas totalement récupéré) après une banale gastro-entérite infectieuse est un facteur de risque d'évolution vers un syndrome du côlon irritable [17].

Enfin des mécanismes sociaux peuvent renforcer positivement les symptômes *via* la notion de « bénéfices secondaires » qui, s'ils ne sont pas spécifiques des troubles somatoformes, sont néanmoins particulièrement importants à identifier dans ce contexte. Il peut s'agir d'avantages sociaux conférés par le statut de malade, mais aussi bien sûr de la réponse de l'entourage plus immédiat aux symptômes présentés par le patient.

Ces différents mécanismes biologiques, cognitifs, émotionnels, comportementaux et sociaux ne sont bien évidemment pas indépendants mais se renforcent mutuellement. Par exemple, le catastrophisme renforce à la fois non seulement l'attention portée aux sensations corporelles et l'activation neurovégétative qui en découle mais aussi l'attractivité des comportements d'évitement.

Apport de l'imagerie cérébrale fonctionnelle

En montrant des anomalies fonctionnelles objectivables, l'imagerie cérébrale a contribué à rendre caduque la notion de symptômes médicalement inexpliqués, récemment abandonnée par le DSM-5. Exploités avec finesse, ces résultats peuvent également faciliter la prise en charge de certains patients en proposant une physiopathologie décentrée de l'organe périphérique désigné par les symptômes, ainsi qu'un rationnel pour la thérapeutique proposée (psychotropes, techniques psychothérapeutiques). L'identification de cibles thérapeutiques innovantes, par exemple en stimulation magnétique transcrânienne [14], fait également partie des apports potentiels de l'imagerie à ce champ clinique. Sur le plan nosographique, l'imagerie cérébrale, notamment fonctionnelle, pourrait dans un avenir proche, contribuer à la nosographie de ces troubles. Néanmoins le recours à l'imagerie cérébrale comme outil diagnostique demeure pour l'instant une perspective lointaine.

Syndromes somatiques fonctionnels à composante douloureuse

La douleur physique comporte au moins trois dimensions : sensorielle (p. ex. la localisation de la douleur, son type : crampe, brûlure, décharge, etc.), affective (le caractère aversif de cette expérience) et cognitive (les représentations associées, p. ex. catastrophisme). Ces dimensions reposent sur des bases cérébrales distinctes. Les régions impliquées dans la dimension affective, notamment le cortex cingulaire antérieur (CCA) dorsal et l'insula antérieure, sont ainsi les seules à être modulées par la suggestion hypnotique, l'effet placebo ou l'empathie pour la douleur physique ressentie par autrui [9]. De plus, chez le sujet sain, ces régions sont activées par le sentiment de rejet social. Cette communauté d'activation pourrait expliquer la parenté lexicale entre douleur physique et douleur morale et les corrélations observées entre sensibilité au rejet social et à la nociception [6]. Même si leur interprétation reste discutée (sensibilité au rejet ou détection d'un conflit ?), ces résultats interrogent la physiopathologie de certains syndromes somatiques fonctionnels à composante douloureuse.

Dans la fibromyalgie, certains travaux suggèrent que le réseau cérébral de perception de la douleur serait qualitativement identique mais plus sensible et possiblement modulé par le catastrophisme, notamment au niveau du CCA dorsal [9]. Cette hypersensibilité pourrait être secondaire à un défaut de régulation de l'expérience douloureuse dans la fibromyalgie, ce que suggère l'hypoactivation du thalamus, dernier relais des afférences nociceptives, et du CCA prégénual, premier relais des voies descendantes inhibitrices de la douleur.

Dans le cas des TFI à composante douloureuse, il est également fréquemment observé une hyperactivation du CCA dorsal, de l'insula (tous deux impliquées dans la dimension affective de la douleur physique) et du système limbique associée à une hypoactivation du CCA prégénual et de régions préfrontales latérales impliquées dans la régulation émotionnelle [9]. Ce profil d'activation semble différencier les patients souffrant de TFI des sujets sains mais également des patients souffrant de maladies inflammatoires du tube digestif. Il est également observé en cas d'antécédents d'abus pendant l'enfance, facteur de risque bien établi des troubles somatoformes [1] et qui pourrait donc prédisposer l'individu à une réponse cérébrale excessive à des stimuli douloureux [9].

Conversion, trouble à symptomatologie neurologique fonctionnelle

La majorité des études d'imagerie cérébrales fonctionnelles a porté sur un petit nombre de patients – voire un seul patient – présentant un déficit moteur unilatéral d'un membre. Si le faible nombre d'études rend difficile toute conclusion générale, certains résultats peuvent néanmoins être dégagés, notamment l'activation aberrante du CCA controlatéral associé à une hypoactivation du cortex moteur primaire controlatéral lors de tentatives pour bouger le membre paralysé [9]. Ce profil d'activation pourrait notamment différencier conversion et simulation et a généralement été interprété comme témoignant d'une inhibition motrice active mais non volontaire, servant de rationnel à l'utilisation de la stimulation magnétique transcrânienne en thérapeutique [14]. Cela dit, l'hypoactivation du cortex moteur primaire a également été montrée lors de la simple observation des mouvements d'autrui. En ce qui concerne l'hyperactivation, ou défaut de désactivation, du CCA et plus généralement du cortex médian préfrontal, elle est également observée en cas de simple rotation mentale de la main sans mouvement effectif, ainsi que lors de la simple préparation du mouvement, ce qui suggère que ce profil d'activation n'est pas seulement dû à la détection d'un conflit entre efforts et absence de mouvement [9]. De plus, il permet lui aussi de distinguer la conversion de l'inhibition volontaire, par comparaison avec l'inhibition volontaire du mouvement du côté non paralysé ou avec des sujets sains simulant une paralysie.

Traitement

Mesures générales

Une faible proportion de patients présentant des troubles somatiques consulte en psychiatrie : cette démarche est favorisée par l'association à d'autres troubles mentaux, en particulier anxieux ou dépressifs, ou par les encouragements des médecins non psychiatres consultés en première ligne; elle est par conséquent le fait à la fois des patients les plus ouverts à une prise en charge psychiatrique et des cas les plus rebelles ou les plus polysymptomatiques, au pronostic le plus incertain.

Plusieurs mesures non spécifiques peuvent jouer un rôle favorable sur l'évolution des troubles somatoformes :

- ne pas contester la légitimité d'une plainte somatique, notamment en cas de douleurs, même si le caractère fonctionnel est fortement suspecté;
- mener de front une démarche diagnostique négative (rechercher et éliminer les causes organiques plausibles) et positive (rechercher des facteurs psychologiques déclencheurs ou d'entretien), en évitant que la contribution psychogène soit évoquée « en dernier recours », ce qui la discrédite aux yeux du patient et suggère parallèlement une hiérarchie de valeurs aux yeux du praticien;
- savoir utiliser avec parcimonie les examens complémentaires, avis médicaux spécialisés et hospitalisations, en connaissant leur pouvoir iatrogène;
- éviter de dire à un patient qu'il n'a « rien » ou que les examens ne montrent « rien », même si c'est pour le rassurer;
- préférer des explications positives, même si elles sont schématiques, en termes par exemple de mécanismes physiologiques à l'origine des symptômes ou de cercles vicieux jouant un rôle de renforcement (*cf.* modèles explicatifs), à un aveu d'ignorance de la cause des symptômes;
- repérer systématiquement les troubles anxieux ou dépressifs associés, même si le patient prétend qu'ils sont purement « secondaires » à ses symptômes;
- savoir être modeste dans ses ambitions thérapeutiques (atténuation des symptômes et de leur retentissement plutôt que guérison) et optimiser l'alliance thérapeutique en négociant objectifs et moyens avec le patient;
- lorsque le patient est vu par un généraliste ou un spécialiste non psychiatre, présenter le recours au psychiatre comme un moyen d'évaluation et d'approfondissement de la démarche diagnostique et pas comme un passage définitif de relais.

Thérapeutiques spécifiques

Les *antidépresseurs sérotoninergiques* peuvent être indiqués pour traiter les troubles de l'humeur associés aux troubles somatoformes, mais aussi la composante douloureuse des syndromes, voire la fatigue, indépendamment d'une symptomatologie dépressive. Les inhibiteurs sélectifs de la recapture de la sérotonine sont ainsi le traitement médicamenteux le plus efficace dans le syndrome du côlon irritable [13]. Les inhibiteurs mixtes de la recapture de la sérotonine et de la noradrénaline sont eux efficaces dans le traitement de certains troubles somatoformes douloureux, notamment dans la fibromyalgie [8]. Il faut cependant tenir compte de la propension accrue aux effets indésirables (et donc du risque de non-observance, voire de rupture du lien thérapeutique) chez les patients souffrant de troubles somatoformes.

L'*exercice physique* semble être un moyen thérapeutique efficace dans les tableaux dominés par la fatigue et/ou la douleur, malgré une motivation souvent médiocre des patients.

Le *biofeedback* s'est avéré utile dans toutes les pathologies impliquant des tensions musculaires (céphalées de tension, SADAM, douleurs pelviennes, fibromyalgie).

La *relaxation*, associée ou non à l'apprentissage d'*exercices respiratoires*, a des indications proches, qui s'étendent à divers symptômes de déterminisme neurovégétatif. Elle est souvent intégrée aux techniques comportementales et cognitives.

Les *thérapies comportementales et cognitives* ont été évaluées, souvent dans des essais contrôlés, dans diverses catégories de troubles somatoformes [22]. Elles bénéficient ainsi du meilleur niveau de preuve. Elles ont l'avantage de pouvoir être plus facilement acceptées par certains patients, car se concentrent sur les facteurs d'entretien ou d'aggravation des troubles sans présupposer une origine purement psychogène. Elles associent restructuration cognitive (ciblant le catastrophisme et l'attribution des symptômes à une cause exclusivement lésionnelle) et mesures d'exposition visant à limiter les conduites d'évitement. Elles peuvent être utilement complétées par la pratique d'exercices de pleine conscience visant à aider le patient à se détacher des jugements automatiques portés sur les symptômes somatiques.

Les *thérapies systémiques*, de couple ou familiales, peuvent également désamorcer les facteurs de renforcement liés aux interactions familiales.

L'*hypnose*, « voie royale » historique de traitement de la conversion hystérique, avant l'avènement de la psychanalyse, continue à être utilisée dans quelques cas de symptômes pseudo-neurologiques.

Les *psychothérapies d'inspiration psychanalytique* ont donné lieu à quelques essais contrôlés chez des patients souffrant de douleurs chroniques ou d'un syndrome du côlon irritable [22]. Elles ont d'autant plus de chance de s'avérer efficaces que les patients sont disposés à faire des liens entre leur vie affective, leur univers psychique et leurs symptômes somatiques. Leur indication repose moins sur une typologie de troubles somatoformes précise que sur la présence de difficultés relationnelles et existentielles plus générales, au sein desquelles les plaintes somatiques pourraient correspondre à une forme de vulnérabilité et de relation aux autres particulière.

Références

[1] Afari N, Ahumada SM, Wright LJ, et al. Psychological trauma and functional somatic syndromes : A systematic review and meta-analysis. Psychosom Med 2014; 76 : 2-11.

[2] Aybek S, Nicholson TR, Zelaya F, et al. Neural correlates of recall of life events in conversion disorder. JAMA Psychiatry 2014; 71 : 52-60.

[3] Cathébras P, Weber JC, Rousset H, et al. Troubles fonctionnels et somatisation : Comment aborder les symptômes médicalement inexpliqués. Paris : Elsevier Masson; 2006.

[4] Creed F, Guthrie E, Fink P, et al. Is there a better term than « medically unexplained symptoms » ? J Psychosom Res 2010; 68 : 5-8.

[5] Deary V, Chalder T, Sharpe M. The cognitive behavioural model of medically unexplained symptoms : A theoretical and empirical review. Clin Psychol Rev 2007; 27 : 781-97.

[6] Eisenberger NI. The neural bases of social pain : Evidence for shared representations with physical pain. Psychosom Med 2012; 74 : 126-35.

[7] Freud S, Breuer J. Études sur l'hystérie. Paris : Presses Universitaires de France – PUF; 2002.

[8] Häuser W, Urrútia G, Tort S, et al. Serotonin and noradrenaline reuptake inhibitors (SNRIs) for fibromyalgia syndrome. Cochrane Database Syst Rev 2013; 1 : CD010292.

[9] Lemogne C. Troubles somatoformes et médecine psychosomatique. In : Fossati P, editor. Imagerie cérébrale en psychiatrie. Paris : Lavoisier; 2015. p. 182-9.

[10] Mattila AK, Kronholm E, Jula A, et al. Alexithymia and somatization in general population. Psychosom Med 2008; 70 : 716-22.

[11] Mechanic D. The concept of illness behaviour : Culture, situation and personal predisposition. Psychol Med 1986; 16 : 1-7.

[12] Noyes R, Stuart S, Watson DB, et al. Distinguishing between hypochondriasis and somatization disorder : A review of the existing literature. Psychother Psychosom 2006; 75 : 270-81.

[13] Ruepert L, Quartero AO, de Wit NJ, et al. Bulking agents, antispasmodics and antidepressants for the treatment of irritable bowel syndrome. Cochrane Database Syst Rev 2011; 10 : CD003460.

[14] Schönfeldt-Lecuona C, Connemann BJ, Viviani R, et al. Transcranial magnetic stimulation in motor conversion disorder : A short case series. J Clin Neurophysiol Off Publ Am Electroencephalogr Soc 2006; 23 : 472-5.

[15] Simon GE, VonKorff M. Somatization and psychiatric disorder in the NIMH Epidemiologic Catchment Area study. Am J Psychiatry 1991; 148 : 1494-500.

[16] Simon GE, VonKorff M, Piccinelli M, et al. An international study of the relation between somatic symptoms and depression. N Engl J Med 1999; 341 : 1329-35.

[17] Spence MJ, Moss-Morris R. The cognitive behavioural model of irritable bowel syndrome : A prospective investigation of patients with gastroenteritis. Gut 2007; 56 : 1066-71.

[18] Stone J, Sharpe M, Carson A, et al. Are functional motor and sensory symptoms really more frequent on the left ? A systematic review. J Neurol Neurosurg Psychiatry 2002; 73 : 578-81.

[19] Stone J, Smyth R, Carson A, et al. La belle indifférence in conversion symptoms and hysteria : Systematic review. Br J Psychiatry J Ment Sci 2006; 188 : 204-9.

[20] Stone J, Wojcik W, Durrance D, et al. What should we say to patients with symptoms unexplained by disease ? The « number needed to offend ». BMJ 2002; 325 : 1449-50.

[21] Van den Bergh O, Stegen K, Van de Woestijne KP. Learning to have psychosomatic complaints : Conditioning of respiratory behavior and somatic complaints in psychosomatic patients. Psychosom Med 1997; 59 : 13-23.

[22] van Dessel N, den Boeft M, van der Wouden JC, et al. Non-pharmacological interventions for somatoform disorders and medically unexplained physical symptoms (MUPS) in adults. Cochrane Database Syst Rev 2014; 11 : CD011142.
[23] Wessely S, Nimnuan C, Sharpe M. Functional somatic syndromes : One or many? Lancet 1999; 354 : 936-9.
[24] Witthöft M, Hiller W. Psychological approaches to origins and treatments of somatoform disorders. Annu Rev Clin Psychol 2010; 6 : 257-83.
[25] Witthöft M, Rubin GJ. Are media warnings about the adverse health effects of modern life self-fulfilling? An experimental study on idiopathic environmental intolerance attributed to electromagnetic fields (IEI-EMF). J Psychosom Res 2013; 74 : 206-12.

15.3 Intrications médicopsychiatriques

P. Hardy, D. Saravane

Les associations entre troubles mentaux et pathologies organiques sont plus fréquentes que ne le voudrait le hasard et confrontent les cliniciens, comme les chercheurs, à de très nombreuses questions.

La première concerne la reconnaissance et le diagnostic des troubles comorbides. Beaucoup de pathologies associées demeurent méconnues par les soignants en charge de la pathologie initiale, que ce soit en raison d'une trop faible attention portée aux pathologies n'entrant pas dans le champ de leur spécialité, ou en raison des difficultés diagnostiques liées aux intrications symptomatiques.

La deuxième est d'ordre pronostique. L'existence d'une pathologie comorbide péjore en effet très sensiblement l'évolution de la pathologie initiale et cela d'autant plus qu'elle demeure méconnue et donc non traitée.

Un troisième problème concerne les mécanismes étiopathogéniques susceptibles d'expliquer la survenue de deux pathologies chez un même individu. Si certaines comorbidités apparaissent liées au simple hasard ou à l'existence de facteurs de risques communs aux deux pathologies, nombre d'entre elles tiennent au fait que les pathologies organiques représentent un facteur de risque important pour la survenue de troubles mentaux et inversement. Les mécanismes en cause sont multiples : il peut s'agir d'un effet biologique direct de la pathologie initiale, d'une réaction psychologique à celle-ci, mais également d'un effet iatrogène des traitements utilisés. Leur analyse est en pratique souvent complexe dans la mesure où plusieurs mécanismes peuvent être intriqués, et où il n'existe aucun critère objectif simple permettant au clinicien d'établir avec certitude leur nature et leur impact.

Quoi qu'il en soit, l'approche clinique et l'étude de ces comorbidités se présentent de façon très différente selon la chronologie de survenue des troubles et le contexte de leur prise en charge. On peut ainsi distinguer schématiquement deux types de situations : dans la première, le trouble psychiatrique vient émailler l'évolution d'une pathologie somatique; dans la seconde, la pathologie somatique survient chez un sujet souffrant d'un trouble mental.

Troubles psychiatriques associés aux pathologies et aux traitements somatiques

L'association d'un trouble mental à une pathologie somatique (PS) est très fréquente. En population générale, les sujets souffrant de PS sont plus à risque que les autres de présenter également un trouble psychique, et on estime que 40 à 50 % des patients hospitalisés en médecine ou en chirurgie présentent un trouble mental comorbide [21].

Les troubles dépressifs et les troubles anxieux sont le plus souvent observés en soins primaires ou spécialisés. En milieu hospitalier, médical ou chirurgical, les troubles psycho-organiques de type confusionnel sont également fréquents, notamment chez les sujets âgés. Certaines PS sont par ailleurs associées à un risque suicidaire élevé. Il s'agit surtout d'affections cérébrales et de maladies organiques graves qui engagent le pronostic vital.

Mais de très nombreux troubles psychiatriques peuvent s'observer dans un très grand nombre de PS. Dans la moitié des cas, celles-ci paraissent avoir causé ou favorisé le trouble psychique, ou contribué à son maintien : soit directement, soit en raison des effets iatrogènes de leur traitement. Ces situations feront l'objet des deux premiers sous-chapitres.

Les associations entre trouble mental et PS ont par ailleurs des implications diagnostiques et pronostiques qui feront l'objet du troisième sous-chapitre.

Pathologies somatiques à l'origine de troubles psychiatriques

Une pathologie somatique peut induire la survenue d'un trouble mental (TM). Cela peut résulter d'un mécanisme physiopathologique direct, le TM étant alors classé par le DSM-5 comme TM « dû à une autre affection médicale générale ». Cela peut également être lié à l'effet stressant provoqué par l'annonce de la PS, ou à ses conséquences sur la vie du sujet. Souvent, plusieurs de ces facteurs sont impliqués.

Pathologies neurologiques [23]

Accidents vasculaires cérébraux (AVC)

Les AVC sont fréquemment à l'origine d'états confusionnels (25 % des cas) et d'épisodes dépressifs (30 % des cas). La confusion s'observe en phase aiguë et serait d'autant plus fréquente que l'infarctus se situe dans le territoire des artères cérébrales antérieure ou postérieure, ou de l'artère sylvienne droite. Les dépressions s'observent au décours immédiat de l'AVC ou dans les mois qui suivent. Elles résultent de l'atteinte neurologique et de l'impact psychologique de l'AVC, et seraient d'autant plus fréquentes que les lésions sont antérieures et siègent dans l'hémisphère gauche. Ce dernier point reste toutefois contesté.

Maladie de Parkinson (MP)

Un trouble dépressif s'observe chez 31 % des patients parkinsoniens. Il peut survenir tout au long de l'évolution et même précéder le diagnostic de MP. L'anergie, l'apathie, les troubles du sommeil et la perte de poids pouvant être symptomatique de la MP, les erreurs diagnostiques sont communes. Le déterminisme de ces états dépressifs implique tout à la fois un mode de réaction psychologique face au handicap de la maladie et une dysrégulation sérotoninergique, noradrénergique et dopaminergique au niveau mésocortical/préfrontal.

L'évolution de la maladie de Parkinson peut être émaillée de manifestations psychotiques : hallucinations ou épisodes délirants, notamment.

Ces troubles peuvent être induits par la thérapeutique. La L-dopa peut ainsi être à l'origine d'épisodes confuso-hallucinatoires complexes.

Sclérose en plaques (SEP)

Son évolution est émaillée d'épisodes dépressifs chez 25 à 50 % des patients et comporte un risque suicidaire estimé 7 fois supérieur à celui de la population générale. Qu'elles soient séquellaires ou inflammatoires, les lésions de la substance blanche spécifiques de la maladie pourraient jouer un rôle dans la survenue de troubles dépressifs. La survenue de symptômes dépressifs pourrait ainsi être en relation avec l'atteinte des faisceaux arqués et l'existence d'asymétrie de perfusion du système limbique. Certains troubles psychiques sont d'origine iatrogène. Les traitements incriminés sont les corticoïdes (troubles de l'humeur, confusion, troubles psychotiques), ainsi que les interférons (dépression, suicide).

Tumeurs cérébrales

Des symptômes psychiques s'observent plus fréquemment que des troubles mentaux caractérisés. Une apathie, un désintérêt, voire une lenteur d'idéation ou un apragmatisme, peuvent ainsi être symptomatiques d'une tumeur cérébrale en début d'évolution. À un stade plus avancé, notamment en cas de tumeur frontale ou temporale, peuvent survenir des états d'agitation ou hétéro-agressifs, dans un contexte de désorientation. Des troubles de l'humeur se rencontrent aussi, avec des modifications émotionnelles subites associant irritabilité, apathie et désintérêt.

Épilepsies

L'évolution des épilepsies se caractérise par une forte incidence des troubles mentaux. Un tiers des patients présentent ainsi un trouble dépressif et 20 % d'entre eux un trouble anxieux (trouble panique, notamment). Ces deux types de troubles sont souvent associés et surviennent d'autant plus fréquemment que l'épilepsie est temporale ou réfractaire au traitement. Le risque suicidaire est important, 5 fois plus élevé qu'en population générale. Des troubles psychotiques brefs ou schizophréniformes peuvent également être observés, surtout chez les patients porteurs d'une épilepsie temporale avec crises rares et secondairement généralisées.

L'étiopathogénie des troubles psychiques associés à l'épilepsie est souvent complexe. Certains patients sont porteurs de lésions cérébrales, responsables à la fois de l'épilepsie, d'un déficit neurologique et/ou neuropsychique et d'un trouble psychique. Celui-ci peut aussi être indépendant de l'épilepsie ou induit par elle. Dans ce cas, les mécanismes en cause sont parfois difficiles à identifier (distinction entre anxiété physiologique et anxiété anticipatoire d'une nouvelle crise, par exemple). Dans d'autres cas, enfin, les manifestations psychiques résultent du traitement antiépileptique ou ne sont que des symptômes de la crise épileptique : troubles du comportement en phase critique, ou confusion post-critique parfois assortie d'une anxiété et d'une agitation, par exemple.

Dans tous les cas, l'utilisation des psychotropes (antidépresseurs, antipsychotiques) doit être précautionneuse et tenir compte du risque épileptogène.

Autres pathologies neurologiques

De très nombreuses atteintes cérébrales organiques autres peuvent s'associer à des troubles psychiatriques. Il peut s'agir de maladies fréquentes comme la maladie d'Alzheimer, où des troubles dépressifs peuvent s'observer à tous les stades de l'évolution : en tant qu'antécédents, au stade inaugural, durant la phase d'état ou en phase avancée. Il peut s'agir de pathologies plus rares, d'origine génétique comme le CADASIL, infectieuse comme les maladies à prions (maladie de Creutzfeldt-Jakob) ou la borréliose (maladie de Lyme), ou encore auto-immunes et neuro-inflammatoires, comme les encéphalites liées à la production d'anticorps anti-NMDA, par exemple [18].

Maladies neuro-métaboliques [1]

Il existe un très grand nombre de maladies héréditaires du métabolisme (MHM) susceptibles d'induire des troubles psychiatriques. Elles sont souvent curables et il importe donc de les diagnostiquer.

Elles se manifestent parfois sous la forme de syndromes autistiques ou schizophréniques, ou par des troubles cognitifs ou instrumentaux. Devant un syndrome schizophréniforme, certains symptômes atypiques doivent faire évoquer un tel diagnostic. Il s'agit :

- de signes de 1er rang (atypicité vraie) : confusion, hallucinations visuelles plutôt qu'auditives, catatonie, régression cognitive, résistance au traitement, fluctuation de la symptomatologie ;
- de signes de 2e rang (significatifs en présence de signes de 1er rang) : début aigu et précoce, retard mental, symptômes directement liés au trouble du métabolisme.

Environ 80 % des MHM sont diagnostiquées pendant l'enfance. Certaines peuvent s'exprimer à l'âge adulte par des troubles schizophréniformes.

Troubles du métabolisme de l'homocystéine

L'homocystinurie par déficit en cystathionine bêta-synthase associe troubles comportementaux, dépression et symptômes obsessionnels-compulsifs ; l'homocystinurie par déficit en méthylène tétrahydrofolate-réductase s'exprime souvent dans la 1re année de vie : dans les formes tardives, on observe un retard mental, une ataxie et des symptômes schizophréniques.

Troubles du cycle de l'urée

Ils se manifestent par des hallucinations et des comportements étranges (état psychotique aigu, confusion), des dépressions atypiques, des troubles alimentaires pouvant aller jusqu'à une anorexie. Toute hyperammoniémie doit faire évoquer et rechercher un trouble de l'urée.

Porphyries aiguës

Au début, on observe des changements mineurs du comportement (anxiété, insomnie) qui évoluent rapidement vers des signes de neuropathies sensitivomotrices. Des troubles du comportement plus importants à type d'agressivité et des hallucinations, un délire ou une catatonie peuvent survenir.

Maladie de Wilson

Due à une mutation au niveau du gène *ATP7B* codant pour une protéine de transport du cuivre, cette maladie entraîne une accumulation de cuivre dans le foie, le cerveau, les reins et le squelette. On rencontre des troubles du comportement à type d'irritabilité, de changement de personnalité ou d'agressivité. Les antipsychotiques sont à éviter car ils peuvent aggraver la maladie et provoquer une akinésie et une rigidité.

Xanthomatose cérébrotendineuse

Due à une accumulation de cholestérol dans de nombreux tissus, cette maladie peut se manifester par de l'agressivité, de l'irritabilité et des symptômes schizophréniformes.

Maladie de Niemann-Pick de type C

Elle se traduit par une accumulation de lipides dans différents tissus. Les symptômes psychiatriques sont à type d'hallucinations auditives et de délires d'interprétation, voire d'épisodes psychotiques. On observe également des dépressions et des troubles anxieux. La clinique retrouve des signes ophtalmologiques, avec une paralysie supra nucléaire verticale du regard.

Pathologies endocriniennes [9]

Elles s'accompagnent fréquemment de symptômes d'allure psychiatrique, voire de modifications de personnalité, ce qui conduit à de nombreuses erreurs diagnostiques par excès ou par défaut, surtout chez le sujet âgé. L'évolution de certaines endocrinopathies peut, à l'inverse, être influencée par des facteurs psychologiques tels que le stress, tandis que certaines pathologies psychiatriques peuvent s'accompagner de perturbations endocriniennes subcliniques.

Hyperthyroïdie

C'est un syndrome clinique lié à l'augmentation du taux sanguin d'hormones thyroïdiennes. La maladie de Basedow, affection auto-immune, est la variété la plus fréquente. Le principal diagnostic différentiel psychiatrique est celui de thyrotoxicose factice. Il s'agit de l'absorption clandestine de hautes doses d'hormones thyroïdiennes par certaines personnalités pathologiques en vue de simuler une maladie. Les symptômes habituels de la thyrotoxicose, tels que l'irritabilité, les troubles de l'humeur, l'anxiété, la nervosité, de même que les tremblements, les palpitations, la tachycardie, la dyspnée, la transpiration, l'asthénie ou les difficultés de mémoire et de concentration peuvent faire suspecter un état anxieux. Dans les hyperthyroïdies sévères, peuvent s'observer des états confusionnels ou des tableaux d'allure maniaque avec logorrhée, agitation psychomotrice, voire des idées délirantes persécutives ou mégalomaniaques. Certains médicaments psychotropes ont un retentissement sur les fonctions thyroïdiennes. Le lithium peut masquer une thyrotoxicose par son rôle freinateur de la thyroïde. Il existe, de ce fait, un risque de rebond de l'hyperthyroïdie à l'arrêt du lithium. De même, l'utilisation d'antidépresseurs tricycliques peut être dangereuse chez l'hyperthyroïdien car la thyrotoxicose exacerbe les effets anticholinergiques et adrénergiques de ces médicaments. Des complications cardiaques peuvent en découler surtout chez le sujet âgé.

Hypothyroïdie

Elle se complique souvent de troubles psychiatriques. La présence d'un ralentissement psychomoteur avec apathie, bradypsychie, asthénie intellectuelle et motrice doit faire évoquer le diagnostic. Lorsque ces symptômes s'accompagnent d'un sentiment de morosité et de tristesse, ils peuvent constituer un syndrome dépressif caractérisé. Les psychoses hypothyroïdiennes sont aujourd'hui rares avec irritabilité, insomnie, agitation extrême et hallucinations visuelles et auditives. La plupart des manifestations psychiques observées dans les dysthyroïdies sont symptomatiques de la maladie; le retour à la normale de la fonction thyroïdienne s'accompagne généralement d'une amélioration de l'anxiété, de la dépression et des déficits cognitifs.

Syndrome de Cushing et insuffisance surrénalienne

Ils s'accompagnent de symptômes psychiatriques chez 80 % des patients. Ces symptômes sont d'apparition précoce et précèdent habituellement les signes physiques de la maladie. Il s'agit surtout de syndromes dépressifs d'intensité variable, pouvant constituer des tableaux de mélancolie délirante.

Ces dépressions s'associent assez souvent à des fluctuations rapides de l'humeur et à des crises d'anxiété paroxystique. Ont également été décrits des syndromes confusionnels et des états psychotiques à type d'épisodes paranoïaques ou schizophréniformes. Le diagnostic de syndrome de Cushing est parfois difficile, d'autant plus que la triade « obésité faciotronculaire – HTA – intolérance au glucose » est banale et se rencontre également dans l'obésité androïde. Il faut surtout faire attention à la fragilité cutanée (ecchymoses, peau fine et parcheminée) et l'amyotrophie qui sont de bons signes d'orientation. Le dosage du cortisol libre urinaire sur un recueil de 24 heures peut aider au diagnostic. Dans l'insuffisance surrénalienne, les manifestations neuropsychiques (délire, troubles de la mémoire) s'intègrent dans le tableau de décompensation aiguë avec désordres ioniques majeurs.

Hypercalcémies

Elles ont des manifestations polymorphes, allant de la simple irritabilité aux états dépressifs mélancoliques, voire à des états confusionnels ou hallucinatoires. De véritables psychoses aiguës peuvent être créées par l'hypercalcémie. Une mesure de la calcémie doit faire partie du bilan de débrouillage.

Diabète

C'est une maladie chronique, caractérisée par l'hyperglycémie et les risques de complications sévères. De nombreux troubles psychiques sont liés aux désordres métaboliques du diabète : troubles de la conscience en cas de coma acidocétosique, hyperosmolaire ou hypoglycémique; fatigue, troubles de la vision et paresthésies associées à une polyurie-polydypsie en cas d'hyperglycémie. Les syndromes anxieux et dépressifs sont observés, mais aussi des troubles des conduites alimentaires. Ces perturbations sont généralement associées à un mauvais contrôle glycémique. L'utilisation des psychotropes devra tenir compte de la sensibilité des diabétiques aux effets anticholinergiques et alpha bloquants de certaines molécules.

Hypoglycémie

Elle se traduit par des symptômes riches en manifestations psychiques. Le caractère polymorphe, paroxystique, réversible et récurrent des manifestations neuropsychiques peut à tort orienter vers un trouble panique, une hystérie, une intoxication alcoolique aiguë ou une épilepsie.

Insuffisance hypophysaire

Elle entraîne un tableau dominé par une période d'asthénie. Dans des formes très évoluées, cette fatigabilité peut en imposer pour une dépression surtout quand il existe une apathie, un désintérêt pour l'entourage, une mauvaise hygiène corporelle, une perte de la libido et même parfois un confinement au lit. L'aménorrhée, la pâleur, la dépilation et l'hypotension doivent attirer l'attention.

Maladies de système

Les collagénoses regroupent des troubles caractérisés par la dégénérescence de la substance fondamentale du tissu conjonctif, avec des lésions de vascularite et des nécroses fibrinoïdes. Toutes ces maladies ont des points communs cliniques et biologiques : syndrome inflammatoire évoluant par poussées, anomalies immunitaires, variables en type et en degré, enfin désordres vasculaires et neurologiques.

Les troubles psychiatriques sont très variés et d'origine diverse : ils peuvent être liés à la maladie elle-même (*via* des médiateurs et des mécanismes neurophysiologiques), à son impact psychologique ou à ses traitements. S'ils sont fréquents dans le lupus érythémateux systémique et le syndrome de Gougerot-Sjögren, ils s'observent moins souvent dans les autres collagénoses : périartérite noueuse, sclérodermie généralisée, dermatomyosite, polyarthrite rhumatoïde, polychondrites atrophiantes et syndrome de Wegener.

Lupus érythémateux systémique

Il s'accompagne, dans près de la moitié des cas, d'une atteinte du système nerveux central (épilepsie, signes focaux). Les troubles psychiques sont très fréquents [15] : épisodes confusionnels ou confuso-délirants, accès dépressifs, syndromes psycho-organiques, troubles cognitifs mineurs. Le traitement doit composer avec la nécessité de maintenir les traitements corticoïdes et immunosuppresseurs et éviter les molécules susceptibles d'induire un lupus (chlorpromazine, lithium, carbamazépine).

Syndrome de Gougerot-Sjögren

C'est une atteinte du système nerveux central avec signes focaux ou méningés. Outre des manifestations anxieuses ou dépressives, souvent contemporaines des fluctuations de la maladie, on peut observer – à titre exceptionnel – des épisodes psychotiques ou une évolution déficitaire.

Polyarthrite rhumatoïde

Elle s'accompagne fréquemment de manifestations dépressives, surtout lorsque le handicap moteur a de sérieuses répercussions sociales et professionnelles.

Cancers

Près de la moitié des patients cancéreux présentent des troubles psychiatriques. Il s'agit, dans deux tiers des cas, de troubles de l'adaptation avec humeur anxieuse, dépressive ou mixte et, pour le reste, d'épisodes dépressifs (5-10 % des patients environ [4]), de syndromes cérébro-organiques (confusion, états déficitaires), de troubles anxieux et de remaniements de la personnalité.

Ces troubles résultent de facteurs étiopathogéniques très divers et souvent intriqués. Des mécanismes physiopathologiques peuvent être impliqués dans la survenue de syndromes cérébro-organiques ou dépressifs. Il peut s'agir de l'effet direct d'une tumeur cérébrale, primitive ou métastatique, mais aussi d'un effet indirect en rapport avec un syndrome paranéoplasique, une défaillance organique (hépatique, rénale, thyroïdienne, respiratoire) ou des troubles métaboliques concernant la glycémie, le sodium, le potassium et surtout le calcium (hypercalcémie des myélomes ou des tumeurs osseuses). De nombreux médicaments anticancéreux peuvent être à l'origine de troubles psychiques, notamment d'états confusionnels : le méthotrexate (surtout intrathécal), le 5-fluoro-uracil, la bléomycine, la vincristine, la L-asperginase, le cisplatine, l'interféron, l'interleukine ou les corticoïdes, par exemple. L'impact psychologique du cancer joue un rôle souvent déterminant dans la survenue de troubles mentaux, notamment dépressifs. Le cancer demeure en effet associé aux notions de dépendance, de dégradation physique, de handicap fonctionnel, d'isolement social, de douleur physique et de fin de vie proche. Ces facteurs entrent en compte dans la surmortalité suicidaire observée chez les patients cancéreux.

Infection par le VIH [8]

Depuis l'apparition des trithérapies, la maladie VIH est devenue chronique. Cette évolution est fréquemment émaillée de troubles neurocognitifs et psychiatriques : déficits cognitifs et troubles dépressifs, notamment.

L'atteinte du système nerveux central (SNC) par le VIH ou par une infection opportuniste, peut être à l'origine de troubles neurocognitifs. Il peut s'agir de déficits isolés de l'attention, de la concentration et de la mémoire, plus ou moins marqués. À un stade plus avancé, peut s'observer un ralentissement psychomoteur avec bradypsychie, apathie, désintérêt, akinésie, voire troubles de la statique et de la coordination fine. L'évolution peut se faire vers une démence de type sous-cortico-frontal.

Les troubles dépressifs sont fréquents. Parfois en relation avec une atteinte du SNC, ils résultent souvent de l'impact psychologique de la maladie. La découverte de la séropositivité, la révélation de celle-ci à l'entourage, l'entrée dans la phase symptomatique sont ainsi des moments de grande fragilité psychologique. Le chevauchement entre symptômes dépressifs, neurocognitifs et certains effets indésirables des traitements de la maladie VIH rend le diagnostic de dépression parfois difficile. Très élevée durant les premières années de l'épidémie, la mortalité suicidaire s'est réduite avec les progrès de la tolérance sociale, des traitements et du pronostic.

Maladies cardiovasculaires

Des troubles psychiatriques, principalement dépressifs et anxieux, s'observent fréquemment dans l'évolution des maladies cardiovasculaires. Le diagnostic différentiel est parfois difficile face à des symptômes fonctionnels ambigus : douleur thoracique, palpitations, dyspnée, malaise vagal, par exemple.

Les pathologies cardiovasculaires peuvent par ailleurs induire un état anxieux ou dépressif secondaire. Elles peuvent en effet représenter un événement de vie particulièrement stressant et dépressogène ou anxiogène, comme dans le cas d'un infarctus du myocarde. Elles peuvent par ailleurs être à l'origine de troubles dépressifs ou d'allure dépressive, provoqués par des lésions cérébrales d'origine vasculaire (notion de dépression vasculaire) ou résultant d'une hypoperfusion cérébrale (p. ex. sténoses carotidiennes, insuffisance cardiaque).

Troubles psychiques iatrogènes [12]

Ils représentent environ 6 % des effets indésirables déclarés des médicaments. Ils peuvent apparaître de novo ou se manifester par l'aggravation d'un trouble préexistant. Ils doivent être systématiquement envisagés dès lors qu'ils apparaissent consécutivement à l'introduction d'un médicament, qu'ils correspondent aux effets indésirables et aux mécanismes physiologiques connus de la substance, qu'ils disparaissent à l'arrêt du traitement et qu'il n'existe pas de meilleure explication à leur survenue. Le lien de causalité peut être confirmé par la réapparition des symptômes psychiques lors de la réintroduction du traitement. Les syndromes de sevrage sont habituellement liés à l'utilisation de produits psychotropes et ne seront pas envisagés ici.

Le tableau 15.2 présente les principaux types ou classes de médicaments non psychotropes

Tableau 15.2 Principales classes médicamenteuses non psychotropes susceptibles d'induire des troubles psychiques, états confusionnels exclus.

Médicaments	P	M	D	A	S
Agonistes dopaminergiques	x			x	x
Amantadine	x	x	x	x	
Aminoglycosides	x				
Amphétaminiques	x	x	x	x	
Anabolisants stéroïdiens	x	x	x	x	
Anesthésiques	x	x			
Antiarythmiques	x	x	x	x	x
Anticholinergiques	x		x	x	
Anticholinestérasiques	x		x		
Antihistaminiques		x	x		
Antituberculeux	x		x	x	
Anti(rétro)viraux	x		x	x	
Baclofène	x	x	x	x	
Barbituriques	x	x	x	x	
Bêtabloquants	x	x	x	x	
Bromocriptine	x	x		x	
Carbamazépine	x		x		
Céphalosporines	x	x			
Chloroquine	x	x	x	x	
Clonidine	x	x	x	x	
Corticostéroïdes	x	x	x	x	x
Digoxine	x	x	x		
Contraceptifs oraux			x	x	
Disulfiram	x	x	x	x	
Diurétiques thiazidiques			x		
Fluoroquinolones	x	x	x		
Inhibiteurs de l'enzyme de conversion	x	x	x	x	x
Inhibiteurs de la phosphodiestérase 5				x	x
Interféron alpha	x	x	x	x	

Isotrétinoïne	X		X		
Lévétiracétam	X		X	X	
Lévodopa	X	X	X	X	X
Lidocaïne	X	X	X	X	
Méfloquine	X	X	X	X	
Méthyldopa	X		X	X	
Méthylphénidate	X	X		X	
Métoclopramide		X	X	X	
Métronidazole	X				
Opioïdes	X	X	X	X	
Procaïnamide	X	X	X	X	
Pseudo-éphédrine	X			X	
Quinidine	X			X	
Quinolones	X		X	X	
Sympathomimétiques	X			X	
Théophylline				X	X
Varénicline	X		X		

Troubles psychotiques (P), maniaques (M), dépressifs (D), anxieux (A) et du sommeil (S).

susceptibles d'induire des troubles psychiques, états confusionnels exclus. Les troubles sont classés en cinq catégories : troubles psychotiques (P), maniaques (M), dépressifs (D), anxieux (A) et du sommeil (S), sans précision sur la fréquence de leur apparition et sachant que les troubles rapportés sont souvent mal caractérisés (p. ex. états d'agitation assimilés à des états maniaques).

Les troubles psychiatriques iatrogènes ne se limitent pas aux effets des médicaments. Certaines situations aiguës mettant en jeu le pronostic vital et imposant la mise en œuvre de techniques médico-chirurgicale lourdes, peuvent être à l'origine de troubles stress post-traumatiques. Ceux-ci sont fréquents au décours d'un infarctus du myocarde, d'une chirurgie cardiaque, d'une transplantation, ou plus généralement au décours d'un passage en unité de soins intensifs. Dans ce cas, un trouble stress post-traumatique est retrouvé chez plus de 25 % des patients entre le 1er et le 6e mois et chez plus de 17 % d'entre eux entre le 7e et le 12e mois [20]. De même, certaines interventions chirurgicales mutilantes peuvent favoriser la survenue d'épisodes dépressifs.

Implications diagnostiques et pronostiques des comorbidités

Les associations entre pathologies somatiques et trouble mental ont des conséquences péjoratives pour les deux types d'affection : elles rendent plus difficile leur diagnostic et péjorent leur pronostic.

Outre les syndromes confusionnels, fréquents chez les sujets âgés, les troubles dépressifs [10] et les troubles anxieux sont les plus habituellement observés en soins primaires ou spécialisés. Il s'agit souvent de troubles subsyndromiques réactionnels à la PS, mais aussi de troubles caractérisés, dont le diagnostic est souvent difficile et méconnu par le praticien en charge de la PS. On estime ainsi que 50 % des troubles psychiatriques ne sont pas diagnostiqués chez les patients hospitalisés en médecine ou en chirurgie. De nombreux facteurs expliquent cette méconnaissance : la difficulté des patients à expliciter leurs symptômes psychiatriques, l'insuffisante attention prêtée par les somaticiens aux troubles psychiatriques, mais aussi l'existence fréquente d'un chevauchement symptomatique entre PS et TM, qui rend parfois difficile la reconnaissance du TM. Ce peut être le cas pour le diagnostic de dépression chez les patients souffrant d'un cancer, sachant que celui-ci ou ses traitements peuvent être à l'origine d'une asthénie, d'une perte d'appétit et de poids, ou de douleurs à l'origine de troubles du sommeil.

Les comorbidités représentent par ailleurs un facteur de mauvais pronostic pour les deux types d'affection. Il est maintenant établi qu'une comorbidité dépressive est un facteur de surmortalité indépendant des autres facteurs pour les syndromes coronariens aigus [16], mais aussi pour les AVC, le diabète, les cancers, les transplantations d'organes, voire pour toute pathologie du sujet âgé justifiant une hospitalisation. L'effet des antidépresseurs sur la réduction de ce risque reste incertain, mais cela est possiblement lié au faible taux de rémission observé dans ce type de population comparativement aux déprimés non comorbides [16]. Les comorbidités somatiques représentent en effet un facteur de moindre réponse aux traitements psychotropes. Les épisodes dépressifs comorbides ont en effet un taux de réponse et de rémission sous antidépresseur moindre et nécessitent des doses plus élevées que les épisodes non comorbides [14].

Pathologies somatiques associées aux troubles mentaux et à leurs traitements

La morbidité somatique est plus élevée chez les sujets qui souffrent d'un trouble mental que dans le reste de la population et ce surrisque est d'autant plus important qu'il s'agit d'une pathologie mentale sévère (PMS) : schizophrénie, trouble schizoaffectif, trouble bipolaire ou trouble dépressif caractérisé. Les sujets souffrant d'une PMS ont ainsi une mortalité 2 à 3 fois supérieure à celle de la population générale et une espérance de vie de 13 à 30 ans inférieure. Cette réduction de l'espérance de vie s'est accrue au cours des dernières décennies et peut être attribuée pour l'essentiel (60 %) aux pathologies somatiques [5]. Les troubles des conduites alimentaires et les troubles addictifs sont également associés à une forte surmortalité. Fréquemment associés aux PMS, ces derniers contribuent ainsi significativement à leur surmortalité.

De très nombreux facteurs contribuent au surrisque somatique des malades mentaux. Beaucoup d'entre eux sont modifiables, ce qui devrait permettre la mise en œuvre de stratégies de prévention. Celles-ci se heurtent toutefois à un certain nombre de barrières qui limitent leur efficacité. Les malades mentaux souffrent ainsi d'un triple désavantage, que constituent la maladie mentale, la surmorbidité somatique et l'insuffisante qualité de leur prise en charge.

Du fait de ce constat, la santé physique des malades mentaux est aujourd'hui devenue une priorité de santé publique internationalement reconnue.

Affections somatiques associées aux pathologies mentales sévères et à leurs traitements

De nombreuses pathologies contribuent à la surmorbidité et à la surmortalité des PMS. Outre l'obésité, le syndrome métabolique, le diabète et les maladies cardio-vasculaires, qui constituent un ensemble très intercorrélé, les maladies infectieuses, les affections pulmonaires et le cancer sont les principales pathologies concernées. Leur survenue peut être induite directement par le trouble mental, mais aussi par ses traitements médicamenteux ou par le mode de vie des sujets. De Hert et al. ont publié à ce sujet une revue approfondie [5], qui fournit de nombreuses données chiffrées figurant dans ce chapitre.

Obésité

L'obésité, définie par un indice de masse corporelle (IMC) supérieur à 30 kg/m^2 dans les populations caucasiennes est un facteur de risque majeur (RR > 2–3) de diabète de type 2, de maladie cardiovasculaire, de dyslipidémie, d'hypertension et de troubles respiratoires. Elle réduit notablement l'espérance de vie.

Les PMS augmentent le risque d'obésité comparativement à la population générale : le risque est multiplié par 2,8 à 3,5 pour la schizophrénie et par 1,2 à 1,5 pour le trouble bipolaire et le trouble dépressif. Cet excès de risque est imputable au mode de vie des sujets (manque d'exercice, déséquilibre alimentaire), mais aussi à certains symptômes (symptômes négatifs, désorganisation, symptômes dépressifs) et aux traitements de ces troubles. Les psychotropes induisant la plus forte prise de poids sont des antipsychotiques (AP) (clozapine, olanzapine, chlorpromazine), des thymorégulateurs (lithium, divalproate de sodium) et des antidépresseurs (AD) (miansérine, mirtazapine, tricycliques).

Syndrome métabolique (SM)

Il se caractérise par une association de facteurs de risque, variable selon les définitions : obésité (périmètre abdominal excessif), hyperglycémie/diabète, hypertriglycéridémie, HDL-cholestérol bas, hypertension artérielle. Le SM augmente le risque de diabète (×5–6) et de mortalité coronaropathique (×3–6) [5]. La revue de Vancampfort et al. [24] retrouve un SM chez 33,4 % des patients schizophrènes, 31,7 % des patients bipolaires et 31,3 % des patients déprimés. Le développement de ces SM est lié au mode de vie des patients, mais aussi à la prise au long cours de certains médicaments psychotropes. Le rôle des AP est avéré et d'autant plus marqué qu'ils sont prescrits en association. Le risque de SM est particulièrement important avec certaines molécules, notamment, par ordre décroissant : clozapine, quétiapine, olanzapine et rispéridone [24]. Le risque lié à la prise d'AD pourrait également se révéler significatif [3].

Diabète

D'incidence croissante dans les pays développés, le diabète est 4 à 6 fois plus fréquent chez les patients schizophrènes et 2 à 3 fois plus fréquent chez les patients bipolaires ou schizoaffectifs, que dans la population générale. Le risque est également augmenté chez les patients déprimés (× 1,2 à 2,6). Le surpoids, l'inactivité physique et une mauvaise hygiène alimentaire sont trois facteurs de risque majeur de diabète de type 2. Ils contribuent au surrisque observé dans les PMS, au même titre que certains facteurs génétiques et certains traitements. Le risque diabétique semble moins élevé avec les neuroleptiques classiques qu'avec les AP atypiques et particulièrement important avec la clozapine, l'olanzapine, voire la rispéridone. Les AD (tricycliques, ISRS et certains thymorégulateurs [divalproate de sodium]) pourraient également accroître ce risque. De cet ensemble de facteurs, il résulte que le risque d'acidocétose diabétique est 10 fois plus élevé chez les patients schizophrènes qu'en population générale.

Maladies cardiovasculaires

Ces maladies, qui incluent les coronaropathies et les maladies cérébro-vasculaires, affectent particulièrement les patients atteints d'une PMS. Le risque cardiovasculaire est particulièrement élevé chez les patients schizophrènes (×2 à 3,6), mais aussi chez les patients bipolaires (×2,1) et déprimés (× 1,7 à 4,5). Le risque d'accident vasculaire cérébral est également augmenté en cas de schizophrénie (× 1,5 à 2,9), de trouble bipolaire (×2,1 à 3,3) ou de dépression (× 1,2 à 2,6). Le surrisque cardio-vasculaire des PMS est lié aux facteurs précédemment cités, mais aussi au tabagisme, particulièrement important dans cette population. Les médicaments psychotropes, notamment les AP prescrits à forte dose et les AD tricycliques participent également au surrisque cardio-vasculaire. La prise d'AP et d'AD tricycliques s'accompagne plus particulièrement d'une surmortalité par arrêt cardiaque dose-dépendante. Le risque de torsade de pointes est élevé lorsque l'électrocardiogramme montre un espace QT supérieur à 500 ms ou une augmentation de 60 ms de cet espace sous traitement. Une augmentation excessive du QT peut être induite par les AD tricycliques et par la plupart des AP.

Maladies infectieuses

Les PMS sont associées à un risque élevé de maladies infectieuses, virales (infection par le VIH, hépatite virale B ou C) ou bactériennes (tuberculose). La fréquence des abus de substance et des comportements sexuels à risque, ainsi que la mauvaise information des patients contribuent à l'augmentation du risque de maladie virale. Les patients schizophrènes sont plus exposés que la population générale au risque de tuberculose pulmonaire et de pneumonie, qui constituaient au début du XXe siècle le principal facteur de mortalité chez ces patients. Ils souffrent également d'un risque accentué de broncho-pneumopathies chroniques obstructives.

Cancer

Les patients souffrant de PMS cumulent un grand nombre de facteurs de risque de cancer (alcoolisme, tabagisme, obésité, etc.). Malgré cela, les taux de mortalité dans cette population apparaissent à peine supérieurs, comparables, voire inférieurs à ceux de la population générale. Des facteurs de confusion peuvent toutefois réduire l'incidence et la mortalité cancéreuse chez ces patients : ils pâtissent d'un dépistage du cancer moins efficient que dans le reste de la population et décèdent souvent d'une pathologie autre, avant de pouvoir atteindre l'âge de survenue des principaux cancers. Il n'en demeure pas moins vrai que le cancer représente chez eux la deuxième cause de mortalité, après les maladies cardiovasculaires.

Autres affections somatiques

De nombreux autres troubles somatiques sont surreprésentés chez les patients souffrant de PMS : ostéoporose, troubles sexuels, complications obstétricales, problèmes dentaires, etc. Dans tous les cas, les patients pâtissent d'un accès aux soins et d'une qualité des soins offerts inférieurs à ceux du reste de la population.

Prise en charge des pathologies somatiques chez les patients psychiatriques : accès aux soins et recommandations

Les patients souffrant d'une PMS apparaissent pénalisés à chacune des étapes du parcours de soins. Ils subissent de ce fait une véritable perte de chance au regard du reste de la population. Cette perte de chance pourrait expliquer l'essentiel de la surmortalité observée dans les PMS, celle-ci étant souvent supérieure à la surmorbidité.

Les PMS sont un obstacle pour l'accès aux soins primaires. Les patients schizophrènes, bipolaires et, dans une moindre mesure, les déprimés « majeurs » ont ainsi moins de chance d'avoir eu un contact avec un médecin généraliste dans l'année et ont, durant cette période, un moins grand nombre de visites que la population contrôle [2].

Les PMS constituent un frein à la démarche diagnostique. Face aux mêmes signes d'appel somatiques, les médecins généralistes ont en effet moins tendance à évoquer une pathologie somatique et à prescrire les examens complémentaires indiqués en présence d'antécédents psychiatriques qu'en leur absence [13]. De ce fait, les PMS peuvent être une source de retard diagnostique. O'Rourke et al. ont ainsi montré que la présence d'un trouble psychiatrique multiplie par 2,6 (90 *vs* 35 jours) le temps compris entre les premiers signes d'alarme et le diagnostic de cancer de l'œsophage [19]. Dans ce cas, le cancer est plus souvent diagnostiqué à un stade avancé (37 *vs* 18 %) et donne moins souvent lieu à un traitement chirurgical (38 *vs* 59 %).

L'existence d'une PMS favorise en outre l'administration de soins suboptimaux. Les patients psychiatriques bénéficient moins des mesures de prévention telles que les vaccinations, le dépistage des cancers, les conseils pour le sevrage tabagique, et reçoivent des soins de moindre qualité que la population générale [17]. Leurs soins curatifs sont par ailleurs de moindre qualité. Ainsi, les patients traités pour infarctus du myocarde et qui ont un trouble mental associé, bénéficient moins que les autres des traitements de référence. Un an après, ils présentent une surmortalité (+ 19 %) imputable à ce déficit en soins [7]. Cette insuffisance de soins s'observe également dans la surveillance au long cours des pathologies somatiques chroniques, comme cela a été montré chez les patients diabétiques [11].

À ces obstacles, s'ajoute une moindre adhésion des patients psychiatriques aux soins somatiques. Cela est particulièrement vrai pour les patients déprimés, dont le risque de mauvaise observance est trois fois supérieur à celui des non déprimés [6].

Face à ces enjeux, des recommandations ont été formulées en vue d'améliorer la santé somatique des malades mentaux. La plupart d'entre elles soulignent l'importance d'un dépistage et d'une surveillance systématiques, fondés sur un petit nombre de mesures : recherche d'antécédents personnels et familiaux de pathologies somatiques, évaluation du mode de vie (consommation de tabac et d'alcool, activité physique, habitudes alimentaires), mesures initiales puis répétées du poids, de l'indice de masse corporelle (IMC), du périmètre abdominal et de la pression artérielle, examens complémentaires initiaux puis périodiques incluant glycémie et bilan lipidique à jeun (cholestérolémie totale, HDL et LDL, triglycéridémie), ainsi, enfin, qu'un électrocardiogramme [22].

L'éducation thérapeutique des patients et la formation des professionnels sont des éléments importants pour la mise en œuvre de ces recommandations. Ces actions sont toutefois insuffisantes et de nombreux auteurs soulignent l'importance que revêt, pour l'optimisation des soins somatiques des patients souffrant de PMS, une approche pluridisciplinaire impliquant psychiatres, généralistes, spécialistes, infirmières, diététiciennes, ainsi que le patient et son entourage. Particulièrement utile en soins primaires, ce type d'organisation en réseau pluridisciplinaire est identifié dans les pays de langue anglaise sous le terme de *collaborative care* (soins collaboratifs).

Conclusion

Avatar du dualisme cartésien, le clivage entre psychiatrie et médecine somatique a longtemps conduit à négliger les associations entre pathologies somatiques et troubles mentaux. Au cours des 30 dernières années, l'accumulation des connaissances a permis de mettre l'accent sur trois aspects essentiels de ces comorbidités :

- un grand nombre de troubles mentaux résultent de mécanismes physiopathologiques issus d'une perturbation organique. La découverte de liens de ce type dans des domaines jusqu'à présent peu explorés (microbiote intestinal, auto-immunité, inflammation, etc.) pourrait conduire à une profonde reconceptualisation de l'étiopathogénie des troubles mentaux;
- les comorbidités psychiatriques impactent de façon sévère et significative le pronostic des pathologies somatiques. La prise en compte de ce facteur devrait conduire les somaticiens à accroître leur attention vis-à-vis de la santé mentale de leur patient et à collaborer plus étroitement encore avec leurs partenaires psychiatres;
- les patients psychiatriques souffrant d'une pathologie somatique pâtissent d'une perte de chance à chaque étape de leur parcours médical et présentent une forte surmortalité naturelle. La sensibilisation des psychiatres à ce phénomène et la mise en œuvre de recommandations sur les soins somatiques en santé mentale devraient conduire à des progrès en la matière.

Une amélioration de la prise en charge des pathologies comorbides et des connaissances scientifiques en ce domaine ne pourra toutefois être obtenue que dans un cadre multidisciplinaire et collaboratif, développé à tous les niveaux du soin et de la recherche.

Références

[1] Bonnot T, Cohen D. Troubles psychiatriques et cognitifs associés aux maladies neurométaboliques. Rev Neurol 2011; 167 : 881-5.

[2] Chwastiak LA, Rosenheck RA, Kazis LE. Utilization of primary care by veterans with psychiatric illness in the national department of Veterans Affairs Health Care System. J Gen Intern Med 2008; 23 : 1835-40.

[3] Corruble E, El Asmar K, Trabado S, et al. Treating major depressive episodes with antidepressants can induce or worsen metabolic syndrome : Results of the METADAP cohort. World Psychiatry 2015; 14 : 366-7.

[4] Dauchy S, Dolbeault S, Reich M. Depression in cancer patients. Eur J Cancer 2013; 11 : 205-15.

[5] De Hert M, Correll CU, Bobes J, et al. Physical illness in patients with severe mental disorders. I. Prevalence, impact of medications and disparities in health care. World Psychiatry 2011; 10 : 52-77.

[6] DiMatteo MR, Lepper HS, Croghan TW. Depression is a risk factor for noncompliance with medical treatment. Meta-analysis of the effects of anxiety and depression on patient adherence. Arch Intern Med 2000; 160 : 2101-7.

[7] Druss BG, Bradford WD, Rosenheck RA, et al. Quality of medical care and excess mortality in older patients with mental disorders. Arch Gen Psychiatry 2001; 58 : 565-72.

[8] Dubé B, Benton T, Cruess DG, et al. Neuropsychiatric manifestations of HIV infection and AIDS. Psychiatr J Univ Ott 2005; 30 : 237-46.

[9] Duval F. Endocrinologie et psychiatrie. Encycl Méd Chir Psychiatrie (Elsevier, Paris); 2003 : 37640-A-10.

[10] Evans DL, Charney DS, Lewis L, et al. Mood disorders in the medically ill : Scientific review and recommendations. Biol Psychiatry 2005; 58 : 175-89.

[11] Frayne SM, Halanych JH, Miller DR, et al. Disparities in diabetes care : Impact of mental illness. Arch Intern Med 2005; 165 : 2631-8.

[12] Gourevitch R, Blanchet B, El-Kissi Y, et al. Effets secondaires psychiatriques des médicaments non psychotropes. Encycl Méd Chir Psychiatrie (Elsevier, Paris) 2005; 37-875-B10.

[13] Graber MA, Bergus G, Dawson JD, et al. Effect of a patient's psychiatric history on physicians' estimation of probability of disease. J Gen Intern Med 2000; 15 : 204-6.

[14] Iosifescu DV, Fraguas R. Antidepressant treatment in major depressive disorder comorbid with medical illness. Primary Psychiatry 2005; 12 : 58-62.

[15] Lefèvre G, Zéphir H, Warembourg F, et al. Neurolupus (1re partie). Description et démarche diagnostique et thérapeutique dans les manifestations neurologiques centrales et psychiatriques au cours du lupus érythémateux systémique. Rev Med Interne 2012; 33 : 491-502.

[16] Lichtman JH, Froelicher ES, Blumenthal JA, et al. Depression as a risk factor for poor prognosis among patients with acute coronary syndrome : Systematic review and recommendations. A scientific statement from the American Heart Association. Circulation 2014; 129 : 1350-69.

[17] Mitchell AJ, Malone D, Doebbeling CC. Quality of medical care for people with and without comorbid mental illness and substance misuse : Systematic review of comparative studies. Br J Psychiatry 2009; 194 : 491-9.
[18] Najjar S, Pearlman DM, Alper K, et al. Neuroinflammation and psychiatric illness. J Neuroinflammation 2013; 10 : 43.
[19] O'Rourke RW, Diggs Spight DH, et al. Psychiatric illness delays diagnosis of esophageal cancer. Dis Esophagus 2008; 21 : 416-21.
[20] Parker AM, Sricharoenchai T, Raparla S, et al. Posttraumatic Stress Disorder in critical illness survivors : A metaanalysis. Crit Care Med 2015; 43 : 1121-9.
[21] Rivelli SK, Shirey KG. Prevalence of psychiatric symptoms/syndromes in medical settings. In : Summergrad P, Kathol RG, editors. Integrated care in psychiatry : redefining the role of mental health professionals in the medical setting. New York : Springer Science and Business Media; 2014. p. 5-27.
[22] Saravane D, Feve B, Frances Y. Élaboration de recommandations pour le suivi somatique des patients atteints de pathologie mentale sévère. Encéphale 2009; 35 : 330-9.
[23] Sobel RM, Lotkowski S, Mandel S. Update on depression in neurologic illness : stroke, epilepsy, and multiple sclerosis. Curr Psychiatry Rep 2005; 7 : 396-403.
[24] Vancampfort D, Stubbs B, Mitchell AJ, et al. Risk of metabolic syndrome and its components in people with schizophrenia and related psychotic disorders, bipolar disorder and major depressive disorder : a systematic review and meta-analysis. World Psychiatry 2015; 14 : 339-47.

Troubles de la personnalité

Chapitre 16

Coordonné par J.D. Guelfi

16.1 Introduction

J.D. Guelfi

Le terme de personnalité désigne généralement ce qu'il y a de relativement permanent et stable dans le fonctionnement psychologique.

La définition retenue par Jean Delay et Pierre Pichot met l'accent sur l'aspect intégratif des différents constituants d'une personnalité : « intégration dynamique des aspects cognitifs, pulsionnels, volitionnels et affectifs » du sujet [3].

On peut approcher la personnalité d'un individu en décrivant sa manière habituelle d'être, de réagir et de se comporter dans ses rapports avec le monde extérieur et avec lui-même. Cette description du *caractère* (D. Lagache) revient à analyser les comportements manifestes habituels d'une personne.

Dans cette perspective, les troubles de la personnalité ou personnalités pathologiques sont des déviations caractérisées par un certain style de vie, par des manières d'être, des attitudes et des comportements que l'on considère comme pathologiques.

Les troubles de la personnalité décrits dans les principales classifications des troubles mentaux : la Classification internationale des maladies ou CIM [10] et la classification américaine du Manuel diagnostique et statistique des troubles mentaux ou DSM [1] sont dérivés des conceptions de Kurt Schneider. Cet auteur a décrit, en 1923, dix types de personnalités anormales qualifiées de « personnalités psychopathiques », déviations purement quantitatives de la personnalité normale. Le profil caractériel de ces personnalités est statistiquement rare (référence à une normalité « statistique ») ; leurs attitudes et leurs comportements sont rigides et mal adaptés, source de détresse et de souffrance, soit pour eux-mêmes (référence à une normalité « fonctionnelle »), soit pour leur entourage et, plus généralement, pour la société (référence à une normalité « idéale »).

Ainsi, pour l'Organisation mondiale de la santé, dans la CIM-10 de 1992, un diagnostic de trouble de la personnalité nécessite la présence conjointe des éléments suivants [10] :

- des arguments déterminants existent selon lesquels les modes caractéristiques et habituels de perception interne et de conduites de l'individu dévient notablement, dans leur ensemble, des attitudes culturellement attendues et acceptées (ou « normes ») ; cette déviation est manifeste dans plus d'un des quatre domaines suivants :
  - cognitions,
  - affectivité,
  - contrôle des impulsions et satisfaction des besoins,
  - interaction avec autrui et façon de se conduire dans les relations interpersonnelles ;
- cette déviation est profondément enracinée et elle se manifeste par une conduite rigide, inadaptée ou dysfonctionnelle dans des situations très variées ;
- cette déviation est responsable d'une souffrance personnelle ou d'un impact nuisible sur l'environnement social ou les deux à la fois ;
- cette déviation est stable et durable, débutant à la fin de l'enfance ou à l'adolescence ;

- enfin, elle n'est pas une manifestation ou une conséquence d'autres troubles mentaux, d'une lésion ou d'un dysfonctionnement cérébral organique (diagnostic différentiel).

Les différents troubles de la personnalité sont définis par la présence conjointe des caractéristiques énumérées ci-dessus et de manifestations cliniques particulières qui permettent de distinguer plusieurs sous-types cliniques distincts.

La CIM-10 individualise huit types de troubles de la personnalité : les personnalités paranoïaques, schizoïdes, dyssociales, émotionnellement labiles (impulsives et borderline), histrioniques, anankastiques ou obsessionnelles, anxieuses ou évitantes et les personnalités dépendantes.

La classification américaine des troubles mentaux (DSM) est proche de la classification CIM à quelques exceptions près. Le DSM-IV décrit en effet 10 types cliniques : outre les huit types individualisés dans la CIM-10, la personnalité narcissique et la personnalité schizotypique. Dans la CIM-10, cette dernière entité n'est pas considérée comme un trouble de la personnalité mais comme une forme mineure d'une pathologie appartenant au spectre de la schizophrénie. Il existe plusieurs autres différences entre les deux systèmes diagnostiques. L'une concerne la personnalité borderline : trouble de la personnalité spécifique pour le DSM-IV, forme clinique de la personnalité émotionnellement labile pour la CIM-10, à côté de la personnalité impulsive.

Enfin, les dix formes cliniques des troubles de la personnalité du DSM-IV font l'objet d'un regroupement en trois clusters distincts; un tel regroupement ne figure pas dans la CIM-10 :

- le cluster A se caractérise par la bizarrerie et l'excentricité du comportement; il regroupe les personnalités paranoïaques, schizoïdes et schizotypiques;
- le cluster B se caractérise par la théâtralité, l'émotivité et des comportements flamboyants et erratiques; il regroupe les personnalités borderline, antisociales, histrioniques (ou hystériques) et narcissiques;
- le cluster C se caractérise par des comportements réservés, craintifs et par de l'anxiété; il regroupe les personnalités évitantes, dépendantes et anankastiques ou obsessionnelles-compulsives.

Cette conception catégorielle des troubles de la personnalité a des avantages; elle correspond en effet à la tradition médicale qui classe en catégories distinctes les différents diagnostics. Mais elle a aussi des inconvénients : elle ne permet aucun classement des nombreux sujets qui ont des traits de personnalité « sous le seuil diagnostique »; elle comprend par ailleurs des groupes diagnostiques disparates sans qu'il puisse s'agir d'une véritable classification nosographique. Enfin, cette classification n'a guère d'intérêt pour la thérapeutique. Le traitement des troubles de la personnalité dépend en effet beaucoup plus d'autres variables que de celle du diagnostic de sous-type clinique concerné, comme, par exemple, le désir de changement ou les possibilités d'aménagement des mécanismes de défense contre l'angoisse.

Un nombre croissant d'auteurs considère qu'une approche dimensionnelle de la personnalité et de ses troubles permettrait une meilleure conceptualisation de ce domaine de la psychopathologie et serait plus utile sur le plan clinique [6, 7].

Il n'existe toutefois pas de véritable consensus sur le nombre optimum de dimensions à retenir. En témoignent les avatars récents lors de l'élaboration du DSM-5 (*cf.* encadré 16.1) ou ceux survenus au cours du développement des nouvelles formes du MMPI. Ce test, créé en 1943 par J.R. Hathaway et J.C. Mac Kinley, a longtemps été le test de personnalité le plus souvent cité dans la littérature internationale. Une deuxième version a été développée aux États-Unis par J.N. Butcher [2, 8]. Une nouvelle présentation sous la forme d'échelles cliniques dites restructurées, pourtant étudiée en langue française par le Centre de psychologie appliquée a souffert de l'absence jusqu'à ce jour d'études publiées confrontant les données de ce questionnaire avec les critères diagnostiques des divers troubles de la personnalité, et de l'absence de preuve de validité de l'hypothèse sur laquelle repose l'ensemble du test, à savoir la continuité entre des traits de personnalité normaux, l'exagération pathologique de ces traits dans les troubles de la personnalité et, au maximum, les diverses variétés de pathologie mentale. Les principaux modèles de description des dimensions de la personnalité retiennent soit trois dimensions comme H. Eysenck [4], soit cinq dimensions comme P.T. Costa et R.R. McCrae dans le modèle des Big Five, soit sept dimensions comme R. Cloninger dans le modèle distinguant quatre dimensions héritables de tempérament et trois dimensions acquises de caractère que l'on peut explorer grâce à un questionnaire développé par l'auteur : le Temperamental and Character Inventory ou TCI [*in* 7].

Divers autres modèles existent qui distinguent un plus grand nombre de dimensions, par exemple 16 dans le modèle de R. Cattell.

La majorité des modèles dimensionnels sont d'origine psychologique et non psychiatrique [15]. À ce jour, la supériorité de l'utilité clinique des modèles dimensionnels par rapport à l'approche catégorielle classique n'est pas définitivement établie par un nombre suffisant d'études empiriques. Plusieurs travaux expérimentaux actuels sont consacrés aux correspondances que l'on peut établir entre les approches catégorielles et dimensionnelles et à l'utilité clinique éventuelle de modèles mixtes, catégoriel et dimensionnel [5, 14, 15]. C'est en tout cas la tendance qui se dégageait chez les auteurs qui préparaient la cinquième édition du manuel diagnostique et statistique des troubles mentaux dont la publication a eu lieu, après de nombreux conflits, en 2013 [6–9, 14, 15].

L'encadré 16.1 expose les modifications proposées par le groupe de travail en charge de l'élaboration de la 5e version du DSM, en 2010, les réactions du monde scientifique et l'issue de ces propositions dans la forme finale du manuel [1, 12].

ENCADRÉ 16.1

Enjeux et débats autour des troubles de la personnalité dans le DSM-5

Les premières recommandations du groupe de travail chargé de faire des propositions aux membres de la *Task Force* du DSM-5 figurent sur le site de l'Association américaine de psychiatrie depuis février 2010 [13].

Elles proposent une nouvelle définition générale des troubles de la personnalité avec deux volets : le développement altéré du sens de l'*identité personnelle* et du *fonctionnement interpersonnel*, avec l'élaboration de nouveaux critères généraux pour le diagnostic (W.J. Livesley), la description globale de plusieurs niveaux de dysfonctionnement à l'aide d'une échelle d'évaluation (D.S. Bender), avec la description enfin des troubles de la personnalité à l'aide de six dimensions psychologiques principales assez largement inspirées du modèle à cinq facteurs auquel a été ajoutée la dimension de la schizotypie. Ces grandes dimensions du fonctionnement psychologique sont : l'émotionnalité négative (névrosisme), l'introversion, l'antagonisme, la désinhibition, la compulsivité et la schizotypie.

Il a aussi été proposé par A.E. Skodol de limiter le nombre de catégories distinctes de troubles de la personnalité aux diagnostics pour lesquels il existait suffisamment d'arguments en faveur de leur autonomie nosographique (personnalités antisociale, évitante, borderline, obsessionnelle-compulsive et schizotypique) [14].

Si ces propositions avaient été définitivement acceptées par la *Task Force* puis entérinées par le Conseil d'administration en 2012, les autres perturbations de la personnalité auraient été décrites par des *profils de traits de caractère prédominants*, c'est-à-dire, selon les cas : paranoïaques, schizoïdes, histrioniques, narcissiques, dépendants voire dépressifs et passifs-agressifs (ou négativistes).

Plusieurs enquêtes sur le terrain (*field trials*) devaient enfin concerner de 150 à 300 patients par catégorie diagnostique au cours desquelles, en 2010-2012, les nouveaux critères diagnostiques auraient été testés à l'aide de tests statistiques pour juger de leur fidélité (coefficients kappa).

Le remplacement des critères diagnostiques comportementaux par des traits de caractère aurait dû conduire, selon le groupe de travail, à une meilleure stabilité temporelle des diagnostics.

Et la limitation du nombre de catégories devait quant à elle diminuer le nombre des comorbidités.

Enfin, le choix définitif des dimensions retenues et de leurs différentes facettes cliniques devait dépendre des résultats des études empiriques de 2010–2012.

Les réactions à ces premières propositions pour le DSM-5 ne se sont pas fait attendre ! Un groupe de huit spécialistes conduit par le psychologue J. Shedler [12], lui-même auteur d'un procédé original d'évaluation psychométrique dimensionnelle de la personnalité, la *Shedler Westen Assessment Procedure* ou SWAP, a signé un court article polémique dans l'*American Journal of Psychiatry*. Outre D.R. Westen, co-auteur de la SWAP, l'article est cosigné par le cognitiviste Aaron Beck et par plusieurs psychodynamiciens psychanalystes de renom : Peter Fonagy, Glen Gabbard, John Gunderson, Otto Kernberg et Robert Michels.

▶

Le système mixte, hybride, catégoriel et dimensionnel, proposé par le groupe de travail est jugé par les auteurs de l'article comme trop compliqué pour une large utilisation médicale, sans justification clinique suffisante, et donc sans véritable avantage par rapport au DSM-IV. Les études sur le terrain en cours devaient déterminer si ces dernières affirmations étaient justifiées. Enfin, les décisions de changement prises auront d'inévitables conséquences sur les résultats de l'ensemble des études épidémiologiques.

J. Paris a résumé en 2010 les résultats de cinq études épidémiologiques ayant porté sur la prévalence des troubles de la personnalité en population générale [11] : celle de S. Torgersen et al. (Oslo), de J. Samuels et al. (Baltimore), B.F. Grant et al. (EU), J.W. Coid et al. (Grande-Bretagne) et M.F. Lenzenweger (EU). Les chiffres de prévalence varient de 4,4 % dans l'étude de J.W. Coid et al. à 14,8 % pour celle de B.F. Grant et al. La variabilité des méthodes utilisées pour estimer la fréquence des troubles explique sans doute l'hétérogénéité des résultats de ces études. Le risque de surestimation de la fréquence des troubles de la personnalité justifie pour J. Paris que l'on définisse de façon plus étroite le champ des troubles de la personnalité en exigeant, par exemple, pour que le diagnostic puisse être porté dans le DSM-5, qu'il existe un dysfonctionnement majeur conjointement dans plusieurs secteurs de la personnalité, qu'il s'agisse de l'identité de soi ou du fonctionnement interpersonnel.

À ces difficultés sont venus s'adjoindre les résultats des enquêtes sur le terrain, mauvais en ce qui concerne les nouveaux critères diagnostiques [*in* 9], et la démission de deux membres du groupe de travail sur la personnalité et les troubles de la personnalité dans le DSM-5, avec un rejet du modèle hybride préconisé par la majorité du groupe.

Il devenait dès lors impossible de promouvoir un nouveau système qui n'avait pas suffisamment fait ses preuves et, fin 2012, l'Assemblée générale a décidé de conserver intégralement les descriptions cliniques et les critères diagnostiques du DSM-IV, et ce malgré l'insatisfaction croissante relevée dans la littérature scientifique depuis plus de vingt années à propos de la conception catégorielle des troubles de la personnalité.

Le modèle hybride proposé a en revanche été accepté dans la section III, expérimentale, de la classification et les auteurs recommandent de réaliser des études empiriques chargées d'établir si un tel modèle fait la preuve de son utilité clinique et de sa validité et si la profession accepte de l'utiliser [1].

Références

[1] American Psychiatric Association. Diagnostic and Statistical Manual of Mental Disorders, 5th ed. (DSM-5). Arlington : APA ; 2013. Traduction française sous la direction de Crocq MA, Guelfi JD, et al. Paris : Elsevier-Masson ; 2015.

[2] Butcher JB, et al. Manual for Administration and Scoring (MMPI-2). Minneapolis : University of Minnesota Press ; 1989.

[3] Delay J, Pichot P. Abrégé de psychologie à l'usage de l'étudiant. Paris : Masson ; 1962.

[4] Eysenck HJ. The biological basis of personality. Springfield, Ill : CC Thomas ; 1967.

[5] First MB, Widiger T, Regier DA. A research agenda for DSM-V. Washington DC : American Psychiatric Association ; 2005.

[6] Guelfi JD. La personnalité : théories et modèles généraux de description. In : Féline A, Guelfi JD, Hardy P, editors. Les troubles de la personnalité. Paris : Médecine-Sciences Flammarion ; 2002.

[7] Guelfi JD. Le concept de personnalité. In : Guelfi JD, Hardy P, editors. Paris : Lavoisier Médecine Sciences Publications ; 2013. p. 3-18.

[8] Guelfi JD. Approches multidimensionnelles de la personnalité et de ses troubles : aspects généraux et exemple du MMPI-2. In : Guelfi JD, Hardy P, editors. Les personnalités pathologiques. Paris : Lavoisier Médecine Sciences Publications ; 2013. p. 65-73.

[9] Guelfi JD. Les troubles de la personnalité dans le DSM-5. Ann Médico-Psychol 2014 ; 172 : 667-70.

[10] Organisation mondiale de la santé. CIM-10 Classification Internationale des troubles mentaux et des troubles du comportement. Paris : Masson ; 1992. Genève. Traduction française, Pull CB, et al. 1993.

[11] Paris J, Pull CB. Estimating the prevalence of personality disorders in the community. J Pers Disord 2010 ; 24 : 405-11.

[12] Shedler J, Beck A, Fonagy P, et al. Personality disorders in DSM-5. Am J Psychiatry 2010 ; 167 : 1026-8.

[13] Site de l'APA. Propositions des groupes de travail pour le DSM-5 http://www.dsm5.org/ProposedRevisions/Pages/PersonalityandPersonalityDisorders.aspx.

[14] Skodol AE, Bender DS. The future of Personality Disorders in DSM-V ? Am J Psychiatry 2009 ; 166 : 388-91.

[15] Widiger TA, Simonsen E, Sirovatka PJ, et al, editors. Dimensional Models of Personality Disorders. Refining the Research Agenda for DSM-V. Washington DC : American Psychiatric Association ; 2006.

16.2 Personnalités schizotypique et schizoïde

S. Mouchabac, J.D. Guelfi

Introduction – Historique

L'histoire de la schizotypie et de la schizoïdie débute avec celle de la schizophrénie; Kraepelin et Bleuler ont très tôt cherché à étendre l'exploration de cette pathologie à des formes atténuées ou incomplètes qu'ils avaient surtout identifiées chez les apparentés de sujets atteints de schizophrénie [12, 13].

Bleuler parlera, en 1911, de schizophrénie latente qui regroupe un ensemble de traits associés à un risque élevé de schizophrénie. Zilboorg introduira ensuite le concept de «schizophrénies ambulatoires» en 1941. Hoch et Polatin ont proposé, en 1949, le terme de «schizophrénie pseudo-névrotique» pour décrire des patients dont la présentation de type névrotique recouvre en réalité une forme de pathologie schizophrénique.

La notion de schizoïdie s'est aussi développée à partir de 1911, comme une «tendance du sujet à diriger son attention vers l'introspection et à l'éloigner du monde extérieur» (Bleuler). Cette idée sera reprise par Kretschmer en 1921, dans une perspective très liée aux tempéraments. Kallmann, en 1938, distinguera deux types de personnalités schizoïdes : les «cas borderline» et les «schizoïdes psychopathes».

Le concept de schizotypie, quant à lui, a véritablement émergé dans les années 1950 avec Sandor Rado. Dérivé d'une contraction de l'expression *schizophrenic phenotype*, il désigne l'expression phénotypique d'une vulnérabilité à la schizophrénie. Chez les sujets ayant des traits de personnalité adaptés et stables, il parlera de «schizo-adaptation compensée», et de «schizo-adaptation décompensée» lorsqu'une organisation de personnalité moins stable est observée sous l'effet de facteurs divers [*in* 12]. Des caractéristiques cliniques telles qu'une anhédonie, une restriction des affects et des relations à autrui, des capacités à l'empathie limitées, ainsi qu'une dépendance marquée, évoquent les critères des classifications modernes de la schizotypie.

Par la suite, en 1962, Meehl a décrit un modèle de vulnérabilité et de prédisposition génétique dans lequel les sujets ont une anomalie génétiquement déterminée de la «sélectivité du signal synaptique, l'*hypokrisia*», avec une altération neurophysiologique, la schizotaxie, qui se traduit par un trouble de l'acquisition et de l'activation de diverses fonctions perceptives, conatives et affectives [15]. Cette dernière constitue la prédisposition à la maladie. La schizotypie serait une des formes évolutives liées à cette anomalie, sous l'influence de facteurs extérieurs et caractérisée par une anhédonie, une ambivalence, une aversion pour les relations sociales, mais aussi des distorsions du fonctionnement cognitif. Certains de ces sujets, sous l'influence d'autres facteurs (génétiques ou environnementaux), développeront une pathologie schizophrénique.

L'évolution classificatoire de la schizoïdie et surtout de la schizotypie sera fortement influencée par les résultats d'études épidémiologiques, en particulier celles de Kety (1975, 1979), qui ont retrouvé une agrégation élevée des personnalités de type schizoïde, schizotypique ou paranoïaque au sein des familles de patients schizophrènes. Issue de la volonté des auteurs de fonder un diagnostic sur des bases biologiques et génétiques, la notion de spectre de la schizophrénie va alors progressivement émerger et intégrer ces différentes affections. Par ailleurs, ces travaux ont aussi contribué à l'élaboration des premiers critères diagnostiques du trouble de la personnalité schizotypique dans le DSM-III. Le terme schizoïde avait, lui, été largement utilisé auparavant, mais de manière peu homogène dès le DSM-II en 1968.

Clinique

Il est aujourd'hui admis par la plupart des auteurs que la schizoïdie et la schizotypie font partie du spectre de la schizophrénie. Ces deux entités, qui appartenaient à l'ancien cluster A de l'axe 2 du

DSM-IV (distant, bizarre, excentrique), ont gardé leur définition dans le DSM-5 dans le chapitre des troubles de la personnalité [1]. L'accent y est mis sur la bizarrerie du comportement et des croyances, sur l'isolement social, et le contact froid et distant de ces sujets. La personnalité schizotypique serait la plus liée génétiquement à la schizophrénie. Pour certains, il s'agirait d'une déviation d'une personnalité normale qui présente un risque pour la schizophrénie; pour d'autres ce serait une forme subsyndromique de schizophrénie.

Le choix des auteurs du DSM-III, en 1980, a été de positionner la schizotypie au sein du chapitre sur les troubles de la personnalité; celui des auteurs de la 10e révision de la Classification internationale des maladies (CIM-10), quelques années plus tard, sera de la ranger dans la catégorie F21, proche de la schizophrénie.

Critères diagnostiques de la personnalité schizotypique

La personnalité schizotypique n'a pas été modifiée dans la plus récente version du DSM par rapport au DSM-IV. Elle y est décrite comme « un mode général de déficit social et interpersonnel marqué par une gêne aiguë et des compétences réduites dans les relations proches, par des distorsions cognitives et perceptuelles, et par des conduites excentriques » [1].

Le trouble apparaît au début de l'âge adulte et se manifeste dans des contextes divers. Les sujets ayant une personnalité schizotypique sont plus enclins à des défauts d'interprétation et ont une tendance aux ruminations, décrivant un style cognitif assez caractéristique qui peut produire des idées de référence, sans pour autant s'accompagner d'une conviction délirante (critère A1). On constate aussi l'existence de croyances bizarres, infiltrées de pensée magique qui peuvent influencer le comportement et qui ne sont pas en rapport avec les normes attendues au sein d'un même groupe culturel. De ce fait, le sujet évoquera des croyances étranges avec des convictions fortes autour de thèmes comme les dons surnaturels (télépathie, perception extrasensorielle), de superstitions dans le quotidien avec de nombreux rituels conjuratoires, de symbolique ou d'une religiosité extrême (critère A2). Au niveau perceptif, il peut vivre des expériences dites « inhabituelles », notamment des illusions corporelles. Il s'agit surtout de distorsions perceptuelles et d'une hypersensibilité sensorielle (hyperesthésie acoustique et olfactive). Ces signes peuvent constituer une base pour des phénomènes ultérieurs plus construits comme des illusions, voire des hallucinations. Dans la même lignée, certaines sensations du type « déjà vu » sont aussi rapportées (critère A3). Le langage peut être maniéré et on note un usage parfois inadapté des mots. Cette forme de bizarrerie s'exprime par un discours pouvant être flou et vague, usant excessivement de métaphores. Cependant, la cohérence globale du discours reste maintenue et on ne constate pas de réel relâchement des associations (critère A4). Ces sujets présentent souvent une méfiance pathologique avec un sentiment de persécution, et peuvent avoir une sensitivité accrue aux relations sociales négatives réelles ou imaginaires (critère A5). Sur le plan affectif, il existe une inadéquation ou une pauvreté des affects. Ces éléments s'accompagnent d'une diminution des capacités à éprouver du plaisir en réaction à des stimulations physiques ou sociales. Le comportement peut être plus terne ou apathique témoin de l'expression émotionnelle altérée avec un aspect sans joie ou anhédonique (critère A6). Certains aspects liés à la désorganisation du sujet se traduisent par des comportements étranges incluant une forme d'excentricité, par exemple vestimentaire entre autres et un maniérisme prononcé qui sont souvent en décalage avec les normes sociales de leur environnement. Le sujet schizotypique peut être perçu par son entourage comme quelqu'un d'incohérent, avec une disposition majeure à se comporter de manière inadaptée (critère A7). Sa sphère relationnelle est restreinte, avec une absence fréquente d'amis proches ou de confidents en dehors des parents du premier degré. L'isolement social et la froideur du contact accompagnés d'une distance dans la relation sont assez typiques. L'ensemble des sujets concernés montrent une tendance limitée à l'attachement à autrui (critère A8). Enfin, ils manifestent une anxiété excessive en situation sociale et celle-ci ne diminue pas lorsqu'ils se familiarisent avec la situation; l'anxiété est plus liée à des craintes persécutoires qu'à un jugement négatif porté sur soi-même. L'adaptation professionnelle est ainsi perturbée, souvent marquée par des choix professionnels de plus en plus éloignés des compétences réelles du sujet, avec une instabilité dans les postes occupés (critère A9).

Dans le modèle alternatif expérimental proposé par la section III du DSM-5, l'ensemble des troubles de la personnalité sont décrits comme des altérations du fonctionnement de la personnalité d'intensité au moins moyenne, comme en témoignent des difficultés dans au moins deux des quatre domaines que sont : l'identité personnelle, l'autodétermination, l'empathie et la capacité à avoir des relations intimes avec autrui.

Au sein de ce modèle alternatif, les critères spécifiquement proposés comme traits de la personnalité schizotypique au niveau du critère B, obligatoire, sont au moins au nombre de quatre parmi les six traits suivants :

- une dysrégulation cognitive et perceptuelle, des croyances ainsi que des expériences inhabituelles et une excentricité, **trois traits appartenant au domaine du psychoticisme**;
- une réduction de l'affectivité, un retrait et une méfiance, **trois traits appartenant au domaine du détachement**.

Dans la CIM-10, le trouble schizotypique [F21] se réfère globalement à des critères proches de ceux du DSM, tout en étant, comme nous l'avons déjà souligné, rattaché à la section de la schizophrénie et des troubles délirants, et non pas à celui des troubles de la personnalité. Deux critères n'ont cependant pas de correspondance dans le DSM-5; l'un évoque l'existence de ruminations obsessionnelles, sans lutte interne, dont le contenu peut être dysmorphophobique, sexuel ou agressif; l'autre se rapporte à la possibilité de présenter des épisodes psychotiques transitoires avec des illusions, des hallucinations ou des idées pseudo-délirantes.

Comorbidités – Évolution de la personnalité schizotypique

Même si les travaux valides sur les comorbidités sont rares, on constate que la schizotypie est rarement isolée. Les études de prévalence sur la vie entière rapportent jusqu'à 30 % de troubles dépressifs caractérisés associés; 70 % des patients ont un trouble anxieux. Ces deux pathologies sont le principal motif de consultation [14, 17]. L'abus de toxiques est aussi fréquemment associé et peut constituer un facteur péjoratif pour les symptômes positifs et négatifs du trouble [10]. Les données montrent aussi que les associations avec un autre trouble de la personnalité sont fréquentes, essentiellement avec les personnalités borderline, narcissique, évitante, schizoïde et paranoïaque, qui constituent des diagnostics différentiels, comme les troubles du spectre autistique de haut niveau et la schizophrénie.

La question de la stabilité temporelle de la personnalité schizotypique a été soulevée : elle est conservée dans plus de 50 à 75 % des cas si elle a été diagnostiquée à l'adolescence. Si elle est apparue dans l'enfance, les manifestations cliniques sont peu spécifiques selon Raine [18]. On observe essentiellement des difficultés dans les interactions sociales avec une tendance à l'isolement, une anxiété sociale et des activités plutôt solitaires. L'hypersensibilité aux critiques est déjà présente à l'adolescence et s'accompagne de pensées bizarres ou inhabituelles, provoquant souvent le rejet des pairs.

Enfin, dans l'optique d'un spectre schizophrénique, on observerait un taux de transition vers la schizophrénie de 25 % en moyenne qui augmente avec le temps. Ces chiffres doivent cependant être interprétés avec précaution car peu d'études prospectives valides sont disponibles [20].

Critères diagnostiques de la personnalité schizoïde

Le DSM-5 considère que la schizoïdie [301.2] est un « mode général de détachement par rapport aux relations sociales et de restriction de la variété des expressions émotionnelles dans les rapports avec autrui » [1]. Plutôt solitaire donc, le sujet schizoïde ne recherche, ni n'apprécie, les relations proches y compris les relations intrafamiliales (critère A1). Aussi, il reste très désengagé au niveau des relations sociales, manifestant une préférence pour les activités solitaires impliquant des tâches souvent abstraites (critère A2). Du fait de sa sociabilité restreinte, il n'a que peu ou pas d'intérêt pour les relations sexuelles et, d'une manière générale, les relations affectives ou intimes ne sont pas investies (critère A3). L'expressivité peut être aussi appauvrie et donner le sentiment que l'individu fonctionne tel un automate. Il n'éprouve du plaisir que dans de rares activités, sinon dans aucune (critère A4). La tendance est donc à l'isolement social et il n'a pas d'amis proches ou de confidents, en dehors de ses parents du premier degré, la communication interpersonnelle pouvant apparaître sans réel objectif ou intentionnalité (critère A5). En dépit d'une activité solitaire importante et d'une hypersensibilité intérieure, le sujet ne montre que des capacités limitées à l'*insight* et l'introspection : il est peu touché par les remarques positives ou négatives de son entourage. Il ne manifeste qu'un entrain limité pour la résolution de conflits internes ou externes. Il semble donc indifférent aux éloges et à la critique d'autrui, les expériences interpersonnelles étant gérées sur un mode opératoire ou factuel (critère A6). Enfin, il fait preuve de froideur, de détachement, ou d'émoussement de l'affectivité. Cette anesthésie émotionnelle importante laisse imaginer l'existence d'un certain vide avec un manque d'énergie et un élan vital limité (critère A7).

Dans le modèle alternatif du DSM-5, la personnalité schizoïde n'est plus isolée en tant que catégorie diagnostique spécifique. Si le critère obligatoire (A) est rempli sans que les critères d'une des 6 catégories spécifiques retenues dans le modèle soient remplis, le diagnostic est celui de « trouble de la personnalité spécifié par les traits ». Dans l'éventualité d'une personnalité schizoïde, le critère B est alors constitué des traits schizoïdes, à savoir **le détachement par rapport aux relations sociales et la réduction de la variété des expressions émotionnelles**.

Les définitions de la personnalité schizoïde [F60.1] dans la CIM-10 sont formulées différemment, mais elles se rapportent aux mêmes contenus que ceux du DSM-5. Deux critères sont cependant propres à la CIM-10 ; ils soulignent que ces sujets présentent une préoccupation excessive pour l'imaginaire et l'introspection, et au niveau interpersonnel et social, une indifférence nette aux normes et conventions sociales.

Comorbidités – Évolution de la personnalité schizoïde

Les liens avec d'autres pathologies psychiatriques ont été peu explorés. On retrouve un risque augmenté de présenter des troubles dépressifs ou anxieux. La personnalité schizoïde serait plus fréquemment associée aux personnalités schizotypiques et évitantes, qui constituent des diagnostics différentiels comme les troubles du spectre autistique ou la schizophrénie.

Les données concernant l'évolution des troubles de la personnalité schizoïde sont plus limitées que celles qui concernent la personnalité schizotypique. Il était classique d'observer ou d'évoquer dans les antécédents prémorbides des sujets schizophrènes des traits de personnalité schizoïde, mais les travaux récents (certes avec des effectifs limités) montrent que la schizoïdie est le trouble ayant la plus faible prédictibilité de transition psychotique [20].

Diagnostic – Évaluation psychométrique – Structure dimensionnelle

Le dépistage du trouble repose sur l'utilisation de questionnaires, surtout des auto-questionnaires, pour la plupart validés en langue française. Leur utilisation semble plus appropriée au domaine de la recherche qu'à la pratique clinique courante.

Questionnaires

Les premiers travaux ont plutôt mis l'accent sur certains critères évocateurs d'une vulnérabilité à la schizophrénie (les instruments utilisés n'appréhendant pas le diagnostic en tant que tel). Ces échelles sont nombreuses et explorent surtout : les aberrations perceptuelles (*Perceptual Aberration Scale*, PAS ou PAb), l'idéation et la pensée magique (*Magical Ideation Scale*, MgIS), la prédisposition aux hallucinations (*Launay-Slade Hallucination Scale*) et les idées délirantes (*Delusions Inventory* ou PDI), mais également l'anhédonie physique et sociale (*Physical Anhenodia Scale* ou PhA, *Social Anhedonia Scale* ou SAS de Chapman) [*in* 12].

Sur un suivi de 10 années, Chapman et al. ont montré que des notes élevées sur l'échelle PAS ou l'échelle MgIS auraient une forte valeur prédictive de transition psychotique puisque le risque serait augmenté d'un facteur 5 par rapport à un groupe contrôle [4]. De même, des notes supérieures à la moyenne sur l'échelle d'anhédonie physique PhA ou sur l'échelle d'anhédonie sociale de Chapman SAS sont associées à un risque de transition psychotique plus important lorsque la note sur l'échelle de pensée magique MgIS est aussi élevée.

D'autres outils explorent les dérapages cognitifs (*Cognitive Slippage Scale*) ou les cognitions spécifiques (*Rust Inventory of Schizotypal Cognitions* ou RISC), ainsi que l'ambivalence schizotypique (*Schizotypal Ambivalence Scale*) [24].

Dans une optique catégorielle, figurent des outils tels que l'échelle de personnalité schizotypique de Claridge et Broks (*Schizotypal Personality Scale*). Une version abrégée de cette échelle, l'*Oxford-Liverpool Inventory of Feelings and Experiences* (O-LIFE) aborde différents champs sémiologiques comme les expériences inhabituelles, l'impulsivité non conforme, la désorganisation cognitive et l'anhédonie introspective.

Le questionnaire de personnalité schizotypique de Raine ou SPQ est très utilisé dans le dépistage et l'évaluation des 9 critères du DSM [19]. Plusieurs instruments ont aussi été validés pour des populations d'adolescents : le SPQ et la JSS, la *Junior Schizotypy Scale* ou JSS, plus connue sous l'acronyme MSTQ (*Multidimensional Schizotypal Traits Questionnaire*).

Entretiens structurés et semi-structurés

Les entretiens structurés ou semi-structurés, qui permettent de confirmer le diagnostic, sont en nombre limité. Ces outils, surtout généralistes, contiennent une section pour la schizotypie (par exemple le *Structured Clinical Interview for DSM-IV Disorders II* [SCID-II] ou le *Diagnostic Interview for Genetic Studies* [DIGS]). D'autres sont plus spécifiques, tels que le *Schedule for Schizotypal Personalities* (SSP) et *le Structured Interview for Schizotypy* (SIS) [*in* 12].

Contrastant avec le nombre important d'outils utilisés dans le champ de la schizotypie, il existe peu d'instruments pour l'étude de la schizoïdie. On utilise alors des outils non spécifiques comme le SCID-II ou l'auto-questionnaire *Millon Clinical Multiaxial Inventory* (MCMI-II).

Structure dimensionnelle

L'hypothèse d'une unidimensionnalité de la schizotypie ne paraît guère plausible en clinique et aucune analyse factorielle n'est en faveur de cette solution. Différents auteurs plaident pour une solution dimensionnelle à trois facteurs à partir de l'analyse de données du SPQ [9, 18, 22]. Certains ont mis en évidence un facteur « cognitif/perceptuel » (ou « schizotypie positive »), un facteur « social-interpersonnel » (schizotypie négative) et un facteur « désorganisation ». D'autres ont préféré une solution avec un premier facteur qui englobe la désorganisation, un deuxième facteur, de schizotypie négative, et un troisième facteur de handicap social. En définitive, la structure généralement retenue par la majorité des auteurs [revue générale *in* 16] pour la schizotypie comprend trois facteurs : un facteur positif, un facteur négatif et un facteur de désorganisation. Cette structure ressemble à celle de la schizophrénie et elle paraît indépendante du sexe, de la culture ou de la religion.

Épidémiologie

Personnalité schizotypique

La prévalence de la personnalité schizotypique dans les études épidémiologiques, réalisées en population générale avec les critères du DSM, est estimée à 2 à 3 % de la population générale, avec des bornes situées entre 0,7 et 5 % [17]. D'autres auteurs retrouvent une prévalence beaucoup plus basse, entre 0,06 et 1,6 %, avec une moyenne de 0,6 %. Cela laisse penser que le trouble de la personnalité schizotypique est plutôt rare, alors que la présence de traits isolés l'est moins, allant, pour le DSM-5 jusqu'à 3,9 % de la population dans l'enquête épidémiologique sur l'alcoolisme et les affections apparentées selon Grant et al. [10].

Les travaux d'épidémiologie génétique ont mis en évidence une agrégation familiale de la personnalité schizotypique au sein des familles de patients atteints de schizophrénie : la prévalence de la schizotypie atteint alors 10 à 15 %.

Personnalité schizoïde

Les données sur ce trouble sont moins importantes; celles issues de la cohorte de la *National Epidemiologic Survey on Alcohol and Related Conditions* (NESARC) estiment sa prévalence aux États-Unis à 3,13 % [17]. D'autres auteurs font état de chiffres plus bas, puisque l'on retrouve 1 % de sujets schizoïdes chez des apparentés de schizophrènes; alors que ce taux est de 0,2 % chez les apparentés d'un groupe contrôle.

Facteurs étiopathogéniques

L'analyse de marqueurs présents chez les sujets schizotypiques ou schizoïdes vient étayer les modèles théoriques de vulnérabilité à la schizophrénie. Si certains facteurs sont retrouvés chez des sujets à plus haut risque de schizophrénie, ils sont susceptibles d'apporter des éléments explicatifs à l'apparition d'une transition psychotique. En effet, on distingue les marqueurs «état» qui caractérisent l'expression de la pathologie active et les marqueurs «traits» qui existent de manière permanente, antérieurement et indépendamment de l'activité de la pathologie, qui seraient donc des facteurs de prédisposition influencés eux-mêmes par des facteurs génétiques et environnementaux.

Facteurs environnementaux

Plusieurs auteurs considèrent que des facteurs psychosociaux précoces sont susceptibles d'influencer le développement de la personnalité sur un mode schizotypique. Au niveau micro-environnemental, des études épidémiologiques ont mis en évidence une association significative entre des traumatismes précoces ou des abus dans l'enfance (physiques, sexuels, émotionnels ou de négligence) et les niveaux de schizotypie [2]. Ces données n'ont pas toutes été répliquées. Le sentiment d'insécurité dû aux abus s'accompagne souvent d'un style de pensée persécutoire, d'une anxiété sociale, d'une sensitivité accrue retrouvée ultérieurement chez le sujet schizotypique. Ce style cognitif peut alors limiter le domaine des interactions sociales et, par défaut d'adaptation, générer des comportements bizarres ou inadaptés [3]. Les facteurs macro-environnementaux sont les mêmes que ceux de la schizophrénie (saison de naissance, urbanité, minorité ethnique, précarité). Raine a distingué deux sous-groupes de sujets schizotypiques, un premier ayant une vulnérabilité génétique pour la schizophrénie et un deuxième dans lequel le rôle de l'environnement serait plus important [18].

Facteurs neurocognitifs

Les études de la cognition dans le trouble schizotypique ont mis en évidence des anomalies proches de celles de la schizophrénie [5], d'autant plus importantes que les notes de schizotypie sont élevées, mais aussi *a minima* chez les porteurs sains de traits de schizotypie [6].

Les processus pré-attentionnels peuvent être perturbés, expliquant les difficultés d'extraction d'informations pertinentes dans l'environnement. Ils se traduisent par des perturbations dans des épreuves psychométriques spécialisées, avec diminution de l'empan. Les capacités attentionnelles sont altérées dans plusieurs de leurs composantes (attention sélective, focale et soutenue) mises en évidence sur le test *Continuous Performance Task*. Les fonctions exécutives (planification, flexibilité cognitive, inhibition cognitive) sont principalement atteintes chez les patients dont les notes aux dimensions négatives et de désorganisation sont élevées, ce qui peut expliquer les anomalies du raisonnement logique chez ces sujets. On retrouve des perturbations sur les tests de fluence verbale en lien avec des défauts d'activation sémantique (erreurs, mots hors contexte) et dans un contexte de stress ou d'émotions négatives, il peut exister une augmentation des productions de bizarreries dans le langage [21]. On relève aussi des perturbations des capacités d'apprentissage surtout visuospatiales, ainsi qu'un déficit de la mémoire de travail. Des anomalies ont aussi été constatées dans le traitement de l'information émotionnelle, l'analyse de la tonalité de la voix et la reconnaissance des émotions faciales. Il existe des perturbations de la théorie de l'esprit et des perceptions sociales. Enfin, le sens de l'agentivité, ou sentiment de produire des événements à partir de ses propres pensées, serait altéré (avec des excès d'attribution).

Les recherches cliniques dans le domaine de la schizoïdie sont limitées. Néanmoins, certains individus caractérisés par une anhédonie sociale importante ont aussi des déficits cognitifs dans le registre de la vitesse du traitement de l'information et de l'attention.

Marqueurs neurophysiologiques

Comme chez les sujets schizophrènes et leurs apparentés de premier degré, on retrouve des anomalies de la poursuite oculaire lente et des antisaccades dans la schizotypie, en association avec le déficit de suppression de la P50, qui pourraient donc témoigner d'un endophénotype commun lié à un défaut d'inhibition. Ces anomalies ont aussi été relevées en présence de symptômes positifs et négatifs de schizotypie [*in* 6].

Lors de l'enregistrement des mesures des potentiels évoqués précoces, on retrouve des anomalies de la suppression de l'onde P50, une baisse de l'onde P100 liée au traitement précoce de l'information, une réduction de l'amplitude de la P300 et une augmentation de la N400 chez les sujets désorganisés. Ces travaux confirment l'association entre la schizotypie et des anomalies considérées comme des marqueurs de vulnérabilité de la schizophrénie.

Imagerie

L'étude de l'imagerie comparée entre les sujets schizotypiques et les sujets schizophrènes permet de distinguer plusieurs phénomènes : un spectre de sévérité (intensité variable sur un continuum), une topographie (variabilité des régions selon la clinique) et enfin un spectre dit « de compensation » concernant des régions protectrices [7]. Les données d'imagerie structurelle les plus récentes (IRM) montrent un changement volumétrique au niveau du cortex préfrontal droit et du gyrus temporal supérieur, du thalamus, ainsi qu'un élargissement des ventricules latéraux. Ces anomalies sont statistiquement corrélées aux notes de schizotypie. L'imagerie de tenseur de diffusion met en évidence des perturbations de la connectivité frontotemporale. Si ces données plaident en faveur d'un noyau commun schizotypie-schizophrénie, leurs manifestations sont atténuées et des régions frontales sont épargnées dans la schizotypie (compensation). Les protocoles d'imagerie fonctionnelle montrent des profils d'activation cérébrale proches de celui des sujets schizophrènes lors de tâches cognitives, comparés à des sujets non atteints et qui concernent les tâches visuospatiales, attentionnelles, le traitement émotionnel, les épreuves de sensibilisation à la nouveauté (*startle reflex*) et les tâches auditives (son ou prosodie) [8]. Dans ces protocoles, l'intensité des perturbations varie avec les notes de schizotypie et ses dimensions. En règle générale, les patients schizotypiques sont en théorie « naïfs » de tout traitement antipsychotique ce qui permet d'éliminer certains biais liés aux effets de tels produits.

Marqueurs biologiques

Les méthodes psychopharmacologiques ont été proposées pour étudier les bases neurales de la schizotypie et ses liens avec la schizophrénie, en particulier autour du modèle dopaminergique du trouble (hypodopaminergie frontale/hyperdopaminergie sous-corticale). En faveur d'une hypodopaminergie corticale, des travaux relativement anciens montraient une corrélation inverse entre les taux du métabolite de la dopamine (acide homovanillique HVA), la schizotypie négative et les performances sur des tâches cognitives impliquant le cortex préfrontal. À l'inverse, les concentrations d'HVA sont plus élevées chez les sujets dont les traits schizotypiques positifs sont au premier plan (hyperdopaminergie). Plus récemment, on a montré que le relargage striatal de dopamine après induction aux amphétamines, classiquement augmenté dans la phase aiguë de la schizophrénie, était aussi majoré chez des sujets avec des notes élevées sur le *Schizotypal Personality Questionnaire* ou SPQ [19], ce qui est en faveur d'un dysfonctionnement commun de ce système dans les deux pathologies [23].

Traitements

Traitement pharmacologique de la personnalité schizotypique

On dispose de peu d'études ayant un niveau de preuve suffisant, quelle que soit la nature de l'objectif thérapeutique (prescription à visée anxiolytique et antidépressive ou action plus spécifique sur les symptômes positifs ou négatifs). L'olanzapine et la rispéridone ont montré une efficacité sur les symptômes positifs lorsque ceux-ci sont marqués : illusions, idées de référence, interprétations, mais l'efficacité est faible sur les symptômes négatifs [*in* 12]. Une méta-analyse conclut à une taille d'effet[1] modérée (d = 0,56) des antipsychotiques sur la dimension cognitivo-perceptuelle [11]. L'efficacité des antidépresseurs comme traitement spécifique des dimensions

1 Indice statistique de l'importance du changement variant de 0 à 1.

de la schizotypie n'a pas été évaluée, même si, en soins courants, une comorbidité anxieuse ou dépressive peut bénéficier de ces molécules.

Traitement psychosocial de la personnalité schizotypique

Les thérapies interpersonnelles sont axées sur les difficultés relationnelles et sociales. Les thérapies cognitives et comportementales permettent de cibler certaines dimensions symptomatiques et aident à traiter les éléments anxieux et à améliorer les habiletés sociales. Les thérapies de groupe favorisent les relations avec les autres, leur versant psychoéducatif contribuant à une meilleure gestion des facteurs de stress. Enfin, les thérapies familiales peuvent aider à réduire la distance émotionnelle et limiter les attitudes parentales négatives.

Traitement pharmacologique de la personnalité schizoïde

Concernant les patients schizoïdes, on ne dispose pas d'études valides pour évaluer l'efficacité des traitements pharmacologiques. Les traitements seront surtout symptomatiques (anxiété, épisodes dépressifs). Dans certains cas, des posologies faibles de produits antipsychotiques cibleraient l'anxiété ou chercheraient à obtenir un effet désinhibiteur.

Traitement psychosocial de la personnalité schizoïde

Il n'existe pas non plus d'évaluation spécifique dans cette indication, mais certaines institutions s'orientent plus vers des thérapies brèves centrées sur la solution (TBCS) pour la résolution de problèmes interpersonnels ou la gestion du stress. Les thérapies comportementales et cognitives favoriseraient aussi la reconnaissance des difficultés du sujet, l'amélioration des habilités sociales et la diminution du stress. Les thérapies de groupes présentent des avantages identiques.

Références

[1] American Psychiatric Association. Diagnostic and Statistical Manual of Mental Disorders, 5th ed. (DSM-5). Arlington : APA; 2013. Traduction française sous la direction de Crocq MA, Guelfi JD, et al. Paris : Elsevier-Masson; 2015.

[2] Berenbaum H, Valera EM, Kerns JG. Psychological trauma and schizotypal symptoms. Schizophr Bull 2003; 29 : 143-52.

[3] Brosey E, Woodward ND. Schizotypy and clinical symptoms, cognitive function, and quality of life in individuals with a psychotic disorder. Schizophr Res 2015; 166 : 92-7.

[4] Chapman LJ, Chapman JP, Kwapil TR, et al. Putatively psychosis-prone subjects 10 years later. J Abnorm Psychol 1994; 103 : 171-83.

[5] Cochrane M, Petch I, Pickering AD. Aspects of cognitive functioning in schizotypy and schizophrenia : evidence for a continuum model. Psychiatry Res 2012; 196 : 230-4.

[6] Ettinger U, Meyhöfer I, Steffens M, et al. Genetics, cognition, and neurobiology of schizotypal personality : a review of the overlap with schizophrenia. N Front Psychiatry 2014; 5 : 18.

[7] Ettinger U, Mohr C, Gooding DC, et al. Cognition and brain function in schizotypy : a selective review. Schizophr Bull 2015; 41 : S417-26.

[8] Fervaha G, Remington G. Neuroimaging findings in schizotypal personality disorder : a systematic review. Prog Neuropsychopharmacol. Biol Psychiatry 2013; 43 : 96-107.

[9] Fossati A, Maffei C, Battaglia M, et al. Latent Class Analysis of DSM-IV Schizotypal Personality Disorder Criteria in Psychiatric Patients. Schizophr Bull 2001; 27 : 59-71.

[10] Grant BF, Saha TD, Ruan WJ, et al. Epidemiology of DSM-5 Drug Use Disorder : Results From the National Epidemiologic Survey on Alcohol and Related Conditions-III. JAMA Psychiatry 2015; 18 : 1-9.

[11] Ingenhoven T, Lafay P, Rinne T, et al. Effectiveness of pharmacotherapy for severe personality disorders : meta-analyses of randomized controlled trials. J Clin Psychiatry 2010; 71 : 14-25.

[12] Krebs MO, Martinez G, Guelfi JD. Les personnalités schizotypiques et schizoïdes. In : Guelfi JD, Hardy P, editors. Les personnalités pathologiques. Paris : Lavoisier Médecine Sciences Publications; 2013. p. 113-20.

[13] Laguerre A, Leboyer M, Schürhoff F. La schizotypie : évolution d'un concept The schizotypal personality disorder : Historical origins and current status. Encéphale 2008; 34 : 17-22.

[14] Lenzenweger MF, Lane MC, Loranger AW, et al. DSM-IV personality disorders in the National Comorbidity Survey Replication. Biol Psychiatry 2007; 62 : 553-64.

[15] Meehl PE. Schizotaxia, schizotypy, schizophrenia. Am Psychol 1962; 17 : 827-38.
[16] Mouchabac S, Martinez G, Krebs MO, Guelfi JD. Les personnalités schizotypiques et schizoïdes. EMC Psychiatrie (Elsevier Masson), sous presse.
[17] Pulay AJ, Stinson FS, Dawson DA, et al. Prevalence, correlates, disability, and comorbidity of DSM-IV schizotypal personality disorder : results from the wave 2 national epidemiologic survey on alcohol and related conditions. Prim Care Companion. J Clin Psychiatry 2009; 11 : 53-67.
[18] Raine A. Schizotypal personality : neurodevelopmental and psychosocial trajectories. Ann Rev Clin Psychol 2006; 2 : 291-326.
[19] Raine A. The SPQ : A scale for the assessment of schizotypal personality disorder based on DSM-III-R criteria. Schizophr Bull 1991; 17 : 555-64.
[20] Schultze-Lutter F, Klosterkötter J, Michel C, et al. Personality disorders and accentuations in at-risk persons with and without conversion to first-episode psychosis. Early Interv Psychiatry 2012; 6 : 389-98.
[21] Szöke A, Méary A, Ferchiou A, et al. Correlations between cognitive performances and psychotic or schizotypal dimensions. Eur Psychiatry 2009; 24 : 244-50.
[22] Venables PH, Rector NA. The content and structure of schizotypy : a study using confirmatory factor analysis. Schizophr Bull 2000; 26 : 587-602.
[23] Woodward ND, Cowan RL, Park S, et al. Correlation of individual differences in schizotypal personality traits with amphetamine-induced dopamine release in striatal and extrastriatal brain regions. Am J Psychiatry 2011; 168 : 418-26.
[24] Yon V, Loas G, Monestes JL, et al. Traductions françaises et validations des échelles de dérapage cognitif (Cognitive Slippage Scale, Miers et Raulin, 1987) et d'ambivalence schizotypique (Schizotypal Ambivalence Scale, Raulin, 1986). Encéphale 2007; 33 : 249-55.

16.3 Personnalité paranoïaque

P. Le Bihan, M. Bénézech

La personnalité paranoïaque est un trouble décrit depuis longtemps dans la littérature clinique, caractérisé par une méfiance envahissante, fréquemment associée à un style interpersonnel hostile, une hypersensibilité à la critique, des croyances rigides et inadaptées sur les motivations d'autrui. Cette pathologie est relativement fréquente. Elle fait cependant l'objet de peu d'études empiriques contemporaines. Son pronostic est marqué d'un certain pessimisme thérapeutique, les personnes qui en sont atteintes demandant rarement et spontanément un traitement.

Données épidémiologiques

La personnalité paranoïaque concerne entre 0,4 et 4,4 % de la population générale dans les études statistiques reposant sur les critères diagnostiques des classifications internationales récentes. Sa prévalence est plus élevée dans des échantillons de patients psychiatriques consultant en externe (2 à 10 %) ou hospitalisés (10 à 30 %) [17]. Le diagnostic de personnalité paranoïaque est plus souvent porté chez l'homme que chez la femme. Elle serait plus fréquente dans certains groupes minoritaires, chez les immigrants et les malentendants et dans les familles de patients schizophrènes ou présentant un trouble délirant [1, 17]. Soulignons que « personnalité paranoïaque » se traduit par *paranoid personality disorder* dans la littérature anglo-saxonne, ce qui peut être source de confusion pour le lecteur francophone.

Description clinique

Dans sa description classique, la personnalité paranoïaque comprend les traits suivants [10, 11, 13, 14] :

- la surestimation de soi se manifeste par des sentiments d'orgueil et de supériorité avec obstination et intolérance envers l'opinion d'autrui, parfois masqués par une fausse modestie superficielle ou une certaine obséquiosité ;
- la méfiance envers les autres est souvent associée à la suspicion et l'hypervigilance avec réticence à se confier ainsi qu'à un besoin excessif d'autonomie et de contrôle sur leur entourage. Même les manifestations d'aide, de sympathie

ou les compliments peuvent être considérés comme des critiques cachées;
- la fausseté du jugement recouvre la tendance à fonctionner sur la base d'interprétations erronées dans lesquelles domine un sentiment de persécution voire de complot. Les événements indésirables, voire anodins, sont interprétés comme résultant d'un acte malveillant à leur encontre. Le discours a souvent une apparence logique convaincante et peut reposer sur des faits objectifs (conflit professionnel, trahison conjugale, etc.) dont il est difficile d'affirmer *a priori* la mauvaise interprétation;
- l'inadaptation sociale rend les individus paranoïaques habituellement difficiles à supporter, avec du mal à établir des relations satisfaisantes. Les discussions peuvent être éprouvantes avec ces sujets montrant une rigidité du raisonnement avec de grandes difficultés à se remettre en question. Souvent critiques envers les autres, ils ne supportent pas les critiques à leur encontre et, montrant susceptibilité et rancune, n'oublient pas ce qu'ils vivent comme une offense ou une trahison. Dans le milieu professionnel, ils sont particulièrement regardants sur leurs droits et récriminateurs, toujours prêts à contester et revendiquer, pouvant montrer une intransigeance tyrannique en situation d'autorité. Les paranoïaques sont attirés par une vision manichéenne du monde avec vécu négatif des autres, notamment ceux perçus comme différents ou plus faibles.

Le style émotionnel est le plus souvent froid et distant, ces sujets apparaissant tendus de façon chronique et sur leurs gardes. Dénués du sens de l'humour, ils revendiquent rigueur et logique. Une labilité affective est cependant fréquente avec une hostilité qui peut s'exprimer de façon plus ou moins ouverte sous forme de sarcasmes, voire d'explosions de colère et d'agressivité [1].

Dans la littérature contemporaine, les principaux traits associés à la personnalité paranoïaque sont décrits dans l'encadré 16.2.

Dans le DSM-5 [1], la caractéristique principale de la personnalité paranoïaque est une méfiance soupçonneuse et envahissante envers les autres dont les intentions sont interprétées comme malveillantes, apparaissant au début de l'âge adulte et présente dans des contextes différents. Le critère le plus utile pour le diagnostic est le suivant : 1) «*Le sujet s'attend sans raison suffisante à ce que les autres l'exploitent, lui nuisent ou le trompent*». Les critères les plus pertinents seraient ensuite : 2) «*Est préoccupé par des doutes injustifiés concernant la loyauté ou la fidélité de ses amis ou associés*» et 4) «*Discerne des significations cachées, humiliantes ou menaçantes dans des commentaires ou des événements anodins*». Les autres critères seraient moins spécifiques : 3) «*Est réticent à se confier à autrui en raison d'une crainte injustifiée que l'information soit utilisée de manière perfide contre lui*»; 5) «*Garde rancune, c'est-à-dire ne pardonne pas d'être blessé, insulté ou dédaigné*»; 6) «*Perçoit des attaques contre sa personne ou sa réputation, alors que ce n'est pas apparent pour les autres, et est prompt à la contre-attaque ou réagit avec colère*»; 7) «*Met en doute de manière répétée et sans justification la fidélité de son conjoint ou de son partenaire sexuel*» [3, 10].

ENCADRÉ 16.2

Principaux traits associés à la personnalité paranoïaque dans la littérature contemporaine [3, 4]

- Méfiance/suspicion
- Hypersensitivité
- Antagonisme (ou opposition)/agressivité
- Introversion/autonomie excessive
- Hypervigilance
- Rigidité

Les patients paranoïaques ont souvent des traits d'autres troubles de la personnalité, notamment du groupe A (schizoïde et schizotypique) mais aussi du groupe B (borderline, narcissique et antisocial), ainsi que de la personnalité évitante [1, 14].

Formes cliniques

- La personnalité paranoïaque «de combat» comporte une tendance sthénique aux revendications, aux querelles et à l'agressivité, parfois au fanatisme.
- La personnalité paranoïaque de souhait concerne des sujets plus idéalistes, originaux, défendant une cause parfois altruiste. Si le sentiment de supériorité et la fausseté du jugement sont manifestes, l'égocentrisme et la quérulence sont moindres.

- La personnalité sensitive de Kretschmer est marquée par une tendance asthénique et dépressive, sans dimension agressive extériorisée. Ces personnes introverties ressentent les événements du quotidien et les situations sociales avec une émotivité exacerbée. Les situations d'échec, de frustration sentimentale ou professionnelle sont vécues avec un sentiment douloureux d'incompétence et d'humiliation. Les traits fondamentaux de la personnalité paranoïaque restent cependant présents avec orgueil, méfiance et interprétations erronées des intentions d'autrui. Cette affection peut se compliquer du délire de relation des sensitifs.

Millon et Davis distinguent par ailleurs : les paranoïaques fanatiques avec traits narcissiques, les paranoïaques pervers (*malignant*) avec traits sadiques, les culpabilisés inflexibles (*objurate*) avec traits compulsifs et moralisateurs, les quérulents avec caractéristiques passives-agressives, et enfin les « insulaires » (*insular*) avec des caractéristiques évitantes [16].

Évolution

Les traits de personnalité paranoïaque sont nettement apparents dès le début de l'âge adulte, mais sont souvent présents plus tôt chez des enfants et adolescents solitaires au caractère difficile, orgueilleux et indisciplinés, supportant mal les contraintes scolaires. Susceptibles, ombrageux et autoritaires, ils ont des relations difficiles avec leurs pairs et peuvent faire l'objet de moqueries. Ils ont tendance à être autodidactes et leur niveau intellectuel est souvent bon.

À l'âge adulte, les difficultés conjugales, relationnelles ou au travail sont fréquentes. Des conflits répétés avec les supérieurs ou les collègues peuvent être source de désadaptation professionnelle. On peut observer des réactions passionnelles lors d'échecs, de frustrations ou dans un contexte de jalousie pathologique, de querelle de voisinage ou de propriété, de conflit d'héritage, etc. Des manifestations hypocondriaques et des somatisations avec revendications ou plaintes envers les médecins sont encore possibles. Souvent quérulents, ils se réfèrent à la loi et aux règlements, avec un sens tenace et combatif de leurs droits sans adéquation parfois avec la situation réelle. Développant des connaissances juridiques approfondies dans des domaines précis, ces sujets peuvent s'engager dans des procédures judiciaires longues et complexes, durant parfois des années, afin d'obtenir réparation d'un préjudice dont ils se sentent la victime.

Des épisodes psychotiques transitoires peuvent survenir en situation de stress. L'apparition d'un délire paranoïaque est une complication évolutive classique, avec accentuation au fil du temps des interprétations erronées, en une organisation délirante structurée (délire de persécution, revendication, passionnel, mégalomaniaque, hypocondriaque, mystique). Beaucoup de sujets ne connaissent pas cependant cette évolution délirante. L'évolution peut être émaillée d'épisodes dépressifs avec ou sans caractéristiques psychotiques, notamment des idées délirantes de persécution. La paranoïa sensitive prédispose davantage aux décompensations dépressives. Une dépendance à l'alcool ou à d'autres substances n'est pas rare, aggravant la symptomatologie, les tendances agressives et quérulentes et les complications évolutives. Les troubles anxieux sont par ailleurs fréquents.

Les violences peuvent être sous-tendues par des idées de préjudice, de persécution ou de jalousie. Des traits de personnalité paranoïaque sont quelquefois décrits chez les auteurs d'homicides suivis de suicide.

Le plus souvent, l'évolution clinique est fluctuante avec des phases d'exacerbation ou de relative quiétude symptomatique. Avec l'âge cependant, les traits paranoïaques s'accentuent habituellement. Quelques sujets évoluent vers des préoccupations altruistes ou morales appropriées quand le stress diminue ou la maturité augmente. Le trouble de la personnalité s'amende parfois avec le temps du fait d'expériences positives de la vie professionnelle ou affective [3]. Certains parviennent à des positions sociales de haut niveau, à la mesure de leur ambition, et les traits de personnalité paranoïaque ne sont pas rares chez les hommes de pouvoir.

Évaluation

Ces sujets consultent rarement spontanément et sont amenés le plus souvent à voir le médecin par l'entremise de proches, du conjoint, du milieu de travail ou de la justice. Les entretiens avec des tiers apportent généralement des précisions utiles mais sont délicats à utiliser, le paranoïaque vivant mal ce qu'il perçoit comme une connivence avec autrui. Des inventaires d'évaluation de la personnalité tels que le SCID-II (*Structured Clinical Interview for DSM-IV Personality Disorders*) ou des tests psychologiques peuvent aider au diagnostic. Au MMPI-2 (*Minnesota Multiphasic Personality Inventory*, 2e version), une élévation de l'échelle 6 (Paranoïa) est habituelle. Dans le questionnaire de personnalité de Millon (*Millon Clinical Multiaxial Inventory* : MCMI), les échelles P (Paranoïaque), 5 (Narcissique), 6A (Antisociale), mais également 6B (Sadique) et 8A (Passive-agressive) sont habituellement élevées [17].

Diagnostic différentiel, catégories *vs* dimensions

Normalité

Un comportement paranoïaque occasionnel peut être adapté dans des situations de menace ou mettant en cause des droits légitimes. La suspicion peut être justifiée dans certains environnements en facilitant la détection de menaces émanant d'autres personnes ou groupes. Plusieurs études montrent qu'un mode de pensée paranoïaque survient régulièrement chez 15 à 40 % des personnes dans la population générale [9, 14]. Les attitudes de méfiance et de revendication transitoires, modifiables, adaptées et non significativement perturbatrices, ne sont pas pathologiques. Des communautés ethniques ont aussi des comportements culturels qui peuvent être interprétés à tort comme paranoïaques [1].

Certains styles de personnalité, proches de la normale, avec des traits paranoïaques, sont également décrits, mais avec une bonne adaptation sociale. Ces sujets sont même souvent remarquablement performants dans leurs activités, pour défendre leurs droits ou ceux d'autrui [10, 17].

Une approche dimensionnelle plutôt que catégorielle paraît par ailleurs intéressante. Elle se centre sur le degré d'intensité pathologique auquel quelqu'un extériorise un syndrome. Les caractéristiques de ce trouble de personnalité peuvent être considérées comme des variants extrêmes, inadaptés, de traits normaux ayant eu une certaine valeur dans l'évolution. Deux dimensions distinctes prévaudraient dans la personnalité paranoïaque : la suspicion et l'hostilité [10].

Trouble délirant et autres psychoses

Il est parfois très difficile de distinguer la personnalité paranoïaque du trouble délirant ou délire paranoïaque. Ce problème diagnostique peut aussi s'inscrire dans un plus large débat sur les limites de la psychose et l'idée selon laquelle les symptômes psychotiques peuvent être mieux conceptualisés comme des phénomènes dimensionnels se situant sur un continuum avec des expériences normales. L'intensité et la permanence des idées délirantes notamment de persécution, leur caractère de plus en plus structuré et organisé, la conviction absolue du sujet, l'importance des conséquences sur le plan relationnel et social, permettent habituellement le diagnostic différentiel. Le diagnostic de personnalité paranoïaque ne doit par ailleurs pas être porté si les symptômes surviennent exclusivement au cours de l'évolution d'une schizophrénie, d'un trouble bipolaire ou dépressif avec caractéristiques psychotiques ou d'un autre trouble psychotique (organique, ou dû à des substances) [1].

Le fanatisme criminel, individuel ou collectif, pose aussi la question du rapport avec les troubles psychotiques, notamment les délires systématisés. Le fanatique est un idéaliste passionné sûr de détenir la vérité, inaccessible à la critique et aux remords, qui veut imposer ses convictions et croyances dogmatiques dans la réalité quelles qu'en soient les conséquences pour autrui. Les avis médico-légaux sont partagés entre les auteurs qui le considèrent comme un délirant irresponsable de ses actes et ceux partisans de sa condamnation [8, 18].

Autres troubles de la personnalité

- La personnalité schizotypique comprend d'autres symptômes tels qu'une pensée magique, des perceptions inhabituelles, une pensée et un langage bizarres.
- La personnalité schizoïde n'a pas habituellement d'idéation persécutoire majeure.
- La personnalité narcissique où l'on ne retrouve pas de méfiance et de suspicion envers les

autres, mais le besoin d'éloge, de louange ou la crainte que les défauts soient révélés.

- La personnalité évitante où les sujets sont réticents à se confier par crainte d'être embarrassés ou de ne pas être à la hauteur.
- La personnalité obsessionnelle-compulsive ne comporte pas de tendance interprétative permanente mais plutôt le perfectionnisme, le doute, le besoin d'hypercontrôle et la souffrance psychique.
- Les personnalités borderline et histrionique ne sont pas associées à une méfiance envahissante.
- La personnalité antisociale où le sujet agit plutôt de façon utilitaire et intéressée, contrairement au paranoïaque dont les motivations concernent plus souvent la volonté d'être reconnu dans son bon droit, la réparation d'un préjudice qu'il estime avoir subi, la vengeance d'une offense ou d'une injustice.

Autres

Dans la phobie ou l'anxiété sociale, la conscience des troubles est présente et on ne retrouve pas la perception de l'intention malveillante d'autrui.

La dépression caractérisée, notamment avec caractéristiques psychotiques, peut revêtir une symptomatologie paranoïaque. Certaines formes de manie, hypomanie, états mixtes notamment chroniques, ou encore le tempérament hyperthymique, peuvent aussi poser des problèmes diagnostiques mais ne comportent pas la méfiance, la tendance à l'interprétation ou la rigidité de la personnalité paranoïaque. Enfin, cette pathologie doit être distinguée des symptômes liés à l'utilisation d'une substance (p. ex. cocaïne) et des traits paranoïaques associés à une affection médicale (p. ex. déficit auditif).

Processus psychologiques

Les modèles psychanalytiques traditionnels de la personnalité paranoïaque ont mis l'accent sur le mécanisme de défense de projection, c'est-à-dire le désaveu de ses propres pensées et pulsions inacceptables en les attribuant à autrui. Cette externalisation permet un déni de toute imperfection personnelle. La rationalisation, la formation réactionnelle et le déplacement sont des mécanismes de défense secondaires [11].

Dans une perspective cognitive et comportementale, la personnalité paranoïaque est caractérisée par un ensemble de pensées automatiques, de distorsions cognitives et de schémas inadaptés [2, 4, 5, 6, 9,17].

Les schémas inadaptés précoces qui paraissent les plus pertinents pour la personnalité paranoïaque sont : méfiance/abus, austérité mais aussi déficience/honte et vulnérabilité [3, 6]. Un schéma cognitif important est : « Les gens sont des adversaires potentiels ». Dans leur vision du monde, ils se considèrent comme droits, honnêtes et loyaux, percevant les autres comme trompeurs, malveillants et dissimulés. La stratégie comportementale consiste donc à être sur ses gardes. Ceci entraîne une hypervigilance et une remise en cause constante de la réalité avec une sensibilité aux indices qui trahiraient les motivations cachées de leurs adversaires supposés.

La personnalité paranoïaque comprend aussi des schémas d'inadéquation personnelle et de vulnérabilité. Lorsqu'ils se combinent avec de faibles aptitudes sociales et l'attribution externe de la responsabilité comme un moyen de réduire l'anxiété, l'ensemble expliquerait les caractéristiques de cette pathologie de la personnalité. Ces patients ont de profonds sentiments d'infériorité et d'inadéquation, anticipant que les autres cherchent à les blesser, les exploiter ou les humilier et se sentent fondamentalement en danger dans le monde. Ils compenseraient ce schéma en restant vigilants envers de possibles agressions et attaquant de façon préventive ou contre-attaquant quand ils sentent qu'on va leur faire ou qu'on leur a fait du mal.

Les distorsions cognitives propres à la personnalité paranoïaque sont la pensée dichotomique, l'abstraction sélective et la surgénéralisation. Le biais d'interprétation central paraît être une attribution causale erronée ou une externalisation de la responsabilité sur d'autres personnes. Les attributions erronées peuvent être comprises en termes de biais cognitifs caractéristiques : biais attentionnels (focaliser sur de possibles signes de menace), biais d'interprétation (interpréter à tort comme malveillants des comportements ou commentaires inoffensifs) et biais mémoriels (ressasser des affronts ou insultes passés) [2, 17].

Les pensées automatiques typiques de ce trouble sont : « On ne peut pas faire confiance aux autres gens» ; «Si les gens agissent de façon amicale, ils cherchent à m'utiliser» ; «Si les gens semblent distants, cela prouve qu'ils sont inamicaux».

Plusieurs auteurs décrivent la pensée paranoïaque comme un phénomène autoentretenu [4, 13, 17]. Le système paranoïaque est renforcé et perpétué par le sentiment d'être spécial, la rigidité, l'attribution de la malveillance à autrui, le fait de blâmer les autres et de mal interpréter leurs motivations. À force d'être hostile et méfiant envers les autres, le sujet paranoïaque peut entraîner de l'hostilité chez autrui avec rejet et exclusion, venant ainsi confirmer ses soupçons et augmenter encore l'isolement social en un mécanisme de déterminisme réciproque ou de prophétie autoréalisatrice. Ces comportements entraînent en effet parfois des réactions paranoïaques chez des interlocuteurs excédés, se mettant à leur tour sur leurs gardes et pouvant se montrer hostiles, voire chercher effectivement à lui nuire. Un mode de pensée paranoïaque peut par ailleurs être favorisé par une conscience de soi dysphorique, de l'anxiété ou de la dépression.

Approches thérapeutiques

Le pronostic de la personnalité paranoïaque est classiquement considéré comme réservé. Les patients demandent rarement un traitement par eux-mêmes et sont souvent amenés par autrui à consulter en raison de difficultés relationnelles, professionnelles, d'une symptomatologie anxiodépressive, d'un épuisement ou d'un vécu de harcèlement moral [6, 11, 13, 14]. Il est important d'envisager le diagnostic différentiel et les comorbidités, d'avoir des objectifs réalistes pour le traitement, de garder la conscience de ses propres sentiments, d'avoir une attention particulière à la sensibilité du patient au rejet et à l'autorité, de prendre garde à la gestion des limites, de surveiller les symptômes thymiques [4]. Les approches thérapeutiques ont en commun l'élaboration patiente et prudente d'une alliance thérapeutique, une bonne connaissance du fonctionnement psychique de la personnalité paranoïaque et une attention constante portée aux réactions du thérapeute. Le contexte de la thérapie en lui-même, mettant l'accent sur la confiance et la révélation de soi, est difficile pour ces sujets. Les techniques thérapeutiques ne sont pas exclusives les unes des autres et peuvent être associées. Les thérapies de groupe ne sont que peu ou pas indiquées.

Le thérapeute doit mettre l'accent sur la réalité et proposer d'autres explications aux interprétations du patient mais éviter toute confrontation. Parfois, le paranoïaque se comporte de façon hostile et il est nécessaire d'établir des limites, pouvant prendre la forme d'un contrat de soins écrit, définissant les devoirs respectifs du patient et du clinicien avec la possibilité pour ce dernier d'interrompre la prise en charge en cas d'agressivité excessive [15]. Les paranoïaques engendrent souvent un contre-transfert et des attitudes défensives chez le clinicien. Il est important d'éviter des contre-attaques réactionnelles qui risquent d'entraîner un désengagement du patient ou même de la violence. Si le thérapeute est pris en défaut, des excuses et une attitude honnête sont préférables à une attitude défensive. Le clinicien doit être attentif aux changements de l'humeur de son patient, la prise de conscience de la façon dont son trouble de personnalité a entraîné isolement et rejet pouvant conduire à des affects dépressifs, voire à un risque suicidaire [4].

Les objectifs à long terme du traitement pour le patient sont de reconnaître et accepter ses sentiments de vulnérabilité, augmenter son sentiment de valeur personnelle, diminuer la sensibilité à la critique, développer une meilleure conscience du point de vue d'autrui et une approche plus assertive des conflits interpersonnels, une vision plus confiante des autres, savoir verbaliser sa détresse plutôt que recourir à des stratégies contre-productives comme l'intimidation, les menaces ou le maintien d'autrui à distance [3, 4, 6, 17].

Les attitudes à respecter avec ces personnalités paranoïaques sont bien décrites dans l'ouvrage de Lelord et André [15] : exprimer clairement ses motifs et ses intentions, respecter scrupuleusement les formes et règles de politesse, maintenir un contact régulier plutôt que recourir à la mise à l'écart quand les contacts sont inévitables (voisins, milieu professionnel ou familial, etc.), faire référence aux lois et aux règlements, leur laisser quelques petites victoires en choisissant bien lesquelles, éclaircir les malentendus, ne pas se mettre en faute, ne pas tenir de propos ambigus ou à double sens, ne pas attaquer l'image qu'ils se font d'eux-mêmes, ne pas discuter de politique et ne pas devenir paranoïaque soi-même... Si une hospitalisation s'avère nécessaire, la qualité de la prise en charge dépendra beaucoup de l'aptitude de l'équipe à contenir les projections paranoïaques, les attaques accusatrices ou remarques blessantes des patients sans contre-attaquer ou répondre de manière défensive, à expliquer clairement les actions, à être ferme si nécessaire, à respecter leur besoin d'autonomie avec un espace suffisant, en évitant une trop grande proximité physique, à les aider à sauver la face en étant conscient qu'ils ne peuvent reconnaître leur faible estime de soi [7].

Thérapie psychodynamique

Cette approche n'est pas aisée, demandant de la patience, de l'empathie et une bonne perception de la vulnérabilité de ces patients. La cure analytique traditionnelle sur le divan est déconseillée [11, 12]. Une thérapie brève, toujours en face-à-face, est préférable pour commencer le traitement, notamment dans les phases d'anxiété ou de dépression où le sujet est plus réceptif.

Thérapie comportementale et cognitive

Beck et al. [2], Bernstein et Useda [3], Debray et al. [6] ont développé une approche thérapeutique cognitive et comportementale de la personnalité paranoïaque. En raison des problèmes liés à ce trouble de personnalité, de la rigidité des schémas, des difficultés interpersonnelles importantes et diffuses, ce traitement peut nécessiter plusieurs années.

Il est souhaitable de travailler sur les buts du traitement, une démarche de découverte guidée permettant de mettre en évidence la façon dont les schémas paranoïaques contribuent à leurs problèmes. Cela est préférable à l'abord direct de leur méfiance envers les autres, de leur sentiment de vulnérabilité et de leur désir de punition d'autrui. Il est souhaitable d'améliorer le sentiment individuel d'efficacité personnelle avant de tenter de modifier les comportements interpersonnels, les pensées automatiques ou les schémas inadaptés [2, 17].

Les principales stratégies d'intervention sont la restructuration cognitive, l'entraînement aux habiletés sociales et l'affirmation de soi, les tâches comportementales et la relaxation [2, 6, 11].

Thérapie de couple et familiale

La personnalité paranoïaque conduit souvent à des problèmes familiaux avec en particulier une souffrance importante pour le partenaire et les enfants. Il est possible d'envisager une thérapie de couple ou au moins une session conjointe pour modifier un schéma d'interaction entretenant la pathologie. Le clinicien doit cependant être conscient que son comportement est sous la surveillance étroite d'un patient pouvant ressentir de la jalousie, de la colère ou un sentiment de trahison s'il le perçoit comme de parti pris [17].

Thérapeutique pharmacologique

À l'occasion d'un trouble associé ou d'une complication, le traitement médicamenteux peut permettre d'atténuer la souffrance psychique et d'instaurer une relation. Un antipsychotique à faible dose peut être recommandé, progressivement augmentée en l'absence de réponse, indispensable en cas de troubles majeurs du comportement ou d'idées délirantes. L'acceptation d'un traitement au long cours et de ses effets secondaires possibles est cependant difficile à obtenir. Les antidépresseurs, notamment les inhibiteurs sélectifs de la recapture de la sérotonine, sont utiles [11, 17]. Des anxiolytiques sont également nécessaires en cas d'agitation et d'anxiété.

Conclusion

La personnalité paranoïaque mériterait davantage d'études étant donné sa prévalence dans les populations cliniques et non cliniques, mais aussi ses conséquences en termes de comportement, de détresse interpersonnelle, de revendications inutiles, de comorbidité psychiatrique et de violence. Elle complique le traitement des pathologies associées, est facteur de mauvaise observance et de non-réponse thérapeutique entraînant des prises en charge plus longues et plus complexes [5]. Certains auteurs font état d'évolutions favorables à la faveur des circonstances de la vie ou de traitements appropriés. Notons qu'il existe un guide pour les professionnels, les familles et les patients et même un manuel destiné aux patients pour s'aider eux-mêmes [9, 12].

Références

[1] American Psychiatric Association. Diagnostic and Statistical Manual of Mental Disorders, 5th ed. (DSM-5). Arlington : APA; 2013. Traduction française sous la direction de Crocq MA, Guelfi JD, et al. Paris : Elsevier-Masson; 2015.

[2] Beck AT, Freeman A, Davis DD, et al. Cognitive therapy of personality disorders, 2nd ed. New York : The Guilford Press; 2004.

[3] Bernstein DP, Useda JD. Paranoid personality disorder. In : O'Donohue W, Fowler KA, Lilienfeld SO, editors. Personality disorders : Toward the DSM-V. Thousand Oaks : Sage Publication; 2007.

[4] Caroll A. Are you looking at me? Understanding and managing paranoid personality disorder. Adv Psychiatr Treatment 2009; 15 : 40-8.

[5] Cottraux J, Blackburn IM, editors. Psychothérapies cognitives des troubles de la personnalité. 2e éd. Paris : Masson; 2006.

[6] Debray Q, Kindynis S, Leclère M, et al. Protocoles de traitement des personnalités pathologiques. Approche cognitivo-comportementale. Paris : Masson; 2005.

[7] Fagin L. Management of personality disorders in acute in-patient settings. Part 2 : Less-common personality disorders. Adv Psychiatr Treatment 2004; 10 : 100-6.

[8] Fahy T. Do cases like that of Anders Breivik show that fanaticism is a form of madness? No. BMJ 2012; 345 : e4647.

[9] Freeman D, Freeman J, Garety P. Overcoming paranoid and suspicious thoughts. A self-help guide using cognitive behavioral techniques. London : Constable and Robinson; 2006.

[10] Guelfi JD. Les personnalités paranoïaques. La lettre du psychiatre 2013; IX : 115-23.

[11] Guelfi JD, Hanin B. Troubles de la personnalité. Les personnalités du « cluster A » de la classification du DSM-IV. Ann Med Psychol 2005; 163 : 78-94.

[12] Kantor M, editor. Understanding paranoia : a guide for professionals, families, and sufferers. Westport : Praeger Publishers; 2004.

[13] Le Bihan P, Bénézech M. La personnalité paranoïaque. In : Guelfi JD, Hardy P, editors. Les personnalités pathologiques. Paris : Lavoisier Médecine Sciences Publications; 2013.

[14] Le Bihan P, Bénézech M. Personnalités paranoïaques. Encycl Méd Chir (Elsevier, Paris), Psychiatrie; 2010. 37-490-F-10.

[15] Lelord A, André C. Comment gérer les personnalités difficiles. Odile Jacob : Paris; 1996.

[16] Millon T, Davis RD. Disorders of personality, DSM-IV and beyond, 2nd ed. New York : John Wiley and sons; 1996.

[17] Sperry L. Handbook of diagnosis and treatment of DSM-IV-TR personality disorders, 2nd ed. New York : Brunner-Routledge; 2003.

[18] Taylor M. Do cases like that of Anders Breivik show that fanaticism is a form of madness? Yes. BMJ 2012; 345 : e4612.

16.4 Personnalité antisociale (dyssociale)

F. Petitjean

On regroupe généralement sous le terme de personnalité psychopathique un ensemble d'anomalies du caractère et des conduites caractérisées par l'impulsivité, une instabilité affective et professionnelle ainsi que des tendances antisociales. L'intégration, dans la définition même de ce type de personnalité, de la notion de tendances antisociales donne une connotation morale à ce concept que l'on retrouve tout au long de l'histoire de son développement. Il existe actuellement deux systèmes de classification diagnostique reconnus sur le plan international, chacun consacrant une section aux troubles de la personnalité : le *Manuel diagnostique et statistique des troubles mentaux*, 5e édition publiée par l'*American Psychiatric Association*, ou DSM-5 [4], et la Classification internationale des maladies dans sa 10e édition [19], sous la direction de l'Organisation mondiale de la santé (encadré 16.3). Chacune de ces classifications met l'accent sur la dimension anti ou dyssociale. Le terme de personnalité antisociale ayant été retenu par la classification américaine depuis sa 3e édition, de nombreux travaux de recherche ont intégré ce terme qui s'est ainsi progressivement substitué à celui de personnalité psychopathique, mais il existe clairement un continuum entre les deux notions.

Le DSM-5 propose, dans sa section II, une description de la personnalité antisociale identique à la version antérieure (DSM-IV-TR) [3], et très

ENCADRÉ 16.3

La personnalité dyssociale dans la classification internationale (CIM-10) [19]

Trouble de la personnalité habituellement repéré en raison de l'écart considérable qui existe entre le comportement et les normes sociales établies. Il est caractérisé par :

- une indifférence froide envers les sentiments d'autrui ;
- une attitude irresponsable manifeste et persistante, un mépris des normes, des règles et des contraintes sociales ;
- une incapacité à maintenir durablement des relations, alors même qu'il n'existe pas de difficulté à établir les relations ;
- une très faible tolérance à la frustration et un abaissement du seuil de décharge de l'agressivité, y compris de la violence ;
- une incapacité à éprouver de la culpabilité ou à tirer un enseignement des expériences, notamment des sanctions ;
- une tendance nette à blâmer autrui ou à fournir des justifications plausibles pour expliquer un comportement à l'origine d'un conflit entre le sujet et la société.

Le trouble peut s'accompagner d'une irritabilité persistante. La présence d'un trouble des conduites pendant l'enfance ou l'adolescence renforce le diagnostic, mais un tel trouble n'est pas toujours retrouvé.

proche de celle de la personnalité dyssociale de la CIM-10 (encadré 16.4). Un modèle alternatif figure dans la section III du DSM-5, intitulée « Mesures et modèles émergents » (encadré 16.5). Celui-ci propose un diagnostic des troubles de la personnalité, caractérisé par des altérations du fonctionnement et par des traits de caractère, et une spécification concernant les caractéristiques psychopathiques, marquant ainsi une volonté de réinscrire dans la description de ce type de trouble de la personnalité des traits fondamentaux plutôt que des comportements externalisés [2].

Historique

Tout au long de l'histoire, les troubles de la personnalité ont donné lieu à des controverses avec

ENCADRÉ 16.4

Critères diagnostiques de la personnalité antisociale dans le DSM-5 (section II, groupe B des troubles de la personnalité)

A. Mode général de mépris et de transgression des droits d'autrui qui survient depuis l'âge de 15 ans, comme en témoignent au moins trois des manifestations suivantes :

1. Incapacité de se conformer aux normes sociales qui déterminent les comportements légaux, comme l'indique la répétition de comportements passibles d'arrestation.
2. Tendance à tromper pour un profit personnel ou par plaisir, indiquée par des mensonges répétés, l'utilisation de pseudonymes ou des escroqueries.
3. Impulsivité ou incapacité à planifier à l'avance.
4. Irritabilité et agressivité, comme en témoigne la répétition de bagarres ou d'agressions.
5. Mépris inconsidéré pour sa sécurité ou celle d'autrui.
6. Irresponsabilité persistante, indiquée par l'incapacité répétée d'assumer un emploi stable ou d'honorer des obligations financières.
7. Absence de remords, indiquée par le fait d'être indifférent ou de se justifier après avoir blessé, maltraité ou volé autrui.

B. Âge au moins égal à 18 ans.

C. Manifestations d'un trouble des conduites débutant avant l'âge de 15 ans.

D. Les comportements antisociaux ne surviennent pas exclusivement pendant l'évolution d'une schizophrénie ou d'un trouble bipolaire.

des conceptualisations très hétérogènes. Certaines descriptions dérivent d'une gamme de traits psychopathologiques normaux, d'autres sont issues d'une théorie de la personnalité ou d'une doctrine psychologique, d'autres enfin proviennent de la description des névroses. L'histoire de la littérature concernant les personnalités psychopathiques n'échappe pas à ces désaccords, les diverses dénominations de ce groupe ayant suivi l'évolution des idées sur les maladies mentales depuis le début du XIXe siècle.

ENCADRÉ 16.5

Modèle alternatif pour la personnalité antisociale : critères diagnostiques proposés dans le DSM-5 (section III)

A. Altération d'intensité au minimum moyenne du fonctionnement de la personnalité comme en témoignent des difficultés dans au moins deux des quatre domaines suivants :

1. Identité : égocentrisme, estime de soi liée à un profit personnel, au pouvoir ou au plaisir.

2. Autodétermination : objectifs fondés sur une satisfaction personnelle, absence de standards internes prosociaux associée à une incapacité de se conformer à un comportement respectueux de la loi ou culturellement et éthiquement normatif.

3. Empathie : manque d'intérêt pour les sentiments, les besoins ou la souffrance d'autrui; manque de remords après avoir maltraité ou fait souffrir autrui.

4. Intimité : incapacité d'entretenir des relations mutuelles proches car le moyen principal d'entrer en relation avec autrui est l'exploitation, y compris par tromperie et coercition; utilisation de sa supériorité ou de l'intimidation pour contrôler autrui.

B. Au moins six des sept traits pathologiques suivants :

1. Tendances manipulatoires (un aspect de l'antagonisme) : utilisation fréquente de subterfuges pour influencer ou contrôler autrui; opère avec séduction, charme, désinvolture ou des attitudes doucereuses pour aboutir à ses fins.

2. Dureté/insensibilité (un aspect de l'antagonisme) : manque d'intérêt pour les sentiments ou les problèmes d'autrui; manque de culpabilité ou de remords à propos des effets négatifs voire nocifs de son action sur autrui; agression, sadisme.

3. Malhonnêteté (un aspect de l'antagonisme) : tromperies et fraudes; représentation erronée de sa personne; enjolivement de la vérité ou inventions quand le sujet relate des événements.

4. Hostilité (un aspect de l'antagonisme) : sentiments de colère persistants ou fréquents; colère ou irritabilité en réponse à des affrontements mineurs et à des insultes; comportement mauvais, méchant ou vindicatif.

5. Prise de risque (un aspect de la désinhibition) : s'engage dans des activités dangereuses, risquées, potentiellement auto-dommageables, superflues, sans considération pour les conséquences; tendance à l'ennui; se lance dans des activités irréfléchies pour lutter contre cet ennui; ne se sent pas concerné par ses limites et déni de la réalité d'un danger personnel encouru.

6. Impulsivité (un aspect de la désinhibition) : agit sur un coup de tête en réponse à des stimuli immédiats; agit dans l'instant, sans projet ni considération pour les conséquences; difficultés pour faire des plans et les suivre.

7. Irresponsabilité (un aspect de la désinhibition) : ne prend pas en considération – et n'honore pas – les obligations financières et les autres engagements; ne respecte pas accords et promesses qu'il ne tient pas.

NB : le sujet a au moins 18 ans.

Spécifier si :

Avec caractéristiques psychopathiques.

Spécifications. Une variante souvent intitulée *psychopathie* ou « psychopathie primaire » est caractérisée par une absence d'anxiété ou de peur et par un style interpersonnel intrépide qui peut masquer des comportements mal adaptés (p. ex. frauduleux). Cette variante psychopathique est caractérisée par un bas niveau de tendance anxieuse (domaine de l'affectivité négative) et de retrait (domaine du détachement) et par un haut niveau de recherche d'attention (domaine de l'antagonisme).

P. Pinel définit la « manie sans délire », J.E. Esquirol la manie « instinctive » ou « impulsive », J.C. Pritchard la « folie morale ». En 1857, B.A. Morel décrit la théorie de la « dégénérescence » reprise par V. Magnan. Pour E. Kraepelin, les « personnalités psychopathiques » regroupent « les criminels nés, les agités, les menteurs, les bluffeurs et les pseudo-quérulents ». En 1919, E. Dupré introduit la notion de déséquilibre constitutionnel. À partir des travaux de F. Alexander (1930), la littérature psychanalytique décrit les « névroses de caractère ».

H. Cleckley, pour lequel la psychopathie est caractérisée avant tout par un détachement émotionnel, propose dans son ouvrage intitulé *The Mask of Sanity*, un prototype d'individu psychopathe identifié par 16 caractéristiques (encadré 16.6) [7]. Ces caractéristiques restent essentielles dans l'histoire actuelle de la psychopathie. À partir de

ENCADRÉ 16.6

Caractéristiques de la psychopathie selon Cleckley [7]

- Charme superficiel et « bonne intelligence »
- Absence de délire ou de tout autre signe de pensée irrationnelle
- Absence de « nervosité » ou de manifestations psychonévrotiques
- Manque de fiabilité
- Fausseté et hypocrisie
- Absence de remords et de honte
- Comportement antisocial non motivé
- Pauvreté du jugement et incapacité d'apprendre de ses expériences
- Égocentrisme pathologique et incapacité d'aimer
- Réactions affectives pauvres
- Incapacité d'introspection
- Incapacité de répondre adéquatement aux manifestations générales qui marquent les relations interpersonnelles (considération, gentillesse, confiance, etc.)
- Comportement fantaisiste et peu engageant sous l'effet de l'alcool, voire sans ledit effet alcool
- Rarement porté au suicide
- Vie sexuelle impersonnelle, banale et peu intégrée
- Incapacité à se plier à un projet d'existence

la description de Cleckley, R.D. Hare met en place un instrument diagnostique opérationnel : la *Hare Psychopathy Check List* (PCL) [13] dont la version révisée à 20 items a été traduite en français par « l'échelle de psychopathie de Hare » [15].

Malgré de nombreuses critiques, la personnalité antisociale telle qu'elle était décrite dans le DSM-IV apparaît comme la seule catégorie de trouble de personnalité bénéficiant de niveaux satisfaisants de fidélité interjuges en pratique quotidienne. Elle est aussi le seul type de trouble de la personnalité qui a pu être étudié de façon régulière dans des enquêtes épidémiologiques en population générale.

Clinique

La biographie du psychopathe

Ses caractéristiques essentielles sont l'instabilité, l'inadaptabilité et l'impulsivité.

Les premières manifestations caractérielles (colères, agressivité, oppositions, désobéissances) sont objectivées dès l'enfance et interfèrent rapidement avec les possibilités d'adaptation scolaire.

L'adolescence marque un tournant évolutif défavorable avec apparition des actes de délinquance caractérisée, des conduites toxicomaniaques, et des conduites à risque, notamment dans le domaine de la sexualité. L'instabilité, caractéristique de la personnalité psychopathique, empêche les possibilités de formation professionnelle et les emplois fixes.

La vie adulte du sujet va poursuivre la même progression chaotique marquée du sceau de l'instabilité dans le domaine professionnel, social et affectif, même si avec l'âge, les actes de déviance antisociale peuvent sensiblement s'amender (*cf.* Évolution).

La personnalité du psychopathe

Les traits de personnalité apparaissent en général assez clairement lors des entretiens cliniques :

- le contact est superficiel même si le psychopathe se présente souvent de façon aimable et charmeuse ;
- les tendances égocentriques et manipulatrices caractérisent les relations interpersonnelles. Comme dans le cas des personnalités narcissiques, l'interlocuteur n'est reconnu qu'à travers l'utilisation qui peut être faite de lui. H. Cleckley souligne qu'il y a là une incapacité à percevoir l'impact de son comportement sur autrui autant qu'un manque d'empathie à l'égard de l'autre [4] ;
- l'impulsivité génère des troubles du comportement : bagarres, fugues, crises clastiques, délits mineurs ou majeurs. Le psychopathe réagit à la moindre frustration et se montre incapable de retarder l'accomplissement de ses désirs immédiats. Par ailleurs, il existe chez lui une incapacité à prévoir les conséquences de ses actes et à tirer profit des expériences passées ;
- l'agressivité est fréquente, en particulier dans les contextes de frustration. Cette agressivité peut revêtir un aspect pervers lorsqu'elle s'accompagne d'un véritable plaisir à faire le mal ou à le faire faire par d'autres ;
- le manque d'anxiété a été classiquement décrit comme un trait caractéristique, le passage à l'acte prenant le relais de toute ébauche d'anxiété. Cependant, bien souvent les aléas

d'un parcours existentiel instable amènent des décompensations anxieuses, parfois suraiguës, pouvant conduire à une demande de soins en urgence;
- la thymie est instable. Les passages à l'acte autoagressifs sont souvent sous-tendus par des décompensations dépressives brutales marquées par l'intensité des affects dépressifs;
- la prise d'alcool ou de toxiques peut être le support de la demande de prise en charge en urgence par le patient qui expérimente ces décompensations anxieuses ou dysphoriques aiguës, mais altère alors souvent les possibilités de réponse thérapeutique appropriée, du fait de l'aggravation des troubles du comportement;
- il existe fréquemment des troubles des conduites sexuelles avec instabilité, conduites à risque (partenaires multiples, relations sexuelles non protégées). Les authentiques perversions à caractère stable et répétitif sont beaucoup plus rares.

En pratique clinique, les principaux diagnostics différentiels discutés sont la personnalité narcissique et la personnalité borderline. La question des limites entre personnalité antisociale et personnalité borderline se pose lorsque les éléments dépressifs sont durables et prennent un aspect anaclitique ou abandonnique. Cette question est importante dans un domaine – celui des troubles de la personnalité dans leur ensemble – où la distinction en catégories diagnostiques est remise en question par une approche dimensionnelle [18].

Évolution

Certains auteurs ont évoqué la possibilité d'évolutions favorables pour les manifestations antisociales dans la seconde partie de vie, se référant à un phénomène d'épuisement qui pourrait être lié à l'âge, à l'accumulation d'événements de vie adverses et/ou de sanctions judiciaires. Selon R.D. Hare, cette rémission apparemment spontanée est plus le fait de l'apprentissage de nouvelles voies pour échapper aux autorités qu'une réelle amélioration [8] : Hare montre que le facteur I de la PCL, qui représente les traits de personnalité considérés comme centraux, varie peu avec l'âge. Les scores du facteur II, qui se réfèrent plus aux comportements sociaux déviants, diminuent en revanche avec l'âge.

Les personnalités antisociales ont un risque accru par rapport à la population générale de décéder prématurément avec une augmentation significative de décès par causes non naturelles (suicides, accidents, homicides).

Troubles associés

C'est dans le domaine des conduites toxicomaniaques et/ou alcooliques que les associations sont les plus documentées.

L'étude *Epidemiologic Catchment Area* ou ECA (1991) trouve 14 % de personnalités antisociales parmi les sujets présentant une dépendance à l'alcool, 17,8 % chez les toxicomanes [23]. Dans la *National Comorbidity Survey* (1994), les sujets ayant une personnalité de type antisocial ont un risque 10 fois supérieur de dépendance à l'alcool, 14 fois supérieur pour la toxicomanie. Près de 80 % de tous ceux qui ont une personnalité antisociale présentent une conduite addictive associée. On trouvera dans l'ouvrage de P. Moran (1999) une revue complète des études examinant cette association [18].

Épidémiologie

Dans les études épidémiologiques menées en population générale, les taux de personnalité antisociale varient entre 0,14 %, à Taiwan, et 4,1 % pour une des études américaines, mais la majorité des enquêtes aboutissent à des résultats se situant entre 2 et 3 % [23, 24]. Pour les études menées dans les structures de soins psychiatriques, les taux de prévalence oscillent entre 1 et 3 %.

Toutes les études montrent une nette prédominance masculine (*sex ratio* : 6/1 dans l'étude ECA). Dans l'étude ECA (1991), le taux de prévalence est maximum dans le groupe des 25–44 ans et diminue ensuite de façon très nette. Dans cette même étude, le taux de personnalité antisociale est deux fois plus élevé en milieu urbain qu'en milieu rural. La *National Comorbidity Survey* (1994) donne des indications précises sur les relations avec le niveau éducatif : le taux de personnalité antisociale est 14 fois plus élevé chez les personnes qui cessent leur scolarité à l'âge de 11 ans; il est trois fois plus élevé chez ceux qui arrêtent leur scolarité à l'âge de 15 ans [17].

Étiopathogénie – Facteurs de risque

Facteurs génétiques

Les études de jumeaux et les études d'adoption montrent des influences génétiques et environnementales dans le trouble de la personnalité antisociale mais il reste difficile actuellement de conclure sur l'importance relative de ces deux facteurs souvent intriqués.

L'étude d'adoption de R.J. Cadoret identifie un risque génétique substantiel pour les troubles des conduites de l'enfance.

En 1999, P. Moran conclut une revue de la littérature sur le sujet, en soulignant que les données sont en faveur d'une héritabilité partielle mais surtout qu'il existe d'importantes interactions entre environnement et génotype dans la genèse de la personnalité antisociale [18].

B.M. Hicks et al. évoquent l'existence d'une vulnérabilité globale (plutôt que spécifique) hautement héritable pour un spectre de troubles « externalisés » (*externalizing disorders*) incluant la personnalité antisociale, le trouble des conduites, la dépendance à l'alcool et aux drogues [16].

Antécédents infantiles des troubles des conduites

De nombreux travaux rétrospectifs et prospectifs ont mis en évidence la valeur prédictive des troubles des conduites pour la psychopathie, suggérant alors l'importance de les repérer précocement chez l'enfant afin d'envisager des stratégies thérapeutiques préventives [20].

En 1966, L.N. Robins rapporte les données d'un suivi longitudinal de 406 enfants adressés à un centre de guidance infantile pour comportements antisociaux, comparés à 118 admis pour symptômes névrotiques prédominants et 100 sujets contrôles [22]. Lors d'une réévaluation 30 ans après, 75 % des hommes et 40 % des femmes ayant des antécédents de conduites antisociales dans l'enfance avaient fait l'objet de poursuites judiciaires. Tous les sujets ayant commis des infractions graves avaient présenté, dans l'enfance, des conduites antisociales [21].

En 1978, après une nouvelle étude sur des cohortes semblables, Robins conclut : « *Il y a pratiquement toujours des antécédents de conduites antisociales dans l'enfance lorsqu'un diagnostic de personnalité antisociale est porté à l'âge adulte; les enfants ayant des troubles des conduites ne deviennent pourtant pas, pour la plupart, des adultes antisociaux.* » Dans son travail, seuls 27 % des sujets de sexe masculin ayant présenté plus de trois symptômes de ce type dans l'enfance manifestent des symptômes à l'âge adulte.

La diversité des comportements antisociaux semble être un meilleur facteur prédictif de personnalité antisociale à l'âge adulte qu'un comportement isolé quelconque : l'absence de conduite hétéroagressive n'est pas corrélée à un meilleur pronostic quand les autres conduites pathologiques sont nombreuses et quand il existe des symptômes d'hyperactivité associés.

Syndrome d'hyperactivité

De nombreuses études ont cherché à mettre en évidence un lien entre hyperactivité infantile et personnalité antisociale : les résultats des études prospectives de suivi d'enfants hyperactifs montrent des taux importants d'évolution vers une personnalité antisociale à l'âge adulte. D.R. Lynam (1996) qualifie les sujets présentant l'association : symptômes d'hyperactivité et troubles des conduites dans l'enfance de « psychopathes en herbe ».

Conséquences de sévices ou d'abandon dans l'enfance

J. Oliver (1998) a souligné les liens qui peuvent exister entre sévices subis dans l'enfance et développement d'une personnalité antisociale. Un travail de C.S. Widom (1989), portant sur 908 enfants suivis en moyenne sur 15 ans et évalués avec une méthodologie rigoureuse, aboutit à cette conclusion que le fait d'être victime de sévices et/ou d'abandon dans l'enfance est un facteur prédictif de comportements antisociaux sévères à l'âge adulte.

Atteintes neurologiques précoces

Les travaux les plus aboutis concernant l'implication de certaines zones cérébrales (cortex préfrontal essentiellement) dans le comportement psychopathique sont ceux d'Antonio Damasio avec les célèbres cas Gage et Elliot [8].

Le cas Gage est un des cas neuropsychologiques les plus célèbres des annales médicales. En 1848, ce travailleur des chemins de fer américains survécut au passage d'une barre à mine à travers la partie frontale de son cerveau mais développa au décours de l'accident un fonctionnement de personnalité de type psychopathique. Cent quarante ans plus tard, l'équipe de Damasio reconstruit la lésion de Gage localisée au niveau du cortex préfrontal ventromédian droit et la corrèle avec l'apparition, après l'accident, de ses traits psychopathiques. La lésion de Gage était strictement similaire à celles que Damasio observait chez des patients frontaux dont le profil neuropsychologique était comparable : une intelligence conservée mais des difficultés sévères d'interactions sociales et de prises de décision.

Le cas Elliot a fait également l'objet d'une étude neuropsychologique très détaillée. Il s'agit d'un patient qui a développé des comportements sociopathiques dans les suites de l'ablation d'un méningiome situé dans la région orbitofrontale. Comme pour Gage, le bilan conclut chez lui à une absence de déficit cognitif mais à un déficit d'ordre émotionnel «avec une perte de la motivation spontanée à agir».

Facteurs psychodynamiques

F. Alexander évoque une absence de formation du Surmoi mais d'autres hypothèses seront ensuite formulées : conduites psychopathiques à valeur masochique, surmoi archaïque [1].

Les travaux psychanalytiques ont surtout porté sur la psychogenèse du passage à l'acte. On a ainsi évoqué une incapacité à intégrer les pulsions dans un langage symbolique, un défaut de fantasmatisation.

Un certain nombre de travaux ont porté sur la perturbation des relations au sein du couple parental : la mère est décrite comme supportant difficilement toutes tentatives d'individualisation de son enfant alors que le père ferait défaut à l'identification au moment de l'adolescence [21].

Un travail de O. Giovanelli et al. sur l'impact de l'adversité familiale durant l'enfance sur le développement de la personnalité psychopathique met en évidence quatre variables d'adversité présentant un effet prédictif significatif sur la psychopathie [10]. Il s'agit de l'antipathie paternelle, de la négligence, du manque de supervision et de la discorde au sein du foyer.

Approches sociologiques

G.R. Patterson (1992) s'est intéressé à l'influence spécifique des échanges «parent-enfant» dans le développement des comportements antisociaux. Il propose un modèle psychopathologique dans lequel les échanges coercitifs à l'intérieur de la famille sont conceptualisés comme la cause «proximale» du comportement antisocial pendant toute la vie.

T. Millon (1985) décrit un syndrome de rejet de la part des parents et du corps social qui engendrerait un phénomène d'endurcissement, de mépris des règles, de rejet des émotions.

D. Zagury évoque quant à lui un «*malaise psychopathique dans la civilisation*» en s'interrogeant sur une civilisation de l'image et du multimédia qui «*privilégie l'éphémère aux dépends de la continuité*» et «*érige en modèle héroïque*» celui du manager pressé dont la réussite doit se faire à tout prix, fût-ce à celui de l'écrasement d'autrui [25]. Hare souligne, dans un ouvrage intitulé *Without Conscience* [14], que dans différents segments de la société actuelle certains traits psychopathiques (superficialité, manipulation) peuvent être tolérés voire valorisés. Englebert, de la même façon, insiste sur le caractère adaptatif de la psychopathie, remarquant que, «*à compétences et fonctionnement égaux, certains sujets parviennent à une intégration professionnelle adéquate (compétences d'ailleurs valorisées dans certaines situations), et d'autres se retrouvent derrière les barreaux d'une prison*» [11, 12].

Modèles cognitifs

Le modèle de K.A. Dodge (1994) est un modèle explicatif du comportement agressif insistant sur le niveau cognitif. Un point essentiel de ce modèle est que les comportements agressifs sont médiés par des erreurs au niveau du traitement de l'information amenant les sujets à surévaluer l'hostilité dans leur environnement.

Le modèle d'inhibition de la violence (VIM) est un modèle émotionnel développemental proposé par R.J.R. Blair dès 1993 [6]. Le VIM peut se définir comme un mécanisme cognitif activé, d'une part par la présentation de signaux de détresse (l'expression faciale de tristesse et de peur, la vue et le son des pleurs), d'autre part par les représentations mentales des actes causant la souffrance chez les autres. Il fait intervenir la notion d'apprentissage.

Le VIM est un prérequis pour le développement de trois aspects clés dans la socialisation et l'émergence de la moralité : les émotions morales (culpabilité, remords, etc.), l'inhibition de l'action violente et la distinction entre les règles conventionnelles et sociales.

Dans ce modèle, la psychopathie est conceptualisée comme une rupture du processus dans lequel les représentations de l'acte agressif déclenchent théoriquement l'activation du VIM. L'inactivation du VIM laisse alors le sujet uniquement avec les émotions fondamentales pour guider ses comportements.

L'absence de VIM ferait intervenir des facteurs physiologiques (hypothèse d'un déficit physiologique) et/ou sociaux (rôle de l'absence de socialisation précoce).

Traitement

Psychothérapie

Les thérapies individuelles impliquant régularité et réponse différée aux exigences immédiates n'apportent que des résultats limités compte tenu des caractéristiques psychopathologiques fondamentales de ce type de personnalité.

La démarche de A. Beck et A. Freeman (1990), résumée par Q. Debray et D. Nollet [9], consiste à réinstaurer des « significations », c'est-à-dire des buts, des logiques, des sens, dans la vie du sujet. Le travail se fait d'abord sur le sujet lui-même à partir d'exemples concrets tirés de sa biographie puis sur ses relations avec les autres. Plus que jamais, la méthode socratique qui utilise les « pourquoi » et les « comment » est préconisée. Le but est d'amener progressivement le patient à introduire des logiques dans son existence, à aller au-delà de ses intuitions en faisant apparaître la notion d'alternatives, de conséquences et de hiérarchie des événements.

Indépendamment de l'approche théorique utilisée, il existe un certain consensus concernant l'attitude thérapeutique à adopter : les cliniciens doivent fixer des objectifs « réalistes » en ciblant l'action thérapeutique sur des aspects qui peuvent être reconnus comme problématiques par le sujet lui-même. Les règles de collaboration doivent être structurantes voire directives.

La plupart des programmes de traitement adoptent comme critères d'inclusion que le patient ne nie pas de manière catégorique la réalité de ses délits.

Hospitalisation

Les indications d'hospitalisation doivent être soigneusement pesées, en fonction des caractéristiques de la décompensation qui amène le sujet à l'hôpital, le plus souvent en urgence. Il importe de fixer des objectifs précis : traitement d'un épisode dépressif, cure de sevrage, et de limiter la durée des hospitalisations aux strictes nécessités de ces objectifs.

On relève que les personnalités antisociales représentent, en France comme dans d'autres pays, une proportion importante de la population accueillie dans les unités pour malades difficiles.

Traitement médicamenteux

Les chimiothérapies sont essentiellement symptomatiques et prescrites en fonction des caractéristiques cliniques de l'épisode qui amène le sujet à consulter. Les benzodiazépines sont à éviter en dehors d'une prescription ponctuelle, dans le cadre d'un sevrage alcoolique.

Les inhibiteurs de la recapture de la sérotonine, le lithium, les anticonvulsivants (type carbamazépine ou valproate) certains neuroleptiques ou antipsychotiques sédatifs ont été préconisés en fonction de leur action anti-impulsive ou anti-agressive. L'instabilité entraîne cependant très souvent des arrêts à court terme.

On trouvera dans l'article de M. Bénézech et P. Le Bihan pour l'Encyclopédie médicochirurgicale – Psychiatrie [5] une revue de littérature détaillée concernant les différents traitements médicamenteux qui ont pu être proposés.

Références

Les références citées dans le texte et ne figurant pas ci-dessous sont mentionnées dans la bibliographie du principal ouvrage de référence [21].

[1] Alexander F. The neurotic character. Int J Psychoanal 1930; 11 : 292-311.
[2] Anderson JL, Sellbom M, Wygant DB, et al. Examining the association between DSM-5 Section III Antisocial personality disorder traits and psychopathy in community and university samples. J Pers Disord 2014; 28 : 675-97.
[3] American Psychiatric Association. Diagnostic and Statistical Manual of Mental Disorders, 4th ed. (DSM-IV). Washington DC : APA; 1994. Traduction française sous la direction de Guelfi JD. Paris : Masson; 1996.
[4] American Psychiatric Association. Diagnostic and Statistical Manual of Mental Disorders, 5th ed. (DSM-5). Arlington : APA; 2013. Traduction française sous la direction de Crocq MA, Guelfi JD, et al. Paris : Elsevier-Masson; 2015.
[5] Benezech M, le Bihan P. Personnalité antisociale. EMC Psychiatrie (Elsevier Masson); 2012. 37-490-G-10.
[6] Blair RJR. A cognitive developmental approach to morality : investigating the psychopath. Cognition 1995; 57 : 1-29.
[7] Cleckley H. The Mask of Sanity. St Louis : Mosby; 1941.
[8] Damasio AR. L'erreur de Descartes. La raison des émotions. Paris : Odile Jacob; 1995.
[9] Debray Q, Nollet D. Les personnalités pathologiques. Approche cognitive et thérapeutique. Paris : Masson; 1997.
[10] Giovanelli O, Ducro C, Pham TH, et al. Impact de l'adversité familiale durant l'enfance sur le développement de la personnalité psychopathique. Ann Méd-Psychol 2013; 171 : 509-11.
[11] Englebert J. Quelques éléments en faveur d'une réflexion psycho pathologique sur le psychopathe. Première partie. Ann Méd-Psychol 2013; 171 : 141-6.
[12] Englebert J. Quelques éléments en faveur d'une réflexion psycho pathologique sur le psychopathe. Seconde partie. Ann Méd-Psychol 2013; 171 : 147-53.
[13] Hare RD. A research scale for the assessment of psychopathy in criminal populations. Personality Individ Differ 1980; 1 : 111-7.
[14] Hare RD. Without Conscience : The disturbing World of Psychopaths Among Us. In : New York : Pocket Books; 1993.
[15] Hare RD. Psychopathy : A clinical construct whose time has come. Crim Justice Behav 1996; 23 : 25-54.
[16] Hicks BM, Krueger RK, Iacono WG, et al. Family transmission and heritability of externalizing disorders : a twin-family study. Arch Gen Psychiatry 2004; 61 : 922-8.
[17] Kessler RC, Mcgonagle KA, Zao S, et al. Lifetime and 12 month prevalence of DSM-III-R psychiatric disorders in the United States : results from the National Comorbidity Survey. Arch Gen Psychiatry 1994; 51 : 8-19.
[18] Moran P. Antisocial personality disorder. An epidemiological perspective. London : Royal College of Psychiatrist; 1999.
[19] Organisation mondiale de la santé. Classification internationale des troubles mentaux et des troubles du comportement CIM-10. Descriptions cliniques et directives pour le diagnostic, Genève, 1993. Trad française Pull CB, et al. Paris : Masson, 1994.
[20] Patrick CJ, Fowles DC, Krueger RF. Triarchic conceptualization of psychopathy : developmental origins of disinhibition, boldness and meanness. Dev Psychopathol 2009; 21 : 913-8.
[21] Pham TH, Coté G. Psychopathie : théorie et recherche Psychologie. Villeneuve D'Ascq : Septentrion Presses Universitaires; 2000.
[22] Robins LN. Study Childhood predictors of adult antisocial behavior; replications from longitudinal studies. Psychol Med 1978; 8 : 611-22.
[23] Robins LN, Regier DA. Psychiatric Disorders in America. The ECA Study. New York : Free Press; 1991.
[24] Samuels J, Eaton WW, Bienvenu OJ, et al. Prevalence and correlates of personality disorders in a community sample. Br J Psychiatry 2002; 180 : 536-42.
[25] Zagury D. De la psychopathie à la personnalité antisociale. Sante Ment 2009; 141 : 48-51.

16.5 Personnalité borderline

C. Lamas, J.D. Guelfi

Introduction – Historique

Le terme de personnalité borderline est issu d'une démarche psychiatrique critériologique. Il est parfois traduit par «état limite» mais les deux concepts ne se recouvrent que partiellement; ils sont issus, en effet, de deux logiques et de deux modèles de compréhension de la psychopathologie bien distincts. Le terme d'état limite est issu de la clinique psychanalytique; il est utilisé pour décrire un type d'organisation de la personnalité initialement isolé à partir de particularités relevées dans la relation thérapeutique de certains patients par divers psychanalystes.

A. Stern (1938) a pour la première fois utilisé le terme « borderline » pour décrire des patients développant une psychose de transfert lors de la cure psychanalytique et utilisant le clivage comme principal mécanisme de défense.

L'entité « borderline » s'est progressivement individualisée comme distincte de la schizophrénie, grâce aux contributions de plusieurs auteurs. H. Deutsch (1942) a décrit la personnalité *as if*, proche du concept de « faux self » utilisé D.W. Winnicott pour décrire un mode de relation caractérisé par son manque d'authenticité et sa plasticité en fonction de l'interlocuteur.

La contribution de Otto Kernberg a été centrale [12]. Cet auteur a proposé une analyse complexe des aspects structurels du Moi dans ce trouble et l'a intégré à une théorie multidimensionnelle de l'organisation de la personnalité au sein de laquelle ces troubles occupent une position intermédiaire.

J. Bergeret a considéré ces troubles limites comme une « troisième lignée psychopathologique », intermédiaire entre névrose et psychose, sans symptôme névrotique ni décompensation psychotique franche [*in* 8]. À partir de « ce tronc commun de l'état limite », J. Bergeret a également décrit certaines formes cliniques évolutives plus ou moins proches des névroses ou des psychoses, des formes aménagées de type caractériel ou pervers, et des formes de sénescence.

Pour D. Widlöcher, l'état limite correspondrait à une organisation de la personnalité (plutôt qu'à une structure) recouvrant, au-delà de l'hétérogénéité de sa sémiologie, un système d'attitudes et d'opérations de pensée relativement stables et cohérentes, des mécanismes de projection jouant un rôle important dans la gestion par le patient de ses relations interpersonnelles et dans ses passages à l'acte.

R.R. Grinker (1968) a développé une méthode originale pour appréhender le fonctionnement du patient borderline [*in* 8]. *Via* une analyse statistique multifactorielle, quatre facteurs caractéristiques du fonctionnement borderline relativement indépendants ont pu être isolés : l'agressivité, le mode de relation anaclitique, le trouble de l'identité et une forme particulière d'expression de la dépression.

J.G. Gunderson, enfin, a décrit, à partir de 1975 [*in* 9] la triple instabilité des patients borderline : instabilité de l'identité, de l'affectivité et des cognitions. Cet auteur a joué un rôle prépondérant dans la constitution même de l'entité borderline au sein des troubles de la personnalité dans le DSM-III, en 1980 , et il a élaboré le premier instrument standardisé de diagnostic de ce trouble, le *Diagnostic Interview for Borderline Patients* en 1981 [*in* 9].

Présentation clinique

Description clinique

La diversité des manifestations cliniques observées chez ces patients, leurs fluctuations au fil du temps, chez un même patient ou entre deux individus, font de ce diagnostic l'un des plus compliqués à poser de la nosographie psychiatrique. Aucun des éléments cliniques ne s'avère pathognomonique. La co-occurrence et la diversité des symptômes observés chez un même patient, leur labilité dans le temps contribuent à un diagnostic de présomption.

Typiquement, le trouble borderline se manifeste par une instabilité affective, une impulsivité marquée, des comportements et/ou une idéation suicidaire, troubles récurrents, à l'origine d'entraves durables dans le fonctionnement psychoaffectif et l'insertion sociale. Ces manifestations s'organisent autour de quatre domaines principaux : les perturbations des affects, l'impulsivité, les perturbations des relations interpersonnelles et les perturbations cognitives.

L'angoisse, constante, d'intensité variable, constitue un élément central du trouble. Elle est fluctuante, activée, comme la plupart des manifestations cliniques, par des variations minimes de l'environnement et de la distance relationnelle. Elle apparaît de manière plus ou moins bruyante, allant de la « grande crise d'angoisse » avec son cortège de manifestations somatiques à un sentiment de malaise diffus. Le sentiment d'ennui, de vide chronique, caractérise le patient borderline. La plainte s'organise autour de l'absence de sens à donner à l'existence avec le sentiment d'agir de façon mécanique, sans être authentiquement concerné. Ces perturbations affectives s'associent à de brusques explosions de colère, de rage intense et inappropriée. Ces fluctuations brutales, volatiles, suivies d'un profond sentiment de honte et de détresse, sont souvent associées à des facteurs externes de stress ou à des déceptions dans la relation à autrui. Mais, contrairement aux manifestations observées dans les troubles anxieux et les troubles de l'humeur, ces mouvements sont fugaces (tout en se répétant dans le temps avec une fréquence très variable, chez les différents patients et chez un même patient selon les circonstances).

L'impulsivité, plus ou moins marquée, favorise les passages à l'acte autoagressifs (automutilations, tentatives de suicide, etc.) et hétéroagressifs (rixes, coups de poing, agressions, etc.). Certains auteurs, comme Gunderson en 1991[*in* 9], considèrent les automutilations (acte de se faire du mal de manière délibérée, répétée, de manière physique, sans intention consciente de se suicider et ne menaçant pas directement le pronostic vital) comme quasi pathognomoniques du trouble borderline. L'impulsivité favorise également les prises de toxiques et diverses autres conduites à risque (comme des rapports sexuels non protégés, une conduite automobile dangereuse ou sous l'emprise de toxiques, etc.) ainsi que d'autres conduites risquées (boulimie, achats compulsifs, vols, etc.).

Les perturbations des relations interpersonnelles se caractérisent par une réactivité marquée aux facteurs de stress interpersonnels. Le patient borderline est un «écorché vif» réagissant à la moindre variation réelle ou imaginaire de la distance relationnelle à son entourage. Ses relations à autrui sont chaotiques, caractérisées par leurs manifestations extrêmes, sujettes à des revirements brutaux où l'intensité de la dévalorisation et du dénigrement est à la mesure de l'idéalisation antérieure. Les ruptures font écho à la menace permanente de l'abandon, de la mise à distance, de la perte et à l'intolérance fondamentale de ces patients à la solitude.

Les perturbations cognitives regroupent deux types de manifestations. L'image de soi (perturbation de l'identité) est vague, confuse, allant d'un extrême à l'autre, se manifestant au travers de renversements brutaux des systèmes de valeur, des objectifs, de la perception de soi. Des épisodes psychotiques aigus peuvent apparaître au décours d'un stress; la méfiance, le vécu d'hostilité, les idées de référence et les symptômes tels que la dépersonnalisation et la déréalisation peuvent se rencontrer transitoirement dans des périodes de stress intense mais sont généralement rapidement résolutifs.

Le trouble borderline se manifeste selon un continuum de sévérité variable en fonction des individus et dans le temps. L'appréciation du retentissement du trouble constitue un aspect important de l'évaluation. L'impact sur les relations interpersonnelles et l'insertion sociale est globalement plus marqué chez les patients borderline que chez ceux qui présentent d'autres troubles de personnalité selon Mary Zanarini, l'auteur qui suit la cohorte mondiale la plus importante de patients borderline, depuis plus de 16 ans [24].

Les patients les plus graves ont tendance à présenter un plus grand nombre d'affections comorbides et l'impact sur leurs relations interpersonnelles et leur insertion sociale et professionnelle est souvent plus important [24]. *A contrario*, les patients les moins sévères parviennent à maintenir une insertion professionnelle et sociale satisfaisante. La motivation au changement et les capacités à s'engager dans une prise en charge sont d'autres indicateurs d'une moindre intensité des troubles selon Zanarini.

Diagnostic

D'après le DSM-III

Initiée dans une perspective de recherche, la réflexion menée autour des critères de la personnalité borderline a eu pour principal objectif, sous l'influence de R.L. Spitzer, Directeur de la *Task Force* du DSM-III et de J. Gunderson, de pouvoir différencier cette instabilité généralisée : de l'humeur, des relations et de l'image de soi, des autres tableaux psychiatriques et des autres troubles de la personnalité, surtout histrioniques et narcissiques.

L'Association américaine de Psychiatrie a proposé dans le DSM-IV, en 1994, la forme la plus aboutie à ce jour de cette réflexion. La différenciation en 1980, à partir du DSM-III, des troubles de la personnalité au sein d'un axe II, distinct de l'axe I des troubles mentaux, a marqué un tournant important dans la classification des troubles de la personnalité et les révisions ultérieures n'apporteront que des modifications mineures à ces critères. Les critères diagnostiques actuels de la personnalité borderline figurent dans le DSM-5 publié aux États-Unis en 2013. Le cœur de cette classification, dans sa section II, n'a pas modifié les critères du DSM-IV. Les patients doivent remplir cinq des neuf critères proposés afin que le diagnostic de personnalité borderline soit retenu (encadré 16.7). Les sujets qui remplissent de manière incomplète ces critères peuvent être considérés comme présentant de simples traits de ce trouble de personnalité. Bien que ne remplissant ainsi pas l'ensemble des critères du diagnostic, cette formulation peut être utile pour guider la prise en charge, notamment en cours d'évolution.

L'Association américaine de psychiatrie a proposé dans une section III, expérimentale, un modèle original, hybride ou mixte des troubles de la personnalité. Ce modèle (encadré 16.8), intègre les réflexions menées sur l'intérêt d'une approche dimensionnelle dans le domaine des troubles de la personnalité dont on peut penser qu'elle est vraisemblablement plus utile à la clinique actuelle que les classiques catégories diagnostiques. Les auteurs du DSM-5 ont souhaité qu'il fasse l'objet d'études empiriques destinées à tester sa validité et son utilité.

ENCADRÉ 16.7

Critères diagnostiques de la personnalité borderline selon le DSM-5 (section II)

Mode général d'instabilité des relations interpersonnelles, de l'image de soi et des affects avec une impulsivité marquée, qui apparaît au début de l'âge adulte et est présent dans des contextes divers, comme en témoignent au moins cinq des manifestations suivantes :

1. Efforts effrénés pour éviter les abandons réels ou imaginés (*NB* : ne pas inclure les comportements suicidaires ou les automutilations énumérés dans le critère 5).

2. Mode de relations interpersonnelles instables et intenses caractérisées par l'alternance entre des positions extrêmes d'idéalisation excessive et de dévalorisation.

3. Perturbation de l'identité : instabilité marquée et persistante de l'image ou de la notion de soi.

4. Impulsivité dans au moins deux domaines potentiellement dommageables pour le sujet (p. ex. dépenses, sexualité, toxicomanie, conduite automobile dangereuse, crises de boulimie) *NB* : ne pas inclure les comportements suicidaires ou les automutilations énumérés dans le critère 5.

5. Répétition de comportements, de gestes ou de menaces suicidaires, ou d'automutilations.

6. Instabilité affective due à une réactivité marquée de l'humeur (p. ex. dysphorie épisodique intense, irritabilité ou anxiété durant habituellement quelques heures et rarement plus de quelques jours).

7. Sentiments chroniques de vide.

8. Colères intenses et inappropriées ou difficulté à contrôler sa colère (p. ex. fréquentes manifestations de mauvaise humeur, colère constante ou bagarres répétées).

9. Survenue transitoire dans des situations de stress d'une idéation persécutoire ou de symptômes dissociatifs sévères.

ENCADRÉ 16.8

Modèle alternatif hybride pour la personnalité borderline dans le DSM-5 (section III)

La personnalité borderline est présentée avec les caractéristiques suivantes : « instabilité de l'image de soi, des objectifs personnels, des relations interpersonnelles et des affects associés à l'impulsivité, la prise de risque et/ou à l'hostilité ».

Le premier critère obligatoire A correspond à l'existence de difficultés d'intensité au minimum moyenne dans au moins deux des quatre domaines suivants : identité, autodétermination, empathie et intimité.

Le critère obligatoire B correspond à l'existence « d'au moins 4 des 7 traits pathologiques suivants, au moins l'un d'entre eux devant être l'impulsivité, la prise de risque ou l'hostilité ».

Les sept traits sont :

- quatre facettes de l'affectivité négative : labilité émotionnelle, tendance anxieuse, insécurité liée à l'abandon, dépressivité de l'humeur ;
- deux facettes de la désinhibition : impulsivité et prise de risque ;
- une facette de l'antagonisme : l'hostilité.

D'après la CIM-10

La Classification internationale des maladies (10e version), publiée en 1992 dans sa version anglaise et 1994 pour la traduction française des critères de recherche, distingue deux sous-types à la personnalité « émotionnellement labile » [18] :

- le sous-type « impulsif » ;
- et le sous-type « borderline », assez proche de la description du DSM-IV, où le trouble spécifique de l'identité avec instabilité de l'image de soi, des objectifs et des choix d'objet est associé à des caractéristiques d'impulsivité avec un sentiment envahissant de vide.

Ces critères s'avèrent plus restrictifs que ceux du DSM-IV ; ils permettraient la constitution de groupes de patients plus homogènes que ceux constitués selon les critères américains.

Manifestations associées

Comorbidités

Les associations comorbides sont très fréquentes chez ces patients. Zanarini a défendu de longue date, chez le patient borderline, l'idée d'un pattern de comorbidité complexe caractérisé par l'association de diagnostics multiples incluant à la fois des troubles internalisés et des troubles externalisés. Les études épidémiologiques [7, 15] montrent que 84 % des patients borderline remplissent les critères d'un trouble ou plus sur l'axe I sur une période de 12 mois.

Les manifestations associées les plus fréquentes sur l'axe I, vie entière, sont les troubles de l'humeur unipolaires et les troubles anxieux, en particulier le trouble stress post-traumatique, le trouble panique et la phobie sociale. L'abus de substance et les troubles du comportement alimentaire sont également communs.

Cette question des comorbidités est centrale dans la mesure où la co-occurrence des différents diagnostics semble influer de manière complexe sur la trajectoire de chacun des différents troubles. Ainsi, la sévérité et la récurrence d'un épisode dépressif caractérisé et d'un trouble dysthymique s'avèrent prédictives de l'existence d'un trouble borderline associé [9].

Sur l'axe II, les troubles de la personnalité paranoïaque, évitante, dépendante et à conduite d'échec sont les plus communément associés à la personnalité borderline (Zanarini, 1998 ; Mc Glashan, 2000 [*in* 17]), avec un nombre moyen de 1,4 trouble de personnalité associé à un autre trouble de la personnalité et une fréquente association entre personnalités borderline, antisociale et dépendante.

Expériences traumatiques

L'importance des facteurs environnementaux dans la compréhension du trouble borderline a été soulignée par de nombreux auteurs. La plupart des individus borderline rapportent des antécédents d'expériences traumatiques dans l'enfance : traumatismes, négligence émotionnelle, violences physiques et sexuelles [23]. Ces antécédents surviendraient à un âge plus précoce chez les patients borderline que chez ceux qui développeront un autre trouble de la personnalité et pourraient interagir avec des facteurs biologiques et génétiques dans le développement du trouble de la personnalité [22]. Par ailleurs, les adultes borderline rapportent davantage d'événements de vie négatifs que les autres patients et sont significativement plus exposés aux rencontres avec un partenaire abusif ou violent, aux viols et aux abus physiques et/ou sexuels (Zanarini, 1999 [*in* 23]).

Épidémiologie

En population générale

La prévalence estimée de la personnalité borderline est évaluée entre 1 à 2 % sur la vie entière [*in* 7] ; cette prévalence a été confirmée par les études épidémiologiques menées en population générale [3, 20]. Cette prévalence pourrait avoir été sous-estimée et atteindre plus de 5 % avec un *sex ratio* de 1 [7].

Les études les plus anciennes retrouvaient une nette prépondérance de femmes dans cette population. Cette donnée est actuellement remise en question [17]. Les taux plus élevés retrouvés en population clinique chez les femmes pourraient être liés à des biais méthodologiques ou refléter un meilleur accès aux soins de ces femmes.

En population clinique

Les patients borderline sont largement représentés en population clinique. Les études utilisant des entretiens semi-structurés apportent des éléments d'évaluation plus fiables et reproductibles que celles reposant sur des auto-questionnaires. Il existe une grande disparité entre les résultats des différentes études selon les instruments utilisés et la population étudiée. La plupart de ces études retrouvent entre 15 et 50 % de patients borderline parmi les patients hospitalisés en psychiatrie et près de 50 % parmi ceux suivis en ambulatoire [*in* 8].

Les données obtenues en population clinique, en termes de comorbidité notamment, sont difficilement extrapolables en population générale (Zimmerman et al. [*in* 9]). Les services spécialisés drainent une population plus sévère et présentant davantage de comorbidités associées. À propos de ces dernières, les relations entre troubles thymiques et personnalité borderline ont notamment suscité différentes hypothèses et controverses allant jusqu'à la remise en question de l'individualisation du trouble par certains auteurs comme Akiskal dès 1981. Cette thèse, rappelée par Gunderson à maintes reprises [9], a toujours paru formellement contestable à ce dernier auteur.

Études de suivi

Bien que le diagnostic de personnalité borderline soit habituellement posé chez l'adulte jeune, certains indicateurs comme l'instabilité affective ou les conduites auto agressives sont souvent observés durant l'adolescence [4, 21].

Le diagnostic de personnalité peut être posé à l'adolescence sous certaines conditions mais le recouvrement avec le trouble à l'âge adulte n'est que partiel et pose question par son instabilité dans le temps et la fréquence encore plus marquée des comorbidités [4, 7].

La personnalité borderline a souvent été considérée comme une pathologie chronique, au pronostic péjoratif et malheureusement cet état de fait a contribué au pessimisme avec lequel étaient abordés ces troubles en pratique clinique. Les recherches récentes invalident cette notion et témoignent d'une évolution moins défavorable qu'attendu, avec un pourcentage considérable de rémissions voire de « guérisons » au moins sur le plan symptomatique [10, 24, 25].

L'équipe de M.C. Zanarini a publié en 2012 les résultats du suivi à 16 ans d'une cohorte importante de patients borderline [24]. Ces patients présentent des pourcentages élevés de rémission symptomatique (78–85 %) au terme du suivi, avec cependant des taux de guérison allant de 40 à 60 % seulement lorsque celle-ci est définie en termes de fonctionnement global. Ces taux s'avèrent nettement inférieurs à ceux obtenus dans plusieurs autres types de troubles de la personnalité.

Les facteurs prédictifs les plus pertinents de ces guérisons sont : l'absence d'hospitalisation antérieure, un QI élevé, une bonne insertion professionnelle antérieure à l'évaluation, l'absence de trouble de personnalité du cluster anxieux et une note élevée d'extraversion et d'empathie [24]. Les résultats de cette étude suggèrent ainsi que la rémission prolongée sur le plan symptomatique est plus fréquente chez ces patients que la guérison mais également que ces périodes de rémission prolongée ou de guérison sont plus difficiles à atteindre pour les patients borderline que dans les autres troubles de la personnalité.

Une autre étude prospective a trouvé également des taux élevés de rémission parmi les patients borderline [10]. À 10 ans, 85 % des patients présentent moins de deux critères diagnostiques depuis au moins 12 mois, ce qui peut être utilisé comme critère de rémission. Ce profil d'évolution distingue clairement le trouble borderline des troubles de l'humeur avec une progression relativement lente mais durable vers la rémission.

La mortalité par suicide reste élevée, autour de 10 % [10, 24], et représente un des risques les plus élevés de la pathologie psychiatrique avec les troubles de l'humeur et les troubles schizophréniques. Le risque suicidaire est encore plus élevé en cas de comorbidité avec un trouble de l'humeur ou un trouble lié à l'usage de substances.

Étiopathogénie

À l'instar de nombreuses pathologies psychiatriques, le trouble borderline de la personnalité est largement considéré comme une pathologie complexe résultant de l'intrication de facteurs multiples à la fois génétiques, neurobiologiques, environnementaux et psychologiques. Ce champ de recherche a généré une abondante littérature dont les conclusions restent largement spéculatives. Nous ne reprendrons ici de manière succincte que quelques-unes de ces pistes de réflexion.

La réflexion autour des expériences traumatiques constitue un champ particulièrement fécond et l'existence d'un lien spécifique entre un vécu de maltraitance infantile, en particulier de manière précoce, et le développement d'une personnalité borderline est relativement consensuelle. Cette question du traumatisme a en particulier inspiré les théoriciens de l'attachement comme Fonagy [5]. Les patients borderline pourraient se différencier des autres patients par leur incapacité à résoudre et à intégrer ces traumatismes. Les patients borderline souffriraient ainsi des effets du traumatisme sans être en mesure d'intégrer, sur le plan cognitif, ces expériences. La conjonction de ces expériences traumatiques précoces et de ces particularités de leur fonctionnement entraverait durablement leurs capacités à penser et à réguler leurs expériences émotionnelles.

Les références psychanalytiques sont prédominantes dans la classification française des troubles mentaux, la CFTM R-2015, publiée par J. Garrabé et F. Kammerer [6]. L'état-limite y est décrit comme un trouble grave de l'organisation de la personnalité avec des déficits précoces d'étayage, des failles narcissiques constantes et des distorsions dans l'organisation de la vie mentale, une prédominance des expressions « par le corps » et par « les agirs », des atteintes précoces, lors du développement, « du travail de séparation et de l'élaboration de la position dépressive ». En découle une *« hétérogénéité structurale soutenue par des clivages, de sorte que, d'un côté se développent des capacités d'adaptation, tandis que, sur un autre versant, persistent des modalités archaïques de symbolisation et de fonctionnement mental. »*

Différents courants de pensée intégratifs tentent d'élaborer des modèles complexes du trouble et se sont développés en parallèle autour de spécialistes reconnus comme Kernberg [12], Fonagy [5] ou Linehan [13]. Bien que différant les unes des autres par certains aspects, ces théorisations se centrent autour de la notion de mentalisation et de ses défects dans le cadre des personnalités borderline. Ce concept décrit la capacité des humains à donner un sens au monde social en imaginant des états émotionnels plus ou moins complexes qui sous-tendent les comportements des autres dans les interrelations.

Dans une approche intégrative, Oldham a proposé, en 2009, un résumé de la recherche actuelle qui intègre les avancées autour de l'étiopathogénie de la personnalité borderline [17]. Les contributions les plus récentes aident à penser un modèle biopsychosocial complexe de vulnérabilité au stress. Celui-ci reprend les données de la recherche fondamentale et l'identification d'endophénotypes innés de dysrégulation affective et d'agression impulsive (Siever, 2002 [*in* 8]). Certaines données de la neuro-imagerie sont en faveur d'une hyperactivation de la région de l'amygdale (Donegan, 2003 [*in* 8]). Cette hyperréactivité émotionnelle innée, est couplée aux insuffisances de la capacité corticale habituelle à inhiber ou réguler l'impulsivité et les émotions issues du système limbique selon New (2007) [*in* 17]. Elle pourrait interférer avec le processus normal d'attachement durant le développement et être amplifiée par la conjonction avec un support parental inadéquat. Cette disposition pourrait entraver ou modifier l'intégration des différents aspects du soi et des autres, conduisant à l'apparition précoce et à la persistance des importantes difficultés interpersonnelles qui caractérisent ces patients.

D'autres pistes se sont développées à partir du constat de dysrégulation émotionnelle qui conduit à des schémas cognitifs et à des comportements dysfonctionnels (interprétations négatives des motivations d'autrui, sentiments d'exclusion, décisions socialement inadaptées).

Les recherches biologiques récentes concernent la vulnérabilité structurale, neurochimique et génétique. Elles sont résumées dans plusieurs revues générales ou ouvrages [2, 8, 9].

Traitement

La prise en charge des patients borderline repose sur une approche plurielle, éclectique, indispensable afin de limiter le risque de rupture et de discontinuités inhérent au fonctionnement de ces patients. Elle se déroule dans la majorité des cas en ambulatoire et nécessite la définition préalable d'un cadre de soins précis, où les rôles et fonctions de chacun des intervenants sont clairement définis. Comme la symptomatologie, ces prises en charge seront polymorphes, évoluant au fil du temps et en fonction des manifestations cliniques, adaptées donc à un soin sur mesure à chaque patient.

Deux recommandations internationales synthétisent les principaux aspects du traitement de ces patients [1,16]. La psychothérapie constitue le socle du traitement, les traitements psychotropes ayant un rôle d'adjuvants, permettant de réduire certains symptômes cibles et/ou de surmonter les situations les plus aiguës.

L'anticipation des situations de crise constitue un élément important de la prise en charge. Dans l'idéal, la conduite à tenir en cas de crise ou de comportements autodestructeurs sera anticipée, donnant parfois lieu à une hospitalisation.

Psychothérapie

La psychothérapie est au cœur du dispositif de soin entourant le patient borderline. Les principaux modèles de psychothérapie reposent sur une prise en charge individuelle hebdomadaire ou bihebdomadaire. La plupart des auteurs mettent en exergue l'importance de la définition d'un contrat de soins prévoyant notamment la gestion des situations de crise et l'établissement d'une alliance thérapeutique de qualité avec le patient où les objectifs et les moyens mis en œuvre sont clairement définis et suffisamment verbalisés.

Différentes thérapies ont fait la preuve de leur efficacité [14]. Les thérapies d'inspiration cognitives manualisées sont plus aisées à mettre en œuvre que la thérapie dialectique de Linehan ou encore les thérapies centrées sur la mentalisation développées par Fonagy. Le choix du type de thérapie se fera en fonction des capacités du patient, de sa demande et de la faisabilité pratique des orientations choisies. D'autres types de prises en charge peuvent être proposés en fonction des ressources locales : groupe de parole pour les patients et/ou leur entourage, médiations artistiques ou corporelles.

Pharmacothérapie

Ces prescriptions s'adressent à des symptômes cibles tels que les automutilations, l'impulsivité, les symptômes dissociatifs ou psychotiques. La fréquence des comorbidités influence également les critères de choix. Le risque important de détournement des prescriptions et de mésusage impose également une certaine prudence. Les prescriptions par un intervenant différent du psychothérapeute sont souvent techniquement utiles particulièrement lors des situations de crise.

Différentes classes médicamenteuses ont été proposées [11, 14, 19]. Les études réalisées apportent des résultats contrastés et inconstants. La question se pose notamment du profil bénéfice/risque à long terme du fait des effets secondaires potentiels particulièrement sur le plan métabolique[19]. Les neuroleptiques et les antipsychotiques de seconde génération représentent une des classes médicamenteuses les plus prometteuses en termes d'efficacité thérapeutique avec un apaisement relatif : des problèmes interpersonnels, de l'impulsivité, ou de la dépression (aripripazole) et dans une moindre mesure des automutilations (flupenthixol, olanzapine), de l'anxiété (aripripazole, olanzapine) et de la psychopathologie générale. Les antiépileptiques constituent la seconde classe médicamenteuse documentée dans cette indication avec l'utilisation, notamment, de la lamotrigine et du topiramate. Les symptômes thymiques et anxieux peuvent justifier la prescription d'antidépresseurs.

Conclusion

La personnalité borderline constitue un des troubles de la personnalité les plus représentés dans la population des patients consultant en psychiatrie. Les spécificités de ces patients et les difficultés de leur prise en charge inquiètent souvent les familles comme l'ensemble des équipes spécialisées concernées. L'impulsivité et l'instabilité clinique expliquent les difficultés de ces prises en charge nécessitant la mise en place autour du patient d'un réseau de soins aussi cohérent que possible. Le traitement repose sur une approche ambulatoire dont la psychothérapie constitue l'élément central.

Références

[1] American Psychiatric Association. Work group on Borderline Personality Disorder. Practice guidelines for the treatment of patients with borderline personality disorder. Washington DC : Psychiatric disorders Compendium; 2004; p. 754-833.

[2] Charlot V, Guelfi JD. La personnalité borderline. In : Guelfi JD, Hardy P, editors. Les personnalités pathologiques. Paris : Lavoisier Médecine Sciences Publications; 2013. p. 141-9.

[3] Coid J, Yang M, Tyrer P, et al. Prevalence and correlates of personality disorder in Great Britain. Br J Psychiatry 2006; 188 : 423-31.
[4] Corcos M, Pham-Scottez A, Speranza M, editors. Troubles de la personnalité borderline à l'adolescence. Paris : Dunod; 2014.
[5] Fonagy P, Gergely G, Jurist EL, et al. Affect regulation, mentalization, and the development of the self. New York : Other Press; 2002.
[6] Garrabé J, Kammerer F, et al. Classification française des troubles mentaux R-2015. Rennes : Presses de l'EHESP; 2015.
[7] Grant BF, Chou SP, Golstein RB, et al. Prevalence, correlates, disability, and comorbidity of DSM-IV borderline personality disorder : results from Wave 2 National Epidemiological Survey on Alcohol and Related conditions. J Clin Psychiatry 2008; 69 : 533-45.
[8] Guelfi JD, Cailhol L, Robin M, et al. États limites et personnalité borderline. EMC Psychiatrie Paris, Elsevier Masson. 2011. 37. 395-A-10.
[9] Gunderson JG, Links PS. Borderline Personality Disorder. A Clinical Guide, 2nd ed. Washington DC : American Psychiatric Publishing Inc; 2008.
[10] Gunderson JG, Stout RL, Mc Glashan TH, et al. Ten-year course of borderline personality disorder psychopathology and function from the collaborative longitudinal personality disorder study. Arch Gen Psychiatry 2011; 68 : 827-37.
[11] Ingenhoven T, Lafay P, Rinne T, et al. Effectiveness of pharmacotherapy for severe personality disorders : meta-analyses of randomized controlled trials. J Clin Psychiatry 2010; 71 : 14-25.
[12] Kernberg O. Les troubles limites de la personnalité. Toulouse : Privat; 1979.
[13] Linehan MM. Cognitive-behavioral treatment of borderline personality disorder. New York : Guilford; 1993.
[14] Leichsenring F, Leibing E, Kruse J, et al. Borderline personality disorder. Lancet 2011; 377 : 74-84.
[15] Lenzenweger MF, Lane MC, Loranger AW, et al. DSM-IV-TR personality disorders in the National Comorbidity Survey Replication. Biol Psychiatry 2007; 62 : 553-64.
[16] National Institute for Health and Clinical Excellence; 2009, http://guidance.nice.org.uk/CG78.
[17] Oldham JM. Borderline personality disorder comes of age. Am J Psychiatry 2009; 166 : 509-11.
[18] Organisation mondiale de la santé. CIM-10 Classification Internationale des troubles mentaux et des troubles du comportement. Genève; 1992. Traduction française : Pull CB, et al. Paris : Masson; 1993.
[19] Tohen M. Pharmacologic Treatments for Borderline Personality Disorder. Am J Psychiatry 2014; 171 : 1139-41.
[20] Torgersen S, Kringlen E, Cramer V. The prevalence of personality disorders in a community sample. Arch Gen Psychiatry 2001; 58 : 590-6.
[21] Winograd G, Cohen P, Chen H. Adolescent borderline symptoms in the community : prognosis for functioning over 20 years. J Child Psychol Psychiatr 2008; 49 : 929-35.
[22] Yen S, Shea MT, Battle CL, et al. Traumatic exposure and post-traumatic stress disorder in schizotypal, borderline, avoidant, and obsessive-compulsive personality disorders : Findings from the Collaborative Longitudinal Personality Disorders Study. J Nerv Ment Disord 2002; 190 : 510-8.
[23] Zanarini MC, Yong L, Frankenburg FR, et al. Severity of reported childhood sexual abuse and its relationship to severity of borderline psychopathology and psychosocial impairment among borderline inpatients. J Nerv Ment Dis 2002; 190 : 381-7.
[24] Zanarini MC, Frankenburg FR, Reich B, et al. Attainment and Stability of Sustained Symptomatic Remission and Recovery among Borderline Patients and Axis II Comparison Subjects : A 16-year Prospective Follow-up Study. Am J Psychiatry 2012; 169 : 476-83.
[25] Zanarini MC, Frankenburg FR, Reich DB, et al. Prediction of time-to-attainment of recovery for borderline patients followed prospectively for 16 years. Acta Psychiatr Scand 2014; 130 : 205-13.

16.6 Personnalité histrionique

S. Prébois, L. Schmitt

Introduction – Historique

La personnalité histrionique se caractérise par quelques traits essentiels : la labilité émotionnelle, la dépendance affective, la quête d'attention. Ce type de personnalité pathologique mérite une attention particulière car source de questions particulièrement importantes en clinique quotidienne.

Tout d'abord, le style relationnel de ces patients induit souvent des contre-attitudes chez le thérapeute, parfois positives au début, mais susceptibles d'évoluer vers une irritation ou une certaine défiance.

Par ailleurs, les personnalités histrioniques associent fréquemment, mais pas toujours, des somatisations douloureuses ou des phénomènes de conversion jalonnant leur histoire pathologique de nombreuses prises en charge ou investigations.

Ensuite, chez un très grand nombre de patients, les traits histrioniques peuvent coexister avec des traits de personnalité dépendante, ou de personnalité borderline, ou de personnalité narcissique, faisant poser la question de la personnalité prédominante ou d'une coloration particulière donnée par les traits histrioniques à une autre personnalité.

Enfin, plusieurs auteurs dont L. Israël ont tenté de différencier les personnalités hystériques (personnalités ayant réussi leurs aménagements internes et relationnels) des personnalités histrioniques (forme la plus sévère, la moins bien structurée et la plus vulnérable aux décompensations psychopathologiques), les deux s'inscrivant dans un continuum [11][2]. Il est vraisemblable que pour la personnalité histrionique, les définitions critériologiques s'appuyant sur des caractéristiques relationnelles ou comportementales apparaissent insuffisantes et doivent être enrichies de perspectives cognitives ou psychodynamiques.

On peut clairement retrouver quatre étapes dans l'histoire des personnalités histrioniques :

- l'état préclinique s'appuie sur des personnages de la littérature romanesque ou sur la description de certaines personnalités telles les possédées du couvent des Ursulines de Loudain ;
- S. Freud a acquis auprès de J.M. Charcot la conscience *« que l'hystérique souffre surtout de réminiscences et qu'un trauma a altéré le développement de leur personnalité »*. Dans les *Études sur l'hystérie*, S. Freud et J. Breuer insistent sur quelques éléments de caractère. Pour Anna O… *« parmi les traits essentiels de son caractère, on notait une bonté compatissante… une légère tendance aux sautes d'humeur… elle pouvait passer d'une gaieté exubérante à une tristesse exagérée… l'élément sexuel était étonnamment peu marqué. Elle se livrait systématiquement à des rêveries qu'elle appelait son théâtre privé »*. S. Freud mettra l'accent sur l'investissement œdipien de l'enfant vis-à-vis du parent du sexe opposé, alors que Pierre Janet portera ses réflexions sur l'influence du trauma ou de la séduction actuelle ;
- l'étape ultérieure a différencié des patients avec des traits hystériques ayant réussi une bonne adaptation individuelle et sociale grâce à des mécanismes de défense mûrs et solides, et des patients qualifiés d'histrioniques et parfois d'hystérie infantile, prégénitale, voire archaïque. Ce sont les critères de la personnalité histrionique qui prédominent toujours actuellement dans la description du DSM-5, laissant aux personnalités hystériques des symptômes plus subtils, dénués d'exagération ou de dramatisation, ou de caractère flamboyant ;
- l'étape la plus récente consiste à différencier dans les personnalités histrioniques les éléments catégoriels et les éléments dimensionnels.

Clinique

De façon classique, les personnalités histrioniques étaient caractérisées par les traits suivants : hyperexpressivité émotionnelle, dramatisation, exagération de leurs émotions, besoin d'être au centre de l'attention des autres, séduction, besoin de gratifications, importance de l'apparence, amenant une femme à choisir des vêtements très féminins, parfois un peu provocateurs, un maquillage marqué et en quête de compliments de la part de ses proches ou de son milieu [15].

L'approche clinique nécessite d'aborder les aspects catégoriels et dimensionnels.

Approche catégorielle

Elle met l'accent sur un ensemble de critères.

Le DSM-5 (301.50 personnalité histrionique F60.4 pour la CIM-10) a supprimé le système multiaxial mais a conservé les critères définis précédemment dans le DSM-IV pour le trouble de la personnalité histrionique [1]. Huit critères composent donc toujours le tableau de la personnalité histrionique dans cette classification (encadré 16.9).

2 En revanche, les auteurs américains du *Manuel diagnostique et statistique des troubles mentaux* recommandent depuis le DSM-III (1980) de ne plus utiliser le terme « hystérique » pour désigner la personnalité mais uniquement le terme « histrionique ».

ENCADRÉ 16.9

Critères diagnostiques de la personnalité histrionique du DSM-5

Mode général de réponses émotionnelles excessives et de quête d'attention, qui apparaît au début de l'âge adulte et est présent dans des contextes divers, comme en témoignent au moins cinq des manifestations suivantes :

1. Le sujet est mal à l'aise dans les situations où il n'est pas au centre de l'attention d'autrui.

▸ Avec une présentation animée et théâtrale, il tend à attirer l'attention sur lui et peut initialement charmer ses nouvelles connaissances par son enthousiasme, son aspect ouvert et flirteur. Ces qualités deviennent toutefois moins appréciées au fur et à mesure que l'individu continue à réclamer de l'attention. Le sujet veut absolument être le point de mire. Il peut éventuellement faire quelque chose de théâtral pour que l'attention soit concentrée sur lui (par exemple, faire une scène ou inventer des histoires). Ce besoin est souvent apparent dans sa relation avec le médecin (avec par exemple des flatteries, des cadeaux, des descriptions théâtrales de symptômes physiques et psychologiques qui sont toujours remplacés par de nouveaux maux à chaque visite).

2. L'interaction avec autrui est souvent caractérisée par un comportement de séduction sexuelle inadaptée ou une attitude provocante.

▸ Ce comportement n'est pas seulement dirigé vers les personnes pour lesquelles le sujet a un intérêt amoureux ou sexuel mais survient dans un large éventail de relations sociales ou professionnelles sans que cela soit adapté au contexte.

3. Expression émotionnelle superficielle et rapidement changeante.

4. Utilise régulièrement son aspect physique pour attirer l'attention sur soi.

▸ Il est excessivement important pour lui d'impressionner les autres par son aspect et il dépense énormément de temps, d'énergie et d'argent pour son habillement, ses toilettes ou son maquillage. Il peut être en quête de compliments sur sa toilette et il peut être facilement bouleversé par une remarque critique sur son aspect ou par une photo de lui qu'il ne trouve pas assez flatteuse.

5. Manière de parler trop subjective mais pauvre en détails.

▸ Des opinions assez fortes sont exprimées avec beaucoup de panache dramatique mais les arguments sous-jacents sont habituellement vagues et imprécis et ne sont pas étayés par des faits ou des détails.

6. Dramatisation, théâtralisme et exagération de l'expression émotionnelle.

▸ Il peut embrasser ses amis ou ses connaissances en faisant un étalage public de ses émotions (en embrassant par exemple des connaissances habituelles avec une ardeur excessive, en sanglotant de manière incontrôlée à propos d'événements sentimentaux mineurs ou ayant des accès de colère). Ses émotions semblent toutefois pouvoir être déclenchées et interrompues trop vite pour correspondre à des sentiments profonds, ce qui conduit les autres à l'accuser de simulation.

7. Suggestibilité, est facilement influencé par autrui ou par les circonstances.

▸ Ses opinions et ses sentiments sont facilement influencés par les autres et par les modes. Il peut être trop confiant, notamment avec les personnages qui ont une forte position d'autorité et qui peuvent être perçus comme capables de résoudre magiquement ses problèmes. Il a tendance à suivre ses intuitions et à adhérer rapidement à une conviction.

8. Considère que ses relations sont plus intimes qu'elles ne le sont en réalité.

▸ Il peut parler de chaque connaissance comme d'un « ami très cher » ou encore appeler par leur prénom des médecins qu'il n'a rencontrés qu'une ou deux fois dans un cadre professionnel.

Les critères diagnostiques pour la recherche de la CIM-10 correspondent pour l'essentiel aux critères du DSM-IV. Dans la CIM-10, le critère d'une expression trop subjective et pauvre en détails manque, mais un item de moins est nécessaire pour porter le diagnostic.

Approche dimensionnelle

L'intérêt de l'approche dimensionnelle réside dans l'existence des comorbidités entre les différentes personnalités rendant leur séparation ardue. Par ailleurs, certains troubles de la personnalité ont une instabilité temporelle au point qu'on a pu parler de réaction de personnalité.

Pour la personnalité histrionique, les dimensions que l'on a surtout retrouvées concernaient le tempérament positif, l'exhibitionnisme, ceci à partir des 18 dimensions du questionnaire de base d'évaluation des dimensions de la personnalité pathologique DAPP-BQ de W.J. Livesley (1990). Les approches dimensionnelles peuvent faire l'objet d'un travail spécifique psychothérapeutique.

Dans le DSM-5, un système hybride regroupant les approches catégorielle et dimensionnelle a été inclus dans la section III du manuel, exigeant des études complémentaires. Dans cette section, le trouble de la personnalité histrionique a disparu en tant que trouble individualisé, les auteurs n'ayant retenu que 6 des 10 troubles de la personnalité que l'on compte actuellement. D'après une enquête d'opinion auprès de 146 experts en trouble de la personnalité, 19 % considèrent le trouble de la personnalité histrionique comme non valide [18]. Selon eux, ce diagnostic ne ferait pas partie des diagnostics de personnalité les plus fréquemment posés dans les troubles de la personnalité ni des diagnostics les plus utiles pour prendre une décision thérapeutique.

En revanche, on retrouverait certains éléments de la personnalité histrionique dans ce modèle hybride, sous le diagnostic de « trouble de la personnalité spécifié par des traits ». Les traits pathologiques concerneraient la labilité émotionnelle, l'hostilité, la dépressivité, l'évitement de l'intimité, les tendances manipulatoires, la recherche d'attention, la désinhibition, l'impulsivité ou encore la distractibilité.

Aspects cliniques selon l'âge

On considère qu'une personnalité pathologique ne peut se définir qu'à partir de l'adolescence et persistera durant toute la vie de l'individu. On a pu décrire une hystérie de l'enfant. Elle se manifeste par des phénomènes de conversion traditionnelle : boiterie, algies diverses, troubles visuels variés. Dans certaines formes sévères, elle évolue vers un pôle hypocondriaque ou pathomimique concernant des fièvres ou des douleurs, et peut, mais pas toujours, évoluer vers une organisation hystérique durable [14].

Avec le vieillissement, les personnalités histrioniques tendent à se rigidifier et pour L. Ciompi, s'aggravent dans 17 % des cas avec un théâtralisme, une suggestibilité, une accentuation des traits d'érotisation ou de séduction [7]. L'étude de V. Camus a pu montrer la stabilité des personnalités pathologiques avec l'avance en âge [6].

Dans d'autres cas, avec le vieillissement, les traits de personnalité semblent perdre de leur intensité.

Évolution – Complications – Troubles associés

Un certain nombre de troubles psychiques se rencontrent plus fréquemment chez les personnalités histrioniques. Les éléments de plasticité et de suggestibilité peuvent multiplier les occurrences cliniques. Certains apparaissent cependant plus fréquents.

Trouble à symptomatologie somatique

Un certain nombre de symptômes somatiques se rencontrent fréquemment associés aux personnalités histrioniques [17]. D'après les études, le trait de personnalité d'affectivité négative (névrosisme) est considéré comme un facteur de risque de ce trouble. L'affectivité négative correspond à des expériences fréquentes et intenses de niveaux élevés d'une large gamme d'émotions négatives (p. ex. colère) et leurs manifestations comportementales (p. ex. auto-agression) et interpersonnelles (p. ex. dépendance).

Les symptomatologies douloureuses apparaissent comme les plus fréquentes. Il peut s'agir de douleurs relativement focalisées, notamment dans la sphère abdominale ou génitale. Mais l'on rencontre également des douleurs multiples qui doivent faire poser la question des relations entre les syndromes polyalgiques idiopathiques diffus ou les fibromyalgies et les personnalités histrioniques.

Dans les troubles à symptomatologie neurologique fonctionnelle (anciennement appelés les symptômes de conversion), on retrouve une personnalité histrionique pathologique dans 66 % des cas selon P. Bonhomme et al. [5] mais l'étude de C.D. Marsden ne retrouve cette coexistence que dans 20 % des cas [16]. Les symptômes de conversion de résolution rapide sont fréquents et rencontrés principalement dans les services de neurologie dans lesquels leur prévalence serait d'environ 5 %.

On sait également que les manifestations de conversion ne se limitent pas à la personnalité hystérique et peuvent se rencontrer chez des personnalités dépendantes, narcissiques ou autres. D'ailleurs les nouveaux critères du DSM-5 ne requièrent plus la présence d'un conflit psychologique pour poser le diagnostic de trouble à symptomatologie neurologique fonctionnelle. En effet, dans une étude comparant des patients avec une symptomatologie neurologique fonctionnelle et des patients avec un trouble neurologique avéré, on ne retrouve pas de différence dans les notes obtenues au PDQ-4 (*Personality Diagnostic Questionnaire Version 4*) [19].

Ainsi, nous pouvons supposer que ce ne sont peut-être pas les psychiatres mais bien les neurologues ou les psychiatres de liaison qui sont confrontés le plus souvent au trouble de la personnalité histrionique. Ceci pourrait peut-être venir nuancer le fait que le diagnostic soit si peu fréquemment posé par les psychiatres (*cf.* section III du DSM-5).

Trouble dépressif caractérisé

Il semble que les personnalités histrioniques sont associées à des taux plus élevés d'épisodes dépressifs caractérisés.

Cette dimension de troubles de la personnalité a été mise en avant dans la conception des dépressions névrotiques et réactionnelles et dans les critères que G. Winokur a pu proposer [20]. En effet, pour cet auteur, l'existence de nombreux événements de vie, une exagération symptomatique, une labilité émotionnelle et une fluctuation des symptômes permettent de définir une composante névrotique « dans certaines dépressions ». Cependant, des dépressions extrêmement sévères sont fréquemment associées à des personnalités histrioniques ainsi que des maladies bipolaires.

Quand il existe un nombre élevé de plaintes somatiques, selon L.J. Kirmayer et al., le risque consiste en une sous-reconnaissance du diagnostic ou une sous-estimation des symptômes du fait de la théâtralité et de la composante régressive [13].

Risque suicidaire

L'expérience clinique suggère une majoration des tentatives de suicide ou menaces suicidaires chez les personnalités histrioniques. Le but manifeste ou latent vise à obtenir une attention particulière, une sollicitude ou des soins. Certains gestes suicidaires répétés peuvent s'inscrire dans une dimension régressive. Ils prennent alors la dimension de fuite vis-à-vis de l'élaboration des conflits intrapsychiques et relationnels et d'un appel à l'aide extérieure selon M. Escande [8].

Autres troubles de la personnalité

Un certain nombre de personnalités comme les personnalités narcissiques, antisociales et dépendantes nouent des liens extrêmement étroits avec les traits de la personnalité histrionique.

Une des personnalités les plus fréquemment rencontrées est la personnalité état limite ou borderline [12]. On rencontre une quête de l'attention, une labilité émotionnelle, de multiples passages à l'acte et parfois un comportement manipulateur. Chez certaines personnalités histrioniques sévères, des éléments d'autodestruction, des sentiments de vide profond, et des perturbations de l'identité peuvent également se rencontrer. Les addictions, les ruptures violentes des relations avec autrui, les sentiments de déréalité ou la vulnérabilité aux idées délirantes, restent absents.

Diagnostics différentiels

De façon ponctuelle, des états hypomaniaques ou maniaques peuvent s'accompagner de comportements de séduction, d'une dramatisation ou d'une exagération des expressions émotionnelles avec des attitudes un peu flamboyantes et manifestement différentes du comportement habituel de l'individu. Cependant, la tachypsychie, l'excitation intellectuelle et motrice permettent de les distinguer d'un trouble de la personnalité. Il est à noter néanmoins que des auteurs retrouvent 7,7 % de troubles de la personnalité histrionique chez des patients bipolaires euthymiques [4].

Les personnalités narcissiques se caractérisent par un besoin intense d'attirer l'attention d'autrui, mais ces sujets attendent que l'on reconnaisse leur nature supérieure et cherchent à obtenir des bénéfices vis-à-vis d'autrui. Les personnalités histrioniques expriment volontiers un besoin d'aider les autres ou peuvent se montrer fragiles et dépendantes dans le but d'obtenir un soutien affectif. Certains sujets narcissiques mettent en avant la proximité de leur relation avec des hauts personnages; cet affichage leur sert surtout de valorisation.

Les personnalités antisociales ont des traits de personnalité d'impulsivité, de superficialité, de quête d'excitation, de séduction et de manipulation, qui peuvent représenter un diagnostic différentiel des personnalités histrioniques. Mais les personnalités antisociales connaissent des biographies chaotiques, elles cherchent à obtenir un profit, un avantage matériel ou un pouvoir. Les personnalités histrioniques ne comportent pas de comportements antisociaux.

Les personnalités dépendantes peuvent être à la recherche d'une présence constante, d'un soutien, de conseils. Cependant il n'existe ni dramatisation, ni exagération des affects, ni besoin de séduire.

Certains traits histrioniques peuvent se retrouver associés à des personnalités schizotypiques.

Un changement de personnalité lié à une condition médicale qui joue sur le système nerveux central (SNC) doit aussi être envisagé chez les personnes souffrant d'une atteinte organique. En effet, certains états de labilité émotionnelle, de désinhibition, de plaintes démonstratives surviennent après un traumatisme crânien, une sclérose en plaques, un AVC, une maladie de Parkinson, etc.

Épidémiologie

Prévalence

Les études suggèrent une prévalence d'environ 2 % des personnalités histrioniques dans la population générale. Un chiffre de 1,84 % est retrouvé dans l'enquête *National Epidemiologic Survey on Alcohol and Related Conditions* citée dans le DSM-5 [1]. Les enquêtes effectuées dans les institutions psychiatriques, en utilisant des instruments structurés, font état d'une prévalence plus élevée, de 10 à 15 % [15]. La plupart des cliniciens posent davantage le diagnostic chez la femme.

Dans certains cadres cliniques en effet, le diagnostic est plus souvent fait chez la femme. En revanche, des études réalisées dans les deux sexes et reposant sur des instruments d'évaluation structurés ont rapporté des prévalences similaires chez l'homme et la femme.

Caractéristiques liées au sexe

L'aspect clinique chez l'homme est souvent identique à celui de la femme.

L'histrionisme donjuanesque en constitue le noyau central.

Souvent, l'hystérie masculine s'inscrit dans un registre plus franchement pathologique. Ses conduites appartiennent en partie à la personnalité psychopathique [7].

Quand l'histrionisme n'est pas suffisamment fonctionnel, la décompensation conversionnelle apparaît. Il n'est pas rare alors qu'elle soit surinvestie et devienne chronique, voire s'associe à des éléments de paranoïa sensitive [7].

Caractéristiques liées à la culture

Il est vraisemblable que les traits histrioniques gagnent en intensité dans des cultures méridionales ou latines et s'expriment de façon plus réservée dans des cultures nordiques ou anglosaxonnes. Le passé socioculturel du patient ainsi que les habitudes familiales doivent faire l'objet d'une exploration et le diagnostic doit être porté par des cliniciens connaissant le contexte et les habitudes culturelles dans lesquelles évolue le sujet.

Nous pouvons citer, chez des personnes d'origine latino-américaine, l'*ataque de nervios* (« attaque de nerf »), qui comprend des symptômes émotionnels intenses avec des cris et des hurlements incontrôlables ou bien le *nervios* (« les nerfs ») qui peut avoir la présentation clinique des troubles à symptomatologie somatique. Chez les Chinois, le *schenjing shuairuo* (« faiblesse du système nerveux » en mandarin) se rapproche de la définition de la neurasthénie occidentale avec des symptômes à type de faiblesse, contrariété, souvenirs augmentés, douleurs nerveuses et insomnie.

Caractéristiques liées à l'âge

Le caractère pathologique du trouble de personnalité histrionique se reconnaît habituellement dès l'adolescence et persiste durant toute la vie de l'individu.

Les traits de caractère pathologiques seraient cependant moins nets dans la seconde partie de la vie et chez le sujet âgé.

Étiopathogénie

Approche cognitive et mécanisme de défense

Le style cognitif des personnalités histrioniques a été défini « comme global, diffus, manquant de spécificité, pauvre en détails, en un mot de type impressionniste ». Quand on demande à un patient histrionique de décrire son père, il peut répondre « il est juste extra ! ». L'étude plus spécifique des stratégies surdéveloppées par les patients histrioniques concerne l'exhibitionnisme, l'hyperexpressivité et ce caractère impressionniste [2]. À l'inverse, les stratégies sous-développées comprennent la systématisation, le contrôle et la réciprocité.

Les mécanismes de défense utilisés chez ces personnalités comprennent la répression, le déni, la dissociation et la suppression, mais on peut aussi retrouver des mécanismes de défense évolués et mûrs tel l'altruisme, l'humour.

Le style cognitif histrionique s'accompagne souvent d'un défaut pour intégrer ou reconnaître les implications des traits de personnalité, les conséquences du comportement, ou les caractères précis de telle ou telle expérience. Les personnalités histrioniques les moins sévères, appelées personnalités hystériques dans les pays anglo-saxons, se reconnaissent par des relations altérées avec les autres dans une quête de gratification immédiate de nouveauté, de stimulation et d'excitation. La quête d'attention peut aboutir à une aliénation progressive de ses amis ; la crainte de la sexualité est une caractéristique classique. Dans certains cas, on rencontre un collectionnisme d'aventures insatisfaisantes associé à une quête affective. Dans d'autres cas, la frigidité, l'oubli de la sexualité ou le dégoût peuvent être exprimés.

Approche psychanalytique

Les personnalités hystériques rencontrent des difficultés à deux étapes classiques du développement psychosexuel :

- d'une part lors de la phase orale, on rencontre souvent une carence maternelle relative. Cette carence maternelle peut les entraîner à se tourner vers leur père pour obtenir les gratifications et le soutien affectif. Très vite, des éléments de séduction et une tendance à l'exhibition s'installent afin de gagner l'attention paternelle. Au cours du développement s'acquiert la notion de devoir réprimer sa sexualité génitale pour demeurer « l'enfant chéri de son père ». Certains auteurs anglo-saxons ont utilisé le terme d'équation « sein-pénis » pour rendre compte de la tendance à engager une promiscuité sexuelle masculine en tant que substitut d'un sein maternel fortement désiré ;
- la seconde étape est représentée par le moment du conflit œdipien. En effet, ces personnalités histrioniques ont souvent idéalisé leur père comme seul homme susceptible de mériter leur attention. Cet intense attachement les conduit à un fort sentiment de rivalité vis-à-vis de leur mère et du souhait actif de la remplacer. Ce conflit se traduit par de nombreuses difficultés sexuelles ainsi que des incertitudes inconscientes sur leur réelle identité sexuelle. Même si certaines personnalités hystériques expriment des fantasmes conscients d'attachement à leur père, dans bien des cas cette dimension demeure refoulée. Ces dynamiques hystériques, outre les difficultés sexuelles, s'expriment dans des coups de foudre vis-à-vis d'hommes mariés ou des attitudes répétitives de séduction vis-à-vis de partenaires peu adaptés à une vie commune. Si dans un premier temps l'hypothèse d'une séduction primitive de la part du père avait été évoquée par S. Freud, ultérieurement sa position évolua vers l'idée de fantasmes liés à la position œdipienne. La dimension de la suggestibilité renvoie à un retour à l'imaginaire, à la rêverie infantile et à des mécanismes de défense contre des fantasmes sexualisés de la première enfance. La suggestibilité traduirait le besoin de revenir à des modes infantiles de relation à l'objet.

Traitement

Le premier niveau concerne la reconnaissance de la personnalité histrionique qui apparaît dans des relations particulières de dépendance ou de séduction vis-à-vis du médecin. La dépendance apparaît dans un style relationnel d'infantilisation, de besoin d'être choyé, materné, écouté et dans l'installation d'états régressifs qui peuvent prendre plusieurs aspects [9]. Une des dimensions de la régression concerne la facilité à se soumettre à des procédures médicales ou chirurgicales, parfois traumatiques dans une relation pathologique où le médecin est considéré comme tout puissant, placé sur un piédestal mais dont toutes les actions thérapeutiques s'avèrent insuffisantes ou nulles. S'installe alors une surenchère d'investigations ou de traitements pouvant être dangereux. L'autre dimension concerne la séduction et la tendance de certaines personnalités à mettre en place un style relationnel facilitant les passages à l'acte et les transgressions sexuelles de la part des médecins.

Approches psychothérapeutiques

La psychothérapie est la pierre angulaire de la thérapeutique. Les thérapies cognitives s'orienteront vers un travail spécifique autour de la vision de soi comme des pensées dysfonctionnelles « je ne suis rien », ou des pensées dysfonctionnelles concernant les autres « on ne m'apprécie pas pour ce que je suis ». Un certain nombre de schémas en découlent : « si je séduis ou si je dramatise, j'obtiendrai de l'attention et du soutien de la part des autres ». Ces types de schéma peuvent être travaillés dans des stratégies cognitives [3].

Les thérapies dynamiques et d'inspiration analytique cherchent à obtenir une réorganisation minime de la personnalité et la capacité à percevoir ces attitudes affectives et l'implication personnelle dans les relations aux autres, source de déception et de rancune. G.O. Gabbard pense qu'il peut être plus fructueux de signifier au patient qu'il a la capacité de réparer son narcissisme sans attirer l'attention d'autrui et de nouer des relations sans mettre en avant la séduction hystérique [10].

L'hypnose peut faciliter l'accès à un travail analytique. Elle est surtout indiquée pour les troubles dissociatifs.

Les cures psychanalytiques apparaissent plus adaptées aux personnalités histrioniques ayant réussi des investissements objectaux et bénéficiant de capacités de recul et d'introspection convenables.

Traitements chimiothérapeutiques

Les antidépresseurs sont tout à fait indiqués en cas de dépression secondaire. Ils permettront parfois de différencier des troubles thymiques d'anomalies de la personnalité. Leur dimension anxiolytique peut également être bénéfique vis-à-vis des émergences anxieuses ou dans des contextes de dissociation.

Références

[1] American Psychiatric Association. Diagnostic and Statistical Manual of Mental Disorders, 5th ed. (DSM-5). Arlington : APA; 2013. Traduction française sous la direction de Crocq MA, Guelfi JD, et al. Paris : Elsevier-Masson; 2015.

[2] Beck AT. Cognitive aspects of personality disorders and their relation to syndromal disorders : A psychoevolutionary approach. In : Cloninger CR, editor. Personality and psychopathology. Washington : American Psychiatric Press; 1990.

[3] Beck AT, Freeman A, et al. Cognitive Therapy of Personality Disorders. Therapy of Personality Disorders. New York : Guilford Press; 1990.

[4] Bezerra-Filho S, Galvão-de Almeida A, Studart P, et al. Personality disorders in euthymic bipolar patients : a systematic review. Rev Bras Psiquiatr 2015; 37 : 2.

[5] Bonhomme P, Robert P, Braccini J, et al. Conversion, troubles somatoformes et hystérie : à partir de l'étude informatique de 959 dossiers de patients hospitalisée en psychiatrie. Psychol Med 1985; 17 : 1723-7.

[6] Camus V, de Mendonca Lima CA, Gaillard M, et al. Are personality disorders more frequent in early onset geriatric depression? J Affect Disord 1997; 46 : 297-302.

[7] Ciompi L. Hystérie et vieillesse. Étude catamnésique. In : Congrès de Psychiatrie et Neurologie de Langue Française. Lausanne : Masson; 1965. p. 418-25.

[8] Escande M. L'hystérie aujourd'hui, de la clinique à la psychothérapie. Paris : Masson; 1996.

[9] Freud S, Breuer J. Études sur l'hystérie (1895). 6e éd. Paris : PUF; 1978.

[10] Gabbard GO. Psychodynamic psychiatry in clinical practice, 3rd ed. Washington : American Psychiatric Press; 2000. Traduction française sous la direction de Crocq MA. Paris : Elsevier-Masson; 2010.

[11] Israel L. L'hystérie, le sexe et le médecin (1976). Paris : Masson; 2001.

[12] Kernberg O. Borderline conditions and pathological narcissism. New York : Jason Aronson; 1975.

[13] Kirmayer LJ, Robbins JM, Yaffe MJ. Somatization and the recognition of depression and anxiety in the primary care. Am J Psychiatry 1993; 150 : 734-41.

[14] Lebovici S. L'hystérie chez l'enfant et l'adolescent. Confront Psychiat 1985; 25 : 99-119.

[15] Lempérière T. La personnalité hystérique. Confront Psychiat 1968; 1 : 53-66.

[16] Marsden CD. Hysteria–a neurologist 's view. Psychol Med 1986; 16 : 277-88.

[17] Martin RL, Yutzy SH. Somatoform disorders. In : Talbott JA, Hales RE, Yudofsky C, editors. Text-book of Psychiatry. Washington : American Psychiatric Press; 1994. p. 591-622.
[18] Mullins-Sweatt SN, Bernstein DP, Widiger TA. Retention or deletion of personality disorder diagnosis for DSM-5 : an expert consensus approach. J Pers Disord 2012; 26 : 689-703.
[19] Van Der Hoeven RM, Broersma M, Pijnenborg, et al. Functional (psychogenic) movement disorders associated with normal scores in psychological questionnaires : a case control study. Psychosomatics 2015; 79 : 190-4.
[20] Winokur G. The validity of neurotic reactive depression New data and reappraisal. Arch Gen Psychiatry 1985; 42 : 1116-22.

16.7 Personnalité narcissique

Z. Logak, J.D. Guelfi

Introduction – Historique

Si le terme de narcissisme, qui désigne « l'amour de soi » [11], fait partie du langage commun, sa signification comme entité psychopathologique paraît plus complexe à saisir depuis son émergence à l'orée du XXe siècle dans la littérature psychiatrique.

Le terme de narcissisme a été forgé en référence à la figure mythologique de Narcisse, décrite notamment dans *Les Métamorphoses* d'Ovide. Ovide rapporte les paroles du devin Tirésias à la naissance de Narcisse, qui déclare : « *Il atteindra une longue vieillesse s'il ne se connaît pas* ». En grandissant, Narcisse se révèle être d'une grande beauté mais d'un caractère fier. Il repousse les avances de ses nombreux prétendants, hommes et femmes, refusant l'amour de la nymphe Echo, leur préférant la solitude. Un jour qu'il s'abreuve à une source, il découvre son reflet dans l'eau et en tombe amoureux. Il reste de longs jours à contempler son image, fasciné par son reflet, désespéré de ne pouvoir l'attraper; pour tenter de l'embrasser, il finit par plonger dans l'eau où il se noie, comme happé par le miroir.

Le terme de narcissisme est repris dans un contexte psychopathologique, en 1899, par P. Näke à propos de patients décrits par H. Ellis, qui aiment de manière pathologique leur propre corps comme un objet sexuel; puis à partir de 1908 par le cercle des psychanalystes de Vienne, notamment par Sadger et Rank, à propos de la femme narcissique et de la relation homosexuelle.

C'est à Sigmund Freud que l'on doit le texte princeps paru en 1914, *Pour introduire le narcissisme*, dans le champ de la psychanalyse [7]. Freud rend compte de quatre aspects du narcissisme, à la fois comme perversion sexuelle ou traits narcissiques pervers, comme étape normale du développement de la sexualité, comme type d'investissement libidinal du Moi, et comme choix d'objet amoureux. S. Freud va élaborer tout au long de son œuvre, par l'étude clinique des psychoses, l'ontogenèse de ce qu'il nomme le « sujet narcissique « qui se réalise au travers de jeux identificatoires inconscients « avec un autre moi étranger ».

À partir du texte fondateur de S. Freud, F. Dolto et J. Lacan soulignent le rôle déterminant du stade du miroir et de l'image spéculaire, dans l'avènement psychique et sexuel du sujet humain, confronté à la figure de l'autre. Lacan [16] met en lumière les liens existant entre narcissisme et érotisme lors de son *Séminaire* sur *le Transfert*, en 1960. Il montre comment la constitution du narcissisme du sujet se fait en lien avec des processus d'identification inconscients marqués par le signe de la différence des sexes (le phallus). Autrement dit, le narcissisme s'élabore en fonction du manque de l'autre, comme force de liaison, en lien avec amour au sens d'Eros.

Par la suite, « la relation narcissique », décrite par D. Widlöcher [25], connaît de nombreux développements dans la théorie et la clinique psychanalytiques. C'est dans cette littérature que l'on trouve, à partir des années 1960, l'expression de « trouble narcissique du caractère » qui aboutit

20 ans plus tard à la personnalité narcissique [1, 2]. Elle est individualisée au sein des troubles de la personnalité, en 1980, dans la 3e édition de la classification américaine des troubles mentaux (DSM-III), sous l'influence de cliniciens américains à orientation psychodynamique comme E. Ronningstam [21] et J.G. Gunderson [10].

Clinique

La caractéristique clinique principale des personnalités narcissiques consiste en un sentiment de grandeur personnelle démesurée [18]. La description clinique la plus achevée des personnalités narcissiques est due à O. Kernberg [12]. Au sentiment envahissant d'être une personnalité grandiose, s'associe une préoccupation quasiment exclusive pour soi-même, un besoin important d'être l'objet d'admiration de la part d'autrui et une ambition démesurée. Nombre de personnalités narcissiques ont une adaptation socioprofessionnelle de surface apparemment satisfaisante, voire brillante. Mais ces personnalités en quête d'un statut spécial ont généralement des vies affectives faites de frustrations et d'échecs successifs. Elles sont en réalité incapables d'aimer. L'autre n'est qu'un miroir dont les besoins propres ne sont pas pris en compte. Les sujets narcissiques sont sans empathie vis-à-vis d'autrui. Ils se montrent souvent envieux, jaloux, hautains, intransigeants, prétentieux et suffisants. Ils ont souvent le sentiment que tout leur est dû, que les lois sont faites pour les autres, mais que leur valeur exceptionnelle les dispense des obligations qu'en revanche les autres doivent respecter; aussi cherchent-ils souvent traitements de faveur et passe-droits. Ils s'étonnent lorsque les louanges qu'ils s'attendaient à recevoir de la part d'autrui tardent à venir ou ne sont pas assez dithyrambiques. Ils sont susceptibles et ne supportent pas d'être critiqués ou contrariés. Dans ces situations ils éprouvent de la colère voire de la rage.

Autant les personnalités narcissiques surestiment leurs qualités, autant elles ont tendance à minimiser voire à dévaloriser systématiquement celles d'autrui.

Ces sujets sont très souvent préoccupés par des fantasmes de succès sans limites, de « puissance, d'éclat, de beauté ou d'amour idéal », selon les termes retenus dans les critères diagnostiques de ce trouble de la personnalité dans le DSM-III.

Parce qu'ils se jugent « spéciaux », « uniques », « remarquables », ils pensent ne pouvoir être compris que par des interlocuteurs eux-mêmes supérieurs, au statut socioculturel élevé. Lorsqu'ils sont souffrants, les sujets narcissiques exigent d'être soignés à l'hôpital par les meilleurs spécialistes, estimant en général qu'on ne leur accorde pas assez d'égards ou d'attention. Une haute estime d'eux-mêmes – du moins en apparence – les caractérise. Mais cette haute idée d'eux-mêmes n'est qu'une apparence affichée. Ils doutent, en réalité profondément, assez souvent, de leurs capacités réelles et leur estime de soi est le plus souvent fragile.

Évolution – Complications

Il est des cas où l'ambition personnelle et l'excès de confiance en soi conduisent à de réels succès professionnels. Cependant, les difficultés relationnelles de ces sujets, leur intolérance à la critique, leurs échecs affectifs répétés conduisent assez fréquemment à des complications d'ordre dépressif et à un certain retrait social.

Les personnalités narcissiques vieillissent souvent particulièrement mal, à partir de la crise du milieu de la vie, avec doléances hypocondriaques, troubles sexuels, appétence pour l'alcool, les médicaments, les drogues [17].

Dans les formes les plus graves, par exemple la forme « maligne » isolée par O. Kernberg [12], aux traits narcissiques s'associent des éléments de personnalité de type psychopathique et des tendances projectives de type paranoïaque, la clinique étant alors caractérisée par une indifférence froide généralisée et un manque complet de loyauté vis-à-vis d'autrui.

Ronningstam se demande en conclusion de son article de 2014 [23] lequel des deux types de personnalité narcissique est le plus présent dans la population (vulnérable ou grandiose). Si la vulnérabilité est perçue par le patient comme une preuve de faiblesse, cette difficulté peut être un levier pour la mise en place d'une prise en charge thérapeutique. Néanmoins, certains individus ayant une personnalité narcissique, n'ont pas encore été confrontés à cette vulnérabilité ou ne ressentent pas de fluctuations de la représentation de soi et demeurent donc inaccessibles à un traitement. Il est donc plus utile en pratique clinique d'étudier la structure de la personnalité et la régulation du Moi (*self-regulation*) que de s'attacher aux seules manifestations visibles du narcissisme pathologique.

Diagnostic

L. Sperry a décrit un continuum qui va d'un style de personnalité de type narcissique à la personnalité pathologique de type narcissique. De nombreuses personnes qui réussissent brillamment dans la vie ont des traits de personnalité de type narcissique. Ce n'est que lorsque ces traits sont rigides, inadaptés, persistants et qu'ils sont responsables d'une altération significative du fonctionnement ou d'une souffrance subjective qu'ils constituent un trouble de la personnalité.

Les critères diagnostiques de la personnalité narcissique figurant dans le cluster B des troubles de la personnalité du DSM-IV [3], aux côtés des personnalités antisociale, borderline et histrionique, ont été conservés dans le DSM-5; ils sont indiqués dans l'encadré 16.10.

Deux outils psychométriques développés aux États-Unis sont susceptibles d'avoir un intérêt pour le dépistage des personnalités narcissiques sans être pour autant de véritables instruments à visée diagnostique. Le plus ancien est le *Narcissistic Personality Inventory* de R. Raskin et C. Hall développé à partir de 1979, de 40 items, constitué de 40 paires de phrases affirmatives dont l'une est le témoin d'un trait narcissique contrairement à l'autre [20].

Le second instrument est le *Diagnostic Interview for Narcissism*, entretien semi-structuré de J.G. Gunderson, E. Ronningstam et A. Bodkin de 33 items [9]. Neuf d'entre eux permettent de discriminer les patients narcissiques de ceux qui ont un autre trouble et sept de ces critères font partie intégrante des critères diagnostiques retenus dans le DSM-IV, puis le DSM-5 :

- le sentiment de supériorité, autrui étant considéré avec dédain (critères 1 et 9);
- le sentiment d'être unique (critère 3);
- l'exagération irréaliste de ses qualités (critère 1);
- les fantaisies de grandeur illimitée (critère 2);
- le comportement autocentré avec manque d'intérêt pour les préoccupations d'autrui (critère 7);
- le besoin excessif d'attention et d'admiration (critère 4);
- l'arrogance (critère 9).

Les deux derniers critères discriminants, non retenus comme suffisamment spécifiques dans le DSM-IV, sont : le comportement prétentieux et vantard et une bonne réussite sociale.

Une analyse factorielle des critères diagnostiques [5] montre que trois dimensions suffisamment indépendantes peuvent être distinguées au sein de la structure narcissique :

ENCADRÉ 16.10

Critères diagnostiques de la personnalité narcissique du DSM-5 (section II)

Mode général de fantaisies ou de comportements grandioses, de besoin d'être admiré et de manque d'empathie qui apparaissent au début de l'âge adulte et sont présents dans des contextes divers, comme en témoignent au moins cinq des manifestations suivantes :

1. Le sujet a un sens grandiose de sa propre importance (p. ex. surestime ses réalisations et ses capacités, s'attend à être reconnu comme supérieur sans avoir accompli quelque chose en rapport).
2. Est absorbé par des fantaisies de succès illimité, de pouvoir, de splendeur, de beauté ou d'amour idéal.
3. Pense être «spécial» et unique et ne pouvoir être admis ou compris que par des institutions ou des gens spéciaux et de haut niveau.
4. Besoin excessif d'être admiré.
5. Pense que tout lui est dû : s'attend sans raison à bénéficier d'un traitement particulièrement favorable et à ce que ses désirs soient automatiquement satisfaits.
6. Exploite l'autre dans les relations interpersonnelles : utilise autrui pour parvenir à ses propres fins.
7. Manque d'empathie : n'est pas disposé à reconnaître ou à partager les sentiments et les besoins d'autrui.
8. Envie souvent les autres, et croit que les autres l'envient.
9. Fait preuve d'attitudes et de comportements arrogants et hautains.

- le sentiment de grandeur;
- la dimension dyssociale avec manque d'empathie, exploitation d'autrui, agressivité, rage et jalousie;
- les fantaisies de gloire et de succès sans limites (sentiment de puissance, besoin excessif d'être reconnu et admiré).

Il s'avère en réalité difficile d'établir scientifiquement des critères diagnostiques pour ce trouble de la personnalité comme l'ont démontré en 2010 A. Pincus et M. Lukowitsky [19]. Par ailleurs, ces deux auteurs ont souligné la place centrale qu'occupent les perturbations du narcissisme dans l'ensemble de la psychopathologie. C'est à cette même conclusion qu'aboutissent les publications récentes d'O. Kernberg [13] et d'E. Ronningstam [22]. Les formes les plus graves de la pathologie du narcissisme impliquent une profonde dévalorisation latente de soi à laquelle viennent souvent s'ajouter une instabilité et une hyperréactivité émotionnelles qui rapprochent alors la personnalité narcissique de la personnalité borderline.

Skodol et al. ont commenté les critères diagnostiques du trouble de la personnalité narcissique dans le DSM-5 [24]. Dans la section II, les critères sont inchangés par rapport à ceux du DSM-IV. Cependant, à l'approche catégorielle, a été ajoutée dans une section expérimentale III une approche mixte qui donne beaucoup d'importance aux évaluations psychométriques, aux formulations culturelles et à l'évaluation du clinicien. Il s'agit d'un modèle hybride qui allie dimensions et catégorie et qui est destiné à aider le clinicien à porter le diagnostic de personnalité narcissique [4]. Cette section III retient deux traits pathologiques nécessaires au diagnostic de personnalité narcissique : la grandiosité et la recherche d'attention et d'approbation de la part d'autrui (critère B), deux aspects du domaine de l'antagonisme, une des cinq dimensions principales de la personnalité dans la perspective dimensionnelle retenue, inspirée du modèle dit des *Big Five*. Ces deux traits du critère B doivent être associés à des difficultés caractéristiques dans au moins deux des quatre secteurs de la personnalité : l'identité, l'autodétermination, l'empathie et l'intimité (critère A). Enfin, l'altération du fonctionnement entraînée par ces difficultés doit être au minimum d'intensité moyenne.

De manière plus générale, la section III reconnaît que le sentiment de grandeur et le sentiment que tout lui est dû (*entitlement*) peuvent être manifestes/visibles (*overt*) ou cachés (*covert*) [4].

Cette conception représente vraisemblablement un progrès dans l'analyse de la personnalité narcissique. Des études empiriques sont cependant nécessaires pour l'établir de façon certaine. En affinant leur étude, Skodol et al. ont montré que certains traits de l'affectivité négative (comme la dépression, la labilité émotionnelle et l'anxiété) et du détachement/retrait (comme l'anhédonie) sont plus corrélés à la variété de type vulnérable de la personnalité narcissique qu'à la variété du type grandiose.

Enfin, d'autres traits pathologiques de personnalité peuvent être présents et venir à l'appui du diagnostic mais ils ne justifient pas, à eux seuls, le diagnostic de personnalité narcissique (p. ex. les éléments cliniques présents dans le concept plus médiatique que scientifique de « pervers narcissique »).

Épidémiologie

La prévalence estimée des personnalités narcissiques dans la population générale est de moins de 1 %. Dans les populations cliniques, elle varie selon les études de 2 à 16 %; mais les études systématiques sont très peu nombreuses. En utilisant comme entretien semi-structuré l'*International Personality Disorder Examination* (IPDE) de A. Loranger et al., D. Klein et al. ont trouvé une prévalence de personnalités narcissiques de plus de 4 %. En utilisant une forme révisée du *Structured Interview for DSM-IV Personality Disorders* (SIDP) de B. Pföhl, S. Torgersen a trouvé à Oslo une prévalence de 0,8 % [*in* 18, 24].

La répartition en fonction du sexe varie, selon les travaux, d'une égalité de répartition entre hommes et femmes à une nette prédominance masculine : jusqu'à 75 % (possible biais d'échantillonnage).

On rencontre des personnalités narcissiques plus particulièrement dans certaines professions [22, 23] : notamment chez les juristes, les médecins, dans les métiers du divertissement, du sport et dans le monde politique.

Étiopathogénie

Point de vue psychodynamique

S. Freud a fait du narcissisme un concept clé de la constitution du Moi, de l'idéal du Moi, et du sentiment d'estime de soi [7]. Deux aspects de la libido sont distingués : la libido du Moi ou « libido narcissique » et la libido d'objet.

Le narcissisme primaire correspond au stade précoce du développement, au cours duquel toute la libido est investie sur le sujet. Le narcissisme est défini comme un complément libidinal à l'égoïsme de la pulsion d'autoconservation. Selon Freud, le développement du Moi consiste à s'éloigner du narcissisme primaire par le moyen du déplacement de la libido sur un idéal du Moi. Le Moi qui a dû abandonner une partie de son narcissisme infantile s'enrichit, dans un second temps, par les satisfactions liées aux relations d'objet, mais aussi par l'accomplissement de cet idéal. Dans certaines pathologies graves le narcissisme secondaire désigne un « retournement sur le Moi » de la libido, retirée de ses investissements objectaux.

Selon J. Lacan, la question de l'identification qui procède du refoulement est la pierre angulaire du narcissisme [16]. En effet, au moment du passage de l'investissement narcissique à l'investissement objectal, Lacan met en lumière le rôle de l'objet partiel (sein, pénis) comme points d'ancrage narcissiques pour permettre l'avènement du sujet dans le registre symbolique mais aussi dans son assise corporelle et sexuée. Il souligne la nécessité de penser la formation du narcissisme comme d'emblée sexuée, c'est-à-dire marquée par le signe de la différence des sexes. Si cet ancrage narcissique et sexué est altéré, c'est l'ensemble de la capacité érotique du sujet qui est atteinte, avec pour effet l'extinction des fantasmes érotiques, l'assèchement de tout désir, la pauvreté des relations d'objet et, en contrepoint, l'inflation de fantaisies et rages grandioses prégénitales.

Deux principales hypothèses étiopathogéniques ont été formulées, respectivement par O. Kernberg [13] et par H. Kohut [14] à ce propos. Pour O. Kernberg, cette organisation caractérielle est une organisation défensive. L'enfant narcissique a été laissé émotionnellement « affamé » par une mère froide, sans empathie. Et c'est par compensation qu'il développe en lui un soi grandiose, se réfugiant dans les quelques aspects de lui-même qui ont pu être valorisés par la mère.

La perspective de H. Kohut est différente. Il s'agit, selon cet auteur, d'une interruption dans le développement, d'une « halte dans le développement de la libido narcissique » avec « absence d'intégration appropriée des structures narcissiques infantiles », constitution d'un soi grandiose où les sentiments infantiles de grandeur non refoulés infiltrent les actes et les pensées. Chez ces personnalités, l'estime de soi est en réalité labile et faible, avec un besoin permanent d'être rassuré. Cette organisation pathologique de la personnalité surviendrait plus volontiers chez les enfants chez qui le soi n'a pas pu se constituer normalement avec des parents autocentrés, négligents ou abusifs.

L'analyse des personnalités narcissiques a montré que, dans cette pathologie, c'est la régulation narcissique dans son ensemble qui est altérée, recouvrant les relations d'objet et les processus d'intériorisation. Ce qui semble au cœur de cette formation pathologique c'est le contraste entre une représentation inconsciente de soi grandiose et un système conscient d'infériorité et de vide intérieur. Un autre aspect essentiel du processus tient à la pauvreté des relations d'objet qui crée un sentiment de vide et d'absence de plaisir subjectifs, souvent à l'origine d'une demande de prise en charge psychothérapeutique.

Point de vue cognitivo-comportemental

T. Millon, dans une perspective comportementale, a mis l'accent sur certains renforcements inappropriés d'origine parentale qui viendraient favoriser la structuration de type narcissique comme des attitudes d'admiration exagérée à l'origine de distorsions de l'image de soi.

On a pu défendre aussi l'hypothèse du rôle de certaines humiliations précoces à l'origine de sentiments d'infériorité que certains enfants compenseraient en développant des fantasmes grandioses.

Dans la théorie des schémas mal adaptés de J. Young, les schémas cognitifs centraux des personnalités narcissiques sont le sentiment de supériorité, le sentiment d'avoir droit à des faveurs spéciales et le sentiment qu'autrui est inférieur.

Traitement

La demande d'aide des personnalités narcissiques se fait habituellement jour lors d'une recrudescence symptomatique de troubles associés de type anxieux ou dépressif, voire à l'occasion de plaintes somatiques ou d'un abus de substances.

On préconise généralement au moins deux thérapeutes, l'un étant exclusivement chargé de la psychothérapie et l'autre des prescriptions médicamenteuses (antidépresseurs plus souvent qu'anxiolytiques). Il est important que des échanges aient eu lieu entre les différents intervenants avant le début d'une psychothérapie pour éviter certains clivages qui conduiraient inéluctablement – comme chez les personnalités borderline – à opposer un « bon » thérapeute à l'autre qui serait « mauvais ». Cela devient particulièrement urgent lorsqu'apparaît dans le discours du patient un jugement négatif critique, voire méprisant sur l'autre intervenant.

Psychothérapies d'inspiration psychanalytique

L'accessibilité à une psychothérapie d'inspiration psychanalytique a été défendue, à la suite de Freud, dans les années 1970 par des auteurs comme B. Grunberger [8], O. Kernberg ou H. Kohut.

Pour O. Kernberg [12], l'objectif de ces thérapies est dans un premier temps de diminuer les sentiments d'envie et de rage vis-à-vis d'autrui. Pour H. Kohut [14], l'objectif principal est la modulation de l'estime de soi, entre sentiments grandioses de soi et vécu de vulnérabilité.

Les débuts de la thérapie semblent souvent relativement aisés : la présentation du patient est « de surface », lisse ; il paraît sans histoire et se croit en état d'autosuffisance affective. Il n'est pas rare de voir chez ce patient des attitudes initiales de séduction et de gratifications apportées au thérapeute. Puis inévitablement la relation avec le patient narcissique est marquée du sceau de sa relation à autrui. La relation est abordée en termes de supériorité et d'infériorité, avec une dévalorisation du thérapeute et la recherche de transgressions. Il est souvent difficile, dans un tel contexte, de maintenir un niveau d'investissement suffisant du cadre et du travail psychothérapeutiques.

De plus, le transfert mis en œuvre dans la relation thérapeutique est souvent « en miroir », le psychothérapeute ne parvenant pas à trouver de prise sur une part de souffrance authentique chez son patient.

Au fil de la prise en charge de patients narcissiques, la souffrance psychique s'exprime plus par brèches, comme des flashs qui, une fois énoncés, sont immédiatement recouverts et oubliés. Le psychothérapeute peut dans un premier temps verbaliser certaines hypothèses concernant l'origine du trouble évoqué afin notamment de permettre au patient de renouer avec une représentation de soi unifiée liant affects et pensées. Il s'agit également pour le thérapeute de nommer certains vécus internes afin d'arrimer le patient à son corps propre. Au décours du travail émerge alors progressivement une mécanique singulière sous-tendue par les fantasmes du patient, qu'il est alors en mesure de se réapproprier.

Enfin, comme le décrit E. Krejci, c'est en soulignant et en interprétant les mécanismes de défense utilisés par le patient – tels le clivage, la projection et l'identification projective – que le thérapeute est à même, dans le cadre transférentiel, d'induire progressivement la création d'une instance critique interne chez le patient, susceptible à son tour de moduler son mode de relation à l'autre et à soi [15]. Ce type de travail implique plus radicalement pour le patient le renoncement aux exigences du soi grandiose, la reconnaissance des autres au même titre que soi-même, et l'acceptation de limites humaines communes.

Psychothérapies cognitivo-comportementales et familiales

Pour Q. Debray et D. Nollet, les personnalités narcissiques représentent une indication thérapeutique des approches cognitives [6]. Les principaux objectifs de la thérapie sont de minimiser les affects pénibles liés aux jugements négatifs d'autrui, de chercher à développer l'empathie et de diminuer les comportements d'exploitation d'autrui. Dans ce recadrage cognitif, on cherche à affaiblir les sentiments de supériorité, à développer des croyances alternatives à l'aide de différentes techniques comme « la pêche aux compliments » ou la sollicitation d'avis et de critiques, les jeux de rôle, et le renversement des rôles.

La restructuration cognitive de J. Young vise à une modification des schémas de pensée erronés à l'aide de protocoles précis avec, par exemple, des exercices de représentations imagées et de confrontations empathiques.

Une approche familiale est parfois préconisée, surtout lorsqu'il existe aussi un trouble de la personnalité chez le conjoint. Il est relativement fréquent qu'un sujet narcissique choisisse un partenaire lui-même narcissique ou borderline voire dépressif. Dans ces couples pathologiques, l'hypersensibilité aux critiques, l'usage immodéré de reproches excessifs, les accès de colère voire de rage violente, les demandes excessives et les rationalisations diverses sont extrêmement fréquents.

Les objectifs poursuivis dans la thérapie sont d'éviter les humiliations, d'amener progressivement chacun à écouter l'autre, de faciliter la reconnaissance des conduites répétées d'échecs relationnels et de diminuer la réactivité émotionnelle. L'objectif prioritaire demeure d'obtenir par le biais de la réduction des reproches réciproques l'installation progressive d'une relation à autrui plus empathique. Il est enfin nécessaire de ne pas négliger les aspects intergénérationnels, de repérer les collusions intrafamiliales mais aussi les événements traumatiques, les absences, négligences, et abus au sein de la vie familiale.

Conclusion

Le mythe de Narcisse nous laisse entendre comment l'amour de soi-même sans rencontre avec une altérité vivante peut mener à l'extinction du désir dont le pronostic s'avère toujours péjoratif. L'approche psychothérapeutique des personnalités narcissiques vise principalement à soulager leur souffrance en permettant l'instauration chez elles d'une relation à autrui plus authentique, en lien avec la polarité aimer et être aimé et dans laquelle une place croissante pourra être réservée à l'empathie dont elles manquent cruellement.

Références

[1] Adler G. Psychology of the narcissistic personality. Am J Psychiatry 1986; 143 : 430-6.

[2] Akhtar S, Thomson J. Overview : Narcissistic Personality Disorder. Am J Psychiatry 1982; 139 : 12-20.

[3] American Psychiatric Association. Diagnostic and Statistical Manual of Mental Disorders, 4th ed. (DSM-IV). Washington DC : APA; 1994. Traduction française sous la direction de Guelfi JD. Paris : Masson; 1996.

[4] American Psychiatric Association. Diagnostic and Statistical Manual of Mental Disorders, 5th ed. (DSM 5). Arlington : APA; 2013. Traduction française sous la direction de Crocq MA, Guelfi JD, et al. Paris : Elsevier-Masson; 2015.

[5] Blais M, Hilsenroth M, Castlebury F. Psychometric characteristics of the cluster B personality disorders under DSM-III-R and DSM-IV. J Pers Disord 1997; 11 : 27-8.

[6] Debray Q, Nollet D. Les Personnalités pathologiques. Approche cognitive et thérapeutique. Paris : Masson; 1975.

[7] Freud S. Pour introduire le Narcissisme (1914). In : La Vie sexuelle. Paris : PUF; 1981.

[8] Grunberger B. Le Narcissisme, Essais de psychanalyse. Paris : Payot; 1971.

[9] Guelfi JD, Logak Z. La personnalité narcissique. In : Guelfi JD, Hardy P, editors. Les personnalités pathologiques. Paris : Lavoisier Médecine Sciences Publications; 2013. p. 159-67.

[10] Gunderson J, Ronningstam E, Bodkin A. The Diagnostic Interview for Narcissistic Patients. Arch Gen Psychiatry 1990; 47 : 676-80.

[11] Haynal A. Le Narcissisme. L'amour de soi. Paris : Sand Tchou; 1985.

[12] Kernberg O. Les troubles limites de la personnalité. Toulouse : Privat; 1975.

[13] Kernberg O. Narcissistic Personality Disorders, Part. I. Psych Ann 2009; 39 : 105-67.

[14] Kohut H. Le Soi : La psychanalyse des transferts narcissiques. Paris : PUF; 1975.

[15] Krejci E. Immersion in the surface. Int J Psychoanal 2009; 90 : 827-42.

[16] Le Lacan J. Séminaire livre VIII, Le Transfert (1960-61). Paris : Seuil; 2001.

[17] Oldham J, Skodol A, Kellman H, et al. Comorbidity of axis I and axis II disorders. Am J Psychiatry 1995; 152 : 571-8.

[18] Oldham J, Skodol A, Bender D. Textbook of Personality Disorders. Arlington : American Psychiatric Publishing; 2005.

[19] Pincus A, Lukowitsky M. Pathological Narcissism and Narcissistic Personality Disorder. Annu Rev Clin Psychol 2010; 6 : 421-46.

[20] Raskin R, Hall C. A narcissistic personality inventory. Psychol Rep 1979; 45 : 590.

[21] Ronningstam E, Gunderson J. Identifying Criteria for Narcissistic Personality Disorder. Am J Psychiatry 1990; 147 : 918-22.

[22] Ronningstam E. Disorders of Narcissism, Diagnostic, Clinical, and Empirical Implications. Washington DC : American Psychiatric Press, Inc; 1998.

[23] Ronningstam E. Introduction to the special series on « Narcissistic personality disorder – New perspectives on diagnosis and treatment ». Personal Disord 2014; 5 : 419-21.

[24] Skodol AE, Bender DS, Morey LC. Narcissistic personality disorder in DSM-5. Personal Disord 2014; 5 : 422-7.

[25] Widlöcher D. La relation narcissique. In : Traité de Psychopathologie. Paris : PUF; 1994. p. 421-38.

16.8 Personnalité évitante

A. Pelissolo, S. Sarrazin

Introduction – Définition

Le trouble *personnalité évitante* est apparu, en 1980, dans le DSM-III où il succéda au «caractère phobique» des approches psychodynamiques, et aux «personnalités névrotiques évitant les contacts interpersonnels» de la psychanalyste K. Horney, en se différenciant des personnalités dépendantes et schizoïdes [5, 13]. Dans le DSM-5, la personnalité évitante (301.82) fait partie des troubles du cluster C, c'est-à-dire des personnalités anxieuses et névrotiques. Cela permet d'indiquer d'emblée qu'elle repose sur des mécanismes anxieux et non d'émoussement affectif et de méfiance, contrairement aux personnalités du groupe A (schizoïdes, schizotypiques, paranoïaques). Dans la classification CIM-10, la «personnalité anxieuse» (F60.6) correspond en beaucoup de points à la personnalité évitante du DSM-5. Ces troubles sont très présents, aussi bien en population générale que clinique, mais restent encore insuffisamment étudiés.

En plus des critères généraux définissant, dans le DSM-5, un trouble de la personnalité en général (modalités durables, rigides et envahissantes de la cognition, de l'affectivité, du contrôle des impulsions et/ou du fonctionnement interpersonnel, à l'origine d'une souffrance et/ou d'une altération significatives du fonctionnement), la personnalité évitante y est décrite comme un «mode général d'inhibition sociale, de sentiment de ne pas être à la hauteur et d'hypersensibilité au jugement négatif d'autrui» [3]. Ces éléments doivent être apparus au début de l'âge adulte et s'exprimer dans des contextes divers, avec notamment la présence de quatre critères diagnostiques sur les sept proposés (tableau 16.1).

Tableau 16.1 Critères diagnostiques de la personnalité évitante et de la personnalité anxieuse.

CIM-10 : personnalité anxieuse (évitante)	DSM-5 : personnalité évitante
Au moins quatre critères sur six :	Au moins quatre critères sur sept :
1. Sentiment envahissant et persistant de tension et d'appréhension	
2. Perception de soi comme socialement incompétent, sans attrait ou inférieur aux autres	6. Se perçoit comme socialement incompétent, sans attrait ou inférieur aux autres
3. Préoccupation excessive par la crainte d'être critiqué ou rejeté dans les relations sociales	4. Craint d'être critiqué ou rejeté dans les situations sociales
4. Refus de nouer des relations à moins d'être certain d'être aimé	2. Réticence à s'impliquer avec autrui à moins d'être certain d'être aimé
5. Rétrécissement du mode de vie résultant du besoin de sécurité	
6. Évitement des activités sociales ou professionnelles impliquant des contacts importants avec autrui de peur d'être critiqué, désavoué ou rejeté	1. Évite les activités professionnelles qui impliquent des contacts importants avec autrui par crainte d'être critiqué, désapprouvé ou rejeté
	3. Est réservé dans les relations intimes par crainte d'être exposé à la honte ou au ridicule
	5. Est inhibé dans les situations interpersonnelles nouvelles à cause d'un sentiment de ne pas être à la hauteur
	7. Est particulièrement réticent à prendre des risques personnels ou à s'engager dans de nouvelles activités par crainte d'éprouver de l'embarras

Dans la CIM-10, quatre critères diagnostiques de la personnalité évitante du DSM-IV sont retrouvés dans la définition de la personnalité anxieuse. Le recouvrement des deux définitions n'est donc pas total [18].

Les critères présentés dans le tableau 16.1 correspondent à des éléments de mésestime de soi, d'hypersensibilité au jugement négatif, d'inhibition relationnelle, d'anxiété et de repli sur soi.

Clinique

Sur le plan comportemental, les sujets présentant une personnalité évitante peuvent être considérés comme timides, solitaires, isolés et inhibés. Au niveau affectif, ils souhaitent être aimés et acceptés par les autres, mais se retrouvent, en général, avec peu d'amis et de soutiens. Au niveau scolaire et professionnel, ils ont tendance à fuir les activités impliquant des contacts sociaux importants, ce qui peut nuire grandement à la réussite et orienter leurs choix d'études et de carrière. Toutes les démarches vers les autres sont évitées si elles comportent un risque de jugement négatif potentiel, et les sujets n'acceptent de participer à une activité collective qu'à condition de connaître les personnes impliquées et de savoir qu'elles sont bienveillantes à leur égard. Les situations les plus pénibles et redoutées sont les situations nouvelles, notamment avec des personnes inconnues. Tous ces éléments apparaissent tôt dans la vie du sujet, en général à partir de l'adolescence.

Les tendances à l'évitement décrites dans le cadre de ce trouble de la personnalité concernent les situations sociales, même si l'on peut imaginer d'autres types d'évitement associés (situations nouvelles, risquées, incertaines, etc.) [2].

Diagnostic

Diagnostic différentiel

Nous reviendrons plus loin sur la question de la proximité conceptuelle entre personnalité évitante et phobie sociale généralisée mais il est vrai que ces troubles ne sont pas faciles à différencier. S'il existe clairement des patients souffrant de phobie sociale, même généralisée, sans évitement majeur, l'inverse est plus difficile à admettre. Théoriquement, il pourrait exister des tendances à l'évitement qui ne seraient pas sous-tendues par une peur excessive. Effectivement, certains patients peuvent rapporter dans un premier temps ce type de fonctionnement. Il est rare cependant que, après une évaluation approfondie, ils n'admettent pas de craintes phobiques souvent rationalisées et dissimulées sous différents prétextes.

Les autres diagnostics à rechercher sont les dépressions chroniques qui seraient à l'origine d'un repli social durable et extensif, l'anxiété généralisée ou les autres troubles phobiques et anxieux qui peuvent s'accompagner (rarement) d'un évitement des situations à risque et surtout les troubles de la personnalité du groupe A. Le plus délicat à différencier de la personnalité évitante est probablement la personnalité schizoïde, qui peut se présenter avec les mêmes types d'évitement social. Les sujets qui en souffrent sont cependant caractérisés par ailleurs par une absence de plaisir et de motivation dans les activités sociales, avec peu d'anxiété et d'altération de l'estime de soi ; les personnalités évitantes expriment au contraire le désir d'avoir une vie sociale plus riche et plus chaleureuse, même si le trouble peut être plus égosyntonique que la phobie sociale. La distinction avec les personnalités paranoïaques (évitements par méfiance, jalousie, interprétations, etc.) et schizotypiques (évitements par bizarreries, intérêts tout autres, etc.) est en revanche plus aisée en général.

Frontières – Validité conceptuelle

La validité du concept de personnalité évitante a été souvent remise en cause depuis son introduction pour plusieurs raisons : sa proximité avec le diagnostic de phobie sociale généralisée (et donc avec un trouble de l'axe I), son hétérogénéité potentielle puisqu'il se trouve proche de troubles des groupes A et C, la comorbidité élevée avec différents troubles notamment anxieux, et la réduction sensible de certains traits évitants par des traitements relativement brefs, notamment médicamenteux [2, 7, 17]. J. Reich conclut d'une analyse de la littérature montrant effectivement un fort taux de superposition des deux entités (22 à 89 % de personnalités évitantes en cas de phobie sociale généralisée et très peu de cas de personnalité évitante sans phobie sociale) que le diagnostic catégoriel de personnalité évitante pourrait être supprimé et remplacé par une caractéristique dimensionnelle associée aux autres diagnostics [19]. L.E. Alden et al. ne sont pas parvenus cependant aux mêmes conclusions [2].

Différentes études sur la validité empirique et discriminante, ainsi que sur la consistance interne, des critères de la personnalité évitante du DSM-IV (ou DSM-III-R) ont été menées, avec en général des résultats satisfaisants [4, 8, 11]. Dans un échantillon de 228 sujets souffrant de trouble du comportement alimentaire, C.M. Grilo a obtenu une bonne consistance interne de ces critères (coefficient alpha de 0,87) [10], et l'analyse en composantes principales retrouve un facteur principal expliquant 56 % de la variance totale des items [11]. Cette analyse indique également que le critère 3 (évitement par peur d'être ridicule) s'avère le plus spécifique et le plus prédictif du diagnostic de personnalité évitante. Enfin, la stabilité temporelle, sur 2 ans, du diagnostic de personnalité évitante semble acceptable [15].

Épidémiologie

Dans l'étude de S. Torgersen et al., en population générale norvégienne, la personnalité évitante est le diagnostic de l'axe II dont la prévalence est la plus élevée, avec un taux de 5 % [20]. Un taux plus élevé (6,6 %) est retrouvé dans l'étude suédoise de L. Ekselius et al. [6], tandis que B.F. Grant et al. [9], aux États-Unis, ont obtenu une fréquence de 2 %. Deux études menées antérieurement avec les critères du DSM-III et du DSM-III-R avaient retrouvé des taux nettement moins élevés (1 % environ). Par ailleurs, le diagnostic de personnalité évitante est l'un des diagnostics de trouble de la personnalité les plus fréquents en population clinique [20]. Il semble toucher autant la femme que l'homme, et les seuls facteurs de risque identifiés semblent être de type familial. Quelques éléments suggèrent par ailleurs une atténuation de l'intensité des traits d'évitement avec l'âge [3].

La comorbidité de la personnalité évitante concerne les troubles anxieux, dépressifs, et de la personnalité. Il s'agit de la personnalité pathologique la plus fréquemment associée aux troubles anxieux [14], avec des taux de prévalence entre 20 et 25 % en général (sauf dans la phobie sociale où ces taux peuvent être nettement plus élevés comme on l'a vu). Dans l'autre sens, l'existence d'une personnalité évitante multiplie par six environ le risque de présenter un trouble anxieux, et par trois le risque de trouble dépressif [16]. Une personnalité évitante est retrouvée chez 20 à 50 % des patients souffrant de dépression. L'association entre personnalité évitante et dépendante est classique et peut s'expliquer par le fait que les sujets évitants sont très attachés et dépendants de leurs rares amis [3].

Étiopathogénie – Aspects cognitifs

Dans la perspective des troubles névrotiques avec attachement excessif, l'hypothèse psychodynamique classique est celle d'une peur inconsciente de la réussite, car celle-ci serait associée à des risques d'envie et de rejet par les êtres aimés [5]. Il existerait par ailleurs des liens entre stress précoces, notamment dans la famille, et tendances à un évitement croissant dans le cours du développement. Les styles d'attachement dits « insécures » favoriseraient l'installation de ce type de fonctionnement à l'âge adulte. Les travaux de J. Kagan [12] ont par ailleurs montré que des tendances à l'évitement comportemental marqué face à la nouveauté et à des personnes inconnues peuvent apparaître très précocement chez le jeune enfant, et perdurer de manière stable par la suite. Il pourrait s'agir également d'un facteur tempéramental faisant le lit de la personnalité évitante, mais aussi de différents troubles anxieux voire d'autres pathologies de l'adolescent puis de l'adulte.

Sur le plan cognitif, la personnalité évitante est associée à des schémas profonds d'incompétence et de vulnérabilité pour soi-même (« je suis nul ») et de surévaluation des autres [5]. Il en résulte des prédictions négatives et des distorsions cognitives favorisant encore plus le repli sur soi et les affects négatifs (« je vais ennuyer tout le monde », « je n'y arriverai jamais », « il ne s'intéresse à moi que par pitié »). Il existe par ailleurs une réelle intolérance aux émotions fortes et à la frustration, qui peut expliquer les conduites d'évitement devant toutes les situations pouvant générer de l'anxiété ou de la tristesse.

Traitement

Au niveau pharmacologique, il n'existe pas de traitement codifié s'adressant spécifiquement aux personnalités évitantes. Cependant, les effets des traitements prescrits pour les phobies sociales généralisées semblent intéressants pour réduire de manière significative les traits de personnalité de ce type, comme cela a été montré avec la brofaromine, la phénelzine[3], ou encore le moclobémide (Moclamine®) [7, 17].

Les traitements les plus spécifiques restent cependant les thérapies comportementales et cognitives, pour lesquelles il existe des procédures bien codifiées et efficaces [5]. Elles sont relativement proches de celles développées pour les phobies sociales, mais en général avec un abord cognitif plus approfondi. Les éléments de ces programmes sont : l'analyse fonctionnelle détaillée des troubles actuels et passés, l'élaboration d'une alliance thérapeutique, l'apprentissage de techniques d'affirmation de soi et de contrôle des émotions, l'exposition aux situations sociales redoutées, et la restructuration cognitive. Selon l'intensité du trouble, la durée de ces thérapies peut varier de quelques semaines à quelques mois.

Il existe peu d'études contrôlées étudiant l'efficacité de ces techniques, mais celle de L.E. Alden et M.J. Capreol [1] a bien montré la supériorité des méthodes d'exposition et d'entraînement aux compétences sociales en groupe par rapport à une liste d'attente, dans une étude randomisée chez 76 patients souffrant de personnalité évitante, avec une réévaluation 3 mois plus tard.

Conclusion

La catégorie diagnostique des personnalités évitantes correspond à une réalité clinique peu contestable, souvent rencontrée chez les patients souffrant de troubles anxieux et/ou dépressifs. Sa définition et sa validité restent toutefois controversées sur un plan nosographique, en raison des limites encore floues avec les phobies sociales généralisées notamment. Ce point soulève la question des frontières entre troubles de la personnalité et autres troubles psychiatriques, et des mécanismes psychopathologiques et psychobiologiques hypothétiques sous-jacents.

3 Ne sont plus commercialisées. Une demande d'Autorisation temporaire d'utilisation (ATU) et possible avec la phénelzine (Nardil®) en cas d'échec des autres traitements.

Références

[1] Alden LE, Capreol MJ. Avoidant personality disorder : interpersonal problems as predictors of treatment response. Behav Ther 1993; 24 : 357-76.

[2] Alden LE, Laposa JM, Taylor CT, et al. Avoidant personality disorder : current status and future directions. J Pers Disord 2002; 16 : 1-29.

[3] American Psychiatric Association. Diagnostic and Statistical Manual of Mental Disorders, 5th ed. (DSM-5). Arlington : APA; 2013 Traduction française sous la direction de Crocq MA, Guelfi JD, et al. Paris : Elsevier-Masson; 2015.

[4] Baillie AJ, Lampe LA. Avoidant personality disorder : empirical support for DSM-IV revisions. J Pers Disord 1998; 12 : 23-30.

[5] Debray Q, Nollet D. Les personnalités pathologiques. Approche cognitive et thérapeutique. Paris : Elsevier Masson; 2011.

[6] Ekselius L, Tillfors M, Furmark T, et al. Personality disorders in the general population : DSM-IV and ICD-10 defined prevalence as related to sociodemographic profile. Personal Individ Differ 2001; 30 : 311-20.

[7] Fahlen T. Personality traits in social phobia, II : changes during drug treatment. J Clin Psychiatry 1995; 56 : 569-73.

[8] Farmer RF, Chapman AL. Evaluation of DSM-IV personality disorder criteria as assessed by the structured clinical interview for DSM-IV personality disorders. Compr Psychiatry 2002; 43 : 285-300.

[9] Grant BF, Hasin DS, Stinson FS, et al. Prevalence, correlates, and disability of personality disorders in the United States : results from the national epidemiologic survey on alcohol and related conditions. J Clin Psychiatry 2004; 65 : 948-58.

[10] Grilo CM, McGlashan TH, Morey LC, et al. Internal consistency, intercriterion overlap and diagnostic efficiency of criteria sets for DSM-IV schizotypal, borderline, avoidant and obsessive-compulsive personality disorders. Acta Psychiatr Scand 2001; 104 : 264-72.

[11] Grilo CM. Factorial structure and diagnostic efficiency of DSM-IV criteria for avoidant personality disorder in patients with binge eating disorder. Behav Res Ther 2004; 42 : 1149-62.

[12] Kagan J. La part de l'inné. Paris : Bayard; 2000.

[13] Livesley WJ, West M, Tanney A. Historical comment on DSM-III schizoid and avoidant personality disorders. Am J Psychiatry 1985; 142 : 1344-7.

[14] Lemogne C, Pélissolo A. Anxiété et personnalité : étude catégorielle et dimensionnelle de leur association et facteurs de vulnérabilité. PSN 2004; 2 : 24-37.

[15] Morey LC, Skodol AE, Grilo CM, et al. Temporal coherence of criteria for four personality disorders. J Pers Disord 2004; 18 : 394-8.

[16] Oldham JM, Skodol AE, Kellman HD, et al. Comorbidity of axis I and axis II disorders. Am J Psychiatry 1995; 152 : 571-8.

[17] Pelissolo A, Jost F. Pharmacothérapie dans les troubles de la personnalité. Ann Med Psychol 2011 ; 169 : 592-4.
[18] Pull CB, Pull MC. Conceptions typologiques des troubles de la personnalité : critères diagnostiques et instruments d'évaluation. In : Féline A, Guelfi JD, Hardy P, editors. Les troubles de la personnalité. Paris : Médecine-Sciences Flammarion ; 2002. p. 81-108.
[19] Reich J. Avoidant personality disorder and its relationship to social phobia. Curr Psychiatry Rep 2009 ; 11 : 89-93.
[20] Torgersen S, Kringlen E, Cramer V. The prevalence of personality disorders in a community sample. Arch Gen Psychiatry 2001 ; 58 : 590-6.

16.9 Personnalité dépendante

G. Loas

La personnalité dépendante est un trouble de la personnalité dont l'individualisation remonte à 1980, date de la parution de la 3e édition du manuel diagnostique et statistique des troubles mentaux de l'Association américaine de psychiatrie (DSM-III). Nous évoquerons dans un premier temps la définition de la personnalité dépendante. Nous passerons en revue les travaux épidémiologiques et cliniques ayant notamment exploré sa prévalence, les caractéristiques sociodémographiques et cliniques associées ainsi que les facteurs favorisants. L'étiopathogénie sera ensuite abordée avant d'examiner les différentes modalités de la prise en charge thérapeutique.

Clinique – Définitions

Nous envisagerons successivement les définitions de la personnalité dépendante proposées par l'Association américaine de psychiatrie (DSM) et par l'Organisation mondiale de la santé (CIM).

Selon l'Association américaine de psychiatrie (DSM)

La personnalité dépendante apparaît pour la première fois, en 1980, dans la 3e édition du DSM. Le DSM définit le trouble de la personnalité à partir de l'existence de traits de personnalité qui sont rigides, inadaptés et responsables soit d'une altération significative du fonctionnement social ou professionnel, soit d'une souffrance subjective. Ces manifestations des troubles de la personnalité, généralement identifiables à l'adolescence voire plus précocement, persistent durant la majeure partie de la vie adulte, elles deviennent cependant moins évidentes dans la seconde partie de la vie ou chez le sujet âgé. Le diagnostic de trouble de la personnalité ne doit être porté que lorsque des manifestations caractéristiques correspondent typiquement au fonctionnement au long cours du sujet sans être limitées à des épisodes pathologiques.

La personnalité dépendante se définit essentiellement comme un trouble de la personnalité dans lequel l'individu laisse passivement les autres assumer la responsabilité des secteurs importants de sa vie, en raison d'un manque de confiance en soi et de son incapacité à fonctionner de manière autonome. Pour éviter de compter sur soi il subordonne ses besoins à ceux des personnes dont il ou elle dépend. Ces personnalités manquent systématiquement de confiance en soi, et ont tendance à déprécier leurs capacités et qualités.

En 1987, paraît la version révisée du DSM-III (DSM-III-R). La personnalité dépendante ne se définit plus par trois critères monothétiques mais par des critères polythétiques, le diagnostic étant posé quand cinq traits sont présents parmi neuf. Ces critères permettent de mieux définir la dépendance et objectivent l'angoisse de séparation ainsi que la crainte anticipatoire de l'abandon. Par ailleurs la susceptibilité et la sensitivité font partie des neuf traits (critère 9). En 1994, paraît le DSM-IV qui modifie peu les critères de la personnalité dépendante avec toutefois la suppression du critère de susceptibilité et de sensitivité qui manquait de spécificité. Par ailleurs, certains critères ont été réécrits notamment pour éviter les redondances constatées dans le DSM-III-R (critères 1 et 2, critères 7 et 8). R.F. Bornstein, en 1997, a critiqué les critères du DSM-IV et notamment les critères 3 et 4 qui sont contredits par des études montrant que les sujets dépendants peuvent manifester leur désaccord et initier des projets.

En mai 2013, paraît la 5e édition du DSM dans laquelle les critères diagnostiques de la personnalité dépendante ne sont pas modifiés (encadré 16.11) [3]. La version française a été publiée en juin 2015. Un modèle alternatif des troubles de la personnalité a été proposé dans lequel disparaît la personnalité dépendante alors que la personnalité évitante est maintenue.

ENCADRÉ 16.11

Critères diagnostiques de la personnalité dépendante du DSM-5

Besoin général et excessif d'être pris(e) en charge qui conduit à un comportement soumis et «collant» et à une peur de la séparation, qui apparaît au début de l'âge adulte et est présent dans des contextes divers, comme en témoignent au moins cinq des manifestations suivantes :

1. Le sujet a du mal à prendre des décisions dans la vie courante sans être rassuré ou conseillé de manière excessive par autrui.
2. A besoin que d'autres assument les responsabilités dans la plupart des domaines importants de sa vie.
3. A du mal à exprimer un désaccord avec autrui de peur de perdre son soutien ou son approbation. (N.B. : Ne pas tenir compte d'une crainte réaliste de sanctions.)
4. A du mal à initier des projets ou à faire des choses seul (par manque de confiance en son propre jugement ou en ses propres capacités plutôt que par manque de motivation ou d'énergie).
5. Cherche à outrance à obtenir le soutien et l'appui d'autrui, au point de faire volontairement des choses désagréables.
6. Se sent mal à l'aise ou impuissant quand il est seul par crainte exagérée d'être incapable de se débrouiller.
7. Lorsqu'une relation proche se termine, cherche de manière urgente une autre relation qui puisse assurer les soins et le soutien dont il a besoin.
8. Est préoccupé de manière irréaliste par la crainte d'être laissé à se débrouiller seul.

Selon l'OMS (CIM-10)

En 1992, paraît la 10e version de la classification internationale des troubles mentaux et des troubles du comportement. Cette classification a été très influencée par le DSM-III avec notamment l'apparition de critères opérationnels de diagnostic. Antérieurement, dans la 9e version (1979), la personnalité dépendante était désignée sous le terme de personnalité asthénique.

La personnalité dépendante apparaît comme un trouble spécifique de la personnalité, caractérisé par des perturbations sévères de la constitution caractérologique et des tendances comportementales de l'individu, concernant habituellement plusieurs secteurs de la personnalité et s'accompagnant en général de difficultés personnelles et sociales considérables. La CIM-10 définit six critères pour un trouble spécifique de la personnalité : attitudes et comportements nettement dysharmonieux dans plusieurs secteurs de fonctionnement; mode de comportement anormal durable et persistant non limité à des épisodes de maladie mentale; mode de comportement anormal profondément enraciné et clairement inadapté à des situations personnelles et sociales très variées; manifestations apparaissant toujours dans l'enfance ou l'adolescence et se poursuivant à l'âge adulte; ce trouble est à l'origine d'une souffrance personnelle considérable mais qui peut être d'apparition tardive; le trouble est habituellement, mais pas toujours, associé à une dégradation du fonctionnement professionnel et social.

La personnalité dépendante de la CIM-10 se définit par la présence de quatre traits parmi six. Ces traits sont très proches de ceux du DSM-IV.

Évolution et pronostic

L'évolution au long cours des personnalités dépendantes n'est pas connue. Il n'existe pas, à notre connaissance, d'études prospectives sur ces personnalités. De manière indirecte, à partir d'études de comorbidité ponctuelle ou sur la vie entière, il est possible de faire l'hypothèse de complications psychiatriques comme les troubles anxieux, les troubles dépressifs, les troubles obsessionnels et compulsifs, etc.

Une surmortalité par suicide et une surmorbidité par mauvais traitements ont été suggérées puis prouvées par des études récentes [8].

Facteurs prédisposants

Une maladie somatique chronique et une angoisse de séparation dans l'enfance ou l'adolescence peuvent prédisposer à l'apparition d'une personnalité dépendante.

Il n'existe pas, à notre connaissance, d'études prospectives permettant de prouver le rôle prédisposant de l'angoisse de séparation ou d'une maladie somatique chronique.

Une étude transversale chez 48 hommes présentant une personnalité dépendante selon le DSM-III a montré une prévalence ponctuelle de 69,6 % du trouble angoisse de séparation [18]. Une étude plus récente chez 784 sujets sains ou présentant une pathologie somatique bénigne et chez des sujets présentant un trouble addictif a objectivé une comorbidité importante entre la personnalité dépendante (selon le DSM-IV) et l'angoisse de séparation. Le risque d'avoir une angoisse de séparation actuelle ou passée était augmenté d'un facteur compris entre 2 et 12, selon les groupes (contrôles, différentes addictions), si les sujets présentaient une personnalité dépendante [15].

R.E. Drake et al., en 1988, ont publié les résultats d'une étude prospective sur le suivi pendant 30 ans d'une cohorte de 456 jeunes adolescents indemnes de troubles psychiatriques [9]. À l'âge de 14 ans (déviation standard DS = 2) les adolescents ont été interviewés et diverses variables ont été recueillies, la classe sociale de la famille, le QI, la compétence sociale, la faiblesse de l'environnement (instabilité familiale, etc.), l'existence de troubles émotionnels (énurésie, etc.), l'existence de troubles somatiques (maladies sévères, etc.). À l'âge de 47 ans, 369 sujets (87 %) ont été évalués pour diverses variables dont les troubles de la personnalité diagnostiqués selon le DSM-III. La personnalité dépendante apparaissait fortement associée à plusieurs caractéristiques de l'enfance (QI bas, problème de santé, faible compétence sociale, problèmes émotionnels). Cette étude est donc en faveur d'une association entre maladie somatique sévère dans l'enfance ou l'adolescence et personnalité dépendante. Une étude prospective (Kasen et al., 2001 [*in* 16]), chez des enfants suivis jusqu'à l'âge adulte, a démontré que l'existence d'un trouble dépressif caractérisé diagnostiqué vers 12–13 ans augmentait de plus de 14 fois le risque d'avoir une personnalité dépendante à l'âge adulte.

Certaines études ont suggéré que des modes d'attachement dysfonctionnel dans l'enfance pourraient augmenter le risque de développer une personnalité dépendante à l'âge adulte [8].

Épidémiologie

Prévalence

Une des premières études, la *Midtown Manhattan study*, réalisée par T.S. Langer et S.T. Michael en 1963, a montré une prévalence en population générale de 2,5 % de personnalité passive-dépendante selon les critères du DSM-I [12].

R.F. Bornstein, en 1993, a passé en revue les 18 études ayant mesuré la prévalence de la personnalité dépendante dans diverses populations [6]. Les critères diagnostiques étaient ceux du DSM-III ou du DSM-III-R. L'auteur n'a retenu que 18 études car il a éliminé les études ayant sélectionné les sujets sur l'existence de certains diagnostics ainsi que les études employant des instruments dimensionnels de la personnalité. Les 18 études portaient soit sur des groupes « tout venant » de patients psychiatriques hospitalisés ou ambulatoires, soit sur des sujets issus de la population générale. En effectuant la sommation des 18 études, soit 20 729 sujets, 5 % recevaient le diagnostic de personnalité dépendante. Les proportions chez les patients psychiatriques hospitalisés et ambulatoires étaient respectivement de 21 et 4 %. Chez les sujets issus de la population générale, le taux était de 9 %.

Une étude internationale de l'OMS portant sur 716 patients psychiatriques de 11 pays différents d'Amérique du Nord, d'Europe, d'Afrique et d'Asie a montré une fréquence de 4,6 % selon les critères DSM-III-R ou CIM-10 [19].

Des études plus récentes utilisant notamment des populations représentatives de la population générale de divers pays ont objectivé des prévalences plus faibles : 0,1 % en Grande-Bretagne (Coïd et al., 2006), 0,49 % aux États-Unis (Grant et al., 2004), 0,9 % en Australie (Lewin et al., 2005), 1,5 % en Norvège (Torgensen et al., 2001).

Les études en population française sont peu nombreuses. En 2001, A. Seillier a réalisé une étude chez 83 sujets psychiatriques « tout venant » hospitalisés ou suivis en ambulatoire en utilisant les critères de la CIM-10 pour mesurer la prévalence de la personnalité dépendante. La prévalence ponctuelle était de 7,2 % [*in* 16].

Une étude à partir d'un groupe de 784 sujets des deux sexes issus de la population générale française et constituant le groupe contrôle de l'étude du réseau Inserm sur les conduites de dépendance a montré une proportion de 3,7 % de personnalités dépendantes selon les critères du DSM-IV [15].

La majorité des études de prévalence confirme la fréquence plus importante de la personnalité dépendante chez les femmes. R.F. Bornstein, en 1993, a étudié les effectifs des 10 études portant sur des sujets des deux sexes et a montré que les proportions de personnalités dépendantes étaient respectivement de 11 et de 8 % chez les 2766 femmes et les 3199 hommes [6]. Des études plus récentes confirment cette tendance [20].

La prévalence a aussi été étudiée dans d'autres populations en sachant que l'étude de la personnalité au sein des pathologies psychiatriques comporte des risques de faux positifs ou négatifs.

Comorbidités

Elles peuvent être mesurées de plusieurs manières. Il semble utile de tenir surtout compte des études comparant les personnalités dépendantes avec un groupe contrôle de personnalités pathologiques non dépendantes en ne considérant que les différences significatives. Ces précautions permettent de ne repérer que les comorbidités réellement attribuables aux personnalités dépendantes.

Troubles de l'axe I

A. Loranger, en 1996, a comparé 342 personnalités dépendantes (PD) à 3258 autres troubles de la personnalité, les diagnostics étaient posés selon le DSM-III [20]. La proportion de dépressions caractérisées chez les PD était de 31 % pour 19,8 % dans les autres troubles. Les troubles bipolaires étaient aussi plus fréquents : 12,3 *versus* 7,4 %. Les troubles anxieux et la dysthymie étaient comparables dans les deux groupes (3,5 et 7,3 % chez les PD et 3,3 et 7,5 % dans l'autre groupe respectivement). L'alcoolisme et la toxicomanie étaient respectivement de 21 et 9,1 % chez les PD pour des valeurs de 26,6 et 13 % dans l'autre groupe. Les personnalités dépendantes présentaient comparativement aux autres troubles de la personnalité moins d'alcoolisme et de toxicomanie.

J. Reich a comparé, en 1996, uniquement dans une population masculine de patients ambulatoires présentant des troubles psychiatriques non psychotiques, 12 personnalités dépendantes (DSM-III-R) à 159 personnalités non dépendantes. Les dépendants présentaient trois différences significatives : plus de comorbidité avec des troubles bipolaires (17 *versus* 2 %), avec des phobies sociales (33 *versus* 13 %), et des troubles « anxiété non spécifiée » (17 *versus* 3 %) [*in* 16].

En 1996, A.E. Skodol et al. ont étudié, selon la méthode des facteurs de risque relatif (*odds ratios*), la comorbidité avec l'axe I du DSM-III-R de 29 personnalités dépendantes en distinguant les troubles actuels et les troubles sur la vie entière. Les personnalités dépendantes étaient recrutées à partir d'une part d'un service hospitalier spécialisé dans le traitement des troubles de la personnalité et d'autre part à partir d'un service de consultations de thérapies psychanalytiques. Concernant les troubles actuels, la personnalité dépendante est significativement associée aux dépressions caractérisées, aux troubles bipolaires, aux troubles paniques, à la boulimie et aux troubles psychotiques. Sur la vie entière, les associations sont significatives avec les troubles paniques, les phobies sociales, les troubles obsessionnels-compulsifs et les troubles psychotiques.

Une étude française a montré chez 48 jeunes appelés du contingent, hospitalisés après une décompensation psychiatrique, répondant aux critères DSM-III de personnalité dépendante une prévalence ponctuelle de 54,3 % de dépressions caractérisées et de 15,2 % de troubles dysthymiques [17].

Plusieurs études ont montré d'une part que la personnalité dépendante (évitante ou compulsive) chez la femme en période postnatale précoce était prédictive de dépression caractérisée à 6 semaines et d'autre part que les femmes ayant une dépression du post-partum à 6 semaines avaient plus de risque d'avoir une dépression à un an en cas d'association à 6 semaines avec une personnalité dépendante ou compulsive [2, 25].

Une étude récente en population française [22] ayant évalué les troubles de la personnalité chez la femme enceinte a objectivé que la personnalité dépendante était prédictive du stress post-traumatique, de l'état anxieux et de la dépression en période de post-partum tardif (3 à 6 mois).

Troubles de la personnalité

R. Alnaes et S. Torgersen, en 1988, ont comparé deux groupes de patients ambulatoires présentant ou non une personnalité dépendante selon le DSM-III. Le groupe dépendant présentait significativement plus de traits évitants, passif-agressifs, schizotypiques et limites.

De nombreuses études ont objectivé des relations étroites entre les personnalités dépendantes, limites et évitantes [*in* 16]. Ces interrelations sont constamment retrouvées entre les personnalités dépendantes et évitantes.

J. Reich, en 1996, a comparé 12 personnalités dépendantes (DSM-III-R) à 159 autres troubles de la personnalité [*in* 16]. Les PD présentaient de manière significative plus de traits limites, histrioniques et compulsifs que les autres troubles.

En 1996, A.E. Skodol et al. ont étudié les relations entre la personnalité dépendante du DSM-III-R et les troubles de l'axe I et de l'axe II. Les co-occurences, en pourcentages, étaient de 36,5 % pour les personnalités limites, 35,8 % pour les personnalités évitantes, 20,5 % pour les personnalités compulsives, 18,2 % pour les personnalités schizotypiques, 16,2 % pour les personnalités paranoïaques et 14,3 % pour les personnalités narcissiques.

En 1987, sur une population de 43 hommes présentant une personnalité dépendante selon le DSM-III, Loas a retrouvé 22 % d'autres troubles de la personnalité essentiellement schizotypiques et limites [14].

Une étude publiée en 2005 par B.F. Grant et al. s'est intéressée à la co-occurrence des troubles de la personnalité du DSM-IV à partir d'une vaste étude épidémiologique américaine. L'association entre les divers troubles de la personnalité se mesurait par les *odds ratios*. La personnalité dépendante s'associait aux personnalités évitante (OR = 118), histrionique (OR = 37, 7) et paranoïaque (OR = 33,8).

Troubles somatiques

Une étude récente utilisant les données d'une étude en population générale aux États-Unis a montré que la personnalité dépendante chez l'homme était associée à risque plus faible d'obésité [21].

Étiopathogénie

L'étiologie de la personnalité dépendante fait appel à trois facteurs.

Facteurs génétiques

Sur le plan biologique, plusieurs études génétiques employant notamment la méthode des jumeaux ont montré que la dépendance était en partie génétiquement déterminée.

En 1963, I. Gottesman dans une étude de jumeaux a montré que l'héritabilité de la dépendance était plus importante chez les jumeaux homozygotes que chez les dizygotes. En 1990, S. Torgersen a montré par une étude chez les jumeaux que la personnalité dépendante était en partie héritable.

En 1991, J. Reich a utilisé la méthode de l'histoire familiale pour étudier notamment les troubles de la personnalité selon le DSM-III chez les apparentés de sujets présentant une personnalité dépendante et comparés aux apparentés de sujets contrôles. Les apparentés des personnalités dépendantes se caractérisaient par une fréquence significativement plus importante de troubles de l'axe II et notamment du cluster C (personnalité évitante, dépendante, compulsive, passive-agressive).

K.L. Jang et al. ont exploré l'influence génétique sur les traits de personnalité dans un groupe de 483 paires de jumeaux [11]. Utilisant un questionnaire validé, le questionnaire différentiel d'évaluation dimensionnelle des problèmes de personnalité, les auteurs ont montré pour de nombreux traits une concordance plus élevée chez les jumeaux homozygotes par rapport aux dizygotes. Parmi ces traits figuraient : la peur de la séparation, l'incapacité à tolérer la solitude, la recherche de la proximité des autres, la soumission, le besoin de conseils.

Une étude portant sur 2230 jumeaux a exploré la dépendance interpersonnelle mesurée par l'inventaire de dépendance interpersonnelle (IDI) de R.M.A. Hirschfeld [23]. Les résultats ont montré d'une part une stabilité de la dépendance dans le temps et d'autre part une influence génétique modérée associée à des facteurs environnementaux importants.

Ce dernier point a été vérifié par une étude de J.W. Coid ayant exploré chez 52 personnalités dépendantes, selon le DSM-III, les relations avec les antécédents familiaux et personnels [7]. L'auteur a utilisé la méthode des *odds ratios* et les résultats ont objectivé des associations significatives avec des facteurs neuropsychiatriques dans l'enfance (traumatismes périnataux, retard du développement concernant la motricité et le langage).

Facteurs psychodynamiques

Sur le plan psychanalytique, la dépendance est expliquée par les avatars du développement du stade oral. Des frustrations ou des gratifications trop importantes à ce stade provoqueraient des fixations orales et une incapacité à acquérir le niveau développemental de ce stade. Pour les auteurs psychanalytiques classiques (freudiens), les sujets ayant une fixation orale resteraient dépendants des autres personnes et continueraient à présenter des comportements traduisant cette période (activité orale, etc.) [1].

Selon R.F. Bornstein, deux orientations sont apparues à partir de cette conception psychanalytique classique : la théorie de la relation d'objet et la théorie éthologique de l'attachement [6].

La théorie de la relation d'objet met l'accent sur le phénomène de séparation-individuation proposé par Margaret Mahler et sur le développement de la conception de soi (*self concept*), ces deux théories rendant compte de phases développementales importantes durant l'enfance. L'accent n'est plus mis uniquement sur les facteurs biologiques de la relation du nourrisson et de la mère mais sur le fait que cette relation représente le prototype de la future relation du sujet avec les autres. Dans ce modèle, le soi et la représentation des autres sont internalisés ou introjectés dans la petite enfance et ces phénomènes jouent un rôle central dans l'organisation de la personnalité.

La théorie éthologique de l'attachement combine à la fois des facteurs issus de la théorie psychanalytique, de la théorie de l'évolution, de l'éthologie, de la psychologie expérimentale et de la clinique psychiatrique et pédiatrique. Les différences individuelles dans les relations entre l'enfant et la mère et leurs conséquences sur le développement ultérieur de la personnalité s'expliquent par cette théorie.

Les travaux éthologiques sur le phénomène de l'empreinte de C. Lorenz, ceux de H.F. Harlow sur la déprivation maternelle et ceux de la psychologie expérimentale sont à l'origine de la notion de l'existence chez le nouveau-né d'un besoin maternel qui devrait être comblé pendant une période critique. Ce besoin conditionnerait un sentiment de sécurité du nouveau-né lui permettant d'explorer son environnement avec assurance par des mouvements d'aller et retour vers la mère. En cas d'insatisfaction de ce besoin pourraient se développer soit des réactions de repli soit des réactions d'excès de dépendance.

J. Bowlby puis M. Ainsworth ont étayé conceptuellement le besoin primaire en faisant la distinction entre l'attachement et la dépendance. Le paradigme de la situation étrange développé par M. Ainsworth permet d'éclairer les rapports entre attachement et dépendance. Le protocole de la situation étrange permet d'explorer la réaction de l'enfant lors de la séparation de sa mère pendant de courtes périodes. Les enfants ayant un attachement en sécurité (*secure attached*) présentent peu de stress lors de la séparation, recherchent activement la proximité de la mère à son retour, cette proximité est alors réparatrice de la détresse de l'enfant. Les enfants ayant un attachement en insécurité sont plus anxieux lors de la séparation et le retour de la mère atténue peu l'angoisse. Lors du retour de la mère certains sont ambivalents en recherchant à se dégager de l'étreinte, d'autres évitent le contact. Ces groupes ont été désignés ambivalents en insécurité et évitants en insécurité. Cette classification s'est avérée prédictive de la socialisation. Il est intéressant de souligner que les enfants évitants, en insécurité, peuvent se montrer autonomes lors du contact avec d'autres personnes [*in* 24].

Ces travaux permettent de comprendre que la qualité de l'attachement, et non l'intensité de la relation mère-enfant, permet l'autonomisation et la socialisation de l'enfant et que les concepts d'attachement et de dépendance recouvrent des entités théoriques différentes.

Ainsi les auteurs ont proposé des définitions différentes de ces deux notions. Selon W.J. Livesley et al. (1990), l'attachement fait référence à toutes formes de comportement observées chez une personne recherchant la proximité avec une personne particulière. Les comportements dépendants ne sont pas dirigés vers une personne en particulier et ne sont pas dictés par la recherche d'une sécurité provoquée par la proximité d'une personne. Les dépendants recherchent une assistance, une approbation et un guidage.

Pour Ainsworth, l'attachement est un lien affectif dirigé vers une personne en particulier alors que la dépendance est une réponse plus générale et non dirigée vers une personne.

Apprentissage social et théorie cognitive

La théorie de l'apprentissage social considère que la dépendance est un comportement acquis lors de l'enfance par cessation des besoins (faim, etc.) provoquée par l'assistance de la mère. Le comportement de dépendance se trouve ensuite renforcé par l'apprentissage social. Au départ la mère fournit des gratifications biologiques et psychologiques à l'enfant qui se retrouvent associées au plaisir éprouvé par ce dernier qui devient un renforçateur secondaire. Les croyances et les attentes de l'enfant quant à la mère sont généralisées aux autres potentiels pourvoyeurs de gratifications (enseignants, amis, etc.), ce qui explique la recherche de relations de dépendance.

Plus récemment, la théorie de l'apprentissage social a été complétée en y incluant des théories cognitives qui expliquent le passage des traits de personnalité dépendants et passifs vers les comportements observés. Dans cette optique la dépendance affective a été considérée comme étroitement liée à la dépression.

La dépendance affective est conceptualisée comme un style attributionnel selon lequel le sujet se perçoit faible, passif et incapable d'influencer le cours des événements dans un sens qui lui est favorable (Q. Debray et D. Nollet, 1995).

Traitement

Préambule

De nombreux auteurs ont montré que lorsque le sujet dépendant présentait des troubles somatiques ou psychologiques, il recherchait les soins dans un délai plus court que les sujets non dépendants. Par ailleurs, l'apparition de troubles psychologiques conduit les dépendants à adopter une attitude de recherche d'aide. La durée du traitement chez les personnalités dépendantes est plus longue que chez les non-dépendants, qu'il s'agisse de la durée d'hospitalisation ou de traitements ambulatoires. Sur le plan des psychothérapies, les travaux ont montré que les dépendants présentaient plus d'attitudes positives vis-à-vis des psychothérapies que les non-dépendants et qu'ils préféraient les thérapies de type psychanalytique aux autres formes de psychothérapies qui s'accompagnent d'interrelations moins importantes avec les psychothérapeutes.

P. Tyrer et al., en 1991, ont distingué deux groupes de personnalités pathologiques selon leur capacité d'amélioration dans le temps. Les auteurs appellent immatures les personnalités pathologiques ayant tendance à s'améliorer avec l'âge. Le second groupe appelé mature correspond aux personnalités ayant tendance à persister dans le temps.

Parmi les personnalités immatures figurent les personnalités dépendantes, borderline, histrioniques et narcissiques.

Traitement curatif

Il repose essentiellement sur les psychothérapies.

Les thérapies psychanalytiques ont été proposées afin d'amener les patients à prendre conscience des conflits infantiles sous-tendant les conduites de dépendance. Sous la conduite du thérapeute, cette prise de conscience progressive mènera à l'autonomie, au retour de la confiance en soi et à la diminution de la passivité.

Ces thérapies ne peuvent être mises en œuvre qu'à certaines conditions : capacité de verbalisation, d'introspection, capacité à supporter les frustrations, etc. Par ailleurs, le risque de pérennisation du lien de dépendance avec le thérapeute est important.

Les thérapies comportementales et cognitives ont été proposées et ont mis l'accent sur l'autonomisation du patient. Ces thérapies individuelles, familiales ou en groupe portent souvent sur l'affirmation de soi.

Plusieurs exemples de ces traitements ont été rapportés dans la littérature (Montgomery, 1971 ; Turkat et Carlson, 1984).

Plusieurs auteurs dont R.F. Bornstein (2004) ont proposé des thérapies intégratives associant des thérapies cognitives et existentielles. Les thérapies de couple sont aussi indiquées et pour Links et Stockwell, il convient de repérer la dimension de manque de confiance en soi qui serait prédictive de réussite contrairement à la dimension d'attachement en insécurité [13].

Sur le plan des chimiothérapies, une étude réalisée par J.W. Lauer, en 1976, a montré qu'un traitement antidépresseur donné à un groupe de sujets présentant différents diagnostics et des traits passifs dépendants améliorait ces traits. Ce résultat n'a pas été ensuite confirmé par d'autres études.

L'utilisation des anxiolytiques et des antidépresseurs semble devoir être réservée aux complications anxieuses et dépressives des personnalités dépendantes mais les relations étroites entre dépendance exagérée et dépression d'une part et entre les personnalités dépendantes et les personnalités limites d'autre part doivent amener à se poser la question de la chimiothérapie au long cours (antidépresseurs, thymorégulateurs, etc.). L'absence d'études publiées, notamment contrôlées, ne permet pas actuellement de recommander cette pratique.

Traitement préventif

Il découle de l'étiopathogénie des personnalités dépendantes et se consacrera notamment aux facteurs développementaux. La mise en place de conseils éducatifs visant en période préscolaire à favoriser le développement du Moi chez l'enfant en favorisant le processus d'attachement en sécurité pourrait s'avérer utile. Par ailleurs, une prévention des pathologies périnatales baissera la part des facteurs neuropsychiatriques précoces dans la genèse des personnalités dépendantes.

Conclusion

L'émergence d'un trouble de la personnalité centré sur une dépendance pathologique répond à une nécessité historique et à une utilité clinique. De nombreux arguments étayent l'existence d'une dépendance pathologique catégorielle stable dans le temps.

Cette dépendance se caractérise, comparativement aux personnalités pathologiques non dépendantes, par le risque plus élevé de survenue de dépression caractérisée, de troubles bipolaires, de phobies et par un risque moins élevé de toxicomanies alcooliques ou autres. Sur le plan thérapeutique, les personnalités dépendantes présentent des facteurs entraînant une bonne réponse aux traitements (précocité des consultations, adhésion au traitement, etc.).

Le problème qui reste posé est de savoir si cette dépendance pathologique catégorielle stable dans le temps constitue un trouble de la personnalité ou une caractéristique associée à d'autres troubles de la personnalité. Plusieurs arguments semblent plaider pour la seconde hypothèse comme le manque de validité externe du diagnostic, la cooccurrence importante avec les personnalités limites ou évitantes.

Des études, notamment prospectives, semblent nécessaires pour tester ces hypothèses.

Des études récentes précisant la validité constructive de la classification des troubles de la personnalité du DSM-IV ont montré que les critères des personnalités évitante et dépendante appartenaient à un seul facteur. Par ailleurs, l'étude de la validité constructive de la personnalité dépendante [10] objective qu'un modèle bidimensionnel (incompétence perçue et attachement dysfonctionnel) conditionne ce trouble de la personnalité avec 2 critères (3 et 5) contribuant peu au diagnostic.

R.F. Bornstein a proposé deux perspectives intéressantes sur la dépendance affective : d'une part prendre en compte les aspects actifs de la dépendance et remettre en cause l'association systématique entre dépendance et passivité [4], d'autre part envisager une « dépathologisation » de la dépendance affective, plusieurs travaux montrant que la dépendance affective peut constituer soit un comportement adapté soit un facteur de bon pronostic dans certaines pathologies somatiques ou psychiatriques [5].

Références

Les références mentionnées dans le texte et ne figurant pas ci-dessous sont présentées dans les bibliographies des références [14] et [18].

[1] Abraham K. Contribution de l'érotisme oral à la formation du caractère. Œuvres complètes, t II. Paris : Payot ; 1966.

[2] Akman C, Uguz F, Kaya N. Postpartum-onset major depression is associated with personality disorders. Compr Psychiatry 2007; 48 : 343-7.
[3] American Psychiatric Association. Diagnostic and Statistical Manual of Mental Disorders, 5th ed. (DSM-5). Arlington : APA; 2013. Traduction française sous la direction de Crocq MA, Guelfi JD, et al. Paris : Elsevier-Masson; 2015.
[4] Bornstein RF. Active dependency. J Nerv Ment Dis 1995; 183 : 64-77.
[5] Bornstein RF. Depathologizing dependency. J Nerv Ment Dis 1998; 186 : 67-73.
[6] Bornstein RF. The dependent personality. New York : The Guilford Press; 1993.
[7] Coid JW. Aetiological risk factor for personality disorders. Br J Psychiatry 1999; 174 : 530-8.
[8] Disney KL. Dependent personality disorder : a critical review. Clin Psychol Rev 2013; 33 : 1184-96.
[9] Drake RE, Adler DA, Vaillant GE. Antecedents of personality disorders in a community sample of men. J Pers Disord 1988; 2 : 60-8.
[10] Gude T, Karterud S, Pedersen G, et al. The quality of the Diagnostic and Statistical Manual of Mental Disorders, Fourth Edition dependent personality disorder prototype. Compr Psychiatry 2006; 47 : 456-62.
[11] Jang KL, Livesley WJ, Vernon PA, et al. Heritability of personality disorder traits : a twin study. Acta Psychiatr Scand 1996; 94 : 438-44.
[12] Langer TS, Michael ST. Life stress and mental health. New York : Free Press of Glencoe; 1963.
[13] Links PS, Stockwell M. Is couple therapy indicated for dependent personality disorder? Journal of Family Psychotherapy 2004; 15 : 63-79.
[14] Loas G. La personnalité dépendante dans la classification du DSM-III. Rennes : Thèse pour le Diplôme d'État de Docteur en Médecine; 1987.
[15] Loas G, Atger F, Perdereau F, et al. Comorbidity of dependent personality disorder and separation anxiety disorder in addictive disorders and in healthy subjects. Psychopathology 2002; 35 : 249-53.
[16] Loas G, Corcos M. La personnalité dépendante. Paris : Dunod; 2006.
[17] Loas G, Guelfi JD, Barrois C, et al. Troubles thymiques chez les personnalités dépendantes. Psychiatrie et Psychobiologie 1989; 4 : 221-6.
[18] Loas G, Guelfi JD, Barrois C, et al. Les facteurs prédisposants des personnalités dépendantes. Neuropsychiatr Enfance Adolesc 1991; 39 : 361-7.
[19] Loranger A, Sartorius N, Andreoli A, et al. The international personality disorder examination : the world health organization/alcohol, drug abuse, and mental health administration international pilot study of personality disorders. Arch Gen Psychiatry 1994; 51 : 215-24.
[20] Loranger A. Dependent personality disorder, age, sex and axis I comorbidity. J Nerv Ment Dis 1996; 184 : 17-21.
[21] Maclean JC, Xu H, French MT, et al. Personality disorders and body weight. Econ Hum Biol 2014; 12 : 153-71.
[22] Montmasson H, Bertrand P, Perrotin F, et al. Predictors of postpartum post-traumatic stress disorder in primiparous mothers. J Gynecol Obstet Biol Reprod 2012; 41 : 553-60.
[23] O'Neill FA, Kendler KS. Longitudinal study of interpersonal dependency in female twins. Br J Psychiatry 1998; 172 : 154-8.
[24] Pierrehumbert B, Iannotti RJ, Cummings EM, et al. Attachement maternel et dépendance, quelques apports de la psychologie expérimentale. Neuropsychiatr Enfance 1986; 34 : 409-20.
[25] Uguz F, Akman C, Sahingoz M, et al. One year follow-up of post-partum-onset depression : the role of depressive symptom severity and personality disorders. J Psychosom Obstet Gynaecol 2009; 30 : 141-5.

16.10 Personnalité obsessionnelle-compulsive

P. Thomas, T. Fovet

Introduction – Historique

La personnalité obsessionnelle-compulsive (POC) telle qu'elle figure actuellement dans le DSM-5 (encadrés 16.12 et 16.13) correspond à la personnalité anankastique de la CIM-10 (encadrés 16.14). Il s'agit de l'un des troubles de personnalité les plus répandus selon les études épidémiologiques récentes. La POC regroupe plusieurs variétés de personnalités pathologiques ou de caractères décrits antérieurement, notamment la personnalité psychasthénique de Pierre Janet, le caractère anal de Sigmund Freud ou encore la personnalité psychopathique anankastique de Kurt Schneider. Les traits spécifiques de ces entités sont en réalité rarement isolés, ce qui a justifié leur regroupement dès le début des années 1960 dans le spectre obsessionnel [17], puis la personnalité obsessionnelle ou obsessionnelle-compulsive dans les manuels de classification plus récents. Les caractéristiques essentielles de la POC sont les contraintes liées à la rigidité et au perfectionnisme aux dépens de la souplesse, de l'ouverture et de l'efficacité. L'absence de véritables obsessions la distingue des troubles obsessionnels-compulsifs (TOC). Cependant les liens entre le POC et le TOC sont toujours discutés [16].

Clinique

La personnalité obsessionnelle-compulsive se dévoile au début de l'âge adulte. On l'observe dans différents contextes culturels. Elle est envahis-

ENCADRÉ 16.12

Critères diagnostiques de la personnalité obsessionnelle-compulsive du DSM-5 (section II)

Mode général de préoccupation par l'ordre, le perfectionnisme et le contrôle mental et interpersonnel aux dépens d'une souplesse, d'une ouverture et de l'efficacité, qui apparaît au début de l'âge adulte et est présent dans des contextes divers, comme en témoignent au moins 4 des manifestations suivantes :

1. Préoccupation par les détails, les règles, les inventaires, l'organisation ou les plans au point que le but principal de l'activité est perdu de vue.

2. Perfectionnisme qui entrave l'achèvement des tâches (p. ex. incapacité d'achever un projet parce que des exigences personnelles trop strictes ne sont pas remplies).

3. Dévotion excessive pour le travail et la productivité à l'exclusion des loisirs et des amitiés (sans que cela soit expliqué par des impératifs économiques évidents).

4. Est trop consciencieux, scrupuleux et rigide sur des questions de morale et d'éthique ou de valeurs (sans que cela ne soit expliqué par une appartenance religieuse ou culturelle).

5. Incapacité de jeter des objets usés ou sans utilité même si ceux-ci n'ont pas de valeur sentimentale.

6. Réticence à déléguer des tâches ou à travailler avec autrui à moins que les autres se soumettent exactement à sa manière de faire les choses.

7. Se montre avare avec l'argent pour soi-même ou les autres ; l'argent est perçu comme quelque chose qui doit être thésaurisé en vue de catastrophes futures.

ENCADRÉ 16.13

Modèle alternatif pour la personnalité obsessionnelle-compulsive dans le DSM-5 (section III)

Dans le DSM-5, deux ensembles de critères diagnostiques sont proposés pour la POC. Dans la section II, les critères du DSM-IV sont repris sans modifications. Ce sont ces critères qui doivent être utilisés en pratique clinique.

Dans la section III, les critères ont été révisés à partir du modèle mixte proposé pour les troubles de la personnalité (approche dimensionnelle/catégorielle). Ces critères restent, pour l'heure, réservés aux travaux de recherche.

A. Altération d'intensité au minimum moyenne du fonctionnement de la personnalité comme en témoignent des difficultés caractéristiques dans au moins deux des quatre domaines suivants :

1. *Identité :* sens du soi provenant essentiellement du travail et de la productivité ; limitation de l'expérience et de l'expression des émotions fortes.

2. *Autodétermination :* Difficulté pour terminer les tâches et pour remplir les objectifs, associée à des standards internes de comportement rigides, déraisonnablement élevés et inflexibles, hyperconsciencieux et attitudes moralistes.

3. *Empathie :* Difficultés à comprendre et à apprécier les idées, les sentiments ou les comportements d'autrui.

4. *Intimité :* Les relations passent après le travail et la productivité ; rigidité et entêtement affectent négativement les relations à autrui.

B. Au moins trois des quatre traits pathologiques suivants, l'un d'entre eux devant être :

1. *Perfectionnisme rigide* (un aspect du caractère consciencieux extrême [pôle opposé de la désinhibition]) : insistance rigide pour que tout soit parfait, sans fautes ni erreurs, qu'il s'agisse des performances d'autrui ou des siennes propres, sacrifice de la rapidité pour s'assurer que tout est correct jusque dans le moindre détail; croit qu'il n'y a qu'une seule bonne façon de faire les choses; difficulté pour changer d'avis ou de point de vue; préoccupé par les détails, l'organisation et l'ordre.
2. *Persévération* (un aspect de l'affectivité négative) : reste sur des tâches bien après que le comportement ait cessé d'être fonctionnel ou efficace; poursuite du même comportement malgré des échecs répétés.
3. *Évitement de l'intimité* (un aspect du détachement) : évitement des relations proches ou sentimentales, des attachements personnels et des relations sexuelles intimes.
4. *Affectivité restreinte* (un aspect du détachement) : peu de réactions aux situations émotionnellement stimulantes; restriction de l'expérience et de l'expression émotionnelles; indifférence ou froideur.

C. Les altérations du fonctionnement de la personnalité et l'expression des traits de personnalité sont relativement rigides et envahissent une large gamme de situations personnelles et sociales.

D. Les altérations du fonctionnement de la personnalité et l'expression des traits de personnalité sont relativement stables dans le temps, ayant débuté au plus tard à l'adolescence ou au début de l'âge adulte.

E. Les altérations du fonctionnement de la personnalité et l'expression des traits de personnalité ne sont pas mieux expliquées par un autre trouble mental.

F. Les altérations du fonctionnement de la personnalité et l'expression des traits de personnalité ne sont pas seulement imputables aux effets physiologiques d'une substance ou à une autre affection médicale (p. ex. un traumatisme crânien grave).

G. Les altérations du fonctionnement de la personnalité et l'expression des traits de personnalité ne sont pas mieux comprises comme faisant partie d'un stade normal du développement ou d'un environnement socioculturel normal.

ENCADRÉ 16.14

Critères diagnostiques de la personnalité anankastique de la CIM-10

- Répond aux critères généraux d'un trouble de la personnalité.
- Présence d'au moins 4 des caractéristiques suivantes :
  1. Doutes et prudence excessive.
  2. Préoccupation par les détails les règles et les inventaires.
  3. Perfectionnisme qui entrave l'achèvement des tâches.
  4. Scrupules et méticulosité extrême.
  5. Souci excessif de la productivité aux dépens du plaisir et des relations interpersonnelles.
  6. Attitude pédante et conventionnelle.
  7. Rigidité et entêtement.
  8. Insistance ou réticence déraisonnable auprès des autres.

sante et interfère avec tous les champs de la vie de relation. Pour le DSM-5, ses caractéristiques majeures sont le contrôle mental et interpersonnel, le perfectionnisme, la préoccupation pour l'ordre aux dépens de la souplesse de l'ouverture et de l'efficacité.

Contrôle et perfectionnisme

La maîtrise du contrôle est obtenue grâce à une attention laborieuse qui accorde une importance démesurée aux détails mineurs, aux questions de forme alors que le véritable objectif de l'activité peut facilement être perdu de vue. Le perfectionnisme correspond au soin, à la méticulosité, à la tendance à la répétition et à la vérification sans véritable compulsion.

Contrôle et perfectionnisme s'expriment également à travers le rapport au temps, à l'argent et aux autres. Le sujet souffrant de POC montre une lenteur, un gaspillage de temps sur des détails. Dans sa gestion du temps il relègue le plus important pour la fin. Ainsi, un travail peut ne jamais être achevé car il est toujours imparfait et sans cesse recommencé. Le sujet consacre davantage son temps au travail plutôt qu'aux loisirs, aux relations amicales et à la détente. Les vacances sont évitées ou écourtées. Pour être acceptée, la détente doit être organisée, planifiée et maîtrisée, assortie d'un haut niveau d'exigence. Dans le cadre du rapport aux autres, la délégation des tâches est difficilement acceptée, comme l'idée qu'un travail soit réalisé autrement qu'en suivant la propre consigne du sujet. Les relations restent formelles, guindées et rigides quelle que soit l'ambiance. Le rapport à l'argent est perturbé indépendamment de toute pression économique réelle. Le sujet avec POC est souvent avare, vivant en dessous de ses moyens. La peur du manque l'oblige à maîtriser ses dépenses afin de pouvoir faire face à une catastrophe éventuelle.

Contrainte et manque de souplesse

Le sujet avec POC est souvent consciencieux et scrupuleux. L'introspection permanente qui l'anime le soumet à des valeurs morales ou éthiques excessivement contraignantes. Il est très critique vis-à-vis de ses erreurs ou de celles de son entourage. Ce haut niveau d'exigence l'oblige ainsi que son entourage à suivre des codes moraux très stricts sans se laisser la possibilité de s'adapter aux circonstances. Dans son rapport aux autres, il fait preuve de soumission à l'autorité qui correspond à ses valeurs morales tout en résistant de façon opiniâtre à celles qu'il ne respecte pas.

Son collectionnisme provient de son aversion pour le gaspillage, ce qui l'empêche de se débarrasser d'objets inutiles ou sans valeur financière ou sentimentale. Rigide et entêté, il lui est difficile d'adopter un autre point de vue que le sien ainsi que de prendre une décision ou de résoudre un problème si celui-ci échappe aux règles qu'il s'est dicté. Le manque de souplesse dans la vie quotidienne est manifeste.

Affectivité

Les émotions et les sentiments ne sont exprimés que de façon contrôlée, limitée, donc peu spontanée et souvent inadéquate. Il préfère se réfugier derrière un abstractionnisme rigoureux. La tolérance aux expansions émotionnelles venant d'autrui est très limitée. Le sujet avec POC craint ses propres émotions et tente de les contrôler par tous les stratagèmes décrits plus haut. C'est lorsque le contrôle d'une situation est défaillant que se manifestent les affects jusque-là enfouis. Dans ce cas, il peut s'agir d'agitation motrice (tics, nervosisme), de sarcasme, de causticité ou de troubles caractériels allant de l'irritabilité à la crise de colère explosive. Il s'agit le plus souvent de réactions disproportionnées qui détériorent la qualité des relations.

Validité des critères diagnostiques

La validité des critères diagnostiques DSM-IV (qui demeurent inchangés dans le DSM-5, section II) des troubles de la personnalité a été évaluée par J. Shedler et D.R. Westen à partir d'une confrontation de ces critères aux données psychométriques issues d'un test d'évaluation de la personnalité [20]. Si les critères diagnostiques apparaissent globalement valides, il semble que le DSM propose un portrait plus sévère du trouble qu'il ne le serait en réalité le plus souvent. Les travaux de psychométrie soulignent que l'aspect le plus valide dans la description de la POC est la tendance à contrôler, inhiber, à se contraindre et à adopter une attitude trop réservée vis-à-vis des émotions surtout s'il s'agit de tendresse et d'intimité.

Comorbidité

Avec les troubles anxieux

Il existe toujours une controverse concernant les liens entre POC et troubles anxieux, notamment le TOC [22]. Si plusieurs travaux cliniques ont suggéré que la POC était plus fréquemment observée chez les patients souffrant de TOC que chez ceux souffrant d'autres troubles anxieux, les travaux de psychopathologie quantitative ont remis en question les liens systématiques entre la personnalité et la présence d'obsessions et de compulsions. Dès les années 1960, J. Delay et P. Pichot ont montré, à partir d'analyses statistiques de questionnaires, que les traits de caractère anal (*cf. infra* « Caractère anal ») et les symptômes obsessionnels étaient indépendants les uns des autres [6]. Les études ultérieures ont démontré que la majorité des sujets souffrant de TOC ne répondent pas aux critères POC [24]. Il existerait en effet une surreprésentation des POC chez les sujets qui présentent un trouble anxieux mais la majorité des sujets souffrant de TOC ne présentent pas de POC. Plus de la moitié des patients avec TOC n'ont pas les critères de personnalité pathologique et environ un tiers d'entre eux répond aux critères de POC [4]. En outre, d'autres troubles de la personnalité peuvent coexister avec le TOC [10]. Toutefois, J. Samuels et al., en 2000, ont trouvé deux fois plus de POC chez les apparentés de sujets souffrant de TOC que chez des sujets témoins [18]. Il apparaît également que 3 des 8 critères figurant dans le DSM-5 (section II) (incapacité de jeter des objets usés, perfectionnisme, préoccupation par les détails) rendent compte des liens entre la POC et le TOC dans la mesure où ils sont plus fréquents chez ceux qui présentent la comorbidité POC-TOC que chez les sujets présentant uniquement une POC [8]. Ces liens pourraient émerger de caractéristiques neuropsychologiques communes à ces deux entités, notamment en termes de manque de flexibilité cognitive et d'altération des capacités de planification de l'action [9]. Enfin, de récents travaux suggèrent que, chez les patients souffrant de TOC, la présence de critères en faveur d'une POC pourrait être associée à une symptomatologie plus sévère et à un risque majoré de complications (épisode dépressif caractérisé et consommations d'alcool) [11]. Les résultats des études disponibles sur ce sujet apparaissent cependant contradictoires [7].

Avec les troubles de l'humeur

Les données disponibles indiquent que 15 % des patients souffrant de troubles de l'humeur présentent une POC [5].

Avec les troubles des conduites alimentaires

L'association entre POC et troubles des conduites alimentaires (TCA) semble être plus fréquente que l'association TOC et TCA [19]. Les travaux de S. Cassin et al., en 2005, suggèrent que les troubles de personnalité du cluster C (personnalités dites « anxieuses » : personnalité obsessionnelle compulsive, personnalité dépendante, personnalité évitante) sont les plus fréquemment associés aux troubles des conduites alimentaires de type restrictif, notamment la POC qui concerne 33 % des patients, même après la rémission des TCA [3]. De plus, le diagnostic de POC chez les apparentés du premier degré constituerait un facteur de risque familial de TCA [14].

Évolution

La stabilité du trouble POC a été évaluée au travers d'une large étude de suivi de cohorte [13]. La POC apparaît être l'un des troubles de personnalité les plus stables dans le temps [2]. Les trois critères les plus stables sont la rigidité, le perfectionnisme et l'incapacité à déléguer. Pour les auteurs de cette étude, la stabilité de ce trouble pourrait rendre compte d'un trait commun fondé sur le contrôle de l'agressivité [21]. Le critère le moins stable est la rigidité quant aux valeurs morales. Dans le *National Epidemiologic Survey on Alcohol and Related Conditions* (NESARC), la forte représentation des POC (près de 8 % en population générale) contraste avec son faible retentissement fonctionnel par rapport aux autres troubles de personnalité [12]. Bien que la POC soit le trouble de personnalité qui induit le moins de retentissement fonctionnel, il est aussi celui qui montre le moins de possibilités d'amélioration avec le temps [21]. L'évolution de la POC peut, en théorie, se faire vers un véritable TOC ou un autre trouble anxieux, mais il n'y a pas d'étude permettant de confirmer la réalité de cette évolution. En revanche, l'étude de suivi de cas de P.H. Thomsen et al., en 1994, a montré que 13 % des sujets présentant une POC ont évolué vers un trouble bipolaire [23].

Diagnostic différentiel

Avec le TOC

C'est évidemment l'absence d'obsessions et de compulsions ainsi que le caractère égosyntonique (c'est-à-dire en accord avec les croyances du sujet) de la symptomatologie qui permet de distinguer les POC des TOC. La thésaurisation excessive, lorsqu'elle comporte des risques (incendie, contamination, etc.), dépasse de loin le collectionnisme, et constitue un argument clinique en faveur du TOC.

Avec d'autres troubles de la personnalité

Les sujets présentant une personnalité narcissique peuvent parfois être perfectionnistes mais ils sont beaucoup moins critiques vis-à-vis d'eux-mêmes que ne le sont ceux présentant une POC.

Dans la personnalité schizoïde, le détachement social provient d'une inaptitude fondamentale à l'intimité alors que dans la POC, il s'agit d'un malaise et d'une gêne provoquée par les émotions.

L'absence de personnalité pathologique est certainement un des diagnostics différentiels les plus difficiles à aborder. De façon pragmatique, la sévérité des traits et leur retentissement sur le fonctionnement interpersonnel et social permettent de définir les limites entre normal et pathologique.

Épidémiologie

La prévalence en population générale du trouble POC avait été estimée entre 1 à 2 % au cours de l'étude ECA [15] avec une surreprésentation masculine. Cependant les grandes études épidémiologiques menées plus récemment, comme l'étude NESARC donnent un chiffre de prévalence pour la POC de 7,9 % en population générale [12] et 8,7 % parmi les consultants en psychiatrie [25], sans différence entre les hommes et les femmes. Selon ces chiffres, revus à la hausse, la POC serait le trouble de personnalité le plus fréquent tout en étant celui qui retentit le moins sur le fonctionnement général. Les sociétés qui privilégient les valeurs du travail et de la productivité peuvent susciter des comportements partagés avec certaines manifestations de la POC. Il s'agit de traits favorisés par les normes culturelles, autorisant un bon niveau d'adaptation sociale des sujets présentant ce trouble de personnalité.

Considérations théoriques : modèles psychopathologiques

Dans leur approche théorique, Janet et Freud ont tenté d'identifier l'organisation pathologique sous-jacente aux obsessions et aux compulsions. Janet a proposé une approche tournée vers le déficit, reposant sur la faiblesse de la tension psychologique (psychasthénie) alors que Freud a mis en avant la pression excessive des pulsions inconscientes (caractère anal). Tous deux envisagent des liens directs et privilégiés entre la personnalité et les symptômes obsessionnels et compulsifs. Les travaux de psychopathologie quantitative remettront plus tard en question l'aspect systématique de ces liens. Enfin, les travaux en génétique et en imagerie sont rares et leurs résultats pour éclairer la physiopathologie de la POC restent anecdotiques.

Psychasthénie

Pierre Janet a décrit la psychasthénie comme une caractéristique fondamentale et permanente commune aux obsessions et aux phobies. Il l'a définie comme une baisse de la *tension psychologique*, qui contraint le sujet à fournir au quotidien un effort excessif. Celui-ci est incapable de parvenir à un niveau suffisamment élevé des *fonctions du réel* pour formuler des *pensées efficaces* et des *actes volontaires* capables de transformer le milieu. Le sujet psychasthénique est aboulique, dérouté, et fatigué. Il ne peut effectuer que des actes bien réglés de transposition ou de répétition. Sa pensée peut se réduire aux ruminations ou au raisonnement sans fin. Il éprouve en permanence un sentiment d'incomplétude lié à la perception douloureuse et gênante d'être imparfait et en décalage avec la situation présente. Le doute et l'effort excessif à fournir pour prendre des décisions diminuent les capacités du sujet à agir ainsi que sa confiance en soi. La psychasthénie est donc un trouble déficitaire de l'effort. Le déficit énergétique peut, dans certains cas, provoquer la libération des activités de bas niveau, véritable gaspillage énergétique, sous forme d'agitations psychomotrices (phobies et compulsions) et idéo-verbales (obsessions).

Caractère anal

Freud a insisté sur les forces inconscientes et répressives du Surmoi qui animent la personnalité obsessionnelle. Ces forces sont assimilées à un mécanisme de défense, la formation réactionnelle, qui s'oppose systématiquement à toute pulsion anale chargée d'agressivité et de haine. Ainsi le caractère anal, ou sadique-anal pour K. Abraham, est organisé autour de la dialectique suivante : érotisme anal (tendance au plaisir) et agressivité sadique (lutte contre les tendances au plaisir). Cette dualité permet d'expliquer les apparentes contradictions observées chez le sujet obsessionnel pouvant être tantôt économe, ponctuel et entêté, tantôt parcimonieux, en retard ou soumis.

Selon la théorie psychanalytique l'érotisme anal traduit la fixation excessive au plaisir excrémentiel. Celui-ci s'exprime par des traits directs comme la difficulté à abandonner les objets, le collectionnisme, l'obstination, l'entêtement et l'autoritarisme rigide. Les traits indirects, conséquences de la formation réactionnelle sont la prodigalité compensatrice, la résignation et la soumission. Quant à l'agressivité sadique, elle est animée par une réaction à l'interdiction des plaisirs excrémentiels. Elle s'exprime aussi par des traits directs comme la saleté, la propension aux injures scatologiques, l'ironie, le sarcasme, la volonté de puissance et la cruauté contre les faibles. Inversement, les traits indirects sont la propreté, la politesse, l'obséquiosité et le respect inconditionnel de l'autorité.

Personnalité psychopathique anankastique

Schneider se réfère à l'*Anancasmus* de la psychiatrie allemande de la fin du XIXe siècle. L'anancasmus, du grec *ananké* qui signifie fatalité, regroupait les troubles liés à la contrainte mentale (*zwang*) parmi lesquels les obsessions et les compulsions. Schneider insiste sur la place de la contrainte qui caractérise l'image des anankastes à travers un aspect soigneux, minutieux, guindé, parfois pédant mais toujours légèrement exagéré.

Traitement

Les études contrôlées évaluant des traitements médicamenteux chez les sujets présentant un trouble POC sans complication apparaissent excessivement rares [1]. Un traitement pharmacologique et une prise en charge psychothérapeutique pourront être indiqués en cas d'apparition d'une pathologie associée (p. ex. épisode dépressif caractérisé, trouble anxieux) ou encore au décours d'un événement de vie remettant en question les valeurs du sujet (p. ex. incendie du matériel amassé ou contamination). En d'autres circonstances, le sujet peut, à sa demande, être orienté vers une psychothérapie spécifique du trouble de personnalité.

Références

[1] Alex R, Ferriter M, Jones H, et al. Pharmacological interventions for obsessive-compulsive personality disorder. Cochrane Database Syst Rev 2010; 5 : CD008518.

[2] Amad A, Geoffroy PA, Vaiva G, et al. Personality and personality disorders in the elderly : diagnostic, course and management. Encéphale 2013; 39 : 374-82.

[3] Cassin SE, von Ranson KM. Personality and eating disorders : a decade in review. Clin Psychol Rev 2005; 25 : 895-916.

[4] Coles ME, Pinto A, Mancebo MC, et al. OCD with comorbid OCPD : a subtype of OCD ? J Psychiatr Res 2008; 42 : 289-96.

[5] Corruble E, Ginestet D, Guelfi JD. Comorbidity of personality disorders and unipolar major depression : a review. J Affect Disord 1996; 37 : 157-70.

[6] Delay J, Pichot P, Perse J. Personnalité obsessionnelle et caractère dit obsessionnel : étude clinique et psychométrique. Revue de Psychiatrie Appliquée 1962; 12 : 233-69.

[7] Diedrich A, Voderholzer U. Obsessive-compulsive personality disorder : a current review. Curr Psychiatry Rep 2015; 17 : 2.

[8] Eisen JL, Coles ME, Shea MT, et al. Clarifying the convergence between obsessive compulsive personality disorder criteria and obsessive compulsive disorder. J Pers Disord 2006; 20 : 294-305.

[9] Fineberg NA, Day GA, de Koenigswarter N, et al. The neuropsychology of obsessive-compulsive personality disorder : a new analysis. CNS Spectr 2015; 20 : 490-9.

[10] Fineberg NA, Sharma P, Sivakumaran T, et al. Does obsessive-compulsive personality disorder belong within the obsessive-compulsive spectrum? CNS Spectr 2007; 12 : 467-82.

[11] Gordon OM, Salkovskis PM, Oldfield VB, et al. The association between obsessive compulsive disorder and obsessive compulsive personality disorder : prevalence and clinical presentation. Br J Clin Psychol 2013; 52 : 300-15.

[12] Grant BF, Hasin DS, Stinson FS, et al. Prevalence, correlates, and disability of personality disorders in the United States : results from the national epidemiologic survey on alcohol and related conditions. J Clin Psychiatry 2004; 65 : 948-58.

[13] Grilo CM, Skodol AE, Gunderson JG, et al. Longitudinal diagnostic efficiency of DSM-IV criteria for obsessive-compulsive personality disorder : a 2-year prospective study. Acta Psychiatr Scand 2004; 110 : 64-8.

[14] Lilenfeld LR, Kaye WH, Greeno CG, et al. A controlled family study of anorexia nervosa and bulimia nervosa : psychiatric disorders in first-degree relatives and effects of proband comorbidity. Arch Gen Psychiatry 1998; 55 : 603-10.

[15] Nestadt G, Romanoski AJ, Brown CH, et al. DSM-III compulsive personality disorder : an epidemiological survey. Psychol Med 1991 ; 21 : 461-71.
[16] Pinto A, Steinglass JE, Greene AL, et al. Capacity to delay reward differentiates obsessive-compulsive disorder and obsessive-compulsive personality disorder. Biol Psychiatry 2014 ; 75 : 653-9.
[17] Salzman L. The obsessive personality. New York : New York Press ; 1961.
[18] Samuels J, Nestadt G, Bienvenu OJ, et al. Personality disorders and normal personality dimensions in obsessive-compulsive disorder. Br J Psychiatry 2000 ; 177 : 457-62.
[19] Serpell L, Livingstone A, Neiderman M, et al. Anorexia nervosa : obsessive-compulsive disorder, obsessive-compulsive personality disorder, or neither ? Clin Psychol Rev 2002 ; 22 : 647-69.
[20] Shedler J, Westen D. Refining personality disorder diagnosis : integrating science and practice. Am J Psychiatry 2004 ; 161 : 1350-65.
[21] Skodol AE, Gunderson JG, Shea MT, et al. The Collaborative Longitudinal Personality Disorders Study (CLPS) : overview and implications. J Pers Disord 2005 ; 19 : 487-504.
[22] Starcevic V, Brakoulias V. New diagnostic perspectives on obsessive-compulsive personality disorder and its links with other conditions. Curr Opin Psychiatry 2014 ; 27 : 62-7.
[23] Thomsen PH, Jensen J. Obsessive-compulsive disorder : admission patterns and diagnostic stability. A case-register study. Acta Psychiatr Scand 1994; 90 : 19-24.
[24] Torres AR, Moran P, Bebbington P, et al. Obsessive-compulsive disorder and personality disorder : evidence from the British National Survey of Psychiatric Morbidity 2000. Soc Psychiatry Psychiatr Epidemiol 2006 ; 41 : 862-7.
[25] Zimmerman M, Rothschild L, Chelminski I. The prevalence of DSM-IV personality disorders in psychiatric outpatients. Am J Psychiatry 2005 ; 162 : 1911-8.

Paraphilies

Chapitre 17

B. Cordier

Terminologie et définitions

Le terme de «paraphilie» a été introduit en 1980 par le DSM-III alors que les troubles qu'il désigne étaient considérés comme des «perversions sexuelles» dans les classifications antérieures, notamment dans la CIM-8 (1965). Ils ont été qualifiés de «déviations sexuelles» dans la CIM-9 (1975) et sont devenus des «troubles de la préférence sexuelle» dans l'actuelle CIM-10 (1992). Parallèlement, depuis les années quatre-vingt-dix, dans un contexte de médiatisation d'affaires graves, notre société a décidé de réagir et il est souvent question de délinquants ou de criminels sexuels, d'agresseurs ou d'abuseurs. Ainsi, une Conférence de consensus [4] a été organisée en France, en 2001, sur «les auteurs d'agression sexuelle» et la Haute autorité de santé (HAS) a publié des recommandations sur leur prise en charge [5]. Ce problème de terminologie a son importance car il contribue à une confusion entre le champ clinique et le champ pénal. Ce dernier couvre seulement ce qui est interdit par la loi, c'est-à-dire, en matière de sexualité, les comportements susceptibles de troubler l'ordre public ou d'attenter à la liberté d'autrui, adulte non consentant ou mineur inapte à consentir. Le champ clinique, qui est plus étendu, s'intéresse avant tout à ce qui est considéré comme pathologique. Tout auteur d'une infraction sexuelle n'est pas obligatoirement atteint de troubles psychosexuels. À l'inverse, un grand nombre d'individus atteints de tels troubles n'ont pas commis et ne commettront pas d'infractions sexuelles. Le DSM-IV a donné une définition générale et concise des paraphilies; ce sont : «*des fantaisies imaginatives sexuellement excitantes, des impulsions sexuelles ou des comportements survenant de façon répétée et intense, et impliquant : 1. des objets inanimés, 2. la souffrance ou l'humiliation de soi-même ou de son partenaire, 3. des enfants ou d'autres personnes non consentantes, et qui s'étendent sur une période d'au moins 6 mois.*» Cette définition est issue des notions classiques de fantasmes envahissants, de pulsions, d'anomalies dans le choix de l'objet ou la nature de l'acte qui peuvent favoriser des troubles des conduites sexuelles. Dans le DSM-5, il est question de «troubles paraphiliques» et les auteurs expliquent que «le fait d'avoir une paraphilie est une condition nécessaire mais non suffisante pour présenter un trouble paraphilique». Ils précisent que le diagnostic de ce trouble ne peut être affirmé que si cette paraphilie «cause actuellement au sujet une détresse cliniquement significative ou une altération du fonctionnement» ou si sa satisfaction entraîne «un préjudice personnel ou un risque de préjudice pour d'autres personnes» [1]. En ce qui concerne le concept de perversion, on notera tout d'abord que l'adjectif «pervers» renvoie à perversion mais aussi à perversité, ce qui entretient une ambiguïté car, d'une part, la perversité (goût pour le mal) peut se manifester dans tous les domaines y compris sexuels, et d'autre part, une perversion sexuelle n'est pas forcément associée à une perversité de caractère. On notera ensuite que le concept même de perversion est de plus en plus dépassé parce qu'il se réfère à une notion de constitution, héritée des anciennes théories sur la dégénérescence. Certains parlent plutôt de «champ pervers» [3] en soulignant qu'aucune personnalité n'est totalement perverse.

Critères pathologiques

La normalité sexuelle, si elle existe, varie selon les cultures et les époques et même selon les milieux d'une même société, milieu urbain ou rural, artistique, etc. On sait par ailleurs que la sexualité humaine comporte des «jeux érotiques» très polymorphes dans leur expression.

Le critère pathologique le plus couramment admis en médecine est celui de la souffrance du sujet. Cette souffrance est souvent liée à des fantasmes ou à des activités sexuelles non maîtrisées et peut se manifester psychiquement par des troubles anxieux ou dépressifs, par des velléités suicidaires ou même par des désordres psychosomatiques. C'est un critère diagnostique nécessaire dans le DSM-5 (*cf.* ci-dessus) [1]. Un autre critère pathologique, plus spécifique, est le caractère exclusif de la paraphilie, au-delà d'une simple orientation préférentielle. Il sous-entend que toute autre pratique est dénuée d'intérêt sexuel, source d'impuissance ou de frigidité, voire d'aversion. C'est souligner que peuvent coexister des paraphilies et des dysfonctions sexuelles (F52.9) partielles ou sélectives. De même, les excès sexuels qualifiés « d'activité sexuelle excessive » dans la CIM-10 (F52.7) peuvent s'associer à des paraphilies et favoriser la commission d'infractions sexuelles.

Enfin, le critère de la perte du libre arbitre et du défaut de maîtrise peut être retenu s'il correspond à une perte de contrôle en rapport avec une pulsion supposée incoercible. Mais la frontière à partir de laquelle la sexualité bascule du registre du désir dans celui de la dépendance reste floue.

Description clinique

Examen clinique

Les investigations systématiques, biographiques et sémiologiques, sont ici particulièrement utiles car elles permettent d'établir un climat favorable avant d'aborder des problèmes de nature sexuelle. Elles permettent aussi d'évaluer leur impact psychologique ou leur interférence avec des troubles psychiques associés. Cet examen doit aussi comporter une « enquête » sur la vie sexuelle du sujet : les événements sexuels de l'enfance (souvenirs de jeux, de scènes ou d'agressions sexuels, etc.), les événements juvéniles (premières masturbations, orientation préférentielle, premiers rapports sexuels, etc.) et les événements de la vie sexuelle adulte (enrichissement ou appauvrissement des fantasmes, orientation univoque significative, etc.) en évaluant parallèlement les éventuels facteurs de stress psychosociaux. À ce stade de l'examen, il est possible d'étudier la paraphilie qui a motivé la consultation, d'évaluer son évolution et ses conséquences.

Caractéristiques cliniques et psychopathologiques

Parmi les paraphilies à l'origine d'infractions sexuelles et de demandes de soins, les plus fréquentes sont l'exhibitionnisme et la pédophilie. Elles seront détaillées ci-dessous ; les autres paraphilies seront seulement définies.

Exhibitionnisme

Ce trouble consiste en une tendance persistante à exposer ses organes génitaux dans des endroits publics, le plus souvent à une personne étrangère et prise au dépourvu par ce comportement, avec ou sans érection et/ou masturbation. C'est un comportement presque exclusivement masculin et c'est la plus fréquente des infractions sexuelles. On peut distinguer un exhibitionnisme hétéro, homo ou bisexuel, pédophilique ou non. Un tel comportement a une signification et un pronostic différents selon qu'il est :

- *impulsif-obsessionnel* en référence à la description de Lasègue (1877) avec lutte anxieuse précédant le passage à l'acte, soulagement de cette tension par l'exhibition et sentiment de culpabilité *a posteriori* ;
- du registre *névrotique* : il s'agit alors de sujets anxieux, timides, plus ou moins phobiques dont l'exhibitionnisme a valeur d'autopunition avec recherche d'humiliation ;
- *pervers* où une partie de la satisfaction est tirée de la surprise et du désarroi de l'observateur. Dans ce cas, il est à craindre une « escalade » dans l'agression sexuelle avec sollicitation de masturbations, etc. ;
- *réactionnel* : les actes d'exhibitions sexuelles sont épisodiques et en réaction à des situations de frustration ou de dépression.

Pédophilie

Tout acte pédophile n'est pas obligatoirement commis par un pédophile et tout pédophile ne passe pas nécessairement à l'acte.

L'acte pédophile

En s'inspirant des critères du DSM-5, on peut le définir comme une activité sexuelle avec un enfant, garçon ou fille, pré pubère. L'enfant est habituellement âgé de 13 ans ou moins ; l'âge minimum du pédophile est arbitrairement fixé à

16 ans et la différence d'âge avec l'enfant est au moins de cinq années. On doit tenir compte à la fois de la maturité sexuelle de l'enfant et de la différence d'âge. Juridiquement, le mot pédophile ne figure pas dans le code pénal, mais les peines encourues sont aggravées lorsque ces agressions ont été imposées à un mineur de moins de 15 ans.

Actes pédophiles symptomatiques d'une anomalie mentale

Seront envisagés ici les troubles mentaux susceptibles de favoriser de tels actes :

- *handicap intellectuel, mineur ou grave* : il s'agit le plus souvent de sujets atteints de débilité légère ou moyenne, très immatures, qui sont restés infantiles et ont, en quelque sorte, l'âge mental de leur victime;
- *détérioration débutante* : la levée de toute inhibition qui accompagne parfois de tels processus peut entraîner des actes d'exhibition ou des attouchements à l'encontre d'enfants par des adultes du troisième âge, qui n'avaient auparavant aucune tendance pédophilique et dont le comportement est considéré, en première analyse, comme particulièrement scandaleux. La fréquence de cette situation semble croître avec le ralentissement du vieillissement qui peut « désynchroniser » les différentes fonctions impliquées. Il est assez caractéristique des démences frontales;
- *TOC à thème pédophile* : la compulsion « sacrilège » se manifeste sous forme d'idées pédophiliques obsédantes avec ou sans passage à l'acte. Celui-ci est alors précédé d'une lutte anxieuse très éprouvante; il s'accompagne d'un soulagement, immédiatement suivi d'un profond sentiment de culpabilité;
- *trouble bipolaire* : c'est au cours d'un accès maniaque qu'un acte de pédophilie peut être commis;
- *troubles psychotiques* : chez le schizophrène, il ne s'agit pas d'une tendance pédophilique mais d'agressions sexuelles sur des mineurs dont l'âge est occulté dans un contexte de discordance et de troubles relationnels, surtout au cours de la période débutante de la maladie. Mais de tels passages à l'acte sont rares dans cette affection;
- *alcoolisme et toxicomanie* : le problème est alors de repérer si l'acte de pédophilie est induit par l'effet désinhibiteur, voire sexuellement stimulant, du toxique, ou si cet effet a révélé une pédophilie latente.

Les pédophiles

Le DSM-5 qualifie de pédophile le sujet qui, depuis au moins 6 mois, est en proie à des impulsions sexuelles ou à des fantaisies imaginatives sexuellement excitantes, impliquant une activité sexuelle avec un enfant ou plusieurs enfants prépubères [1]. On distingue, en premier lieu, l'orientation sexuelle, homo, hétéro ou bisexuelle en partant d'un auteur masculin. On sait que les « hétéros » sont plus nombreux mais les « homos » sont plus actifs. En deuxième lieu, on peut distinguer l'exclusivité ou non de la préférence, sachant que le pédophile exclusif, théoriquement impuissant avec des adultes hommes ou femmes, n'a pas d'autres solutions que l'abstinence ou la transgression. On distingue enfin la pratique intra ou extra-familiale ou indifférenciée, sachant qu'il existe une pédophilie incestueuse mais on sait aussi que certains pédophiles pères de famille n'agressent jamais leurs enfants.

Les femmes et la pédophilie

La CIM-10 et le DSM-5 précisent que ce trouble est rarement mis en évidence chez les femmes. Des cas de pédophilie féminine ont été décrits mais, à quelques exceptions près, il ne s'agissait pas de véritables paraphilies. Les facteurs prévalents du passage à l'acte sont généralement la frustration sexuelle et la promiscuité avec des enfants prépubères. On se rapproche des formes réactionnelles de pédophilie décrites par Kraft-Ebing chez les « gouvernantes frustrées » [6].

Pédophilie transitoire et réactionnelle

Le DSM-5 précise que la pédophilie serait une affection chronique mais que l'évolution du « trouble pédophilie » varie en fonction de l'âge. On considère aussi que les comportements pédophiliques peuvent varier en fonction de stress psychosociaux. Dans ce cas, on doit considérer qu'il s'agit plutôt de facteurs révélateurs d'une pédophilie latente.

Il a également été décrit une pédophilie transitoire chez des grands adolescents, inhibés dans leur recherche de partenaires du même âge et qui en viennent à satisfaire leurs pulsions sexuelles avec des prépubères, avant de parvenir à une sexualité entre adultes.

Pédophilie primaire et chronique

Ce volet concerne de véritables pédophiles à qui peut s'appliquer l'adage québécois : « pédophile un jour, pédophile toujours ». Plusieurs auteurs distinguent parmi eux deux types très différents de pédophiles :

- *les pédophiles plutôt séducteurs* : leur pédophilie est exclusive et apparue dès l'adolescence : ils pratiquent surtout des attouchements sur des enfants qu'ils connaissent, avec lesquels ils établissent des relations pseudo-affectives, souvent favorisées par leur métier. Ils ont tendance à idéaliser le monde de l'enfance et à rejeter celui des adultes dont ils dénoncent l'égoïsme et l'hypocrisie. Certains les qualifient de « tripoteurs manipulateurs » et distinguent parmi eux les cyniques, souvent intelligents et prosélytes, les immatures égocentriques et les névrosés qui s'auto-leurrent ;
- *les pédophiles plutôt agressifs* : leur pédophilie est exclusive ou prévalente, ils agissent avec violence ou sous la contrainte et s'attaquent le plus souvent à un enfant anonyme auquel ils font subir un véritable viol. C'est à leur sujet que l'on a parlé de « prédateurs ». Tantôt il s'agit d'un sujet de tendance paranoïaque qui veut dominer l'enfant et exercer sur lui sa volonté mégalomaniaque de puissance. Tantôt il s'agit d'un véritable « sadique » pour qui l'enfant n'est qu'un objet, la source d'un plaisir accentué par la peur qu'il lui inspire. C'est lui qui échafaude des scénarios et dont les actes sont souvent ritualisés.

Voyeurisme

Il consiste à observer une personne nue, ou en train de se déshabiller, ou en train d'avoir des rapports sexuels, et qui ne sait pas qu'elle est observée. Dans le DSM-5, le trouble ne concerne que des sujets d'au moins 18 ans [1].

Fétichisme

Il implique l'utilisation d'objets inanimés comme stimulus sexuel. Il peut aussi s'agir d'un intérêt hautement spécifique pour une partie non génitale du corps.

Travestisme fétichiste

Ce trouble implique le port de vêtements du sexe opposé, principalement dans le but d'obtenir une excitation sexuelle. C'est un diagnostic différentiel fréquent de la dysphorie de genre.

Sadomasochisme sexuel

C'est une préférence sexuelle pour une activité sexuelle qui implique la douleur, l'humiliation ou l'asservissement. Le viol est une qualification pénale qui ne figure pas dans ces classifications cliniques et pourtant, certains violeurs de femmes ou certains pédophiles sont tout simplement des sadiques. Ils ne peuvent être sexuellement satisfaits que dans le non-consentement de l'autre.

Hypothèses étiologiques

Hypothèses biologiques

En l'état actuel des connaissances sur les bases neurobiologiques du comportement sexuel, rien ne permet d'expliquer biologiquement une paraphilie. Il n'existe pas de relation clairement établie entre la testostérone, des neuromédiateurs ou des zones cérébrales, et les comportements ou fantasmes paraphiliques.

Hypothèses psychodynamiques [3]

De ce point de vue, les troubles du comportement sexuel (TCS) correspondent bien moins à des troubles de la sexualité qu'à des comportements défensifs contre des angoisses majeures concernant le sentiment identitaire. Il a été retenu, par la Conférence de consensus [4], l'existence dans tous les cas de troubles graves du narcissisme, d'une fragilité du sentiment de continuité identitaire et d'une menace d'effondrement dépressif. La sexualité déviante serait une « solution de recours » par rapport au déficit narcissique consécutif à l'absence d'images parentales suffisamment bonnes dans le monde psychique interne. Le vécu de rejet massif par le couple parental, avec le sentiment d'avoir été pour les parents un enfant en trop, un poids ou une gêne, perturbe l'intégration d'une représentation positive de la sexualité adulte et paralyse l'élaboration du sens de la différence des sexes et des générations. On parle aussi de « perversités narcissiques » pour rendre compte « d'une organisation défensive fondée sur le déni, l'expulsion et la projection immédiate sur autrui de toute blessure susceptible d'altérer une représentation de soi invulnérable et sans faille ». Les hypothèses analytiques reposent aussi sur le mécanisme de *clivage du Moi* qui a été initialement décrit pour le fétichisme et qui s'appuie sur le déni de la réalité, interprété comme un déni du vide. Selon C. Balier, ce mécanisme permet de vivre à deux niveaux contradictoires s'ignorant mutuellement, un niveau où le sujet accepte de vivre les frustrations inhérentes à la vie courante, mène une vie bien adaptée à l'environnement, et un niveau où intervient cette angoisse d'anéantissement avec ses mécanismes défensifs qui s'accompagnent du déni de la réalité [3].

Par ailleurs, à propos des pédophiles, une proportion significative d'entre eux ayant été victime d'agressions sexuelles au cours de leur enfance, il a été évoqué l'hypothèse de l'identification à l'agresseur et d'un processus de répétition. Mais le rôle exact de ces antécédents demeure mal connu [2].

Traitement

Soigner une paraphilie suppose une réflexion préalable. La question de la finalité des soins doit être posée. Pour le thérapeute, l'objectif n'est pas de normaliser les conduites sexuelles. Il est de soulager le sujet de la souffrance qu'induisent chez lui son comportement sexuel pathologique et/ou les troubles de la personnalité sous-jacents à celui-ci. Il doit aussi évaluer et prendre en compte le risque potentiel pour autrui, comme il le fait par exemple pour un alcoolique violent.

L'objectif du thérapeute doit être aussi celui du patient dans le cadre d'une alliance thérapeutique. Cet objectif peut être seulement comportemental, en l'occurrence la prévention de la récidive avec, selon les cas, soit un renforcement des interdits, soit une amélioration du contrôle de soi, soit une véritable réorientation sexuelle. L'objectif le plus ambitieux est évidemment celui d'un réaménagement de la personnalité supposant la prise de conscience de la fonction défensive du comportement répréhensible. Avant de proposer plusieurs approches thérapeutiques, quelques principes généraux doivent être énoncés :

- la diversité des soins est nécessaire pour répondre au polymorphisme des paraphilies ;
- s'il y a poursuite pénale, la reconnaissance par le sujet des faits qui lui sont reprochés, même si elle n'est que partielle ou implicite, est une condition préalable au traitement ;
- dans les formes symptomatiques de paraphilie, le traitement est celui de l'affection sous-jacente.

Thérapies psychodynamiques

Il s'agit surtout des psychothérapies individuelles d'inspiration analytique qui permettent d'envisager l'ensemble des conflits et d'utiliser la relation singulière (transfert) avec le thérapeute. Les psychothérapies de groupe réunissent surtout des pédophiles et leur permettent de trouver une résonance dans l'expérience des participants. Il s'agit de thérapies difficiles par le risque de rupture du contrat thérapeutique en raison de passages à l'acte, d'un transfert massif ou de réactions thérapeutiques négatives. L'indication est portée en fonction du niveau intellectuel, des capacités de verbalisation et de l'authenticité de la demande.

Thérapies cognitives

Le sujet paraphilique présente des distorsions cognitives dans l'appréhension de la sexualité qui entretiennent les agissements sexuels. Ces distorsions ne constituent pas pour autant une étiologie spécifique. Il présente également des dysfonctionnements dans les relations interpersonnelles.

Thérapies comportementales

Elles ne remettent pas en jeu la structure mentale du sujet et utilisent classiquement soit la désensibilisation réciproque, soit l'aversion. La première méthode consiste à soumettre le sujet aux stimuli provoquant l'anxiété et l'inhibition sous relaxation. L'exhibitionnisme pédophilique en est une indication. La technique d'aversion consiste à associer la pédophilie à une épreuve pénible, vomissements ou chocs électriques. Elle ne peut se concevoir qu'avec le consentement du patient. Les résultats sont discutables. Il est aussi proposé des programmes de prise en charge de groupe avec des objectifs tels que l'amélioration du fonctionnement psychosocial, une meilleure gestion du stress et des émotions dont la colère, etc. [4].

Traitements médicamenteux [7]

Les neuroleptiques et les tranquillisants réputés inhibiteurs de la libido ont été utilisés, mais leur effet sédatif et l'altération de la vigilance qu'ils induisent ont des conséquences qui aboutissent à leur abandon précoce. Les inhibiteurs sélectifs de la recapture de la sérotonine (ISRS) ont été étudiés et ont montré une relative efficacité lorsque le trouble psychosexuel s'apparente à un trouble obsessionnel compulsif. Plus spécifiques sont les *antiandrogènes* qui freinent ou suppriment exclusivement le désir et l'activité sexuels, sans diminuer le niveau de vigilance. Cette indication repose sur le fait établi qu'un taux physiologique de testostérone plasmatique est une condition nécessaire à la manifestation de la libido masculine, même s'il n'est pas une condition suffisante. Ces traitements hormonaux font partie des recommandations de l'HAS [5].

En l'état actuel des connaissances, l'objectif n'est pas de corriger une anomalie biologique. L'intérêt principal de ces produits est d'agir *rapidement* sur le comportement en apaisant le désir et en freinant l'activité sexuelle. D'une manière générale, ils sont indiqués lorsqu'un sujet affirme qu'il n'est pas capable de maîtriser ses pulsions et son comportement sexuel. Leur intérêt est aussi de créer une situation favorable à l'impact d'une action psychologique. Le nouvel état biologique créé par ces traitements entraîne incontestablement un apaisement propice à une approche psychothérapique, de quelque nature qu'elle soit. Les antiandrogènes sont particulièrement indiqués chez les pédophiles profondément immatures ou déficients intellectuels et chez les violeurs récidivistes avec comportement « prédateur » [5].

Deux spécialités ont en France une Autorisation de mise sur le marché pour les patients ayant une paraphilie :

- l'acétate de cyprotérone (AC) (Androcur®) dans l'indication suivante : « réduction des pulsions sexuelles dans les paraphilies en association avec une prise en charge psychothérapeutique ». Il est recommandé une décision pluridisciplinaire associant par exemple psychiatre, psychothérapeute et endocrinologue. Il est administré *per os*; il n'existe en France ni forme injectable ni forme retard;
- la triptoréline (Salvacyl LP®), agoniste de la LH-RH (*Luteinizing Hormone Releasing Hormone*), dans l'indication suivante : « réduction majeure et réversible des taux de testostérone afin de diminuer les pulsions sexuelles chez l'homme adulte ayant des déviances sexuelles sévères ». Ce traitement (associé à une psychothérapie) doit être instauré et contrôlé par un psychiatre. Il est administré sous forme injectable avec un effet retard de 3 mois.

Mais il faut rappeler qu'en prescrivant des antiandrogènes, on ne fait qu'antagoniser la testostérone au niveau de ses récepteurs (AC) ou baisser son taux sanguin (agoniste de la LH-RH). On ne modifie pas l'orientation sexuelle et l'action thérapeutique est uniquement symptomatique. Ce serait une erreur de croire que leur efficacité est garantie et le problème de la durée de leur prescription n'est pas résolu.

Aspects médicolégaux

Code pénal

Dans le chapitre intitulé « des agressions sexuelles » constitue une agression sexuelle « *toute atteinte sexuelle commise avec violence, contrainte, menace ou surprise* » (art. 222-22). Le code distingue le viol, « *acte de pénétration sexuelle, de quelque nature qu'il soit* » (art. 222-23), et les autres agressions sexuelles (art. 222-27) (ancien attentat à la pudeur). Une autre agression sexuelle est l'exhibition sexuelle qui consiste à imposer à la vue d'autrui ses organes génitaux dans un lieu accessible aux regards du public (art. 222-32) correspondant à l'ancien outrage public à la pudeur. Enfin, une nouvelle agression sexuelle est constituée par le harcèlement sexuel (art. 222-33).

Injonction de soins de la loi du 17 juin 1998

Cette loi, « relative à la répression et à la prévention des infractions sexuelles, ainsi qu'à la protection des mineurs » a créé une peine de suivi sociojudiciaire (mesure préventive) qui peut être assortie d'une injonction de soins (IS). Celle-ci ne peut être ordonnée qu'après expertise médicale et n'est applicable qu'après la libération du condamné, aucun traitement ne pouvant être imposé à un détenu. Sous le contrôle du juge de l'application des peines (JAP), cette IS implique un médecin coordonnateur (MC) désigné par le JAP et un médecin traitant (MT) choisi par le condamné, avec l'accord du MC. Le MC conseille à sa demande le MT et transmet au JAP les éléments nécessaires au contrôle du suivi de l'IS. Le MT pourra ainsi n'avoir aucun contact direct avec les autorités judiciaires. Cette loi prévoit « *qu'aucun traitement ne pourra être entrepris sans le consentement du condamné, mais que, s'il refuse les soins qui lui seront proposés, l'emprisonnement (encouru en cas d'inobservation des obligations de suivi sociojudiciaire) pourra être mis à exécution* ». Cette loi relève le double défi d'inciter à se soigner des personnes qui, spontanément, n'en éprouvent pas le besoin et d'impliquer le corps médical dans un domaine où il se sent mal à l'aise.

Références

[1] American Psychiatric Association. Diagnostic and Statistical Manual of Mental Disorders, 5th ed. (DSM-5). Arlington : APA; 2013. Traduction française sous la direction de Crocq MA, Guelfi JD, et al. Paris : Elsevier-Masson; 2015.

[2] Aubut J. Les agresseurs sexuels. Théorie, évaluation et traitement. Paris : Maloine; 1993.

[3] Balier C. Psychanalyse des comportements sexuels violents. Paris : PUF; 1996.

[4] Fédération française de psychiatrie Conférence de consensus 22 et 23 novembre 2001 : Psychopathologie et traitements actuels des auteurs d'agression sexuelle; Paris : John Libbey Eurotext; 2001.

[5] Haute autorité de santé. Recommandations de bonne pratique. Prise en charge des auteurs d'agression sexuelle à l'encontre de mineurs de moins de 15 ans. 2010. Paris.

[6] Kraft-Ebing R. Psychopathia sexualis. Paris : Pocket Coll Agora (réédition); 1999.

[7] Seguy C, Thibaut F, Cordier B. Conduites Paraphiliques. Confrontations Psychiatriques 2006; 47 : 85-103.

Addictions et troubles des conduites

CHAPITRE 18

Coordonné par P. Gorwood

18.1 Introduction

P. Gorwood

Le vaste champ des addictions a été marqué, ces dernières années, par quelques événements majeurs qui ont contribué à rendre ce champ actif de la médecine plus riche encore mais aussi parfois plus déroutant. Les approches thérapeutiques se sont en effet enrichies et les mécanismes neurobiologiques qui en sont à la base sont mieux compris. Nos difficultés à donner les limites de ce qu'est, ou n'est pas, une addiction ainsi que les changements incessants des critères opérationnels proposés à chaque nouvelle mouture des manuels diagnostiques, rappellent tout de même combien le domaine des addictions est instable.

Une des petites révolutions récentes est l'intégration du jeu pathologique (en fait surtout les jeux d'argent) dans le DSM-5. Les données cliniques, psychopathologiques, comportementales et de comorbidité étaient déjà en faveur d'un tel changement de classe, mais si le jeu acquiert ainsi ses lettres de noblesse (et quitte le fourre-tout du chapitre des «troubles du contrôle des impulsions»), c'est probablement que les études sur le tonus dopaminergique dans le striatum ventral sont devenues récemment réalisables. Pour ces addictions dites «comportementales» ou «sans drogue», il a longtemps été impossible de voir si la signature biologique, la voie commune aux différentes addictions que constitue le déficit d'activité dopaminergique dans le striatum ventral (*reward deficiency syndrome*) était aussi présente dans le jeu pathologique. L'utilisation de ligands dopaminergiques marqués et de tests de stimulation aux amphétamines a néanmoins permis de montrer que les joueurs pathologiques ont, en effet, des anomalies de la transmission dopaminergique, et que l'excès de libération de dopamine (par rapport à des joueurs non pathologiques) est corrélé à la sévérité du trouble [2].

Le fait que le jeu pathologique soit maintenant reconnu officiellement comme une addiction a de nombreuses conséquences positives. Pour les thérapies, cette nouvelle conception du jeu pathologique permet d'envisager d'utiliser des techniques de soins qui ont fait leur preuve dans les autres dépendances (entretien motivationnel, remédiation cognitive, TCC, etc.). D'autre part, la recherche peut dorénavant analyser les fonctionnements cognitifs des sujets qui souffrent de jeu pathologique, sans risque de ne mesurer que des effets directs des substances addictives qui sont le plus souvent neurotoxiques. Enfin, le jeu peut se concevoir comme l'intégration automatique et non maîtrisée de schémas cognitifs erronés (quels qu'en soient l'histoire et les déterminants), puisqu'un simple gain peut potentiellement rattraper toutes les pertes, avec une probabilité bien sûr très faible… mais non nulle. Or la procédure décisionnelle (*decision making*) fait l'objet de nombreux tests neurocognitifs (tâches décisionnelles), tels l'*Iowa Gambling Test* (IGT), qui sont maintenant largement développés et utilisés, offrant de nouvelles opportunités du fait de leur relative simplicité, pour la neuro-imagerie chez l'homme, comme pour le modèle animal du rongeur, ce qui devrait faciliter la découverte de nouvelles thérapeutiques.

L'autre changement notable et récent du paysage addictologique est le changement d'appellation général, délaissant «addiction» (qui continue pourtant à sous-tendre toutes ces classifications) et faisant disparaître « abus » et « dépendance », pour une terminologie plus consensuelle de « troubles de l'usage ». L'idée était de réunir abus et dépendance dans une même catégorie (avec un gradient de sévérité pour le nombre d'items rencontrés), et cela peut être considéré comme positif tant leur séparation était artificielle et instable. Mais un tel niveau de consensus n'est pas sans poser problème, et on se demande ce qu'il finit par réellement représenter (à peu près tout dans la vie peut être utilisé de manière troublée...). Plus précis en revanche sont les critères proposés, puisqu'avec le DSM-5 on rajoute un nouvel item le « besoin irrépressible » ou « besoin impérieux », ou *craving* anglo-saxon. La facilité et les modalités de son recueil restent certes à évaluer, mais le *craving* doit dorénavant être analysé systématiquement, et cela est sûrement un atout. On peut par exemple évoquer le développement considérable en France du traitement par le baclofène, et on perçoit alors combien il est bénéfique d'avoir des items évaluant ce qui est probablement l'une des meilleures cibles pour ce traitement atypique. Le baclofène pourrait être rapproché des traitements dits de substitution tant il protège des effets « shoots » de l'alcool en agissant sur les récepteurs clés dans les processus addictifs (GABA et dopamine), comme le font les vapoteuses qui saturent en nicotine les poumons des fumeurs, sans y associer les substances cancérogènes. Finalement, méthadone, baclofène et vapoteuse ont peut-être participé à mettre en exergue le *craving* comme cible thérapeutique clé des addictions, ces traitements plus ou moins de substitution permettant de soulager les sujets addicts du « besoin irrépressible » de consommer.

Un autre volet qui s'est développé en France assez récemment concerne les alcoolisations ponctuelles importantes, les « bitures express », le *binge-drinking*. Cette modalité de consommation d'alcool est relativement nouvelle dans notre pays, mais représente une modalité classique de consommation d'alcool chez les jeunes dans les pays nordiques européens et en Amérique du Nord. En général, il correspond à la consommation de plusieurs verres (au moins 5) d'affilée (*in a row*) et le plus souvent rapidement. L'idée est bien sûr l'obtention d'une ivresse rapide et forte, le plus souvent obtenue avant l'intégration dans des espaces sociaux, pour des raisons d'économie. Les risques sont alors majeurs, en aigu, car la surveillance est faible et la pression du groupe forte, pour plus d'alcool, consommé plus vite. Les comas éthyliques vus aux urgences touchent donc des sujets très jeunes, mais les accidents de circulation, de chute ou de noyade fournissent un sujet d'inquiétude sérieux, pour lesquels les interventions brèves et les stratégies de prévention psychoéducatives sont encore insuffisantes. Mais les problèmes peuvent aussi être retardés, neurocognitifs [4] comme hormonaux [3], et pourraient augmenter le risque ultérieur d'alcoolodépendance [1].

Références

[1] Alaux-Cantin S, Warnault V, Legastelois R, et al. Alcohol intoxications during adolescence increase motivation for alcohol in adult rats and induce neuroadaptations in the nucleus accumbens. Neuropharmacology 2013; 67 : 521-31.

[2] Boileau I, Payer D, Chugani B, et al. In vivo evidence for greater amphetamine-induced dopamine release in pathological gambling : a positron emission tomography study with [(11)C]-(+)-PHNO. Molecular Psychiatry 2014; 19 : 1305-13.

[3] Jensen TK, Gottschau M, Madsen JO, et al. Habitual alcohol consumption associated with reduced semen quality and changes in reproductive hormones; a cross-sectional study among 1221 young Danish men. BMJ Open 2014; 4 : e005462.

[4] Wilson S, Malone SM, Thomas KM, et al. Adolescent drinking and brain morphometry : A co-twin control analysis. Dev Cogn Neurosci 2015; 16 : 130-8.

18.2 Trouble de l'usage de l'alcool

Y. Le Strat, M. Lejoyeux

La compréhension des effets de l'alcool et l'importance clinique des troubles liés à l'usage de l'alcool sont indispensables à la pratique clinique en psychiatrie. L'intoxication alcoolique aiguë peut conjuguer irritabilité, comportements violents et dysphorie, et plus rarement être associée à des tableaux hallucinatoires. Le développement d'une tolérance, c'est-à-dire la nécessité de consommer une quantité plus importante pour obtenir un même effet, peut être associé à des symptômes de sevrage, marqués d'une insomnie, d'une anxiété et d'une hyperactivité du système nerveux parasympathique. L'évaluation de l'impact des consommations d'alcool sur le fonctionnement d'un individu fait ainsi partie de l'évaluation systématique en psychiatrie.

Les troubles de l'usage de l'alcool, autrefois appelés « alcoolisme », ont changé d'appellation au gré des classifications, comprenant parfois la distinction entre abus (conséquences négatives répétées d'alcool) et dépendance proprement dite. Depuis le DSM-5, ces deux troubles sont intégrés dans le plus large spectre des troubles de l'usage de l'alcool qui font l'objet du présent chapitre.

Épidémiologie

La plus grande étude épidémiologique réalisée à ce jour en population générale représentative des États-Unis mettait en évidence chez l'adulte une prévalence vie entière de 29,1 % des troubles liés à l'usage de l'alcool (2012–2013) [5]. Cette prévalence était plus élevée chez les hommes (36,0 %) que chez les femmes (22,7 %). L'évaluation de la prévalence ponctuelle des troubles liés à l'usage de l'alcool (évaluée au cours des 12 derniers mois) était de 13,9 %, là encore avec une différence entre les genres (10,6 % chez les hommes et 10,4 % chez les femmes). Ces chiffres étaient sensiblement identiques à ceux observées dans les précédentes versions de la NESARC (*National Epidemiologic Survey on Alcohol and Related Conditions*) en 2001–2002 [5].

Les modalités de consommations et les prévalences de ces troubles ont tendance à s'uniformiser dans les pays occidentaux, y compris en France. Les troubles liés à l'usage de l'alcool sont particulièrement fréquents au début de l'âge adulte (18–29 ans) puis leur incidence et leur persistance diminuent avec l'âge, en partie du fait des impératifs liés au marché du travail et des contingences familiales émergentes [11].

Comorbidités psychiatriques

Personnalité antisociale

La personnalité antisociale est historiquement le premier trouble dont le lien avec les addictions en général et les troubles liés à l'usage de l'alcool en particulier ont été mis en évidence. Depuis ces premiers travaux, de nombreux autres troubles de la personnalité, et des mesures plus générales de psychopathologie ont permis de mieux comprendre la complexité des liens entre des facteurs de risque infantiles (p. ex. maltraitance et carence éducatives sévères), développement de traits ou de troubles de la personnalité et développement d'addiction, notamment de trouble lié à l'usage d'alcool.

La personnalité antisociale a fait partie de la plupart des classifications passées des troubles de l'usage de l'alcool, de Cloninger à Babor jusqu'aux plus récentes analyses de *meta-structure*.

La encore, la récente étude NESARC met en évidence des *odds ratios* de 1,6 à 2,4 entre personnalité antisociale et trouble lié à l'usage de l'alcool ; l'association étant d'autant plus forte que le trouble lié à l'usage d'alcool est sévère [6].

Plusieurs des caractéristiques de la personnalité antisociale (actes délictueux répétés, mises en danger de soi ou d'autrui) sont en partie expliquées par la présence d'un trouble lié à l'usage de l'alcool. Toutefois, dans les populations cliniques, les patients dépendants de l'alcool présentant les critères de la personnalité antisociale avant le développement de leur trouble addictif consomment significativement plus d'alcool et sont plus à risque de présenter des conséquences négatives de leur consommation que les sujets ne présentant pas ces critères.

Au total, présenter une personnalité antisociale augmente les risques de développer un trouble lié à l'usage de l'alcool, et ce risque est plus important qu'en l'absence d'un tel trouble de la personnalité.

Troubles de l'humeur

La prévalence des épisodes dépressifs caractérisés est élevée chez les sujets présentant un trouble lié à l'usage de l'alcool. Selon les études, ces épisodes sont rapportés par 25 à 50 % de la population ayant un trouble lié à l'usage de l'alcool, et près de 50 à 70 % dans les populations cliniques. La consommation d'alcool peut induire une symptomatologie dépressive de façon directe au décours d'une intoxication, ou indirecte au décours d'un sevrage. Cette consommation est également susceptible d'induire des événements de vie négatifs (divorce, séparations) eux-mêmes en lien avec un épisode thymique. La distinction entre épisode thymique induit par la substance ou indépendant de la substance est classique. Les épisodes induits seraient résolus spontanément en 2 à 4 semaines, tandis que les épisodes indépendants justifieraient une prise en charge médicamenteuse et/ou psychothérapeutique spécifique. Si la nécessité de prendre en charge le trouble lié à l'usage de l'alcool est soulignée par l'ensemble des données de la littérature, de plus récents travaux suggèrent qu'une prise en charge conjointe de l'épisode thymique et du trouble lié à l'usage de l'alcool serait associée à un meilleur pronostic addictologique et psychiatrique [8].

Suicide

Les antécédents de tentative de suicide sont rapportés par près de 15 % des sujets ayant un trouble lié à d'usage de l'alcool, et la mortalité par suicide est près de 7 fois plus élevée qu'en population générale et située autour de 7 %. Plusieurs facteurs sont à l'origine de cette association, notamment la fréquence de la comorbidité avec un épisode dépressif caractérisé évoqué plus haut, mais également des facteurs de vulnérabilité communs aux conduites suicidaires et aux troubles liés à l'usage de l'alcool, comme l'impulsivité ou encore des facteurs génétiques qui restent largement à explorer. Les effets de désinhibition font des troubles liés à l'usage de l'alcool, comme d'ailleurs le simple usage de l'alcool, un facteur de risque proximal de suicide.

Comorbidités organiques

L'alcool est lié à plus de 60 affections organiques par un lien de causalité. La plupart des morts prématurées liées à la consommation d'alcool sont les accidents de la route, les maladies du foie, les affections cardiovasculaires et différents cancers. Si des bénéfices cardiovasculaires modestes ont été mis en évidence pour des niveaux de consommations faibles, ils sont largement contrebalancés en population générale par l'impact négatif de la consommation d'alcool, et ce dans tous les pays du monde [2].

Facteurs de vulnérabilité

Longtemps associés à une faillite morale, l'étude des troubles de l'usage de l'alcool a permis de comprendre les facteurs de risques biologiques, environnementaux et culturels qui sont en jeu, et de s'éloigner de jugements moraux ou de valeurs.

Facteurs génétiques

Les études d'agrégation familiale, mais surtout les études de jumeaux ont permis la mise en évidence de facteurs génétiques dans les troubles de l'usage de l'alcool [12]. La concordance supérieure du diagnostic chez des jumeaux monozygotes (« vrais jumeaux », qui présentent 100 % de leur séquence d'ADN en commun) par rapport à celle observée chez les jumeaux dizygotes (« faux jumeaux », qui présentent environ 50 % de leur séquence d'ADN en commun, comme n'importe quel frère ou sœur) a permis d'attribuer aux facteurs génétiques un risque de 30 à 60 % (héritabilité) [10]. Les variants génétiques en jeu restent largement à découvrir. Les études convergentes soulignent l'implication de gènes codant pour des protéines impliquées dans le métabolisme de l'alcool (alcool-déshydrogénase, ADH, et acétaldéhyde-déshydrogénase, ALDH). À titre d'exemple, certains variants de l'ALDH2 sont associés à un métabolisme diminué de l'acétaldéhyde et, en cas de consommation d'alcool, associés à un flush, un syndrome pseudo-grippal et des céphalées. Ces variants sont significativement associés à un risque diminué de développer un trouble de l'usage de l'alcool au cours de la vie. Ils sont portés par plus d'un quart de la population du Sud-Est asiatique, et inexistants dans les populations européennes.

Facteurs environnementaux et culturels

La prévalence des troubles liés à l'usage de l'alcool est plus élevée dans les pays dont la culture promeut l'usage d'alcool, ou dans lesquels l'intoxication alcoolique aiguë est socialement acceptable. La précocité de la consommation est également un facteur prédictif, de même que le fait d'avoir un apparenté de premier degré ayant présenté un trouble de l'usage de l'alcool.

Diagnostic

La version 10 de la Classification internationale des maladies distingue l'usage nocif de la dépendance, de même que les précédentes versions du DSM distinguaient abus et dépendance. Ces deux catégories ont été combinées dans le DSM-5 en une seule, « trouble de l'usage de l'alcool » en partie du fait du caractère unidimensionnel des symptômes évalué par les items de ces catégories diagnostiques.

D'après le DSM, au moins deux parmi 11 symptômes sont nécessaires pour présenter un trouble de l'usage d'alcool (tableau 18.1).

La sévérité est évaluée par le nombre de symptômes présentés par un patient, un trouble léger est caractérisé par 2 ou 3 symptômes, un trouble moyen par la présence de 4 ou 5 symptômes et un trouble grave par la présence de 6 à 11 symptômes.

La sous-estimation de la consommation d'alcool est fréquente, en partie du fait de la complexité de la définition d'un verre standard (10 g d'alcool en France, sans norme internationale). L'évaluation de la fréquence et de la quantité d'alcool fait partie des évaluations de routine, même si le diagnostic de trouble de l'usage d'alcool proprement dit ne repose pas sur un volume d'alcool consommé ni une fréquence donnée. Plusieurs travaux convergents suggèrent qu'une quantité supérieure à 20 g

Tableau 18.1 Critères diagnostiques du trouble de l'usage de l'alcool dans le DSM-5.

Dimension	Critère du DSM-5	Correspondance DSM-IV
Perte de contrôle	1. Consommations plus importantes ou sur des durées plus longues que prévu	Dépendance
	2. Désir ou efforts infructueux de s'abstenir	Dépendance
	3. Temps passé à chercher, consommer ou se remettre des effets de l'alcool	Dépendance
	4. *Craving*, envie ou besoin impérieux de consommer de l'alcool	Nouveau
Risque social et physique	5. Incapacité à remplir les obligations majeures	Abus
	6. Poursuite des consommations en dépit de conséquences sociales ou interpersonnelles	Abus
	7. Diminution des activités sociales ou des hobbies du fait de la consommation	Dépendance
	8. Utilisation répétée dans des circonstances dangereuses	Abus
	9. Poursuite des consommations en dépit de conséquences physiques négatives	Dépendance
Dépendance physiologique	10. Tolérance, marquée par des effets diminués	Dépendance
	11. Symptômes de sevrage, ou consommation pour éviter ces symptômes	Dépendance

d'alcool par jour chez la femme et 30 g d'alcool par jour chez l'homme est associée à une augmentation de la morbimortalité.

Le jugement clinique est souvent insuffisant dans le dépistage de troubles liés à l'usage de l'alcool. Des auto-questionnaires, largement validés, ont permis d'améliorer ce dépistage, avec des propriétés psychométriques satisfaisantes. Citons notamment l'AUDIT (10 questions) ou la CAGE (4 questions), ainsi que l'AUDIT-C qui repose sur trois questions (fréquence de consommation, nombre de consommations sur un jour typique, nombre de consommations de 6 unités ou plus) et présente des propriétés psychométriques proches de la version longue [4].

Bilans biologiques

Les bilans biologiques classiquement prescrits dans le cadre du dépistage ou de la surveillance des troubles de l'usage de l'alcool ont une sensibilité faible. L'un des tests les plus utilisés, les γ-glutamyltransférases (γGT), a une sensibilité et une spécificité faibles quand il est utilisé seul. Le volume globulaire moyen (VGM), les ASAT (aspartate-aminotransférases) ont également une sensibilité et une spécificité modestes. La transferrine désialylée (CDT) est plus sensible et plus spécifique pour le dépistage de troubles de l'usage de l'alcool, mais son coût et sa disponibilité inégale en laboratoire de ville en limitent l'utilisation, et son interprétation reste hasardeuse en cas de déficit en fer. Dans le suivi du trouble de l'usage de l'alcool, des bilans biologiques répétés incluant un bilan hépatique, une glycémie sont nécessaires. Si le trouble lié à l'usage de l'alcool est associé à des carences alimentaires, le dosage de vitamines ne fait pas partie des recommandations de routine [15].

Sevrage de l'alcool et son traitement

Près de la moitié des patients ayant un trouble de l'usage de l'alcool présentent des symptômes de sevrage, débutant habituellement dans les 10 heures qui suivent la dernière prise d'alcool, avec une augmentation progressive de la symptomatologie au cours des premières 72 heures, puis une diminution jusqu'à disparition classiquement 5 jours après la dernière consommation [13]. Ces troubles, associant initialement agitation psychomotrice, tremblement fin des extrémités et tachycardie, peuvent toutefois persister au-delà de cette période. La survenue d'un delirium tremens (délire confuso-onirique) est observée dans moins de 5 % des cas [16]. L'importante mortalité associée au delirium tremens en fait une urgence réanimatoire.

Une évaluation somatique plus générale est nécessaire tout au long du sevrage. L'évaluation somatique inclura notamment le dépistage de complications liées à la consommation.

Troubles cognitifs induits par l'usage de l'alcool

L'impact de la consommation d'alcool sur le système nerveux central peut se traduire par des anomalies neuropsychologiques. La triade classique du syndrome de Gayet-Wernicke, associant confusion, ataxie et nystagmus, est observée dans moins de 1 % des cas. Le syndrome de Korsakoff, associant fabulation, fausses reconnaissances et amnésie antérograde, est également rare. Ces deux syndromes, parfois associés, sont en partie secondaires à une carence en thiamine (vitamine B1). Soulignons que dans la plupart des cas, les patients ne présentent pas un tableau complet, mais seulement un ou deux signes qui suffisent à évoquer le diagnostic [14].

Les troubles mnésiques temporaires (*blackouts*) sont plus fréquents, de même que les difficultés d'apprentissage et de résolution de problèmes. Ces troubles sont en partie réversibles au décours d'une abstinence prolongée.

Troubles du spectre de l'alcoolisation fœtale

Ils regroupent un ensemble large de troubles en lien avec la consommation d'alcool durant la grossesse. Ce spectre comprend notamment, mais non exclusivement, les syndromes d'alcoolisation fœtale, qui associent des malformations craniofaciales, des atteintes du système nerveux central et un retard de croissance dans sa forme complète. Ces troubles comprennent aussi des tableaux moins sévères comprenant notamment des troubles des apprentissages, des difficultés d'adaptation ou des problèmes de conduite sociale.

Le dépistage et la prise en charge de ces troubles dépassent les objectifs de ce chapitre. Soulignons seulement que l'ensemble des sociétés savantes concernées à travers le monde, y compris la Haute autorité de santé (HAS) en France, insistent sur la nécessité de l'évaluation systématique de la consommation d'alcool pour toute femme enceinte ou désireuse d'une grossesse, et sur le fait que la dose minimale d'alcoolisation sans retentissement sur le fœtus reste, si elle existe, inconnue.

Prise en charge

L'évaluation d'un trouble lié à l'usage de l'alcool a en général lieu avec un patient qui consulte pour un autre motif, qu'il soit somatique ou psychiatrique [1]. L'évaluation clinique recherche classiquement l'histoire détaillée des consommations d'alcool, les symptômes du trouble de l'usage de l'alcool (*cf.* tableau 18.1), ainsi que l'évolution récente des consommations et leurs modalités. L'évaluation de consommation d'autres substances, notamment tabac et cannabis ainsi que la mise en évidence de comorbidité somatique ou psychiatrique, est systématique. Cette première évaluation est l'occasion d'évaluer les représentations des patients sur les effets positifs et négatifs de la consommation d'alcool, ainsi que l'impact des consommations sur leur fonctionnement social, professionnel ou affectif. Leur perception de leur consommation et leur motivation à modifier cette dernière constituent un paramètre important.

Prise en charge psychothérapeutique

Plusieurs approches psychothérapeutiques ont montré leur efficacité dans la prise en charge du trouble de l'usage de l'alcool. Les prises en charge d'anciens patients en groupe bénéficient d'une importante popularité (Alcooliques anonymes, Vie libre). Depuis une trentaine d'années, les thérapies cognitives et comportementales ont bénéficié d'évolutions spécifiques à la prise en charge des addictions, tenant compte des stratégies de *coping* et de la gestion des situations à risque.

La pratique de l'entretien motivationnel, voulu par ses concepteurs, Miller et Rollnick, comme un style relationnel plutôt que comme une psychothérapie *stricto sensu*, bénéfice d'un large intérêt en addictologie, d'autant que sa pratique est diffusée en dehors des prises en charge psychothérapeutiques habituelles. Accompagner le changement, accepter la résistance, la contourner et l'expression de l'empathie sont autant de supports utilisés quotidiennement. Le développement de formations spécifiques en France contribue également à la diffusion de ces stratégies [3].

Prise en charge médicamenteuse (tableau 18.2)

Plusieurs traitements médicamenteux ont été développés, avec une taille d'effet sensiblement identique. Si l'indication de l'autorisation de mise sur le marché du disulfirame, de l'acamprosate et

Tableau 18.2 Thérapeutiques disponibles pour le traitement du trouble de l'usage de l'alcool.

Molécule	Mécanisme d'action	Indication de l'AMM	Niveau de preuve
Naltrexone	Antagonisme des récepteurs aux opiacés	Abstinence	Élevé
Acamprosate	Agonisme gabaergique, modulateur glutamatergique	Abstinence	Élevé
Disulfirame	Inhibiteur de l'acetaldéhyde-déshydrogenase	Abstinence	Modéré
Nalméfène	Antagonisme des récepteurs aux opiacés, agonisme partiel des récepteurs kappa	Réduction des consommations	Modéré
Baclofène	Agonisme gabaergique	Abstinence et réduction des consommations (RTU)	Faible

AMM : Autorisation de mise sur le marché ; RTU : Recommandation temporaire d'utilisation.

de la naltrexone est l'aide au maintien de l'abstinence, plusieurs travaux convergents montrent que cette dernière est également efficace dans l'aide à la réduction des consommations. Plus récemment, le nalméfène a obtenu l'autorisation de mise sur le marché dans l'indication de la réduction des consommations. Le baclofène a été sujet à controverses, tout particulièrement en France, où il fait l'objet d'une recommandation temporaire d'utilisation (RTU). Les posologies de ce dernier ne sont toutefois pas consensuelles. L'utilisation du topiramate, de la gabapentine ou de la varénicline, déjà disponibles dans d'autres indications, fait l'objet d'essais cliniques pour les troubles de l'usage de l'alcool, et le niveau de preuve de leur efficacité dans cette indication est pour l'instant faible, à l'exception du topiramate [7]. Signalons, enfin, que d'autres traitements sont en cours de développement [9].

Références

[1] Aubin HJ, Benyamina A, Karila L, et al. Current strategies for treatment of alcohol problems. Rev Prat 2011; 61 : 1373-7.

[2] Connor JP, Haber PS, Hall WD. Alcohol use disorders. Lancet 2016; 387 : 988-98.

[3] Foxcroft DR, Coombes L, Wood S, et al. Motivational interviewing for alcohol misuse in young adults. Cochrane Database Syst Rev 2014; 8 : CD007025.

[4] Friedmann PD. Clinical practice. Alcohol use in adults. N Engl J Med 2013; 368 : 365-73.

[5] Grant BF, Goldstein RB, Saha TD, et al. Epidemiology of DSM-5 Alcohol Use Disorder : Results From the National Epidemiologic Survey on Alcohol and Related Conditions III. JAMA Psychiatry 2015; 72 : 757-66.

[6] Hasin D, Kilcoyne B. Comorbidity of psychiatric and substance use disorders in the United States : current issues and findings from the NESARC. Curr Opin Psychiatry 2012; 25 : 165-71.

[7] Jonas DE, Amick HR, Feltner C, et al. Pharmacotherapy for adults with alcohol use disorders in outpatient settings : a systematic review and meta-analysis. JAMA 2014; 311 : 1889-900.

[8] Lejoyeux M, Lehert P. Alcohol-use disorders and depression : results from individual patient data meta-analysis of the acamprosate-controlled studies. Alcohol Alcohol 2011; 46 : 61-7.

[9] Le Strat Y. Levetiracetam in the treatment of alcohol dependence : toward the end of the story? Alcohol Clin Exp Res 2012; 36 : 1309-10.

[10] Le Strat Y, Dubertret C. The role of genetic factors on the link between stress and alcohol use : the example of CRH-R1. Presse Méd 2012; 41 : 32-6.

[11] Patel V, Chisholm D, Parikh R, et al. Addressing the burden of mental, neurological, and substance use disorders : key messages from Disease Control Priorities, 3rd ed. Lancet 2016; 387 : 1672-85.

[12] Ramoz N, Gorwood P. A genetic view of addiction. Med Sci (Paris) 2015; 31 : 432-8.

[13] Richoux C, Ferrand I, Casalino E, et al. Alcohol use disorders in the emergency ward : choice of the best mode of assessment and identification of at-risk situations. Int J Emerg Med 2011; 4 : 27.

[14] Saitz R. Clinical practice. Unhealthy alcohol use. N Engl J Med 2005; 352 : 596-607.

[15] Schuckit MA. Alcohol-use disorders. Lancet 2009; 373 : 492-501.

[16] Schuckit MA. Recognition and management of withdrawal delirium (delirium tremens). N Engl J Med 2014; 371 : 2109-13.

18.3 Toxicomanies

A. Dervaux, X. Laqueille

Troubles liés au cannabis

En France, 550000 personnes consomment du cannabis quotidiennement [12]. Le cannabis peut être consommé sous formes de résine, d'herbe, d'huile et plus récemment sous forme synthétique. Il est généralement fumé avec du tabac (« joints ») et quelquefois à l'aide de pipes à eau (« bangs »).

Le principal principe actif du cannabis est le delta-9-tétrahydrocannabinol (Δ-9-THC), agoniste des récepteurs cannabinoïdes cérébraux CB1. Le Δ-9-THC induit les effets euphorisants recherchés par les consommateurs et également des effets indésirables, notamment cognitifs, psychiatriques et addictifs. Les taux de Δ-9-THC sont actuellement d'environ 12 %, alors qu'ils n'étaient que d'environ 4 à 6 % à la fin des années 1990. Le cannabidiol (CBD), autre cannabinoïde contenu dans le cannabis, pourrait atténuer les effets du THC. La soixantaine d'autres cannabinoïdes contenus dans le cannabis n'a pas de propriétés psychoactives.

Intoxication aiguë (ivresse cannabique)

Les effets aigus du cannabis, euphorie, sensations de bien-être, rires inadaptés, sédation et léthargie, durent 3 à 4 heures (moins chez les consommateurs réguliers). Ils peuvent s'accompagner de tachycardie, hyposialorrhée, bronchodilatation, augmentation de l'appétit et hyperhémie conjonctivale. Des effets indésirables peuvent survenir :

- effets indésirables cognitifs : troubles de l'attention, troubles de la mémoire à court terme et des fonctions exécutives, pouvant durer jusqu'à 24 heures après la consommation ;
- effets indésirables psychiatriques : anxiété, attaques de panique, dysphorie, retrait social, états de dépersonnalisation/déréalisation, troubles du jugement, notamment idées de référence (« effet parano »), modifications des perceptions sensorielles, notamment illusions et plus rarement hallucinations [3] ;
- effets indésirables somatiques : nausées/vomissements, troubles de la coordination motrice et céphalées.

Dépendance au cannabis

Elle est caractérisée par un *craving* qui peut être sévère et des conséquences nocives psychiatriques, somatiques et sociales, la tolérance et l'existence d'un syndrome de sevrage (encadrés 18.1 et 18.2). Les facteurs favorisants sont multiples (tableau 18.3).

Le syndrome de sevrage apparaît 10 heures environ après la dernière consommation, avec un pic à 48 heures et disparaît en 1 à 3 semaines. Il est caractérisé par la survenue de certains symptômes parmi les suivants (DSM-5) : irritabilité, colère, agressivité, nervosité ou anxiété, troubles du sommeil, diminution de l'appétit, humeur dépressive, et des symptômes physiques tels que douleurs gastriques, tremblements, sueurs, fièvre, frissons et céphalées [1]. Ces symptômes entraînent une altération des activités quotidiennes habituelles.

Retentissement de la consommation régulière de cannabis

Troubles cognitifs

La consommation régulière de cannabis induit des altérations persistantes de la mémoire, de l'attention, de la concentration, du jugement et des fonctions exécutives (traitement de l'information, estimation du temps, prise de décision, planification, etc.). Le risque d'accident de la route entraînant des blessures graves ou un décès est augmenté du fait des altérations cognitives et motrices [5].

Ces troubles induisent ou aggravent des situations d'échec scolaire. Ils disparaissent après 3 ou 4 semaines de sevrage. Cependant, des déficits

Tableau 18.3 Facteurs favorisant la dépendance aux drogues.

Facteurs liés aux produits	Facteurs de vulnérabilité individuelle	Facteurs environnementaux
– Précocité de la consommation – Fréquence de la consommation – Taux élevés de principes actifs – Modes de consommation (voie IV)	– Sexe masculin – Facteurs génétiques (influence : 30 à 50 %) – Niveaux élevés d'impulsivité – Niveaux élevés de recherche de sensations (recherche d'excès) – Troubles de personnalité – Troubles psychiatriques – Échec scolaire	– Disponibilité du produit – Environnement familial – Influence des pairs

ENCADRÉ 18.1

Critères diagnostiques de la dépendance à une substance dans la CIM-10

Au moins trois des manifestations suivantes ont persisté conjointement pendant au moins un mois, ou, quand elles ont persisté pendant moins d'un mois, sont survenues ensemble de façon répétée au cours d'une période de 12 mois.

1. Désir puissant ou compulsif d'utiliser une substance psychoactive.

2. Altération de la capacité à contrôler l'utilisation de la substance, caractérisée par des difficultés à s'abstenir initialement d'une substance, à interrompre sa consommation ou à contrôler son utilisation, comme en témoigne le fait que la substance est souvent prise en quantité supérieure ou sur un laps de temps plus long que ce que le sujet avait envisagé, ou par un ou plusieurs efforts infructueux pour réduire ou contrôler son utilisation.

3. Survenue d'un syndrome de sevrage physiologique quand le sujet réduit ou arrête l'utilisation de la substance, comme en témoigne la présence de symptômes de sevrage, caractéristiques de la substance, ou l'utilisation de la substance (ou d'une substance similaire) dans le but de diminuer ou d'éviter les symptômes de sevrage.

4. Mise en évidence d'une tolérance aux effets de la substance, caractérisée par un besoin de quantités nettement majorées pour obtenir une intoxication ou l'effet désiré, ou un effet nettement diminué en cas d'usage continu de la même dose.

5. Préoccupation par l'utilisation de la substance, comme en témoigne le fait que d'autres plaisirs ou intérêts importants sont abandonnés ou réduits en raison de l'utilisation de la substance, ou qu'un temps considérable est passé à faire le nécessaire pour se procurer la substance, la consommer, ou récupérer de ses effets.

6. Poursuite de la consommation de la substance psychoactive malgré la présence manifeste de conséquences nocives, comme en témoigne la poursuite de la consommation malgré le fait que le sujet est effectivement conscient de la nature et de la gravité des effets nocifs, ou qu'il devrait l'être.

ENCADRÉ 18.2

Critères diagnostiques des troubles liés à l'usage de substances dans le DSM-5

Résumé

Deux manifestations lors d'une période continue de 12 mois :

1. Substances pris(es) en quantité plus importante ou plus longtemps que prévu

2. Efforts infructueux pour diminuer ou contrôler l'utilisation

3. Beaucoup de temps passé à la consommation, y compris la préparation et la récupération

4. Envie ou besoin impérieux (*craving*)

5. Difficultés à remplir ses obligations professionnelles, scolaires ou familiales à cause de la consommation

6. Poursuite de la consommation malgré des problèmes relationnels ou sociaux persistants

7. Activités sociales, professionnelles ou de loisirs importantes abandonnées

8. Consommation répétée dans des situations potentiellement dangereuses

9. Utilisation malgré des problèmes psychologiques ou physiques persistants

10. Tolérance

11. Manifestations de sevrage

Sévérité des troubles :

- Légers : 2–3 symptômes
- Moyens : 4–5 symptômes
- Sévères : 6 symptômes ou plus

de planification et de prise de décision résiduels peuvent persister plus longtemps [5].

Troubles psychiatriques

Syndrome amotivationnel

Le syndrome amotivationnel, décrit chez certains consommateurs de cannabis réguliers, est caractérisé par une symptomatologie déficitaire : humeur dépressive, apathie, troubles cognitifs, rétrécissement de la vie relationnelle, isolement au domicile, déficit des activités professionnelles ou scolaires, favorisant ou amplifiant la désinsertion.

Troubles délirants induits par le cannabis

Les troubles délirants induits par le cannabis, appelés autrefois pharmacopsychoses cannabiques, sont caractérisés par l'existence d'idées délirantes interprétatives, par exemple l'impression d'être suivi, d'être sur écoute, de « devinement » de la pensée, ou d'hallucinations, notamment visuelles [3]. Les symptômes débutent brutalement lors de la consommation, en particulier en cas d'absorption de quantités élevées de Δ-9-THC. Il peut s'y associer une hétéroagressivité, des impressions de déjà-vu et/ou des états dépersonnalisation/déréalisation. L'évolution est marquée par une rémission spontanée après arrêt de la consommation ou après traitement antipsychotique. Les rechutes sont fréquentes lors de nouvelles consommations. D'après certaines études, la moitié des patients environ ayant présenté une pharmacopsychose, ont reçu un diagnostic de trouble schizophrénique dans les 10 ans suivant l'épisode index.

Complications somatiques

Complications pulmonaires

Elles sont marquées par la fréquence des bronchites aiguës et des bronchopneumopathies chroniques obstructives. La consommation de cannabis peut aggraver l'asthme, l'emphysème et favoriser les lésions précancéreuses des voies aéro-digestives supérieures. Ces effets sont indépendants et s'ajoutent à ceux du tabac.

Complications cardiovasculaires

La consommation de cannabis est un facteur de risque d'infarctus, d'accident vasculaire cérébral, d'artériopathies du sujet jeune type maladie de Buerger [7].

Autres complications

Les autres complications peuvent être une diminution de la résistance aux infections et une aggravation des lésions hépatiques induites par l'hépatite C.

Comorbidités psychiatriques

Les troubles psychiatriques doivent être systématiquement recherchés en raison de leur fréquence chez les patients dépendants au cannabis [7].

Troubles anxieux

Dans l'étude NESARC (*National Epidemiologic Survey on Alcohol and Related Conditions*), 43,5 % des sujets dépendants au cannabis ont présenté un trouble anxieux dans les 12 mois précédant l'enquête [15]. Beaucoup de patients anxieux, notamment phobiques sociaux, commencent à consommer du cannabis pour ses propriétés désinhibitrices, mais à long terme, la consommation tend à aggraver les troubles anxieux.

Troubles dépressifs

Dans l'étude NESARC, 18 % des sujets dépendants au cannabis ont présenté un épisode dépressif caractérisé dans les 12 mois précédant l'enquête [15]. La dépression peut être primaire, mais la consommation régulière de cannabis peut aussi favoriser la survenue de troubles dépressifs [3].

Troubles bipolaires

Dans l'étude NESARC, la prévalence récente des troubles bipolaires était d'environ 23 % chez les patients dépendants au cannabis [15]. À long terme, la consommation aggrave l'évolution des troubles bipolaires.

Schizophrénie

Le cannabis est un facteur de risque de schizophrénie, notamment en cas de consommation avant l'âge de 15 ans, de consommation importante et d'antécédents familiaux de troubles psychotiques. La prévalence récente de l'abus/dépendance au cannabis est d'environ 10 % chez les patients schizophrènes. Sa consommation aggrave également l'évolution de la schizophrénie.

Troubles de la personnalité

Ils sont également fréquents chez les patients dépendants au cannabis, 62 % dans l'étude NESARC [15]. La personnalité antisociale est la plus fréquente.

Prise en charge

Évaluation d'un sujet consommateur de cannabis

- L'usage peut être simple : occasionnel, récréatif.
- La consommation peut être régulière : il est alors nécessaire de dépister la dépendance

cliniquement ou à l'aide de questionnaires spécifiques tel que le *Cannabis Abuse Screening Test* (CAST), et d'évaluer les conséquences, physiques, psychiques et sociales de la consommation.
- Il est indispensable d'évaluer la dépendance nicotinique (test de Fagerström), très fréquente et sous-estimée par les patients, ainsi que l'alcoolodépendance.
- Il faut également évaluer l'existence de troubles cognitifs, de doubles diagnostics, psychiatriques et addictologiques, de comorbidités somatiques et les problématiques familiales et sociales.

Prise en charge

Lorsque les sujets ne sont pas motivés à l'arrêt de la consommation, par exemple les sujets demandeurs d'une diminution de la consommation, ceux qui consultent sous la pression de l'entourage ou dans le cadre des obligations de soins, la prise en charge est fondée sur les entretiens motivationnels.

Pour les sujets demandeurs d'aide à l'arrêt de la consommation, la prise en charge est habituellement ambulatoire, au long cours, notamment dans les centres spécialisés tels que les Consultations jeunes consommateurs (CJC), les Centres de soins d'accompagnement et de prévention en addictologie en ambulatoire (CSAPA) ou les services hospitaliers d'addictologie. L'hospitalisation est indiquée en cas d'échec des sevrages ambulatoires, de polyaddictions, de comorbidités psychiatriques ou somatiques sévères.

Le traitement symptomatique du sevrage repose sur des anxiolytiques non benzodiazépiniques ou des neuroleptiques sédatifs. Il n'y a pas actuellement de traitement pharmacologique spécifique qui ait fait la preuve de son efficacité sur de grands nombres de patients pour diminuer l'appétence au cannabis ou comme traitement de substitution. Quelques études préliminaires en double aveugle contre placebo ont suggéré l'intérêt de la N-acétylcystéine et de la gabapentine pour réduire la consommation (hors AMM) [11]. Il est nécessaire de tenir compte de la survenue de signes de sevrage nicotinique lors de l'arrêt ou la diminution de la consommation de cannabis, le cas échéant en proposant des substituts nicotiniques. Il est préférable de traiter simultanément les comorbidités psychiatriques dès le début de la prise en charge addictologique. Sur le plan psychothérapique, différentes techniques peuvent être proposées : thérapies cognitivo-comportementales (TCC), notamment pour la prévention de la rechute, les thérapies familiales, notamment chez les adolescents et les psychothérapies de soutien.

Troubles liés aux opiacés

Les opiacés peuvent être consommés sous forme d'héroïne (diacétyl-morphine), par voie nasale ou intraveineuse et/ou sous forme d'opiacés utilisés en thérapeutique comme antalgiques et détournés de leur usage à doses élevées. Les plus utilisés sont d'une part la codéine et ses dérivés (p. ex. oxycodone), consommés habituellement par voie orale et d'autre part la morphine et ses dérivés, en particulier les sulfates de morphine, consommés habituellement par voie orale ou intraveineuse [14]. Les opiacés sont des agonistes des récepteurs cérébraux opiacés mu.

Intoxication aiguë par les opiacés

Les consommateurs d'héroïne rapportent des sensations d'euphorie intense notamment lors des premières consommations, suivie de sédation et de sensation de bien-être pouvant durer 4 à 6 heures. L'examen peut retrouver une dysarthrie et un myosis. Des effets indésirables peuvent survenir, notamment des troubles de l'attention et parfois des nausées ou vomissements, notamment lors des premières prises.

Dépendance aux opiacés

Elle est caractérisée par la recherche compulsive de substance, aboutissant à ce que les activités quotidiennes s'organisent autour de l'obtention et de la consommation (*cf.* encadrés 18.1 et 18.2). Sa fréquence en population générale est d'environ 0,1 à 0,3 % à un moment donné [6]. Les facteurs favorisants sont multiples (*cf.* tableau 18.3). Les co-addictions sont très fréquentes notamment à l'alcool, à la cocaïne et aux benzodiazépines.

Le syndrome de sevrage à l'héroïne apparaît dans les 12 heures après la dernière consommation ou après l'administration d'antagonistes opiacés tels que la naltrexone ou la naloxone. Il est caractérisé par la survenue d'irritabilité, anxiété, insomnie, douleurs dorsolombaires et abdominales, bâillements, rhinorrhée, horripilation, diarrhée, frissons (tableau pseudo-grippal) (CIM-10, DSM-5). L'intensité du sevrage est maximale en 24 à 72 heures et il disparaît en 5 à 8 jours. Le *craving*, les troubles du sommeil, l'anxiété, l'anhédonie peuvent durer plusieurs semaines.

Le syndrome de sevrage est d'apparition retardée et plus long chez les patients dépendants à la codéine, sulfates de morphine, méthadone et buprénorphine. L'aggravation de la symptomatologie, la survenue de syndromes confusionnels ou des crises convulsives sont généralement liées au sevrage simultané et méconnu d'alcool et/ou de benzodiazépines.

Complications de la consommation régulière d'opiacés

Surdosages

Les surdosages (« overdoses ») d'opiacés, en particulier d'héroïne, sont caractérisés par la survenue d'un coma par dépression respiratoire (fréquence respiratoire inférieure à 12/min) avec myosis et abolition des réflexes ostéotendineux. Ils surviennent préférentiellement après une période d'abstinence, une hospitalisation ou une incarcération, lorsque les sujets se réadministrent les mêmes doses qu'avant sevrage [14].

Il est nécessaire de rechercher systématiquement d'autres causes de coma fréquemment associées, notamment les intoxications éthyliques aiguës, la consommation excessive de benzodiazépines, de cocaïne, les traumatismes crâniens et hémorragies cérébrales.

Infections

Les complications infectieuses sont liées aux injections non stériles : abcès aux points d'injection, lymphangites, endocardites, abcès cérébraux, candidoses, septicémie. La fréquence de l'infection par le VIH en France, était d'environ 6,2 à 7,4 % en 2010–2011, chez les usagers de drogue par voie intraveineuse et celle de l'infection par le virus de l'hépatite C de 33 à 46 % [12].

Autres complications

Les autres complications de la consommation d'héroïne et des opiacés sont nombreuses : constipation, baisse de libido, altération de l'état bucco-dentaire, troubles de l'architecture du sommeil, sclérose des veines, pigmentation post-inflammatoire des sites d'injection, lymphœdèmes au niveau des mains (« syndrome de Popeye »), complications gynécologiques et obstétricales (aménorrhée, prématurité, hypotrophie, syndrome de sevrage du nouveau-né).

Comorbidités psychiatriques

Troubles psychiatriques induits par les opiacés : syndrome amotivationnel

Le syndrome amotivationnel chez les patients dépendants aux opiacés est proche de celui décrit pour le cannabis.

Troubles psychiatriques fréquents chez les sujets dépendants aux opiacés

Troubles anxieux

Dans l'étude NESARC, 61 % des sujets dépendants aux opiacés présentaient également des troubles anxieux (attaques de panique : 36 %, phobies sociales : 21 %, anxiété généralisée : 22 %) [4].

Troubles dépressifs

Dans l'étude NESARC, 60 % des sujets dépendants aux opiacés ont présenté un épisode dépressif caractérisé au cours de leur vie [4]. L'expression symptomatique de la dépression dans cette population est fréquemment comportementale : irritabilité, comportements hétéroagressifs, majoration des conduites addictives, conduites à risques, pouvant masquer les symptômes dépressifs habituels. Le risque suicidaire est très élevé chez les héroïnomanes [6].

Troubles bipolaires

D'après l'étude NESARC, 33 % des sujets dépendants aux opiacés ont présenté un épisode maniaque au cours de leur vie.

Schizophrénie

D'après l'étude ECA, 2–7 % à un moment donné. 11 % des sujets dépendants aux opiacés remplissent les critères de schizophrénie [13]. La symptomatologie psychotique se dévoile progressivement lors de la prise en charge addictologique.

Troubles de la personnalité

Les troubles de la personnalité sont également fréquents, 65 % dans l'héroïnomanie d'après l'étude ECA [13]. Les personnalités antisociale, états-limites et évitante sont les plus fréquentes.

Prise en charge

Évaluation d'un patient dépendant aux opiacés

L'évaluation addictologique comprend l'historique des consommations, les niveaux de consommation, les autres addictions associées, la trajectoire de soins et les motivations au changement. Il est indispensable d'évaluer l'existence de doubles diagnostics, psychiatriques et addictologiques, y compris les troubles de la personnalité et l'historique des traitements psychotropes et hospitalisations spécialisées, d'évaluer les comorbidités somatiques, notamment les infections VIH, de l'hépatite C (bilan hépatique), les problématiques familiales et sociales [6].

Prise en charge

Sujets non demandeurs de soins

Lorsque les sujets ne sont pas motivés à l'arrêt de la consommation (*cf. supra* Cannabis), la prise en charge est fondée sur les entretiens motivationnels. Pour ces sujets, la réduction des risques (RDR) permet de limiter les risques infectieux et de désinsertion sociale, notamment dans les Centres d'accueil et d'accompagnement pour la réduction des risques des usagers de drogues (CAARUD). Ceux-ci ont pour but de rentrer en contact avec les populations ne voulant ou ne pouvant pas interrompre leurs consommations, de les informer et de mener des actions de prévention, notamment par la distribution de matériels à usage unique, des actions favorisant l'accès aux droits et aux soins spécialisés.

Sujets demandeurs de soins

La prise en charge est habituellement ambulatoire, au long cours, par des médecins formés spécifiquement ou dans des structures spécialisées type CSAPA. L'hospitalisation peut s'envisager en cas de comorbidités psychiatriques ou somatiques sévères.

Sevrage

Il peut être réalisé en ambulatoire à l'aide de traitements symptomatiques : antalgiques (p. ex. paracétamol), antispasmodiques pour les douleurs abdominales (p. ex. phloroglucinol), antidiarrhéiques en cas de besoin, anxiolytiques sans potentiel addictif tels que les antihistaminiques (hydroxyzine), ou les neuroleptiques sédatifs (cyamémazine). Les benzodiazépines sont à éviter en raison de leur potentiel addictif. Si nécessaire, un contrôle de la dispensation de benzodiazépines peut être mis en place. En hospitalisation, le sevrage peut être réalisé, outre les traitements symptomatiques, à l'aide de clonidine (alpha-2-noradrénergique) qui nécessite une surveillance de la pression artérielle et de la fréquence cardiaque.

Post-sevrage

La prévention des rechutes (entre 70 % à 6 semaines et 85 % à un an après sevrage selon les études) [6], peut être facilitée par l'utilisation de naltrexone, antagoniste des récepteurs opiacés mu. La naltrexone bloque les effets de l'héroïne et n'induit pas de dépendance. Elle ne peut être prescrite qu'après sevrage complet. Les meilleures indications concernent les sujets motivés, bien insérés socialement. Cependant, une minorité de patients continuent le traitement plus de 6 mois.

Traitements de substitution des opiacés (TSO)

Pour les sujets dépendants aux opiacés ne parvenant pas à se sevrer, les TSO, notamment la méthadone, la buprénorphine haut dosage et l'association buprénorphine-naloxone, sont indiqués (tableau 18.4). Les TSO évitent les sensations de manque et de *craving*, sans effet euphorisant, en raison de leur demi-vie longue, alors que celle de l'héroïne est très brève [14]. Ils s'intègrent dans un cadre de soins comprenant aussi un contrôle de la délivrance, des analyses toxicologiques urinaires, le traitement des comorbidités psychiatriques et somatiques et les prises en charge psychothérapeutiques et sociales [14]. La buprénorphine a un effet plafond limitant le risque de surdose. Il existe un risque d'usage détourné des TSO.

Traitement des comorbidités

La prise en charge doit être intégrée, prenant en compte simultanément les troubles addictologiques, psychiatriques et somatiques. Sur le plan pharmacologique, les traitements sont à adapter

Tableau 18.4 Traitements de substitution opiacés (TSO).

Spécialités	Méthadone	Buprénorphine	Buprénorphine/naloxone
Mode d'action	Agoniste des récepteurs opiacés mu	– Agoniste partiel des récepteurs opiacés mu – Antagoniste des récepteurs kappa	Buprénorphine : – Agoniste partiel des récepteurs opiacés mu – Antagoniste des récepteurs kappa Naloxone : antagoniste des récepteurs opiacés
Indications	Traitement substitutif des pharmacodépendances majeures aux opiacés dans le cadre d'une prise en charge médicale, sociale et psychologique, y compris chez les femmes enceintes		
Administration	Voie orale	Voie sublinguale	
Médecin prescripteur	Forme sirop Médecin d'un établissement de santé ou en centre de soins spécialisé Forme gélule Pour les patients traités depuis au moins 1 an et stabilisés Prescription initiale puis semestrielle par médecins de CSAPA ou service d'addictologie	Tout médecin	
Posologies : initiation	– En sirop uniquement – Première prise : 20 à 30 mg en fonction du niveau de dépendance, après les premiers signes de sevrage	– 0,8 à 4 mg/j – Première prise après l'apparition des premiers signes de sevrage	
Posologies : entretien	– Augmentation progressive par paliers de 5 à 10 mg/j – Posologie d'entretien : entre 60 et 100 mg/j, habituellement le matin [14]	– Augmentation progressive par paliers de 1 à 2 mg/j, jusqu'à la dose minimale efficace (absence de signes de manque) – Posologie d'entretien : entre 2 et 16 mg/j	
Modalités de rédaction	– Sur ordonnance sécurisée – Posologie et durée du traitement écrit en toutes lettres – Mention obligatoire du nom du pharmacien sur l'ordonnance		
Durée maximale de prescription	14 jours	28 jours	
Durée maximale de délivrance	Délivrance fractionnée par périodes de 7 jours sauf mention expresse : « délivrance en une seule fois »		
Surveillance	Espace QT pour les doses supérieures à 100 mg/j et/ou coadministration d'autres médicaments augmentant le QT	Risque de dépression respiratoire augmenté par la coadministration de benzodiazépines	

aux pathologies psychiatriques : antidépresseurs, thymorégulateurs, antipsychotiques, notamment en évitant ou contrôlant la dispensation de benzodiazépines.

Prise en charge psychothérapique et socio-éducative

La prise en charge psychothérapeutique dans un premier temps repose sur les approches motivationnelles. Les TCC sont utilisées dans un but de prévention des rechutes et dans la prise en charge des comorbidités dépressives, en particulier chez les patients traités par méthadone. Il est souhaitable que les psychothérapies d'inspiration psychodynamique et les approches familiales soient pratiquées par des thérapeutes connaissant bien les pathologies addictives. Les groupes d'auto-support tels que les Narcotiques anonymes peuvent être proposés. Un suivi social est fréquemment nécessaire : droits sociaux (ALD, CMU, AAH), logement, démarches socioprofessionnelles, démarches judiciaires.

Troubles liés aux stimulants : cocaïne, amphétamines

Cocaïne

La cocaïne, sous forme de poudre (chlorhydrate de cocaïne), peut être consommée par voie intranasale («sniff») ou par voie intraveineuse. Elle peut aussi être consommée sous forme de cocaïne base («crack» ou «freebase»), obtenue par la transformation du chlorhydrate par du bicarbonate de soude (crack) ou par de l'ammoniaque (freebase). Ces formes sont fumées, notamment sous forme de «galettes» et parfois injectées par voie intraveineuse.

Amphétamines

Les amphétamines comprennent de nombreux composés à base d'amphétaminiques, de dextroamphétamine, de méthamphétamine, notamment la MDMA (3,4-méthylène-dioxy-méthylamphétamine ou ecstasy). Elles peuvent être consommées par voie orale ou intraveineuse.

Intoxication aiguë

Les consommateurs de cocaïne et d'amphétamines recherchent des sensations d'euphorie, de bien-être et des effets stimulants : hypervigilance, sensations d'énergie, de pensée rapide, d'estime de soi renforcée, de contacts et communication plus faciles, excitation motrice et sexuelle [10]. À l'examen, les sujets présentent des symptômes proches d'un état maniaque, avec tachypsychie, insomnie, perte d'appétit ainsi qu'une tachycardie et une mydriase. Les effets des amphétamines sont plus longs que ceux de la cocaïne.

Les effets de la cocaïne apparaissent rapidement et sont suivis d'une deuxième phase («descente»), marquée par des effets en miroir, notamment de dysphorie et d'irritabilité, souvent compensés par les patients avec de l'alcool, des benzodiazépines ou des opiacés. Le recours à d'autres substances devient souvent de plus en plus systématique, favorisant les co-addictions [10].

Des effets indésirables peuvent survenir :

- effets indésirables psychiatriques : anxiété, attaques de panique, agressivité, dysphorie, troubles du jugement, notamment idées de référence, idéation persécutoire («effet parano»), hallucinations tactiles ou auditives;
- effets indésirables somatiques : douleurs thoraciques, arythmies, troubles de la pression artérielle, crises convulsives.

Dépendance aux stimulants

La dépendance est caractérisée par un *craving* très important, la répétition cyclique des consommations, l'impossibilité de contrôler la consommation et de s'arrêter malgré la conscience des conséquences négatives, la fréquence et l'intensité des rechutes même après une période d'abstinence prolongée (*cf.* encadrés 18.1 et 18.2) [9]. Les facteurs favorisants sont multiples (*cf.* tableau 18.3). La consommation d'alcool renforce l'envie de consommer de la cocaïne et inversement, favorisant l'alcoolodépendance.

Le syndrome de sevrage aux stimulants est caractérisé dans le DSM-5 par une humeur dysphorique et au moins deux des symptômes suivants : sensations d'épuisement, rêves intenses et déplaisants, troubles du sommeil, augmentation de l'appétit, ralentissement psychomoteur ou agitation [1]. Il peut durer plusieurs jours chez certains sujets.

Complications somatiques

Elles sont nombreuses [9, 10] :

- **neurologiques :** accidents vasculaires cérébraux (AVC) ischémiques ou hémorragiques, baisse du seuil épileptogène;
- **cardiovasculaires :** syndrome coronarien aigu, troubles du rythme, dysfonction ventriculaire gauche, dissection aortique, thromboses artérielles et veineuses. L'association d'alcool, en

formant du cocaéthylène, augmente les risques cardiovasculaires, notamment de syndrome coronarien et d'AVC;
- **infectieuses** : infections virales (VIH, hépatites B et C), bactériennes (abcès locaux, endocardites, pneumopathies, septicémies), infections sexuellement transmissibles, liées aux comportements à risque;
- **respiratoires** : bronchospasme, pneumothorax, hémorragies, *crack-lung* (atteinte pulmonaire avec fièvre élevée), liés à la consommation de crack;
- **ORL** : lésions de la cloison nasale, infections nasosinusiennes, liées à la voie intranasale;
- **obstétricales** : prématurité, retard de croissance intra-utérin, risque d'hématome rétroplacentaire, risque d'infarctus utérin, de troubles du comportement, cognitifs et de déficit de l'attention avec hyperactivité (DAH) chez l'enfant et l'adolescent.

Impact cognitif

L'usage répété de cocaïne peut induire des altérations de l'attention, des capacités mnésiques et des fonctions exécutives (prise de décision, inhibition de réponse) [8].

Comorbidités psychiatriques

Troubles psychiatriques induits par les stimulants

La consommation de cocaïne et d'amphétamines peut induire des attaques de panique, des idées délirantes de persécution et favoriser la survenue de dépression et de comportements suicidaires [10].

Comorbidités psychiatriques

Certaines comorbidités psychiatriques sont à rechercher systématiquement en raison de leur fréquence : troubles bipolaires, épisodes dépressifs, déficit de l'attention/hyperactivité (DAH) et troubles de la personnalité (43 % dans l'étude ECA) [13].

Prise en charge d'un patient dépendant aux stimulants

Évaluation

Comme pour les opiacés et le cannabis, l'évaluation addictologique comprend l'âge de début de la consommation, l'historique et les niveaux de consommations, l'historique des traitements psychotropes et hospitalisations spécialisées, la trajectoire de soins et les motivations au changement. Il est indispensable d'évaluer l'existence de doubles diagnostics addictologiques, notamment d'alcoolodépendance, de doubles diagnostics psychiatriques et des complications somatiques, notamment sur le plan cardiovasculaire [9].

Prise en charge

Elle est généralement ambulatoire. L'hospitalisation peut être indiquée en cas d'échec des sevrages ambulatoires, l'existence de polyaddictions, de comorbidités sévères, par exemple de troubles psychotiques, et/ou la nécessité d'une évaluation psychiatrique approfondie.

Sevrage

Le traitement symptomatique du sevrage repose sur des traitements symptomatiques, notamment des anxiolytiques non benzodiazépiniques ou des neuroleptiques sédatifs.

Traitements médicamenteux

Il n'existe actuellement pas de traitement pharmacologique spécifique qui ait fait la preuve de son efficacité, dans des essais en double aveugle contre placebo, sur de grands nombres de patients, pour diminuer l'appétence aux stimulants ou comme traitement de substitution [2]. Quelques études préliminaires en double aveugle contre placebo ont suggéré l'intérêt de la N-acétylcystéine et du topiramate pour réduire la consommation de cocaïne (hors AMM). D'autres études avec un niveau de preuve plus faible ont suggéré l'efficacité du modafinil, du baclofène et du disulfirame, mais restent à être confirmées par des essais contrôlés sur des nombres importants de patients [6, 9].

Post-sevrage

Le traitement repose sur les approches psychothérapiques, notamment de TCC : gestion du *craving*, prévention des rechutes, gestion des compétences sociales, techniques de *coping* et de résolution de problèmes. Il repose aussi sur la prise en charge des troubles psychiatriques, notamment des troubles de l'humeur et des troubles de la personnalité.

Références

[1] American Psychiatric Association. Diagnostic and Statistical Manual of Mental Disorders, 5th ed. (DSM-5). Arlington : APA ; 2013. Traduction française sous la direction de Crocq MA, Guelfi JD, et al. Paris : Elsevier-Masson ; 2015.

[2] Brensilver M, Heinzerling KG, Shoptaw S. Pharmacotherapy of amphetamine-type stimulant dependence : an update. Drug Alcohol Rev 2013 ; 32 : 449-60.

[3] Conduites addictives chez les adolescents. Usages, prévention et accompagnement. Rapport du groupe d'experts coordonné par le Pôle Expertises Collectives de l'Inserm à la demande de la Mildt. Paris : Éditions Inserm ; 2014.

[4] Conway KP, Compton W, Stinson FS, et al. Lifetime comorbidity of DSM-IV mood and anxiety disorders and specific drug disorders : results from the National Epidemiologic Survey on Alcohol and Related Conditions. J Clin Psychiatry 2006; 67 : 247-57.

[5] Dervaux A, Krebs MO, Laqueille X. Les troubles cognitifs et psychiatriques liés à la consommation de cannabis. Bull Acad Natl Med 2014 ; 198 : 559-77.

[6] Dervaux A, Laqueille X. Addictions à l'héroïne et à la cocaïne. EMC (Elsevier Masson), Psychiatrie 2009 : 37-396-A-10.

[7] Dervaux A, Laqueille X. Cannabis : usage et dépendance. Presse Méd 2012 ; 41 : 1233-40.

[8] Ersche KD, Clark L, London M, et al. Profile of executive and memory function associated with amphetamine and opiate dependence. Neuropsychopharmacology 2006 ; 31 : 1036-47.

[9] Haute Autorité de Santé. Prise en charge des consommateurs de cocaïne. Recommandations ; Février 2010, www.has.fr.

[10] Lacoste J, Delavenne-Garcia H, Charles-Nicolas A, et al. Addiction à la cocaïne et aux psychostimulants. Presse Méd 2012 ; 41 : 1209-20.

[11] Marshall K, Gowing L, Ali R, et al. Pharmacotherapies for cannabis dependence. Cochrane Database Syst Rev 2014 ; 12 : CD008940.

[12] OFDT. Drugs, Key Data. 5th ed. June 2013 ; www.ofdt.fr.

[13] Regier DA, Farmer ME, Rae DS, et al. Comorbidity of mental disorders with alcohol and other drug abuse. Results from the Epidemiologic Catchment Area (ECA) Study. JAMA 1990 ; 264 : 2511-8.

[14] Soyka M, Kranzler HR, van den Brink W, et al. The World Federation of Societies of Biological Psychiatry (WFSBP) guidelines for the biological treatment of substance use and related disorders. Part 2 : Opioid dependence. World J Biol Psychiatry 2011 ; 12 : 160-87.

[15] Stinson FS, Ruan WJ, Pickering R, et al. Cannabis use disorders in the USA : prevalence, correlates and co-morbidity. Psychol Med 2006 ; 36 : 1447-60.

18.4 Tabac et troubles psychiatriques

M. Melchior, B. Metadieu, A. Ziad

En France, le tabagisme est la première cause de mortalité évitable (73 000 décès prématurés chaque année) et contribue à un cancer sur trois ainsi qu'à une proportion importante de maladies cardiovasculaires. D'après les données du Baromètre santé, la prévalence du tabagisme quotidien en France était en 2014 de 28,2 % au sein de la population adulte (32,3 % chez les hommes et 28,2 % chez les femmes, c'est-à-dire environ 12 millions de personnes au total). Le nombre moyen de cigarettes fumées quotidiennement était de 13,5/personne, le niveau de tabagisme ayant globalement diminué au cours des dernières décennies. Le tabac peut également avoir des effets non seulement sur les personnes elles-mêmes mais aussi sur leur entourage, et y compris des effets transgénérationnels. En effet, le tabagisme maternel au cours de la grossesse a été associé à un moins bon développement du fœtus ainsi qu'au risque de troubles du comportement de l'enfant à long terme. Le tabagisme est caractérisé par de fortes inégalités sociales, les personnes sans diplôme, au chômage, ou avec des niveaux de revenus faibles ayant les niveaux de consommation les plus élevés [9].

Les recommandations relatives à l'aide à l'arrêt du tabac, publiées par la Haute autorité de santé (HAS) en octobre 2014, soulignent le poids des problèmes psychiques et des addictions à d'autres produits dans la dépendance nicotinique. Toutefois elles encouragent fortement à la promotion de l'arrêt du tabac chez les personnes concernées par ces troubles parce qu'elles peuvent en tirer des bénéfices de santé et économiques très importants.

Les personnes atteintes de troubles psychiatriques ont des niveaux de tabagisme de près de 60 %, c'est-à-dire deux fois plus élevés que la population générale [21]. Le tabagisme est au sein de ce groupe la source d'un surplus de morbidité et de mortalité, mais aussi une dépense importante (jusqu'à 30 % du budget) [23]. Sans sous-estimer les difficultés liées à l'arrêt du tabac chez les personnes atteintes de troubles psychiatriques, et sans négliger la place ambivalente des cigarettes dans les relations soignants-soignés, particulièrement en situation d'hospitalisation [19], l'existence de moyens thérapeutiques pouvant aider au sevrage incite plus que jamais à aborder la question de l'arrêt du tabac avec des personnes atteintes de pathologies psychiques.

Les mécanismes de l'addiction au tabac et à la nicotine ont été décrits et sont parfaitement résumés dans une récente revue de la littérature [2]. Ici il s'agira principalement de décrire l'épidémiologie des liens entre tabagisme et troubles psychiatriques et de présenter les méthodes d'aide à l'arrêt pouvant être utilisées chez les personnes atteintes de troubles psychiques.

Tabagisme chez les personnes atteintes de troubles psychiatriques

D'après l'étude NESARC (*National Epidemiological Survey on Alcohol and Related Conditions*) qui a porté sur un échantillon représentatif de la population générale aux États-Unis, parmi les personnes qui sont dépendantes à la nicotine, 21 à 31 % ont un trouble psychiatrique (trouble de l'humeur, trouble anxieux, trouble psychotique) [11]. Cette association est bidirectionnelle : le tabagisme prédit la présence d'un trouble psychique et inversement, la présence d'une pathologie psychiatrique augmente le risque de passage à un tabagisme régulier et à une dépendance à la nicotine. Dans un certain nombre de cas, le sevrage et l'arrêt du tabagisme sont ponctués par la survenue de symptômes psychopathologiques et particulièrement d'épisodes dépressifs, ce qui pose la question du risque en cas de tentative d'arrêt de la consommation de tabac. D'une manière générale, l'arrêt du tabac ne devrait être abordé que lorsque l'état psychique des personnes est stable et le permet.

Tabagisme et autres addictions

Parmi les principaux troubles psychiatriques, le tabagisme est tout particulièrement lié à la probabilité d'avoir une autre addiction – à l'alcool ou à une drogue illégale [21].

Tabagisme et addiction à l'alcool

En population générale, il existe une association positive entre tabagisme et consommation d'alcool et cette association est dose-dépendante (c'est-à-dire que plus les personnes fument plus leur probabilité d'avoir une addiction à l'alcool est élevée). Chez des personnes prises en charge pour un trouble lié à l'alcool, 60 à 80 % sont fumeurs réguliers de tabac et contrairement aux idées reçues, beaucoup de personnes engagées dans une démarche de sevrage d'alcool ont également l'intention d'arrêter le tabac [13]. Les recherches montrent que le sevrage tabagique est associé à une diminution du niveau de dépendance à l'alcool [6] et que lorsque sevrage tabagique et traitement de la dépendance à l'alcool sont mis en place en parallèle, les chances d'arrêt effectif sont augmentées [13].

Tabagisme, consommation de cannabis et d'autres produits illégaux

Parmi les personnes consommant du cannabis, le taux de tabagisme est estimé à plus de 70 %, avec, comme pour l'alcool, une association dose-dépendante. Les fumeurs de tabac commencent en général leur consommation de cannabis plus tôt que les non-fumeurs, la consommation de tabac étant donc prédictive de l'entrée dans la consommation de cannabis. Lorsque les conduites addictives sont installées, la consommation de cannabis est un facteur négativement associé à l'arrêt du tabac, indiquant l'importance d'une prise en charge globale des dépendances à différents produits [4]. L'association du tabagisme à d'autres consommations de produits illicites, tels que l'héroïne, la cocaïne ou le crack a également été démontrée [17]. Comme pour l'alcool, le sevrage tabagique peut être proposé en parallèle du sevrage d'autres produits.

Tabagisme et schizophrénie

Les personnes atteintes d'un trouble schizophrénique présentent le niveau de tabagisme le plus haut parmi l'ensemble des personnes atteintes de troubles psychiatriques, qu'elles soient hospitalisées ou suivies en ambulatoire : 60–70 % [12, 21], soit deux à trois fois plus qu'en population générale. Les personnes schizophrènes ont par ailleurs tendance à être plus fréquemment et plus fortement dépendantes à la nicotine que des personnes atteintes d'autres troubles psychiatriques (sauf celles qui ont un autre type d'addiction). Le tabagisme chez les personnes schizophrènes semble également associé à une symptomatologie plus sévère et à une consommation plus importante de médicaments psychotropes. Le tabagisme précède la survenue de la schizophrénie et certaines recherches suggèrent que l'effet du tabagisme sur le risque de maladie serait de nature causale [24]. La prise de neuroleptiques classiques est associée à un tabagisme plus marqué et à de plus grandes difficultés de sevrage que la prise d'antipsychotiques atypiques [1]. Le tabagisme prédit l'apparition de dyskinésies tardives chez les personnes traitées par antipsychotiques avec une forte corrélation entre l'importance du tabagisme et la sévérité des dyskinésies tardives. La forte prévalence du tabagisme explique plus de 50 % des décès chez les personnes atteintes de schizophrénie, dus principalement, et plus fortement que pour d'autres troubles psychiatriques, à des causes cardiovasculaires [5] .

Enfin, le tabagisme influe sur le métabolisme des médicaments psychotropes et pourrait en partie expliquer les variations interindividuelles en matière de réponse au traitement. La nicotine et certains médicaments psychotropes dont l'halopéridol, l'olanzapine, la clozapine, la fluphénazine et la mirtazapine sont principalement métabolisés par le cytochrome P450 (CYP1A2) et les patients fumeurs reçoivent des doses accrues d'antipsychotiques, qui doivent être adaptées après le sevrage tabagique.

Tabagisme et dépression

Environ 35 % des personnes atteintes d'un trouble dépressif caractérisé fument régulièrement du tabac [21]. Si d'une part la présence d'un épisode dépressif augmente le risque de tabagisme et de dépendance à la nicotine (les fumeurs ont en moyenne deux fois plus souvent des antécédents dépressifs que les non-fumeurs), la prévalence de la dépression est augmentée chez les fumeurs. La présence de symptômes dépressifs peut être un facteur d'échec du sevrage, mais à long terme l'arrêt réussi permet de diminuer l'intensité des symptômes dépressifs.

Tabagisme et trouble bipolaire

Chez les personnes atteintes de troubles bipolaires, on connaît la prévalence élevée de l'addiction à l'alcool et aux drogues illégales, mais l'importance du tabagisme fait moins souvent l'objet d'attention de la part des cliniciens, alors qu'environ 45 % des personnes fument régulièrement (c'est-à-dire des niveaux intermédiaires à ceux observés chez les personnes déprimées ou schizophrènes [21]).

Tabagisme et suicide

Le tabagisme est associé à la probabilité de commettre un acte suicidaire, le risque relatif de décès par suicide étant d'autant plus élevé que le tabagisme est important. L'association entre tabagisme actuel et risque suicidaire semble indépendante de la présence d'un syndrome dépressif ou d'une dépendance à une autre substance et apparaît comme étant particulièrement forte chez des personnes qui avaient arrêté de fumer puis ont rechuté [3]. En revanche, le risque suicidaire ne semble en revanche pas augmenté au cours de la période de sevrage.

Tabagisme et troubles anxieux

Les niveaux de tabagisme sont élevés chez les personnes concernées par tous les troubles anxieux : phobie spécifique, phobie sociale, agoraphobie, trouble panique, ou trouble anxieux généralisé [21]. Parmi les personnes atteintes de troubles anxieux, la phobie sociale est associée au plus faible niveau de tabagisme (environ 30 %) tandis que le trouble panique est associé au niveau le plus élevé (environ 50 %). Globalement, chez les personnes qui fument du tabac, la présence de symptômes d'anxiété est associée à une plus forte dépendance à la nicotine [14]. Le fait de fumer au cours de l'adolescence augmenterait le risque de développer des symptômes d'anxiété [18] mais le trouble panique pourrait à l'inverse être un facteur de risque de tabagisme [10]. D'autre part, les personnes en situation de stress post-traumatique ont également des niveaux de tabagisme élevés [16]. Contrairement à la notion commune du rôle anxiolytique du tabac, l'arrêt du tabac est associé à une réduction du niveau de troubles anxieux à moyen et long terme [6].

Mécanismes expliquant les liens entre tabagisme et troubles psychiatriques

Plusieurs hypothèses pourraient expliquer les liens entre tabagisme et troubles psychiatriques :

1. les troubles psychiatriques et le tabagisme pourraient avoir des facteurs de risque communs, notamment la vulnérabilité génétique ;
2. lorsque le trouble psychiatrique précède le tabagisme, il pourrait s'agir d'une forme d'automédication (en particulier atténuation de la dysphorie en cas de la dépression et diminution des symptômes négatifs et des déficits cognitifs en cas de schizophrénie) ;
3. l'action de la nicotine pourrait directement augmenter le risque de troubles psychiatriques (p. ex. les effets sur l'acétylcholine ou les catécholamines pourraient augmenter le risque de dépression ; le rôle stimulant du système nerveux autonome et les effets respiratoires pourraient exacerber l'anxiété et les symptômes de panique).

Traitement de la dépendance au tabac chez des personnes concernées par des troubles psychiatriques

La prévalence du tabagisme chez les patients souffrant d'affections psychiatriques est 2 à 3 fois plus élevée que celle observée dans la population générale et induit une morbidité et une mortalité excessives. Parmi les personnes qui fument, les facteurs associés à l'arrêt du tabagisme sont : une *faible consommation de tabac*/une *faible dépendance à la nicotine*, un *âge tardif de début du tabagisme*, une *courte durée de tabagisme*, une *faible consommation d'alcool et de cannabis*, une *forte motivation à l'arrêt*, *l'absence de fumeurs dans l'entourage proche*, une *situation sociale favorable*. Ces facteurs sont pour la plupart peu fréquents chez les fumeurs atteints de troubles psychiatriques et les placent dans une situation où le sevrage peut être difficile. Néanmoins, le désir d'arrêter de fumer est présent chez la majorité des personnes concernées par les troubles psychiatriques [7].

Quand proposer l'arrêt du tabac ?

Les principes de l'aide à l'arrêt préconisée par l'HAS sont les suivants : un conseil à l'arrêt du tabac doit être diffusé par tous les professionnels de santé en contact avec les personnes, y compris les psychiatres et autres professionnels de santé mentale. Ce conseil d'aide à l'arrêt peut prendre la forme d'une simple question interrogeant la personne sur sa consommation de tabac (« Fumez-vous ? ») et ses perspectives d'arrêt (« Avez-vous déjà envisagé d'arrêter de fumer ? », « Voulez-vous que l'on prenne le temps d'en parler ? »). En effet, compte tenu de la relation privilégiée entre soignants et soignés, ce conseil peut jouer un rôle décisif dans la décision de tenter l'arrêt du tabac. Les personnes se montrant motivées pour tenter d'arrêter de fumer doivent se voir proposer une évaluation de leurs croyances et attentes vis-à-vis du tabac, ainsi que de leur motivation, ainsi qu'éventuellement une aide médicamenteuse au sevrage. Si l'objectif doit être d'atteindre l'arrêt complet du tabagisme, une diminution de la consommation de tabac peut, dans un premier temps, être envisagée comme une étape dans le parcours vers l'arrêt complet. Afin de maintenir la motivation des personnes, un soutien psychologique au long cours peut s'avérer nécessaire et bénéfique, en particulier pour les personnes qui ont des troubles psychiatriques ou d'autres addictions.

L'hospitalisation, cadre dans lequel l'interdiction de fumer est de rigueur, devrait être l'occasion pour la personne d'être informée sur le sevrage tabagique. Une évaluation de la dépendance nicotinique et de la motivation à arrêter doit être proposée systématiquement, ainsi qu'éventuellement un traitement substitutif nicotinique. Des entretiens motivationnels peuvent être réalisés individuellement ou en groupe, ainsi que des séances d'éducation thérapeutique adaptées. Si les rechutes sont fréquentes à la sortie de l'hôpital, les efforts réalisés en cours d'hospitalisation constitueront souvent une expérience positive à partir de laquelle un accompagnement de l'arrêt du tabac pourra être proposé sur le long terme. Une réduction de la consommation dans le cadre d'une réduction des risques, associée à des entretiens motivationnels répétés, pourra également constituer une étape permettant la familiarisation des personnes avec les traitements disponibles et contribuera à renforcer la confiance en leur capacité personnelle au changement. En particulier, les personnes devraient être informées du caractère chronique de l'addiction au tabac et de la possibilité de rechutes au cours du parcours menant à l'arrêt, qui ne doivent pas être interprétées comme une incapacité à s'arrêter de fumer [20].

Aides à l'arrêt du tabagisme

Sur le plan pharmacologique, les substituts nicotiniques constituent le traitement le plus facile à utiliser et à prescrire en première intention, y compris en cas de réduction de la consommation. Il est important d'adapter la posologie à la consommation et à la dépendance des fumeurs et il peut être intéressant d'associer différentes formes galéniques entre elles.

L'ANSM (Agence nationale de la sécurité du médicament et des produits de santé) recommande une grande prudence quant à la prescription de varénicline chez des patients atteints de troubles psychiatriques, en raison du risque d'apparition de troubles dépressifs et suicidaires en cours de sevrage. Quant au bupropion (Zyban), de nombreuses contre-indications, en particulier psychiatriques, ainsi que de nombreuses interactions médicamenteuses en limitent l'usage. Il semble toutefois que chez les personnes atteintes de schizophrénie, ce produit puisse être utile et n'exacerbe pas la symptomatologie psychotique [20].

Comme dans la population générale, l'association des substituts nicotiniques à des thérapies cognitivo-comportementales augmente l'efficacité de la prise en charge [15]. Les représentations et croyances des personnes vis-à-vis des différentes aides au sevrage tabac – qu'elles soient validées comme les substituts nicotiniques ou en cours d'analyse comme l'hypnose ou la cigarette électronique – doivent être prises en compte. On informera sur les avantages et inconvénients connus de ces méthodes et, en accord avec la personne, on prescrira le traitement plébiscité par celle-ci, à condition que ce traitement ne soit pas délétère. La démarche d'arrêt sera ensuite accompagnée, surtout s'il s'agit d'un traitement non conventionnel. Il sera de toute façon important, au fil des consultations et quelle que soit la méthode d'aide à l'arrêt choisie, de conforter la confiance de la personne en ses capacités à arrêter le tabac et de moduler le traitement en fonction de l'efficacité et des effets secondaires rapportés.

L'arrêt du tabac peut induire des symptômes de sevrage particulièrement intenses chez les personnes qui ont des troubles psychiatriques, ce qui peut amener à augmenter les doses de substituts nicotiniques nécessaires pour rendre cette période supportable. De plus, si à long terme l'arrêt du tabac est associé à un moindre risque de dépression et d'anxiété, au moment du sevrage les personnes peuvent faire l'expérience de symptômes dépressifs et anxieux exacerbés [8]. Il est essentiel de n'envisager l'arrêt du tabac que lorsque l'état psychique des personnes est stable et le permet et de suivre l'évolution de la psychopathologie après l'arrêt du tabac. D'autre part, le traitement psychotrope doit être adapté après l'arrêt pour tenir compte d'un meilleur métabolisme et d'une augmentation plasmatique potentiels.

D'autre part, le tabagisme est un comportement qui a des déterminants sociaux. Cela induit que la prise en charge du tabagisme implique :

- la modification des représentations concernant la place du tabac chez les personnes atteintes de troubles psychiatriques de la part des soignants ;
- la mise en place et le respect de mesures « anti-tabac » dans les lieux de soins et d'hospitalisation mais aussi plus largement dans les lieux publics [22] ;
- la proposition de mesures psychoéducatives et sociales destinées à aider les personnes atteintes de troubles psychiatriques à gérer leur temps libre au cours du sevrage et à rompre l'isolement.

Si la prise en charge du tabagisme en cas de troubles psychiatriques est souvent compliquée et longue, elle n'est cependant pas impossible. Cela est vrai même lorsque les personnes sont en situation de précarité, à condition de leur proposer un suivi renforcé et des traitements substitutifs de la nicotine gratuits. Les personnes en situation de précarité sociale et économique (revenus faibles, isolement relationnel, etc.) ont plus souvent une perspective temporelle focalisée sur le présent, ce qui rend les comportements préventifs en général et l'arrêt du tabac en particulier plus difficiles. Ces aspects doivent nécessairement être pris en compte dans l'accompagnement de l'arrêt du tabac chez ces personnes.

Conclusion

Les personnes atteintes de troubles psychiatriques ont une prévalence élevée de tabagisme par rapport à la population générale. Elles ont également souvent des profils ne favorisant pas l'arrêt du tabac (forte dépendance nicotinique, trajectoire de tabagisme durable, précarité sociale et économique). Néanmoins, les professionnels de santé, dont les psychiatres, doivent jouer leur rôle dans la promotion de l'arrêt du tabac chez ces personnes, car celui-ci est possible et amène des bénéfices significatifs en termes de gains de santé et d'espérance de vie. Une meilleure connaissance des liens entre tabac et troubles psychiatriques et des interventions individuelles et collectives efficaces pour réduire les niveaux de tabagisme peut aider les psychiatres à améliorer la prise en charge des patients fumeurs – des médecins généralistes et des tabacologues pouvant aussi être mobilisés pour accompagner ces patients vulnérables dans leurs tentatives de sevrage tabagique.

Références

[1] Aguilar MC, Gurpegui M, Diaz FJ, et al. Nicotine dependence and symptoms in schizophrenia : naturalistic study of complex interactions. Br J Psychiatry 2005; 186 : 215-21.

[2] Aubin HJ, Rollema H, Svensson TH, et al. Smoking, quitting, and psychiatric disease : a review. Neurosci Biobehav Rev 2012; 36 : 271-84.

[3] Berlin I, Hakes JK, Hu MC, et al. Tobacco use and suicide attempt : longitudinal analysis with retrospective reports. PLoS One 2015; 10 : e0122607.

[4] Bowes L, Fombonne E, Melchior M. Psychological, social and familial factors associated with tobacco cessation among young adults. Eur Addict Res 2015; 21 : 153-9.

[5] Callaghan RC, Veldhuizen S, Jeysingh T, et al. Patterns of tobacco-related mortality among individuals diagnosed with schizophrenia, bipolar disorder, or depression. J Psychiatr Res 2014; 48 : 102-10.

[6] Cavazos-Rehg PA, Breslau N, Hatsukami D, et al. Smoking cessation is associated with lower rates of mood/anxiety and alcohol use disorders. Psychol Med 2014; 44 : 2523-35.

[7] Etter M, Mohr S, Garin C, et al. Stages of change in smokers with schizophrenia or schizoaffective disorder and in the general population. Schizophr Bull 2004; 30 : 459-68.

[8] Gierisch JM, Bastian LA, Calhoun PS, et al. Smoking cessation interventions for patients with depression : a systematic review and meta-analysis. J Gen Int Med 2012; 27 : 351-60.

[9] Guignard R, Beck F, Richard JB, et al. La consommation de tabac en 2014 : caractéristiques et évolutions récentes. Evolutions 2015; 31 : 1-6.

[10] Goodwin RD, Perkonigg A, Hofler M, et al. Mental disorders and smoking trajectories : a 10-year prospective study among adolescents and young adults in the community. Drug Alcohol Depend 2013; 130 : 201-7.

[11] Grant BF, Hasin DS, Chou SP, et al. Nicotine dependence and psychiatric disorders in the United States : results from the national epidemiologic survey on alcohol and related conditions. Arch Gen Psychiatry 2004; 61 : 1107-15.

[12] Hartz SM, Pato CN, Medeiros H, et al. Comorbidity of severe psychotic disorders with measures of substance use. JAMA Psychiatry 2014; 71 : 248-54.

[13] Kalman D, Kim S, DiGirolamo G, et al. Addressing tobacco use disorder in smokers in early remission from alcohol dependence : the case for integrating smoking cessation services in substance use disorder treatment programs. Clin Psychol Rev 2010; 30 : 12-24.

[14] Kushner MG, Menary KR, Maurer EW, et al. Greater elevation in risk for nicotine dependence per pack of cigarettes smoked among those with an anxiety disorder. J Stud Alcohol Drugs 2012; 73 : 920-4.

[15] Lai DT, Cahill K, Qin Y, et al. Motivational interviewing for smoking cessation. Cochrane Database Syst Rev 2010; 20. CD006936.

[16] Lo J, Patel P, Roberts B. A systematic review on tobacco use among civilian populations affected by armed conflict. Tob Control 2016; 25 : 129-40.

[17] Lopez-Quintero C, Perez de los CJ, Hasin DS, et al. Probability and predictors of transition from first use to dependence on nicotine, alcohol, cannabis, and cocaine : results of the National Epidemiologic Survey on Alcohol and Related Conditions (NESARC). Drug Alcohol Dep 2011; 115 : 120-30.

[18] Moylan S, Gustavson K, Karevold E, et al. The impact of smoking in adolescence on early adult

anxiety symptoms and the relationship between infant vulnerability factors for anxiety and early adult anxiety symptoms : the TOPP Study. PLoS One 2013 ; 8 : e63252.
[19] Olivier D, Lubman DI, Fraser R. Tobacco smoking within psychiatric inpatient settings : biopsychosocial perspective. Australian N Z J Psychiatry 2007 ; 41 : 572-80.
[20] Ruther T, Bobes J, De HM, et al. EPA guidance on tobacco dependence and strategies for smoking cessation in people with mental illness. Eur Psychiatry 2014 ; 29 : 65-82.
[21] Smith PH, Mazure CM, McKee SA. Smoking and mental illness in the U.S. population. Tob Control 2014 ; 23 : e147-53.
[22] Smith PH, Young-Wolff KC, Hyland A, et al. Are statewide restaurant and bar smoking bans associated with reduced cigarette smoking among those with mental illness? Nicotine Tob Res 2014; 16 : 846-54.
[23] Steinberg ML, Williams JM, Ziedonis DM. Financial implications of cigarette smoking among individuals with schizophrenia. Tob Control 2004 ; 13 : 206.
[24] Wium-Andersen MK, Orsted DD, Nordestgaard BG. Tobacco smoking is causally associated with antipsychotic medication use and schizophrenia, but not with antidepressant medication use or depression. Int J Epidemiol 2015 ; 44 : 566-77.

18.5 Addictions comportementales

A. Dereux, L. Romo

Concept d'addiction comportementale

Addiction : les origines du concept

Le terme d'addiction est issu d'un vieux terme juridique du Droit romain, utilisé en Europe occidentale jusqu'au Moyen Âge qui désignait l'esclave pour dette. Ce terme a été utilisé pour décrire un comportement de dépendance, initialement par les Anglo-Saxons. Il s'agit alors de décrire des addictions à des substances. E.M. Jellinek décrit ainsi l'addiction à l'alcool dans son ouvrage publié en 1942 *Alcohol Addiction and Chronic Alcoholism*. Progressivement, le terme d'addiction va servir à décrire d'autres comportements pathologiques, les addictions dites sans substance, ou comportementales. Des auteurs décrivent ainsi des addictions au jeu de hasard et d'argent, aux jeux vidéo, à Internet, aux achats, sexe, au travail, à l'activité physique, etc. Cette catégorie diagnostique encore discutée, sert à décrire des comportements excessifs décrits depuis bien longtemps dans le milieu médical. Un médecin de la Renaissance, Pascasius, consacre ainsi dès le XVIe siècle un ouvrage médical à la passion du jeu de hasard [*in* 24].

La définition d'Aviel Goodman

La définition la plus utilisée aujourd'hui pour décrire les troubles addictifs est celle proposée par A. Goodman dans les années quatre-vingt-dix, afin de proposer un modèle transnosographique. Il décrit l'addiction comme « *un processus par lequel un comportement, qui peut fonctionner à la fois pour produire du plaisir et pour soulager un malaise intérieur, est utilisé sous un mode caractérisé par (1) l'échec répété dans le contrôle de ce comportement et (2) la persistance de ce comportement en dépit de conséquences négatives significatives* ». Il s'agit d'un modèle comportemental descriptif élaboré à partir de l'observation des addictions sans substances, notamment l'addiction au sexe. Ces critères établis à partir de principes descriptifs, sans considérations psychopathologiques, étaient très voisins des critères de dépendance à une substance des DSM-III et IV (*cf.* Annexe).

En France, l'ouvrage de J. Adès et M. Lejoyeux a été un des premiers à aborder les différentes addictions comportementales (jeu pathologique, achats compulsifs, dépendance à internet et au travail, entre autres) [1]. Il existe, pour ce trouble, une littérature scientifique très abondante, appuyant l'existence d'aspects très similaires avec les addictions avec substances.

Arguments pour un modèle transversal des addictions

Ce concept transnosographique est soutenu par différents types d'arguments. D'un point de vue clinique, on retrouve dans les addictions sans substance, les deux symptômes clés des addictions que propose A. Goodman dans sa définition [*in* 1]. Comme pour les consommations de substances, ces comportements (jeu de hasard, jeu vidéo, achats, sport, sexe, etc.) ont des propriétés hédoniques (au moins initialement) ou réconfortantes, et peuvent conduire à un engagement compulsif chez une minorité de sujets, avec un risque de conséquences sociales sévères (financières, familiales, sociales, professionnelles). Des symptômes de tolérance et de sevrage, des envies irrésistibles, appelées *craving*, sont décrits dans les addictions dites comportementales, comme le jeu de hasard pathologique et l'activité physique excessive. On observe également des similitudes dans la progression du trouble, avec une plus forte représentation du comportement chez les adolescents et les jeunes adultes, une augmentation des renforcements négatifs (émission d'un comportement pour échapper à une stimulation négative, ici le syndrome de sevrage), au détriment de renforcements positifs.

Il existe par ailleurs de nombreux facteurs de risque individuels et environnementaux communs. Un niveau d'impulsivité élevé, l'anxiété sociale, un milieu social défavorisé, en particulier, sont des facteurs de risque dans le jeu de hasard et d'argent [7].

Ces facteurs communs de vulnérabilité participent certainement à la fréquente co-occurrence des pathologies addictives (*cf. infra* « Données épidémiologiques »). Cette association est souvent citée comme un argument supplémentaire, d'ordre épidémiologique cette fois.

De plus, ces comportements excessifs semblent emprunter les mêmes voies neurobiologiques que les addictions avec substance, intégrant des structures impliquées dans le phénomène de récompense, l'apprentissage, la régulation des affects et l'inhibition comportementale. Cela est bien démontré pour le jeu pathologique et les troubles du comportement alimentaire de type boulimie ou les accès hyperphagiques du *binge-eating disorder*. Plusieurs auteurs montrent ainsi que l'hypoactivation du striatum ventral pendant l'anticipation de la récompense observée dans les dépendances à l'alcool et au tabac est également retrouvée dans le jeu pathologique et le *binge-eating disorder* [23]. Chez les joueurs pathologiques on observe une hypoactivité des régions frontales et du striatum ventral lors de tâches de récompense avec risque, de jeu de hasard et de contrôle cognitif. Comme dans la dépendance à l'alcool, on retrouve dans le jeu pathologique une hyperactivation de l'axe du stress juste avant et pendant le jeu. Enfin, bien que les données génétiques soient encore très éparses, le poids des facteurs génétiques apparaît élevé dans le jeu pathologique comme dans l'addiction à l'alcool (avec une héritabilité estimée entre 50 et 60 %) [17]. Cependant, ces données sont encore limitées, en particulier concernant les autres comportements compulsifs que sont par exemple l'achat compulsif, l'hypersexualité ou l'addiction à Internet.

Cette revue résume les résultats neurobiologiques et génétiques des dépendances comportementales, établit des parallèles avec les résultats relatifs aux troubles d'utilisation d'une substance, et offre des suggestions à la future recherche. Les articles concernant la fonction cérébrale, l'activité des neurotransmetteurs, et les antécédents familiaux et (ou) les résultats génétiques pour les dépendances comportementales que sont le jeu de hasard, l'utilisation d'Internet, les jeux vidéo, le magasinage, la cleptomanie, et l'activité sexuelle ont été examinés. Les dépendances comportementales présentent une dysfonction de plusieurs régions du cerveau, en particulier le cortex frontal et le striatum. Il est permis de croire que les résultats des études d'imagerie comportant des tâches cognitives étaient plus cohérents que ceux des études par induction de signaux. Les résultats préliminaires suggèrent des différences de matière blanche et grise. Les résultats neurochimiques suggèrent des rôles pour les systèmes dopaminergique et sérotoninergique, mais les résultats des essais cliniques semblent plus équivoques. Bien que limités, les antécédents familiaux et les données génétiques soutiennent l'héritabilité du jeu pathologique et le fait que les personnes ayant des dépendances comportementales sont plus susceptibles d'avoir un membre de la famille proche qui souffre d'une forme quelconque de psychopathologie. Il existe des parallèles entre les résultats neurobiologiques, génétiques et d'antécédents familiaux dans les dépendances à une substance et à une non-substance, ce qui suggère que l'exercice compulsif de ces comportements peut constituer des dépendances. Jusqu'ici, les résultats sont limités, particulièrement en ce qui concerne le magasinage, la cleptomanie, et le comportement sexuel. Les explications génétiques sont encore au premier stade. Des orientations sont offertes pour la future recherche.

Données épidémiologiques

Prévalence

Les addictions sans substance ont fait l'objet de moins d'enquêtes de large envergure que les autres troubles addictifs et psychiatriques. Par ailleurs, l'absence de critères diagnostiques consensuels et spécifiques rend difficile la comparaison des résultats. Peu de données épidémiologiques sont donc disponibles sur les addictions sans substance, à l'exception du jeu pathologique.

En France, le développement de l'offre de jeu permis par l'ouverture à la concurrence des jeux d'argent et de hasard en ligne (loi du 12 mai 2010) a suscité des interrogations sur le risque d'expansion du jeu pathologique. Des organismes consultatifs et de surveillance ont alors été mis en place, comme l'Observatoire des jeux, et des enquêtes de prévalence ont été lancées en 2010 et 2014 pour suivre l'évolution des pratiques de jeu de hasard et d'argent. Nous disposons ainsi de données épidémiologiques plus précises concernant le jeu pathologique.

Les résultats de l'enquête sur les jeux en ligne de l'OFDT (Observatoire français des drogues et de la toxicomanie) ENJEU, menée auprès de 16 000 Français âgés de 15 à 75 ans montre qu'une large majorité de personnes pratique les jeux de hasard et d'argent de manière occasionnelle et non problématique [7]. La prévalence du jeu excessif est estimée à 0,5 % en population générale. Ces chiffres sont comparables avec ceux de l'enquête NESARC (*National Epidemiologic Survey on Alcohol and Related Conditions*) menée chez plus de 40 000 sujets aux États-Unis en 2001–2002, qui trouvait une prévalence du jeu pathologique en population générale de 0,42 %.

Une comparaison des résultats de la dernière enquête ENJEU avec ceux de 2010 nous montre que la prévalence du jeu excessif en population générale est restée stable entre 2010 et 2014. Cependant, on observe sur cette période une augmentation significative du nombre de joueurs, de la fréquence de jeu, des dépenses et du nombre de joueurs à risque modéré. La prévalence du jeu à risque modéré a ainsi été multipliée par 1,7, atteignant 2,2 % et la part des joueurs ayant dépensé plus de 1 500 € dans l'année a été multipliée par quatre (passant de 1,8 à 7,2 %). Il faut noter par ailleurs que, 32,9 % des adolescents de 15 à 17 ans déclarent avoir joué au moins une fois à un jeu de hasard et d'argent au cours de l'année écoulée, notamment aux Jeux de grattage de la Française des jeux (66,5 %). Ces chiffres sont préoccupants puisque parmi ceux-ci, 11 % présentent les critères de jeu problématique. Enfin, l'utilisation d'Internet apparaît associée à un risque plus élevé de jeu problématique. On ne peut ignorer la pression économique de l'industrie du jeu de hasard et d'argent dont le chiffre d'affaires, en mises, a été multiplié par 2,6 entre 1995 et 2014, pour atteindre 43,7 milliards d'euros de mises/an.

Comme le souligne l'Observatoire des jeux, ces enquêtes confirment les inquiétudes sur le taux de prévalence du jeu problématique sur internet qui atteint un niveau préoccupant. Il convient désormais de réfléchir aux moyens de prévention les plus efficaces et les plus adaptés. Il faut élargir le repérage précoce de ces joueurs à risque modéré qui expriment très rarement un besoin d'aide et leur proposer des formes d'interventions préventives efficaces. Il est important de déterminer la population cible pour les dispositifs de prévention susceptibles d'éviter que s'accroissent leurs problèmes et le basculement dans l'addiction aux jeux de hasard et d'argent, car aujourd'hui ce dispositif est insuffisant et mal connu par les joueurs et leur entourage.

Pour les autres addictions sans substance, dont la pertinence diagnostique et les définitions sont encore discutées par les auteurs, peu d'études de prévalence existent. Quelques études de faible qualité méthodologique nous permettent d'avoir un ordre de grandeur de ces prévalences.

Selon une étude de S. Márquez et al. utilisant les critères des questionnaires *Exercise Dependence Scale* et *Exercise Addiction Inventory*, la prévalence de l'addiction à l'exercice physique chez les sportifs serait de 3 % [19]. Notons que dans la dépendance à l'exercice physique il est très important d'écarter la présence d'un trouble du comportement alimentaire, dans le cas où l'exercice physique compulsif serait secondaire au trouble alimentaire.

Une étude en population générale menée par téléphone à l'aide du questionnaire *Compulsive Buying Scale* estime à 5,8 % la prévalence des acheteurs compulsifs aux États-Unis [14]. Les chiffres de prévalence en population générale en France ne sont pas connus, mais les contextes diffèrent fortement d'un pays à l'autre (en ce qui concerne le nombre de cartes de crédits par habitant par exemple) ; ces chiffres doivent donc être transposés avec précaution.

Concernant la dépendance à internet ou « cyberdépendance », une revue récente rapporte des taux de prévalence très variés entre 0,8 % en Italie et 26,7 % à Hong Kong [15]. L'addiction à internet serait associée à des facteurs socioculturels et à une symptomatologie comorbide (anxiété, dépression, etc.) chez des adolescents et des adultes.

Une revue de Festl et al. souligne la grande variabilité des résultats des études de prévalence du jeu vidéo pathologique [10]. La prévalence du jeu pathologique, quel que soit le pays, varierait entre moins de 1 % et près de 10 % des joueurs en fonction du type de jeu vidéo, et des critères diagnostiques retenus, jusqu'à 40 % chez les joueurs de jeu vidéo de type MMORPG (*Massively Multiplayer Online Role Playing Game*). L'utilisation de critères restrictifs comme ceux du questionnaire GAS (*Gaming Addiction Scale*), dans des échantillons larges de joueurs (joueurs sur consoles et ordinateurs), semble finalement montrer que le phénomène d'addiction au jeu vidéo serait relativement marginal, avec une prévalence de seulement 0,2 % chez les joueurs. Par ailleurs des études longitudinales montrent que la stabilité du trouble dans le temps serait limitée puisque moins d'un tiers des joueurs évalués à problème au début de l'étude l'étaient encore à 1 et 2 ans de suivi.

D'après une revue récente, la prévalence de l'addiction au sexe s'élèverait entre 3 et 6 % de la population générale [13]. Ces études ont utilisé les critères du trouble du contrôle des impulsions ou ceux du trouble sexuel non spécifiés par ailleurs du DSM IV-R.

Enfin, l'addiction au travail (ou *workaholism*), toucherait jusqu'à 27 à 30 % de la population active, avec un retentissement physique et psychologique, mais cette addiction est encore très peu connue [8].

Comorbidités psychiatriques et addictives

Comme pour les addictions avec substance, les personnes présentant une addiction comportementale ou un trouble du contrôle des impulsions ont souvent une comorbidité psychiatrique, ainsi qu'un risque suicidaire accru.

Les résultats de l'étude NESARC montrent une comorbidité élevée du jeu de hasard pathologique avec les autres troubles psychiatriques et addictifs. Parmi les sujets souffrant de jeu pathologique, 73,2 % présentent un trouble lié à l'usage de l'alcool, 38,1 % un trouble lié à l'usage de drogue, 60,4 % une dépendance au tabac, 49,6 % un trouble de l'humeur, 41,3 % un trouble anxieux et 60,8 % un trouble de personnalité. Le risque suicidaire est particulièrement élevé en cas de jeu pathologique. Selon les résultats de la NESARC, le risque de tentative de suicide après ajustement sur les données sociodémographiques est multiplié par 2,7 en cas de jeu pathologique par rapport à la population générale. Quelques études longitudinales confirment l'hypothèse que cette forte association entre jeu pathologique et trouble bipolaire (le risque de souffrir de jeu pathologique serait multiplié par 6 en cas de trouble bipolaire en population générale) n'est pas uniquement liée à une relation causale, où le jeu pathologique serait un symptôme du trouble de l'humeur.

De la même manière, les achats compulsifs apparaissent associés aux troubles de l'humeur, aux troubles anxieux, aux troubles du comportement alimentaire et aux addictions avec substance. L'addiction à Internet apparaît plus particulièrement associée au trouble hyperactivité/déficit de l'attention, aux troubles de l'humeur (hypomanie et dysthymie), aux troubles anxieux (trouble anxieux généralisé et phobie sociale) et aux troubles de personnalité, notamment borderline [4]. Peu de données sont disponibles concernant le jeu vidéo pathologique et l'addiction au sexe.

Un terrain de vulnérabilité commun pourrait contribuer à expliquer la fréquente co-occurrence des addictions sans substances avec les autres troubles addictifs et psychiatriques. L'impulsivité élevée, associée à la fois au jeu de hasard pathologique, au jeu vidéo pathologique, aux addictions avec substances, au trouble bipolaire et à certains troubles de personnalité fait partie des facteurs étiologiques possibles. Il a en particulier été montré que le profil d'impulsivité des joueurs pathologiques est similaire à celui des sujets dépendants à l'alcool. Les achats compulsifs seraient en lien surtout avec la présence d'une dépression et d'une faible estime de soi.

Prise en charge

Ces dernières années ont été marquées par le développement de structures spécifiques et l'inscription de la prise en charge des addictions sans substances aux missions facultatives des Centres de soins, d'accompagnement et de prévention en addictologie (CSAPA), selon une circulaire de 2008. Plusieurs résultats sont à souligner dans l'enquête *Addiction sans substance* menée auprès de 47 CSAPA de 5 régions françaises concernant la prise en charge des addictions sans substances en France [9]. On note tout d'abord une montée des demandes de prise en charge pour ce type d'addictions. Par ailleurs, moins de 13 % des patients viennent d'eux-mêmes, alors que 79 % sont orientés par leur entourage, notamment familial. Enfin, très fréquemment, ces comportements excessifs s'inscrivent dans un contexte de polyaddiction et ne sont pas le motif premier de consultation. Parmi les obstacles pour consulter les plus fréquemment rapportés par les patients, on trouve la honte et la peur de la stigmatisation mais également l'absence de connaissance sur les options thérapeutiques. Il apparaît donc indispensable de rechercher ces troubles en interrogeant le patient de manière systématique, d'autant plus qu'il présente une addiction avec substance.

La prise en charge doit être multidisciplinaire, médico-psycho-sociale, avec un rôle central des travailleurs sociaux (assistant social, éducateur), des psychologues et des infirmiers.

Prise en charge psychothérapeutique

Plusieurs types d'approches existent dans le domaine des addictions comportementales. Des essais contrôlés ont été menés pour tester l'efficacité de différentes psychothérapies dans les addictions sans substances, notamment le jeu de hasard pathologique et problématique, mais des essais de bonne qualité méthodologique sont encore requis pour pouvoir conclure.

Approches familiales et systémiques

Selon l'approche systémique, l'addiction serait en étroit lien avec l'environnement du sujet, et particulièrement sa famille. Le sujet appelé « patient désigné » présente, par son addiction, le symptôme familial. Selon cette approche un système est : un ensemble d'éléments en interaction, où chaque élément influence chacun des autres éléments ; il s'organise en fonction d'une ou plusieurs finalités (pas nécessairement explicites) et évolue dans le temps et selon le contexte [25].

Si la souffrance est individualisée et est repérable principalement chez un membre de la famille, la problématique est analysée comme résultant des distorsions dans les relations entre les membres de la famille et les modalités d'intervention porteront non pas seulement sur le « patient désigné » mais sur la manière dont chacun se place et se met en relation.

L'implication voire la prise en charge des proches ou de la famille dans le cas de ces situations addictives est fondamentale, que cela soit dans le cas du jeu pathologique, des achats pathologiques ou de l'addiction au travail par exemple, autant pour le patient, en raison de l'importance du soutien social perçu, que pour la prévention des troubles chez les proches. Griffiths insiste ainsi sur le dialogue entre parents et enfants/adolescents dans les programmes de prise en charge de l'usage problématique des jeux vidéo [*in* 11]. Des thérapies systémiques et des thérapies de couples sont parfois nécessaires.

Approche psychanalytique

I. Varescon évoque plusieurs auteurs qui ont marqué l'évolution dans cette approche [25]. Pour J.M. McDougall, la fonction de l'addiction est de surmonter la douleur psychique et les conflits

[20]. Pour elle, il existe un lien entre les symptômes psychosomatiques, les addictions, et l'objet de l'addiction. L'objet est considéré comme transitoire et doit donc être renouvelé constamment. Selon J. Bergeret, les addictions sont liées à des carences narcissiques importantes et précoces et, dans tous les types d'addictions, la problématique dépressive est présente [3]. M. Corcos et P. Jeammet décrivent quant à eux l'addiction comme un moyen de trouver un support dans la réalité externe (extra-psychique) à ce qui manquait dans l'intra-psychique [6]. L'addiction serait une tentative d'idéaliser et de se raccrocher à la réalité externe et au monde perceptif pour compenser l'échec du monde interne et de la réalisation hallucinatoire du désir, ainsi que pour opposer un contre-investissement à la destructivité interne.

Pour A.J. Charles-Nicolas et M. Valleur, l'addiction peut être décrite comme une conduite ordalique, soit une recherche de risque dans une quête de renaissance [24]. Le sujet s'engagera de façon répétitive dans des épreuves possiblement mortelles qui s'apparentent à des conduites addictives. M. Valleur a bien décrit cette théorie appliquée au jeu pathologique, en s'inspirant des textes de S. Freud sur Dostoïevski.

Thérapie comportementale et cognitive (principes généraux)

Entretiens de motivation

Ils précèdent en général la mise en place d'autres programmes thérapeutiques. Dans le cas des addictions comportementales, moins connues que les addictions aux produits, la prise de conscience du problème est essentielle, l'ambivalence par rapport à un changement ne correspond pas à un déni de la réalité. Le poids des avantages et inconvénients d'un comportement varie chez un même individu en fonction du contexte. J. Prochaska et C. Diclemente [*in* 18] décrivent un modèle transthéorique des stades de changement, par lesquels les personnes traverseraient pour aller vers un changement de comportement, en fonction du poids respectif des avantages et des inconvénients à un moment donné. Ces stades de changement sont successivement : la pré-intention, l'intention, la préparation à l'action, l'action et le maintien du changement. L'objectif du travail en thérapie comportementale et cognitive est de favoriser la prise de conscience du problème, le souhait d'un changement dans son comportement, et de développer le sentiment d'efficacité personnelle, afin de faire correspondre l'importance du changement et le niveau de confiance en soi pour pouvoir mettre en place ce changement et aller mieux. Ces entretiens motivationnels visent à aider la personne concernée par le problème à évaluer son souhait de changement, à éclaircir le dilemme qui rend tout changement difficile et à déterminer jusqu'où elle souhaite aller dans ce changement [11].

Lors des entretiens de motivation, le thérapeute s'adapte au stade de changement du patient et respecte sa liberté de choix et de décision, contourne la résistance et même l'utilise pour établir une alliance avec le patient. Il n'étiquette pas le comportement et encourage la personne dépendante à envisager elle-même les aspects de son comportement qui peuvent être problématiques. Les méthodes utilisées en entretien motivationnel peuvent être résumées en : l'utilisation de questions ouvertes, « rouler » avec la résistance du patient (amener la personne à devenir acteur dans le processus de résolution de ses problèmes permet de désamorcer la résistance au lieu de l'amplifier), le renforcement positif, l'écoute réflexive (sans questionnement permanent) et les résumés [21].

Analyse fonctionnelle

En thérapie comportementale et cognitive, le postulat de base est que les comportements, les émotions et les cognitions (les pensées) sont en constante interaction, et que le travail sur un de ces trois domaines impliquera des changements dans les deux autres. Chez les personnes souffrant de ce type de pathologies addictives nous devons tenir compte de l'état psychique (p. ex. de troubles cognitifs majeurs) et physique (état somatique détérioré, etc.) du patient, qui est susceptible d'entraîner des pensées et des émotions pouvant favoriser la réalisation du comportement compulsif. Il est nécessaire enfin d'identifier les antécédents historiques et familiaux de la problématique addictive ciblée et d'autres comportements addictifs, ainsi que des dimensions de personnalité. Un élément essentiel des thérapies comportementales et cognitives est l'analyse fonctionnelle, c'est-à-dire l'analyse la plus objective possible d'un comportement-problème, et des émotions et cognitions associées, ce qui permet de comprendre le problème présenté comme une interaction entre l'individu et son environnement, interaction étudiée dans son état actuel et dans son évolution.

Il est important d'apprendre au patient à observer et mesurer la fréquence, la durée et l'intensité du comportement : jouer, acheter, faire une crise de boulimie ainsi que leurs antécédents immédiats. Ceci peut être facilité par l'utilisation d'instruments d'évaluation, dont il existe un certain nombre par problématique addictive. Il importe enfin d'évaluer des dimensions transversales comme l'anxiété, la dépression, l'impulsivité, etc. Lors du travail thérapeutique, on aborde des activités plaisantes et l'ouverture à d'autres centres d'intérêt en lien avec les valeurs personnelles.

Sur le plan cognitif : travail sur les croyances erronées, sur la restructuration cognitive

Un modèle très utilisé dans les addictions et en TCC est celui de A.T. Beck [*in* 11]. Ce modèle a montré son utilité clinique dans de nombreuses situations de souffrance où est présent un comportement répétitif, qui pose problème au patient et qui semble lui échapper. Certaines situations (situations à risque) activent chez l'individu un contenu physiologique, émotionnel et cognitif qui détermine un choix addictif. L'interaction d'une situation à risque avec les schémas dysfonctionnels du sujet dépendant active des croyances spécifiques de trois types :

- *anticipatoires* : ce sont les attentes positives, l'anticipation d'un plaisir (p. ex. « je serai mieux ») ;
- *soulageantes* : ce sont les attentes de réduction du manque ou d'un malaise (p. ex. « il me faut jouer pour me sentir mieux » ; « je suis trop mal, il me faut… ») ;
- *permissives* : ce sont des pensées qui autorisent la consommation ou le comportement (p. ex. « je l'ai bien mérité après une semaine de travail » [jeux] ; « ce n'est pas trop cher, je ferai des économies demain » [achat] ; « je suis invité ; je ne peux pas refuser à un copain » [comportement alimentaire]).

Le questionnement socratique et la prescription d'épreuves de réalité lors d'un suivi régulier aident à la recherche de stratégies alternatives à la conduite addictive, parallèlement à la modification progressive des croyances addictives.

Distorsions cognitives

Elles peuvent être définies comme un traitement incorrect des informations. Ces croyances se manifestent habituellement lorsque nos émotions sont sollicitées, altérant notre interprétation et nos conclusions. Historiquement, ce sont les recherches sur le jugement et la prise de décision qui ont conduit à s'intéresser aux distorsions cognitives des joueurs pathologiques. En situation de jeu, les joueurs prennent des décisions en se fondant sur des pensées liées à leurs émotions, les distorsions cognitives s'apparentant à des illusions. Des travaux sur ces croyances irrationnelles observées chez les joueurs sont abondants et des auteurs ont tenté de les classifier. T. Toneatto a proposé de les répartir de la manière suivante [*in* 16] :

- *surestimation des habilités de jeu* : surestimation de sa capacité à gagner, avec une confiance en soi exagérée persistante malgré les pertes ;
- *comportements superstitieux* : comportements visant à augmenter la probabilité de gagner, que ce soit en possédant un objet (superstition talismanique), en effectuant certaines actions ou rituels (superstitions comportementales) ou par le biais de certains états mentaux (superstitions cognitives) ;
- *biais d'attribution* : attribution de la responsabilité de ses gains et de ses pertes à des facteurs qui n'en sont pas responsables, ou responsables de façon moins importante que ce que croit l'individu. Les gains récents peuvent être perçus comme annonciateurs de gains futurs à court terme (confusion dans le temps), il en est de même pour les pertes récentes (erreur du joueur). L'individu peut surestimer l'importance de ses propres capacités pour expliquer ses gains, au détriment des facteurs situationnels (erreurs d'attribution) ou attribuer ses pertes à un objet servant à jouer (anthropomorphisme) ;
- *mémoire sélective* : mémorisation plus importante des gains aux dépens des pertes ;
- *surinterprétation des indices* : surinterprétation de stimuli ambigus qui vont influer sur la décision de jouer ;
- *contrôle de la chance* : croyance que la chance n'est pas aléatoire, mais obéit à certaines lois. La chance peut être considérée comme une variable (manipulable par le biais de comportements superstitieux), un trait (par nature l'individu est chanceux à certains jeux). La chance

peut être perçue comme soumise à la contagion (la réussite dans certains domaines de la vie se transmet au domaine du jeu) ou comme périodique (périodes de chance alternant avec périodes de malchance);

- *biais de probabilité* : croyances erronées à propos du caractère aléatoire du jeu menant à une surestimation de la probabilité de gagner;
- *corrélation illusoire* : association des gains à l'environnement dans lequel le joueur se trouve même si de telles associations ne peuvent être corrélées.

Bien que ces distorsions cognitives ne constituent pas un critère diagnostique du jeu pathologique, elles jouent un rôle primordial dans son développement et dans son maintien.

Situations de *craving*

Les programmes de thérapies comportementales et cognitives vont travailler sur les situations de *craving* (envie ou désir impérieux et urgent de consommer un produit ou d'émettre un comportement), qui concernent tous les types de dépendance. Il a été montré que le *craving* survient en réponse à des stimuli liés au comportement problème, à l'addiction, occasionnant des changements biologiques. En fait, les éléments neurobiologiques sont intimement liés aux éléments psychologiques et il est difficile de traiter séparément ce que représente le *craving*, ses déterminants (symptômes de sevrage, réponses physiologiques) et ses conséquences (comme la perte de contrôle de la consommation). Comme le souligne D. Eraldi-Glackiere, l'exposition aux situations anxiogènes et de *craving* est fondamentale en thérapies comportementales et cognitives, afin d'augmenter le sentiment d'efficacité personnelle des patients [*in* 11]. À court terme, les axes de la prise en charge reposent sur l'aide à la gestion des envies, du *craving* et l'aide à la gestion des situations à risque. Pour ce faire, le patient est amené à développer ses capacités d'auto-observation et de repérage des envies, à identifier les processus en jeu dans les envies et à développer les stratégies de gestion des envies. En d'autres termes, il s'agit pour le patient d'optimiser le contenu de son répertoire comportemental et cognitif et de développer des stratégies de *coping* alternatives (stratégies déployées pour faire face à une situation évaluée comme stressante), faciles à mettre en œuvre et incompatibles avec le comportement problématique.

Prévention de la rechute

Pour G.A. Marlatt et K. Witkiewicz, la rechute est envisagée comme une réponse mal adaptée à un agent stressant auquel l'individu est confronté [18]. Selon eux, la rechute est un processus à long terme et non pas un événement ponctuel. G.A. Marlatt classe les situations à risque élevé en différentes catégories [18] : un état émotionnel désagréable, des conflits interpersonnels, l'existence d'une pression sociale, un état émotionnel agréable et des difficultés d'adaptation.

Comme pour les autres addictions avec substances, les techniques ciblant les états émotionnels sont appliquées, parmi elles la relaxation, mais également les techniques de méditation selon des programmes de pleine conscience pour la prévention de la rechute, comme cela a déjà été appliqué pour l'anxiété et les troubles dépressifs. D'autres thérapies qui pourraient être utilisées sont les thérapies reposant sur la pleine conscience ou *mindfulness*, les programmes MBSR (réduction du stress basée sur la pleine conscience) et MBCT (thérapie cognitive basée sur la pleine conscience) et particulièrement le programme MBRP (prévention de la rechute basée sur la pleine conscience) de G.A. Marlatt [*in* 5], avec l'utilisation de la pleine conscience pour les addictions. Dans ce programme on aborde les notions, entre autres, de pilote automatique (activités qu'on réalise sans une vraie prise de conscience), de *craving*, d'acceptation des émotions désagréables à travers la méditation et tenant compte des valeurs du patient.

La thérapie de l'acceptation et de l'engagement de S. Hayes explique certains troubles psychopathologiques, dont les addictions, comme une tentative de contrôle des émotions et des pensées, et une tentative de suppression des émotions négatives [*in* 22]. Pour cela, le travail consiste à accepter ces émotions négatives en travaillant sur les valeurs personnelles.

D'autres techniques de thérapie comportementale et cognitive sont utilisées comme la désensibilisation systématique, l'exposition avec prévention de réponse, ou des groupes sur les habiletés sociales ou l'affirmation de soi.

Les groupes d'entraide constituent un complément thérapeutique très intéressant, tant pour les personnes en souffrance que pour l'entourage, pour qui existent parfois des groupes spécifiques. Les groupes de *Gamblers Anonymous* (GA), ou

Joueurs anonymes, reposent ainsi sur le modèle des Alcooliques anonymes. Ils considèrent le problème comme une maladie incurable dont le seul traitement est l'abstinence au quotidien. Les programmes de thérapie comportementale et cognitive sur Internet connaissent un fort développement, par exemple pour le jeu compulsif.

L'efficacité des techniques de thérapie comportementale et cognitive a été bien démontrée dans la prise en charge du jeu de hasard et d'argent, mais pour les autres addictions comportementales, comme la dépendance à l'exercice physique, des études sont encore nécessaires.

Approche pharmacologique

En dehors du traitement des comorbidités et des complications psychiatriques éventuelles (épisode dépressif, etc.), le traitement repose essentiellement sur la prise en charge psychothérapeutique et sociale.

Nous allons décrire le traitement pharmacologique du jeu de hasard et d'argent pathologique qui est le trouble qui a fait, de loin, l'objet du nombre le plus élevé d'essais contrôlés. Différentes classes pharmacologiques ont été testées dans le traitement du jeu de hasard et d'argent pathologique. Cependant la plupart des études publiées sont de durées courtes et s'appuient sur des échantillons de petites tailles, peu représentatifs car excluant les troubles psychiatriques associés, et peu homogènes en raison de critères diagnostiques discutés.

Une revue récente fait le point sur les principales classes pharmacologiques testées (antagonistes opiacés, inhibiteurs de recapture de la sérotonine, thymorégulateurs, antipsychotiques atypiques et agents glutamatergiques). Après méta-analyse, seuls les antagonistes opiacés montrent une efficacité supérieure au placebo, mais avec une taille d'effet faible (SMD [*Standardized Mean Difference*] = 0,22) [2].

L'identification de facteurs prédictifs de réponse thérapeutique permettrait de mieux cibler les traitements, par exemple en fonction de sous-types cliniques. I. Iancu et al. ont ainsi décrit un modèle en trois sous-types : impulsif, obsessif-compulsif et addictif [12].

- *le sous-type addictif* concernerait l'essentiel des joueurs pathologiques selon ces auteurs (50 à 60 %). Il s'agirait majoritairement d'hommes, avec une sévérité modérée du trouble, jouant de faibles sommes d'argent par occasion et présentant une fréquente comorbidité alcoolique ;
- *le sous-type impulsif* (25 à 35 %) serait marqué par un début plus précoce, un *sex ratio* en faveur des hommes également, des comportements à risque fréquents et une faible capacité de planification. Les symptômes du trouble seraient plus sévères dans ce groupe, avec une tendance à perdre de grandes sommes d'argent en une même occasion. Il serait associé fréquemment à d'autres troubles du contrôle des impulsions (achats compulsifs, trouble explosif intermittent), au trouble déficit de l'attention/hyperactivité et aux problèmes d'alcool. La prévalence du jeu pathologique et des troubles addictifs chez les apparentés au premier degré serait également plus élevée dans ce groupe ;
- enfin, *le sous-type obsessionnel-compulsif* (5 à 10 %) serait constitué majoritairement de femmes, avec un âge de début plus tardif et une association moins marquée avec les addictions avec substance. En revanche, ces joueurs présenteraient plus fréquemment une comorbidité dépressive et anxieuse. I. Iancu postule que le trouble serait secondaire à un traumatisme psychologique. Ces joueurs auraient plus recours aux machines à sous, jeux de grattage et loteries.

En fonction de ces types cliniques, I. Iancu propose différentes stratégies thérapeutiques : en première intention, pour le sous-type addictif, des traitements utilisés dans les addictions comme la naltrexone ou le bupropion, pour le sous-type impulsif des thymorégulateurs (lithium, acide valproïque, topiramate ou lamotrigine), et pour le sous-type obsessionnel-compulsif des inhibiteurs de recapture de la sérotonine. Des études contrôlées supplémentaires sont cependant nécessaires pour confirmer ces hypothèses.

Il faut souligner la fréquence de survenue du jeu pathologique secondaire à la prise d'agonistes dopaminergiques en cas de maladie de Parkinson (14 % des patients développeraient un trouble du contrôle des impulsions). L'information préalable des patients sous agoniste dopaminergique et de leur entourage, ainsi que la surveillance de tels comportements est donc primordiale.

Conclusion

La validité du concept d'addiction sans substance est débattue depuis une trentaine d'années mais elle semble admise par un nombre croissant d'auteurs. Les auteurs du DSM-5 ont ainsi remplacé la catégorie diagnostique « Troubles liés à l'usage de substance » par la catégorie « Troubles liés à l'usage de substance et troubles addictifs », y intégrant le diagnostic de jeu de hasard et d'argent pathologique. Ils se sont appuyés pour cela sur des arguments cliniques, biologiques et épidémiologiques. Ces mêmes auteurs ont en revanche choisi de ne pas intégrer les addictions au sexe, à l'exercice physique et aux achats, estimant que dans l'état actuel des connaissances, il était prématuré d'affirmer que ces comportements pouvaient être considérés comme des troubles mentaux.

Certains auteurs dénoncent dans ces visions une tendance à la médicalisation des comportements. Le poids des facteurs sociétaux apparaît particulièrement élevé dans ces phénomènes. Notre société favorisant la satisfaction immédiate, la recherche de plaisir par la consommation et l'accessibilité en tout moment et en tout lieu de ces comportements (grâce à Internet et aux téléphones mobiles connectés par exemple), valorise et facilite ces comportements. Les achats compulsifs, le jeu vidéo pathologique, l'hypersexualité, etc. seraient la partie extrême d'un continuum de comportements excessifs propres à notre société actuelle. Nous ne pouvons pas ignorer, cependant, les conséquences sociales et personnelles extrêmement graves auxquelles des addictions sans substance comme le jeu de hasard et d'argent pathologique peuvent conduire.

Il convient de s'interroger sur le caractère homogène de la catégorie diagnostique des addictions comportementales. Comme le proposent des auteurs comme J. Adès et M. Lejoyeux ou I. Iancu [1, 12], un même comportement excessif pourrait correspondre à différents types cliniques : addictif, impulsif ou obsessionnel-compulsif.

Ce concept transnosographique permet d'offrir un modèle pour étudier et tâcher de comprendre les addictions avec substances. Nous savons depuis longtemps que des substances aux effets psychotropes opposés ont en commun de pouvoir entraîner une addiction. L'étude d'addictions sans substance permet de se soustraire des effets des substances psychotropes. Réciproquement, les progrès qui ont été faits dans le domaine des addictions avec substances peuvent être appliqués et testés dans les addictions sans substance. C'est ainsi que les techniques psychothérapeutiques qui ont fait la preuve de leur efficacité dans la dépendance aux substances ont été testées et appliquées avec succès dans le jeu pathologique par exemple.

Annexe

Critères du trouble addictif, d'après A. Goodman

A. Impossibilité de résister à l'impulsion de s'engager dans ce type de comportement.

B. Sensation croissante de tension précédant immédiatement le début du comportement.

C. Plaisir ou soulagement pendant sa réalisation.

D. Sensation de perte de contrôle pendant sa réalisation.

E. S'y associent au moins 5 des 9 critères suivants :

1. Préoccupations fréquentes au sujet du comportement ou de sa préparation.
2. Un engagement plus intense ou plus long dans le comportement que prévu à l'origine.
3. Tentatives répétées pour le contrôler ou l'abandonner.
4. Temps considérable passé à le préparer, le réaliser ou se remettre de ses effets.
5. Survenue fréquente des épisodes lorsque le sujet doit accomplir des obligations professionnelles, scolaires ou universitaires, familiales ou sociales.
6. Activités sociales, professionnelles ou de loisirs majeures sacrifiées du fait du comportement.
7. Poursuite du comportement bien que le sujet sache qu'il cause ou aggrave un problème persistant ou récurrent d'ordre social, financier, psychologique ou physique.
8. Tolérance marquée (soit un besoin d'augmenter l'intensité ou la fréquence du comportement pour obtenir l'effet désiré, ou une diminution de l'effet si le comportement est poursuivi avec la même intensité).
9. Agitation ou irritabilité s'il est impossible de s'y adonner.

F. Certains de ces symptômes ont persisté pendant plus d'un mois, ou de façon répétée pendant une période plus longue.

Goodman A. Addiction : definition and implication. Br J Addict 1990; 85 : 1403–8.

Références

[1] Adès J, Lejoyeux M. Encore plus! Jeu, sexe, travail, argent. Paris : Odile Jacob; 2001.

[2] Bartley CA, Bloch MH. Meta-analysis : pharmacological treatment of pathological gambling. Expert Rev Neurother 2013; 13 : 887-94.

[3] Bergeret J, Leblanc J, et al. Précis des toxicomanies. Paris : Masson; 1983.

[4] Bernardia S, Pallantia S. Internet addiction : a descriptive clinical study focusing on comorbidities and dissociative symptoms. Compr Psychiatry 2009; 50 : 510-6.

[5] Bowen S, Chawla N. Marlatt Mindfulness-Based Relapse Prevention for Addictive Behaviors. A Clinicians's Guide. New York : The Guilford Press; 2011.
[6] Corcos M, Jeammet P. Conduites à risque et de dépendance à l'adolescence : la force et le sens. Psychotropes 2006; 12 : 71-91.
[7] Costes JM, Eroukmanoff V, Richard JB, et al. Les jeux d'argent et de hasard en France en 2014. Les notes de l'Observatoire des jeux. 2015; 6.
[8] Elowe J. Boulomanie : entre illusion et addiction. Encephale 2010; 36 : 285-93.
[9] Fédération Addiction. Addiction sans substance. Guide « REPÈRES »; 2013.
[10] Festl R, Scharkow M, Quandt T. Problematic computer game use among adolescents, younger and older adults. Addiction 2013; 108 : 592-9.
[11] Graziani P, Romo L. Soigner les addictions par les TCC. Paris : Elsevier-Masson; 2013.
[12] Iancu I, Lowengrub K, Dembinsky Y, et al. Pathological gambling, an update on neuropathophysiology and pharmacotherapy. CNS Drugs 2008; 22 : 123-38.
[13] Karila L, Wéry A, Weinstein A, et al. Sexual addiction or hypersexual disorder : different terms for the same problem? A review of the literature. Curr Pharm Des 2014; 20 : 4012-20.
[14] Koran LM, Faber RJ, Aboujaoude E, et al. Estimated prevalence of compulsive buying behaviour in the United States. Am J Psychiatry 2006; 163 : 1806-12.
[15] Kuss DJ, Griffiths MD, Karila L, et al. Internet addiction : a systematic review of epidemiological research for the last decade. Curr Pharm Des 2014; 20 : 4026-52.
[16] Ladouceur R, Toneatto T. Treatment of pathological gambling : A critical review of the literature. Psychology of Addictive Behaviors 2003; 17 : 284-92.
[17] Leeman RF, Potenza MN. A targeted review of the neurobiology and genetics of behavioural addictions : an emerging area of research. Can J Psychiatry 2013; 58 : 260-73.
[18] Marlatt GA, Witkiewicz K. Relapse prevention for alcohol and drug problems. In : Marlatt GA, Donovan DM, editors. Relapse prevention : maintenance strategies in the treatment of addictive behaviors. New York : Guilford Press; 2005.
[19] Márquez S, De la Vega R. Exercice addiction : an emergent behavioral disorder. Nutr Hosp 2015; 31 : 2384-91.
[20] McDougall J. L'économie psychique de l'addiction. Revue Française de Psychanalyse 2004; 2 : 511-27.
[21] Miller WR, Rollnick S. Motivational Interviewing : Preparing People for Change. New York : Guilford Press; 2002.
[22] Monestès JL, Villatte M. La thérapie de l'acceptation et de l'engagement. Paris : Elsevier Masson; 2011.
[23] Potenza MN. Non-substance addictive behaviors in the context of DSM-5. Addict Behav 2014; 39 : 1-2.
[24] Valleur M, Nadeau L. Pascasius ou comment comprendre les addictions Suivi du Traité sur le jeu (1561). Montréal : Presses universitaires de Montréal; 2014.
[25] Varescon I. Psychopathologie des conduites addictives. Paris : Belin; 2005.

Troubles des conduites alimentaires

Chapitre 19

Coordonné par N. Godart

19.1 Introduction

P. Jeammet

Les troubles des conduites alimentaires dont la dimension psychiatrique est la plus affirmée, essentiellement l'anorexie mentale et la boulimie, demeurent à bien des égards des énigmes quant à leurs origines, leur évolution et, en conséquence, quant au choix du traitement le plus approprié. Comme l'ensemble des troubles du comportement, notamment les conduites addictives parmi lesquelles certains n'hésitent pas à les ranger, leur origine est multifactorielle. Il existe des facteurs de vulnérabilité liés à la personnalité avec sa double composante, d'héritabilité génétique, surtout pour les anorexies restrictives avec une comorbidité de troubles obsessionnels compulsifs, et de troubles de l'attachement et du développement, parfois favorisés par des traumatismes, et des événements de vie, aux conséquences négatives. Sur cette personnalité fragilisée, des facteurs déclenchants fortement corrélés avec la puberté, l'état émotionnel de la famille et l'environnement socioculturel vont déclencher le trouble du comportement que des facteurs psychologiques, interactionnels et biologiques ont contribué à entretenir.

D'une réponse de type adaptatif à une situation de débordement et d'impossibilité de gérer le stress on passe, plus ou moins rapidement, à l'organisation contraignante d'un comportement aux effets négatifs que la pérennisation transforme en une véritable maladie dont l'évolution peut être sévère, parfois mortelle, et dont les conséquences sur l'état somatique, psychologique et la vie affective, sociale et professionnelle s'avèrent dramatiques avec la prolongation du comportement. On a ainsi tous les intermédiaires entre un trouble plus ou moins réactionnel, parfois spontanément résolutif, et une pathologie durable voire chronique plus ou moins intriquée avec une comorbidité dont la palette est très large.

On ne peut donc pas mettre sur le même plan et avoir les mêmes objectifs de soin face à une anorexie de l'adolescence, même évoluant depuis plusieurs années, et une anorexie chronique de l'adulte. La difficulté est d'évaluer le degré de chronicisation qui n'est pas lié à la seule durée mais à l'organisation de la vie autour du comportement pathologique, à la progressive restriction de tous les intérêts et à l'évitement des échanges et des plaisirs gratifiants.

Anorexie et boulimie sont intimement liées. Toute anorexique a la hantise de devenir boulimique et toute boulimique rêve de devenir anorexique. Mais, si nombre d'anorexiques vont être confrontées à la boulimie, peu de boulimiques deviendront anorexiques, ce qui montre qu'il est plus facile de lever une inhibition que d'en créer une. Ces conduites sont paradigmatiques d'une problématique adolescente et au-delà humaine, mais que l'adolescence exacerbe, à savoir la peur de perdre le contrôle de soi et que le désir nous aliène à son objet. C'est le reflet de cette spécificité humaine qu'est la conscience réflexive, fondement de la conscience de l'image de soi et de l'image qu'on pense que les autres ont de nous, c'est-à-dire le narcissisme. Conscience qui conduit à ce paradoxe que ce dont on a besoin pour se compléter peut être perçu comme une menace pour notre autonomie. C'est ce que met en scène le couple anorexie-boulimie, quelle que puisse être la multiplicité des facteurs qui en génèrent l'expression. Se priver de ce dont on a besoin peut devenir le moyen paradoxal de se rassurer et d'affirmer son autonomie voire son identité.

Derrière ce paradoxe et la menace qu'il représente se cache toujours l'insécurité interne et la violence des émotions qu'elle génère. L'anorexie nous confronte ainsi à ce qui peut fonder le surinvestissement d'une cognition et, au-delà, aux raisons de l'émergence et de la disparition d'une croyance. Croyance déréelle, sinon délirante, qu'elle est trop grosse, ou qu'elle n'est pas maigre et en tout cas que son état physique n'est pas un problème. Qu'est-ce qui est susceptible de susciter une telle adhésion à une pensée quelle qu'elle soit ? C'est toute la question du lien entre émotion et cognition. Le point commun c'est à nos yeux le défaut de moyens internes propres de sécurisation et ses conséquences : la nécessité de se cramponner à une réalité perceptive externe ou à une conviction interne.

Comme pour toutes les personnes très insécures, leur équilibre émotionnel et leur image d'elles-mêmes sont massivement « environnement-dépendants ». Il en résulte une grande sensibilité au contexte environnemental, et à toutes les informations sensorielles qui s'en dégagent. Cette sensibilité à l'atmosphère relationnelle les rend particulièrement vulnérables à toute déception. Et celle-ci sera d'autant plus grande que l'attente était forte et l'idéalisation importante. Mais sans attente et sans une certaine idéalisation, la relation et la mobilisation qu'elle seule peut induire risque de ne pas se produire.

Comment dénouer le piège et ouvrir le lien ? C'est à ce double défi que sont confrontés les thérapeutes de ces patientes. Comment les aider à retrouver une motivation à prendre soin d'elles et à accepter de s'ouvrir au plaisir ? Comment rendre tolérable cette motivation et éviter qu'elle ne soit perçue comme un facteur de déséquilibre interne, une perte de la sécurité narcissique que leur procure la conduite anorexique et un pouvoir sur elles donné à l'objet qui les motive. Abandonner les convictions qui nourrissent leur conduite anorexique, c'est du même ordre que lâcher la main de sa mère pour l'enfant qui a peur. À quoi s'ajoutent avec la prolongation de la conduite anorexique les bénéfices narcissiques et identitaires d'un état qui les assure d'être vues, de susciter le regard et les préoccupations des autres, et de trouver une identité qui les conforte dans leur différence et dans leur pouvoir de résister aux sollicitations et au pouvoir des autres.

Comment sortir de l'impasse ?

À un paradoxe, il faut parfois savoir répondre par un autre paradoxe. Parce que ce dont ont besoin ces patientes est aussi ce qui les menace, il faut savoir leur prescrire et parfois leur imposer ce qu'elles n'oseraient pas se permettre d'acquérir ni même de montrer qu'elles le désirent. À cette contrainte interne à la privation il faut savoir opposer une contrainte externe porteuse de liberté potentielle. Mais à condition d'éviter la confrontation en miroir dans l'emprise réciproque.

Il faut pour cela pouvoir sortir d'un face-à-face dangereux. C'est le rôle du dispositif de soin dont la thérapie bifocale est une des facettes ainsi que la reprise d'un lien de plaisir avec les pairs loin du regard parental trop aliénant parce que ressenti comme trop nécessaire et trop chargé d'anxiété. C'est toute la question des modalités du traitement qui est ainsi posée, de la place respective de l'attention portée au comportement alimentaire et aux approches psychothérapiques individuelles et familiales comme celle accordée au passé et à l'actuel. Poids de l'actualité du comportement anorexique ou boulimique avec ses effets réorganisateurs sur la personnalité, les liens avec l'entourage, l'image de soi et même l'identité. Sa prolongation favorise son autorenforcement. Mais aussi poids de la détresse sous-jacente des patientes qui alimente leur attachement à leurs convictions déréelles et aux troubles du comportement qu'elles induisent. Quels que puissent être les facteurs, souvent multiples, à l'origine de cette détresse, son ampleur appelle une réponse immédiate et actuelle. Les troubles du comportement qu'elle induit ont valeur de demande, avant tout par leur caractère contraignant et le danger qu'ils représentent. Il va falloir que ceux qui sont censés prendre soin d'elles et être les garants de la satisfaction, non pas de leurs désirs apparents, mais de leurs besoins les plus fondamentaux, acceptent la tâche paradoxale d'imposer des limites à ces comportements destructeurs et de susciter une confiance suffisante pour que les patientes trouvent la motivation pour les abandonner et s'ouvrir à un nouveau mode d'être et d'échange avec les autres mais aussi en miroir avec elles-mêmes.

19.2 Épidémiologie des troubles des conduites alimentaires (TCA)

N. Godart, L. Radon

Nous aborderons ici les caractéristiques socio-démographiques, la prévalence, l'incidence et la mortalité des troubles des conduites alimentaires à savoir principalement l'anorexie mentale (AM), la boulimie nerveuse (BN), l'hyperphagie boulimique (HB)[1] ainsi que les données concernant leur évolution. Nous excluons de cette revue les TCA non spécifiés (TCA-NS : troubles présentant certains critères de l'AM ou de la BN) car leur définition hétérogène ne permet pas de les décrire précisément. Cependant ces « formes partielles » représentent plus de la moitié des personnes consultant pour TCA ; elles sont de 2 à 3 fois plus fréquentes que les formes « complètes » et présentent les mêmes complications somatiques et comorbidités que celles-ci [22]. La modification des critères du DSM dans sa version 5 vise à faire disparaître ces TCA-NS en supprimant le critère d'aménorrhée de l'AN, en diminuant la fréquence des crises nécessaire au diagnostic de BN et en créant la catégorie de l'HB.

Nous exposerons successivement les difficultés méthodologiques rencontrées pour évaluer les données épidémiologiques concernant l'AM, la BN, et l'HB, puis nous présenterons une synthèse des données existantes (à partir des méta-analyses et revues les plus récentes complétées par des articles d'actualité), et enfin nous nous focaliserons sur l'influence de la culture sur l'apparition de ces troubles.

Généralités : difficultés méthodologiques

Les études réalisées en population générale utilisent deux types de méthode. Les premières font passer un test de dépistage des TCA avant d'évaluer les individus « à risque » par un entretien direct avec un instrument diagnostique. Les secondes utilisent d'emblée des instruments diagnostiques, notamment des autoquestionnaires, afin de poser les diagnostics. Quelle que soit la méthode, la comparaison des résultats de ces études est difficile. En effet, pour les premières, les échelles de dépistage ou de diagnostic utilisées sont variables, et les auteurs n'utilisent pas les mêmes notes seuils de sévérité. Les secondes utilisent également des instruments différents, et opérationnalisent les critères diagnostiques de manière variable (par ex : seuils de poids variables pour le diagnostic de l'AM, fréquence des crises différente pour celui de la BN). De plus, les études ont utilisé au fil du temps des critères de recherche différents définis soit par les critères de J.P. Feighner ou de G.F.M. Russell, soit par le DSM (DSM-III, DSM-III-R, DSM-IV, DSM-5), ou encore par la CIM-10. Or, ces différents critères définissent des groupes de patients différents contribuant ainsi à faire varier les estimations de prévalence ou d'incidence d'une étude à l'autre, mais aussi à retentir sur la mortalité observée [12]. La boulimie, définie en 1979, n'est apparue dans les classifications du DSM qu'en 1980 dans le DSM-III et n'a été définie avec un critère de fréquence des crises qu'à partir du DSM-III-R. En ce qui concerne l'AM, la définition du critère de seuil de poids n'a cessé d'évoluer au fil du temps, et le critère d'aménorrhée a disparu dans le DSM-5.

Concernant les TCA-NS, les études rapportent des prévalences ponctuelles, annuelles ou sur vie entière qui ne sont pas comparables. De même, les incidences concernent des populations variées (en soins primaires, secondaires ou tertiaires) et sont de ce fait non comparables [22].

De plus, les populations étudiées constituent rarement un échantillon représentatif de la population générale : il s'agit en effet soit d'étudiants, soit de patients recrutés chez les médecins généralistes ou hospitalisés dans des services spécialisés, ou bien encore des cas issus de registres de jumeaux biaisant ainsi les résultats.

1 Nous gardons dans ce chapitre le terme « hyperphagie boulimique » du DSM-IV/DSM-IV-R, et non le terme « accès hyperphagiques » du DSM-5, car la majorité des études ont utilisé ces appellations et leurs critères.

Nous ne disposons actuellement que de relativement peu de données épidémiologiques sur les TCA portant le plus souvent sur de petits échantillons de patientes. Par conséquent, il est difficile d'apprécier les modifications d'incidence et de prévalence, pourtant souvent alléguées.

Épidémiologie

Prévalence

Les TCA concernent davantage le sexe féminin. Le risque relatif de l'AM est d'un homme pour plus de 10 femmes. La fréquence de la boulimie chez les hommes semble quant à elle plus importante, le *sex ratio* variant de 1/8 à 1/3 [22].

Dans les études les plus récentes, la prévalence vie entière de l'AM, selon le DSM-IV, varie dans des échantillons adultes (de plus de 18 ans) entre 0,9 et 2,2 % [12] pour les femmes et entre 0,16 et 0,3 % pour les hommes [21]. Les prévalences les plus élevées sont observées dans les études de jumeaux, probablement du fait de facteurs périnataux. Par ailleurs, l'âge des populations étudiées influe sur les prévalences : plus les populations sont jeunes moins la prévalence est élevée. Chez les adolescents américains entre 13 et 18 ans, la prévalence sur la vie de l'AM a été évaluée à 0,3 % chez les filles comme chez les garçons [24] contre respectivement 1,2 % et 0,03 % chez les 12–17 ans en France [4]. La moitié des cas d'AM observés en population générale apparaissent avant 18 ans et l'incidence augmente chaque année de vie entre 12 et 17 ans [4]. La puberté est une période de risque importante dans le développement d'une AM [15]. La suppression du critère d'aménorrhée dans les études vient majorer ces fréquences (augmentation d'un facteur 1 à 3).

Concernant la boulimie, sa prévalence sur la vie entière est estimée en population générale, selon les critères du DSM-IV, autour de 1–1,7 % [8, 24] et de 0,1–0,5 % pour les hommes [21]. Ces fréquences augmentent d'environ 1/3 dans les études ayant baissé le critère de fréquence des crises à une fois par semaine comme préconisé dans le DSM-5 [22]. Chez les adolescents américains entre 13 et 18 ans la fréquence de la BN au cours de la vie varie entre 1,3 % pour les filles et 0,5 % pour les garçons. En France, l'étude Sud Haute-Marne de M. Flament retrouvait une prévalence de la boulimie de 1,1 % chez les jeunes femmes et de 0,2 % chez les garçons âgés entre 11 et 19 ans [5].

La prévalence vie entière de l'hyperphagie boulimique est comprise quant à elle entre 1,9 et 3,5 % chez les femmes et entre 0,3 et 2 % chez les hommes. Elle affecte 2,3 % des adolescentes et 0,8 % des adolescents entre 13 et 18 ans. Elle constitue un facteur de risque d'obésité [22].

Incidence

En 2003, H.W. Hoek a réalisé une revue des études d'incidence de l'AM [7]. La plus ancienne datait de 1931 et la plus récente de 1995. L'incidence variait de 0,1 à 12 pour 100 000 habitants/an. La disparité importante de ces résultats est liée aux échantillons considérés (sujets consultant à l'hôpital, toutes spécialités confondues, ou consultant en cabinets de médecins généralistes, ou encore enquêtes dans des échantillons de population générale, ex : lycéennes, registres de jumeaux). L'incidence était faible en médecine générale ou en médecine de ville spécialisée (toutes spécialités confondues) : ainsi a été retrouvée en population clinique (médecine de ville), une incidence globale de l'AM de 8,3 pour 100 000 habitants/an entre 1935 et 1989, à Rochester. L'incidence en médecine générale en Grande-Bretagne a été estimée entre 4,2 à 4,7 entre 1994 et 2000, l'incidence la plus élevée se situant entre 15 et 19 ans (40 % des cas détectés). Par ailleurs, les cas d'AM avant 13 ans existent mais sont très rares : on recense 1,1 à 2,6 cas pour 100 000 patients en soins pédiatriques dans des études menées au Royaume-Uni, aux États Unis ou en Australie [22]. De même, l'apparition de l'AM après 45 ans est rare [22].

Dans sa revue de la littérature, H.W. Hoek en 2003 estime que si l'incidence de l'AM est faible en soins primaires, son estimation est plus élevée en population générale (15,7 pour 100 000 chez les 10–24 ans) [8]. Une étude récente a même montré que l'incidence est bien plus élevée en population générale féminine, de l'ordre de 270 pour 100 000 personnes/an entre 15 et 19 ans [14] ; ceci reflète les filtres d'accès aux soins [22]. Toutefois, plus de la moitié des sujets repérés dans les études en population générale n'a pas été détectée [7, 8, 14]. L'incidence en population masculine demeure quant à elle peu étudiée.

Les données sont assez rares concernant l'incidence de la BN en population générale. Une étude l'estime à 200 pour 100 000 personnes/an avec un pic d'incidence entre 16 et 20 ans [13].

En soins primaires, l'incidence de la boulimie varie dans trois études entre 6,6 et 12,2 pour 100 000 habitants/an [22]. La plus grande incidence était observée dans la tranche 10–19 ans (40 pour 100 000 habitants/an). En soins primaires, en Hollande, l'incidence de la boulimie était environ 2,5 fois plus importante en zone urbaine qu'en zone rurale, et 5 fois plus importante dans les grandes villes. Seuls 6 % des sujets souffrant de boulimie en population générale consulteraient en psychiatrie et le double en médecine générale [8]. Il n'existe pas de données pour l'HB.

Évolution de l'incidence au cours du temps

L'augmentation de l'incidence de l'AM est un sujet de polémique. Il faut préciser que ce débat s'appuie le plus souvent sur des études réalisées en population clinique, c'est-à-dire sur les cas soignés et/ou diagnostiqués. La fréquence observée évolue en fonction des capacités de dépistage des soignants et de la demande de soins qui varie en fonction de l'époque considérée (médiatisation récente des TCA) ; mais aussi en fonction des critères diagnostiques utilisés, des techniques d'enregistrement des cas, des variations démographiques des populations, des méthodes de détection utilisées, et des pays considérés [7, 8]. Ainsi, selon certains, l'incidence de l'AM a augmenté en Europe dans la population clinique depuis les années 1950 jusque dans les années 1970 et s'est ensuite stabilisée [8]. De même, la fréquence de l'anorexie mentale sévère nécessitant une hospitalisation a augmenté durant les années 1960–1970 en Suisse avant de se stabiliser ensuite autour de 1,2 pour 100 000 habitants. En revanche, cette incidence a augmenté aux États-Unis entre 1935 et 1989 pour les femmes âgées de 15 à 24 ans suivies pour AM à la Mayo Clinic (étude unicentrique) [8].

En ce qui concerne la boulimie, on observe une augmentation considérable de son incidence en soins primaires au Royaume-Uni dans les années 1990, puis une diminution qui concerne la tranche des 20–39 ans et non celle des 10–19 ans pour laquelle l'incidence est restée stable [8]. Les auteurs pensent que ces variations pourraient être artificielles. En effet, l'augmentation de l'incidence est possiblement liée à la détection de cette nouvelle entité (décrite pour la première fois en 1979 et incluse dans le DSM-III en 1980) et à l'effet « Princesse Diana » (qui avait révélé dans la presse « être boulimique »), ce qui a été à l'origine d'un effet de mode chez les médecins et d'un accès aux soins plus facile par les patientes. Cet effet se serait peu à peu estompé. La baisse d'incidence refléterait aussi une baisse des consultations auprès des généralistes due à ce phénomène et peut-être aussi par le développement de très nombreux nouveaux moyens de se faire aider (sites Internet). Les patients ne passeraient donc plus forcément par le médecin généraliste. Cependant cette baisse a été aussi constatée sur une autre période, aux États-Unis entre 1982 et 2002 dans un échantillon d'étudiants au collège (incidence de 4,2 en 1982, 1,3 en 1992 et 1,7 en 2002).

La classe d'âge ayant le plus fréquemment recours aux soins primaires pour une BN semble avoir évolué entre les années 1980 et 1990 des 25–29 ans aux 15–24 ans aux Pays Bas [22].

Troubles des conduites alimentaires autres qu'anorexie et boulimie

La prévalence et l'incidence de l'hyperphagie boulimique sont moins bien connues. L'HB est rare chez les adolescents et préadolescents (0,2 % entre 10 et 18 ans) et varie chez les adultes entre 1 et 4,5 % en fonction de la définition choisie [8]. L'HB semble plus fréquente chez les femmes que chez les hommes (3,5 *versus* 2 %), et si elle est fréquemment associée à l'obésité, elle semble avoir une agrégation familiale indépendamment de l'obésité [10]. Elle pourrait être également plus fréquente en population noire américaine et chez les migrants mexicains que chez les Américains blancs [10, 22].

Les formes subsyndromiques des TCA (présence de certains critères) sont beaucoup plus fréquentes que l'AM et la BN et étaient appelées EDNOS (*Eating Disorders Not Otherwhise Specified*) dans le DSM-IV. Ces formes sont présentes chez 60 % des sujets consultants pour un TCA [7]. Ces EDNOS évoluent au cours du temps [25], environ 40 % présentent le diagnostic d'AM ou de BN dans l'année [10], ou les deux années, qui suivent la première consultation. Une méta-analyse de 125 études publiées entre 1987 et 2007 (dont les effectifs étaient : AM = 11,557, BN = 13,682, BED [*Binge Eating Disorder*] = 2707) [20] a conclu que les symptômes alimentaires et la psychopathologie des EDNOS sont similaires à ceux des AM et des BED, et moins importants que ceux des BN. Les sujets présentant tous les critères diagnostiques de l'AM à l'exception de l'aménorrhée ne diffèrent pas de ceux recevant le diagnostic d'AM. De même, ceux présentant tous les critères de la BN et de l'HB, à l'exception de la fréquence des crises, ne se différencient pas respectivement des BN et des HB. De ce fait, les auteurs proposent que les définitions de l'AM, de la BN et de l'HB soient revues afin d'élargir les définitions de ces entités, ce qui a été fait dans le DSM-5 où la catégorie EDNOS est remplacée par celle de « Trouble de l'alimentation ou de l'ingestion d'aliments, non spécifié ».

Évolution, guérison, chronicité

Peu de données sont disponibles en population générale. La durée moyenne d'évolution de l'AM semble plus courte en population générale qu'en population clinique. En effet, elle y varie de 1,7 an [10] à 3 ans [14] en moyenne, tandis que dans les études en population clinique, la durée moyenne d'évolution est rarement inférieure à 4 ans [23], ce qui témoigne probablement d'une sévérité plus importante des cas observés en population clinique.

H.C. Steinhausen a réalisé une synthèse de 119 études longitudinales totalisant 5590 patients [23]. Bien que les études aient beaucoup différé en termes de méthode (taille d'échantillons, peu d'études prospectives, critères diagnostiques variables de ceux de J.P. Feighner et du DSM-IV, durée de suivi variant considérablement de 1 à 29 ans), les conclusions sont fort intéressantes. Ainsi, 47 % des personnes ayant été touchées par l'AM sont guéries, 34 % sont améliorées, 21 % souffrent d'un TCA chronique, 5 % sont décédées. L'amélioration s'avère être plus importante si les principaux symptômes sont considérés isolément : la normalisation du poids a été retrouvée chez 60 % des sujets, le retour des règles chez 57 % et la normalisation du comportement alimentaire chez 47 %. Après 5 ans d'évolution, 66,8 % des sujets ayant souffert d'AM présentent une telle normalisation [14].

Concernant la boulimie, les données sont plus rares. La durée moyenne d'évolution de cette pathologie est bien supérieure à celle de l'AM : elle est de 8,3 ans en population générale. Berkman et al., en 2007, ont recensé 8 cohortes de suivi de patients boulimiques, ayant inclus 80 à 185 patients suivis entre 1 et 12 ans [2]. En général, la symptomatologie alimentaire s'amende, restant néanmoins plus importante qu'en population générale. Après 7 ans de suivi, 73 % des sujets ont été en rémission lors du suivi mais 35 % d'entre eux ont rechuté. Après 12 années de suivi de patients ayant été hospitalisés, 67 % sont guéris sans trouble des conduites alimentaires. Le pourcentage de guérisons dépend de la durée d'abstinence requise pour parler de guérison et de la durée du suivi.

Mortalité

La mortalité de l'AM était estimée, dans une méta-analyse de 41 études de 1966 à 2010 [12], sur 12041 sujets, à 5,2 fois la mortalité observée dans une population générale du même âge (ratio standardisé de mortalité : RSM = 5,2 ; intervalle de confiance à 95 % – IC 95 % : 3,7–7,5). Cette mortalité était d'autant plus importante que les sujets considérés étaient âgés, que la proportion d'hommes était moindre, que le taux de réponse était plus élevé. La mortalité est maximale durant l'année ou les 2 années qui suivent la sortie d'une hospitalisation [9, 22]. Ainsi, en France chez 601 sujets adultes hospitalisés 10 ans auparavant dans un service spécialisé, elle apparaît bien plus importante (RSM = 10,6 ; IC 95 % : 7,6–14,4) [9]. La mortalité semble moins importante chez les sujets soignés avant 20 ans [23]. Il existe néanmoins une surmortalité de l'AM à l'adolescence [6] en comparaison avec la population générale (4,5 *versus* 0,9 %). Cette surmortalité a diminué au cours du temps chez des adolescents hospitalisés en Suède pour AM, ce qui est attribué au développement de centres de soins spécialisés dans ce pays. Les complications somatiques de l'AM devancent le suicide comme principale cause de décès chez les 13–19 ans. Ce risque suicidaire est quasiment 20 fois plus élevé chez les sujets AM que pour la population générale (RSM

= 19,6; IC 95 % : 12,3–31,4) [12]. Une consommation importante d'alcool lors de l'évaluation augmente le risque de mortalité [11].

Pour la boulimie, on a longtemps pensé que la mortalité était faible. Cependant, selon une méta-analyse récente, la mortalité des personnes souffrant de boulimie est environ 2 fois plus importante que celle observée en population générale (RSM = 1,93; IC 95 % : 1,44–2,59) [22]. Peu d'études de mortalité ont été réalisées pour l'HB; aucune surmortalité n'a été observée. Ceci pourrait être expliqué par un manque de recul car 42 % des sujets souffrant d'HB souffrent d'obésité morbide associée donc à un risque majoré de mortalité.

En ce qui concerne les EDNOS, alors qu'ils sont parfois considérés comme des formes moins sévères, leur mortalité semble elle aussi considérable (RSM = 1,92; IC 95 % : 1,46–2,52) [22].

Approche transculturelle

Épidémiologie

Les troubles des conduites alimentaires ont été initialement décrits dans des populations occidentales; on a même parlé de spécificité occidentale. Cependant, depuis quelques années, on recense de nombreuses publications décrivant l'apparition de cas dans des sociétés non occidentales. Des études ont été réalisées, par exemple en Égypte, au Japon [18], avec des taux d'incidence se rapprochant de ceux des pays occidentaux, de même qu' au Maroc [5], en Iran [1], en Asie [19]. Les prévalences sur la vie entière pour l'AM et pour la boulimie sont assez similaires à celles des populations occidentales.

Composante culturelle de l'anorexie et de la boulimie

L'idée que les sociétés occidentales (européennes et américaines) produisent des modèles de vie reposant sur la performance, la maîtrise de ses émotions et une apparence physique « sculptée » est assez couramment admise. Nombre d'auteurs y voient une des explications de la plus forte prévalence des troubles des conduites alimentaires dans ces sociétés. R.D. Mautner a montré sur une population occidentale que l'internalisation des valeurs sociétales est très corrélée à une perturbation de l'image corporelle [17].

Toutefois, des opinions variées existent à ce sujet :

- selon la première hypothèse, les troubles du comportement alimentaire ont un rapport avec le monde occidental et se diffusent avec ce mode de vie dans les populations non occidentales. L'accroissement de ces troubles dans ces pays serait donc lié à une augmentation de l'incidence réelle. L'étude des populations transplantées apporte des arguments dans ce sens : l'anorexie mentale interviendrait chez les non-Occidentaux qui arrivent dans un pays occidental, car la minceur représenterait une valeur d'intégration. Cela a pu être montré par C. Davis dans une étude sur une population de Chinois vivant aux États-Unis [3]. *A contrario*, chez les Amishs, où les populations sont exclues du monde moderne, on ne retrouve pas les anomalies de perception du schéma corporel des autres populations occidentales chez les jeunes femmes [20]. Cela semblerait montrer que les troubles des conduites alimentaires – et surtout les troubles de l'image du corps – seraient liés aux messages véhiculés par les médias (toutefois la méthode de cette enquête est contestable puisque les Amishs n'étaient pas comparés à des témoins);
- selon la deuxième hypothèse, les troubles existent dans toutes les populations mais ont une expression différente selon les cultures. Par exemple, la phobie du gras serait moins prépondérante chez les Asiatiques, alors qu'elle constitue un critère important du DSM-IV. Certains auteurs comme S. Lee pensent qu'il faut revoir les justifications du jeûne et les élargir [16];
- selon la troisième hypothèse, les troubles des conduites alimentaires existent dans toutes les cultures mais on ne les détecterait pas toujours. Ainsi, à l'appui de cette hypothèse, P. Abdollahi et J. Mann ont comparé une population d'Iraniennes de Téhéran, d'Iraniennes peu intégrées à Los Angeles et d'Iraniennes très intégrées [1]. Ils ont, par exemple, recueilli des mesures physiques (l'IMC = indice de masse corporelle et l'IMC idéal) et sociales avec des mesures de l'acculturation et de l'exposition à la culture occidentale comme le nombre d'heures de port de la burka.

Ils en concluent qu'il n'y a pas de différence significative concernant les symptômes des troubles des conduites alimentaires ou d'insatisfaction corporelle entre les Iraniennes de Téhéran et celles de Los Angeles. On retrouve d'ailleurs plus d'insatisfaction corporelle, de volonté de garder l'estomac vide chez les Iraniennes de Téhéran. Les Iraniennes les plus intégrées de Los Angeles n'ont pas non plus de différence de symptômes par rapport aux Iraniennes de Los Angeles les moins intégrées [1].

Conclusion

L'épidémiologie des troubles des conduites alimentaires reste assez mal connue. Les chiffres de prévalence, d'incidence et de mortalité varient en fonction des critères de diagnostic retenus, de la population étudiée et des pays considérés. En fait, ces troubles s'inscrivent chez l'individu et dans la société de manière très subtile, tant par les symboles qui y sont associés, que par leur mode d'expression propre. On retiendra que l'émergence des troubles des conduites alimentaires dans les pays occidentaux tend à se stabiliser, alors que l'on voit apparaître ces pathologies dans des pays que l'on croyait « protégés ». La question reste posée de savoir si cela est dû à une diffusion mondiale du modèle occidental ou à un meilleur dépistage de ces situations, dans des pays où les problèmes de santé publique n'en faisaient pas jusqu'à maintenant une priorité.

Références

[1] Abdollahi P, Mann T. Eating disorder symptoms and body image concerns in Iran : Comparisons between Iranian women in Iran and in America. Int J Eat Disord 2001 ; 30 : 259-68.

[2] Berkman ND, Lohr KN, Bulik CM. Outcomes of eating disorders : A systematic review of the literature. Int J Eat Disord 2007 ; 40 : 293-309.

[3] Davis C, Katzman MA. Perfection as acculturation : Psychological correlates of eating problems in Chinese male and female students living in the United States. Int J Eat Disord 1999 ; 25 : 65-70.

[4] Godart NT, Legleye S, Huas C, Coté SM, Choquet M, Falissard B, et al. Epidemiology of anorexia nervosa in a French community-based sample of 39,542 adolescents. Open Journal of Epidemiology 2013 ; 3 : 53-61.

[5] Flament M, Jeammet P. La boulimie : Réalités et perspectives. Paris : Masson ; 1999.

[6] Hjern A, Lindberg L, Lindblad F. 2006 Outcome and prognostic factors for adolescent female in-patients with anorexia nervosa : 9- to 14-year follow-up. Br J Psychiatry 2006 ; 189 : 428-32.

[7] Hoek HW. Incidence, prevalence and mortality of anorexia nervosa and other eating disorders. Curr Opin Psychiatry 2006 ; 19 : 389-94.

[8] Hoek HW, van Hoeken D. Review of the prevalence and incidence of eating disorders. Int J Eat Disord 2003 ; 34 : 383-96.

[9] Huas C, Caille A, Godart N, et al. Factors predictive of ten-year mortality in severe anorexia nervosa patients. Acta Psychiatr Scand 2011 ; 123 : 62-70.

[10] Hudson JI, Lalonde JK, Berry JM, et al. Binge-eating disorder as a distinct familial phenotype in obese individuals. Arch Gen Psychiatry 2006 ; 63 : 313-9.

[11] Keel PK, Dorer DJ, Eddy KT, et al. Predictors of mortality in eating disorders. Arch Gen Psychiatry 2003 ; 60 : 179-83.

[12] Keshaviah A, Edkins K, Hastings ER, Krishna M, Franko DL, Herzog DB, et al. Re-examining premature mortality in anorexia nervosa : A meta-analysis redux. Compr Psychiatry 2014 ; 55 : 1773-84.

[13] Keski-Rahkonen A, Hoek HW, Linna MS, et al. Incidence and outcomes of bulimia nervosa : A nationwide population-based study. Psychol Med 2009 ; 39 : 823-31.

[14] Keski-Rahkonen A, Hoek HW, Susser ES, et al. Epidemiology and course of anorexia nervosa in the community. Am J Psychiatry 2007 ; 164 : 1259-65.

[15] Klump KL. Puberty as a critical risk period for eating disorders : A review of human and animal studies. Horm Behav 2013 ; 64 : 399-410.

[16] Lee S, Lee AM, Ngai E, et al. Rationales for Food Refusal in Chinese Patients with Anorexia Nervosa. Int J Eat Disord 2001 ; 29 : 224-9.

[17] Mautner RD, Owen SV, Furnham A. Cross-cultural explanations of body image disturbance in Western cultural samples. Int J Eat Disord 2000 ; 28 : 165-72.

[18] Pike KM, Borovoy A. The rise of eating disorders in Japan : Issues of culture and limitations of the model of "westernization". Cult Med Psychiatry 2004 ; 28 : 493-531.

[19] Pike KM, Hoek HW, Dunne PE. Cultural trends and eating disorders. Curr Opin Psychiatry 2014 ; 27 : 436-42.

[20] Platte P, Zelten JF, Stunkard AJ. Body image in the old order Amish : A people separate from "the world". Int J Eat Disord 2000 ; 28 : 408-14.

[21] Raevuori A, Keski-Rahkonen A, Hoek HW. A review of eating disorders in males. Curr Opin Psychiatry 2014 ; 27 : 426-30.

[22] Smink FR, van Hoeken D, Hoek HW. Epidemiology, course, and outcome of eating disorders. Curr Opin Psychiatry 2013 ; 26 : 543-8.
[23] Steinhausen HC. The outcome of anorexia nervosa in the 20th century. Am J Psychiatry 2002; 159 : 1284-93.
[24] Swanson SA, Crow SJ, Le Grange D, et al. Prevalence and correlates of eating disorders in adolescents. Results from the national comorbidity survey replication adolescent supplement. Arch Gen Psychiatry 2011 ; 68 : 714-23.
[25] Thomas JJ, Vartanian LR, Brownell KD. The relationship between eating disorder not otherwise specified (EDNOS) and officially recognized eating disorders : Meta-analysis and implications for DSM. Psychol Bull 2009 ; 135 : 407-33.

19.3 Clinique des troubles des conduites alimentaires

C. Foulon

Les troubles du comportement alimentaire se définissent comme des perturbations importantes et durables de la prise alimentaire, le plus souvent en association avec d'autres comportements pathologiques. Les limites entre comportement normal et pathologique se font, en tenant compte du relativisme culturel, sur le degré de perturbation des conduites, leurs conséquences sur le plan somatique, l'altération de l'état psychologique, l'altération des relations sociales. Il existe donc des formes mineures, majeures ou intermédiaires de ces troubles. Les causes des désordres du comportement alimentaire sont encore largement méconnues [12, 13,]. Différents facteurs seraient impliqués. L'anorexie est vue par les cliniciens comme « une des plus frustrantes et des plus récalcitrantes formes de psychopathologie » [2, 3, 9] qui, de surcroît, engage le pronostic vital.

Anorexie

Historique et critères diagnostiques (DSM-5)

Les premières descriptions cliniques de l'anorexie semblent remonter au XIe siècle avec Avicenne, puis au XIVe siècle avec Ste Catherine de Sienne décrite par G. Raimbaut et C. Eliacheff [7] dans *Figures de l'anorexie* comme une anorexique typique ne s'alimentant que très peu, infligeant des souffrances à son corps dans un désir d'ascèse et de négation du corps. Richard Morton (1694) est généralement reconnu comme l'auteur de la première description de ce qu'il a appelé « la consomption nerveuse ». Mais la véritable individualisation de l'anorexie telle que nous la connaissons aujourd'hui a été faite par deux auteurs à la fin du XIXe siècle, un Français, E.C. Lasègue en 1873 et un Anglais, W. Gull en 1874 qui décrivent chez des jeunes filles ou jeunes femmes un refus volontaire de s'alimenter avec amaigrissement et aménorrhée. D'après C. Eliacheff et G. Raimbaut, ce type de tableau clinique a été retrouvé chez l'impératrice Sissi et la philosophe Simone Weil.

Ces jeunes femmes décrivaient un désir de maigrir, cherchaient à contrôler leur poids et leur apparence physique pour certaines ; d'autres, comme Ste Catherine, vivaient dans une sorte d'ascèse avec jeûne et hyperactivité. Dans les dernières décennies les descriptions cliniques se sont affinées mais les symptômes principaux sont toujours : l'amaigrissement, les restrictions alimentaires, les troubles de la perception corporelle, l'hyperactivité physique et la non-reconnaissance du trouble. À la suite des travaux de C. Huchard en 1883, le terme d'anorexie mentale s'impose en France, et celui d'*anorexia nervosa* dans les pays anglo-saxons.

Ces troubles ont souvent été rattachés à l'hystérie.

Les critères de diagnostic les plus utilisés pour l'anorexie mentale sont ceux du DSM-5 (dans le chapitre intitulé « Troubles des conduites alimentaires et de l'ingestion d'aliments », encadré 19.1) mais l'expression clinique de ces troubles dépasse ce cadre critériologique [1]. À noter que le critère d'aménorrhée a été supprimé pour l'anorexie mentale dans le DSM-5 [1].

ENCADRÉ 19.1

Critères diagnostiques de l'anorexie mentale selon le DSM-5

A. Restriction des apports énergétiques par rapport aux besoins conduisant à un poids significativement bas compte tenu de l'âge, du sexe, du stade de développement et de la santé physique. Est considéré comme *significativement bas* un poids inférieur à la norme minimale ou, pour les enfants et les adolescents, inférieur au poids minimal attendu.

B. Peur intense de prendre du poids ou de devenir gros, ou comportement persistant interférant avec la prise de poids, alors que le poids est significativement bas.

C. Altération de la perception du poids ou de la forme de son propre corps, influence excessive du poids ou de la forme corporelle sur l'estime de soi, ou manque de reconnaissance persistant de la gravité de la maigreur actuelle.

Note de codage : Le code CIM-9-MC pour l'anorexie mentale est ***307.1***, quel que soit le sous-type. Le code CIM-10-MC dépend du sous-type (voir ci-dessous).

Spécifier le type :

(F50.01) Type restrictif : Pendant les 3 derniers mois, la personne n'a pas présenté d'accès récurrents d'hyperphagie (crises de gloutonnerie) ni recouru à des vomissements provoqués ou à des comportements purgatifs (c.-à-d. laxatifs, diurétiques, lavements). Ce sous-type décrit des situations où la perte de poids est essentiellement obtenue par le régime, le jeûne et/ou l'exercice physique excessif.

(F50.02) Type accès hyperphagiques/purgatif : Pendant les 3 derniers mois, la personne a présenté des accès récurrents de gloutonnerie et/ou a recouru à des vomissements provoqués ou à des comportements purgatifs (c.-à-d. laxatifs, diurétiques, lavements).

Spécifier si :

En rémission partielle : Après avoir précédemment rempli tous les critères de l'anorexie mentale, le critère A (poids corporel bas) n'est plus rempli depuis une période prolongée mais le critère B (peur intense de prendre du poids ou de devenir gros, ou comportement interférant avec la prise de poids) ou le critère C (altération de la perception du poids ou de la forme de son propre corps) est toujours présent.

En rémission complète : Alors que tous les critères de l'anorexie mentale ont été précédemment remplis, aucun n'est plus rempli depuis une période prolongée.

Spécifier la sévérité actuelle :

Le seuil de sévérité, chez les adultes, est établi à partir de l'indice de masse corporelle (IMC) actuel (voir ci-dessous) ou, pour les enfants et les adolescents, à partir du percentile de l'IMC. Les degrés ci-dessous sont dérivés des catégories de maigreur de l'OMS pour les adultes; pour les enfants et les adolescents, il faut utiliser les percentiles de l'IMC. Le degré de sévérité peut être majoré afin de refléter les symptômes cliniques, le degré d'incapacité fonctionnelle et la nécessité de prise en charge.

Léger : IMC ≥ 17 kg/m^2

Moyen : IMC 16–16,99 kg/m^2

Grave : IMC 15–15,99 kg/m^2

Extrême : IMC < 15 kg/m^2

Tableau clinique

Troubles restrictifs

L'anorexie mentale est un trouble multifactoriel qui se caractérise par une gravité potentielle avec risque de décès et de complications somatiques et psychiques.

Le repérage de l'anorexie mérite d'être précoce et ciblé sur des populations à risque (adolescentes, sportifs, mannequins, danseurs, etc.). Ce trouble touche essentiellement les jeunes filles, plus rarement les garçons. Il débute habituellement à la période de l'adolescence, entre 12 et 18 ans, au moment où apparaissent les transformations corporelles de la puberté. Le mode d'entrée dans la maladie peut se faire sous la forme de régime, de restrictions ou de grignotages entraînant un léger surpoids. Il y a un continuum entre les formes restrictives et boulimiques des troubles des conduites alimentaires. On assiste à la survenue progressive de restrictions alimentaires quantitatives et qualitatives; il s'agit de restrictions sélectives. Les évitements portent dans un premier temps sur les aliments gras [4] et sucrés puis sur les viandes, les féculents. L'alimentation se réduit considérablement, les quantités ingérées sont de plus en plus faibles et il ne reste que les fruits, les légumes sans assaisonnement et les laitages [10, 11]. D'autres anomalies du comportement peuvent être observées : tris alimentaires, réduction de la taille des bouchées, manipulation et découpage de la nourriture, lenteur excessive des repas, voire d'autres « rituels » alimentaires. Les patients peuvent se peser plusieurs fois par jour.

La perte de poids confère une réassurance, la prise de poids est vue comme une défaillance qui entraîne des mesures autopunitives (exposition au froid, augmentation de l'exercice physique). Plus le trouble progresse, plus les règles que les patients s'imposent deviennent inflexibles. Un végétarisme peut être déclaré pour justifier une substitution progressive par des aliments moins énergétiques. La conséquence directe de ces comportements de restriction est un amaigrissement qui peut parfois être très important et entraîner un état de dénutrition très grave. Une autre caractéristique concerne la perception corporelle de ces sujets qui se voient gros alors qu'ils sont trop maigres.

L'aménorrhée constituait un des critères clé du diagnostic ; elle est définie par l'absence de survenue spontanée des règles, de façon primaire ou secondaire, elle peut être masquée par la prise de traitement œstroprogestatif prescrit soit à visée contraceptive, soit pour obtenir artificiellement un cycle, soit pour traiter une ostéoporose. Ce critère a disparu dans les nouvelles classifications.

Stratégies de contrôle du poids

En dehors des restrictions alimentaires, les patients adoptent des stratégies destinées à éviter la prise de poids ou à entraîner une perte de poids.

La stratégie la plus fréquente est le vomissement provoqué, par des manœuvres destinées à entraîner un réflexe nauséeux. Ces vomissements provoqués peuvent devenir au bout de quelques mois quasi spontanés, déclenchés par une simple flexion du haut du corps vers l'avant.

Une consommation de laxatifs ou de diurétiques est fréquente :

- la prise chronique de laxatifs est à l'origine de troubles fonctionnels digestifs, d'hypokaliémie et de mélanose colique ;
- la prise de diurétiques entraîne une perte de poids liée à la perte d'eau et des troubles ioniques avec insuffisance rénale fonctionnelle.

La prise de coupe-faim est moins fréquente depuis le retrait du marché des amphétamines mais le détournement de certains produits utilisés dans le traitement de l'obésité peut se rencontrer.

D'autres troubles du comportement sont fréquemment associés :

- le mérycisme, considéré autrefois comme une conduite survenant exclusivement chez des enfants hospitalisés, des retardés mentaux et chez certains psychotiques, surviendrait dans 20 à 30 % des troubles alimentaires restrictifs ou boulimiques. Il est considéré soit comme un comportement hédonique mais vécu de façon honteuse, soit comme une stratégie de contrôle du poids car le bol remâché finit par être craché ;
- la potomanie ou besoin permanent d'ingérer de grandes quantités de liquide se rencontre dans certains cas de troubles alimentaires en dehors d'un diabète insipide ou d'une hyposialorrhée. Cette prise excessive de boissons non alcoolisées (eau en général), souvent décrite comme compulsive, se rencontre dans deux cadres différents, chez des anorexiques pour, disent-elles, « purifier l'organisme », « éliminer les calories », mais aussi pour rechercher un bien-être à faire couler de l'eau à l'intérieur du corps ; ce comportement, lorsque l'ingestion est supérieure à 10 L/jour, peut être à l'origine d'une hyponatrémie avec risque de convulsions et de coma. Le traitement de ces potomanies rebelles est assez décevant et ne peut être dissocié de celui du trouble alimentaire ;
- l'hyperactivité physique, qui est un comportement très amplifié par la dénutrition, n'est pas totalement élucidée. Il peut s'agir de pratique sportive excessive, de marche ou d'autres activités physiques qui ont comme but apparent d'augmenter le catabolisme. Le maintien d'une posture rigide, les contractions isotoniques et la station debout excessive sont connus par les patients anorexiques. Il s'agit d'un comportement fréquemment retrouvé chez les patients anorexiques restrictifs.

Distorsions cognitives

Un des plus remarquables changements perceptuels dans l'anorexie est la distorsion de l'image du corps. Les sujets cachectiques peuvent être persuadés qu'ils sont actuellement trop gros. Cela peut évoquer une idée délirante bien que les autres perceptions soient intactes. La plupart des patients décrivent un envahissement et des préoccupations excessives en ce qui concerne le poids et l'alimentation. Sont également mises en évidence des croyances erronées relatives au fonctionnement digestif ou aux aliments « si je mange une cuillerée de riz le gras va s'accumuler sur les hanches ou les fesses». Des anomalies neuropsychologiques ont été identifiées chez les anorexiques dans le domaine de la mémoire, de l'attention, de la concentration. Ces anomalies fonctionnelles s'associent à des anomalies de la structure cérébrale (élargissement des ventricules et atrophie frontale).

Les sujets évitent certaines catégories d'aliments qu'ils jugent trop gras ou trop sucrés (aliments gras, sucrés, féculents, charcuteries), en fait trop caloriques [5].

Les raisons invoquées pour ces évitements sont en relation directe avec le désir de perdre du poids ou de ne pas en prendre mais on retrouve aussi des croyances et des distorsions cognitives relatives aux propriétés de ces aliments. Ils sont considérés parfois comme nocifs pour l'organisme, non digestibles.

Leur consistance évoque parfois le gras et les patients ont l'impression que ce gras, réel ou supposé, va tapisser la cavité buccale et pénétrer directement dans l'organisme puis se stocker.

Le modèle étiopathogénique cognitif des troubles alimentaires voit dans la présence d'idées erronées concernant les aliments, les formes corporelles et le poids avec des caractéristiques individuelles telles que perfectionnisme, ascétisme, des difficultés dans la régulation des affects avec un idéal socioculturel de l'apparence féminine des éléments à l'origine de l'anorexie mentale.

Aspects somatiques et nutritionnels

Les signes cliniques de dénutrition incluent une amyotrophie, un lanugo, des œdèmes des membres inférieurs, une bradycardie, une hypothermie, une hypotension.

La mesure du statut pondéral se fait chez l'adulte en utilisant l'indice de Quételet ou indice de masse corporelle (IMC), ou *Body Mass Index*, BMI = P/T^2 (poids en kg divisé par la taille en m au carré).

Il se situe normalement entre 20 et 25 kg/m^2. Il permet d'avoir une idée de la perte de masse corporelle et, par-là, de l'état de dénutrition. Un BMI inférieur à 14 kg/m^2 est déjà le signe d'un mauvais état nutritionnel. D'autres signes cliniques doivent alerter sur la gravité de la dénutrition : les œdèmes des membres inférieurs, l'amyotrophie, la réapparition du lanugo, l'acrocyanose et les troubles des phanères. À ceux-ci s'associent des signes biologiques de dénutrition ; à plus long terme une ostéoporose et des troubles de la fertilité.

Examens complémentaires

Le bilan à pratiquer en cas d'anorexie mentale inclut un ionogramme sanguin à la recherche d'une hypokaliémie (vomissements, laxatifs, diurétiques), un bilan hépatique à la recherche d'une cytolyse qui signe la gravité de la dénutrition, un taux de prothrombine, une numération formule sanguine pour rechercher une anémie, une leucopénie, un dosage des protéines de la nutrition, un électrocardiogramme, une mesure de la composition corporelle et une ostéodensitométrie à la recherche d'une ostéoporose, complication très fréquente des états de dénutrition et qui s'observe aussi chez des patientes boulimiques.

Complications

Les troubles digestifs sont fréquents : brûlures œsophagiennes, retard à la vidange gastrique, érosions dentaires, hypertrophie des glandes salivaires, etc.

Certaines sont plus graves tels : la dégénérescence gélatineuse de la moelle avec pancytopénie (probablement d'origine carentielle), les problèmes de fertilité, et les malformations fœtales.

Anorexie chez l'homme

Sa fréquence est de l'ordre de 10 % des cas d'anorexie. Le tableau clinique est comparable à celui de la fille ; les hommes anorexiques recherchant un corps très musclé alors que les filles recherchent plutôt l'absence de graisse. La structure psychopathologique fréquemment rencontrée est de type narcissique. Il existe des troubles de l'identité sexuelle.

Anorexie prépubère

Elle survient chez des enfants avant la puberté, se rencontre avec un ratio entre garçons et filles supérieur aux cas péripubertaires, a les mêmes caractéristiques cliniques que la forme de l'adolescente (peur de grossir, hyperactivité, etc.) et peut être à l'origine d'un retard staturopondéral et d'une aménorrhée primaire chez la fille.

Anorexie atypique

Ce sont des formes *a minima* qui ne remplissent pas tous les critères de diagnostic, par exemple BMI supérieur à 17,5 kg/m^2, mais comportent des désordres alimentaires avec évitements, sélection des aliments, restrictions permanentes quantitatives et préoccupations excessives concernant le poids et les formes corporelles. On les rencontre également dans des professions qui imposent des critères de poids ou de formes corporelles (danseurs, mannequins, jockeys, etc.).

Évolution et pronostic

Si le début des troubles se situe classiquement à l'adolescence, la tendance observée ces dernières années va dans le sens d'une apparition plus précoce, dès 11–12 ans. Les formes prépubères ont une sémiologie superposable à celle des formes débutant à l'adolescence mais leurs conséquences sur le développement staturo-pondéral sont importantes avec risque accru d'ostéoporose. Il existe également des formes à début plus tardif, après 20 ans. Les symptômes alimentaires peuvent évoluer chez un même sujet avec alternance de phases restrictives et de phases boulimiques. Le début effectif des troubles est parfois difficile à préciser. Le potentiel de chronicité du trouble est observé dans plus d'un tiers des cas. La durée moyenne d'évolution du trouble dans une population hospitalisée en psychiatrie adulte est de l'ordre de 8 à 10 ans au moment des soins. La mortalité est importante (*cf.* chapitre 19.4).

Des recommandations officielles pour la prise en charge de l'anorexie mentale ont été publiées par l'HAS en 2010 [6] (*cf.* Conduites à tenir VIII).

Boulimie

Historique et critères diagnostiques (DSM-5)

Elle a été décrite par G.F.M. Russell en 1979 [8], il est probable que ces conduites d'ingestion alimentaires importantes, impulsives et non contrôlables, existaient auparavant. Les critères diagnostiques de la boulimie les plus utilisés sont ceux du DSM-5 (encadré 19.2) [1].

ENCADRÉ 19.2

Critères diagnostiques de la boulimie selon le DSM-5

A. Survenue récurrente d'accès hyperphagiques (crises de gloutonnerie) (*binge-eating*). Un accès hyperphagique répond aux deux caractéristiques suivantes :

1. Absorption, en une période de temps limitée (p. ex. moins de 2 heures), d'une quantité de nourriture largement supérieure à ce que la plupart des gens absorberaient en une période de temps similaire et dans les mêmes circonstances.
2. Sentiment d'une perte de contrôle sur le comportement alimentaire pendant la crise (p. ex. sentiment de ne pas pouvoir s'arrêter de manger, ou de ne pas pouvoir contrôler ce que l'on mange, ou la quantité que l'on mange).

B. Comportements compensatoires inappropriés et récurrents visant à prévenir la prise de poids, tels que : vomissements provoqués; emploi abusif de laxatifs, diurétiques ou autres médicaments; jeûne; exercice physique excessif.

C. Les accès hyperphagiques (de gloutonnerie) et les comportements compensatoires inappropriés surviennent tous les deux, en moyenne, au moins une fois par semaine pendant 3 mois.

D. L'estime de soi est influencée de manière excessive par le poids et la forme corporelle.

E. Le trouble ne survient pas exclusivement pendant des épisodes d'anorexie mentale (*anorexia nervosa*).

Spécifier si :

En rémission partielle : Alors que tous les critères de la boulimie ont été précédemment remplis, plusieurs, mais pas la totalité, ont persisté pendant une période prolongée.

En rémission complète : Alors que tous les critères de la boulimie ont été précédemment remplis, aucun ne l'est plus depuis une période prolongée.

Spécifier la sévérité actuelle :

Le seuil de sévérité est établi selon la fréquence des comportements compensatoires inappropriés (voir ci-dessous). Le niveau de sévérité peut être majoré afin de refléter les autres symptômes et le degré d'incapacité fonctionnelle.

Léger : Une moyenne de 1–3 épisodes de comportements compensatoires inappropriés par semaine.

Moyen : Une moyenne de 4–7 épisodes de comportements compensatoires inappropriés par semaine.

Grave : Une moyenne de 8–13 épisodes de comportements compensatoires inappropriés par semaine.

Extrême : Une moyenne d'au moins 14 épisodes de comportements compensatoires inappropriés par semaine.

Clinique

Les conduites boulimiques peuvent apparaître à la suite d'un régime restrictif, à la suite de vomissements provoqués, même après ingestion de quantités alimentaires peu importantes.

L'association à d'autres troubles des conduites telles que prises d'alcool, prise de toxiques, vols pathologiques – en dehors des vols de nourriture ou achats compulsifs – peut exister. Le sujet décrit essentiellement une perte de contrôle au moment des accès, le plaisir étant présent au début pour faire place le plus souvent à un dégoût de soi et à un sentiment de honte. La crise s'arrête par un vomissement provoqué mais aussi à cause d'une sensation douloureuse de réplétion gastrique et parfois une fatigue intense avec somnolence.

Les stratégies de contrôle du poids (vomissements, restrictions, prise de laxatifs) permettent au sujet de maintenir un poids dans les limites de la normale ; il existe malgré tout des fluctuations pondérales de l'ordre de 5 kg. Les vomissements répétés peuvent être à l'origine de troubles hydroélectrolytiques tels qu'hypokaliémie, hypochlorémie, déshydratation mais aussi de lésions œsophagiennes et gastriques, d'érosions dentaires et de parotidomégalie.

Une aménorrhée ou des troubles des cycles menstruels et une ostéoporose se voient également chez des patientes boulimiques normopondérées.

La boulimie se caractérise par des fluctuations pondérales, effets de la privation ou semi-privation, des épisodes de gloutonnerie incontrôlable, des stratégies de compensation pour contrôler le poids, avec un refus de maintenir le poids physiologique, des préoccupations extrêmes concernant le poids et les formes corporelles, une instabilité affective et une peur de la grosseur. S'y associent souvent : dépression, anxiété, honte du fait de la perte de contrôle, impulsivité, comportements autoagressifs, abus de substances, tentatives de suicide avec grand besoin d'approbation, difficultés d'adaptation sociale, faible estime de soi et autodépréciation. Les conséquences somatiques des boulimies sont des syndromes pseudo-occlusifs, une prise de poids, une hypertrophie des glandes salivaires, un mauvais état nutritionnel malgré un poids normal, des troubles des règles. Les conséquences des vomissements sont : une hypokaliémie, des érosions dentaires, des douleurs œsophagiennes et gastriques, une ingestion de corps étrangers au cours des vomissements provoqués, une fausse route.

Autres troubles du comportement alimentaire

Le *binge-eating disorder*, accès hyperphagique du DSM-5, s'applique aux patients qui n'ont pas les stratégies de contrôle du poids ; ce sont donc des patients en général surpondérés.

Dans un certain nombre de surpoids ou d'obésité, il existe une hyperphagie au cours des repas sans que cela ait un caractère compulsif. Cela peut correspondre à des habitudes alimentaires familiales, ou être en rapport avec une activité professionnelle.

Des accès de gloutonnerie peuvent se voir chez des patients délirants, schizophrènes, déments ou oligophrènes avec absorption de substances non nutritives (pica).

Les régimes successifs chez des patients obèses sont à l'origine de reprise de poids entre les diètes ; qu'ils soient hypocaloriques, hyperprotidiques ou de toute autre nature, ils génèrent des surpoids encore plus importants que si aucun régime n'avait été réalisé. Cela est décrit comme le syndrome du « yo-yo ». Les traitements psychotropes, antidépresseurs et neuroleptiques sont parfois à l'origine de prises de poids selon des mécanismes mal connus : peut-être une action centrale avec augmentation de l'appétit et/ou modification du comportement alimentaire avec hyperphagie et gloutonnerie. Ces effets peuvent conduire à une mauvaise observance ou à un arrêt des traitements.

Le *night eating syndrome* consiste en une anorexie diurne et une hyperphagie nocturne avec insomnie. Ce syndrome semble précipité par un événement de vie et souvent prédictif d'un échec des tentatives pour perdre du poids ; il peut être amélioré par les antidépresseurs de type sérotoninergique.

Conclusion

L'analyse sémiologique fine des désordres alimentaires permet d'ajuster les actions thérapeutiques, en particulier pour tout ce qui concerne la réhabilitation comportementale mais présente également un intérêt dans la définition de phénotypes pertinents à des fins de recherche de facteurs étiopathogéniques. D'autre part les similitudes retrouvées dans les troubles comportementaux des patients présentant des troubles alimentaires ne présagent pas d'une psychopathologie spécifique ni d'une histoire clinique particulière.

Références[2]

[1] American Psychiatric Association. Diagnostic and Statistical Manual of Mental Disorders, 5th ed. (DSM-5). Arlington : APA; 2013. Traduction française sous la direction de Crocq MA Guelfi JD et al. Paris : Elsevier-Masson; 2015 .
[2] Andersen AE. Progress in eating disorders research. Am J Psychiatry 2001; 158 : 515-7.
[3] Corcos M, Jeammet P. Eating disorders : Psychodynamic approach and practice. Biomed Pharmacother 2001; 55 : 479-88.
[4] Drewnowski A, Pierce B, Halmi KA. Fat aversion in eating disorders. Appetite 1988; 10 : 119-31.
[5] Fischler C. L'homnivore. 1990. Paris : Odile Jacob; 1990.
[6] HAS. Recommandations de bonne pratique de la prise en charge de l'anorexie mentale; 2010. Paris.
[7] Raimbaut G, Eliacheff C. Figures de l'anorexie. Paris : Odile Jacob; 1989.
[8] Russell GFM. Bulimia nervosa : An ominous variant of anorexia nervosa. Psychol Med 1979; 9 : 429-48.
[9] Samuel-Lajeunesse B, Foulon C. Les Conduites Alimentaires. Paris : Masson; 1994.
[10] Van Binsbergen CJ, Hulshof KF, Wedel M, et al. Food preferences and aversions and dietary pattern in anorexia nervosa patients. Eur J Clin Nutr 1988; 42 : 671-8.
[11] Vaz FJ, Alcaina T, Guisado JA. Food aversions in eating disorders. Int J Food Sci Nutr 1998; 49 : 181-226.
[12] Vitiello B, Leserhendler I. Research on eating disorders : Current status and future prospects. Biol Psychiatry 2000; 47 : 777-86.
[13] Walsh T, Devlin M. Eating Disorders : Progress and Problems. Science 1998; 280 : 1387-90.

19.4 Étiopathogénie des troubles des conduites alimentaires

N. Godart, J. Duclos

Les deux troubles des conduites alimentaires (TCA) les plus communément décrits sont l'anorexie mentale (AM) et la boulimie (BN). L'histoire de leur description clinique est très ancienne pour l'AM et, *a contrario*, assez récente pour la BN. Mais dans les deux cas, l'étiopathogénie en reste mal connue. Les hypothèses développées au fil du temps à ce sujet ont été nombreuses et ont eu une motivation commune : comprendre l'origine de ces troubles afin de trouver des traitements plus efficaces. Ceci est crucial et reste d'actualité car l'AM et la BN affectent des sujets jeunes et ont une morbidité et une mortalité importantes.

Modèles multifactoriels de l'étiopathogénie des TCA

De nombreuses hypothèses ont été développées, à partir de constatations cliniques ou biologiques et de courants de pensée variés, sur les mécanismes possiblement impliqués dans le développement de l'AM et de la BN. Ces hypothèses ont donné le jour à de multiples modèles étiopathogéniques partiels, plus ou moins testés par des études empiriques. Il en est ainsi des modèles génétique, psychodynamique, cognitif, socioculturel et féministe exposant chacun, de

2 Trois articles de l'Encyclopédie Médico-chirurgicale Psychiatrie sont spécifiquement consacrés à la clinique des troubles des conduites alimentaires :
- Agman G, Corcos M, Jeammet P. Toubles des conduites alimentaires. 1994 : 37-350-A-10.
- Corcos M, Agman G, Bochereau D, Chambry J, Jeammet P. Troubles des conduites alimentaires à l'adolescence. 2002 : 37-215-B-65.
- Léonard T, Foulon C, Guelfi JD. Troubles du comportement alimentaire chez l'adulte. 2005 : 37-105-D-10.

manière non exclusive, des schémas explicatifs potentiels du développement des TCA. Au fil du temps, une synthèse intégrative de tous ces modèles partiels a été élaborée et des modèles étiopathogéniques multidimensionnels ont alors émergé. Ces modèles dits « biopsychosociaux » intègrent les facteurs biologiques, psychologiques et sociaux impliqués à ce jour dans le développement et le maintien des troubles [8]. De plus, les liens très étroits entre l'AM et la BN ont conduit à développer des modèles explicatifs communs, au moins dans les grandes lignes. En effet, 20 à 50 % des sujets souffrant d'anorexie ont des crises de boulimie au cours de leur vie et 27 % des sujets boulimiques ont des antécédents d'AM [23]. Aussi certains proposent même une approche transdiagnostique rassemblant dans une même entité AM, BN et leurs formes subsyndromiques.

L'hypothèse la plus consensuelle actuellement est que les TCA sont d'origine multifactorielle. Ces troubles se déclareraient chez des sujets prédisposés, c'est-à-dire présentant des trajectoires de vulnérabilité, à la faveur de facteurs déclenchants ou précipitants et seraient maintenus par des facteurs pérennisants causant un véritable cercle vicieux (figure 19.1).

Nous proposons un modèle clinique intégratif global des TCA, à partir de modèles développés antérieurement et du concept d'homéostasie psychique qui postule que [1] :

1. le concept d'homéostasie biologique peut être transposé au domaine psychologique;
2. tout individu a sur le plan psychologique un état d'équilibre appelé *well-being of the human psyche* ou *eudemonia*;
3. l'homéostasie psychique a pour but de maintenir l'*eudemonia* en permettant de se sentir bien avec soi (au niveau émotionnel et corporel) et avec les autres (relations interpersonnelles).

Tout événement survenant à ces trois niveaux (émotionnel, corporel ou interpersonnel) perturbant cette homéostasie psychique, conduira à un état d'« allostasie psychique » douloureux pour le sujet et sera combattu par des processus adaptatifs pour rétablir l'équilibre antérieur. L'équilibre homéostatique psychique de chacun est un processus dynamique plus ou moins fragile résultant d'une trajectoire développementale en lien avec des facteurs familiaux, individuels, et environnementaux. On peut modéliser l'AM ou la BN comme une tentative de restauration de l'homéostasie psychique passant par le corps *via* la restriction alimentaire ou l'hyperphagie boulimique.

Nous présenterons dans ce chapitre un modèle étiopathogénique intégratif, commun aux TCA, en accord avec ces hypothèses. Par souci d'alléger la lecture, nous ne citerons pas à chaque fois les principales revues de la littérature auxquelles nous nous sommes référés [1, 4, 7, 8, 16, 22, 24], nous les mentionnerons au début du texte seulement. Puis, nous développerons au fur et à mesure les particularités liées à l'AM et à la BN. Nous envisagerons successivement les trois catégories de facteurs de ce modèle, certains étant communs à l'ensemble des TCA, d'autres intéressant plus particulièrement l'un des troubles, soit l'AM soit la BN.

Facteurs prédisposants

Les facteurs prédisposants sont à la fois individuels, familiaux et culturels. Ils sont nombreux et non spécifiques des TCA puisque bien souvent, ces facteurs de vulnérabilité sont communs à d'autres troubles psychiatriques. Ils sont associés de manière variable et la présence de chacun d'entre eux n'est pas nécessaire au développement de l'AM ou de la BN.

Facteurs prédisposants communs aux TCA

Facteurs prédisposants individuels

Sur le plan individuel, les facteurs prédisposants seraient de nature biologique et psychologique.

Sur le plan biologique, un « terrain » de vulnérabilité lié à des facteurs génétiques et/ou des anomalies biologiques préexistantes aux TCA pourrait contribuer à favoriser leur développement.

Parmi les facteurs génétiques, le sexe féminin a été principalement impliqué sans que l'on sache si ce sont les facteurs génétiques, biologiques ou environnementaux qui sont le plus déterminants [3]. Les études de *linkage* ont identifié des loci associés à des traits comportementaux comme la compulsivité. Les TCA, la dépression, les troubles

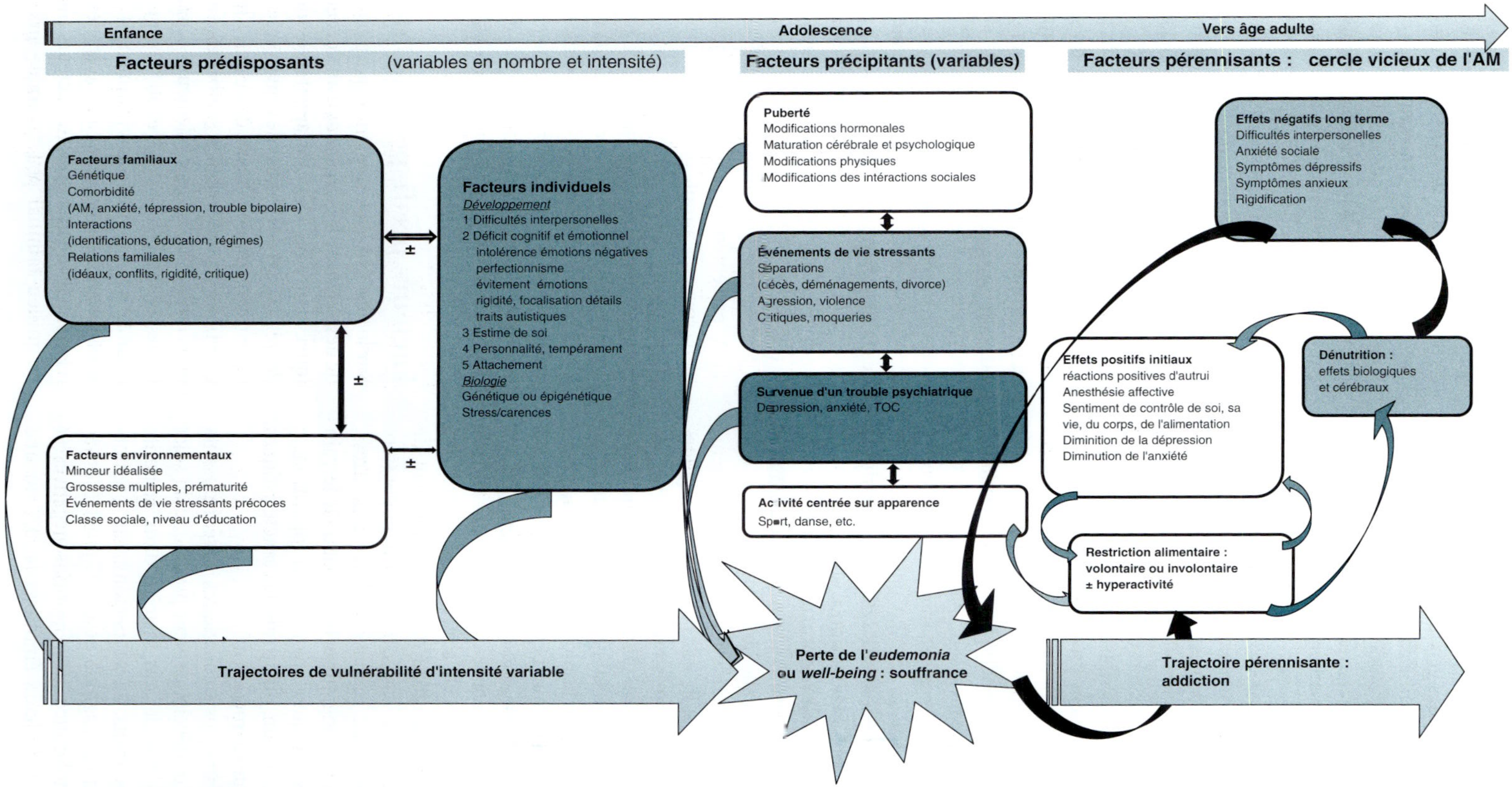

Figure 19.1 Modèle étiopathogénique intégratif de l'anorexie mentale.

anxieux et les troubles addictifs ont une transmission commune dans un tiers des cas. Cependant les données des études génétiques menées jusqu'à ce jour n'ont pas identifié clairement de gène associé aux TCA [19] ; une étude sur le polymorphisme de 182 gènes candidats n'a pas retrouvé de lien entre tous ces gènes antérieurement investigués et l'AM (considérée avec plusieurs définitions). De multiples gènes ou des mécanismes épigénétiques contribuent probablement à la composante génétique de ces troubles, *via* la régulation de l'homéostasie nutritionnelle et de l'expression de traits de personnalité, tels que le tempérament.

Parmi les pistes possibles, les anomalies biologiques potentiellement préexistantes au développement des TCA (anomalies sérotoninergiques et/ou de l'axe corticotrope) seraient soit le résultat de particularismes génétiques, soit la résultante biologique d'événements de vie périnataux ou de la petite enfance perturbant le développement psychologique, soit le résultat d'une interaction entre ces deux phénomènes [20]. Ces hypothèses reposent sur une conjonction d'observations cliniques (la clinique de l'anorexie mentale est compatible avec un hyperfonctionnement du système sérotoninergique et celle de la boulimie est compatible avec un hypofonctionnement du système sérotoninergique) et de constatations biologiques réalisées chez des sujets souffrant de TCA ou guéris de leurs troubles (on observe une anomalie des concentrations du métabolite de dégradation de la sérotonine dans le liquide céphalorachidien ou des épreuves biologiques perturbées). Certains ont aussi fait l'hypothèse que des stress précoces ou des relations de mauvaise qualité avec les parents causeraient, comme cela a pu être démontré chez le rat, des modifications du fonctionnement de l'axe corticotrope hypothalamo-hypophysaire responsables d'une réponse majorée aux stress, sur le plan psychologique et biologique. Ce terrain « génético-biologique » favoriserait l'apparition de TCA en association, ou du fait de caractéristiques psychologiques associées.

Les facteurs psychologiques prédisposants incluraient un développement psychique du sujet perturbé du fait de son histoire dans la petite enfance, des traits de sa personnalité prémorbide, un déficit cognitif et émotionnel (c'est-à-dire une intolérance aux émotions négatives et un évitement de leurs émotions [4, 13] ou une perturbation des schémas cognitifs), de la présence d'antécédent personnel ou de symptômes de dépression ou d'anxiété. Le développement psychique du sujet pourrait avoir été perturbé à cause de facteurs périnataux ou au cours de la petite enfance. Ainsi, les interactions parents/enfant pourraient avoir été précocement perturbées dans de multiples circonstances (séparations précoces, attentes excessives de réussite de la part des parents, troubles psychiques des parents) donnant lieu à peu d'échanges entre les parents et leur enfant ou à des échanges inadaptés sur le plan relationnel, aboutissant à un attachement insécure. Cet attachement insécure participerait à la manière d'être et d'interagir du sujet tout au long de sa vie et influencerait la construction de sa personnalité. Le sujet aurait alors une certaine difficulté à réagir aux événements stressants au cours de sa vie tels que les facteurs impliqués dans le déclenchement des TCA (puberté, deuil, séparation, etc.) [22]. Des stress majeurs, parfois des violences subies, un traumatisme physique ou psychologique incluant les abus sexuels peuvent aussi interférer avec le développement du sujet et le fragiliser [3, 7].

Sur le plan cognitif, les sujets souffrant de TCA présentent une faible estime de soi, qui bien souvent aurait précédé le trouble. Cette faible estime de soi combinée à un sentiment de manque de contrôle sur sa vie crée un besoin de maîtrise de soi-même. Si ces éléments sont associés à une croyance selon laquelle le poids, la silhouette ou la minceur priment pour évaluer sa propre valeur, le sujet met alors en place un contrôle draconien du poids et de la silhouette à l'origine du TCA.

Facteurs prédisposants familiaux

Sur le plan familial il y a un risque plus important de développer un TCA en cas d'antécédent de TCA (quel qu'il soit) chez les apparentés de premier degré. La part de l'inné et de l'environnement dans cette transmission reste discutée. L'héritabilité génétique de ces troubles semble indéniable [12] mais son importance demeure controversée. Cette héritabilité est de 70 et 50 % respectivement pour l'AM et la BN. L'environnement familial a aussi un impact important au travers des échanges relationnels décrits dans les facteurs individuels ; un milieu familial peu favorable aux émotions négatives et encourageant les émotions positives pourrait favoriser le développement de TCA *via* le développement d'une alexithymie chez des sujets vulnérables [5]. Le milieu familial peut aussi être impliqué du fait d'un intérêt prononcé pour les régimes alimentaires et leur pratique, l'alimentation, la silhouette et le poids qui sont propices au développement de TCA chez de jeunes sujets. Ces préoccupations parentales occasionnent, dès la petite enfance, des critiques et des contraintes sur le sujet concernant son alimentation, son poids et sa silhouette [15, 18]. Enfin, on retrouve la notion de conflits familiaux particulièrement importants chez les sujets ayant développé une AM ou une BN.

Facteurs prédisposants culturels

Les facteurs culturels principaux impliqués dans la prédisposition aux TCA sont l'idéal culturel de la minceur dans les sociétés occidentales et sa valorisation excessive dans les médias, l'appartenance à une classe sociale [10] et le niveau d'éducation [11]. On signale aussi, de manière plus marginale, l'impact potentiel de loisirs sportifs (danse, gymnastique) ou de certains métiers (athlétisme, mannequinat) contraignants pour le poids ou la silhouette.

Facteurs prédisposants : particularités de l'anorexie mentale

Facteurs individuels

Parmi tous ces éléments, il nous semble important de souligner le rôle clé des facteurs individuels de type psychologique dans la genèse de l'AM. Nous soutenons l'hypothèse d'une fragilité psychologique ancienne chez ces sujets, révélée à l'adolescence sous la forme de ce trouble. L'AM a la particularité de débuter le plus souvent à l'adolescence, époque charnière de la vie d'un individu qui conduit de l'enfance à l'état d'adulte, à l'autonomisation sociale et à la sexualisation des individus. L'adolescence est caractérisée par des transformations physiques, biologiques, psychiques et sociales. C'est aussi le moment de reviviscence des conflits infantiles et d'une reprise des conflits d'identification pouvant révéler une fragilité psychologique. L'amaigrissement stoppe la puberté et permet aux sujets de régresser à un stade développemental antérieur, de reprendre le contrôle sur soi et de maîtriser les relations à autrui. L'AM serait une tentative de réponse à une souffrance, tentant de restituer un équilibre psychique à l'individu; mais celle-ci est rapidement dépassée et devient à son tour une cause de souffrance. Les modalités de l'expression de cette fragilité peuvent être influencées par des facteurs familiaux, l'histoire propre du sujet mais aussi un « terrain » génétique et/ou biologique encore mal défini à ce jour (*cf.* paragraphe précédent).

Dans certains cas d'AM ont aussi été impliqués des traumatismes liés à la naissance ou une prématurité importante [14], *via* des séparations précoces, la surprotection d'un enfant fragile ou encore l'existence de microlésions cérébrales. C.M. Bulik et al. ont développé un modèle explicatif de l'AM dans lequel ces éléments périnataux interagiraient avec le patrimoine génétique de certains sujets vulnérables et majoreraient le risque de développer ce trouble [2].

Un perfectionnisme, une pseudo-maturité, une rigidité et une obsessionnalité sont présents chez certains sujets, antérieurement au développement de l'AM. Ces traits sont classiquement liés à une hyperactivité sérotoninergique. Sur le plan biologique, des études réalisées chez des sujets en rémission depuis plusieurs années ont montré une augmentation du métabolisme de dégradation de la sérotonine dans le LCR des sujets anorexiques imputé à un hyperfonctionnement du système sérotoninergique [25].

Facteurs familiaux

Les traits de perfectionnisme et d'obsessionnalité sont particulièrement fréquents chez les apparentés des sujets souffrant d'AM, ces éléments étayent aussi l'hypothèse d'éléments génétiques dans la transmission de ces troubles.

Facteurs prédisposants : particularités de la boulimie

Facteurs individuels

Des facteurs individuels de type psychologique auraient un rôle clé dans la genèse de la BN. Dans une perspective psychodynamique, les difficultés de ces patients sont liées à un échec des processus d'intériorisation des relations de l'enfant avec sa mère du fait d'événements précoces (dépression maternelle, naissance d'un autre enfant, séparation, etc.), probablement chez des individus ayant une certaine vulnérabilité. L'enfant ne réussit alors pas à établir de relation suffisamment sécurisante et stable, devenant dépendant de la présence physique des personnages importants de son entourage, cherchant plus leur estime que la satisfaction de ses propres besoins. À la puberté, cette relation de dépendance devient généralement intolérable, entraînant des attaques contre les éléments qui en témoignent (études, relations parentales, aspect corporel). Quand l'autonomisation se concrétise, la conduite boulimique apparaît et sert d'intermédiaire entre l'adolescent et son entourage. Le risque principal de cette conduite tient à sa valeur potentiellement réorganisatrice de la personnalité : le symptôme boulimique peut finir par organiser toute la vie du sujet, lui faisant progressivement perdre tout investissement objectal.

La dépendance à l'entourage est habituellement massive, avec une grande vulnérabilité aux variations de la distance relationnelle, un abandonnisme majeur provoquant parfois des réactions dépressives ou persécutives, une intolérance à la frustration et à la solitude, ainsi qu'une grande difficulté à s'engager dans un processus de changement des conduites. Les crises de boulimie permettraient dans un premier temps de lutter contre des affects dépressifs, mais seraient ensuite source de dépression. En parallèle à ces constatations cliniques, l'hypothèse a été faite, sur le plan biologique, que les crises de boulimie, au travers de la baisse du tryptophane circulant, pourraient moduler brièvement l'activité sérotoninergique cérébrale et lutter contre une humeur dysphorique.

Selon la théorie cognitivo-comportementale, la BN a comme point de départ des distorsions cognitives concernant l'image du corps dont le sujet est particulièrement insatisfait. Cette insatisfaction amène une restriction alimentaire drastique et un amaigrissement auxquels s'ajoutent des moments de fringale que le sujet ne peut pas contrôler et qui conduisent à des épisodes d'hyperphagie impulsive. Secondairement, l'anxiété face à ces comportements et à la prise de poids aboutit à des stratégies de contrôle du poids (vomissements, laxatifs, etc.), ces dernières soulageant les symptômes anxieux et renforçant la conduite.

À l'inverse de l'AM restrictive pure, la BN se développe bien souvent chez des sujets ayant antérieurement des traits de personnalité à type d'immaturité et d'impulsivité, caractéristiques associées à un hypofonctionnement dopaminergique. Des facteurs individuels tels qu'une obésité dans l'enfance (rendant potentiellement ces sujets plus sensibles à leur silhouette) et des règles précoces sont fréquemment associés à la boulimie.

Facteurs familiaux

Des antécédents de troubles liés à des dysfonctionnements sérotoninergiques tels que l'anxiété, la dépression, le suicide et les conduites addictives sont fréquemment retrouvés dans les familles des sujets boulimiques ainsi que des antécédents d'obésité.

Facteurs déclenchants

Les facteurs déclenchants sont moins clairement établis. Il a été repéré que les régimes alimentaires draconiens et les événements de vie et de séparation (déménagements, entrée au collège, deuils) sont fréquemment retrouvés avant le déclenchement des TCA. La puberté, avec ses bouleversements biologiques, physiques et sociaux, déstabilise l'individu et le précipite dans une sorte d'anxiété non « métabolisable ». Sur le plan biologique, la sécrétion croissante d'œstrogènes à la puberté pourrait contribuer, *via* des effets sur le métabolisme de la sérotonine et de l'axe corticotrope, à majorer la réponse au stress, la variabilité de l'humeur et influencer l'appétit [17].

Les régimes alimentaires mis en place par les sujets souffrant de TCA amorcent un fonctionnement dans lequel le sujet prédisposé se piège. La dénutrition ou la malnutrition a un rôle important dans la symptomatologie présentée par les sujets souffrant de TCA et leur maintien. Elle est responsable de la plupart des modifications physiques, neurobiologiques et endocriniennes observées dans les TCA (tels qu'hypercortisolisme, hypothyroïdie, hypogonadisme) ; ces modifications sont réversibles à l'arrêt des troubles [9, 21]. De plus, sur le plan psychologique, la restriction alimentaire induit des renforcements par des mécanismes détaillés ci-dessous [6].

Facteurs pérennisants

Facteurs pérennisants communs aux TCA

Les facteurs pérennisants incluent principalement les conséquences physiologiques de la dénutrition. Celles-ci ont un rôle d'entretien et de renforcement de la restriction alimentaire, établissant alors un véritable cercle vicieux, aussi bien par les déséquilibres biologiques induits que par les modifications de fonctionnement du système digestif.

Facteurs pérennisants : particularités de l'anorexie mentale

Parmi les perturbations biologiques observées (induites par la dénutrition et/ou préexistantes), certaines renforcent les TCA en majorant la perte de l'appétit comme l'hyperactivité de l'axe corticotrope *via* l'augmentation de la CRH (*Corticotropin Releasing Hormone*) et de l'hypercortisolémie, l'hypothyroïdie. L'augmentation de la CRH peut résulter soit de la dénutrition seule, soit de ce facteur et d'une hypersécrétion antérieure à l'AM. Selon une hypothèse récente, une sécrétion de leptine trop importante lors de la renutrition serait un facteur prédictif de rechute chez les sujets anorexiques.

Sur le plan physique, le système digestif qui a été mis au « repos » a du mal à reprendre une activité après la période de restriction et oppose douleur et dysfonctionnement à la reprise alimentaire.

Des facteurs psychologiques (sentiment positif de contrôle sur son poids assimilé à un contrôle de sa vie, commentaires positifs de l'entourage sur l'amaigrissement, sur l'évaluation des problèmes de poids et de silhouette), familiaux, culturels peuvent aussi renforcer le trouble.

La famille n'est pas la cause du trouble mais ses modalités relationnelles peuvent participer à sa pérennisation.

Facteurs pérennisants : particularités de la boulimie

La restriction alimentaire favorise les crises d'hyperphagie, qui, elles-mêmes, induisent une augmentation de la restriction alimentaire, avec une perte du rythme des repas. L'alimentation finit par n'être prise qu'au cours de crises de boulimie.

Sur le plan psychologique, il a été observé que les crises de boulimie améliorent temporairement l'humeur dépressive et l'anxiété des sujets. Ceux-ci y auraient recours en cas de stress ou de tristesse importante pour se calmer.

Des désordres biologiques (dont on ne sait pas s'ils sont une conséquence des TCA ou s'ils sont préexistants) entreraient en jeu dans la pérennisation des troubles, tels qu'une hypodopaminergie centrale. La dopamine est impliquée dans la satisfaction alimentaire postprandiale. L'hypodopaminergie serait responsable d'une disparition de cette satisfaction et par conséquent d'épisodes de frénésie alimentaire observés dans les épisodes boulimiques. Le neuropeptide Y qui accroît la sensation d'appétit est augmenté dans le liquide céphalorachidien des sujets boulimiques en rémission. Ce phénomène pourrait expliquer les rechutes fréquentes dans cette pathologie.

Conclusion

Nous savons encore peu de chose sur l'étiopathogénie des TCA et les facteurs impliqués dans leur évolution.

Les TCA n'existent le plus souvent qu'à un moment de la vie du sujet et peuvent donc être conçus comme palliatifs à un fonctionnement psychique défaillant (défaut de régulation émotionnelle), palliatifs auxquels le sujet a recours pour ne pas sombrer dans une souffrance psychique majeure et préserver son homéostasie psychique. L'AM et la BN peuvent être perçues comme un moyen de réguler les émotions de ces sujets [1]. Plus précisément, la restriction alimentaire peut être considérée comme une stratégie primaire pour éviter la détresse liée aux émotions négatives et aux schémas cognitifs perturbés, et les crises de boulimie une stratégie secondaire afin d'éviter la détresse en cas d'émotions négatives et de schémas négatifs. Cependant, l'effet positif pour le psychisme du sujet, permettant de garder l'homéostasie psychique, est de courte durée et leurs effets adverses dépassent bien vite le bénéfice apporté.

Les trajectoires développementales qui conduisent les sujets aux TCA sont multiples, tout comme les voies de la guérison. Certains ne souffriront de ces troubles que ponctuellement en réaction à un événement de vie; d'autres y auront recours durablement pour lutter contre une souffrance psychique plus ancienne et pendant une période de quelques années suite à laquelle ils présenteront ou non d'autres troubles psychiatriques (dépression, troubles anxieux, troubles de la personnalité). D'autres encore en souffriront de manière chronique. Quelques rares sujets souffriront ultérieurement de troubles psychotiques.

Mieux connaître l'étiopathogénie des TCA permettrait, d'une part, de développer la prévention de ces troubles et, d'autre part, d'améliorer les stratégies thérapeutiques existantes. En effet, à nos modèles étiopathogéniques répondent nos modèles thérapeutiques. Le modèle étiopathogénique que nous venons d'exposer nous rappelle que, pour espérer être efficace lors du traitement des TCA, il faut non seulement prendre en compte tous les facteurs à l'origine du trouble, mais aussi ses conséquences (dénutrition, anxiété, désinsertion sociale) qui ont un effet de chronicisation en eux-mêmes. Pour cela, nous devons intégrer les aspects individuels (psychologiques, somatiques et sociaux) et les aspects familiaux que nous venons d'exposer dans les traitements proposés.

Références

[1] Agnati LF, Barlow PW, Baluška F, et al. A new theoretical approach to the functional meaning of sleep and dreaming in humans based on the maintenance of 'predictive psychic homeostasis'. Commun Integr Biol 2011 ; 4 : 640-54.

[2] Bulik CM, Reba L, Siega-Riz AM, et al. Anorexia nervosa : Definition, epidemiology, and cycle of risk. Int J Eat Disord 2005 ; 37 : S2S9.

[3] Connan F, Campbell IC, Katzman M, et al. A neurodevelopmental model for anorexia nervosa. Physiol Behav 2003 ; 79 : 13-24.

[4] Corstophine E, Mountford V, Tomlinson S, et al. Distress tolerance in the eating disorders. Eat Behav 2007 ; 8 : 91-7.

[5] Courty A, Godart N, Lalanne C, et al. Alexithymia, a compounding factor for eating and social avoidance symptoms in Anorexia Nervosa. Compr Psychiatry 2015 ; 56 : 217-28.

[6] Duclos J, Dorard G, Berthoz S, et al. Expressed Emotion in Anorexia Nervosa : What is inside the « Black Box » ? Compr Psychiatry 2014 ; 55 : 71-9.

[7] Fox JR, Power MJ. Eating disorders and multi-level models of emotion : An integrated model. Clin Psychol Psychother 2009 ; 16 : 240-67.

[8] Garner D. Pathogenesis of Anorexia nervosa. Lancet 1991 ; 341 : 1631-5.

[9] Gauthier C, Hassler C, Mattar L, et al. Symptoms of depression and anxiety in anorexia nervosa : Links with plasma tryptophan and serotonin metabolism. Psychoneuroendocrinology 2014 ; 39 : 170-8.

[10] Godart N, Legleye S, Huas C, et al. Epidemiology of anorexia nervosa in a French community-based sample of 39,542 adolescents. Open Journal of Epidemiology 2013 ; 3 : 53-61.

[11] Goodman A, Heshmati A, Malki N, et al. Associations between birth characteristics and eating disorders across the life course : Findings from 2 million males and females born in Sweden, 1975-1998. Am J Epidemiol 2014 ; 179 : 852-63.

[12] Gorwood P, Kipman A, Foulon C. The human genetics of anorexia nervosa. Eur J Pharmacol 2003 ; 480 : 163-70.

[13] Haycraft E, Goodwin H, Meyer C. Adolescents' level of eating psychopathology is related to perceptions of their parents' current feeding practices. J Adol Health 2014 ; 54 : 204-8.

[14] Haynos AF, Fruzzetti AE. Anorexia nervosa as a disorder of emotion dysregulation : Evidence and treatment implications. Clin Psychol Sci Pr 2011 ; 18 : 183-202.

[15] Jaite C, Schneider N, Hilbert A, et al. Etiological role of childhood emotional trauma and neglect in adolescent anorexia nervosa : A cross-sectional questionnaire analysis. Psychopathology 2012 ; 45 : 61-6.

[16] Jeammet P. Anorexie et boulimie : Les paradoxes de l'adolescence. Paris : Hachette littérature ; 2004.

[17] Klump KL. Puberty as a critical risk period for eating disorders : A review of human and animal studies. Horm Behav 2013 ; 64 : 399-410.

[18] Loth KA, MacLehose RF, Fulkerson JA, et al. Are food restriction and pressure-to-eat parenting practices associated with adolescent disordered eating behaviors ? Int J Eat Disord 2014 ; 47 : 310-4.

[19] Pinheiro AP, Bulik CM, Thornton LM, et al. Association study of 182 candidate genes in anorexia nervosa. AM J Med Genet B Neuropsychiatr Genet 2010 ; 153B : 1070-80.

[20] Raevuori A, Linna MS, Keski-Rahkonen A. Prenatal and perinatal factors in eating disorders : A descriptive review. Int J Eat Disord 2014 ; 47 : 676-85.

[21] Swenne I, Rosling A. Do thyroid hormones mediate the effects of starvation on mood in adolescent girls with eating disorders ? Psychoneuroendocrinology 2010 ; 35 : 1517-24.

[22] Tasca GA, Balfour L. Attachment and eating disorders : A review of current research. Int J Eat Disord 2014 ; 47 : 710-7.

[23] Tozzi F, Thornton L, Klump K, et al. Symptom fluctuation in eating disorders : Correlates of diagnostic crossover. Am J Psychiatry 2005 ; 162 : 732-40.

[24] Treasure J, Stein D, Maguire S. Has the time come for a staging model to map the course of eating disorders from high risk to severe enduring illness ? An examination of the evidence. Early Interv Psychiatry 2015 ; 9 : 173-84.

[25] Tremolizzo L, Conti E, Bomba M, et al. Decreased whole-blood global DNA methylation is related to serum hormones in anorexia nervosa adolescents. World J Biol Psychiatry 2014 ; 15 : 327-33.

Psychopathologie de l'adolescent

Chapitre 20

Coordonné par D. Cohen

20.1 Introduction

A. Braconnier

La psychopathologie de l'adolescent s'est profondément modifiée au cours des 30 dernières années. Il y a 30 ans, l'approche psychopathologique de l'adolescence était dominée par trois grandes questions diagnostiques :

- l'entrée dans la schizophrénie était principalement suspectée devant une bizarrerie du comportement, un retrait, un apragmatisme et bien évidemment une bouffée délirante mais le diagnostic de schizophrénie ne pouvait être confirmé qu'avec l'épreuve du temps ;
- l'organisation psychopathique et délinquantielle était crainte devant la multiplication des troubles du comportement, de la violence, des passages à l'acte, d'une absence de culpabilité mais confirmée là aussi par le maintien de la multiplicité de ces comportements dans le temps ;
- la crise d'adolescence était, elle, évoquée à partir des comportements extrêmement divers, allant des difficultés scolaires aux troubles du comportement, en passant par les conflits familiaux laissant en suspens deux questions, celle de son devenir et celle de la distinction entre le normal et le pathologique.

Aujourd'hui, si ces trois repères diagnostiques et psychopathologiques restent toujours valides, deux avancées majeures ont marqué l'évolution des conceptions :

- la possibilité de diagnostiquer dès l'adolescence les principaux troubles anxieux, de l'humeur ou psychotiques que l'on peut repérer classiquement à l'âge adulte comme les épisodes dépressifs caractérisés, le trouble panique mais aussi les différents troubles de la personnalité, même si pour ces derniers troubles les classifications internationales ne considèrent pas que le diagnostic peut être fait à l'adolescence ;
- la pluralité des modèles de compréhension amenant à prendre en compte non seulement la théorie psychanalytique à l'origine en grande partie du concept de crise, mais aussi les différentes théories systémiques, cognitives, comportementales et neurobiologiques, pour ne citer que les plus importantes.

Quoi qu'il en soit, la clinique et la psychopathologie de l'adolescence s'inscrivent dans l'étude du développement du sujet, dans son histoire et celle de sa famille, nécessitant de prendre en compte ce qui s'est passé avant, dans l'enfance, et ce qui risquera de se passer ultérieurement à l'âge adulte.

Il existe incontestablement des adolescents qui ont présenté dès l'enfance des troubles psychopathologiques patents manifestes dont l'évolution à l'adolescence amène à considérer qu'il s'agit en effet d'adolescents dont le processus spécifique de développement lié à cet âge s'intrique avec l'organisation psychopathologique précédemment présente. Le devenir des enfants hyperactifs à l'adolescence en est un exemple frappant ; de même, l'enfant présentant une maladie somatique au long cours, diabète, asthme, insuffisance rénale, etc., en devenant adolescent, pose de nouvelles questions.

La clinique nous amène également à rencontrer des adolescents n'ayant pas présenté au cours de l'enfance de troubles manifestes. Nous mettons dans ce cadre les problèmes qui ne sont souvent apparus qu'à l'adolescence comme les troubles des conduites alimentaires et, à un moindre degré, des addictions, mais aussi un nombre important de troubles psychotiques aigus, secondaires ou non à un abus de toxiques.

Enfin il existe un troisième groupe d'adolescents rencontrés en clinique : ceux qui présentent essentiellement des troubles des conduites. Ceux-ci ont pu déjà se présenter *a minima* sous des formes diverses dans l'enfance ou n'apparaître qu'à l'adolescence puis disparaître ou encore inaugurer une organisation psychopathologique stable à l'âge adulte, souvent sous la forme de troubles de la personnalité, en particulier borderline ou/et de troubles de l'humeur.

Aujourd'hui, la prise en compte de la pluralité des modèles de compréhension psychopathologique devient une nécessité pour permettre de répondre et de traiter de façon la plus adaptée et efficiente possible les différents troubles évoqués ci-dessus. Certains troubles peuvent être mieux compris d'un point de vue psychopathologique par un modèle que par un autre mais de plus en plus, quel que soit le trouble, la connaissance des différents modèles explicatifs de la clinique et de la souffrance ressentie par l'adolescent amène à faire des propositions d'accueil et de soin plus adaptées et surtout plus acceptées selon la subjectivité, les représentations personnelles et sociales qu'en ont le sujet et son environnement.

20.2 L'agir, le passage à l'acte

J.-C. David, D. Marcelli

À l'adolescence, l'agir est volontiers considéré comme un mode privilégié d'expression des conflits et des angoisses, s'opposant en cela à la mentalisation [8, 20]. La puberté entraîne une activation de nombreux conflits et est source d'angoisse, que l'adolescent ne peut résoudre sans un travail de mentalisation. Celui-ci demande du temps et succède aux changements corporels qui, auparavant, avaient équipé le corps de capacités d'expression décuplées [1, 14].

Facteurs favorisant l'agir à l'adolescence

Ceux-ci sont nombreux : environnementaux et internes.

Parmi les facteurs environnementaux, se trouvent :

- le passage de l'enfance à l'âge adulte, changement de statut social, qui comme tout changement est une incitation à agir d'autant que le nouveau statut social comporte liberté, autonomie, indépendance ;
- les stéréotypes sociaux : par leur action, les adolescents confortent l'idée que la société se fait d'eux ;
- l'interaction sociale : un acte en appelant un autre, par imitation ou par réaction, le phénomène de groupe, primordial à cet âge alimente la tendance à l'agir ;
- les contraintes excessives de la réalité [9] : lorsque l'environnement exerce des contraintes trop rigides, ou opposées aux besoins naturels de l'adolescent, une de ses dernières issues est le passage à l'acte.

Parmi les *facteurs internes*, citons :

- l'excitation pubertaire caractérisée par une tension physique et psychique qui, pour parvenir à sa détente, doit auparavant trouver son « objet adéquat » [7]. L'adolescent est confronté à un état de frustration transitoire dont il ne peut faire l'économie sauf au travers d'un passage à l'acte ;
- l'angoisse : elle resurgit à l'adolescence, et est toujours présente dans le passage à l'acte ;
- le remaniement de l'équilibre : pulsions/défenses est la source du passage à l'acte, soit sexuel sous le poids de la pulsion sexuelle génitalisée, soit auto ou hétéroagressif sous le poids des pulsions prégénitales ;

- l'antithèse activité/passivité : la peur de la passivité, renvoyant à la soumission infantile et aux tendances homosexuelles, conduit les adolescents à se servir de l'action et de l'affirmation de soi pour nier cette passivité;
- les modifications instrumentales; le corps acquiert une puissance et une énergie qui poussent à l'agir. Il se transforme et induit un trouble du schéma corporel qui bouleverse sa fonction de construction de l'identité, d'où angoisse et passage à l'acte. Le langage devient à cet âge impropre à traduire ce que ressent l'adolescent, qui doit se forger un nouveau vocabulaire (« Je te kiffe », « Ça me saoule » etc.). La fonction de communication et de contact est aussi perturbée, d'autant que le besoin de communiquer s'accroît à cet âge. Ce décalage est source de tension et de décharges motrices.

Passage à l'acte et psychopathologie – Significations

Par opposition aux troubles des conduites intériorisées, le passage à l'acte signe une pathologie des conduites externes agies [20]. Cliniquement, on distingue :

- les différents modes de passage à l'acte : colère clastique, vol, agression, fugue, suicide, automutilation, conduite sexuelle, conduite d'« addiction », etc.;
- leur aspect isolé ou répété : la répétition amène à décrire des troubles enkystés assimilant la pathologie du sujet à son geste répétitif : on parle de suicidant, de toxicomane, de délinquant, etc.;
- leur lien avec d'autres manifestations ou avec une structure psychopathologique déterminée, c'est-à-dire symptôme intégré dans une entité nosographique : par exemple, les passages à l'acte impulsifs des états déficitaires ou des états psychopathiques.

Plus spécifiquement, à l'adolescence, trois éventualités diagnostiques [17] sont évoquées :

- la crise de l'adolescence;
- les conduites graves de l'adolescence : tentatives de suicide, toxicomanies, délinquance, qui s'inscrivent dans les personnalités antisociales ou limites;
- la dépression de l'adolescent qui se manifeste volontiers sous forme de passages à l'acte, le ralentissement moteur étant remplacé par la recherche constante de stimulations et par des passages à l'acte.

Nous aborderons ici brièvement les « agir » les plus caractéristiques de l'adolescent, à l'exclusion de ce qui a déjà été traité dans d'autres parties de cet ouvrage, même si – *stricto sensu* – ces pathologies font aussi partie des troubles de l'agir et du passage à l'acte, comme l'anorexie mentale ou la tentative de suicide, entre autres.

L'agir est un mode de communication : stratégie interactive, l'acte attire l'attention de l'autre. Il est un moyen de révéler une information ou de l'obtenir, que ce soit d'un adulte (l'adolescent interroge l'interdit, les limites) ou de ses pairs (il cherche l'intégration dans un groupe pour favoriser son estime de soi).

L'agir est aussi un mécanisme de défense : forme d'expérimentation au service de la fonction adaptative du Moi, l'agir peut être une forme de solution au conflit. De plus, en passant par l'acte, l'adolescent lutte contre cette passivité ressentie face au bouleversement de la puberté.

L'agir est enfin une entrave de la conduite mentalisée : l'agir s'oppose à la mise en pensée, à la prise de conscience et au ressenti douloureux qui l'accompagne. Les pulsions libidinales au début de l'adolescence sont éclatées, le travail de condensation des pulsions prégénitales et génitales n'est pas encore réalisé : les pulsions ont donc une fonction de déliaison, ce qui va entraver le développement des capacités fantasmatiques du sujet et – par-là – la mentalisation.

Facteurs de résilience

Pourquoi tous les adolescents ne passent-ils pas à l'acte? Parmi les facteurs de protection, on peut repérer :

- la tolérance à la frustration qui s'acquiert dans l'enfance. C'est la capacité à accepter la tension interne qui accompagne une insatisfaction;
- la capacité à différer : une bonne estime de soi, indicateur du plaisir à penser, permet à l'adolescent de se construire des scénarios protecteurs en investissant les deux flèches de la temporalité : celle du passé en investissant sa propre histoire

et celle de sa famille, celle du futur marquée par l'espoir d'un avenir plus satisfaisant. Dans ces conditions l'attente est possible;
- la capacité à déplacer : l'adolescent peut investir son excitation dans un autre objet. La sublimation, fruit du déplacement, se construit pendant la latence. L'ouverture à la connaissance, la curiosité sont autant de déplacements de la curiosité sexuelle infantile dont la trace, le frayage, seront utiles au jeune adolescent qui devient curieux de tout comme autant de déplacements d'une génitalité naissante encore mal connue.

Les différentes conduites

Fugues et errances [18]

La fugue est un départ impulsif, brutal, solitaire, limité dans le temps, dans un contexte de conflit avec la famille. Le taux de jeunes en population scolaire déclarant avoir déjà fugué est de 3,7 % selon M. Choquet dans une étude publiée en 1994. Ces adolescents sont caractérisés par des difficultés scolaires, des conflits intrafamiliaux, des antécédents de sévices physiques ou sexuels, des plaintes somatiques, des tentatives de suicide, des conduites délinquantes et des consommations de produits.

On rapproche de la fugue le voyage, départ préparé à l'avance mais sans l'accord parental pour un temps déterminé dans un but précis, et la « route », mise entre parenthèses d'une tranche de vie entre l'enfance et l'âge adulte. La route signe la rupture avec la famille et le système; son but n'est pas la destination du voyage mais le chemin en lui-même, l'errance.

Pour l'adolescent, ces conduites sont des modes de fuite d'une tension interne, choisies pour :
- le besoin d'une distanciation réelle avec ses relations objectales conflictuelles établies pendant l'enfance;
- la recherche de sa propre identité et d'expérimentations.

Vol [18]

C'est la conduite délinquante la plus fréquente (environ 70 % des infractions) et se décline en :
- vol de véhicules motorisés (voiture et deux roues). Commis par des garçons de 15 à 18 ans, souvent à plusieurs et pour un usage bref, il est pensé comme un emprunt et souvent ponctué d'un accident (10 % des cas), révélant l'ambivalence du geste (composante autopunitive). Les adolescents sont issus de milieu social défavorisé : carence, échec scolaire, mauvaise insertion professionnelle, milieu urbain défaillant, etc.;
- vol dans les grandes surfaces : 70 à 90 % des adolescents disent avoir volé une fois au moins, le plus souvent seul, en vue d'un usage immédiat, parfois en commun;
- vol de lieux habités : réalisé par des garçons, seuls ou en groupe; rarement ce sont des cambriolages graves, nocturnes, avec effraction et parfois port d'arme voire violence sur les personnes; il s'agit alors de conduites antisociales réalisées par de grands adolescents de plus de 16 ans, souvent récidivistes.

Violence [18]

En dehors de toute extériorisation, l'adolescent éprouve une grande violence en lui et autour de lui, ressenti qui apparaît le plus souvent comme une réponse potentielle à la menace narcissique et à la dépressivité. Le monde externe exerce aux yeux de l'adolescent une pression qu'il juge souvent violente.

Hétéroagressivité

Violence contre les biens

Réalisée en bande, c'est le vandalisme. La gravité de l'acte n'est pas bien évaluée par ces adolescents, qui montrent souvent des tendances sadiques : saccages, incendies, etc. L'incendie de véhicule est devenu en quelques années le plus fréquent des délits. Mettre le feu renvoie à la fois à un geste d'agression d'un objet souvent symbolique et à une excitation intense que l'adolescent ne peut maîtriser ni évacuer autrement. Cette excitation traduit l'incapacité à dissocier la pulsion agressive et la pulsion libidinale; un fantasme de scène primitive explosive et destructrice sous-tend fréquemment cette conduite.

Solitaire, cette violence est plus rare et plus pathologique. Ainsi, la pyromanie solitaire peut ponctuer une longue période de lutte, contre l'obsession du feu. Elle renvoie alors à une structure névrotique. Dans un contexte d'impulsivité et de destructivité, la perception de la réalité s'estompant derrière l'envahissement fantasmatique et pulsionnel, elle renvoie à une structure psychotique, ou psychopathique grave.

Violence contre les personnes

Les tyrans familiaux [17], phénomène fréquent, concernent, en France, 3,4 % des adolescents qui auraient frappé au moins une fois un de leurs parents. Il s'agit de garçons (80 % des cas) entre 9 et 17 ans, ayant eu des troubles somatiques et des difficultés psychologiques dans l'enfance (énurésie, encoprésie, instabilité psychomotrice, tics, troubles du sommeil, retard des apprentissages ou du développement).

La victime est le plus souvent la mère (mères seules avec leur enfant, en particulier garçon), parfois un beau-parent, un membre de la fratrie, un grand-parent. Le climat familial dépend de l'entente entre les adultes, notamment au niveau éducatif : la mère peut être libérale, ne posant aucune limite, ni exigence concernant les tâches ménagères; le père est tantôt laxiste et indifférent, tantôt hyperexigeant et rigide. Les mères sont parfois hyperprotectrices, prêtes à tout accepter de leur enfant pour obtenir de lui câlins et tendresse.

Autoagressivité

On distingue (les tentatives de suicide et les équivalents sont traités ailleurs) :

- les automutilations impulsives : brutalement, après une phase d'angoisse, l'adolescent attaque son corps [15] au moyen d'un couteau, d'une glace brisée, d'une lame de rasoir, ou bien se précipite contre un objet dur. Ces automutilations concernent surtout les avant-bras, plus rarement le visage, les filles plus que les garçons. Soixante pour cent des inscriptions corporelles surviendraient pendant les règles. Leur visée serait de « couper » la souffrance psychique, passivement subie, en s'administrant activement une douleur physique. Ces scarifications, dont la fréquence semble croître, s'observent dans les troubles du comportement alimentaire, la dépression, les consommations de produits, les difficultés liées à la sexualité (aussi bien antécédent d'abus sexuel que trouble de l'identité sexuelle), les troubles de la personnalité, un niveau intellectuel limite. Sur le plan psychopathologique, on retrouve des carences dans la constitution de l'image de soi et d'objet avec le recours à l'agir comme mode d'externalisation privilégié des affects;
- les automutilations chroniques, commises depuis l'enfance par des adolescents encéphalopathes, et aggravées par l'adolescence.

Troubles du comportement alimentaire

Classiquement, il s'agit de l'anorexie mentale et de la boulimie nerveuse. En réalité, ces troubles doivent aussi inclure d'autres perturbations des conduites alimentaires, volontiers atypiques, et n'entrant pas toujours dans un cadre précis, mais qui peuvent précéder un tableau de BN ou d'AM : fringale, grignotage, hyperphagie, régime restrictif plus ou moins fantaisiste pouvant conduire au yo-yo pondéral ascendant, repas solitaire pour divers motifs, repas sauté, manœuvres isolées de contrôle de poids, etc. Il est important de les dépister chez l'adolescent avant que ne se constituent des tableaux plus complets et plus fixés.

Plusieurs facteurs concourent à ces désordres de la fonction alimentaire à l'adolescence [5, 11, 16] :

- l'augmentation rapide des besoins physiologiques due à la croissance pubertaire. La faim est augmentée, la satiété est modifiée, avec, chez certains, le sentiment de ne plus rien contrôler. L'adolescent est dominé par la sensation de faim et s'en ressent la victime;
- les conduites et les pensées se sexualisant à l'adolescence. Cette sexualisation attribue à la faim, à l'oralité une tonalité à la fois excitante et inquiétante. Tout plaisir – s'il est pris par et dans le corps – risque d'être sexualisé, suscitant une culpabilité affairante, ce qui peut renforcer le sentiment d'aliénation à l'égard du besoin physiologique;
- la recherche d'identifications : l'adolescent est avide d'identification, d'expériences et de rencontres qui lui permettent de se différencier (de ses parents). Cette avidité peut être perçue comme une menace (« toutes ces choses inconnues qui me tentent »), comme une aliénation (« plus j'en ai envie, plus je risque d'y perdre ma liberté »). Face à ce conflit, l'adolescent recourt à la régression et à la maîtrise : la régression aux

pensées, plaisirs, buts pulsionnels de l'enfance et particulièrement ceux de l'oralité, permet le retour au connu. La maîtrise vise à rassurer le sujet par le sentiment d'activité et de contrôle qu'il déploie. Les alternances entre phases de boulimie/fringale et de restriction alimentaire illustrent des oscillations entre régression et maîtrise;

- l'interaction familiale [16] : l'adolescent veut s'approprier son corps qui, pendant l'enfance, appartenait aux parents, à la mère. Il décide soudainement de ne pas prendre tel ou tel repas. Ce besoin psychique de maîtrise s'oppose donc parfois aux besoins physiologiques.
- la symbolique du repas familial : le repas reste le symbole de la qualité des relations entre les membres de la famille. L'adolescent attaque ce symbole, arrive en retard, conteste ce moment, déclenchant une tension importante. De nombreuses adolescentes ne supportent pas le plaisir que leurs parents prennent à manger : ce plaisir trop chargé de connotation sexuelle est insupportable, il faut s'en éloigner. Mangeant seul, l'adolescent rencontre la technologie réfrigérateur – congélateur – micro-ondes qui permet à la fois le stockage et la préparation minute de plats;
- la dimension sociale et culturelle : la société dicte des règles paradoxales. D'une part un discours de réalisation de soi, de satisfaction des besoins et des désirs correspond à une consommation effrénée. D'autre part, les modèles de beauté dictent la loi de la minceur. Les adolescents vont être les premières victimes de ces paradoxes sociaux.

En conclusion, on soulignera que manger étant une nécessité pluriquotidienne, les habitudes alimentaires s'installent très vite et, quand elles prennent le sens d'un symptôme d'allure addictive, il devient très difficile d'y échapper. En effet, plusieurs fois par jour l'adolescent se retrouve confronté à ce qui devient un objet d'addiction incontournable!

Conduites sexuelles en forme de passage à l'acte : sexualité précoce, sexualité à risque

Certains comportements traduisent une difficulté à intégrer le corps pubère et ses possibilités nouvelles [2, 12, 13]. Seule une minorité de jeunes reconnaît avoir eu des relations sexuelles complètes avant l'âge de 15 ans. L'implication affective est alors le plus souvent superficielle. La fonction de l'acte sexuel apparaît ici principalement narcissique comme un moyen pour le jeune de vérifier la compétence et la fonctionnalité de ses organes sexuels (plutôt chez le garçon), ou d'obtenir un soutien affectif quand l'enfance a été dominée par un contexte abandonnique (plutôt chez la fille).

Toujours, dans ce cas, on note la fréquence des violences subies dans l'enfance (physiques ou sexuelles), et il n'est pas rare que les relations sexuelles précoces se déroulent elles-mêmes dans un contexte de violence. La sexualité précoce s'accompagne souvent d'une agressivité importante, non neutralisée par la libido. Parmi ces adolescents, certains ont des partenaires sexuels multiples; sur le plan psychique, les jeunes présentent souvent des troubles de la personnalité limite, associés ou non à des antécédents de carence affective ou éducative. Il est en général bien difficile de les engager dans une relation d'aide psychothérapeutique.

Prostitution et adolescence

Les études épidémiologiques montrent une augmentation de la fréquence de la prostitution des mineurs, féminine et masculine. On retrouve chez les adolescents des conditions de vie sociales et économiques qui favorisent le commerce sexuel avec les adultes, ainsi qu'une rencontre avec une « initiatrice », souvent prostituée elle-même, identifiée à une figure maternelle. Leur fréquente immaturité psychoaffective correspond le plus souvent à un évitement d'une sexualité génitale mature avec investissement contraphobique et paradoxal de la séduction que ces adolescents exercent auprès de certains adultes. Cet investissement paradoxal peut aussi être alimenté par la persistance du fantasme de toute puissance sexuelle infantile et par la peur du renoncement à la bisexualité. La mise en jeu du corps associée au défi de la mort peut aussi renvoyer à la mise en acte d'une transgression incestueuse. Un grand nombre d'incestes ou d'autres abus sexuels est retrouvé dans les antécédents des adolescents prostitués. Ces adolescents peuvent être les porteurs d'un secret familial honteux, concrétisé par ce comportement de prostitution. Dans leur prise en charge se dévoile alors souvent une position sacrificielle qui se traduit par un besoin mystique alliant souillure, purification et sacré, autopunition et rédemption. En cela ces adolescents sont particulièrement sujets à des événements tels que les infections sexuellement transmissibles, les grossesses précoces [10], la toxicomanie, les violences sexuelles.

Adolescents agresseurs sexuels [19]

En France, les mineurs représentent 18 % des individus mis en cause pour harcèlement sexuel et autres agressions sexuelles; mais ces situations sont sous-évaluées. Des études rétrospectives d'agresseurs sexuels adultes montrent qu'une proportion importante d'entre eux (60 %) commencent leur parcours dès l'adolescence et que leurs intérêts sexuels déviants s'installent dès le début de l'adolescence voire avant.

Ils présentent le plus souvent des troubles de la personnalité. Les adolescents ayant agressé des garçons de moins de 10 ans semblent immatures socialement et sexuellement (solitaires, sans relation avec les pairs, ils recherchent la présence d'enfants plus jeunes), ils sont évitants, dépendants, passifs-agressifs. Les agresseurs de filles prépubères ont un profil beaucoup moins homogène en termes de traits de personnalité dominants : personnalités narcissiques, psychopathiques, évitantes, passives-agressives. Les distorsions cognitives sont fréquentes chez ces jeunes : ce sont des rationalisations secondaires qui permettent de diminuer l'angoisse et de rendre égosyntone les fantaisies sexuelles déviantes : « c'est l'enfant qui désire des contacts sexuels », « puisque je ne l'ai pas violenté, ce n'est pas un abus sexuel », etc.

Antécédents de traumatismes sexuels

Un enfant abusé sexuellement a plus de risques d'être abuseur, mais ce n'est pas systématique. Il est important donc de ne pas prophétiser la répétition mais d'évaluer les véritables séquelles dans la vie de l'adolescent victime. Ces adolescents vivent dans des familles marquées par l'instabilité (foyers brisés, abandon parental précoce), par la difficulté de reconnaissance et de communication du vécu émotionnel. Ces éléments ont un impact sur l'estime de soi de ces adolescents qui sont incapables de relations égalitaires (y compris avec les pairs) et ont un vécu d'abandon et de rejet.

La question de la psychopathie

Émergeant chez le grand adolescent (à partir de 15–16 ans), la psychopathie associe deux ordres de conduites : les unes bruyantes de dyssocialité, les autres moins évidentes, témoins de la souffrance psychique [3, 4].

Impulsivité et agressivité

Les passages à l'acte des psychopathes [3, 20] sont brusques et répétitifs, ils peuvent survenir à la moindre frustration, plus souvent hétéroagressifs, ils sont parfois autoagressifs (tentatives de suicide, scarifications, conduites à risque). Leur gravité et leurs conséquences ne sont aucunement prises en compte si bien que la culpabilité est très fluctuante [7].

Instabilité

Elle est comportementale, affective, scolaire et professionnelle. Elle est issue du besoin de satisfaction immédiate. Le comportement est marqué par les ruptures, les fugues; une inattention motrice induit une maladresse gestuelle qui explique que toute tâche est bâclée. La thymie est labile, avec de brusques effondrements ou élations de l'humeur pour des raisons minimes : ces fluctuations brutales favorisent les passages à l'acte; les relations affectives doivent être immédiatement « payantes ». L'adolescent psychopathe projette sans cesse une formation professionnelle mais échoue dès le début de son apprentissage; la répétition de ces échecs conduira à la marginalisation.

Nature des relations humaines

L'adolescent se livre facilement, il a le contact facile, d'autant plus que le lien de parasitisme social est grand. Avec les proches, les relations sont dominées par l'avidité affective, insatiable : exigeant, dominateur et jaloux, le psychopathe, au moindre doute sur la relation, s'effondre et fait des tentatives de suicide, s'alcoolise ou se drogue.

Ces relations aux proches sont sous-tendues par une angoisse importante cachée par des attitudes de prestance. La culpabilité est majeure en cas de conduite déviante, ce qui fait que la solution ne peut être que dans la rupture du lien.

Conduites de retrait

Elles se cachent derrière le paravent des conduites bruyantes et sont d'autant plus présentes que le sujet est encore adolescent : passivité, oisiveté, désœuvrement, ennui, manque d'intérêt général, y compris pour les loisirs. L'individu se laisse donc aisément « conduire » par les événements. Sous l'attitude de prestance, la dépendance est majeure : l'adolescent psychopathe se laisse facilement manœuvrer ; il est toujours d'accord avec la dernière opinion. Cette passivité et cette dépendance accentuent le sentiment de dévalorisation, suscitant des réactions de prestance dont l'exemple est la rupture, en particulier quand la dépendance devient trop grande.

Environnement familial

La famille est chaotique en marge de la société ; en cela elle peut être l'objet de honte de l'adolescent : milieu défavorisé, misère économique, conflits familiaux, etc. Les interactions sont toujours perturbées : rupture, conflit durable, mélange des générations ; les adultes sont impulsifs, les scènes d'alcoolisation fréquentes. Le père est absent ou dévalorisé ; en aucun cas il ne porte l'autorité ni la loi. La mère de l'adolescent psychopathe a une conduite incohérente, passant de la soumission à l'agressivité, du débordement d'affection à la froideur indifférente. Cette ambivalence des sentiments est constamment agie et imprègne depuis son plus jeune âge la vie de l'enfant.

Environnement social

Le rejet est scolaire à partir de 13–14 ans (souvent le sujet ne sait pas lire ni écrire), puis professionnel (les conditions d'apprentissage ne sont pas tolérées). Seule la bande peut intégrer l'adolescent psychopathe ; elle lui offre une protection, une puissance, un statut. Mais cette insertion reste précaire : les relations de dépendance sont contraignantes (l'adolescent doit constamment correspondre à son image) et fragiles (l'adolescent psychopathe qui s'écarte de la bande est vite oublié).

Niveau intellectuel et fonctionnement cognitif

Tous les niveaux de QI peuvent se voir mais la fréquence de QI limites (60 à 85) est élevée. Les résultats sont souvent hétérogènes avec des chutes à certains subtests, notamment faisant intervenir la notion de temps. On décrit trois éléments du fonctionnement cognitif de ces adolescents psychopathes selon B. Gibello :

- la dyspraxie est l'incapacité à imaginer l'effet d'une action, d'anticiper les conséquences d'un geste : cliniquement il s'agit d'une maladresse fréquente ;
- la dyschronie est l'incapacité à investir un objet en tenant compte de sa permanence dans le temps : l'objet n'existe que dans la mesure où il est présent : cliniquement il s'agit du brusque désinvestissement d'un bien matériel ou d'une personne ;
- la dysgnosie est la perturbation de la fonction sémiotique qui articule le signifié avec le signifiant : cliniquement elle correspond aux anomalies de langage avec un QI verbal inférieur au QI performance.

Ces trois types de perturbation sont regroupés sous le terme de dysharmonie cognitive [6].

Organisation psychopathologique

Le Moi est constamment faible chez les adolescents psychopathes, faiblesse qui se traduit par une médiocre capacité de tolérance à l'angoisse, ce qui perturbe les capacités adaptatives du Moi. On note aussi une incapacité à contrôler les pulsions, une défaillance de la sublimation, dont le corollaire est le désintérêt pour ce qui n'est pas source de satisfaction immédiate. Cette faiblesse du Moi est un obstacle important aux capacités d'adaptation de l'individu à son environnement et à ses capacités d'établir des relations d'objets stables favorisant à la fois la mise en acte, le clivage (p. ex. passage d'un état affectif à un autre) et les autres mécanismes de défense qui y sont liés (l'idéalisation, l'identification projective). Sur le plan structurel, la faiblesse de l'idéal du Moi avec une estime de soi souvent effondrée se conjugue à une organisation surmoïque archaïque fonctionnant avec la loi du talion (ni réparation, ni pardon ne sont possibles).

Structure sous-jacente

Toutefois il est essentiel de noter que le terme de « psychopathie », s'il correspond à un ensemble de conduites assez bien repérées, ne présage pas, en revanche, de la structure sous-jacente (névrotiques pour certains, psychotiques parfois, le plus souvent « limites » : *cf.* les chapitres correspondants), ce qui rend compte d'une évolution au long cours très variable.

En conclusion

L'agir est à l'adolescence un mode d'expression privilégié qui peut tout autant soutenir un besoin de communication encore mal dégagé de la dépendance infantile qu'un mécanisme de défense redoutable par son efficacité protégeant l'adolescent d'une douleur à penser, d'une souffrance psychique temporaire liée à la traversée pubertaire. Le risque majeur est dans la réduction identifiante de l'adolescent à ses seuls actes, le stigmatisant et l'enfermant dans une reproduction/répétition appauvrissante. C'est dire le rôle essentiel du « psy », qu'il soit psychiatre, psychologue, éducateur, rôle qui consiste à tenter de redonner aux actes de l'adolescent un sens qui, en lui reconnaissant une part de souffrance, lui restitue également une possibilité de choix et de liberté : l'acte devient aliénant, de l'extérieur par la stigmatisation, de l'intérieur par la répétition.

Références

[1] Alvin P, Marcelli D. Médecine de l'adolescent. 2e éd. Paris : Masson; 2005.
[2] Castagnet F. Sexe de l'âme, sexe du corps. Paris : Centurion; 1981.
[3] Debray Q. Le psychopathe. Paris : PUF, collection Nodules; 1981.
[4] Diatkine G. Les transformations de la psychopathie. Paris : PUF; 1983.
[5] Flament M, Jeammet P. La boulimie. Études et perspectives. Paris : Masson; 2000.
[6] Gibello B. Pathological cognitive disharmony and reasoning homogeneity index. J Adolesc 1983; 6 : 109-30.
[7] Gutton P. Culpabilité et remords. Adolescence 2001; 38 : 805-12.
[8] Jeammet P. Actualité de l'agir. À propos de l'adolescence. Nouv Rev Psychanalyse 1985; 31 : 201-22.
[9] Jeammet P. Réalité externe et réalité interne. Importance et spécificité de leur articulation à l'adolescence. Rev Fr Psychanal 1980; 44 : 481-522.
[10] Kafe H, Boruard N. Comment ont évolué les grossesses chez les adolescents depuis 20 ans? Popul Soc 2000; 361 : 1-4.
[11] Kestemberg E, Kestemberg J, Decobert S. La faim et le corps. Paris : PUF; 1972.
[12] Lagrange H, Lhomond B. L'entrée dans la sexualité. Paris : La Découverte; 1997.
[13] Ladame F. Le développement psychique de l'adolescent et le passage de la sexualité infantile à la sexualité adulte. In : Arvis G, Forest MG, Sinonenko PC, editors. La puberté masculine et ses pathologies. Paris : Doin, Progrès en andrologie; 1993. p. 718.
[14] Laufer M, Laufer ME. Adolescence et rupture du développement. Paris : PUF, Collection Fil Rouge; 1989.
[15] Le Breton D. La peau et la trace : sur les blessures de soi. Paris : Métailié; 2003.
[16] Lewy JM. Les parents de l'anorexique. In : Alvin P, editor. Anorexies et boulimies à l'adolescence. Paris : Doin; 2001. p. 62-6.
[17] Marcelli D. Enfants tyrans et violents. Bull Acad Natl Med 2002; 186 : 991-1109.
[18] Marcelli D, Braconnier A. Adolescence et psychopathologie. 5e éd. Paris : Masson, Collection Les âges de la vie; 2004.
[19] McKibben A, Jacob M. Les adolescents. In : Aubut J, editor. Les agresseurs sexuels. Théorie, évaluation et traitement. Montréal : Éditions de la Chenelière; 1993. p. 267-79.
[20] Millaud F. Le passage à l'acte : aspects cliniques et psychodynamiques. Paris : Masson; 1998.

20.3 Troubles affectifs à l'adolescence

J. Xavier, J. Brunelle

Au regard de leur polymorphisme, les troubles affectifs à l'adolescence se situent sur une ligne de crête entre le normal et le pathologique. Le clinicien doit non seulement en évaluer la nature, l'intensité au regard du vécu douloureux exprimé par l'adolescent et sa famille, mais aussi le retentissement. La banalisation de certaines manifestations, parfois trop rapidement diluées dans une problématique adolescente, constitue l'une des raisons pour lesquelles les troubles affectifs à l'adolescence sont sous-diagnostiqués et donc sous-traités.

C'est en référence au DSM-5 [1] que nous aborderons les troubles anxieux et les troubles de l'humeur, dépressifs et bipolaires, en mettant en exergue leur spécificité à l'adolescence ainsi que les grands axes de leur prise en charge thérapeutique. Néanmoins, la dimension affective ne peut être appréhendée qu'au regard de son interconnexion avec les autres dimensions du développement (cognitive, motrice, langagière) chez un adolescent par définition inscrit dans un certain contexte familial social et culturel.

Troubles anxieux

L'anxiété est un affect pénible associé à une attitude d'attente, d'anticipation d'une menace relative à un événement imprévu. Cet affect, qui peut avoir une valeur adaptative, fait partie intégrante du processus normal de développement de l'adolescent. Il peut néanmoins revêtir une forme pathologique, constituant alors un motif fréquent de consultation, au regard de plusieurs éléments :

- son intensité, sa durée et sa fréquence avec notamment la présence des plaintes somatiques ;
- son retentissement sur l'environnement affectif, social et scolaire de l'adolescent.

Épidémiologie

Les troubles anxieux comptent parmi les troubles psychiatriques les plus fréquents chez le sujet jeune. Au cours de l'enfance et de l'adolescence, leur prévalence est estimée entre 15 et 30 % [10], avec un *sex ratio* de 2–3 filles pour un garçon [8]. Chez l'adolescent, les troubles anxieux sont un facteur de risque de tentative de suicide [12] et les troubles comorbides sont fréquents [5].

Clinique

Le tableau 20.1 collige les différents troubles anxieux du DSM-5 [1], sachant que les divers troubles mentionnés peuvent s'associer chez un même sujet, à différents degrés.

Chez l'adolescent, l'anxiété se manifeste souvent par des troubles du sommeil et au travers de plaintes corporelles telles que céphalées, douleurs abdominales, nausées, vomissements, et tension musculaire. Enfin, précisons que chez un adolescent souffrant de trouble anxieux, il faut évaluer une consommation de toxiques ou d'alcool, et que la recherche d'une comorbidité avec un trouble dépressif et l'évaluation d'un risque suicidaire sont de rigueur [17].

L'expression anxieuse peut aussi revêtir la forme d'une phobie scolaire ou d'un refus scolaire anxieux [6]. Ce dernier se manifeste, chez un adolescent, par ailleurs bien investi dans les apprentissages, par un évitement de la situation scolaire et par une symptomatologie anxieuse aiguë très vive et éventuellement une attaque de panique s'il est contraint de se rendre à l'école. Au regard du DSM-5 [1], les symptômes de la phobie scolaire peuvent correspondre à ceux de l'angoisse de séparation et à ceux de la phobie sociale.

Le DSM-5 porte aussi mention du retentissement des troubles anxieux sur le fonctionnement global du sujet [1], sachant que le clinicien doit aussi évaluer leur impact sur le plan familial.

Principes du traitement

Sur le plan individuel, l'action thérapeutique découle d'un examen pédopsychiatrique généraliste qui peut être complété par des investigations somatiques dans le but d'éliminer les causes organiques ou toxiques des troubles anxieux. Au-delà de la nécessaire prise en charge d'éventuelles comorbidités, le traitement s'organise selon deux modalités :

- *une prise en charge psychothérapeutique en première intention* qu'elle soit de type comportemental et cognitif, ou encore psychodynamique ;
- *une prescription médicamenteuse* : les psychotropes doivent être utilisés avec prudence chez l'adolescent et sur des critères d'ordre qualitatif relatifs à l'intensité, la fréquence, ou le caractère invalidant du trouble.

Un abord familial est quasiment toujours indiqué dans les troubles anxieux, qu'il prenne la forme d'une guidance ou plus précisément d'une thérapie familiale.

L'hospitalisation en pédopsychiatrie est indiquée dans les situations les plus invalidantes et en

Tableau 20.1 **Les troubles anxieux dans le DSM-5.**

Trouble	Définition	Principaux symptômes
Anxiété de séparation	Crainte d'une séparation d'avec la maison ou les personnes qui constituent des figures d'attachement Détresse importante relative à des situations de séparation ou l'anticipation de celles-ci *Durée d'au moins 6 mois*	Cauchemars, état de panique associé à des manifestations somatiques Crainte persistante concernant des situations de séparation : événement grave vécu par les proches, être perdu, kidnappé, victime d'un accident Refus et/ou évitement des situations de séparation
Anxiété généralisée	Peur excessive associée à un sentiment d'appréhension, d'anticipation d'un futur connoté négativement concernant des événements ou des activités (tel le travail ou les performances scolaires) *La plupart du temps et sur une durée d'au moins 6 mois*	Agitation, fatigue, difficulté de concentration, irritabilité, tension musculaire et troubles du sommeil*
Phobie spécifique	Peur et anxiété à caractère irraisonné déclenchées par la présence ou l'anticipation de la confrontation à une situation ou un objet spécifique *Durée d'au moins 6 mois*	L'exposition à l'objet ou la situation phobogène provoque de façon quasi systématique une réaction anxieuse immédiate Les situations phobogènes sont évitées ou vécues avec une anxiété ou une détresse intense*
Anxiété sociale	Peur d'une ou de plusieurs situations sociales ou de situations de performance dans lequel l'individu est exposé au regard des autres. *Durée d'au moins 6 mois*	Le sujet craint d'agir (ou de montrer des symptômes anxieux) de façon embarrassante ou humiliante. La confrontation à ces situations provoque un état de peur et d'anxiété disproportionnée Il n'est pas nécessaire que le sujet reconnaisse le caractère excessif de ses réactions pour poser le diagnostic
Trouble panique	Survenue récurrente et inattendue d'attaques de panique	Critères de l'attaque de panique : période délimitée de crainte ou de malaise intense atteignant son acmé en quelques minutes, et répondant aux symptômes suivants : – manifestations somatiques multiples – déréalisation ou dépersonnalisation – sentiment de perdre le contrôle de soi, de devenir fou ou de mourir – crainte anticipatoire, durant au moins un mois, d'en être à nouveau victime – préoccupations à propos des implications possibles de l'attaque ou de ses conséquences*

(*Suite*)

Tableau 20.1 Suite.

Trouble	Définition	Principaux symptômes
Agoraphobie	Anxiété liée au fait de se retrouver dans des endroits ou des situations d'où il pourrait être difficile ou gênant de s'échapper, ou dans lesquelles on ne pourrait pas trouver de secours en cas d'attaque de panique *Durée d'au moins 6 mois présente dans au moins deux situations différentes*	L'exposition aux situations en question provoque de façon quasi systématique une réaction anxieuse immédiate Ces situations sont activement évitées ou nécessitent la présence d'un accompagnant*
Troubles anxieux induits par une substance/un médicament	L'anxiété et les attaques de panique sont au premier plan du tableau clinique	Mise en évidence d'un lien entre une intoxication, un sevrage ou l'utilisation d'un médicament et la symptomatologie anxieuse
Mutisme sélectif	Incapacité régulière à parler dans des situations sociales spécifiques, alors que le sujet parle dans d'autres situations *Durée d'au moins 1 mois*	L'incapacité à parler n'est pas expliquée par un défaut de connaissance ou de maniement de la langue parlée nécessaire dans la situation sociale où le trouble se manifeste La perturbation n'est pas mieux expliquée par un trouble de la communication (p. ex. un bégaiement) et ne survient pas exclusivement au cours d'un trouble du spectre de l'autisme, d'une schizophrénie ou d'un autre trouble psychotique

* Ce trouble n'est pas mieux expliqué par un autre trouble mental et notamment par un autre trouble anxieux et/ou n'est pas dû aux effets physiologiques d'une substance ou d'une affection médicale.

l'absence d'évolution dans le cadre d'une prise en charge ambulatoire. Mentionnons également les actions socio-éducatives qui ne doivent pas être négligées dans les situations où le réaménagement du cadre de vie de l'adolescent est nécessaire. Ces différentes formes de prise en charge ne sont évidemment pas exclusives les unes des autres.

Dépression et conduite suicidaire à l'adolescence

Le diagnostic, le traitement et la prévention de la dépression chez l'adolescent sont des enjeux majeurs de santé publique [21].

Clinique et repères épidémiologiques

Troubles dépressifs

Dans la catégorie des troubles dépressifs, le DSM-5 distingue plusieurs diagnostics dont le principal est **l'épisode dépressif caractérisé (EDC)** (encadré 20.1) [1].

L'EDC a, chez l'adolescent, une prévalence qui varie selon les études entre 0,4 et 8,3 % [2, 11]. Le *sex ratio* fille/garçon est d'environ 2 pour 1. Son taux de récidive est élevé, entre 35 et 55 % dans les 4 ans suivant un premier épisode [9]. Enfin ce trouble est fréquemment associé aux troubles anxieux, à l'abus de substances et à la dysthymie [11].

Phénomène suicidaire

La dépression est le principal facteur de risque proximal de suicidalité [8]. Le suicide constitue la deuxième cause de mortalité chez le sujet jeune en Europe [15] et la prévalence des idées suicidaires serait de 15 à 25 % en population générale adolescente [3]. Le taux de décès par suicide chez les 15–19 ans en France est de 4,1/100 000 habitants [9]. Le risque de récidive après une tentative de suicide est élevé (proche de 50 % des cas dans l'année qui suit).

Particularités cliniques à l'adolescence

Les signes cliniques cardinaux de l'EDC de l'adolescent sont proches de ceux décrits chez le sujet adulte (*cf.* chapitre 11). Cependant, on retrouve certaines spécificités cliniques à l'adolescence :

- l'irritabilité [18] ;
- des manifestations d'ordre fonctionnel, touchant le sommeil ou l'alimentation ;
- des préoccupations corporelles, à type de plaintes hypocondriaques voire de dysmorphophobies ;
- une apathie ou au contraire une hyperactivité et des troubles externalisés à type d'opposition voire de troubles des conduites (agitation, fugues, conduites sexuelles anarchiques) ;
- la fréquence importante des comorbidités psychiatriques [24] avec parmi elles les troubles anxieux et la consommation de toxiques.

Il peut exister dans les cas sévères des idées délirantes, des idées ou comportements suicidaires qui sont plus fréquents chez l'adolescent que chez l'enfant.

Un des risques évolutifs de l'épisode dépressif caractérisé à l'adolescence est, au regard de certains facteurs dits prédictifs [19], celui de développer un trouble bipolaire.

ENCADRÉ 20.1

Les signes cardinaux de l'épisode dépressif caractérisé

- ▸ Humeur dépressive associée à une irritabilité et une anhédonie*
- ▸ Perte ou gain significatif de poids
- ▸ Insomnie ou hypersomnie
- ▸ Agitation ou ralentissement psychomoteur
- ▸ Asthénie et perte d'énergie
- ▸ Éléments de dévalorisation et de culpabilité
- ▸ Difficultés de concentration
- ▸ Existence d'idées noires ou suicidaires, voire tentatives de suicide

* Perte d'intérêt ou de plaisir marquée dans presque tous les domaines.

Principes du traitement

La psychothérapie, quelle que soit sa modalité, est l'abord thérapeutique de première intention. Sa finalité est d'engager l'adolescent dans une démarche active, de traiter le trouble thymique, mais aussi de tenter d'en prévenir la chronicisation ou les éventuelles rechutes. Des études ont montré l'efficacité des TCC et thérapie interpersonnelle dans la dépression de l'enfant et de l'adolescent [25].

Un traitement médicamenteux par antidépresseur de type ISRS (inhibiteur sélectif de la recapture de la sérotonine) doit être réservé aux cas de dépressions sévères ou persistantes malgré une psychothérapie. En effet, leur efficacité *versus* placebo reste modérée chez l'adolescent [23]. Seule la fluoxétine a montré une efficacité significative *versus* placebo dans l'EDC de l'adolescent.

La question de l'hospitalisation se pose lorsqu'il existe un risque de rupture franche de l'adolescent avec son environnement (risque suicidaire, épuisement ou dysfonctionnement majeur de l'environnement).

L'encadré 20.2, proposé par Cohen et al. [7], offre une conduite à tenir relative à l'évaluation et au traitement d'un adolescent déprimé.

ENCADRÉ 20.2

Conduite à tenir pour l'évaluation et le traitement d'un adolescent déprimé : indication d'une prescription d'antidépresseur

1. Manager le risque suicidaire si nécessaire :
- hospitalisation
- intervention de crise
- médicament sédatif

2. Évaluer la psychopathologie de l'adolescent et son contexte :
- sévérité de la dépression
- évolution aiguë ou chronique
- comorbidité (trouble anxieux, personnalité limite, etc.)
- antécédent de bipolarité, de symptômes psychotiques

▸

- environnement familial et contexte social
- stress psychosociaux, y compris violence physique ou sexuelle
- impact sur le développement de l'adolescent

3. Promouvoir l'alliance thérapeutique avec l'adolescent et ses parents.

4. Choisir l'approche psychothérapeutique appropriée selon l'évaluation de l'adolescent :
- psychothérapie interpersonnelle, psychothérapie psychodynamique
- psychothérapie cognitive et comportementale
- intervention familiale et discuter si une intervention psychosociale s'impose

5. Envisager un traitement pharmacologique quand :
- une dépression sévère persiste
- une morbidité psychiatrique associée existe
- une approche psychothérapique n'est pas disponible
- un travail psychothérapique bien conduit a échoué

6. Avant la prescription :
- évaluer l'acceptation de la prescription par l'adolescent et sa famille
- éduquer patient et famille sur le traitement et les possibles effets secondaires

7. Choisir la molécule selon les données scientifiques connues :
- fluoxétine (20–40 mg/j)
- évaluer l'efficacité par des rencontres suffisamment fréquentes
- surveiller le risque suicidaire, particulièrement en début de traitement
- maintenir le traitement au moins 6 à 12 mois

8. En cas de résistance, discuter :
- hospitalisation et clinique – soins – études*
- une autre molécule de la même classe ou venlafaxine
- potentialisation (lithium, etc.)
- électroconvulsivothérapie

9. Toujours réexaminer et soutenir la question du travail psychothérapique.

* Ou, plus généralement, toute structure de soins avec scolarité intégrée.

D'après [7].

Troubles bipolaires

Les données épidémiologiques concernant les troubles bipolaires à l'adolescence sont développées dans une méta-analyse récente [22]. Nous en présentons ici uniquement les particularités cliniques qui peuvent être à l'origine d'errances sur le plan diagnostique et donc thérapeutique [5].

Clinique

Les principales spécificités des épisodes maniaques ou mixtes chez l'adolescent sont :

- la fréquence particulièrement élevée (30 à 70 % des cas) de symptômes psychotiques (*cf.* chapitre 20.4) [4] ;
- l'humeur souvent mixte avec parfois une irritabilité ou une agressivité au premier plan ;
- des éléments confusionnels (désorientation temporospatiale, perplexité anxieuse, discours confus notamment) pouvant être au premier plan ;
- un rythme évolutif parfois constitué de cycles rapides (plus de 4/an) ;
- la fréquence élevée des comorbidités dont les principales sont les troubles anxieux, l'abus de substance, le trouble oppositionnel avec provocation, le trouble hyperactif avec déficit de l'attention et les troubles des conduites.

Enfin, précisons que le risque évolutif majeur des troubles bipolaires chez l'adolescent est celui du passage à l'acte suicidaire [16]. Ces troubles sont associés à une forte morbidité (taux élevé de rechutes, retentissement psychosocial) [20].

Principes thérapeutiques

L'objectif de la prise en charge thérapeutique individuelle porte sur le traitement de l'épisode aigu, sur la prise en charge des comorbidités, mais aussi sur la prévention des rechutes et enfin sur la réduction de la morbidité à long terme.

Traitements médicamenteux

Le traitement pharmacologique du trouble bipolaire de type I, de l'épisode maniaque ou mixte, implique l'utilisation, en privilégiant une monothérapie, d'un traitement par thymorégulateur (avec notamment le lithium en première intention) ou d'un antipsychotique atypique.

En cas de réponse insuffisante, une deuxième molécule peut être prescrite (plutôt association de deux thymorégulateurs que d'un thymorégulateur et d'un antipsychotique atypique).

En cas de non-réponse aux différentes molécules ou de mauvaise tolérance, l'indication d'un traitement par électroconvulsivothérapie peut alors être discutée, voire dans certains cas exceptionnels, un traitement par clozapine dans des conditions de contrôle médical strict.

Concernant le traitement prophylactique, certains auteurs préconisent de poursuivre à plus long terme un traitement thymorégulateur par sels de lithium [14].

Une surveillance étroite des effets secondaires des traitements est indispensable. Des prises en charge associées au traitement médicamenteux sont indispensables afin d'améliorer la compliance au traitement et le devenir psychosocial de ces adolescents.

Ces **prises en charge associées** impliquent :

- *une psychothérapie individuelle* qui est nécessaire au décours de l'accès aigu à visée prophylactique ;
- *un travail sur l'environnement* qui peut revêtir la forme d'une guidance familiale dans le sens de l'instauration d'un climat d'alliance thérapeutique ou plus précisément celle d'une thérapie familiale.

Conclusion

Chez l'adolescent, les troubles affectifs sont, de par leur fréquence et leur retentissement social, scolaire, un véritable enjeu de santé publique, sachant que le suicide constitue la deuxième cause de mortalité à l'adolescence. Le polymorphisme de leur expression et leur intrication avec la problématique adolescente requièrent un travail minutieux de la part du clinicien. Leur prise en charge nécessite l'instauration d'une alliance thérapeutique avec l'adolescent certes, mais aussi et de manière indispensable avec les parents qui doivent être partie prenante des soins.

Références

[1] American Psychiatric Association. Diagnostic and Statistical Manual of Mental Disorders, 5th ed. (DSM-5). Arlington : APA ; 2013. Traduction française sous la direction de Crocq MA, Guelfi JD, et al. Paris : Elsevier-Masson ; 2015.

[2] Birmaher B, Ryan ND, Williamson DE, et al. Childhood and adolescent depression : a review of the past 10 years. Part II. J Am Child Ado Psychiatry 1996 ; 35 : 1575-83.

[3] Bridge JA, Goldstein TR, Brent DA. Adolescent suicide and suicidal behavior. J Child Psychol Psychiatry 2006 ; 47 : 372-94.

[4] Brunelle J, Consoli A, Tanguy ML, et al. Phenomenology, socio-demographic factors and short-term prognosis of acute bipolar disorder in adolescents : a chart review. Eur Child Adoles Psychiatry 2009 ; 18 : 185-93.

[5] Carlson GA, Fennig S, Bromet EJ. The confusion between bipolar disorder and schizophrenia in youth : where does it stand in the 1990s ? J Am Acad Child Adolesc Psychiatry 1994 ; 33 : 453-60.

[6] Catheline N. Psychopathologie de la scolarité. Paris : Elsevier Masson ; 2011.

[7] Cohen D, Gerardin P, Flament M, et al. Pharmacological treatment of adolescent depression. J Child Adolesc Psychopharmacol 2004 ; 14 : 19-31.

[8] Costello EJ, Copeland W, Angold A. Trends in psychopathology across the adolescent years : What changes when children become adolescents, and when adolescents become adults ? J Child Psychol Psychiatry 2011 ; 52 : 1015-25.

[9] De Tournemire R. Teenagers' suicides and suicide attempts : finding one's way in epidemiologic data. Arch Pediatr 2010 ; 17 : 1202-9.

[10] Essau CA, Gabbidon J. Epidemiology, comorbidity and mental health service utilization. In : Essau CA, Ollendick TH, editors. The Wiley-Blackwell handbook of the treatment of childhood and adolescent anxiety, 1st ed. Chichester : Wiley-Blackwell ; 2013. p. 23-42.

[11] Garrison CZ, Waller JL, Cuffe SP, et al. Incidence of major depressive disorder and dysthymia in young adolescents. J Am Acad Child Adolesc Psychiatry 1997 ; 36 : 458-65.

[12] Jacobson CM, Muehlenkamp JJ, Miller AL, et al. Psychiatric impairment among adolescents engaging in different types of deliberate self-harm. J Clin Child Adolesc Psychol 2008 ; 37 : 363-75.

[13] Lewinsohn PM, Zinbarg R, Seeley JR, et al. Lifetime comorbidity among anxiety disorders and between anxiety disorders and other mental disorders in adolescents. J Anxiety Disord 1997 ; 11 : 377-94.

[14] Milhiet V, Consoli A, Raffin M, et al. Traitement par lithium dans le trouble bipolaire du sujet jeune. Ann Med Psychol 2014 ; 172 : 219-28.

[15] Patton GC, Coffey C, Sawyer SM, et al. Global patterns of mortality in young people : a systematic analysis of population health data. Lancet 2009 ; 374 : 881-92.
[16] Pavuluri MN, Birmaher B, Naylor MW. Pediatric bipolar disorder : a review of the past 10 years. J Am Acad Child Adol psychiatry 2005 ; 44 : 846-71.
[17] Pilowski DJ, Li-Tzy W, Anthony J. Panic attacks and suicide attempts in mi-adolescence. Am J Psychiatry 1999 ; 156 : 1545-9.
[18] Stringaris A, Zavos H, Leibenluft E, et al. Adolescent irritability : phenotypic associations and genetic links with depressed mood. Am J Psychiatry 2012 ; 169 : 47-54.
[19] Strober M, Carlson G. Bipolar illness in adolescents with major depression : clinical, genetic, and psychopharmacologic predictors in a three- to four-year prospective follow-up investigation. Arch Gen Psychiatry 1982 ; 39 : 549-55.
[20] Strober M, Schmidt-Lackner S, Freeman R, et al. Recovery and relapse in adolescents with bipolar affective illness : a five-year naturalistic, prospective follow-up. J Am Acad Child Adolesc Psychiatry 1995 ; 34 : 724-31.
[21] Thapar A, Collishaw S, Pine DS, et al. Depression in adolescence. Lancet 2012 ; 379 : 1056-67.
[22] Van Meter AR, Moreira AL, Youngstrom EA. Meta-analysis of epidemiologic studies of pediatric bipolar disorder. J Clin Psychiatry 2011 ; 72 : 1250-6.
[23] Whittington CR, Kendall T, Fonagy P, et al. Selective serotonin reuptake inhibitors in childhood depression : systematic review of published versus unpublished data. Lancet 2004 ; 63 : 341-5.
[24] Wittchen HU, Kessler RC, Pfister H, et al. Why do people with anxiety disorders become depressed ? A prospective-longitudinal community study. Acta Psychiatr Scand 2000 ; 406 : 14-23.
[25] Zhou X, Hetrick SE, Cuijpers P, et al. Comparative efficacy and acceptability of psychotherapies for depression in children and adolescents : a systematic review and network meta-analysis. World Psychiatry 2015 ; 14 : 207-22.

20.4 Épisode psychotique aigu à l'adolescence

D. Cohen, A. Consoli, Y. Edel

D'un point de vue psychopathologique, l'adolescence apparaît comme une période critique, favorable à la survenue d'épisodes psychotiques aigus. Ce risque est confirmé par les données de l'épidémiologie, puisque c'est à cet âge que débutent nombre de schizophrénies et de troubles bipolaires. Il faut, bien sûr, dans un premier temps, éliminer une étiologie organique qui peut également être à l'origine d'un état psychotique aigu.

Le diagnostic d'un épisode psychotique aigu à l'adolescence pose un certain nombre de questions qu'il importe de toujours garder à l'esprit. La symptomatologie est généralement polymorphe, parfois déroutante, d'autant qu'elle emprunte souvent à plusieurs registres. Fréquemment, se pose la question de l'association à une prise de substances toxiques, que cette dernière soit certaine ou simplement supposée, association qui rend délicate la discussion d'éventuels liens de cause à effet. D'autre part, la dynamique pubertaire participe presque toujours à la symptomatologie : rappelons que cette dynamique implique l'acceptation d'une identité nouvelle, anticipée par les transformations corporelles ; elle implique également des bouleversements liés à la sexualité émergente, une fragilité des processus de mentalisation, en particulier chez le jeune adolescent, ainsi qu'une intolérance à la perte et aux situations de frustration, qui facilitent le recours à l'agir.

Le concept de bouffée délirante aiguë, propre à la nosographie française, garde une certaine pertinence, même s'il n'a été repris dans aucune classification internationale. Cette pertinence est liée à la difficulté à établir un pronostic devant un épisode psychotique aigu à l'adolescence. Or, il s'agit pourtant là d'une question cruciale, d'autant que certaines études laissent à penser qu'un traitement précoce d'une schizophrénie ou d'un trouble bipolaire débutant permettrait de modifier le pronostic à moyen terme.

Quant au plan thérapeutique, si l'utilisation d'antipsychotiques en phase aiguë et une approche psychothérapique au long cours constituent des modalités de prise en charge consensuelles, l'indication de certains traitements (thymorégulateurs à titre préventif, électroconvulsivothérapie en cas de résistance aux traitements psychotropes, etc.) peut être parfois délicate à cet âge.

Place du concept dans la nosographie actuelle

Les deux principales classifications utilisées actuellement en psychiatrie sont celles du DSM-5 de l'APA (Association américaine de psychiatrie) [1] d'une part, et la CIM-10 (Classification internationale des maladies) de l'Organisation mondiale de la santé [13] d'autre part.

Dans le DSM-5, un épisode psychotique aigu de l'adolescent peut renvoyer à cinq diagnostics principaux [1] :

- le trouble psychotique bref dont la durée est toujours inférieure à 1 mois;
- le trouble schizophréniforme, dont la durée oscille entre 1 et 6 mois;
- le trouble schizoaffectif;
- le trouble bipolaire dont l'épisode actuel peut être maniaque, mixte ou dépressif;
- enfin, la dépression caractérisée avec caractéristiques psychotiques. Dans cette classification, la durée de la symptomatologie est une composante sémiologique importante, puisqu'on ne parle, par exemple, de schizophrénie qu'à partir d'une durée symptomatique supérieure à 6 mois.

Dans la CIM-10, un épisode psychotique aigu de l'adolescent ne peut correspondre qu'à quatre diagnostics, puisque le trouble schizophréniforme n'a pas été retenu dans cette classification. La CIM-10 ne reconnaît que le trouble psychotique aigu et transitoire, dont la durée de la symptomatologie doit être inférieure à un mois. Toute symptomatologie délirante supérieure à 1 mois entre dans le cadre d'une schizophrénie dans cette classification, sauf s'il existe une symptomatologie thymique permettant de retenir un diagnostic de trouble de l'humeur ou de trouble schizoaffectif.

La classification française des troubles mentaux de l'enfant et de l'adolescent limite le nombre de diagnostics possibles devant un épisode psychotique aigu. Deux diagnostics sont possibles dans cette classification :

- psychose dysthymique, qui regroupe les épisodes où la symptomatologie thymique est au premier plan;
- psychose aiguë, qui inclut tous les autres épisodes psychotiques brefs et se rapproche du concept de bouffée délirante aiguë [11].

D'un point de vue nosographique, il nous paraît préférable d'utiliser la classification du DSM-5, par comparaison à celle de l'OMS, et cela pour deux raisons. Premièrement, le DSM-5 ne qualifie pas de schizophrénique tout épisode psychotique persistant au-delà d'un mois. Ce paramètre est essentiel à l'adolescence, car, à cet âge, un épisode psychotique qui se prolonge n'augure pas toujours d'une schizophrénie. Deuxièmement, le DSM-5 limite le clinicien quant à la tentation de poser un diagnostic de trouble schizoaffectif grâce à une critériologie plus précise concernant les rapports entre symptômes thymiques et symptômes psychotiques.

Épidémiologie

On ne dispose que de très peu d'études épidémiologiques en population générale concernant les épisodes psychotiques aigus de l'adolescent. Contrairement aux consommations de toxiques, aux troubles anxieux ou aux troubles dépressifs, le diagnostic d'épisode psychotique aigu de l'adolescent n'est pas systématiquement recherché dans les études d'épidémiologie psychiatrique, en population générale. Quand il l'est, c'est souvent sans précision diagnostique. D'autre part, les grandes études anglo-saxonnes, distinguant le diagnostic actuel et la prévalence, sur la vie entière, des troubles, donnent des chiffres de prévalence pour les moins de 25 ans, incluant donc les adolescents et les jeunes adultes.

Les données épidémiologiques les plus précises concernent le trouble bipolaire (TB) [17], dont on estime que les taux de prévalence sont, à l'adolescence, assez proches de ceux retrouvés à l'âge adulte, selon les critères des dernières éditions du DSM utilisées dans les différentes études : 1,2 % pour le TB de type I, c'est-à-dire avec survenue d'au moins un épisode maniaque, et 1,8 % pour le TB de type II qui ne comporte qu'une histoire d'épisode(s) hypomaniaque(s) [10, 16]. Enfin, dans cette pathologie dont on sait qu'il existe deux pics de début des troubles, le premier à l'adolescence, le second à 40–45 ans, il est important de souligner que le *sex ratio* est égal à un dans les formes débutant chez le sujet jeune.

Quant aux autres diagnostics correspondant à un épisode psychotique à l'adolescence, on ne dispose pas pour le moment de données épidémiologiques fiables. La prévalence sur la vie entière du trouble schizophréniforme est estimée à 0,2 % en population générale. Dans la plupart des études en population clinique, 5 à 20 % des adolescents hospitalisés en milieu psychiatrique présentent une symptomatologie psychotique aiguë. Il s'agit donc d'un diagnostic fréquent en population clinique. Or, un certain nombre de ces épisodes vont constituer des formes inaugurales d'une schizophrénie. Il paraît important de signaler, à ce titre, que les données épidémiologiques soulignent très clairement que les schizophrénies à début précoce sont surtout le fait du garçon et sont plus fréquemment associées à une organicité (p. ex. syndrome cardio-vélo-facial ou microdélétion 22q11). Notons enfin que le trouble psychotique bref semble plus fréquent dans les pays en voie de développement [16].

Clinique

Porter le diagnostic d'épisode psychotique aigu implique de reconnaître à l'examen clinique un certain nombre de symptômes du registre psychotique : idées délirantes, activité hallucinatoire, trouble du contact ou du cours de la pensée, comportement désorganisé, etc. Rappelons qu'à l'adolescence, la symptomatologie est le plus souvent polymorphe, parfois déroutante, empruntant souvent à plusieurs registres. La prise concomitante de substances toxiques potentiellement hallucinogènes est très fréquente à l'adolescence, et rend encore plus complexe l'analyse clinique.

L'épisode psychotique aigu à l'adolescence est parfois précédé d'une phase prodromique brève (en général quelques jours) où l'on note une inquiétude inexpliquée ou une légère exaltation de l'humeur. S'installe ensuite en quelques heures un délire non systématisé, polymorphe dans ses mécanismes (hallucinatoire, interprétatif, intuitif, imaginatif) et ses thèmes (persécution, mégalomanie, filiation, mystique, etc.). Un automatisme mental est fréquemment retrouvé (vol de la pensée, écho de la pensée, commentaire des actes, etc.). Une labilité émotionnelle, voire des éléments thymiques plus francs peuvent également être observés. La conscience de soi et de l'environnement est perturbée, mais avec généralement une préservation de l'état de conscience et de la vigilance. Des troubles du comportement peuvent découler directement de cet état délirant.

Les particularités sémiologiques de l'accès maniaque à l'adolescence peuvent être à l'origine d'errances sur le plan diagnostique et thérapeutique [8]. Les épisodes thymiques sont, à l'adolescence, plus fréquemment accompagnés de symptômes psychotiques, comparativement à ce qui est observé chez l'adulte [2]. Une symptomatologie psychotique est, en effet, présente dans 30 à 70 % des cas selon les études. Toute la symptomatologie psychotique peut être retrouvée, y compris les symptômes dits « de premier rang » de K. Schneider, et les symptômes faisant partie du syndrome catatonique [5]. Ces symptômes « de premier rang », signes cliniques classiquement retrouvés dans les schizophrénies, comprennent : perception auditive de la pensée, hallucinations auditives de voix conversant entre elles, hallucinations de voix commentant les actes du sujet, hallucinations cénesthésiques ou sensations corporelles imposées, vol de la pensée, imposition de la pensée, devinement de la pensée, perception délirante, sentiments ou impulsions ou volonté imposés ou contrôlés. Les tableaux cliniques présentés par des patients adolescents peuvent donc comprendre ces différents signes cliniques, et notamment des idées délirantes avec une thématique congruente ou non à l'humeur (dans le premier cas il s'agit par exemple de thèmes mégalomaniaques, en cas d'humeur maniaque, ou de thèmes de damnation, en cas d'humeur mélancolique), des hallucinations psychosensorielles (plutôt auditives et cénesthésiques, mais également visuelles), et des troubles du cours de la pensée (relâchement des associations, persévérations, barrages, incohérence du discours, etc.). On peut parfois aussi constater des éléments confusionnels (désorientation temporospatiale, perplexité anxieuse, etc.). Par conséquent, le diagnostic différentiel entre un épisode maniaque et un épisode délirant aigu témoin d'un trouble schizophrénique demeure délicat à cet âge. Plusieurs études mettent en évidence la fréquence élevée des erreurs diagnostiques lors de l'évaluation initiale, estimée à environ 50 % des cas [3]. C'est parfois seulement l'évolution ultérieure qui permettra de trancher, cela d'autant que les épisodes thymiques ultérieurs ont tendance à devenir de plus en plus «classiques», avec des tableaux au sein desquels la symptomatologie psychotique est moins présente. L'apparition de symptômes psychotiques à l'adolescence impose donc de rechercher des symptômes thymiques associés, des antécédents de passages à l'acte suicidaires et l'existence d'antécédents familiaux de bipolarité.

Au cours des épisodes thymiques de type maniaque à l'adolescence, la tonalité euphorique classique se manifeste souvent de façon plus modérée, ou bien se trouve être remplacée par une humeur dysphorique (humeur instable avec malaises, anxiété, réactions coléreuses), voire une irritabilité ou une agressivité. Par ailleurs, les épisodes aigus thymiques à l'adolescence sont fréquemment caractérisés par une humeur de nature mixte, c'est-à-dire avec coexistence de symptômes de la lignée maniaque, et de symptômes de la lignée dépressive, ou par un rythme évolutif constitué de cycles rapides (nombre d'épisodes > 4/an). Des conduites de transgression ou de défi font parfois partie intégrante du tableau clinique, avec la présence, au premier plan, de troubles des conduites qui peuvent aussi entraîner des erreurs diagnostiques et masquer leur origine thymique. Ainsi, on retrouve souvent des conduites addictives, des passages à l'acte à type de fugues, une désinhibition sexuelle à l'origine de conduites sexuelles à risque [12]. Le risque de marginalisation est alors important.

On comprend mieux, vu les difficultés à porter un diagnostic certain à cet âge de la vie, pourquoi le concept de bouffée délirante aiguë reste séduisant en pratique clinique. De plus, ce diagnostic se démarque du terme «schizophréniforme», trop «connoté», et reste plus ouvert quant au pronostic.

Pronostic

Malgré la difficulté de l'analyse sémiologique à l'adolescence, un certain nombre de facteurs cliniques paraissent associés à un meilleur pronostic clinique après un premier épisode psychotique aigu de l'adolescent. Sur le plan symptomatique, la plupart des études retiennent un bon ajustement prémorbide, une note confusionnelle, un début brutal, une durée brève et une absence d'émoussement des affects comme des facteurs de bon pronostic. Sur le plan de l'anamnèse, les études retiennent également parmi les caractéristiques favorables la présence de facteurs précipitants, l'existence d'antécédents familiaux de trouble bipolaire et l'absence d'antécédents familiaux de schizophrénie [9].

Par ailleurs, les premières études utilisant la CIM-10 confirment la pertinence du diagnostic de trouble psychotique aigu et transitoire, et relèvent sa durée très brève dans les pays du tiers-monde ou dans les populations transplantées. C'est pourquoi, il nous semble possible de considérer que chez l'adolescent et le jeune adulte, une origine ethnique non occidentale est aussi un facteur de bon pronostic.

Néanmoins, ces critères restent d'un poids respectif difficile à préciser et d'une valeur prédictive toute relative. Au bout du compte, seule l'évolution clinique elle-même permet de s'assurer du diagnostic et du pronostic.

L'épisode psychotique aigu à l'adolescence peut demeurer un épisode unique dans environ un tiers des cas, signer l'entrée dans un trouble bipolaire dans également un tiers des cas (évolution périodique d'épisodes thymiques maniaques, dépressifs ou mixtes), ou signifier l'entrée dans une schizophrénie dans environ 15 % des cas, le reste des cas correspondant à un début de schizophrénie dysthymique (ou trouble schizoaffectif, c'est-à-dire trouble schizophrénique et oscillations thymiques) ou à un début de psychose chronique non schizophrénique (p. ex. paranoïa), ou bien encore aux évolutions marquées par des récidives sur le même mode (épisodes aigus intermittents).

Traitement

Du fait des risques de passage à l'acte auto et hétéroagressifs, des possibles effets secondaires des molécules psychotropes et de la nécessité d'éliminer une pathologie organique sous-jacente ou de corriger d'éventuelles complications, l'hospitalisation en urgence de l'adolescent en milieu psychiatrique est recommandée à la phase aiguë, et si possible, dans une unité pour adolescents.

Il faut bien évidemment éliminer une origine organique de l'épisode psychotique aigu, origine qui doit être fortement suspectée devant certains signes cliniques : hallucinations visuelles, éléments confusionnels, syndrome catatonique, fluctuation des symptômes, régression cognitive, résistance et/ou effets secondaires nombreux et inhabituels aux traitements antipsychotiques, début brutal ou précoce. Les causes organiques comprennent principalement : prise ou arrêt de substances toxiques (drogues, alcool) ou de médicaments, atteintes cérébrales d'origine métabolique, infectieuse, tumorale, épileptique, auto-immune (lupus érythémateux systémique, encéphalite anti-NMDA, etc.), contexte postopératoire, etc. Certaines de ces pathologies peuvent amener à un tableau initial psychiatrique sans point d'appel clinique ou biologique ou d'imagerie orientant vers une pathologie organique. Quant aux « psychoses cannabiques », elles sont liées à une consommation importante de cannabis ; leur résolution est rapide avec disparition des symptômes psychotiques à l'arrêt de l'intoxication.

Il faut informer le patient et son entourage (parents) de la symptomatologie observée, des traitements recommandés et des éventuels effets secondaires de ces traitements psychotropes à court et à moyen terme.

La prescription d'une molécule antipsychotique en première intention est de règle face à un épisode psychotique aigu, même si certains auteurs recommandent l'utilisation d'un thymorégulateur en première intention dans certains tableaux cliniques. Chez le jeune adolescent, très peu de molécules ont une AMM permettant la prescription avant 15 ans. Depuis peu, des études pharmacologiques d'efficacité et de tolérance ont mis en évidence un certain nombre d'effets secondaires de ces molécules chez le sujet jeune. Les effets neurologiques et métaboliques seraient plus importants chez le sujet jeune que chez l'adulte, et d'autant plus que l'enfant est jeune (risques multipliés par 4 chez l'enfant et par 2 chez l'adolescent d'effets secondaires de ce type comparativement au sujet adulte) [6]. Par ailleurs, les molécules ont des profils différents ; il est primordial de les connaître et d'en tenir compte (p. ex. prises de poids majeures avec certaines molécules). À titre d'exemple, on peut citer comme molécules classiques l'halopéridol (Haldol®) à la posologie de 5 à 10 mg/j, ou la chlorpromazine (Largactil®), à la posologie de 150 à 300 mg/j ; comme molécules plus récentes, l'amisulpride (Solian®) à la posologie de 600 à 1 000 mg/j, la rispéridone (Risperdal®) à la posologie de 4 à 8 mg/j, ou l'olanzapine (Zyprexa®) à la posologie de 5 à 20 mg/j. Un traitement antipsychotique se prescrit de préférence en monothérapie, et l'association d'un antiparkinsonien, en vue de prévenir l'apparition de dyskinésies aiguës (ou mouvements anormaux), n'est pas d'emblée recommandée. Dans les formes de bon pronostic, il est admis de prolonger cette prescription environ un an après la fin de l'épisode en diminuant la posologie progressivement.

Les principaux effets secondaires de ces molécules sont avant tout psychiques et neurologiques : somnolence (surtout avec les produits sédatifs), indifférence psychomotrice, effets extrapyramidaux précoces et tardifs, effets neurovégétatifs. On retrouve aussi des effets secondaires endocriniens avec notamment prise de poids, aménorrhée, galactorrhée, gynécomastie chez l'homme, hyperprolactinémie, diabète de type 2. Les antipsychotiques dits « atypiques », malgré la rareté des signes extrapyramidaux, sont assez fréquemment à l'origine d'une prise de poids, voire de troubles métaboliques [18]. Un accident rare mais gravissime est le syndrome malin des neuroleptiques, à suspecter devant l'association d'une hyperthermie, d'une rigidité extrapyramidale, de signes neurovégétatifs, et d'anomalies biologiques (élévation des CPK [créatine-phosphokinases] et LDH [lactate-déshydrogénases]). Selon les molécules prescrites, d'autres effets indésirables plus rares sont possibles.

Sur le plan de la prise en charge au long cours, un suivi psychothérapique est recommandé, et sera adapté au cas par cas en fonction de la capacité d'introspection du sujet, de sa situation sociofamiliale et du diagnostic finalement retenu, en sachant que celui-ci dépend souvent de l'évolution clinique chez un patient sans antécédent. Il est indispensable d'obtenir une alliance thérapeutique de qualité, aussi bien avec le patient qu'avec sa famille, de travailler la prise de conscience et la critique des idées délirantes, et d'améliorer l'observance thérapeutique [4]. Dans certains cas, une prise en charge complémentaire en institution (hôpital de jour, structure de soins avec scolarité intégrée, etc.) sera proposée. Enfin, rappelons l'intérêt d'un traitement thymorégulateur au long cours dans la prise en charge thérapeutique des troubles bipolaires de type 1, à visée préventive.

Situations cliniques spécifiques

Épisode psychotique bref de l'adolescent consommateur de toxique

Concernant le cannabis, les adolescents sont les plus concernés par son expérimentation et sa consommation, notamment à partir de l'âge de 15 ans. Leur consommation ne cesse d'augmenter ces dernières années. Quarante et un pour cent des filles et 50 % des garçons de 17 ans déclarent avoir consommé du cannabis. Les garçons sont plus représentés que les filles dans les hauts niveaux de consommation.

Les troubles psychotiques induits par le cannabis sont actuellement reconnus et figurent dans les classifications internationales. Leur apparition est concomitante de l'intoxication ou survient dans le mois suivant l'arrêt de la consommation. Leur fréquence est de 0,1 % des consommateurs. Le début de ces troubles psychotiques est brutal, précédé d'une majoration récente de la prise de toxiques. Il n'existe pas de troubles prémorbides. La durée de l'épisode est brève, évoluant de 8 jours à 2 mois, au maximum 3 mois. La sémiologie est proche de celle des épisodes délirants aigus avec notamment des hallucinations visuelles plus qu'auditives, des sentiments de « déjà-vu » ou de dépersonnalisation. Ces symptômes peuvent être associés à une excitation psychomotrice à l'origine de troubles du comportement (hétéroagressivité, prise de risque sans précaution). La résolution sous chimiothérapie est très bonne et rapide, avec rémission complète des symptômes. Les rechutes sont plus fréquentes lors de nouvelles prises de substance. Si l'épisode ne se présente pas ainsi et notamment dans sa durée et son évolution, il peut alors annoncer une entrée dans un trouble schizophrénique.

D'autres troubles existent bien que moins manifestes. L'ivresse cannabique se caractérise par une expérience psychotique transitoire avec excitation et dissociation de la pensée, idées fixes et conviction délirante, impulsions irrésistibles, illusions et hallucinations (consommation de fortes doses de cannabis, de l'ordre de 10 joints quotidiens). On peut également observer des hallucinoses, des états de confusion mentale et des tableaux de rémanence spontanée (classiquement nommés flash-back).

Par ailleurs, les patients souffrant de troubles mentaux consomment ou ont consommé plus fréquemment du cannabis. Ainsi, environ 40 % des patients adultes schizophrènes hospitalisés sont ou ont été dépendants du cannabis. En l'état actuel des connaissances, l'abus de cannabis semble être un facteur étiologique favorisant de la schizophrénie et serait souvent un facteur de mauvais pronostic (mauvaise observance thérapeutique, augmentation des passages à l'acte suicidaires, recours plus fréquent aux hospitalisations). En revanche, il n'y a pas actuellement d'argument pour penser qu'une consommation excessive de cannabis pourrait induire un trouble psychotique chronique persistant après l'arrêt de la consommation, même si cette question reste débattue.

Les hallucinogènes et l'ecstasy entraînent une intensification des perceptions, des phénomènes de dépersonnalisation et de déréalisation, des illusions et des hallucinations. On peut également observer des flash-backs ou trouble persistant des perceptions. La cocaïne, à doses importantes, entraîne angoisse, apathie, hyperesthésie, idées délirantes et hallucinations. À l'arrêt, on peut observer des états dépressifs et anxieux sévères. De rares cas associant stupeur et hyponatrémie ont été décrits après des prises d'ecstasy. Ces situations cliniques constituent des urgences somatiques.

Épisodes psychotiques brefs de l'adolescent borderline

La pathologie limite ou borderline est un trouble de la personnalité fréquent qui débute presque toujours à l'adolescence. Bien qu'il n'existe pas de consensus sur le plan de la compréhension psychopathologique de ce trouble, pour la plupart des auteurs, ces états rendent compte d'une fragilité narcissique importante, avec une estime de soi défaillante, un besoin intense d'amour et surtout de la reconnaissance d'autrui et une vulnérabilité dépressive. La biographie de ces sujets est souvent marquée par des ruptures affectives, un contexte de maltraitance ou d'abus et un passé abandonnique.

La symptomatologie est polymorphe associant angoisse, difficultés dans le maintien de liens affectifs, troubles du comportement, intolérance à la frustration, moments dépressifs, tentatives de suicide, etc. Des décompensations psychotiques aiguës et transitoires sont également possibles avec néanmoins quelques particularités :

- rareté des phénomènes hallucinatoires;
- pauvreté des idées délirantes ou seulement idées de référence et de persécution;
- sentiment d'irréalité ou de dépersonnalisation;
- extrême labilité de ces états, conduisant à une rapide critique des symptômes.

Ces idées délirantes dites de référence ont pour origine la conviction du sujet d'être le centre de l'attention d'autrui (les autres, proches ou collègues, parlent de lui, se moquent de lui, font tout pour l'humilier, etc.). Ce tableau a des implications thérapeutiques particulières (encadré 20.3).

Le principe de la continuité des soins est, chez ces patients, essentiel puisqu'une de leurs plus grandes difficultés est de pouvoir maintenir un lien relationnel. La prise en compte des autres acteurs intervenant dans le réseau de prise en charge psychosociale du jeune est également capitale du fait des mécanismes de défense prévalents [4].

ENCADRÉ 20.3

Adolescents limites : principes thérapeutiques

1. Contenir les passages à l'acte et les décompensations
- consultation en urgence
- hospitalisation
- prescription de psychotropes fonction de la symptomatologie prévalente
- mesures permettant une structuration du milieu

2. Aborder sur les deux plans émotionnel et intellectuel les modes de communication du patient

3. Interpréter rapidement et délicatement au patient le transfert négatif et les distorsions de la réalité

4. Repérer et souligner les défenses du sujet (identification projective, clivage, déni, projection, omnipotence, etc.)

5. Pour les différents intervenants, comprendre et contenir leurs propres réactions contre-transférentielles vis-à-vis de l'adolescent

Syndrome de Cotard à l'adolescence

Le syndrome de Cotard est rare chez l'adolescent. Dans sa forme complète, on retrouve le délire de négation d'organe, les idées de damnation, d'énormité et d'immortalité. Il est le plus souvent associé à un trouble thymique récurrent unipolaire plutôt que bipolaire, parfois à une pathologie schizophrénique ou à une évolution démentielle. Chez l'adolescent, plusieurs particularités sont à noter :

- le recours à l'électroconvulsivothérapie permet l'amélioration presque toujours spectaculaire;
- l'évolution, dans les 2 ans, se fait souvent vers un trouble bipolaire, soulevant la question d'une prescription de thymorégulateur à titre préventif [7, 15]. Le risque d'évolution bipolaire est 9 fois plus élevé chez le sujet de moins de 25 ans [6];
- il s'agit toujours d'une expérience délirante tout à fait traumatique méritant d'être inscrite dans l'histoire du sujet au cours d'un accompagnement psychologique du fait de son début presque toujours brutal.

Syndrome catatonique à l'adolescence

Le syndrome catatonique à l'adolescence est exceptionnel mais peut être associé à un trouble thymique avec un début brutal et une symptomatologie plus volontiers stuporeuse, ou à une schizophrénie avec un début progressif chez un garçon, une symptomatologie plus variée sur le plan moteur et un pronostic souvent réservé [5]. Il peut survenir dans l'évolution d'un trouble envahissement du développement, et également être associé à une pathologie organique dans 20 % des cas. Celles-ci sont variées et colligées dans le tableau 20.2.

Lorsqu'une pathologie organique est isolée, elle détermine la conduite thérapeutique. À titre d'exemple, nous avons rapporté récemment l'histoire d'une adolescente de 15 ans hospitalisée pour une mélancolie stuporeuse au cours d'une poussée lupique et traitée par échanges plasmatiques [14]. Hors pathologie organique, la conduite thérapeutique associera un traitement symptomatique (le plus souvent une benzodiazépine à haute dose, parfois une ECT) et le traitement de la pathologie psychiatrique sous-jacente. À noter que dans les formes associées à une schizophrénie,

Tableau 20.2 Principales étiologies organiques des épisodes catatoniques.

Pathologies cérébrales	Épilepsie Tumeurs cérébrales, accident vasculaire cérébral, traumatisme crânien Encéphalite, hydrocéphalie Encéphalite auto-immune (notamment lupus érythémateux systémique, encéphalite anti-R-NMDA, etc.)
Pathologies toxiques	Alcool Cocaïne, amphétamine, LSD, THC (tétrahydrocannabinol), ecstasy Corticoïdes, aspirine, disulfirame ACTH, insuline Neuroleptiques, antiémétiques Sevrage aux benzodiazépines à demi-vie longue Intoxication au monoxyde de carbone
Pathologies infectieuses	Neuropaludisme Fièvre typhoïde, trypanosomiase, toxoplasmose Hépatite virale Tuberculose, syphilis
Pathologies métaboliques ou génétiques	Maladie de Wilson, maladie de Tay-Sachs Syndrome de Prader-Willi Syndrome de Cushing, hyperthyroïdie, maladie d'Addison

l'amélioration sous neuroleptique est souvent modeste. Enfin, dans notre expérience, les enveloppements peuvent constituer un traitement adjuvant précieux.

Références

[1] American Psychiatric Association. Diagnostic and Statistical Manual of Mental Disorders, 5th ed. (DSM-5). Arlington : APA; 2013. Traduction française sous la direction de Crocq MA, Guelfi JD, et al. Paris : Elsevier-Masson; 2015.

[2] Carlson GA. Child and adolescent mania-diagnostic considerations. Journal of Child Psychology and Psychiatry 1990; 31 : 331-41.

[3] Carlson GA, Fennig S, Bromet EJ. The confusion between bipolar disorder and schizophrenia in youth : where does it stand in the 1990s? J Am Acad Child Adolesc Psychiatry 1994; 33 : 453-60.

[4] Cohen D. Épisode psychotique aigu de l'adolescent. In : Mazet P, editor. Guide de l'adolescent. Paris : Masson; 2004.

[5] Cohen D, Nicolas JD, Flament M, et al. A prospective naturalistic study of catatonia in children and adolescents. Schizophr Res 2005; 76 : 301-8.

[6] Cohen D, Bonnot O, Bodeau N, et al. Adverse effects of second-generation antipsychotics in children and adolescents : a Bayesian meta-analysis. J Clin Psychopharmacol 2012; 32 : 309-16.

[7] Consoli A, Soultanian C, Tanguy ML, et al. Cotard's syndrome in adolescents and young adults is associated with a 9 time increased risk of bipolar disorder. Bipolar Disord 2007; 9 : 1-4.

[8] Geller B, Luby J. Child and adolescent bipolar disorder : a review of the past 10 years. J Am Acad Child Adolesc Psychiatry 1997; 36 : 1168-76.

[9] Jarbin H, Ott Y, von Knorring AL. Adult outcome of social function in adolescent-onset schizophrenia and affective psychosis. J Am Acad Child Adolesc Psychiatry 2003; 42 : 176-83.

[10] Lewinsohn PM, Klein DN, Seeley JR. Bipolar disorders in a community sample of older adolescents : prevalence, phenomenology, comorbidity, and course. J Am Acad Child Adolesc Psychiatry 1995; 34 : 454-63.

[11] Misès R, Quemada N, Botbol M, et al. French classification for child and adolescent mental disorders. Psychopathology 2002; 35 : 176-80.

[12] Nicolas JD, Consoli A, Perisse D, et al. Manie et désinhibition sexuelle chez l'adolescente : implications thérapeutiques et médicolégales. Neuropsychiatr Enfance Adolesc 2005; 53 : 142-8.

[13] Organisation mondiale de la santé. CIM-10 Classification Internationale des troubles mentaux et des troubles du comportement ; 1992. Genève. Traduction française Pull CB, et al. Masson ; 1993.
[14] Perisse D, Amoura Z, Cohen D, et al. Effectiveness of plasma exchange in an adolescent with systemic lupus erythematosus and catatonia. J Am Acad Child Adolesc Psychiatry 2003 ; 42 : 497-559.
[15] Soultanian C, Perisse D, Revah-Levy A, et al. Cotard's syndrome in adolescents and young adults : a possible onset of bipolar disorder requiring a mood stabilizer ? J Child Adolesc Psychopharmacol 2005 ; 15 : 706-11.
[16] Susser E, Varma VK, Mattoo SK, et al. Long-term course of acute brief psychosis in a developing country setting. Br J Psychiatry 1998 ; 173 : 226-30.
[17] Van Meter AR, Moreira AL, Youngstrom EA. Meta-analysis of epidemiologic studies of pediatric bipolar disorder. J Clin Psychiatry 2011 ; 72 : 1250-6.
[18] Woods S, Martin A, Spector S, et al. Effects of development on Olanzapine-associated adverse events. J Am Acad Child Adolesc Psychiatry 2002 ; 41 : 1439-46.

20.5 États limites à l'adolescence

C. Lamas, M. Corcos,

La première notation clinique d'un adolescent état limite s'appuyait sur la description, par M. Mahler, d'un groupe d'enfants et d'adolescents qui, sans présenter de caractéristiques psychotiques franches, se distinguaient par des « perturbations du Moi et du développement ». J. Masterson apporte quelques années plus tard une contribution majeure à la définition et à la délimitation du concept à l'adolescence en décrivant un syndrome regroupant cinq caractéristiques : *acting-out*, difficultés de séparation d'avec les parents, existence de troubles de la personnalité chez les parents, troubles de la communication familiale et structuration du caractère de type narcissique [11]. Il insiste sur la pertinence de l'individualisation des troubles de la personnalité à l'adolescence et remet en question le stéréotype de la « turbulence normale de l'adolescence ». De fait, les controverses autour du concept d'état limite s'articulent notamment autour du caractère *borderline-like* de certaines manifestations à l'adolescence avec la fréquence des conduites agies, au détriment des conduites mentalisées, et de celles de l'impulsivité et de la dépressivité.

Toutefois, le caractère massif de ces manifestations, la rigidité et la fixité des mécanismes de défense mis en œuvre doivent permettre de réaliser aisément la distinction entre un processus maturatif « banal » et une entrave durable du processus développemental. O. Kernberg souligne la complexité du diagnostic à l'adolescence où le « flux du développement » modifie l'application stricte des critères diagnostiques [10]. Par ailleurs, se trouve posée la question de la continuité de ces troubles de l'enfance à l'adolescence et de l'adolescence à l'âge adulte. S'agit-il de l'expression altérée, modifiée par les remaniements psychiques et biologiques de l'adolescence d'une pathologie de l'enfance ? Ou de la révélation, favorisée par le processus pubertaire, d'une vulnérabilité antérieure encore silencieuse ? Le débat reste ouvert. La question des troubles de la personnalité, d'un point de vue psychanalytique, interroge également la notion de « structure » à l'adolescence. Certains auteurs préconisent ainsi l'utilisation du terme d'organisation ou de mode prévalent de fonctionnement, entendus dans un sens dynamique et laissant ouverts, dans une certaine mesure, les potentialités évolutives et les réaménagements de la personnalité.

Épidémiologie

Prévalence

Selon les études anglo-saxonnes, la prévalence estimée du trouble limite de la personnalité varie entre 0,2 et 2 % [16]. Ce trouble de la personnalité concernerait 10 % des patients consultant en ambulatoire et 15 à 20 % des patients hospitalisés en psychiatrie. La surreprésentation féminine est nette avec un *sex ratio* de 1/3. En population adolescente, on retrouve une *prévalence de 10 %* des troubles limites de la personnalité [7]. L'existence d'antécédents au premier degré de ce trouble de la personnalité multiplie par cinq la fréquence de ce diagnostic. On retrouve également une fréquente agrégation au niveau familial de troubles liés à l'abus de substances, de troubles de la personnalité de type psychopathique et de troubles de l'humeur.

Comorbidité

Du fait de la fréquente association avec un autre trouble de la personnalité, certains auteurs ont remis en cause la validité des critères permettant de définir la pathologie, voire la pertinence même de cette entité diagnostique. Ainsi, on retrouverait près de 50 % d'association avec les critères de la personnalité antisociale. Cette comorbidité représenterait un facteur péjoratif pour le devenir de ces patients. L'association avec une personnalité histrionique dépasserait 60 %, celle avec une personnalité schizotypique atteindrait 35 à 45 % des cas. On doit aussi relever la fréquence de l'association du trouble de la personnalité avec d'autres diagnostics (troubles de l'humeur, troubles paniques, troubles addictifs ou des conduites alimentaires). Les études portant sur des populations adolescentes sont plus rares mais objectivent également une *surreprésentation de la dépression* ainsi que des idées suicidaires, de l'angoisse, du pessimisme et de l'autodévalorisation [7, 14]. Le risque suicidaire est majeur parmi ces patients, rejoignant les taux observés chez des patients bipolaires ou schizophrènes. Le taux de suicide serait de 8 à 10 %, soit près de 50 fois supérieur à celui admis en population générale et touchant des adultes jeunes (pic maximum autour de la trentaine). La comorbidité avec les troubles thymiques ou l'abus de substances constitue un facteur de risque supplémentaire.

Devenir

Les études de devenir occupent une place centrale dans la compréhension de la pathologie. De façon schématique, l'évolution clinique des états limites est marquée lors des premières années par des manifestations d'impulsivité et d'instabilité, dans différents domaines, conduisant à un fréquent recours aux structures de soins psychiatriques et aux services d'urgence. On observerait ensuite un amendement de la symptomatologie, comparé par certains auteurs au *burn-out* des personnalités antisociales. Les études de suivi confortent, pour la plupart, ces constatations avec la mise en évidence d'un pronostic médiocre à court terme, affectant différents domaines (niveau global de fonctionnement, relations affectives, insertion socioprofessionnelle) et une amélioration symptomatique à long terme.

La stabilité estimée du trouble limite de la personnalité varie considérablement selon les études du fait, en partie, de différences méthodologiques concernant notamment les durées de suivi, le moment d'évaluation et les instruments employés, l'âge des patients inclus. De manière générale, *la stabilité diagnostique serait plus faible à l'adolescence* [5, 12] et corrélée négativement à la durée de suivi [18]. Différentes hypothèses peuvent être formulées afin d'expliquer cette faible stabilité du diagnostic à l'adolescence (inadéquation des critères adultes, association fréquente à un trouble dépressif, intérêt des prises en charge plurifocales précoces opérant un véritable remaniement de l'organisation psychique)[1].

Ces observations doivent cependant être nuancées par l'analyse des différents secteurs de la symptomatologie. Les symptômes affectifs, notamment, persistent chez 79 % des patients au terme du suivi. Ces affects dysphoriques pourraient constituer un trait central du trouble limite de la personnalité, hypothèse concordante avec les descriptions cliniques et les approches psychodynamiques proposées par certains auteurs. L'évolution de ces patients pose la question de la pertinence des critères diagnostiques utilisés afin de rendre compte des dysfonctionnements durables. De fait, J.G. Gunderson a souligné la discordance entre un taux de rémission symptomatique élevé et la persistance du dysfonctionnement psychosocial, avec seulement 6 % de « rémission fonctionnelle » à un an. Cette observation suggère que certains critères diagnostiques pourraient ne pas refléter les dysfonctionnements durables des relations interpersonnelles chez ces patients. Dans cette perspective, l'abord psychodynamique des troubles a l'intérêt de saisir un aspect du fonctionnement de ces patients dont ne rendrait pas compte une approche purement descriptive et symptomatique (discussion *in* [15]).

1 Ces aspects ont été évoqués dans les études de suivi des personnalités borderline (chapitre 16.5).

Clinique

Le tableau symptomatique présenté par ces patients est marqué par l'extrême polymorphisme des manifestations; aucun de ces éléments ne s'avère pathognomonique. Leur co-occurrence, la fluctuation et la diversité des symptômes observés chez un même patient, leur labilité contribuent à un *diagnostic de présomption*. La proposition, dans le système catégoriel du DSM, de critères diagnostiques du trouble limite de la personnalité vise à modéliser l'approche des troubles de la personnalité en présentant une définition fondée sur le traitement statistique de données comportementales issues de la clinique. L'utilisation de questionnaires (*Revised Diagnostic Interview for Borderline Patients-4 : Personality Diagnostic Questionnaire*) et d'entretiens structurés ou semi-structurés (DIB, SIDP-IV, SCID-II, DIPD-IV, IPDE)[2] permet d'améliorer la fidélité interjuges, notamment lors des études cliniques standardisées. Toutefois, aucun de ces instruments n'est validé en population adolescente.

Les perturbations des affects retrouvées chez ces patients s'expriment parfois sous forme de manifestations de rage intenses et inappropriées, de difficultés à contrôler leur colère. Ces mouvements s'inscrivent dans le contexte d'un sentiment de mise à distance, de négligence ou de menace d'abandon de la part des personnes proches. Ces accès de colère, suivis de honte et de culpabilité, contribuent à l'impression entretenue par l'individu « d'être mauvais ». Ces épisodes ont souvent pour arrière-plan une instabilité affective liée à une réactivité marquée de l'humeur (épisodes dysphoriques, irritabilité ou anxiété) dont les oscillations sont souvent déclenchées par des modifications minimes de l'environnement et témoignent d'une extrême sensibilité aux facteurs de stress interpersonnels. Les sentiments de vide, de vacuité fréquemment exprimés conduisent à une recherche permanente d'occupations. Les patients évoquent une incapacité à s'éprouver « comme les autres » ou du moins en empathie, le sentiment d'agir de façon mécanique, sans être authentiquement concernés. Ce sentiment de vide, d'ennui, de lassitude, de non-sens de la vie, qui ne parvient pas à se lier avec les composantes d'un épisode réel ou fantasmatique, reste privé de toute signification.

2 *Cf.* chapitre 8.

Les perturbations cognitives regroupent deux types de manifestations. L'instabilité marquée et persistante de l'image de soi (perturbation de l'identité) se manifeste au travers de revirements brutaux de leurs systèmes de valeur, de leurs objectifs et de la perception d'eux-mêmes. Des symptômes dissociatifs et une idéation persécutive transitoires peuvent survenir dans les périodes de stress intenses mais sont en général rapidement résolutifs.

Les perturbations des relations interpersonnelles, souvent majeures, constituent le troisième volet de ce tableau clinique. Leur mode de relation instable les conduit à des relations chaotiques et sujettes à des revirements brutaux où la dévalorisation de l'autre, à la mesure de son idéalisation antérieure, vient prévenir les craintes, réelles ou imaginaires, d'abandon. Cette menace d'abandon, écho à l'intolérance à la solitude de ces patients, les conduit à des efforts effrénés pour éviter toute séparation pouvant aller jusqu'à des passages à l'acte auto et plus rarement hétéroagressifs.

L'impulsivité, plus ou moins marquée, se manifeste dans différents domaines : consommations de toxiques, épisodes boulimiques, conduites sexuelles à risque, dépenses excessives, conduite dangereuse, etc. La fréquence et la répétition des passages à l'acte suicidaire et des automutilations s'inscrivent dans un agir relationnel ou sont au contraire coupées de toute signification, constituant des modalités opératoires d'aménagement de l'angoisse. Cette angoisse constitue une manifestation centrale du trouble; elle se présente de manière fluctuante, allant de la « grande crise d'angoisse » avec son cortège de manifestations somatiques à un sentiment de malaise existentiel diffus, faisant écran dans le champ relationnel entre le patient et son entourage. Elle est « crainte de la perte du sens de la vie, de sa cohérence interne » [17], angoisse de l'abandon, d'une perte de l'appui de l'entourage, écho à sa dépendance à l'environnement.

Dans le cadre d'une approche psychodynamique, le mode de fonctionnement défensif constitue l'un des éléments princeps de la définition de l'organisation limite [10]. La prépondérance des mécanismes de défense d'un registre immature (*clivage, identification projective, idéalisation primitive, déni, omnipotenceet dévalorisation*), la rigidité de leur mise en œuvre conduisent au décalage, à l'inadéquation aux situations des mouvements affectifs, comportementaux de ces patients et, *de facto*, à l'apparition de situations d'impasse, dont la seule voie de sortie réside en des manifestations explosives, incompréhensibles. La réactivation de l'angoisse, consécutive à ces situations d'impasse, entretient, dans un mouvement circulaire, le recours au clivage.

Étiopathogénie

Conceptions psychodynamiques

Les conceptions psychodynamiques des états limites, au-delà des spécificités qui les différencient, regroupent certains points communs :

- la réactualisation, favorisée par les bouleversements de l'adolescence, d'une problématique ancienne aux origines situées dans les premières interrelations précoces;
- la fragilité des assises narcissiques et la prévalence de mécanismes archaïques de défense visant à protéger les limites du Moi et à restaurer la distinction entre sujet et monde extérieur;
- la dimension dépressive sous-jacente et les aléas de son élaboration, souvent masqués par le recours préférentiel à l'agir et les faibles capacités de mentalisation des conflits.

J. Bergeret défend l'hypothèse d'une organisation limite «intermédiaire entre névrose et psychose», correspondant à une «maladie du narcissisme» [2]. Il emploie le terme d'astructuration pour souligner le fait qu'elle n'a pas «la fixité, la solidité, la spécificité définitive des organisations vraiment structurées». D'un point de vue étiopathogénique, un «traumatisme psychique précoce» ou la sommation de microtraumatismes de nature très diverse, touchant le Moi lors de son développement, seraient responsables du débordement d'un appareil psychique encore immature, «par une situation œdipienne à laquelle il n'est pas du tout préparé», et conduiraient à la mise en œuvre de mécanismes de défense archaïques du fait d'un refoulement encore insuffisant. D'un point de vue descriptif, Bergeret insiste sur le caractère anaclitique des relations d'objet reposant sur une grande dépendance à l'autre et sur la fonction antidépressive des mécanismes de défense mis en œuvre et maintenus au prix de coûteux investissements sur le plan économique.

O. Kernberg prend position en faveur d'une «forme relativement stable et plutôt spécifique de structure pathologique du Moi» [10], distincte d'un état transitoire et fluctuant entre névrose et psychose, bien que certains symptômes puissent s'y apparenter. Les traits de personnalité retrouvés chez ce type de patients seraient le reflet de «carences» du fonctionnement psychique. D'un point de vue étiopathogénique, Kernberg distingue deux facteurs clefs dans la pathogénie des états limites et souligne le «manque constitutionnel de tolérance à l'angoisse» et «l'intensité particulièrement sévère des rejetons pulsionnels agressifs» observés chez ces patients. À ces facteurs constitutionnels, s'adjoindraient des expériences précoces de frustration et d'agressivité. Du fait de l'activation des mécanismes projectifs, les imagos parentaux précoces, support de ces projections, apparaîtraient comme menaçantes, dangereuses dans une indistinction entre images maternelle et paternelle.

Dans *La folie privée*, A. Green précise les caractéristiques d'une construction d'un Moi fragile et instable dans les états limites, nécessitant la mise en œuvre de stratégies de mécanismes de défense qui vont épouser la structure psychique [6]. Ainsi, ce qui est en jeu ce sont les limites du Moi, les limites entre les instances, les limites entre le Moi et l'objet, ce qui explique la nature des angoisses (d'intrusion et d'abandon) propres à ces patients. Il dégage différentes problématiques propres aux cas limites : l'échec de la représentation, l'explosivité des affects et l'indiscrimination affect-représentation («conglomérats d'affects et de représentations»), l'absence d'accès à une position dépressive stable et mutative. Il insiste également sur l'importance des apports théoriques de D.W. Winnicott et de W.R. Bion et sur l'incapacité de ces patients à «créer des dérivés de l'espace potentiel» en lieu et place desquels «ils créent des symptômes qui en remplissent la fonction». Ces éléments renvoient à des altérations majeures des niveaux d'organisation du Moi, secondaires à des carences précoces, à des failles narcissiques graves générant une insécurité quant au sentiment de la continuité d'être (angoisse du vide), une non-détermination étanche de la limite entre le Moi et le non-Moi (effet des empiétements précoces).

Parmi les hypothèses formulées plus spécifiquement autour de l'enfant et de l'adolescent, R. Misès établit le constat d'un continuum entre pathologies limites de l'enfance et états limites à l'adolescence [13] bien que d'autres modalités évolutives puissent se dessiner. Il souligne l'importance d'un défaut d'étayage par le milieu, le plus souvent du fait d'une dépression maternelle. L'atteinte à la fonction de contenance, l'absence de pare-excitation, au moins partielle, seraient source d'un défaut de mentalisation et de cette prédominance de l'expression par le corps et l'agir. À l'adolescence, la remise en cause de l'équilibre narcissico-objectal viendrait renforcer puis rigidifier les aménagements défensifs de la petite enfance.

Par ailleurs, la description des pathologies de l'agir à l'adolescence n'est pas sans analogies avec celle des états limites. P. Jeammet soutient la notion d'un continuum entre normal et pathologique où la conjonction de facteurs internes (vulnérabilité biologique et génétique, facteurs développementaux) et des conditions de déploiement de la problématique adolescente (familiales, sociales, etc.) vont assurer l'organisation de la personnalité selon des modalités propres à chaque adolescent [8]. Le processus adolescent viendrait révéler les failles narcissiques sous-jacentes du fait de la confrontation à la sexualité et de la remise en question des liens aux images infantiles qu'elle implique. La question de la dépendance est perçue comme centrale au sens où l'adolescence pose de façon aiguë la question de la séparation et de la nécessaire prise de conscience de « ce qui subsiste de dépendance ». L'agir apparaîtrait alors comme un aménagement de cette problématique de dépendance, une modalité de la gestion de la distance relationnelle et la menace narcissique que constituerait alors tout rapproché avec l'objet de cette dépendance, en l'absence de ressources internes suffisantes.

Hypothèses environnementales

La fréquence rapportée d'antécédents d'expériences traumatiques : abus sexuels précoces, abus ou négligence parentale, séparations prolongées avec la figure d'attachement a conduit certains auteurs à émettre l'hypothèse d'une origine développementale au trouble limite de la personnalité. Toutefois, tous ces facteurs n'auraient pas la même valeur. Trois types d'événements dans l'enfance apparaissent ainsi comme significativement liés à la présence de symptômes borderline : les abus sexuels, les sévices physiques et abus verbaux à type d'humiliation, et une négligence émotionnelle parentale. L'interprétation de ces résultats n'est cependant pas univoque. Certains auteurs défendent ainsi l'hypothèse d'un rôle central dans l'étiopathogénie du trouble limite de la personnalité de ces abus, le rattachant au spectre de la pathologie traumatique. Ils conjugueraient au trait de vulnérabilité propre à l'enfant un défaut de protection de l'environnement pour aboutir à l'expression clinique du trouble. D'autres auteurs considèrent plutôt la notion d'abus sexuel comme facteur prédictif de la gravité des manifestations symptomatiques, influençant négativement le pronostic à long terme de la pathologie [19].

Théorie de l'attachement

P. Fonagy met en exergue les liens entre bas niveau de capacité réflexive, expériences traumatiques et développement d'un trouble limite de la personnalité [4]. Celui-ci résulterait de la conjonction d'un bas niveau de capacité réflexive, défect de ce processus permettant de comprendre intentions et désirs d'autrui, de son propre vécu subjectif, et d'expériences traumatiques. Le patient état limite recourrait de façon prédominante à un « mode actuel » de fonctionnement où les idées constituent des répliques directes de la réalité externe sans recours possible à la représentation. Certains auteurs ont également établi l'analogie entre les caractéristiques comportementales de ces patients et certains patterns d'attachement (attachement désorganisé, attachement préoccupé insécure).

Perspectives biologiques

Dans la perspective d'une vulnérabilité organique à ces troubles, le développement d'axes de recherche autour des substrats biologiques et génétiques de certains traits, considérés comme caractéristiques des états limites, apportent des arguments en faveur de leur individualisation. Ces études se sont orientées autour de deux axes principaux : l'impulsivité et l'instabilité affective [15]. Ainsi une réduction de la modulation sérotoninergique au niveau des aires corticales inhibitrices serait pressentie comme un facteur intervenant dans la désinhibition et les manifestations d'impulsivité observées chez ces patients. En revanche, l'instabilité affective impliquerait, selon certains auteurs, le système noradrénergique.

Traitement

Intégrée dans un dispositif de soin cohérent, impliquant souvent les compétences de différents intervenants, adaptée au patient dans un « projet de soin sur mesure », *la prise en charge repose sur la psychothérapie.* L'indication la plus classique est celle d'une psychothérapie d'inspiration psychanalytique [3], mais les études anglo-saxonnes et notamment les dernières recommandations de l'*American Psychiatric Association* (APA) [1] mettent en évidence l'efficacité de thérapies cognitivo-comportementales dans la prise en charge de patients adultes (thérapie comportementale dialectique de Linehan). La fréquence des interruptions et ruptures thérapeutiques, inhérentes aux modalités de fonctionnement en « tout ou rien » de ces patients, complique singulièrement la prise en charge. L'implication de tiers et l'organisation en un véritable réseau de soins, reposant sur un consultant référent du patient, garant de la cohérence et des aménagements du projet thérapeutique peut permettre de limiter ces interruptions intempestives du suivi. L'approche des adolescents au sein de *dispositifs bi ou plurifocaux* a montré son intérêt. Cette diffraction des lieux et des intervenants (consultant, thérapeute, etc.) autorise en quelque sorte le redéploiement de la problématique interne du patient au sein de cet « espace psychique élargi » [1, 9] et assure pour un temps une fonction supplétive à l'appareil psychique du patient. Cet aménagement du cadre thérapeutique préserve par ailleurs d'investissements par trop massifs avec le risque de rupture du lien qui leur est inhérent. Le travail du consultant référent pourrait se définir comme un travail à l'interface entre réalité interne et externe, dans ses contacts avec le thérapeute, mais également à l'interface entre le patient et son environnement familial ou social. Cette restauration d'une interface, et par-là même d'une limite, permet ainsi de soutenir une fonction tierce différenciatrice, défaillante chez ces adolescents, et préserve du développement de relations duelles indifférenciantes, renforçant en un mouvement circulaire les mécanismes de défense du patient.

La prise en charge de ces adolescents pose également la question de la place des hospitalisations dans le dispositif de soins. D'une part, ces hospitalisations prennent souvent la forme de l'urgence face aux troubles des conduites, à la répétition de gestes auto et/ou hétéroagressifs, urgence également des enjeux en termes de devenir et de répercussions sur le plan scolaire, familial et social. Pris dans cette dynamique de l'urgence, il s'avère souvent difficile de surseoir et de poser les conditions d'efficience d'une telle hospitalisation. De durée brève, *via* un passage aux urgences ou de manière plus au moins programmée, ces hospitalisations ont valeur de contenance, posant un point d'arrêt aux conduites agies. Dans certains cas, des *prises en charge institutionnellesà « long terme »* sont préconisées (structures de type soins-études). Formes de prises en charge multifocales, elles offrent alors le cadre institutionnel propre à autoriser un redéploiement des investissements et une relance du processus adolescent entravé par la pathologie.

Les traitements psychotropes jouent un rôle adjuvant dans le traitement de symptômes spécifiques : les antidépresseurs, en particulier sérotoninergiques, sont souvent utilisés du fait de leur bonne tolérance clinique et de la faible létalité en cas de prise médicamenteuse volontaire. Ils pourraient réduire les fluctuations thymiques ainsi que l'impulsivité. Neuroleptiques et antipsychotiques ont démontré également chez l'adulte une certaine efficacité dans la réduction de l'impulsivité ou lors de symptômes psychotiques transitoires. Enfin, les thymorégulateurs, prescrits en seconde intention, atténueraient les fluctuations de l'humeur et seraient parfois utiles dans le contrôle de l'impulsivité. Il convient toutefois de préciser le manque de données issues de protocoles d'études scientifiques concernant l'emploi de psychotropes chez ces adolescents et l'absence d'AMM spécifique dans cette indication.

Conclusion

L'établissement d'un relatif consensus autour de l'individualisation à l'adolescence d'une entité clinique proche des états limites laisse toutefois en suspens un certain nombre de points. On ignore en effet dans quelle mesure la transposition des critères diagnostiques de l'adulte à l'adolescent est pertinente. Il est possible que ces troubles soient surestimés au sein d'une population aux caractéristiques parfois proches de celle des troubles de la personnalité. La labilité émotionnelle par exemple, souvent constatée chez ces adolescents, conduit peut-être à une augmentation artificielle de la prévalence des troubles. On pourrait aussi pondérer les critères diagnostiques en fonction des spécificités du fonctionnement à l'adolescence afin d'identifier au mieux ceux pour lesquels la fixité et la rigidité des conduites et du mode de fonctionnement laissent percevoir un « arrêt » du processus développemental. Une place pourrait être prise dans cette évaluation par des instruments diagnostiques issus d'une réflexion psychodynamique. Se discutent enfin la place à accorder dans la prise en charge de ces adolescents à des hospitalisations au long cours dans la perspective de modifications durables du mode de fonctionnement psychique et d'un point de vue plus général l'impact de prises en charge précoces sur le devenir des troubles de la personnalité.

Références

[1] American Psychiatric Association. Practice Guideline for the Treatment of Patients with Borderline Personality Disorder. Am J Psychiatry 2001; 158 : 1-52.

[2] Bergeret J. La personnalité Normale et Pathologique. Paris : Dunod; 1974.

[3] Ekstein R, Wallerstein J. Observations on the Psychotherapy of Borderline and Psychotic Children. In : The Psychoanalytic Study of the Child. New York : Int Univ Press; 1956. p. 303-11.

[4] Fonagy P, Higgit A. A developmental perspective on Borderline Personality Disorder. Rev Int Psychopathol 1989; 1 : 125-59.

[5] Garnet K. Borderline personality disorder in adolescents : ubiquitous or specific? Am J Psychiatry 1994; 151 : 1380-2.

[6] Green A. La Folie Privée, psychanalyse des cas limites. Paris : Gallimard; 1990.

[7] James A, Berelowitz M, Vereker M. Borderline disorder : a study in adolescence. Eur Child Adolesc Psychiatry 1996; 5 : 11-7.

[8] Jeammet P. Actualités de l'agir. Nouvelle Revue de Psychanalyse 1985; 31 : 201-22.

[9] Jeammet P. Enjeux actuels des thérapies à l'adolescence. L'autre, Cliniques, Cultures et sociétés 2001; 2 : 29-52.

[10] Kernberg O. Borderline conditions and pathological narcissism. New York : Jason Aronson; 1975.

[11] Masterson J. Diagnostic et traitement du syndrome « borderline » chez les adolescents. Confrontations Psychiatriques 1971; 7 : 125-55.

[12] Meijer M, Goedhart A, Treffers P. The persistence of borderline personality disorder in adolescence. J Pers Disord 1998; 12 : 13-22.

[13] Misès R. L'évolution des pathologies limites de l'enfant au décours de l'adolescence. Inf Psychiatr 2002; 3 : 271-336.

[14] Pinto A, Grapentine WL, Francis G, et al. Borderline personality disorder in adolescents : affective and cognitive features. J Am Acad Child Adolesc Psychiatry 1996; 35 : 1338-43.

[15] Skodol A, Siever LJ, Livesley WJ, et al. The Borderline Diagnosis II : Biology, Genetics and Clinical Course. Biol Psychiatry 2002; 51 : 951-63.

[16] Torgensen S, Kringlen E, Cramer V. The prevalence of personality disorders in a community sample. Arch Gen Psychiatry 2001; 58 : 590-666.

[17] Widlöcher D. Les États Limites : discussion nosologique ou réflexion psychopathologique. Perspectives Psychiatriques 1979; 70 : 7-11.

[18] Zanarini MC, Frankenburg FR, Hennen J, et al. The Longitudinal Course of Borderline Psychopathology : 6-years Prospective Follow-Up of the Phenomenology of Borderline Personality Disorder. Am J Psychiatry 2003; 160 : 274-83.

[19] Zanarini MC, Yong L, Frankenburg FR, et al. Severity of reported childhood sexual abuse and its relationship to severity of borderline psychopathology and psychosocial impairment among borderline inpatients. J Nerv Ment Dis 2002; 190 : 381-447.

20.6 La maladie à l'adolescence

C. Jousselme

La maladie chronique perturbe la mise en place des processus développementaux de l'adolescence (séparation/individuation sans destruction, transformation de la nature des liens parents/enfant). Quelle que soit sa nature elle peut représenter un catalyseur un peu trop « explosif » qui accélère l'entrée en adolescence avec mise en place de conduites à risque (passages à l'acte divers, sexualité chaotique, etc.) ou, au contraire, un frein puissant qui pousse l'enfant à garder les bénéfices secondaires d'une dépendance sauvegardant certains aspects de sa toute-puissance infantile. En effet, quand le corps n'est pas assez fiable pour grandir confortablement (*adolescere* = croître), du fait de la maladie et/ou de ses traitements, l'enfant peut se révéler incapable d'aménager des Idéaux du Moi atteignables et gratifiants, et reste prisonnier d'un Idéal impossible [2].

Image du corps et maladie à l'adolescence

La maladie chronique attaque l'adolescent là où il a déjà, en quelque sorte, mal : dans son corps [3]. En effet, la puberté bouleverse les repères corporels jusque-là efficients, et contraint l'adolescent à se construire une nouvelle image du corps [1], dont la qualité dépend fortement de l'estime qu'il a de lui-même [4], image toujours empreinte de doutes et d'angoisses (allant parfois jusqu'à des vécus transitoires proches de la dépersonnalisation). Il s'enferme alors encore davantage dans des fonctionnements défensifs peu efficaces : pensée magique (« si je ne me soigne pas, la maladie va s'en aller »), déni (« la maladie n'existe pas »), éléments masochiques (« je ne vaux pas le coup de me soigner »).

Plus la maladie attaque le corps de l'adolescent de façon visible, plus elle le malmène (lésions entraînées par le processus morbide lui-même et/ou lésions iatrogènes), renforce le vécu persécutif lié à la restriction de sa qualité de vie (interdiction de certains sports, impossibilité de partager des voyages scolaires etc.) et l'empêche de tester les limites pour trouver et accepter les siennes [5].

La maladie accentue le vécu d'inquiétante étrangeté et transforme souvent les doutes « physiologiques » en désespoir pathologique. Il n'est alors pas rare que l'adolescent, peu soutenu dans ses velléités d'autonomisation par des parents blessés, lui-même peu solide sur le plan narcissique, se referme de peur d'affronter le regard des autres, dans une position de repli d'abord réactionnel, puis éventuellement plus structural.

Le type de maladie influence bien entendu ses réactions. Les maladies touchant directement les organes génitaux et/ou les capacités de reproduction et/ou l'identité sexuelle compliquent grandement l'accès à une sexualité « normale », avec parfois de vrais troubles de l'identité sexuée (ambiguïtés sexuelles). Les relations avec les pairs sont alors très souvent désinvesties. Les maladies présentes depuis l'enfance et qui ont transformé peu à peu le corps de l'enfant, au point que l'on ne sait plus très bien lui donner un âge (certaines pathologies hépatiques chroniques, insuffisances rénales chroniques, etc.) sont aussi particulièrement difficiles à assumer.

Il faut souligner enfin que le martelage télévisuel de modèles esthétiques rigides et idéalisés ne facilite pas la tâche des adolescents malades qui s'éloignent trop de ces images artificielles, et sont donc d'autant plus blessés dans leur narcissisme.

Maladie et temporalité

Les maladies à temporalité discontinue (diagnostic/traitement/rémission/rechute/nouveau traitement plus lourd, etc.) sont particulièrement difficiles à gérer à l'adolescence puisqu'elles compliquent la projection dans un avenir devenu incertain, soumis à la chute d'une épée de Damoclès plus ou moins tranchante. L'adolescent peut alors s'enfermer dans sa toute-puissance infantile (déni, dépendance) ou se déprimer vraiment (composante mélancolique avec dévalorisation, idées de mort récurrentes, voire idées et/ou geste suicidaires).

Les maladies engageant le pronostic vital bloquent de façon encore plus nette les processus d'adolescence. Pris dans une morbide chronique de mort annoncée, parents et enfants ont bien des difficultés à se séparer psychiquement, puisqu'ils savent qu'ils vont se perdre, vraiment ! Les parents font un peu « comme si » leur enfant allait grandir, mais ils restent incapables de réellement anticiper cette situation et maintiennent inconsciemment des relations de dépendance avec lui. Parfois les relations parents/enfants deviennent de plus en plus tendues, voire s'organisent sur un mode plus pervers, sadomasochique.

Le deuil est alors d'autant plus difficile quand l'enfant décède. L'image de l'enfant mort statufié empêche la fratrie de prendre sa place, et de grandir à son tour. Celle-ci peut alors s'enfermer dans des conduites d'inhibition, d'échec, ou dans des troubles du comportement, de peur de dépasser, et donc de tuer une deuxième fois, l'enfant parfait disparu, jamais égalable.

Il est important, grâce à un repérage précoce de tels dérapages familiaux inquiétants, de mettre progressivement en place un travail psychothérapique souple et respectant les aménagements défensifs vitaux de chacun (stratégie du « moins pire » et non du mieux, face à ce traumatisme qui bouleverse toutes les lois de la filiation). Il est aussi fondamental de se poser la question des réactions de la fratrie, afin de proposer un suivi psychologique en cas de souffrance psychique trop intense.

Maladie et chronologie

La maladie chronique peut s'installer dans la petite enfance : elle fait alors partie de l'histoire de l'adolescent depuis « toujours » (insuffisance rénale, asthme, diabète, infirmité motrice cérébrale, maladie génétique, malformations, etc.) et a déjà imprimé son empreinte sur tout le développement de l'enfant. Elle a généralement fragilisé ses bases narcissiques, ce qui amplifie les questionnements concernant son corps (corps blessé/traître/impuissant, etc.). Elle a souvent provoqué un enlisement dans la position dépressive, trop douloureuse à dépasser, du fait, notamment, des séparations que la maladie impose dans la réalité (hospitalisations, examens complémentaires plus ou moins douloureux que l'enfant vit seul, etc.). Une certaine dépendance défensive se met alors en place, difficile à quitter au moment de la puberté qui réactive les mécanismes de séparation/individuation en jeu dans la position dépressive.

Elle a souvent aussi compliqué la résolution du conflit œdipien, maintenant une relation non réellement triangulée, rendant plus difficile la position de limites (dépendance, crainte que la frustration ou la contrariété n'entraîne une rechute, la mort, etc.).

On peut alors assister à une « adolescence blanche » [6], fuite devant les conflits d'autonomisation bouleversant trop le fragile équilibre familial patiemment construit.

De plus, tout adolescent questionne ses parents et les remet en cause à travers les événements de sa vie : chez l'adolescent malade, la maladie occupe bien évidemment la place centrale de ce questionnement, face à des parents blessés, inquiets, voire terrorisés. Ces parents sont habités par de multiples craintes : crainte de « sabotage », par l'adolescent devenu libre, de leur patient travail thérapeutique (refus de traitement, attaque du corps, etc.), crainte de ne pas trouver les réponses à donner à toutes les questions jusque-là repoussées « à plus tard » (origine de la maladie, éventuelle « responsabilité » parentale, choix des traitements passés, transmission de la maladie et interrogation sur la filiation, etc.).

Le sentiment de culpabilité véhiculé implicitement par les parents peut alors interdire à l'enfant, malgré la survenue de la puberté, de s'engager dans un véritable processus d'adolescence, ce d'autant que cet engagement lui fait peur à lui-même (difficultés à faire confiance à un corps qui trahit pour aller vers les autres, difficile choix d'objet sexuel, quand on a un corps balafré, amputé, déformé, difficultés à aménager des Idéaux du Moi situés entre des balises d'impossibilité serrées comme un handicap moteur, un risque d'aggravation, de rechute, etc.).

Très souvent, les mécanismes de séparation/individuation avortent et la configuration familiale bouge peu : relation proche à la mère (parfois même symbiotique), père exclu, s'enfermant dans son travail. « L'enfant-pseudo-ado » joue alors le rôle du malade parfait : il est toujours d'accord pour subir un traitement décidé par ses parents, parents qu'il maintient dans une dépendance forte mais qu'il protège aussi en s'organisant en « faux self » [7], personnalité à fort risque de décompensation secondaire lors de rechutes notamment (épisodes anxiodépressifs sévères ; épisodes dissociatifs etc.).

La maladie attaque parfois l'enfant au moment où il débute sa puberté, ce qui représente une véritable cascade traumatique très déstabilisante aboutissant généralement à un fort vécu de culpabilité.

L'adolescent, vivant ses premiers émois sexuels, ses premiers conflits de séparation/individuation, se trouve en quelque sorte symboliquement condamné par une maladie/punition, pour tous ses désirs de liberté.

Il peut parfois abandonner tout désir sexuel, refuser toute autonomie, et régresser à des fonctionnements résolument infantiles.

Dans d'autres cas, il met au contraire «les bouchées doubles», et développe des conduites à risque sur le plan sexuel (prostitution, sexualité débridée sans protection etc.), avec l'accrochage à des rites à valeur ordalique, qui peuvent, secondairement, permettre l'entrée en adolescence [6].

Maladie et culture

L'accélération de l'évolution de notre société, largement véhiculée (voire véritablement matraquée) par les médias, n'aide pas les enfants malades à grandir sereinement. Plus fragiles sur un plan identitaire, ils deviennent encore plus souvent que les autres des «pseudo-adolescents» de surface, qui ne peuvent entrer dans de réels processus de séparation/individuation propres à l'adolescence [5].

L'absence de rites sociaux de passation symbolique complique encore la tâche des enfants malades et de leurs parents, qui ne peuvent se référer à des repères «neutres» et contenants. Pour avancer, ils doivent, encore plus que les autres, faire preuve d'une grande créativité et d'une solidité psychique à toute épreuve, peu encadrés par la société qui délivre souvent des messages paradoxaux (reconnaissance du handicap, voire valorisation du statut de handicapé, mais solutions de terrain impossibles à mettre en place...). L'intégration scolaire réussie, par exemple, reste bien trop souvent une illusion : scolariser certains enfants et adolescents de façon adaptée et valorisante représente aujourd'hui un challenge encore trop souvent impossible... ce qui renforce les liens de dépendance, les difficultés de socialisation.

Pédiatre et pédopsychiatre

Pour les maladies chroniques installées dans l'enfance, il semble essentiel de mettre en place des soutiens psychologiques bien avant la puberté, pour l'anticiper positivement. Le pédiatre garde un rôle essentiel dans ce soutien : il détecte précocement les cercles vicieux relationnels parents/enfants, et peut proposer un étayage, une guidance, qui peuvent aider la famille à sortir de l'impasse. Il peut aussi, dans les cas plus difficiles, proposer un suivi pédopsychiatrique en lien avec la prise en charge pédiatrique (relais préparé qui facilite l'alliance thérapeutique avec la famille).

Il est parfois difficile pour lui de se dégager de la culpabilité de ne pouvoir traiter et/ou guérir la maladie, ou d'avoir été (ou d'être tout le temps) «le porteur de mauvaises nouvelles» (annonce du handicap, de rechute, de complications, etc.). S'il sombre dans ce mouvement, il ne parvient généralement pas à conserver la distance identificatoire nécessaire pour ne pas sombrer avec la famille. Le recours à la participation à des groupes de type «Balint», ou la discussion avec un psychiatre ou un psychologue rattaché à l'équipe pédiatrique, peut alors l'aider à retrouver sa juste place.

Parfois, un suivi «en duo» pédiatre/pédopsychiatre est mis en place dès l'enfance (dans une même consultation ou dans des temps différents), suivi dans lequel les niveaux d'écoute sont différents et complémentaires, véritablement cohérents et articulés.

Quand l'enfant devient pubère, il semble fondamental d'aménager le suivi.

Très souvent l'adolescent parle beaucoup de nouveaux maux, donnant ainsi la parole à son corps malade (mise en avant d'effets secondaires de traitements jusqu'alors bien supportés, non-compliance thérapeutique, mise en danger plus ou moins avéré par le biais des traitements, attaque directe du corps) plutôt que de laisser sa souffrance psychique s'exprimer. Très souvent, le médecin a de plus en plus de difficultés à parler de la maladie avec l'adolescent et sa famille, chacun campant sur des positions inconciliables (l'adolescent refusant son traitement; ses parents lui demandant de subir tous les traitements sans rien dire).

Il est alors fondamental de pouvoir recevoir l'adolescent seul, ce qui marque un premier changement symbolique, souvent difficile à accepter par les parents. On peut ensuite procéder à un changement de médecin référent pour l'enfant (consultation de médecine de l'adolescent et non plus de pédiatrie) et garder un interlocuteur privilégié désigné pour les parents, pour les soutenir et les écouter.

Cette double prise en charge permet souvent de déconflictualiser le traitement de la maladie, et l'adolescent peut s'autonomiser sans forcément se mettre en danger par rapport à d'éventuelles complications somatiques. Le pédiatre se situe alors dans une relation contractualisée avec lui : il lui donne en quelque sorte des balises de sécurité à ne pas franchir, mais accepte une certaine manipulation du traitement, pour que l'adolescent fasse réellement sienne la maladie et trouve sa façon à lui de la gérer le moins mal.

Bien sûr, il est important de repérer des éléments psychopathologiques plus inquiétants : épisode dépressif (souvent masqué derrière les demandes corporelles), risque suicidaire (la fréquence des tentatives de suicide est plus grande chez les adolescents atteints de maladies chroniques), décompensations anxieuses, voire psychotiques.

Conclusion

Le travail en pédiatrie auprès d'un enfant malade doit aider à préparer la mise en place d'une adolescence pas trop difficile. En effet, la maladie peut bloquer ou trop accélérer les processus d'adolescence et donc empêcher un développement harmonieux.

Un suivi double (pédiatrique et pédopsychiatrique) est parfois nécessaire, mais il est toujours utile que les pédiatres s'interrogent sur les enjeux psychiques des traitements ou de l'évolution même de la maladie chronique, particulièrement lorsque la puberté apparaît.

Aujourd'hui, un véritable travail transdisciplinaire, alliant les compétences de chacun, dans un respect des pratiques et des espaces est mis en place dans de nombreux hôpitaux pédiatriques, ce qui permet de mieux aider les familles à faire face à la fois à la maladie elle-même et à ses répercussions psychologiques.

Références

[1] Dolto F. L'image inconsciente du corps. Paris : Seuil; 1984.

[2] Epelbaum C. Adolescence et maladie : du corps à la parole. Arch Pediatr 1998; 5 : 1122-31.

[3] Ferron C, Bon N, Laurent Beq A, et al. Évolution de l'image du corps à l'adolescence. Arch Fr Pediatr 1993; 50 : 155-61.

[4] Flowler BA. The relationship of body image perception and weight status to recent change in weight status of the adolescent female. Adolescence 1989; 24 : 557-68.

[5] Graindorge C. Comprendre l'enfant malade : du traumatisme à la restauration psychique. Paris : Dunod; 2005.

[6] Tridon P, Vidailhet C, Detre A. Abandon ou refus thérapeutique : rite de passage chez l'adolescent handicapé et malade chronique. Neuropsychiatr Enfance Adolesc 1983; 31 : 407-18.

[7] Winnicott DW. Processus de maturation chez l'enfant. Paris : Payot; 1970.

20.7 Déficit attentionnel/hyperactivité chez l'adolescent

D. Purper-Ouakil

Le déficit de l'attention/hyperactivité (TDAH) est un ensemble de dysfonctionnements cognitifs, émotionnels et comportementaux bien décrits chez l'enfant d'âge scolaire. Sa forme typique, dénommée trouble hyperkinétique dans la CIM-10 [12] et TDAH mixte dans le DSM-IV-TR [1], associe à des degrés variables une instabilité motrice, une impulsivité et des difficultés attentionnelles. Deux autres formes cliniques, correspondant au TDAH avec hyperactivité-impulsivité prédominante et au TDAH avec inattention prédominante, sont identifiées dans le DSM-IV. À l'adolescence, la clinique typique est modifiée par les adaptations psychologiques secondaires et des troubles comorbides. Il faut donc savoir « extraire » les symptômes du TDAH et évaluer la gêne qu'ils entraînent. Les enjeux sont de taille puisque de nombreux adolescents ayant des symptômes de TDAH ont un retentissement fonctionnel significatif et certains d'entre eux développent des complications graves telles que le trouble des conduites ou l'abus de substances.

Clinique

Les observations longitudinales montrent que des symptômes associés à un retentissement significatif persistent chez environ deux tiers des sujets TDAH à l'adolescence. L'expression des symptômes est cependant modifiée du fait de la maturation cognitive, du développement des capacités de contrôle et d'éventuelles complications. En général, l'hyperactivité motrice diminue avec l'âge. Elle fait souvent la place à une instabilité motrice plus discrète et à un sentiment de tension interne [14].

Chez l'adolescent, les difficultés attentionnelles et de fonctionnement exécutif sont souvent au premier plan. L'entourage et l'adolescent lui-même décrivent une désorganisation, un parasitage des plans d'action, une tendance à la procrastination et l'évitement des activités impliquant des efforts cognitifs durables (nombre de ces adolescents n'arrivent pas à lire un livre en entier, par exemple). Il existe bien souvent un retentissement académique. Tout échec scolaire durable et inexpliqué chez un adolescent ayant une efficience dans les limites de la normale doit faire évoquer la possibilité d'un TDAH.

L'impulsivité entraîne des conduites à risque et des difficultés interpersonnelles. Elle se distingue de celle des adolescents indemnes de TDAH par son caractère persistant et envahissant et l'association à d'autres symptômes. Elle marque souvent le parcours scolaire et professionnel : les adolescents ayant un TDAH interrompent leurs études plus tôt et connaissent un parcours professionnel plus chaotique que leurs pairs. De même, la vie affective peut être marquée par une instabilité et des pratiques sexuelles à risque.

Lorsque le diagnostic n'a pas été fait avant l'adolescence, la présentation clinique est souvent atypique et les motifs de consultation sont variés. Lorsque l'adolescent formule une demande personnelle de soins, c'est souvent en raison des difficultés d'adaptation et d'intégration sociale ou de troubles anxiodépressifs. L'entourage peut solliciter la consultation devant un échec scolaire qui s'aggrave, la découverte d'abus de substances ou, le plus souvent, pour des difficultés relationnelles intrafamiliales chroniques qui s'accentuent à l'adolescence.

Diagnostic

Dans le TDAH de l'adolescent, le trouble peut avoir été repéré dès l'enfance ; c'est souvent le cas de garçons ayant un TDAH mixte ou avec hyperactivité-impulsivité prédominante. Pour d'autres, le diagnostic se fait plus tard, parfois à l'occasion de complications. C'est plus souvent le cas des filles – qui ont souvent des symptômes moins spectaculaires, mais tout aussi invalidants que ceux des garçons – et des formes avec inattention prédominante [16].

Certaines familles n'ont pas manifesté de demande d'aide avant l'adolescence. Ce cas de figure se retrouve le plus souvent dans deux contextes bien différents. Le premier est celui de familles « à problèmes multiples », qui sont loin de pouvoir imaginer que les troubles du comportement de leur enfant pourraient relever d'une problématique médicale. Ces familles se retrouvent souvent dans un circuit de prise en charge essentiellement sociale où d'éventuels symptômes de TDAH passent pour le témoin de la désorganisation des repères éducatifs. Des problèmes éducatifs existent bien dans certaines familles (surtout si les parents ont un trouble mental ou si le retentissement familial des troubles de l'enfant est sévère) et aggravent le pronostic du TDAH chez l'adolescent ; en revanche, ils semblent jouer un rôle réduit dans l'étiopathogénie du trouble lui-même, essentiellement influencée par des facteurs génétiques et d'environnement non partagé.

Des facteurs environnementaux contribuent certainement au pronostic global des enfants TDAH.

La fréquence des antécédents familiaux de TDAH, souvent associé à un trouble des conduites, fait supposer l'existence d'une vulnérabilité environnementale et génétique, avec une héritabilité estimée entre 70 et 80 %.

Les problèmes de diagnostic différentiel concernent principalement les troubles de la personnalité et les troubles bipolaires. Les adolescents chez lesquels ont été identifiés des traits borderline, narcissiques ou antisociaux posent la question des complications évolutives du TDAH.

La suspicion de trouble de la personnalité chez un adolescent doit en réalité faire réaliser une recherche systématique des signes de TDAH actuels ou passés.

Les rapports du TDAH avec la pathologie bipolaire ont été évoqués précédemment.

Un autre cas est celui d'enfants TDAH bien encadrés et à bon potentiel intellectuel pour lesquels la gêne dans les apprentissages se manifeste avec quelques années de décalage, généralement après la scolarité primaire. Parmi les causes de l'insuffisance de reconnaissance du trouble, le manque de sensibilisation des professionnels de santé doit également être évoqué. En effet, la plupart des adolescents nouvellement diagnostiqués ont bénéficié auparavant d'un ou de plusieurs suivis spécialisés. Dans ce cas, les symptômes ont parfois été repérés mais considérés comme réactionnels ou mis sur le compte d'une comorbidité, fréquente dans le TDAH de l'adolescent.

Le diagnostic de TDAH est souvent retardé chez les filles. Selon P.O. Quinn, les raisons principales sont liées à la nature moins externalisée des symptômes, à la fréquence d'une comorbidité anxiodépressive susceptible de masquer le TDAH [13]. Dans les formes mixtes, l'hyperactivité motrice est souvent remplacée par une présentation logorrhéique et une hyperréactivité émotionnelle. Les filles, plus sensibles à la pression sociale et aux attentes de leur entourage, engageraient plus d'efforts que les garçons pour contrôler les symptômes externalisés, et cela dès la préadolescence.

Dans l'évaluation d'un TDAH à l'adolescence, il faut tenir compte d'une tendance à la banalisation ou la sous-estimation des symptômes, au moins chez une partie des sujets. Il faut donc s'appuyer sur des sources d'information multiples, pour ensuite les recouper, toujours dans une perspective développementale. L'entretien avec les parents, les témoignages des enseignants ou des animateurs, les anciens cahiers et bulletins sont des éléments importants pour mettre en évidence d'éventuels indices évocateurs de TDAH.

Les questionnaires d'évaluation les plus utilisés sont les échelles de T.E. Brown [2] et de C.K. Conners [3] dont il existe des versions pour adolescents. L'échelle de Brown offre une description détaillée des symptômes dysexécutifs (difficultés d'activation, de persévération, de mémoire de travail, de régulation émotionnelle) et de l'inattention. L'échelle de Conners pour adolescents est plus orientée que la précédente sur l'évaluation des symptômes d'hyperactivité et d'impulsivité. Seules les échelles de Brown sont actuellement disponibles en version française. L'évaluation doit inclure le degré de gêne fonctionnelle. Pour cela, le clinicien doit non seulement tenir compte du retentissement lié aux symptômes, mais aussi du temps et de l'énergie que l'adolescent consacre à les contrôler. L'évaluation de la comorbidité est importante dans la mesure où elle est susceptible d'influencer le projet thérapeutique. Certaines explorations psychométriques et neuropsychologiques sont utiles pour mieux cerner le fonctionnement cognitif, en particulier s'il y a un retentissement scolaire associé. Bien qu'il n'y ait pas de batterie standard, le plus intéressant est de combiner des tests généraux d'efficience et des épreuves plus spécifiques évaluant les fonctions exécutives et l'attention. Les tests de performance continue (CPT) sont des épreuves informatisées qui renseignent sur l'attention et l'impulsivité. Ce sont aussi des compléments utiles pour le suivi du traitement. Des bilans complémentaires à la recherche de troubles spécifiques des apprentissages sont à réaliser en cas de signes d'appel.

Déficit attentionnel/hyperactivité et relations sociales

Les adolescents ayant un TDAH ont parfois d'importantes difficultés relationnelles. À un âge où leurs camarades deviennent plus autonomes et s'ouvrent aux autres, ils peuvent subir le rejet de leurs pairs ou s'isoler plus ou moins délibérément. Les adolescents ayant des difficultés attentionnelles prédominantes ne sont pas épargnés; ils sont souvent perçus comme « décalés » et vivent en marge du groupe des pairs. Globalement, ces adolescents sont peu sensibles aux signaux sociaux ou les interprètent de travers. Du fait de leur difficulté à se concentrer sur les propos de leurs interlocuteurs, la plupart des messages sont tronqués et susceptibles d'être mal compris. Ainsi, nombre d'adolescents ayant un TDAH ne décryptent pas à temps les signes d'agacement de leur interlocuteur ou ne perçoivent pas correctement ses besoins.

Cela les empêche d'ajuster leur comportement de façon appropriée à la situation.

D'autres symptômes associés tels que l'impulsivité, l'hyperréactivité émotionnelle, l'attitude autocentrée sont gênants pour l'acquisition des habiletés sociales.

Des biais de perception négatifs (généralisations, attributions erronées d'intentions hostiles, etc.) peuvent se développer, probablement favorisés ou maintenus par l'accumulation d'expériences adverses qui amènent les adolescents à réagir de façon sensitive voire franchement agressive dans les échanges sociaux. Cependant, les biais d'interprétation ne sont pas seulement du côté des patients. Une attitude trop systématiquement critique de l'entourage, une méconnaissance des difficultés concrètes de ces adolescents à gérer leur quotidien sont malheureusement fréquentes. Lorsqu'un adolescent arrive souvent en retard, l'entourage n'y voit qu'égocentrisme et négligence alors que le problème sous-jacent peut être celui d'une difficulté à anticiper et planifier les actions [15].

Épidémiologie

Dans la population d'âge scolaire, la prévalence du trouble hyperkinétique, selon la définition de la CIM-10, est estimée à 2 % (voisine de 3–4 % chez les garçons et de 1 % chez les filles). Les études utilisant le DSM montrent une prévalence plus importante. En population générale d'âge scolaire, ils s'élèvent à 5 % en moyenne avec les critères DSM-III-R, 17,8 % avec les critères DSM-IV (dont 9 % de formes avec inattention prédominante) [7]. La prévalence du trouble diminue ensuite jusqu'à l'âge adulte où la prévalence moyenne généralement admise est de 4 %. Le *sex ratio* diminue avec l'âge (1 à 2 hommes pour une femme chez l'adulte), ce qui est probablement le reflet d'un sous-diagnostic chez les filles [14].

La comorbidité psychiatrique est fréquente, tant chez l'enfant que chez l'adolescent TDAH. Environ 20 % des sujets ont une association de plus de deux troubles. Les comorbidités les plus fréquentes sont le trouble des conduites (30–50 %), le trouble oppositionnel avec provocation (35–60 %), les troubles anxieux (20–30 %) et les troubles de l'humeur (20–30 %) [6]. L'association avec les troubles spécifiques des apprentissages, fréquente chez l'enfant d'âge scolaire, est également significative chez l'adolescent. Les tics chroniques, voire le syndrome de Gilles de la Tourette et les troubles de la coordination sont également surreprésentés dans cette population. Le TDAH est un facteur de risque indépendant (en dehors de la présence d'un trouble des conduites) pour les comportements addictifs : l'initiation à l'usage de substance est plus précoce et le sevrage plus difficile que pour les sujets indemnes.

Les études longitudinales montrent que 30–70 % des enfants suivis pour TDAH gardent des symptômes gênants à l'adolescence et à l'âge adulte [9, 10]. L'évolution à l'âge adulte varie selon le sous-type clinique. Les troubles internalisés et l'échec scolaire ou académique caractérisent le TDAH avec inattention alors que les troubles des conduites et les conduites à risque sont des complications plus fréquentes chez les enfants ayant une hyperactivité marquée. Le TDAH mixte combine ces risques évolutifs.

Les principaux facteurs de pronostic défavorable sur le plan de l'adaptation psychosociale à l'âge adulte sont la persistance de symptômes TDAH à l'adolescence, l'existence d'un trouble des conduites ou d'un abus de substances (ces difficultés sont souvent cumulées chez les mêmes sujets) [5].

Si l'agressivité précoce est un facteur de risque identifié pour le développement d'un trouble des conduites, tous les enfants TDAH agressifs ne développent pas cette complication à l'adolescence. Les ressources de l'environnement jouent certainement un rôle important dans les voies développementales du TDAH. Les autres éléments influençant l'évolution à l'adolescence sont le sexe, le sous-type symptomatique (l'évolution antisociale est surtout liée à l'hyperactivité/impulsivité), l'existence d'une labilité émotionnelle (hyperréactivité et manque de contrôle des émotions), l'efficience intellectuelle (la déficience mentale majorant le risque d'échec scolaire et d'abus de substances), l'existence d'une psychopathologie parentale, le niveau socio-économique de la famille [6].

Traitements

Approches psychocomportementales

Elles regroupent différents types d'interventions : l'information des patients et de leur famille, la guidance personnelle (*self-management*) et parentale, les interventions impliquant le collège ou le lycée, les thérapies cognitivo-comportementales, les approches rééducatives. Elles peuvent être utilisées seules dans les formes à retentissement léger; leur objectif principal est de diminuer les conséquences négatives des symptômes du TDAH. Cependant, l'existence d'une gêne fonctionnelle significative ou d'une absence d'amélioration après quelques semaines de prise en charge doit faire discuter l'indication d'un traitement médicamenteux, susceptible de réduire les symptômes cibles et de favoriser l'efficacité des autres soins.

L'information du patient et de son entourage permet de poser les bases pour toutes les approches thérapeutiques ultérieures et fonde une alliance thérapeutique de qualité. Elle permet aussi de fixer des objectifs réalistes et concrets. L'enjeu délicat de cette étape initiale est la prise de conscience et l'acceptation par l'adolescent (et par sa famille) des difficultés liées au TDAH. Certains adolescents sont en effet tentés de rejeter le diagnostic ou pensent pouvoir gérer leurs symptômes sans aide. Ils ont souvent de nombreuses craintes qu'ils ont du mal à formuler (peur d'être stigmatisé, peur d'être «fou», peur des conséquences d'un traitement, etc.). Parfois, leur estime de soi trop dégradée ne leur laisse pas entrevoir la possibilité de changements positifs. Les aides de type guidance permettent de faciliter l'organisation du quotidien et l'autonomie des patients. Elles visent aussi à mieux comprendre les ressorts du retentissement social et familial et des moyens d'améliorer l'entraide et la communication sociale. Selon les besoins des patients, des interventions plus individualisées peuvent être proposées : groupes de parole (pour parents et adolescents), thérapies cognitivo-comportementales (utiles en cas de comorbidité anxiodépressive ou de problèmes de contrôle émotionnel), rééducations (en cas de troubles spécifiques des apprentissages, etc.). Les groupes centrés sur le développement d'habiletés sociales sont souvent appréciés des adolescents mais nécessitent en général que les symptômes externalisés ne soient plus au premier plan.

Traitements médicamenteux [12]

La plupart des traitements montrent un profil d'efficacité similaire chez l'enfant et l'adolescent. Lors de la mise en place d'un traitement médicamenteux chez l'adolescent, il est fondamental de veiller à ce qu'il ait bien compris les objectifs et les modalités du soin, à veiller à la régularité et à l'observance thérapeutique. En effet, ces aspects déjà problématiques chez tout adolescent porteur d'une affection chronique le sont d'autant plus chez ces patients dont les difficultés à s'organiser et la tendance à l'oubli constituent des écueils supplémentaires. De plus, le traitement peut être perçu par l'adolescent comme une entrave à son autonomie. Chez les adolescents pour lesquels le diagnostic et le traitement médicamenteux remontent à l'enfance et qui sont stabilisés, la question d'une interruption de traitement va se poser. Des périodes d'interruption de traitement hors et pendant les périodes scolaires, avec des évaluations cliniques associées permettent en général de préciser si l'indication persiste ou si l'arrêt peut être confirmé.

Les psychostimulants sont les principaux traitements médicamenteux du TDAH. Les essais cliniques randomisés, réalisés chez l'enfant mais aussi chez l'adolescent, montrent leur efficacité sur l'amélioration des symptômes cibles. La taille de l'effet (indice statistique de l'importance du changement) est estimée à 0,9 contre 0,6 pour les traitements de seconde ligne [4]. Parallèlement aux symptômes cibles, l'estime de soi et la socialisation sont souvent améliorées. Les effets sur les performances académiques, les symptômes oppositionnels sont possibles mais surtout lorsque des aménagements environnementaux sont également mis en place. Le maintien de l'efficacité est documenté sur 15 mois dans les essais, et la pratique clinique est en faveur d'un bénéfice thérapeutique sur plusieurs années. Les études contrôlées de suivi ont permis de montrer que la prise d'un traitement psychostimulant a été associée à des effets protecteurs à l'adolescence et chez le jeune adulte vis-à-vis de l'abus de substances (tabac, alcool, cannabis) [17]. Des études pilotes commencent à être réalisées chez les sujets ayant un TDAH avec abus de substances [8].

En France, seul le méthylphénidate est actuellement disponible dans l'indication TDAH de l'enfant et de l'adolescent. Il nécessite une prescription initiale hospitalière et est inscrit sur la liste des stupéfiants. Le méthylphénidate existe sous plusieurs formes dont trois sont actuellement commercialisées en France : une forme à libération immédiate

(Ritaline®) qui nécessite 2 à 3 prises journalières, deux formes à libération prolongée : Ritaline LP® et Concerta®, dont la durée d'action est respectivement de 8 et 12 heures. Les formes retards améliorent l'observance et la confidentialité du traitement. Pour trouver la bonne solution individuelle, il faut parfois essayer plusieurs formes galéniques ou combiner des formes retards et à libération immédiate. L'étude MTA (*Multimodal Treatment study of children with Attention deficit/ hyperactivity disorder*) a montré qu'une adaptation précise du traitement psychostimulant était fondamentale pour garantir le meilleur bénéfice thérapeutique [11]. Les effets indésirables les plus fréquents sont l'insomnie, les céphalées, les douleurs abdominales, la nervosité et la diminution de l'appétit. Dans la plupart des cas, ils s'améliorent progressivement; parfois ils nécessitent une adaptation de dose. Les troubles de l'endormissement peuvent être liés à l'action du produit lui-même ou être en rapport avec la réapparition voire l'exacerbation des symptômes du TDAH en fin de journée. D'autres effets indésirables sont plus rares : états dysphoriques, retrait, apparition ou accentuation de tics, palpitations, variations de la pression artérielle, éruptions cutanées, etc.

Les antidépresseurs tricycliques sont une alternative possible mais ne sont pas des traitements de première intention. Leur usage est restreint du fait de leurs effets indésirables. La clonidine (Catapressan®) peut avoir une efficacité sur les symptômes d'hyperactivité-impulsivité, mais n'atténue pas l'inattention. Ce traitement nécessite également une surveillance cardiovasculaire et ne doit jamais être arrêté brusquement en raison des risques d'hypertension et de tachycardie. Parmi les alternatives les plus intéressantes aux psychostimulants, l'atomoxétine est un inhibiteur de la recapture de la noradrénaline. Cette molécule a reçu l'autorisation de mise sur le marché dans différents pays. Des données préliminaires suggèrent qu'elle pourrait être une option thérapeutique intéressante dans certaines comorbidités telles que les troubles affectifs ou le syndrome de Gilles de la Tourette[3].

3 Un complément d'information figure chapitre 24.7.

Références

[1] American Psychiatric Association. Diagnostic and Statistical Manual of Mental Disorders, 4th ed. (DSM-IV) Washington DC : APA; 1994. Traduction française sous la direction de Guelfi JD. Paris : Masson; 1996.

[2] Brown TE. Brown Manual for Attention Deficit Disorder Scales. San Antonio : Harcourt Brace; 1996.

[3] Conners CK. North Tonawanda, NY : Conners rating-scales-revised Multi-Health Systems; 1997.

[4] Dodson WW. Pharmacotherapy of adult ADHD. J Clin Psychol 2005; 61 : 589-606.

[5] Gittelman R, Mannuzza S, Shenker R, et al. Hyperactive boys almost grown-up, I : psychiatric status. Arch Gen Psychiatry 1985; 42 : 937-47.

[6] Hechtman L. Subgroups of adult outcome of attention deficit/hyperactivity disorder. Attention-deficit disorders and comorbidities in children, adolescents and adults. 2000. Washington : American Psychiatric Association; 2000. p. 437-52.

[7] L'hyperactivité de l'enfance à l'âge adulte. ANAES Hors série; septembre 2004.

[8] Levin FR, Evans SM, McDowell D. Methylphenidate treatment for cocaine abusers with adult attention deficit/hyperactivity disorder : a pilot study. J Clin Psychiatry 1997; 59 : 300-5.

[9] Mannuzza S, Gittelman-Klein R, Horowitz-Konig P, et al. Hyperactive boys almost grown up, IV : criminality and its relationship to psychiatric status. Arch Gen Psychiatry 1989; 46 : 1073-110.

[10] Manuzza S, Klein RG, Bessler A, et al. Adult psychiatric status of hyperactive boys grown up. Am J Psychiatry 1998; 155 : 493-558.

[11] MTA Cooperative group. A 14th month randomised clinical trial of treatment strategies for attention deficit/hyperactivity disorder. Arch Gen Psychiatry 1999; 56 : 1073-86.

[12] Organisation mondiale de la santé. CIM-10 Classification Internationale des troubles mentaux et des troubles du comportement;1992. Genève. Traduction française : Pull CB, et al. Paris : Masson; 1993.

[13] Quinn PO. Treating adolescent girls and women with ADHD : gender-specific issues. J Clin Psychol 2005; 61 : 579-87.

[14] Resnick RJ. Attention deficit hyperactivity disorder in teens and adults : they don't all outgrow it. J Clin Psychol 2005; 61 : 529-33.

[15] Robbins CA. ADHD couple and family relationships : enhancing communication and understanding through imago relationship training. J Clin Psychol 2005; 61 : 565-77.

[16] Wasserstein J. Diagnostic issues for adolescents and adults with ADHD. J Clin Psychol 2005; 61 : 535-47.

[17] Wilens TE, Faraone SV, Biederman J, et al. Does stimulant therapy of attention-deficit/hyperactivity disorder beget later substance abuse? A meta-analytic review of the literature. Pediatrics 2003; 111 : 179-85.

Psychopathologie de la personne âgée

Chapitre 21

J.-P. Clément, B. Calvet

La définition de personne âgée, au vu du seul critère d'âge, est peu satisfaisante et controversée. On peut donc envisager, dans une perspective psychopathologique, de définir qu'un adulte devient une personne âgée lorsqu'il adopte certaines spécificités, liées au vieillissement, tant sur le plan psychologique que sur le plan psychopathologique.

Le vieillissement psychique

On assiste au cours du vieillissement à une modification des traits de caractère fondamentaux qui ne peuvent plus être intégrés harmonieusement chez un individu comme pendant sa vie adulte. La personne qui jadis était prudente devient, avec l'âge, méfiante; l'extraverti joyeux devient bavard; le craintif devient hypocondriaque; la personne avec des traits histrioniques adopte facilement des mouvements régressifs. La personne âgée n'a aussi plus la force de se tourner vers des choses nouvelles et se limite à sa vie intérieure. Cet éloignement du monde extérieur, l'isolement et le fait de rester fermé aux stimulations et aux excitations extérieures tendraient à ranimer son imagination et son intuition. L'émotivité et l'affectivité s'affaiblissent, se traduisant souvent par de l'apathie et de l'égocentrisme. En présence de situations nouvelles, elle réagit de manière rigide et stéréotypée.

Si l'accentuation des traits de caractère est la règle, le contraire peut également survenir. Il peut donc se produire dans la vieillesse un étrange mélange de changements positifs et négatifs. Néanmoins, en règle générale, il ne s'agit pas, avec l'âge, de « changements majeurs » de personnalité. Cette conception serait plutôt liée à des stéréotypes que le sujet adulte peut avoir vis-à-vis des personnes âgées [5].

On peut néanmoins observer chez certains sujets un vieillissement psychique prématuré (avant la soixantaine) et chez d'autres, un vieillissement tardif (cas des centenaires). Dans le premier cas, l'hérédité, l'invalidité physique et les stress psychologiques ont une influence évidente. Dans le second, la structure de la personnalité et la résilience, malgré les coups du sort, ont un rôle certain.

La personne âgée réagit au vieillissement, selon différentes modalités en relation avec la crainte de la mort. De nombreuses attitudes apparemment incompréhensibles chez certains vieillards leur sont liées. Comme moyens de défense, la personne âgée peut utiliser, comme chez l'adulte, le refoulement, le déplacement et la négation. Par ailleurs, des rapports ont été établis entre l'appréhension ressentie devant la transformation du corps, la destruction jusqu'à la mort et des réactions psychopathologiques telles que la dépression, les idées délirantes et les plaintes hypocondriaques. La personne âgée cherche à projeter à l'extérieur la source de son malaise. Elle peut alors se mettre à avoir peur des autres, à développer des phobies ou bien à se réfugier dans de vains essais de se recréer en imagination une nouvelle jeunesse, potentielle source de sentiments de culpabilité.

Le vieillard peut aussi entrer dans un processus de régression psychique où six étapes peuvent être distinguées :

- un premier stade avec une importance croissante du souvenir;
- un deuxième avec un début de manque de mémoire;
- un troisième avec un éloignement de la réalité;
- un quatrième correspondant à l'émoussement affectif, la démotivation, la confusion et la désorientation;

- un cinquième avec l'apparition d'un manque de contrôle sphinctérien et une incontinence ;
- et un sixième avec une impotence complète s'approchant du stade fœtal.

Le vieillissement peut être ici considéré comme un processus de décroissance au cours duquel le sujet âgé est soumis à un mouvement pulsionnel inverse de celui qu'il avait rencontré au cours de l'adolescence que certains appellent « désengagement ». Ainsi, la personne âgée peut se défaire d'anciens liens et se retirer peu à peu des relations affectives qu'elle avait avec son entourage. Cet égocentrisme est étroitement lié au narcissisme qui apparaît encore renforcé par son éloignement de l'objet. La personne d'un grand âge n'est alors plus guère bouleversée par la perte d'êtres proches, tandis que la nourriture, le sommeil et l'évacuation ont pris une très grande importance pour elle. Cependant, loin de ces positions extrêmes, dans la majorité des cas, la personne âgée utilisera le mécanisme du désinvestissement sélectif entraînant des attitudes de tolérance et d'aménité face aux pertes émaillant le vieillissement [5].

Psychopathologie du sujet âgé

C'est dans ce paysage psychique que peuvent survenir différents troubles psychopathologiques dont beaucoup vont emprunter évidemment à la symptomatologie observable chez l'adulte, mais avec certaines particularités du fait de l'association fréquente avec des pathologies somatiques et des interférences étiopathogéniques ou médicamenteuses [2–4].

Dépression

Pathologie mentale la plus fréquente chez la personne âgée, encore trop souvent sous-estimée, mise sur le compte du vieillissement, la dépression est insuffisamment diagnostiquée et traitée. Pourtant, l'apparition d'un premier épisode dépressif chez une personne âgée n'est jamais anodine car on connaît de mieux en mieux les rôles de cette pathologie en tant que facteur de risque et symptomatologie prodromale de démence (ou trouble neurocognitif majeur dans le DSM-5). Dans la plupart des cas, sa présentation diffère peu de celle de l'adulte, mais il existe des masques de la dépression du sujet âgé.

Dans une perspective psychopathologique, rappelons que les facteurs de risque et la pathologie cérébrale sous-jacente jouent un rôle dans l'expression de la dépression tardive chez la personne âgée. Sont à connaître le rôle spécifique des pathologies somatiques chroniques, des difficultés cognitives, des situations interpersonnelles et sociales nouvelles (solitude, isolement, conflits interpersonnels, notamment problèmes de voisinage), des conséquences de la retraite, notamment la réduction des activités, de l'existence d'un mauvais support social, en particulier l'absence de relation de confiance, de la perte d'autonomie, des changements de domicile, du constat d'une vie insatisfaisante, des tensions affectives durables et des traumatismes psychiques réitérés (comme la prise en charge d'un conjoint ou d'un proche, malade), d'une intelligence prémorbide de niveau faible. Pour le sexe masculin, des échanges relationnels appauvris avec l'épouse exposent à un risque de dépression plus élevé, alors que, pour les femmes, le fait de se retrouver seule abaisserait ce risque. En outre, les symptômes dépressifs chez la personne âgée sont fréquemment associés à un grand nombre de facteurs organiques. En particulier, la pathologie vasculaire cérébrale joue un rôle dans la survenue de la dépression dite « tardive ». Chez une personne âgée dépressive (surtout si c'est un premier épisode ou s'il y a résistance thérapeutique), il faut rechercher une dysthyroïdie, une maladie de Parkinson et une dénutrition (carence en folates), un déficit sensoriel et ne pas sous-estimer le rôle dépressogène de certaines médications (bêtabloquants, antihypertenseurs centraux, neuroleptiques, cimétidine, benzodiazépines, etc.).

Sur le plan sémiologique, les principaux masques sont :

- *le somatique* où les plaintes somatiques prédominent sans tristesse ;
- *l'hypocondriaque* qui s'en rapproche : la personne âgée se plaint alors d'un mauvais fonctionnement d'une ou de plusieurs parties de son corps et multiplie les demandes d'examens et de traitements ;
- *le délirant*, dans lequel la symptomatologie prédominante est marquée par des idées de préjudice, de persécution et parfois de jalousie. Des faits banals sont interprétés péjorativement par la personne âgée : on s'introduit chez elle, on

déplace des objets, on la vole, on lui veut du mal, on en veut à sa morale. Cette symptomatologie délirante interprétative et imaginative comporte parfois des phénomènes hallucinatoires. L'évolution peut être marquée par une altération des relations sociales avec des comportements quérulents, procéduriers et agressifs;

- *l'hostile*, caractérisé par un changement par rapport à un état antérieur marqué par une attitude agressive. Le sujet âgé devient irritable, susceptible, ombrageux, querelleur, coléreux et hostile à son entourage. Il est aussi méfiant, agité et émotionnellement labile;
- *l'anxieux*, dans lequel il existe des accès itératifs d'angoisse inexpliquée, une inquiétude permanente, parfois reliée à des faits anodins, une grande appréhension et une impossibilité à se détendre. La personne âgée peut être terrassée par une grande inhibition et d'importantes ruminations;
- *le démentiel*, dans lequel de vraies altérations des compétences intellectuelles s'affichent. Le sujet est désorienté, ne mémorise plus et exprime un vide intellectuel. Il ne peut pas se concentrer et se montre maladroit dans les activités de la vie quotidienne. Il ne sait plus exécuter certaines tâches, ne reconnaît plus certains objets ou personnes et son discours peut devenir incompréhensible. Le comportement est aussi souvent perturbé : le sujet est agité, déambule, chute, crie, ne tient pas en place. Parfois, il est au contraire plutôt figé, mutique et se confine alors progressivement au lit;
- une autre situation atypique, représentée par la *dépression conative* qui est centrée sur la démotivation. Il y a un désengagement affectif et relationnel, un sentiment d'inutilité d'être, un renoncement... Il en découle des négligences envers soi-même, autrui et l'environnement. Ce masque conatif est aussi marqué par une perte de la volonté, de l'amorçage de l'action et par une grande apathie. C'est une forme fréquente en institution (cette personne âgée que l'on déplace d'une chaise à l'autre, docile, passive, sans initiative).

Derrière ces masques où les symptômes classiques de la dépression ne sont pas toujours évidents, il faut rechercher une douleur morale et le noyau dépressif anhédonique.

La *dépression «vasculaire»*, concept récent, s'inscrit dans un contexte de pathologie cérébrale vasculaire confirmée par une imagerie cérébrale (présence d'hypodensités de la substance blanche). Elle se caractérise par un ralentissement psychomoteur marqué, une apathie et des troubles des fonctions exécutives. L'hypothèse d'une atteinte des systèmes préfrontaux ou de leurs modulateurs par des lésions macroscopiques ou par une accumulation de microlésions au-delà d'un certain seuil critique a été évoquée aboutissant à une hypofrontalité. Il en découle l'intérêt de traiter les facteurs de risque cérébrovasculaires à titre préventif.

Troubles bipolaires

Les épisodes maniaques du sujet âgé sont loin d'être exceptionnels. Ils sont souvent atténués, ou peuvent prendre l'allure d'une confusion voire d'une démence quand l'agitation, la désorientation temporospatiale, le délire ou les troubles des fonctions intellectuelles sont prédominants.

On doit différencier les formes précoces, déjà connues, des formes d'apparition tardive (après 50 ou 60 ans) dont la symptomatologie, le cours de la maladie et le devenir sont plus sévères. La symptomatologie particulière des troubles bipolaires rend le diagnostic plus difficile : la dépression agitée et la manie dysphorique sont fréquentes à cet âge.

La manie tardive prend généralement un aspect trompeur qu'il faut différencier d'un épisode confusionnel d'origine organique.

En outre, une manie tardive est souvent une manie secondaire qui doit, selon le DSM-5 [1], faire rechercher en premier lieu une pathologie organique neurologique (en particulier un trouble neurocognitif frontotemporal) ou l'ingestion et/ou l'effet indésirable d'une substance, mais aussi un AVC, une tumeur cérébrale ou une perturbation métabolique comme une dysthyroïdie.

L'hyperactivité et l'expansion de l'humeur sont moins prononcées que chez les sujets plus jeunes, ce qui entraîne parfois un doute diagnostique avec une dépression agitée. Irritabilité et colère sont plus souvent observées que l'euphorie lors d'épisodes maniaques tardifs. Enfin, des symptômes confusionnels sont courants et peuvent faire évoquer une confusion d'étiologie organique. Les troubles cognitifs sont aussi fréquents. Ce sont des troubles mnésiques de fixation pour la plupart, dus essentiellement aux troubles de l'attention. Ils sont en général réversibles avec la guérison de la manie. Ils peuvent néanmoins persister et être alors considérés comme témoignant d'un état prédémentiel.

Des symptômes dépressifs sont aussi très communément décrits chez les maniaques âgés (« manie malheureuse » ou état mixte). Le tableau associe une accélération idéique et une agitation à une humeur dépressive teintée de désespoir, à des sentiments d'indignité et de culpabilité voire à des idées suicidaires. Le risque suicidaire est important dans ces dépressions « anxieuses-excitées ».

Le trouble bipolaire à cycles rapides débute rarement dans le grand âge.

L'évolution comporte de nombreux points communs avec celle des dépressions unipolaires, en particulier la mortalité et le risque d'évolution démentielle. Elle dépend de l'ancienneté de la maladie : un trouble bipolaire, ancien ou précoce, va évoluer vers un épuisement, une « extinction » de la maladie, alors que l'apparition d'un trouble bipolaire à la sénescence, dans une forme tardive de la maladie, a un cours plus accéléré.

Symptômes psychotiques (délire)

Les symptômes psychotiques regroupent la sémiologie délirante, d'autres manifestations de niveau perceptuel comme les identifications erronées et les hallucinations ainsi que l'agitation, les cris et les déambulations qui peuvent en découler.

Le premier cadre diagnostique observable est celui des délires chroniques vieillis, principalement de type schizophrénique, mais aussi de type hallucinatoire chronique, paranoïaque ou paraphrénique. Ces délires vieillis ont tendance à s'atténuer en intensité durant la vieillesse. Cela est surtout vrai pour la schizophrénie, beaucoup moins pour les états paranoïaques. La plupart des symptômes résiduels des schizophrénies, dans le grand âge, sont l'indifférence, le retrait affectif, l'aboulie, le négativisme, le maniérisme et les stéréotypies. Les manifestations délirantes, elles, s'estompent.

Le second registre est celui des délires tardifs, qualifiés selon les cas de : schizophrénie d'apparition tardive voire très tardive, trouble psychotique d'apparition tardive, paraphrénie tardive, psychose d'allure schizophrénique d'apparition très tardive ou troubles délirants tardifs. On n'y retrouve pas de trouble de la pensée, ni de syndrome dissociatif. Ces états peuvent être réactionnels ou secondaires à : des troubles mnésiques, de l'humeur, sensoriels, des carences affectives, une désafférentation sociale, à des événements de vie perturbateurs, etc. Il est rappelé dans le DSM-5 qu'un début des symptômes psychotiques à un âge avancé doit faire suspecter en premier lieu une pathologie organique ou des troubles induits par une substance [1].

Le troisième registre est celui des symptômes psychotiques chez des patients déments (un tiers des patients durant l'évolution d'une maladie d'Alzheimer et dans 60 % des maladies à corps de Lewy avec surtout des hallucinations). Ils sont désormais inclus dans la dénomination de « signes et symptômes psychologiques et comportementaux des démences (SSPCD) ». Cinq délires caractéristiques des démences sont documentés avec comme thèmes : « des gens dérobent des objets » (délire de vol), « ce domicile n'est pas le mien », « le conjoint (ou une autre personne assurant les soins) est un imposteur », l'abandon ou l'infidélité. Certains délires sont sous-tendus par un trouble de la perception visuelle, pouvant conduire à de fausses reconnaissances. Ces erreurs d'identification peuvent être classées en quatre types :

- le phénomène du fantôme, dans lequel la distinction entre un trouble de l'identification et une hallucination est difficile ;
- le trouble de la reconnaissance de sa propre image dans le miroir ;
- le trouble de l'identification d'une autre personne ;
- et le trouble de l'identification des événements à la télévision (la personne imagine que ces événements se produisent dans son environnement proche). Par exemple, elle a la conviction que les personnes observées sur l'écran de la télévision sont dans la pièce et peuvent entendre ses propres propos.

Les idées délirantes sont un facteur de risque d'agressivité. Des hallucinations peuvent aussi gêner la capacité des sujets à bien appréhender le monde extérieur en perturbant les activités de la vie quotidienne et en altérant les relations avec les proches. Les hallucinations visuelles sont les plus fréquentes, en particulier dans la démence à corps de Lewy.

Différencier les symptômes psychotiques des effets directs du dysfonctionnement cognitif reste encore un réel enjeu clinique. Mieux identifier et mieux traiter de tels symptômes est important car ces patients auraient un déclin cognitif et fonctionnel plus rapide, avec un risque plus élevé d'institutionnalisation.

Agitation de la personne âgée

L'agitation est un trouble caractérisé par une exagération et/ou un désordre de l'activité psychomotrice. Elle entraîne une perte du contrôle des pensées et des actes. L'agitation peut prendre plusieurs formes (verbale, physique, associée ou non à de l'agressivité). Elle est généralement l'expression comportementale d'une souffrance et, même si l'agitation reste un des troubles du comportement les plus faciles à reconnaître, elle est aussi l'un de ceux au cours duquel l'examen est le plus difficile à mener. Dans la plupart des cas, c'est une tentative d'adaptation comportementale, apparemment inadéquate et régressive, à une situation nouvelle. Elle n'est souvent qu'un épiphénomène d'un syndrome plus complet ou le reflet d'une situation de crise [7].

La, ou les cause(s), à retrouver sont parfois intriquées.

L'agitation liée à une confusion coïncide avec une obnubilation de la conscience, une désorientation temporospatiale, une perplexité anxieuse, un onirisme et des signes généraux. Le trouble peut alors fluctuer sur le nycthémère et alterner avec des moments de prostration; il justifie un bilan somatique même si des raisons psychoaffectives en sont la cause. La confusion peut se surajouter à une maladie démentielle.

L'anxiété aiguë peut aussi générer une agitation plus ou moins confusionnelle. Le sujet est oppressé, a peur de mourir ou qu'il lui arrive quelque chose de mauvais. Il peut se présenter tout tremblant, avec des sueurs, des plaintes abdominales et des palpitations. Cette agitation anxieuse réalise fréquemment chez la personne âgée démente (ou souffrant de trouble neurocognitif majeur selon le DSM-5) le syndrome du « coucher du soleil » où la symptomatologie survient alors en fin d'après-midi. Dans sa forme chronique, l'anxiété peut être à l'origine de déambulations, d'insomnie avec agitation fébrile et d'irritabilité. Si la personne âgée n'a pas d'antécédent du même ordre et si l'examen somatique est normal, cette anxiété agitée découle souvent d'un sentiment de vie menacée (agression, cambriolage, accident, changement brutal de lieu de vie, maladie aiguë, etc.).

Une personne âgée agitée, euphorique, logorrhéique, satisfaite, développe un épisode hypomaniaque. Si elle n'a pas d'antécédent de trouble bipolaire, la recherche d'une cause toxique ou d'une tumeur cérébrale est indispensable.

La personne âgée peut aussi présenter un état d'agitation en relation avec un délire préalable de préjudice et de persécution et des réactions émotionnelles ou dépressives et quérulentes compliquées secondairement de troubles du comportement. Le sujet peut aussi être en proie à des hallucinations (surtout visuelles et auditives) qui, si elles sont angoissantes, peuvent engendrer un état d'agitation.

La pathologie démentielle peut engendrer des périodes d'agitation, plutôt incohérentes et facilement agressives. La dégénérescence lobaire frontotemporale peut aussi débuter par des troubles du comportement avec irritabilité, agitation et agressivité.

Une crise relationnelle au sein de la famille ou dans l'institution ou un autre événement (deuil, déménagement, etc.) peuvent générer une agitation. Il y a eu un désaccord, un non-dit, une malveillance pouvant déstabiliser le sujet qui a été dépassé par la situation et n'a pas pu la mettre en mots, exprimant alors son désarroi par une conduite inadaptée.

Les causes médicochirurgicales sont nombreuses : hypoglycémie, fécalome, rétention urinaire, hypercorticisme (endogène ou induit), hyponatrémie, infection fébrile (principalement pulmonaire, urinaire ou dentaire), méningite, hémorragie méningée, apparition d'un trouble du rythme cardiaque (bradycardie, tachycardie, passage en fibrillation), déshydratation (qui passe souvent inaperçue par l'affaiblissement de la sensation de soif chez le sujet âgé), désordre hémodynamique (hyper ou hypotension artérielle), chute passée inaperçue ou minimisée (à l'origine d'un possible hématome sous-dural, en particulier du vertex par contrecoup d'une chute sur les fesses, etc.), carences en folates et en vitamine B12, mais aussi une pathologie iatrogène par le biais d'un médicament confusogène (anticholinergiques, cimétidine, antiparkinsoniens, corticoïdes, etc.) et un sevrage médicamenteux (en particulier benzodiazépines) ou alcoolique.

Troubles anxieux et troubles d'allure névrotique

Dans le grand âge, les troubles névrotiques sont souvent à l'origine de troubles du comportement et du caractère. Ils peuvent également faire le lit de la dépression et peut-être aussi de la démence. On oppose les formes ayant débuté à l'âge adulte à celles survenues après 65 ans. Avec l'âge, le soulagement des tensions et des souffrances évolue. De nombreux troubles névrotiques sont masqués par des modifications des conduites (recours à l'alcool ou à des traitements psychotropes).

Le trouble anxieux associe un fond anxieux chronique intercritique, des crises d'angoisse paroxystiques, en l'absence de symptômes phobiques, hystériques ou obsessionnels prévalents. Chez la personne âgée, l'isolement, la solitude, la perte d'autonomie progressive, la proximité de la mort sont générateurs d'angoisse. Il existe des équivalents somatiques (douleur thoracique, angoisse constrictive, palpitations, dyspnée, tremblements, etc.) ou plus rarement psychosensoriels (distorsion des perceptions sensorielles). De nombreuses modifications comportementales (agitation) sont l'équivalent d'une attaque de panique. Les risques évolutifs sont ceux d'une polymédicamentation, d'abus d'alcool, de décompensation dépressive, suicidaire, d'un passage à des troubles névrotiques plus structurés et à une désinsertion sociale.

Le trouble phobique est surtout représenté par l'agoraphobie, même si celle-ci, selon le DSM-5, est de début précoce [1], et parfois compliquée d'alcoolisation, de polymédicamentation et de décompensations dépressives. Il peut aussi compliquer un trouble panique et aboutir à un isolement et à une désocialisation.

La pathologie hystérique chez le sujet âgé se marque par une majoration et une dramatisation des affects, une avidité affective qui rendent la vie à domicile ou en institution difficilement tolérable. La décompensation dépressive est relativement fréquente. Des manifestations conversives sont également possibles. Ses modalités évolutives peuvent se faire vers la chronicité de la conversion, vers des difficultés affectives, familiales et sociales, des conduites addictives, suicidaires ou vers un trouble dépressif.

La pathologie obsessionnelle dans le grand âge est très souvent faite de rituels qui envahissent la vie familiale. De nombreux obsessionnels ne sont repérés qu'au décours de décompensations dépressives ou d'hospitalisations. Ces patients âgés n'ont jamais consulté en raison de la crainte du ridicule. L'évolution spontanée de ce trouble peut se faire vers une stabilisation ou vers l'accentuation d'angoisses de plus en plus importantes. Les idées obsédantes, les compulsions prennent souvent une teinte de monotonie.

La pathologie caractérielle chez la personne âgée se marque dans la vie quotidienne par des difficultés relationnelles aussi bien familiales qu'avec les soignants.

Les troubles névrotiques d'apparition tardive sont des états passés inaperçus à l'âge adulte qui ne se révèlent qu'après 65 ans. Il existerait une vulnérabilité révélée par la sénescence chez des personnes âgées qui ne parviennent plus à compenser ni à faire face à de nouveaux stress. La nosographie actuelle ne reconnaît pas ces états d'apparition tardive. Des états de stress post-traumatique d'involution existent pourtant après exposition à des événements de vie difficiles ou à des problèmes somatiques. Considéré par certains comme une forme de dépression, le syndrome de glissement, de pronostic très sombre, peut correspondre à ce type d'état. Après une maladie somatique grave, la personne âgée ne se lève plus, ne se nourrit plus, refuse l'aide proposée.

Hypocondrie

Ce syndrome fréquent fait croire au sujet qu'il est atteint d'une maladie qui peut le faire passer aux yeux de soignants insuffisamment expérimentés pour un malade imaginaire. Une surconsommation médicale est courante avec une détérioration des relations entre le médecin et la personne âgée, cette dernière se sentant mal comprise ou mal soignée. Elle est souvent en rapport avec un isolement social et un besoin pour la personne âgée d'attirer l'attention. La préoccupation peut concerner soit des fonctions corporelles, tels les battements cardiaques, la transpiration, le transit digestif, soit des perturbations physiques mineures, telles une plaie ou une toux occasionnelle. La ou les maladie(s) redoutée(s) peuvent correspondre successivement ou simultanément à diverses fonctions le plus souvent digestives, cardiaques, respiratoires ou urinaires. En particulier, le fonctionnement intestinal et l'importance des selles régulières peuvent s'exprimer sur un mode hypocondriaque. Les céphalées sont également fréquentes. Chez certaines personnes âgées, un syndrome de Cotard peut se développer : l'intestin ne fonctionne plus ou il est bouché. Ces idées de négation d'organe se rencontrent dans la mélancolie délirante, mais aussi parfois dans la confusion mentale et la démence.

L'hypocondrie peut se rencontrer également dans les délires paranoïaques, les médecins étant perçus comme des persécuteurs ayant mal soigné le patient.

Des délires d'apparition tardive d'allure hypocondriaque s'accompagnent de perturbations de l'acte alimentaire lorsqu'ils concernent la sphère digestive avec des sensations d'arrêt du transit, de brûlures buccolinguales, de douleurs à la mastication ou à l'utilisation d'appareils dentaires (syndrome du dentier).

Confusion

Un état confusionnel avec onirisme est fréquent chez le sujet âgé [6]. L'évolution comprend différents risques : décès, syndrome de glissement, perte d'autonomie, hospitalisation prolongée, iatropathologie, aggravation des déficits cognitifs et de l'évolution démentielle institutionnalisation, chronicité, idées fixes post-oniriques, etc. De plus, l'agitation souvent associée peut conduire à une contention physique et à des traitements sédatifs qui font courir le risque de complications de décubitus.

Cet état peut passer inaperçu dans sa forme clinique torpide (propos décousus ou répétitifs, grande distractivité, opposition ou apparition d'une incontinence) ou nécessiter une intervention psychiatrique urgente dans sa forme clinique la plus bruyante, hyperactive.

L'origine en est généralement polyfactorielle. Il existe des facteurs de risque prédisposants : l'âge élevé, le sexe masculin, l'existence d'une démence ou de troubles cognitifs préexistants, un terrain somatique fragilisé par des pathologies chroniques et des comorbidités multiples, la présence d'une autre pathologie psychiatrique en particulier l'anxiété et la dépression, la consommation de psychotropes et en particulier de benzodiazépines, une dépendance alcoolique, les désafférentations sensorielles, en particulier une baisse de l'acuité visuelle. Parmi les facteurs précipitants, on retrouve les maladies somatiques générales (métaboliques, septiques, hémodynamiques, neurologiques, etc.), la consommation de médicaments anticholinergiques, anxiolytiques et hypnotiques (et pour ces derniers leur sevrage), mais aussi d'analgésiques morphiniques, de corticostéroïdes, de digitaliques, de théophylline, de cimétidine, de L-dopa, etc. La survenue d'un épisode confusionnel postopératoire est liée à l'âge, à la durée de l'anesthésie, à la survenue d'une hypoxie et/ou d'une hypotension postopératoire et de complications postopératoires. D'autres facteurs associés à ces états confuso-oniriques existent : le manque de sommeil, l'immobilisation notamment par contention physique, mais également les causes psychologiques telles que les événements de vie stressants.

Sur le plan clinique, l'obnubilation de la conscience est fluctuante au cours de la journée. L'intensité atteint rarement le niveau stuporeux. La personne âgée est plutôt figée dans un état d'hébétude, bien que la conscience semble lui revenir lors d'instants de lucidité, avivant une perplexité anxieuse voire douloureuse et provoquant parfois des manifestations d'agitation. La personne âgée confuse est hagarde avec un regard flou et une vêture négligée. Elle paraît lointaine et réagit difficilement aux sollicitations. Ses gestes sont maladroits et inadaptés. La parole est bredouillée et mal audible. L'onirisme, proche du rêve, est un délire vécu et agi.

Le pronostic dépend de l'état physique et mental, mais surtout de la durée de l'accès, d'où la nécessité d'un traitement rapide. Chez le sujet âgé hospitalisé, 15 à 30 % des syndromes confusionnels évoluent vers le coma et la mort. Les formes traînantes posent le problème des frontières avec la démence et l'épisode confusionnel peut révéler une pathologie démentielle.

Les troubles vespéraux et nocturnes du comportement des patients souffrant de troubles neurocognitifs majeurs, identifiés sous le terme de *sundowning syndrome* (syndrome du coucher du soleil), présentent de nombreuses similitudes avec cette pathologie confusionnelle [8].

Références

[1] Calvet B, Clément JP. DSM-5 and old age psychiatry. Geriatr Psychol Neuropsychiatr Vieil 2014; 12 : 52-62.

[2] Charazac P. Psychogériatrie, 2e éd. Paris : Dunod; 2015.

[3] Clément JP. Psychiatrie de la personne âgée. Paris : Flammarion Médecine-Sciences; 2010.

[4] Clément JP, Darthout N, Nubukpo P. Guide pratique de psychogériatrie. In : 2e éd. Paris : Masson, Médiguides; 2006.

[5] Darcourt G, Benoit M. Vieillissement psychique. Issy les Moulineaux : EMC-Psychiatrie Elsevier Masson; 2014 : 37-530-A-10.

[6] Derouesné C, Blin O, Bakchine S. Essai d'évaluation quantitative des syndromes confusionnels. Sem Hôp Paris 1986; 62 : 2791-7.

[7] Léger JM, Clément JP. Comment gérer au quotidien la turbulence du sujet âgé? Sem Hôp Paris 1989; 65 : 2351-3.

[8] Reisberg B, Borenstein J, Salob SP, et al. Behavioral symptoms in Alzheimer's disease : phenomenology and treatment. J Clin Psychiatry 1987; 48 : 9-15.

Comportements suicidaires

Chapitre 22

Coordonné par G. Vaiva

22.1 Introduction

G. Vaiva

Enfin !!!...

Depuis la parution du DSM-5, les conduites suicidaires obtiennent le rang de dimension distincte (dans la section « recherches »...) parmi les troubles psychopathologiques, dans une grande classification internationale [1]. C'est à mon avis une étape décisive dans l'évolution à venir de notre compréhension de ces phénomènes ; ce signe fort adressé à la profession et aux chercheurs va stimuler la production scientifique dans les années qui viennent. Jusqu'alors, les conduites suicidaires étaient citées comme comorbidités, complications ou facteur de gravité d'une autre dimension psychopathologique, aux premiers rangs desquelles nous retrouvions (à juste titre) la dépression, la schizophrénie, les psychotraumas et les troubles des conduites alimentaires. Si Albert Camus disait que *« le suicide est la seule vraie question philosophique »*, il était temps que les conduites suicidaires (les seuls troubles psychopathologiques exposant le sujet à la mort à court terme) rejoignent la liste des diagnostics médicaux [7].

En fait, le diagnostic véritablement opérant serait plutôt la « vulnérabilité aux conduites suicidaires ». Tous les sujets déprimés ne meurent pas de suicide, ne connaissent pas forcément une tentative de suicide ; il en va de même des patients présentant des troubles anxieux graves, des addictions, un trouble psychotique, etc. Pourquoi certains sujets déprimés sont exposés aux conduites suicidaires et d'autres non (ou beaucoup moins) ? Il est évident pour un grand nombre d'entre nous (dont la majorité des auteurs de ce chapitre), que cette vulnérabilité aux conduites suicidaires a rang de dimension psychopathologique.

Beaucoup d'auteurs reprennent la définition du suicide de Emile Durkheim : *« on appelle suicide tout cas de mort qui résulte directement ou indirectement d'un acte positif ou négatif, accompli par la victime elle-même et qu'elle savait devoir produire ce résultat »* [6]. Bien que la conscience et le discernement soient souvent altérés dans les troubles mentaux, cette définition reste la plus utilisée. On a parfois élargi ce modèle à tous les comportements qui entraînent la mort du sujet. Le problème de l'évaluation de l'intentionnalité autodestructrice et de l'état de conscience au moment de l'acte reste en suspens. On exclut habituellement le sacrifice et le suicide imposé. Quant au suicide philosophique et à la mort volontaire choisie, elle relève d'un débat idéologique toujours actuel et sans doute interminable, le suicide étant alors considéré comme l'expression suprême de la liberté humaine.

Depuis deux siècles s'opposent les tenants de la théorie sociologique et ceux de la théorie psychiatrique : la maladie suicide. Aujourd'hui, un début de synthèse ou un début d'entente devient possible et je renvoie le lecteur au magnifique rapport du CPNLF (Congrès de psychiatrie et neurologie de langue française) de Tours coordonné par Philippe Courtet [4], qui dessine les contours d'une compréhension commune des conduites suicidaires autour entre autres des avancées actuelles de la génétique : des vulnérabilités individuelles partagées avec un certain nombre d'autres troubles psychopathologiques (la carte mère d'un individu ou « ce qu'il y a à lire ou à transcrire… »), mêlées à des conditions épigénétiques qui traduisent l'influence de l'environnement et du *socius* (les conditions de lecture et de transcription de la carte mère…).

Il est classique de distinguer le suicide proprement dit, fâcheusement appelé parfois « suicide réussi » (accompli), et les tentatives de suicide (TS) qui sont 10 à 30 fois plus fréquentes que les suicides proprement dits. Dans les TS ou parasuicides, on a voulu retrouver diverses fonctions rendant compte de ce comportement : fonctions autodestructrice, hétéroagressive, cathartique, d'appel, de chantage, de fuite, etc. Ringel a décrit quant à lui un syndrome présuicidaire caractérisé par [8] :

- le rétrécissement de la sphère vitale (situation, valeurs, dynamiques, relations interindividuelles) ;
- l'agressivité refoulée et retournée contre soi-même ;
- la fréquence croissante des fantasmes suicidaires.

La HAS a consacré, en 2001, une conférence de consensus à la « crise suicidaire » [2], conçue sur le modèle médical d'un changement subit de l'évolution d'une maladie avec rupture des moyens de défense et effondrement psychique. Les recommandations recensent les facteurs de risque mais, pour la conduite à tenir proprement dite, elles n'ont pu s'appuyer que sur quelques preuves de niveau C. En effet, prédiction et prévention du suicide restent discutées [3, 5] : il existe des facteurs de risque mais pas d'indices prédictifs validés, le suicide étant un événement statistiquement rare (un décès sur 50 environ est lié au suicide).

Les anamnèses et les « autopsies psychologiques » ont montré que le suicide était associé, dans 95 % des cas, à un trouble mental caractérisé. Toute une série d'études ont permis d'évaluer la répartition des diagnostics psychiatriques [9]. Par ordre décroissant, sont en cause : troubles de l'humeur (dépression et troubles bipolaires), états psychotiques (schizophrénie, troubles délirants), alcoolisme et toxicomanie, troubles anxieux, troubles de la personnalité. Inversement, laissées à elles-mêmes, les maladies mentales majeures font courir aux patients un risque très élevé de mort par suicide : 10 à 20 % (principalement schizophrénie, maladie bipolaire, alcoolisme et toxicomanie).

Ainsi, le suicide et sa prévention relèvent essentiellement de la psychiatrie et de la santé mentale. Cette prévention du suicide représente un problème majeur de santé publique. Les médicaments psychotropes, les mesures psychosociales et les psychothérapies occupaient une place centrale dans ces entreprises. Plus récemment, des approches plus multimodales sont préférées, comportant toutes, au minimum, un focus sur le dépistage et le meilleur traitement de la dépression, la réduction de l'accès aux moyens létaux, la meilleure formation des professionnels de première ligne et des dispositifs de maintien du lien entre un sujet à risque et un dispositif de recours (de façon paradigmatique, les systèmes de veille post-hospitalière des suicidants).

Aujourd'hui, de façon parallèle à l'évolution des conceptions cliniques se centrant sur une vulnérabilité propre aux conduites suicidaires, nous assistons à l'éclosion ou au déploiement de stratégies thérapeutiques spécifiquement centrées sur la crise suicidaire, avant ou après un passage à l'acte. À côté des unités pour jeunes suicidants (déjà connues bien que peu nombreuses), plusieurs régions ont accordé du crédit aux centres d'accueil et de crise qui, encore plus qu'un lieu d'accueil, sont souvent le pivot du déploiement des stratégies ambulatoires de prévention du suicide. Des psychothérapies spécifiquement ciblées sont aujourd'hui disponibles ; citons les thérapies stratégiques systémiques, le contrat de non-suicide, la thérapie ACT d'acceptation et d'engagement, des essais prometteurs de module de psychologie positive, etc. Enfin, et c'est sans doute l'évolution paradigmatique la plus importante, plusieurs molécules sont à l'essai dans le monde avec un objectif ciblé d'aider à passer la période aiguë de quelques jours à l'acmé de la crise suicidaire ; citons au moins les travaux en cours autour de l'usage de la kétamine, où plusieurs équipes françaises sont promotrices d'essai randomisé et repérées sur le plan international.

Sous l'impulsion des associations de prévention du suicide (notamment le GEPS [Groupement d'études et de prévention du suicide] fondé en 1969 et aujourd'hui piloté par Michel Walter), grâce aussi aux efforts de conviction inlassables de certaines personnalités notamment Michel Debout, un Observatoire national des conduites suicidaires a enfin vu le jour en France en 2014. Son premier rapport d'activité est un remarquable référentiel de l'état de la question dans notre pays, tant au niveau des chiffres que des analyses qualitatives de facteurs de risque et de protection. Des pistes d'intervention sont également proposées et le second rapport sera lui tout entier centré sur ces perspectives de recherche et d'innovation, n'en doutons pas.

Références

[1] American Psychiatric Association. Diagnostic and Statistical Manual of Mental Disorders, 5th ed. (DSM-5). Arlington : APA; 2013. Traduction française sous la direction de Crocq MA, Guelfi JD, et al. Paris : Elsevier-Masson; 2015.
[2] Anaes. La crise suicidaire, reconnaître et prendre en charge. Paris : John Libbey; 2001.
[3] Caillard V, Chastang F. Le geste suicidaire. Issy-Les-Moulineaux : Masson-Elsevier; 2010.
[4] Courtet P. Suicide et environnement social. Revisitons Durkheim à l'heure des neurosciences. Paris : Dunod; 2013.
[5] Courtet P. Suicides et tentatives de suicide. Paris : Flammarion Sciences; 2010.
[6] Durkheim E. Le suicide (1897). Quadrige, Paris : PUF; 1983.
[7] Oquendo MA, Baca-Garcia E, Mann JJ, et al. Issues for DSM-V : Suicidal Behavior as a separate diagnosis on a separate Axis. Am J Psychiatry 2008; 165 : 1383-4.
[8] Ringel H. La prévention du suicide, un problème mondial. Hyg Ment 1966; 55 : 84-105.
[9] Wasserman D, Wasserman C. Oxford textbook of suicidology and suicide prevention. A Global perspective. London : Oxford University Press; 2009.

22.2 Épidémiologie des actes suicidaires

N. Younès

Avec 1 million de suicides par an dans le monde selon l'OMS, et environ 20 fois plus de tentatives de suicide, les actes suicidaires représentent un enjeu de santé publique [11]. L'épidémiologie des actes suicidaires implique de considérer trois indicateurs : les suicides, les tentatives de suicide (TS) et les idées suicidaires qui, s'ils sont distincts, sont aussi liés selon le modèle de la crise suicidaire [10]. Environ 10 % des suicidants décèdent par suicide et 50 à 60 % des suicidés meurent lors d'une unique tentative de suicide [8].

Épidémiologie descriptive

Suicides

Données

Les données proviennent, en France, de l'exploitation des certificats de décès par le CépiDc de l'Inserm [18]. La plupart des autres pays sont organisés de façon similaire. Elles exposent à une sous-déclaration des suicides, estimée en France à environ 10 %.

Nombre de suicides

Selon l'Observatoire national du suicide (ONS, à partir du CépiDc [Centre d'épidémiologie sur les causes médicales de décès]), 7759 décès par suicides d'hommes et 2608 de femmes ont été enregistrés en France métropolitaine en 2011, après correction de la sous-estimation de 10 %, portant le nombre annuel de suicides à 11400.

La France, avec 18 suicides pour 100000 habitants, se place parmi les pays européens à taux de suicide élevés, après la Finlande, la Belgique et la plupart des pays de l'Est. Notons que le suicide est un phénomène mondial, avec d'importantes variations (figure 22.1) [11].

En France métropolitaine, les taux standardisés de décès par suicide varient par région, avec les taux les plus élevés en Bretagne, puis en Basse-Normandie, Hauts-de-France, Picardie, Limousin et les plus bas en Midi-Pyrénées, Rhône-Alpes, Corse et Alsace.

Le taux de décès par suicide augmente avec l'âge. Toutefois, la part du suicide dans la mortalité générale est maximale chez les 15–24 ans, chez qui il représente la deuxième cause de décès, après les accidents de la circulation.

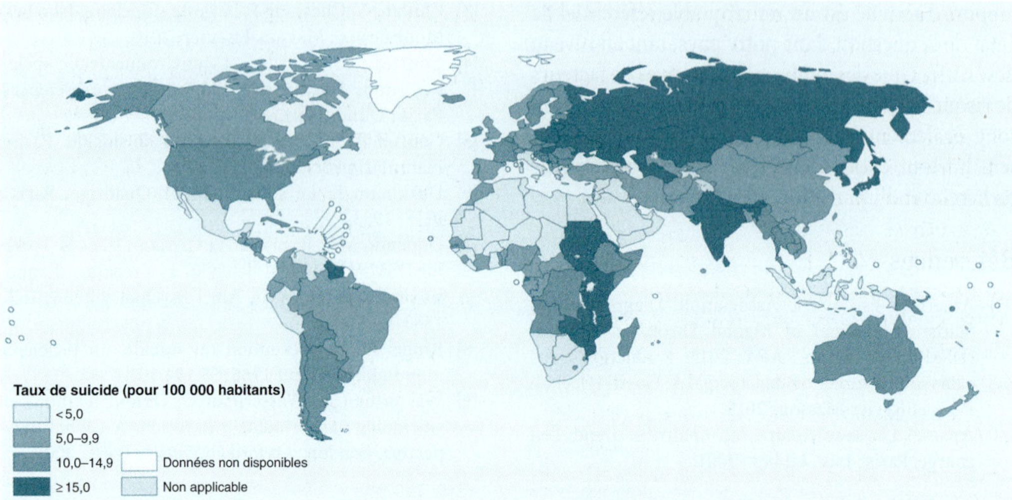

Figure 22.1 Taux de suicide standardisés selon l'âge (pour 100 000 habitants) pour les deux sexes, 2012.
Organisation mondiale de la santé, 2014.

La surmortalité masculine est connue, avec des taux standardisés 3 fois plus élevés chez les hommes que chez les femmes (27,7 contre 8,1 décès pour 100 000 habitants en 2011 selon l'ONS). La surmortalité masculine existe dans tous les pays, à l'exception de l'Inde et de la Chine.

La pendaison est le premier mode suicidaire dans tous les pays, avec des variations selon le sexe. En France, en 2011 : 58 % des suicides des hommes se faisaient par pendaison, 17 % par armes à feu, puis par médicaments ; 37 % des suicides des femmes ont eu lieu par pendaison, 28 % par médicaments.

On rapporte, après une augmentation à partir des années soixante-dix, une baisse du nombre de suicides en France et dans le monde depuis les années quatre-vingt-dix (–25 % entre 1990 et 2010) mais leur nombre reste élevé.

Les suicides à l'hôpital représentent 5 % des suicides, avec une prévalence en hôpital général multipliée par 5 et en hôpital psychiatrique par 140. Dans 50 à 75 % des cas, il s'agit de suicide par pendaison (surtout à point d'ancrage bas) [9].

Tentatives de suicide

Données

Le nombre de TS reste incomplètement renseigné à partir des données médico-administratives de recours aux soins *via* l'InVS[1] (Institut national de veille sanitaire) : PMSI (Programme de médicalisation des systèmes d'information), RIM-P (Recueil d'informations médicalisées en psychiatrie) et données de l'Oscour® (Organisation de la surveillance coordonnée des urgences) [18]. Un repérage similaire prévaut dans les autres pays. Le calcul se heurte à des problèmes de définition de la tentative de suicide [10] et de codage. Le réseau Sentinelles offre une veille sur les TS et les suicides en médecine générale [16].

Des enquêtes en population générale sur des échantillons représentatifs renseignent la prévalence des TS : le Baromètre santé de l'INPES (Institut national de prévention et d'éducation pour la santé) [7] ou des enquêtes ponctuelles telles l'enquête SMPG (Santé mentale en population générale) entre 1999 et 2003 [4] ou l'enquête européenne ESEMeD (*European Study of the Epidemiology of Mental Disorders*) en 2001-2003 [2].

Nombre de TS

On compte en moyenne, par an, 90 000 hospitalisations pour TS en médecine et chirurgie, concernant 70 000 personnes. Il s'agit plus de femmes, de jeunes adultes, et avant tout d'intoxications médicamenteuses.

1 Devenu « Santé publique France » en 2016.

Le nombre de passages aux urgences pour TS est estimé entre 176 000 et 200 000.

Il n'existe pas actuellement de données fiables sur les hospitalisations en établissements psychiatriques suite à une TS.

La Drees (Direction de la recherche, des études, de l'évaluation et des statistiques) a tenté en 2002 une synthèse des prises en charge pour TS en France (figure 22.2) [17]. Elle aborde aussi les TS vues par les médecins généralistes dont la place est établie dans la prévention des comportements suicidaires. En France, au cours d'une période de 5 ans, huit médecins généralistes sur dix ont été confrontés à la TS d'un patient et près de la moitié à un suicide [6]. La moitié des suicidés et deux tiers des suicidants ont consulté un médecin généraliste dans le mois précédant leur geste [13].

Selon les enquêtes en population générale, la prévalence vie entière des TS concerne environ 5 % de la population (5,5 % Baromètre Santé 2010, 7,6 % des femmes et 3,2 % des hommes; 3,4 % ESEMeD et 7,8 % SMPG, avec une estimation internationale en 2008 entre 0,4 et 5,1 %; IQR [*Interquartile Range*] 1,3–3,5). La prévalence des TS dans l'année précédente est autour de 0,6 %.

Les données temporelles vont dans le sens d'une augmentation modérée du taux d'hospitalisation pour TS, entre 2004 et 2011, en France, aux États-Unis et du nombre de TS déclarées [10, 18].

Idées suicidaires

Données

Les mêmes enquêtes en population générale renseignent la prévalence des idées suicidaires.

Prévalence

La prévalence vie entière concerne environ 12 % de la population (12,4 % selon ESEMeD, entre 3,1 et 56,0 %; IQR 8,0–24,9 selon Nock [10]). La prévalence dans les 12 derniers mois est autour de 4 %.

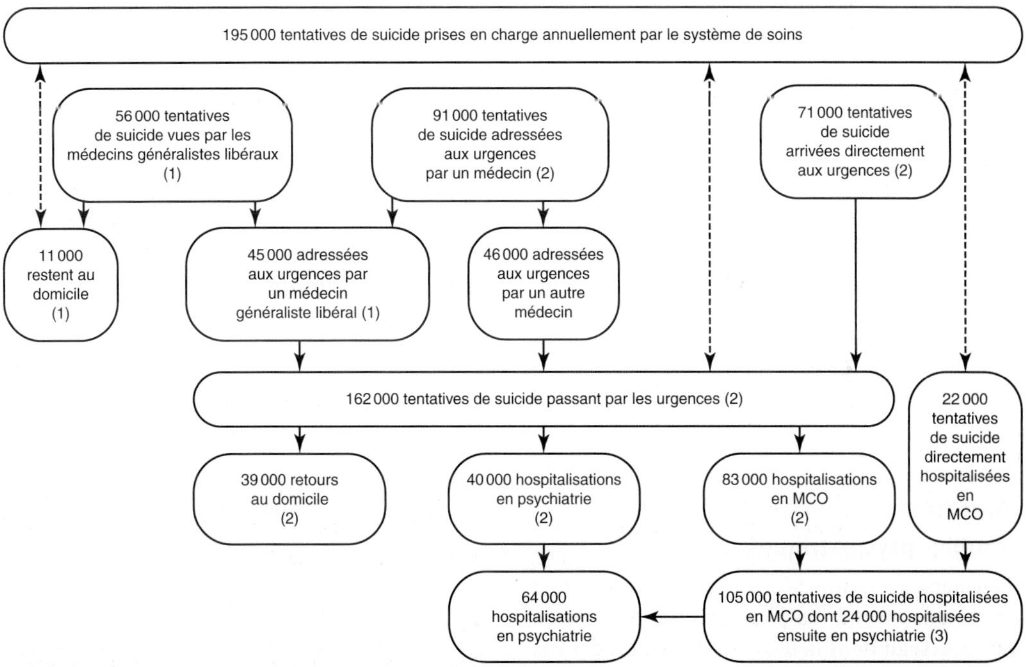

Figure 22.2 Essai de dénombrement des tentatives de suicide ayant fait l'objet d'un recours aux soins en 2002.
(1) Source : Bilans annuels du réseau Sentinelles.
(2) Source : Enquête Urgences 2002 de la Drees.
(3) Source : Base nationale PMSI-MCO 2002, exploitation Drees.
Les cases sans renvoi numéroté contiennent des valeurs obtenues par calcul à partir des résultats des enquêtes.

Trente-quatre pour cent des personnes qui ont des pensées suicidaires élaborent un plan suicidaire, 72 % des personnes avec un plan suicidaire réalisent une tentative de suicide et 26 % des personnes avec des pensées suicidaires sans plan réalisent une tentative de suicide non planifiée [8].

Épidémiologie analytique

Données

Les facteurs associés aux comportements suicidaires s'envisagent à un niveau populationnel et non à un niveau individuel, à partir des données précédentes, complétées par les autopsies psychologiques pour le suicide ou les études cliniques auprès des suicidants [18]. Se distinguent les facteurs de risque (dont la présence augmente le risque) et de protection (qui le diminuent), en mêlant idées suicidaires, TS et suicides car, si des différences sont établies au niveau épidémiologique, les facteurs associés sont superposables.

Facteurs associés aux actes suicidaires

Schématiquement, les suicidés sont plutôt des hommes, plus âgés, ayant davantage recours à des moyens létaux, avec des troubles psychiatriques plus sévères et pour la moitié d'entre eux, décèdent lors du premier acte suicidaire. Les suicidants sont plutôt des femmes, plus jeunes, avec des moyens moins létaux, à antécédents de TS.

Différentes classifications sont proposées. Nous adopterons celle de l'OMS [11]. L'exhaustivité n'est pas possible.

Facteurs de risque individuels

Troubles psychiatriques

Il est établi qu'environ 90 % des suicidés présentent un trouble mental (ou plusieurs) au moment du décès. Il s'agit dans la moitié à deux tiers des cas de troubles de l'humeur, puis des autres troubles psychiatriques, à commencer par les usages problématiques d'alcool ou de substances ou les troubles de la personnalité. La présence de plusieurs troubles est associée à un risque plus élevé.

La large représentation des troubles psychiatriques se retrouve pour tous les actes suicidaires [10], avec un risque particulièrement élevé dans la 1re année qui suit le diagnostic du trouble mental et notamment dans les 3 mois [12].

Antécédents de tentatives de suicide

Ils restent le principal facteur de risque.

Facteurs démographiques et psychosociaux

Outre le sexe masculin et l'âge, déjà évoqués, le chômage est un facteur de risque de suicide établi : les personnes à la recherche d'un emploi ont une probabilité 3 fois plus élevée de décéder par suicide que celles ayant une activité professionnelle [1]. Les personnes en activité ont des risques variables selon les catégories socioprofessionnelles (risque maximal pour les ouvriers et employés, moindre pour les cadres), les secteurs d'activité (agriculteur, policier, soignants à plus fort risque) ou certaines conditions de travail.

Mentionnons aussi le niveau de formation, les pertes financières, les séparations affectives surtout chez les hommes et notamment dans la tranche d'âge des 15–24 ans [19].

Facteurs psychologiques

Des dimensions de personnalité sont associées à un risque accru : désespoir, impulsivité, anhédonie, forte réactivité émotionnelle, agressivité, faibles capacités de résolution de problèmes.

Facteurs biologiques

Les études sur les facteurs biologiques et génétiques ne sont pas concluantes à ce jour.

Autres facteurs

Douleurs chroniques, maladies chroniques, minorités sexuelles, personnes détenues, etc. ont été incriminées comme de possibles facteurs de risque.

Facteurs protecteurs individuels

Les croyances et pratiques religieuses, ou plus globalement la spiritualité, constituent des facteurs protecteurs connus.

Le soutien social et le sentiment d'être en lien le sont également, notamment chez les adolescents et jeunes adultes, de même que tout engagement dans des raisons de vie « positives » : *empowerment*, autocontrôle, sublimation, etc.

Facteurs liés « à la communauté et aux relations »

Sont associés à un risque accru d'actes suicidaires les difficultés d'accès aux soins, l'accès facile aux moyens suicidaires, des descriptions inappropriées du suicide dans les médias, et la stigmatisation des personnes qui recherchent de l'aide pour crise suicidaire ou troubles mentaux.

Facteurs liés au « système de santé et à la société en général »

Interviennent des facteurs tels que la guerre et les catastrophes naturelles, l'acculturation, les crises économiques, le sentiment d'isolement, la maltraitance, la violence, etc. À un niveau territorial, les zones avec des niveaux de pauvreté ou à désavantage socio-économique sont associées à des taux de suicide plus élevés.

Épidémiologie évaluative

Données

Les études restent trop limitées. Il n'existe aucune revue Cochrane. Des revues existent et notamment celle réalisée par E. du Roscoat et F. Beck au sein de l'INPES, en partant d'une revue écossaise [14]. Les études existantes présentent des limites comme le pointent le rapport de l'ONS ou la récente *Task Force* de priorisation de la recherche pour la prévention du suicide aux États-Unis qui conclut à des niveaux de preuve moyens ou faibles [5].

Données de preuve

Sept catégories d'interventions sont évaluées :

- **restriction des moyens létaux** (à un niveau national, local ou individuel). Les 7 études existantes montrent une réduction du taux de suicides. Les arguments de preuve sont les plus forts mais ils proviennent d'un faible nombre d'études sans groupe contrôle comme le conclut la revue de la *Task Force* [5] ;
- **maintien d'un contact après une TS** (par téléphone ou envoi de cartes postales). Trois études sur 5 montrent un impact positif (2 suicides, 1 TS). Le maintien du contact est d'autant plus efficace qu'il est actif, personnalisé et inscrit dans la durée. La revue de la *Task Force* conclut à des résultats prometteurs et des problèmes méthodologiques dans le design et l'analyse des études, sans réplication des études positives [3] ;
- **lignes d'appel**. Cinq études sur 6 témoignent d'une réduction (4 suicides, 1 pensées suicidaires) ;
- **formation des médecins généralistes** (notamment sur la dépression). Deux études sur 4 montrent un impact positif (1 suicide, 1 pensées suicidaires). La formation doit être répétée et généralisée ;
- **programmes en milieu scolaire :** sessions de formation (sur stress, dépression) avec 3 études sur 7 en faveur d'un impact positif (1 TS, 2 pensées suicidaires), ou interventions après des pairs avec des données récentes [15] ;
- **organisation de la prise en charge après une TS.** Cinq études sur 9 montrent un impact positif (4 TS, 1 pensées suicidaires) ;
- **campagnes d'information au grand public**. Deux études sur 3 témoignent d'un impact positif sur les suicides.

Ainsi au terme de ce panorama sur l'épidémiologie des actes suicidaires, nous concluons que cette discipline a beaucoup évolué depuis une trentaine d'années dans les trois champs descriptif, comparatif et évaluatif mais qu'elle reste en progrès.

Références

[1] Agerbo E, Gunnell D, Bonde JP, et al. Suicide and occupation : the impact of socio-economic, demographic and psychiatric differences. Psychol Med 2007; 37 : 1131-40.

[2] Bernal M, Haro JM, Bernert S, et al. Risk Factors for Suicidality in Europe : Results from the ESEMED Study. J Affect Disord 2007; 101 : 27-34.

[3] Brown GK, Green KL. A review of evidence-based follow-up care for suicide prevention : where do we go from here? Am J Prev Med 2014; 47 : S209-15.

[4] Chabaud F, Debarre J, Serazin C, et al. Étude des profils de population selon le niveau de risque suicidaire en France : Enquête santé mentale en population générale. Encephale 2010; 36 : 33-8.

[5] Davis Molock S, Heekin JM, Matlin SG, et al. The baby or the bath water? Lessons learned from the National Action Alliance for Suicide Prevention Research Prioritization Task Force literature review. Am J Prev Med 2014; 47 : S115-21.

[6] Dumesnil H, Cortaredona S, Cavillon M, et al. La prise en charge de la dépression en médecine générale de ville. Études et Résultats. DREES 2012; 810.
[7] Husky MM, Guignard R, Beck F, et al. Risk behaviors, suicidal ideation and suicide attempts in a nationally representative French sample. J Affect Disord 2013; 151 : 1059-65.
[8] Isometsä E. Suicidal behaviour in mood disorders who, when, and why? Can J Psychiatry 2014; 59 : 120-30.
[9] Martelli C, Awad H, Hardy P. In-patients suicide : epidemiology and prevention. Encephale 2010; 36 : D83-91.
[10] Nock MK, Borges G, Bromet EJ, et al. Suicide and Suicidal Behavior. Epidemiol Rev 2008; 30 : 133-54.
[11] Organisation mondiale de la Santé. Prévention du suicide - l'état d'urgence mondial. Résumé d'orientation; 2014.
[12] Randall JR, Walld R, Finlayson G, et al. Acute risk of suicide and suicide attempts associated with recent diagnosis of mental disorders : a population-based, propensity score-matched analysis. Can J Psychiatry 2014; 59 : 531-8.
[13] Raue PJ, Brown EL, Meyers BS, et al. Does every allusion to possible suicide require the same response? J Fam Pract 2006; 55 : 605-12.
[14] du Roscoät E, Beck F. Efficient interventions on suicide prevention : a literature review. Rev Épidémiol Santé Publique 2013; 61 : 363-74.
[15] Wasserman D, Hoven CW, Wasserman C, et al. School-based suicide prevention programmes : the SEYLE cluster-randomised, controlled trial. Lancet 2015; 385 : 1536-44 18.
[16] websenti.u707.jussieu.fr/sentiweb/?page=presentation.
[17] www.infosuicide.eu/pointdevue/statistique/doc/suicidesdreesmai2006.pdf.
[18] www.sante.gouv.fr/IMG/pdf/rapport_ONS_2014.pdf.
[19] Wyder M, Ward P, De Leo D. Separation as a suicide risk factor. J Affect Disord 2009; 116 : 208-13.

22.3 Psychopathologie et psychothérapie des patients suicidaires

G. Vaiva, M.-L. Bourgeois, I.-D. Note

Outre les « fonctions » attribuées par E.L. Stengel et N.G. Cook [14] aux parasuicides et le syndrome présuicidaire de H. Ringel [12], les comportements suicidaires ont suscité des interprétations variées. Par exemple, pour K.A. Menninger, trois composantes plus ou moins conscientes pouvaient être discernées : désir de se tuer, désir d'être tué, désir de tuer quelqu'un d'autre. Pour E. Schneidman, fondateur de la Suicidologie et du centre de prévention du suicide à Los Angeles, le comportement suicidaire correspondait à une douleur psychique insupportable (*Psychache*). Ce rapprochement entre vulnérabilité aux conduites suicidaires et variabilité de la sensibilité à la douleur est toujours des plus modernes dans le questionnement scientifique actuel. Le lien entre neuroanatomie fonctionnelle des douleurs physiques et psychiques était déjà fait; aujourd'hui, il est possible d'étendre ce lien à la douleur sociale dont la sensibilité à l'exclusion sociale est un bon paradigme [6]. Ainsi, si nous ne sommes pas tous égaux dans notre sensibilité à l'isolement ou à l'exclusion sociale, sans doute en référence au type d'attachement que nous avons tissé, nous ne sommes pas égaux non plus dans notre propension aux conduites suicidaires [8].

Le modèle théorique aujourd'hui prévalent est celui qui associe vulnérabilité et événements stressants : « paradigme diathèse-stress-désespoir » [2]. On peut ainsi retrouver les éléments suivants :

- des stresseurs du type pertes diverses et problèmes de santé;
- un trouble psychiatrique (axe I, spécialement du type trouble de l'humeur, abus de substance et schizophrénie);
- une personnalité pathologique (axe II, spécialement état limite borderline);

- des perturbations émotionnelles avec colère, dépression, désespoir, impuissance, culpabilité, anxiété/panique, anhédonie, insomnie, altération de l'attention et de la concentration;
- une rigidité cognitive, un déficit pour la résolution de problèmes et le *coping*;
- un isolement relationnel et une limitation du support social;
- un trouble du contrôle des impulsions (abus de substance, agressivité, prise de risques et *acting-out* sexuel);
- ruminations suicidaires et comportements associés.

Depuis A.T. Beck et al., on insiste sur le rôle crucial du désespoir constamment retrouvé et mesurable par l'échelle de désespoir de Beck [3, 4].

B.A. Alford et A.T. Beck ont proposé 10 axiomes pour les thérapies cognitives [1] :

- rôle central des schémas, structures cognitives pourvoyeuses de significations;
- ces schémas contrôlent divers systèmes psychologiques (comportement, émotion, attention, mémoire, etc.);
- interactivité entre différents systèmes psychiques;
- chaque catégorie de signification implique des patterns spécifiques d'émotion, attention, mémoire, comportement, spécificité du contenu cognitif;
- les distorsions cognitives et les biais de signification sont dysfonctionnels;
- les distorsions cognitives induisent des vulnérabilités cognitives de la dépression exposant à des syndromes spécifiques;
- la psychopathologie résulte des significations erronées, facteurs d'inadaptation avec la fameuse triade cognitive concernant le soi, l'environnement, les autres et le futur;
- deux niveaux de signification :
  - objectif ou partagé par la communauté,
  - personnel ou privé;
- trois niveaux cognitifs :
  - préconscient, non intentionnel, automatique,
  - conscient,
  - métacognitif avec conception et adaptation réaliste, rationnel;
- les schémas sont des structures télénomiques, supposées faciliter l'adaptation à l'environnement; ainsi, un état psychologique ne peut être qualifié d'adaptatif ou inadapté en soi mais seulement en relation avec le contexte.

La voie finale commune du fonctionnement psychologique réside dans les cognitions. On a donc un modèle intégratif et un modèle interactionniste.

Beck a proposé le concept de *mode*, organisation structurale contenant des schémas cognitifs. Il s'agit de «sous-organisations spécifiques» à l'intérieur de l'organisation de la personnalité et contenant les éléments des systèmes de base de la personnalité : cognition (traitement de l'information), affectivité, comportement, motivation. Il y a diverses structures de schémas : affective, comportementale, motivationnelle. Il convient d'y ajouter le système physiologique. Le *mode* est donc un «réseau intégré cognitif, affectif, comportemental» qui déclenche une réponse synchrone aux exigences extérieures du milieu et met en œuvre les prescriptions et exigences internes et les objectifs et ambitions. Dans le système cognitif s'intègrent l'interprétation et la signification avec intégration des données actuelles de la mémoire. Ce modèle cognitivo-comportemental suicidaire suggère différents niveaux d'intervention thérapeutique [5].

M.D. Rudd et al. proposent un inventaire préliminaire pour évaluer le «mode suicidaire» et instaurer une prise en charge systématisée [13, p. 36-7]. Ils font donc l'inventaire des vulnérabilités prédisposantes, des motivations et comportements suicidaires, de l'activation du système physiologique, des événements déclencheurs extérieurs et internes, le système de croyance suicidaire et le système affectif avec les états dysphoriques (douleur psychique). Est proposé un protocole systématisé de prise en charge : 20 séances d'une heure chacune. Sont ciblées six compétences de base dans les domaines suivants : résolution de problèmes, régulation émotionnelle, *self monitoring*, tolérance aux états de détresse, habiletés interpersonnelles (assertivité), gestion de la colère. Outre le traitement de ces déficits, il s'agira d'améliorer l'aptitude à faire face (*coping* adaptatif) et la résilience, en modifiant le contenu structural du système de croyance suicidaire.

Dans le même esprit de prise en charge systématisée, citons également certains modules de la 3e vague des thérapies émotionnelles cognitives et comportementales, adaptés à la crise suicidaire ou à la prise en charge post-immédiate des suicidants : l'*Acceptance and Commitment Therapy* (ou thérapie ACT, d'acceptation et d'engagement) et la psychologie positive [9]. Dans cette dernière, des modules d'éprouvé et de témoignage de gratitude font la preuve d'un effet très positif chez des suicidants essayant d'articuler les heures de l'après geste avec la sortie de l'hôpital et le retour convalescent à domicile [11].

Ajoutons enfin qu'à la lecture des ouvrages de langue anglaise [7, 13, 14], on voit la place envahissante qu'occupent le souci d'éviter les procès et la constitution de dossiers cliniques attestant de la prise en charge du patient suicidaire, des mesures préventives et de l'information. Il en va ainsi du programme de Barbara Stanley, baptisé SAFE, et visant à mettre « en sécurité » l'adolescent survivant à une tentative de suicide; en sécurité dans son entourage, mais aussi en sécurité psychique, cognitive et émotionnelle [10]. Ce programme SAFE est actuellement à l'essai dans le nord de la France et en Picardie sous la coordination du Pr Jean-Marc Guilé.

Références

[1] Alfort BA, Beck AT. The integrative power of cognitive therapy. New York : Guilford Press; 1997.

[2] Anaes. La crise suicidaire, reconnaître et prendre en charge. Paris : John Libbey; 2001.

[3] Beck AT, Brown G, Berchick RJ, et al. Relationship between hopelessness and ultimate suicide : A replication with psychiatric outpatients. Am J Psychiatry 1990; 147 : 190-5.

[4] Beck AT, Kovacs M, Weissman A. Hopelessness and suicidal behavior : an overview. JAMA 1975; 234 : 1146-9.

[5] Bourgeois ML. Les instruments d'évaluation pour la prédiction et la prévention du suicide, Intérêt pour la pratique clinique et la recherche. In : La crise suicidaire, reconnaître et prendre en charge. Paris : John Libbey; 2001.

[6] Cacioppo S, Frum C, Asp E, et al. A quantitative metaanalysis of functional imaging studies of social rejection. Scientific Report 2013; 3 : 2027.

[7] Chiles JA, Strosahl KD. Clinical Manual for Assessment and Treatment of Suicidal Patients. London : American Psychiatric Publishing; 2005.

[8] Ducasse D, Courtet P, Olié E. Physical and social pains in borderline disorder and neuroanatomical correlates : a systematic review. Curr Psychiatry Rep 2014; 16 : 443.

[9] Ducasse D, René E, Béziat S, et al. Acceptance and commitment therapy for management of suicidal patients : a pilot study. Psychother Psychosom 2014; 83 : 374-6.

[10] Ghahramanlou-Holloway M, Brown GK, Currier GW, et al. Safety Planning for Military (SAFE MIL) : rationale, design, and safety considerations of a randomized controlled trial to reduce suicide risk among psychiatric inpatients. Contemp Clin Trials 2014; 39 : 113-23.

[11] Huffman JC, DuBois CM, Healy BC, et al. Feasibility and utility of positive psychology exercises for suicidal inpatients. Gen Hosp Psychiatry 2014; 36 : 88-94.

[12] Ringel H. La prévention du suicide, un problème mondial. Hyg Ment 1966; 55 : 84-105.

[13] Rudd MD, Joiner T, Rajab HM. Treating Suicidal Behavior, an Effective, Time-Limited Approach. New York : The Guilford Press; 2001.

[14] Stengel EL, Cook NG. Attemped suicide. Its social significance and effects. London : Oxford University Press; 1958.

22.4 Psychobiologie et génétique des conduites suicidaires

P. Courtet

D'un modèle heuristique à une physiopathologie spécifique

La « feuille de route », publiée en 2014 dans *Nature* [1], rappelle la nécessité urgente d'étudier les mécanismes du suicide, pour que les programmes de prévention reposent sur les progrès de la recherche. Il est notamment essentiel de comprendre les mécanismes et les racines du suicide, psychologiques et neurobiologiques, à travers l'exploration des circuits cérébraux.

Selon le modèle communément admis « vulnérabilité stress », le suicide est déclenché par un événement de vie ou un trouble psychiatrique chez un individu porteur d'une prédisposition spécifique, indépendante des troubles psychiatriques [16]. La vulnérabilité commence avec des facteurs génétiques et se développe à travers l'accumulation d'événements traumatiques. L'adversité précoce et les mécanismes épigénétiques pourraient expliquer le lien entre le risque suicidaire, la circuiterie cérébrale et les anomalies neurobiologiques. Ces dysfonctionnements vont engendrer une altération du contrôle cognitif des émotions, des traits agressifs, des déficits de résolution de problèmes, une hyperréactivité aux signaux sociaux négatifs, une douleur émotionnelle excessive et des idéations suicidaires, concourant au déclenchement des conduites suicidaires (CS) [24]. Les biomarqueurs liés à la vulnérabilité suicidaire permettront d'améliorer les procédures d'évaluation et le choix des traitements dans la prévention du suicide [6].

Les études cérébrales post-mortem, d'imagerie *in vivo*, et génomiques comparant des sujets suicidés ou suicidants à des témoins psychiatriques indemnes d'histoire suicidaire (ou à des témoins sains) indiquent une base biologique à la vulnérabilité suicidaire.

Sérotonine

Les niveaux de TPH (tryptophane-hydroxylase : enzyme de synthèse de la sérotonine) sont élevés dans le cortex préfrontal ventral de cerveaux de suicidés, indépendamment de la psychopathologie et des élévations de l'expression de *TPH2* et de la protéine ont été observées dans les noyaux médian et dorsal du raphé, mais pas dans le cortex préfrontal dorsolatéral [19]. Ces données, ainsi que l'augmentation des neurones sérotoninergiques dans les noyaux du raphé des cerveaux de suicidés, indiquent une augmentation de la capacité de synthèse de la sérotonine. Les gènes de la TPH ont été associés avec les CS (conduites suicidaires) dans de nombreuses études [19].

La plupart des études objectivent une diminution des transporteurs de la sérotonine dans l'hippocampe et le cortex préfrontal ainsi qu'une diminution du nombre de neurones l'exprimant dans le raphé. Si les anomalies du transporteur de la sérotonine sont observées dans la dépression, elles touchent l'ensemble du cortex préfrontal, alors que les anomalies associées au suicide sont limitées aux cortex préfrontal ventromédial et cingulaire antérieur. La diminution du transporteur pourrait être une adaptation homéostatique à la baisse du tonus sérotoninergique, particulièrement dans ces deux régions clés. Le gène du transporteur de la sérotonine a été associé dans plusieurs études avec les CS et pourrait même prédire les récidives [8].

Concernant les différents récepteurs de la sérotonine, tant pour ce qui concerne leur niveau d'expression que leur association génétique, les données sont encore discordantes.

L'anomalie la plus rapportée concerne la baisse des taux de 5-HIAA (acide 5-hydroxy-indole acétique), tant dans le cerveau de sujets suicidés que dans le LCR de suicidants [2]. Ce marqueur trait, indépendant des diagnostics psychiatriques, est prédictif de la survenue de CS. Ainsi, les taux bas de 5-HIAA dans le LCR prédisent le risque de suicide chez les patients déprimés avec un risque de 4,6 [17]. Au total, il pourrait s'agir d'un défaut de transmission sérotoninergique assortie d'anomalies compensatoires, plutôt que d'une diminution de la synthèse de sérotonine. Cela pourrait être dû à une *up-regulation* des autorécepteurs somatodendritiques 5-HT1A, peut-être d'origine génétique, qui réduirait la décharge des neurones sérotoninergiques dont résulterait une diminution de la libération et de la signalisation de sérotonine. En découlerait une *up-regulation* homéostatique de la capacité de synthèse de sérotonine [20].

Le système sérotoninergique possède des relations étroites bidirectionnelles avec l'axe du stress et les processus de l'inflammation.

Axe du stress (hypothalamo-hypophyso-surrénalien – HHS)

En comparaison de témoins non psychiatriques, les sujets déprimés décédés par suicide présentent des taux cérébraux élevés de *Corticotropin Releasing Hormone* (CRH) et de vasopressine, moins de CRHR1 dans le cortex frontal, une augmentation hypophysaire de POMC (propiomélanocortine), une diminution de l'expression des

GR (*Glucocorticoid Receptors*) dans l'amygdale et le cortex préfrontal (la diminution observée dans l'hippocampe touche uniquement les sujets suicidés avec une histoire d'abus dans l'enfance [revue *in* 19]), et une diminution de l'expression hippocampique des MR (*Mineralocorticoid Receptors*). Les niveaux de base de cortisol sont diminués en comparaison de ceux de sujets déprimés, suggérant que le tonus basal de l'axe du stress soit diminué, modulé par les MR, alors qu'il est hyperréactif lors de stimulations. Une hypertrophie corticale des surrénales a pu être observée dans les suicides violents, en faveur de l'hyperactivité de l'axe HHS. *In vivo*, nous disposons de plusieurs études examinant le rétrocontrôle négatif de l'axe HHS par le test de suppression par la dexaméthasone. Les résultats les plus éloquents proviennent de l'étude de Coryell et Schlesser [4], qui ont observé, lors du suivi pendant 15 ans d'une cohorte de sujets déprimés, que les sujets « non suppresseurs » présentaient un risque de suicide 14 fois augmenté. Ce résultat est confirmé par une méta-analyse d'études prospectives où la non-suppression au test a une spécificité de 55 %, qui augmente à 88 % quand on prend également en compte le taux céphalorachidien bas de 5-HIAA (même si la sensibilité diminue à 38 %) [17]. Enfin, plusieurs études génétiques suggèrent l'implication des gènes *FKBP5* et *CRHR1* dans les CS [3, 21]. Dans l'ensemble, des anomalies de l'axe du stress sont observées à différents niveaux. Les CRHR1 pourraient être down-régulés pour compenser les taux élevés de CRH (anomalie primaire), mais pas assez pour freiner la voie CRH-ACTH-cortisol. Les taux élevés de cortisol pourraient induire une baisse du tonus basal et une non-suppression au test à la dexaméthasone, reflétant une sensibilité altérée des MR et des GR, respectivement.

Les études post-mortem suggèrent des altérations du système noradrénergique : déficit de neurones noradrénergiques dans le locus coeruleus, augmentation des taux de tyrosine-hydroxylase (l'enzyme de synthèse) dans le locus coeruleus, reflétant l'augmentation d'activité noradrénergique ou les effets des stress chroniques, l'augmentation des récepteurs présynaptiques α2 dans l'hippocampe ou les régions frontales, une diminution des récepteurs ß-adrénergiques. Des anomalies moléculaires du transporteur, des enzymes (MAO-A [Monoamine-oxydase de type A], COMT [catéchol O-méthyltransférase]), mais aussi du nombre de neurones liés à la noradrénaline ont été rapportées [revue *in* 19]. La démonstration d'une diminution de la fonction noradrénergique qui pourrait être secondaire au stress chronique nécessite d'être confirmée et notamment en s'affranchissant de l'effet des diagnostics psychiatriques.

Le système opioïdergique joue un rôle crucial dans la réponse au stress (*via* la libération de POMC) et interagit avec l'axe HHS et le système noradrénergique. Les opioïdes endogènes réduisent la composante émotionnelle de la douleur, et ils pourraient à ce titre moduler le risque suicidaire [18]. À ce jour, il s'agit surtout d'une piste à explorer, et seules deux études génétiques suggèrent l'association entre le gène du récepteur mu opioïde et les conduites suicidaires [11].

Inflammation

Des données très récentes suggèrent l'implication du système immunitaire dans la physiopathologie suicidaire. Quelques études post-mortem ont rapporté dans les cerveaux de sujets décédés de suicide l'existence d'anomalies des taux de cytokines et d'une activation de la microglie et du système monocyte-macrophage dans plusieurs régions cérébrales impliquées dans la vulnérabilité suicidaire (cortex orbitofrontal, cingulaire antérieur). Au niveau périphérique, ont été rapportées des anomalies des taux de cytokines et une augmentation de la CRP (*C-Reactive Protein*) chez les sujets suicidants en comparaison de sujets sans antécédent de TS [7, 9]. Il est intéressant d'observer que ces indices en faveur d'une inflammation de bas grade dans la vulnérabilité suicidaire interagissent avec d'autres éléments clés de la physiopathologie suicidaire : les abus dans l'enfance, la réactivité aux stress sociaux, l'impulsivité agressive. En outre, les cytokines inflammatoires activent l'axe du stress tout en down-régulant les GR, ce qui pourrait être responsable de la réponse diminuée au test à la dexaméthasone. L'hypothèse populaire de la voie de la kynurénine propose que les cytokines inflammatoires activent l'IDO (indolamine-2,3-dioxygénase) qui va synthétiser la kynurénine à partir du tryptophane, au détriment de la synthèse de sérotonine, ce qui contribuerait à une déplétion en sérotonine [5]. En outre, un métabolite de la kynurénine, l'acide quinolinique, agoniste NMDA (N-méthyl-D-aspartate), exerce une activité glutamatergique. Cette hypothèse physiopathologique impliquant l'inflammation et la toxicité glutamatergique pourrait déboucher sur de nouvelles pistes thérapeutiques, telles que la kétamine.

Le déséquilibre entre acides gras oméga-6 (pro-inflammatoires) et oméga-3 (anti-inflammatoires) pourrait également intervenir dans le rôle de l'inflammation dans les conduites suicidaires.

Neuroplasticité

L'action « anti-suicidaire » de la kétamine, antagoniste des récepteurs NMDA, pourrait être attribuée *in fine* à l'augmentation de l'expression de TrkB par l'activation des récepteurs AMPA/kainate [25]. Le BDNF (*Brain Derived Neurotrophic Factor*) et son récepteur TrkB sont des médiateurs importants de la plasticité neuronale qui semble altérée dans le suicide : minceur corticale au niveau préfrontal dorsolatéral, diminution des neurones du gyrus denté. De façon cohérente, l'expression des neurotrophines et les protéines de leur cascade sont altérées au niveau préfrontal et hippocampique [22].

La diminution des taux de BDNF *in vivo* et post-mortem est associée aux CS, sauf lorsque les sujets reçoivent des antidépresseurs. Le génotype du BDNF associé à une moindre sécrétion a également été associé aux CS [10].

Génomique

L'héritabilité des CS est estimée à 50 % [22]. Les études de génétique épidémiologique nous apprennent que la vulnérabilité génétique est commune aux tentatives de suicide et au suicide, l'idéation suicidaire représentant un autre processus. De plus, la vulnérabilité génétique aux CS est spécifique et indépendante de la vulnérabilité aux troubles psychiatriques, souvent associés. Enfin, la transmission familiale du risque suicidaire est liée à la transmission de traits de personnalité impulsifs-agressifs. En pratique, cela signifie que les cliniciens doivent évaluer systématiquement les antécédents familiaux de tentatives de suicide et de suicides aboutis, ainsi que l'existence de traits de personnalité en rapport avec la propension à agir sous l'emprise de la colère, chez le sujet évalué mais aussi chez ses apparentés.

De nombreux gènes, impliqués dans les systèmes décrits ci-dessus, ont été associés aux CS. Toutefois la nécessité de confirmation demeure et les quelques études pangénomiques réalisées manquaient de puissance pour être concluantes [22]. Deux études récentes, associant plusieurs approches d'expression dans des cerveaux de suicidés et de mesures des marqueurs dans des cohortes de patients suivis de façon prospective, suggèrent que des marqueurs génétiques (SKA2, SAT1) permettent de prédire avec précision le risque suicidaire [14].

L'adversité précoce est l'un des facteurs de risque suicidaire les plus importants, en contrôlant les autres facteurs notamment psychiatriques [15]. Les mécanismes épigénétiques pourraient expliquer l'association entre la maltraitance précoce et la réactivité aux stresseurs plus tard dans l'existence, *via* l'axe HHS [23] et notamment des méthylations affectant l'expression hippocampique des GR. De même, des méthylations du gène *BDNF* pourraient refléter l'adversité environnementale et la moindre expression de *BDNF* dans les cerveaux de suicidés [13].

L'étude des profils d'expression pangénomique a identifié des gènes associés au système des polyamines, qui semble perturbé dans le suicide. Il est possible que l'apoptose médiée par les polyamines joue un rôle dans la vulnérabilité suicidaire, *via* la réduction neurodégénérative de la matière grise [14].

Neuroanatomie

La neuropsychologie et l'imagerie cérébrale permettent d'améliorer la connaissance des processus neuroanatomiques des CS. Nous pouvons proposer un modèle neurocognitif qui s'appuie sur les résultats des études d'imagerie cérébrale structurales et fonctionnelles [12, 24]. Les résultats des études d'imagerie cérébrale dans les conduites suicidaires révèlent des changements de réactivité à différents stimuli, au niveau des cortex orbitofrontal bilatéral, ventromédial et cingulaire antérieur droit, et préfrontal dorsolatéral gauche. La connectivité fonctionnelle est diminuée entre le cingulaire antérieur et l'insula postérieure. Les corrélats des conduites suicidaires sont des composantes d'une circuiterie cérébrale impliquée notamment dans l'évaluation des signaux externes, la régulation de l'humeur et la prise de décisions. Ainsi, les conséquences potentielles des perturbations de cette circuiterie sont la surévaluation des signaux de rejet social, des déficits de contrôles des réponses émotionnelles (p. ex. la douleur psychologique) et la limitation des choix au cours du processus de prise de décisions.

Plus spécifiquement, nous suggérons l'existence de trois processus dysfonctionnels neurocognitifs localisés dans trois grandes régions cérébrales préfrontales (ventrolatérale, dorsolatérale et médiale) qui seraient responsables des trois étapes de la crise suicidaire, depuis l'apparition d'émotions négatives, aux états émotionnels présuicidaires avec génération d'idées suicidaires et finalement au passage à l'acte.

Liée au cortex préfrontal ventrolatéral, l'incapacité des suicidants à assigner de façon adéquate une valeur à un événement extérieur pourrait expliquer la sensibilité accrue à l'exclusion sociale. Le cortex orbitofrontal latéral peut aussi générer des émotions négatives automatiques. Ainsi, face à des situations sociales spécifiques, les sujets vulnérables pourraient développer colère et anxiété, et des anomalies de prise de décisions qui restreindraient le champ des choix, pour que le suicide finisse par être considéré comme la seule solution permettant de faire cesser l'intense douleur psychologique.

La seconde étape du processus suicidaire impliquerait un déficit de régulation de l'état émotionnel, une fois qu'il est apparu. Ce processus, dû au dysfonctionnement des cortex médiodorsal et cingulaire antérieur, est lié à la résolution de problèmes et à la fluence verbale, qui sont corrélées au désespoir. Cela peut expliquer l'aggravation et la prolongation des états émotionnels négatifs, de la douleur et générer des idées de suicide. Une fois que les idées suicidaires ont émergé comme une solution pour interrompre la situation douloureuse, ces régions cérébrales peuvent moduler l'intensité de l'intention suicidaire.

Enfin, le dysfonctionnement du cortex préfrontal pourrait être lié à un défaut d'inhibition de la réponse dans un contexte émotionnel, responsable de la facilitation des actes.

Si ces processus neurocognitifs impliqués dans la vulnérabilité suicidaire mettent l'accent sur des anomalies de processus de décision et des anomalies dans les processus de régulation émotionnelle, il est envisageable de proposer des pistes innovantes de traitement psychothérapique ou par remédiation cognitive, qui pourraient réduire la vulnérabilité suicidaire.

Conclusion

La recherche neuroscientifique appliquée au suicide montre des anomalies du système sérotoninergique, de l'axe du stress, de l'inflammation et de la neuroplasticité dans la vulnérabilité suicidaire. La neuroanatomie permet d'envisager des réseaux neuronaux impliqués dans la modulation de la douleur et de la sensibilité au rejet social. Outre le fait de valider l'entité clinique « conduite suicidaire », ces avancées permettent d'envisager qu'une batterie de biomarqueurs permette d'identifier les sujets à risque et de proposer des cibles thérapeutiques.

Références

[1] Aleman A, Denys D. Mental health : A road map for suicide research and prevention. Nature 2014; 509 : 421-3.

[2] Asberg M, Traskman L, Thoren P. 5-HIAA in the cerebrospinal fluid. A biochemical suicide predictor? Arch Gen Psychiatry 1976; 33 : 1193-7.

[3] Ben-Efraim YJ, Wasserman D, Wasserman J, et al. Gene-environment interactions between CRHR1 variants and physical assault in suicide attempts. Genes Brain Behav 2011 ; 10 : 663-72.

[4] Coryell W, Schlesser M. The dexamethasone suppression test and suicide prediction. Am J Psychiatry 2001; 158 : 748-53.

[5] Courtet P, Giner L, Seneque M, et al. Neuroinflammation in suicide : toward a comprehensive model. World J Biol Psychiatry 2015; 30 : 1-23.

[6] Courtet P, Gottesman II, Jollant F, et al. The neuroscience of suicidal behaviors : what can we expect from endophenotype strategies ? Transl Psychiatry 2011 ; 1. e7.
[7] Courtet P, Jaussent I, Genty C, et al. Increased CRP levels may be a trait marker of suicidal attempt. Eur Neuropsychopharmacol 2015 ; 25 : 1824-31.
[8] Courtet P, Picot MC, Bellivier F, et al. Serotonin transporter gene may be involved in short-term risk of subsequent suicide attempts. Biol Psychiatry 2004 ; 55 : 46-51.
[9] Ducasse D, Olie E, Guillaume S, et al. A meta-analysis of cytokines in suicidal behavior. Brain Behav Immun 2015 ; 46 : 203-11.
[10] Dwivedi Y. Brain-derived neurotrophic factor and suicide pathogenesis. Ann Med 2010 ; 42 : 87-96.
[11] Hishimoto A, Cui H, Mouri K, et al. A functional polymorphism of the micro-opioid receptor gene is associated with completed suicides. J Neural Transm 2008 ; 115 : 531-6.
[12] Jollant F, Lawrence NL, Olie E, et al. The suicidal mind and brain : a review of neuropsychological and neuroimaging studies. World J Biol Psychiatry 2011 ; 12 : 319-39.
[13] Keller S, Sarchiapone M, Zarrilli F, et al. TrkB gene expression and DNA methylation state in Wernicke area does not associate with suicidal behavior. J Affect Disord 2011 ; 135 : 400-4.
[14] Le-Niculescu H, Levey DF, Ayalew M, et al. Discovery and validation of blood biomarkers for suicidality. Mol Psychiatry 2013 ; 18 : 1249-64.
[15] Lopez-Castroman J, Jaussent I, Beziat S, et al. Increased severity of suicidal behavior in impulsive aggressive patients exposed to familial adversities. Psychol Med 2014 ; 44 : 3059-68.
[16] Lopez-Castroman J, Olie E, Courtet P. Stress and vulnerability : a developing model for suicidal risk. In : Cannon KE, Hudzik TJ, editors. Suicide : Phenomenology and Neurobiology. New York : Springer International Publishing ; 2014. p. 87–100.
[17] Mann JJ, Currier D, Stanley B, et al. Can biological tests assist prediction of suicide in mood disorders ? Int J Neuropsychopharmacol 2006 ; 9 : 465-74.
[18] Olié E, Courtet P, Poulain V, et al. History of suicidal behaviour and analgesic use in community-dwelling elderly. Psychother and Psychosom 2013 ; 82 : 341-3.
[19] Oquendo MA, Sullivan GM, Sudol K, et al. Toward a biosignature for suicide. Am J Psychiatry 2014 ; 171 : 1259-77.
[20] Parsey RV, Oquendo MA, Ogden RT, et al. Altered serotonin 1A binding in major depression : a [carbonyl-C-11]WAY100635 positron emission tomography study. Biol Psychiatry 2006 ; 59 : 106-13.
[21] Supriyanto I, Sasada T, Fukutake M, et al. Association of FKBP5 gene haplotypes with completed suicide in the Japanese population. Prog Neuropsychopharmacol Biol Psychiatry 2011 ; 35 : 252-6.
[22] Turecki G. The molecular bases of the suicidal brain. Nat Rev Neurosci 2014 ; 15 : 802-16.
[23] Turecki G, Ernst C, Jollant F, et al. The neurodevelopmental origins of suicidal behavior. Trends Neurosci 2012 ; 35 : 14-23.
[24] van Heeringen K, Mann JJ. The neurobiology of suicide. Lancet Psychiatry 2014 ; 1 : 63-72.
[25] Zarate Jr. C, Machado-Vieira R, Henter I, et al. Glutamatergic modulators : the future of treating mood disorders ? Harv Rev Psychiatry 2010 ; 18 : 293-303.

22.5 Organisation de la prévention du suicide en France

J.-L. Terra

Le suicide est une des grandes causes de mortalité prématurée et évitable. En France, pour donner une chance à chacun, les actions de prévention devraient atteindre au cours de la vie un français sur 50, puisqu'un décès sur 50 est un suicide, et 200 000 autres par an, puisque c'est l'estimation du nombre annuel de tentatives de suicide [16]. Pour atteindre cet objectif, il est nécessaire de protéger des populations plus larges, le suicide étant un risque, non une maladie.

Prévenir suppose bien sûr d'intervenir avec humanité et compétence au bon moment.

Organisation à l'échelle individuelle

L'organisation est un sujet vertigineux dans la mesure où les facteurs de risque de suicide comme les actions protectrices ressortent, non seulement du champ de la santé, mais aussi du social, du logement, de l'éducation, de l'emploi, de la sécurité intérieure, sans aucune exclusive. Se pose la question d'un chef d'orchestre dans un pays à l'organisation multipyramidale cloisonnée. Seule une approche territoriale est donc structurante pour concevoir une organisation.

Pour un citoyen en détresse psychique majeure, la question de l'organisation se décline en plusieurs points. Adoptons un instant sa vision à la première personne. Sur mon territoire de vie et de souffrance, quelles sont les chances qui me sont données pour :

- être informé que la prévention du suicide est proche de chez moi;
- avec des messages visibles et forts qui me donnent le goût de me protéger;
- avec une certaine assurance d'être respecté, entendu, compris et aidé;
- que l'on aille vers moi, si ma détresse m'en empêche;
- que je ne répète pas mon histoire trop de fois à trop de monde;
- que je puisse dire exactement où j'en suis à des personnes compétentes, que je n'effrayerai pas;
- et que je bénéficie d'une d'intervention complète, de durée suffisante, qui n'oublie pas de limiter, dans la mesure du possible, mon accès aux moyens de suicide que j'ai envisagés;
- sans oublier mon entourage qui souffre avec moi, voire de moi.

Organisation nationale

En posant ce cahier des charges, il devrait être plus facile de dire dans quelle mesure, qualitativement et quantitativement, les deux programmes de prévention dont la France s'est dotée, pour les périodes de 2000–2005 et 2011–2014, ont favorisé ou non ces sous-processus [13, 14]. Il s'agit d'évaluer, c'est-à-dire de mesurer et de comparer, si l'art d'être successivement ensemble le long des trajectoires des personnes à «sur risque» s'est réellement développé de façon interministérielle sur chacun des territoires. Les Agences régionales de santé (ARS) sont chargées de la mise en œuvre du plan dont la partie visible dépend en grande partie de la composante évaluative.

Déficit d'évaluation

Malgré des efforts réels, le défaut d'un système d'indicateurs de ressources et de processus, réduit l'évaluation à la lecture des indicateurs de résultat [15]. Le décalage actuel de 3 ans entre les actions et les données de mortalité réduit le potentiel d'analyse des plans et leur pilotage par les résultats [5]. Souhaitons que la certification électronique des décès se généralise et lève cette cécité.

L'annonce de 9 715 suicides en 2012, soit presque 800 de moins qu'en 2011, représente plus une surprise que le fruit attendu d'un travail intensif de prévention pour de larges populations [4]. Ce chiffre correspond d'ailleurs, avec 10 ans de retard, à l'objectif fixé pour 2005 et annoncé en 2000 [13].

Abordons maintenant quelques niveaux d'organisation de la prévention.

Deux plans nationaux

L'organisation de la prévention comporte plusieurs niveaux plus ou moins articulés entre eux.

Une approche plus globale et systématique de la prévention est advenue avec la stratégie nationale 2000–2005 [7, 13]. Ce programme de prévention a été conçu après l'examen des stratégies développées par les autres pays [10]. La volonté collective s'inscrit aussi dans la première loi de santé publique d'août 2004 [4, 20]. La prévention du suicide a figuré dans le plan de psychiatrie et de santé mentale adossé au plan de détection et de traitement de la dépression avec le soutien d'une campagne de l'INPES (Institut national de prévention et d'éducation pour la santé) en 2007 [3]. Le suicide fait aussi partie des risques auxquels ont à faire face les établissements de santé, surtout psychiatriques. Ainsi, la Haute autorité de santé (HAS) a inscrit dans le manuel de certification ce risque comme vigilance à construire [22]. La prévention du suicide des personnes détenues est devenue une priorité affichée avec un rapport interministériel justice/santé en 2003 réactualisé par une commission en 2009 [22].

Une période sans stratégie nationale entre 2006 et 2011 a été interrompue par un plan 2011–2014 en cours d'évaluation.

En septembre 2013, a été installé un Observatoire national du suicide [16]. Le travail de cette instance bénéficie de l'appui scientifique des agences de santé de l'État et du travail intense de leurs équipes. La qualité du premier rapport d'activité donne à espérer une meilleure orchestration nationale des actions de prévention à l'avenir.

Axes des plans nationaux

Nous allons envisager des actions qui découlent de la stratégie nationale. L'évaluation de l'impact de la stratégie, par elle-même, devrait permettre de distinguer les actions qui lui sont :

- directement attribuables, en raison de l'initiative, du pilotage et du contrôle, avec ou sans financement dédié ;
- indirectement attribuables, inspirées par le plan mais sans lien avec le portage du plan ;
- et indépendantes, telles les actions mises en place spontanément, sans que le plan serve de référence, ou encore, en l'absence totale de connaissance de l'existence d'un plan national.

La stratégie nationale d'actions face au suicide de 2000 comprenait les axes suivants [13] :

- améliorer le repérage et l'intervention auprès des personnes en crise suicidaire ;
- limiter l'accès aux moyens du suicide ;
- améliorer la prise en charge des suicidants ;
- améliorer la connaissance épidémiologique.

La stratégie de 2011 était, avec 49 actions, structurée de la façon suivante [14] :

- développement de la prévention et de la postvention ;
- amélioration de la prise en charge des personnes en risque suicidaire ;
- information et communication autour de la prévention du suicide ;
- formation des professionnels ;
- études et recherche ;
- suivi et animation du programme d'actions contre le suicide.

Les actions étant innombrables, nous sommes réduits à mettre en évidence les plus visibles selon nos sources d'information.

Amélioration du repérage et de l'intervention auprès des personnes en crise suicidaire

Le contenu de la conférence de consensus de 2000, « La crise suicidaire : reconnaître et prendre en charge » réalisée par la Fédération française de psychiatrie (FFP) et financée par la Direction générale de la santé (DGS) continue à être diffusée par le réseau des formateurs [19, 21].

Le soutien exceptionnel apporté par la DGS pendant près de 10 ans à cette action a pris fin en octobre 2010. Néanmoins, les formations de formateurs ont continué au même rythme en associant la Belgique, le Luxembourg, la Suisse et la Tunisie. Fin 2015, il y plus de 700 formateurs pour la France sur un total de 837.

Déclinaison régionale des formations

Les formateurs dispensent la formation sur deux journées consécutives. Les intervenants formés doivent être aptes à intervenir auprès d'une personne en crise afin qu'elle puisse bénéficier, au plus tôt dans sa trajectoire de souffrance, d'un acte adapté qui n'est ni un soin, ni une psychothérapie. La formation délivre une forme de brevet de secourisme psychique [19].

Les ARS soutiennent et organisent ces formations à la hauteur des priorités régionales, ce qui induit une grande variabilité.

Sur la base de 3 formations par binôme pour un effectif de 15 participants, la capacité théorique annuelle est autour de 1 000 formations pour 15 000 participants. Malgré des enquêtes itératives organisées par le GEPS (Groupement d'études et de prévention du suicide), avec le soutien de la DGS, le faible nombre des répondants empêche d'avoir une vision réaliste de la diffusion.

L'accompagnement et le soutien des formateurs sont nécessaires pour éviter leur solitude et leur découragement. L'initiative de l'ARS Midi-Pyrénées est, dans ce sens, exemplaire en termes de soutien.

Limitation de l'accès aux moyens

Elle constitue un axe de prévention relativement orphelin en France en dehors des dispositions légales relatives à la sécurité intérieure pour retirer une arme à feu à une personne qui a un projet d'homicide et/ou de suicide. Selon notre expérience hospitalière, la présence d'une arme à feu au domicile d'un patient suicidaire pose toujours autant de questions sur la conduite à tenir immédiate. L'improvisation domine au risque de conduire à l'abstention. Or il y a environ 1400 suicides par arme à feu annuellement en France [4]. Une information aux intervenants à domicile s'avère nécessaire. Le retard de la France est un paradoxe quand on examine les investissements pour réduire des risques où le nombre de décès est très inférieur. Cette action pourrait être intégrée à la sécurité domestique avec l'INPES [21].

Les entreprises de transport public comme les différents métros et la SNCF ont des plans d'action pour limiter l'accès aux voies. Ce moyen de suicide a un fort impact sur les conducteurs et les équipes d'intervention.

La réduction de l'accès aux moyens peut porter sur la prescription des médicaments et leur stockage dans les armoires à pharmacie familiales.

La limitation de la publicité faite au suicide et aux moyens n'est pas à proprement une action qui limite l'accès aux moyens mais limite l'incitation à leur recours. Le programme Papageno sensibilise les futurs journalistes français sur le sujet [17].

Amélioration de la prise en charge des suicidants

C'est un axe prioritaire en France suite aux recommandations de l'HAS en 1998 [1]. Des évaluations de pratiques professionnelles sont organisées dans le cadre du Développement professionnel continu (DPC) et de la procédure de certification.

Le recontact des suicidants après leur sortie des urgences est une stratégie de plus en plus développée sous l'influence de G. Vaiva à Lille [24]. Elle fait partie des actions évaluées puisque couplée à un programme de recherche. Une telle stratégie sous-entend un profond changement culturel avec une psychiatre qui ose «aller vers» les personnes en détresse. Elle met en pratique le concept de *case management* qui limite les effets des cloisonnements.

L'organisation de la prévention du suicide repose sur les services d'urgence et aussi les unités spécialisées qui accueillent des adolescents suicidaires ou suicidants comme à Bordeaux et à Brest. Un centre ambulatoire de prévention du suicide a été créé à Lyon, couplé à une équipe mobile de psychiatrie. Il permet, entre autres, de rencontrer rapidement les personnes en crise suicidaire, éventuellement à leur domicile et de soutenir les endeuillés par suicide, les proches comme les endeuillés «professionnels».

Postvention

Dans ce domaine, il n'y a pas actuellement de recensement des groupes d'endeuillés par suicide. Des associations comme Jonathan Pierres Vivantes ou Vivre son deuil organisent des rencontres pour les endeuillés. La structuration de cet accompagnement serait à soutenir dans les différentes régions. Une expertise avec le soutien de l'HAS sur l'initiative de M. Hanus est concrétisée dans un guide de l'Union nationale pour la prévention du suicide (UNPS) [23].

La demande d'interventions de postvention connaît un développement réel; elle justifierait d'identifier les meilleures stratégies et l'évaluation des résultats.

Amélioration de la connaissance de la situation épidémiologique

Cet axe s'est concrétisé avec l'implication de structures de recherche comme l'Inserm [11] et notamment une expertise collective sur les autopsies psychologiques et la présence de projets sur la prévention du suicide dans les Programmes hospitaliers de recherche clinique (PHRC). Les autopsies psychologiques sont réalisées auprès des proches des personnes décédées par suicide [2]. Deux recherches sur les personnels pénitentiaires et les policiers décédés par suicide doivent être citées comme exemples trop rares [8].

Le nombre d'équipes de recherche en augmentation et la participation croissante aux congrès du GEPS témoignent de l'intérêt porté à cette prévention. La mise en place de l'ONS (Observatoire national du suicide) a augmenté l'aide à la recherche par un premier appel à projets.

Actions auprès de populations à sur risque de suicide

Personnes détenues

La prévention du suicide dans les établissements pénitentiaires est un défi constant auquel sont confrontées les équipes pénitentiaires et sanitaires. Une réelle organisation a été mise en place depuis 2004 pour détecter et prendre en charge les personnes en détresse [20]. Cette organisation perfectible fait l'objet d'actions d'amélioration avec la formation des personnels pénitentiaires et sanitaires. Un premier résultat significatif obtenu en 2006 et 2007 n'a pas été maintenu en 2008. Un second plan en 2009 a élargi la palette des actions avec la mise en place de codétenus de soutien dans plus de 10 établissements pénitentiaires. Un résultat positif de ce plan qui comprend 20 actions a été enregistré jusqu'en 2014 [16]. La prévention du suicide des personnes détenues est la seule action de prévention où il est possible de corréler en temps réel actions et résultats et la seule à être pilotée régulièrement depuis plus de 10 ans.

Personnes atteintes de dépression

L'amélioration du diagnostic et du traitement de la dépression par les médecins généralistes lors de l'expérience de l'île de Gotland a entraîné une diminution des arrêts de travail, des hospitalisations et réduit de 50 % le suicide chez les femmes [10, 17, 18]. Le plan psychiatrie et santé mentale qui incluait plusieurs actions pour faciliter la détection, l'évaluation et le traitement des états dépressifs [12] n'a pas fait l'objet d'un suivi avec une analyse des pratiques. Il est possible que le traitement de la dépression en France soit en cours d'amélioration mais il est difficile de le certifier alors que c'est une des actions reconnues comme efficaces sur le plan international [3, 16].

Patients hospitalisés en psychiatrie

Une population particulièrement à risque est représentée par les personnes hospitalisées en psychiatrie et, à un moindre degré, en hôpital général, ce qui représenterait environ 5 % des suicides [9]. Le nombre de décès par suicide durant le séjour hospitalier reste encore inconnu en France. [12]. Au Royaume-Uni, le nombre de décès pendant le séjour hospitalier est passé entre 2000 et 2010 de 196 à 74 suite aux actions entreprises [5].

Personnes âgées en institution

Les personnes en maison de retraite constituent une population à sur risque, notamment lors du processus d'admission. Une action de formation a été réalisée sous l'impulsion de l'ARS Rhône-Alpes dans le département du Rhône pour 12 EHPAD (Établissements d'hébergement pour personnes âgées dépendantes). L'impact a été évalué au cours d'un an de suivi après la formation par comparaison avec un groupe de 12 EHPAD non formé [6]. Une action dans le même esprit est en cours dans la région Hauts-de-France avec le concours aussi de l'ARS. Quelques équipes commencent à construire des réseaux de prévention du suicide pour les personnes âgées vivant à leur domicile comme dans le département de l'Ain.

Conclusion

L'enjeu de santé publique est d'organiser le meilleur système de détection et de protection sur la trajectoire des personnes les plus vulnérables. Le suicide est souvent perçu comme une catastrophe individuelle strictement unique. Un défi est de montrer qu'il s'agit d'une « catastrophe en miettes » qui obéit aussi à des lois générales autour desquelles la prévention est à structurer.

En raison de la nature de ses causes profondes, de la longueur de la trajectoire de souffrance, des discontinuités thérapeutiques, la prévention du suicide impose, pour être efficace, plusieurs niveaux d'intervention concomitants. Il est important d'aligner et de synchroniser les processus de prévention avec des articulations entre les acteurs professionnels et non professionnels. La psychiatrie de secteur a un rôle à jouer dans un tel mouvement en raison de son action pour le traitement des maladies mentales. Elle ne peut cependant être qu'un partenaire parmi d'autres tant le champ des facteurs de risque comme des solutions inclut tous les secteurs de la vie. La difficulté d'identifier un chef d'orchestre tient probablement à cela. Le développement du *case management* est une promesse de prévention dont le recontact téléphonique est la première étape.

Références

[1] Anaes. Recommandations professionnelles de prise en charge hospitalière des tentatives de suicide de l'adolescent. 1998. Paris.

[2] Beskow J, Runeson B, Asgard U. Psychological autopsies : methods and ethics. Suicide Life Threat Behav 1990 ; 20 : 307-23.

[3] Briffault X, Morvan Y, du Roscoät E. Les campagnes nationales d'information sur la dépression. Une anthropologie biopsychosociale. Encephale 2009; 36 : 124-32.

[4] CépiDc. Causes médicales des décès www.cepidc.inserm.fr.

[5] Department of Health England. Statistical update on suicide; 2012, https : //www.gov.uk.

[6] Chauliac N, Terra JL. Évaluation d'un programme de prévention du suicide par un réseau de « gatekeepers » dans 12 EHPAD du Rhône. Communication aux 12es journées Troubles mentaux, vieillissement et démences; 2013. Paris.

[7] Drees. Suicides et tentatives de suicide en France, une tentative de cadrage statistique. Études et Résultats 2001; 109.

[8] Encrenaz G. Mortalité par suicide dans la police nationale : implication des sphères de vie et trajectoires d'adversités; 2013, http://hal.archives-ouvertes.fr.

[9] Gelder M, Mayou R, Cowen P. Shorter Oxford Textbook of Psychiatry, 4th ed. Oxford : Oxford University Press; 2001.

[10] Hardy P. La prévention du suicide. Rôle des praticiens et des différentes structures de soins. Références en Psychiatrie, vol. 2. Paris : Doin; 1997. p. 1-77.

[11] Inserm. Expertise collective Suicide; Autopsie psychologique, outil de recherche en prévention. Paris : Les éditions Inserm; 2004.

[12] Isacsson G. Suicide prevention : a medical breakthrough? Acta Psychiatr Scand 2000; 102 : 113-7.

[13] Ministère de l'emploi et de la solidarité. Circulaire n° DGS/SD6C/2001/318 du 5 juillet 2001 relative à la Stratégie nationale d'actions face au suicide 2000-2005 : actions prioritaires pour 2001.

[14] Ministère des affaires sociales, de la santé et des droits des femmes. Programme national d'actions contre le suicide 2011-2014, http://www.gouv.sante.org.

[15] Narboni V, Soubrier JP. Suicide prevention in France. In : Wassermann D, Wassermann C, editors. Oxford Textbook of Suidology and Suicide Prevention. Oxford : Oxford University Press; 2009. p. 797-9.

[16] Observatoire national du suicide. Suicide – État des lieux des connaissances et perspectives de recherche; 2014. www.drees.sante.gouv.fr/l-observatoire-national-du-suicide-ons,11209.html.

[17] Programme Papageno : http://papageno-suicide.com.

[18] Rutz W, von Knorring L, Walinder J. Long-term effects of an educational program for general practioners given by the swedish committee for the prevention and the treatment of depression. Acta Psychiatr Scand 1992; 85 : 83-8.

[19] Séguin M. Comment désamorcer une crise suicidaire avant la phase aiguë? Place de la prise en charge psychologique. In : Fédération Française de Psychiatrie, editor. La crise suicidaire, reconnaître et prendre en charge. Paris : John Libbey Eurotext; 2001. p. 234-62.

[20] Terra JL. La souffrance psychique : le suicide. In : Bourdillon F, Brûcker G, Tabuteau D, editors. Traité de santé publique. Paris : Médecine-Sciences Flammarion; 2004. p. 324-8.

[21] Terra JL. Prévenir le suicide : repérer et agir. Actualités et Dossiers en Santé Publique 2004; 45 : 20-5.

[22] Terra JL. Prévention du suicide des personnes détenues, évaluation des actions mises en place et propositions pour développer un programme complet de prévention. Rapport de mission remis au garde des Sceaux, ministre de la Justice et au ministre de la Santé, de la Famille et des Personnes handicapées; décembre 2003.

[23] Union nationale de prévention du suicide, Vous êtes en deuil après un suicide, http://www.deuilapressuicide.fr.

[24] Vaiva G, Walter M, Arab Al AS, et al. ALGOS : the development of a randomized controlled trial testing a case management algorithm designed to reduce suicide risk among suicide attempters. BMC Psychiatry 2011; 11 : 1.

22.6 Prise en charge hospitalière et post-hospitalière des suicidants

S. Berrouiguet, M. Walter

La prise en charge de la crise suicidaire est toujours une urgence. Chaque année, on estime le nombre de passages aux urgences pour tentative de suicide à environ 190000. Compte tenu des contextes variés de sa survenue, il existe la plupart du temps une phase pré-hospitalière commune à toutes les orientations hospitalières ou ambulatoires. La phase pré-hospitalière permet de **protéger**, d'**évaluer** et de **décider** de la conduite à tenir. La décision d'hospitalisation peut conduire à une prise en charge en hospitalisation en psychiatrie en établissement public ou privé (clinique). Une prise en charge en centre d'accueil de crise est possible (CAC) dans certains établissements. L'hospitalisation permet de **traiter** à la fois au sens psychothérapeutique, médicamenteux et social. Enfin la phase post-hospitalière s'appuie sur le suivi ambulatoire des suicidants. Il s'agit d'une phase de **veille** où les entretiens classiques et plusieurs stratégies visant à maintenir un contact ont leur place.

Prise en charge pré-hospitalière de la crise suicidaire

Les contextes dans lesquels un médecin peut être confronté à un patient ayant réalisé un geste suicidaire (patient suicidant) sont nombreux : consultation ambulatoire, service d'accueil des urgences, intervention à domicile, etc. La conduite à tenir immédiate face à une crise suicidaire varie peu en fonction du contexte. La prise en charge pré-hospitalière permet de protéger le patient, d'évaluer la crise et de décider quelle sera la conduite à tenir.

Conduite à tenir immédiate

La prise en charge immédiate vise à **protéger** le patient, d'abord du geste réalisé, mais aussi de la survenue d'un nouveau geste :

- **supprimer l'accès aux moyens létaux :** la présence du patient sur le site de la consultation a parfois permis d'éloigner les moyens létaux. Il faudra s'assurer avec tact que c'est bien le cas. Une mise en condition hospitalière du patient (tenue hospitalière, mise au repos au lit, salle d'entretien ou chambre au calme) est à discuter en cas d'état psychomoteur instable ;
- **transférer le patient en urgence en milieu hospitalier pour évaluation et prise en charge d'une complication liée au moyen utilisé par le suicidant :** la modalité de passage à l'acte la plus fréquente est l'intoxication médicamenteuse volontaire. Celle-ci peut faire l'objet d'une prise en charge allant de la simple surveillance médicale (en unité d'hospitalisation de courte durée) à l'hospitalisation en réanimation médicale. Pour les moyens plus violents (objets contendants, pendaison), une prise en charge chirurgicale est parfois indiquée ;
- **diminuer le niveau de l'angoisse si nécessaire :** il s'agit d'abord d'établir un contact favorable à l'échange verbal, lorsqu'il est possible. La prescription médicamenteuse immédiate repose sur un traitement sédatif non benzodiazépinique généralement *per os* (hydroxyzine : 25 à 75 mg/j ; cyamémazine : 30 à 75 mg/j) ;
- **briser l'isolement** en rencontrant l'entourage, dont le soutien permet l'inscription dans un réseau social structurant ;
- par nécessité d'évaluation et de mise à l'abri, **transférer en service d'urgences** les patients vus en ambulatoire où seront discutées les indications d'hospitalisation spécialisée en psychiatrie qui interviendra toujours après stabilisation de l'état somatique.

Établir un lien de confiance entre la personne suicidaire et le(s) intervenant(s) la prenant en charge est primordial pour construire une alliance thérapeutique solide, s'appuyant sur le respect, l'écoute, l'empathie et la compréhension de la souffrance.

Évaluation des patients suicidants

L'évaluation du patient suicidant s'appuiera sur un avis spécialisé en psychiatrie. Celui-ci interviendra dans les 12 à 24 heures suivant le début de la prise en charge médicale somatique et toujours après retour à un état de conscience normal.

Elle s'appuie sur triple évaluation **du risque, de l'urgence et du danger** (RUD) [5] :

- les facteurs de risque sont psychopathologiques, biographiques et psychosociaux ;
- les facteurs d'urgence comprennent le niveau de souffrance, le niveau d'impulsivité, la présence d'un facteur précipitant, la qualité du soutien de l'entourage et surtout le degré d'intentionnalité suicidaire ; le niveau d'urgence détermine en grande partie la conduite à tenir. Il peut être coté faible, moyen ou élevé ;
- les facteurs de danger recouvrent l'accessibilité et la létalité du moyen employé.

Facteurs de risque psychopathologique

Trois pathologies psychiatriques sont souvent associées aux comportements suicidaires : les états dépressifs, les troubles psychotiques et les troubles anxionévrotiques. D'autres contextes nosologiques sont aussi à prendre en considération.

Épisodes dépressifs

Les **épisodes dépressifs** caractérisés représentent un risque d'autant plus important que :

- la sémiologie dépressive comporte la présence d'une agitation anxieuse, d'un repli sur soi, d'une anhédonie, d'un sentiment de désespoir;
- le tableau est celui d'une dépression mélancolique, surtout s'il existe des idées d'autoaccusations délirantes ou dans les formes anxieuses;
- la comorbidité associe anxiété et/ou conduites addictives et les conditions de vie sont dominées par l'isolement.

Troubles psychotiques

Parmi les troubles psychotiques, le risque suicidaire est toujours présent dans la schizophrénie (10 % de décès par suicide), soit à la phase initiale de la maladie, soit à la phase d'état (prise de conscience de la maladie ou rechute), soit lors d'une phase dépressive (dépression post-psychotique). Dans les délires non schizophréniques, les conduites suicidaires sont moins fréquentes.

Troubles anxionévrotiques

Parmi les troubles anxionévrotiques, le risque est rare dans les troubles obsessionnels, peu élevé dans les troubles phobiques sauf lors de raptus anxieux.

Le risque est plus élevé dans le trouble panique, surtout en cas de comorbidité dépressive ou alcoolique. La personnalité histrionique (CIM-10) est le trouble névrotique entraînant le risque suicidaire le plus élevé : les tentatives de suicide sont fréquentes, caractérisées par leur hyperexpressivité, leur caractère récidivant, leur fonction de revendication affective.

Autres contextes à prendre en considération

Dans les conduites addictives, il paraît utile de distinguer les équivalents suicidaires (overdoses toxicomaniaques ou conduites d'alcoolisations massives aboutissant au coma éthylique) et les tentatives de suicide. Ces dernières surviennent électivement lors d'un état confusionnel par absorption massive ou à l'occasion d'une dépression et/ou d'une crise aiguë d'angoisse liées au sevrage. Enfin, la comorbidité alcoolique augmente le risque dans les autres troubles psychiatriques, essentiellement par effet désinhibiteur.

Dans les troubles de la personnalité, deux types sont particulièrement impliqués :

- la personnalité antisociale (impulsivité, intolérance à la frustration, conduites addictives);
- les états limites (angoisses d'abandon, effondrements dépressifs, conduites addictives).

Facteurs de risque biographiques

Antécédents de tentative de suicide (TS)

Trente à 40 % des suicidants récidivent, généralement dans l'année qui suit le premier épisode, et 10 % décèdent par suicide dans les 10 ans (1 % par an). Par ailleurs, les antécédents familiaux de décès par suicide sont également un facteur de risque.

Statut familial et socioprofessionnel

L'isolement affectif expose plus les veufs, les célibataires, les divorcés ou les séparés; les situations de désinsertion ou de fragilisation socioprofessionnelle (chômage, emploi précaire, retraite récente) augmentent encore le risque.

Pathologies somatiques

Les affections chroniques favorisent le risque suicidaire, d'autant plus qu'elles sont hyperalgiques, fonctionnellement handicapantes ou réputées incurables.

Facteurs de risque psychosociaux

Des événements stressants de la vie peuvent être des éléments de précipitation de la crise suicidaire. Leur diversité rend leur recensement exhaustif impossible, mais ils sont généralement de l'ordre de la perte ou du conflit :

- rupture affective sentimentale ou conjugale, veuvage;
- perte de la santé lors de la survenue d'une pathologie grave;
- perte des repères habituels du sujet liée à des changements importants au niveau socioprofessionnel (retraite, mutation, conflit), social (déménagement), familial (départ des enfants) ou même financier.

Facteurs liés à l'âge

Personnes âgées

Le taux de suicide et la détermination à se donner la mort augmentent avec l'avance en âge, particulièrement à partir de 65 ans. Souvent, chez les personnes âgées, la crise suicidaire est « moins » parlante et est plus difficile à reconnaître. Des facteurs de risque spécifiques existent : âge supérieur à 75 ans, sexe masculin, perte du conjoint, troubles somatiques, changements d'environnement, isolement, perte d'un statut familial, maltraitance, etc.

Adolescents

Une tentative de suicide chez un adolescent n'est jamais à considérer comme un acte anodin à mettre sur le compte d'une « crise d'adolescence ». Un tiers des suicidants récidivent, le plus souvent au cours de la 1re année qui suit le geste et, parmi eux, 1 à 2 % décèdent par suicide dans ce délai. Dans 20 à 30 % des cas, il existe une pathologie psychiatrique sous-jacente chez les adolescents suicidants. La majorité des sujets jeunes évoquent un fait précis comme un conflit avec les parents, des problèmes à l'école, une rupture ou une dispute.

Décision d'hospitalisation

D'après les critères du RUD, l'hospitalisation est recommandée :

- en présence de facteurs de risque :
  - patient dont la crise suicidaire semble être en lien avec la décompensation d'une maladie psychiatrique sévère (dépression d'intensité sévère, trouble psychotique, trouble grave de la personnalité),
  - patient étant déjà passé à l'acte, et notamment patient multipliant les passages à l'acte, ou « répétiteur » ;
- si le niveau d'urgence et de danger est élevé :
  - patient exprimant clairement une intention suicidaire, avec présence d'un scénario élaboré et planification du geste pour les jours qui viennent,
  - patient débordé par des ruminations suicidaires actives, ne semblant plus capable de lutter seul et adressant des demandes répétées d'aide directes ou indirectes,
  - patient dont la souffrance psychique est importante, avec un sentiment de désespoir intense, ayant l'impression d'avoir tout fait et tout essayé,
  - sujet coupé de ses émotions, ou se sentant complètement « paralysé » par la dépression, ou se trouvant dans un état de grande agitation,
  - patient ayant un niveau d'impulsivité élevé marqué par une instabilité comportementale majeure, des antécédents de passage à l'acte, de fugues, d'actes violents auto-infligés, de conduites à risque, ou hétéroagressif,
  - patient ayant un accès direct et immédiat à un moyen de se suicider ;
- s'il n'y a pas de facteur de protection :
  - patient isolé, pour lequel l'entourage socio-familial proche est absent ou dépassé par sa propre souffrance,
  - patient pour lequel une mise à distance provisoire de l'environnement habituel est nécessaire afin de créer un climat favorable à une réflexion sur des difficultés interpersonnelles lorsque la prise en charge ambulatoire de la crise par un suivi rapproché ne permet pas de désamorcer la crise qui, au contraire, s'aggrave,
  - patient réfractaire à toute proposition de suivi,
  - patient ne présentant pas les facteurs de protection suivants : bonne estime de soi, stratégies adaptatives (*coping*), capacité à prendre conscience de la situation (*insight*) ;
- si le patient appartient à un groupe d'âge à risque :
  - adolescent,
  - personne âgée.

En cas de refus du patient de la prise en charge et de présence de ces éléments d'une particulière gravité, une hospitalisation sans le consentement du patient (p. ex. soins psychiatriques à la demande d'un tiers) peut être discutée.

Prise en charge en hospitalisation

Principes généraux

La prise en charge hospitalière permet d'apporter un cadre thérapeutique où seront initiés les soins. Elle complète également l'évaluation concernant la situation familiale et sociale. Ce travail fait appel à des entretiens réguliers et à une évaluation pluridisciplinaire. L'hospitalisation permet de mettre en place ou de modifier le traitement médicamenteux et psychothérapeutique. Elle facilite aussi les échanges entre le patient et ses proches après une régulation des tensions. Elle va de plus permettre qu'un travail social et des relais médicaux ambulatoires en vue de la sortie et du suivi ultérieur se mettent en place. Concrètement, elle s'appuie sur :

- **la mise en place d'un cadre hospitalier rassurant :** prescription d'une chambre seule proche du poste de soins;
- **la suppression de l'accès aux moyens létaux :** discuter la prescription d'une tenue hospitalière, d'un inventaire;
- **la prescription d'un traitement anxiolytique :** hydroxyzine (25 à 75 mg/j) en cas d'angoisse modérée, cyamémazine (30 à 75 mg/j) en cas d'angoisse intense;
- **le traitement d'une comorbidité psychiatrique** : par exemple d'un épisode dépressif sévère;
- **la surveillance** par une évaluation médicale quotidienne du risque suicidaire et des effets secondaires de la thérapeutique médicamenteuse;
- **la psychothérapie** le plus souvent de soutien;
- **le rencontre de l'entourage familial** qui doit être informé de l'évolution du patient. Ces échanges doivent également préparer la phase post-hospitalière de la prise en charge;
- **le bilan social** en vue de préparer le retour du patient à son retour à domicile, à la reprise d'une activité professionnelle.

Modalités

L'hospitalisation permet d'instaurer ou de modifier le traitement, et d'articuler les différentes modalités thérapeutiques en fonction des éléments cliniques repérés. Elle facilite aussi les échanges entre le patient et ses proches après une régulation des tensions. Elle va de plus permettre qu'un travail social et des relais médicaux, sociaux et associatifs puissent s'effectuer ou se renouer. Enfin, elle définit les modalités de sortie et du suivi ultérieur.

Hospitalisation en service de psychiatrie

Les sujets pour lesquels la crise suicidaire survient dans un contexte de pathologie psychiatrique (trouble de l'humeur majeur, trouble psychotique, trouble grave de la personnalité), ou en est le mode d'entrée, doivent être orientés vers l'hospitalisation psychiatrique traditionnelle. Cette modalité d'hospitalisation est par ailleurs la seule indiquée lorsque le consentement du patient n'a pu être obtenu (p. ex. soins psychiatriques à la demande d'un tiers). Dans le cas d'une prise en charge en psychiatrie, on précisera donc toujours si l'hospitalisation est **libre** ou **sous contrainte**. Cette mesure devra être levée dès que possible afin de ne pas altérer l'alliance thérapeutique.

Hospitalisation en centre d'accueil de crise (CAC) ou en unité dédiée

Dans d'autres cas, lorsque le geste suicidaire est en relation avec une situation de crise, une hospitalisation « minimale » pour poursuivre la prise en charge peut s'imposer lorsque l'admission en psychiatrie ne paraît pas souhaitable mais que le retour à domicile est prématuré. Une alternative est d'organiser ces hospitalisations au sein de CAC ou au sein d'unités dédiées aux suicidants ou sujets en crise suicidaire. L'objectif de ces unités spécialisées est d'offrir un temps d'évaluation et de gestion de la crise suicidaire en un lieu neutre afin de garantir un travail de crise (appelé interaction/intervention de crise) et de réamorcer le processus psychodynamique, en misant sur les possibilités mobilisatrices du passage à l'acte aussi bien auprès du patient que de son entourage. Elles sont particulièrement indiquées chez les primo-suicidants et les jeunes adultes.

Hospitalisation en structure privée de soins de santé mentale

Certains établissements d'hospitalisation privés permettent une alternative à l'hospitalisation en psychiatrie traditionnelle. Ils s'appuient sur les mêmes conduites à tenir qu'en secteur public, à la différence que seule l'hospitalisation libre y est possible.

Prise en charge post-hospitalière

Prise en charge ambulatoire classique

Après une hospitalisation ou lorsque le patient n'est pas hospitalisé, certaines règles sont toujours à respecter : il convient de rencontrer de façon systématique l'entourage du patient et de bien s'assurer de la mise en place d'un suivi structuré, planifié et coordonné en associant, selon les situations cliniques, le médecin généraliste, le psychiatre et le réseau social. Ce suivi permet :

- une mise en place du suivi psychothérapeutique ambulatoire qui s'appuie sur :
  - une psychothérapie de soutien intensive,
  - une relation de confiance, écoute et compréhension,
  - la réassurance, éviter les contre-attitudes négatives,
  - des rencontres fréquentes, la disponibilité du thérapeute,
  - la réduction de la souffrance psychologique,
  - l'action sur les stresseurs environnementaux,
  - la recherche de l'aide auprès de l'entourage ;
- la surveillance de l'efficacité et des effets secondaires d'un traitement médicamenteux ;
- la réévaluation du risque suicidaire à distance du geste ;
- l'éducation du patient :
  - précaution vis-à-vis des prescriptions (ordonnances de courte durée),
  - suppression de l'accès aux armes à feu, éventuellement avec l'aide de l'entourage,
  - incitation à la demande d'aide en cas de stratégies d'adaptation dépassées,
  - information sur l'organisation des services d'urgence (accès, numéro de téléphone).

Toutefois, les conduites suicidaires étant plurifactorielles, il est difficile de définir une stratégie univoque au décours d'une TS. Ainsi, les propositions de soins post-hospitaliers destinées à l'ensemble des suicidants ont toutes échoué à démontrer leur efficacité [7]. Les essais positifs peuvent être distingués en deux groupes : les dispositifs d'intervention intensive comme l'intervention d'une infirmière à domicile ou les interventions psychothérapeutiques brèves [4] qui sont efficaces mais lourdes institutionnellement et financièrement, et les dispositifs de veille plus adaptés à une déclinaison territoriale [9].

Dispositifs de veille

Leur principe est de maintenir un lien avec le patient suicidant après sa sortie des soins, sans envahir son existence, tout en proposant des ressources fiables en cas de nouvelle crise suicidaire. Les soignants maintiennent un contact avec les patients en utilisant différents moyens de communication (courrier postal, téléphone), en leur témoignant leur inquiétude et leur communiquant des informations ressources (numéro de téléphone joignable 24 heures/24 en cas de crise suicidaire). Différents médias ont été utilisés avec succès (diminution de la mortalité par suicide dans le groupe bénéficiant du dispositif de veille) ou sont en cours d'évaluation :

- la remise d'une carte d'information comportant un numéro joignable 24 heures/24 [3] ;
- les courriers manuscrits et cartes postales [2, 6] ;
- les appels téléphoniques [8] ;
- les textos (SMS) [1] ;

En France, la combinaison de ces outils de postvention sera évaluée dans cinq régions (Hauts-de France, Bretagne, Normandie, Midi-Pyrénées et Martinique) à travers le dispositif VigilanS reposant sur l'étude ALGOS.

Références

[1] Berrouiguet S, Alavi Z, Vaiva G, et al. SIAM (Suicide intervention assisted by messages) : the development of a post-acute crisis text messaging outreach for suicide prevention. BMC Psychiatry 2014 ; 14 : 294.

[2] Carter GL, Clover K, Whyte IM, et al. Postcards from the EDge : 24-month outcomes of a randomised controlled trial for hospital-treated self-poisoning. Br J Psychiatry 2007 ; 191 : 548-53.

[3] Evans J. Crisis card following self-harm : 12-month follow-up of a randomised controlled trial. Br J Psychiatry 2005 ; 187 : 186-7.

[4] Guthrie E, Kapur N, Mackway-Jones K, et al. Randomised controlled trial of brief psychological intervention after deliberate self poisoning. BMJ 2001 ; 323 : 135-8.

[5] Haute autorité de santé. La crise suicidaire : reconnaître et prendre en charge ; 2000.

[6] Motto JA, Bostrom AG. A randomized controlled trial of postcrisis suicide prevention. Psychiatr Serv 2001 ; 52 : 828-33.

[7] Reulbach U, Bleich S. Suicide risk after a suicide attempt. BMJ 2008 ; 337. a2512.

[8] Vaiva G, Walter M, Arab Al AS, et al. ALGOS : the development of a randomized controlled trial testing a case management algorithm designed to reduce suicide risk among suicide attempters. BMC Psychiatry 2011 ; 11 : 1.

[9] Walter M, Genest P. Évaluation à un an de la prise en charge de la crise suicidaire. Séminaire de psychiatrie biologique 2004 ; 34 : 79-99.

Troubles du sommeil

Chapitre 23

Orientation et prise en charge chez les patients présentant un trouble psychiatrique

D. Léger

L'insomnie et le syndrome d'apnées du sommeil sont les deux pathologies du sommeil les plus fréquentes et susceptibles d'interagir et de compliquer le diagnostic et la prise en charge des maladies psychiatriques. Dans ce chapitre les éléments de définition, de diagnostic, et de prise en charge de ces deux pathologies sont abordés.

Le sommeil occupe un tiers de nos vies et est un sujet de plainte sévère pour au moins 20 % des adultes en France, comme partout dans le monde [4]. Il existe une intrication étroite entre maladie psychiatrique et trouble du sommeil puisque la plupart d'entre elles s'accompagnent d'un mauvais sommeil qui peut être lié soit à la maladie elle-même, soit à son traitement. Il n'est donc pas évident de faire le point sur la qualité du sommeil, pendant ou au décours d'une maladie psychiatrique. L'objet de notre chapitre est de décrire les principales pathologies du sommeil pour savoir en identifier la sévérité, puis de donner les indications utiles des explorations physiologiques du sommeil. L'aspect thérapeutique ne sera abordé ici que brièvement.

Les principales pathologies du sommeil

Les pathologies du sommeil les plus fréquentes sont l'insomnie et le syndrome d'apnées du sommeil sur lesquelles nous allons centrer ce chapitre. Les hypersomnies centrales sont des maladies rares, comme la narcolepsie touchant moins de 0,01 % des adultes. Le somnambulisme et les autres parasomnies sont exceptionnels chez l'adulte. La principale altération du sommeil chez les adultes est aujourd'hui la privation chronique de sommeil qui touche 30 % des adolescents et adultes [9, 12]. Les déterminants sont professionnels mais aussi liés à l'emploi des nouvelles technologies le soir, tard dans la nuit.

Insomnie

L'insomnie, véritable pathologie du sommeil et de l'éveil, vient largement en tête des plaintes portant sur le sommeil. En France, on estime que l'insomnie passagère ou chronique concerne plus de 8 millions de Français, soit un adulte sur cinq, et est déclarée sévère par un tiers des personnes qui en souffrent [11]. Ses conséquences économiques sont très importantes, tant pour les individus que pour la société et les systèmes de santé, si bien que l'insomnie peut être considérée comme un problème de santé publique [8, 10]. Pourtant, ce trouble qui est banalisé dans notre société est rarement pris au sérieux en clinique.

L'insomnie est, en effet, d'abord une plainte subjective complexe dont la compréhension doit tenir compte de l'altération de la perception du sommeil par l'insomniaque. La prise de conscience du sommeil ou la perception du fait de dormir est différente chez l'insomniaque et le bon dormeur. Cependant, des critères de définition et consensuels permettent aujourd'hui de bien différencier insomnie et simples plaintes de mauvais sommeil [1, 2].

Définition

En fonction de ces critères, une personne est considérée comme insomniaque si elle se plaint d'au moins un des trois troubles suivants [1, 2] :

1. trouble de l'endormissement avec durée d'endormissement supérieure à 30 minutes = insomnie d'endormissement;
2. trouble du maintien du sommeil avec un réveil au cours de la nuit qui dure au moins 30 minutes ou deux réveils par nuit avec difficultés pour se rendormir = insomnie de maintien de sommeil;
3. réveil trop précoce (au moins une heure avant l'heure souhaitée) = insomnie par réveil précoce.

Pour parler d'insomnie, ces plaintes doivent se produire au moins trois fois par semaine, et cela malgré de bonnes conditions de sommeil (absence de lumière, de bruit, température adéquate).

Ces troubles doivent également s'accompagner de conséquences du mauvais sommeil dans la journée de type fatigue, somnolence diurne, mauvaise humeur, irritabilité, troubles de l'attention, de la concentration, de la mémoire, troubles du fonctionnement social, professionnel ou scolaire, baisse de l'énergie et manque de motivation. Lorsqu'elle persiste au-delà de trois mois, l'insomnie devient chronique.

Causes

Les causes de l'insomnie sont multiples et en général divisées en deux classes : les insomnies comorbides (ou secondaires) et les insomnies primaires. Avant de les envisager, il est nécessaire, comme le précise la définition, de s'assurer que l'insomnie n'est pas due à des erreurs d'hygiène de sommeil : prise de médicaments (corticoïdes, œstrogènes, bêtabloquants, etc.) ou d'excitants (café, thé, alcool), environnement non propice au sommeil (lit inconfortable, bruit, lumière, température inadéquate, altitude), mauvaise répartition des horaires de sommeil (sieste dans la journée, horaires de sommeil anarchiques) décalage de l'horloge biologique (travail posté ou de nuit, « avance » ou « retard » de phase, voyages intercontinentaux avec décalage horaire).

Insomnies secondaires ou comorbides [1, 2]

Parmi les insomnies comorbides, certaines sont secondaires à une maladie somatique et d'autres à un trouble psychiatrique.

Les troubles somatiques les plus fréquemment responsables d'insomnie sont les douleurs, les troubles respiratoires au cours du sommeil (apnées du sommeil, asthme, rhinite allergique), les troubles endocriniens, en particulier hyperthyroïdie et hypercortisolémie, les troubles prostatiques, les maladies neurologiques (Parkinson, démences, accidents vasculaires cérébraux), les troubles du rythme cardiaque, etc.

Les relations entre insomnie et troubles psychiatriques, en particulier anxiété-dépression, sont étroites et il est souvent difficile de faire la part des causes et des conséquences [17]. De plus, les mêmes mécanismes neurobiologiques peuvent être responsables de dysfonctionnement du sommeil et de pathologie psychiatrique. La dépression s'accompagne dans la majorité des cas d'insomnie sévère mais une insomnie qui dure depuis longtemps retentit sur l'humeur et la qualité de vie et peut engendrer un état dépressif. De même, l'anxiété est source d'insomnie et le fait de mal dormir est anxiogène. En pratique, la dépression est plus fréquemment associée à une insomnie par réveil précoce et l'anxiété à une insomnie d'endormissement ou de maintien du sommeil.

Lorsque ces différentes causes ont été éliminées, l'insomnie peut être considérée comme primaire.

Insomnie primaire

Elle représente 30 % des insomnies chroniques. Décrite parfois sous le terme d'insomnie psychophysiologique, elle se rencontre chez des patients ayant un profil psychologique particulier : mauvais dormeurs depuis l'enfance, ces insomniaques ont un rapport particulier avec leur sommeil sur lequel ils ont tendance à focaliser « tout ce qui ne va pas ». De plus, ils semblent avoir une mauvaise perception de leur sommeil, comme si la bascule entre l'éveil et le sommeil était déséquilibrée au profit de l'éveil. Ils éprouvent des difficultés d'endormissement, n'arrivant pas à « lâcher » pour se laisser emporter par le sommeil et ont l'impression de ne pas fermer l'œil de la nuit, même si les enregistrements de leur sommeil en laboratoire prouvent le contraire.

Trois facteurs déterminants, les « 3P » ont été décrits par Spielman dans le modèle de l'insomnie primaire [18] :

1. prédisposant : l'existence d'un terrain génétique insomniaque avec un sommeil fragile, particulièrement vulnérable à certaines situations déstabilisantes (stress, mauvais climat affectif, etc.);

2. précipitant : l'insomnie est déclenchée par certains facteurs, dont des facteurs professionnels mais aussi personnels : événements de vie;
3. perpétuant : l'insomnie est perpétuée par de mauvaises habitudes, en particulier celle de passer trop de temps au lit.

Bilan

Un interrogatoire bien conduit au cours d'une consultation spécialement consacrée au sommeil et des outils simples permettent d'évaluer l'insomnie.

Au cours d'un long interrogatoire, préciser les circonstances d'apparition du trouble du sommeil (événement particulier, maladie, hospitalisation, voyage, etc.), les habitudes de sommeil du patient (horaires détaillés de lever, de coucher et éventuellement de sieste en semaine, le week-end et en vacances), les conditions d'habitation (en particulier bruit, lumière, température de la chambre), les habitudes de vie (sport, tabac, alcool etc.), les répercussions du mauvais sommeil sur la vie professionnelle, familiale et sociale, les traitements déjà utilisés. Un bilan biologique orienté en fonction de l'interrogatoire complétera le bilan de base; en fonction de l'interrogatoire, des échelles psychologiques (anxiété, dépression) ou de la somnolence (échelle de somnolence d'Epworth) seront proposées au patient. Dans tous les cas, un agenda du sommeil lui sera remis. Cet outil simple et objectif qui permet de visualiser les horaires et le temps de sommeil peut aider certains patients à relativiser l'importance de leur insomnie [14].

Actimétrie

Elle enregistre les mouvements du patient (à l'aide d'un bracelet enregistreur de la taille d'une montre porté au poignet non dominant pendant plusieurs jours et nuits consécutifs), reflète les rythmes de repos et d'activité, les horaires de coucher et de lever, le temps passé au lit, le nombre et la durée des éventuels réveils nocturnes et siestes, le profil du soir ou du matin et renseigne sur la cause de l'insomnie [15].

Enregistrement polysomnographique

Pratiqué en laboratoire de sommeil ou en ambulatoire, il n'est pas systématique et ne se justifie que dans certains cas : suspicion d'une cause organique à l'origine du mauvais sommeil (syndrome des jambes sans repos, mouvements périodiques au cours du sommeil), insomnie chronique atypique, complexe ou rebelle au traitement [13].

Traitements

Avant d'aborder les différents moyens thérapeutiques, soulignons la nécessité de bien identifier le type d'insomnie et d'évaluer sa gravité. En cas d'insomnie chronique, plutôt que de chercher à restaurer, d'emblée et de façon irréaliste, un sommeil normal, il est préférable de déterminer avec le patient des objectifs à atteindre de façon progressive par paliers.

Chaque consultation permettra de déterminer avec le patient, en fonction du type d'insomnie, quel est l'objectif principal à atteindre : diminution de la latence d'endormissement, du nombre et de la durée des éveils nocturnes, augmentation du temps de sommeil total; on évaluera l'objectif en se fixant un pourcentage précis d'amélioration avant de prescrire le traitement. L'objectif sera régulièrement réévalué à chaque consultation en utilisant les mêmes outils (agenda du sommeil, échelles analogiques d'évaluation, actimétrie, consommation médicamenteuse, etc.); lorsqu'il sera atteint, on attendra quelques mois de stabilisation avant de fixer un nouvel objectif.

Les conseils d'hygiène de sommeil sont au premier plan :

- se coucher et se lever tous les jours à la même heure (même le week-end, sans faire la « grasse matinée ») et ne pas dormir dans la journée. Ne pas dépasser un temps passé au lit de plus de 8 heures;
- éviter les activités excitantes en fin de soirée (sport, Internet, ambiance lumineuse forte, etc.);
- réserver la chambre et le lit au sommeil. Préserver l'environnement du sommeil (obscurité, silence, température relativement basse, literie aérée et de qualité);
- ne pas rester dans son lit si on ne dort pas, mais se lever, faire une activité calme en attendant que l'envie de dormir revienne;
- éviter les excitants le soir (thé, café, alcool).

Traitements médicamenteux

Le traitement médicamenteux de l'insomnie se heurte à une situation paradoxale dans la mesure où il s'agit de traiter un symptôme chronique ou récurrent avec des médicaments efficaces à court terme et dont la durée de prescription est légalement limitée dans le temps. Parmi les différents médicaments hypnotiques, il s'agit de choisir, en fonction du type d'insomnie, celui qui aura le plus de chance d'être efficace en présentant un minimum d'effets secondaires [17].

Les hypnotiques sont les traitements les plus ciblés mais, en raison des risques d'accoutumance, leur prescription est soumise à la règle des 28 jours.

- Les hypnotiques Z (zoplicone [Imovane®] et zolpidem [Stilnox®]) diminuent la latence d'endormissement et la durée des éveils nocturnes; ils ont peu d'effet résiduel en raison de leur demi-vie courte et pratiquement pas d'effet rebond à l'arrêt du traitement. Ils sont donc souvent prescrits dans les insomnies aiguës ou d'adaptation.
- Les benzodiazépines à demi-vie courte sont utilisées pour leurs propriétés hypnotiques ou anxiolytiques mais possèdent des effets résiduels fonction de la demi-vie, des effets secondaires (troubles de la mémoire, troubles cognitifs) et une baisse d'efficacité à long terme avec effet rebond à l'arrêt du traitement.
  Ces médicaments dont la prescription est limitée à 28 jours ne devraient théoriquement pas être utilisés dans le traitement de l'insomnie chronique mais, en pratique, la plupart des patients insomniaques les utilisent depuis plusieurs mois voire plusieurs années d'où la difficulté du sevrage. Celui-ci sera donc proposé et débuté très progressivement, de préférence pendant des périodes de vacances.
- Les antidépresseurs et les anxiolytiques sont à discuter en fonction des comorbidités psychiatriques associées.

Traitements non médicamenteux

Plusieurs techniques comportementales sont considérées comme positives dans l'insomnie [6] :

- les techniques de relaxation simple (training autogène de Schultz, sophrologie, etc.) pratiquées en séances de groupe ou en individuelles sont souvent proposées en première intention. Elles peuvent être utiles lorsque la composante anxieuse est importante mais leur utilisation dans l'insomnie n'est pas suffisamment codifiée;
- les thérapies cognitives et comportementales sont au contraire très bien protocolisées [6, 7]. Elles visent à rétablir une perception positive du sommeil par des comportements adaptés. Elles associent hygiène de sommeil, techniques de relaxation, restriction du temps passé au lit et contrôle du stimulus;
- la restriction du temps passé au lit a pour objectif d'ajuster le temps passé au lit au temps de sommeil pour améliorer l'efficacité du sommeil (rapport du temps de sommeil sur le temps passé au lit) et atteindre un pourcentage supérieur à 85 %. Ainsi, il sera conseillé de retarder progressivement l'heure du coucher, de maintenir une heure de lever régulière et de ne pas faire de sieste dans la journée;
- le contrôle du stimulus vise à restaurer un lien positif entre lit et sommeil en conseillant au patient insomniaque de réserver le lit uniquement au sommeil et de se lever si l'endormissement ne survient pas dans les 10–15 minutes, d'attendre que l'envie de dormir réapparaisse en pratiquant une activité calme;
- les thérapies comportementales pratiquées généralement en séances de groupe d'une dizaine de patients donnent de très bons résultats à long terme. Elles se heurtent toutefois au manque de professionnels formés à ces techniques.

Syndrome d'apnées du sommeil

Épidémiologie [16]

Le SAOS ou syndrome d'apnées obstructives du sommeil touche environ 5 % de la population générale, avec un pic de fréquence entre 50 et 60 ans et une forte prédominance masculine. La proportion de femmes atteintes augmente après la ménopause. Dans deux tiers des cas, le SAOS est associé à une obésité (qui en est un facteur favorisant). Il est aussi souvent associé à des endocrinopathies (hypothyroïdie, acromégalie, également facteurs favorisants de SAOS).

Définition

Le syndrome d'apnées obstructives du sommeil est défini par la répétition au cours du sommeil d'arrêts respiratoires complets (apnées) ou partiels (hypopnées) en raison d'une obstruction des voies aériennes supérieures (encadré 23.1).

ENCADRÉ 23.1

Définition du syndrome d'apnées obstructives du sommeil

Présence des critères A ou B et du critère C.

A. Présence d'un ou plusieurs éléments suivants :

1. Le patient se plaint de somnolence, de sommeil non récupérateur, de fatigue ou d'insomnie.

2. Le patient se réveille avec un arrêt de la respiration, haletant, ou suffocant.

3. La personne qui partage son lit ou tout autre observateur rapporte des ronflements habituels, des interruptions de la respiration, ou les deux pendant le sommeil du patient.

4. Le patient a été diagnostiqué comme souffrant d'hypertension artérielle, d'un trouble de l'humeur, de troubles cognitifs, d'une maladie coronarienne, d'un accident vasculaire cérébral, d'une insuffisance cardiaque congestive, d'une fibrillation auriculaire ou d'un diabète de type 2.

B. Polysomnographie (PSG) ou polygraphie ventilatoire (PV) avec :

1. Au moins 5 à 15 événements respiratoires principalement obstructifs (apnées obstructives ou mixtes, hypopnées ou épisodes de micro-éveils liés à un effort respiratoire par heure de sommeil à la PSG ou par heure d'enregistrement à la PV.

2. Critère polysomnographique :

- apnée : arrêt complet du flux aérien nasobuccal > 10 secondes;
- hypopnée : réduction du flux aérien nasobuccal ou de l'amplitude des mouvements thoraco-abdominaux d'au moins 50 % ≥ 10 secondes, associée à une réduction d'au moins 3 % de la saturation en oxygène et/ou à un micro-réveil.

3. Index d'apnée hypopnées (IAH : somme des apnées et hypopnées détectées sur une heure de sommeil) permettant d'évaluer la sévérité du SAOS :

- légère : 5 à 15 événements/heure;
- modérée : 15 à 30 événements/heure;
- sévère : > 30 événements/heure.

D'après l'American Academy of Sleep Medicine [1].

Bilan

À l'aide de l'interrogatoire et de l'examen clinique on pourra aisément faire le bilan de la sévérité du SAOS [5].

Bilan de la somnolence

Il sera réalisé à partir des résultats de l'échelle de somnolence d'Epworth (ESE) qui évalue la capacité de somnoler au cours du mois dernier, au cours de 8 situations monotones. Un score inférieur à 10 signifie une absence de somnolence, entre 11 et 15 la présence de somnolence, au-dessus de 16 une somnolence sévère.

En cas de doute diagnostique, la somnolence pourra aussi être évaluée par le test polysomnographique itératif des latences d'endormissement, qui mesure l'endormissement moyen au cours de 5 siestes de 20 minutes pratiquées toutes les 2 heures. Si la latence est inférieure à 10 minutes, la somnolence est avérée. Ce test est important pour évaluer le risque de somnolence au volant par exemple.

Bilan morphologique

Il s'agit d'un bilan ORL permettant d'évaluer les facteurs d'obstruction des voies aériennes supérieures : grosse langue, micrognathie ou développement insuffisant des maxillaires, rétrognathie, déviation de la cloison nasale, élévation de la coupole du palais, voile du palais plongeant. Ce bilan clinique peut être aidé d'une téléradiographie maxillomandibulaire permettant d'évaluer le positionnement des mâchoires.

Type d'apnées

Les apnées sont le plus souvent obstructives : interruption du débit nasobuccal avec persistance d'efforts thoracoabdominaux.

Elles sont plus rarement centrales : interruption du débit nasobuccal et de la respiration thoracoabdominale.

Elles sont parfois mixtes, à la fois obstructives puis centrales.

Complications associées

- Augmentation du risque cardio-vasculaire. Le SAOS augmente le risque d'hypertension artérielle, de coronaropathie (angor, infarctus du myocarde) et d'accident vasculaire cérébral.
- Augmentation du risque d'accidents de la circulation (risque multiplié par un facteur supérieur à 6) et d'accidents de travail, en rapport avec la somnolence diurne excessive.

- Obésité, diabète de type 2, également fréquemment associés au SAOS.
- Syndrome dépressif, lié à la fatigue, aux complications, à l'absence de récupération nocturne.

La confirmation diagnostique est-elle nécessaire ?

Si le diagnostic a été fait par une simple polygraphie ventilatoire, la confirmation diagnostique est nécessaire par PSG, car seule une PSG permet d'avoir l'index d'apnées par heure. Cependant, en cas de SAOS sévère (50 à 60 apnées/heure) on peut se limiter à une PV diagnostique.

Prise en charge [5]

Objectifs

- Améliorer la qualité du sommeil, la vigilance diurne et la qualité de vie.
- Réduire le risque cardiovasculaire, diminuant ainsi la morbimortalité.
- En cas de surpoids ou d'obésité, une réduction pondérale doit être encouragée. L'alcool, le tabac et les hypnotiques ne doivent pas être consommés au coucher car ils majorent le risque d'apnées.

Traitement par pression positive continue (PPC) [5]

C'est le traitement le plus couramment utilisé au cours du SAOS. Il consiste à insuffler de l'air dans les voies aériennes supérieures à une pression de l'ordre de 5 à 15 cmH_2O à l'aide d'un masque nasal ou facial. Il prévient le collapsus respiratoire au cours du sommeil et est efficace sur la somnolence diurne et la prévention d'événements cardiovasculaires (hypertension artérielle, coronaropathie, infarctus du myocarde et accident vasculaire cérébral). Pour les patients ayant des comorbidités sévères (pathologies cardiovasculaires instables, insuffisance respiratoire chronique), une titration (détermination de la pression efficace qui corrige les anomalies respiratoires) de ce dispositif en laboratoire du sommeil est indiquée. Pour les autres, des appareils de PPC autopilotés peuvent être utilisés directement en ambulatoire. Après quelques semaines d'utilisation, la fatigue et la somnolence diminuent ou disparaissent. Ce traitement impose des contraintes au patient et à son entourage (bruit, encombrement de l'appareil, etc.).

Il est d'autant plus efficace que le sommeil était altéré et la somnolence forte.

Mis en place par le médecin, il fait ensuite l'objet d'un suivi par des prestataires d'assistance respiratoire avec une prise en charge de la sécurité sociale si l'index d'apnées hypopnées est supérieur à 30, ou s'il est supérieur à 10 avec plus de 10 micro-éveils/heure de sommeil et/ou des complications cardiovasculaires ou métaboliques.

Orthèse d'avancement mandibulaire [19]

L'orthèse d'avancée mandibulaire (OAM) est un dispositif intrabuccal à porter la nuit, fait sur mesure, qui agrandit la filière aérienne pharyngée rétrolinguale, limitant ainsi la tendance au collapsus. Elle est indiquée chez les apnéiques non obèses, sans facteur de risque cardiovasculaire, ayant un IAH inférieur à 30/heure et en cas de SAOS sévère, en deuxième intention après refus ou intolérance d'un traitement par PPC. La prescription sera précédée d'un examen stomatologique ou ORL pour éliminer toute contre-indication dentaire ou articulaire. Les principaux effets secondaires sont un inconfort local, un bruxisme, et des douleurs dentaires et gingivales. Il faut aussi prévenir le patient du risque de modification de l'occlusion. L'OAM nécessite la collaboration entre un spécialiste du sommeil et un stomatologiste (examen dentaire, prise d'empreintes, ajustements et réglages). Son efficacité doit être contrôlée par une polygraphie ventilatoire ou une polysomnographie. Le patient doit être surveillé au long cours par le spécialiste du sommeil, et tous les 6 mois par le stomatologiste. Le taux d'efficacité moyen de ce dispositif est de 50 % pour le SAOS léger à modéré.

Traitement chirurgical [3, 20]

Trois types de chirurgie sont parfois employés dans le traitement du SAOS.

- La chirurgie vélaire consiste en une exérèse de la luette et de la portion caudale du voile du palais, associée à une amygdalectomie et une plastie des piliers postérieurs. Elle peut être proposée chez les patients porteurs de SAOS légers à modérés ou de SAOS sévères en cas d'hypertrophie amygdalienne sévère (avis d'experts). Elle peut aussi être proposée (avis d'experts) chez les patients ne pouvant pas être traités par OAM (contre-indication, refus, mauvaise tolérance ou inefficacité). Une polysomnographie de contrôle doit être réalisée quelques mois après la chirurgie ; un échec de cette dernière conduira le plus souvent à la mise en place d'une PPC.

- La chirurgie nasale simple en cas de déviation de la cloison nasale, d'un épaississement des choanes (orifices postérieurs des fosses nasales) permet parfois d'améliorer le SAOS et la tolérance au traitement par PPC [3].
- L'ostéotomie maxillomandibulaire [20] permet une avancée du complexe maxillomandibulaire et de la base de la langue, et remet en tension les parois du pharynx. Il est recommandé de la proposer chez des patients de moins de 65 ans, avec SAOS sévère et/ou symptomatique, en échec ou refus d'un traitement par PPC ou par OAM, en l'absence d'obstruction vélo-amygdalienne et de comorbidité exposant à un risque anesthésique (avis d'experts). Les patients doivent être avertis du risque de modifications morphologiques faciales après cette intervention (avis d'experts). Le taux de réussite de cette méthode est d'environ 80 %.

Stratégie thérapeutique

Les règles hygiénodiététiques sont à recommander quelle que soit la sévérité du SAOS.

- *SAOS léger à modéré avec somnolence diurne importante* : il est recommandé de traiter par ventilation en PPC nocturne les patients atteints d'un SAOS léger à modéré avec une somnolence diurne excessive pour laquelle aucune autre étiologie de somnolence ne s'impose.
- *SAOS sévère* : la PPC est prescrite en 1re intention.

En cas d'échec ou d'intolérance, une orthèse d'avancée mandibulaire sera proposée. Si elle n'est pas efficace, il faut alors envisager un traitement chirurgical (avancée des maxillaires).

Conclusion

Même si les troubles du sommeil sont fréquents chez les personnes présentant des troubles psychiatriques, ils ne sont pas inéluctables. Savoir mieux les identifier et évaluer leur sévérité permet bien souvent de mieux équilibrer la symptomatologie psychiatrique. Une bonne nuit de sommeil a des effets très positifs sur l'humeur et l'anxiété.

Références

[1] American Academy of Sleep Medicine. International Classification of Sleep Disorders. In : Diagnostic and Coding Manual, 3rd ed. Darien, Ill : American Academy of Sleep Medicine ; 2014.

[2] American Psychiatric Association. Diagnostic and Statistical Manual of Mental Disorders, 5th ed. (DSM-5) Arlington : APA ; 2013. Traduction française sous la direction de Crocq MA, Guelfi JD, et al. Paris : Elsevier-Masson ; 2015.

[3] Camacho M, Riaz M, Capasso R, et al. The effect of nasal surgery on continuous positive airway pressure device use and therapeutic treatment pressures : a systematic review and meta-analysis. Sleep 2015 ; 38 : 279-86.

[4] Castro LS, Poyares D, Léger D, et al. Objective prevalence of insomnia in the São Paulo, Brazil epidemiologic sleep study. Ann Neurol 2013 ; 74 : 537-46.

[5] de Godoy LB, Palombini LO, Guilleminault C, et al. Treatment of upper airway resistance syndrome in adults : Where do we stand ? Sleep Sci 2015 ; 8 : 42-8.

[6] Ebben MR, Spielman AJ. Non pharmacological treatments for insomnia. J Behav Med 2009 ; 32 : 244-54.

[7] Espie CA, MacMahon KM, Kelly HL, et al. Randomized clinical effectiveness trial of nurse-administered small-group cognitive behaviour therapy for persistent insomnia in general practice. Sleep 2007 ; 30 : 574-84.

[8] Léger D, Bayon V, Ohayon MM, et al. Insomnia and accidents : cross-sectional study (EQUINOX) on sleep-related home, work and car accidents in 5293 subjects with insomnia from 10 countries. J Sleep Res 2014 ; 23 : 143-52.

[9] Léger D, Beck F, Richard JB, et al. Total sleep time severely drops during adolescence. PLoS One 2012 ; 7 : e45204.

[10] Léger D, Partinen M, Hirshkowitz M, et al. Characteristics of insomnia in a primary care setting : EQUINOX survey of 5293 insomniacs from 10 countries. Sleep Med 2010 ; 11 : 987-98.

[11] Léger D, Poursain B. An international survey of insomnia : under-recognition and under-treatment of a polysymptomatic condition. Curr Med Res Opin 2005 ; 21 : 1785-9.

[12] Léger D, Roscoat E, Bayon V, et al. Short sleep in young adults : Insomnia or sleep debt ? Prevalence and clinical description of short sleep in a representative sample of 1004 young adults from France. Sleep Med 2011 ; 12 : 454-62.

[13] Littner M, Hirshkowitz M, Kramer M, et al. Practice parameters for using polysomnography to evaluate insomnia : an update. Sleep 2003 ; 26 : 745-60.

[14] Natale V, Léger D, Bayon V, et al. The consensus sleep diary : quantitative criteria for primary insomnia diagnosis. Psychosom Med 2015 ; 77 : 413-8.
[15] Natale V, Léger D, Martoni M, et al. The role of actigraphy in the assessment of primary insomnia : a retrospective study. Sleep Med 2014 ; 15 : 111-5.
[16] Peppard PE, Young T, Barnet JH, et al. Increased prevalence of sleep-disordered breathing in adults. Am J Epidemiol 2013 ; 177 : 1006-14.
[17] Riemann D, Spiegelhalder K, Espie C, et al. Chronic insomnia : clinical and research challenges–an agenda. Pharmacopsychiatry 2011 ; 44 : 1-14.
[18] Spielman AJ, Nunes J, Glovinsky PB. Insomnia. Neurol Clin 1996 ; 14 : 513-43.
[19] Vecchierini MF, Attali V, Collet JM, et al. A custom-made mandibular repositioning device for obstructive sleep apnoea-hypopnoea syndrome : the ORCADES study. Sleep Med 2016 ; 19 : 131-40.
[20] Zaghi S, Holty JE, Certal V, et al. Maxillomandibular Advancement for Treatment of Obstructive Sleep Apnea : A Meta-analysis. JAMA Otolaryngol Head Neck Surg 2016 ; 142 : 58-66.

Partie IV

Thérapeutique

Section A

Méthodes

Traitements biologiques

Chapitre 24

Coordonné par M.-O. Krebs

24.1 Introduction

M.-O. Krebs, J.-P. Olié

La psychopharmacologie moderne a bouleversé nos réponses face aux affections psychiatriques. Nul psychiatre ne peut aujourd'hui prétendre assumer sa mission soignante sans chercher le meilleur usage du médicament : meilleures indications, choix de la molécule, posologie et durée les mieux adaptées. En outre, les agents psychotropes constituent des outils précieux pour explorer les mécanismes cérébraux sous-tendant ou accompagnant comportements, cognitions ou émotions.

L'histoire de la psychopharmacologie moderne est courte, débutant il y a environ un demi-siècle avec la démonstration des effets antipsychotiques des neuroleptiques, des antidépresseurs sur les troubles dépressifs, des benzodiazépines sur l'anxiété. J. Delay et P. Deniker ont proposé, en 1957, une définition et une classification des psychotropes toujours en vigueur (encadré 24.1). De nombreuses substances ont des effets psychotropes mais on regroupe sous le terme « psychotropes » celles qui exercent leur effet principal sur le psychisme et les comportements. Delay et Deniker ont distingué trois types de psychotropes :

- psychosédatifs (psycholeptiques) qui freinent l'activité normale ou pathologique parmi lesquels les hypnotiques, les anxiolytiques et les neuroleptiques;
- psychostimulants (psychoanaleptiques) qui stimulent l'activité : noo-analeptiques ou médicaments de l'éveil, thymoanaleptiques ou antidépresseurs;
- psychodysleptiques ou perturbateurs de l'activité psychique et comportementale qui n'ont pas leur place en thérapeutique : il s'agit des hallucino-

Encadré 24.1

Classification des psychotropes selon Delay et Deniker (1957) validée par le Congrès mondial de psychiatrie en 1961

Psycholeptiques ou sédatifs psychiques

Ralentissant l'activité du système nerveux :
- hypnotiques ou nooleptiques tels que chloral et barbituriques;
- neuroleptiques ou thymoleptiques tels que chlorpromazine, réserpine, butyrophénones;
- tranquillisants divers tels que sédatifs classiques, méprobamate et antiépileptiques (BZD);
- régulateurs de l'humeur tels que sels de lithium.

Psychoanaleptiques ou excitants psychiques

Accélérant l'activité du SNC :
- noo-analeptiques tels que stimulants de la vigilance (amphétamines);
- thymoanaleptiques antidépresseurs tels que stimulants de l'humeur (antidépresseurs : isoniazide, iproniazide, imipramine);
- stimulants divers tels que khat et caféine, vitamine C.

Psychodysleptiques ou perturbateurs psychiques

Perturbant l'activité du SNC :
- hallucinogènes (mescaline, lysergide, psilocybine, peyotl, kétamine, phencyclidine, LSD);
- stupéfiants (morphine, héroïne, opium);
- alcool… et autres substances d'addiction.

gènes, du cannabis, de l'héroïne, de la cocaïne, etc. mais ont un grand intérêt pour modéliser et comprendre les bases neurales de certains comportements ou fonctions cognitives.

À partir des années soixante-dix, il a fallu ajouter une quatrième catégorie : les psycho-isoleptiques ou thymorégulateurs (parfois classés dans les psycholeptiques) qui, tels les sels de lithium, préviennent les récurrences dysthymiques.

Hypnotiques

Au sens étymologique, les médicaments hypnotiques sont des inducteurs du sommeil. Les chefs de file furent les barbituriques aujourd'hui retirés du commerce, du fait des risques de dépendance et de létalité lors d'intoxications. Les benzodiazépines ou apparentés, nettement moins toxiques, n'échappent néanmoins pas au risque de dépendance et leur usage doit être réduit dans la durée. D'autres sédatifs facilitent le sommeil : certains antidépresseurs (miansérine, mirtazapine, trimipramine) ou molécules antipsychotiques ou leurs dérivés proches (alimémazine, cyamémazine, voire olanzapine ou rispéridone) dont l'indication est particulièrement opportune en cas de comorbidité. Certaines nouvelles molécules pourraient être plus respectueuses de l'architecture physiologique du sommeil, notamment la mélatonine.

Anxiolytiques

Ils sont aujourd'hui très largement représentés par les benzodiazépines, parmi lesquelles il importe de distinguer molécules à demi-vie courte (alprazolam) et demi-vie longue (diazépam, chlordiazépoxyde) dont les modalités de prescription sont différentes. Leurs effets indésirables (dépendance, accoutumance, désinhibition, comportements automatiques, troubles de la mémoire) sont à mettre en balance avec la sévérité des troubles pour lesquels ils sont prescrits, pouvant par eux-mêmes s'associer à des troubles cognitifs invalidants. Ils justifient d'être vigilants et de savoir réévaluer la balance bénéfice/risque. D'autres molécules parmi les antidépresseurs (amitriptyline, trimipramine) ou les neuroleptiques (cyamémazine, lévomépromazine, olanzapine, quétiapine) ont des effets anxiolytiques et seront préférentiellement prescrites, notamment en cas de pathologie principale dépressive ou psychotique. L'hydroxyzine, anxiolytique sédatif non benzodiazépinique, a retrouvé une place plus évidente en raison de l'absence d'accoutumance.

Antidépresseurs

Les antidépresseurs constituent une classe majeure parmi les psychotropes en raison de leur usage répandu. Ils normalisent l'humeur dépressive mais sont peu efficaces en cas de symptomatologie dépressive de faible intensité et peuvent s'avérer insuffisants en cas de très forte intensité dépressive.

Les mécanismes d'action des antidépresseurs restent largement méconnus et les effets neurobiologiques identifiés, comme l'inhibition de recapture des monoamines, apparaissent à court terme alors que l'effet thérapeutique apparaît après plusieurs (2 à 3) semaines de traitement. Les antidépresseurs n'ont qu'un effet suspensif sur les symptômes : il est nécessaire de poursuivre le traitement pendant la durée supposée de l'état dépressif (une durée de 4 à 6 mois est considérée comme un minimum). La prescription au long cours des traitements antidépresseurs est souvent nécessaire : pour prévenir les récurrences dépressives unipolaires, soulager les cicatrices post-épisode dépressif ou encore les traits de personnalité rendant le sujet davantage vulnérable aux troubles de l'humeur.

Aucun antidépresseur n'a démontré une supériorité par rapport à un autre et le choix de la molécule par le prescripteur prend en compte :

- les traitements efficaces antérieurs ;
- les effets latéraux de la molécule, éventuellement utiles (p. ex. antidépresseur anxiolytique ou stimulant en cas d'inhibition) ;
- et bien sûr d'éventuelles contre-indications.

Certains antidépresseurs ont démontré une efficacité sur les troubles anxieux : trouble panique mais aussi trouble phobique, anxiété généralisée, trouble stress post-traumatique et sur le trouble obsessionnel-compulsif. Les antidépresseurs anxiolytiques ont toute leur place dans le traitement des troubles anxieux chroniques, d'autant que la prescription de benzodiazépines doit être limitée dans le temps.

Thymorégulateurs

Les sels de lithium restent la référence dans cette classe thérapeutique dont la caractéristique commune est de réduire la fréquence et/ou la durée et/ou l'intensité des épisodes dépressifs et maniaques. L'action antimaniaque du lithium est bien établie alors que l'action antidépressive reste discutée.

Les nouvelles molécules thymorégulatrices, principalement les antiépileptiques, partagent avec le lithium la capacité d'agir comme antimaniaques avant d'être thymorégulatrices. Les indications préférentielles au sein du spectre bipolaire restent discutées, en dehors peut-être du profil préférentiel de la lamotrigine dans la prévention des récurrences dépressives. Les nouveaux antipsychotiques de 2nde génération (encore appelés « atypiques ») ont aujourd'hui fait leur preuve de leur efficacité antimaniaque et thymorégulatrice. Ils sont préférentiellement indiqués dans les formes schizoaffectives, troubles bipolaires avec caractéristiques psychotiques ou dans les formes répondant mal aux thymorégulateurs classiques.

La question du traitement d'un accès dépressif dans le cadre d'une évolution bipolaire traitée par thymorégulateur est un sujet de discussion. Il est recommandé d'éviter l'usage des antidépresseurs chez le patient bipolaire pour limiter le risque d'une évolution à cycles rapides. En pratique, la sévérité d'un état dépressif peut amener à enfreindre cette règle. Signalons l'intérêt de certaines nouvelles molécules « couteau suisse » comme la quétiapine qui selon les doses a un effet antidépresseur, thymorégulateur ou antipsychotique. Il convient aussi de signaler l'intérêt de l'électroconvulsivothérapie, en cure de quelques séances pour les épisodes aigus et comme traitement de maintenance chez des patients thymiquement trop instables et trop peu répondeurs aux chimiothérapies actuelles.

Antipsychotiques

Par rapport aux « neuroleptiques » ou antipsychotiques de 1re génération, les nouveaux antipsychotiques (dit « atypiques » ou de 2nde génération) ont apporté un vrai progrès en termes de tolérance neurologique, d'efficacité sur certains symptômes thymiques alors que l'on évoquait le risque dépressogène des neuroleptiques classiques et ont des effets plus satisfaisants sur le plan cognitif alors que l'on sait l'impact des altérations cognitives sur le devenir des pathologies psychotiques. Il est aujourd'hui admis que tous les antipsychotiques ne sont pas équivalents, à commencer par la clozapine qui peut apporter un résultat significatif chez des patients ayant jusque-là résisté aux diverses chimiothérapies.

Les premières années du trouble psychotique sont déterminantes pour le devenir à long terme et la meilleure adaptation du traitement doit être recherchée dès cette période. Les algorithmes décisionnels des recommandations doivent être adaptés à chaque patient et considérés dans une prise en charge globale, sans oublier les aides sociales, le soutien psychologique voire la démarche psychothérapique et familiale. La récente mise sur le marché d'antipsychotiques de 2nde génération en forme « retard » est un progrès supplémentaire permettant d'améliorer la compliance au traitement, souvent fragile au début d'un trouble psychotique et permettant de se concentrer sur les stratégies psychosociales.

Mais les antipsychotiques de 2nde génération ne sont pas sans effets indésirables. L'effet arythmogène des médicaments justifie une vigilance (risque arythmogène, surveillance du QT sur l'ECG, etc.). C'est surtout le risque de syndrome métabolique (prise de poids, diabète, etc.) et ses conséquences cardiovasculaires à long terme qui doivent faire l'objet d'une vigilance et de conseils hygiénodiététiques dès l'initiation du traitement.

Thérapeutiques de stimulation

Les techniques de stimulation ne sont pas récentes. Initialement proposées par Cerletti dans les années quarante, les « électrochocs » ont fait la démonstration de leur efficacité. Aujourd'hui réalisée sous monitoring et anesthésie brève, l'électroconvulsivothérapie (ECT) reste une thérapeutique de choix en urgence dans les tableaux de mélancolie sévère, la catatonie ou en cas de troubles résistants. Au-delà de la cure, les ECT de maintenance peuvent être proposés, consistant à administrer une séance d'ECT mensuelle, permettant de réduire les hospitalisations à 12 jours/an quand certains patients résistants sont hospitalisés plus de 6 mois/an. Les ECT méritent encore d'être étudiées pour améliorer les modalités d'application (uni ou bilatéral) et leur efficacité, les procédés pour maintenir l'effet sans multiplier les séances etc. Dans le sillage de cette technique, d'autres techniques ont vu le jour : stimulation magnétique transcrânienne, présentant moins d'effets secondaires à commencer par ceux liés à l'anesthésie, stimulation par courant continu (tDCS), stimulation cérébrale profonde, technique neurochirurgicale qui ouvre la voie vers une neuromodulation plus spécifique. Ces techniques, prometteuses car jouant sur la modulation cérébrale de l'activité corticale, soulignent que la compréhension des réactions psychologiques ou des comportements, normaux ou pathologiques, passe par la connaissance des structures et circuits neuronaux qui les génèrent.

Thérapeutiques des addictions

Les addictions constituent à part entière des troubles psychiatriques, comportant différents moments évolutifs ou phases. Les options thérapeutiques dans l'addiction se sont enrichies ces dernières années, notamment dans le but de diminuer le risque de rechute et de diminuer l'appétence aux substances. Elles doivent se concevoir en prenant en compte les diagnostics associés et en associant une prise en charge globale, somatique et psychosociale.

Conclusions et perspectives d'avenir

Les médicaments dont nous disposons actuellement ont considérablement fait progresser les stratégies thérapeutiques face aux maladies psychiatriques pour peu que leur usage et les conditions de leur prescription soient rigoureux, raisonnés, réfléchis en fonction d'un examen clinique attentif.

Un point frappant des dernières années est un continuum progressif entre classes thérapeutiques, en accord avec l'évolution des connaissances sur un certain continuum entre les catégories diagnostiques. Ainsi, les antipsychotiques sont thymorégulateurs, voire antidépresseurs pour certains ou les troubles anxieux chroniques sont traités par antidépresseurs et non des anxiolytiques.

Un autre point frappant est l'orientation pour les médicaments du futur vers des substances non liées directement aux neurotransmetteurs et le rapprochement avec la médecine. Les nouveaux antidépresseurs seront-ils des neuroprotecteurs, facteurs neurotrophiques ou des substances favorisant la neurogenèse ? Certains antidépresseurs le sont déjà et certains empruntent des voies communes aux anticancéreux ou aux antiépileptiques thymorégulateurs. Certains analgésiques – anesthésiants comme la kétamine – s'avèrent capables d'annuler des tableaux dépressifs avec un délai d'action court, même s'il reste à en comprendre les mécanismes pour améliorer le taux de réponse et les modalités d'application pour un effet durable.

Bien loin des « camisoles chimiques », les stratégies thérapeutiques antipsychotiques visent au rétablissement et à la rémission fonctionnelle, autant qu'à la rémission symptomatique. Aujourd'hui, le débat se transporte en amont du premier épisode psychotique : des stratégies thérapeutiques préventives voient le jour, mettant en exergue la notion de stades évolutifs, à l'image de ce qui est fait dans le cancer.

Les traitements des troubles cognitifs restent un « challenge » non résolu, à l'exception des traitements des troubles attentionnels. Les médicaments procognitifs capables d'améliorer les troubles cognitifs associés aux troubles psychotiques, anxieux, dépressifs restent à développer, en dehors de l'amélioration cognitive observée lors de la réduction des symptômes. Les médicaments dits du vieillissement cérébral ouvrent de nouvelles perspectives en psychiatrie du fait de leur efficacité sur les symptômes psycho-comportementaux mais certains traitements prometteurs ont dû être abandonnés dans leur développement, le plus souvent pour des raisons de toxicité.

L'analyse fine des effets des traitements à visée ou à effet psychotrope, chez les patients souffrant de troubles psychiatriques, mais également chez des volontaires sains, est source d'innovations permettant de mieux connaître les bases neurales des comportements et des processus cognitifs, mais aussi permettant de développer de nouvelles indications. Les objectifs sont bien sûr de diminuer le nombre de patients considérés comme réfractaires au traitement, d'accélérer la réponse thérapeutique et de diminuer les effets secondaires, mais aussi de mieux répondre aux symptômes cognitifs, peu améliorés par les traitements actuels, et de mieux personnaliser les traitements à chaque individu, en fonction du stade évolutif, en fonction du contexte, en visant une rémission fonctionnelle autant que symptomatique.

24.2 Antidépresseurs[1]

M. Ansseau, G. Scantamburlo, W.Pitchot

Historique

C'est en 1957 que l'activité thérapeutique des deux grandes familles d'antidépresseurs, tricycliques et inhibiteurs des monoamine-oxydases (IMAO), a été mise en évidence; dans les deux cas, de façon tout à fait inattendue et grâce à la perspicacité de cliniciens expérimentés [20].

Classification

Les antidépresseurs peuvent être classés en quatre grands groupes, distingués soit selon leur structure chimique (tricycliques), soit selon leur mécanisme d'action (IMAO, ISRS, inhibiteurs de la recapture de la sérotonine et de la noradrénaline); deux autres groupes «Divers» et «Futur» complètent cette répartition.

Antidépresseurs tricycliques et substances apparentées (tableau 24.1)

Représentée initialement par l'imipramine (Tofranil®), cette catégorie d'antidépresseurs comprend actuellement une dizaine de substances qui possèdent toutes, à des degrés divers, des propriétés similaires, sauf en ce qui concerne leur effet sédatif.

Mécanisme d'action

Les antidépresseurs tricycliques augmentent la concentration de neurotransmetteurs dans la fente synaptique en inhibant la recapture présynaptique des monoamines, particulièrement la noradrénaline et la sérotonine et en diminuant la sensibilité des récepteurs postsynaptiques noradrénergiques (*down-regulation*). Ces phénomènes biochimiques ne peuvent cependant pas expliquer la totalité des effets cliniques car certains antidépresseurs en

Tableau 24.1 Classification des antidépresseurs.

DCI	Nom commercial	Posologie usuelle (mg/j)
Antidépresseurs tricycliques et apparentés		
Amitriptyline	Élavil®, Laroxyl®	75–150
Clomipramine	Anafranil®	50–250
Tianeptine	Stablon®	37,5
Dosulépine	Prothiaden®	75–150
Doxépine	Quitaxon®	75–225
Imipramine	Tofranil®	75–150
Maprotiline	Ludiomil®	75–150
Amoxapine	Défanyl®	75–150
Trimipramine	Surmontil®	75–150
Antidépresseurs IMAO		
a) Classiques Iproniazide	Marsilid®	50–150
b) Inhibiteur réversible de la MAO-A Moclobémide	Moclamine®	450–600
Inhibiteurs sélectifs de la recapture de la sérotonine		
Citalopram	Séropram®	20–60
Escitalopram	Seroplex®	10–30
Fluoxétine	Prozac®	20–(80)*
Fluvoxamine	Floxyfral®	100–200
Paroxétine	Deroxat®	20–(50)*
Sertraline	Zoloft®	50–(200)*
Inhibiteurs sélectifs de la recapture de la sérotonine et de la noradrénaline		
Duloxétine	Cymbalta®	60–120
Milnacipran	Ixel®	75–100
Venlafaxine	Effexor®	75–225
Divers		
Miansérine	Miansérine®	30–90
Mirtazapine	Norset®	15–45
Agomélatine	Valdoxan®	25–50
Vortioxétine	Brintellix®	10–30

DCI : dénomination commune internationale.
* Dose exceptionnelle entre parenthèses.

1 Un résumé des recommandations officielles françaises concernant la prescription des antidépresseurs dans les troubles dépressifs et les troubles anxieux de l'adulte est proposé dans les Conduites à tenir I.9.

sont dépourvus. Il existe des différences notables de spécificité, pour l'un ou l'autre de ces neurotransmetteurs, entre les différents antidépresseurs commercialisés. Les dérivés tricycliques amines tertiaires (amitriptyline, clomipramine, dosulépine, doxépine, imipramine) inhibent préférentiellement la recapture de la sérotonine tandis que les amines secondaires (maprotiline) inhibent préférentiellement la recapture de la noradrénaline. L'intérêt clinique de cette classification biochimique reste cependant limité dans la mesure où il n'existe pas de corrélation évidente entre la symptomatologie clinique et une anomalie biochimique spécifique et où aucun examen biologique simple ne permet actuellement de différencier les divers types biochimiques de dépression. Cependant, en cas d'échec d'un produit, on aura intérêt à passer à un dérivé présentant un mécanisme d'action différent.

L'action des antidépresseurs sur l'expression et l'activation de divers facteurs de transcription comme le CREB (*AMPc Response Element Binding Protein*) et de facteurs neurotrophiques comme le *Brain Derived Neurotrophic Factor* (BDNF), associés aux phénomènes de plasticité synaptique, constitue une des pistes récentes les plus attractives dans la compréhension de leur mécanisme d'action [16]. L'efficacité clinique d'un traitement antidépresseur pourrait être liée à une suractivation entretenue des cascades de signalisation des systèmes monoaminergiques centraux, principalement *via* les protéines G couplées à l'adénosine monophosphate cyclique (AMPc) et à l'inositol-triphosphate (IT3).

Contre-indications

Avant de prescrire un dérivé tricyclique, il est nécessaire de vérifier l'absence de contre-indications importantes, essentiellement dues aux propriétés anticholinergiques de ces substances (glaucome à angle fermé, troubles vésico-prostatiques, troubles cardiaques, particulièrement les troubles de conduction et les troubles du rythme, et épilepsie). De plus, la prudence s'impose en cas de pathologies organiques cérébrales.

Effets indésirables

Les dérivés tricycliques ont des effets indésirables fréquents, souvent gênants, surtout en début de traitement et également en relation pour la plupart avec leurs propriétés anticholinergiques et adrénolytiques : sécheresse de bouche, constipation, troubles de l'accommodation visuelle (secondaire à la mydriase), tremblement fin des extrémités, sudation, hypotension, troubles de l'érection et de l'éjaculation et prise de poids.

Intoxication

Lors d'un surdosage accidentel ou intentionnel par des antidépresseurs tricycliques, des problèmes graves peuvent survenir, par exemple : convulsions, coma, hypotension sévère et troubles du rythme cardiaque. Les patients, même s'ils ne sont pas en état de coma, doivent être transférés dans une unité de soins intensifs.

Interactions

Les boissons alcoolisées peuvent potentialiser les effets sédatifs des antidépresseurs tricycliques. Les antidépresseurs tricycliques peuvent contrecarrer l'effet antihypertenseur de substances comme la clonidine et la guanéthidine. Sauf dans des cas exceptionnels, l'association d'antidépresseurs tricycliques et d'IMAO est interdite. Il faut, en principe, respecter un *délai d'une semaine* entre la prise d'un antidépresseur tricyclique et la prescription d'un IMAO alors que ce délai est de 2 semaines entre un IMAO et un tricyclique.

Inhibiteurs des monoamine-oxydases (*cf.* tableau 24.1)

Dans l'organisme, la monoamine-oxydase (MAO) se trouve sous deux formes : la forme A dont les substrats préférentiels sont la sérotonine, la noradrénaline et l'adrénaline, et la forme B dont les substrats préférentiels sont la phényléthylamine et la benzylamine, la tyramine et la dopamine étant des substrats pour les deux formes.

IMAO classiques

La prescription des IMAO classiques doit, en raison de la toxicité potentielle de ceux-ci, être réservée au spécialiste.

Mécanisme d'action

Les IMAO augmentent la concentration synaptique des monoamines en inhibant l'activité enzymatique des monoamine-oxydases.

Contre-indications

Les IMAO sont contre-indiqués en cas d'hypotension et de perturbations hépatiques.

Effets indésirables

Les IMAO sont responsables d'une hypotension, particulièrement orthostatique et peuvent être hépatotoxiques.

Intoxication

Les IMAO sont rapidement toxiques en cas de surdosage accidentel ou intentionnel.

Interactions

Les IMAO modifient le métabolisme de nombreuses substances. Cet effet explique les crises hypertensives observées dans certains cas lors de l'utilisation conjointe d'amines sympathicomimétiques ou d'aliments riches en tyramine (fromages fermentés, certains vins rouges, etc.). Sauf dans des cas exceptionnels, l'association d'antidépresseurs tricycliques est interdite. L'association d'ISRS est strictement interdite et un délai minimum de 2 semaines après l'arrêt d'un IMAO et la prescription d'un ISRS doit être respecté.

Inhibiteur réversible de la monoamine-oxydase de type A (RIMA)

Un nouveau type d'IMAO a été introduit : les inhibiteurs réversibles de la monoamine-oxydase de type A dont le seul représentant est le moclobémide (Moclamine®).

Mécanisme d'action

Le moclobémide inhibe de façon réversible et sélective la forme A de l'enzyme, ce qui explique qu'il ne nécessite généralement pas de précautions diététiques car la tyramine peut d'une part être métabolisée par la forme B de l'enzyme, d'autre part déplacer l'inhibiteur si ses concentrations augmentent.

Contre-indications

Le moclobémide a peu de contre-indications.

Effets indésirables

Le moclobémide a peu d'effets anticholinergiques ; en revanche, il peut être responsable de céphalées, vertiges, nausées et insomnie.

Intoxication

Le moclobémide est peu toxique.

Interactions

Le moclobémide ne nécessite généralement pas de précautions diététiques ; il est pris de préférence après les repas. Seuls les patients hypertendus doivent éviter de consommer de grandes quantités (plus de 100 g) de fromages vieux ou fermentés. Il existe une possibilité d'interactions entre le moclobémide et d'une part la clomipramine (Anafranil®), d'autre part les ISRS.

Inhibiteurs sélectifs de la recapture de la sérotonine (*cf.* tableau 24.1)

Ces molécules possèdent des structures chimiques diverses mais un mécanisme d'action commun : l'inhibition sélective de la recapture présynaptique de la sérotonine. Ces antidépresseurs ont une efficacité comparable à celle des tricycliques.

Mécanisme d'action

Les ISRS exercent leur action thérapeutique en inhibant de façon sélective la recapture présynaptique de la sérotonine.

Contre-indications

Les ISRS n'ont guère de contre-indications, mais plutôt quelques précautions d'emploi.

Effets indésirables

La tolérance des ISRS est généralement nettement meilleure que celle des antidépresseurs tricycliques, grâce notamment au petit nombre d'effets anticholinergiques et adrénolytiques. En revanche, ces antidépresseurs donnent souvent plus de problèmes d'intolérance digestive, souvent proportionnels à la dose utilisée. En outre, les ISRS peuvent être responsables d'anxiété, de nervosité, d'irritabilité, surtout en début de traitement, d'insomnie surtout avec les produits les plus stimulants ou de somnolence avec les produits sédatifs. Les ISRS peuvent perturber les capacités sexuelles avec diminution de la libido et retard ou inhibition de l'éjaculation (chez l'homme) et de l'orgasme (chez la femme). Plus récemment, des recommandations ont été émises quant à leurs risques cardiologiques : les ISRS peuvent être à l'origine d'un allongement de l'espace QT de l'ECG, ce qui est particulièrement montré avec le citalopram (Séropram®) et l'escitalopram (Seroplex®) où il est recommandé de ne pas dépasser les doses maximales diminuées de moitié. L'électrocardiogramme est nécessaire avant l'introduction de ces médicaments.

Intoxication

Les ISRS sont très peu toxiques en ingestion aiguë. Ils peuvent cependant être responsables d'un *syndrome sérotoninergique* caractérisé par un ensemble de symptômes comprenant des modifications de l'état mental, de l'agitation, des myoclonies, de l'hyperréflexie, de l'œdème, des frissons, des tremblements, de la diarrhée, de l'incoordination et de la fièvre. Des tableaux similaires peuvent se rencontrer lors de l'association d'un ISRS à une autre substance sérotoninergique.

Interactions

Il est particulièrement dangereux d'associer des IMAO à des ISRS, notamment en raison du risque de syndrome sérotoninergique; un délai suffisant d'arrêt des ISRS doit être observé avant la prescription d'IMAO : 5 semaines pour la fluoxétine et une semaine pour les autres ISRS. Il existe également une possibilité d'interaction avec le moclobémide.

Inhibiteurs de la recapture de la sérotonine et de la noradrénaline (*cf.* tableau 24.1)

Ce groupe comporte actuellement trois produits, la venlafaxine (Effexor®), le milnacipran (Ixel®) et la duloxétine (Cymbalta®).

Mécanisme d'action

Ces produits inhibent la recapture présynaptique à la fois de la noradrénaline et de la sérotonine. Pour la venlafaxine, l'inhibition de la recapture de la noradrénaline nécessite des doses supérieures à celles qui inhibent la recapture de la sérotonine.

Contre-indications

Ces produits n'ont guère de contre-indications.

Effets indésirables

Le profil d'effets indésirables de ce groupe est globalement très voisin de celui des ISRS avec principalement des nausées, apparaissant surtout durant la 1re semaine de traitement et nettement liées à la dose administrée. D'autres effets indésirables sont également rencontrés mais avec une fréquence moindre : somnolence, vertiges, sécheresse buccale, sudation, constipation, anorexie, asthénie, insomnie, nervosité et troubles de la fonction sexuelle. Tout comme les ISRS, ces produits ont peu d'influence sur le poids. En revanche, ils peuvent provoquer une dysurie. De plus, à doses élevées, la venlafaxine peut générer une élévation de la pression artérielle. Une surveillance électrocardiographique s'impose, particulièrement aux posologies élevées.

Intoxication

Ces produits sont peu toxiques en ingestion aiguë.

Interactions

Les interactions médicamenteuses de ce groupe de substances sont limitées. Elles n'exercent qu'un effet négligeable sur les activités des différents systèmes enzymatiques. Elles ne semblent guère potentialiser les effets de l'alcool. Cependant l'administration concomitante d'antidépresseurs IMAO est strictement interdite et des réactions toxiques graves ont été rapportées. Il faut respecter une période de 2 semaines après l'arrêt des IMAO pour passer à une de ces molécules et une période minimale d'une semaine après l'arrêt d'une de ces molécules pour commencer les IMAO.

Divers (*cf.* tableau 24.1)

Ce groupe contient quatre produits commercialisés dont la structure chimique et les mécanismes d'action sont variés : la miansérine, la mirtazapine (Norset®) , l'agomélatine (Valdoxan®) et la vortioxétine (Brintellix®).

Mécanismes d'action

La miansérine et la mirtazapine augmentent la concentration de la noradrénaline synaptique en bloquant des récepteurs présynaptiques inhibiteurs de type α2 tandis qu'elles bloquent les récepteurs sérotoninergiques de types 5-HT2 et 5-HT3; en outre, la miansérine bloque les récepteurs α1 adrénergiques et inhibe la recapture présynaptique de la noradrénaline.

L'agomélatine est un agoniste des récepteurs de la mélatonine de types MT1 et MT2 et un antagoniste des récepteurs sérotoninergiques de type 5HT2C.

La vortioxétine présente un mécanisme complexe avec principalement une modulation directe de l'activité des récepteurs sérotoninergiques et l'inhibition du transporteur de la sérotonine.

Contre-indications

Ces antidépresseurs n'ont guère de contre-indications.

Effets indésirables

La miansérine et la mirtazapine ont très peu d'effets anticholinergiques. Elles peuvent être responsables d'une somnolence. Elles sont associées à une prise de poids et de très rares cas de dyscrasies sanguines ont été rapportés avec la miansérine. La mirtazapine est parfois associée à une sécheresse de bouche.

L'agomélatine jouit d'une bonne tolérance, notamment en ce qui concerne le poids, la fonction sexuelle, les effets cardiovasculaires, gastro-intestinaux et les symptômes à l'arrêt du traitement. Cependant, un risque de perturbations hépatiques justifie une surveillance régulière des transaminases : à l'instauration du traitement puis toutes les 6 semaines.

La vortioxétine est généralement bien tolérée avec essentiellement des troubles digestifs (nausées) ainsi que des rêves anormaux, des vertiges et du prurit.

Intoxication

Ces antidépresseurs sont peu toxiques en ingestion aiguë.

Interactions

Ces antidépresseurs ne donnent pas lieu à des interactions cliniquement significatives.

Indications

Les antidépresseurs sont indiqués principalement dans les épisodes dépressifs caractérisés d'intensité modérée ou sévère, qu'il y ait ou non des caractéristiques mélancoliques ainsi que dans la prévention des épisodes dépressifs récidivants. Cependant, ils peuvent être efficaces dans d'autres types de dépression comme la dysthymie ou la dépression atypique. La présence de caractéristiques psychotiques peut nécessiter l'adjonction d'antipsychotiques. Les antidépresseurs sont également utilisés dans le traitement des troubles anxieux et notamment le trouble panique, la phobie sociale, le trouble obsessionnel-compulsif, le trouble stress post-traumatique et le trouble anxieux généralisé. D'autres indications des antidépresseurs telles que les troubles alimentaires, le syndrome prémenstruel ou la douleur ne seront pas envisagées dans le cadre de ce chapitre [15].

Choix d'un antidépresseur dans le traitement de la dépression

Chaque groupe d'antidépresseurs présente des avantages et des inconvénients [3]. Les antidépresseurs tricycliques sont peu coûteux et efficaces mais présentent cependant un grand nombre de contre-indications et d'effets secondaires et sont rapidement toxiques lors de tentatives de suicide. Les ISRS et les inhibiteurs de la recapture de la sérotonine et de la noradrénaline possèdent une efficacité équivalente mais sont plus coûteux. Ils peuvent être utilisés dans les cas où les tricycliques sont contre-indiqués et sont associés à un plus grand confort d'utilisation dû à leurs effets secondaires limités, en dehors du risque d'allongement du QT, et à une toxicité réduite dans le cas d'une ingestion suicidaire. De plus, cette meilleure tolérance permet de donner ces antidépresseurs quasiment d'emblée à la dose active alors que les antidépresseurs tricycliques requièrent une ascension posologique progressive et ne sont souvent pas pris à la dose efficace.

Le choix de la médication antidépressive n'obéit pas à des règles universelles et la décision se prend toujours sur une base individuelle [7]. Cependant, différents facteurs peuvent influencer le choix : la précision du diagnostic (p. ex. présence de caractéristiques psychotiques ou atypiques), des antécédents de réponse positive ou négative à un antidépresseur, la notion de symptômes cibles (p. ex. anxiété ou ralentissement psychomoteur), l'âge du patient et son état de santé physique, les habitudes de prescription du praticien, le coût du traitement et le désir du patient. Parmi ces facteurs, certains types de dépression et l'association à d'autres diagnostics sur l'axe I sont corrélés à une réponse à des

Tableau 24.2 Sous-types de dépression associés à une réponse à des traitements antidépresseurs particuliers.

Sous-types de dépression	Traitements spécifiques
Épisode dépressif caractérisé avec caractéristiques psychotiques	ECT Antidépresseurs tricycliques + antipsychotiques
Épisode dépressif caractérisé avec caractéristiques atypiques	IMAO
Épisode dépressif caractérisé avec caractéristiques saisonnières	ISRS ou luminothérapie
Épisode dépressif caractérisé associé à un autre trouble de l'axe I	ISRS ou IMAO
Trouble panique	ISRS ou clomipramine
Trouble obsessionnel-compulsif	ISRS ou IMAO

antidépresseurs spécifiques (tableau 24.2). Lors de l'association avec un autre trouble psychiatrique, la cible du traitement peut être l'autre diagnostic. Le choix de l'antidépresseur sera également guidé par la distinction entre dépression agitée (anxieuse) avec insomnie marquée et dépression ralentie [5]. Bien qu'aucun antidépresseur n'ait démontré d'effet psychostimulant, certains possèdent une activité sédative, utile dans les dépressions agitées alors que d'autres sont dépourvus d'effet sédatif et seront utilisés préférentiellement dans la dépression ralentie. De façon schématique, parmi les antidépresseurs tricycliques, l'amitriptyline (Élavil®, Laroxyl®), la doxépine (Quitaxon®), la dosulépine (Prothiaden®) et la trimipramine (Surmontil®) possèdent une activité sédative. Les IMAO sont dépourvus d'effet sédatif. Parmi les ISRS, la fluvoxamine (Floxyfral®) et la paroxétine (Deroxat®) possèdent certaines propriétés sédatives, alors que les autres produits n'en possèdent guère. Les inhibiteurs de la recapture de la sérotonine et de la noradrénaline n'ont guère d'effet sédatif. La miansérine, la mirtazapine (Norset®) et la vortioxétine (Brintellix®) possèdent des propriétés sédatives. Il faut cependant noter qu'il existe d'importantes différences dans la réactivité individuelle.

Les antidépresseurs ne diffèrent pas fondamentalement en termes d'efficacité ou de délai d'action. Cependant, ils présentent un profil d'effets secondaires variable qui détermine souvent le choix. Par exemple, si un traitement prolongé est indiqué d'emblée, les effets à long terme seront plus déterminants dans le choix de l'antidépresseur que les effets à court terme [2]. Les ISRS et les antidépresseurs plus récents comme les inhibiteurs de la recapture de la sérotonine et de la noradrénaline ou la mirtazapine (Norset®) sont les antidépresseurs de premier choix dans le traitement ambulatoire des dépressions légères à modérées ainsi que dans les formes chroniques comme la dysthymie. Plusieurs études suggèrent que les dépressions sévères répondent mieux à de hautes doses d'antidépresseurs tricycliques ou à des produits comme les inhibiteurs de la recapture de la sérotonine et de la noradrénaline et la mirtazapine (Norset®). En fait, les antidépresseurs avec une action mixte, sérotoninergique et noradrénergique, seraient plus efficaces que les agents agissant sur un seul type de système de neurotransmission.

Principes d'utilisation des antidépresseurs dans la dépression

La posologie des antidépresseurs doit être adaptée à chaque patient, la métabolisation étant très variable d'un individu à l'autre. Dans chaque cas, il convient de rechercher la posologie optimale. Les doses seront en général réduites chez les patients âgés ainsi qu'en cas d'altération rénale ou hépatique. D'habitude, on commence par une dose modérée qui est progressivement augmentée en tenant compte de l'importance des effets indésirables et de l'effet clinique. Les posologies qui sont indiquées dans les tableaux sont celles qui sont recommandées en traitement ambulatoire. Elles correspondent aux doses minimales à atteindre lors du traitement d'un épisode aigu. Pour obtenir un résultat thérapeutique, il est essentiel de *ne pas sous-doser* le traitement antidépresseur.

Il est important *d'informer le patient*, et éventuellement sa famille, de la nature de la maladie et de la stratégie thérapeutique. En particulier, le patient doit être prévenu de la latence d'apparition de l'effet antidépresseur et de la survenue possible de certains effets secondaires qui précèdent l'effet thérapeutique. Cette information est capitale pour améliorer la compliance.

En raison de la longue demi-vie de ces substances, il est de plus en plus conseillé de donner la dose journalière en *une seule prise*. Les antidépresseurs à activité sédative seront pris de préférence au souper ou au coucher.

Étant donné la possibilité de surdosage (autolyse), il est préférable de ne pas prescrire de grandes quantités d'antidépresseurs en une seule fois, surtout en ce qui concerne les tricycliques et les IMAO.

Le début de l'effet antidépresseur requiert en général 2 à 3 semaines. L'effet thérapeutique optimal ne se manifeste généralement pas avant 4 à 6 semaines.

En cas d'amélioration insuffisante après 4 à 6 semaines de traitement à doses efficaces, on peut augmenter la posologie afin de l'optimiser si le traitement est bien toléré. Dans le cas contraire, il est recommandé de passer à un autre antidépresseur.

Les antidépresseurs peuvent favoriser l'émergence d'idées suicidaires en début de traitement, surtout chez les déprimés anxieux. Il est important d'évaluer très attentivement le patient durant cette période.

La détermination du taux sanguin de certains tricycliques peut fournir une indication intéressante en cas de dépression résistante, de rechute sous une posologie constante, d'effets indésirables exagérés à posologie habituelle, et dans certains cas pour vérifier la compliance.

L'association d'antidépresseurs doit être évitée : en cas d'échec d'un premier antidépresseur, il est préférable de lui substituer une autre molécule.

Des hypnotiques peuvent parfois être utilisés prudemment en début de traitement mais seront diminués puis arrêtés dès que possible. De plus, l'utilisation d'antidépresseurs sédatifs en prise unique le soir permet souvent de les éviter.

Il faut éviter le sevrage brutal d'antidépresseurs, surtout ceux à élimination rapide. En effet, certains ISRS comme la paroxétine (Deroxat®) ou des inhibiteurs de la recapture de la sérotonine et de la noradrénaline comme la venlafaxine (Effexor®), la mirtazapine (Norset®) ou la duloxétine (Cymbalta®) peuvent être responsables d'un « syndrome de discontinuation « caractérisé par de nombreux symptômes tels que vertiges, instabilité de la démarche, étourdissements, céphalées, faiblesse, insomnie, paresthésies, nausées ou vomissements, anxiété, tremblements, diarrhée, troubles visuels et fatigue apparaissant dans un délai de 1 à 7 jours [18].

Traitement des différentes phases de la dépression

Les différentes phases du traitement de la dépression sont schématisées dans la figure 24.1 [4, 12].

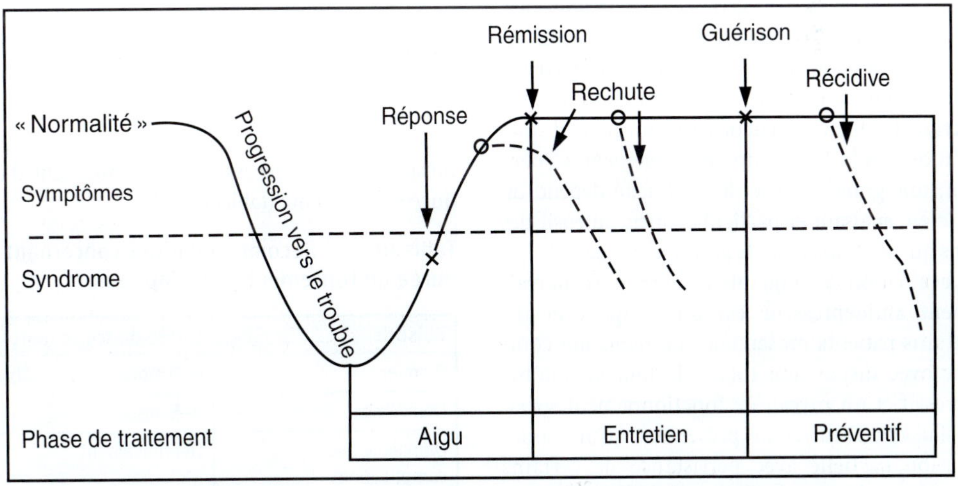

Figure 24.1 Les différents stades de la dépression récidivante et de son traitement.
D'après [12].

Traitement aigu

Les objectifs du traitement de la phase aiguë sont d'établir un diagnostic précis et un plan thérapeutique à court et à long terme [17]. Quand un traitement par antidépresseurs est indiqué, le thérapeute sélectionne le médicament le mieux adapté au patient, augmente les doses jusqu'à la posologie efficace, gère les effets secondaires éventuels, et évalue l'importance et la qualité de la réponse [19].

Généralement, un traitement par antidépresseurs nécessite de 2 à 3 semaines avant d'obtenir une amélioration cliniquement significative. Une augmentation progressive des doses d'antidépresseur est indispensable pour diminuer le plus possible le risque d'apparition d'effets secondaires. Une prudence particulière s'impose avec les médications pourvues d'effets anticholinergiques ou antiadrénergiques comme les tricycliques. Avec les tricycliques, les doses thérapeutiques sont progressivement atteintes en 1 à 2 semaines, en augmentant la posologie par paliers de 25 à 50 mg en fonction de la tolérance du patient. Les ISRS sont d'une utilisation plus aisée, les doses thérapeutiques étant généralement atteintes dès le 1er jour, par exemple : 20 mg/j de fluoxétine (Prozac®) ou 50 mg/j de sertraline (Zoloft®).

La voie d'*administration parentérale* est parfois utilisée dans les formes graves de dépression avec anxiété et risque suicidaire importants. Elle concerne surtout les antidépresseurs tricycliques. En pratique, on prescrit environ une dizaine de perfusions en augmentant progressivement les doses en fonction de la tolérance du patient jusqu'à 4 à 6 ampoules. Le relais est pris par voie orale, en ajustant la posologie qui doit être multipliée par 1,5. Cette technique permet parfois de réduire le délai d'action. En effet, on peut observer un début d'amélioration dès la 1re semaine de traitement. Cependant, une grande partie de l'efficacité dépend du caractère apaisant et particulièrement intensif des soins qui accompagnent le geste technique.

L'évaluation de la qualité de la réponse au traitement antidépresseur est une étape cruciale. Certains patients présentent une *rémission* complète avec disparition totale de tout symptôme dépressif et un niveau de fonctionnement social satisfaisant. D'autres ne présentent qu'une amélioration partielle avec persistance de certains symptômes dépressifs. Dans ce cas, le thérapeute évaluera la compliance du patient, son niveau de tolérance aux doses prescrites et envisagera la possibilité d'augmenter la posologie ou de changer la thérapeutique. Si, après 3 ou 4 semaines, le patient ne présente pas le moindre signe de réponse au traitement, la posologie doit, dès lors, être augmentée en fonction de sa tolérance. En cas de non-réponse, le traitement peut être changé après 6 semaines. En cas de réponse partielle, la décision d'un changement de thérapeutique sera prise après 8 à 12 semaines de traitement. Environ 10 à 30 % des patients qui ne répondent pas à un premier antidépresseur répondront à un second.

Différents facteurs cliniques ont été associés à une bonne réponse au traitement antidépresseur [14] : les caractéristiques mélancoliques, l'absence de trouble de la personnalité, un début insidieux, un statut socio-économique élevé, la qualité du soutien de l'entourage et les attentes du patient ainsi que du médecin. Des paramètres biologiques peuvent également posséder un intérêt prédictif, mais leur utilisation reste encore du domaine de la recherche.

Traitement d'entretien

Un traitement antidépresseur doit absolument être maintenu pendant au moins 4 à 9 mois à la dose utilisée dans la phase aiguë [7]. Si la thérapeutique est arrêtée trop tôt (p. ex. après 2 mois), le risque de rechute dans le courant de la 1re année est très élevé (> 60 %). La durée du traitement d'entretien dépend de différents facteurs dont la sévérité de l'épisode dépressif (p. ex. 1 an de traitement pour les dépressions avec caractéristiques psychotiques) ou la longueur des épisodes précédents. En effet, la durée du traitement correspond à la durée naturelle de l'épisode dépressif. Ainsi, un patient présentant habituellement des épisodes durant 12 mois nécessitera un traitement d'une durée équivalente (tableau 24.3).

Tableau 24.3 Recommandations concernant la durée du traitement de la dépression.

Épisode	Durée du traitement
Premier	6–9 mois
Deuxième	4–5 ans
Deuxième avec complications	Définitivement
Troisième	Définitivement

Traitement à long terme

L'objectif du traitement à long terme est d'éviter les récidives. Dans cette indication, la plupart des antidépresseurs ont fait preuve de leur efficacité. Pour certains, il existe une relation entre la dose prescrite et le taux de récidives. Généralement, quand un traitement à long terme s'avère nécessaire, la médication antidépressive administrée pendant la phase aiguë du traitement est maintenue aux doses initiales.

Les patients avec au moins trois épisodes dépressifs doivent être maintenus sous traitement antidépresseur pendant une période d'au minimum 5 ans [13] et, le plus souvent, de façon définitive. Dans ce cas, le choix d'un antidépresseur bien toléré et peu toxique est crucial. D'autres indications nécessitent un traitement préventif (encadré 24.2).

ENCADRÉ 24.2

Indications du maintien d'un traitement préventif

- Trois épisodes dépressifs ou plus
- Deux épisodes avec rechute rapide
- Âge avancé (>60 ans) au moment du 1er épisode
- Épisode dépressif sévère (caractéristiques psychotiques)
- Antécédents familiaux de trouble de l'humeur
- Comorbidité psychiatrique (trouble anxieux, abus de substances)

Traitement de types particuliers de dépression

Trouble dysthymique

De nombreuses études ont démontré l'efficacité des antidépresseurs chez les patients dysthymiques [10] : tricycliques, IMAO et ISRS. Cependant, les patients souffrant de dysthymie sont beaucoup plus sensibles aux effets secondaires des antidépresseurs que les patients ayant des épisodes dépressifs caractérisés. Dès lors, il est conseillé de favoriser la prescription de nouveaux antidépresseurs dépourvus d'effets secondaires anticholinergiques significatifs comme les ISRS ou les IMAO. La latence d'action des médications antidépressives semble plus importante dans les formes chroniques de dépression.

Les antidépresseurs ne diffèrent pas entre eux en termes d'efficacité dans le trouble dysthymique. Le choix thérapeutique dépendra de la comorbidité fréquemment rencontrée dans la dysthymie. Si la dysthymie est associée à une phobie sociale, le choix se portera préférentiellement sur les IMAO. Les déprimés chroniques avec troubles des conduites alimentaires, comme la boulimie, bénéficieront plutôt d'un traitement par fluoxétine. Dans le cas d'une association dysthymie – trouble obsessionnel-compulsif, les ISRS et la clomipramine pourront être envisagés en 1re intention.

Dépression avec caractéristiques atypiques

Les IMAO sont le traitement de choix de la dépression atypique [7, 9]. Outre l'anxiété somatique, la fatigue et les tendances phobiques, des traits de personnalité évitante sont les meilleurs facteurs prédictifs de la réponse [1]. Dans la plupart des études, les tricycliques ont une efficacité inférieure aux IMAO. Cependant, ils peuvent constituer une alternative intéressante chez certains patients, particulièrement en cas de contre-indication aux IMAO. Récemment, plusieurs études ont montré l'efficacité des ISRS qui pourraient constituer le traitement de 1re intention dans cette indication.

Dépression avec caractéristiques psychotiques

Ce type de dépression est fréquent chez la personne âgée. Il est associé à un mauvais pronostic et un taux élevé de résistance au traitement antidépresseur. En fait, la plupart des patients souffrant de dépression psychotique doivent être traités par une association antidépresseur-antipsychotique ou par électroconvulsivothérapie.

Principes d'utilisation des antidépresseurs dans les troubles anxieux

Trouble panique

Tous les *ISRS* ont fait la preuve de leur efficacité dans le trouble panique [6]. En raison de leur bonne tolérance, ils sont habituellement proposés comme 1re ligne de traitement. Il paraît essentiel d'insister sur la nécessité de commencer le traitement avec des *doses très faibles*. En effet, de nombreux patients risquent de présenter en début de traitement une réactivation anxieuse avec une aggravation de leur trouble panique si le traitement est initié à doses trop élevées. La latence de l'effet thérapeutique prend généralement 1 à 2 mois. Le traitement est habituellement poursuivi pendant 12 à 18 mois, une période qui doit être mise à profit pour une approche psychothérapique, avant d'être progressivement réduit puis arrêté sur une durée de plusieurs mois en restant attentif à l'évolution clinique.

Les *antidépresseurs tricycliques* sont également efficaces. L'imipramine (Tofranil®) nécessite habituellement des doses élevées de l'ordre de 150 à 300 mg/j. Il faut tenir compte des contre-indications des antidépresseurs tricycliques et de leurs effets secondaires nombreux et importants, à ces hautes doses avec notamment une prise de poids significative à long terme. Les doses d'imipramine sont augmentées de façon très progressive tant pour limiter les effets indésirables que pour éviter une réactivation anxieuse possible dans les premières semaines de traitement. La clomipramine (Anafranil®) présente l'avantage d'être efficace à des doses nettement inférieures dans cette indication, parfois dès 50 mg/j. De nouveau, la dose de départ sera faible (p. ex. 10 ou 25 mg le soir) et augmentée de façon très progressive.

L'imipramine (Tofranil®) tout comme la clomipramine (Anafranil®) nécessite habituellement 1 à 2 mois de traitement avant d'atteindre un effet optimal. Un traitement de 12 à 18 mois est généralement recommandé afin de stabiliser les résultats et de permettre une prise en charge psychothérapeutique. La posologie sera alors diminuée de façon progressive sur plusieurs mois avec une réévaluation régulière de l'évolution clinique.

Phobie sociale

Les premiers agents pharmacologiques à avoir montré leur efficacité dans la phobie sociale sont les *IMAO* et particulièrement la phénelzine qui n'est plus commercialisée (demande d'autorisation temporaire d'utilisation – ATU : Nardil®) [8]. L'efficacité du moclobémide, inhibiteur réversible de la monoamine-oxydase de type A, est moins établie.

En revanche, l'efficacité thérapeutique de certains *ISRS* dans la phobie sociale a été récemment mise en évidence. C'est particulièrement le cas pour la paroxétine (Deroxat®), la fluvoxamine (Floxyfral®) et l'escitalopram (Seroplex®). De même, la venlafaxine (Effexor®) a également démontré son efficacité.

Trouble obsessionnel-compulsif

La clomipramine (Anafranil®) a été le premier traitement pharmacologique à démontrer son efficacité dans le trouble obsessionnel-compulsif. Son utilisation dans le trouble obsessionnel-compulsif présente plusieurs différences importantes par rapport à son utilisation comme antidépresseur :

- les doses utilisées sont nettement supérieures, habituellement comprises entre 150 et 300 mg/j ;
- la latence d'efficacité thérapeutique est nettement prolongée, souvent de l'ordre de 3 mois ;
- la durée nécessaire de traitement est également nettement plus longue et jamais inférieure à un an.

Tous les *ISRS* commercialisés ont aujourd'hui démontré leur efficacité dans le trouble obsessionnel-compulsif. Comme pour la clomipramine, les doses recommandées sont supérieures à celles habituellement utilisées dans la dépression.

Il n'existe pas à ce jour de différence d'efficacité démontrée entre les différents ISRS et le choix dépend essentiellement du profil clinique des divers produits, de leurs effets indésirables respectifs et de leurs caractéristiques pharmacocinétiques individuelles.

L'efficacité comparée de la clomipramine et des ISRS dans le traitement du TOC continue à faire l'objet de controverses. Plusieurs méta-analyses ont conclu à une efficacité supérieure de la clomipramine et quelques comparaisons directes ont mis en évidence des tendances en faveur de la clomipramine [11]. Cependant, les contre-indications et les effets indésirables de la clomipramine l'ont fait souvent envisager en deuxième intention, après échec des ISRS.

Trouble stress post-traumatique

L'efficacité dans le trouble stress post-traumatique a été démontrée pour plusieurs ISRS, notamment la *sertraline*, la *paroxétine* et la *fluoxétine*.

Les ISRS diminuent les symptômes de reviviscence, d'évitement et d'hyperéveil. Les doses efficaces se situent dans la fourchette supérieure des doses utilisées dans le traitement de la dépression et la durée du traitement prolongée, bien qu'aucune étude n'ait établi une durée nécessaire ou optimale. Enfin, l'efficacité des traitements pharmacologiques reste partielle, avec une simple réduction de l'intensité des symptômes.

Parmi les *antidépresseurs tricycliques*, une efficacité modeste a été mise en évidence pour l'amitriptyline (Élavil®, Laroxyl®) d'une part, pour l'imipramine (Tofranil®) d'autre part. Parmi les IMAO, l'efficacité de la phénelzine (ATU : Nardil®) a été démontrée, avec une supériorité sur l'imipramine.

Anxiété généralisée

L'imipramine (Tofranil®) a démontré son efficacité dans l'anxiété généralisée. Les doses efficaces sont plus faibles que dans le traitement de la dépression, habituellement entre 75 et 150 mg/j. Cependant, l'efficacité de l'imipramine est plus lente à se manifester. L'imipramine agit préférentiellement sur les symptômes psychologiques de type : soucis, appréhension et tension. Elle est particulièrement indiquée en cas de coexistence d'une symptomatologie dépressive.

Trois antidépresseurs ont récemment démontré leur efficacité dans l'anxiété généralisée : la venlafaxine (Effexor®), la paroxétine (Deroxat®) et l'escitalopram (Seroplex®). La venlafaxine est utilisée entre 75 et 225 mg/j, la paroxétine entre 20 et 40 mg et l'escitalopram entre 10 et 20 mg/j.

Conclusion et perspectives

Les antidépresseurs représentent un apport incontestable dans la prise en charge des patients dépressifs. Leurs indications se sont récemment étendues, notamment vers les troubles anxieux. Il est important de les utiliser de façon adéquate dans des indications précises. Enfin, ils doivent s'intégrer dans une stratégie thérapeutique qui inclut d'autres approches, notamment psychothérapiques.

Plusieurs antidépresseurs aux mécanismes novateurs sont actuellement en développement. Ainsi, la kétamine, un anesthésique qui bloque les récepteurs NMDA en perfusion, possède une action antidépressive particulièrement rapide : quelques heures et moins d'une semaine. De la même façon, les dopaminergiques tels que le pramipexole utilisé dans la maladie de Parkinson posséderaient des activités antidépressives. Leur efficacité et leurs modalités d'administration restent encore à préciser.

Références

[1] Akiskal HS. Psychopharmacological and psychotherapeutic strategies in intermittent and chronic affective conditions. In : Montgomery S, Rouillon F, editors. Long-term treatment of Depression. Chichester : Wiley and Sons; 1992. p. 245-64.

[2] American Psychiatric Association. Practice for the treatment of patients with major depressive disorder (Revision). Am J Psychiatry 2000; 157 : 1-45.

[3] Ansseau M. Comment je traite… un premier épisode dépressif. Rev Med Liege 1994; 49 : 591-2.

[4] Ansseau M. Critères de guérison. In : Olié JP, Poirier MF, Lôo H, editors. Les maladies dépressives, 2e éd. Paris : Flammarion Médecine-Sciences; 2003. p. 344-53.

[5] Ansseau M. Les antidépresseurs. Med Hyg (Geneve) 1988; 46 : 2314-21.

[6] Ansseau M, Sabbe B, D'Haenen H. Troubles anxieux. In : Dierick M, Ansseau M, editors. Manuel de Psychopharmacothérapie. Gent : Academia Press; 2003. p. 231-77.

[7] Bauer M, Whybrow PC, Angst J. WFSBP Task Force on Treatment Guidelines for Unipolar Depressive Disorder, World Federation of Societies of Biological Psychiatry (WFSBP). Guidelines for Biological Treatment of Unipolar Depressive Disorders. Part I : Acute and continuation treatment of major depressive disorder. World J Biol Psychiatry 2002; 3 : 5-43.

[8] Blanco C, Schneier FR, Liebowitz MR. Pharmacotherapy for social phobia. In : Stein DJ, Hollander E, editors. Textbook of Anxiety Disorders. Washington : American Psychiatric Publishing; 2002. p. 309-21.

[9] Claudel B, Allilaire JF. Actualités des IMAO : indications et usage en 2004. Ann Med Psychol (Paris) 2004; 162 : 495-502.

[10] Dunner DL. Efficacy of selective serotonin reuptake inhibitors in the treatment of dysthymia. In : Feighner JP, Boyer WF, editors. Selective Serotonin re-uptake inhibitors. 2nd ed Chichester : Wiley and Sons; 1996. p. 223-32.

[11] Goodman WK. Pharmacotherapy for obsessive-compulsive disorder. In : Stein DJ, Hollander E, editors. Textbook of Anxiety Disorders. Washington : American Psychiatric Publishing; 2002. p. 207-20.

[12] Kupfer DJ, Frank E. The minimum length of treatment for recovery. In : Montgomery S, Rouillon F, editors. Long-term treatment of Depression. Chichester : Wiley and Sons; 1992. p. 33-52.
[13] Kupfer DJ, Frank E, Perel JM, et al. Five-year outcome for maintenance therapies in recurrent depression. Arch Gen Psychiatry 1992; 49 : 769-73.
[14] Lôo H, Hartmann F, Poirier MF, et al. Antidépresseurs. Prédiction de la réponse. EMC (Elsevier, Paris) Psychiatrie, 37; 2004. p. 860-76.
[15] Lôo H, Olié JP. Effets thérapeutiques et indications des antidépresseurs. EMC (Elsevier, Paris) Psychiatrie 2004 : 37-860-B-77.
[16] Monnet FP. Dépression et facteurs protéiques de l'adaptation cellulaire : implication des traitements antidépresseurs. Ann Med Psychol (Paris) 2004; 162 : 337-42.
[17] Pitchot W, Dierick M, D'haenen H. Troubles affectifs. In : Dierick M, Ansseau M, D'Haenen H, editors. Manuel de Psychopharmacothérapie. Gent : Academia Press; 2003. p. 169-230.
[18] Pitchot W, Scantamburlo G, Pinto E, et al. Syndrome de discontinuation associé aux antidépresseurs. Rev Med Liege 2007; 62 : 624-7.
[19] Rush AJ, Kupfer DJ. Strategies and tactics in the treatment of depression. In : Gabbard GO, editor. Treatment of Psychiatric Disorders. 2nd ed. Washington : American Psychiatric Press; 1995. p. 1349-68.
[20] Zarifian E, Lôo H. Les antidépresseurs : aspects biologique, clinique et thérapeutique Paris : Printel. 1982.

24.3 Thymorégulateurs

D. Gourion

La mise en évidence des propriétés antimaniaques puis préventives du lithium a véritablement révolutionné la prise en charge du trouble bipolaire et ce médicament demeure essentiel au sein de l'arsenal thérapeutique moderne. De nouvelles molécules telles que les anticonvulsivants ainsi que les antipsychotiques atypiques ont fait leur apparition, permettant d'élargir l'arsenal thérapeutique. Grâce aux travaux de conférences de consensus internationales, la pratique clinique s'harmonise tandis que de nouvelles stratégies émergent.

Définitions d'un traitement thymorégulateur

De multiples définitions des caractéristiques thymorégulatrices existent. On peut considérer comme thymorégulateur un traitement permettant de réduire la fréquence, la durée et l'intensité des épisodes thymiques et d'améliorer la qualité des intervalles libres.

Une définition opérationnelle des critères d'efficacité globale des thymorégulateurs a été proposée (encadré 24.3) [8].

Lithium

Les sels de lithium (métal alcalin), isolés en 1818 par le chimiste suédois August Arwedson, existent à très faible concentration dans l'organisme. L'Australien John Cade mit en évidence, en 1949, les propriétés antimaniaques des sels de lithium. Cependant, la découverte des premiers neuroleptiques, et surtout la létalité des doses uti-

ENCADRÉ 24.3

Critères de définition d'un thymorégulateur

Critères d'efficacité globale :
- efficacité dans le traitement des épisodes thymiques aigus
- efficacité sur les symptômes psychotiques associés
- efficacité sur les symptômes psychocomportementaux
- efficacité sur les symptômes cognitifs intercritiques
- efficacité sur la prévention de l'épisode maniaque, mixte ou dépressif

Adapté d'après [8].

lisées à l'époque en l'absence de tout monitoring plasmatique, conduisirent à l'abandon temporaire de leur utilisation. La réhabilitation de cette thérapeutique eut lieu au cours des années 1960–1970, notamment grâce aux travaux de Morgens Schou puis grâce à la découverte de ses propriétés préventives des récurrences thymiques.

La large diffusion de l'utilisation des sels de lithium, dans les années 1970–1980, a totalement révolutionné la prise en charge des patients bipolaires. Cette thérapeutique demeure aujourd'hui le traitement de référence des épisodes maniaques et de la prévention des récurrences du trouble bipolaire. Le lithium est utilisé comme comparateur de référence dans les études d'enregistrement des nouvelles thérapeutiques thymorégulatrices.

Force est de constater que son utilisation en 1re intention est devenue de moins en moins fréquente avec le temps, avec néanmoins un fort regain d'intérêt depuis quelques années. Pourtant, l'utilisation du lithium en 1re ligne dans la prévention des récurrences du trouble bipolaire devrait demeurer la règle. En effet, le niveau de preuve actuel concernant cette molécule la situe largement en tête de proue. Le lithium est en effet quasiment la seule molécule ayant montré de façon transnosographique (avec la clozapine), une réduction majeure du risque suicidaire. De ce fait, le ratio bénéfice/risque de cette molécule est excellent chez les patients bipolaires, qui, rappelons-le, sont très lourdement exposés au risque de suicide [15]. Cette propriété antisuicide et thymorégulatrice puissante du lithium contrebalance largement le risque de dysthyroïdie (dans ce cas, l'opothérapie substitutive est utilisée sans problème particulier) et d'insuffisance rénale (l'insuffisance rénale est progressive, légère à modérée et n'apparaît qu'après 20 à 30 ans d'exposition chez seulement 1 à 2 % des patients traités, en règle générale chez des sujets âgés ayant des lithémies trop élevées et insuffisamment surveillées).

Mécanismes d'action

Les mécanismes d'action cellulaire du lithium sont complexes, multiples, immédiats et différés.

Effets sur le transport ionique

Le lithium est échangé avec le sodium et entraîne initialement une excrétion accrue d'eau, de sodium et de potassium, puis, en administration chronique, une rétention hydrosodée et un diabète insipide (le plus souvent infraclinique). Le traitement modifie les concentrations intraneuronales de magnésium et de calcium avec effet stabilisateur de membrane.

Modulation de l'effet des neuromédiateurs et implications dans la plasticité neuronale

Au niveau intraneuronal (figure 24.2), le lithium découple certains récepteurs des protéines G assurant la transduction des signaux intracellulaires. Le lithium exerce un effet d'inhibition du système AMP cyclique et phospho-inositol. *In fine*, le lithium inhibe les cascades de réponses intracellulaires liées à l'effet de certains neurotransmetteurs et module le tonus sérotoninergique, dopaminergique, cholinergique, gabaergique et glutamatergique.

Le lithium joue également un rôle important dans les phénomènes d'excitation neuronale, d'expression génique et de neuroplasticité *via* son effet sur la PKC (protéine-kinase C). La diminution de l'activité de la PKC entraîne une diminution de l'expression des protéines MARCKS (*Myristoylated Alanine-Rich C Kinase Substrate*) qui jouent un rôle dans l'assemblage des filaments d'actine et confèrent leur rigidité à la membrane plasmatique neuronale, notamment au niveau de structures hippocampiques, impliquées dans les processus de mémoire et d'apprentissage.

En administration chronique, le lithium régule l'expression de gènes tels que c-fos (*forskolin-induced*) et bcl2 (*B-cell lymphoma/leukemia2*) et inhibe la GSK3β (glycogène-synthase-kinase 3β, enzyme impliquée dans les phénomènes apoptotiques), ainsi que la MAP1β (protéine associée aux microtubules) impliquées dans la dynamique des microtubules et du cytosquelette. Plus récemment encore, des données suggèrent l'implication du lithium dans la régulation des rythmes circadiens, *via* la modulation de l'expression de gènes « clock » (littéralement gènes horloges) [10].

Ainsi, le lithium a montré l'existence d'effets biologiques à long terme modifiant différents facteurs impliqués dans la survie et la plasticité neuronale. Ces effets, qui apparaissent pour certains uniquement lors d'une administration chronique au long cours, pourraient rendre compte du délai d'action de ces traitements.

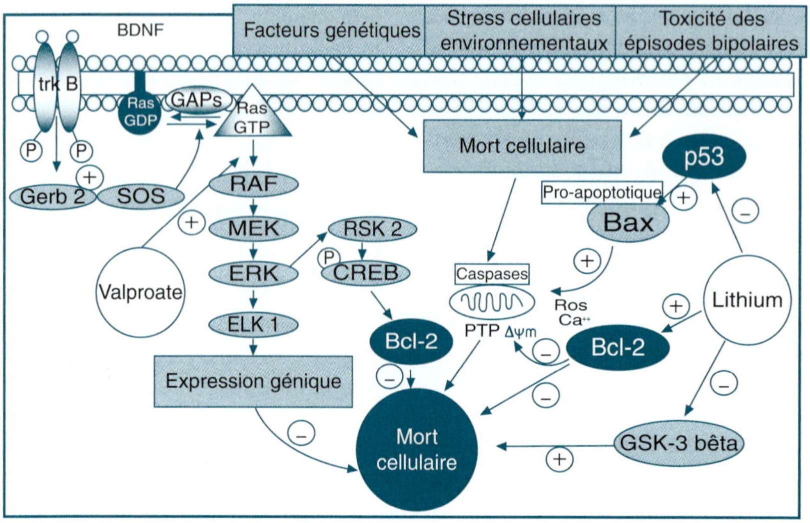

Figure 24.2 Mécanismes neurotrophiques et neuroprotecteurs du lithium et du divalproate à long terme.

BDNF : *Brain-Derived Neurotrophic Receptor*; trkB : récepteur tyrosine-kinase du BDNF; GRB2 : protéine jouant un rôle dans les voies de signalisation de la MAP-kinase; SOS : *Son Of Sevenless* qui facilite l'échange de nucléotides de guanine; GAP : protéines d'activation de la guanosine-triphosphatase; Ras, Raf, MEK, ERK, et Elk1 : composantes de la voie d'activation du ERK MAP-kinase; RSK : ribosomale S-6 kinase; CREB ou AMP cyclique *Response Element Binding* : adénosine cyclique monophosphate qui est une protéine de liaison; PTP : pore de transmission de la perméabilité des mitochondries; p53 et BAX : protéines proapoptotiques.

Bcl-2 atténue l'apoptose en inhibant l'activation des caspases; en empêchant la libération des facteurs apoptotiques mitochondriaux tels que le calcium et le cytochrome c dans le cytoplasme; et en augmentant la recapture mitochondriale de calcium. La protéine p53, facteur de transcription, contrôle l'expression de certains gènes et joue un rôle apoptotique. Le lithium, par l'intermédiaire de ses effets sur bcl-2 et p53, peut exercer des effets sur la perméabilité mitochondriale. Le lithium et le valproate inhibent également la kinase 3β (GSK-3ß), aux effets neuroprotecteurs. Le valproate active aussi la voie d'activation du ERK MAP-kinase qui a des effets neurotrophiques et sur la croissance neuronale.

Adapté de [13].

Indications thérapeutiques

Traitement de la manie aiguë

L'efficacité antimaniaque du lithium a été clairement montrée (cinq études contrôlées *versus* placebo, une dizaine d'études contrôlées *versus* neuroleptiques conventionnels). L'efficacité curative sur la manie aiguë s'évalue sur une période minimum de 5 semaines [3]. La présence de caractéristiques psychotiques congruentes ou non à l'humeur doit faire adjoindre un traitement antipsychotique atypique concomitant. Les formes dysphoriques de manie (états mixtes) traitées par le lithium peuvent bénéficier d'une association avec le divalproate.

Prévention des récurrences bipolaires

La prévention des récurrences est l'objectif principal de la prise en charge des patients bipolaires. Il est aujourd'hui recommandé d'instituer un traitement thymorégulateur au long cours, dès le premier épisode maniaque ou hypomaniaque, même s'il a été déclenché par la prise d'antidépresseurs.

Une méta-analyse de 14 études randomisées contrôlées [16] a mis en évidence de façon très robuste l'efficacité préventive du lithium comparativement aux autres traitements, avec un risque de rechute divisé par un facteur 2. Une autre méta-analyse portant sur 31 études a montré que les patients bipolaires traités par lithium voyaient leur risque suicidaire divisé par un facteur 5 comparativement aux patients non traités par lithium, et ce, quel que soit le traitement de comparaison [1]. Une analyse reprenant six études contrôlées lithium *versus* placebo a montré un risque de rechute 4 fois moindre (*odds ratio* = 4,1 ; intervalle de confiance [2,1–7,7]) dans le groupe lithium, à 6 et 12 mois de traitement [9].

Le taux de réponse sous lithium avoisine 65 % des patients, et les critères prédictifs de résistance thérapeutique chez les patients compliants sont : épisode mixte, présence de caractéristiques psychotiques, forme à cycles rapides et comorbidité liée à la consommation d'alcool ou de drogues.

L'efficacité thymorégulatrice du lithium s'évalue sur une période de 1 à 2 ans : il s'agit alors d'évaluer si le lithium a permis une diminution de la fréquence et de l'intensité des épisodes thymiques. Il faut poursuivre le traitement par lithium – même s'il y a rechute – sur un délai de 12–24 mois, afin de se donner suffisamment de recul pour évaluer son efficacité. À l'issue de cette période, une évaluation soigneuse de la réponse (même si elle n'est que partielle) doit être faite : la persistance de fluctuations thymiques, surtout les premiers mois, est fréquente, et ne doit pas conduire à l'arrêt systématique du lithium. Une réponse partielle fait discuter la cothérapie (p. ex. avec le valproate) ou un changement de molécule.

Par ailleurs, le lithium s'avère nettement plus efficace sur la prévention de la rechute maniaque que sur la prévention de la rechute dépressive (tout comme la majorité des thymorégulateurs, à l'exception de la lamotrigine). En ce sens, les stratégies de prise en charge des récurrences dépressives, non équilibrées par le lithium seul, ne doivent pas conduire à l'arrêt du lithium, mais à son association avec un antidépresseur ou la lamotrigine.

L'information du patient doit être complète, notamment sur les effets secondaires, le risque d'un arrêt intempestif de la thérapeutique, les symptômes d'intoxication aiguë et la conduite à tenir dans cette situation.

Autres indications

Outre son effet thymorégulateur et antisuicide, son effet anti-impulsif et antiagressif est bien documenté.

Il s'avère un traitement complémentaire utile de certaines formes impulsives-agressives de schizophrénies, et de troubles sévères de la personnalité (notamment borderline).

Enfin, l'effet « starter » du lithium est parfois utilisé pour accélérer le délai d'action des antidépresseurs et potentialiser leur efficacité, avec des résultats très inconstants en pratique clinique.

Utilisation en pratique clinique

Les sels de lithium (Téralithe 250®, Téralithe LP 400®, Neurolithium®) sont débutés après avoir réalisé un bilan comprenant l'examen clinique avec pesée et prise de pression artérielle ainsi qu'un bilan biologique associant : ionogramme sanguin + créatinine, TSH-us (ultrasensible), calcémie et PTH (parathormone), et β-HCG (hormone chorionique gonadotrope) chez les femmes en âge de procréer. Un contrôle initial de la clairance réelle de la créatinine et de la protéinurie des 24 heures, ainsi qu'un ECG sont recommandés, et éventuellement un EEG en présence de symptômes neurologiques.

L'utilisation du lithium implique une surveillance initiale hebdomadaire de la lithémie jusqu'à la fourchette thérapeutique comprise entre 0,6 à 0,8 mEq/L pour la forme standard et 0,8 à 1,2 mEq/L pour la forme LP (libération prolongée). Par la suite, il convient de contrôler semestriellement la lithémie plasmatique et érythrocytaire, le ionogramme, la créatinine, la TSH, et la PTH. Les effets secondaires du lithium, résumés dans le tableau 24.4, sont le plus souvent modérés et régressent après une légère réduction de doses. Il faut prévenir les patients qu'ils auront une nette augmentation de leur consommation liquidienne (qu'ils ne doivent pas restreindre, surtout quand il fait chaud) et un tremblement fin des extrémités qui sont des signes normaux d'imprégnation au lithium. Il est par ailleurs indispensable pour le patient de connaître les signes de surdosage, qui associent un tremblement ample des extrémités, des nausées, diarrhées, vomissements, troubles visuels, vertiges, confusion et hyperréflexie ostéotendineuse. Lorsque la lithémie est supérieure à 2,5 mEq/L, il existe un risque de coma, d'épilepsie ou de trouble du rythme cardiaque. Fait important, les tentatives de suicide sous lithium sont rares (probablement justement du fait de son effet antisuicide).

L'intoxication au lithium constitue donc une urgence qui nécessite l'arrêt immédiat du lithium (et des autres psychotropes), l'hospitalisation en réanimation, la diurèse osmotique ou l'hémodialyse et la correction des désordres électrolytiques.

Il n'existe pas de contre-indication absolue au lithium. Les contre-indications relatives sont : l'insuffisance rénale sévère, l'utilisation au long cours d'AINS (anti-inflammatoires non stéroïdiens), le régime sans sel, l'hyponatrémie sévère,

Tableau 24.4 Principaux effets secondaires du lithium.

Neurologiques	Tremblements en début de traitement, le plus souvent transitoires, voire syndrome extrapyramidal en cas de surdosage (corrigés en diminuant le dosage, en proposant une forme LP ou un traitement type bêtabloquants non cardiosélectifs). Possibles atteintes cérébelleuses : vertiges, dysarthrie, incoordination motrice.
Digestifs	Nausées, vomissements, diarrhées, fréquents en début de traitement mais devant aussi faire évoquer un surdosage.
Néphrologiques	Syndrome polyuropolydipsique (diabète insipide néphrogénique) qui doit faire éliminer une potomanie et une hypocalcémie (qui peut être elle-même provoquée par le lithium). Il faut alors diminuer voire arrêter le lithium. Il ne faut jamais prescrire de restriction hydrique qui expose à un risque de déshydratation intracellulaire avec hypernatrémie. On tentera de diminuer ce syndrome en préconisant la forme LP en une seule prise le soir. Modifications rénales au long cours à type de lésions glomérulaires minimes, néphrite interstitielle, insuffisance rénale.
Psychiques	Léthargie, obnubilation, sédation. Troubles cognitifs, affectifs et émotionnels.
Endocrinologiques	Troubles thyroïdiens : ils concernent 5 à 35 % des sujets (contrôle annuel de la TSH indispensable). Le lithium inhibe l'absorption par la glande de l'iode et la libération de T3 et T4. L'hypothyroïdie induite n'est pas une indication d'arrêt du lithium, mais elle doit toujours être substituée par opothérapie. Il faut éliminer les anomalies transitoires qui surviennent durant les 6 premiers mois de traitement et confirmer l'hypothyroïdie biologique par un second dosage. Prise de poids (fréquente, souvent modérée, mais qui doit faire éliminer une hypothyroïdie ou un diabète insipide néphrogénique). Hyperparathyroïdie. Diminution de la libido.
Dermatologiques	Troubles cutanés, acné, dermite séborrhéique, psoriasis et alopécie.
Cardiaques	Troubles de la repolarisation, troubles du rythme, bloc auriculoventriculaire.
Tératogénicité	Durant le 1er trimestre de grossesse.

la dyskaliémie, l'insuffisance cardiaque grave, la grossesse (premier trimestre), l'allaitement et l'hypothyroïdie.

Les interactions médicamenteuses sont résumées dans le tableau 24.5.

Valproate

Synthétisé en 1882 par B.S. Burton, le valproate n'a été utilisé comme antiépileptique qu'en 1963 puis comme thymorégulateur en 1966 [11].

Il existe trois formes commercialisées : acide valproïque (Dépakine®), divalproate (Dépakote®) et valpromide (Dépamide®).

Mécanismes d'action du divalproate

Le valpromide (Dépamide®), amide de l'acide valproïque, est transformé en acide valproïque ou valproate (Dépakine®). Le divalproate (Dépakote®) composé d'une molécule d'acide valproïque et de valproate de sodium est hydrolysé dans l'intestin avant d'y être absorbé. La demi-vie du valproate est de 6 à 17 heures et son métabolisme est hépatique.

Le mode d'action thymorégulatrice du divalproate demeure relativement mal connu, mais ses cibles intraneuronales sont mieux identifiées (*cf.* figure 24.2). Il s'agit d'un acide gras à courte chaîne, qui augmente la concentration de GABA intrasynaptique, en particulier au niveau hippocampique. Il inhibe la GABA-transaminase et augmente l'activité de la GAD (*Glutamic Acide Décarboxylase*, enzyme impliquée dans la biosynthèse du GABA). Le GABA diminue le tonus excitateur glutamatergique et module l'action de neurotransmetteurs monoaminergiques, en particulier de la sérotonine. Il exerce un blocage des canaux sodiques et calciques et inhibe plusieurs enzymes intraneuronales (dont la GSK3β, la succinate semi-aldéhyde-déshydrogénase : SSA-DH,

Tableau 24.5 Interactions médicamenteuses avec le lithium (le lithium interagit avec de nombreux médicaments, seules les principales interactions sont décrites).

Antibiotiques	Métronidazole, tétracyclines et spectinomycine : augmentent la toxicité rénale du lithium. Pas d'association des quinolones avec le lithium.
Tricycliques	
AINS	En inhibant la synthèse des prostaglandines rénales, majorent la toxicité rénale du lithium.
Xanthines, théophylline, caféine	Diminuent la lithémie.
Diurétiques	Peuvent tous augmenter la lithémie.
Médicaments cardiovasculaires	Digoxine, inhibiteurs de l'enzyme de conversion, méthyldopa, diltiazem, vérapamil.
Antipsychotiques	Majorent la neurotoxicité (chlorpromazine, fluphénazine, halopéridol, perphénazine, thioridazine), au même titre que l'électroconvulsivothérapie qui impose une suspension temporaire de la lithiothérapie.

et l'histone-déacétylase : HDAC). Ces enzymes exercent, directement ou indirectement, un effet de modulation de l'expression génique de facteurs impliqués dans la plasticité et la survie neuronale (*cf.* figure 24.2).

Indications thérapeutiques

L'AMM française reconnaît l'indication en seconde intention « dans le traitement des épisodes maniaques chez les patients souffrant de troubles bipolaires, en cas de contre-indication ou d'intolérance au lithium ». Certains auteurs recommandent d'utiliser une dose de charge de 20 mg/kg/j afin d'accélérer l'efficacité antimaniaque [9].

L'effet préventif du valproate est moins bien documenté dans la littérature que celui du lithium et la méta-analyse Cochrane recommande clairement son utilisation en seconde intention après le lithium [12]. Certains auteurs préconisent l'utilisation préférentielle du divalproate dans les indications suivantes : états mixtes, cycles rapides, mais les données d'efficacité contrôlée dans ces sous-formes de troubles bipolaires demeurent limitées et des études récentes montrent que le lithium ne s'avère pas moins efficace dans ces formes de la maladie.

L'effet anti-impulsif et anticomitial du divalproate peut également être mis à profit dans certains troubles des conduites, par exemple chez certains patients souffrant de retard mental ou de trouble de la personnalité sévère.

Utilisation en pratique clinique

Avant d'instaurer le traitement on réalise un bilan clinique complet ainsi qu'un contrôle du bilan hépatique, de la numération formule sanguine et de la coagulation.

L'instauration doit être progressive et l'on considère que la dose efficace se situe entre 750 et 2 000 mg/j, initialement en 2 ou 3 prises, puis en monoprise vespérale. Dans les états maniaques, une dose de charge de 20 mg/kg/j répartie en 2 prises est préconisée.

On doit surveiller le taux plasmatique après 2 semaines de traitement (taux thérapeutiques : 50–100 mg/L ou 345–690 µmol/L) puis, une fois la dose équilibrée, tous les 6 mois. Le poids, le bilan hématologique et hépatique sont à contrôler avant la mise en route du traitement (ainsi que les β-HCG chez les femmes en âge de procréer) et à surveiller tous les 3 mois la 1re année puis tous les 6 mois. En cas de douleurs abdominales, il faut doser la lipase et l'amylase plasmatique et urinaire afin d'éliminer une pancréatite. Chez les femmes en âge de procréer, on surveille l'apparition de troubles du cycle, d'un hirsutisme ou d'une alopécie (syndrome des ovaires polykystiques).

Par ailleurs, compte tenu du risque tératogène, une nouvelle recommandation officielle a été émise en juin 2015 par l'ANSM : « le valproate ne doit pas être utilisé chez les adolescentes et femmes en âge de procréer sauf en cas d'inefficacité ou d'intolérance aux alternatives médicamenteuses en raison de son potentiel tératogène élevé et du risque de troubles neuro-développementaux chez les enfants exposés in utero au valproate. Les femmes en âge de procréer doivent utiliser une contraception efficace pendant le traitement et être complètement informées des risques associés à l'utilisation de Dépakine® pendant la grossesse. Le médecin doit s'assurer que la patiente a reçu une information complète sur les risques, à l'aide de documents tels que la brochure d'information patiente pour l'aider à comprendre les risques. » Fait nouveau, la patiente (ou son représentant légal) doit compléter et signer le formulaire d'accord de soins, initialement ou avant décembre 2015 pour les traitements en cours, et tous les ans. Le traitement ne peut être initié que par un spécialiste quoi doit réévaluer le ratio bénéfice/risque tous les ans. Des documents sont accessibles sur le site de l'ANSM.

Les effets indésirables peuvent être hématologiques (thrombopénie), gastro-intestinaux (nausées et vomissements, prise de poids, hépatite, pancréatite aiguë), neurologiques (tremblement des extrémités, sédation, encéphalopathie par hyperammoniémie), endocriniens (syndrome des ovaires polykystiques, alopécie), tératogènes.

Les interactions médicamenteuses sont nombreuses et souvent à l'origine de modifications des taux sanguins des médicaments concernés dont les principaux sont : l'érythromycine, les antagonistes H2, la cimétidine, le paracétamol (par hépatotoxicité cumulée), les anticoagulants, la fluoxétine, la sertraline, les benzodiazépines, la rispéridone et la clozapine.

Lamotrigine (Lamictal®)

La lamotrigine est le seul antiépileptique à avoir montré un effet supérieur au placebo sur la prévention de la récurrence dépressive chez le patient bipolaire [2, 7].

Mécanismes d'action

Cette molécule bloque les canaux sodiques présynaptiques avec effet stabilisateur de membrane, inhibe la libération d'aminoacides neuroexcitateurs (glutamate et aspartate), et inhibe la recapture de la sérotonine, de la noradrénaline et de la dopamine.

Ses effets indésirables sont essentiellement cutanés de mécanismes immunoallergiques à type de rashs cutanés (5 à 12 %), le plus souvent modérés (hypersensibilité de type 4), mais nécessitent une grande vigilance en raison de la possibilité de survenue d'un syndrome de Stevens-Johnson ou de Lyell (nécrolyses épidermiques). Il existe par ailleurs des risques de complications neurologiques et ophtalmologiques. En pratique, il s'agit d'un traitement bien toléré lorsqu'il est introduit très progressivement.

Utilisation en pratique clinique

Le traitement est instauré après un examen clinique complet ainsi qu'un contrôle du bilan hépatique, de la numération formule sanguine et des β-HCG chez les femmes en âge de procréer.

La fréquence des effets secondaires cutanés impose une augmentation très progressive et prudente du traitement, par paliers de 25 mg hebdomadaires, pour des posologies comprises entre 100 et 300 mg/j (en fonction de la tolérance, de l'efficacité et des dosages plasmatiques). On dosera également les taux sanguins en cas d'effets secondaires ou d'association médicamenteuse (taux plasmatiques usuels : entre 10 et 60 µmol/L).

Les contre-indications de la lamotrigine sont les antécédents d'intolérance à cette molécule, l'allaitement et l'insuffisance rénale.

Carbamazépine (Tégrétol®)

Compte tenu de son faible niveau de preuve, cette molécule n'est pas recommandée en 1re intention dans le traitement du trouble bipolaire.

Mode d'action

La carbamazépine (Tégrétol®) est un stabilisateur des canaux sodiques, calciques et potassiques et réduit les flux calciques. Il joue un rôle dans l'*up-regulation* des récepteurs GABA-B. Par ailleurs, il exerce une action sur les canaux NMDA (N-méthyl-D-aspartate) glutamatergiques, antagonise de façon compétitive les récepteurs A1 de l'adénosine et potentialise également la neurotransmission catécholaminergique.

L'AMM recommande son utilisation en seconde ligne, dans la « prévention des rechutes dans le cadre des psychoses maniaco-dépressives, notamment chez les patients présentant une résistance relative, des contre-indications ou une intolérance au lithium » [3].

Dans le cas des cycles rapides, les résultats demeurent trop controversés pour permettre de proposer des recommandations [4].

Utilisation en pratique clinique

Après un examen clinique complet on contrôle l'hémogramme, le bilan hépatique, l'ionogramme sanguin, les β-HCG chez les femmes en âge de procréer et l'électrocardiogramme.

La posologie usuelle est de 400 à 800 mg/j, jusqu'à 1 200 mg/j dans le traitement des épisodes maniaques à instaurer par paliers de 3 à 4 jours afin de réduire les troubles de la vigilance. Il est indispensable de rappeler au patient le risque de toute interaction médicamenteuse lié au caractère d'inducteur enzymatique de ce traitement.

Au début du traitement, on pratiquera des carbamazépinémies régulières afin de s'assurer que le dosage se trouve dans la zone thérapeutique (5 à 10 mg/L) puis tous les 3 ou 6 mois et on surveillera la tolérance hématologique et hépatique régulièrement. On peut constater, malgré une posologie stable, une baisse plasmatique physiologique, après une dizaine de jours, due à un phénomène d'auto-induction enzymatique.

Avant d'introduire un traitement par carbamazépine, on s'assurera d'éliminer une des contre-indications que sont les antécédents d'allergie à la carbamazépine ou aux imipraminiques, la grossesse (anomalies de fermeture du tube neural), l'allaitement, les troubles du rythme cardiaque, les antécédents de porphyrie, les traitements par IMAO, les antécédents d'hypoplasie médullaire, une coprescription avec des médicaments susceptibles d'entraîner une agranulocytose, le glaucome, les troubles prostatiques, l'insuffisance hépatique, rénale et cardiaque. Certaines associations avec la carbamazépine sont contre-indiquées : IMAO, macrolides, isoniazide, cimétidine, valpromide, vérapamil, diltiazem, dextropropoxyphène, danazol, ISRS.

Du fait de sa liaison au cytochrome P450, la carbamazépine peut modifier les taux de certains médicaments ou voir ses propres taux modifiés en cas de coprescription; c'est pourquoi il est indispensable de toujours évaluer de façon précise les interactions avec les autres traitements.

Topiramate (Épitomax®)

Cet antiépileptique pourrait présenter un effet prophylactique dans certains troubles bipolaires réfractaires aux traitements classiques, utilisé seul ou en association, hors AMM en France. Notons un intérêt particulier de l'utilisation du topiramate en adjonction (*add-on*) au lithium dans les formes de troubles bipolaires comorbides avec une alcoolodépendance [6] ou un trouble boulimique [14].

Ses mécanismes d'action comprennent le blocage des canaux sodiques, la potentialisation de la transmission gabaergique, la diminution de l'activité excitatrice du glutamate *via* les récepteurs AMPA (α-amino-hydroxy-5-méthylisoazol-4-propionate) et l'inhibition de certaines isoenzymes de l'anhydrase carbonique. En coprescription, ce traitement peut modifier les taux plasmatiques des autres traitements.

Les effets indésirables sont essentiellement métaboliques, avec des risques de néphrolithiase par acidose métabolique, neuropsychiatriques (hallucinations), gastro-intestinaux et ophtalmologiques (diminution de l'acuité visuelle réversible et douleurs oculaires pendant le 1er mois). On constate une perte de poids de 7 % de la masse corporelle chez 13 % des patients [19] et un effet anti-*craving*, ce qui incite parfois à le coprescrire lors d'une comorbidité avec un trouble des conduites alimentaires avec composante boulimique sévère.

La mise en place du traitement est progressive après un examen clinique complet et un contrôle du bilan hépatique, de la numération formule sanguine et β-HCG chez les femmes en âge de procréer. On augmentera de 50 mg/semaine le traitement jusqu'à une dose comprise entre 200 et 600 mg que l'on adaptera à la fonction rénale. Il est indispensable de prescrire une bonne hydratation en raison du risque de néphrolithiase.

Le topiramate est contre-indiqué en cas d'hypersensibilité au topiramate ou aux sulfamides et son utilisation est déconseillée pendant la grossesse et l'allaitement.

Antipsychotiques atypiques

Quétiapine (Xeroquel®)

Son profil d'efficacité semble plus large que celui des autres antipsychotiques atypiques puisque ses indications recouvrent l'épisode maniaque bipolaire et l'épisode dépressif bipolaire [18] en monothérapie. La quétiapine possède une affinité pour les récepteurs sérotoninergiques 5HT1A et 5HT2 et pour les récepteurs dopaminergiques D1 et D2 (avec une affinité moindre pour les récepteurs D2 que pour les récepteurs 5HT2). La quétiapine a aussi une affinité élevée pour les récepteurs histaminergiques H1 et les récepteurs α1 et α2-adrénergiques. La norquétiapine, métabolite plasmatique actif, présente une affinité élevée pour le transporteur de la noradrénaline. D'autres métabolites 7-hydroxy et 7-hydroxy-N-désalkylé sont pharmacologiquement actifs.

L'instauration se fait à doses progressivement croissantes. Durant les épisodes maniaques, les doses journalières s'élèvent à 100 mg (J1), 200 mg (J2), 300 mg (J3) et 400 mg (J4), avec une dose maximale de 800 mg/j. Lors des épisodes dépressifs des troubles bipolaires, la posologie moyenne est de 150 à 300 mg. Les effets indésirables les plus fréquents sont la somnolence et la prise de poids.

Aripiprazole (Abilify®)

L'aripiprazole a uniquement obtenu l'AMM dans le traitement de la manie et dans la prévention de la récurrence maniaque, avec des posologies qui varient entre 5 et 30 mg/j. De très petites doses (2,5 à 5 mg/j) induisent des effets antidépresseurs et psychostimulants vraisemblablement du fait de son profil d'affinité particulier pour les récepteurs dopaminergiques (antagoniste à fortes doses, agoniste partiel à faibles doses). Comparativement aux autres antipsychotiques atypiques, le profil de tolérance métabolique est meilleur (moins de prise de poids et de dyslipidémies). En revanche, l'akathisie et les troubles du sommeil sont fréquents.

Olanzapine (Zyprexa®)

L'olanzapine a montré son efficacité dans le traitement de l'épisode maniaque aigu, ainsi que dans la prévention des récidives [5]. La posologie varie de 5 à 20 mg/j, et les effets secondaires comprennent essentiellement la survenue fréquente d'un syndrome métabolique : prise de poids parfois importante, diabète, dyslipidémie. La sédation en début de traitement est fréquente. L'olanzapine seule n'a pas montré son efficacité dans le traitement de la dépression bipolaire, mais la combinaison olanzapine + fluoxétine a montré son efficacité dans le traitement de la dépression bipolaire.

D'autres antipsychotiques atypiques semblent montrer une efficacité dans le traitement aigu des épisodes maniaques bipolaires mais n'ont pas fait la preuve de leur efficacité dans la prévention de la récurrence (rispéridone, amisulpride).

Clozapine (Leponex®)

La clozapine s'avère une option thérapeutique de 3e ligne dans les formes très réfractaires de troubles bipolaires avec des résultats parfois spectaculaires. En pratique clinique, les doses utilisées dans cette indication sont plus faibles que dans la schizophrénie (25 à 150 mg) et relèvent d'un protocole de suivi similaire (NFS hebdomadaire les premiers mois et augmentation par paliers progressifs). Notons qu'un essai randomisé portant sur des patients présentant un trouble bipolaire réfractaire pendant un an a montré une amélioration significative plus importante sous clozapine que sous les traitements usuels [17]. Ajoutons que dans les formes sévères et résistantes, l'électroconvulsivothérapie conserve une place de choix.

Conclusion

Au cours de la dernière décennie, le rôle du lithium comme thymorégulateur de référence a été réaffirmé tandis que de nouveaux traitements sont venus enrichir l'arsenal thérapeutique et ont permis de définir de nouvelles stratégies thérapeutiques (*cf.* recommandations internationales), notamment les combinaisons synergiques (p. ex. lithium + lamotrigine ou quétiapine) et le *staging* (thérapeutique individualisée en fonction du stade évolutif) qui ont permis de transformer le pronostic clinique et fonctionnel de nombreux patients bipolaires, y compris dans les formes sévères, réfractaires et comorbides, aux côtés de nouvelles stratégies psychothérapiques (*mindfulness*, TCC, thérapie des rythmes, psychoéducation, etc.).

Références

[1] Baldessarini RJ, Tondo L, Davis P, et al. Decreased risk of suicides and attempts during long-term lithium treatment : a meta-analytic review. Bipolar Disord 2006 ; 8 : 625-39.

[2] Bowden CL, Calabrese JR, Lamictal 606 Study Group. A placebo-controlled 18-month trial of lamotrigine and lithium maintenance treatment in recently manic or hypomanic patients with bipolar I disorder. Arch Gen Psychiatry 2003 ; 60 : 392-400.

[3] Bowden CL, Calabrese JR, Swann AC, et al. Relationship of mania symptomatology to maintenance treatment response with divalproex, lithium, or placebo. Neuropsychopharmacology 2005; 30 : 1932-92.

[4] Calabrese JR, Shelton MD, Rapport DJ, et al. Current research on rapid cycling bipolar disorder and its treatment. J Affect Disord 2001 ; 67 : 241-55.

[5] Cipriani A, Rendell J, Geddes JR. Olanzapine in the long-term treatment of bipolar disorder : A systematic review and meta-analysis. J Psychopharmacol 2010; 24 : 1729-38.

[6] Frye MA, Salloum IM. Bipolar disorder and comorbid alcoholism : prevalence rate and treatment considerations. Bipolar Disord 2006; 8 : 677-85.

[7] Geddes JR, Calabrese JR, Goodwin GM. Lamotrigine for treatment of bipolar depression : independent meta-analysis and meta-regression of individual patient data from five randomised trials. Br J Psychiatry 2009; 194 : 4-9.

[8] Keck Jr PE, McElroy SL. Redefining mood stabilisation. J Affect Disord 2003; 73 : 163-9.

[9] Keck Jr PE, Welge JA, McElroy SL. Placebo effect in randomized, controlled maintenance studies of patients with bipolar disorder. Biol Psychiatry 2000; 47 : 756-61.

[10] Ko HW, Kim EY, Chiu J, et al. A hierarchical phosphorylation cascade that regulates the timing of PERIOD nuclear entry reveals novel roles for proline-directed kinases and GSK-3beta/SGG in circadian clocks. J Neurosci 2010; 30 : 12664-75.

[11] Lambert PA, Cavaz G, Borselli S. Action neuro-psychotrope d'un nouvel agent antiépileptique : le dépamide. Ann Med Psychol 1966; 124 : 707-10.

[12] Macritchie KA, Geddes JR, Scott J, et al. Valproic acid, valproate and divalproex in the maintenance treatment of bipolar disorder. Cochrane Database Syst Rev 2001 ; 3. CD003196.

[13] Manji HK, Moore GJ, Chen G. Clinical and preclinical evidence for the neurotrophic effects of mood stabilizers : implications for the pathophysiology and treatment of manic – depressive illness. Biol Psychiatry 2000; 48 : 740–54.

[14] McElroy SL, Kotwal R, Keck Jr PE. Comorbidity of eating disorders with bipolar disorder and treatment implications. Bipolar Disord 2006; 8 : 686-95.

[15] Osby U, Brandt L, Correia N, et al. Excess mortality in bipolar and unipolar disorder in Sweden. Arch Gen Psychiatry 2001 ; 58 : 844-50.

[16] Smith LA, Cornelius V, Warnock A, et al. Effectiveness of mood stabilizers and antipsychotics in the maintenance phase of bipolar disorder : a systematic review of randomized controlled trials. Bipolar Disord 2007; 9 : 394-412.

[17] Suppes T, Webb A, Rusch AJ. Clinical outcome in a randomized 1-year trial of clozapine versus treatment as usual for patients with treatment-resistant illness and a history of mania. Am J Psychiatry 1999; 156 : 1164-9.

[18] Swartz HA, Thase ME. Pharmacotherapy for the treatment of acute bipolar II depression : current evidence. J Clin Psychiatry 2011 ; 72 : 356-66.

[19] Werneke U, Taylor D, Sanders TA. Options for pharmacological management of obesity in patients treated with atypical antipsychotics. Int Clin Psychopharmacol 2002; 17 : 145-60.

24.4 Antipsychotiques

M. Garnier, T. Charpeaud, P.-M. Llorca

Terminologie

Les neuroleptiques ont été considérés, dès leur découverte, comme des médicaments ayant une action antipsychotique, c'est-à-dire réduisant les symptômes observés dans les troubles psychotiques (en particulier délire et hallucinations). C'est la présence des effets indésirables neurologiques qui a conduit Delay et Deniker au choix de cette terminologie (neuroleptique signifie littéralement « qui prend le nerf »).

La terminologie « thérapeutique antipsychotique » n'est revenue véritablement au premier plan qu'associée à « atypique » lors de la mise sur le marché de composés (dont le chef de file est la clozapine) possédant une action sur la symptomatologie psychotique, sans pour autant entraîner d'effets secondaires neurologiques aux doses thérapeutiques.

Les dénominations proposées récemment, qui semblent les plus appropriées pour désigner ces deux catégories de thérapeutiques, sont « neuroleptiques » ou « antipsychotiques de 1re génération » et « antipsychotiques de 2nde génération », la notion d'atypicité n'étant pas fondée d'un point de vue pharmacologique [18]. Dans ce chapitre, nous évoquerons de façon distincte ces deux catégories, qui, bien que peu homogènes, ont été systématiquement opposées dans la littérature. Nous décrirons également ce qui les distingue et peut constituer un facteur de choix en pratique quotidienne.

Définitions

Neuroleptiques

La définition classique proposée par Delay et Deniker décrit la classe des neuroleptiques comme celle de molécules possédant les cinq caractéristiques suivantes :

- création d'un état d'indifférence psychomotrice ;
- sédation des états d'excitation et d'agitation ;
- réduction progressive des troubles psychotiques aigus et chroniques ;
- production de syndromes extrapyramidaux et végétatifs ;
- prédominance des effets sur les régions cérébrales sous-corticales.

Antipsychotiques de 2nde génération

La classe des antipsychotiques de 2nde génération est un regroupement hétérogène de quelques molécules :

- dont l'action pharmacodynamique sur la neurotransmission est sensiblement différente de celle des neuroleptiques avec une implication d'autres systèmes de neurotransmission ;
- dont les effets extrapyramidaux sont rares ou absents (aux doses thérapeutiques) ;
- qui semblent posséder une activité significative sur la symptomatologie schizophrénique négative.

Elle comprend à l'heure actuelle :

- l'amisulpride ;
- l'aripiprazole ;
- l'asénapine[2] ;
- la clozapine ;
- la lurasidone[2] ;
- l'olanzapine ;
- la palipéridone ;
- la quétiapine ;
- la rispéridone.

Aspects pharmacologiques

Pharmacodynamie

L'action pharmacodynamique des différents neuroleptiques et antipsychotiques de 2nde génération tiendrait à leur effet inhibiteur (antagoniste), variable selon les molécules, sur les récepteurs post-synaptiques dopaminergiques D2. D'autres sous-types de récepteurs (sérotoninergiques, histaminergiques et cholinergiques) sont également antagonisés. C'est probablement l'équilibre de l'action antagoniste sur les différents systèmes de neurotransmission qui est responsable de l'effet clinique constaté.

Le schéma le plus classique d'action des neuroleptiques reste celui d'un blocage dopaminergique, responsable des effets antipsychotiques (par l'action sur les voies dopaminergiques mésolimbique et mésocorticale) et des effets indésirables (par l'action sur les voies nigrostriée et tubéro-infundibulaire).

Les antipsychotiques de 2nde génération ont des modes d'action différents soit par la localisation de leur effet, soit par le système de neurotransmission ciblé (en particulier par l'implication plus marquée du système sérotoninergique), soit par la nature pré ou post-synaptique de leur action, soit encore par les récepteurs dopaminergiques impliqués (D1, D3 notamment). Les agonistes dopaminergiques partiels (tels que l'aripiprazole), du fait d'une activité dopaminergique propre

2 L'anésapine, la lurasidone, de même que la ziprazidone, le sertindole et la zotépine ne sont pas commercialisés en France au moment de la rédaction de ce texte (été 2016).

inférieure à celle de la dopamine, entraîneraient une réduction de la transmission dopaminergique dans un environnement hyperdopaminergique (effet antagoniste) et une augmentation de cette transmission dans un environnement hypodopaminergique (effet agoniste).

La liaison entre récepteurs dopaminergiques et antipsychotiques de 2nde génération serait caractérisée par une capacité de dissociation plus rapide que celle des neuroleptiques au niveau moléculaire; cela constituerait la base de leur profil d'activité [11].

Pharmacocinétique

Les neuroleptiques sont principalement résorbés au niveau de l'intestin grêle et atteignent pour la plupart leur pic plasmatique rapidement, en 30 minutes à 6 heures. Les demi-vies d'élimination varient de quelques heures à quelques jours. La barrière fœtoplacentaire est facilement franchie, mais le passage dans le lait maternel est faible. L'élimination des neuroleptiques se fait essentiellement par voie rénale après biotransformation en métabolites hydrosolubles.

La dégradation des antipsychotiques de 2nde génération se fait principalement au niveau du foie, avec l'intervention du système du cytochrome P450 et de certaines de ses isoformes, variables d'une molécule à l'autre (CYP2D6, 1A2 et 3A4 essentiellement). Il existe parfois une modification des taux plasmatiques en cas d'associations médicamenteuses.

Classifications

Le nombre de produits découverts dans ce domaine a suscité des efforts importants de regroupement. Aucune des nombreuses classifications ne s'est imposée. La classification de Delay et Deniker repose sur trois types d'action :

- l'action sédative (antimaniaque);
- l'action réductrice des symptômes psychotiques;
- l'action désinhibitrice (action sur les symptômes dits négatifs).

La comparaison des molécules entre elles, en fonction des grandes dimensions cliniques de la schizophrénie, a fait l'objet de plusieurs études récentes, dont de nombreuses méta-analyses [14, 16]. L'une de ces dernières méta-analyses met en avant une différence d'efficacité par rapport au placebo supérieure pour la clozapine, et une différence de tolérance par rapport au placebo très variable en fonction des effets indésirables avec, par exemple, une supériorité de l'amisulpride concernant la sédation, alors que l'halopéridol, molécule la plus pourvoyeuse d'effets secondaires neurologiques, s'avère aussi être la mieux tolérée par rapport au risque de prise de poids [16].

Effets thérapeutiques

La description des effets thérapeutiques des antipsychotiques, et la comparaison des molécules entre elles restent un sujet à part entière dans la littérature actuelle. Des études de grande envergure : CATIE (*Clinical Antipsychotic Trials of Intervention Effectiveness*) [17], CUtLASS (*Cost Utility of the Latest Antipsychotic drugs in Schizophrenia Study*) [9], EUFEST (*European First-Episode Schizophrenia Trial*) [10], ainsi que des méta-analyses récentes [13, 14] sont d'un intérêt majeur sur ce point précis. Leurs résultats sont souvent, mais pas systématiquement, en faveur des antipsychotiques de 2nde génération.

Effet sédatif

La sédation peut être obtenue avec pratiquement n'importe quel neuroleptique, mais avec des posologies et à des vitesses variables selon le produit. Pour les antipsychotiques de 2nde génération, l'action sédative semble hétérogène. La notion communément admise d'un effet sédatif moins important que pour les neuroleptiques ne paraît pas se vérifier pour toutes les molécules.

Effet antipsychotique

Cet effet, encore appelé «incisif», consiste en une diminution progressive de la symptomatologie délirante et/ou hallucinatoire. Ces effets sont moindres chez les sujets présentant un délire chronique systématisé que chez les patients souffrant de schizophrénie. Il faut insister sur le délai d'apparition de cette activité (quelques jours à plusieurs semaines de traitement). L'action antipsychotique des composés de 2nde génération est comparable en termes d'intensité à celui des neuroleptiques.

Effet antidéficitaire

Il existe aussi un effet propre des neuroleptiques sur les symptômes dits «négatifs» de la schizophrénie tels que le retrait social et affectif, l'anhédonie, l'apragmatisme. Cet effet a été qualifié d'antidéficitaire.

Certaines molécules, en particulier les benzamides, présenteraient une «bipolarité» d'action et seraient antidéficitaires à faible dose et antiproductives à forte dose. L'effet antidéficitaire serait plus marqué avec les antipsychotiques de 2nde génération, même si cette action ainsi que les doses à employer pour l'obtenir restent controversées.

Effet cognitif

Neuroleptiques

Les neuroleptiques semblent avoir à la fois des effets positifs sur les fonctions cognitives lors des traitements au long cours (notamment sur l'attention) et des effets délétères, en particulier lors des traitements aigus, avec notamment une altération des fonctions mnésiques secondaire aux effets anticholinergiques des neuroleptiques.

La méta-analyse de Mishara et Goldberg tend à démontrer l'existence d'un effet positif des neuroleptiques dans la schizophrénie dans différents domaines de la cognition [20]. On observerait une amélioration marquée dans les domaines de l'attention, des fonctions langagières, de la mémoire. Les fonctions perceptuelles seraient modérément améliorées et les fonctions exécutives et les fonctions oculomotrices ne le seraient qu'inconstamment.

Comme le soulignent ces auteurs, l'hypothèse la plus probable est que les neuroleptiques entraînent une amélioration des fonctions cognitives, supérieure à celle provoquée par le placebo mais inférieure à celle produite par les antipsychotiques de 2nde génération. Ceci ne préjuge toutefois pas de l'effet délétère sur certaines fonctions cognitives des anticholinergiques utilisés comme correcteurs des effets indésirables neurologiques.

Antipsychotiques de 2nde génération

Plusieurs revues de la littérature répertorient les différentes études concernant l'impact cognitif des antipsychotiques de 2nde génération [6]. Globalement, les améliorations provoquées par les antipsychotiques de 2nde génération portent principalement, mais pas uniquement, sur la fluence verbale, les fonctions motrices fines et les fonctions exécutives [21].

Tolérance – Effets indésirables

Effets indésirables psychiques

L'ensemble des effets indésirables psychiques décrit avec les neuroleptiques est beaucoup plus rarement observé avec les antipsychotiques de 2nde génération.

On retrouve :

- le syndrome d'indifférence psychomotrice;
- la somnolence;
- l'accès d'angoisse et les réactivations délirantes pouvant survenir en cas de traitement excessivement désinhibiteur;
- les symptômes dépressifs;
- les accès confuso-oniriques, rares, survenant plutôt chez les sujets âgés et avec les molécules ayant une action anticholinergique.

Effets indésirables neurologiques

Ces manifestations sont considérées comme intimement liées à l'action des neuroleptiques. Leur absence, aux doses thérapeutiques, est un des points communs caractérisant les antipsychotiques de 2nde génération. On décrit plusieurs types de symptômes :

- les dystonies aiguës;
- le syndrome parkinsonien;
- l'akathisie;
- les dyskinésies tardives;
- les crises d'épilepsie.

Dystonies ou dyskinésies aiguës

Les effets extrapyramidaux les plus précoces à survenir sont les dystonies ou dyskinésies aiguës (dès les premières 36 heures), souvent lors de l'instauration du traitement neuroleptique.

Syndromes parkinsoniens

Les syndromes parkinsoniens, parfois appelés «parkinsonisme», se caractérisent par une akinésie, un tremblement de repos et d'action, une hypertonie musculaire de type plastique (signe de la roue dentée), une perte des mouvements automatiques (perte du balancement des bras à la marche), un réflexe nasopalpébral inépuisable.

Akathisie

L'akathisie est l'incapacité à maintenir, même brièvement, une position stable. Ce trouble peut aller d'une sensation discrète, mais désagréable, d'impatience motrice jusqu'à une déambulation forcée incoercible (tasikinésie) pouvant être confondue avec l'agitation psychotique.

Dyskinésies tardives

Survenant parfois longtemps après ou au cours d'un traitement généralement prolongé et à forte posologie, les dyskinésies tardives se présentent sous la forme d'un syndrome hyperkinétique involontaire. Leur gravité tient à la gêne considérable occasionnée dans les relations sociales, et à la difficulté de leur traitement (non codifié actuellement). Leur classique irréversibilité serait relative, certaines dyskinésies tardives pouvant régresser, en quelques mois à quelques années, après l'interruption du traitement. Leur prévention reste un point capital du traitement antipsychotique.

Les antipsychotiques de 2nde génération induiraient peu ou pas de dyskinésies tardives, voire auraient une action curative (en particulier pour la clozapine) sur ces manifestations invalidantes [5].

Crises d'épilepsie

Les crises d'épilepsie provoquées uniquement par un traitement neuroleptique sont exceptionnelles. Une épilepsie connue et traitée ou simplement un terrain à risque justifient donc une prescription prudente (posologie atteinte progressivement, surveillance clinique rapprochée). Parmi les antipsychotiques de 2nde génération, la clozapine entraînerait un risque accru de comitialité.

Risque neurovasculaire

L'utilisation des antipsychotiques de 2nde génération serait associée à un risque accru d'accidents vasculaires cérébraux et ischémiques transitoires chez le sujet âgé souffrant de démence. Cette question est à l'origine de recommandations de l'Afssaps en 2008 [1], précisant que l'utilisation des antipsychotiques de 2nde génération dans la démence du sujet âgé ne doit se faire qu'après échec des mesures non pharmacologiques, en cas de danger pour le patient, et pour une durée courte. Celle-ci doit faire l'objet d'une évaluation soigneuse du rapport bénéfice/risque en prenant notamment en compte les antécédents vasculaires du patient et les effets positifs attendus d'un tel traitement, qui restent souvent modestes [22].

Autres effets indésirables

Hypotension artérielle

Les hypotensions artérielles, surtout orthostatiques, sont liées aux effets adrénolytiques, en particulier avec les neuroleptiques. Elles s'observent également avec la clozapine.

Effets anticholinergiques

Les effets anticholinergiques se manifestent par une sécheresse buccale désagréable. Une mydriase est présente et associée à des troubles de l'accommodation en début de cure, la pression intraoculaire peut s'élever, nécessitant une surveillance en cas de glaucome. La constipation est fréquente.

Prise de poids

La prise de poids est présente tant avec les neuroleptiques qu'avec les antipsychotiques de 2nde génération (sauf la lurasidone et l'aripiprazole). Elle est fréquente, survenant préférentiellement en début de traitement. Elle est réversible à l'arrêt, et assez souvent lors du changement de molécule (plus fréquente avec les benzamides et avec certains dérivés des dibenzo-oxazépines). Elle représente un des éléments majeurs entrant dans le rapport bénéfice/risque des antipsychotiques de deuxième génération.

Antipsychotiques de 2nde génération et troubles des métabolismes glucidique et lipidique

Depuis leur mise sur le marché, les antipsychotiques de 2nde génération ont été associés à un risque accru de survenue de troubles métaboliques.

Les conséquences les plus fréquentes sont :

- la prise de poids ;
- l'obésité ;
- le diabète de type 2 ;
- l'acidocétose diabétique ;
- l'hypertriglycéridémie.

Les antipsychotiques de 2nde génération, en particulier la clozapine et l'olanzapine, entraînent une augmentation du risque de survenue de troubles du métabolisme glucidique, indépendamment de la prise de poids. Il est d'autant plus important que le sujet présente des facteurs de risque préalables comme :

- un âge supérieur à 45 ans ;
- une origine ethnique à haut risque ;
- un diabète gestationnel chez la femme ou un enfant en surpoids à la naissance ;
- une hypertension artérielle ;
- une dyslipidémie ;
- des antécédents d'intolérance au glucose.

Ces différents points doivent être recherchés avant la mise sous traitement.

Si les antipsychotiques de 2nde génération ont été, dans le domaine des troubles métaboliques, considérés comme un groupe homogène (notamment par les autorités de santé américaines), les données les plus récentes les distinguent entre eux [3].

La clozapine et l'olanzapine semblent être le plus fréquemment associées au risque de survenue d'un trouble du métabolisme glucidique. La rispéridone provoquerait moins fréquemment ce type de troubles. Les produits les plus récemment mis sur le marché (quétiapine, mais aussi lurasidone et aripiprazole) entraîneraient de façon beaucoup moins fréquente cette catégorie d'effets indésirables.

L'emploi des antipsychotiques de 2nde génération justifie la prise en compte initiale des antécédents personnels et familiaux et une surveillance spécifique, reposant, sur l'évaluation régulière de différents paramètres comme le précisent les recommandations concernant les modalités de prescription et de surveillance de ces traitements (tableau 24.6) [2]. Des conseils hygiénodiététiques doivent être donnés de façon préventive.

Allongement du QT

Un allongement du QT à l'ECG, qui est fréquent et pourrait être responsable de certains cas de mort subite, justifie une surveillance cardiologique [23]. Il est favorisé par de nombreuses associations médicamenteuses qui doivent être contrôlées.

Troubles de l'activité sexuelle et hyperprolactinémie

Des troubles de l'activité sexuelle (baisse de libido, anorgasmie, etc.) peuvent être attribués au traitement mais avec une intrication probable de la pathologie elle-même.

L'hyperprolactinémie est liée aux effets antidopaminergiques des neuroleptiques au niveau hypophysaire.

Parmi les antipsychotiques de 2nde génération, c'est probablement la rispéridone qui possède un profil d'élévation des taux circulants de prolactine proche de celui des neuroleptiques. Cet effet reste dose-dépendant.

Tableau 24.6 Surveillance métabolique des antipsychotiques de 2nde génération.

	T0	M1	M3	Tous les trimestres	Tous les ans	Tous les 5 ans
Poids et IMC	X	X	X	X		
Périmètre ombilical	X					
Glycémie à jeun	X		X		X	
Bilan lipidique	X		X			X
Pression artérielle	X		X		X	

T0 : avant la prescription, M1 : 1er mois, M3 : 3e mois, IMC : indice de masse corporelle.
Afssaps 2010.

Incidents et accidents

Problèmes cutanés et oculaires

Ils sont dominés par le risque de photosensibilisation. Des dépôts pigmentaires cristalliniens, cornéens et rétiniens ont été également rapportés, justifiant un examen ophtalmologique régulier en zones exposées.

Effets hématologiques

Des effets hématologiques, comme une discrète leucopénie avec lymphocytose relative, restent fréquents et ne nécessitent pas l'interruption du traitement. Des cas d'agranulocytose gravissime ont été rapportés, mais ils restent exceptionnels.

En ce qui concerne le traitement par clozapine, il existe un réel danger d'agranulocytopénie, évalué à 1 à 2 % qui doit être pris en compte avant toute décision de prescription. La surveillance de l'hémogramme est obligatoire pour la délivrance du produit, hebdomadaire pendant les 18 premières semaines de traitement puis mensuelle.

Accidents digestifs

Ils sont de deux ordres : les occlusions par atonie intestinale et les hépatites toxiques.

Syndrome malin

Le classique syndrome malin est rare (moins de 0,5 % d'incidence) mais reste redouté en raison de la forte mortalité qu'il entraîne : 20 % spontanément mais encore 10 % avec un traitement adapté. Il se caractérise par un tableau clinique associant hyperthermie sans cause retrouvée, sueurs profuses, pâleur, hypertonie extrapyramidale importante, hébétude, signes de déshydratation, hypotension, tachycardie. La biologie retrouve une élévation des enzymes (CPK [créatine-phosphokinase], LDH [lactate-déshydrogénase], transaminases) et une hyperleucocytose.

En 24 à 48 heures, si le neuroleptique n'est pas interrompu, des troubles de la vigilance apparaissent tandis que la température continue de croître, accompagnée de troubles cardiovasculaires et respiratoires.

Il s'agit d'une urgence médicale nécessitant des mesures de réanimation symptomatiques et un traitement spécifique.

Syndrome post-injection

Cet effet indésirable est inhérent à l'utilisation du pamoate d'olanzapine (forme à action prolongée). Ce syndrome se manifeste par des troubles de la conscience, un état confusionnel, des vertiges, une dysarthrie. Il survient en moyenne 20 minutes à 3 heures après l'injection et serait attribué à un surdosage par hyperabsorption du produit. Le patient doit en être averti et une surveillance clinique dans les 3 heures suivant l'injection semble s'imposer. En cas d'apparition des symptômes, le patient doit être évalué et étroitement surveillé sur le plan médical.

Interactions médicamenteuses

Il existe peu d'interactions spécifiques aux neuroleptiques et antipsychotiques de 2nde génération.

Les molécules (ou aliments) qui altèrent le fonctionnement des systèmes de cytochrome P450 dans ses différentes isoformes sont responsables de modifications du métabolisme de ces composés (neuroleptiques et antipsychotiques de 2nde génération) et donc de variations parfois importantes des taux plasmatiques.

Contre-indications

On considère classiquement que les neuroleptiques et antipsychotiques de 2nde génération n'ont pas de contre-indications absolues, mais dans de nombreux cas, une prescription prudente est requise.

Parmi les situations cliniques contre-indiquant l'utilisation des neuroleptiques, on retiendra les maladies neurologiques comme la maladie de Parkinson ou la sclérose en plaques. Dans ces situations cliniques, la survenue concomitante d'une pathologie psychotique justifie l'emploi des antipsychotiques de 2nde génération et en particulier de certains dérivés des dibenzo-oxazépines (seule la clozapine possède une indication dans le traitement des manifestations psychotiques chez le sujet parkinsonien).

Le glaucome par fermeture de l'angle et les troubles obstructifs urétroprostatiques ne constituent pas une contre-indication absolue, mais doivent faire éviter des molécules très anticholinergiques.

Intérêts respectifs des neuroleptiques et des antipsychotiques de 2nde génération

Les deux classes, hétérogènes comme nous l'avons évoqué à plusieurs reprises, présentent une efficacité comparable sur la symptomatologie positive à court terme et à moyen terme. On ne retrouve pas d'études comparatives à très long terme du fait de leur difficulté de mise en œuvre. Les résultats d'une méta-analyse récente [13], laissent cependant envisager une supériorité globale des antipsychotiques de 2nde génération sur les symptômes positifs, négatifs et thymiques par rapport aux neuroleptiques. Cet aspect est cependant tempéré par l'étude EUFEST [10], qui ne permet pas d'affirmer une supériorité des antipsychotiques de 2nde génération (amisulpride, olanzapine, quétiapine et ziprazidone) en termes d'efficacité par rapport à l'halopéridol, dans le traitement d'un premier épisode schizophrénique ou schizophréniforme.

Le rôle bénéfique des antipsychotiques de 2nde génération sur la dimension négative de la schizophrénie reste controversé. Pour certains, l'amélioration constatée sur cette dimension clinique lors des traitements par antipsychotique de 2nde génération, ne serait en fait qu'une action sur les symptômes négatifs secondaires (consécutive en particulier à la moindre induction d'effets secondaires neurologiques). Peu d'études possèdent une méthodologie satisfaisante pour démontrer un impact sur les symptômes négatifs dits primaires.

Certains auteurs ont cherché à comparer les effets respectifs des antipsychotiques de 2nde génération sur les différentes dimensions symptomatiques de la schizophrénie. Leucht et al. dans une méta-analyse retrouvaient globalement peu de différence significative entre les différentes molécules sur le score total de l'échelle PANSS [14]. En revanche, certaines molécules semblent montrer un intérêt supérieur à d'autres sur la dimension positive. Rispéridone et olanzapine seraient supérieures à la ziprazidone sur ce point précis.

La pathologie dépressive s'observe avec une fréquence élevée au cours de l'évolution de la maladie schizophrénique (25 à 75 %). Les antipsychotiques de 2nde génération présenteraient un intérêt par la moindre induction de manifestations dépressives voire par l'existence d'une véritable action antidépressive spécifique. Cela représente un de leurs intérêts par rapport aux neuroleptiques [13]. Des difficultés méthodologiques, notamment liées au recouvrement symptomatique existant entre symptômes dépressifs, symptômes négatifs et manifestations akinétiques doivent nous conduire à une certaine prudence dans l'interprétation des résultats des différentes études.

Sur le plan de la tolérance, le facteur commun réunissant les antipsychotiques de 2nde génération est la meilleure tolérance neurologique, qui est retrouvée dans les différentes études. Cela est confirmé par la méta-analyse pratiquée par Leucht et al. qui montre de façon indirecte (en évaluant dans les différentes études la consommation de traitements antiparkinsoniens) la meilleure tolérance neurologique de ces composés [15]. Cela représente un gain en termes d'acceptation du traitement et de vécu du patient. De plus, ces molécules induisent moins de dyskinésies tardives et amélioreraient les dyskinésies préexistantes. Dans un calcul bénéfice/risque concernant l'utilisation de ces nouvelles molécules, il faut tenir compte, en regard de cette bonne tolérance neurologique, de l'existence d'autres effets indésirables gênants.

Les perturbations métaboliques décrites précédemment, en particulier chez les sujets présentant une vulnérabilité préexistante, doivent être considérées avec attention. Cela est d'autant plus important qu'il s'agit de sujets justifiant des traitements au long cours.

Indications

États psychotiques aigus et chroniques

Schizophrénies

Parmi les psychoses d'évolution chronique, la schizophrénie est la pathologie où l'effet des neuroleptiques et antipsychotiques de 2nde génération est le plus constant. Ces effets thérapeutiques modifient considérablement le pronostic en termes de symptomatologie, mais aussi de possibilité d'intégration sociale de ces sujets. Les antipsychotiques de 2nde génération sont aujourd'hui recommandés dans la plupart des recommandations [8] comme traitement de 1re ligne, y compris dans les formes débutantes de la maladie [4].

Psychoses hallucinatoires chroniques

Les traitements neuroleptiques sont indiqués dans la psychose hallucinatoire chronique, également avec une bonne efficacité sur les hallucinations. Il n'existe pas de données comparant antipsychotiques de 2nde génération et neuroleptiques dans cette population.

Délires paranoïaques

Les délires paranoïaques restent peu ou pas accessibles à cette chimiothérapie, qui demeure indiquée pour ses effets sédatifs et anti-agressifs. Le traitement permet parfois d'obtenir une relative mise à distance du délire et contribue à limiter le risque de passage à l'acte.

États psychotiques aigus

Ils sont des indications claires des neuroleptiques et des antipsychotiques de 2nde génération. Ils permettent le plus souvent l'amendement rapide des troubles délirants et hallucinatoires. Du fait de leur bonne tolérance neurologique favorisant la prise en charge ultérieure, les antipsychotiques de 2nde génération pourraient être le meilleur choix en 1re intention.

Troubles de l'humeur

Phases aiguës du trouble bipolaire

Les phases aiguës du trouble bipolaire nécessitent fréquemment le recours à un neuroleptique à titre adjuvant :

- pour calmer l'agitation maniaque, éventuellement en association avec un traitement antimaniaque spécifique (lithium ou acide valproïque) ;
- pour limiter le risque de passage à l'acte et permettre une sédation sur la douleur morale des phases mélancoliques, durant le délai d'action des antidépresseurs.

Certains des antipsychotiques de 2nde génération (tels l'olanzapine, la rispéridone, l'aripiprazole) possèdent une indication dans le traitement de l'accès maniaque. La quétiapine a également montré un intérêt dans le traitement aigu des épisodes dépressifs bipolaires, et est le seul traitement antipsychotique indiqué en monothérapie dans le traitement de la dépression bipolaire [7].

Traitement de maintenance du trouble bipolaire

Plusieurs études mettent en avant le rôle des antipsychotiques de 2nde génération dans le traitement de maintenance des troubles bipolaires [19], désormais repris dans la plupart des recommandations sur le trouble bipolaire. Cette indication est propre aux molécules de 2nde génération (olanzapine, aripiprazole, quétiapine, lurasidone) qui montrent un intérêt clairement supérieur par rapport aux molécules plus anciennes, dans la prévention des récidives thymiques. Leur utilisation est possible en monothérapie, mais aussi en coprescription aux normothymiques « classiques » (lithium, anticonvulsivants) [12].

Formes à action prolongée

Les neuroleptiques à action prolongée (NAP) sont utilisés depuis 1966, et neuf molécules sont actuellement commercialisées sous cette forme galénique.

Cinq d'entre elles (halopéridol décanoate, fluphénazine décanoate, pipotiazine palmitate, zuclopenthixol décanoate, flupentixol décanoate) sont issues de l'estérification de la fonction hydroxy de leur molécule mère qui est un neuroleptique.

La rispéridone microsphère utilise une matrice de polymère qui fixe la molécule et est résorbée lentement dans l'organisme au niveau musculaire. Le pamoate d'olanzapine (Zypadhera®), forme retard de l'olanzapine, est commercialisé sous forme de poudre, et doit être reconstitué avec un solvant spécifique avant injection.

Le palmitate de palipéridone permet la réalisation d'injections mensuelles, au lieu de tous les 15 jours avec la rispéridone retard, avec en plus la possibilité d'administration au niveau du muscle deltoïde. Une forme injectable trimestrielle est à ce jour en cours d'enregistrement. L'aripiprazole retard est le dernier antipsychotique injectable d'action prolongée à avoir été mis sur le marché.

Il n'existe pas d'études comparatives permettant de préciser les indications préférentielles de chaque molécule. Les éléments permettant le choix entre chaque molécule reposent donc sur l'expérience du prescripteur et la représentation qu'il a du profil d'action de chaque produit et le neuroleptique utilisé avant la forme retard.

Conclusion

Neuroleptiques et antipsychotiques de 2nde génération ont révolutionné la prise en charge des schizophrénies et des autres troubles psychotiques. Ces composés restent, à l'heure actuelle, la pierre angulaire des stratégies thérapeutiques dont nous disposons.

Si les antipsychotiques de 2nde génération sont considérés aujourd'hui comme les traitements de 1re intention dans ces pathologies, les critères de choix pour le clinicien restent en grande partie fondés sur les profils de tolérance de ces molécules, plus que sur leurs différences d'efficacité.

Références

[1] Afssaps. Sécurité d'emploi des antipsychotiques classiques chez les patients âgés déments. Décembre 2008.

[2] Afssaps. Suivi cardio-métabolique des patients traités par antipsychotiques. Mars 2010.

[3] American Diabetes Association, American Psychiatric Association, American Association of Clinical Endocrinologists. North American Association for the Study of Obesity. Consensus development conference on antipsychotic drugs and obesity and diabetes. Diabetes Care 2004; 27 : 596-601.

[4] La prise en charge des schizophrénies débutantes. In : Conférence de consensus. Paris : John Libbey Eurotext; 2003.

[5] Correll CU, Leucht S, Kane JM. Lower risk for tardive dyskinesia associated with second-generation antipsychotics : a systematic review of 1-year studies. Am J Psychiatry 2004; 161 : 414-25.

[6] Désaméricq G, Schurhoff F, Meary A, et al. Long-term neurocognitive effects of antipsychotics in schizophrenia : a network meta-analysis. Eur J Clin Pharmacol 2014; 70 : 127-34.

[7] Grunze HC. Quetiapine is effective in the treatment of adults in the acute phase of bipolar depression. Evid Based Ment Health 2010; 13 : 88.

[8] Hasan A, Falkai P, Wobrock T, et al. World Federation of Societies of Biological Psychiatry (WFSBP) Task Force on Treatment Guidelines for Schizophrenia. World Federation of Societies of Biological Psychiatry (WFSBP) Guidelines for Biological Treatment of Schizophrenia, part 1 : update 2012 on the acute treatment of schizophrenia and the management of treatment resistance. World J Biol Psychiatry 2012; 13 : 318-78.

[9] Jones PB, Barnes TR, Davies L, et al. Randomized controlled trial of the effect on Quality of Life of second- vs first-generation antipsychotic drugs in schizophrenia : Cost Utility of the Latest Antipsychotic Drugs in Schizophrenia Study (CUtLASS 1). Arch Gen Psychiatry 2006; 63 : 1079-87.

[10] Kahn RS, Fleischhacker WW, Boter H, et al. EUFEST study group. Effectiveness of antipsychotic drugs in first-episode schizophrenia and schizophreniform disorder : an open randomised clinical trial. Lancet 2008; 371 : 1085-97.

[11] Kapur S, Seeman P. Does fast dissociation from the dopamine D2 receptor explain the action of atypical antipsychotics? A new hypothesis. Am J Psychiatry 2001; 158. 360-9.

[12] Ketter TA. Combination Therapy Versus Monotherapy in Bipolar Disorder. J Clin Psychiatry 2008; 69. e34.

[13] Leucht S, Corves C, Arbter D, et al. Second-generation versus first-generation antipsychotic drugs for schizophrenia : a meta-analysis. Lancet 2009; 373 : 31-41.

[14] Leucht S, Komossa K, Rummel-Kluge C, et al. A meta-analysis of head-to-head comparisons of second-generation antipsychotics in the treatment of schizophrenia. Am J Psychiatry 2009; 166 : 152-63.

[15] Leucht S, Pitschel-Walz G, Abraham D, et al. Efficacy and extrapyramidal side-effects of the new antipsychotics olanzapine, quetiapine, risperidone, and sertindole compared to conventional antipsychotics and placebo. A meta-analysis of randomized controlled trials. Schizophr Res 1999; 35 : 51-68.

[16] Leucht S, Cipriani A, Spineli L, et al. Comparative efficacy and tolerability of 15 antipsychotic drugs in schizophrenia : a multiple-treatments meta-analysis. Lancet 2013; 382 : 951-62.

[17] Lieberman JA, Stroup TS, McEvoy JP, et al. for the Clinical Antipsychotic Trials of Intervention Effectiveness (CATIE) Investigators Effectiveness of Antipsychotic Drugs in Patients with Chronic

Schizophrenia. N Engl J Med 2005; 353 : 1209-23.
[18] Lohr JB, Braff DL. The Value of Referring to Recently Introduced Antipsychotics as "Second Generation". Am J Psychiatry 2003; 160 : 1371-2.
[19] Mc Intyre RS. Aripiprazole for the maintenance treatment of bipolar I disorder : A review. Clin Ther 2010; 32 : S32-8.
[20] Mishara AL, Goldberg TE. A meta-analysis and critical review of the effects of conventional neuroleptic treatment on cognition in schizophrenia : opening a closed book. Biol Psychiatry 2004; 55 : 1013-22.
[21] Riedel M, Schennach-Wolff R, Musil R, et al. Neurocognition and its factors in the treatment of schizophrenia – effects of aripiprazole, olanzapine, quetiapine and risperidone. Hum Psychopharmacol Clin Exp 2010; 25 : 116-25.
[22] Sacchetti E, Turrina C, Valsecchi P. Cerebrovascular Accidents in Elderly People Treated with Antipsychotic Drugs : a systematic review. Drug Saf 2010; 33 : 273-88.
[23] Titier K, Girodet PO, Verdoux H, et al. A typical antipsychotics : from potassium channels to torsade de pointes and sudden death. Drug Saf 2005; 28 : 35-51.

24.5 Hypnotiques et anxiolytiques

M. Bourin

Hypnotiques

Les médicaments utilisés comme hypnotiques sont généralement des médicaments présentant des propriétés sédatives; ils appartiennent à des familles chimiques et pharmacologiques très variées. On distingue schématiquement deux groupes :

- les modulateurs allostériques des récepteurs GABA A (dont les benzodiazépines);
- la mélatonine.

Benzodiazépines

Les benzodiazépines ont été substituées aux barbituriques dans le traitement de l'insomnie, du fait de leur moindre toxicité. Les dérivés commercialisés comme hypnotiques présentent une vitesse de résorption assez rapide qui permet de les utiliser comme inducteurs du sommeil (tableau 24.7).

Classiquement, on sépare les benzodiazépines à courte ou longue durée d'action en fonction de leur demi-vie (demi-vie moyenne supérieure ou inférieure à 10 heures pour un hypnotique). Cependant, cette classification comporte quelques insuffisances parce que la demi-vie d'élimination n'est pas nécessairement le déterminant majeur de la concentration sanguine en fonction de laquelle l'action hypnotique se termine. Ainsi, la décroissance plasmatique, pour un bon nombre de benzodiazépines, s'effectue en deux phases. La phase rapide constitue une redistribution du médicament depuis les tissus bien perfusés, notamment du cerveau vers les graisses périphériques et les autres tissus faiblement perfusés (compartiment périphérique). La seconde contribue d'une manière prépondérante à la diminution des concentrations plasmatiques. Les produits dont la demi-vie est sensiblement supérieure à 8 ou 10 heures risquent de s'accumuler et, après plusieurs nuits d'administration, d'entraîner de fortes concentrations résiduelles risquant d'induire de la sédation diurne. Il faut se méfier aussi des produits dont la vitesse de résorption est peu

Tableau 24.7 Propriétés des benzodiazépines.

DCI	Nom commercial	Temps de résorption (h)	Demi-vie (h)
Estazolam	Nuctalon®	1–1,5	18–24
Loprazolam	Havlane®	2–3	8–10
Nitrazépam	Mogadon®	1–1,5	18–25

DCI : dénomination commune internationale.

rapide, leur effet hypnotique est lié à un «surdosage», c'est-à-dire que l'effet est obtenu bien avant la concentration plasmatique maximale.

Quelles que soient les caractéristiques des hypnotiques benzodiazépiniques, notons que les benzodiazépines à visée anxiolytique peuvent être utilisées chez l'anxieux dans un but hypnotique en administrant une dose plus importante le soir, en tenant compte de la vitesse de résorption souvent plus lente.

Les benzodiazépines possèdent des avantages certains [2] :

- une grande marge de sécurité entre les doses thérapeutiques et toxiques; ainsi, lors de tentatives de suicide, les décès sont exceptionnels lorsque ces dérivés sont utilisés seuls;
- un sommeil paradoxal peu touché quantitativement; il semble seulement être réparti de manière différente, c'est-à-dire plus important en fin de nuit;
- des interactions médicamenteuses rares mais il faut savoir que leur action semble potentialisée et/ou prolongée avec les anesthésiques locaux ou généraux, les analgésiques morphiniques, les antidépresseurs.

Des inconvénients existent : il s'agit surtout de la chronicité de la consommation liée à un phénomène d'habituation (tolérance) et le risque d'incidents de sevrage lors de l'arrêt brutal du traitement chez des patients dépendants : on observe des rebonds d'insomnie à l'arrêt du traitement mais aussi des phénomènes d'anxiété dans la journée qui suit la prise.

Il convient d'éviter une prise quotidienne qui peut amener aussi dans le cas des dérivés ayant une demi-vie voisine de 24 heures à des phénomènes cumulatifs qui conduisent à la sédation.

Des troubles mnésiques qui concernent la mémoire antérograde ont été décrits; ils surviennent chez tous les malades dès qu'on utilise des doses élevées, les sujets âgés étant particulièrement sensibles à ces effets.

De nombreuses benzodiazépines ont montré des effets amnésiants, notamment le nitrazépam. Cette amnésie pouvant être liée au pic plasmatique, il convient donc de préciser au patient que les dérivés à résorption très rapide ne doivent être pris qu'au moment du coucher. Cependant, l'amnésie peut être observée le matin au réveil ou lors d'éveils nocturnes (conduites aberrantes). Le flunitrazépam était, par ailleurs, largement utilisé d'une manière illégale par les toxicomanes, ce qui a conduit à l'arrêt de sa commercialisation.

Autres hypnotiques modulateurs du récepteur GABA-A

Proches des benzodiazépines, deux molécules sont désormais largement utilisées : la zopiclone (Imovane®) et le zolpidem (Stilnox®). Nous ne ferons que citer certains neuroleptiques utilisés comme hypnotiques (alimémazine : Théralène®) ou les associations d'anxiolytiques et de neuroleptiques; mais l'Afssaps a décidé de leur retirer les autorisations de mise sur le marché (Noctran® en 2011 et Mépronizine® en 2012) en raison des risques de cumul d'effets indésirables graves ou de mésusage de ces deux spécialités qui sont des associations de substances actives.

Zopiclone

C'est une cyclopyrrolone qui se fixe comme les benzodiazépines sur le site macromoléculaire entourant le canal chlore. Son temps de résorption moyen est d'environ 2 heures avec une demi-vie d'élimination voisine de 5 heures. Sa fixation aux protéines plasmatiques est faible (45 %). La zopiclone est métabolisée en dérivés dont les demi-vies sont très voisines de celle du dérivé initial. L'élimination est essentiellement rénale après avoir subi des cycles entérohépatiques. Les études en laboratoire de sommeil montrent une augmentation du temps de sommeil lent (stade 2) ainsi que du sommeil profond (stades 3 et 4).

Peu d'effets secondaires ont été retrouvés. Cependant, certains patients se plaignent d'une modification du goût avec une amertume de la bouche. Les autres effets indésirables sont rencontrés avec les autres hypnotiques : céphalées, asthénie, somnolence.

Zolpidem

C'est une imidazopyridine qui, elle aussi, se fixe sur le site macromoléculaire des benzodiazépines. Ce dérivé aurait une plus grande affinité pour le sous-type de récepteur aux benzodiazépines BZ1 que les benzodiazépines elles-mêmes, alors que son affinité est plus faible que ces dernières pour les récepteurs BZ2 et les récepteurs périphériques BZ3. Il conviendrait toutefois de démontrer que cette différence est cliniquement pertinente.

Après administration orale, le zolpidem présente une biodisponibilité d'environ 70 % avec un pic plasmatique atteint entre 0,5 et 3 heures. La fixation aux protéines plasmatiques est d'environ 92 %. La demi-vie d'élimination est en moyenne de 2 à 3 heures. Le zolpidem est éliminé sous forme de métabolites inactifs dans les urines (56 %) et dans les fèces (37 %).

Les enregistrements du sommeil de nuit ont montré que le zolpidem prolonge le stade 2 aussi bien que les stades de sommeil profond 3 et 4.

Les effets indésirables sont liés à la dose et à la sensibilité individuelle du patient : sensations vertigineuses, somnolence, asthénie, etc.

Pour ces deux molécules (zopiclone, zolpidem), il a été montré que, comme pour les benzodiazépines, il existait des syndromes de sevrage à l'arrêt du traitement.

Mélatonine

C'est une hormone naturelle synthétisée par la glande pinéale (épiphyse). C'est un régulateur endogène du sommeil chez l'homme. Elle est commercialisée sous forme à libération prolongée (Circadin®, mélatonine LP) qui est indiquée en monothérapie pour le traitement à court terme de l'insomnie primaire caractérisée par un sommeil de mauvaise qualité, chez des patients de 55 ans ou plus. En effet, chez les sujets âgés insomniaques, le taux de mélatonine est significativement plus bas que chez les sujets âgés sans problèmes de sommeil. Les données cliniques ne permettent pas de présumer que la mélatonine apporte un avantage clinique dans la prise en charge de l'insomnie primaire sans comorbidité.

En pratique

La prescription d'un hypnotique ne doit pas devenir systématique; c'est la raison pour laquelle l'Institut national de santé mentale (NIMH) des États-Unis en a édicté les règles [5], après une conférence de consensus (tableau 24.8).

Le choix de l'hypnotique ne peut se faire qu'en fonction de la pharmacocinétique, seul critère de choix qui puisse être exploité à l'heure actuelle.

En cas de prescription prolongée, il est possible d'observer un phénomène de dépendance qui peut conduire chez le sujet âgé une certaine « désocialisation ».

Il convient donc d'éviter des traitements continus en prescrivant l'hypnotique 2 ou 3 jours par semaine, les soirs où le sujet redoute le plus une mauvaise nuit. Il est nécessaire, quel que soit l'âge du malade, de déterminer clairement si le trouble du sommeil n'est pas dû à un environnement ou à un mode de vie que l'on peut modifier; puis de préciser s'il s'agit d'une insomnie d'endormissement, de réveils nocturnes, ou de réveils matinaux précoces. La mélatonine semble indiquée pour la re-synchronisation des phases de sommeil.

À l'occasion du retrait de certains hypnotiques, l'Afssaps a rappelé quelques recommandations sur la conduite à tenir pour arrêter un traitement par hypnotique : arrêt très progressif, particulièrement chez les utilisateurs au long cours, le rythme de réduction devant être adapté à la situation de chaque patient, en diminuant la dose par demi-comprimés et en respectant des paliers de 2 à 4 semaines.

Tableau 24.8 Conférence de consensus du NIMH* : médicaments et insomnie.

Type d'insomnie	Traitement	Durée du traitement hypnotique
Insomnie transitoire (stress de situation, *jet lag*)	Pas de traitement ou prise ponctuelle d'hypnotiques	1 à 3 jours
Insomnie d'apparition récente et de courte durée	Hypnotique + hygiène de vie et thérapeutiques non médicamenteuses	3 semaines environ
Insomnie chronique (nombreuses causes, nécessite une évaluation médicale complète)	1) Approche initiale : pas de médicaments et traitement de la maladie physique ou psychiatrique sous-jacente 2) Essai d'hypnotiques	Inférieur à 1 mois; si plus long, le traitement doit être intermittent

* *National Institute of Mental Health* (États-Unis).

Anxiolytiques

L'anxiété est l'un des motifs de consultation les plus fréquents en médecine générale voire en psychiatrie. C'est lorsqu'elle devient « souffrance » ou handicap qu'elle mérite d'être traitée. La prescription d'un anxiolytique ne doit s'envisager que lorsque le trouble a été précisé en appréciant [4, 6] :

- le niveau de l'anxiété et le caractère plus ou moins invalidant pour le sujet ;
- l'efficacité des moyens de défense mis en jeu et les processus adaptatifs ;
- le contexte et les troubles associés.

À l'heure actuelle, il est classique de diviser l'anxiété en forme aiguë ou chronique. La prescription d'un médicament dans le premier cas est limitée à l'épisode anxieux. Dans le cas de l'anxiété chronique, des thérapeutiques de soutien, une aide sociale, voire une psychothérapie d'élucidation peuvent être conseillées. Cependant, certaines situations justifient d'utiliser des anxiolytiques qui auront bien souvent l'inconvénient d'être durablement prescrits. Les substances encore les plus utilisées [2] sont les benzodiazépines qui font l'objet d'une revue détaillée, mais il convient de rappeler que certains neuroleptiques, à faible dose, peuvent être utilisés comme tels. Enfin, la buspirone, la gabapentine et certains antidépresseurs sont utilisés dans les pathologies anxieuses.

Benzodiazépines

Propriétés pharmacologiques

Ces dérivés possèdent en commun des propriétés : anticonvulsivante, sédative, myorelaxante et anxiolytique.

Récepteurs aux benzodiazépines

En 1977, ont été mis en évidence des sites accepteurs spécifiques des benzodiazépines, appartenant à un complexe macromoléculaire comprenant les récepteurs GABA entourant un ionophore au chlore ainsi que d'autres sites accepteurs. Les benzodiazépines sont des modulateurs allostériques du récepteur GABA A. En plus de ces récepteurs « centraux », il existe des récepteurs périphériques pour lesquels certaines benzodiazépines ont une grande affinité et qui sont présents dans le foie, le rein et d'autres tissus périphériques aussi bien que dans le cerveau. Les benzodiazépines entraînent une *down-regulation* des récepteurs GABA A, ce qui conduit à une moindre efficacité après 2 mois d'utilisation continue.

Au niveau central, les benzodiazépines se fixent essentiellement sur le site nanomolaire de type BZ2 alors que les imidazopyridines (zolpidem, *cf. supra*) se fixent avec plus d'affinité sur le site BZ1.

Pharmacocinétique

Les benzodiazépines sont un groupe de médicaments bien individualisés quant à leur structure chimique et possédant des propriétés pharmacologiques homogènes. Elles se distinguent essentiellement par leur pharmacocinétique et leur métabolisme qui, dans une large mesure, conditionnent leur utilisation.

Propriétés physicochimiques

Ce sont des acides faibles de constante de dissociation variable avec une lipophilie très élevée, qui permet un passage rapide à travers les membranes (barrières hématoencéphalique et placentaire, et passage dans le lait maternel).

Presque toutes les benzodiazépines sont insolubles dans l'eau à l'exception du chlordiazépoxyde, du clorazépate dipotassique et du midazolam ; il est donc nécessaire d'utiliser des solutions organiques pour les formes administrables par voie parentérale (diazépam, clonazépam).

Le clonazépam est commercialisé sous le nom de Rivotril®. Ce médicament n'est désormais indiqué que dans certaines formes d'épilepsie comme le précise une note de l'Afssaps de septembre 2011. Afin de favoriser le bon usage du clonazépam et de limiter le détournement de son utilisation, l'Afssaps a décidé de sécuriser et d'encadrer ses conditions de prescription et de délivrance : « inscription sur liste I, prescription initiale par un neurologue, durée de prescription limitée à 12 semaines, prescription en toutes lettres sur ordonnance sécurisée, chevauchement interdit des prescriptions sauf mention expresse portée sur l'ordonnance, copie de l'ordonnance conservée pendant 3 ans par le pharmacien. Ces dispositions ne s'appliquent pas aux prescriptions exécutées au cours d'une hospitalisation. »

Caractéristiques pharmacocinétiques et métaboliques

Résorption

La vitesse de résorption ainsi que la hauteur du pic de concentration maximum (C_{max}) varient pour une molécule donnée en fonction de la forme galénique utilisée et de la voie d'administration. C'est la vitesse de résorption qui conditionne l'utilisation des différentes benzodiazépines comme hypnotiques (vitesse rapide) ou comme anxiolytiques.

Voie orale

Elle est utilisée pour toutes les benzodiazépines, généralement sous forme de comprimés ou de gélules. La résorption est presque toujours complète du fait de leur bonne liposolubilité. Les concentrations maximales sont atteintes entre 30 minutes et 4 heures (*cf.* tableau 24.7). La vitesse de résorption dépend aussi de la forme galénique; elle croît généralement dans l'ordre suivant : comprimés, gélules, gouttes. La vitesse de résorption est plus lente quand le médicament est absorbé au milieu des repas ou lorsque le sujet est couché. Les antiacides diminuent la vitesse mais aussi la quantité résorbée.

Voie intramusculaire

La résorption est généralement plus lente et plus imprévisible que par voie orale. En effet, la biodisponibilité est influencée par la nature du solvant organique nécessaire à la dissolution du produit actif.

Voie rectale

Elle n'est pas utilisée dans un but anxiolytique, mais dans le cas de convulsions chez l'enfant.

Voie intraveineuse

Elle donne les pics de concentration les plus élevés et les plus favorables à un passage rapide et massif du produit dans le SNC. L'injection intraveineuse doit être effectuée lentement.

Liaison aux protéines plasmatiques

Le pourcentage de liaison aux protéines est toujours très élevé pour l'ensemble des benzodiazépines et n'est que peu modifié quand les concentrations de médicaments augmentent ou quand les concentrations des protéines diminuent. Ainsi, il n'y a pas à redouter d'interférences médicamenteuses majeures par un mécanisme d'interaction au niveau de la liaison protéique.

Volume de distribution

Il dépend, en ce qui concerne les benzodiazépines, de leur liposolubilité. Il varie, selon les sujets, en fonction du rapport eau/graisse qui les constituent. Chez les sujets âgés, le volume de distribution des benzodiazépines est le plus souvent augmenté contribuant ainsi à l'allongement de la demi-vie.

Métabolisme

Il s'effectue dans la lumière gastro-intestinale pour certaines molécules (p. ex. chlordiazépoxyde). Certains dérivés tels que le clorazépate (Tranxène®), le prazépam (Lysanxia®) sont des promédicaments, c'est-à-dire qu'ils sont métabolisés avant d'atteindre la circulation sanguine.

Au niveau hépatique, les benzodiazépines subissent une déméthylation ou une hydroxylation et/ou une conjugaison.

Élimination

Les benzodiazépines sont essentiellement éliminées dans les urines sous forme métabolique : métabolites hydroxylés conjugués. La demi-vie d'élimination est liée au volume de distribution et aux clairances métabolique et rénale.

La demi-vie (*cf.* tableau 24.7) ne reflète que très mal la durée d'action puisque cette dernière dépend aussi de la dose. Cependant, dans le cas d'administrations répétées, la demi-vie permet de prévoir les séquences d'administration et surtout l'obtention de plateau thérapeutique. En effet, le temps d'apparition du plateau s'effectue après 5 demi-vies.

Utilisées comme anxiolytique, les benzodiazépines doivent être actives durant le nycthémère et les demi-vies longues semblent mieux adaptées.

Indications

Les benzodiazépines sont indiquées dans les situations suivantes [2, 6–8] :

- traitement symptomatique des manifestations anxieuses sévères et/ou invalidantes;
- prévention et traitement du delirium tremens et des autres manifestations du sevrage alcoolique.

Effets secondaires

Les benzodiazépines sont des médicaments peu toxiques [6–8]. En effet, les doses susceptibles de provoquer des intoxications sont très supérieures aux doses thérapeutiques. Cependant, ces médicaments possèdent des effets indésirables aux doses thérapeutiques.

Effet sédatif

Ce n'est pas toujours un effet indésirable, puisqu'il est parfois recherché par le prescripteur, notamment en cas d'agitation anxieuse. Dans la plupart des cas, cet effet est gênant et survient à des posologies proches des posologies anxiolytiques. Le but du thérapeute est donc de prescrire la plus petite dose anxiolytique non sédative. Pour certaines benzodiazépines, l'index thérapeutique (rapport des doses induisant un effet sédatif/dose thérapeutique) est faible.

Effet amnésiant

Les effets amnésiants sont rapportés après des injections IV ou IM ou après des prises orales. L'amnésie survient chez tous les malades dès que l'on utilise des doses élevées, les sujets âgés étant particulièrement sensibles. Les molécules à résorption rapide et forte affinité sur les récepteurs aux benzodiazépines provoquent les amnésies les plus spectaculaires.

Les troubles cognitifs semblent être les effets secondaires majeurs des BZD [3, 6–8]. Les perturbations cognitives se caractérisent par une amnésie antérograde, une diminution du rappel des événements à court terme et une augmentation des pertes de mémoire. Il peut y avoir confusion avec le diagnostic d'un *Mild Cognitive Impairment* (MCI).

Effet désinhibiteur

Chez l'animal comme chez l'homme, les benzodiazépines permettent une facilitation de l'action qui ressemble à celle que l'on peut observer avec l'éthanol.

Cet effet est bénéfique quand l'anxiété ne permet plus au sujet d'agir, mais cela facilite le passage à l'acte chez certains sujets impulsifs : on parle alors d'effet « paradoxal ». À fortes posologies, cet effet disparaît, remplacé par l'effet sédatif. L'effet désinhibiteur peut être la cause de tentatives de suicide parfois réussies.

Phénomène de dépendance

Après des traitements prolongés, il est possible d'observer un phénomène de dépendance qui rend le sevrage difficile. Lors du sevrage, des signes cliniques peuvent apparaître : fatigue physique, troubles du sommeil, céphalées, vertiges, tremblements, sudation, constipation, etc. Il est donc conseillé de ne pas prescrire un anxiolytique plus de 12 semaines. Il est aussi recommandé de diminuer progressivement la posologie sur plusieurs jours voire plusieurs semaines, afin d'éviter ce type d'accidents.

Interférences médicamenteuses

Elles sont peu importantes. L'action semble potentialisée et/ou prolongée en association avec : les anesthésiques locaux ou généraux, les analgésiques morphiniques, les antidépresseurs, les neuroleptiques, le lithium, l'isoniazide ainsi qu'avec l'éthanol.

Leur action semble réduite par : la carbamazépine, la phénytoïne, la rifampicine qui sont des inducteurs enzymatiques.

Il faut reconnaître que ces interférences n'ont souvent que peu de conséquences cliniques sauf pour ce qui est de l'association avec l'éthanol qui entraîne une potentialisation de l'effet sédatif des deux substances.

En conclusion

Les recommandations de l'HAS pour la bonne utilisation des BZD sont les suivantes : dès l'instauration d'un traitement, il faut expliquer au patient la durée du traitement et ses modalités d'arrêt progressif du fait des risques décrits précédemment [1]. Devant toute demande de renouvellement il faut s'interroger sur la mise en œuvre d'un arrêt. Chez tout patient traité quotidiennement depuis plus de 30 jours, il faut proposer une stratégie d'arrêt de la consommation si l'indication n'est plus valide. Au moment d'entreprendre un arrêt, il faut évaluer les attentes du patient, son degré « d'attachement » aux BZD pour aboutir à une décision partagée et évaluer les facteurs pronostiques ; enfin distinguer les situations nécessitant une stratégie particulière [4].

Prégabaline (Lyrica®)

C'est est un analogue [(S)-3-(aminométhyl)-5-acide méthylhexanoïque] de l'acide gamma-aminobutyrique. La prégabaline se lie à une sous-unité auxiliaire (protéine alpha2-delta) des canaux calciques voltage-dépendants dans le système nerveux central.

Absorption

La prégabaline est rapidement absorbée lorsqu'elle est administrée à jeun. La biodisponibilité orale de la prégabaline est estimée comme étant supérieure ou égale à 90 % et est indépendante de la dose. Après administration répétée du produit, l'état d'équilibre est atteint dans un délai de 24 à 48 heures. Le taux d'absorption de la prégabaline diminue lorsqu'elle est administrée avec des aliments au cours du repas, sans toutefois entraîner d'effet cliniquement significatif.

Distribution

La prégabaline traverse la barrière hématoencéphalique et est présente dans le lait. Chez l'Homme, le volume de distribution apparent de la prégabaline après administration orale est d'environ 0,56 L/kg. La prégabaline ne se lie pas aux protéines plasmatiques.

Biotransformation

La prégabaline est très faiblement métabolisée chez l'homme (moins de 1 %).

Élimination

La prégabaline est éliminée de la circulation générale principalement par voie rénale sous forme inchangée. La demi-vie d'élimination de la prégabaline est d'environ 6,3 heures. La clairance de la prégabaline tend à diminuer avec l'âge et une réduction de la dose de prégabaline peut s'avérer nécessaire chez les patients qui présentent une fonction rénale diminuée.

Efficacité clinique

Outre l'épilepsie et les douleurs neuropathiques, la prégabaline a montré son efficacité dans l'anxiété généralisée. La posologie varie de 150 à 600 mg/j, en 2 ou en 3 prises. La nécessité de poursuivre le traitement doit être réévaluée régulièrement. Le traitement par la prégabaline peut être instauré à la dose de 150 mg/j. En fonction de la réponse et de la tolérance du patient, la dose peut être augmentée à 300 mg/j après 1 semaine. Après un délai supplémentaire d'une semaine, la dose peut être augmentée à 450 mg/j. La dose maximale de 600 mg/j peut être atteinte après un délai supplémentaire d'une semaine.

L'efficacité de la prégabaline dans le traitement de l'anxiété généralisée a été démontrée dans 8 essais cliniques par comparaison à un placebo et des médicaments de référence (benzodiazépines et ISRS). Une diminution des scores sur l'échelle d'évaluation de l'anxiété de Hamilton a été notée avec la prégabaline en l'espace d'une semaine témoin d'une efficacité les symptômes somatiques et psychiques. Dans un essai clinique contrôlé, la prégabaline a montré son efficacité chez des patients de plus de 65 ans. Un autre essai a permis de démontrer des taux de rechute plus faibles par rapport au placebo lorsque la prégabaline était utilisée pendant une durée maximale de 6 mois. Les effets indésirables les plus importants étaient la somnolence, les étourdissements, les céphalées et la bouche sèche.

Buspirone

Elle n'est disponible en France que sous sa forme génériquée, le Buspar® ayant été retiré du marché. C'est un dérivé de la série des azaspirodécanediones qui ne peut être rattaché sur le plan chimique à aucun médicament actuellement utilisé.

Mécanisme d'action

La buspirone n'agit pas sur les récepteurs GABA mais se lie aux récepteurs 5-HT1A, et antagonise les récepteurs dopaminergiques préférentiellement les sites présynaptiques.

Comparativement aux benzodiazépines, la buspirone a un faible pouvoir d'inhibition sur l'activité motrice, elle n'est pas anticonvulsivante, ni myorelaxante. Elle n'induit pas de catalepsie.

Pharmacocinétique

La buspirone est presque complètement résorbée par voie orale et subit un important effet de premier passage hépatique. Le pic plasmatique est atteint en moins d'une heure pour une prise de 10 mg. Elle se fixe à 95 % aux protéines plasmatiques.

Le métabolisme de la buspirone est caractérisé par une hydroxylation et une dégradation oxydative qui conduisent à la formation de 10 métabolites, sans activité ou presque.

L'élimination de la buspirone se fait par voie urinaire et biliaire. La demi-vie d'élimination apparente est en moyenne de 2 à 4 heures. Les administrations répétées mettent en évidence une relation linéaire des concentrations plasmatiques avec la dose administrée.

Efficacité clinique

Les études ont mis en évidence l'effet anxiolytique de la buspirone à 1 et 4 semaines contre placebo. Elle serait moins efficace chez des sujets ayant déjà été traités par les benzodiazépines. Ce produit a un délai d'action plus long que celui des benzodiazépines.

Effets indésirables

À dose thérapeutique la sédation semble moins importante que pour certaines benzodiazépines, mais n'est pas négligeable. Des nausées, des sensations vertigineuses, des céphalées et de la nervosité ont été observées. Des syndromes de sevrage ont été décrits lors de l'arrêt du traitement par la buspirone, mais pas d'authentiques dépendances au produit dans les études à long terme. On a signalé quelques cas d'akathisie, Du fait de sa liaison aux protéines plasmatiques, il convient d'être prudent bien qu'aucune interaction majeure n'ait été observée avec des médicaments tels que la digoxine et la cimétidine.

Hydroxyzine (Atarax®)

L'hydroxyzine, commercialisée sous deux formes galéniques (comprimé, injectable) est prescrite dans le cas de manifestations mineures de l'anxiété. Utilisée en prémédication dans le cas d'anesthésie générale ou d'examens pénibles, elle est aussi indiquée dans le traitement symptomatique des manifestations allergiques diverses (rhinites spasmodiques, conjonctivite, urticaire).

Mécanisme d'action

L'hydroxyzine est un dérivé de la pipérazine non apparenté chimiquement aux phénothiazines. L'hydroxyzine n'a pas d'effet dépresseur cortical, mais inhibe l'activité de certaines régions sous-corticales. Ceci permet une action sédative sur la tension émotionnelle et l'anxiété, et favorise le contrôle de l'émotivité et de certaines réactions neurovégétatives.

Pharmacocinétique

Après absorption rapide, l'hydroxyzine est entièrement métabolisée. Le taux plasmatique maximal est obtenu en 2 h à 2 h 30 et le délai d'action après une prise *per os* est de 15 à 30 minutes. La durée d'action, quelle que soit la forme galénique, est de 6 à 8 heures.

Effets indésirables

Ils sont liés au potentiel anticholinergique de la molécule : bouche sèche, constipation, troubles de l'accommodation voire confusion surtout chez les sujets âgés. Une mise en garde récente a été diffusée, concernant le risque d'allongement de l'espace QT.

Étifoxine (Stresam®)

L'étifoxine est indiquée dans les manifestations psychosomatiques de l'anxiété telles que les dystonies neurovégétatives, notamment à expression cardiovasculaire. Ce produit fait l'objet d'études contrôlées dans le trouble de l'adaptation avec anxiété.

Mécanisme d'action

Le chlorhydrate d'étifoxine appartient à la classe chimique des benzoxazines. Il agit de façon conjointe sur le système GABA et les récepteurs sérotoninergiques de type 5-HT2a. Les études effectuées chez l'animal et chez l'homme n'ont pas établi d'effet rebond ni de potentiel de pharmacodépendance ainsi que de troubles mnésiques.

Pharmacocinétique

Le chlorhydrate d'étifoxine est bien absorbé par voie orale. La concentration plasmatique décroît lentement en trois phases et il s'élimine principalement par voie urinaire. Le chlorhydrate d'étifoxine passe dans le placenta.

Effets indésirables

Le plus souvent on observe une légère somnolence en début de traitement.

Inhibiteurs de la recapture de la sérotonine et de la sérotonine + noradrénaline

Ces antidépresseurs ont l'autorisation de mise sur le marché dans le traitement de l'anxiété généralisée qui dure depuis plus de 6 mois, selon la définition du DSM-IV.

La venlafaxine est un inhibiteur de la recapture de la noradrénaline et de la sérotonine. C'est le premier antidépresseur à avoir obtenu une AMM dans le traitement de l'anxiété généralisée, la duloxétine, elle aussi inhibiteur de la sérotonine et de la noradrénaline, l'a rejointe dans cette indication.

Les inhibiteurs de la recapture de la sérotonine (à l'exclusion de la fluoxétine) ont pour la plupart l'AMM dans les différentes formes d'anxiété. C'est le cas du citalopram, de l'escitalopram, de la paroxétine dans tous les troubles anxieux (anxiété généralisée, trouble panique, anxiété sociale et trouble stress post-traumatique). La fluvoxamine n'a pas été étudiée dans les troubles anxieux; elle a cependant l'indication dans le trouble obsessionnel-compulsif (TOC). La sertraline ne possède pas l'indication anxiété généralisée.

En opposition avec les benzodiazépines, les antidépresseurs sont plus efficaces pour traiter les symptômes psychiques de l'anxiété, c'est-à-dire le fait d'être tracassé pour un rien, la tension psychique, l'irritabilité et les troubles de concentration.

Les effets indésirables de ces antidépresseurs sont des nausées et des vomissements en début de traitement; des hypertensions ont été observées avec la venlafaxine pour des doses quotidiennes supérieures à 200 mg (*cf.* chapitre 24.2).

Conclusion

Les médicaments anxiolytiques débordent largement le cadre initial des benzodiazépines, avec une tendance marquée vers la prescription des antidépresseurs dont le spectre d'utilisation s'est considérablement élargi. Par ailleurs, les benzodiazépines devraient être rarement prescrites chez les sujets âgés et beaucoup de patients traités par les benzodiazépines devraient être sevrés. D'autres stratégies et d'autres thérapeutiques que les benzodiazépines devraient être utilisées pour traiter l'anxiété et les troubles du sommeil chez les patients âgés.

Références

[1] Ashton H Benzodiazepines : how they work and how to withdrawn. http://www.benzo.org.uk/manual/bzcha00.htm.

[2] Bourin M. Faut-il encore utiliser les benzodiazepines? PSN 2014; 12 : 7-19.

[3] Lader M. Summary and commentary. In : Usdin E, Skolnick P, Tallman JF, et al., editors. Pharmacology of Benzodiazepines. New York : Macmillan; 1982. p. 53-60.

[4] Millet B, Vanelle JM, Benyaya J. Prescrire les psychotropes, 2e éd. Issy-les-Moulineaux : Elsevier Masson; 2014.

[5] NIH. State of the Science conference Statement on Manifestations and Management of Chronic Insomnia in Adults statement. J Clin Sleep Med 2005; 1 : 412-23.

[6] Perry PJ, et al. Psychotropic Drug Handbook, 8th ed. Philadelphia : Lippincott, William and Wilkins; 2006.

[7] Schatzberg AF, DeBattista C. Manual of Psychopharmacology. Washington DC : American Psychiatric Publishing; 2015. Antianxiety agents : p. 463-95 Hypnotics : 411-61.

[8] Stahl SM. Psychopharmacologie essentielle. 4e éd. Cambridge : Cambridge University Press; 2013. Traduction française Paris, Médecine Sciences, Flammarion, 2015.

Pour en savoir plus

www.stahlonline.org.

Bourin M. The problems with the use of benzodiazepines in elderly patients. Encéphale 2010; 36 : 340–7.

Bourin M, Thibaut F. Benzodiazepines : tackling the symptoms of withdrawal. Neuropsychiatry 2013; 3 : 263–5.

24.6 Traitements biologiques de l'addiction

A. Dervaux, X. Laqueille

Les traitements pharmacologiques utilisés dans les addictions comprennent les traitements du sevrage, les traitements de l'appétence, utilisés en pré ou post-sevrage et les traitements de substitution. Les médicaments anxiolytiques et hypnotiques du sevrage sont peu spécifiques. Les traitements de l'appétence, notamment dans l'alcoolodépendance, ont des effets sur certains systèmes de neurotransmetteurs, notamment GABAergiques, glutamatergiques et opiacés. Les traitements de substitution sont très spécifiques aux dépendances opiacée et tabagique. Dans ce chapitre, seront abordés les traitements utilisés dans la dépendance à l'alcool, au tabac et aux opiacés, ayant reçu une autorisation de mise sur le marché (AMM) ou une recommandation temporaire d'utilisation (RTU) en France.

Traitements de l'alcoolodépendance

Réduction des risques chez les patients alcoolodépendants

Près de la moitié des patients consultant pour alcoolodépendance souhaitent réduire leur consommation, sans nécessairement l'arrêter complètement. L'objectif de réduction de la consommation, aujourd'hui largement admis par les addictologues, a été intégré dans les recommandations récentes, notamment celles de la Société française d'alcoologie (SFA), de l'*European Federation of Addiction Societies* (EUFAS), du *National Institute for Health and Clinical Excellence* (NICE, Royaume-Uni) et de la *World Federation of Societies of Biological Psychiatry* (WFSBP) [6, 16, 17].

Nalméfène

Mécanisme d'action

Le nalméfène est un modulateur du système opioïde cérébral qui présente une activité antagoniste des récepteurs opiacés mu et delta et une activité agoniste partielle des récepteurs opiacés kappa, impliqués dans la neurobiologie de l'alcoolodépendance.

Indication

Le nalméfène est indiqué dans l'aide à la réduction de la consommation d'alcool chez les patients adultes alcoolodépendants, sans symptômes physiques de sevrage. L'efficacité du traitement est attendue au cours du 1er mois qui suit le début du traitement.

Posologie

La posologie recommandée de nalméfène est d'un comprimé à 18,06 mg/j, 1 à 2 heures avant de commencer à consommer de l'alcool. Il n'est pas nécessairement pris de manière systématique, mais à la demande, les jours où le patient anticipe un risque de consommation d'alcool [16].

Contre-indications

La principale contre-indication du nalméfène est l'association aux analgésiques ou aux traitements de substitution des opiacés (TSO), en particulier la méthadone et la buprénorphine. Le nalméfène est également contre-indiqué chez les patients dépendants à l'héroïne et/ou aux médicaments opiacés détournés de leur usage. Les autres contre-indications sont les insuffisances rénales et hépatiques sévères, les antécédents récents de syndrome de sevrage aigu à l'alcool, en particulier de delirium tremens.

Effets indésirables

Les effets indésirables les plus fréquents du nalméfène sont les nausées, les sensations de vertige, l'insomnie et les céphalées.

Interactions

L'interaction entre le nalméfène, molécule antagoniste des récepteurs opiacés et toutes les substances agonistes des récepteurs opiacés (TSO, codéine, morphine, etc.) provoque un syndrome de sevrage sévère.

Précautions d'emploi

Le nalméfène est à utiliser avec prudence en cas d'insuffisance rénale ou hépatique débutante, notamment lorsque les taux d'ALAT/ASAT, qu'il est recommandé de doser systématiquement, sont supérieurs à trois fois la normale.

Baclofène (Liorésal®)

Mécanisme d'action

Le baclofène est une substance agoniste des récepteurs GABA-B cérébraux. Il diminue les propriétés renforçantes de l'alcool, induisant entre autres une moindre libération de dopamine, et permettrait ainsi de réduire le *craving* et les rechutes [1, 16].

Indications

La 1re indication du baclofène dans la RTU de mars 2014 est la réduction majeure de la consommation d'alcool jusqu'au niveau faible de consommation défini par l'OMS, chez des patients alcoolodépendants à haut risque et en échec des autres thérapeutiques disponibles. La seconde indication de la RTU est l'aide au maintien de l'abstinence après sevrage chez des patients alcoolodépendants et en échec des thérapeutiques disponibles [2]. Ce médicament fait actuellement l'objet de plusieurs études randomisées contre placebo évaluant son efficacité dans la réduction de la consommation et le maintien de l'abstinence après sevrage.

Posologie

Les études observationnelles ont montré qu'il peut être nécessaire d'utiliser des doses élevées, avec une personnalisation du traitement concernant la dose à atteindre en fonction du *craving* [16]. Plusieurs schémas de prescription ont été proposés [1, 2, 8]. La posologie initiale est de 15 mg/j pendant 2 à 3 jours, avec augmentation progressive et lente de la dose, par paliers de 5 ou 10 mg, jusqu'à une obtention d'une réponse clinique. Au-delà de 120 mg/j, un deuxième avis d'un confrère expérimenté est nécessaire, et au-delà de 180 mg/j, c'est l'avis collégial d'un CSAPA qui devient nécessaire [2].

Durée de traitement

La durée de prescription de baclofène n'est pas connue, certains patients nécessitant un traitement au long cours.

Contre-indications

Les principales contre-indications du traitement par baclofène sont les insuffisances hépatique, rénale, cardiaque et pulmonaire sévères, l'épilepsie ou les antécédents de crises comitiales, la maladie de Parkinson et la grossesse.

Effets indésirables

Les effets indésirables les plus fréquents du baclofène sont la sédation, les sensations vertigineuses, l'insomnie, les tremblements et les nausées. Les syndromes confusionnels, coma, crises convulsives, syndrome de sevrage, état maniaque sont très rares, mais graves.

Précautions d'emploi

Dans le cadre de la RTU, les patients recevant du baclofène doivent être déclarés et suivis en ligne sur le site de l'Agence nationale de sécurité des médicaments (ANSM) https://www.rtubaclofene.org, après avoir pris connaissance du protocole de suivi sur le site de l'ANSM (http://ansm.sante.fr/).

Traitements médicamenteux du sevrage

Le traitement du sevrage d'alcool associe réhydratation, vitaminothérapie et traitement anxiolytique.

Benzodiazépines (BZD) et prévention du syndrome de sevrage

Mécanisme d'action

Les benzodiazépines sont des molécules qui modulent les récepteurs GABA-A cérébraux.

Indications

Une synthèse de 64 études (plus de 4000 patients) a conclu que les BZD étaient efficaces dans la prévention et le traitement du syndrome de sevrage d'alcool [16, 17]. Dans les recommandations de la SFA, les molécules dont la demi-vie est longue sont utilisées préférentiellement, en raison d'une meilleure stabilité des concentrations sériques, de leur efficacité sur les crises convulsives et sur l'anxiété de sevrage [16]. Le diazépam peut être recommandé en 1re intention en raison de la rapidité d'action, d'une demi-vie longue et de son efficacité [16]. Les BZD n'ont aucune indication dans l'aide au maintien de l'abstinence [16].

Posologie

L'objectif du traitement par BZD est d'atténuer les manifestations de sevrage sans sédation excessive. Deux schémas de prescription sont possibles :

- prescription de doses fixes réparties sur 24 heures en fonction de l'évaluation clinique, notamment l'intensité des symptômes actuels et/ou antérieurs et le délai habituel entre le réveil et le premier verre. La posologie est réduite progressivement en fonction de la symptomatologie [16]. Par exemple, en ambulatoire, un traitement par diazépam 20 à 40 mg/j peut être institué pendant 2 à 3 jours, puis la posologie réduite en 4 à 7 jours [16] ;
- prescription personnalisée adaptée aux symptômes en fonction des scores à l'échelle CIWA-Ar (*Clinical Institute Withdrawal Assement for Alcohol*) ou à l'index clinique de Cushman, d'évaluation du sevrage. L'évaluation est pluriquotidienne. Une dose de charge, par exemple diazépam 20 mg, répétée toutes les heures, jusqu'à obtention d'une sédation légère (doses maximales : 60–80 mg), notamment lorsqu'il existe des antécédents de complications ou si le syndrome de sevrage s'aggrave [16].

Durée de traitement

Les quantités de BZD sont diminuées progressivement en 5 à 10 jours. En hospitalisation, le traitement par BZD peut être prolongé, éventuellement au-delà de 3 semaines, en cas d'antécédents d'accident de sevrage, de syndrome de sevrage initial sévère, de convulsions, d'hallucinations, de delirium tremens, de syndrome anxieux ou de dépendance associée aux BZD.

Contre-indications

La prescription de BZD est contre-indiquée en cas d'insuffisance hépatocellulaire sévère, en raison du risque d'encéphalopathie hépatique. Lors du sevrage, elles ne peuvent être prescrites qu'avec une surveillance clinique pluriquotidienne rigoureuse.

Précautions d'emploi

En dehors du sevrage, les BZD sont à éviter chez les patients alcoolodépendants. Les doses sont limitées, éventuellement avec un contrôle de la délivrance par la pharmacie et/ou un membre de l'entourage, pour éviter un mésusage et/ou un surdosage.

Les BZD à demi-vie courte, notamment l'oxazépam, sont utilisables avec précaution en cas de traumatisme cérébral récent, de troubles respiratoires, d'obésité morbide [16]. Elles étaient classiquement conseillées en cas d'insuffisance hépatocellulaire, afin de limiter une éventuelle accumulation. Cependant, la SFA a souligné que leur utilisation ne supprimait pas complètement les risques d'accumulation, et que les effets anticonvulsivants étaient atténués en raison de plus grandes fluctuations plasmatiques [16]. La prescription de BZD devra être l'objet d'une surveillance attentive chez les patients suivant un traitement de substitution opiacé, en particulier en raison de la potentialisation des effets dépresseurs respiratoires, avec notamment un risque accru d'apnées du sommeil.

Traitements diminuant l'appétence à l'alcool après sevrage

Naltrexone (Revia®)

Mécanisme d'action

La naltrexone est une substance antagoniste des récepteurs opiacés cérébraux mu, kappa et à un moindre degré delta. Elle réduit l'activation du circuit de la récompense induite par l'alcool, notamment en diminuant la libération de dopamine dans le noyau accumbens, diminuant ainsi les effets de renforcement positif de l'alcool, le *craving* et l'envie de consommer.

Indications

La naltrexone est indiquée dans le traitement de l'appétence à l'alcool après sevrage : maintien de l'abstinence et prévention de la rechute. Comme l'ont montré plusieurs méta-analyses, la naltrexone diminue les rechutes alcooliques, réduit le *craving* et le nombre de jours de fortes consommations [10, 16, 17].

Posologie

La posologie de naltrexone recommandée est d'un comprimé à 50 mg/j, en une prise.

Durée de traitement

La durée de traitement par naltrexone est de 3 mois (AMM), l'effet bénéfique disparaissant après quelques mois. Cependant, le traitement peut être poursuivi jusqu'à 6 mois ou tant qu'il existe un bénéfice et que le patient le souhaite [16].

Contre-indications

La prescription de naltrexone est contre-indiquée chez les patients recevant un traitement de substitution des opiacés (TSO), en particulier la méthadone et la buprénorphine, ainsi que l'insuffisance hépatique.

Effets indésirables

Les effets indésirables les plus fréquents de la naltrexone sont les nausées/vomissements, les douleurs abdominales, les sensations vertigineuses, l'asthénie et les céphalées.

Acamprosate (Aotal®)

Mécanisme d'action

Le mécanisme d'action de l'acamprosate est incomplètement élucidé. Développé comme un agoniste des récepteurs GABA-A, puis considéré comme un modulateur des récepteurs glutamatergiques NMDA et mGluR5. Le calcium associé (homotaurinate de calcium) pourrait également être à l'origine des effets thérapeutiques [16].

Indications

L'acamprosate est indiqué dans le traitement de l'appétence à l'alcool après sevrage : maintien de l'abstinence et prévention de la rechute. Les taux d'abstinence, 12 mois après sevrage, sont deux fois plus élevés chez les patients recevant de l'acamprosate par rapport à ceux recevant du placebo [10, 17].

Posologie

La posologie recommandée d'acamprosate est de 4 (poids < 60 kg) à 6 (poids > 60 kg) comprimés à 330 mg/j, en 2 ou 3 prises.

Durée de traitement

La durée de traitement par acamprosate est d'un an, d'après l'AMM, mais le traitement peut être poursuivi tant qu'il existe un bénéfice et que le patient le souhaite [16].

Contre-indications

La prescription d'acamprosate est contre-indiquée chez les patients présentant une insuffisance rénale (créatininémie > 120 µmol/L) et ceux présentant une hypercalcémie.

Effets indésirables

Les effets indésirables les plus fréquents de l'acamprosate sont des diarrhées, des nausées et du prurit.

Précautions d'emploi

Une surveillance des transaminases est recommandée chez les patients traités par acamprosate.

Disulfirame (Espéral®)

Mécanisme d'action

Le disulfirame entraîne un effet « antabuse » par inhibition de l'aldéhyde-déshydrogénase. La dégradation de l'acétaldéhyde, métabolite de l'alcool, est bloquée, entraînant des symptômes désagréables lors de la consommation d'alcool : sensations de chaleur intense (visage et cou), rougeur, céphalées pulsatiles, tachycardie, malaise général, nausées, vomissements, voire réactions plus sévères, notamment cardiovasculaires ou neurologiques [16]. Les effets peuvent durer 30 minutes à quelques heures. Ce traitement est indiqué chez le patient motivé qui souhaite maintenir son abstinence, dissuadé par la réaction aversive en cas de consommation d'alcool.

Indications

Le disulfirame est indiqué dans le maintien de l'abstinence après sevrage à l'alcool. Son efficacité a été confirmée dans une méta-analyse récente [15].

Posologies

Les posologies de disulfirame recommandées sont d'un demi à un comprimé à 500 mg/j.

Contre-indications formelles

La prescription de disulfirame est contre-indiquée en cas de grossesse, de réactions toxiques antérieures et de troubles psychotiques aigus.

Contre-indications relatives

La prescription de disulfirame est également contre-indiquée en cas de polynévrite, névrite optique, épilepsie, diabète, insuffisance hépatique et affections cardiovasculaires.

Effets indésirables

Les effets indésirables les plus fréquents du disulfirame sont la survenue d'hépatite, de polynévrite et de névrite optique.

Interactions médicamenteuses

Il existe des interactions entre disulfirame et bêtabloquants, sympathomimétiques, antidépresseurs tricycliques et antipsychotiques.

Précautions d'emploi

En raison des contre-indications hépatiques, rénales, cardiovasculaires, neurologiques et lors de la grossesse, des interactions médicamenteuses et de la dangerosité potentielle de l'effet antabuse, le disulfirame est proposé en deuxième intention après l'acamprosate ou la naltrexone [16]. Il doit être pris 24 heures minimum après la dernière consommation d'alcool [16]. Le patient et son entourage doivent être informés des risques d'effet antabuse avec toute source d'alcool (boisson, nourriture, parfum, etc.), du risque neuropathique périphérique et du risque hépatotoxique de ce médicament (état de fatigue, ictère) qui nécessite l'arrêt du traitement.

Baclofène (Liorésal®)

Le baclofène (*cf. supra*) peut également être indiqué dans l'aide au maintien de l'abstinence après sevrage chez des patients alcoolodépendants et en échec des thérapeutiques disponibles [2].

Vitaminothérapie

La vitaminothérapie B1 est indispensable chez les patients alcoolodépendants dans tous les stades thérapeutiques, réduction des risques, sevrage et post-sevrage.

Réduction des conséquences cognitives : thiamine (vitamine B1)

Indications

La vitaminothérapie B1 est indiquée dans la prévention et le traitement des déficits cognitifs, notamment mnésiques et dans les atteintes neuropathiques périphériques, fréquents chez les patients alcoolodépendants et justifiant leur prescription systématique.

Posologies

Dans les recommandations de la SFA, les posologies en l'absence de malnutrition sont de 500 mg/j, par voie orale, pendant 5 jours, puis de 250 mg/j pendant environ 2 semaines [16]. Les recommandations internationales sont comparables : *World Federation of Societies of Biological Psychiatry, European Federation of Neurological Societies, British Association for Psychopharmacology* (BAP) et Cochrane Library [6, 11, 17]. Des études pharmacocinétiques ont suggéré une meilleure pénétration cérébrale de la thiamine en 2 ou 3 prises quotidiennes, la demi-vie de la thiamine libre dans le sang étant de 96 minutes. L'administration de sérum glucosé chez un patient alcoolodépendant doit être systématiquement associée à de la vitamine B1 par voie parentérale [6].

La BAP a défini les sujets à haut risque d'encéphalopathie de Gayet-Wernicke par la consommation d'au moins 15 verres d'alcool par jour depuis un mois, avec des nausées/vomissements, une dénutrition, une perte de poids [11]. D'après les recommandations internationales et de la SFA, la thiamine est à administrer par voie parentérale, l'absorption intestinale de thiamine d'un sujet alcoolodépendant correspondant à seulement 30 % de celle d'un sujet sain, à une dose de 500 mg/j, répartie en 2 fois sur 24 heures, pendant 5 jours puis un relais *per os* jusqu'à reprise d'une alimentation équilibrée [6, 16].

Effets indésirables

Les effets indésirables de la thiamine par voie parentérale, notamment allergiques, sont rares (environ quatre épisodes d'anaphylaxie environ pour un million d'injections, à comparer avec un à quatre épisodes pour 10 000 injections pour la pénicilline) [6]. Ils ne peuvent donc pas être un frein à une utilisation large dans l'alcoolodépendance.

Autres vitaminothérapies

D'après la SFA, outre la vitaminothérapie B1, un apport polyvitaminé et d'oligoéléments (vitamines B6, PP, C, acide folique, zinc et magnésium) peut être envisagé, durant quelques jours, chez les patients dénutris [16]. Les prescriptions de vitamine B6 sont limitées à un mois en raison d'effets neurotoxiques et à des posologies maximales de 100 mg/j, recommandées par les autorités sanitaires américaines [16].

Tableau 24.9 Traitements de l'alcoolodépendance en fonction des stades de changement du modèle transthéorique de Prochaska et Diclemente.

Stade de motivation	Comportement des sujets	Prise en charge
Précontemplation	Pas d'intention de modifier leur consommation	Réduction des risques Vitaminothérapie Nalméfène Baclofène Entretiens motivationnels Psychoéducation
Contemplation	Ambivalents au changement	
Préparation	Se préparent au changement	
Action	Sevrage	Traitement du sevrage Vitaminothérapie Anxiolytiques Thérapie cognitive et comportementale
Consolidation	Ont arrêté leur consommation	Prévention de la rechute Acamprosate Naltrexone Baclofène Disulfirame Thérapie cognitive et comportementale

Le tableau 24.9 propose différentes thérapeutiques pour le traitement de l'alcoolodépendance en fonction des stades de changement du modèle transthéorique de Prochaska et Diclemente.

Traitements dans l'aide à l'arrêt du tabac

Traitements de substitution nicotinique

La Haute autorité de santé a recommandé les traitements de substitution nicotinique en 1re intention [9]. Une méta-analyse a conclu qu'ils augmentaient les taux d'arrêt du tabac de 50 à 70 % [19]. L'adjonction d'un patch et d'une forme orale, d'action plus rapide, est plus efficace que chacun des traitements pris isolément [5, 14].

Dispositifs transdermiques de nicotine (Nicopatch®, Nicotinell TTS®, NiQuitin®, Nicorette Skin®)

Mécanisme d'action

Les dispositifs transdermiques délivrent de la nicotine plus lentement que les gommes et les comprimés, mais de façon plus constante et durable. Les symptômes de sevrage sont atténués : envie de fumer (*craving*), irritabilité, sautes d'humeur, difficultés de concentration, envie de grignoter, etc. Les patchs de 24 heures ont un meilleur effet protecteur sur les symptômes de manque au réveil.

Indication

Les dispositifs transdermiques sont indiqués dans l'aide à l'arrêt du tabac chez les patients dépendants.

Posologies

La posologie des dispositifs transdermiques est adaptée en fonction de l'intensité de la dépendance, habituellement évaluée à l'aide du test de Fagerström. Une cigarette correspond approximativement à 1 mg de nicotine de substitution [8, 14]. De nombreux protocoles ont été élaborés, utilisant des patchs dosés à 21, 14, 7 mg/24 h, 25, 15, 10, 5 mg/16 h. La dose est bien adaptée lorsque les patients ne ressentent pas le besoin de fumer, notamment au réveil, ni de nervosité ni d'irritabilité. Chez les patients les plus sévèrement dépendants, il est possible d'associer plusieurs patchs.

Durée de traitement

La durée de traitement des patchs est habituellement de trois mois avec une réduction progressive des doses en fonction de chaque cas particulier. Il est recommandé de ne pas utiliser les dispositifs transdermiques au-delà de 6 mois.

Effets indésirables

Les principaux effets indésirables des patchs sont la survenue d'irritations locales et en cas de surdosage, des nausées, céphalées, tachycardie, sensations de brûlures, diarrhées, hypersalivation, sueurs, insomnie, impression d'avoir trop fumé. Ils ne provoquent pas d'aggravation de la maladie coronarienne ou de troubles du rythme.

Formes orales de nicotine

Les formes orales de nicotine comprennent plusieurs présentations : gommes à mâcher (Nicorette®, Nicogum®, Nicotinell®), comprimés sublinguaux à sucer (Nicorette®, Microtab®, Nicotinell®, NiQuitin®), pastilles sublinguales à sucer (Nicopass®) ou dispositifs pour inhalation (Nicorette Inhaleur®).

Mécanisme d'action

La délivrance de nicotine est plus rapide avec les formes orales qu'avec les patchs de nicotine.

Indications

Les formes orales de nicotine sont indiquées dans l'aide à l'arrêt du tabac chez les patients dépendants. Plusieurs essais thérapeutiques ont montré leur efficacité, notamment sur la réduction du *craving*, à condition que la dose et la durée du traitement soient suffisantes.

Posologie

Une cigarette correspond approximativement à 1 mg de nicotine de substitution [8]. Les gommes et comprimés sont dosés à 2 mg (scores de dépendance moyenne au test de Fagerström) et 4 mg (dépendance forte), aromatisés (menthe cannelle, fruit, réglisse, citron, etc.). Les gommes doivent être gardées 10 minutes contre la joue, la nicotine étant absorbée par la muqueuse buccale, puis mâchées très lentement 20 minutes. Les pastilles sont dosées à 1,5 et 2,5 mg (réglisse, réglisse-menthe, eucalyptus). Les pastilles sont sucées pendant 20 à 30 minutes. Les gommes peuvent être prises en complément des patchs chez les fumeurs très dépendants.

Effets indésirables

Les principaux effets indésirables des formes orales de nicotine correspondent à des signes de surdosage : nausées, palpitations cardiaques, vertiges, céphalées, troubles du sommeil, diarrhée, lipothymies, et impression d'avoir trop fumé.

Varénicline (Champix®)

Mécanisme d'action

La varénicline est une substance agoniste des récepteurs α4β2 nicotiniques cérébraux à l'acétylcholine. Elle se fixe sur les récepteurs α4β2 avec une affinité supérieure à celle de la nicotine.

Indications

La varénicline est indiquée dans l'aide à l'arrêt du tabac chez les patients dépendants. Son efficacité a été montrée par plusieurs études et une méta-analyse, en particulier sur l'abstinence au-delà de 3 mois [5].

Posologies

La posologie initiale de varénicline avant l'arrêt du tabac (J1-3) est d'un comprimé à 0,5 mg/j. À l'arrêt du tabac (J4–J7), elle est d'un comprimé à 0,5 mg 2 fois/j, puis à partir de J8, un comprimé à 1 mg 2 fois/j.

Durée de traitement

La durée de traitement de la varénicline est habituellement de 12 semaines.

Effets indésirables

Les effets indésirables de la varénicline les plus fréquents sont des nausées, des troubles du sommeil et des rêves inhabituels [14]. Contrairement à des inquiétudes initiales, une méta-analyse récente n'a pas retrouvé d'augmentation du risque de suicide, de tentative de suicide, de dépression, de surmortalité ni de risques cardiovasculaires chez les sujets recevant de la varénicline par rapport au placebo [5, 20].

Bupropion (Zyban®)

Mécanisme d'action

Le bupropion est un inhibiteur de la recapture de la noradrénaline et de la dopamine.

Indication

Le bupropion est indiqué dans l'aide à l'arrêt du tabac chez les patients dépendants.

Posologies

La posologie initiale du bupropion est d'un comprimé à 150 mg/j les 6 premiers jours, puis un comprimé matin et soir.

Durée de traitement

La durée de traitement du bupropion est de 7 à 9 semaines.

Contre-indications

Le bupropion est contre-indiqué en cas de troubles bipolaires, sevrage alcoolique, sevrage en benzodiazépines, traitement par IMAO, crises convulsives, épilepsie, tumeurs du SNC, anorexie, boulimie, insuffisance hépatique sévère.

Effets indésirables

Les effets indésirables du bupropion sont rares : insomnie, crises convulsives, rêves inhabituels, risque de dépression ou comportements suicidaires/autoagressifs [5, 14]. Une méta-analyse récente n'a pas retrouvé d'augmentation de risques psychiatriques (notamment de comportements suicidaires) et cardiovasculaires chez les sujets recevant du bupropion par rapport au placebo [5].

Réduction des risques liés au tabac

Les risques induits par la dépendance au tabac sont liés à sa combustion. La dépendance dépend de la vitesse de fixation de la nicotine sur les récepteurs nicotiniques cérébraux. Tous les traitements d'aide à l'arrêt du tabac peuvent donc être utilisés chez les patients tabagiques. La cigarette électronique, qui n'est actuellement pas un médicament, faute d'études ad hoc, notamment à long terme, est considérée comme moins dangereuse que le tabac. L'HAS a souligné que son utilisation ne doit pas être déconseillée mais doit s'inscrire dans une stratégie d'arrêt ou de réduction du tabac avec accompagnement psychologique [8]. Une revue Cochrane récente a également souligné que la cigarette électronique pouvait aider les fumeurs à réduire les risques liés au tabac [13].

Traitements dans l'addiction aux opiacés

Traitements du sevrage

En ambulatoire, le traitement du sevrage est symptomatique : analgésiques mineurs, antispasmodiques. Anxiolytiques et hypnotiques peuvent être justifiés en cas de manifestations anxieuses et d'irritabilité.

Clonidine (Catapressan®)

Mécanisme d'action

La clonidine, agoniste noradrénergique alpha-2, diminue l'hyperactivité noradrénergique induite par le sevrage opiacé (nausées, vomissements, sueurs, douleurs intestinales, diarrhée) en agissant sur les récepteurs présynaptiques. C'est un traitement spécifique du sevrage, limité à l'hospitalisation.

Indications

La clonidine est utilisée pour atténuer la symptomatologie du sevrage opiacé.

Posologies

La dose maximum de clonidine par voie orale est de 1,2 à 1,5 mg/j, répartis dans la journée, par exemple 0,15 mg toutes les 2 heures.

Durée de traitement

Les doses de clonidine sont diminuées progressivement à partir du 4e jour de sevrage. Elle est arrêtée vers le 10e jour dans le sevrage à l'héroïne et vers le 15e jour dans le sevrage à la méthadone [7].

Effets indésirables

L'effet indésirable le plus fréquent de la clonidine est l'hypotension artérielle.

Précautions d'emploi

La clonidine est réservée à l'hospitalisation en raison des effets hypotenseurs. La prise de clonidine est suspendue lorsque la pression artérielle systolique, vérifiée avant chaque prise, est inférieure à 100 mmHg [7].

Anxiolytiques

La prescription de benzodiazépines est à éviter autant que possible dans le sevrage opiacé, sauf en cas de dépendance associée. L'hydroxyzine (Atarax®), le tiapride (Tiapridal®), la miansérine, la mirtazapine (Norset®), le sulpiride (Dogmatil®), l'amisulpride (Solian®), et des neuroleptiques sédatifs tels que la cyamémazine (Tercian®), sont des alternatives possibles.

Maintien de l'abstinence après sevrage : naltrexone (Revia®)

Mécanisme d'action

La naltrexone est une substance antagoniste des récepteurs opiacés mu cérébraux. L'affinité de la naltrexone pour ces récepteurs est 20 fois plus élevée que celle de la morphine. La naltrexone bloque les effets de l'héroïne en occupant les récepteurs mu [3].

Indications

La naltrexone est indiquée dans la prévention de la rechute chez les sujets dépendants aux opiacés, après sevrage.

Posologie

La posologie de la naltrexone est d'un comprimé à 50 mg/j.

Contre-indications

La naltrexone est contre-indiquée chez les patients recevant de la méthadone et de la buprénorphine, ainsi que chez les sujets insuffisants hépatiques.

Effets indésirables

Les effets indésirables les plus fréquents sont les nausées/vomissements, les douleurs abdominales, les sensations vertigineuses, l'asthénie et les céphalées.

Précautions d'emploi

La naltrexone ne peut être prescrite qu'après sevrage opiacé complet en raison du syndrome de sevrage brutal qu'elle provoque en cas d'utilisation simultanée d'opiacés en déplaçant ceux-ci des récepteurs mu [7]. Elle doit être interrompue 72 heures avant une anesthésie générale.

Traitements de substitution des opiacés (TSO)

Les TSO sont indiqués chez les sujets motivés dépendants aux opiacés, qui ne parviennent pas à une abstinence prolongée après plusieurs tentatives de sevrage [7, 18]. Les TSO sont aussi indiqués lors de la grossesse de patientes héroïnomanes [3]. Le Code de la santé publique prévoit des règles de prescription strictes (*cf.* chapitre 18.3). Le risque principal des TSO est le décès par surdose, risque majoré par la consommation de benzodiazépines et/ou d'alcool.

Méthadone

Mécanisme d'action

La méthadone est un agoniste opiacé des récepteurs opioïdes cérébraux mu. La demi-vie et la durée d'action longue (plus de 24 heures) de la méthadone permettent une substitution de l'héroïne de demi-vie et d'action brève [4]. Elle supprime les signes de manque opiacé sans induire d'euphorie.

Indications

La méthadone est indiquée comme traitement de substitution opiacé chez les sujets dépendants aux opiacés.

Posologies

La posologie initiale de méthadone est de 20 à 30 mg/j. Elle est augmentée progressivement de 5 à 10 mg/j jusqu'à habituellement 60–100 mg/j, en une seule prise journalière [4].

Durée de traitement

La durée de traitement par méthadone est prolongée, souvent des années [4]. Les sujets qui l'arrêtent trop tôt ont des risques élevés de rechute de la consommation d'héroïne [7]. L'arrêt peut être progressif, par paliers de 5 à 10 mg ou brutal, le sevrage pouvant durer plusieurs semaines [7].

Contre-indications

La méthadone est contre-indiquée chez les sujets recevant de la buprénorphine, du tramadol, de la naltrexone, du nalméfène et des IMAO.

Effets indésirables

Les effets indésirables les plus fréquents sont la sédation, la constipation, les sueurs et les troubles sexuels. Le risque de dépression respiratoire est plus important lors de l'initiation du traitement. La dose létale 50 (DL50) chez le sujet naïf est d'environ 1 mg/kg.

Interactions médicamenteuses

Il existe de nombreuses interactions entre la méthadone et d'autres médicaments, notamment avec les inhibiteurs de recapture de la sérotonine qui peuvent induire une augmentation de la méthadonémie. Il existe un risque accru de dépression respiratoire en cas de traitement associé par neuroleptiques ou par benzodiazépines. L'alcool qui diminue la demi-vie de la méthadone, peut induire des manifestations de sevrage opiacé. D'autres interactions ont été décrites (zidovudine, abacavir, amprénavir, carbamazépine, éfavirenz, lopinavir/ritonavir, nelfinavir, névirapine, rifampicine, fluconazole).

Précautions d'emploi

La méthadone est plus efficace lorsqu'elle est intégrée dans un cadre thérapeutique comprenant un contrôle de la délivrance, des analyses toxicologiques urinaires, une prise en charge psychothérapique et de réhabilitation sociale [7]. Les patients doivent être informés au préalable et avoir compris les objectifs du traitement. La méthadonémie peut aider à dépister les métaboliseurs rapides. L'allongement possible du QT nécessite d'éviter l'association d'autres médicaments allongeant le QT ainsi qu'une surveillance électrocardiographique régulière chez les patients traités à doses supérieures à 100 mg/j. Les apnées du sommeil sont fréquentes chez les patients recevant de la méthadone.

Buprénorphine haut dosage (Subutex®)

Mécanisme d'action

La buprénorphine est un agoniste partiel des récepteurs opiacés cérébraux mu et antagoniste des récepteurs kappa. Sa durée d'action longue, liée à une dissociation lente des récepteurs mu, permet la substitution de l'héroïne de demi-vie et d'action brève. Elle supprime les signes de manque opiacé sans induire d'euphorie.

Indications

La buprénorphine est indiquée comme traitement de substitution opiacé chez les sujets dépendants aux opiacés. Son efficacité a été confirmée par une méta-analyse [12].

Posologie

La posologie initiale de buprénorphine est de 2 à 4 mg/j, par voie sublinguale, augmentée progressivement. Les posologies habituelles sont comprises entre 2 et 16 mg/j, en moyenne 8 mg/j.

Durée de traitement

La durée de traitement par buprénorphine est prolongée, souvent plusieurs années.

Précautions d'emploi

Un contrôle de la délivrance en pharmacie ou en CSAPA et des analyses toxicologiques régulières sont obligatoires. Des décès dus à l'association de fortes doses de benzodiazépines à la buprénorphine ont été décrits.

Buprénorphine haut dosage et naloxone (Suboxone®)

L'association à la buprénorphine d'un antagoniste opiacé, la naloxone réduit le risque de détournement, en provoquant un syndrome de sevrage en cas d'injection intraveineuse [4].

Conclusions

La prescription de médicaments psychotropes chez des patients dépendants nécessite une évaluation préalable approfondie, en veillant notamment à ce que les indications et les règles de contrôle de la délivrance soient bien respectées et à éviter le mésusage, notamment des BZD et des TSO. Le travail en réseau avec les pharmaciens est à cet égard indispensable. Il faut également veiller à ce que les troubles psychiatriques très fréquemment associés aux addictions soient traités simultanément, au risque d'une faible efficacité des traitements addictologiques.

Références

[1] Agabio R, Preti A, Gessa GL. Efficacy and tolerability of baclofen in substance use disorders : a systematic review. Eur Addict Res 2013 ; 19 : 325-45.

[2] ANSM. Recommandation Temporaire d'Utilisation (RTU) du baclofène dans le traitement de l'alcoolodépendance. http://ansm.sante.fr/.

[3] Bart G. Maintenance medication for opiate addiction : the foundation of recovery. J Addict Dis 2012 ; 31 : 207-25.

[4] Bell J. Pharmacological maintenance treatments of opiate addiction. Br J Clin Pharmacol 2014; 77 : 253-63.
[5] Cahill K, Stevens S, Lancaster T. Pharmacological treatments for smoking cessation. JAMA 2014; 311 : 193-4.
[6] Dervaux A, Laqueille X. Vitamine B1 dans l'alcoolo-dépendance. Courrier des Addictions 2015; 17 : 28-9.
[7] Dervaux A, Laqueille X. Addictions à l'héroïne et à la cocaïne. EMC (Elsevier Masson SAS, Paris), Psychiatrie 2009 : 37-396-A-10.
[8] HAS. Recommandation de bonne pratique. Arrêt de la consommation de tabac : du dépistage individuel au maintien de l'abstinence en premier recours. Octobre 2013.
[9] Gache P, de Beaurepaire R, Jaury P, et al. Prescribing guide for baclofen in the treatment of alcoholism–for use by physicians. British Journal of Medicine and Medical Research 2014; 4 : 1164-74.
[10] Jonas DE, Amick HR, Feltner C, et al. Pharmacotherapy for adults with alcohol use disorders in outpatient settings : a systematic review and meta-analysis. JAMA 2014; 311 : 1889-900.
[11] Lingford-Hughes AR, Welch S, Peters L, et al. Evidence-based guidelines for the pharmacological management of substance abuse, harmful use, addiction and comorbidity : recommendations from BAP. J Psychopharmacol 2012; 26 : 899-952.
[12] Mattick RP, Breen C, Kimber J, et al. Buprenorphine maintenance versus placebo or methadone maintenance for opioid dependence. Cochrane Database Syst Rev 2014; 2 : CD002207.
[13] McRobbie H, Bullen C, Hartmann-Boyce J, et al. Electronic cigarettes for smoking cessation and reduction. Cochrane Database Syst Rev 2014; 12 : CD010216.
[14] Rigotti NA. Strategies to help a smoker who is struggling to quit. JAMA 2012; 308 : 1573-80.
[15] Skinner MD, Lahmek P, Pham H, et al. Disulfiram Efficacy in the Treatment of Alcohol Dependence : A Meta-Analysis. PLoS One 2014; 9 : e87366.
[16] Société Française d'Alcoologie – SFA. Mésusage de l'alcool : dépistage, diagnostic et traitement. Recommandations de bonne pratique. Alcoologie et Addictologie 2015; 37 : 5-84.
[17] Soyka M, Kranzler HR, Berglund M, et al. et al.; WFSBP Task Force on Treatment Guidelines for Substance Use Disorders. World Federation of Societies of Biological Psychiatry (WFSBP) Guidelines for Biological Treatment of Substance Use and Related Disorders, Part 1 : Alcoholism. World J Biol Psychiatry 2008; 9 : 6-23.
[18] Soyka M, Kranzler HR, van den Brink W, et al. WFSBP Task Force on Treatment, Guidelines for Substance Use Disorders. The World Federation of Societies of Biological Psychiatry (WFSBP) guidelines for the biological treatment of substance use and related disorders. Part 2 : Opioid dependenc. World J Biol Psychiatry 2011; 12 : 160-87.
[19] Stead LF, Perera R, Bullen C, et al. Nicotine replacement therapy for smoking cessation. Cochrane Database Syst Rev 2012; 11 : CD000146.
[20] Thomas KH, Martin RM, Knipe DW, et al. Risk of neuropsychiatric adverse events associated with varenicline : systematic review and meta-analysis. BMJ 2015; 350 : h1109.

24.7 Psychostimulants et autres traitements du déficit de l'attention/hyperactivité (TDAH)

D. Purper-Ouakil, F. Pupier

Les psychostimulants appartiennent à la classe des psychoanaleptiques; cette classe est composée des noo-analeptiques (amphétamines et dérivés) et d'un groupe hétérogène comprenant des psychostimulants d'origine naturelle (vitamines, certains acides aminés, etc.), des molécules à action métabolique (hormones, analeptiques cardiovasculaires) et des composés divers (caféine, adrafinil). Dans ce chapitre nous détaillerons surtout les molécules ayant des indications reconnues par une autorisation de mise sur le marché (AMM) en France ou dans d'autres pays.

Les psychostimulants sont les principaux traitements médicamenteux du déficit d'attention/hyperactivité (TDAH), qui se caractérise par l'association à un degré variable de symptômes d'inattention, d'impulsivité ou d'hyperactivité chroniques et envahissants, inadaptés à l'âge de développement et responsables d'une altération du fonctionnement social, familial ou scolaire. Le TDAH concerne 5–10 % d'enfants d'âge scolaire et des symptômes persistent dans plus de 60 % des cas à l'âge adulte [20]. Le TDAH est caractérisé par une importante comorbidité (troubles disruptifs, troubles anxieux, tics, troubles spécifiques des apprentissages, troubles de l'acquisition de la coordination, troubles du spectre de l'autisme) et peut se compliquer de conduites d'abus et de dépendance aux substances psychoactives, de troubles de l'humeur et de la personnalité, surtout dans les formes persistantes [20] et d'une surmortalité, principalement expliquée par les accidents [17].

Le TDAH n'est pas la seule indication des psychostimulants qui sont aussi utilisés dans la narcolepsie et les hypersomnies idiopathiques.

Les différents types de psychostimulants

Les psychostimulants sont des sympathomimétiques; ils ont en commun un certain nombre d'effets cliniques mais ils diffèrent par leur mode d'action.

L'amélioration des symptômes d'inattention, d'impulsivité et d'hyperactivité par les amphétamines a été décrite en 1937 par Bradley. Les amphétamines bloquent le transporteur de la dopamine (DAT), ce qui a pour effet d'augmenter la concentration de ce neurotransmetteur dans la fente synaptique; ils provoquent également directement l'exocytose[3] de dopamine à partir des neurones présynaptiques. Les amphétamines ont plus d'effets noradrénergiques et sérotoninergiques que les autres stimulants. Plusieurs amphétamines sont utilisées dans le traitement du TDAH, les modalités pratiques de prescription sont précisées plus loin; les plus couramment utilisées sont le sulfate de dextroamphétamine et les sels amphétaminiques mixtes, composés d'un mélange de trois composés dextrogyres et d'une forme lévogyre et la lisdexamfétamine, molécule transformée secondairement à son absorption en dextroamphétamine, qui permet une efficacité à long terme et réduit les effets amphétaminiques aigus.

Le psychostimulant le plus répandu et dont l'efficacité à court terme est la mieux documentée est le méthylphénidate, un dérivé amphétaminique synthétisé en Suisse, en 1944, commercialisé aux États-Unis et dans certains pays européens dès les années cinquante. En France, l'AMM du méthylphénidate date du 31 juillet 1995. Actuellement, plusieurs formes galéniques de méthylphénidate sont disponibles en France dans l'indication du TDAH chez l'enfant à partir de 6 ans sans limite supérieure d'âge : une forme à libération immédiate et quatre formes à libération prolongée de durée d'action de 8 à 12 heures. Des formes transdermiques de méthylphénidate sons forme de patch permettent une administration prolongée, mais ne sont pas commercialisées en France. Le desméthylphénidate est une forme dextrogyre qui existe en libération immédiate et retard sur le marché américain.

Le modafinil est un psychostimulant utilisé dans la narcolepsie, le syndrome d'apnées du sommeil et les décalages de phase liés au travail posté. En France, le modafinil est un médicament réglementé par une prescription initiale hospitalière, réservée aux services de neurologie et aux centres du sommeil.

Mécanismes d'actions et pharmacologie du méthylphénidate

Les études d'imagerie fonctionnelle ont permis de décrire certaines propriétés du méthylphénidate qui augmente la concentration de dopamine dans la fente synaptique par l'intermédiaire du blocage du DAT. Cette augmentation de dopamine extracellulaire est plus grande après exposition à un stimulus environnemental pertinent (c'est-à-dire ayant une valeur de renforcement positive ou négative) par rapport à un stimulus neutre [20]. L'un des mécanismes possibles de l'action thérapeutique du méthylphénidate serait donc lié à l'augmentation extracellulaire de dopamine qui diminuerait l'activité de base aléatoire des neurones striataux et permettrait aux afférences corticostriatales liées aux stimuli

3 Processus au cours duquel les substances contenues dans le cytoplasme d'une cellule sont rejetées vers l'extérieur.

pertinents d'être plus efficaces. L'effet serait ainsi celui d'une diminution du bruit autour du signal et serait assez diffus, contrastant avec ce qui est décrit avec des agents noradrénergiques non psychostimulants tels que l'atomoxétine (Strattera®) dont l'action thérapeutique sur les symptômes du TDAH semble plutôt résulter d'une augmentation du signal dans des régions plus localisées. Ce produit qui n'est plus commercialisé librement depuis 2011 peut faire l'objet d'une demande temporaire d'utilisation (ATU).

Pour le méthylphénidate à *libération immédiate* (LI, Ritaline®), la concentration sérique maximale est atteinte en deux heures et diminue de moitié deux heures plus tard. Les effets cliniques sont maximaux au pic de concentration puis diminuent progressivement. Le délai d'action du méthylphénidate LI est de 20 à 60 minutes et la durée de l'effet thérapeutique est de 3 à 6 heures après une prise unique.

Les *formes « retard »* commercialisées en France se différencient par leur mode de délivrance du principe actif, permettant une durée d'action de 8 heures et 12 heures pour le Concerta®:

- la Ritaline LP® (dosages 10, 20, 30 et 40 mg) et le Medikinet® (dosages 5,10, 20, 30, 40 mg) miment la prise de méthylphénidate LI le matin et à midi avec une cinétique à deux pics; 50 % des microgranules contenus dans la gélule sont délivrés immédiatement, 50 % le sont 4 heures après la prise;
- le Quasym LP® (dosages 10, 20, 30 mg) contient également des microgranules dont 30 % sont libérées le matin et 70 % 4 heures plus tard;
- le Concerta® (dosages 18, 36, 54 mg) a été conçu pour générer un profil cinétique ascendant avec une prise quotidienne unique, visant à réduire le phénomène de tachyphylaxie[4] décrit par Swanson [17] avec le méthylphénidate LI; il s'agit d'une diminution progressive de l'efficacité sur quelques heures en dépit d'un taux sérique constant. La Concerta® combine deux modes de libération : l'enveloppe de la gélule libère immédiatement une petite quantité de méthylphénidate, suivie d'une libération prolongée ascendante au moyen d'une pompe osmotique contenue dans la gélule (système OROS®). Le pic de concentration plasmatique apparaît donc au bout de 7–9 heures.

4 Désigne la diminution progressive de la réaction d'un organisme soumis à un agent médicamenteux en cas d'administration répétée.

Il est à noter que la tachyphylaxie, décrite avec le méthylphénidate LI dans les heures suivant la prise du produit, n'est pas observée à long terme. En dehors de variations pondérales liées à la croissance, la dose d'efficacité est donc relativement stable dans le temps.

Efficacité des psychostimulants

Efficacité à court terme

L'efficacité à court terme des psychostimulants sur l'amélioration des symptômes principaux du TDAH est bien établie. Une des études les plus importantes, réalisée par le *National Institute of Mental Health* (NIMH) sur 579 enfants de 7 à 9 ans, a comparé quatre modalités de traitement (*Multimodal Treatment study of children with Attention deficit/hyperactivity disorder* – MTA) :

- traitement médicamenteux seul, avec une procédure de titration rigoureuse et une réévaluation mensuelle dans un centre spécialisé;
- thérapie comportementale (TCC) seule incluant des interventions parentales, scolaires et un camp d'été spécialisé;
- les deux modalités de traitement combinées;
- traitement « en conditions usuelles » (qui inclut un stimulant dans 67 % des cas, mais à moindres doses et durée que dans le groupe « médicament »).

Le bénéfice de la TCC ajoutée dépend de la comorbidité initiale. Au total, à 14 mois, 68 % des enfants étaient répondeurs dans le groupe combiné, avec des doses de méthylphénidate inférieures de 20 %., 56 % dans le groupe médicament, 34 % dans le groupe TCC et 25 % dans le groupe traitement usuel [9].

La taille de l'effet thérapeutique dans les essais à court terme est de 0,91 pour les formes à libération immédiate et de 0,95 pour les formes retard, ce qui indique que l'amélioration des symptômes principaux est importante [4].

Les psychostimulants améliorent également des symptômes fréquemment associés au TDAH tels que l'opposition et l'agressivité. Ils ont aussi une action positive sur le fonctionnement social et familial des enfants. Sur le plan cognitif, les psychostimulants améliorent les performances aux tests de vigilance, de temps de réaction, de mémoire à court terme, et les fonctions exécutives non verbales [16], mais ne permettent pas toujours de rattraper le décalage entre enfants avec TDAH et témoins sains.

Efficacité à long terme

Le maintien de l'efficacité des traitements stimulants est documenté sur 15 mois dans les essais cliniques randomisés, mais les données à plus long terme sont limitées par l'impossibilité de maintenir des conditions expérimentales ou un placebo à long terme. La pratique clinique est en faveur du maintien de l'efficacité sur plusieurs années lorsque le traitement est bien observé et adapté au développement staturo-pondéral et à la tolérance individuelle. Les études de suivi naturaliste intégrant les effets du traitement permettent de mieux cerner les bénéfices et risques à long terme, mais leur interprétation en termes d'efficacité est plus difficile, du fait des variations dans les modalités de traitement au cours du temps. Cela est bien illustré par les données de suivi naturaliste 10 et 22 mois après la phase randomisée et contrôlée de l'étude MTA. À 24 mois, le bénéfice thérapeutique des groupes « traitement combiné » et « médicament » reste supérieur à celui des autres groupes, mais l'écart entre les groupes s'est réduit de moitié [9]. L'évolution des scores aux tests de performance continue (CPT-II) montre une diminution des temps de réaction et de la variabilité chez les enfants recevant le traitement par méthylphénidate [6]. À 36 mois, il n'y a plus de différence entre les groupes issus de la randomisation. Tous les groupes sont significativement améliorés par rapport à l'évaluation initiale, même si leur niveau de symptômes les distingue toujours d'un groupe d'enfants appariés, issus des mêmes classes scolaires [8]. L'analyse des trajectoires des enfants sur 3 ans met en évidence 3 groupes : le premier (34 %) montre une amélioration symptomatique initiale faible, mais progressivement croissante, le deuxième (52 %) montre un progrès initial marqué, maintenu dans le temps, le troisième (14 %) montre une détérioration après une amélioration initiale des symptômes. Ce dernier groupe avait également des symptômes plus sévères à l'évaluation initiale, plus de comorbidité et d'autres facteurs de risque (moindre efficience intellectuelle, moindres habiletés sociales) [19].

En termes de comportement et de performances scolaires, les paradigmes d'évaluation en situation scolaire montrent une amélioration au cours du traitement mais également à plus long terme. Cependant, si les adolescents ayant reçu un traitement psychostimulant pour leur TDAH ont de meilleures performances scolaires que les patients jamais traités, leur profil académique reste en deçà de celui du groupe témoin [12].

Enfin, la prise d'un traitement psychostimulant a été associée à des effets protecteurs à l'adolescence et chez le jeune adulte vis-à-vis de l'abus de substances (tabac, alcool, cannabis) dans une méta-analyse [23] et dans une étude de suivi récente, contrôlée pour la présence d'un trouble des conduites [22]. Dans l'étude MTA, le traitement médicamenteux n'est pas associé à l'abus de substances dans l'évolution des enfants de l'étude MTA [22]. Étant donné le caractère faible et inconsistant des effets et des facteurs de confusion possibles (p. ex. caractéristiques des familles qui assurent des traitements stables…), il serait nécessaire de disposer d'autres études pour étayer l'hypothèse d'un effet protecteur direct du méthylphénidate vis-à-vis des conduites de consommation.

Modérateurs et médiateurs de la réponse au traitement

Environ 80 % des enfants et adolescents TDAH répondent au traitement psychostimulant. Dans l'étude MTA, la comorbidité influence la réponse initiale au traitement : les enfants ayant un TDAH avec trouble anxieux bénéficient plus de la TCC que ceux sans comorbidité anxieuse [11], ceux qui ont des troubles oppositionnels/troubles des conduites bénéficient des conditions incluant un stimulant tandis que ceux qui ont une comorbidité complexe (anxiété + opposition/trouble des conduites) obtiennent de meilleurs résultats avec le traitement combiné. Le taux de réponse aux différents traitements de l'étude MTA diminue fortement chez les enfants ayant de nombreux facteurs de risque (sévérité initiale du TDAH, QI < 100, dépression parentale), tombant à 25 % pour le traitement combiné [10]. À 36 mois, les seules variables gardant un effet modérateur étaient le statut socio-économique (moins bonne évolution en cas de statut bas) et le sexe (meilleure évolution chez les filles).

Contre-indications, effets indésirables, usage problématique

Les contre-indications des stimulants sont les arythmies cardiaques, l'insuffisance coronaire, l'hypertension artérielle, l'hyperthyroïdie et le glaucome. Les situations nécessitant une surveillance particulière sont l'existence de tics, les troubles du spectre de l'autisme, les abus de substances, les troubles de l'humeur, le retard mental sévère. L'épilepsie bien stabilisée n'est pas aggravée par le traitement psychostimulant.

Des recommandations ont été publiées par un groupe d'experts européens concernant les effets indésirables du méthylphénidate et les stratégies pour y faire face [1]. Les effets indésirables les plus fréquents sont l'insomnie, les céphalées, les douleurs abdominales, la nervosité et la diminution de l'appétit. Ils sont généralement transitoires. Les troubles de l'endormissement peuvent être liés aux effets directs du traitement ou être en rapport avec la réapparition voire l'exacerbation des symptômes du TDAH en fin de journée.

Le retentissement sur la croissance est possible mais son impact sur la taille finale est faible. Les données à 3 ans de l'étude MTA montrent un effet proportionnel à l'exposition; en moyenne, les enfants ayant reçu le traitement ont grandi 2 cm de moins que les autres avec un effet maximum au cours de la 1re année de traitement, et sans impact significatif au cours de la 3e année [18]. En cas de ralentissement de la cinétique de croissance, des interruptions de traitement pendant les vacances sont recommandées.

D'autres effets indésirables sont occasionnels : états dysphoriques, retrait, apparition ou accentuation de tics, palpitations, variations de la pression artérielle, éruptions cutanées, etc. La psychose amphétaminique est rare et généralement liée à un mésusage du produit (abus parentéral). Les anomalies neurodéveloppementales autres que le TDAH (troubles du spectre de l'autisme, troubles du développement intellectuel) sont susceptibles d'entraîner une tolérance réduite aux psychostimulants, comme à d'autres psychotropes.

Les psychostimulants ne sont pas associés à une augmentation significative de la survenue de tics ou à une exacerbation de tics préexistants [11, 13]. En cas de comorbidité entre le TDAH, le syndrome de Gilles de la Tourette et les tics chroniques et occasionnels, l'utilisation de stimulants justifie une surveillance de la tolérance clinique mais ne relève pas d'une contre-indication. Chez certains enfants, la fréquence des tics diminue sous traitement.

En 2005 et 2006, la survenue d'accidents cardiovasculaires sous psychostimulants a motivé la réévaluation par la FDA (*Food and Drug Administration*) du risque de complications cardiaques associé à ces produits. Les données actuellement disponibles ne mettent pas en évidence à court terme ou à moyen terme, un risque d'événements cardiaques graves imputables au méthylphénidate [8]. Cependant, les psychostimulants peuvent provoquer une augmentation de quelques points de la pression artérielle et de la fréquence cardiaque et des tachycardies sont possibles; la signification clinique de ces variations à long terme étant incertaine, une surveillance systématique des paramètres cardiovasculaires et un avis cardiologique en cas de facteurs de risque ou d'événement intercurrent est justifiée.

L'usage problématique du méthylphénidate et des amphétamines est décrit à la fois pour des motifs récréationnels et de stimulation cognitive dans le but d'améliorer les performances; aux États-Unis, selon les études, 5 à 35 % des étudiants seraient concernés par ce type d'usage [15]. La technologie OROS® utilisée dans le Concerta® limite le risque de mésusage de méthylphénidate par injection IV.

En 2009, l'Agence européenne du médicament a confirmé le rapport bénéfice/risque favorable du méthylphénidate pour les enfants et adolescents à partir de 6 ans avec une surveillance comportant : la supervision du traitement par un spécialiste, un bilan préthérapeutique avec recueil des antécédents cardio-vasculaires, la prise régulière des constantes (fréquence cardiaque et pouls, poids/taille) et une attention portée à l'émergence de troubles psychiatriques [2]. L'obtention des courbes de poids et de croissance permet de repérer un impact staturo-pondéral. Les sujets ayant des facteurs de risque cardio-vasculaire doivent bénéficier d'une surveillance particulièrement attentive des paramètres vitaux.

Le suivi du traitement doit également comporter la réévaluation périodique du rapport bénéfice/risque de la prescription. Des phases périodiques d'interruption du traitement avec évaluation de l'évolution sont utiles dans ce but. Des recommandations visant à limiter les risques liés à l'administration du méthylphénidate ont été publiées par l'ANSM [1].

Modalités pratiques de prescription

En France, les modalités de prescription et de délivrance du méthylphénidate sont réglementées. Il nécessite une *prescription initiale hospitalière*, réservée aux services de *psychiatrie, pédiatrie et neurologie*. L'ordonnance sécurisée avec posologie en *toutes lettres* est renouvelée par périodes de 28 jours et doit mentionner la pharmacie chargée de délivrer le produit. Le renouvellement peut se faire par le médecin traitant pendant une année, terme au-delà duquel une réévaluation avec éventuel *renouvellement annuel* de la prescription hospitalière doit être effectuée.

L'adaptation posologique du méthylphénidate est *rapidement progressive;* les doses efficaces se situent entre 0,5 et 1,5 mg/kg/j (avec une efficacité possible dès 0,3 mg/kg/j). L'administration du méthylphénidate peut être *continue ou discontinue* (arrêts du week-end); les modalités sont à adapter au contexte. Le traitement continu est privilégié en cas de retentissement familial ou social important ou lorsque les interruptions de traitement sont mal tolérées (inconfort lié au changement d'état ou à la réintroduction du traitement en début de semaine). Le traitement peut être limité aux périodes scolaires chez les enfants dont les symptômes sont peu gênants dans l'environnement social et familial, (souvent en cas de prédominance de l'inattention) ou encore lorsque l'on cherche à réduire l'impact de certains effets indésirables. Notons toutefois que les céphalées et les douleurs abdominales sont susceptibles d'être maintenues par des réintroductions itératives et que l'intérêt des « fenêtres thérapeutiques » hebdomadaires pour préserver la croissance staturo-pondérale n'est pas démontré. En revanche, il est *conseillé de faire une pause thérapeutique annuelle*, ce qui a comme intérêt de se rendre compte de la progression naturelle des symptômes du TDAH dont l'expression varie avec le développement. Cette pause doit être de plusieurs jours voire semaines pour éviter une confusion liée à de possibles effets rebond au cours des jours suivant l'arrêt.

En général, les effets secondaires bénins ont tendance à s'améliorer spontanément; s'ils restent gênants, ils peuvent justifier un changement de galénique, une diminution de dose ou une modification dans la répartition des prises. Compte tenu des différences dans leurs modes d'action, un enfant ayant une réponse thérapeutique insuffisante avec un produit peut répondre à un autre type de stimulant ou à un non stimulant. Pour un même produit, un simple changement de forme galénique peut individuellement entraîner des modifications en termes d'efficacité ou de tolérance. Les formes retard améliorent l'observance et la confidentialité du traitement.

Psychostimulants et comorbidités du TDAH

Abus/dépendance à des substances psychoactives

L'utilisation des psychostimulants chez des patients TDAH ayant un abus/dépendance à des substances psychoactives n'est pas codifiée faute de données suffisantes. L'objectif principal est la prise en charge du trouble addictif. Les recommandations d'experts, si une prescription médicamenteuse est jugée nécessaire, vont dans le sens d'une prescription de non-stimulants (atomoxétine [dans le cadre d'une ATU], bupropion) ou de stimulants à action prolongée, moins susceptibles de détournements d'usage. La surveillance clinique doit être renforcée et éventuellement complétée par des recherches biologiques de toxiques [21].

Troubles du spectre de l'autisme (TSA)

Le méthylphénidate est efficace chez des enfants atteints d'un TSA associé à un TDAH sur l'hyperactivité motrice, l'impulsivité et, à un moindre degré, l'inattention. Certaines études montrent également une amélioration de certains paramètres de communication sociale et de régulation émotionnelle. En revanche, aucune amélioration n'a été constatée sur les symptômes oppositionnels ou les stéréotypies. La taille de l'effet thérapeutique est moindre que ce que l'on observe chez les enfants/adolescents ayant un TDAH sans TSA (entre 0,2 et 0,54, en fonction de la dose), le nombre de répondeurs est plus faible (49 %) et les effets secondaires sont également plus fréquents dans cette population (18 % de sorties d'étude) [14].

Enfants ayant un retard du développement et des symptômes TDAH

Les symptômes de type TDAH sont fréquents chez les enfants ayant un retard de développement (entre 4 et 15 %); dans cette population, la rispéridone et les psychostimulants dont le méthylphénidate ont montré une efficacité sur les symptômes cibles du TDAH; les indications sont surtout guidées par le profil de tolérance des produits et les caractéristiques cliniques des patients; par exemple, l'usage de stimulants peut être préféré chez les patients ayant une surcharge pondérale.

Situations particulières liées à l'âge

Enfants d'âge préscolaire

L'étude PATS (*Preschool ADHD Treatment Study*) est la 1re étude à grande échelle consacrée aux enfants d'âge préscolaire (3 à 5,5 ans). L'effet thérapeutique était plus faible que celui observé chez les enfants plus âgés et était dose-dépendant (taille de l'effet variant entre 0,16 et 0,72 en fonction des doses avec un effet maximal à 14 mg/j de méthylphénidate en 3 prises journalières) [7]; les taux de rémission (21 % dans le groupe traité, 13 % dans le groupe placebo) plus faibles peuvent aussi être le reflet de la sévérité particulière des enfants participant à cette étude. Les enfants ayant la plus faible comorbidité montraient la meilleure réponse thérapeutique Les effets indésirables les plus fréquents étaient des crises de colère, une irritabilité, des difficultés d'endormissement et l'apparition de comportements ou d'idées répétitives; des effets secondaires modérés à sévères ont été observés chez 30 % des enfants. L'impact sur la croissance met en évidence une différence de – 1,38 cm au bout d'un an de traitement chez les enfants recevant le méthylphénidate.

Adultes

Le TDAH persistant à l'âge adulte dans environ 60 % des cas, la question de l'usage de psychostimulants se pose aussi dans cette population. La poursuite de l'usage d'un traitement par méthylphénidate chez un adulte diagnostiqué et traité dans l'enfance/adolescence est assurée en Europe par l'AMM pédiatrique au nom de la continuité des soins. En revanche, dans de nombreux pays dont la France, il n'y a pas d'AMM pour la primoprescription d'un psychostimulant chez l'adulte alors que l'efficacité à court terme est maintenant solidement étayée également dans cette population [15].

Autres traitements pharmacologiques du TDAH

D'autres molécules, n'appartenant pas à la catégorie des psychostimulants, ont montré leur efficacité dans le TDAH :

- l'atomoxétine est un agoniste noradrénergique dont l'efficacité s'installe progressivement, au bout de 4 semaines de traitement. L'intérêt de cette molécule réside dans son action en continu sur 24 heures avec une prise quotidienne et dans son faible potentiel d'abus par rapport au méthylphénidate mais la taille d'effet est inférieure à celle du méthylphénidate [2]. Ses effets indésirables les plus fréquents sont la somnolence et la diminution de l'appétit; son profil de tolérance cardio-vasculaire est similaire à celui du méthylphénidate et nécessite la même surveillance. Le taux de rechute à l'arrêt du traitement pourrait être plus faible avec l'atomoxétine qu'avec les psychostimulants, cette donnée reste cependant à confirmer [5]. L'atomoxétine n'est pas commercialisée en France mais peut faire l'objet d'une autorisation temporaire d'utilisation;
- les agonistes des récepteurs alpha2 adrénergiques tels que la clonidine et la guanfacine (non commercialisée en France) ont également une efficacité sur les symptômes du TDAH. La formulation retard de la guanfa-

cine, est mieux tolérée que la clonidine et a un effet thérapeutique plus stable; ses effets indésirables les plus fréquents sont la somnolence et la bradycardie [3]. Atomoxétine et agonistes alpha-adrénergiques sont parfois utilisés en traitement adjuvant aux psychostimulants dans les formes résistantes de TDAH;

- les antidépresseurs tricycliques et le bupropion ont également une efficacité modérée sur le TDAH mais ne sont pas des traitements de 1re intention.

Conclusion

L'état actuel des connaissances confirme la balance positive du ratio bénéfice/risque du méthylphénidate à court/moyen terme dans le TDAH. Il n'est pas encore évident que ces bénéfices se traduisent à long terme par des effets significatifs sur les parcours psychosociaux et les risques de morbidité à long terme. Les synergies entre psychostimulants et traitements non médicamenteux (TCC mais aussi remédiations cognitives, neurofeedback) ainsi que la place des non-psychostimulants sont insuffisamment explorées. Enfin il serait intéressant d'identifier plus précisément les patients ayant besoin de traitements à long terme alors qu'aujourd'hui la décision d'arrêt du traitement se prend au cas par cas, avec une stratégie d'essai-erreur relativement aléatoire ou suite à un arrêt de traitement spontané, en raison des réticences familiales, ou plus tardivement par désengagement des adolescents. Plus globalement, les psychostimulants constituent toujours un terrain actif de la recherche en psychopharmacologie. Il est particulièrement important de diffuser les données de la littérature et de les réactualiser régulièrement pour que les prises de décision dans ce domaine thérapeutique sensible se fassent de façon informée, tant au niveau des prescripteurs que des usagers et de leur entourage. Ce constat relatif aux usages thérapeutiques ne doit pas faire oublier le potentiel d'usage problématique de cette classe médicamenteuse qui a fait adopter en France des mesures réglementant sa prescription.

Références

[1] ANSM. Méthylphénidate : données d'utilisation et de sécurité d'emploi en France, Juillet 2013.

[2] Banaschewski T, Coghill D; Santosh P, et al. Long-acting medications for the hyperkinetic disorders. A systematic review and European treatment guideline. Eur Child Adolesc Psychiatry 2006; 15 : 476-95.

[3] Bello NT. Clinical utility of guanfacine extended release in the treatment of ADHD in children and adolescents. Patient Prefer Adherence 2015; 9 : 877-85.

[4] Biederman J, Faraone SV. Attention-deficit hyperactivity disorder. Lancet 2005; 366 : 237-48.

[5] Buitelaar J, Asherson P, Soutullo C, et al. Differences in maintenance of response upon discontinuation across medication treatments in attention-deficit/hyperactivity disorder. Eur Neuropsychopharmacol 2015; 25 : 1611-21.

[6] Epstein JN, Conners CK, Hervey AS, et al. Assessing medication effects in the MTA study using neuropsychological outcomes. J Child Psychol Psychiatry 2006; 47 : 446-56.

[7] Greenhill L, Kollins S, Abikoff H, et al. Efficacy and safety of immediate-release methylphenidate treatment for preschoolers with ADHD. J Am Acad Child Adolesc Psychiatry 2006; 45 : 1284-93.

[8] Jensen PS, Arnold LE, Swanson JM, et al. 3-year follow-up of the NIMH MTA study. J Am Acad Child Adolesc Psychiatry 2007; 46 : 989-1002.

[9] National Institute of Mental Health Multimodal Treatment Study of ADHD follow-up : 24-month outcomes of treatment strategies for attention-deficit/hyperactivity disorder. Pediatrics 2004; 113 : 754-61.

[10] Owens EB, Hinshaw SP, Kraemer HC, et al. Which treatment for whom for ADHD? Moderators of treatment response in the MTA. J Consult Clin Psychol 2003; 71 : 540-52.

[11] Palumbo D, Spencer T, Lynch J, et al. Emergence of tics in children with ADHD : impact of once-daily OROS methylphenidate therapy. J Child Adolesc Psychopharmacol 2004; 14 : 185-94.

[12] Powers RL, Marks DJ, Miller CJ, et al. Stimulant treatment in children with attention-deficit/hyperactivity disorder moderates adolescent academic outcome. J Child Adolesc Psychopharmacol 2008; 18 : 449-59.

[13] Robertson MM. Attention deficit hyperactivity disorder, tics and Tourette's syndrome : the relationship and treatment implications. A commentary Eur Child Adolesc Psychiatry 2006; 15 : 1-11.

[14] RUPP (Research Units on Pediatric Psychopharmacology). Randomized, controlled, crossover trial of methylphenidate in pervasive developmental disorders with hyperactivity. Arch Gen Psychiatry 2005; 62 : 1266-74.

[15] Searight HR, Burke JM, Rottnek F. Adult ADHD : evaluation and treatment in family medicine. Am Fam Physician 2000; 62 : 2077-86, 2091-2.
[16] Snyder AM, Maruff P, Pietrzak RH, et al. Effect of treatment with stimulant medication on nonverbal executive function and visuomotor speed in children with attention deficit/hyperactivity disorder (ADHD). Child Neuropsychol 2008 ; 14 : 211-26.
[17] Swanson J, Gupta S, Lam A, et al. Development of a new once-a-day formulation of methylphenidate for the treatment of attention-deficit/hyperactivity disorder : proof-of-concept and proof-of-product studies. Arch Gen Psychiatry 2003 ; 60 : 204-11.
[18] Swanson JM, Elliott GR, Greenhill LL, et al. Effects of stimulant medication on growth rates across 3 years in the MTA follow-up. J Am Acad Child Adolesc Psychiatry 2007; 46 : 1015-27.
[19] Swanson JM, Hinshaw SP, Arnold LE, et al. Secondary evaluations of MTA 36-month outcomes : propensity score and growth mixture model analyses. J Am Acad Child Adolesc Psychiatry 2007; 46 : 1003-14.
[20] Swanson JM, Volkow ND. Serum and brain concentrations of methylphenidate : implications for use and abuse. Neurosci Biobehav Rev 2003; 27 : 615-21.
[21] Szobot CM, Bukstein O. Attention deficit hyperactivity disorder and substance use disorders. Child Adolesc Psychiatr Clin N Am 2008; 17 : 309-23. viii.
[22] Wilens TE, Adamson J, Monuteaux MC, et al. Effect of prior stimulant treatment for attention-deficit/hyperactivity disorder on subsequent risk for cigarette smoking and alcohol and drug use disorders in adolescents. Arch Pediatr Adolesc Med 2008; 162 : 916-21.
[23] Wilens TE, Faraone SV, Biederman J, et al. Does stimulant therapy of attention-deficit/hyperactivity disorder beget later substance abuse? A meta-analytic review of the literature. Pediatrics 2003; 111 : 179-85.

24.8 Traitements somatiques

A. Galinowski, M. Plaze

La résistance aux chimiothérapies constitue la principale indication des traitements somatiques, mais dans certains cas, ils sont indiqués en 1re intention : l'électroconvulsivothérapie (ECT) dans les mélancolies sévères et la photothérapie dans la dépression saisonnière. L'ECT a fait ses preuves, mais fait rarement l'objet de nouvelles études. En revanche, à côté d'autres traitements, traditionnels (action de l'eau dans la crénothérapie) ou plus récents (stimulation du nerf vague ou VNS : *Vagus Nerve Stimulation*, photothérapie) dont l'usage reste limité, d'autres techniques de stimulation cérébrale comme la stimulation magnétique transcrânienne ou TMS (*Transcranial Magnetic Stimulation*), la stimulation électrique transcrânienne ou tDCS (*transcranial Direct Current Stimulation*) et la stimulation cérébrale profonde (DBS : *Deep Brain Stimulation*) sont de plus en plus étudiées et utilisées.

Électroconvulsivothérapie

Définition et rappel historique

On appelle électroconvulsivothérapie ou sismothérapie une technique de soins dans laquelle une crise d'épilepsie généralisée est déclenchée par le passage du courant électrique à travers la boîte crânienne. L'ECT décriée par certains comme une violence d'un autre temps, est essentiellement pratiquée par les centres universitaires; elle constitue aujourd'hui encore le traitement le plus efficace de la dépression sévère, avec d'exceptionnels effets secondaires à long terme.

On savait depuis von Meduna que l'administration de substances chimiques (originellement le camphre) permettait d'induire des crises convulsives avec un effet thérapeutique. L'électricité, d'effet plus rapide et plus constant, a été proposée par deux psychiatres Italiens, Cerletti et Bini, en 1938. Bien que l'usage de l'ECT ait décliné après l'introduction des médicaments antidépresseurs et neuroleptiques, on estimait en 2013 que 10 % des patients déprimés recevaient ce traitement dans les hôpitaux généraux américains qui le pratiquent [4].

Utilisation

Les recommandations de nombreuses sociétés savantes [24] ont redonné sa place à l'ECT, notamment en Grande-Bretagne par le NICE en 2003 et 2009 et le *Royal College of Psychiatrists* en 2013 [25], aux États-Unis [1] et en France (ANAES, 1997 [*in* 24]).

Indications et efficacité

La dépression représente l'indication principale de l'ECT. Accessoirement, la manie et la schizophrénie peuvent bénéficier de cette technique. D'un point de vue transnosographique, l'Association américaine de psychiatrie (APA) a dégagé des critères primaires et secondaires d'utilisation [1]. Les critères primaires correspondent aux situations où l'ECT peut être proposée en 1re intention : nécessité d'une réponse thérapeutique rapide, traitements alternatifs non tolérés, antécédents de réponse favorable à l'ECT. Le recours à l'ECT assez tôt dans les choix thérapeutiques successifs peut éviter aux patients des traitements longs et inefficaces (encadré 24.4).

ENCADRÉ 24.4

Indications de l'électroconvulsivothérapie

1. Selon le diagnostic
1a. Dépression majeure, surtout avec caractéristiques psychotiques, mélancolie ; trouble bipolaire
1b. Manie
1c. Phase aiguë de schizophrénie
1d. Trouble schizoaffectif
1e. Troubles neuropsychiatriques : catatonie, Parkinson, syndrome malin des neuroleptiques
2. Selon des critères transnosographiques
2a. Urgence thérapeutique (risque suicidaire, mauvais état général, etc.)
2b. Résistance ou intolérance aux autres traitements
2c. Sévérité de la pathologie (dépression avec symptômes neurovégétatifs)
2d. Antécédent de réponse favorable à l'ECT

D'après [1].

Dépression et troubles bipolaires

Devant un tableau mélancolique, l'ECT est proposé d'emblée ou dès l'échec d'une 1re chimiothérapie, alors que les épisodes dépressifs multirésistants ne représentent pas une indication en cas de trouble de la personnalité associé [20]. Classiquement, les états dépressifs les plus sévères, surtout s'ils sont aigus, sont les meilleures indications, notamment ceux caractérisés par des symptômes neurovégétatifs ou psychotiques (Buchan et al., 1992 [*in* 25]), ou par une idéation suicidaire, qui peuvent en faire un traitement de 1re intention [14]. Les idées suicidaires diminuent significativement dès les 3 premières séances d'ECT bilatérale (Kellner et al., 2002 [*in* 20]).

Chez les patients souffrant de dépression délirante, l'ECT est au moins aussi efficace que l'association antidépresseur-antipsychotique. Chez ces patients, souvent âgés, l'ECT a montré une efficacité indiscutable (95 % de rémissions), supérieure à un groupe comparable de malades souffrant de dépression non délirante dans une étude de G. Petrides et al. en 2001 [*in* 20]. L'ECT est aussi efficace dans les troubles bipolaires que dans les troubles unipolaires [25], mais il est davantage efficace dans les dépressions primaires que secondaires à un autre syndrome psychiatrique [20] et l'existence d'antécédents familiaux de troubles non thymiques, et en particulier d'alcoolisme et de psychopathie, diminue les chances de réponse à un traitement par ECT.

Dans la manie, l'ECT est rarement indiquée malgré son efficacité, car plusieurs types de médicaments sont disponibles. Elle peut être le meilleur choix face aux manies chimiorésistantes et surtout confuses, qui constituent parfois des urgences vitales. Trois études prospectives contrôlées montrent l'efficacité de l'ECT dans la manie. Chez des patients résistants au lithium ou à un antipsychotique, l'ECT unilatérale ou bilatérale permet une amélioration chez près de 60 % des patients comparativement à l'absence de réponse chez les patients traités par une association lithium – neuroleptique (S. Mukherjee et al., 1994 [*in* 20]).

Soixante-quinze à 85 % des malades déprimés répondent favorablement à l'ECT. Selon une méta-analyse (P.G. Janicak et al., 1985 [*in* 20]), l'ECT est plus efficace que tous ses comparateurs : 41 % de mieux qu'un médicament placebo, 32 % de mieux qu'un ECT placebo, 20 % de mieux qu'un antidépresseur tricyclique, 45 % de mieux qu'un antidépresseur IMAO. Les comparaisons avec les antidépresseurs de seconde génération sont plus rares. L'ECT s'est avérée supérieure à la paroxétine en termes de rapidité et d'amplitude de la réponse chez des sujets ayant résisté à au moins deux antidépresseurs (Folkerts et al., 1997 [*in* 24]) et supérieure à la venlafaxine en termes de rapidité d'action chez des patients âgés [23]. Malgré l'hétérogénéité méthodologique des études regroupées dans certaines méta-analyses, l'efficacité de l'ECT n'est pas contestable. Aucune chimiothérapie n'est apparue plus efficace que l'ECT dans le traitement de la dépression [25].

Dans la dépression de l'enfant et de l'adolescent, où cette technique est aussi utilisée, le taux de réponse dépasserait 60 % dans des études non contrôlées, avec une bonne tolérance, même en cas d'ECT d'entretien [10].

Contrairement à une idée répandue, la résistance à la chimiothérapie n'est pas un facteur prédictif d'une réponse favorable à l'ECT sauf en cas d'antécédents de réponse à la sismothérapie. Alors que 86 % des patients répondent à l'ECT bilatérale, seulement 50 % des sujets antérieurement résistants y sont sensibles (Dombrovski et al., 2005 [*in* 25]). L'altération de l'état général, la catatonie, les antécédents familiaux de troubles thymiques sont considérés comme des facteurs de bon pronostic [6] alors que la chronicité est de mauvais pronostic (Choucha et Fossati, 2012 [*in* 24]). Aucun indice biologique (en particulier, test de freinage par la dexaméthasone, ou émoussement de la réponse de l'axe thyroïdien) ne permet de prédire une réponse positive à l'ECT [20]. L'élévation du seuil convulsif au cours de la cure ne semble pas non plus corrélée avec la réponse clinique (Galinowski [*in* 24]). Cependant, une positivité du test à la dexaméthasone, traduisant l'activation de l'axe corticotrope en cas d'état de stress post-traumatique associé à une dépression, pourrait prédire un effet antidépresseur de l'ECT (Watts et Groft, 2010 [*in* 24]).

Schizophrénie

Dans la schizophrénie, l'ECT a progressivement perdu sa place devant l'efficacité des antipsychotiques. Elle n'est pas une indication pour le NICE mais reste prescrite en cas de dépression associée ou de résistance aux psychotropes, en particulier à la clozapine [25]. Traditionnellement, l'ECT est plus efficace dans les phases initiales de la schizophrénie et requiert davantage de séances que dans les troubles de l'humeur. En cas d'évolution chronique, son utilité apparaît limitée. Une revue Cochrane de 26 études contrôlées dans la schizophrénie par Tharyan et Adams, en 2005, a montré la supériorité de l'ECT par rapport au placebo et une potentialisation des médicaments antipsychotiques par l'ECT, limitée à la phase précoce du traitement [25]. Les facteurs de bon pronostic dans la schizophrénie prédisent aussi une bonne réponse à l'ECT : présence de symptômes thymiques (délire congruent à l'humeur), courte durée d'évolution, prédominance des symptômes positifs, excitation, comme dans les formes aiguës, paranoïdes et catatoniques mais aussi les troubles schizoaffectifs et schizophréniformes (Chanpattana et Chakrabhand, 2001 [*in* 20]).

Autres troubles psychiatriques

L'ECT n'est pas indiquée dans les autres syndromes définis dans le DSM-5, même dans le trouble obsessionnel-compulsif pour lequel il a souvent été proposé. Ces troubles ne contre-indiquent cependant pas l'ECT en cas de dépression secondaire ou associée [1]. Les troubles de la personnalité ne sont pas non plus des indications de l'ECT, qui a parfois été proposée dans les syndromes correspondant au cluster B, en particulier les personnalités limites (borderline).

Troubles neuropsychiatriques

La catatonie, dont il existe des formes malignes engageant la pronostic vital, est parfois traitée par des séances rapprochées. L'ECT s'est montrée efficace dans plus de 80 % des cas et a été employée dans cette indication chez les enfants et les adolescents [10]. Le syndrome malin des neuroleptiques, plus rare avec les antipsychotiques actuels, est traité par ECT avec la même efficacité qu'avec les agonistes dopaminergiques. Les syndromes psycho-organiques accompagnés de confusion, considérés comme des tableaux voisins, peuvent être également une indication d'ECT.

Dans l'étude contrôlée d'Andersen (1987 [*in* 25]) les symptômes moteurs de la maladie de Parkinson s'améliorent généralement avant les symptômes thymiques en cas de comorbidité dépressive. Cette amélioration dure de quelques heures à quelques mois. Les épisodes confuso-délirants et les dyskinésies observées à la fin d'une série d'électronarcoses ont été mis sur le compte de l'effet prodopaminergique de l'ECT et peuvent être contrôlés chez ces patients par une baisse de la dopathérapie.

En cas de dépression secondaire à une pathologie organique, l'ECT peut être préférée à une chimiothérapie mal tolérée : dépression post-accident vasculaire cérébral, en cas d'infection VIH ou de sclérose en plaques, et même pour certains auteurs, malgré les risques encourus, dépression associée à certaines tumeurs cérébrales et à la démence [20, 25]. Le risque confuso-délirant est majoré dans ces tableaux.

Effet de l'âge

Chez les enfants et les adolescents, l'ECT a essentiellement été utilisée dans les cas de manie et de dépression chimiorésistantes, avec une efficacité (en l'absence d'études contrôlées) et une sécurité d'emploi comparables à celles de l'adulte, en dehors du risque de crise prolongée lié à un seuil épileptogène plus bas [10].

Grossesse

Pendant la grossesse et le post-partum, période à risque pour les troubles de l'humeur, la nécessité d'éviter les effets secondaires de la chimiothérapie donne une place à l'ECT avec certaines précautions : limitation de l'hyperventilation et des médicaments anticholinergiques, position adéquate de la patiente, monitoring cardiaque du fœtus qui réagit par une bradycardie et surveillance d'un déclenchement des contractions utérines qui survient dans 3,5 % des cas. L'ECT est considérée comme un traitement relativement efficace et bien toléré à tous les trimestres de la grossesse [18, 25].

Effets secondaires

Avant l'introduction des myorelaxants, l'ECT faisait courir le risque de fractures et de luxations. Aujourd'hui, les effets secondaires vont d'incidents bénins (myalgies) jusqu'à des incidents graves, qui restent très rares. Le risque de décès (environ 1/45 000) équivaut au risque encouru lors d'une intervention chirurgicale mineure [25].

Les effets secondaires les plus fréquents sont cardiaques : de la tachycardie sinusale à l'arythmie ventriculaire sévère. On n'observe jamais de lésion myocardique. L'hypertension artérielle transitoire est l'effet le plus fréquent.

Une confusion transitoire suit la crise. Une dysmnésie (antérograde et rétrograde, mémoire autobiographique) est souvent observée. Semkovsa et McLoughlin (2010 [*in* 25]) montrent dans leur revue que 70 % des patients ont des troubles cognitifs pendant 3 jours et aucun au bout de 15 jours. Ces troubles cognitifs sont de fréquence variable et dépendent des paramètres techniques (placement des électrodes obligeant parfois à revenir à un placement unilatéral, quantité d'énergie délivrée, fréquence des séances, etc.). La mémoire rétrograde ne serait pas affectée en cas d'ECT unilatérale droite (qui peut induire des troubles de la mémoire non verbale) et ne serait pas influencée par la quantité d'énergie délivrée. Les capacités d'apprentissage (par exemple la mémoire implicite) ne seraient pas véritablement affectées par l'ECT. Après la cure, les troubles mnésiques peuvent disparaître en quelques semaines ou mois avec, chez certains patients, des lacunes mnésiques permanentes correspondant à la période du traitement. La sismothérapie d'entretien ne semble pas non plus induire de troubles cognitifs durables ou gênants [25]. L'imagerie cérébrale et l'analyse du LCR n'ont pas montré de lésions cérébrales au cours de l'ECT [20].

Interactions électroconvulsivothérapie – médicaments

L'association ECT-antidépresseurs n'est pas contre-indiquée. La capacité de certains antidépresseurs à prolonger la crise a été évoquée, mais non confirmée, sauf pour le bupropion (utilisé en France pour le sevrage tabagique). Les IMAO ont également pu être associés à l'ECT sans effets latéraux, même si l'on redoute alors des effets incontrôlables sur la pression artérielle.

L'usage est d'interrompre le lithium avant une ECT [4] bien que les observations d'état confuso-délirant ou de crise prolongée restent discutées.

L'APA (*Amercan Psychiatric Association*) suggère de s'abstenir d'une ou deux prises de lithium avant chaque séance, en cas de sismothérapie d'entretien chez des patients sous lithium.

Les antipsychotiques de 1re et 2e générations peuvent être associés à l'ECT y compris la clozapine qui abaisse le seuil épileptogène [25].

Il est recommandé de baisser la dose des benzodiazépines, en raison de leur effet anticonvulsivant. L'APA propose de recourir à des benzodiazépines à demi-vie brève en sautant la prise qui précède la séance. La même attitude (non-administration avant l'ECT) a été recommandée avec les thymorégulateurs anticonvulsivants [1].

Inversement, les composés qui diminuent le seuil d'excitabilité (théophylline, caféine) font courir le risque d'état de mal, mais peuvent aussi être utilisés pour potentialiser l'ECT lorsque le seuil épileptogène s'est élevé après plusieurs séances.

Traitement de consolidation et d'entretien

Pharmacothérapie

Sans traitement de relais, près de 50 % des patients rechutent, généralement dans les 6 mois (période de consolidation) qui suivent la cure d'ECT [1], en particulier en cas de caractéristiques psychotiques, double dépression, ou test de stimulation à la dexaméthasone positif. Le relais doit être pris avec un antidépresseur n'ayant pas échoué avant le traitement par ECT et commencé avant la fin des séances. Le relais antidépresseur n'évite pas toujours la rechute. Soixante-quinze pour cent des patients sont réhospitalisés dans les 2 ans qui suivent une cure d'ECT. Dans l'étude multicentrique du NIMH, 84 patients en rémission après un traitement ECT ont été randomisés entre trois groupes (placebo, nortriptyline, nortriptyline-lithium). Les taux de rechutes les plus élevés, quel que soit le groupe, sont observés chez les patients qui ont les plus hauts scores de dépression post-ECT et chez les sujets antérieurement résistants aux antidépresseurs (Sackheim et al., 2001 [*in* 20]). Une étude contrôlée montre un résultat similaire avec la sertraline (Yildiz et al., 2010 [*in* 25]).

Électroconvulsivothérapie de consolidation et d'entretien

Chez les patients chimiorésistants, la poursuite des séances d'ECT, en les espaçant, est proposée. Un tiers des patients ainsi traités rechutent ou récidivent dans l'année qui suit l'ECT curative. Plusieurs séries rétrospectives ont été publiées. La prévention des rechutes dans les 6 mois suivants une cure ECT réussie est aussi efficace avec l'ECT de consolidation qu'avec la chimiothérapie (Kellner et al., 2006 [*in* 25]). Au-delà de la phase de consolidation, l'ECT d'entretien semble ne pas induire d'effets cognitifs significatifs (Russell et al., 2003 [*in* 25]). L'ECT d'entretien peut être une alternative dans les troubles bipolaires (*American Psychiatric Association*, 2002 [*in* 25]).

Bilan avant électroconvulsivothérapie

Il varie selon les équipes. Il vise à confirmer l'indication du traitement et à dépister les contre-indications éventuelles. La consultation de l'anesthésiste et du cardiologue revêt une importance particulière, les examens essentiels correspondant à un bilan préanesthésique, à réaliser, selon les textes réglementaires, dans les 48 heures avant la séance [6]. Les médicaments connus pour leur neurotoxicité avec l'ECT, comme le lithium, ou augmentant le seuil épileptogène, comme les benzodiazépines et les thymorégulateurs, sont pris en compte. En cas d'examen neurologique et de fond d'œil normaux, le scanner cérébral ou l'imagerie par résonance magnétique ne sont pas indispensables [25]. L'état osseux et dentaire des sujets âgés doit être évalué soigneusement en raison du risque de fracture en dépit du recours aux myorelaxants. Des antécédents de complications anesthésiques doivent faire vérifier l'activité hydrolytique de la pseudo-cholinestérase plasmatique si la succinylcholine est utilisée.

Un consentement aux soins est demandé au patient, dûment informé, ou si nécessaire à un tiers (famille, curateur/tuteur).

Instauration et conduite du traitement

La résistance au courant électrique est appelée impédance. L'introduction d'un monitoring des crises a permis de mieux adapter le traitement au patient, sans toutefois éliminer ce problème. Les appareils à ECT se différencient par le type de courant délivré (sa forme) ainsi que par le choix d'un courant constant, d'un voltage constant ou d'un niveau d'énergie délivrée constant :

- le courant peut être sinusoïdal ou bref pulsé. Cette dernière forme de courant, d'usage plus récent, a l'avantage de requérir moins d'énergie, donc d'induire moins d'effets délétères sur le plan cognitif;
- les appareils qui maintiennent constants le voltage ou le niveau d'énergie risquent, en cas d'augmentation de la résistance, de produire des crises infrathérapeutiques. Le niveau d'énergie (en mC) des appareils actuellement commercialisés ne permettrait pas d'induire de crise chez 5 à 10 % des patients [20].

La place des électrodes détermine l'efficacité du traitement mais aussi l'intensité des effets secondaires cognitifs : unilatéralement sur l'hémisphère non dominant (généralement l'hémisphère droit, une électrode en position frontotemporale et l'autre en position pariétale) ou de manière bilatérale (bifrontotemporale). Le placement unilatéral induit moins de confusion et de dysmnésie, mais il est moins efficace lorsque la stimulation est trop proche du seuil convulsif, ce qui oblige à délivrer des niveaux d'énergie plus élevés. Le placement bifrontotemporal, plus efficace dans la dépression, est le plus souvent adopté, parfois en cours de cure lorsque la réponse à l'ECT unilatérale semble insuffisante. L'ECT bifrontale, moins utilisée, entraîne moins d'effets cognitifs.

La quantité d'énergie à délivrer est déterminée selon divers algorithmes (en particulier selon l'âge et le sexe) qui ont en commun de dépasser significativement le seuil épileptogène de chaque patient. La méthode recommandée, en dehors des urgences vitales où le niveau d'énergie de l'ECT bilatérale doit être d'emblée élevé, consiste à évaluer ce seuil *empiriquement* au début de la cure pour stimuler de 1,5 à 2,5 fois (ECT bilatérale) ou de 3 à 6 fois (ECT unilatérale) cette valeur afin de réduire le risque d'effets cognitifs [24, 26]. Le seuil augmente au cours de la cure et la quantité d'énergie doit être progressivement ajustée.

Le malade doit être à jeun au moins 6 heures avant la séance.

Pendant la crise, un ECG, un monitoring de la pression artérielle, une oxymétrie de pouls et parfois une capnographie permettent de surveiller le patient. De nombreuses équipes ont recours à une prémédication anticholinergique, qui s'oppose à la bradycardie vagale initialement induite par la stimulation.

L'anesthésiste administre au patient un anesthésique d'action rapide et brève (le propofol est l'un des plus utilisés) ainsi qu'un myorelaxant (généralement succinylcholine) qui masque les manifestations tonicocloniques. Une ventilation est prévue jusqu'au retour de la respiration spontanée. Divers composés, surtout des bêtabloquants, ont été proposés pour contrôler la poussée hypertensive induite par la crise.

La durée de la crise est monitorée par un tracé EEG continu. La durée de la crise et sa forme (silence électrique post-ictal) sont analysées car déterminantes dans l'efficacité du traitement. Une crise dont la durée dépasse 3 minutes est considérée comme prolongée et doit être interrompue pharmacologiquement (benzodiazépines). Le malade est ensuite surveillé en salle de réveil.

Le nombre de séances est variable (en moyenne de 6 à 12 dans la dépression), à raison de 2 à 3 séances/semaine. Le rythme de 3 séances/semaine entraîne une amélioration plus rapide, au prix d'effets secondaires cognitifs plus marqués.

Mécanismes d'action

La multiplicité des paramètres à prendre en compte, notamment l'effet de l'anesthésie générale, rend difficile la recherche sur les mécanismes d'action de l'ECT, étudiés chez l'homme et chez l'animal (Suaud-Chagny et al. [*in* 22, 24]).

La stimulation électroconvulsive (ECS) chez l'animal conduit à des résultats similaires à ceux des antidépresseurs dans le modèle du stress chronique. L'ECS répétée et l'ECT entraînent des modifications neurophysiologiques, notamment une augmentation de la perméabilité de la barrière hématoencéphalique. On sait aussi que le seuil d'excitabilité corticale augmente au cours de l'ECT en corrélation avec la réponse antidépressive, ce qui correspond à l'effet GABAergique et anticonvulsivant observé au cours d'ECS répétés. Le silence EEG post-ictal est également corrélé à la réponse clinique, et le pattern de l'activité EEG (ondes lentes préfrontales) semble caractéristique des crises efficaces en ECT.

Effet sur la fonction et la plasticité cérébrales

L'ECS augmente la neurogenèse et l'angiogenèse notamment dans l'hippocampe par l'intermédiaire des neurotrophines (BDNF, dont l'expression est aussi augmentée chez les patients traités par ECT; Rustom et Guillin [*in* 24]). Cet effet est associé à une augmentation de la potentialisation à long terme, reflet de la plasticité cérébrale. Chez l'homme, l'imagerie montre soit une augmentation du métabolisme régional au cours de l'ECT (hippocampe, cortex cingulaire antérieur) parallèle à l'amélioration de la dépression ou, dans d'autres études, une baisse du débit et du métabolisme (cortex préfrontal et cingulaire antérieur), qui pourrait expliquer les troubles cognitifs (Suaud-Chagny et al. [*in* 24]; Semkovsa et McLoughlin, 2010 [*in* 25]).

Modification de la neurotransmission

L'ECS sensibilise les récepteurs 5HT1A et 5HT2A post-synaptiques (contrairement aux antidépresseurs qui les désensibilisent), les récepteurs D1 et D2, et exerce une action complexe sur les taux de glutamate (excitateur) dont les taux semblent équilibrer l'augmentation du tonus gabaergique (inhibiteur). Les concentrations de certains neuropeptides impliqués dans les troubles de l'humeur (neuropeptide Y, neurokinine A) augmentent également.

Le rôle de la sérotonine ne semble pas essentiel et les ECT agiraient surtout sur les systèmes dopaminergiques, comme le suggère l'efficacité de l'ECT dans les pathologies associées à un dysfonctionnement dopaminergique (dépression délirante, manie, maladie de Parkinson).

Mécanismes endocriniens

De nombreux effets endocriniens sont observés; ils sont le plus souvent non spécifiques (stress, crise comitiale). Dans les minutes qui suivent la crise, on note une augmentation des taux plasmatiques de prolactine, d'ACTH, de cortisol, d'ocytocine-vasopressine, de bêta-endorphine, de TSH et, moins constamment, de GH. Le CRF dans le LCR reste inchangé ou diminue en cours de traitement [20].

Modification de l'expression génique

L'ECS active l'expression des gènes précoces en jeu dans l'activation neuronale (*immediate early genes* comme Homer 1a) et gènes des facteurs de transcription responsables de la plasticité (c Fos, ΔFos B). Elle régule l'expression des gènes de la neurotransmission des monoamines (5HT et catécholamines) et des acides aminés (glutamate, GABA) [24].

Résistance à l'ECT

Avant de confirmer une résistance à l'ECT (10 à 30 % des cas selon le consensus NIH/NIMH, 1985), il convient de s'assurer qu'un nombre suffisant de séances a été réalisé, que le placement des électrodes a bien été bilatéral, que les crises ont été de durée suffisante et si possible de vérifier qu'elles ont été suivies d'un silence électrique au monitoring EEG. L'échec est généralement prononcé après 20 séances sans amélioration (Szekely [*in* 24]). L'usage est alors de tenter une chimiothérapie à laquelle le patient ne s'est pas montré antérieurement résistant. D'autres techniques de stimulation cérébrale peuvent aussi être envisagées.

Stimulation magnétique transcrânienne répétée

La stimulation magnétique transcrânienne répétée (rTMS) consiste à diriger un champ magnétique sur une région précise du cerveau, avec une énergie un million de fois moindre que dans l'ECT chez un patient éveillé sans anesthésie ni effets secondaires notables. Elle est dite répétée car ce traitement est délivré par trains de stimulations de haute (> 5 Hz) ou basse (≤ 1 Hz) fréquences, ayant respectivement un effet excitateur ou inhibiteur. En dehors du traitement des états dépressifs, la TMS a, pour l'instant, surtout été utilisée dans le traitement de la schizophrénie. Aux frontières de la psychiatrie, le traitement de certaines douleurs et la prise en charge des accidents vasculaires moteurs sont une autre indication potentielle de cette technique, de même que d'autres troubles psychiatriques pour lesquels il n'existe que des données préliminaires (troubles anxieux notamment).

TMS et dépression

Indications

Historiquement, les effets de la TMS sur l'humeur ont été découverts accidentellement lors d'études électrophysiologiques. L'hypothèse initiale était que la rTMS appliquée en regard du cortex préfrontal dorsolatéral pourrait moduler les réseaux cérébraux, qui sont impliqués dans la dépression

Des recherches ultérieures chez l'animal et chez les patients souffrant de dépression ont révélé que la rTMS appliquée sur les régions frontales peut aussi modifier les neurotransmetteurs, les facteurs neurotrophiques, le débit sanguin cérébral et l'excitabilité corticale [15]. La 1re étude dans la dépression caractérisée rapporte 20 séries de traitement par rTMS, appliquée au niveau du cortex préfrontal dorsolatéral, 5 cm en avant du cortex moteur (fréquence 20 Hz, intensité de 80 % du seuil moteur, 800 impulsions/j), comparativement à une TMS placebo [9]. Les résultats ont montré un effet significatif de la rTMS, bien que cliniquement modeste. Les effets secondaires ont été rares et réduits à des céphalées légères transitoires, sans effet mnésique rapporté. Les paramètres techniques sont exemplaires des rTMS réalisées aujourd'hui, même si des stimulations à basse fréquence sont aussi proposées en regard de la région homologue droite et si une optimisation de la technique, notamment par la neuronavigation permettant de guider la TMS, fait l'objet de recherches.

Les résultats positifs de l'essai multicentrique international de O'Reardon, en 2007, ont permis l'homologation en octobre 2008 de la rTMS en Amérique du Nord dans le traitement de la dépression après échec d'un traitement antidépresseur [*in* 15]. Une récente méta-analyse de 29 études (1 371 patients) a montré que le taux moyen de répondeurs est de 29 % pour les patients recevant la TMS active *versus* 10 % avec la TMS placebo [2]. Ainsi, l'efficacité de la rTMS appliquée en regard du cortex dorsolatéral préfrontal gauche a obtenu une évaluation de niveau A dans les recommandations européennes publiées récemment [15].

La rTMS a un taux de succès plus élevé lorsqu'elle est utilisée à un stade aigu (épisode actuel inférieur à 1 an), chez des personnes relativement jeunes (moins de 65 ans), quand le niveau de résistance est limité (un ou deux échecs seulement) ou avec une réponse partielle [8]. Certaines questions restent posées : en particulier les paramètres de stimulation optimaux, la durée de traitement, les modalités pour d'éventuelles rTMS de consolidation voire de maintenance, la place pour la neuronavigation.

Paramètres impliqués dans l'effet antidépresseur de la rTMS

La fréquence de stimulation (haute ou basse) engendre des effets différents selon le côté de stimulation préfrontale, droit ou gauche, possiblement d'asymétries droite-gauche de l'excitabilité corticale chez le patient déprimé. L'hypoexcitabilité corticale relative gauche chez les déprimés pourrait expliquer l'efficacité thérapeutique de stimulations excitatrices, à haute fréquence, sur les régions préfrontales gauches.

Certains facteurs interfèrent avec les résultats thérapeutiques : le métabolisme cérébral sous-jacent au site de stimulation, le type de dépression « résistante » ou non, le type de bobine (en 8, circulaire ou dont l'angulation permet une rTMS profonde), la meilleure localisation de la cible par neuronavigation, le nombre de séances et la quantité d'énergie par rapport au seuil moteur du patient, l'existence d'une atrophie cérébrale au point de stimulation (qui réduit l'efficacité en raison de la faible pénétration du champ magnétique) [15]. La stimulation à fréquence très élevée (*theta-burst*), qui produit expérimentalement une modulation corticale[5] plus marquée et plus durable commence à être utilisée en thérapeutique.

TMS et schizophrénie

Dans la schizophrénie, un défaut d'inhibition corticale (hyperexcitabilité) serait à l'origine des symptômes positifs de la maladie. Au cours d'un protocole en double aveugle et cross-over, avec pour contrôle une stimulation placebo, la rTMS à 1 Hz (basse fréquence) exerçant un effet inhibiteur au niveau du cortex temporopariétal gauche a pu supprimer pendant au moins 2 semaines la perception d'hallucinations acousticoverbales chez deux patients schizophrènes sur trois. Le même groupe a confirmé ce résultat dans une étude en double aveugle contre stimulation placebo sur une série de 70 patients [12]. Depuis, 14 études contre placebo ont été menées incluant au total 393 patients : sept études ont montré des résultats négatifs et sept des résultats positifs. Cependant, plusieurs méta-analyses ont clairement conclu à une efficacité des rTMS en regard de la jonction temporopariétale gauche dans le traitement des hallucinations auditives avec une taille d'effet de 0,4 à 1 selon les publications [*in* 15]. Mais comme la taille d'effet diminue avec l'augmentation de la taille des échantillons, les recommandations

5 La modulation corticale est la capacité du SNC à pondérer les transmissions des informations, par exemple pour contrôler les afférences sensorielles.

européennes récentes ont accordé une recommandation de niveau C à la rTMS dans le traitement des hallucinations auditives [15]. Enfin, il est à noter que le traitement par rTMS a été aussi proposé dans le traitement des hallucinations auditives chez les enfants [13].

En raison de l'hypothèse d'une dysfonction préfrontale dans la schizophrénie, il a été proposé que les symptômes cliniques, en particulier les symptômes négatifs, puissent être améliorés en augmentant l'activité frontale corticale avec la rTMS à haute fréquence. Onze études contre placebo avec une stimulation frontale à haute fréquence chez des patients souffrant de schizophrénie ont été publiées incluant 315 patients au total. Un effet significatif sur les symptômes négatifs par comparaison aux stimulations placebo a été observé dans 7 de ces études. Les méta-analyses ont mis en évidence une taille d'effet modérée et les experts européens recommandent ce traitement avec un niveau B [15].

TMS et autres pathologies psychiatriques

L'efficacité de la TMS dans d'autres pathologies psychiatriques, comme la manie, les troubles obsessionnels compulsifs, le trouble stress post-traumatique ou les addictions reste discutée.

Stimulation du nerf vague

La stimulation du nerf vague (VNS : *Vagus Nerve Stimulation*) a été utilisée pour traiter l'épilepsie chimiorésistante. Un effet positif sur l'humeur a été remarqué que l'on a attribué aux connexions du nerf vague gauche avec le locus coeruleus, le raphé dorsal et les structures limbiques.

Un petit générateur de stimulus est implanté sous la clavicule. Une électrode est connectée au nerf vague à la partie gauche du cou. Le générateur est programmé pour délivrer un certain nombre de stimulus à intervalles réguliers. Le patient peut, pendant les stimulations, ressentir le besoin de tousser et noter une raucité de la voix, surtout au début du traitement. Ces effets secondaires bénins rendent difficiles le respect de l'insu dans les protocoles contrôlés. Dans la seule étude contrôlée VNS contre placebo, 10 semaines de traitement dans une population de 235 patients souffrant de dépression résistante sans caractéristique psychotique, on observe une baisse supérieure à 50 % du score à l'échelle de dépression IDS-SR-30 (*Inventory of Depressive Symptoms – Self-Rated* de Rush) chez 17 % des sujets, significativement plus avec la VNS active qu'avec le placebo (7 %), sans amélioration à l'échelle de dépression de Hamilton [21]. Les autres études, majoritairement ouvertes, montrent des améliorations plus marquées et qui persistent au bout d'un an de traitement.

Photothérapie

L'exposition à la lumière est utilisée pour traiter les troubles affectifs saisonniers, caractérisés par un tableau dépressif dominé par l'hypersomnie et l'hyperphagie avec une appétence particulière pour les hydrates de carbone, apparaissant généralement à l'automne.

Mécanisme d'action

Le noyau suprachiasmatique de l'hypothalamus est considéré comme le principal « pacemaker » biologique, entraîné par l'alternance de la lumière du jour et de l'obscurité [3]. Le rythme circadien de l'organisme (sommeil, sécrétions hormonales, etc.) peut être modifié par l'exposition à la lumière : avance de phase en cas d'exposition à la lumière le matin, retard de phase en cas d'exposition à la lumière le soir. La mélatonine, sécrétée par l'épiphyse pendant la nuit, cesse d'être sécrétée en cas d'exposition nocturne à la lumière. Elle n'est pas stimulée par l'obscurité pendant la journée. On suppose que le retard de phase des rythmes biologiques dans les troubles affectifs saisonniers est régularisé par la photothérapie, sans que le rôle de la mélatonine soit élucidé à ce jour.

Utilisation

La lumière doit être suffisamment intense et correspondre à la totalité du spectre lumineux. L'intensité standard est de 10 000 lux pendant 30 minutes [19]. L'exposition matinale est plus efficace que l'exposition vespérale. L'amélioration apparaît souvent dans les premiers jours du traitement mais la rechute souvent également en quelques jours ou quelques semaines en cas d'interruption de la photothérapie. Les effets secondaires sont bénins (céphalées, tension oculaire) et disparaissent souvent en diminuant le temps d'exposition. Le traitement doit généralement être poursuivi quasi quotidiennement jusqu'à la période de rémission spontanée habituelle du patient.

Une première méta-analyse suggérait que la photothérapie possède une efficacité comparable à celle de la chimiothérapie antidépressive pour la dépression saisonnière et pourrait être proposée en 1re intention dans cette indication [11]. Une revue Cochrane récente est beaucoup plus nuancée [16].

Stimulation cérébrale profonde

La stimulation cérébrale profonde (DBS : *Deep Brain Stimulation*) consiste à implanter des électrodes dans certains noyaux du cerveau dont la stimulation électrique module l'activité de manière continue. Entrée dans la pratique des neurologues, la DBS a été rendue possible par une meilleure connaissance des circuits intracérébraux grâce à la neuro-imagerie. À la différence de la psychochirurgie lésionnelle, la neurochirurgie stéréotaxique est une procédure réversible qui ne détruit pas les structures stimulées et reste bien tolérée à long terme lorsqu'on ajuste les paramètres de stimulation. On estime à 55000 le nombre de patients traités dans le monde par DBS pour la maladie de Parkinson ou un tremblement essentiel. En psychiatrie, le nombre de patients déprimés traités par DBS est relativement faible; cependant, certains centres ont une expérience de près de 10 ans comme le centre pionnier dans le domaine d'Helen Mayberg à Atlanta. En 8 ans, cette équipe a implanté 30 patients [5]. La cible de stimulation choisie par cette équipe est le cortex cingulaire subgenual (aire de Brodmann 25) qui est à l'interface entre les régions limbiques hyperactives dans la dépression et les régions corticales hypoactives, notamment préfrontales. Le taux de réponse dans leur série est de 50 % et le taux de rémission à un an est de 36 %. D'autres équipes ont choisi d'autres sites de stimulation : le noyau accumbens ou le striatum ventral [7].

L'autre indication de la DBS en psychiatrie est le trouble obsessionnel-compulsif. Une vingtaine d'études ont été publiées avec environ 62 patients au total stimulés soit au niveau du striatum ventral, soit au niveau du noyau accumbens avec une diminution en moyenne de 40 % de la note sur l'échelle Y-BOCS [17].

Conclusions

Parmi les traitements somatiques, l'ECT garde toute sa place dans des indications précises, surtout les troubles de l'humeur les plus sévères, mais accessoirement d'autres pathologies psychiatriques. Le monitoring de la crise a permis de réduire les effets secondaires les plus gênants pour le patient, notamment cognitifs. L'existence de formes résistantes, en particulier de dépression, continue à stimuler le développement de nouveaux traitements somatiques qui restent encore du domaine de la recherche.

Références

[1] American Psychiatric Association. The practice of electoconvulsive therapy : recommendations for treatment training and privileging. A task force report, 2nd ed. Washington DC : American Psychiatric Press; 2001.

[2] Berlim MT, van den Eynde F, Tovar-Perdomo S, et al. Response, remission and drop-out rates following high-frequency repetitive transcranial magnetic stimulation (rTMS) for treating major depression : a systematic review and meta-analysis of randomized, double-blind and sham-controlled trials. Psychol Med 2014; 44 : 225-39.

[3] Bhattacharjee Y. Psychiatric research. Is internal timing key to mental health? Science 2007; 317 : 1488-90.

[4] Case BG, Bertollo DN, Laska EM, et al. Declining use of electroconvulsive therapy in United States general hospitals. Biol Psychiatry 2013; 73 : 119-26.

[5] Crowell AL, Garlow SJ, Riva-Posse P, et al. Characterizing the therapeutic response to deep brain stimulation for treatment-resistant depression : a single center long-term perspective. Front Integr Neurosci 2015; 9 : 41.

[6] De Carvalho W, Olié JP. Electroconvulsivothérapie. Rapport au Congrès de Psychiatrie et de Neurologie de langue française du 13 au 19 juin 1999. Paris : Médias flashs; 2001.

[7] Dougherty DD, Rezai AR, Carpenter LL, et al. A Randomized Sham-Controlled Trial of Deep Brain Stimulation of the Ventral Capsule/Ventral Striatum for Chronic Treatment-Resistant Depression. Biol Psychiatry 2015 ; 78 : 240-8.

[8] George MS, Post RM. Daily left prefrontal repetitive transcranial magnetic stimulation for acute treatment of medication-resistant depression. Am J Psychiatry 2011 ; 168 : 356-64.

[9] George MS, Wassermann EM, Kimbrell TA, et al. Mood improvement following daily left prefrontal repetitive transcranial magnetic stimulation in patients with depression : a placebo-controlled crossover trial. Am J Psychiatry 1997 ; 154 : 1752-6.

[10] Ghaziuddin N, Walter G. Electroconvulsive Therapy in children and adolescents. London : Oxford University Press ; 2013.

[11] Golden RN, Gaynes BN, Ekstrom RD, et al. The efficacy of light therapy in the treatment of mood disorders : a review and meta-analysis of the evidence. Am J Psychiatry 2005 ; 162 : 656-62.

[12] Hoffman RE, Hawkins KA, Gueorguieva R, et al. Transcranial magnetic stimulation of left temporoparietal cortex and medication-resistant auditory hallucinations. Arch Gen Psychiatry 2003 ; 60 : 49-56.

[13] Jardri R, Delion P, Goeb JL. Hallucinations in children and adolescents : diagnostic and treatment strategies. Presse Med 2010 ; 39 : 420-30.

[14] Kennedy SH, Milev R, Giacobbe P, et al. Canadian Network for Mood and Anxiety Treatments (CANMAT) Clinical guidelines for the management of major depressive disorder in adults. Neurostimulation therapies. J Affect Disord 2009 ; 117 : S44-53.

[15] Lefaucheur JP, Andre-Obadia N, Antal A, et al. Evidence-based guidelines on the therapeutic use of repetitive transcranial magnetic stimulation (rTMS). Clin Neurophysiol 2014 ; 125 : 2150-206.

[16] Nussbaumer B, Kaminski-Hartenthaler A, Forneris CA, et al. Light therapy for preventing seasonal affective disorder. Cochrane Database Syst Rev 2015 ; 11 : CD011269.

[17] Pepper J, Hariz M, Zrinzo L. Deep brain stimulation versus anterior capsulotomy for obsessive-compulsive disorder : a review of the literature. J Neurosurg 2015 ; 122 : 1028-37.

[18] Pompili M, Dominici G, Giordano G, et al. Electroconvulsive treatment during pregnancy : a systematic review. Expert Rev Neurother 2014 ; 14 : 1377-90.

[19] Ravindran AV, Lam RW, Filteau MJ, et al. Canadian Network for Mood and Anxiety Treatments (CANMAT) Clinical guidelines for the management of major depressive disorder in adults. V. Complementary and alternative medicine treatments. J Affect Disord 2009 ; 117 : S54-64.

[20] Rudorfer MV, Henry ME, Sackheim HA. Electroconvulsive therapy. In : Psychiatry. Chichester : John Wiley ; 2003. p. 63-6.

[21] Rush AJ, Marangell LB, Sackeim HA, et al. Vagus nerve stimulation for treatment-resistant depression : a randomized, controlled acute phase trial. Biol Psychiatry 2005 ; 58 : 347-54.

[22] Scott AIF. Mode of action of electroconvulsive therapy : an update. Adv Psychiatr Treat 2011 ; 17 : 15-22.

[23] Spaans HP, Sienaert P, Bouckaert F, et al. Speed of remission in elderly patients with depression : electroconvulsive therapy v. medication. Br J Psychiatry J Ment Sci 2015 ; 206 : 67-71.

[24] Szekely D, Poulet E. L'électroconvulsivothérapie. De l'historique à la pratique clinique : principes et applications. Marseille : Solal ; 2012.

[25] Tharyan P, Adams CE. Electroconvulsive therapy for schizophrenia. Cochrane Database Syst Rev 2005 ; 2 : CD000076.

[26] Waite J, Easton A. The ECT Handbook, 3rd ed. London : Royal College of Psychiatrists ; 2013.

Thérapeutiques psychologiques

Chapitre 25

Coordonné par C. Mirabel-Sarron

25.1 Introduction

C. Mirabel-Sarron

Si la pratique de la psychiatrie mobilise des connaissances biologiques, psychologiques et sociales, elle remplit également des fonctions humanisante, desaliénante, créatrice d'espoir; c'est de là qu' elle tire sa dimension psychothérapique. Ainsi, voir la dépression, la bipolarité ou la psychose comme des maladies génético-biologiques permet d'envisager le traitement médicamenteux à court et long terme; mais voir la dépression, la bipolarité ou la psychose aussi comme expression de dimensions psychologiques permet des abords psychothérapiques aujourd'hui diversifiés et efficaces déjà en termes de qualité de vie.

Nous allons dans cette partie du manuel aborder, de manière non exhaustive, les principes généraux et les grands courants de psychothérapies le plus souvent proposés en institution ou en pratique libérale. Le terme psychothérapie vient étymologiquement de racines grecques *therapeía* («cure») et *psykhê* («esprit») signifiant littéralement thérapie par la psyché. L'usage moderne du terme apparaît dès le XIXe siècle attribué soit à Walter Cooper (1853), soit à Hippolyte Bernheim (1891). Elle a pour vocation de soigner par l'esprit tant des souffrances psychiques que somatiques. Parmi l'ensemble des très nombreuses définitions, on pourrait considérer la psychothérapie comme le traitement ou l'accompagnement par un individu formé à cela d'une ou plusieurs personnes souffrant de problèmes psychologiques, parfois en complément d'autres types d'interventions à visée thérapeutique.

À ce jour, il existe de nombreuses formes de psychothérapies reposant sur des approches théoriques distinctes, et qui se déroulent selon des pratiques bien différentes. Il y a des thérapies brèves, et des thérapies longues, des thérapies individuelles ou en groupe (thérapie de couple, thérapie familiale). Elles sont proposées aussi bien à des enfants, des adolescents, des adultes ou encore des personnes âgées. Elles se distinguent cependant, des pratiques d'accompagnement de l'individu non malade, de type «coaching» ou de développement personnel.

L'exercice de la psychothérapie quelle que soit sa forme, requiert des connaissances théoriques et pratiques ainsi que des capacités et des aptitudes individuelles. Cette compétence reste un champ de progression potentielle au cours de l'exercice professionnel. En France, plus particulièrement depuis les années 1990, la réglementation de l'exercice des psychothérapeutes a fait l'objet d'intenses débats; il ne faisait l'objet d'aucune régulation, et tout un chacun pouvait s'en prévaloir sans formation ni contrôle de l'activité. Le titre de psychothérapeute est désormais réglementé. L'article 52 de la loi du 9 août 2004 (JO n° 185 du 11 août 2004 page 14277), appelé parfois «amendement Accoyer», du nom de son principal inspirateur, visait à réglementer l'usage du titre de psychothérapeute. Mais, à la suite d'une intervention du Conseil d'État, jugeant la formulation de cette loi ambiguë, il devint impossible d'en publier les décrets d'application. La loi du 24 juin 2009 «Hôpital, patients, santé et territoires» (article 91) modifia cette première version de la loi en abandonnant la notion de «membre de droit». Elle institua l'obligation d'une formation universitaire pour tous les nouveaux psychothérapeutes. Ces modifications levèrent la contradiction interne de la première version de la loi ce qui permit la parution de son décret d'application. Celui-ci a été publié le 20 mai 2010 (n° 2010-534, JORF n° 0117 du 22 mai 2010 p. 9448) et comprend d'éventuelles sanctions pour usage illégal du titre de psychothérapeute. Les dispositions deviennent donc applicables à partir du 1er juillet 2010, date de l'entrée en vigueur de la loi. Ce décret précise que les psychologues, les psychanalystes, les médecins non psychiatres pourront devenir psychothérapeutes à l'issue d'une formation théorique et pratique bien définie et pourront alors s'inscrire à un registre national consultable par les patients. Pour les psychiatres et les psychologues cliniciens, la situation est toute autre, puisque d'après ce texte de loi, ils seront automatiquement psychothérapeutes à la fin de leur formation. Pour ces derniers, leur éthique personnelle devrait les conduire à un questionnement sur leur formation théorique, pratique, la supervision de leur travail thérapeutique et sur leur évolution individuelle. Concernant les internes en psychiatrie, l'apprentissage des psychothérapies est une radicale nouveauté pour les internes issus de six années d'études médicales. Une attention particulière est désormais accordée à l'enseignement et à la formation dans ce domaine pour transmettre la spécificité de la discipline selon sa complexité; différents textes prévoient une formation théorique sur les deux premières années, puis une sensibilisation à au moins deux approches différentes de psychothérapies à compter d'au moins 50 heures chacune au cours des 2 dernières années; la mise en place de ces enseignements reste encore hétérogène sur le territoire et une grande marge de progression reste à faire [4].

Sur le terrain, les indications des démarches de psychothérapies sont diverses et leur impact complémentaire [1]. La recherche sur la question a montré qu'il existe des facteurs communs qui favorisent l'installation, le maintien et l'efficacité du processus psychothérapique, quel que soit le référentiel théorique utilisé. Ces facteurs sont globalement de deux types : le premier est constitué par la relation thérapeutique qui s'établit entre le patient et son psychothérapeute, le second est ancré dans les caractéristiques propres du patient en demande d'aide [2]. Ce qui est thérapeutique ou aidant pour le sujet, c'est l'approche personnalisée du psychothérapeute qui se laisse guider par les caractéristiques particulières de ses patients, par leurs traits de personnalité, par leurs symptômes, leurs résistances, etc. En effet, les patients sont sensibles à l'empathie, l'acceptation et la compréhension du psychothérapeute, tout comme ils apprécient ses remarques, commentaires et synthèses, etc.; du côté du patient, certaines caractéristiques sont mieux corrélées à l'efficacité du processus psychothérapique. Parmi elles, l'intensité de la souffrance psychique, le style internalisé du fonctionnement, la moindre résistance à l'établissement de la relation thérapeutique, etc.

Du côté du psychothérapeute, les études s'interrogeant sur les facteurs aidants à l'exercice de la psychothérapie sont peu nombreuses. Elles explorent, généralement, trois aspects distincts qui portent sur la formation, l'expertise et l'expérience du psychothérapeute [3].

Sans plus tarder, faisons connaissance désormais avec de grands courants de pensée, présentés de l'individuel vers le groupe avant de conclure par quelques perspectives pour le futur.

Références

[1] Beutler LE, et al. Common, Specific and Treatment Fit Variables in Psychotherapy Outcome. Journal of Psychotherapy Integration 2012; 22 : 255-81.

[2] Caspar F. What goes on in a Psychotherapist's Mind. Psychotherapy Research 1997; 7 : 105-25.

[3] Castro D, Santiago-Delefosse M. Évolution des représentations et construction identitaire du métier de psychologue. Résultats d'une enquête nationale. Le Journal des psychologues 2006; 232 : 15-8.

[4] Van Effentere A, Briffault X, Champion F. Psychiatres… et psychothérapeutes? Conceptions et pratiques des internes en psychiatrie. L'Information psychiatrique 2012; 88 : 305-13.

25.2 Thérapies psychanalytiques

Description

G. Darcourt

On distingue classiquement la cure psychanalytique ou cure « type » et les psychothérapies d'inspiration psychanalytique (PIP). Elles ont en commun de se référer à la même théorie du fonctionnement psychique mais se distinguent par des différences de méthode : l'organisation du cadre thérapeutique et la technique thérapeutique. Il n'y a toutefois pas de frontière nette entre les deux méthodes car de multiples aménagements intermédiaires sont possibles. Pour cette raison, nous ne les étudierons pas séparément mais nous verrons, pour chaque paramètre, ce qui est nécessaire pour une cure psychanalytique et comment des aménagements conduisent à des pratiques qui s'en écartent tout en conservant *l'inspiration psychanalytique*. Les PIP ne sont pas à entendre comme des cures de moindre qualité, ce sont des cures à objectifs différents. Il peut s'agir, selon la formule de D. Widlöcher, de psychothérapie en moins ou de psychothérapie en plus [10, p. 16]. « En moins », ce sont des psychothérapies allégées, choisies soit par prudence pour des cas graves qui risqueraient de se décompenser, soit parce que le cas paraît léger, soit à cause du manque de motivation du patient, et « en plus », ce sont des méthodes qui ajoutent certaines contraintes comme la limitation dans le temps ou certains interdits.

Fondements théoriques

Ce sont les mêmes pour les cures psychanalytiques et pour les PIP mais avec parfois un accent particulier mis sur telle ou telle notion.

Conception du fonctionnement affectif

Elle est commune, elle est certes plus complète pour les cures types que pour les PIP mais reste de même nature. Dans ce fonctionnement psychique, la sexualité occupe une place centrale. Son domaine ne se limite pas à la génitalité mais englobe toutes les excitations qui, depuis l'enfance, sous des formes diverses, ont provoqué et provoquent un plaisir. Elle ne se limite pas non plus à la perception de ces plaisirs mais concerne les représentations qui y sont liées. Parmi elles, le « complexe d'Œdipe » occupe une place déterminante; il est vécu par tout être humain entre 3 et 5 ans et joue un rôle fondamental dans la structuration de la personnalité. Toute psychothérapie s'inspirant de la psychanalyse tiendra compte de l'organisation œdipienne du patient et l'abordera à des niveaux de profondeur différents selon ses possibilités.

La théorisation se réfère aux concepts topique, dynamique et économique du psychisme qu'a élaborés S. Freud [7]. Le point de vue topique suppose que l'appareil psychique est divisé en plusieurs systèmes ayant des fonctions différentes. S. Freud a proposé successivement deux topiques, la première dans laquelle la distinction majeure se fait entre Inconscient, Préconscient et Conscient, la seconde différenciant trois instances : le Ça, le Moi, le Surmoi [9]. Pour la conduite d'une cure, les deux sont utiles, pour les PIP c'est surtout la première. Freud l'explique en comparant le psychisme à un appartement composé d'une pièce très peu accessible (lieu de l'inconscient), séparée par une antichambre (le préconscient) de la pièce de réception (le conscient). Le passage du contenu d'une pièce dans une autre est freiné par deux censures, la première entre l'inconscient et le conscient, la seconde entre le préconscient et le conscient. La première est la plus sévère, on l'appelle le refoulement, la deuxième est plus facile à forcer. Aussi, le préconscient sera-t-il le domaine privilégié auquel auront accès les PIP alors que les cures analytiques viseront surtout l'inconscient. Cette notion de double censure sous-tendra, comme nous allons le voir, les méthodes thérapeutiques puisque le processus thérapeutique nécessite que ce qui était inconscient ou préconscient devienne conscient. Le point de vue dynamique envisage les phénomènes psychiques comme résultant du conflit et de la composition de forces exerçant une certaine poussée [9]. Toute psychothérapie s'inspirant de la psychanalyse se centrera sur la découverte et la résolution de ces conflits. Le point de vue économique se rapporte à l'hypothèse selon laquelle les processus psychiques consistent en la circulation et la répartition d'une énergie dite pulsionnelle [9]. Cette notion n'est pas essentielle pour les PIP.

Conception de la maladie

La maladie psychique est conçue comme la résultante de conflits psychiques inconscients. La psychanalyse ne considère pas que c'est le cas pour toutes les maladies; elle sait qu'il existe d'autres causes, notamment biologiques et elle n'envisage de traiter que celles qui relèvent de ces conflits. Pour les autres, elle peut jouer un rôle dans la mesure où des facteurs psychologiques sont associés aux facteurs biologiques mais c'est alors seulement un rôle complémentaire. Le schéma pathogène qui sert de modèle à ces pathologies est celui d'un traumatisme dans la petite enfance, au cours du développement libidinal, provoquant un blocage du processus évolutif. Cette fixation entraîne une perversion si elle se maintient sans changement et une névrose si le Surmoi intervient pour la contrôler et la maîtriser. Ces fixations ne sont pas toujours apparentes dès l'enfance mais peuvent constituer des vulnérabilités et se révéler à l'occasion de régressions dues à des difficultés ou des traumatismes plus tardifs. La référence à ce modèle est commune à la cure classique et aux PIP.

Les symptômes sont considérés comme des formations de compromis entre des fantasmes inconscients qui, sous l'influence des pulsions, cherchent à accéder à la conscience et le contrôle vigilant qu'exerce la censure. On sait en effet que le Surmoi chasse de la conscience et refoule les représentations qui lui sont intolérables. Il essaie de les maintenir dans l'inconscient et y parvient en grande partie mais il n'est pas tout puissant et certaines d'entre elles affleurent à la conscience. La censure met alors en œuvre des mécanismes de défense complémentaires pour camoufler ces représentations et les rendre plus acceptables. Ces mécanismes sont multiples : l'inversion, le renversement en son contraire, l'isolation de la représentation en la séparant des affects qui lui sont liés, son déplacement sur d'autres représentations plus anodines, sa négation, sa projection en l'attribuant à une autre personne, sa sublimation, son association à un élément conscient pour en faire une formation réactionnelle qui est un symptôme pathologique. De tels mécanismes protègent le Moi de la tension psychique que cette émergence de l'inconscient provoquerait et lui procure ainsi un certain confort mais ils consomment beaucoup d'énergie et sont par-là appauvrissants. C'est en fonction de cette théorie de la maladie et de la formation des symptômes que les méthodes thérapeutiques ont été élaborées.

Conception du processus thérapeutique

La maladie étant due à des conflits psychiques inconscients, le traitement vise à résoudre ces conflits et pour cela il faut d'abord qu'ils soient reconnus par la conscience. S. Freud a écrit : « Là où était du Ça, du Moi doit advenir » (*Wo Es war, soll Ich werden*) [7, p. 163]. Le symptôme étant une formation réactionnelle qui cache un souvenir ou un fantasme inconscient, il s'agit de retrouver ce souvenir ou ce fantasme. La thérapeutique repose sur le principe de réversibilité. Le mécanisme de guérison est l'inverse du mécanisme pathologique. D. Widlöcher appelle cela l'« équation fondamentale » : « Elle rend compte de la genèse du symptôme (équation étiologique) et du processus de guérison (équation thérapeutique). Dans le premier cas, le symptôme se substitue au souvenir, dans le second c'est le souvenir qui se substitue au symptôme. » [11, p. 8] La technique thérapeutique doit donc, dans un premier temps, faciliter la remémoration. Cela paraît facile puisqu'il suffit de donner libre cours à ce qui se présente à l'esprit mais c'est en réalité difficile car cela se heurte à des résistances. Le refoulement n'est pas un banal oubli mais le rejet d'une représentation intolérable. Il faut donc identifier et analyser les résistances pour permettre le retour du refoulé. Nous verrons plus loin comment. Cela permet ensuite aux conflits et désirs inconscients d'affleurer à la conscience et d'être interprétés.

L'interprétation est-elle le seul levier thérapeutique? Freud écartait la suggestion; elle n'intervient pas en effet dans une cure classique mais peut s'infiltrer dans les PIP. Un autre mécanisme peut intervenir, c'est un processus de « réparation ». Au cours de toute psychothérapie, le sujet éprouve des émotions multiples. La neutralité bienveillante de son thérapeute crée une ambiance comparable à celle des relations précoces de la mère et de l'enfant ; elle est gratifiante et peut compenser et « réparer » des carences affectives.

Objectifs thérapeutiques

Classiquement ils sont différents pour la cure type et pour les PIP. La première tend à modifier la structure de la personnalité, à permettre à l'analysant de connaître la signification de ses pensées et de ses comportements et à résoudre ses conflits inconscients ; la guérison n'en est pas le but premier, elle vient *par surcroît ;* les secondes sont plus directement orientées vers le soin, elles cherchent à supprimer des symptômes, à aider le sujet à s'adapter à la réalité, à améliorer ses défenses. En fait, il n'y a pas une frontière absolue entre ces deux types d'objectifs ; de nombreuses psychothérapies les associent mais dans des proportions variables.

Cadre

Le matériel psychologique sur lequel vont travailler l'analysant et l'analyste est l'ensemble des productions venant du préconscient et surtout de l'inconscient parmi lesquelles le transfert que l'analysant fait sur son analyste occupe une place centrale. Il est donc important de créer un cadre facilitant cette émergence et la protégeant d'influences parasites. Dans toute relation, un sujet éprouve des sentiments et se fait une opinion sur son interlocuteur, il le trouve sympathique ou désagréable, intelligent ou borné, il évalue son caractère, il imagine ce que l'autre pense de lui...Cette construction affective et intellectuelle dépend à la fois de la personnalité du sujet (ce qu'on appelle le transfert) et de réactions aux événements qui se produisent dans la relation. Au cours d'une analyse, il en sera de même. Or, l'important étant ce qui vient du sujet, il convient de limiter le plus possible l'influence des événements extérieurs. D'où certaines dispositions.

Règle d'abstinence

Si l'analysant a des informations sur son analyste, s'il le rencontre en dehors des séances, si celui-ci intervient dans sa vie, son transfert ne sera plus le pur produit de ses fantasmes. Abstinence veut dire évitement, autant que possible, d'échanges entre l'analyste et l'analysant faisant intervenir des éléments de réalité. L'analysant ne doit pas connaître l'analyste auquel il s'adresse, il ne doit pas chercher à le rencontrer en dehors des séances et celui-ci doit rester neutre, ne pas intervenir dans la vie de son patient, ne pas lui donner de conseils, ne pas lui prescrire de médications. Cette règle s'impose ainsi aux deux partenaires. Elle est une exigence pour l'analysant et une limite de pouvoir pour l'analyste. Elle s'étend aussi aux décisions que peut prendre l'analysant et aux démarches qu'il peut faire. Il est en effet souhaitable qu'il ne prenne pas de décisions importantes pour sa vie pendant sa cure (car elles peuvent être prises pendant une période de crise), qu'il ne cherche pas à s'informer sur les théories psychanalytiques (leur connaissance sert plus les résistances que le processus thérapeutique), qu'il ne s'engage pas dans des « transferts latéraux » en consultant d'autres thérapeutes (nouvelle source de résistance). Cette règle est énoncée en début d'analyse. Elle n'est pas toujours totalement respectée. Si le sujet l'enfreint, cela pourra parfois rendre impossible la poursuite de la cure mais pourra souvent être analysé sur le divan car ces infractions sont révélatrices de fantasmes inconscients. Les libertés qui peuvent être prises par rapport à cette règle conduisent à s'écarter de la cure type et à s'orienter vers des formes de PIP. De multiples situations thérapeutiques sont possibles : psychiatre conduisant une psychothérapie tout en prescrivant des médicaments ou en intervenant dans sa vie, relations amicales entre le sujet et son thérapeute, etc. Plus il y a de dérogations à la règle d'abstinence, plus le transfert est parasité par des réactions à des événements et moins le cadre est propice à l'émergence de matériel inconscient.

Dispositif « divan-fauteuil »

L'analysant est allongé sur un divan et l'analyste est assis derrière lui. Ce dispositif a un double effet, il facilite la détente de l'analysant et il supprime l'influence que pourrait avoir sur lui la perception des réactions de son analyste. Il concourt, comme l'abstinence, à éviter l'immixtion dans le transfert d'éléments induits par des stimulations parasites. S. Freud y a attaché une grande importance : « je persiste à faire valoir cette mesure qui a pour visée et pour résultat de prévenir le mélange imperceptible du transfert avec les idées incidentes du patient, d'isoler le transfert et de le faire ressortir au bon moment comme résistance avec des concours précis. » [4, p. 173]. Le face-à-face rend impossible une cure type mais en revanche convient pour les PIP.

Nombre et durée des séances

Pour que le processus analytique soit soutenu, il faut un nombre de séances suffisant et une durée de chacune suffisante. Freud recevait ses patients une heure 6 fois/semaine ; actuellement les fréquences les plus habituelles sont de 3 ou 4 séances/semaine. Les plus rigoristes réalisent ces séances des jours différents mais certains analystes acceptent parfois de pratiquer deux séances dans une même journée (p. ex. avec des analysants habitant loin de leur analyste et pour qui 3 ou 4 voyages/semaine entraîneraient une dépense et un effort excessifs). Chaque séance doit être suffisamment longue pour donner le temps au travail psychique de s'élaborer. Elle est généralement de 45 minutes. La durée de la cure n'est pas fixée à l'avance, il est en effet impossible de prévoir à quelle vitesse va se dérouler le travail psychanalytique : il y a des phases évolutives et des phases de stagnation en fonction des résistances et il faut laisser le temps nécessaire à cette évolution. Il est important que la durée des séances soit fixe et que les horaires soient stables. Si l'analyste interrompt la séance quand il le décide et s'il modifie souvent les horaires, il introduit des éléments de réalité et des manifestations de pouvoir qui provoquent dans le transfert des réactions venant s'ajouter au processus spontané et le perturber. Dans les PIP, la fréquence des séances est toujours plus faible, en moyenne 1 fois/semaine et leur durée est variable, souvent d'une demi-heure. Il faut signaler la technique préconisée par J. Lacan et utilisée par les psychanalystes qui se réfèrent à son enseignement : elle conserve les trois ou quatre séances par semaine mais celles-ci sont courtes (parfois de 5 minutes) et de durée variable. Ces analystes estiment qu'il s'agit toujours de psychanalyse mais cette pratique ne peut que modifier grandement la dynamique de la cure. Dans certaines PIP, la durée du traitement est fixée au départ. Par exemple, E. Gilliéron préconise une méthode qu'il appelle « psychothérapie psychanalytique brève » dans laquelle le thérapeute annonce en début de traitement quelle sera sa durée (6 mois à 1 an) [8].

Paiement des séances

Il doit être assumé par l'analysant pour deux raisons qui semblent opposées, l'une semblant une facilité et l'autre une difficulté, mais qui sont complémentaires. La dynamique de la cure nécessite un certain degré de frustration. Le travail dans lequel s'engage celui qui entreprend une analyse est difficile et même douloureux ; il veut progresser puisqu'il a pris cette décision mais des forces en lui résistent et si une personne lui consacre, gratuitement, 3 à 4 fois/semaine, 45 minutes de son temps ou si un organisme ou une personne prend en charge ses frais, il est dans une situation gratifiante qui ne l'incite pas à affronter ses obstacles intérieurs. Cela le met aussi dans une position de débiteur qui peut être lourde à supporter. Assumer les frais de sa cure est stimulant et libérateur de toute dette. S. Freud l'avait noté : « Bien des résistances du névrosé sont énormément accrues par le traitement gratuit… » [4, p. 173]. Il est également important que soient payées toutes les séances prévues même si elles ont été manquées. On constate en effet que, la plupart du temps, si la raison ou le hasard qui motive l'absence semble indépendant du sujet, il a, en fait, des motivations inconscientes. La « force majeure » en jeu, est la force de l'inconscient. Le paiement de ces séances facilite l'analyse de cette résistance. Et d'ailleurs l'application de cette mesure rend ces raisons et ces hasards très rares [4 p. 167]. Il y a des raisons sociales qui rendent impossible le respect de cette règle, cela ne veut pas dire qu'une psychothérapie est impossible mais seulement qu'elle devient une PIP. S. Freud lui-même avait envisagé la possibilité de traitements gratuits : « C'est alors que s'offrira à nous la tâche d'adapter notre technique aux nouvelles conditions… » [6, p. 108]. On voit qu'il conçoit que la gratuité entraîne le retour à la suggestion.

Technique

Une fois le cadre mis en place, l'application de la technique devient possible.

Règle fondamentale

Elle est destinée à faciliter les associations d'idées. Dans la cure classique la seule règle donnée à l'analysant en début de traitement est de dire ce qui lui vient à l'esprit, sans faire de tri, sans écarter ce qui lui est désagréable ou qui lui paraît sans intérêt ou hors de propos, sans chercher à organiser son discours et à lui donner de la cohérence [4]. Si le souvenir d'un rêve lui revient, il convient qu'il le raconte puis qu'il laisse libre cours aux idées ou souvenirs qui se présentent spontanément [1]. Cette règle vaut autant pour les PIP que pour les cures analytiques mais elle y est parfois appliquée avec moins de rigueur. Elle y est pourtant tout aussi possible et tout aussi utile.

Névrose de transfert et son analyse

Le discours du patient, fait de ses souvenirs et de ses associations, est un matériel essentiel pour l'analyse mais il est limité par la résistance. Heureusement, l'inconscient a une autre façon de se manifester. Il le fait par des mises en actes, c'est-à-dire par le transfert. L'analysant adopte un comportement vis-à-vis de son analyste qui répète des comportements anciens refoulés : « ses inhibitions, ses attitudes ne servant à rien, ses traits de caractère pathologiques. » dit S. Freud [5, p. 191]. C'est l'importance de ce processus et l'intérêt d'en conserver la pureté qui justifient la rigueur du cadre. Ce retour de réactions passées amène le plus souvent une certaine aggravation que l'on appelle *névrose de transfert*. Elle est bénéfique pour le traitement car elle apporte du matériel analysable. C'est « une maladie artificielle qui est en tout point accessible à nos interventions. » [5, p. 194]. L'analyse de ces *répétitions* ouvre la voie au réveil de souvenirs jusqu'ici refoulés. « Le transfert crée ainsi un royaume intermédiaire entre la maladie et la vie, à travers lequel s'effectue le passage de la première à la seconde. » La névrose est remplacée par une *névrose de transfert* qui peut être guérie par le travail thérapeutique. La place du transfert est toutefois très différente dans les cures analytiques et dans les PIP. Dans celles-ci, il est souvent fait de sentiments de confiance et d'estime et il facilite l'engagement du sujet dans son traitement. Dans les cures analytiques, le travail plus en profondeur fait surgir un transfert beaucoup plus complexe, avec des sentiments hostiles, passionnels et érotiques, qui sont dus à des sources archaïques et à des résistances. Le patient attribue ses réactions à la situation présente et refuse d'y voir une répétition. Le transfert est donc d'abord « la plus forte résistance contre le traitement » et il deviendra ensuite, lorsqu'il sera analysé, « le levier le plus puissant du succès » [2, p. 109]. Il provoque chez l'analyste des réactions affectives que l'on appelle *contre-transfert*. Elles tiennent en partie à sa personnalité mais en partie seulement car elles sont provoquées par l'inconscient de l'analysant. Son psychisme fonctionne comme une caisse de résonance et l'analyse qu'il peut faire de ses propres réactions l'éclaire sur la dynamique transférentielle qui se joue entre son patient et lui.

Neutralité bienveillante et attention flottante

L'attitude du thérapeute doit faciliter ce travail de remémoration et de répétition. Elle ne doit pas y introduire des éléments parasites et elle doit être à son écoute. La formule freudienne : *neutralité bienveillante* met en évidence cette association de disponibilité et de réserve. La réserve n'est pas que l'abstention d'interventions, elle est aussi une certaine distance par rapport à l'analysant. S. Freud dit bien « La justification de cette froideur de sentiment, exigible de l'analyste, est qu'elle crée pour les deux parties les conditions les plus avantageuses, pour le médecin la préservation souhaitable de sa propre vie d'affect, pour le malade l'aide la plus étendue qu'il soit possible de lui donner. » [3, p. 149] Cette exigence de neutralité est moins impérieuse pour les PIP. Il est une autre prise de distance, celle-ci d'ordre intellectuel. Il n'est pas souhaitable que l'analyste concentre son attention, cherche à tout comprendre et à tout retenir de ce que dit l'analysant. Il vaut mieux qu'il ait une *attention flottante*, qu'il écoute « sans se soucier de savoir s'il porte ou non attention à quelque chose » [3, p. 146]. Il ne doit rien privilégier car ce sont souvent des choses qui paraissent insignifiantes qui sont les plus révélatrices. Freud disait : « réussissent le mieux ces cas où l'on procède comme sans intention, où l'on se laisse surprendre par chaque tournant et qu'on affronte constamment sans prévention et sans présupposition» [3, p. 148]. Ce conseil concerne moins les PIP que la cure analytique mais reste valable pour elles.

Interprétation

Elle est la technique psychanalytique par excellence, encore faut-il préciser à quel niveau elle s'applique, sur quoi elle porte, ce qu'elle provoque et qui la fait. On pense généralement qu'elle ne concerne que l'inconscient et pas le préconscient. En fait, elle concerne les deux. Dans les PIP, le travail sur le préconscient prédomine, dans les cures analytiques, c'est celui sur l'inconscient. L'interprétation du préconscient est plus facile. Elle porte sur les représentations qui ne sont pas très éloignées de la conscience et qui sont protégées par une faible censure. Celle qui concerne l'inconscient est autrement difficile et justifie les règles strictes qui ont été établies pour le cadre et pour l'attitude recommandée à l'analyste. L'interprétation porte sur l'ensemble du *matériel analytique* : le discours de l'analysant, ses rêves, son transfert. Le discours ne se limite pas à ce qui est énoncé, mais comprend aussi les émotions qui l'accompagnent, les hésitations, les lacunes, etc. Le but de l'interprétation est «d'amener le malade névrosé à la connaissance des motions refoulées, inconscientes, existant en lui et, à cette fin, de mettre à découvert les résistances qui se rebellent en lui contre de telles extensions de ce qu'il sait de sa personne» [6, p. 99], mais il ne suffit pas que l'analyste apporte une interprétation pour qu'elle soit acceptée, même – et surtout – si elle est exacte car la force du refoulement est telle que l'analysant résiste. Souvent, elle a pour seul effet de relancer les associations, ce qui est déjà bénéfique, et prépare une réflexion future. Elle n'aura son plein effet que lorsque le sujet aura réalisé le travail psychique que nous allons envisager maintenant.

Perlaboration et *insight*

On appelle *perlaboration* ce travail psychique par lequel l'analysant parvient à surmonter la résistance qu'éveille en lui l'interprétation de ses conflits. Il s'agit d'un effort progressif et prolongé, avec des mouvements contraires d'approche et de refus, qui permet de découvrir ce qui a été refoulé et les défenses qui interdisent son retour à la conscience. Les interprétations de l'analyste sont une aide mais l'évolution personnelle est le facteur majeur. On appelle *insight* ce que ressent le sujet lorsqu'il découvre en lui une chose qu'il ignorait, qu'il ne la refuse plus et la fait sienne. C'est à la fois une illumination, car cela lui paraît une révélation, et un bonheur, car il a une impression de vérité et de certitude. Sa surprise s'accroît souvent de la constatation qu'il avait depuis longtemps les moyens de faire cette découverte mais qu'il était frappé d'aveuglement. Ce mécanisme illustre bien que l'objectif de l'analyse est la découverte de soi et que la guérison survient par surcroît : de tels *insights* ne peuvent être que bénéfiques pour la santé psychique mais ils ne naissent pas d'une démarche de soin, ils sont le fruit d'une aventure affective. Il est moins fréquent au cours des PIP. Dans leur cas, ce sont surtout des ajustements qui se produisent mais des *insights* sont néanmoins possibles.

Références

[1] Freud S. L'interprétation du rêve (1900). Œuvres complètes, T. IV. Paris : PUF; 2003.

[2] Freud S. Sur la dynamique du transfert (1912). In : Œuvres complètes, T. XI. Paris : PUF; 1998. p. 105-16.

[3] Freud S. Conseils au médecin dans le traitement psychanalytique (1912). In : Œuvres complètes, T. XI. Paris : PUF; 1998. p. 143-54.

[4] Freud S. Sur l'engagement du traitement (1913). In : Œuvres complètes, T. XII. Paris : PUF; 2005. p. 161-84.

[5] Freud S. Remémoration, répétition et perlaboration (1914). In : Œuvres complètes, T. XII. Paris : PUF; 2005. p. 185-96.

[6] Freud S. Les voies de la thérapie psychanalytique (1918). In : Œuvres complètes, T. XV. Paris : PUF; 1996. p. 97-108.

[7] Freud S. La décomposition de la personnalité psychique (1932). In : Œuvres complètes, T. XIX. Paris : PUF; 1995. p. 140-63.

[8] Gilliéron E. Psychothérapie psychanalytique brève. In : Widlöcher D, Braconnier A, editors. Psychanalyse et psychothérapies. Paris : Flammarion; 1996. p. 18-29.

[9] Laplanche J, Pontalis JB. Vocabulaire de la psychanalyse. Paris : PUF; 1967.

[10] Widlöcher D, Abel Prot V. Psychanalyse et psychothérapie. In : Widlöcher D, Braconnier A, editors. Psychanalyse et psychothérapies. Paris : Flammarion; 1996. p. 11-7.

[11] Widlöcher D, Braconnier A. Traitement psychanalytique. In : Widlöcher D, Braconnier A, editors. Psychanalyse et psychothérapies. Paris : Flammarion; 1996. p. 1-10.

Indications

V. Kapsambelis

Freud considérait la psychanalyse, et les différentes techniques qui en sont issues, comme des « traitements psychiques ». Ce terme ne signifie pas que la psychanalyse, dans ses différentes formes, s'adresse aux « troubles psychiques », mais qu'elle utilise des moyens psychiques, ce qui implique que toute pathologie lui est accessible, à la condition que des mécanismes psychiques soient impliqués dans sa pathogénie, du moins partiellement.

Les thérapeutiques psychanalytiques comportent actuellement, outre la « cure type » (utilisant le divan et nécessitant plusieurs séances par semaine), les psychothérapies en face-à-face d'une ou de deux séances par semaine (« psychothérapies d'inspiration psychanalytique »), les psychothérapies de groupe, les psychothérapies brèves, le psychodrame, la psychothérapie psychanalytique de relaxation, les thérapies familiales psychanalytiques, à quoi il convient d'ajouter les techniques destinées aux enfants [2, 11]. Ces techniques connaissent des indications différentes, selon les regroupements nosographiques envisagés.

La problématique des indications chez S. Freud

Opposition : névroses actuelles – psychonévroses de défense

Au cours des premières années de développement de la psychanalyse, les indications selon S. Freud s'ordonnent surtout à partir de la notion de « névrose actuelle » [4]. S. Freud considère que certaines pathologies nerveuses (la névrose d'angoisse, dont il est l'inventeur, la neurasthénie et, plus tard, l'hypocondrie) développent des symptômes qui traduisent les effets toxiques des dysfonctionnements de la vie sexuelle génitale, au sens réaliste du terme. Ainsi, la névrose d'angoisse se rattache à un excès d'abstinence, la neurasthénie à un excès de masturbation. Ces pathologies ne sont pas accessibles à la psychanalyse : elles ne sont pas suffisamment « psychisées » (mentalisées) pour donner lieu à des représentations mentales (ces dernières constituant le matériel de base de tout travail analytique).

Freud appelle « psychonévroses » – par opposition aux « névroses actuelles » ainsi définies – toutes les autres pathologies mentales, de la phobie à l'idée délirante. L'adjonction du préfixe « psycho » signifie que ces pathologies ont en commun le fait qu'elles s'expriment par des formations mentales, psychiques. Dès lors, on pourrait dire que pour Freud, initialement, la psychanalyse connaît des contre-indications absolues et des contre-indications relatives (ou encore des contre-indications de structure et des contre-indications de circonstance). Une névrose d'angoisse, par exemple, est une contre-indication absolue, de structure : la pathologie ne fournit pas de représentations mentales, il n'y aurait rien à analyser. En revanche, une pathologie délirante pourrait être considérée comme une contre-indication relative, de circonstance. Les idées délirantes sont des formations mentales, donc potentiellement analysables – encore faut-il que certaines autres conditions soient remplies, par exemple qu'une partie du psychisme reste suffisamment « saine » pour accepter d'entreprendre l'étude de ses idées délirantes, ou encore que l'intellect ne soit pas trop atteint.

Psychanalyse et psychothérapie – Névroses et psychoses

Après l'introduction du narcissisme dans la théorie psychanalytique, en 1914, Freud déplace la ligne de démarcation entre indications et contre-indications pour l'établir entre « psychonévroses de transfert » (les névroses au sens contemporain du terme) et « (psycho) névroses narcissiques », ces dernières recouvrant les divers états psychotiques. Cette terminologie implique que les psychoses diffèrent des névroses de transfert du fait que la libido est retirée des objets et est investie dans le Moi; par conséquent, les psychoses ne constituent pas des indications pour l'analyse, puisque le ressort principal de cette thérapeutique, l'établissement d'une relation transférentielle, fait fondamentalement défaut.

C'est à partir de ces distinctions que Freud laisse entendre pour la première fois une différenciation entre psychanalyse et psychothérapie, deux termes qui jusqu'alors apparaissaient comme équivalents dans son œuvre. Dans son intervention au congrès de Budapest en 1918 [5], il admet que « les diverses formes de maladie traitées par nous ne peuvent être liquidées par la même technique ». Cette idée d'une « variante » par rapport à la technique de base de la cure type renvoie alors, soit à une technique plus « active » (c'est-à-dire en rupture avec la neutralité de l'analyste) telle que S. Ferenczi l'avait proposée [3], soit à la suggestion. S. Freud dit, dans le même texte : « Nous ne pouvons éviter d'accepter également des patients qui sont à ce point inconsistants et inaptes à l'existence que l'on est obligé d'associer chez eux l'influence analytique à l'influence éducative, et même chez la plupart des autres se présentera ici ou là une occasion où le médecin est obligé de se mettre en position d'éducateur et de conseiller ». C'est dans ce même texte que Freud va utiliser sa célèbre métaphore de l'or et du cuivre, en anticipant sur la généralisation des traitements psychothérapiques : « nous serons aussi très vraisemblablement obligés, dans l'application de notre thérapie à la masse, d'allier abondamment l'or pur de l'analyse au cuivre de la suggestion directe… ».

Prolongements actuels

La métaphore de l'or et du cuivre, qui renvoie à la faculté de ce dernier à établir de solides alliages, introduit à la multiplicité actuelle des traitements analytiques : tout en gardant la cure type comme modèle (l'« or »), ceux-ci utilisent un certain nombre d'éléments étrangers à elle, afin de mieux adapter la thérapeutique aux pathologies abordées. Ces éléments peuvent être issus :

- soit de la traduction en technique thérapeutique de certains aspects de la théorie psychanalytique (p. ex. conception psychanalytique du corps et thérapies de relation, mise en acte et psychodrame, théorie du groupe et psychothérapies institutionnelles) ;
- soit de la relation médecin – malade (p. ex. intégration de la dimension psychothérapique dans le traitement chimiothérapique) ;
- soit enfin de la relation interhumaine en général (p. ex. empathie, suggestion, conseil, etc.).

Plusieurs de ces éléments sont en rapport avec la nécessité, pour le thérapeute, de tenir compte de la « fragilité » de l'organisation narcissique du patient et donc de trouver des moyens pour la soutenir (« psychothérapies de soutien ») afin d'assurer le bon déroulement du traitement. Ils renvoient aussi, directement ou indirectement, à la notion introduite par D.W. Winnicott de l'« utilisation de l'objet » en tant qu'étape constitutive de l'autonomie du psychisme humain [12].

Indications selon le diagnostic clinique

Dès 1954, à la 17e Conférence des psychanalystes des langues romanes, S. Nacht et S. Lebovici présentent un rapport sur les « Indications et contre-indications de la psychanalyse » [10]. Serge Lebovici va renouveler ce texte initial en assurant pendant trente ans les successives mises à jour du chapitre sur les indications et contre-indications de la psychanalyse dans l'*Encyclopédie médicochirurgicale* (articles de 1955, 1969 et 1985) [9] ; ce sont ces différentes versions qui servent de base à ce paragraphe.

Névroses

Les *états anxieux* et *phobiques* sont généralement considérés comme de bonnes indications des traitements analytiques, en cure type ou en psychothérapie. Plusieurs auteurs signalent cependant quelques limitations : d'abord l'âge des patients qui, souvent, arrivent bien tard à la thérapeutique analytique, et après avoir essayé plusieurs autres méthodes ; ensuite la qualité particulière des manifestations phobiques, qui peuvent parfois receler des pathologies plus « archaïques » (« paranoïdie », préoccupations concernant le corps, phobies d'impulsion confrontant trop brutalement le sujet à ses désirs inconscients, notamment agressifs).

L'*hystérie* constitue bien sûr une indication historique. En pratique, les hystéries à épisodes de conversion s'adressent peu au psychanalyste. Dans les pathologies hystériques de personnalité, les meilleures indications semblent être celles où d'importants écarts sont observés entre les différents secteurs de la vie du sujet (p. ex. réussite socioprofessionnelle mais échec sexuel).

La *névrose obsessionnelle* a longtemps été considérée comme une indication de choix. Les chances de succès sont majorées lorsque le patient est encore jeune, lorsque la clinique n'obère pas de façon invalidante ses intérêts pour la vie, ou encore lorsque le patient éprouve toujours de l'angoisse, mouvement d'affect qui témoigne de la persistance d'une certaine fluidité dans sa clinique, comme dans sa conflictualité.

Troubles de la personnalité et états limites

Les analystes suivent la distinction établie par S. Freud entre formation de compromis (symptôme) et formation réactionnelle (conduisant à des traits de caractère ou de personnalité). De façon générale, le symptôme, du fait de la souffrance psychique qu'il entraîne, peut plus facilement constituer un motif de consultation et de demande de thérapie, alors que les traits de personnalité, surtout lorsqu'ils sont « ego-syntones », c'est-à-dire en harmonie avec le Moi du sujet, conduisent plus rarement au traitement. Toutefois, en pratique, les patients ayant recours à des traitements analytiques présentent très souvent des traits de personnalité plus que des névroses constituées ; en fait, certaines de ces « névroses de caractère » sans symptômes « introduisent des contradictions dans le comportement et donnent aux problèmes psychologiques mineurs une teinte très douloureuse » (S. Lebovici), favorisant la démarche de psychothérapie, bien que l'aspect non symptomatique de la pathologie rende plus difficile aussi bien l'établissement du transfert que son interprétation.

Ces 30 dernières années, les pathologies appelées « états limites » (*borderline*) tendent à représenter une part importante des sujets pris en charge par les différents traitements analytiques. Otto Kernberg, dans ses différents travaux [8], a systématisé les indications et les modalités des traitements analytiques de ce type de patients :

- indications évaluant le « désir de changer », la qualité affective des relations d'objets, l'intégration du Surmoi ;
- mise en place du traitement à partir d'un contrat clairement discuté avec le patient ;
- approche par étapes du matériel présenté, etc.

Psychoses

Hormis une période d'engouement pour la psychanalyse des psychoses, qui a surtout caractérisé les États-Unis après la Deuxième guerre mondiale et jusqu'à la fin des années 1960 (et qui a d'ailleurs été suivie du rejet tout aussi total qui caractérise la situation actuelle, du moins au niveau de la psychiatrie officielle), les indications d'approche analytique de ces pathologies sont restées généralement prudentes et relativement rares. Plusieurs autres techniques, inspirées de la psychanalyse, ont surtout été utilisées (traitement institutionnel, thérapies familiales, psychodrame, psychothérapie en face-à-face à 1 ou 2 séances/semaine) [7].

Indications et contre-indications à partir de critères psychanalytiques

Soucieux de garder la psychanalyse en contact avec la pensée médicale et ses objectifs, S. Freud a toujours utilisé la terminologie traditionnelle des indications et contre-indications. Toutefois, l'approfondissement de la technique et l'enrichissement de la théorie ont conduit les psychanalystes à réfléchir de façon autonome, par rapport à la logique nosographique médicale, sur les indications de leurs traitements. Cette réflexion tend vers la définition de critères qui soient propres à la théorie et à la technique psychanalytique quant à la faisabilité de l'entreprise analytique.

Critères généraux

La plupart des analystes s'accordent sur un certain nombre de critères « transnosographiques ». L'âge trop avancé n'est pas une indication de cure type, pas plus que l'âge très jeune (« le sujet qui veut vivre plus qu'élaborer », S. Lebovici). Les indications à ces âges concernent surtout les techniques aménagées (psychothérapies, psychodrame pour les adolescents et jeunes adultes), et sont le fait de pathologies imposant la proposition thérapeutique. De même, les sujets de faible niveau intellectuel, ou surtout dénués d'intérêt pour la communication avec autrui ou pour l'auto-observation, sont peu accessibles aux traitements d'inspiration analytique dans leur ensemble, à moins d'un travail préparatoire préalable (ce qui peut être le fait, par exemple, des équipes soignantes dans le cadre du service public de psychiatrie, voire de la consultation psychiatrique ordinaire). L'adhésion du patient au projet thérapeutique, sa confiance, l'absence de bénéfices secondaires trop importants liés à la maladie, et une certaine capacité à supporter la frustration et à différer la satisfaction et le passage à l'acte sont également des critères que l'on retrouve, à la suite de S. Freud, chez la plupart des analystes.

Analysabilité

Après la Deuxième guerre mondiale, les analystes ont tenté de définir ce que l'on peut appeler l'« analysabilité » (ou « accessibilité à l'analyse »), à savoir un certain nombre de critères, repérables dans les entretiens préliminaires, et qui permettent d'apprécier les chances de succès du travail analytique au-delà des références nosographiques et des considérations générales que nous venons d'exposer.

Ces critères varient selon les références théoriques des auteurs. Aussi, pour ceux pour qui le « Moi » occupe une place centrale dans les élaborations, la « force » du Moi, sa capacité à coopérer indépendamment du degré de la souffrance, son aptitude à savoir attendre et à investir à long terme – notions qui, en définitive, ne sont pas exclusivement rattachées à tel ou tel cadre nosographique – constituent des éléments favorisant l'entreprise analytique. Pour d'autres, comme E. Glover [6], la question principale est celle du « potentiel transférentiel ». Là encore, les capacités du sujet à établir une relation transférentielle dépendent, certes, de l'organisation clinique apparente, mais aussi de facteurs qualitatifs de l'économie psychique, comme la « plasticité » ou la « viscosité » de sa libido, à savoir la capacité des investissements libidinaux à changer plus ou moins facilement ou difficilement d'objet et de mode de satisfaction.

Dans la suite des débats sur la question de l'analysabilité (XXVe Congrès international de Copenhague, 1967), R. Diatkine a proposé une clinique des premières rencontres, permettant de mieux préciser l'accessibilité aux traitements analytiques, au-delà de l'examen psychiatrique classique [1]. On y retrouve :

- la capacité à s'engager dans un travail de recherche de nouvelles significations, à partir d'un récit de vie qui ne semble pas être répété à l'identique quel que soit l'interlocuteur ;
- la présence d'affects ;
- les capacités imaginatives, appréciées du point de vue d'un équilibre entre processus primaires et secondaires ;
- la possibilité du patient à contracter des relations objectales souples, évaluée aussi bien à travers son récit qu'à l'intérieur de la relation établie avec l'interlocuteur.

Enfin, un autre courant concernant les indications s'est développé parallèlement à l'importance croissante de l'étude du contre-transfert dans les traitements analytiques. Ainsi, pour certains analystes, la notion d'indication ne saurait être posée que pour un analyste donné (« indication d'analyste »), et est en rapport avec lui (tolérance d'un analyste à un type particulier de pathologie, ou encore capacités d'empathie plus ou moins grandes selon les profils psychopathologiques, etc.).

Références

[1] Diatkine R. Indications and contraindications for psychoanalytical treatment. Int J Psychoanal 1968 ; 49 : 266-70.

[2] Doucet P, Reid W. La psychothérapie psychanalytique. Une diversité de champs cliniques. Montréal : Gaëtan Morin ; 1996.

[3] Ferenczi S. Œuvres complètes, tome III (1919-1926). Paris : Payot ; 1974.

[4] Freud S. La sexualité dans l'étiologie des névroses (1898). Œuvres Complètes de Freud. Psychanalyse III. Paris : PUF ; 1989. p. 215-40.

[5] Freud S. Les voies de la thérapie psychanalytique (1918). Œuvres Complètes de Freud. Psychanalyse XV. Paris : PUF ; 1996. p. 97-108.

[6] Glover E. Technique de la psychanalyse (1955). Paris : Tchou ; 2000.

[7] Kapsambelis V. Psychothérapie psychanalytique des psychoses. In : Widlöcher D, Braconnier A, editors. Psychanalyse et psychothérapies. Paris : Flammarion ; 1996. p. 200-22.

[8] Kernberg O, Selzer MA, Koenigsberg HW, et al. La thérapie psychodynamique des personnalités limites (1989). Paris : PUF ; 1995.

[9] Lebovici S, Nacht S. Indications et contre-indications de la psychanalyse (1955), Indications et contre-indications de la psychanalyse freudienne (1969), Indication et contre-indication de la psychanalyse. In : EMC Psychiatrie (Elsevier, Paris) 1985 : 37-810- I-20 et 37-811-A-10.

[10] Nacht S, Lebovici S. Indications et contre-indications de la psychanalyse. Rev Fr Psychanal 1955 ; 19 : 135-88.

[11] Widlöcher D, Braconnier A. Psychanalyse et psychothérapies. Paris : Flammarion ; 1996.

[12] Winnicott DW. Jeu et réalité (1971). Paris : Gallimard ; 1975.

Évaluation des psychothérapies : des essais cliniques randomisés aux études quasi expérimentales de cas et réseaux de recherches fondées sur les pratiques

J.-M. Thurin

Ce texte traite essentiellement d'une nouvelle réalité de l'évaluation des psychothérapies, telle qu'elle s'est constituée à partir de l'évolution des méthodologies et des instruments, depuis une quinzaine d'années dans ce domaine et des possibilités actuelles qui en découlent.

Il comprend trois parties : la première rappelle quelques étapes de l'évaluation des psychothérapies, indispensable pour comprendre la situation actuelle, la deuxième porte sur le mouvement de régénération des méthodes en cours depuis une quinzaine d'années dans le champ, la troisième porte sur l'application des principes qui en sont issus et, en particulier, sur le protocole que nous avons développé et mettons en œuvre dans le cadre du Réseau de recherches fondées sur les pratiques psychothérapiques.

Repères historiques et contextuels

Sans entrer dans les détails [revue *in* 24], on peut souligner qu'après une première période qui s'étend sur la première moitié du siècle, où l'évaluation consiste en de simples énumérations rétrospectives de pourcentages de résultats d'amélioration (selon des critères non spécifiés) rassemblés par des praticiens ou par des centres de traitement dans les premiers instituts psychanalytiques, la situation se modifie radicalement avec l'arrivée des thérapies comportementales et de leur référence majeure à l'expérimentation.

Dans les années quatre-vingt, le Programme de recherche collaborative sur le traitement de la dépression (TDCRP) est engagé. Il est financé par le *National Institute of Mental Health* (NIMH) dans trois universités (Pittsburg, Washington, Oklahoma). Il compare quatre approches (psychothérapie cognitivo-comportementale, interpersonnelle, traitement antidépresseur et traitement habituel) ; 250 patients et 28 thérapeutes y participent. Les premières réflexions du directeur de ce programme, I Elkin, qui se sont révélées de plus en plus justes dans les 25 ans qui vont suivre, sont à souligner :

> « La question qui intéresse les chercheurs n'est plus de savoir si la psychothérapie « marche », cela a été dit et redit ; ils sont plutôt intéressés de découvrir quelles sont les formes de psychothérapie qui produisent des changements particuliers, dans les mains de thérapeutes particuliers et dans des conditions particulières, pour des groupes spécifiques de patients. La recherche à petite échelle, initiée et conduite indépendamment, n'a pas répondu à ces questions, [...] le but ultime de la recherche en psychothérapie doit être de comprendre le processus de la psychothérapie, et spécifiquement les mécanismes de changement qui affectent le résultat favorable d'un traitement. »
>
> Elkin et al. [7]

L'analyse très scrupuleuse des résultats contradictoires qui sont issus de ce programme [6] marque un nouveau tournant. Elle suscite aujourd'hui encore des travaux d'analyses secondaires qui ont beaucoup contribué à faire avancer la recherche évaluative. Cette recherche a conduit, par exemple, à réexaminer les ingrédients réels des psychothérapies réalisées, alors que leur formation et exécution avaient été suivies avec le plus grand soin. La recherche sur les processus, qui était initialement la victime de la recherche centrée sur les résultats, va trouver un nouveau statut en introduisant un accès à la complexité des variables qui interviennent dans les résultats des psychothérapies.

En 1985, le NIMH décide d'appliquer systématiquement la même méthode pour évaluer la psychothérapie que celle utilisée avec les traitements médicamenteux : l'essai contrôlé randomisé (ECR). Cette décision est soutenue par la *Task Force* de la division 12 de l'Association américaine de psychologie qui redoute de voir la psychothérapie disparaître au profit des traitements psychotropes qui sont en plein développement. S'inscrivant dans la logique de *l'Evidence-Based Medicine* (EBM), elle établit un premier rapport dans lequel «un certain nombre d'interventions psychologiques sont identifiées comme "*Thérapies validé(e)s puis soutenu(e)s empiriquement*" (TSE) (*Evidence Supported Therapies*)». Une échelle de validité empirique est constituée. Elle prévoit d'attribuer ce «label» aux interventions psychothérapiques qui auront fait la preuve de leur efficacité sur des diagnostics déterminés, établis suivant les règles de l'art (c.-à-d., en utilisant le DSM) à partir de deux sortes d'études : études de *groupes* (ECR) et protocoles de *cas isolés* ($N \geq 9$) ayant utilisé un bon protocole expérimental et comparé l'intervention à une autre intervention. Dans les faits, ce sont quasi exclusivement des études de groupes portant sur des résultats réduits à la disparition des symptômes qui sont réalisées. Les grands bénéficiaires en sont les thérapies comportementales et cognitives, au détriment des autres approches.

Les années 1995–2015 sont marquées par une critique méthodologique de plus en plus solide du caractère inadapté des essais contrôlés et du DSM à l'évaluation des psychothérapies et par la recherche de méthodologies alternatives [revue *in* 20]. Ce mouvement n'est pas vraiment isolé de ce qui se passe dans d'autres disciplines, notamment au niveau de l'écart qu'il y a entre des traitements qui ont fait la preuve de leur efficacité dans les conditions idéales (*efficacy*) requises pour la validité interne de la recherche et les conditions réelles où les traitements sont réalisés. Dans ce contexte, le NIMH lance en 1996 un appel pour qu'il y ait davantage de recherches portant spécifiquement sur l'efficacité réelle (*effectiveness*), et il organise, en 2002, un séminaire : *Psychotherapeutic Interventions : How and Why They Work* dont l'argument critique sévèrement les ECR. Mais ce mouvement, initié par des chercheurs cliniciens et des statisticiens, n'interrompt pas les conséquences que la précédente politique de recherche a engendrées dans les systèmes de soins. L'année 2002 est aussi celle durant laquelle les TSE sont utilisées par les mutuelles et le Medicaid, ce qui dans les faits conduit à promouvoir de façon quasi exclusive les TCC aux dépens des autres approches, mouvement qui se prolonge au Royaume Uni.

L'Association américaine de psychologie effectue de son côté, en 2006, un virage à 180° concernant les bases sur lesquelles s'appuie sa politique de pratique basée sur les preuves (*Evidence-Based Practice* – EBP) [1]. Elle replace l'expertise clinique et la prise en compte des caractéristiques individuelles du patient au cœur d'une pratique accompagnée par la recherche. Celle-ci recouvre désormais un ensemble de méthodologies qui ont chacune un domaine d'indication spécifique dans une perspective coordonnée.

Le DSM, qui était associé aux ECR est, lui aussi, mis en question. En 2012, T.R. Insel, directeur du NIMH, précise que les données récentes issues de la neuro-imagerie, de la génomique, et des études observationnelles longitudinales suggèrent que la plupart des catégories diagnostiques actuelles (p. ex. la dépression, la schizophrénie et l'autisme) sont hétérogènes, avec des sous-groupes qui peuvent répondre différemment aux traitements [12]. Prenant l'exemple de l'oncologie qui est passée d'un diagnostic basé sur les symptômes cliniques à un diagnostic basé sur la signature moléculaire, il suggère de recourir en psychiatrie à des traitements plus ciblés conduisant à des résultats démontrés dans une perspective transversale allant de la biologie aux psychothérapies.

Dix ans d'élaboration d'une seconde génération de recherches répondant aux critères de scientificité

Les critiques concernant l'utilisation de la méthodologie des études de groupes ECR-DSM ont fait, depuis son initiation, l'objet d'une multitude d'articles issus de chercheurs et de cliniciens [revue *in* 20]. Elles sont désormais bien connues et se sont exprimées dans la relative absence d'utilisation des résultats de la recherche par les cliniciens. Interrogés à ce sujet, ils considèrent notamment que :

- les populations traitées par les ECR sont très différentes de celles du « monde réel des patients » du fait de la focalisation sur les diagnostics DSM-IV et de l'absence de prise en compte des « comorbidités », des cas complexes et des sous-types;
- la thérapie est « manuelisée », sans prise en compte des déterminants qui interviennent dans sa nécessaire flexibilité, en particulier la personnalité qui influence la dynamique de la pathologie;
- les objectifs se concentrent sur les symptômes et méconnaissent des aspects tels que les relations interpersonnelles et le fonctionnement général;
- le patient n'a pas le choix de la thérapie et du thérapeute;
- la façon dont les thérapies marchent n'est pas prise en compte, ni ce que l'on fait dans les impasses et les dilemmes cliniques.

Du côté des chercheurs, un grand débat s'engage. Il va durer plus de 10 ans, dont émerge un ensemble de recommandations pour les futures recherches. Elles peuvent être regroupées en cinq axes :

- rendre la recherche plus rigoureuse;
- ramener la recherche vers la réalité clinique;
- intégrer dans la recherche le modèle psychopathologique et le processus de changement;
- élargir les méthodes et spécifier leur champ d'application, en particulier celui des ECR, des études naturalistes et des études intensives de cas;
- réduire l'écart entre les cliniciens, les chercheurs et les décideurs.

Rendre la recherche plus rigoureuse

La généralisation des résultats des études, construites sur des bases diagnostiques cloisonnées et finalement peu discriminantes, a été particulièrement critiquée. Il s'agira donc de rapporter, justifier et interpréter les résultats dans le contexte des critères d'inclusion et d'exclusion de l'étude, ces critères étant souvent si exigeants qu'ils éliminent la majorité des patients réellement suivis en file active. De même, on a pu constater l'existence de différences importantes dans le niveau de formation des thérapeutes, parfois entre le groupe testé et le groupe témoin. Il faudra donc décrire les cliniciens : leur niveau respectif d'expertise dans le traitement étudié et le traitement de contrôle. Un autre point est le suivi précis du nombre de patients à chaque stade de la psychothérapie, ce que l'on entend par traitement terminé, les sorties prématurées, etc. En effet, on arrive à des résultats très faussés lorsque, par exemple, on extrait les sorties prématurées du calcul des résultats.

De même, on s'est aperçu de la différence qu'il peut y avoir entre un résultat obtenu juste à la fin du traitement ou après plusieurs mois. Il est donc recommandé de rapporter et d'interpréter les résultats de façon précise, notamment en post-thérapie.

Ramener la recherche vers la réalité clinique

Élargir le champ des domaines d'évaluation est le premier message pour améliorer la recherche sur les résultats [15]. Il est bien entendu important de suivre l'évolution des symptômes, *mais aussi* celle du handicap, du fonctionnement relationnel, de la régulation émotionnelle, de l'aptitude à répondre à la réalité, de la possibilité de réfléchir et de s'observer, bref, des capacités fonctionnelles de la personne qui définissent finalement son niveau de santé. Par ailleurs, il est important de souligner combien les domaines et les niveaux qui sont pertinents pour une évaluation du changement varient suivant les aires de problème (p. ex. autisme *versus* dépression). Plutôt que d'évaluer le changement sur une mesure unique comme la disparition d'un symptôme, l'attention à un *profil de fonctionnement* devrait être une perspective importante à atteindre. D'autre part, les évaluations peuvent être différentes suivant qu'elles proviennent du patient, ou de son entourage et des contextes différents peuvent se répercuter dans les résultats (dans un sens ou dans un autre). Il conviendra donc de prendre en compte plusieurs sources d'appréciation et les modérateurs (comme le soutien familial, les interactions favorables pour le patient) qui sont susceptibles d'intervenir dans les résultats. Se rapprocher de la réalité clinique, c'est aussi utiliser les mêmes critères d'exclusion pour les essais contrôlés randomisés que ceux qu'un clinicien appliquerait dans la pratique quotidienne, distinguer signification statistique et signification clinique des résultats, c'est-à-dire l'existence de changements significatifs ou de bénéfices clairs dans la vie de tous les jours. Autrement dit, l'objectif est de travailler avec des populations cliniques et de se centrer sur des problèmes cliniques.

Intégrer dans la recherche le modèle psychopathologique et le processus de changement

Kazdin considère qu'il est temps de réduire la «boîte noire» où l'on se contente d'apprécier un résultat succédant à l'application d'une technique sans se préoccuper vraiment de la façon dont les résultats sont obtenus [15]. Il est, en revanche, essentiel de se centrer sur les processus de changement *à partir d'une analyse fonctionnelle* du cas. Il propose ainsi une démarche en sept étapes qui peut conduire à une évaluation pertinente et utile du point de vue de la pratique et des connaissances :

- construire un *modèle conceptuel des troubles fonctionnels* observés;
- établir les *processus* supposés être *liés à ce dysfonctionnement* (initiation, médiation, modération) et les tester;
- *conceptualiser le traitement* (comment et par quels mécanismes peut-il conduire à un changement ?);
- *spécifier le traitement* (l'opérationnaliser dans ses grandes lignes);
- tester le *résultat* du traitement (plusieurs méthodes existent !);
- tester les *processus* du traitement (actions directes, indirectes et interactions susceptibles d'intervenir sur le résultat);
- tester les conditions de *contexte* et les *modérateurs*.

C'est de ce processus que peuvent émerger des recommandations, qui, comme nous le verrons ultérieurement, pourront être précisées et adaptées dans une dynamique d'évaluation comparative prenant en compte les spécificités individuelles, notamment de contexte. La méthode peut être encore affinée en testant l'action respective de différentes interventions ou qualités d'interventions.

Élargir le champ des méthodes de recherche et spécifier leur application

Les essais contrôlés randomisés apportent une preuve d'efficacité «globale» d'un traitement, mais ils ne renseignent pas sur la façon dont les processus et les variables intermédiaires concernant le patient, le thérapeute et même le contexte sont impliqués dans la réussite du traitement. Ils n'expliquent pas pourquoi deux traitements différents obtiennent souvent des résultats sensiblement identiques. Ils ne peuvent prendre en compte que l'intervention de quelques médiateurs et modérateurs.

La recherche devrait se focaliser sur un consensus sur les principes qui sous-tendent le changement à un niveau intermédiaire entre les théories et les techniques (se centrer sur la déficience fonctionnelle, la détresse subjective, le soutien social ressenti, la complexité du problème et/ou de la chronicité, le niveau de résistance, et le style d'ajustement) et concerner des populations cliniques donc la caractérisation n'est pas seulement celle du DSM (p. ex. les états dépressifs chroniques) [8].

Les approches naturalistes apportent des informations sur les populations, les déroulements et les résultats perçus dans le «monde réel». Cette catégorie recouvre en fait des études de qualités méthodologiques très différentes, allant de «l'enquête» à des études systématisées quasi expérimentales ou de cohortes atteignant des niveaux de preuve équivalents à ceux des ECR.

Concernant *les enquêtes* :

- Morrison, Bradley et Westen ont impliqué 242 psychiatres et psychologues dans une grande étude sur la dépression, le trouble panique et l'anxiété [19]. Elle a montré notamment que la durée du traitement était plus importante que dans le manuel quelle que soit la méthode utilisée, que l'on retrouvait une comorbidité importante (2 troubles axe I, 1 trouble axe II) et quasiment aucune dépression isolée, et que les résultats étaient moins bons lorsqu'il existait une comorbidité;
- Thomson-Brenner et Westen ont trouvé également une comorbidité très importante (axes I et II) associée à la boulimie [*in* 25]. Si la sélection s'était faite sur les mêmes critères d'exclusion que pour les ECR, 40 % des patients auraient été exclus. Cette étude a apporté également des renseignements sur l'utilisation de techniques TCC ou psychodynamiques par des cliniciens de différentes obédiences en fonction des profils des patients (comorbidités, comportement émotionnel). Il n'y avait pas de réticence à décrire les cas d'échecs ou l'utilisation d'ingrédients différents de leur approche de référence;
- Kovess et al. ont mené une grande enquête auprès des 6500 adhérents de la MGEN (Mutuelle générale de l'Éducation nationale) sur l'usage des psychothérapies en France [16].

Cette étude décrit notamment la population qui a eu recours à la psychothérapie, les motifs déclarés pour s'y engager, le cadre de son déroulement, ainsi que le degré d'amélioration et de satisfaction qui en ont découlé. Elle conclut sur la nécessité d'étudier ces techniques et de réfléchir à la place qui doit leur être faite dans une politique de santé mentale.

Les études systématisées de cas permettent de préciser et de tester un sous-modèle de la théorie sur laquelle les traitements sont basés, d'apporter des réponses à des questions concernant le processus interne de la psychothérapie et sa relation avec les résultats (analyse processus-résultat), à partir de données quantitatives répétées et d'une analyse qualitative ou mixte des données recueillies [revues *in* 21, 22].

La construction ou la validation d'un modèle à partir de l'analyse de cas a fait l'objet de très nombreux travaux. Mais la méthode n'a été formalisée qu'assez récemment. Globalement, elle peut être décrite de la façon suivante : l'évolution au cours d'une psychothérapie fait l'objet d'un repérage des éléments clés de son processus dans des contextes particuliers. Ces éléments clés et le processus qui les accompagne sont recherchés dans des études de cas similaires, issues de réplications ou de la littérature. Leur mise en relation peut confirmer les observations déjà constituées, et/ou différer sur des aspects bien définis. Au fur et à mesure, le modèle est affiné, les communautés et les différences donnent lieu à des hypothèses et des explorations secondaires. Sans « démontrer » la théorie sous-jacente, la prédictibilité d'un processus compatible avec la théorie la renforce.

Stiles a donné un exemple précis de ce type de recherche avec le *modèle d'assimilation* : une série d'études qualitatives de cas a mis à jour un ensemble d'étapes ou de niveaux à travers lesquels les expériences problématiques (souvenirs traumatiques, relations perturbées) semblent passer [*in* 17]. Ce modèle décrit comment ces expériences sont abordées, comprises et transformées en ressources dans une psychothérapie qui réussit. Les observations ont été intégrées, sous forme de propositions, dans une échelle qui en décrit les différentes étapes. Elles sont conceptualisées comme suit :

(0) dissociation/expression symptomatique;
(1) pensées involontaires/évitement actif;
(2) conscience vague/émergence;
(3) état du problème/clarification;
(4) compréhension/*insight*;
(5) application/perlaboration;
(6) ressources/solution du problème;
(7) intégration/maîtrise.

Après identification du problème, son évolution est suivie dans le processus de la psychothérapie à partir de « marqueurs » qui peuvent être reconnus de façon fiable. Le modèle évolue en fonction des nouvelles observations qui peuvent être considérées comme circonscrites par le modèle (réplication conceptuelle) ou suggèrent des changements/additions (extension). D'autres stratégies identifient et éliminent des « hypothèses plausibles rivales » et la toujours possible « allégeance du chercheur » qui biaise son jugement en fonction de ses préférences théoriques.

La connaissance des facteurs de changement est un autre axe de recherche qui intéresse directement les pratiques cliniques. Les études intensives de cas permettent de décrire les processus au cours des différentes étapes de la psychothérapie à partir de ses acteurs et de leur évolution (le patient par rapport à lui-même et en interaction, le thérapeute et sa technique, les interactions patient-thérapeute). Des études systématiques portant sur des psychothérapies réalisées ont permis également de considérer les principaux ingrédients de chacune des différentes approches. Il devient ainsi possible de suivre à la fois l'évolution du patient (dans ses thèmes centraux, sa relation à la psychothérapie, ses interactions avec le thérapeute, etc.) et les ajustements techniques du thérapeute au-delà de sa théorie de référence.

Il est intéressant de souligner ici les différences des apports des essais contrôlés randomisés et des études de cas. Les premiers peuvent aborder des questions très ciblées. Les études de cas deviennent nécessaires pour des questions telles que « Faut-il interpréter le transfert, et quand, dans les troubles borderline? » Pour répondre à cette question, il devient nécessaire de préciser les caractéristiques du patient, celles de l'alliance thérapeutique, du stade de la thérapie. Une comparaison de deux sous-groupes élimine trop de variables susceptibles d'intervenir sur les résultats individuels et par extension sans chaque groupe.

Réduire l'écart entre les chercheurs, les cliniciens et les décideurs

Si l'on n'y prend garde, le monde des chercheurs et celui des cliniciens ont nettement tendance à suivre des chemins séparés, au détriment des uns et des autres. La période des ECR a même montré comment cette situation peut être utilisée contre la clinique. Goldfried examine trois possibilités pour réduire le fossé qui s'est creusé entre la recherche et la pratique [9] :

- élargir le paradigme actuel de recherche sur les résultats (les ECR);
- se centrer sur un nouveau paradigme;
- développer la collaboration entre cliniciens et chercheurs.

L'élargissement du paradigme actuel passe par trois actions : le test des résultats en milieu naturel, l'extension des résultats au-delà des symptômes, la prise en compte des caractéristiques de personnalité, des événements de vie et autres variables pertinentes, des « comorbidités », la distinction des différents composants de la thérapie.

À propos du *paradigme alternatif de recherche*, il sera centré sur les processus identifiables de changement et les attitudes du thérapeute qui s'y rapportent. Une telle recherche doit porter au moins sur deux éléments : les manifestations intrapersonnelles et interpersonnelles de changement chez le patient et les actions du thérapeute qui, de façon fiable, se rapportent à ce changement. Cette recherche nécessite également que l'intervention puisse être individualisée sur la base d'une évaluation initiale et d'une formulation de cas très précise, si possible ouverte à plusieurs théories. Elle tiendra compte de différents modérateurs tels que la sévérité du problème, le handicap associé, son caractère limité ou complexe, les capacités d'adaptation interne et externe du patient. Elle s'appuiera sur des études intensives de cas qu'avait éclipsées l'ascension des essais cliniques. Ces études ne seront pas seulement descriptives, mais partiront de questions (et d'hypothèses) dont la réfutation de la réponse est possible. La généralisation de leurs résultats s'appuiera sur la réplication plutôt que sur l'agrégation [11].

Enfin, *la collaboration clinicien-chercheur* pourra s'exercer dans la sélection des thèmes, la conception et le recueil des données par les cliniciens auprès de leurs propres patients, l'analyse des données et les publications. Elle pourra se développer dans la construction de réseaux de recherches fondées sur les pratiques (*Practice Research Network*) de telle façon que les études de résultat puissent être conduites dans l'environnement clinique naturel [revue *in* 23].

Ces différentes propositions ont été rejointes depuis leur élaboration par d'autres auteurs, au point de devenir un paradigme de référence, comme nous allons le voir.

Ce programme est-il réalisable?

Ce qui précède montre l'importance actuelle du développement d'études intensives de cas dans des conditions naturelles, forme de recherche particulièrement adaptée à la clinique et susceptible de répondre aux questions qui se posent dans la pratique. Elles incluent les résultats mais pas seulement, loin s'en faut, car il y a encore beaucoup de points théorico-pratiques en suspens, nous en avons vu quelques exemples. Peu de cas sont actuellement rapportés dans la littérature d'une façon qui permette que leur contribution à la construction théorique soit objectivement évaluée. D'autre part, nous avons vu l'intérêt de la mise en relation de cas (et non pas de leur agrégation simple qui, sur les échantillons relativement faibles qui caractérisent les psychothérapies, risque de dissoudre dans les moyennes des paramètres importants).

La recherche basée sur le cas peut aujourd'hui bénéficier du développement de bases de données anonymisées comme un point de référence explicite et mémoire active des études. Cela suppose davantage de publications et une infrastructure pratique pour la méthodologie de cas analogues à celle de la recherche expérimentale et quantitative traditionnelle (Miller, 1999 [*in* 5]).

Une période de mutation à partir des limites des ECR

La situation est certainement plus favorable qu'il y a quelques années. Pendant 20 ans, les ECR ont occupé une place prédominante, dans le contexte de l'EBM et de l'EBP suivant un modèle d'application *de haut en bas* des résultats de la recherche à la clinique (figure 25.1, partie gauche).

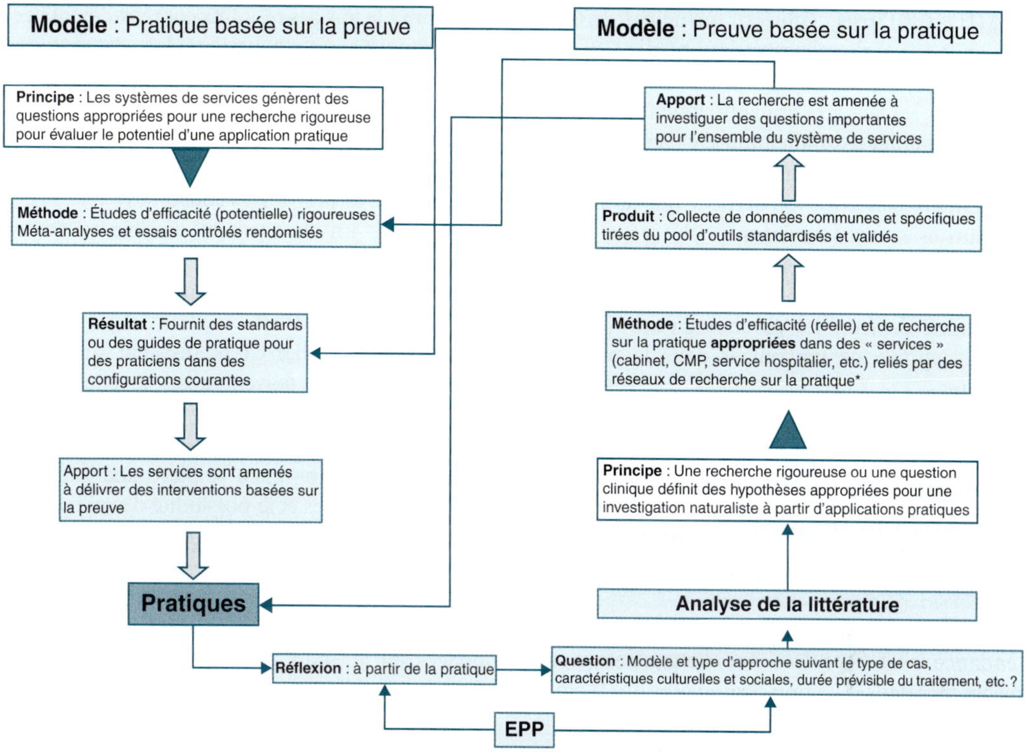

*Un réseau de recherches fondées sur les pratiques est « tout simplement un réseau de cliniciens qui collaborent pour conduire une recherche qui les informera à propos de leur pratique quotidienne » (Audin et al., 2001)

Figure 25.1 Modèle de la pratique fondée sur la preuve et modèle de la preuve fondée sur la pratique.
CMP : centre médico-psychologique ; EPP : évaluation des pratiques professionnelles.
D'après [4].

Cette approche a montré ses limites. La tentative de transposer les résultats issus de la recherche au « monde réel » s'est heurtée à deux problèmes majeurs : la focalisation extrême des études qui n'ont pas réussi à mimer ce qui se déroule dans une psychothérapie et le fait que les techniques « prêt-à-porter » n'ont pas été acceptées parce que non applicables aux cas cliniques rencontrés. Il s'est même avéré qu'appliquées, ces techniques pouvaient conduire à des résultats moins bons que ceux issus de l'attitude naturelle du praticien, qu'il s'agisse de psychothérapies psychodynamiques ou cognitives. Le problème est donc structurel et ne sera pas résolu par la multiplication d'études qui testeraient chacune un traitement destiné à une configuration particulière et permettraient au clinicien de piocher dans une « psychopée ». Le modèle des études pharmacologiques n'est pas transposable aux psychothérapies. Ce constat a conduit à un retour progressif de la place donnée à l'expertise clinique et au contexte et concernant la recherche d'une convergence et d'une cohérence entre les résultats d'études issues de différents niveaux d'approche.

Comme le souligne Goldfried, cette évolution pose des défis importants pour la recherche et la formation en psychothérapie [10]. Après trois décennies de financement des essais contrôlés randomisés pour le *Manuel diagnostique et statistique des troubles mentaux* (DSM), l'Institut national de la santé mentale (NIMH) a reconnu les limites de ce modèle. Selon le directeur du

NIMH, T.R. Insel, l'objectif principal passera des ECR à la recherche translationnelle [12]. Les objectifs de cette stratégie de recherche sont de découvrir les facteurs qui contribuent à l'étiologie des troubles psychologiques, et l'espoir d'être en mesure de développer une alternative à celui du système-classification actuelle qui serait fondée sur les causes sous-jacentes plutôt que sur la similitude topographique. Le but ultime est de développer des traitements plus efficaces pour la gamme de troubles psychologiques que l'on est susceptible de rencontrer dans la pratique clinique.

Un nouveau paradigme : la preuve fondée sur les pratiques à partir d'études naturalistes

Du côté de la recherche en psychothérapie, la tendance s'est recentrée sur l'organisation de recherches dans le champ clinique sur des thèmes d'intérêt, impliquant les cliniciens à chaque étape du projet, depuis sa conception jusqu'à la publication des résultats [17, 25]. Ce travail est soutenu par l'organisation de réunions régulières portant sur les questions méthodologiques et le déroulement des études.

Une des méthodes proposées est de commencer par des échantillons issus de la communauté clinique pouvant faire l'objet d'un suivi systématique avec évaluations régulières. Ce n'est que dans un second temps que l'on peut se tourner vers des conceptions expérimentales portant sur des points focalisés, dans la communauté, dans le laboratoire, ou les deux. *Le but n'est pas (seulement) d'examiner l'opinion clinique (p. ex. au sujet de ce qui marche ou de la façon de classifier la psychopathologie) mais de quantifier des données issues de la pratique clinique de façon à en extraire des généralisations scientifiquement valides à travers les cas* [25].

March et al. ont décrit, dans le cadre plus large de la psychiatrie, huit caractéristiques que devraient présenter les « Essais cliniques pratiques » [18] :

- avoir une relation causale à la conséquence du trouble ;
- être cliniquement pertinents pour les cliniciens et les décideurs ;
- inclure à la fois des résultats comportementaux/symptomatiques et fonctionnels ;
- être psychométriquement robustes pour l'objectif recherché ;
- être aisément et précisément administrés et cotés ;
- être applicables aux âges concernés ;
- porter sur un changement sensible au traitement employé ;
- être aptes à décrire une différence entre des groupes de traitement.

Barkham et Mellor-Clark insistent sur le fait que les praticiens doivent avoir le choix dans leur prise de décision clinique et leurs modalités thérapeutiques [4]. Ils y associent la nécessité de pouvoir repérer comment se place une intervention parmi d'autres et la possibilité d'avoir accès à partir des données aux différences individuelles et aux variations liées à des sous-groupes de patients. Ces études seront menées dans le cadre plus général d'une infrastructure de réseaux de recherches fondées sur les pratiques, le réseau se définissant comme « des cliniciens qui collaborent à conduire une recherche qui les informe dans leur pratique quotidienne » [3]. Cette conception et organisation générale de la recherche correspondent au modèle de la Preuve fondée sur les pratiques (schéma, partie droite). Les relations et indications des différentes méthodes ont été précisées ci-dessus.

Soutenir un processus de réunion des cas, à partir d'un format général de recueil et d'organisation des données en fonction de la recherche

Un format général de recueil et d'organisation des données a été proposé par Fishman [8] et appliqué par le journal *Pragmatic Case Studies in Psychotherapy*. Il prend en compte la référence théorique ainsi que la dimension psychopathologique du diagnostic et comprend cinq grands axes :

- bases théoriques et de recherche ;
- introduction du cas, présentation des plaintes, histoire, évaluation psychopathologique, formulation de cas ;

- déroulement du traitement;
- évaluation du progrès, facteurs de contexte, suivi;
- implications thérapeutiques du cas et recommandations pour les cliniciens et les étudiants.

Nous avons initié sur ces bases, dans le cadre de l'École de psychosomatique, une recherche pilote. Elle a été élargie, dans un deuxième temps, à d'autres groupes de pairs recrutés à partir d'un programme d'évaluation des pratiques professionnelles : « Initier une psychothérapie, en suivre l'évolution, en évaluer les résultats ». La méthodologie de cette recherche, précisée et adaptée à 3 troubles (borderline, autisme, Alzheimer) a été sélectionnée dans le cadre d'un appel à projet Inserm. Elle est mise en œuvre dans le Réseau de recherches fondées sur les pratiques psychothérapiques (RRFPP) suivant un protocole qui se décline en deux phases :

La première phase est consacrée à l'évaluation, par un praticien, de la psychothérapie d'un de ses patients durant une année. L'indication de psychothérapie est posée suivant des critères diagnostiques et cliniques, dans le contexte de son expérience et indépendamment des états éventuels de comorbidité ou de primarité du trouble par rapport à un autre. Les praticiens suivent une préparation méthodologique et s'inscrivent dans un groupe de pairs. Les données cliniques concernant les premiers entretiens (prises de notes extensives par le clinicien au cours des séances) sont analysées individuellement par chacun des membres du groupe de pairs, puis discutées en réunion commune. L'ensemble conduit à une formulation psychopathologique du cas et à une définition d'objectifs.

Au début du traitement, et ensuite à des intervalles périodiques déterminés, les données recueillies au cours des séances sont évaluées à partir d'instruments simples portant sur l'état de santé-maladie ainsi que sur le fonctionnement psychologique et social des patients. Le suivi du processus est réalisé sur la base de deux séances consécutives à des intervalles réguliers au cours d'une année. Pour le décrire, l'instrument utilisé est le PQS (*Psychotherapy process Q-Sort*) pour les adultes, le CPQ pour les enfants ou l'APQ pour les adolescents. Cet instrument est constitué d'un ensemble de 100 formulations, complétées chacune par un commentaire explicatif et plusieurs exemples. Ces formulations constituent un langage de base, panthéorique, qui permet de caractériser le processus psychothérapique (le patient, le thérapeute et sa technique et leur interaction) en les classant par ordre de pertinence à partir des données de la séance.

Une analyse des changements est menée à la fin du traitement, ou de l'année d'étude s'il s'agit d'un traitement long. Elle s'appuie à la fois sur les données qualitatives de la formulation de cas, les différentes mesures enregistrées, et la mise en relation avec les variables de processus les plus et les moins significatives qui caractérisent la psychothérapie à ses phases de début, de déroulement et de terminaison. Cette phase de la recherche permet au praticien, non seulement d'apprécier précisément les résultats de sa psychothérapie, mais aussi d'avoir une représentation du processus de changement, dans différents registres, ce qui enrichit la réflexion psychopathologique, théorique et leurs implications pratiques.

La deuxième phase s'appuie sur les possibilités ouvertes par la constitution d'une base de cas. Les cas isolés sont réunis dans une base de données, ce qui ouvre d'abord à une analyse approfondie des processus de changement de chaque psychothérapie.

Le regroupement des cas permet de présenter des résultats généraux et les tendances qui se dégagent dans différents registres. Des recherches secondaires peuvent être menées suivant les principes présentés plus haut (en laboratoire ou en conditions naturelles). La possibilité de réunir des cas analogues permet d'analyser les différences de trajectoire et les facteurs qui y participent. La base constituée est aussi un recueil des « façons de faire » dans des situations spécifiques, notamment celles qui posent problème.

Le protocole du RRFPP s'est construit en relation aux idées de Westen et al. [25], de Fishman [8], de Jones [13] et de Kazdin [14]. Mais il est également très proche d'autres réalisations. Ainsi, Howard et al. ont mis en place ce qu'ils appellent des « recherches centrées sur le patient », dont le modèle général est la comparaison de l'évolution du cas suivi à un profil établi à partir de cas du même type (p. ex. «déprimés») [*in* 21]. Les différences majeures orientent alors sur la recherche d'une spécificité et la façon de l'aborder. Cette forme de suivi est plutôt un appoint aux méthodes cliniques de supervision et de revues de cas.

De l'évaluation des résultats à une recherche fondamentale et appliquée en psychothérapie contribuant à la qualité des soins et à la base de connaissances sur la complexité

Dans sa résolution de 2013, l'Association américaine de psychologie précise que «Les effets étendus de la psychothérapie sont pratiquement constants dans la plupart des conditions de diagnostic, avec des variations qui sont davantage influencées par la gravité générale que par des diagnostics particuliers, c'est-à-dire que les variations dans les résultats sont plus fortement influencées par les caractéristiques des patients (p. ex. la chronicité, la complexité, le soutien social et l'intensité) et par le facteur clinicien et les facteurs contextuels que par certains diagnostics ou par les «marques» spécifiques de traitement.» [2]

Ce constat est la synthèse de milliers d'études où, après avoir essayé de répondre globalement et extérieurement aux questions : «la psychothérapie est-elle efficace?» puis «Quel traitement fonctionne, pour qui et sous quelles conditions?» en adoptant le modèle d'interventions simples sur des problèmes limités, les chercheurs ont adapté les protocoles et se sont rapprochés des besoins des cliniciens et des patients, c'est-à-dire des questions cliniques.

Sur un fond d'efficacité potentielle démontrée, les questions que suscitent à la fois la variabilité des cas, de leurs organisations fonctionnelles et les interventions susceptibles de les modifier vers plus de santé ont conduit à une évolution importante des méthodes de recherche. Les processus de changement dans les cas complexes, qui constituent la grande majorité des cas suivis, sont devenus l'axe central de recherche. Les études intensives de cas reprennent de l'importance du fait de la nature individuelle des situations, qui n'est pas contradictoire avec l'existence de similarités inter-cas. L'évaluation s'est déplacée de modèles idéalisés de ce qui devrait se produire à une approche reposant sur les réalités et le potentiel de la pratique quotidienne où l'expertise clinique joue un rôle essentiel tout en bénéficiant des apports de la recherche.

Les études processus-résultats impliquent nécessairement les cliniciens. En plus de ce qu'elles apportent à la recherche, elles se révèlent être aussi un moyen de progresser sur des questions pratiques et d'affiner les modèles à partir d'expériences qui ne sont plus nécessairement essentiellement individuelles. Les expériences peuvent être réunies, «mutualisées» dans le cadre de réseaux de recherches fondées sur les pratiques.

Parallèlement, une meilleure définition des dysfonctionnements/déficits qui caractérisent chaque cas et des ingrédients qui interviennent efficacement dans le processus psychothérapique devrait permettre de préciser leur cadre privilégié d'intervention. La réplication des effets observés dans différentes études, échantillons et configurations (p. ex. configurations naturalistes et de laboratoire) permet de situer la stabilité des résultats.

Un autre point est à souligner : chaque étude constitue une fenêtre sur les chaînes causales qui sous-tendent les organisations psychopathologiques, mais aussi sur les actions thérapeutiques qui sont déclinées pour y répondre et les faire évoluer vers la santé. L'ensemble constitue la base d'une élaboration des processus de changement et des mécanismes qui les sous-tendent à partir du moment où l'on se décale d'une dimension essentiellement symptomatique pour l'enrichir d'une approche fonctionnelle.

Le recentrage de la recherche en psychothérapie, depuis les années 2000, sur les questions «Pourquoi, comment et dans quelles conditions une psychothérapie produit-elle un effet? » sort les psychothérapies d'un certain isolement. La recherche réinscrit alors ses découvertes et ses résultats dans une base de connaissances où la question des composants et des mécanismes de changement devient un pont entre différentes approches, du psychisme à la biologie, et la base de complémentarités fondées. Ce nouveau paradigme devrait conduire à une action thérapeutique fondée, au plus près des besoins de la personne dans sa spécificité.

Références

[1] APA Presidential Task Force on Evidence-Based Practice. Evidence-based practice in psychology. Am Psychol 2006; 61 : 271-85.

[2] American Psychological Association. Recognition of psychotherapy effectiveness. Psychother 2013; 50 : 102-9.

[3] Audin K, Mellor-Clark J, Barkham M, et al. Practice research networks for effective psychological therapies. J Ment Health Nurs 2001; 10 : 241-51.

[4] Barkham M, Mellor-Clark J. Bridging Evidence-Based practive and practice based-evidence : developping a rigourous and relevant knowledge for the psychological therapies. Clin Psychol Psychother 2003; 10 : 319-27.

[5] Edwards DJ, Dattilio FM, Bromley DB. Developing evidence-based practice : the role of case-based research. Professional psychology : research and practice 2004; 35 : 589-97.

[6] Elkin I, Gibbons RD, Shea MT, et al. Science is not a trial (but it can sometimes become a tribulation). J Consult Clin Psychol 1996; 64 : 92-103.

[7] Elkin I, Parloff MB, Hadley SW, et al. NIMH Treatment of Depression Collaborative Research Program. Background and research plan. Arch Gen Psychiatry 1985; 42 : 305-16.

[8] Fishman DB. Transcending the Efficacy Versus Effectiveness Research Debate : Proposal for a New, Electronic "Journal of Pragmatic Case Studies". Prevention and Treatment, 2000.

[9] Goldfried MR, Eubanks-Carter C. On the Need for a New Psychotherapy Research Paradigm : Comment on Westen, Novotny, and Thompson-Brenner (2004). Psychol Bull 2004; 130 : 669-73.

[10] Goldfried MR. On Possible Consequences of National Institute of Mental Health Funding for Psychotherapy Research and Training. Professional Psychology : Research and Practice 2016; 47 : 77-83.

[11] Hilliard RB. Single-Case Methodology in psychotherapy process and outcome research. J Consult Clin Psychol 1993; 61 : 373-80.

[12] Insel TR. Next-Generation Treatments for Mental Disorders. Sci Transl Med 2012; 4 : 1-9.

[13] Jones EE. Introduction to Special Section : Single-Case Research in Psychotherapy. J Consult Clin Psychol 1993; 61 : 371-2.

[14] Kazdin AE. Understanding how and why psychotherapy leads to change. Psychother Res 2009; 19 : 418-28.

[15] Kazdin AE, Kendall PC. Current Progress and Future Plans for Developing EffectiveTreatments : Comments and Perspectives. J Clin Child Psychol 1998; 27 : 217-26.

[16] Kovess V, Sapinho D, Briffault X, et al. Usage des psychothérapies en France : résultats d'une enquête auprès des mutualistes de la MGEN. Encephale 2007; 33 : 65-74.

[17] Lampropoulos GK, Goldfried MR, Castonguay LG, et al. What kind of research can we realistically expect from the practitioner? J Clin Psychol 2002; 58 : 1241-64.

[18] March JS, Silva SG, Compton S, et al. The case for practical clinical trials in psychiatry. Am J Psychiatry 2005; 162 : 836-46.

[19] Morrison KH, Bradley R, Westen D. The external validity of efficacy trials for depression and anxiety : A naturalistic study. Psychol Psychother 2003; 76 : 109-32.

[20] Thurin JM. Est-il nécessaire (et possible) d'établir un nouveau système de preuve en psychiatrie pour les psychothérapies et les interventions complexes? PSN 2016; 14 : 29-51.

[21] Thurin JM. Évaluation des effets des psychothérapies. EMC (Elsevier Masson SAS, Paris), Psychiatrie 2009; 37-802-A-10.

[22] Thurin JM. L'étude de cas, au cœur de la formation et de la recherche en psychothérapie. Perspectives Psy 2012; 51 : 364-73.

[23] Thurin JM. Réseaux de recherches fondées sur les pratiques : contexte international. Pour la Recherche 2013; 77-78 : 2-3.

[24] Thurin JM, Thurin M. Évaluer les psychothérapies. In : Méthodes et pratiques. Paris : Dunod; 2007.

[25] Westen D, Novotny CM, Thompson-Brenner H. The Empirical Status of Empirically Supported Psychotherapies : Assumptions, Findings, and Reporting in Controlled Clinical Trials. Psychol Bull 2004; 130 : 631-63.

25.3 Thérapies comportementales et cognitives

Introduction

C. Mirabel-Sarron, M.D. Provencher

Le terme de thérapies comportementales et cognitives (TCC) ne représente pas un modèle théorique ou thérapeutique unique, mais plutôt une large famille de théories et d'interventions qui incluent à la fois les modèles traditionnels et ceux fondés sur l'acceptation et la pleine conscience [8].

Ainsi, comme toutes les disciplines scientifiques, elles reposent sur un corpus de recherches solides, principalement des expériences sur l'apprentissage, mais aussi des études sur les processus cognitifs, affectifs, psychophysiologiques et sociaux. Cet ensemble de connaissances évolue et devient de plus en plus vaste au fil du temps. Cet ancrage des TCC dans la psychologie scientifique implique une évolution continue, tant pour les procédures que pour les références théoriques, et amène tout thérapeute TCC à compléter ses connaissances et ses formations.

Retenons deux aspects essentiels, la scientificité et un mode relationnel avec le patient, interactif et collaboratif.

Dans ce chapitre, nous aborderons des questions essentielles telles que : Qu'est-ce que la TCC ? Comment se déroule-t-elle ? Quels en sont les grands principes ? Quelles sont leurs indications actuelles ?

Caractéristiques de la thérapie comportementale et cognitive

Ce sont des psychothérapies verbales, de durée brève (une quinzaine de séances), pratiquées en face-à-face soit en individuel soit en groupe. Après une analyse minutieuse de la souffrance émotionnelle du patient appelée « analyse fonctionnelle » d'au moins 3 séances, est construit de manière interactive, un contrat thérapeutique personnalisé, dont le but est d'apprendre au patient certaines compétences psychologiques pour l'aider à mieux faire face à ses problèmes.

Citons quelques autres caractéristiques :

- le thérapeute porte son attention en priorité sur les difficultés actuelles du patient (peur de prendre la parole en public, etc.) ;
- au cours de leurs interventions, les praticiens adoptent une attitude qui s'apparente à celle d'un chercheur scientifique : ils rassemblent des observations avec soin, ils considèrent leurs analyses et interprétations comme des hypothèses de travail, ils proposent aux patients d'effectuer des observations systématiques pour confirmer ou réfuter les hypothèses, ils modifient les hypothèses quand les faits les contredisent ;
- l'utilisation avant et après thérapie d'une évaluation clinique et psychologique à partir d'échelles ou de questionnaires, ou d'autres mesures des perturbations émotionnelles ;
- la participation active du patient qui observe ses comportements, ses émotions, et ses dialogues intérieurs (auto-observation faite des situations ou il s'est senti bloqué, désemparé, etc.) ;
- le style relationnel thérapeute – patient, collaboratif, participatif – intègre un certain nombre d'ingrédients non spécifiques, dont l'empathie, la chaleur, la sincérité mais aussi des interventions spécifiques [3, 12, 18] :
  - par questionnement ouvert (questionnement spécifique inductif, déductif ou socratique),
  - par l'utilisation d'un discours informatif sur les troubles, dans une attitude « psychoéducative »,
  - par l'emploi de reformulations qui sont des reprises d'une partie de l'entretien, des points essentiels soulevés, ou de compétences psychologiques nouvellement acquises,
  - par l'attitude encourageante du thérapeute qui valorise chaque avancée dans l'exploration de soi (renforcements) ; ainsi, la relation thérapeute-patient est très interactive et respectueuse à la fois ;

- le thérapeute utilise une démarche de soin codifiée issue des données de la psychologie scientifique des apprentissages, des émotions, des activités mentales, etc. ;
- la construction d'un contrat thérapeutique incluant les objectifs de la thérapie, les moyens mis en œuvre (psychologiques, médicamenteux, institutionnels, etc.), le nombre approximatif des séances, la durée des entretiens, le coût, etc. ;
- l'acquisition par les patients de méthodes pour dépasser leurs difficultés émotionnelles qu'ils reproduiront seuls pendant et après la thérapie.

Les premières conceptualisations, un peu d'histoire

La paternité du paradigme comportemental revient incontestablement à John Watson [23] sous le nom de « behaviorisme » ou « comportementalisme ».

Ce que l'on appelle «la révolution behavioriste» est le refus *a priori* d'expliquer des comportements par des entités inobservables – comme l'instinct, le besoin, les complexes, etc. –, quitte à en faire un usage très prudent après des observations soigneuses.

Dans cette acception, le « comportement » désigne toute activité signifiante, directement ou indirectement observable, et il présente trois dimensions : une composante cognitive (perception, souvenir, réflexion, etc.), affective (plaisir, souffrance, indifférence) et motrice (action, expression corporelle). Mis à part les réflexes élémentaires, tout comportement présente ces trois éléments [22]. Watson ne niait pas l'existence de processus privés et il déclarait : « Quand nos méthodes seront mieux développées, il deviendra possible de se lancer dans des investigations de formes de comportement plus complexes – telles que l'imagination, le jugement, le raisonnement et l'invention. Les problèmes que nous mettons de côté reviendront au premier plan, mais ils seront vus sous un angle nouveau et dans le cadre de dispositifs plus concrets. »

En 1913, Watson décrivait dans une démarche expérimentale la prédiction des réactions à divers stimuli (modèle stimulus – réponse : S-R) et, inversement, précisait, à partir de réactions, quels sont exactement les stimuli qui les déclenchent (R-S).

Dès les années vingt, Robert Woodworth, prenant en compte les facteurs internes de l'« organisme », a proposé l'équation « S-O-R » (stimulus – organisme – réponse).

Dès les années 1930, Skinner démontrait de façon minutieuse le rôle déterminant, dans l'élaboration du comportement, des conséquences de celui-ci. La formule qui résume ses analyses est « S-R-C » (stimulus – réponse – conséquences).

Depuis presque un siècle, les comportementalistes travaillent désormais avec six variables et non plus deux, le comportement avec ses trois composantes et trois déterminants : les stimuli suscitant les comportements, l'état de l'organisme et les conséquences déjà vécues, observées ou imaginées des comportements.

On peut représenter ces six variables et leurs relations dans le schéma suivant :

Stimuli – Cognitions – Affects –
Actions – Conséquences

En fait, les thérapeutes TCC prennent en compte un grand nombre de variables dans leur analyse, certes cognitives, affectives, physiologiques (notamment l'activation du système nerveux orthosympathique, la respiration, le tonus musculaire, la consommation de substances stimulantes), et environnementales (conditions matérielles et sociales où les comportements apparaissent, renforcés ou réduits).

La liste des facteurs que les praticiens TCC observent, analysent, est très large, avant de proposer tout changement au patient.

Grands principes théoriques

De nombreux travaux de la psychologie expérimentale postulent que les comportements humains peuvent être acquis et maintenus par certaines lois psychologiques dont les trois lois du conditionnement classique, opérant et social [17].

Ces mécanismes d'apprentissage universels sont fort utiles et permettent à tous les individus, dès leur enfance, d'apprendre un ensemble de comportements utiles, fonctionnels, mais permettent aussi malencontreusement d'acquérir des comportements sources de souffrance.

Rappelons brièvement ces notions et leurs influences sur le comportement normal et pathologique de l'individu.

Le conditionnement classique de l'anxiété postule qu'une réponse anxieuse à un objet ou à une situation se développe secondairement à l'association entre la peur et un stimulus neutre. Ainsi les problèmes psychologiques résulteraient de conditionnements aberrants entre un stimulus inoffensif et une réaction de peur panique ; pour exemple, un enfant qui regarde un film dans lequel un homme blesse une femme à la tête peut avoir peur des têtes de poupées car elles ont été associées à la peur éprouvée lorsqu'il regardait le film. Ainsi, la ressemblance et la contiguïté spatiale entre deux stimuli peuvent favoriser le développement d'un trouble phobique.

Plusieurs stratégies thérapeutiques tentent de briser le lien établi entre l'anxiété et le stimulus phobogène.

Ce sont les techniques d'exposition : la désensibilisation systématique, l'immersion et l'exposition graduelle. Le principe de ces techniques consiste à exposer le patient à des stimuli faibles suscitant une peur minimale et à augmenter progressivement leur intensité, selon une hiérarchie construite par le patient.

Dans le cas de la désensibilisation systématique, le thérapeute apprend au patient une réponse inhibitrice des processus de peurs par l'intermédiaire de la relaxation. En effet, la réponse physiologique de relaxation est antagoniste de la réponse de la peur. Ce processus de changement est intitulé « Principe d'inhibition réciproque » [24]. Cette technique est moins utilisée de nos jours, les thérapeutes préférant optimiser l'efficacité des interventions en se concentrant sur l'exposition graduelle, afin de mieux contrôler les évitements.

Les expositions sont considérées comme des techniques de réduction des peurs et des phobies par déconditionnement d'une réponse apprise. Ces démarches d'exposition ont été largement utilisées pour tous les troubles phobiques de l'adulte et de l'enfant avec de très bons résultats [20, 21].

Le deuxième paradigme expérimental majeur est représenté par le *conditionnement opérant* décrit par Skinner qui montre que le comportement d'un individu est modifié par ses propres conséquences. Il existe donc une relation fonctionnelle entre le comportement et les conséquences qui le suivent, appelées « renforcement par l'auteur ». Un renforcement est positif s'il augmente la probabilité d'émission du comportement. La nature du renforcement est matérielle, affective ou relationnelle.

L'objectif des programmes opérants est d'augmenter puis de généraliser le comportement favorable acquis, et de diminuer le comportement estimé inadapté.

Dans la vie courante, ce mécanisme est très utilisé dans toutes les techniques pédagogiques comme dans les apprentissages des langues étrangères. Les interventions thérapeutiques consistent à diminuer l'évitement en utilisant des activités plaisantes dans les situations anxiogènes afin de produire une extinction du comportement invalidant. Ces programmes opérants utilisent les renforcements pour aider le sujet au changement. Une illustration typique est le programme de Lewinsohn pour les sujets déprimés [*in* 12].

La troisième contribution fondamentale est celle de A. Bandura qui décrit les mécanismes sophistiqués de *l'apprentissage social* reposant sur le principe d'« imitation d'un modèle » : s'il existe un comportement à imiter, « modelage positif » (utilisé dans tous les apprentissages sportifs) ou, si un comportement est à éviter, « modelage négatif » (apprentissage d'attitudes sociales, alimentaires, etc.) [1].

Ce *modeling* se réalise dans la réalité par l'intermédiaire du jeu de rôle, de vision de films ou en imagination. Certaines caractéristiques précises du modèle sont nécessaires afin que l'imitation puisse se réaliser.

Un défaut d'apprentissage social est, par exemple, à l'origine de phobies sociales. Ce trouble anxieux, fréquent dans la population générale, se manifeste au moment de la relation sociale à l'autre. L'intervention thérapeutique peut être un entraînement aux habiletés sociales, une thérapie d'affirmation de soi, des expositions aux situations sociales selon chaque cas particulier.

Une contribution plus récente vient de l'expérience clinique de deux praticiens Beck et Ellis [3, 4, 6]. Initialement, le courant cognitif s'est développé indépendamment des thérapies comportementales et sur une base épistémologique très différente. Alors que les thérapies comportementales étaient les applications directes des théories issues des laboratoires de psychologie expérimentale, les thérapies cognitives ont été créées par des psychiatres cliniciens insatisfaits de leur pratique psychanalytique [3, 6]. Le paradigme fondamental des thérapies cognitives est donc que la détresse psychologique résulterait d'une perception biaisée des choses, elle-même déterminée par des représentations irrationnelles. Si je conçois autrui comme fondamentalement jugeant et hostile (représentation irrationnelle), je vais être à l'affût de tout signe de désapprobation ou de rejet, et je risque d'interpréter tout signe (p. ex. un froncement des sourcils de mon interlocuteur gêné par le soleil) comme une menace. La solution thérapeutique est donc de repérer et de corriger ces erreurs d'interprétation et les représentations qui les sous-tendent [14]. Malgré leurs origines et leurs postulats différents, les thérapies cognitives et les thérapies comportementales ont rapidement fusionné pour former ce qu'il est convenu d'appeler les thérapies cognitivo-comportementales (TCC); elles se sont enrichies dans une synthèse originale. Elles partagent le postulat fondamental que la psychopathologie est sous-tendue par un contenu psychologique dysfonctionnel, que ce soit en termes d'apprentissage ou de représentation. Beck et Ellis ont été les premiers à proposer une démarche thérapeutique cognitive dont l'objectif est de mettre à distance les verbalisations mentales anxieuses ou dépressives qui influencent le comportement de l'individu, pour retrouver une liberté d'action. Une dernière étape préventive de la démarche vise à identifier les schémas cognitifs à l'origine de la vulnérabilité émotionnelle [3, 7, 25].

Les schémas cognitifs sont acquis par apprentissage dans l'enfance; ils guident nos attitudes et nos relations aux autres. Certains de ces scripts deviennent inadaptés à la vie adulte. La TCC amène le patient à identifier ses schémas de vulnérabilité pour mieux les gérer.

Les dernières contributions, qui restent encore du domaine de la recherche clinique, se centrent sur les notions d'acceptation et de pleine conscience, intégrées dans toutes les démarches de dernière génération, dites de «troisième vague», telles que : la thérapie dialectique de Marsha Linehan [11], la MBSR (*Mindfulness-Based Stress Reduction*) [10], la MBCT (*Mindfulness-Based Cognitive Therapy*) [19] ou encore la thérapie d'acceptation et d'engagement, ACT (*Acceptance and Commitment Therapy*) [9].

La caractéristique fondamentale de cette dernière génération de théapies est précisément de ne plus se centrer sur les «contenus» psychologiques, mais bien sur les processus et attitudes qui concernent ces contenus.

Si l'individu anticipe une expérience pénible qu'il estime difficilement supportable, cet individu va mettre en place des stratégies d'évitement pour ne pas éprouver le vécu émotionnel pénible redouté. Cependant, ces stratégies d'évitement sont souvent vouées à l'échec : les émotions sont des phénomènes internes et peuvent difficilement être évitées. Les tentatives de suppression rendent plus probables les manifestations émotionnelles intempestives et peu contrôlables : intrusions, explosion émotionnelle, etc. Celles-ci viennent renforcer les anticipations aversives et les tentatives de suppression, cadenassant l'individu dans un cercle vicieux. La solution, selon Barlow. et al, est d'amener l'individu à accepter de faire l'expérience de l'émotion pénible sans tenter d'y échapper [2]. Alors, une fois l'émotion éprouvée, l'humeur se rétablit naturellement et le cercle vicieux n'est pas réalimenté.

Comment se déroule une thérapie comportementale et cognitive aujourd'hui?

Comme pour toute psychothérapie, l'indication d'une thérapie est posée après plusieurs entretiens préliminaires [17, 18].

Un premier temps consiste en un recueil de données cliniques, anamnestiques, des attentes du sujet.

Dès le second entretien, «l'analyse fonctionnelle» débute avec une analyse synchronique et diachronique des difficultés du patient. Elle permet au clinicien d'établir une *conceptualisation* de la souffrance. Elle s'attache à définir en termes les plus précis possible les comportements, cognitions, affects, sensations physiques, qualités relationnelles avec les autres, prise médicamenteuse, etc., qui permettent de proposer une hypothèse fonctionnelle de la constitution et du maintien des troubles qui posent problème au sujet.

C'est seulement à partir des hypothèses soulevées par l'analyse fonctionnelle que le thérapeute peut proposer, ou non, une démarche TCC, et choisir les orientations thérapeutiques adaptées.

Prenons un exemple clinique, celui de Luc qui vient demander de l'aide pour une impossibilité de prendre la parole en réunion professionnelle du fait de tremblements incontrôlables, d'une tachycardie, de sueurs profuses, etc. Par anxiété, il apprendra à éviter les situations sociales où il risquerait de prendre la parole par un mécanisme de réponse conditionnelle pavlovienne. Ce comportement d'évitement des situations sociales est renforcé positivement car il réduit la réponse anxieuse. Cet exemple illustre que les deux premiers mécanismes, de conditionnement classique et opérant, peuvent s'associer dans le temps et maintenir ainsi la souffrance phobique. Les deux mécanismes ont été conjugués dans la théorie des deux facteurs de Mowrer qui est considérée comme la théorie fondant l'ensemble des thérapies comportementales. Dans cette théorie, des situations-stimuli acquièrent, par conditionnement classique, une signification de danger qui déclenche une réaction immédiate de peur panique (facteur 1). Ensuite, par conditionnement opérant, l'individu apprend que la réponse instrumentale de fuite ou d'évitement diminue, à court terme, la peur-panique. Cependant, à long terme, les réponses instrumentales d'évitement empêchent tout nouvel apprentissage et le dysfonctionnement se maintient (facteur 2).

Dans cette perspective, la réponse thérapeutique est « d'éteindre », par habituation, la réponse dysfonctionnelle et de la remplacer, par un nouveau conditionnement, par une réponse antagoniste, plus fonctionnelle (comme de la relaxation).

Chez Luc, les entretiens d'analyse fonctionnelle mettent également en évidence un défaut d'apprentissage social. Élevé dans un milieu familial très protecteur, les contacts familiers avec les pairs sont quasi absents. Le père travaille beaucoup, rentre tard, a peu de contact avec ses enfants et la mère, très investie dans de multiples activités, semble peu privilégier la communication verbale. Un apprentissage des habiletés de communication, verbale et non verbale, est proposé.

Trois schémas cognitifs en rapport avec une estime de soi précaire sont également repérés : « je suis très exigeant avec moi-même pour donner une image parfaite aux autres; je recherche sans cesse l'approbation des autres avant de prendre toute décision personnelle; si les autres ne me témoignent pas leur reconnaissance, je me sens rejeté ».

Ils seront abordés selon certaines étapes figurées dans l'encadré 25.1. Le patient réfléchit ensuite sur les interactions de ces trois schémas entre eux, et propose un modèle hypothétique de fonctionnement du système des schémas et de sa mise en place dans sa vie afin de définir des modalités de sortie de cet enfermement.

Quelles indications cliniques en TCC ?

Les premières thérapies comportementales, dans les années soixante, étaient surtout centrées sur les modifications du comportement de l'individu, en particulier des phobies de l'enfant et de l'adulte [20, 21]. L'intégration des nouvelles données de la psychologie cognitive durant les années soixante-dix a permis une considérable expansion de ses indications et a conduit à la forme actuelle des TCC. On assiste au développement des nouvelles techniques soit adaptées à des populations cliniques spécifiques telles que le trouble stress post-traumatique, les dépressions uni ou bipolaires [12, 13, 15], les troubles de la personnalité [16], les troubles psychotiques [5], soit au développement de stratégies qui ne visent plus à la modification des comportements, ni des émotions, mais qui se centrent sur l'acceptation des contenus psychologiques : démarche ACT (*Acceptance and Commitment Therapy*), *mindfulness*, etc. Dans ce contexte, les équipes de recherche clinique et les

ENCADRÉ 25.1

Les étapes de la thérapie cognitive

1. Présentation du modèle cognitif de l'interaction situation – cognition – émotion – comportement.
2. Définition et identification des pensées automatiques négatives.
3. Argumentation des pensées dépressives, initiation aux méthodes de décentration.
4. Identification des biais cognitifs.
5. Initiation aux techniques de tâches graduées, de la répétition cognitive.
6. Identification des schémas cognitifs.
7. Techniques de modification, d'assouplissement des schémas cognitifs.

thérapeutes se sont spécialisés dans le traitement de souffrances psychiques précises et contribuent à la connaissance des facteurs impliqués lors d'une TCC. Les stratégies thérapeutiques comportementales ont donc évolué grâce à l'identification des facteurs d'efficacité.

L'évolution thérapeutique permet actuellement l'abord de pathologies complexes telles que la schizophrénie, les troubles de la personnalité, les troubles bipolaires et les addictions aussi bien aux substances que comportementales. Dans ces dernières indications, la TCC intervient dans un programme de thérapies plurifocales au côté des traitements pharmacologiques, et d'autres abords psychologiques.

Bien évidemment, les TCC ne traitent pas tout avec un égal succès. Comme dans le reste de la médecine, certains troubles se traitent aujourd'hui bien et facilement, d'autres, pas encore, ou peut-être jamais; l'indication sera toujours individuelle et singulière.

Conclusion

Les TCC ont montré largement leur efficacité à court et à long terme, aussi bien par la publication d'études contrôlées que par l'analyse de cas individuels.

Le souci de scientificité procède avant tout du désir d'être le plus efficace possible dans l'aide apportée aux personnes en souffrance. Tout comme la médecine moderne a pu trouver, grâce à l'utilisation de la méthode scientifique, des remèdes efficaces pour un grand nombre de maladies.

Cependant, les pratiques des TCC, dès la phase initiale, représentée par l'analyse fonctionnelle, la conceptualisation de la souffrance, la construction du contrat, son déroulement, sont beaucoup plus complexes qu'il n'y paraît et nécessitent une formation spécifique sur plusieurs années avec supervision.

Références

[1] Bandura A. L'apprentissage social. Bruxelles : Pierre Mardaga; 1980.

[2] Barlow DH, Allen LB, Choate ML. Towards a unified treatment for emotional disorders. Behav Ther 2004; 35 : 205-30.

[3] Beck AT, Rush AJ, Shaw BF, et al. Cognitive therapy of depression. New York : The Guilford Press; 1979.

[4] Buttler AC, Champmann JE, Forman EM, et al. The empirical status of cognitive-behavioral therapy; a review of meta-analyse. Clin Psychol Rev 2006; 26 : 17-31.

[5] Chambon O, Marie-Cardine M. Psychothérapie cognitive des psychoses chroniques. Paris : Masson; 1993.

[6] Ellis A. Reason and emotion in psychotherapy. New York : Lyle Stuart; 1962.

[7] Hawke L, Provencher M. Early Maladaptive Schemas : Relationship With Case Complexity in mood and Anxiety Disorders. Journal of Cognitive Psychotherapy 2013; 27 : 359-69.

[8] Herbert JD, Forman EV. Acceptance and Mindfulness in Cognitive Behavior Therapy Understanding and Applying the New Therapies. New York : Wiley; 2011.

[9] Hayes S, Strosahl K, Wilson K. Acceptance and commitment therapy. An experiential approach to behavior change. New York : The Guilford Press; 1999.

[10] Kabat-Zinn J. Full Catastrophe living. New York : Dell Publishing; 1990.

[11] Linehan MM. Cognitive-behavioral treatment of borderline personality disorder. New York : The Guilford Press; 1993.

[12] Mirabel-Sarron C, Docteur A. Soigner les dépressions avec les thérapies cognitives. Paris : Dunod; 2013.

[13] Mirabel-Sarron C, Leygnac-Solignac I. Les Troubles bipolaires. De la cyclothymie au syndrome maniaco-dépressif, 3e éd. Paris : Dunod; 2015.

[14] Mirabel-Sarron C, Philippot P. Les nouvelles approches en thérapies émotionnelles. In : Quintilla Y, Pelissolo A, editors. Thérapeutiques en psychiatrie. Paris : Elsevier Masson; 2015.

[15] Mirabel-Sarron C, Provencher MD. Thérapies comportementales et cognitives des troubles bipolaires. In : Bourgeois ML, et al., editors. Les troubles bipolaires. Paris : Lavoisier Médecine Sciences; 2013.

[16] Mirabel-Sarron C, Rousselet AV. Thérapie comportementale et cognitive des troubles de la personnalité. In : Guelfi JD, Hardy P, editors. Les personnalités pathologiques. Paris : Lavoisier Médecine Sciences Publications; 2013.

[17] Mirabel Sarron C, Vera L. Les techniques de thérapies comportementales. EMC Elsevier Masson Psychiatrie 2014; 11 : 37820-A-45.

[18] Mirabel-Sarron C, Vera L. L'entretien en thérapies comportementales et cognitives, 4e éd. Paris : Dunod, Collection Les Ateliers du Praticien; 2014.

[19] Segal ZV, Williams JMG, Teasdale JD. Mindfulness-based cognitive therapy for depression : a new approach to preventing relapse. New York : The Guilford Press; 2001.

[20] Vera L. Les TCC chez l'enfant et l'adolescent, 2e éd. Paris : Masson; 2014.

[21] Vera L, Mirabel-Sarron C. Psychopathologie des phobies. Paris : Dunod; 2002.

[22] Van Rillaer J. La nouvelle gestion de soi. Bruxelles : Mardaga; 2012.

[23] Watson JB. Psychology as the behaviorist views it. Psychol Rev 1913; 20 : 158-77.

[24] Wolpe J. Psychotherapy by reciprocal inhibition. Palo Alto : Stanford University Press; 1958.

[25] Young J. Cognitive therapy for personality disorders : a schema focused approach. Sarasota : Practitioner's Resource Press; 1990.

Bilans d'efficacité et indications thérapeutiques

A. Docteur, C. Mirabel-Sarron

Les thérapies cognitivo-comportementales ont vu le jour dès les années 1960 à la suite, principalement, des travaux de A.T. Beck. Ces techniques thérapeutiques sont donc nées bien avant que D.L. Sackett ne définisse, en 1996, la médecine fondée sur les preuves (*evidence-based medicine*).

C'est au début de l'année 2000 qu'en France, l'Agence nationale d'accréditation et d'évaluation en santé (Anaes, devenue depuis lors Haute autorité de santé – HAS) a distingué plusieurs niveaux de preuves scientifiques fournis par l'examen de la littérature et a distingué trois grades pour les recommandations. Le grade A correspond à un niveau de preuve établie, le grade B à une présomption scientifique et le grade C à un faible niveau de preuve. L'HAS a cependant récemment souligné [17] que « la gradation des recommandations fondée sur le niveau de preuve scientifique de la littérature venant à l'appui de ces reconnaissances ne présume pas obligatoirement du degré de force de ces recommandations. »

L'objectif ici n'est pas de fournir une revue exhaustive de l'ensemble des études ayant pour l'objet l'efficacité des TCC pour chaque trouble psychopathologique, mais de faire un état des lieux des revues de méta-analyse ou méta-analyses les plus complètes et les plus récentes dans le domaine.

Notre synthèse a également été réalisée après la lecture de plusieurs articles et d'un ouvrage qui relate de façon spécifique l'éventail thérapeutique des TCC et ses résultats [9–11].

Ont également été utilisées des recommandations internationales. Les principales sont d'origine américaine, avec certaines des recommandations publiées par l'Association américaine de psychiatrie (en 1998 pour l'anxiété [1], en 2000 pour la dépression [2] et en 2001 pour la personnalité borderline [3]), canadienne en 1996 [4], anglaise, du *Department of Health* [14] ou de l'Organisation mondiale de la santé [25].

Rapport d'expertise de l'Inserm

Ce rapport d'expertise publié en 2004 et visant à comparer les mérites respectifs de trois approches psychothérapiques (thérapies comportementales et cognitives, psychothérapies psychanalytiques brèves et thérapies familiales) a permis, entre autres, d'établir une synthèse de l'ensemble des méta-analyses et études contrôlées publiées jusqu'alors concernant l'efficacité des TCC dans différents troubles psychopathologiques [7]. Les conclusions de ce rapport ont montré que les TCC avaient fait la preuve de leur efficacité pour une grande majorité des troubles psychopathologiques étudiés, avec une preuve établie pour la plupart des troubles anxieux (agoraphobie, attaques de panique, phobie sociale, anxiété généralisée, stress post-traumatique et obsessions-compulsions), les états dépressifs d'intensité légère à modérée, la prévention des rechutes des patients déprimés en ambulatoire, les états dépressifs sévères pris en charge en hospitalisation (TCC combinée à un traitement psychotrope), la réhabilitation psychosociale des états psychotiques, la personnalité borderline, l'alcoolodépendance et la boulimie. Il existait par ailleurs une présomption d'efficacité pour les phobies spécifiques, la schizophrénie en phase aiguë et les troubles bipolaires.

Synthèses récentes

Plusieurs revues récentes permettent de compléter le rapport de l'Inserm de 2004 : celle de A.T. Beck de 2005 [6], celle de A.C. Butler de 2006 [8] et celle de S.G. Hofmann de 2012 [19].

En 2006, Butler a proposé une revue de 16 méta-analyses concernant l'efficacité des TCC pour la dépression unipolaire, le trouble anxieux généralisé, le trouble panique avec ou sans agoraphobie, la phobie sociale, les obsessions-compulsions, le stress post-traumatique, la schizophrénie et la boulimie [8]. Les résultats ont montré de larges tailles d'effet pour la TCC comparée à une liste d'attente ou à un placebo pour la dépression unipolaire, le trouble anxieux généralisé, le trouble panique avec ou sans agoraphobie, la phobie sociale et le stress post-traumatique.

Plus récemment, Hofmann, à partir d'une analyse de 106 études, a retrouvé des effets positifs des TCC dans la quasi-totalité du champ de la psychopathologie [19]. Le niveau de preuve le plus élevé étant « retrouvé dans les troubles anxieux, les troubles somatoformes, la boulimie, le contrôle de la colère et le stress général » [11]. Sur l'ensemble des 106 études retenues, 11 rapportent des taux de réponse détaillés. Celles-ci montrent une supériorité de la TCC comparée à d'autres thérapies (relaxation, thérapie de soutien ou thérapie psychodynamique) pour la dépression (51–87 % pour la TCC *vs* 45–70 % pour les autres thérapies) et le trouble panique (77 % pour les TCC *vs* 50 % pour les autres thérapies).

Particulièrement intéressants sont les résultats publiés dans certaines indications particulières comme la prévention des rechutes dans la pathologie bipolaire [21], la personnalité borderline [12, 13, 16] avec des durées de suivi parfois prolongées [10], voire d'autres troubles de la personnalité [5, 15].

Approches actuelles

La méta-analyse de Hofmann spécifiquement consacrée aux thérapies fondées sur la pleine conscience (*mindfulness*) a concerné 39 études et montre que chez les patients présentant une anxiété ou des troubles de l'humeur, la MBCT est associée à de larges tailles d'effet pour l'amélioration de l'anxiété et des symptômes thymiques [18].

Une méta-analyse publiée par Piet et Hougaard et faisant la synthèse de 6 études contrôlées concernant l'efficacité de la MBCT dans la prise en charge des dépressions récurrentes a montré une réduction du risque de rechute/récurrence de 34 % avec une démarche MBCT comparée à un traitement usuel [23]. L'absence d'effet significatif dans certaines études semble tenir en grande partie des critères d'inclusion proposés (nombre d'épisodes antérieurs, présence de comorbidités, définition de la rechute, qualité de la rémission à l'inclusion, etc.) [20]. Aussi, il semblerait que la MBCT soit d'autant plus efficace chez des patients dépressifs ayant connu au moins trois épisodes, c'est-à-dire les patients récurrents.

Au-delà de ces approches plus novatrices dans le monde de la psychiatrie, le développement de nouvelles technologies a vu apparaître de nouvelles interfaces psychothérapiques (ordinateur, internet) qui commencent aujourd'hui à faire l'objet d'études contrôlées. Une méta-analyse publiée en 2012 sur 19 essais randomisés contrôlés concernant l'efficacité d'une approche TCC par ordinateur pour la dépression a permis de mettre en évidence un effet modéré post-traitement [24]. Enfin, une méta-analyse plus récente, synthétisant les résultats de 17 essais randomisés contrôlés sur les effets d'une TCC par ordinateur ou internet dans la diminution de la symptomatologie anxieuse ou dépressive évaluée par le patient a mis en évidence un large effet pour la symptomatologie dépressive, modéré pour la symptomatologie anxieuse [22]. Ces premiers résultats semblent prometteurs et mériteraient d'être approfondis.

Conclusion

Les TCC, associées ou non aux médicaments, ont donc fait la preuve de leur efficacité dans la plupart des troubles rencontrés en psychiatrie. Il s'agit, selon J. Cottraux, de « la forme de psychothérapie la mieux validée par la médecine fondée sur les preuves » [11]. Les développements récents les plus prometteurs concernent la MBCT et les TCC par ordinateur ou internet, qui semblent apporter des résultats assez robustes et qui mériteraient de plus amples recherches.

Références

[1] American Psychiatric Association. Practice guideline for the treatment of patients with panic disorder. Am J Psychiatry 1998; 155 : 1-34.

[2] American Psychiatric Association. Practice guideline for the treatment of patients with major depressive disorder. Am J Psychiatry 2000; 157 : 1-45.

[3] American Psychiatric Association. Practice guideline for the treatment of patients with borderline personality disorder. Am J Psychiatry 2001; 158 : 1-52.

[4] Antony MM, Swinson RP. Les troubles anxieux et leur traitement : analyse critique de littérature sur des traitements fondés sur des preuves. Ottawa: Santé Canada; 1996.

[5] Bamelis L, Evers S, Spinhoven P, et al. Results of a multicenter randomized control trial of the clinical effectiveness of schema therapy for personality disorders. Am J Psychiatry 2014; 71 : 305-22.

[6] Beck AT. The current state of cognitive therapy : a 40-year retrospective. Arch Gen Psychiatry 2005; 62 : 953-9.

[7] Canceil O, Cottraux J, Falissard B, et al. Psychothérapie : trois approches évaluées. Expertise Collective. Paris : Inserm; 2004.

[8] Butler AC, Chapman JE, Forman EZM, et al. The empirical status of cognitive- behavioural therapy : a review of meta-analyses. Clin Psychol Rev 2006; 26 : 17-31.

[9] Cottraux J. Les thérapies comportementales et cognitives, 4e éd. Paris : Masson; 2004.

[10] Cottraux J, Note ID, Boutitie F, et al. Cognitive therapy versus Rogerian supportive therapy in borderline personality disorder : a two-year follow-up of a controlled pilot study. Psychother Psychosom 2009; 78 : 307-16.

[11] Cottraux J. Thérapies cognitives. EMC Psychiatrie 2016; 13 : 37-820-A-50.

[12] Davidson K, Norrie J, Tyrer P, et al. The effectiveness of cognitive behavior therapy for borderline personality disorder study of cognitive therapy (BOSCOT) trial. J Pers Disord 2006; 20 : 450-65.

[13] Davidson K, Tyrer P, Norrie J, et al. Cognitive therapy vs usual treatment for borderline personality disorder : prospective 6-year follow-up. Br J Psychiatry 2010; 197 : 456-62.

[14] Department of Health. Treatment Choice in Psychological Therapies and Counselling. Evidence Based Practice Guideline. London, 2001.

[15] Emmelkamp PM, Benner A, Kuipers A, et al. Comparison of brief dynamic and cognitive-behavioural therapies in avoidant personality disorder. Br Psychiatry 2006; 189 : 60-4.

[16] Giesen-Bloo J, van Dyck R, Spinhoven P, et al. An outpatient psychotherapy for personality disorder randomised trial of schema-focused therapy vs transference-focused psychotherapy. Arch Gen Psychiatry 2006; 63 : 649-58.

[17] HAS. Niveau de preuve et gradation des recommandations de bonne pratique. Paris, avril 2013.

[18] Hofmann SG, Sawyer AT, Witt AA, et al. The effect of mindfulness-based therapy on anxiety and depression : a meta-analytic review. J Cons Clin Psychol 2010; 78 : 169-83.

[19] Hofmann SG, Asnaani A, Vonk IJJ, et al. The Efficacy of cognitive behavioral therapy : a review of meta-analyses. Cognit Ther Res 2012; 36 : 427-40.

[20] Kuyken W, Warren FC, Taylor RS, et al. Efficacy of Mindfulness-Based Cognitive Therapy in Prevention of Depressive Relapse : An Individual Patient Data Meta-analysis From Randomized Trials. Jama Psychiatry 2016; 73 : 565-74.

[21] Lam D, Hayward PT, Watkins ER, et al. Relapse prevention in patients with bipolar disorder : cognitive therapy outcome after two years. Arch Gen Psychiatry 2005; 62 : 324-9.

[22] Newby JM, Twomey C, Shi Yuan Li S, et al. Transdiagnostic computerized cognitive behavioural therapy for depression and anxiety : a systematic review and meta-analysis. J Affect Disord 2016; 199 : 30-41.

[23] Piet J, Hougaard E. The effect of mindfulness-based cognitive therapy for prevention of relapse in recurrent major depressive disorder : A systematic review and meta-analysis. Clin Psychol Rev 2011; 31 : 1032-40.

[24] Richard D, Richardson T. Computer-based psychological treatments for depression : A systematic review and meta-analysis. Clin Psychol Rev 2012; 32 : 329-42.

[25] Sartorius N, De Girolamo G, Andrews G, et al. Treatment of mental disorders. A review of effectiveness. Washington : WHO, American Psychiatric Press; 1993.

Psychothérapie interpersonnelle

C. Pull

La psychothérapie interpersonnelle ou TIP (*Interpersonal Psychotherapy* ou IPT) prend ses racines dans l'approche bio-psycho-sociale des dépressions de Meyer et s'appuie sur la psychologie sociale de Sullivan, la théorie de l'attachement de Bowlby et la théorie de la communication de Kiesler et Watkins. Elle a été développée dans les années soixante-dix par G. Klerman et M. Weissman, en collaboration avec B. Rounsaville et E. Chevron, dans le cadre d'une recherche sur le traitement des dépressions unipolaires. Elle a été décrite en détail pour la première fois par ses auteurs dans un manuel publié en 1984 [12]. Au cours des trente dernières années, elle a connu de nombreux développements, donnant lieu à des révisions approfondies du manuel original [17, 18]. Une version abrégée du manuel initial a été traduite en français [9, 10].

L'efficacité de la TIP dans le traitement aigu de la dépression unipolaire a été démontrée dans le Programme de recherche collaboratif sur le traitement de la dépression du *National Institute of Mental Health* [4], puis confirmée dans de nombreuses autres études [3]. Par la suite, diverses versions de TIP ont été mises au point dans le but d'étendre ses indications au-delà des épisodes dépressifs caractérisés, notamment à la prévention des rechutes et des récidives du trouble dépressif caractérisé récidivant et à celles du trouble bipolaire, au traitement de certains troubles alimentaires ainsi qu'à d'autres troubles.

Traitement de l'épisode dépressif caractérisé unipolaire

Dans sa forme originale, la TIP est une thérapie brève, limitée à 16 (et jusqu'à 20) séances, destinée au traitement des épisodes caractérisés unipolaires. Il s'agit d'une thérapie centrée sur le « ici et maintenant », qui accorde un rôle primordial à des difficultés dans les relations interpersonnelles, tant dans la survenue de la dépression, que dans sa persistance ou son traitement. Elle se fonde un manuel de recommandations (*manual-based*) dans la mesure où les principes qui la sous-tendent, ses indications, ses limites et les techniques qu'elle propose sont décrits en détail dans un manuel. Elle est fondée sur des preuves (*empirically-based*) dans la mesure où son efficacité a été établie dans plusieurs études contrôlées.

La TIP poursuit des objectifs limités, clairement définis, concernant essentiellement la rémission des symptômes dépressifs, et cela grâce à la résolution ou à l'acceptation du problème interpersonnel identifié et à l'amélioration du fonctionnement interpersonnel. Les techniques utilisées pour atteindre cet objectif comprennent en particulier la psychoéducation du patient, le recours à son réseau de support psycho-social, et des travaux à domicile à suivre entre les séances avec le psychothérapeute.

Dans la TIP, le thérapeute adopte une attitude empathique, cherche à établir une bonne alliance thérapeutique, et prend un rôle actif dans la thérapie. Il est directif, donne des conseils, et n'hésite pas à prendre parti pour le patient. D'après les auteurs, le thérapeute IPT devient « l'avocat du patient ».

La condition préalable à une thérapie interpersonnelle est la mise en évidence d'un lien entre la survenue de la dépression et un problème interpersonnel, faisant partie de l'un ou de plusieurs des quatre domaines suivants : un deuil, des conflits interpersonnels, une transition de rôle, ou des déficits interpersonnels.

On parle de dépression « en rapport avec un deuil » quand sa survenue peut être liée au décès d'un être cher, à la non-acceptation du décès, à la présence d'une ambivalence concernant les rapports avec le défunt, à l'idéalisation de la personne décédée, ou à la présence d'idées de culpabilité la concernant. Dans la TIP, on considère comme « deuil » uniquement les réactions en rapport avec un décès ; les réactions en rapport avec d'autres pertes, telles la perte de l'emploi ou la perte de la santé ne font pas partie de ce domaine. Quand la dépression peut être liée à un deuil, la TIP a pour objectifs de faciliter le travail du deuil, de susciter un regain d'intérêt pour ce qui faisait plaisir avant le décès, d'encourager la personne à chercher de nouveaux centres d'intérêt et à renouer le contact avec les personnes qu'elle avait l'habitude de fréquenter avant le décès. Pour atteindre ces objectifs, la TIP procède à une analyse approfondie des relations avec la personne décédée, des événements survenus juste avant, pendant ou après le décès, et des émotions qui les ont accompagnés, et essaie de motiver la personne à renouer contact avec autrui et à s'ouvrir à de nouvelles relations.

On parle de dépression « en rapport avec un conflit interpersonnel » quand l'humeur dépressive est survenue à l'occasion d'une dispute avec le conjoint, les parents, les enfants, le patron, les collègues de travail, les voisins, les amis ou toute autre personne avec laquelle le patient est en contact régulier. Quand la dépression est liée à un conflit, la TIP a pour objectifs d'identifier la nature du conflit, de choisir un plan d'action pour y faire face, d'analyser les attentes des deux parties en conflit, de corriger, si besoin, le mode de communication avec la ou les personnes concernées, et de tout faire pour résoudre le conflit. Les stratégies utilisées varient en fonction des trois stades de conflit suivants : stade de la négociation, stade de l'impasse, stade de la dissolution. Au stade de la négociation, il s'agit de rester calme, ouvert à la discussion et prêt à proposer des solutions, au stade de l'impasse, de réactualiser le conflit et de reprendre la négociation, au stade de la dissolution, de rompre la relation et d'en faire le deuil.

La dépression est « en rapport avec une transition de rôle » quand elle survient à l'occasion du changement ou de la perte du rôle psychosocial détenu précédemment, par exemple quand la personne passe d'une étape de vie à une autre (passage de l'adolescence à la vie adulte, de la vie d'étudiant(e) à la vie professionnelle ou de la vie professionnelle à la retraite), ou quand elle survient à l'occasion d'un mariage, d'une séparation ou d'un divorce, de la naissance d'un enfant, ou encore quand la personne perd son travail ou tombe gravement malade. Quand tel est le cas, le traitement a pour objectifs de faciliter le travail de deuil lié à une étape de vie qui est révolue, de faciliter la transition vers une nouvelle étape, de chercher un nouveau rôle, d'identifier les aspects positifs du nouveau rôle, de rétablir la confiance en soi et l'estime de soi, d'acquérir ou de développer les compétences requises par le nouveau rôle et de rechercher de nouveaux centres d'intérêt. Les stratégies mises en œuvre auront pour objectifs de valider les affects négatifs accompagnant la perte de l'ancien rôle, d'aider la personne à mieux gérer ces affects et à les dépasser, de l'encourager à recourir à son système de support habituel et à rechercher de nouveaux alliés, et de l'inciter à acquérir ou/et à développer les compétences requises par son nouveau rôle.

On parle de dépression « en rapport avec un déficit interpersonnel » (ou en rapport avec une sensibilité interpersonnelle excessive ou un retrait ou isolement social) quand l'humeur dépressive peut être mise en relation avec un manque de relations interpersonnelles, d'attachements interpersonnels ou de compétences sociales. Le traitement a pour objectifs de promouvoir le renforcement des relations interpersonnelles existantes et l'établissement de nouvelles relations, d'améliorer les compétences sociales de la personne et de l'aider à sortir de son isolement social. Les stratégies utilisées comprennent l'analyse des relations interpersonnelles de la personne, l'identification des aspects positifs et négatifs de ces relations, et l'exploration des modes relationnels interpersonnels nuisibles ou contre-productifs. La personne est également encouragée à analyser les attitudes positives et négatives qu'elle a vis-à-vis de son thérapeute et à les comparer avec celles qu'elle adopte habituellement vis-à-vis d'autrui.

La thérapie comprend trois étapes successives : une étape initiale, une étape intermédiaire et une étape finale.

L'étape initiale (habituellement les 3–4 premières séances) a pour but de faire un diagnostic de dépression, d'établir un lien entre la survenue de la dépression et un problème faisant partie d'au moins un des quatre domaines de problèmes interpersonnels, d'attribuer au patient « un rôle de malade », de décider s'il a besoin d'un traitement médicamenteux, de vérifier qu'il n'est pas suicidaire et de déterminer s'il doit voir un médecin, psychiatre ou non, ou/et être hospitalisé. Au cours de cette étape, il s'agira par ailleurs de faire un inventaire interpersonnel pour identifier les personnes de confiance ou de référence que la personne pourra contacter, d'expliquer le traitement psychothérapeutique envisagé, d'expliquer les principes de la TIP et de formuler la conception du cas selon la TIP.

L'étape intermédiaire (une dizaine de séances) a pour but de discuter du problème/des problèmes interpersonnels mis en évidence au cours de la première étape, de préciser comment la personne perçoit ce/ces problèmes, d'identifier ses attentes, d'analyser sa communication (souvent inadéquate), d'encourager l'expression de ses affects, d'envisager avec elles des solutions à ses problèmes interpersonnels, de travailler sur son/ses problèmes, de rester centré sur le/les problèmes, et d'encourager la personne à mettre en pratique les approches envisagées pour les résoudre.

L'étape finale (habituellement 3 séances) a pour but de faire le point sur ce qui a été acquis au cours de la thérapie, d'identifier les stratégies qui se sont avérées utiles pour améliorer les difficultés relationnelles avec autrui, de prévoir des stratégies à utiliser en cas de rechute/récidive, et enfin d'accepter de se séparer de son thérapeute.

Chaque séance a une durée d'environ 45 minutes, commence par une revue de ce qui s'est passé depuis la séance précédente, se focalise et reste centrée sur le/les problèmes qui font l'objet de la thérapie. Le thérapeute reformule et recadre les problèmes, met en évidence des difficultés relationnelles pouvant s'opposer à une résolution des problèmes, suggère des techniques pouvant contribuer à leur résolution, rappelle le caractère limité dans le temps de la thérapie et insiste sur la nécessité de « travailler » sur le problème entre les séances.

La TIP utilise principalement les techniques suivantes : la clarification du problème, l'analyse de la communication, l'analyse des incidents interpersonnels, la mise en évidence/utilisation des affects au cours des relations, les jeux de rôle, la résolution de problèmes, l'analyse de la relation du patient avec le thérapeute et la comparaison de cette relation avec celle qu'il a avec autrui dans son fonctionnement interpersonnel habituel. Il s'agit en grande partie de techniques utilisées également dans les thérapies comportementales et cognitives, avec lesquelles la TIP présente effectivement de nombreux points communs [1], alors qu'elle se différencie clairement des thérapies analytiques, dans la mesure où elle est centrée sur le présent, ne fait pas usage du transfert et ne se réfère pas à des processus intrapsychiques inconscients.

Adaptations de la TIP à d'autres troubles

Les indications thérapeutiques de la TIP ont par la suite été élargies au-delà du cadre des épisodes dépressifs caractérisés unipolaires. Différentes variantes de TIP ont été développées, notamment pour le traitement de certains troubles alimentaires, ainsi que pour la prévention des rechutes et des récidives dépressives du trouble dépressif caractérisé récurrent et celles du trouble bipolaire. C.G. Fairburn et al. ont développé une adaptation de la TIP pour la boulimie et l'hyperphagie paroxystique (*binge-eating disorder*), appelée IPT-ED (*Eating Disorders*) (TIP-TA, troubles alimentaires). L'efficacité de cette adaptation pour le traitement de ces deux troubles alimentaires, concernant notamment la réduction des accès de gloutonnerie (*binge-eating*) et des vomissements et autres comportements compensatoires, a été confirmée par les résultats de plusieurs études contrôlées [5, 11, 19]. Sous l'appellation d'IPT-M, E. Frank et al. ont développé une variante de TIP pour la prévention des rechutes et des récidives du trouble dépressif caractérisé récidivant, laquelle s'est révélée significativement plus efficace qu'un traitement psychothérapeutique de maintien habituel [2, 6, 7]. E. Frank et al. ont également intégré la TIP à un programme qui met l'accent sur le maintien des rythmes sociaux chez les personnes qui présentent un Trouble bipolaire. Appelé *Interpersonal and Social Rythm Therapy* ou IPSRT, le programme combine les principes, objectifs et stratégies de la TIP à des stratégies qui visent au maintien et au renforcement des activités quotidiennes qui ont une répercussion sur les rythmes biologiques de la personne, notamment l'heure du coucher et du réveil, l'heure des repas, l'horaire et la fréquence des activités sportives. L'intérêt du programme a été confirmé dans plusieurs études contrôlées [8].

Plus récemment, des modifications de la TIP ont été développées pour le traitement de la dysthymie, de certains troubles anxieux (notamment l'anxiété sociale et le trouble stress post-traumatique), et les troubles de l'usage d'une substance, ainsi que pour la thérapie de certains troubles de la personnalité. Alors que les résultats de plusieurs travaux sont encourageants [13–18], l'efficacité des adaptations de la TIP à ces derniers troubles doit encore être confirmée par des études supplémentaires.

La méta-analyse de Perry et al. a inclus différentes formes de psychothérapie : thérapies psychanalytiques, thérapies interpersonnelles, TCC, thérapies éclectiques et thérapies de soutien [14]. Quinze études seulement ont rapporté des données en pré- et post-traitement et/ou des données de suivi. Toutes les études ont rapporté une amélioration avec la psychothérapie. Les tailles d'effet pré-post-test des traitements étaient importantes : 1,11 sur les mesures d'auto-évaluation et 1, 29 sur les mesures d'hétéro-évaluation. Des études complémentaires s'avèrent aussi nécessaires pour préciser les indications préférentielles des thérapies interpersonnelles par rapport aux autres variétés de psychothérapie.

Références

[1] Ablon JS, Jones EE. Validity of controlled trials of psychotherapy : findings from the NIMH Treatment of Depression Collaborative Research Program. Am J Psychiatry 2002; 159 : 775-83.

[2] Bockling CL, Hollon SD, Jarrett RB, et al. A lifetime approach to major depressive disorder : The contributions of psychological interventions in preventing relapse and recurrence. Clin Psychol Rev 2015; 41 : 16-26.

[3] Cuijpers P, Karyotaki E, Weitz E. The effects of psychotherapy for major depression in adults in remission, recovery and improvement : a meta-analysis. J Affect Disord 2014; 159 : 118-26.

[4] Elkin I, Shea MT, Watkins JT, et al. National Institute of Mental Health treatment of depression collaborative research program : general effectiveness of treatments. Arch Gen Psychiatry 1989; 46 : 971-82.

[5] Fairburn CG, Jones R, Peveler RC. Three psychological treatments for bulimia nervosa : a comparative trial. Arch Gen Psychiatry 1991; 48 : 463-9.

[6] Frank E, Kupfer DJ, Wagner EF, et al. Efficacy of interpersonal psychotherapy as a maintenance treatment of recurrent depression. Contributing factors Arch Gen Psychiatry 1991; 48 : 1053-9.

[7] Frank E, Kupfer DJ, Buysse DJ, et al. Randomized trial of weekly, twice-monthly, and monthly interpersonal psychotherapy as maintenance treatment for women with recurrent depression. Am J Psychiatry 2007; 164 : 761-7.

[8] Frank E. Treating bipolar disorder : a clinician's guide to interpersonal and social rythm therapy. Guides to Individual Evidence Based Treatment. New York : The Guilford Press; 2005.

[9] Hovaguimian T, Markowitz JC. La psychothérapie interpersonnelle de la dépression. Genève : Médecine et Hygiène; 2002.

[10] Hovaguimian TQ, Markowitz JC. La formation en psychothérapie interpersonnelle. De sa conception aux USA à son application à Genève. Psychothérapies 2006; 26 : 221-32.

[11] Iacovino JM, Gredysa DM, Altman M, et al. Psychological treatments for binge eating disorder. NIH Public Access. Curr Psychiatry Rep 2012; 14 : 432-46.

[12] Klerman GL, Weissman MM, Rounsaville B, et al. Interpersonal Psychotherapy of depression. New York : Basic Books; 1984.

[13] Markowitz JC, Weissman MM. Casebook of Interpersonal Psychotherapy. Oxford : Oxford University Press; 2012.

[14] Perry JC, Banon E, Iannif F. Effectiveness of psychotherapy for personality disorders. Am J Psychiatry 1999; 156 : 1312-21.

[15] Rahioui H, Blecha L, Bottai T, et al. La thérapie interpersonnelle, de la recherche à la pratique. Encéphale 2015; 41 : 184-9.

[16] Renneberg B, Schmitz B, Doering S, et al. Behandlungsleitlinie Persönlichkeitsstörungen. Psychotherapeut 2010; 55 : 339-54.

[17] Stuart S, Robertson M. Interpersonal Psychotherapy. A Clinician's Guide. London : Arnold; 2003.

[18] Weissman MM, Markowitz JC, Klerman GL. Comprehensive Guide to Interpersonal Psychotherapy. New York : Basic Books; 2000.

[19] Wilfley DR, Welch R, Stein R, et al. A randomized comparison of group cognitive-behavioral therapy and group interpersonal psychotherapy for the treatment of overweight individuals with binge eating disorder. Arch Gen Psychiatry 2002; 59 : 713-21.

25.4 Relaxation thérapeutique

C. Cungi

La relaxation est certainement aussi ancienne que la vie, et nous constatons que le fonctionnement organique fait alterner naturellement les phases de tension et de relâchement. Le meilleur exemple en est le fonctionnement cardiaque avec ses systoles et ses diastoles.

Faire un historique de la relaxation nous ramène à la nuit des temps. Nous retrouvons nombre de méthodes de méditation, de prières, d'hypnose, de communion avec Dieu ou la nature, utilisant des techniques de concentration, de calme, de recentrage sur le corps[1].

La relaxation est également employée de manière plus prosaïque pour l'efficacité dans les techniques de combat et le sport de compétition, depuis l'Antiquité.

Se relaxer est une fonction physiologique naturelle et tous les animaux savent parfaitement le faire. Si vous observez un chat, vous verrez que sa vie est assez simple : soit il est actif pour chasser et se nourrir, ou bien pour échapper à ses prédateurs, soit il se repose afin de dépenser le moins d'énergie possible et de se refaire des forces. Se relaxer est donc vital pour lui.

Le chat est donc un très bon professeur de relaxation. Regardez bien ce qu'il fait quand il se repose. Généralement bien installé, après s'être étiré, il ferme les yeux et ronronne. Le « ronron » est une forme de respiration particulièrement confortable conduisant au calme d'abord léger, puis profond. Quand « Minet » est dans un état de calme léger, sa vigilance est parfaitement maintenue. Il perçoit le moindre bruit et rapidement retrouve son état d'alerte. Si une souris passe à portée, vous aurez la surprise de le voir bondir très vite sur sa proie avec une efficacité redoutable.

Si notre chat se relaxe plus profondément, il s'endort et rêve, probablement de chasse ! Dans cet état il économise ses forces en dépensant le moins d'énergie possible, reconstitue ses forces, et durant la phase paradoxale du sommeil « traite » les informations récentes, probablement pour améliorer ses aptitudes de bon chasseur.

Nous retrouvons là les deux indications thérapeutiques principales de la relaxation :

- *savoir se calmer en situation* afin de disposer d'un maximum d'énergie pour l'action et les pensées opératoires ;
- savoir approfondir un état de relaxation pour mieux se reposer et retrouver ses forces.

Principes

Les méthodes de relaxation sont très nombreuses, certainement toutes efficaces. Elles ont comme objectif le remplacement d'un état émotionnel fortement consommateur d'énergie, comme la colère ou l'anxiété par un état de calme beaucoup plus économique. Émile Coué, dans l'arrière-salle de sa pharmacie à Troyes, avait déjà remarqué que nous ne pouvons éprouver qu'une seule émotion à la fois [5]. Ainsi, si je suis angoissé et si je me mets en colère, l'angoisse disparaît. Le plus souvent, bien sûr le mieux est de remplacer anxiété et irritabilité par le calme.

La notion de *réactivité émotionnelle* est centrale pour comprendre comment fonctionne la relaxation et quelles sont ses limites.

Les émotions sont peu nombreuses mais existent déjà chez les reptiles. C'est la peur qui sert de signal de danger et prédispose le corps pour la fuite. C'est la colère qui prépare le combat. C'est la douleur qui signale un dysfonctionnement et permet la guérison naturelle. C'est le dégoût qui permet d'éviter les nourritures dangereuses. C'est le plaisir pour la reproduction et la recherche alimentaire. Enfin c'est le calme, afin de dépenser le moins d'énergie possible, quand il n'y a plus rien à manger.

L'état émotionnel sert d'interface archaïque entre l'être vivant et le monde extérieur, autorisant une meilleure adaptation au contexte.

La dimension affective est une étape ultérieure de l'évolution correspondant à une représentation

1 NdR. Un aspect actuel en est — par exemple — la thérapie cognitive fondée sur la « pleine conscience » (*mindfulness*) développée par Z. Segal. L'objectif est alors d'obtenir un état particulier de sérénité ou de repos indispensable pour les démarches spirituelles.

plus complexe des choses et du monde, impliquant un fonctionnement bien plus élaboré des structures cérébrales. La capacité affective apparaît chez les mammifères et se développe davantage au fur et à mesure de l'évolution des espèces jusqu'à l'être humain.

Le raisonnement logique élaboré et l'organisation dans le temps sont, à première vue, spécifiques de l'espèce humaine. La spiritualité, « apanage » de l'homme puisque nous sommes les seuls animaux disposant de rites religieux, apparaît clairement entre ce que nous ressentons et ce que nous pensons.

La relaxation en situation est un état physiologique particulier, économique d'un point de vue énergétique, autorisant le meilleur accès possible à la dimension affective, à la pensée logique et opératoire, à l'action efficace.

La relaxation profonde permet de se reposer et ainsi le corps peut reconstituer ses réserves d'énergie. Elle favorise souvent une meilleure résolution des problèmes. C'est le cas quand une solution apparaît clairement après une période de repos alors que nous ne la percevions pas auparavant. Enfin la relaxation profonde induit également un meilleur sommeil, lequel est essentiel pour le repos et le traitement de l'information.

Une revue de la littérature permet de distinguer quatre types d'entraînement :

- les techniques respiratoires;
- les techniques de détente musculaire;
- les techniques de concentration sur les perceptions sensorielles;
- les techniques de relaxation par la pensée et l'imagerie mentale.

L'association de deux ou plusieurs types d'entraînement par méthode est très fréquente.

Toutes les méthodes sont efficaces dans une certaine mesure et Herbert Benson [1] a mis en évidence que trois conditions sont nécessaires et suffisantes pour obtenir une réponse de relaxation.

Les différentes méthodes

Méthodes respiratoires

La respiration apporte l'oxygène nécessaire à la combustion interne de notre fonctionnement physiologique. Elle est donc fortement impliquée, par sa fréquence et son amplitude, dans tout effort que nous fournissons. La régulation du rythme respiratoire dépend en grande partie du réflexe de E. Hering et J. Breuer, influençable par la manière de respirer [11]. En cas d'émotivité active (le plus souvent l'irritabilité ou l'anxiété), le besoin énergétique est très important et entraîne une accélération du rythme respiratoire avec une inspiration et une expiration plus profondes. Une sensation d'étouffement renforce alors l'hyperventilation entraînant un cercle vicieux que connaissent bien les personnes souffrant d'attaques de panique : « Plus je respire, plus j'étouffe, plus je respire, etc. »

Les méthodes respiratoires reposent sur l'hypoventilation relative. Il s'agit dans un premier temps de stimuler le système nerveux autonome dans le sens du ralentissement avec une manœuvre vagale comme une inspiration abdominale, une manœuvre de A.M. Valsalva. Généralement, une simple respiration en trois temps suffit pour obtenir un ralentissement très net vérifiable par la prise du pouls : expirer sans effort, « comme un ballon qui se dégonfle », en faisant fonctionner le moins possible les muscles intercostaux et le diaphragme, inspirer sans effort, un tout petit peu d'air, rester en apnée un très court instant et enfin relâcher l'air toujours sans effort.

Le second temps consiste à bien percevoir chaque inspiration et chaque expiration, puis à chercher la respiration la plus confortable, la plus agréable. Avec un peu d'entraînement, il est rapidement possible de disposer d'un outil de calme instantané pour les situations stressantes, et d'un outil de relaxation profonde pour la récupération après l'effort ou les tensions émotionnelles.

Les récentes publications montrent l'influence des méthodes respiratoires de ce type sur la variabilité cardiaque (HRV[2]) et leur corrélation avec un état de calme [7, 10, 13, 14]. Il a pu être également démontré qu'une crise de colère diminue fortement et sur une période de 6 heures le taux

2 HRV (*Heart Rate Variability*) [18] : manière dont varie l'espace RR d'une systole à une autre systole cardiaque. Il s'agit d'une variable mesurant de manière assez fine le fonctionnement du système nerveux autonome avec ses proportions sympathique et parasympathique. La cohérence de fonctionnement régulier entre les deux systèmes est une bonne évaluation d'un état de calme.

d'immunoglobuline A, augmente le taux de cortisol circulant (bon marqueur de l'état de stress), alors que des exercices respiratoires associés à des méthodes méditatives de type Cut-Thru issues des techniques *HeartMath*[3] entraînent, inversement, une forte diminution du cortisol circulant, et une augmentation de la déhydroépiandrostérone (DHEA).

Méthodes de relaxation musculaire

Toutes les méthodes de relaxation [2, 8] entraînent un relâchement musculaire, mais il existe des techniques plus spécifiques. Les plus connues sont le training autogène de J.H. Schultz [16], et la relaxation progressive de E. Jacobson [12], mises au point dans les années trente. Ces méthodes ont fait l'objet de publications scientifiques démontrant leur efficacité, seules ou associées à d'autres thérapies.

Les deux méthodes proposent un processus complet, étape par étape, autorisant un niveau de plus en plus profond de relaxation. Le plus souvent en pratique courante les soignants utilisent des techniques issues de chacun des processus et les indications sont fortement influencées par le contexte des prescriptions.

Le training autogène comporte surtout une focalisation sur les sensations d'appui, de lourdeur et de chaleur dans les différentes parties du corps avec comme objectif une augmentation de ces perceptions.

La relaxation progressive alterne des exercices de contraction et de relâchement des différents muscles et groupes musculaires.

Avec les techniques issues de chacune des deux méthodes, il est possible d'installer :

- soit un état de relaxation instantané, par focalisation sur une seule sensation. Par exemple le poids ou la sensation de chaleur, ou bien le relâchement suivant la contraction dans une main, selon la méthode employée;
- soit une relaxation différentielle, consistant à détendre toutes les parties du corps qui ne sont pas impliquées dans l'action; soit une relaxation profonde.

3 *HeartMath* : méthode d'entraînement avec pour objectif une amélioration de la cohérence cardiaque évaluable par la mesure de la HRV.

Les effets positifs du training autogène ont été établis pour les céphalées de tension musculaire, les migraines, l'hypertension artérielle modérée, les troubles coronariens, l'asthme, les syndromes douloureux, le syndrome de Raynaud, les troubles anxieux, les dépressions et dysthymies modérées, les troubles du sommeil [17].

Les effets positifs de la relaxation progressive ont été établis pour des troubles identiques, par des essais randomisés et contrôlés, mais il n'existe pas à notre connaissance de méta-analyse.

Méthodes de relaxation centrées sur les perceptions sensorielles

Nous sommes reliés au monde extérieur par nos sens : la vue, l'ouïe, l'odorat, le goût, le toucher. Nous disposons également d'aptitudes particulières : le sens kinesthésique qui permet de percevoir la position de notre corps et les sensations internes qui nous mettent en contact avec notre fonctionnement physiologique (respiration, abdomen, etc.).

Chacune de ces perceptions est utilisable pour obtenir une bonne relaxation.

Les méthodes employées sont fortement inspirées de certaines formes de méditation issues du yoga ou du zen. La sophrologie de A. Caycedo emploie ces perceptions [4]. En France elles ont été surtout développées par R. Vittoz à partir de 1900 [20].

Le principe essentiel est la focalisation de l'attention sur une perception, avec comme objectif la mise au repos du corps et de l'esprit. L'hypnose, classique [3] ou éricksonnienne [9], utilise également ce type de focalisation afin d'atteindre «l'état modifié de conscience» et se rapproche souvent d'un état de relaxation profonde.

Les relaxations par la musique, les sons, les images et les films, de même que les massages et automassages centrés sur les perceptions tactiles, kinesthésiques et internes peuvent entrer dans cette catégorie de méthodes.

En pratique presque toutes les perceptions [8] permettent de se relaxer : la vue, l'ouïe, l'odorat, le toucher, les sensations kinesthésiques et les perceptions internes [21] du corps. Cela permet une adaptation fine des méthodes pour chaque personne et pour chaque situation. Il est possible avec ces techniques d'obtenir un état de calme rapide en situation ou une relaxation profonde.

Méthodes de relaxation par la pensée et l'imagerie mentale

La contemplation et la méditation ont toujours été utilisées pour installer un état particulier de conscience, de perception et de sensation. Par exemple, la prière, surtout quand elle est répétitive, comme dans la récitation du chapelet, se rapproche beaucoup de la contemplation. Le croyant vit alors une expérience intime, centrale pour lui dans un état proche d'une transe.

La contemplation consiste à focaliser son attention sur une pensée, à la psalmodier ou la répéter mentalement jusqu'à l'installation d'un état de sérénité. Généralement, cette pensée est choisie en fonction de son importance pour la personne.

La méditation consiste à se concentrer sur un texte généralement assez court, puis à réfléchir sur ce texte afin d'en comprendre tous les sens et les nuances.

L'imagerie mentale consiste à fixer mentalement son attention sur un objet, un paysage, une personne, favorisant le calme.

Ces techniques sont utilisées dans les différentes religions, démarches spirituelles, philosophiques, esthétiques, poétiques, artistiques, mais peuvent être employées simplement pour se relaxer. Les deux types de relaxation sont possibles : rapide en situation et profonde.

Méthodes intégratives

Les différentes techniques sont fréquemment associées dans un programme « taillé sur mesure » pour les personnes concernées et les objectifs visés, en association ou non avec d'autres méthodes thérapeutiques. L'adaptabilité permet ainsi une meilleure efficacité clinique.

Indications et contre-indications thérapeutiques

Trois types de relaxation sont généralement utilisés avec des objectifs différents : la relaxation rapide, la relaxation différentielle, la relaxation profonde :

- la relaxation rapide en situation et la relaxation différentielle permettent une meilleure efficacité de l'action, de la pensée opératoire, un meilleur accès aux sentiments, aux souvenirs, et à la vie spirituelle. Les psychothérapies, les apprentissages, la résolution des problèmes, les prises de décision s'en trouvent ainsi souvent facilités ;
- la relaxation profonde favorise un repos performant. Ainsi après une période de stress important ou une activité fatigante, il est important de pouvoir récupérer ses forces. Si nous disposons d'une bonne aptitude à la relaxation profonde, cette récupération se fait plus rapidement et plus efficacement.

La désensibilisation systématique qui consiste à exposer progressivement un patient aux situations phobogènes au fur et à mesure qu'il sait se relaxer, mise au point par Joseph Wolpe en 1958 [22], est directement issue des méthodes de relaxation. Cette méthode est toujours très utilisée, pour les problèmes phobiques et de stress, étant donné sa remarquable efficacité.

La désensibilisation systématique des phobies, reposant sur le principe de l'inhibition réciproque (la relaxation inhibe les tensions) a fait l'objet de nombreuses publications depuis 1958 [15].

Si la relaxation est adaptée au développement personnel susceptible d'être une forme d'hygiène de vie, elle est également un instrument thérapeutique de première force. Son efficacité, généralement en association avec d'autres méthodes, a été mise en évidence pour le stress [6, 19], ses complications cardiovasculaires et immunitaires, le trouble anxieux généralisé, les problèmes phobiques, les troubles colériques et l'hyperréactivité émotionnelle, le trouble du sommeil, les douleurs, les acouphènes.

La relaxation est intégrée dans certaines formes de psychothérapie d'orientation psychodynamique, aux thérapies comportementales et cognitives, aux thérapies corporelles, et trouve souvent sa place au sein de divers modes thérapeutiques.

Les seules contre-indications absolues sont les états psychotiques aigus et la psychose paranoïaque.

Les contre-indications relatives sont :

- le trouble obsessionnel-compulsif pour lequel la relaxation peut aggraver les rituels;
- la dépression. L'immobilisation favorise les pensées négatives pénibles. Toutefois, si l'anxiété est importante et paralyse l'action, la relaxation reste parfois indiquée, afin de faciliter l'activité.

La relaxation peut être pratiquée en séance individuelle ou en groupe. L'indication dépend d'une analyse fonctionnelle qui précise les objectifs. Une série de tests portant sur l'aptitude à se relaxer par les différentes voies (respiratoire, musculaire, sensorielle et perceptive, pensées et imagerie) permet une meilleure adaptation des méthodes pour chaque personne. Si une seule méthode peut suffire pour un patient (il est en effet généralement possible d'obtenir tous les niveaux de relaxation avec la même technique utilisée répétitivement), il n'en est pas de même pour les soignants. Ceux-ci doivent bénéficier d'un entraînement intensif pour différentes méthodes, afin de se relaxer avec les patients en utilisant la même technique; ils doivent savoir mener correctement des entretiens individuels et savoir animer des groupes le cas échéant; enfin de solides aptitudes pédagogiques sont nécessaires.

Conclusion

La relaxation est un outil pour mieux ressentir, mieux penser et mieux agir. Elle s'intègre à de nombreuses méthodes psychothérapiques et thérapeutiques avec une efficacité bien démontrée.

Elle est également utile pour la prévention des complications du stress, généralement associée avec d'autres thérapies, particulièrement la thérapie comportementale et cognitive, les programmes de reprise de l'activité physique et plus généralement le sport. Enfin, savoir se relaxer pourrait entrer dans l'hygiène de vie habituelle de chacun d'entre nous : cela ne peut qu'améliorer la santé, l'efficacité et favoriser le développement personnel.

Références

[1] Benson H, Klipper MZ. The Relaxation response. New York : Harper Torch; 2000.
[2] Baillard C. La relaxation psychothérapique. Paris : L'harmattan; 2001.
[3] Chertok L. L'hypnose. Paris : Payot; 1972.
[4] Caycedo A. L'aventure de la sophrologie. Paris : Retz; 1979.
[5] Coué E. La méthode Coué, Renaudot et compagnie. Paris : Marabout; 1989.
[6] Cungi C. 1998 Savoir gérer son stress. Paris : Retz; 2002.
[7] Cungi C, Deglon C. Cohérence cardiaque. Paris : Retz; 2009.
[8] Cungi C, Limousin S. Savoir se relaxer. Paris : Retz; 2003.
[9] Erickson MY. L'hypnose thérapeutique, quatre conférences. Paris : ESF; 1988.
[10] Fontaine O, Kulbertus H, Etienne AM. Stress et cardiologie. Paris : Masson; 1996.
[11] Hering E, Breuer J. Die Selbststeurung der atmung durch den nervous vagus. Sitzungsber Akad Wiss Wien 1868; 57 : 672-7.
[12] Jacobson E. Progressive relaxation. Chicago : University of Chicago Press; 1938.
[13] Mac Craty R, Barrios-Choplin B, Rozman D, et al. The impact of a new emotional self-management program on stress, emotions, heart rate variability, DHEA and cortisol. Integr Physiol Behav Sci 1998; 33 : 151-70.
[14] McCraty R, Atkinson M, Tiller WA, et al. The effects of emotions on short-term power spectrum analysis of heart rate variability. Am J Cardiol 1995; 76 : 1089-96.
[15] McGlynn FD, Smitherman TA, Gothard KD. Comment on the status of systematic desensitization. Behav Modif 2004; 28 : 194-205.
[16] Schultz JH. Le training autogène. Paris : PUF; 1958.
[17] Stetter F, Kupper S. Autogenic training : a meta-analysis of clinical outcome studies. Appl Psychophysiol Biofeedback 2002; 27 : 45-98.
[18] Task Force of The European Society of Cardiology And The North American Society of Pacing Electrophysiology. Heart rate variability : standards of measurement, physiological interpretation, and clinical use. Circulation 1996; 93 : 1043-65.
[19] Villemain F. Stress et immunologie. Paris : PUF; 1989.
[20] Vittoz R. Le traitement des psychonévroses par la rééducation du contrôle cérébral. Paris : Desclée de Brouwer; 1996.
[21] Wintrebert H. La concentration mentale sur le corps et sur l'image. Revue Française de Relaxation Psychothérapique 1994; 12 : 107-15.
[22] Wolpe J. Psychotherapy by reciprocal inhibition. Stanford : Stanford University Press; 1958.

25.5 Thérapies familiales

S. Angel, P. Angel

La nécessité d'associer la famille aux traitements individuels est apparue aux cliniciens dans la deuxième partie du XXe siècle. Les liens familiaux s'étaient renforcés, la psychanalyse avait ouvert la voie sur les transmissions psychiques entre les générations.

Un demi-siècle après sa naissance, la thérapie familiale s'est imposée comme modèle théorique et clinique dans le traitement des troubles psychopathologiques en complément des autres approches.

L'intérêt pour les thérapies familiales dépasse largement le cadre d'une nouvelle technique de soins en santé mentale. Il est sous-tendu par une épistémologie en rupture avec les schémas conceptuels habituels qui font du symptôme la résultante de difficultés essentiellement internes au sujet. Le clinicien privilégie l'interpersonnel et l'interactionnel par rapport à l'intrapersonnel. L'approche familiale se situe au confluent de différents courants de pensée et d'expériences cliniques. Malgré plusieurs intuitions européennes, c'est aux États-Unis que se sont développées les recherches majeures dans ce domaine. Les précurseurs ont fait appel pour conceptualiser leurs réflexions à des disciplines aussi diverses que la psychanalyse, l'anthropologie, l'éthologie, la sociologie mais aussi la cybernétique, la théorie générale des systèmes, la biologie, etc.

Le véritable pionnier de la thérapie familiale sur le terrain est N. Ackermann, pédopsychiatre et psychanalyste de formation. Il publie, dès 1938, un article intitulé « La famille, unité sociale et émotionnelle » [1] où il démontre que certains problèmes affectifs résultent plus directement de facteurs environnementaux, en particulier familiaux que de conflits intrapsychiques. Il considère la famille comme une unité fonctionnelle qu'il convient dans certains cas de prendre en charge globalement. Dans ce but, il crée à New York le premier centre de thérapie familiale, devenu depuis l'Institut Ackerman.

C'est à Gregory Bateson que l'on doit les propositions théoriques les plus élaborées. Anthropologue de formation, il s'attache à construire un modèle de la communication en se fondant sur les données des mathématiques de B. Russell et de la cybernétique de N. Wiener. Il s'inspire de différents modèles de pensée, crée le « collège invisible » et s'intéresse, après avoir publié avec sa première femme M. Mead des ouvrages d'anthropologie, à la psychiatrie [5].

Il s'entoure de chercheurs (J. Weakland, J. Haley, W. Fry) et étudie les communications des patients schizophrènes. En 1956, il publie avec son équipe (D. Jackson, J Haley, J. Weakland) un article fondamental « Vers une théorie de la schizophrénie » qui aura un retentissement considérable sur l'approche clinique des psychotiques. Il développe la notion de double contrainte (*double bind*) à l'origine de l'approche communicationnelle.

C'est dans le cadre du *Mental Research Institute* (MRI) créé à Palo Alto, en Californie, par D. Jackson et d'autres cliniciens, appelé l'École de Palo Alto, que sont menées les recherches cliniques et théoriques consacrées aux thérapies brèves, aux interventions de crise et à l'approche systémique des pathologies mentales et somatiques. P. Watzlawick donne une nouvelle impulsion à cette école en rédigeant une vingtaine d'ouvrages parmi lesquels *Une logique de la communication*, traduit dans le monde entier [19].

Il met l'accent sur la communication intrafamiliale et sera un remarquable pédagogue, diffusant à travers le monde les travaux de l'équipe du MRI. Dans l'ouvrage *Changements, paradoxes et psychothérapies* rédigé avec J. Weakland et R. Fish, il propose une analyse du fonctionnement du paradoxe en psychothérapie.

L'approche communicationnelle, pragmatique, sera complétée par les recherches sur la gestuelle (Birdwhistell, Hall, etc.).

L'École de Palo Alto sera aussi influencée par les travaux de M. Erickson qui donnera une nouvelle impulsion à l'hypnose.

À partir des années 1960, on assiste à un foisonnement des centres de thérapie familiale qui fonctionnent au début grâce à l'impulsion de leurs créateurs.

Marqués par leur culture psychanalytique et phénoménologique, I. Boszormenyi-Nagy et M. Bowen développeront l'approche intergénérationnelle avec des concepts novateurs, repris également en Allemagne par H. Stierlin. Il existerait un « héritage psychologique », autrement dit une véritable transmission psychique de génération en génération qui montre l'importance de l'inclusion des familles d'origine dans le processus thérapeutique.

C'est avec un décalage d'une quinzaine d'années que certains pays européens s'ouvrent à la pensée systémique et à ses applications dans le champ psychopathologique.

En Europe, où le mouvement psychanalytique reste prépondérant, R. Laing [14] et D. Cooper [9] fondent le mouvement dit « d'antipsychiatrie » qui emprunte des concepts de base à la pensée de Bateson. Selon eux, la famille renforce l'aliénation sociale et les enfants en sont les principales victimes.

L'Italie – avec M. Selvini à Milan et M. Andolfi à Rome – développe ce courant de pensée. La Belgique s'y intéresse avec les contributions de M. Elkaïm et S. Hirsch.

En Suisse, L. Kauffman, G. Ausloos, G. Salem développent le modèle systémique.

En France, il faut attendre les années 1980 pour que se créent les premiers centres de thérapies familiales (P. Segond, J. Miermont [15], R. Neuburger, J.C. Benoit, P. et S. Angel [3], etc.) parmi lesquels le Centre Monceau destiné aux familles de toxicomanes puis, plus largement, à l'ensemble des psychopathologies familiales.

Principales théories

Il convient de décliner quelques concepts clefs qui éclairent ce champ. Si nous venons de mentionner le double lien (*double bind*) comme éclairant les communications dysfonctionnelles, n'oublions pas d'insister sur l'importance de la communication verbale et également de la communication non verbale.

La famille est considérée comme un système évoluant au cours de son cycle de vie par crises successives qui nécessitent des réaménagements. Son équilibre (homéostasie) sera sans cesse modifié en fonction des différentes étapes. Chaque élément interagit vis-à-vis de l'autre. La notion de circularité est prévalente par rapport à celle de linéarité qui était utilisée auparavant.

La famille est régie par des mythes (croyances auxquelles chacun des membres se réfère qui se transmettent de génération en génération [12]). Elle a ses propres règles qui l'organisent [4].

Des rituels comportementaux contribuent à créer une dynamique propre à chaque famille.

Les membres des familles organisent leurs barrières générationnelles [16]. Les frontières du système familial sont plus ou moins souples, régulant les échanges avec l'extérieur.

L'individu est pris dans un système de loyautés vis-à-vis de ses parents qu'il convient de comprendre pour lui permettre de s'autonomiser par rapport à eux [6].

Les différentes approches

Thérapies familiales intergénérationnelles

Ce courant a été très marqué par l'approche psychanalytique.

M. Bowen, psychiatre, a développé une approche à l'intersection de l'intrapsychique et du systémique [7]. Il a créé une théorie des systèmes émotionnels qui comporte neuf concepts essentiels : la différenciation de soi, qui codifie l'autonomie psychique du sujet en référence à son système d'origine, l'angoisse, peur réelle ou imaginaire dont chaque génération hérite, les triangles, « plus petits systèmes relationnels stables », le système émotif familial nucléaire, le processus de projection familiale, la mise à distance émotive ou *cut-off*, le processus de transmission sur plusieurs générations, la position dans la fratrie, et la régression de la vie en société. Il a développé l'approche systémique individuelle (*one person family therapy*) qui permet de travailler les interactions familiales avec un seul membre de la famille.

I. Boszormenyi-Nagy, psychiatre d'origine hongroise, émigré aux États-Unis, est à l'origine de la thérapie contextuelle, qui propose un schéma conceptuel permettant l'inclusion de nombreux aspects significatifs des autres approches psychothérapiques [2, 6, 7]. Il définit cinq dimensions de la réalité relationnelle : la dimension des faits, qui recouvre les aspects biologiques, médicaux, sociaux ou historiques, la psychologie individuelle, la dimension transactionnelle des relations interpersonnelles, la dimension de l'éthique relationnelle qui exprime l'idée que chacun donne en fonction de ce qu'il a reçu, et, enfin la dimension ontique. Il propose l'image du « livre de comptes » et de la « balance d'équité » pour décrire les rapports entre les personnes de la famille.

Son concept principal est celui des « loyautés familiales ». « Le contexte de loyauté est issu soit d'un rapport biologique de parenté, soit d'attentes de réciprocité résultant d'un engagement relationnel. Dans les deux cas, le concept de loyauté est de nature triadique. Il implique que l'individu choisisse de privilégier une relation au détriment d'une autre ». Des conflits de loyauté peuvent apparaître quand les attentes des parents sont différentes. Il est aussi à l'origine de la notion de « parentification », lorsque les enfants, par exemple, prennent précocement le rôle de parents défaillants [10].

Approche expérientielle/ humaniste

C. Whitaker et V. Satir proposent des approches qui se sont inspirées de la phénoménologie.

C'est grâce à l'immédiateté, à la qualité de la relation entre la famille et le thérapeute que les changements s'opèrent. M. Elkaïm recense quatre principaux aspects de leurs pratiques [11] : la primauté donnée à l'expérience, l'impact de la personnalité du thérapeute sur le processus thérapeutique, l'importance de l'expérience vécue au présent et de l'épanouissement du patient.

C. Whitaker, plus clinicien que théoricien, imagine quatre étapes dans le processus psychothérapique (la bataille pour la structure, celle pour l'initiative, l'épreuve du travail et la fin de la thérapie).

Approche stratégique

Les différents concepts ont été élaborés par J. Haley, C. Madanes et au *Mental Research Institute* de Palo Alto.

Le travail de J. Haley a beaucoup contribué, avec l'apport des travaux de M. Erickson au développement des thérapies brèves, en 10 ou 12 séances. Le patient ne peut changer que si son système familial change et l'*insight* n'est pas nécessaire au processus de changement. Le thérapeute est directif, dans une position de pouvoir (il assume son leadership) et travaille en fixant des objectifs.

Approche structurelle

S. Minuchin, psychiatre d'origine argentine, exerce en Israël puis émigre aux États-Unis. Il commence à travailler avec des adolescents issus des ghettos. Il se tourne ensuite vers les troubles des conduites alimentaires et vers les problèmes psychosomatiques. Il développe le *joining*, processus d'affiliation, véritable alliance thérapeutique du thérapeute envers la famille. Cette affiliation est nécessaire pour pénétrer la culture de la famille qui consulte.

D'autres concepts complètent son approche : la notion de barrières, de frontières intergénérationnelles, qui permet de clarifier des limites diffuses entre parents et enfants par exemple. Il travaille autour des règles établies par la famille, organise les sous-systèmes et tient compte de la culture familiale (importance du contexte socioculturel et linguistique).

M. Selvini travaille à Milan avec G. Prata, L. Boscolo et G. Cecchin et publie en 1975 *Paradoxes et contre-paradoxes* qui vise à changer les communications paradoxales prédominantes dans les familles de psychotiques [18].

Sa méthode thérapeutique, liée à une structuration très rigoureuse des séances, connut un grand succès. Elle développe la connotation positive du comportement du patient désigné qui renforce la tendance homéostatique du système pour permettre sa transformation. Elle met en place des rituels familiaux pour renforcer les mythes familiaux en vigueur. Elle termine les séances par une prescription, sous forme de commentaire écrit et lu par le thérapeute. Cette prescription a pour but de délimiter le contexte comme thérapeutique et de provoquer dans la famille des rétroactions. Il s'agit d'approuver le comportement actif de chaque membre dans le maintien du non-changement et d'induire des changements grâce à cet *input*.

Elle propose également en amont un travail d'hypothèses qui permettent au thérapeute de tester et de valider ses postulats sur le fonctionnement de la famille. Elle redéfinit la notion de circularité qui vise à travailler successivement avec chacun des membres de la famille en développant une métacommunication et la notion de neutralité visant à ne privilégier aucun membre durant les séances.

À la fin de sa vie, elle reviendra sur son travail, en assouplissant considérablement son protocole.

Le constructivisme et le constructionnisme

La thérapie familiale a continué de s'enrichir des travaux des sciences fondamentales. Si la théorie des types logiques était apparue comme essentielle dans les débuts de la théorisation des modèles systémiques, elle exclut les propositions autoréférentes. Les travaux de H. von Foerster sur ce qui est appelé la « seconde cybernétique » et ceux de H. Maturana et de F. Varela sur la perception et l'auto-organisation des comportements ont été à l'origine de l'application des théories constructivistes dans le champ des thérapies familiales.

Schématiquement, on ne peut pas séparer l'observateur du système observé. Le système thérapeute – famille constitue donc un nouveau système.

Ce mouvement se développera rapidement au sein des thérapeutes qui prendront plus en compte leur subjectivité et les influences sociales.

M. Elkaïm, empreint des travaux du Prix Nobel Ilya Prigogine, concernant les systèmes ouverts à l'écart de l'équilibre puis de ceux de von Foerster, invite ces chercheurs dans ses colloques internationaux. Il comprend l'importance des paradoxes autoréférentiels lorsqu'on décrit des systèmes dont on fait partie. À partir de ces notions, il développe le concept de « résonance » : « J'appelle résonances ces assemblages particuliers, constitués par l'intersection d'éléments communs à différents individus ou différents systèmes humains, que suscitent les constructions mutuelles du réel des membres du système thérapeutique. »

Il distingue clairement cette notion du contre-transfert, utilisé en psychanalyse. Les résonances ont une dimension circulaire. M. Elkaïm reformule différemment la dualité conceptuelle de la carte et du territoire de A. Korzybski en évoquant « la construction du monde plutôt que la carte du monde, ce terme paraissant plus adéquat à la nature même du processus de l'observation, qui est en même temps construction de l'objet observé. »

Concernant le constructionnisme social, K. Gergen, un des fondateurs de ce nouveau champ conceptuel place la dimension subjective au cœur de la construction de la réalité. « Il propose aux thérapeutes de remplacer les métaphores mécanistes de la cybernétique par des métaphores tirées de la théorie littéraire ou de l'anthropologie post-moderne. » Ces théories donneront naissance aux thérapies narratives.

Nouvelles épistémologies et nouvelles perspectives

Les thérapies familiales systémiques font l'objet de nouvelles tendances qui témoignent du foisonnement des idées.

Processus réfléchissants

T. Andersen, psychologue en Norvège, propose un modèle original, celui de l'équipe réfléchissante créée dans les années 1990. Pour éviter un rapport hiérarchique entre la famille et les thérapeutes, ceux-ci discutent à haute voix de leurs hypothèses et font part à tout moment de leurs commentaires.

Thérapies brèves

Tout en s'inspirant au début des thérapies brèves du MRI, S. de Shazer développe dès 1982 « le modèle centré sur les solutions » dans lequel le patient est l'expert de sa thérapie. Il crée à Milwaukee le *Brief Family Center* où il développe ce modèle. En Europe, ce modèle est repris par L. Isebaert qui crée l'école de Bruges et par M.C. Cabie. La thérapie brève centrée sur la solution s'utilise autant en famille qu'en individuel.

Thérapies multifamiliales

Ce modèle avait vu le jour dès le début de la thérapie familiale, dans le travail effectué en particulier avec des familles défavorisées des ghettos américains. Aujourd'hui, il s'agit de travailler avec plusieurs membres de différentes familles : soit la famille n'est pas prête pour un travail familial *stricto sensu*, soit elle a déjà participé à des entretiens et souhaite continuer sur un autre mode. La souplesse du cadre et les interventions des thérapeutes offrent une alternative intéressante au modèle de base.

Thérapies de couples

Le travail systémique a trouvé dans la thérapie des couples une indication évidente. Différents protocoles ont été proposés (M. Elkaïm [11]), tous faisant très clairement appel à la créativité du thérapeute. La fréquence grandissante des divorces et l'évolution des diverses formes de conjugalité hétéro ou homosexuelles ont donné lieu à des remises en question théoriques et à des aménagements techniques. Longtemps, la thérapie de couple et de famille n'a pas assez tenu compte de l'évolution sociale en termes de diversité. Cependant, quel que soit le contexte, les objectifs affichés en début de thérapie restent fréquemment les mêmes : mieux conjuguer intimité et autonomie, réguler au mieux les relations avec les familles d'origine, mieux prendre en compte les facteurs culturels et économiques, etc. Sue Johnson avec son modèle *Emotionally Focused Therapy* (EFT) a fait appel aux ressources émotionnelles des couples souvent négligées en se référant à la théorie de l'attachement [8].

Thérapies de réseaux

L'influence du contexte a toujours été prise en compte dans le travail systémique. L'école, les instances socio-éducatives, les intervenants proches de la famille sont sollicités pour permettre un éclairage et des aides simultanées. Toutefois, des cliniciens ont affiné cette approche en réseau pour appréhender des pathologies particulières. Citons le travail du Pr R. Pauze à Montréal qui inclut le groupe de pairs dans les thérapies d'adolescentes anorexiques.

Thérapies familiales narratives

C'est à Michael White et à David Epston, s'inspirant des travaux de Foucault et de Goffman que l'on doit ce modèle thérapeutique. Pour ces auteurs, chaque famille construit une histoire commune façonnée par les récits de chacun de ses membres. Des conversations narratives vont aider la famille à déconstruire puis reformuler un discours collectif plus respectueux des aspirations, des valeurs et des rêves de chacun. L'élaboration d'un nouveau discours infléchit les perceptions des rôles des membres de la famille, de leurs responsabilités et de leurs attitudes les uns envers les autres.

Cadre thérapeutique

Une des particularités de la thérapie familiale systémique réside dans la cothérapie et la supervision. Ces implications ont des modes de collaboration spécifiques, de trois niveaux différents.

Cothérapie

Un thérapeute se situe avec la famille en séance et l'autre derrière un miroir unidirectionnel ou regarde sur un écran la séance qui se déroule. Le cothérapeute est impliqué émotionnellement dans la séance, mais il est dans une position « méta ». Il est inclus toutefois dans le système thérapeutique et rencontre la famille au début et à la fin des séances. « C'est la grande révolution de la supervision directe : la création d'un double niveau simultané d'observation et d'interaction qui permet de produire un système autocorrectif bien plus efficace que celui d'un thérapeute isolé ou même celui de la dyade thérapeute – superviseur indirect, utilisés depuis toujours dans le travail psychothérapique. » [17]

Thérapeute et cothérapeute en séance

Un thérapeute est plus actif que l'autre, plus observant. Nombreux sont les thérapeutes qui ont travaillé ainsi, faute d'équipement technique. Cette technique nécessite une excellente coordination entre les thérapeutes, une harmonisation de leurs points de vue et une répartition claire en termes de pouvoir. Elle rend plus complexes les attitudes et les contre-attitudes des thérapeutes et des réactions familiales. Dans le cas de familles très conflictuelles, elle permet de travailler pendant les séances avec des sous-groupes et de canaliser un membre trop agité ou trop envahissant.

Supervision

Le superviseur se situe en dehors du cadre des séances et ne rencontre jamais la famille. Il supervise le travail grâce à des enregistrements vidéo qui lui permettent de visualiser la communication non verbale autant que la communication verbale. Le travail du superviseur comporte une nouvelle lecture des interactions familiales et évidemment de l'attitude du thérapeute.

Techniques thérapeutiques

Elles sont multiples et, en fait, sans cesse renouvelées par la créativité du thérapeute. Celui-ci fera appel à des techniques en fonction de ses hypothèses, de l'attitude de la famille afin de travailler simultanément selon l'axe « ici et maintenant » et selon l'axe transgénérationnel.

Citons les techniques les plus utilisées :

- *l'alliance thérapeutique*. Elle signifie la capacité du thérapeute et de la famille à travailler ensemble. Elle comprend un accord sur les modalités de fonctionnement, et une confiance mutuelle, dans le respect de la confidentialité et de l'éthique en respectant une neutralité vis-à-vis des différents membres ou en travaillant sur des systèmes d'alliances successives sur un mode stratégique;
- *l'affiliation* (joining). Développée par S. Minuchin, elle représente la condition nécessaire à la création du système thérapeutique famille – thérapeute. Le thérapeute doit s'imprégner de la culture familiale pour enclencher le processus thérapeutique. Il y a affiliation lorsque les constructions du monde de la famille et des thérapeutes débouchent sur l'émergence de nouvelles significations coconstruites;
- *le génogramme*. M. Bowen en a organisé les fondements. Il s'agit de construire un arbre généalogique complété par de nombreuses informations sur la nature des relations et différents renseignements sur l'histoire familiale. M. Mac Goldrick et R. Gerson (1990) ont montré que « les génogrammes sont des représentations tangibles et graphiques de la famille et permettent d'élaborer des hypothèses sur l'évolution à la fois du problème et de son contexte. » C'est un instrument d'analyse qui permet de décrypter de façon systémique les interactions familiales sur plusieurs générations. Des signes empruntés en partie à la génétique permettent une lecture aisée par tous. Aussi, ce génogramme peut être utilisé par le thérapeute pour construire ses hypothèses mais aussi comme outil thérapeutique en le faisant construire par la famille;
- *la prescription de tâches*. Ce sont des actions prescrites par le thérapeute, que l'on peut exécuter dans le cadre des séances ou entre les séances pour prolonger le processus thérapeutique. Différentes sortes de tâches peuvent être prescrites : tâches de restructuration, contextuelles, métaphoriques, paradoxales, etc.;
- *la sculpturation*. Imaginée par D. Kantor (1962), cette technique thérapeutique fait appel à la communication non verbale, sous la forme d'un « tableau vivant ». Un membre de la famille désigné par le thérapeute positionne les autres membres en indiquant les postures et les mimiques que chacun doit adopter. Le ressenti sera exprimé par le langage corporel et non par les mots. Cette mise en scène est très utile dans le cas des familles qui ont du mal à s'exprimer ou au contraire dans le cas des familles logorrhéiques où personne n'écoute personne. C'est un instrument analogique puissant qui utilise des représentations spatiotemporelles.

Indications

Elles sont bien évidemment multiples. Les familles dysfonctionnelles, les problèmes de communication, les problèmes conjugaux sont des indications évidentes.

Il nous semble que les difficultés apparaissant pendant l'enfance ou l'adolescence représentent les meilleures indications. Nombre de nos collègues, spécialistes de l'adolescence, ont clairement précisé l'utilité de thérapies bi ou trifocales dans les troubles des conduites alimentaires, les conduites addictives, les tentatives de suicide et les modes d'entrée dans la psychose.

Il est rare aussi que la famille ne présente qu'un symptôme, même si elle ne fait la demande que pour un membre de sa famille. La thérapie familiale remplit alors une autre fonction, celle de dépistage d'autres difficultés et également de prévention du retentissement des problèmes sur les autres membres de la famille. Ainsi, les familles « plurisymptomatiques » représentent aujourd'hui une indication incontournable.

Évaluations

De très nombreuses recherches et méta-analyses ont conclu à l'efficacité des thérapies familiales systémiques dans un grand nombre d'indications [13]. Il s'agit en particulier des prises en charge d'adolescents présentant des troubles du comportement, des conduites addictives ou des troubles de l'humeur. De multiples recherches ont été conduites pour des modèles thérapeutiques spécifiques : la *Multidimensional Family Therapy* (MDFT) de Liddle, la *Functional Family Therapy* de Sexton et Alexander [17], la *Brief Strategic Family Therapy* (BSFT) de Szapocnik. À titre d'exemple, la *Multisystemic Therapy* (MST) a été testée depuis 30 ans au cours de 23 essais randomisés et 17 évaluations indépendantes. Ces études ont pour l'essentiel validé ces approches novatrices. Sur le plan méthodologique, il est difficile d'évaluer certaines prises en charge car les familles présentent souvent une pluralité de symptômes tandis que les différentes classifications comme le DSM concernent des patients et non des relations dysfonctionnelles.

Les choix thérapeutiques s'appuient de plus en plus sur les données des évaluations relatives à chacun des domaines cliniques. Certains modèles thérapeutiques avec leurs modalités techniques spécifiques améliorent l'efficacité du traitement. Par exemple, l'approche multisystémique (MST) de S. Henggeler a donné de bons résultats dans le domaine de l'enfance maltraitée. Les approches de Liddle (MDFT) et Szapocznik (BSFT) ont permis d'obtenir d'excellents résultants avec des adolescents usagers de drogues.

L'évolution des thérapies familiales intégrant mieux la dimension féministe, les questions de genre, l'origine culturelle et sociale et les bénéfices de l'approche psychoéducative se traduit par une diversité de recherches concernant différentes communautés. On constate, comme dans d'autres domaines, que les pratiques fondées sur des preuves gagnent en importance dans le champ de la clinique familiale dont la complexité fait émerger en retour de nouveaux questionnements.

Références

[1] Ackerman NW. The Unity of the family (la famille, unité sociale et émotionnelle). Archives of Pediatrics 1938; 55.

[2] Angel P. Guérir les souffrances familiales. Paris : PUF; 2005.

[3] Angel P, Angel S. Les toxicomanes et leurs familles. Paris : Armand Colin; 2002.

[4] Angel S. Ah quelle famille. Paris : Pocket; 2005.

[5] Bateson G. Vers une écologie de l'esprit – 2 tomes. Paris : Le Seuil; 1972.

[6] Boszormenyi-Nagy I, Framo J. Psychothérapies familiales intensives. Paris : PUF; 1986.

[7] Bowen M. La différenciation de soi, les triangles et les systèmes émotifs familiaux. Paris : ESF; 1984.

[8] Carr A. Family therapy : Concepts, Process and Practice. Hoboken : Wiley & Sons; 2008.

[9] Cooper D. Psychiatrie et antipsychiatrie. Paris : Le Seuil; 1970.

[10] Ducommun-Nagy C. Les loyautés qui nous libèrent. Paris : JC Lattès; 1980.

[11] Elkaïm M. Panorama des thérapies familiales. Paris : Le Seuil; 1995.

[12] Ferreira AJ. Les Mythes familiaux. In : Watzlawick P, Weakland J, editors. Une nouvelle approche thérapeutique. Paris : Le Seuil; 1981.

[13] Heatherington L, Myrna L, Friedlander G, et al. 25 years of systemic therapies research : Progress and promise. Psychother Res 2015; 25 : 348-64.

[14] Laing RD, Esterson A. L'équilibre mental, la folie et la famille. Paris : Gallimard; 1971.

[15] Miermont J. Dictionnaire des thérapies familiales : théories et pratiques. Paris : Payot; 1987.

[16] Minuchin S. La guérison familiale. Paris : ESF; 1996.

[17] Sexton TL, Datchi C. The development and evolution of family therapy research : its impact on practice, current status, and future directions. Fam Process 2014; 53 : 415-33.

[18] Selvini-Palazzoli M, Boscolo L, Cecchin G, et al. Paradoxes et contre-paradoxes, un nouveau mode thérapeutique face aux familles à transactions schizophréniques. Paris : ESF; 1980.

[19] Watzlawick P, Beavin J, Jackson D. Une logique de la communication. Paris : Le Seuil; 1972.

25.6 Psychothérapies à médiation artistique

A.-M. Dubois

Le terme de médiation renvoie aux moyens de résolution de problèmes complexes, pour lesquels des solutions directes ne sont pas trouvées. Il évoque aussi la notion d'intermédiaire dans la communication. Médiation, du bas latin *médiato*, signifie s'interposer. Pour le *Grand Larousse*

Universel, il s'agit d'entremise, d'intervention destinée à conduire à un accord. Ces derniers termes, sont très proches de ceux qui pourraient définir la médiation en psychothérapie. Néanmoins des différences sémantiques existent entre médiation, médiateur et la notion d'intermédiaire. Les médiateurs ou les intermédiaires sont des hommes. Or ce qui est essentiel dans l'acception du terme médiation, c'est la notion de processus et non la référence à une personne.

Évolution des psychothérapies

Dans la magie égyptienne, il y a le monde divin (ou monde spirituel), et le monde des hommes. Le mage est le seul à connaître les modes de passage entre ces deux mondes. Cependant, les intermédiaires ou les médiateurs pouvaient également être des statues, des figurines ou des paroles convenues, c'est-à-dire des médiations. Dans la préhistoire des psychothérapies, se retrouvent donc des médiateurs et des médiations. Lorsqu'une conception essentiellement exogène de la maladie prévalait, il était nécessaire de faire intervenir, auprès des puissances tutélaires, un médiateur (sorcier, Chaman, prêtre). Puis à partir du XIXe siècle on parle explicitement de psychothérapie. Le concept, l'idée s'est formalisée sous l'influence de Messmer qui faisait de la suggestion le moteur de l'action thérapeutique.

Les premières bases de S. Freud, furent également la suggestion et l'hypnose avant qu'il ne définisse la notion d'inconscient et la relation transférentielle comme outils principaux de la psychanalyse. La majeure partie des psychothérapies pratiquées dans la première partie du XXe siècle s'inspire de la psychanalyse. La parole y est le médiateur essentiel, voire exclusif.

Malgré la suprématie du verbe, le corps, puis le comportement sont venus jouer un rôle important dans les psychothérapies, y compris dans les psychothérapies psycho dynamiques. Il est possible de penser que l'apparition de nouvelles psychothérapies et que l'utilisation de médiations est en partie liée aux limites de la psychanalyse. Les médiations, corporelles, théâtrales ou plastiques ne sont pas considérées, dans un premier temps, comme importantes en elles-mêmes. Elles ne sont qu'un moyen d'accéder à une forme de psychothérapie où la parole prend la première place. Les psychothérapies qui utilisent des médiations sont considérées comme des moyens secondaires de traitement, qui ont comme objectifs l'accession à une psychothérapie purement verbale. Actuellement, la spécificité de ces psychothérapies est reconnue et leur développement est important. Pour la plupart d'entre elles, la parole reste un moyen d'échange et d'information essentiels, mais il n'est pas l'unique support ou l'unique ressort du traitement.

Médiations artistiques

Évolution d'un concept

Il n'y a pas de liens évidents entre les travaux de Freud sur Michel-Ange, sur Léonard de Vinci ou sur le texte de Jansen, et l'idée d'utiliser l'art à des fins thérapeutiques. De la même façon, il n'y a pas de relation directe entre l'intérêt porté par certains psychiatres du début du XXe siècle, sur les productions plastiques spontanées de leurs patients et la mise en place du cadre des thérapies à médiations artistiques. À l'instar de la découverte de certains médicaments, la naissance de certaines psychothérapies semble s'être faite fortuitement, à partir d'observations ou de convictions premières, même si toute découverte est plus ou moins porteuse des idées majeures de son époque. L'exemple d'Adrian Hill et de l'art-thérapie en est une illustration. Adrian Hill, qui revendique la paternité du terme d'art-thérapie dans son ouvrage fondateur *Art Versus Illness* [9] avait découvert « accidentellement » chez lui-même les bienfaits de l'activité artistique. Atteint de tuberculose, il eut l'idée de reprendre ses pinceaux au cours d'un séjour en sanatorium en 1938. Amené à s'occuper d'autres malades sur l'invitation de son médecin, il déploya une intense activité médiatique pour la diffusion et l'institutionnalisation de « l'art-thérapie ».

Au départ, c'est *l'art qui guérit*. Il n'est pas encore question d'un cadre psychothérapique au sein duquel la création artistique est l'outil de travail principal. C'est pourquoi les premiers art-thérapeutes avaient au départ une formation essentiellement artistique et des techniques plutôt éducatives. Cet état de fait reléguait l'art-thérapie au rang des thérapies occupationnelles. Pour certains psychiatres il s'agissait aussi d'une aide au diagnostic.

Puis les psychanalystes se sont intéressés, sinon à l'art-thérapie, du moins aux productions des patients. Les art-thérapeutes se sont alors donné des formations analytiques, et l'interprétation du contenu des œuvres était de mise, avec comme autre objectif principal la verbalisation. Il s'agissait plutôt d'une forme de psychanalyse appliquée.

Enfin, comme toute discipline qui cherche à se définir et à définir sa place, les thérapies à médiation artistique (ou les art-thérapies), ont subi de nombreuses évolutions. Au terme de ces « errances », une place prépondérante a pu être donnée à la médiation et à la particularité de chaque pratique artistique. En ce sens, le terme de psychothérapie à médiation artistique paraît plus adapté et plus juste que celui d'art-thérapie. Une définition pourrait en être : *toute utilisation d'une pratique artistique à des fins thérapeutiques.*

Références en thérapie à médiation artistique

La possibilité d'induire un processus créatif propre à chaque pratique artistique est l'élément central et spécifique de chaque médiation. Ce processus est nécessaire mais non suffisant. D'autres références théoriques à partir desquelles se fondent les psychothérapies à médiation artistique sont utiles. Celles-ci ne sont pas spécifiques mais empruntées aux autres formes de psychothérapies. Ainsi, pour pratiquer les thérapies à médiation artistique, ne suffit-il pas d'être artiste ou psychothérapeute; il est nécessaire d'être artiste, psychothérapeute et formé à l'art-thérapie.

Créativité

Les termes « créatif » et « créativité » sont d'un usage récent en français. Selon Mounin, la créativité est la faculté d'invention, d'imagination [12]. Pour Jaoui, c'est « l'aptitude à créer, présente en tous, indépendamment du sexe, de la race, de l'âge ou du milieu socioculturel. La créativité est une aptitude que chacun doit acquérir pour être plus productif. » [10]

Cette acception du terme de créativité n'est pas exclusive. Elle cohabite avec une autre, fort éloignée telle qu'on peut l'approcher dans les écrits de Winnicott [23] (auquel les art-thérapeutes font souvent référence). Il s'agit d'une capacité d'être, elle-même relative à ce que Winnicott appelle « une capacité solide pour une expérience totale ». Vivre implique non seulement l'aptitude à nouer des liens avec le monde et avec autrui mais aussi avec sa vie intérieure. La vie, au sens plein, inclut la création qui trouve sa forme primaire dans le jeu de l'enfant et son prolongement dans une expérience culturelle où l'adulte peut, lui aussi, déployer sa capacité à jouer. La créativité dont parle Winnicott n'est pas celle du produit fini, objectivé dans une œuvre, mais celle qui advient au détour d'une expérience personnelle. Cette notion de la créativité est le support de nombreuses pratiques art-thérapeutiques, quelle que soit la médiation utilisée [3–8, 12, 19].

Références psychodynamiques

Les concepts psychodynamiques sont indispensables pour établir le cadre, le dispositif et les règles de cette pratique. Dans les psychothérapies psychodynamiques, la parole est le médiateur essentiel, en art-thérapie elle est contingente « même si l'œuvre produite par un patient peut être le point de départ d'associations, de remémorations et par la suite d'élaborations verbales ». Cependant, l'existence d'une médiation est un élément fondamental au sein même de la relation thérapeutique [16]. On ne peut faire abstraction de l'existence de l'œuvre qui résulte de la pratique artistique, ni du processus qui a précédé sa réalisation.

Lors d'une psychothérapie analytique, la dynamique de la relation transférentielle, avec sa reconnaissance et son interprétation, est un des éléments du processus de changement. L'analyse de ce processus transférentiel est un outil thérapeutique et elle se fait par l'intermédiaire de la parole. Lors d'une thérapie à médiation artistique, les mouvements transférentiels existent de la même façon mais ils sont multiples, entre le patient, le thérapeute, mais aussi l'œuvre. Les désirs inconscients, la réactualisation des conflits, la répétition de certaines modalités affectives sont repérables dans les liens transférentiels entre patient et thérapeute, mais aussi entre le patient et son œuvre. De même, l'écoute de ses propres réactions contre transférentielles permet à l'art-thérapeute d'apprécier quelle place il occupe par rapport à son patient, mais aussi quelle place il occupe par rapport à l'œuvre qui se met à exister sous son regard. L'intervention de l'art-thérapeute auprès du patient est fonction de cette reconnaissance. Elle peut se faire par l'intermédiaire de la parole mais n'est pas une interprétation verbale.

Références artistiques

La technique artistique et l'aide technique que l'art-thérapeute doit apporter à son patient sont au premier plan même si la dimension psychothérapeutique est existante. Le « parler technique », pour Pecquet, permet l'échange avec le patient à un niveau différent [13]. Il n'est pas question de discours sur le mal de vivre ou d'interprétation de l'image, mais d'un discours pictural et graphique qui amène le patient à préciser son désir et à le faire évoluer. Il n'y a pas un temps pour la création et un temps pour la parole, mais une intrication de ces deux modes de communication vers un but qui est la création. « L'échange technique aide à soutenir le projet thérapeutique. Il intervient comme mode de symbolisation de l'acte pictural ou graphique dans le sens où il est une langue commune. » [13]

Cette modalité de fonctionnement est décrite ici à partir de la technique picturale, mais elle est valide pour toute autre forme de technique artistique.

C'est au travers de l'activité artistique et des échanges qu'elle permet, que se fait l'analyse du transfert et du contre-transfert. La participation active de l'art-thérapeute, par le biais de la médiation choisie, est alors indispensable. Il est essentiel de noter l'importance donnée à la technique artistique qui devient un véritable support de communication entre les patients et le thérapeute. L'importance du processus non verbal met aussi en évidence la nécessité de la double compétence d'artiste et de thérapeute de l'art-thérapeute comme le souligne Warren [22].

Les différentes médiations

Ces références peuvent être évoquées quelle que soit la médiation artistique utilisée [19]. Les arts plastiques, la musique, le théâtre, la danse, l'écriture sont bien sûr des modes d'expression différents, aboutissant à des créations différentes. Cependant, mis en jeu dans des cadres thérapeutiques bien définis, ils ont les mêmes objectifs : expression, communication, élaboration. Les nouvelles possibilités d'expression et de communication que favorisent les médiations, sont des étapes indispensables mais elles ne constituent pas l'intégralité du processus. La catharsis est un moyen mais non une fin en soi. L'étape de l'élaboration et de la construction est ce qui permet la compréhension et l'amorce d'un processus de changement. Celle-ci peut se faire à la fois par le biais de la parole et par le biais d'une pratique artistique qui se construit, s'élabore, se personnalise, s'intériorise. Les autres objectifs souvent évoqués tels que la « narcissisation », la réadaptation et la socialisation existent mais ils sont contingents. Ils sont plutôt l'apanage des thérapies occupationnelles ou de l'ergothérapie.

Les processus artistiques spécifiques que ces pratiques sont susceptibles d'entraîner, peuvent être comparés au processus analytique qui se met en place progressivement en psychothérapie analytique. Par ailleurs, l'accent mis sur le processus de création artistique est un moyen de différencier les thérapies à médiations artistiques, des thérapies médiatisées (comme la relaxation ou le psychodrame).

Indications

Modalités

Se pose alors la question des indications des psychothérapies à médiation artistique. Elle est assez proche de celle des indications des autres formes de psychothérapie. Un entretien d'évaluation s'avère indispensable avant tout engagement dans un atelier de thérapie à médiation artistique. Il a pour but de déterminer si une psychothérapie est nécessaire et possible pour un patient. Le cas échéant, il convient d'évaluer la place de la communication verbale. Tant il est vrai que la parole, même élaborée, n'est pas forcément un moyen de communication, ni avec l'autre ni avec sa vie intérieure. S'il s'avère qu'une médiation est nécessaire pour qu'une psychothérapie soit réalisable, se posent alors le choix de la médiation et la question d'une prise en charge individuelle ou groupale.

En effet, quelle que soit la médiation choisie, il est important de se demander si un travail en groupe est opportun, et quels sont les bénéfices voire les difficultés que cela permet d'envisager. En sachant que tous les groupes ne fonctionnent pas de façon identique. La dynamique du groupe dans un atelier de théâtre est différente de celle qui existe dans un atelier de peinture. Dans le premier cas, les interactions entre les patients du groupe sont au premier plan, dans le deuxième cas il s'agit plutôt d'un dispositif où le patient peut être seul au sein d'un groupe.

D'autres critères permettent de préciser l'indication :

- le désir du patient pour tel ou tel type de pratique artistique est important mais non suffisant. Son intérêt pour l'art, et le niveau d'une éventuelle pratique personnelle sont à considérer, tout en sachant qu'une trop grande expertise dans un domaine artistique (p. ex. en musique) peut constituer une modalité défensive. De plus, de nombreuses demandes actuelles émanant directement des patients sont souvent des allégeances à une mode (l'art-thérapie est médiatisée) ou à des techniques psychothérapeutiques assimilées à tort à des médecines douces ;
- la structure psychique du patient ainsi que ses principaux moyens de défense sont des éléments qui permettent d'orienter vers une médiation plutôt que vers une autre. Les patients qui ont un accès difficile à leur vie imaginaire, les patients alexithymiques seront préférentiellement adressés vers des médiations telles que la musicothérapie réceptive ou le modelage par exemple. La peinture s'adresse plutôt à des patients dont le niveau d'*insight* est assez bon mais pour lesquels l'expression verbale est difficile ou non pertinente ;
- les difficultés relationnelles sont des symptômes qui n'impliquent pas des orientations univoques. En effet si ces difficultés sont relevées chez des patients psychotiques, des médiations telles que le théâtre ou la danse sont à éviter ; en revanche, elles peuvent être proposées pour des patients présentant d'autres formes de structures psychiques ;
- la connaissance des traitements antérieurs permet de situer l'évolution du patient, de ses symptômes, et le niveau de changement qui est attendu. Une thérapie à médiation artistique doit s'intégrer dans une prise en charge globale. Il est usuel de lire que l'art-thérapie prépare les patients à une autre forme de psychothérapie [21]. Dans la pratique, une thérapie à médiation artistique est souvent indiquée à la suite d'une autre psychothérapie. Des médiations mettant en jeu le corps et les interactions relationnelles tels que le théâtre ou la danse sont intéressantes dans cette occurrence ;
- les traitements actuels, chimiothérapies, autres psychothérapies éventuellement déjà en cours, sont à connaître. La multiplication d'approches différentes pour un même patient doit respecter un ordre des priorités pour que puisse être proposé le bon traitement au bon moment, et pour que des redondances d'indication ne constituent pas des évitements.

En définitive, il serait dangereux et erroné d'établir des liens directs entre telle ou telle pathologie, tel ou tel trait symptomatique et l'utilisation d'une médiation particulière. C'est l'ensemble des questionnements et des facteurs évoqués plus haut qui va aboutir à une indication précise.

Pathologies concernées

Historiquement, l'art-thérapie était associée aux psychoses chroniques dont la schizophrénie. Actuellement, en dehors des poussées processuelles, des médiations artistiques peuvent être proposées aux patients schizophrènes, tout en sachant que ce n'est pas une indication préférentielle et qu'un double risque existe : le risque de décompensation tout d'abord, car la rencontre entre un patient et sa production artistique quelle qu'elle soit est loin d'être anodine, et certaines médiations imposent un niveau d'implication corporelle et/ou personnelle qui peut être source de grandes anxiétés ; l'autre risque est celui d'une utilisation occupationnelle de la médiation.

Aujourd'hui, les thérapies à médiation artistique s'adressent essentiellement aux pathologies névrotiques, lorsque le degré d'*insight* des patients est relativement faible et lorsque l'expression verbale n'est pas un mode d'échange efficient.

Dans les troubles du comportement alimentaire, l'approche psychodynamique est rarement efficace comme traitement de première intention [11]. Parallèlement à une prise en charge alimentaire, l'utilisation d'une médiation permet de mieux faire face aux difficultés particulières que représentent le déni, l'évitement, la séduction, la rationalisation, dans la mise en place d'une psychothérapie. La communication et l'expression non verbales sont des atouts majeurs pour initier un lien entre le patient et sa vie fantasmatique.

Dans les états dépressifs (en dehors des périodes d'inhibition intense), il est notable que des prises en charge à médiation artistique peuvent être mises en place bien avant la disparition de la symptomatologie dépressive et qu'elles améliorent celle-ci [2]. La peinture et l'écriture semblent dans ces cas-là particulièrement indiquées. Grâce aux particularités de ces deux médiations, et aux contraintes techniques qui leur sont liées, un travail d'élaboration et de reconstruction est réalisable.

Enfin, des thérapies à médiations artistiques sont de plus en plus souvent proposées dans les évolutions déficitaires (états démentiels et prédémentiels). L'accent est mis sur l'aspect relationnel, culturel, et sur la possibilité de favoriser l'émergence de souvenirs et d'affects ; l'accent est aussi mis sur l'amélioration des cognitions et des déficits des fonctions supérieures grâce à des pratiques structurées et grâce à des liens thérapeutiques étayants.

Quelle que soit l'indication, ces thérapies commencées parfois pendant les hospitalisations doivent être poursuivies en ambulatoire. Des prises en charge au long cours sont souvent indispensables pour qu'un réel engagement des patients soit possible et qu'un véritable processus de changement puisse s'amorcer [14].

Néanmoins dans la grande majorité des institutions, le problème des indications ne se pose pas vraiment : d'une part car les psychothérapies à médiation artistique ne sont pas intégrées aux dispositifs thérapeutiques ou psychothérapeutiques, d'autre part parce que des unités thérapeutiques spécialisées disposant de toutes les médiations artistiques (arts plastiques, musique, théâtre, danse, écriture), sous la responsabilité de thérapeutes spécifiquement formés, n'existent que rarement en Europe.

Évaluations

Évaluations cliniques

Certains auteurs ont élaboré des questionnaires destinés à apprécier le désir artistique des patients en vue de leur admission dans un atelier d'art-thérapie : les questionnaires de J. Verdeau-Paillès sont de ce type [18]. Il s'agit d'une approche d'évaluation clinique et non d'une analyse des œuvres produites par les patients.

D'autres auteurs ont élaboré des échelles destinées à étudier le vécu des patients après leur prise en charge en atelier. Le but est de mesurer les effets thérapeutiques à la fois du point de vue du patient mais aussi du point de vue du thérapeute. « L'échelle clinique de thérapies médiatisées » de Jean-Luc Sudres est de ce type [17]. Ce type de questionnaires mériterait de faire l'objet d'études de validation. Le maniement de ces échelles requiert en outre, beaucoup de temps.

Isabelle Leau-Braut et Lionel Waintraub ont également élaboré un questionnaire visant à étudier le degré de satisfaction des patients. Mais, là encore, aucune publication n'a suivi leur expérimentation. Dans l'ensemble, les évaluations de ce type sont rares et c'est certainement dommageable. Car toute pratique a besoin de se confronter à la réalité d'un regard extérieur et objectivant. De façon plus concrète, toute technique de soin a besoin de répondre à un certain nombre de critères objectifs de réussite, pour être validée et acceptée.

Ce qui est fréquent en revanche, ce sont des tentatives ponctuelles de tel ou tel art-thérapeute pour quantifier ses résultats thérapeutiques. Mais ce ne sont que des outils circonstanciels, peu transmissibles et non reproductibles.

Évaluation des œuvres

Les « évaluations globales » des productions plastiques des patients sont en revanche nombreuses, mais sont souvent empiriques. La majeure partie d'entre elles a comme objectif de discriminer le normal du pathologique, c'est-à-dire de différencier les productions des patients présentant une pathologie psychiatrique de celles de sujets supposés sains. Pour cela, il est souvent fait appel à des juges dont les compétences professionnelles sont variées. La discrimination est faite soit à partir de dessins imposés, soit à partir de dessins libres. Les résultats sont variables mais pas significatifs quant à une réelle différence entre les différents corpus.

D'autres auteurs ont cherché à évaluer les œuvres des patients en utilisant un système de notation. Il s'agit dans ces cas-là de décerner une note unique à une œuvre, l'œuvre étant considérée dans sa globalité. La majeure partie de ces auteurs se réfère à des notions esthétiques ou artistiques pour la constitution de cette note. D'autres ont étudié des dessins à thèmes imposés au travers de 30 variables. Une analyse factorielle a permis de dégager un facteur principal. Celui-ci explique la plus grande partie de la variance, qui est l'impression globale produite par le dessin.

En résumé, il semble qu'un index général attribué à une œuvre soit un instrument de mesure intéressant. Le maniement en est simple et la fidélité interjuges est bonne. Cet index présente en outre l'avantage de coter, le plus souvent, non pas des facteurs jugés comme psychopathologiques mais des facteurs appartenant au domaine artistique ou esthétique.

Évaluations avec items caractérisés

Ces études ont pour ambition d'élaborer des systèmes d'évaluation avec de nombreux items, il s'agit souvent de systèmes très complexes.

Certains items se rapportent à des éléments formels plastiques. D'autres font référence à la sémiologie, à la psychopathologie ou même à la linguistique comme l'étude de Rosolato qui décrivit des aspects métaphoriques ou métonymiques dans les œuvres [15].

Les études les plus intéressantes sont, là encore, celles qui s'intéressent uniquement aux critères formels et esthétiques. Celles de Wadlington [20] et celles de Bergland [1], intitulées *Sheppard Pratt Art Rating Scale*, étudient le rapport entre le niveau de l'organisation de l'image artistique, et l'organisation de la personnalité. Ces dernières études ont fait l'objet d'une validation et semblent présenter des qualités discriminantes et prédictives. Ce sont ces raisons qui nous ont amenés à traduire l'échelle de Bergland et à réaliser sa validation en français.

En définitive, les instruments de mesure dans ce domaine, sont nombreux mais ils sont peu utilisables et d'ailleurs peu utilisés. Les différentes études n'apportent pas, même dans le meilleur des cas, des informations essentielles sur les patients ou sur leur évolution.

Il existe souvent une inadéquation entre les instruments proposés et le but recherché, et il est souvent difficile d'avoir une idée claire des intentions des auteurs, c'est-à-dire que sont souvent confondues : évaluation d'une pathologie mentale, évaluation d'une psychothérapie à médiation artistique et évaluation d'une œuvre. Or ces trois buts sont tout à fait différents.

L'œuvre d'un patient au cours d'une psychothérapie à médiation artistique est utilisée en tant que résultat d'un processus créatif. Elle n'a donc un intérêt que dans l'unique cadre de cette psychothérapie. Cette œuvre ne peut pas nous en dire plus que le patient lui-même et il est alors plus pertinent d'analyser ou d'évaluer le comportement du patient par rapport à sa réalisation plastique que la réalisation matérielle issue d'une séance.

En dehors d'un contexte psychothérapique, l'œuvre devient une création artistique et elle a donc un intérêt esthétique ou culturel. C'est pourquoi certains auteurs ont fait appel à des critères artistiques pour élaborer des instruments d'évaluation. Les outils qui font appel à ces critères-là sont d'ailleurs les plus discriminants et les plus fiables.

En conclusion

Les psychothérapies à médiation artistique font-elles partie de ce que l'on pourrait appeler les abords psychothérapeutiques modernes ? La tendance est pourtant de dire que ces techniques thérapeutiques sont vieilles comme le monde et en même temps qu'elles sont des traitements nouveaux aux yeux des institutions psychiatriques. En réalité, les psychothérapies à médiation artistique ont un rôle spécifique à jouer dans l'éventail des différentes thérapies actuellement proposées. Pour cela il est indispensable de ne pas les assimiler à ce qu'elles ne sont pas, c'est-à-dire à des thérapies occupationnelles ou à des formes de psychanalyses appliquées. Pour cela, il est important que les praticiens et les patients s'adressent à des art-thérapeutes réellement formés, c'est-à-dire des professionnels qui sont à la fois psychothérapeutes et artistes, et par ailleurs formés à la convergence de ces deux domaines.

Références

[1] Bergland C, Gonzalez RM. Art and Madness : can the interface be quantified? The Sheppard Pratt Art Rating Scale, An instrument for Measuring Art Integration. American Journal of Art Therapy 1993 ; 31 : 81-90.

[2] Dalley T, Rifkind G, Terry K. Three Voices of Art Therapy : Image, Client, Therapist. Londres. New York : Routledge ; 1993.
[3] Dubois AM. Art-thérapie, Principes, méthodes et outils pratiques. Paris : Elsevier Masson ; 2013.
[4] Dubois AM. De l'art des fous à l'œuvre d'art. volume I. Paris : CEE Éditions ; 2007.
[5] Dubois AM. L'art en thérapie en 1999. Annales médico-psychologiques 1999 ; 157 : 721-5.
[6] Dubois AM. Le style de l'art-thérapeute. Revue Française de Psychiatrie et de Psychologie Médicale 1997 ; 11 : 14-6.
[7] Dubois AM. Réflexion sur l'art-thérapie. Soins psychiatriques 1994 ; 162 : 37-40.
[8] Dubois AM, Miquelarena M, Pommeret N. Art-thérapies. EMC (Elsevier SAS, Paris) Psychiatrie 2001 : 37-820-B-60.
[9] Hill A. Art versus illness. Londres ; 1945. Trad. fr. Chatagnon C. L'Art contre la maladie : une histoire d'Art Thérapie. Paris : Vigot frères ; 1947.
[10] Jaoui H. La Créativité mode d'emploi, 2e éd. Paris : ESF ; 1994.
[11] Levens M. Eating disorders and magical control of the body. London : Routledge ; 1995.
[12] Mounin G. Le concept de créativité en linguistique. Confrontations psychiatriques 1993 ; 34 : 9-16.
[13] Pecquet F. Parler technique. International Journal of Art Therapy 1999 ; 6-7 : 10-2.
[14] Prochaska JO, DiClemente CC. Transtheoretical therapy : Toward a more integrative model of change. Psychotherapy : Theory, Research and Practice 1982 ; 19 : 276-88.
[15] Rosolato G, Wiart C, Volmat R. Argument préalable à une technique d'analyse picturale. La Vie médicale, numéro spécial Noël ; 1960.
[16] Schaverien J. The Revealing Image : Analytical Art Psychotherapy in Theory and Practice. Londres, New York : Routledge ; 1992.
[17] Sudres JL. Échelle clinique des thérapies médiatisées. Hors série de Psychologie et psychométrie, 1993.
[18] Verdeau-Paillès J. Le bilan psychomusical et la personnalité. Paris : Fuzeau ; 1981.
[19] Vialaret JB, L'arthérapie. D'un lien art et médecine. Vol 2 : Prolégomènes, Références, Typologies. Paris : L'Harmattan ; 2012.
[20] Wadlington WL, Mc Whinnie HJ. The development of a rating scale for the study of formal aesthetic qualities in the paintings of mental patients. Art Psychotherapy 1973 ; 1 : 201-2.
[21] Waller D. Becoming a Profession : The history of Art Therapy in Britain 1940-1982. Londres : Routledge ; 1991.
[22] Warren B. Using the Creative Arts in Therapy : A Practical Introduction. 2nd ed Londres, New York : Routledge ; 1993.
[23] Winnicott DW. Jeu et réalité. Paris : Gallimard ; 1971.

25.7 Les thérapies psychologiques d'hier, d'aujourd'hui et de demain

A. Gérard, A. Docteur

En plus d'un siècle et demi d'existence, les psychothérapies modernes ont toujours fait référence à des pratiques très diversifiées au gré des théories, des époques et des modes. On estime aujourd'hui à près de 400 le nombre des modalités de psychothérapies existantes en Europe et aux États-Unis. Les modèles et pratiques sont en évolution constante, dans une nécessité pour chacun de mieux comprendre les troubles psychopathologiques et de proposer les stratégies les mieux adaptées à la souffrance de chaque individu.

État actuel des thérapies psychologiques

Une demande de soins grandissante

La demande en psychothérapie n'a jamais été aussi forte. Elle aurait augmenté de 62 % en près de 10 ans (1989–2000) et ces chiffres ne sont pas les plus récents. Les données en France montrent qu'entre 5,4 % (Enquête indicateurs 4 régions 2005) et 18,3 % (Enquête MGEN, 2005) des Français ont eu recours dans leur vie à une psychothérapie et entre 1,3 % (Enquête indicateurs 4 régions 2005) et 6,3 % (Enquête MGEN, 2005) au cours des 12 derniers mois. Les données du Baromètre santé 2010 indiquent que 14,3 % des Franciliens ont déjà suivi une psychothérapie au cours de leur vie, 3,8 % au cours des 12 derniers mois, et 2,8 % au cours de l'enquête. Si nous prenons l'évolution du recours aux soins psychothérapeutiques pour la dépression, considérée comme la maladie du siècle [8], ceux-ci auraient augmenté de près de 50 %, passant de 37 à 61 %.

Plusieurs études internationales ont montré que les psychothérapies sont les traitements souhaités par la majorité des personnes souffrant de troubles psychiques [4, 5, 14, 22]. Ce type de prise en charge est préféré aux traitements psychopharmacologiques.

Selon l'Eurobaromètre 2006, la France serait en tête de liste (2e position après les Pays-Bas) des prévalences de recours aux psychothérapies, avec 5 % des personnes interrogées ayant suivi une psychothérapie au cours des douze derniers mois, contre une moyenne de 3 % en Europe.

Un accès au soin psychothérapeutique difficile

Force est de constater aujourd'hui que l'accès aux soins est insuffisant, et ce pour diverses raisons : le délai d'attente avant une première consultation est souvent long (de l'ordre de plusieurs semaines), le montant des honoraires n'est pas souvent pris en charge. L'éloignement géographique des praticiens ou des centres de soins pour certaines régions et le non-repérage de certaines pathologies ne favorisent pas la prise en charge de ceux qui en relèveraient. Par ailleurs, certains patients sont encore réticents à entreprendre une psychothérapie.

Des troubles de plus en plus polymorphes

D'après une étude réalisée par Kessler en 1994 en population américaine, 79 % des individus souffrant d'une maladie mentale cumuleraient plusieurs troubles. Dans la pratique clinique, nombreux sont les cliniciens à rencontrer des situations qui ne rentrent pas dans les catégories nosographiques classiques. Par ailleurs, le diagnostic psychiatrique ne rend pas bien compte de la comorbidité qui représente plutôt la règle que l'exception.

Des inégalités dans l'offre de soins

Il subsiste encore aujourd'hui d'importantes inégalités dans l'offre de soins, notamment territoriales. L'étude de Dezetter nous le confirme, il existe aujourd'hui une forte hétérogénéité entre les différentes régions, avec une forte densité de médecins et de psychiatres en Île-de-France, en Bretagne et dans le Sud (régions PACA, Rhône-Alpes et Languedoc-Roussillon) et de faibles densités dans le Nord-Est (Nord Hauts-de-France, Champagne-Ardenne et Lorraine) et le centre (Auvergne, Limousin) [6].

Innovations actuelles

> « Les bonnes idées n'ont pas d'âge, elles ont seulement de l'avenir »
>
> Robert Mallet

En dépit du polymorphisme clinique, des thérapies orientées sur des processus psychologiques de plus en plus spécifiques

Plusieurs innovations sont en cours dans le champ des psychothérapies. L'apparition de nouveaux modèles théoriques a vu émerger des pratiques psychothérapeutiques orientées sur des processus de plus en plus spécifiques. C'est le cas notamment de la démarche de pleine conscience MBCT ou *Mindfulness-Based Cognitive Therapy* [20], qui a connu un essor considérable ces 15 dernières années et pour laquelle les mécanismes d'action sont encore en cours d'études, mais également d'autres pratiques, comme le réentraînement attentionnel [1, 11], l'amorçage préconscient [3, 25], la thérapie métacognitive [23, 24] ou encore la remédiation cognitive.

Collaboration des machines

L'interface homme machine est déjà en pleine évolution et ce n'est qu'un début…

Plus d'une cinquantaine d'études internationales concernant diverses modalités de traitement : thérapies assistées par ordinateur, thérapies avec livre et/ou appels téléphoniques, réalité virtuelle [2, 12], montrent déjà des résultats positifs étonnants et cela sur tous les continents et avec des mesures assez précises des réductions de souffrances psychiques évaluées par échelles et questionnaires, mais également au cours d'entretiens psychologiques menés en face-à-face ou encore *via* des interfaces modernes telles que tablettes et smartphones [21].

Apport des neurosciences

Les progrès des connaissances dans les domaines des neurosciences apportent aujourd'hui une nouvelle lisibilité aux mécanismes d'action des différentes psychothérapies [13]. Il est en effet aujourd'hui reconnu que certaines psychothérapies modifient l'activité cérébrale des individus. Certaines études ont par exemple montré des changements spécifiques à la TCC par rapport aux antidépresseurs dans la dépression, avec une augmentation d'activité dans l'hippocampe et le gyrus cingulaire dorsal et une décroissance dans le cortex frontal dorsal, ventral et moyen [10]. D'autres études en IRM fonctionnelle suggèrent que la pratique régulière de la méditation augmenterait l'épaisseur corticale de régions du cortex préfrontal, du gyrus temporal supérieur droit et de l'insula droite [15].

Quel avenir dans 30 ans ?

> « Pour ce qui est de l'avenir, il ne s'agit pas de le prévoir, mais de le rendre possible »
> Antoine de Saint-Exupéry

Vers un meilleur accès aux psychothérapies ?

La question d'un meilleur accès aux soins psychothérapiques même pour les plus démunis constitue une problématique inquiétante.

La prolifération des techniques déjà repérable et la profusion de l'offre ne s'accompagnent pas d'une tendance à la réduction des inégalités sociales en termes de psychothérapie. La plupart des systèmes de santé européens sont en crise et les perspectives économiques n'annoncent en ce domaine aucune amélioration.

Alors que les prospectives de consommation sont à la hausse, les financements collectifs sont à la baisse !

Aucun projet collectif, ni national, ni européen ne vise à transformer, de privilège en droit, l'accès à une psychothérapie efficace.

Il est probable que ce contexte favorise le développement rapide d'alternatives de traitement reposant sur de nouvelles approches privilégiant plus ou moins les auto-traitements et les applications de l'intelligence artificielle.

Quelle place pour les objets connectés ?

Selon les données du CREDOC (Centre de recherche pour l'étude et l'observation des conditions de vie), plus de 80 % des Français seraient aujourd'hui équipés d'un ordinateur à domicile (82 %) ou d'un téléphone mobile. Quatre-vingts pour cent des Français se connecteraient chaque jour à internet et 50 % des mobiles seraient aujourd'hui des smartphones.

La connexion mobile croît de manière très rapide, ce qui explique probablement l'engouement récent pour les techniques de psychothérapies dispensées *via* des objets connectés (tablettes, smartphones). Ces modalités d'usage en sont encore à leurs prémisses en termes d'applications mobiles, mais nous ne doutons pas que ces dernières vont croître rapidement. Parallèlement à ces applications mobiles, certains s'orientent depuis quelques années sur le développement de jeux dits « sérieux » ou *serious games*. Le *serious game* constitue un vrai dispositif médical ayant connu un essor important notamment dans le cas de la dépression. Il s'agit d'une application informatique qui utilise les modes d'écriture, les outils de développement et les processus de production des jeux vidéo pour proposer une expérience qui sert des objectifs qui vont au-delà du simple jeu. SPARX, un jeu sérieux proposé en ligne pour des adolescents déprimés, en est un exemple [18]. Il propose la création d'un avatar représentant le personnage principal du jeu et suit un programme en 7 étapes représentant métaphoriquement les difficultés et solutions à mettre en œuvre, soutenu d'un «guide» qui aide le participant au cours de sa démarche.

Aussi les évolutions des pratiques en relation avec les mutations technologiques et les contraintes économiques s'accompagneront probablement d'une transformation des algorithmes de recommandations.

Les chercheurs spécialisés mettent assez peu de limites aux pouvoirs de l'intelligence artificielle, ils estiment que demain la machine sera considérée comme une personne. Certains robots bavards sont actuellement présentés comme susceptibles de discuter du sens de la vie en utilisant des techniques d'apprentissage. La capacité de ces agents conversationnels à établir des diagnostics, à proposer des traitements puis à les conduire est une question d'années, en tout cas en termes de «techniques».

Aujourd'hui déjà, les indications sont plus souvent transdiagnostiques. L'accès à des programmes informatisés conduira à des objectifs thérapeutiques symptomatiques, focalisés, favorisant la traçabilité et l'auto-évaluation.

Peut-être de nouvelles conceptualisations du patient ?

Certaines approches relancent aujourd'hui le débat sur la compréhension des troubles psychologiques et leur prise en charge. C'est le cas par exemple de l'approche processuelle ou transdiagnostique, qui cherche à expliquer les phénomènes psychopathologiques par des processus psychologiques (cognitifs, affectifs et comportementaux, neuropsychologiques, opérations cognitives, individuels et interpersonnels) et rend compte de la comorbidité par des facteurs explicatifs communs à différents troubles. Cette approche permettrait de mieux appréhender la souffrance émotionnelle des patients, mais également de mieux la prendre en charge dans toute sa complexité en termes de polymorphisme.

Sûrement une implication plus importante de l'individu dans sa prise en charge

> «Tu me dis j'oublie, tu m'enseignes je me souviens, tu m'impliques j'apprends».
>
> Benjamin Franklin

La meilleure information des patients [7] conduira ces derniers à questionner leur médecin thérapeute sur sa ou ses formations spécifiques à la pratique de la psychothérapie.

En termes de savoir, l'évolution des patients va se poursuivre [16]. De mieux en mieux informés (ou de plus en plus informés) par une presse grand public qui traite largement ces sujets, par des sites, par des livres, par les médias en général ou encore par le biais d'associations d'usagers et de proches d'usagers en psychiatrie (AFTOC, ARGOS 2001, France Dépression, Unafam, etc.), ils accumulent des données, échangent directement ou par réseaux sociaux, comparent.

Certains, encore trop consuméristes, se précipitent sur une méthode à partir d'un coup de cœur ou d'une vague promesse.

Il est souhaitable qu'un temps préalable de réflexion de chaque patient devienne une étape indispensable.

Quel est mon objectif d'engagement ? Suis-je vraiment motivé ? Ai-je les moyens en temps disponible, en argent, etc. ?

De nos jours, trop de thérapies échouent parce que cette étape d'auto-évaluation des niveaux de motivation et de disponibilité a été négligée.

De même, on peut prévoir une amélioration majeure de la connaissance de chaque patient de ses droits et de ses devoirs en fonction de la technique choisie.

Les opérateurs qui sont en principe clairement distingués légalement seront sans doute de mieux en mieux identifiés par les utilisateurs, entre autres pour des raisons d'assurance.

Trop de patients confondent encore les coachs, les instructeurs (yoga, *mindfulness*), les instructeurs en éducation thérapeutique du patient (ETP), les développeurs (développement personnel), les psychothérapeutes et les psychopraticiens, les psychosomaticiens, les psychanalystes, etc.

La loi HPST (Hôpital – patients – santé – territoire) du 21 juillet 2009 qui a instauré un registre national des psychothérapeutes a strictement réglementé une situation qui devrait s'éclaircir.

Pourquoi pas une ouverture à d'autres courants théoriques ?

La question des cothérapies (en aigu ou en préventif) et des approches combinées [19] se posera d'autant plus concrètement que les techniques continueront à se multiplier.

Plutôt que de se disqualifier intellectuellement à partir de présupposés idéologiques ou d'ignorances, les praticiens du futur chercheront à au moins composer intelligemment avec ces pratiques et au mieux à les concevoir. Cela suppose une formation professionnelle initiale large intégrant de fait la découverte des principaux courants [17]. Des responsabilités éthiques seront en jeu et l'exclusion *a priori* de telle ou telle approche pourrait à terme être considérée comme une perte de chance.

Les médecins continueront de bénéficier d'un privilège de fait puisqu'ils ont droit d'emblée, ainsi que les psychologues cliniciens, au titre de psychothérapeute. Il est peu probable que cet avantage soit rapidement remis en cause.

Et dans 10 ans…

Le futur, à plus ou moins long terme, peut laisser entrevoir une multitude de possibilités.

Peut-être serons-nous capables d'ici à quelques années de déterminer des profils génétiques davantage répondeurs à certains types de psychothérapies (thérapie comportementale et cognitive, thérapie analytique, thérapie à médiation artistique, enseignement MBCT, remédiation cognitive, etc.). Possiblement serons-nous amenés à télécharger directement des applications à visée psychothérapeutique dans notre cerveau ou disposerons-nous de capteurs cérébraux qui enregistreront l'activité cérébrale et en retranscriront le contenu, ou encore développerons-nous des algorithmes qui permettront de prédire nos comportements futurs.

Tout cela paraît lointain. Pour autant, ces différents projets sont en cours d'élaboration.

Des évolutions, oui… mais qui seront les bons répondeurs demain ?

L'âge, le niveau intellectuel, le profil génétique ou encore la gravité et la nature des troubles constitueront-ils de bons indicateurs ?

Difficile de prévoir bien que des expériences soient en faveur d'une efficacité très large de ces techniques. Certaines personnalités résisteront sans doute au dialogue avec les objets connectés et le *self-tracking* et privilégieront les vertus de la conversation. Il n'est hélas pas impossible que sous la pression des assurances, de la crise économique et de la mode, des incitations fortes poussent les citoyens à accepter des formes informatisées de surveillance et de connaissance de leur vie psychique.

Or traditionnellement, les spécialistes en sciences humaines ont tendance à penser que le sujet humain, sujet de parole est, lorsqu'il veut changer, être secouru, inexorablement pris dans une demande à l'Autre ? L'Autre mythique incarné. Un thérapeute en chair et en os et en voix.

Un thérapeute avec qui un transfert va s'instaurer !

Alors prédire ou identifier des hypothèses plausibles pour l'avenir ?

Évoquer le futur des psychothérapies suppose de distinguer les évolutions prévisibles et les évolutions souhaitables, en espérant qu'un maximum d'évolutions prévisibles soient souhaitables ou l'inverse…

La question se posera par ailleurs de définir ce qu'il sera indispensable de maintenir dans le futur, à savoir certains aspects plus traditionnels, incontournables des psychothérapies [9], tels qu'un temps nécessaire à la constitution d'une indication psychothérapeutique, à l'instauration d'une alliance thérapeutique avec chaque individu ou encore au questionnement et à l'analyse continus de nos pratiques.

Références

[1] Amir N, Weber G, Beard C, et al. The effects of a single session attention modification program on response to a public-speaking challenge in socially anxious individuals. J Abnorm Psychol 2008 ; 117 : 860-8.

[2] Andersson G, Cuijpers P. Internet-based and other computerized psychological treatments for adult depression : a meta-analysis. Cogn Behav Ther 2009 ; 38 : 196-205.

[3] Borgeat F, O'Connor K, Amado D, et al. Psychotherapy augmentation through preconscious priming. Front Psychiatry 2013 ; 4 : 1-8.

[4] Bosmans JE, Van Schaik DJ, de Bruijne MC, et al. Are psychological treatments for depression in primary care cost-effective ? J Ment Health Policy Econ 2008 ; 11 : 3-15.

[5] Davis DA, Thomson MA, Oxman AD, et al. Evidence for the effectiveness of CME. A review of 50 randomized controlled trials. JAMA 1992 ; 268 : 1111-7.

[6] Dezetter A. Analyses épidémiologiques et socio-économiques de la situation des psychothérapies en France, en vue de propositions sur les politiques de remboursement des psychothérapies. Thèse pour obtenir le grade de Docteur de l'Université Paris Descartes ; 2012.

[7] Gérard A, Bremond M. J'ai rdv avec vous. Une psychanalyste et un psychiatre racontent. Paris : Seuil ; 1993.

[8] Gérard A. Dépression : la maladie du siècle. Paris : Albin Michel ; 2010.

[9] Gérard A. Si votre psychothérapie n'avance pas. Paris : Albin Michel ; 2015.

[10] Goldapple K, Segal Z, Garson C, et al. Modulation of cortical-limbic pathways in major depression : treatment-specific effects of cognitive behavior therapy. Arch Gen Psychiatry 2004 ; 61 : 34-41.

[11] Heeren A, Van Broeck N, Philippot P. The effects of mindfulness on executive processes and autobiographical memory specificity. Behav Res Ther 2009 ; 47 : 403-9.

[12] Johansson R, Andersson G. Internet-based psychological treatments for depression. Expert Rev Neurother 2012 ; 12 : 861-70.

[13] Jouvent R. Le cerveau magicien. Paris : Odile Jacob ; 2013.

[14] Kovess-Masfety V, Saragoussi D, Sevilla-Dedieu C, et al. What makes people decide who to turn to when faced with a mental health problem ?. Results from a French survey. BMC Public Health 2007 ; 7 : 188.

[15] Lazar SW, Kerr CE, Wasserman RH, et al. Meditation experience is associated with increased cortical thickness. Neuroreport 2005 ; 16 : 1893-7.

[16] Lecimbre E, Gagnayre R, Deccache A, et al. Le rôle des associations de patients dans le développement de l'éducation thérapeutique en France. Santé Publique 2002 ; 14 : 389-401.

[17] Lecomte C, Castonguay LG. Rapprochement et intégration en psychothérapie. Montréal : Gaetan Morin ; 1987.

[18] Merry SN, Stasiak K, Shepherd M, et al. The effectiveness of SPARX, a computerised self-help intervention for adolescents seeking help for depression : randomised controlled non-inferiority trial. BMJ 2012 ; 344. e2598.

[19] Mirabel-Sarron C, Docteur A, Siobud-Dorocant E, et al. Psychoéducation et TCC. Ann Med Psychol 2015 ; 173 : 85-91.

[20] Segal ZV, Williams JMG, Teasdale JD. Mindfulness-based cognitive therapy for depression : A new approach to preventing relapse. New York : The Guilford Press ; 2002.

[21] Swendsen J, Salamon R. Mobile technologies in psychiatry : provinding new perspectives from biology to culture. World Psychiatry 2012 ; 11 : 196-8.

[22] Van Schaik DJ, Klijn AF, Van Hout HP, et al. Patients' preferences in the treatment of depressive disorder in primary care. Gen Hosp Psychiatry 2004 ; 26 : 184-9.

[23] Wells A. Emotional disorders and metacognition : Innovative cognitive therapy. Chichester : Wiley ; 2000.

[24] Wells A. Metacognitive Therapy for Anxiety and Depression. New York : The Guilford Press ; 2011.

[25] Zidani M, Borgeat F, O'Connor K, et al. Augmentation de la psychothérapie par amorçage préconscient (APAP) : étude d'un cas. J Ther Comport Cogn 2015 ; 25 : 85-92.

Sociothérapie et réhabilitation

Chapitre 26

Coordonné par G. Vidon

26.1 La réhabilitation psychosociale : le changement de paradigme

G. Vidon

Les trente dernières années du XXe siècle ont été le témoin d'une « déshospitalisation » majeure : réduction drastique du nombre de lits psychiatriques dans la plupart des pays industrialisés, voire fermeture définitive des asiles, comme en Italie ou en Angleterre. Les indications de l'hospitalisation psychiatrique, jugée nocive lorsqu'elle se prolonge indûment, se voient désormais réservées aux soins intensifs et de courte durée. D'où le transfert des soins de réadaptation ou de postcure en extrahospitalier : leur importance n'est plus à souligner, surtout pour les personnes souffrant de maladies mentales graves et persistantes présentant des dysfonctionnements socioprofessionnels incapacitants.

La réhabilitation psychosociale se donne pour but l'amélioration des capacités relationnelles, sociales et professionnelles des patients, indépendamment des traitements médicaux prescrits dont elle s'avère complémentaire. Elle utilise des techniques spécifiques afin d'aider les patients à fonctionner dans le cadre de vie de leur choix, le moins restrictif possible, avec une qualité de vie et une autonomie fonctionnelle optimales.

Nous évoquerons les principales implications et méthodes nouvelles introduites par le courant de réhabilitation psychosociale qui viennent modifier sensiblement l'approche psychiatrique traditionnelle.

Diagnostic de réhabilitation

Le *diagnostic médical* s'appuie traditionnellement sur la recension des symptômes, sur leur organisation en syndromes ou maladies selon des théories de causalité connues, lesquelles vont déterminer des moyens thérapeutiques (chimiothérapie, psychothérapies, etc.) à visée de guérison ou tout du moins de diminution des symptômes. Bien différent, le *diagnostic de réhabilitation* repose sur l'évaluation fonctionnelle des capacités du sujet (degré d'autonomie, habiletés sociales, etc.) et des ressources, soutiens ou aides mis à sa disposition (ou à rechercher) et qui vont lui être indispensables ; il s'agit de mesurer également la disponibilité du patient vis-à-vis de la démarche de réhabilitation, de définir avec lui les buts à atteindre (professionnels, éducationnels, résidentiels ou sociaux par exemple) et d'établir un programme d'interventions dont la finalité doit respecter les objectifs prioritairement déterminés par le patient [2].

Alliance thérapeutique

La relation thérapeutique s'est grandement modifiée au fil des ans (modifications sociales, législatives, etc.) et aussi bien évoque-t-on aujourd'hui le concept nouveau d'alliance thérapeutique pour décrire l'évolution indispensable du rôle de l'intervenant psychiatrique qui a évolué depuis l'approche autoritaire (telle qu'elle pouvait se dérouler dans les conditions de l'hospitalisation) à la nécessité d'une collaboration réelle avec les usagers mais également leur famille (sinon, comment envisager un travail à domicile par exemple ?).

De plus, l'interdisciplinarité devient la règle lors des interventions psychosociales, chaque discipline contribuant aux objectifs communs en apportant son expertise, nous interroge forcément sur la place de chacun des intervenants, posant la question de la hiérarchie et notamment celle de l'autorité médicale.

Recovery

Toute une littérature récente concerne le *recovery* (guérison ou rétablissement, en français) qui vient signaler l'existence de patients souffrant d'une maladie mentale sévère et qui « s'en sortent » mais qui doivent affronter les restrictions et les difficultés imposées par la maladie ainsi que par le traitement et l'environnement, tout en cherchant à s'intégrer dans une vie sociale ayant de la signification pour eux.

Signalons l'apparition, dans le DSM-IV, d'une modalité évolutive « rémission complète » pour les schizophrénies et surtout de la formalisation récente par des experts [1] de critères cliniques à la rémission dans cette maladie, réputée autrefois incurable…

Ceci ne peut que venir renforcer la légitimité de la démarche de réhabilitation et la nécessaire adaptation de nos structures de soins et d'accompagnement à cette nouvelle clientèle autrefois hébergée au long cours dans les hôpitaux psychiatriques.

Une enquête [3] auprès de patients ayant présenté un *recovery* objective que ce qui a été le plus important pour eux dans leur cheminement a été la possibilité « d'entrer en communication facilement avec des aidants et des soignants, pouvant être joints à tout moment (surtout lorsqu'ils allaient très mal), et qui ont pris le temps de les écouter comme des personnes et non comme des patients ».

Structures d'accueil, de soins et d'accompagnement flexibles

La présence dans la communauté de malades en rémission mais toujours fragiles impose la mise en place de lieux de soins susceptibles de les recevoir ou d'intervenir auprès d'eux à tout moment : les centres d'accueil et/ou de crise, les dispensaires aux horaires étendus (même le week-end), les équipes mobiles d'intervention ou l'hospitalisation à domicile réalisent autant de structures d'accès facile et assurant la permanence des soins.

Plus récemment, on a insisté sur l'importance de l'accompagnement dans la vie sociale : clubs d'entraide (groupes d'entraide mutuelle) « constituant le “chaînon manquant” de l'accompagnement des handicapés psychiques s'adressant à des personnes sorties d'hospitalisation et ayant besoin de soutien pour reprendre pied dans la société » et lutter contre les risques de précarisation (*cf.* chapitre 26.3).

Organisation des soins pour un suivi intensif dans le milieu

Traditionnellement en France [6], les prises en charge individuelles priment et s'organisent dans le cadre de la continuité des soins instaurée par la politique de sectorisation et par les techniques institutionnelles qui déterminent la philosophie des soins de la plupart des équipes publiques françaises pour réaliser une sorte de suivi psychiatrique intensif dans le milieu de vie ; les soins de réadaptation en établissement viennent compléter cette organisation mais ils relèvent la plupart du temps du domaine associatif (ou privé) ; deux des textes suivants (chapitres 26.2 et 26.4) traitent de ces questions.

Aujourd'hui, *l'intervention de groupe* qui domine largement en Amérique du Nord et dans les pays où la culture anglo-saxonne est prédominante, connaît une avancée importante sous nos climats. Ses avantages et son efficacité thérapeutique sont mis en avant : autorégulation et cohésion de groupe renforçant les sentiments d'appartenance et d'entraide, partage d'expériences et de stratégies, etc.

Abord psychodynamique de la réhabilitation

On a longtemps reproché à la réhabilitation psychosociale de ne s'occuper que de la « partie saine » de la personnalité des patients voire de s'intéresser moins à l'idée d'un changement ou d'une évolution de la maladie que d'avoir à se préoccuper d'une adaptation à celle-ci ; c'est-à-dire de se centrer moins sur la maladie que sur la personne malade qu'il faut aider à s'adapter à ses incapacités…

Or, celle-ci ne peut être comprise que comme une démarche forcément complémentaire de la démarche médicale « pure » qu'elle favorise en la rendant possible. Le milieu de la réhabilitation tend à réaliser un espace de transition ouvert sur le monde extérieur en instituant un cadre de soins suffisamment protégé pour que la pression sociale y soit réduite et dans lequel les malades auront la possibilité de vivre des relations significatives avec autrui. L'utilisation du cadre institutionnel à des fins thérapeutiques passe par la mise en place de soins institutionnels variés et multiples (activités thérapeutiques médiatisées, réunions, comités, etc.) dont le but ultime, à travers toutes ces occasions d'échanges et de rencontres, s'avère la restauration du lien social défaillant des patients.

Techniques comportementales et cognitives

Ces méthodes, en plein essor, luttent contre les schémas cognitivo-affectifs dysfonctionnels présents chez les patients qui sont considérés comme les éléments principaux s'opposant au changement. Différents programmes (souvent traduits de l'américain) sont actuellement disponibles qui associent des techniques variées (jeux de rôles, résolution de problèmes, jeux d'entraînement, etc.) et visent également à l' entraînement aux habiletés : entraînement aux habiletés sociales, habiletés conversationnelles, résolution de problèmes, contrôle des symptômes, éducation au traitement, etc.

La thérapie de remédiation cognitive (TRC) se donne pour but de réadapter certaines capacités cognitives : de nombreuses études lui sont actuellement consacrées qui objectivent de bons résultats sur le fonctionnement cognitif et social et sur l'estime de soi ; néanmoins, d'autres travaux sont nécessaires pour confirmer ces acquis [5].

Recherche

Dans le cadre de la schizophrénie, le déficit cognitif est connu depuis toujours (E. Kraepelin décrivait l'évolution de la *dementia praecox* comme une « fatalité déficitaire »), notamment en termes de déficits de la mémoire, de l'attention et de la concentration et cela indépendamment de la présence de symptômes positifs ou négatifs, du stade de l'évolution (l'atteinte cognitive précéderait, pour certains, le début déclaré de la maladie) et même des effets latéraux des psychotropes. Par ailleurs, on a pu mettre en évidence que les déficits cognitifs seraient considérablement prédictifs des limitations fonctionnelles et de l'efficacité de la réhabilitation [4] : ils deviennent ainsi la cible prioritaire des chercheurs et la cible thérapeutique la plus importante chez les schizophrènes.

Toutefois, il faut bien reconnaître les succès encore modestes des traitements cognitifs dans ces affections : lorsqu'on arrête l'entraînement, les performances d'une partie des patients reviennent souvent à leur niveau d'inclusion (ce qui n'indiquerait pas que ces traitements seraient inefficaces mais plutôt qu'ils ne seraient pas curatifs et qu'un entraînement de longue durée serait nécessaire…).

Références

[1] Andreasen N, Carpenter Jr WT, Kane JM, et al. Remission in Schizophrenia : Proposed Criteria and Rationale for Consensus. Am J Psychiatry 2005 ; 162 : 3.

[2] Anthony W, Cohen M, Farkas M, et al. La réhabilitation psychiatrique, 2e éd. Charleroi : Socrate Pomarex ; 2004.

[3] Deegan PE. Recovery : The Lived Experience of Rehabilitation. Psychiatr Rehabil J 1988 ; 11 : 11-9.

[4] Harvey PD, Sharma T. Comprendre et traiter la cognition dans la schizophrénie. Londres : Martin Dunitz ; 2002.

[5] Lecomte T, Leclerc C. Manuel de réadaptation psychiatrique. Sainte-Foy : Presses de l'Université du Québec ; 2004.

[6] Vidon G, Antoniol B, Bonnet C, et al. La réhabilitation psychosociale en psychiatrie. Paris : Frison-Roche ; 1995.

26.2 Thérapies institutionnelles

A. Ruat

Histoire et définitions

Les thérapies institutionnelles visent à améliorer la valeur soignante de l'institution psychiatrique [1]. Elles sont liées à l'histoire de la psychiatrie en général et de la psychiatrie de secteur en particulier, qu'elles ont transformée à partir d'une critique radicale de « l'Asile » [7].

Le fait qu'elles soient qualifiées d'institutionnelles a pu faire penser que le développement de l'extrahospitalier les rendrait caduques. Nous verrons que c'était confondre établissement et institution [2].

L'actualité de la psychothérapie institutionnelle est manifeste, en particulier dans le mouvement de réhabilitation et de psychiatrie sociale, la question de la chronicité dans le médicosocial et le renouveau des clubs annoncé par les politiques sur l'initiative des associations d'usagers et de familles.

La théorie de l'utilisation à des fins thérapeutiques de l'établissement débute au XVIIIe siècle avec P. Pinel et son traitement moral qui libère les fous enchaînés à Bicêtre en 1793.

En 1838, J.E. Esquirol développe le premier modèle d'une institution thérapeutique à Charenton : l'Asile.

C'est autour de la période de la 2e guerre mondiale, avec 40 % des malades mentaux morts de faim dans les asiles (mais avec une variation de 0 à Saint-Alban à 60 % à Clermont de l'Oise) que des réflexions s'engageront.

À Saint-Alban, hôpital psychiatrique de Lozère, se nouèrent des rencontres autour de la nécessaire transformation de l'assistance psychiatrique. P. Balvet, alors médecin directeur, rappelle dès 1942 le principe esquirolien du maniement de l'institution comme instrument de soins. Autour de lui se retrouvent L. Bonnafé, psychiatre communiste, et F. Tosquelles, psychiatre républicain catalan ayant fui l'Espagne franquiste. Ce dernier fait partager sa connaissance de la psychiatrie allemande, rejetée en France, en particulier H. Simon (« pour une thérapeutique plus active à l'hôpital psychiatrique » autour de son expérience à Guttersloch), ainsi que son intérêt pour la psychanalyse : il apporte avec lui la thèse de J. Lacan sur la personnalité paranoïaque qui ouvre la question du traitement des psychoses.

S'y croisent également de nombreux intellectuels : G. Canguilhem, philosophe et médecin, P. Eluard, poète surréaliste, et des psychanalystes, cachés en ce lieu car résistants à l'occupation nazie.

C'est en 1952 que se cristallisent ces divers courants : l'année du début de l'utilisation des neuroleptiques mais aussi d'une circulaire, le 2 août, qui permettra d'étendre au-delà de quelques expériences la transformation de l'asile en instrument de soins (attribution d'une secrétaire médicale et d'une assistante sociale par service et amélioration de l'accueil des patients) [3].

C'est aussi cette année-là que G. Daumezon, qui à l'hôpital de Fleury Les Aubrais avait mis en place des activités diversifiées au bénéfice des patients pour lutter contre le cadre aliénant de l'hôpital psychiatrique, et P. Koechlin, qui avait été son interne, inventent le terme de *psychothérapie institutionnelle* désignant ainsi « l'utilisation ordonnée à des fins psychothérapiques du lieu d'échanges et de rencontres où est accueilli et traité le malade ».

Parmi les expériences, sans être exhaustif, on peut citer l'ouverture en 1951 de la clinique de Laborde par J. Oury et celles de deux internes de Daumezon : P. Koechlin qui ouvre l'hôpital de Charcot en 1960 et P. Paumelle qui s'engage dans la création d'un secteur de santé mentale sous la forme juridique d'une association loi 1901 entouré de psychanalystes qui ont produit autour de P.C. Racamier l'ouvrage *Le psychanalyste sans divan* [12].

D'autres fondateurs ont laissé leur nom tel P. Sivadon à Ville Evrard qui s'oriente vers une psychiatrie enrichie en personnel (assistants) et institue des réunions de soignants. Il sera le 1er médecin directeur de l'hôpital de la Verrière (MGEN).

G. Daumezon attachera toujours une grande importance au rôle des infirmiers pour qui il a créé en 1949 des stages de formation permanente en collaboration avec G. Le Guillant, aux Centres d'entraînement aux méthodes d'éducation active (CEMEA).

C'est autour de la question du rôle des infirmiers et de leur participation à la psychothérapie que le groupe de Sèvres qui se réunira deux ans en 1957–1958 éclatera. De cette disparition naîtra le Groupe de travail sur la psychothérapie et sociothérapie institutionnelle (GTPSI) qui deviendra en 1965 la Société de psychothérapie institutionnelle. Dans le discours inaugural de celle-ci, F. Tosquelles énonce la fameuse métaphore des deux jambes de la psychothérapie institutionnelle : « la psychanalyse et la sociologie ».

Historiquement liée, voire intriquée à la psychothérapie institutionnelle, la psychiatrie de secteur est reconnue sur le plan juridique par la circulaire du 15 mars 1960, qui institue un chef de secteur pour 67 000 habitants avec 200 lits (normes OMS de l'époque) et un extrahospitalier.

Les principes de la psychiatrie de secteur sont de traiter à un stade précoce, d'assurer une postcure, de séparer le moins possible le malade de sa famille et d'accueillir *tous* les malades d'une région donnée.

Le programme de 1960 sera activé autour du changement des mentalités lié au mouvement de mai 1968, en particulier l'idéologie antiautoritaire et l'antipsychiatrie : l'institution psychiatrique devient le symbole de l'enfermement et de l'exclusion.

De même, la création d'un enseignement universitaire de la psychiatrie séparé de la neurologie, l'amélioration du statut de psychiatre (loi du 3 juillet 1968 intégrant les hôpitaux psychiatriques dans le statut commun avec revalorisation salariale et perte du statut de fonctionnaire) et la création de nombreux postes auront un effet sur la mise en place de la sectorisation.

La sectorisation psychiatrique est organisée par arrêtés et circulaires : le 14 mars 1972 pour la psychiatrie générale et le 16 mars 1972 pour la psychiatrie infantojuvénile.

Jusqu'en 1985, les structures extrahospitalières et le personnel travaillant sur le secteur étaient financés par le département sur des fonds de prévention (remboursés à 85 % par l'État). Il existait donc une dichotomie entre les hôpitaux, financés par l'assurance-maladie, et le secteur par l'État. Les décideurs financiers de l'extrahospitalier étant les conseils généraux, les disparités étaient grandes.

En 1985, une réforme du financement et de l'organisation de la psychiatrie publique l'intègre au système de santé général et met fin au monopole des placements sous contrainte dans les hôpitaux psychiatriques.

La sécurité sociale finance l'ensemble de la psychiatrie dont la gestion, structures et personnels, est confiée aux établissements hospitaliers.

Le 14 mars 1986 un décret et un arrêté listent et définissent les services et les structures qui peuvent être mis en œuvre.

Aujourd'hui, les patients de la file active d'un secteur sont suivis pour environ 85 % en dehors de l'hôpital.

Pratiquement, chaque secteur est équipé, en plus de lits d'hospitalisation, d'un centre médicopsychologique (CMP), d'un centre d'accueil thérapeutique à temps partiel (CATTP), d'appartements communautaires ou associatifs, d'accueil familial thérapeutique, d'un hôpital de jour, voire d'un foyer de postcure.

Les patients utilisent ce dispositif concret de continuité des soins en fonction de leur pathologie et des moments de leur vie, comme une trajectoire de soins. Cette continuité des soins est un pilier fondamental de la psychiatrie de secteur dans laquelle les équipes soignantes doivent être soutenues.

Psychothérapie institutionnelle et psychiatrie de secteur

La mise en œuvre de la psychiatrie de secteur a pu laisser penser que l'institution allait être abandonnée. C'était confondre établissement et institution. Institution désigne en français l'action d'instituer, contrairement à l'usage anglo-saxon pour lequel l'institution est hôpital.

Pour éclairer cette différence, J. Ayme a pu parler de « l'institution secteur » et a comparé la psychiatrie de secteur à une bande de Moebius où le patient peut passer d'une face à l'autre sans solution de continuité : hôpital, CMP, CATTP, appartement thérapeutique, etc. [2].

Pour P.H. Rappard : « le secteur n'est qu'une évolution de l'assistance psychiatrique favorisée par le mouvement de psychothérapie institutionnelle » [14]. Il explique les différences entre la France et l'Italie par les modèles différents de l'État : en France grâce aux associations loi 1901, obéissant au contractuel, l'omnipotence de l'établissement, organe de l'État, a pu être contrebalancée, ce qui n'était pas possible en Italie. Il explique ainsi le chemin italien de la loi du 13 mai 1978 décrétant la fermeture des établissements psychiatriques, solution extrême mais nécessaire. Les combats idéologiques ont été violents, confondant désinstitutionnalisation et déshospitalisation.

La psychiatrie de secteur serait un outil et la psychothérapie une méthode, l'articulation se faisant autour du transfert et dessinant une trajectoire de soins pour chaque patient [6].

Pratiques et concepts de la psychothérapie institutionnelle

La fonction asilaire reposait, en grande partie, sur des cascades hiérarchiques : le savoir psychiatrique imposait une hiérarchie des disciplines et des personnes à l'intérieur de ces mêmes disciplines, qui pouvait aboutir à des pratiques aveugles, ne prenant pas en compte la façon dont le patient recevait les soins, c'est-à-dire que le transfert était exclu (toute analyse fine et immédiate des réponses au traitement).

M. Foucault a repris cette critique de l'asile [8]. Il s'est intéressé aux processus de subjectivation, en particulier, ceux qui apparaissent dans le cadre du pouvoir disciplinaire qu'il évoque dans son cours *Le pouvoir psychiatrique*. Il y décrit la « prise exhaustive des corps » par une procédure de contrôle permanente (par exemple le panoptique). « Tout système disciplinaire tend à être une occupation du temps, de la vie et du corps de l'individu. »

Les pratiques de la psychothérapie institutionnelle se sont mises en place pour lutter contre le rôle aliénant des structures asilaires, s'attaquant à la hiérarchisation des services et reconnaissant le savoir du patient sur sa maladie mais aussi sur l'institution.

On retrouve ici l'apport de la psychanalyse qui remet la personne qui parle au centre de son histoire.

Le concept de transfert désigne en psychanalyse, depuis S. Freud, le processus par lequel les désirs inconscients s'actualisent sur certains objets dans le cadre d'un certain type de relation établie avec eux et éminemment dans le cadre de la relation analytique [10]. Il s'agit là d'une répétition de prototypes infantiles vécue avec un sentiment d'actualité marqué.

Le contre-transfert est l'ensemble des réactions inconscientes de l'analyste à la personne de l'analysé et plus particulièrement au transfert de celui-ci.

Ces concepts sont à la base de toute psychothérapie et de toute psychothérapie institutionnelle.

Les réflexions de l'équipe soignante sur son organisation interne et les rapports hiérarchiques externes s'élaborent sur ces notions qui ont donné lieu à des batailles idéologiques entre les psychanalystes lacaniens pour qui l'analyse du milieu thérapeutique est indispensable et les psychanalystes « orthodoxes » pour qui il est impossible d'appliquer directement la psychanalyse au champ institutionnel [15].

La psychothérapie des psychoses s'appuie sur la notion de « transfert dissocié » et de « transfert multiréférentiel » (F. Tosquelles).

La personne psychotique ne peut « transférer » sur un seul psychanalyste mais le peut sur l'établissement et l'équipe soignante qui l'accueille par le biais « d'identification projective » [5].

Ces investissements différents que F. Tosquelles a appelés « constellation transférentielle » sont repris en réunion pour élaborer, pour approcher « la réalité psychique » du patient [1]. Pour qu'ils soient possibles, il est nécessaire que le patient puisse librement circuler, échanger et faire des rencontres.

Pratiquement, un patient est accueilli par une équipe soignante. Il va rencontrer des soignants de différents statuts et d'autres patients, il va participer à des groupes et s'intégrer à la vie de l'établissement [5]. Cette organisation des soins, en partie prescrite, tient compte des choix du patient : « ce qui suffit » pour chaque patient [4].

Pour Tosquelles, l'institution est « l'endroit où le plus important est la démarche permanente pour créer et maintenir des lieux et des espaces disponibles afin que les échanges soient possibles et continus ». Cette définition insiste sur l'amélioration nécessaire de la communication et sur le rôle des activités.

Réunions

C'est J. Oury qui a développé le concept de réunion dont il fait le principe opérateur du soin en tant qu'il organise le collectif avec trois niveaux fonctionnels : l'échange d'information, le partage des décisions et les échanges affectifs [11]. Ces trois niveaux sont plus ou moins présents.

La connaissance des lois de l'inconscient s'attache à privilégier la parole pour éviter les passages à l'acte ou même les *acting-out* (en référence à une situation transférentielle).

Les réunions de soignants permettent d'organiser la cohérence des soins aux patients à partir d'une réflexion clinique. C'est le lieu de repérage des différents investissements partiels des patients : les soignants qu'ils apprécient comme ceux qui les persécutent. Elles permettent un travail sur le contre-transfert et un soutien psychique aux différents intervenants.

Les réunions avec les patients permettent de recueillir leur savoir sur l'institution, de les impliquer dans l'organisation des soins et de mettre à plat les conflits.

Activités

Pour favoriser les processus de transfert, il faut multiplier les possibilités de rencontre entre le patient et les soignants, le patient et les autres patients et avec des intervenants extérieurs.

Dans les activités, il s'agit de créer et de restaurer du lien grâce à une médiation thérapeutique définie par un cadre (temps, lieu, durée, groupe ouvert ou fermé, etc.). Les indications médicales sont discutées en équipe.

Les activités peuvent être à médiation corporelle, artistique ou ergothérapeutique. L'activité occupationnelle, qui n'a pour but que de lutter contre l'ennui, n'est pas comme son nom l'indique du champ du soin. Ce qui fait la différence c'est l'indication médicale, la formation du soignant et la reprise et l'échange en réunion autour de l'activité.

Les activités thérapeutiques permettent de retrouver un contact avec la réalité, de la créativité mais surtout de pouvoir médiatiser les processus psychopathologiques (expression du délire, conflits déplacés) [9].

Ces pratiques se sont largement développées en dehors de l'hôpital, en particulier dans les hôpitaux de jour et les CATTP. Les clubs thérapeutiques, structures associatives rendues possibles par la circulaire du 4 février 1958 (le produit du travail des malades appartient aux malades et non plus à l'établissement), avaient permis d'ouvrir l'hôpital sur l'extérieur [13]. Ils ont le plus souvent évolué en club de secteur. Le club thérapeutique a été considéré comme « l'essence de la psychothérapie institutionnelle » [15].

Actualités de la psychothérapie institutionnelle

Malgré le changement radical du paysage de la psychiatrie, la psychothérapie institutionnelle reste une méthode de traitement de la psychose dans les institutions, en particulier celles qui prennent en charge les patients au long cours : hôpitaux de jour, CATTP, appartements thérapeutiques pour qu'alternative à l'hospitalisation ne devienne pas alternative aux soins.

Les patients, où qu'ils soient, nécessitent des soins, des institutions qui réfléchissent et travaillent à éviter de les enfermer dans une structure concentrationnaire ou ségrégative.

La psychothérapie appelée à la rescousse dans les institutions médicosociales : maisons d'accueil spécialisé, foyer de jour qui accueillent de plus en plus de psychotiques chroniques. Elle y a sa place car le risque est grand que se forment des néoasiles de relégation qui feraient se répéter l'histoire.

Le travail en réseau avec nos partenaires sociaux et médicosociaux s'est développé et a été valorisé. Il utilise les concepts de la psychothérapie institutionnelle qui leur sont devenus familiers : réunions, groupes de parole, supervisions et pour lesquels ils savent en appeler à nos compétences.

L'intérêt renouvelé pour les clubs dits « d'accueil et d'entraide » qui apparaissent comme axe d'action du volet social du plan Santé mentale de 2004, repris par la loi de rénovation du handicap du 5 février 2005, se matérialise par un fort engagement financier prévu par le gouvernement.

Références

[1] Ayme J, Rappard P, Torrubia H. Thérapie institutionnelle. Psychiatrie. EMC, Paris : Elsevier; 1964 : 37-930-G-10.

[2] Ayme J. Actualité de la psychothérapie institutionnelle. Vigneux : Matrice; 1994.
[3] Ayme J. Contribution à l'histoire de la psychothérapie institutionnelle. Inf Psychiatr 1983; 59 : 399-412.
[4] Chaigneau H. Ce qui suffit - Réflexions sur ce qui surgit de la fréquentation au très long cours de quelques schizophrènes. Inf Psychiatr 1983; 59 : 437.
[5] Delion P. Psychose, vie quotidienne et psychothérapie institutionnelle. Ramonville Sainte-Agne : Érès; 1998.
[6] Delion P. Psychothérapie institutionnelle et psychiatrie de secteur. Inf Psychiatr 1983; 59 : 437-46.
[7] Delion P. Thérapeutiques institutionnelles. Psychiatrie. EMC, Elsevier : Paris; 2001 : 37-930-G-10.
[8] Foucault M. Le pouvoir psychiatrique, cours au Collège de France (1973/1974). Paris : Gallimard-Seuil; 2003.
[9] Guelfi JD, Boyer P, Consoli S, et al. Psychiatrie. Paris : PUF; 1987.
[10] Laplanche J, Pontalis JB. Vocabulaire de la psychanalyse. Paris : PUF; 1967.
[11] Oury J. Psychiatrie et psychothérapie institutionnelle. Paris : Éditions du Champ Social; 2001.
[12] Racamier PC. Le psychanalyste sans divan. 1970, Paris : Payot; 1970.
[13] Rappard P. Les clubs thérapeutiques - Étude médico-juridique. Thèse : Bordeaux; 1957.
[14] Rappard P. L'institution des institutions de l'état naissant. Inf Psychiatr 1983; 59 : 447-60.
[15] Vidon G, Petitjean F, Bonnet-Vidon B. Thérapie institutionnelle. EMC Psychiatrie, Paris : Elsevier; 1989 : 37-930-G-10.

26.3 Prise en charge des exclus

A. Mercuel

Si pendant plusieurs siècles les vagabonds, errants, malandrins, indigents et malades étaient rassemblés à l'hôpital, depuis 1838 les choses ont évolué. Depuis la seconde guerre mondiale, la mise en place progressive de ce qui allait devenir « le secteur psychiatrique » dans les années 1960, la prise en charge institutionnelle, les psychothérapies et le développement des psychotropes ont permis le retour dans la cité de personnes suivies auparavant dans ce milieu clos. La première limite du secteur est alors apparue face aux situations médico-psychosociales de personnes sans domicile fixe; il s'est ensuivi l'instauration de règles de prise en charge, variables d'une région à l'autre. L'une des premières fut d'instaurer une possibilité de maintenir une continuité des soins : il fallait dès lors s'attacher à assurer la prise en charge par la même équipe et ce au moins pour 5 ans. Puis, dans les années 1980, pensait-on que l'hospitalisation « par excès » favoriserait ce maintien dans les soins. Or, il est apparu que les hospitalisations, notamment les plus prolongées d'entre elles, aggravaient l'exclusion et participaient aux facteurs de mauvais pronostic. La nécessité de penser autrement s'est imposée pour, tout en soignant cette population à l'accès hasardeux aux soins – et à l'accès aux soins hasardeux –, tenter de maintenir les soins tant que nécessaire.

La prise en charge des exclus doit sans doute être la même que celle de la population générale; cela demande toutefois, en pratique, une adaptation à la réalité des diverses situations cliniques.

Constat de la situation

Une population hétérogène

Le terme d'« exclus » regroupe une population hétérogène [1] par son « statut social » : sans domicile fixe, sans résidence stable, sans résidence fixe, démuni, sans-abri, errant, clochard, auxquels viennent s'ajouter ce que l'on nommait autrefois les « hors-la-loi ». Tout ce monde se retrouve rassemblé sous l'acronyme « SDF » alors que tout sépare un schizophrène profitant de la désinstitutionalisation d'un pays de l'Est – tout à fait souhaitable par ailleurs – d'une personne se réfugiant illégalement après avoir été torturée dans un pays quelconque.

Une clinique ouverte, variée et discutée

La perception clinique est variable selon les enquêtes [3], les lieux d'observation, les circonstances de rencontre, puisque l'incidence de la maladie mentale dans cette population varie de 2 à 90 % selon les études. Vient s'ajouter à cela la polémique récente sur les notions de souffrance psychique ou de santé mentale par rapport aux pathologies cliniquement bien identifiées. Chaque personne en situation de précarité présente un état clinique différent selon son histoire, son environnement, les défenses et les stratégies de survie. Dans les années quatre-vingt-dix, les acteurs les plus anciens évaluaient à 30 %, de façon empirique, la prévalence des troubles psychiques dans cette population hétérogène. En Île-de-France, une étude sur la santé mentale des adultes sans logement personnel (SaMentA : Santé mentale et addictions) a été menée auprès de 859 personnes par l'Observatoire du Samu social de Paris, l'Inserm et un groupe de recherche pluridisciplinaire (INPES[1], InVS [Institut national de veille sanitaire], centre hospitalier Sainte-Anne à Paris, etc.). Les résultats de cette enquête (téléchargeable sur le site de l'Observatoire du Samu social de Paris) [5] sont édifiants : 32 % des personnes rencontrées présentent un trouble psychiatrique sévère (13 % état psychotique, 7 % état dépressif sévère, 12 % anxiété invalidante); 21 % présentent un trouble de la personnalité et/ou du comportement; 13 % ont un risque suicidaire moyen ou élevé. Les chiffres apparaissent encore plus inquiétants en ce qui concerne les 18-25 ans : 17 % d'états psychotiques, 9 % de dépressions sévères, 17 % d'anxiété invalidante. Les addictions concernent 29 % de la population et 38 % des 18-25 ans mais 49 % des psychotiques. Préoccupation majeure induite par cette enquête : 25 % des personnes présentant un trouble psychique sévère n'ont jamais recours aux soins et parmi ceux qui en ont eu un, 75 % n'ont plus de suivi au moment de la rencontre.

Santé et précarité peu compatibles

D'une façon générale, en précarité et *a fortiori* en exclusion, l'accès aux soins est retardé, les soins ambulatoires réguliers impossibles, la prise de traitements aléatoire, les contrôles de l'efficacité irréalisables, la continuité des soins utopique. Il en va de même pour les malades mentaux chez qui cette situation sociale rend vaines les tentatives d'ancrage dans une continuité d'aide médicopsychologique. Le repérage de moments ou de mouvements psychologiques ou psychiatriques à risque s'avère périlleux et surtout lié au hasard des rencontres. À l'évidence, on ne peut travailler seul face à une clinique aussi particulière que celle de la rue.

Des modes de prise en charge selon les aspects cliniques

Les descriptions cliniques peuvent être critiquées et critiquables car chacune ne représente qu'un type de situation clinique et ne peut recouvrir l'ensemble des souffrances et des troubles des personnes rencontrées. Cependant ces approches de compréhension répondent à une démarche qui peut rendre plus souple et perméable les limites des diagnostics, autorisant un retour à une perception clinique plus humanisée, parfois inexplicable. Quelles que soient leurs lectures, ces états retardent voire empêchent l'accès aux soins et le travail consiste alors à tenter un accrochage par des rencontres répétées et régulières.

Troubles réactionnels

De nombreux intervenants rassemblent sous le vocable de souffrance psychique des manifestations très variées : incivilités, violence comportementale, temporalité immédiate, passivité, rapport à l'aide perturbé. Ces manifestations préexistent bien souvent à la situation d'exclusion, la provoquent et l'aggravent. Selon les capacités adaptatives, le « faire face » ou la résilience, les personnes vont conserver leurs repères sociaux habituels, poursuivre la recherche d'emploi, entretenir un réseau amical. La réalité reste alors acceptable mais au fil des semaines et des mois en situation d'exclusion vont apparaître un sentiment de désillusion, une perte d'idéal et d'espoir. D'autres manifestations plus psychiatriques se développent : simple anxiété situationnelle, états post-traumatiques, conduites addictives débutantes ou aggravées, psychosomatisations, début de complications de pathologies chroniques. Cette période de « décrochage » est encore propice à l'instauration d'un lien thérapeutique car l'assistance est souvent acceptée. La plainte est formulée

1 Devenu Santé publique France.

fréquemment par le support somatique : perte du sommeil et de l'appétit, asthénie, algies, etc. Si le glissement social se poursuit, la dépression éclôt avec une détresse morale liée aux situations d'impasse, une passivité anxiogène et un passage à l'acte suicidaire. L'étiopathogénie en est multiple : réactionnelle aux échecs répétés, d'épuisement voire somatogène.

Pour ces troubles, l'accès aux soins s'organise de préférence par le fait de « faire venir » les personnes vers des lieux de consultation en ambulatoire :

- les consultations dites « de précarité » en hôpital général offrent un accès direct aux soins généraux et spécialisés, avec distribution gratuite de médicaments et facilitation d'accès aux alternatives à l'hospitalisation complète. La participation des psychiatres de secteur psychiatrique dans les SAU (services d'accueil des urgences) de ces établissements favorise l'accès aux soins de cette population;
- les PASS (permanences d'accès aux soins de santé) proposent des prises en charge médicosociales, examens et médicaments gratuits, et soutiennent les personnes dans leurs démarches;
- les CMP assurent des soins en ambulatoire et proposent d'éventuelles hospitalisations en milieu spécialisé;
- les associations humanitaires ainsi que les réseaux de médecins généralistes répondent également aux besoins;
- en région Île-de-France, le CPOA (centre psychiatrique d'orientation et d'accueil) située dans l'hôpital Sainte-Anne assure une consultation 24 h/24 et permet d'orienter le patient selon des règles favorisant la continuité des soins.

États psychotiques

Lors d'états psychotiques aigus tels que bouffées délirantes ou moments de décompensation d'une psychose chronique, l'indication d'hospitalisation est rarement remise en question. En revanche, de nombreux schizophrènes se retrouvent exclus de leur famille, de leur lieu de vie, de leur milieu professionnel quand ils en ont eu un. Cette situation est plus souvent liée au rejet qu'à une réelle démarche personnelle pour tenter de trouver alors un équilibre instable. D'autres, en total déséquilibre par absence de soins au début de leurs troubles ou en rupture de soins, représentent une grande partie des psychotiques à la rue. À côté d'eux coexistent des patients paranoïaques dont l'évolution les a conduits à être exclus de tout groupe et qui survivent dans un milieu paradoxalement plus tolérant pour eux. Les paranoïaques à la rue sont tout à fait sous-évalués, pour plusieurs raisons liées d'une part au semblant de maintien dans la réalité qui retarde la perception de leurs troubles par des tiers sociaux tolérants, et d'autre part au fait qu'ils échappent à toute étude, évaluation, enquête, persécutés qu'ils sont. Ces troubles sont à distinguer des réactions caractérielles paranoïaques liées au contexte réellement persécutif rencontré dans la rue, les centres d'hébergement et autres lieux d'accueil où la méfiance et la suspicion de l'autre participent aux modes relationnels opératoires afin d'éviter vols, dégradations des rares affaires personnelles et autres complications de la vie en exclusion. Diogène n'était-il pas paranoïaque? Enfin des états dépressifs notamment mélancoliques conduisent parfois à des situations sociales dramatiques. L'épisode, s'il n'a pas conduit au suicide, une fois spontanément résolu, entraîne honte et absence de demande d'aide.

Pour ces patients, l'accès au soin sera favorisé par un « aller vers » : aller régulièrement à leur rencontre afin de proposer un soin en ambulatoire. Dans ces cas, la capacité de l'environnement à alléger une souffrance est à prendre en compte : étayage par un réseau déjà en place, hébergement en institution autorisant la distribution de médicaments, liens privilégiés préexistants avec un médecin, etc. Secondairement, un projet médical plus structuré pourra être préparé avec le patient, y compris une hospitalisation librement consentie et garantissant, en partie de ce fait-là, une continuité des soins à la sortie… Mais parfois cette approche est insuffisante pour tisser un lien de confiance et l'hospitalisation doit être envisagée devant les tentatives répétées et infructueuses d'instaurer une thérapeutique en ambulatoire.

Troubles de la personnalité et des conduites

Ce groupe de patients n'est pas homogène et rassemble les personnalités telles que psychopathes, états limites, patients ayant diverses conduites addictives ainsi que, plus rarement, personnalités perverses et conduites pathomimiques telles que les syndromes de Münchhausen. En ce qui concerne ces derniers il est peu aisé de délimiter ce qui est de l'ordre de la pathomimie de survie – tout comme la mythomanie – de ce qui relève d'une conduite perverse, surtout s'il s'agit de personnes tentant d'obtenir un permis de séjour en France au titre des soins. Il est très difficile de venir en aide à ce groupe : les antécédents – et échecs – de prise en charge en institutions psychiatriques, parfois depuis l'enfance, les incitent peu à s'investir dans un projet impliquant les institutions ; la consommation d'alcool et de toxiques efface les traces mnésiques des entretiens précédents ; les demandes inadaptées épuisent les services par leur mauvaise utilisation (demande d'hébergement déguisée en plainte somatique ou demande de soins par le biais du social), la compliance est pour le moins labile, les sollicitations des intervenants multiples, etc.

C'est pour ces personnes que les réseaux, par leur efficience et pertinence, doivent déployer toute leur efficacité dans *l'accompagnement médicosocioéducatif* organisé grâce aux acteurs de terrain.

Intrications médicopsychosociales fréquentes

Les prises en charge pourraient sembler caricaturales et simplistes devant les groupes décrits. Sur le terrain, la clinique se montre plus complexe et surtout intriquée d'éléments médicaux, psychiatriques et sociaux : états dépressifs sur personnalités pathologiques, psychoses toxiques, conduites addictives défensives, schizophrénies pseudopsychopathiques ou héboïdophrénies, « paranoïas alcoolisées », troubles psychiatriques aux causes organiques notamment par la réémergence de pathologies supposées en voie de diminution telles que tuberculose, syphilis, VIH, etc. [2]. L'attitude pragmatique consiste alors à prioriser les soins somatiques par un *abord plus somatique* que psychiatrique.

États de dépersonnalisation

L'association de distorsion de la perception du temps, de l'espace et du corps avec une capacité relationnelle dissoute et une communication limitée laisserait croire qu'il s'agit là d'états psychotiques. La dépersonnalisation permanente, sans réelle confusion, inquiète tout intervenant médical ou non. Plusieurs hypothèses peuvent être formulées : cet état, par la fuite impossible, l'anticipation d'une mort inéluctable et l'absence de demande de soins, est tout à fait comparable à un état psychique post-traumatique ou à une dépression mélancoliforme. Or pour certaines personnes, lors d'une hospitalisation, une fois les repères spatiotemporels reposés et la communication stimulée, ces signes s'estompent avant même que l'on puisse considérer comme efficace l'action d'éventuels psychotropes. Hélas, trop souvent encore, certains exclus nous confrontent à la question du refus d'assistance et tout doit être déployé pour *convaincre plutôt que contraindre*, faire accepter de perdre le peu qui a pu se construire.

Circonstances de la rencontre

Pour repérer les états cliniques décrits plus haut, encore faut-il avoir pu rencontrer les personnes exclues. Cette rencontre s'organise suite à la sollicitation d'un tiers : assistant social, éducateur de rue, responsable de lieu d'hébergement, îlotier, policier, etc.

Première rencontre

L'objectif n'est pas d'envisager l'hospitalisation d'emblée, sauf en cas de situation clinique évidente, mais de tisser un lien autorisant une deuxième rencontre. L'échange sera différent dans son contenu et sa forme selon qu'il s'agira d'un entretien de rue, d'une demande émanant de la personne elle-même dans un centre d'hébergement, ou encore en SAU lors d'un accompagnement par les pompiers. Toute organisation minimale constitue un lieu symbolique privé (banc, square, parc, jardin, cimetière, berge de Seine, etc.) par le fait qu'il est délimité et investi pour ne pas dire qu'il constitue un des éléments du corps et de ce fait il faut procéder comme s'il s'agissait réellement d'une visite à domicile. Sur le fond, la pratique s'effectue en trois temps se superposant parfois : découverte du lieu de vie (lieux dangereux, risqués, etc.), de la personne après avoir été annoncée par le tiers demandeur qui doit par principe accompagner la rencontre, enfin recherche de signes témoignant d'une pathologie. La recherche d'un lieu offrant confidentialité et respect du secret professionnel est incontournable, à défaut la rencontre doit s'effectuer avec discrétion. L'absence de solution sociale immédiate limite les réponses possibles centrées uniquement sur cet aspect. Le risque médical, en revanche, serait de restreindre l'écoute à la simple élaboration d'un diagnostic fourre-tout de « psychopathe » ou d'« ivresse chez un SDF ». L'absence d'entourage, le refus d'assistance, sous-tendu par une pathologie ou pas, les rejets institutionnels ou ceux des patients eux-mêmes projetant une inefficacité thérapeutique sont autant d'obstacles à l'évaluation sereine de la demande et de la situation clinique. Cette dernière justifie rarement l'hospitalisation sur demande d'un tiers, avec néanmoins passage préalable en hôpital général; l'hospitalisation d'office ne se légitime jamais pour obliger à l'hébergement.

Dans certaines mégapoles (Paris, Lille, Lyon, Rouen, etc.), les secteurs psychiatriques ont mis en place des *équipes mobiles*, travaillant en réseau, auxquelles il peut être fait appel pour appui et soutien. La réponse apportée dépend alors de l'état de *préparation du réseau* de partenaires, de l'état de préparation de sa *propre équipe* pouvant s'adapter aux balancements permanents entre une permanence de *lieu* et une permanence du *lien*.

Rencontres suivantes

Il serait illusoire d'envisager un soutien sur le même modèle évolutif que ceux des consultants habituels : rendez-vous mensuels et plus lointains, consultations « flash » pour des impératifs de rendement, attente de mobilisation du patient pour élaborer un projet médical, etc. L'inhibition dépressive, la honte, la culpabilité, l'épuisement physique et psychique, les conduites addictives freinent la mise en place de soins ambulatoires sur le lieu d'hébergement *a fortiori* à la rue. Le réseau de *tiers accompagnants* prend alors toute son importance en assurant un étayage afin d'« ancrer » le patient dans un début de permanence du lien. Peu à peu l'on apprendra auprès d'eux qu'un suivi psychiatrique préexistait, qu'une équipe avait débuté une aide quelques mois auparavant. La tentation est grande alors de penser qu'un changement d'équipe permettra au SDF de s'en sortir enfin et entretiendrait alors une dynamique de rupture et d'absence de création de liens durables. La continuité des soins, même interrompus depuis longtemps, doit être proposée au patient pour limiter la parcellisation des soins et le processus de précarisation, et ce, quelle que soit la pathologie sous-jacente. En l'absence de prise en charge antérieure, tout le travail consistera justement à établir un lien de confiance afin de ne pas ajouter à l'errance habituelle un nomadisme médical. Le patient pourra alors être acteur de son choix thérapeutique et acceptera un soin préparé, fût-il intrahospitalier. À l'inverse, l'hospitalisation par « enlèvement » – pour ne pas dire nettoyage du trottoir – fait courir le risque de disparition dès la fin du séjour, écourté souvent par une sortie sans autorisation… Tout serait à recommencer : repérage, approche, etc.

Médiation en vue de maintien dans les soins

De plus en plus d'intervenants sociaux se forment à l'approche des pathologies rencontrées en exclusion, soit par une formation personnelle « psy », soit par une formation aux sciences humaines, ils peuvent offrir maintenant un abord, un soutien, un accompagnement de qualité. Le risque encouru est la perte de la perception exacte de sa propre fonction : ou l'on est intervenant médical ou intervenant social. La superposition, la collusion de fonctions par un même intervenant aggrave le processus d'exclusion. D'autres pièges institutionnels viennent s'ajouter : suspicion *a priori* des autres acteurs, mise en compétition et concurrence des intervenants, etc. Pour éviter toutes ces difficultés, un travail préparatoire de plusieurs années est nécessaire. La prise en charge des exclus passe aussi par de nombreuses actions auprès des équipes partenaires : aide, soutien, conseil, information sur le fonctionnement du secteur concerné, sensibilisation à la maladie mentale à partir des cas rencontrés, groupes Balint et autres interventions adaptées à chaque institution. Il s'agit, au-delà d'une simple psychiatrie de liaison dans la cité, d'une pratique interstitielle permettant par les rencontres et les échanges de trouver chacun sa place dans le réseau d'aide dans lequel on évolue.

Des soins spécifiques?

Cette question est récurrente. Dès qu'une équipe tente d'innover, elle entraîne levées de boucliers et réactions passionnées. Or, si spécificité il doit y avoir, elle réside essentiellement dans les *modalités d'accès aux soins et le maintien de ces soins* le temps nécessaire et non dans les soins eux-mêmes [4]. Au-delà, il s'agit de *promouvoir certaines pratiques* :

- aucun soin ne peut se maintenir sans hébergement;
- aucun hébergement stable ne peut être conservé sans un soin adapté;
- aucun projet ne peut être accepté si les personnes restent «ancrées» dans une stratégie quotidienne de survie immédiate.

Ceci laisse entrevoir des *pistes d'amélioration de la prise en charge* de cette population :

- abandon de la notion de relais ou de passage de relais au profit d'une *synergie* permanente de compétences entre les partenaires;
- interventions en institutions;
- *médiation* entre «le sanitaire» et le «social»;
- *logique de proximité* des intervenants et des interventions;
- *logique de réseau*;
- *logique de fonction* permettant de savoir qui fait quoi, comment, avec qui.

Les soins proposés habituellement doivent l'être tout autant pour les exclus : hospitalisation complète, partielle, de jour, de nuit, de week-end, de semaine, etc. voire «hospitalisation à domicile» en structures sociales ou médicosociales. Toutefois, la durée d'hospitalisation aggrave le pronostic, entraîne des conséquences directes sur le lieu de vie (résiliation de chambre d'hôtel, perte du squat, occupation du banc de square, etc.). Dans de telles conditions il faudra s'attacher à restaurer ce qui peut l'être, tant sur le plan physique que psychique, sans risquer de mettre en péril le lien thérapeutique par une poursuite de l'hospitalisation non acceptée. Des projets de soins de courte durée mais répétés permettent ces allers et retours entre le lieu de vie et le lieu de soins. C'est à partir de cette pratique que s'est construite l'hospitalisation séquentielle (un jour par semaine, une semaine par mois, etc.) qui permet de «déurgentiser» la relation aux équipes soignantes et donc de mettre en place une temporalité autre que l'immédiateté.

Des recommandations?

L'enquête SaMentA recommande de mieux repérer les personnes en état de souffrance psychique ou avec des troubles psychiatriques, de renforcer encore les relations entre le social et la psychiatrie, de régler la question de l'hébergement/logement de façon précoce, de former les personnels et de mener une campagne de communication grand public contre la stigmatisation des personnes SDF.

Conclusion

La prise en charge des exclus, peu demandeurs de soins, évolue avec l'histoire de la psychiatrie dans la cité et les missions qui lui sont confiées : de la maladie mentale à la souffrance psychique puis à la santé mentale. Plus la psychiatrie devient interstitielle plus elle est démystifiée et plus les demandes affluent vers elle. De ce fait, le projet médicopsychosocial ne peut plus s'aménager en colloque singulier mais au contraire avec de nombreux acteurs, le patient compris. Individualisé et personnalisé, ce projet tend idéalement à être élaboré ensemble grâce à une pratique de réseau, réactive, institutionnelle et souple, entre les partenaires sanitaires et sociaux. La participation active du patient entraîne alors une solidarité des intervenants et une solidité du projet. Par la suite, le fonctionnement par référent institutionnel et les rencontres de synthèse avec le patient favorisent le suivi de ce projet. Cette coordination autour du patient est le nécessaire fil rouge. Plus que cela, cette pratique acceptée par tous pourrait devenir un catalyseur de solutions médicosociales de meilleur pronostic car issues de l'adaptation des actions aux besoins de cette population vulnérable et non aux besoins des structures. Meilleurs diagnostics, orientations et prises en charge grâce à un «aller vers» limitant les effets néfastes de la non-demande.

Références

[1] Declerck P. Les naufragés Terre Humain. Paris : Plon; 2001.

[2] Hassin J. L'émergence de l'abord médicosocial des populations sans toit stable. Aspect historique, médical, socio-anthropologique, politique et éthique Thèse de doctorat d'université, Éthique médicale : Paris V; 1996.

[3] Kovess-Masfety V. Précarité et santé mentale. Références en Psychiatrie. Paris : Doin; 2001.

[4] Psychiatrie et grande exclusion 1996. Rapport du secrétariat d'État à l'Action humanitaire. Paris.

[5] Rapport sur la santé mentale et les addictions chez les personnes sans logement personnel d'Île-de-France. Observatoire du SAMU social de Paris et Inserm. Paris; 2010.

26.4 Traitements psychosociaux

E. Giraud-Baro, M. Duprez

Les maladies psychiatriques dans leur grande majorité sont des pathologies chroniques (troubles psychotiques, schizophrénie, troubles de l'humeur, troubles anxieux graves, etc.) qui génèrent des difficultés d'adaptation dans la vie quotidienne et sociale. La maladie psychiatrique doit donc être appréhendée non seulement dans sa stricte dimension médicale, mais encore en termes de handicap qui mettent en avant la limitation d'activité et/ou la restriction de participation à la vie en société subies dans l'environnement.

Les traitements psychosociaux renvoient à cette notion de handicap et plus particulièrement à celle de handicap psychique dont la nature appelle d'emblée à l'articulation sanitaire et sociale. La loi du 30 juin 1975 portant sur le handicap n'a pas, dans un premier temps favorisé cette articulation mais elle a, au contraire, exacerbé en psychiatrie le clivage maladie (sanitaire) – handicap (médicosocial).

La classification de P. Wood (classification internationale des handicaps, CIH – OMS – 1976-1980) a apporté un éclairage constructif et opérationnel en termes de réponse aux problématiques rencontrées en instaurant une vision dynamique de la maladie et de ses conséquences. Trois plans sont considérés pour réunir les informations nécessaires à décrire une situation : le plan des organes et des fonctions où se situe la déficience, le plan des activités intentionnelles de la personne où se définissent les incapacités, le plan des rôles sociaux où se retrouve le désavantage social. Il s'agit bien là d'une description « des expériences liées à la santé complémentaires à celles du concept de maladie ». L'optique est celle de la santé publique et celle de la santé mentale pour le sujet qui nous intéresse [3].

Handicap psychique

Le terme de handicap psychique est récent (2000) et a été promu par les associations de familles concernées au premier chef par la suppléance à la vie quotidienne et souhaitant un véritable « statut » pour ces difficultés peu prises en compte. Les études internationales réalisées lors de la révision de la CIH (Classification internationale des handicaps, déficiences, incapacités et désavantages de l'OMS) et portant sur tous types de handicap montrent que les personnes en situation de handicap psychique sont celles qui ont le moins accès à des stratégies de compensation (accès moindre aux dispositifs existants et absence de compensations adaptées à ce type de handicap).

Le handicap psychique présente des particularités :

- une fluctuation évolutive liée aux « poussées » de la maladie, ce qui contraste avec l'aspect fixé du plus grand nombre des handicaps, et qui le rend très contingent du suivi médical;
- une préservation des capacités intellectuelles contrairement au handicap mental s'accompagnant cependant de troubles cognitifs peu exprimés et souvent difficiles à repérer, perturbant l'organisation de l'activité et les relations sociales;
- une faible demande d'aide des personnes (conséquence des troubles cognitifs et de l'isolement)

majorée par la stigmatisation dont souffrent les patients atteints de pathologies psychiatriques.

La spécificité de ce handicap et sa reconnaissance récente (même si de longue date, la chronicité et les difficultés d'adaptation des malades mentaux ont fait l'objet des préoccupations de la psychiatrie) justifient une mobilisation importante et innovante dans un contexte psychopharmacologique, institutionnel et associatif nouveau. Les objectifs actuels des soins en santé mentale se déclinent en : précocité d'intervention, obtention d'une rémission/prévention des rechutes, maintien au domicile, insertion sociale et/ou professionnelle, déstigmatisation.

Enjeux des traitements psychosociaux

La part des traitements psychosociaux est essentielle et des enjeux nouveaux sont posés.

Enjeux cliniques

La réalisation d'une évaluation fonctionnelle portant sur l'état clinique, le statut cognitif, l'inventaire des aptitudes et des participations, les facteurs environnementaux favorisant ou limitant, les aides déjà mises en place, est le préalable à tout projet de stratégie de compensation. Cette évaluation mobilise des compétences issues des secteurs sanitaire et social.

Enjeux organisationnels

Les logiques institutionnelles, sanitaires, médicosociales et/ou sociales s'effacent pour laisser place à la notion de projet de vie personnalisé nécessitant des interventions sanitaire et/ou sociale coordonnées visant à préserver le potentiel adaptatif de la personne et à compenser les incapacités et désavantages constatés en sachant que le projet de vie se déroulera, pour la plupart, hors des institutions. L'usager est plus que jamais au centre du dispositif.

Le courant de réadaptation psychosociale, plutôt développé en France dans le secteur associatif, a modélisé « en pionnier » cette interface d'articulation sanitaire et sociale. À l'instar des programmes communautaires nord-américains, il se développe en France au sein des secteurs ou en intersectorialité, en apportant au sanitaire un regard spécifique. Rappelons ses objectifs : « *optimiser les capacités persistantes et atténuer les difficultés résultant des conduites déficitaires ou anormales en visant à améliorer le fonctionnement de la personne et à obtenir de la satisfaction et du succès dans le milieu de son choix avec le moins d'interventions professionnelles possibles.* » [6]

Les équipes de réhabilitation, plus ouvertes aux compétences éducatives, à l'exploration neurocognitive, s'attellent à ce travail d'évaluation fonctionnelle et à l'instauration des traitements psychosociaux adaptés aux besoins des personnes. Les programmes psychoéducatifs, l'entraînement aux habiletés sociales, les programmes de remédiation cognitive, les programmes de réentraînements au travail préparent la personne aux étapes de son projet d'insertion [6].

Les réseaux en santé mentale représentent également une ressource qui devrait se développer. Ils utilisent la compétence à coordonner autour de la personne différents intervenants dans le cadre d'un plan d'aide et à évaluer la pertinence de ces actions.

Les traitements psychosociaux concourent à une meilleure autonomie dans tous les domaines de la vie courante : ressources, accessibilité, vie quotidienne, hébergement, travail, loisirs.

Législation

Le cadre réglementaire qui ordonne la pratique des soins psychosociaux a connu une évolution récente importante avec l'adoption par le Parlement, le 11 février 2005, d'un nouveau texte de loi, *pour l'égalité des droits et des chances, la participation et la citoyenneté des personnes handicapées,* venant réformer celui en vigueur depuis le 30 juin 1975. Une des modifications notables est représentée par l'apparition du terme de *handicap psychique* jusqu'alors absent de la liste des différents types de handicaps où étaient identifiés explicitement les handicaps moteur, sensoriel et mental, ce dernier étant essentiellement limité à un déficit intellectuel [7].

Au-delà de dispositions visant à améliorer les possibilités d'accès aux différents services et d'exercice de droits fondamentaux (soins, enseignement, activité professionnelle, citoyenneté et logement), cette loi introduit deux grandes modifications dans le dispositif existant précédemment. De nouveaux organismes voient le jour dans le domaine de l'information des personnes handicapées, de l'évaluation de leurs besoins et de la reconnaissance de leurs droits fondamentaux.

La CNSA (Caisse nationale de solidarité pour l'autonomie) a ainsi pour missions depuis le 30 juin 2004 de veiller à une répartition équitable des ressources en fonction de l'évaluation de l'ensemble des besoins pour toutes les catégories de handicap, de jouer un rôle central, en matière d'expertise et d'établissement de référentiels d'évaluation, comme en matière d'élaboration des schémas et des programmes nationaux et départementaux d'accompagnement, de contribuer au développement de l'information à propos du handicap ainsi qu'au conseil sur les aides techniques susceptibles d'améliorer l'autonomie des personnes handicapées.

Les actions de la CNSA sont relayées au niveau régional par *le programme interdépartemental d'accompagnement des handicaps et de la perte d'autonomie* que chaque préfet est chargé d'établir et, au niveau départemental, par deux organismes :

- la *maison départementale des personnes handicapées*, d'une part, a pour missions : d'accueillir, d'informer, d'accompagner et de conseiller les personnes handicapées et leurs familles lors de l'annonce du handicap, de son évaluation et de sa compensation, de mettre en place et d'organiser le fonctionnement de la commission des droits et de l'autonomie des personnes handicapées (*cf. infra*) et de mener des actions de sensibilisation et d'information du public à propos du handicap ;
- la *Commission des droits et de l'autonomie des personnes handicapées*, d'autre part, est présente au niveau de chaque maison du handicap et assure désormais les fonctions anciennement dévolues à la Cotorep (Commission technique d'orientation et de reclassement professionnel) et à la CDES (Commission départementale de l'éducation spéciale). Elle a pour compétence l'orientation de la personne handicapée aux niveaux scolaire, professionnel ou social, la désignation des organismes et des services compétents par rapport aux besoins de la personne (éducation, rééducation, reclassement, accueil), l'attribution de l'allocation d'éducation spéciale pour les enfants handicapés, de l'allocation adulte handicapé, de la carte d'invalidité, de la majoration pour la vie autonome et de la prestation de compensation, ainsi que celle de la reconnaissance de travailleur handicapé ; enfin, elle statue sur l'accompagnement des personnes handicapées de plus de 60 ans. Ces décisions sont regroupées au sein du *plan de compensation*, ce dernier étant opposable aux organismes de sécurité sociale et aux équipes de suivi, en particulier médical.

Compensation et ressources

Un autre grand volet de ce nouveau texte de loi touche aux questions des modalités de compensation du handicap et des *ressources* des personnes handicapées.

La compensation du handicap passe, dans la loi de février 2005, par l'énoncé d'un principe fondamental, à savoir le droit à compensation quelles que soient l'origine et la nature de la déficience, de même que l'âge, le sexe et le mode de vie de la personne handicapée ; on retrouve à nouveau mentionné ici en filigrane le terme de handicap psychique, concept clef dans la pratique des soins de réhabilitation psychosociale. L'ensemble des besoins en termes de scolarité, d'enseignement, d'éducation, d'insertion professionnelle et de logement sera inscrit, pour chaque personne, dans le plan personnalisé de compensation. Cette compensation se fait par la *prestation de compensation* qui est venue se substituer à l'Allocation compensatrice pour tierce personne (ACTP). Pour en bénéficier, il faut être atteint d'une infirmité entraînant un handicap (> 80 %) définie par décret. Elle a pour objectif de financer les aides techniques et humaines, les frais liés à l'aménagement du logement et du véhicule, ou encore l'acquisition de matériel, nécessités par le handicap de la personne concernée. Les conditions de son attribution dans le cadre du handicap psychique restent encore mal précisées.

Les ressources spécifiquement destinées aux personnes handicapées (en dehors des ressources tirées d'une activité professionnelle en milieu ordinaire, des rentes, etc.) sont quant à elles représentées par l'AAH (Allocation adulte handicapé) et par les revenus tirés d'une éventuelle activité en ESAT (Établissement et service d'aide par le travail), mais dans un cadre différent de celui de la loi de 1975. En effet, si l'AAH est maintenue, celle-ci vient se compléter d'une *garantie de ressources* allouée pour une durée déterminée en cas d'impossibilité de travailler. Le texte de loi de 2005 introduit, en outre, la possibilité de recevoir, pendant une durée déterminée, une somme complémentaire dénommée *majoration pour la vie autonome*, en cas d'impossibilité de travailler et de logement indépendant pour lequel une aide personnelle au logement est présente. Ces deux versements sont également alloués à des personnes handicapées hospitalisées, incarcérées ou hébergées dans un établissement social ou médicosocial. Enfin, les modalités de calcul de l'AAH ont changé; ainsi les ressources personnelles et celles du conjoint ne sont pas prises en compte pour le calcul de la somme allouée. Parallèlement, obtenir l'AAH est devenu plus difficile dans la mesure où l'ouverture des droits ne peut se faire qu'au terme d'un an d'inactivité professionnelle pour les personnes ayant un taux d'invalidité compris entre 50 et 80 %.

Protection des biens

Envisager la question des ressources amène à se poser celle de la nécessité d'une mesure de protection adaptée au handicap auquel est confrontée la personne du fait de la maladie dont elle souffre. Ceci passe avant tout par une définition claire et précise de ceux que la loi désigne sous le terme de *majeurs protégés*. Si la loi énonce un principe fondamental selon lequel tout être humain dispose de droits civiques, elle définit également les *majeurs protégés* comme des personnes âgées de 18 ans au moins qui disposent de tous ces droits, mais dont l'altération des facultés mentales et/ou physiques ne leur permet pas de les exercer en totalité, et qui peuvent donc bénéficier d'une aide adaptée à leurs difficultés.

Trois mesures différentes s'appliquent selon le type d'incapacité observée et le degré de handicap qu'elle entraîne :

- la *sauvegarde de justice* est une mesure provisoire instituée pour protéger la personne des actes accomplis inconsidérément du fait d'un trouble mental; la personne sous sauvegarde de justice dispose de ses droits. La mesure n'a aucun effet rétroactif et débute à compter de sa transmission au procureur de la République pour une durée de 2 mois renouvelable;
- la *curatelle* est une mesure permanente pour le majeur qui a besoin d'être assisté et contrôlé dans les actes les plus importants de la vie courante; on en distingue deux types :
  - la *curatelle simple*, qui permet de mettre en place une assistance pour les actes les plus graves de la vie courante,
  - la *curatelle renforcée*, qui est une mesure plus lourde mais seule à même d'assister la personne dans la gestion de ses biens financiers et de ses revenus, et dans laquelle le curateur a des pouvoirs plus étendus;
- enfin, la *tutelle* est quant à elle une mesure de représentation, et non plus seulement d'assistance, pour les actes de la vie civile. Elle existe sous deux formes principales : la *tutelle complète* et l'*administration légale sous contrôle judiciaire*. L'exécution des mesures de tutelle et de curatelle peut également être confiée à l'État en cas de vacance familiale. Globalement, il est important de noter que ce type de mesure s'inscrit au sein d'une démarche de soins, d'assistance et d'aide dans laquelle l'usager est au centre d'un système organisé en réseau et qui comprend la famille, le corps médical, l'institution judiciaire, les services sociaux, ou encore des intervenants du milieu associatif.

Activités professionnelles

Dans le domaine des activités professionnelles, différentes structures sont disponibles pour accueillir les personnes handicapées.

Les ESAT sont des établissements médicosociaux destinés aux adultes handicapés dont la capacité de travail est inférieure à un tiers de celle d'un travailleur valide et proposent des activités professionnelles aménagées. Ils peuvent constituer une étape intermédiaire dans le parcours de réhabilitation dans la mesure où, même s'il ne s'agit pas de leur objectif premier, ils permettent parfois une préparation à l'insertion professionnelle en atelier protégé ou en milieu ordinaire. Leur personnel se compose d'encadrants pour les activités productives et d'éducateurs pour l'accompagnement éducatif; ils ont donc la possibilité de passer une convention avec le secteur pour l'accueil de malades souffrant de troubles psychiatriques, mais il faut remarquer que la prise en charge des personnes présentant un handicap psychique doit tenir compte de certaines spécificités, comme les troubles cognitifs retrouvés chez les schizophrènes (attention, concentration, etc.). Cependant, les ESAT ne permettent pas toujours une souplesse et une adaptabilité suffisante du temps de travail et ne tendent pas souvent à développer des activités aux tâches non répétitives qui seraient susceptibles de concourir à une évolution positive de ces troubles spécifiques.

Les EA (entreprises adaptées) sont des structures d'accueil qui procèdent, contrairement aux ESAT, d'une logique d'entreprise avec impératifs de production et insertion dans l'économie de marché; ainsi, même si les conditions de travail doivent être aménagées en fonction des possibilités des travailleurs handicapés, ils ont également une fonction de réinsertion vers le milieu professionnel ordinaire plus développée que celle des ESAT.

Les CRP (centres de rééducation professionnelle) sont des établissements dotés d'un personnel pluridisciplinaire dont la mission principale est de dispenser une formation qualifiante aux personnes handicapées dans un but de réinsertion vers le milieu ordinaire ou protégé. Ces établissements sont financés par l'assurance-maladie en fonction d'un prix de journée.

L'ensemble de ces structures accueille les personnes handicapées sur décision de la *Commission des droits et de l'autonomie des personnes handicapées* [7].

Hébergement

Parallèlement à ces établissements dont l'accueil est centré sur la question de l'activité professionnelle, il existe également des lieux et des structures dévolus à *l'hébergement* des personnes handicapées. Là encore, on peut déplorer que peu d'établissements soient organisés spécifiquement pour l'accueil de personnes porteuses d'un handicap psychique, alors que la question de l'hébergement est cruciale; ainsi, un fort pourcentage de personnes hospitalisées l'est par manque de structures d'aval adaptées aux caractéristiques particulières de ce type de handicap.

Les *foyers de vie* sont des établissements médicosociaux qui accueillent des personnes ne pouvant pas travailler mais dont les capacités d'autonomie physique ou intellectuelle sont suffisamment développées pour ne pas nécessiter une prise en charge plus lourde, comme en MAS (maison d'accueil spécialisé). Ils peuvent proposer un accueil à la journée ou à temps plein, sont ouverts toute l'année et accueillent des personnes en difficulté par rapport au maintien à domicile du fait d'une baisse de leur autonomie dans la vie quotidienne; l'hébergement collectif qu'ils proposent peut être assorti d'un suivi médicalisé.

Les *MAS* sont des établissements médicosociaux spécialisés dotés, entre autres, d'une infrastructure et d'un personnel médicalisé, qui ont pour mission d'accueillir les personnes les plus lourdement handicapées, nécessitant une surveillance médicale régulière; il en est de même des *FAM* (foyers d'accueil médicalisé) qui permettent l'hébergement des personnes lourdement handicapées nécessitant l'intervention d'une tierce personne pour l'ensemble des actes de la vie quotidienne, ainsi qu'un suivi médical et infirmier constant.

Les *foyers d'hébergement pour travailleurs handicapés* sont des structures proposant un logement en collectivité aux personnes handicapées qui ont la possibilité d'exercer une activité professionnelle, que ce soit en ESAT, en EA ou en milieu ordinaire.

Enfin, il faut relever la présence des *centres d'hébergement et de réadaptation psychosociale* (CHRS) qui proposent des modalités d'hébergement temporaire et préparent à une insertion sociale et professionnelle, ainsi que les possibilités d'*accueil familial* permettant à la personne d'expérimenter une autonomie dans le cadre repéré d'une structure familiale.

Des formules d'appartements associatifs, de coordination, collectifs ou individuels, isolées ou regroupées sont développées à l'initiative du sanitaire ou du social. En fonction des besoins des personnes accueillies, des aides au maintien au domicile sanitaires ou médicosociales peuvent être dispensées.

Vie sociale

Dans le domaine de l'accompagnement à la vie quotidienne et au loisir, un certain nombre de structures ont un rôle fort à jouer.

On peut ainsi citer les *SAVS* (services d'accompagnement à la vie sociale) qui ont pour mission d'assurer un suivi éducatif et social pour des personnes handicapées mais dont le niveau d'autonomie est suffisant pour leur permettre de vivre à domicile. Ces structures, de même que les *SAMSAH* (services d'accompagnement médicosocial pour personnes adultes handicapées), ont pour mission de jouer un rôle central dans l'accompagnement des personnes handicapées au cours de l'élaboration, de la mise en œuvre et de la réalisation de leur projet de vie. Elles contribuent au soutien des personnes handicapées tout au long de leur parcours, et ce à différents niveaux et de différentes manières en fonction des besoins et des souhaits de chaque usager. Ainsi ils peuvent intervenir au moment de l'évaluation des besoins, mais participent également à la délivrance de l'aide nécessaire au maintien et au développement d'une certaine autonomie dans la vie quotidienne, à la coordination des intervenants; ils favorisent en outre le maintien et la création des liens familiaux et sociaux autour de la personne handicapée. Les équipes intervenant autour de la personne handicapée peuvent être composées, selon les besoins, d'assistantes sociales, d'auxiliaires de vie, de psychologues, d'éducateurs, de moniteurs-éducateurs, de chargés d'insertion, de conseillers en économie sociale et familiale, et dans le cas des SAMSAH de médecins et d'infirmiers [4].

Les *SAJ* (services d'activités de jour), encore peu nombreux dans le domaine des troubles psychiques, sont des structures d'accueil à la journée dont les principes de fonctionnement s'organisent autour des questions du lien social, de la lutte contre l'isolement, de la structuration temporelle, mais aussi de la remobilisation psychique, et qui proposent des activités revalorisantes et stimulantes dans un cadre d'échange tenant compte de la singularité de chacun [1].

Enfin, dans le même ordre d'idées, la loi du 11 février 2005 et les nombreux décrets qui l'accompagnent ont fourni les conditions administratives et financières pour la création de GEM (Groupes d'entraide mutuelle) au sein des différentes communes de France. Ce sont des clubs autogérés par les personnes souffrant de troubles psychiques et qui peuvent légitimement être regardés comme une des avancées majeures en termes de lutte contre la stigmatisation et d'ouverture du champ médicosocial sur la cité.

Conclusion

Rappelons les spécificités du handicap psychique, en particulier en termes d'évolutivité à court et à long terme, ainsi que la sensibilité aux stress sociaux des personnes qui en sont porteuses, ce qui permet d'envisager la question des caractéristiques particulières et du nombre des structures et des intervenants nécessaires dans ce domaine. Ainsi, une enquête récente de l'Unafam concernant environ 5000 adhérents, sur le mode d'accompagnement de leurs proches, montre l'importance de l'allocation de ressources : 64 % des personnes handicapées bénéficient de l'AAH, mais pointe la faiblesse des autres dispositifs : seulement 50 % des personnes disposent d'un logement indépendant (propriété de la famille pour 11 %), 10 % sont en foyer, les autres résident dans leur famille.

L'accompagnement à la vie sociale est à la charge des aidants familiaux : seulement 12 % des personnes bénéficient d'un service d'aide à la vie sociale, 27 % ont recours à des soins ambulatoires; enfin le travail en milieu protégé ne concerne que 6 % des personnes [2, 5].

Le handicap psychique a trouvé une place dans le nouveau dispositif légal mais la spécificité des réponses reste encore à mettre en œuvre. Ces réponses ne sauraient se trouver dans un catalogue de solutions de compensation, souvent institutionnelles. Elles procèdent plutôt de la prise en compte d'un travail de parcours et de négociations permanentes entre la personne et son environnement où l'on peut pointer des insuffisances tant du point de vue sanitaire que social : l'évaluation des besoins, l'insuffisance de l'aide à domicile, des soins, des aides ambulatoires (SAVS, SAMSAH, SAJ, clubs) et de programmes d'hébergement souples (soins résidentiels) [6].

Références

[1] Antre-Temps, SAJ, plaquette de présentation; mars 2005.

[2] Bungener M. Trajectoires brisées, familles captives. La maladie mentale à domicile. Paris : Inserm; 1995.

[3] Chapireau F. Évolution du concept de handicap. Analyse critique de la notion de handicap. Pratiques en santé mentale 2005; 53 : 7-13.

[4] Décret n° 2005-223 du 11 mars 2005 relatif aux conditions d'organisation et de fonctionnement des services d'accompagnement à la vie sociale et

des services d'accompagnement médicosocial pour adultes handicapés.

[5] Enquête Unafam 2004 : Un autre regard.

[6] Giraud Baro E, Leguay D. L'avenir de l'interface médicosociale. Psychiatrie Années 2000. Paris : Médecine Sciences - Flammarion; 2000. p. 106-12.

[7] Loi n° 2005-102 du 11 février 2005 pour l'égalité des droits et des chances, la participation et la citoyenneté des personnes handicapées; Mieux articuler le sanitaire et le médicosocial en psychiatrie, numéro spécial TNH, septembre 1999.

Organisation de l'offre de soins

Chapitre 27

Coordonné par D. Leguay

27.1 Introduction

D. Leguay

L'organisation de l'offre de soins – c'est une donnée souvent oubliée – est un paramètre déterminant du résultat thérapeutique. À titre d'exemple, on peut évoquer la nécessaire précocité de la prise en charge des patients débutant un trouble schizophrénique, qui sera favorisée par la proximité, la diversité et la disponibilité des dispositifs proposant des interventions pluridisciplinaires, ainsi que par leur capacité à mettre en œuvre des soins répondant aux critères de qualité reconnus par l'état de la science. C'est dire d'emblée qu'il s'agira d'une question extrêmement complexe, qui mettra successivement en jeu : une conception globale du fait pathologique, une philosophie de l'intervention de soins et de la solidarité nationale, une problématique de l'évaluation des besoins et des priorités à retenir, des dynamiques collectives d'appropriation des politiques définies, le rôle de l'État, comme celui des organisations professionnelles dans un jeu délicat de concertation, de décision, enfin de mise en actes des choix établis.

De ce fait, l'organisation de l'offre de soins obéira largement, pour ne pas dire exclusivement, à une dynamique de réflexion nationale, pour laquelle les particularités de l'histoire de la discipline, de la culture des professionnels, liées aux apports singuliers des auteurs du pays considéré, mais aussi l'héritage social et institutionnel des structures hospitalières auront une influence déterminante.

Ce caractère national de l'organisation des soins est naturellement une donnée impossible à contourner – même s'il peut exister selon les pays des similitudes entre systèmes de soins, qui seront liées à la proximité des concepts, des systèmes sociaux et de philosophie d'intervention – puisqu'un système collectif ne se déploie que dans une communauté humaine. Ce caractère premier du fait national, et par conséquent la difficulté à sa remise en cause, ne devront néanmoins pas constituer un obstacle à l'examen raisonné de la pertinence du système de soins, précisément dans la mesure où la recherche de l'efficacité thérapeutique, de la satisfaction des patients et de leurs proches passera par sa continuelle adaptation.

Nous nous intéresserons donc dans ce chapitre au système français. Nous envisagerons successivement la question de l'évaluation des besoins, puis celle de l'architecture du système public, encore essentiellement fondée sur le concept de « secteur » géodémographique, celle de l'intervention en urgence, celle de la pratique de psychiatrie de liaison, proposée dans les établissements hospitaliers généraux, les réalités et pratiques de la psychiatrie libérale, pour terminer par l'offre spécifique développée en direction des patients souffrant de troubles addictifs.

L'évaluation des besoins est un préalable fondamental à la définition d'une politique de santé publique qui intégrera la dimension de l'organisation des soins [2]. Toutefois, force est de constater que, en France, la notion de besoin de soins est significativement infléchie par les caractéristiques propres à notre pays de la perception des priorités, de l'acuité, par les représentations sociales qui gouvernent les convictions sur l'imputabilité des troubles, ou l'histoire de la prise en charge des malades mentaux. Comme l'a montré l'étude de J.-L. Roelandt [1], qui a permis des comparaisons internationales sur les notions de folie, de maladie mentale et d'intention de recours en cas de trouble, les croyances, la culture, le niveau de développement influent très largement sur les besoins de soins ressentis. On sait par ailleurs que la perception du besoin de soins est liée – sans en être bien entendu totalement dépendante – à l'offre disponible et aux circuits de recours existants, à l'échelle locale comme au niveau national. C'est ainsi que, si en théorie l'équipement en structures, en professionnels, filières de soins se devait de se calquer sur les morbidités et mortalités constatées, le constat à dresser aujourd'hui irait plutôt dans le sens d'une grande hétérogénéité de l'offre de soins, découplée des réalités épidémiologiques. Avant d'y voir seulement une inégalité injustifiable dans un pays de principes républicains, il y a sans doute lieu d'en saisir la légitimité sociale dans les particularités locales de la volonté des populations et de leurs représentants de se doter de systèmes fonctionnels répondant à des besoins de soins ressentis comme tels. Pour autant, ces inégalités confrontent à la question de l'objectivité de ces besoins, comme à celle des moyens à mettre en œuvre pour les réduire. Ceux-ci devront asseoir leur légitimité dans les processus à mobiliser de démocratie sanitaire, incluant les usagers, les familles, les élus, qu'il convient maintenant d'associer pleinement aux processus de décision. Ce pourrait être l'effet essentiel des modifications induites par la loi de santé dite « Loi Touraine », examinée par le Parlement en 2015, et s'il ne devait y en avoir qu'un pour la psychiatrie, il serait déjà considérable.

Le chapitre suivant traitera des modalités techniques et des difficultés spécifiques de la question de l'évaluation des besoins de soins. En préalable, il convient cependant de rappeler qu'en matière de santé psychique, l'évolution de l'état clinique dépend directement de l'engagement du sujet dans une demande d'intervention, adressée au thérapeute, crédité des compétences requises, et qui est l'indice de son désir de changement (et d'aide). Il n'y a pas de changement contre le gré du sujet, et qui ne s'appuie pas sur son désir intime. La question du besoin ne saurait donc être seulement traitée en soi, comme la conséquence mécanique des dysfonctionnements constatés. Le besoin, certes, ne se réduit pas à ce qui sous-tend la demande, comme il peut exister une demande sans besoin. *A contrario*, il ne peut exister de besoin sans, au moins, une forme d'adresse à l'autre, puisqu'il s'agit du besoin d'une intervention dont l'efficacité tient aussi en l'attente qui la porte. Et qu'il ne saurait y avoir de « besoin » d'une action inefficace. Et on rejoint exactement ici, sur le versant individuel, les remarques formulées plus haut pour le champ collectif.

Le système public de soins psychiatriques français, comptable des besoins collectifs, est organisé sur la base du secteur géodémographique. Depuis la circulaire du 15 mars 1960, réglementairement, les soins hospitaliers et ambulatoires, libres ou sous contrainte, sont proposés par une même équipe pluridisciplinaire, dont la mission est de s'attacher à répondre aux besoins de soins de prévention, de cure et de postcure d'une population d'environ 70 000 habitants, définie par un secteur géographique. Sont ainsi posées les conditions d'exercice d'une psychiatrie généraliste, s'attachant à permettre une continuité des soins, en tout point du territoire. Le chapitre consacré à cette architecture, qui représente un socle irremplaçable pour la prise en charge de tout patient présentant un trouble psychiatrique franc, examinera donc ce « modèle » français dans ses modalités effectives de mise en œuvre, mais aussi dans ses résultats. Car si « le secteur », pensé il y a un demi-siècle, est aujourd'hui, et du fait de la latence naturelle des politiques publiques, la base structurelle de l'intervention publique, l'organe de la sollicitude collective à l'égard des personnes douloureusement et durablement affectées par un trouble psychique manifeste, qu'en est-il de son adaptation aux problématiques actuelles, de sa capacité à répondre à l'ensemble de ses missions, et de la satisfaction qu'il apporte à ses bénéficiaires [3] ? La loi de modernisation du système de santé (2015) définit le secteur comme l'une des « missions » de la psychiatrie publique, indiquant par-là qu'il peut y en avoir d'autres, et que ce secteur n'est pas le grand tout de la psychiatrie, auquel tout le reste devrait être rapporté. Mais elle ne dit pas encore clairement où devra s'élaborer la cohérence globale de l'offre de soins territoriale, seule garante de l'efficience des parcours de soins.

En complément de l'architecture sectorielle, le système public a développé depuis une vingtaine d'années, avec une généralisation plus récente encore, des formules de prise en charge en urgence. À quels besoins répondent-elles ? Où sont-elles installées ? Quelles techniques de soins développent-elles ? Quelles complémentarités sont aménagées avec le dispositif sectoriel, en termes de « clientèle », de besoins de la population, et en termes de stratégies de soins ? Est-il équivalent, sur le plan de la philosophie des soins, et donc des conceptions psychodynamiques – au sens large – du changement, et sur le plan des résultats, d'intervenir ponctuellement et en urgence, quitte à renouveler fréquemment les actes de soins, ou de privilégier, et donc d'organiser une prise en charge continue et au long cours ? On peut imaginer que cela dépendra des cas, mais ce n'est pas non plus certain. Comme il n'est pas certain que le chapitre qui a pour mission d'en traiter puisse trancher de manière aujourd'hui fondée de cette question. Le lecteur devra néanmoins la garder à l'esprit.

À peu près simultanément s'est développée dans les hôpitaux généraux, soit qu'aient pu s'y installer des secteurs de psychiatrie générale, soit que cette pratique ait été mise en œuvre par les équipes d'urgence, ou encore à partir des centres hospitaliers spécialisés, une psychiatrie dite « de liaison ». Cette pratique concerne les actions de diagnostic et de traitement des patients pris en charge en hôpital général ou en institution de moyen séjour pour d'autres motifs que la morbidité psychiatrique. S'intéressant à des pathologies caractérisées, ou à ce qu'il est convenu de classer sous la rubrique de la « psychologie médicale », comme les troubles réactionnels, la psychiatrie de liaison a développé un champ clinique original et des savoir-faire d'équipe qui ont su montrer leur utilité. Cette offre de soins complète le dispositif d'intervention hospitalière, et a l'avantage de proposer une alternative à une hospitalisation en milieu spécialisé, qui n'est pas toujours légitime.

La psychiatrie libérale représente dans notre pays une force singulière, et précieuse, au service des patients. Elle peut tout d'abord soutenir des structures hospitalières, cliniques, centres de postcure. Elle intervient alors pour des séjours hospitaliers ponctuels, dans l'évolution des pathologies qui le nécessitent, mais elle n'a encore pas pu développer l'approche de complémentarité et de pérennité de l'engagement soignant des secteurs. Elle représente surtout une offre ambulatoire, fondée sur le colloque singulier, contractuel, librement choisi. Elle supporte l'essentiel des démarches psychothérapiques individuelles, pour les patients dont les troubles autorisent leur prise en charge dans un cadre interindividuel. La psychiatrie libérale française a néanmoins dorénavant un double défi à relever : celui de la définition et de la mise en œuvre de nouvelles formes de prises en charge, répondant aux problématiques pathologiques d'aujourd'hui. Et celui d'une répartition territoriale plus harmonieuse, sans doute en première approche antinomique de son caractère libéral, mais qui ne pourrait perdurer sans risquer de délégitimer l'ensemble de ce champ de pratiques. Comment en effet soutenir que cette pratique est indispensable ici sans agir pour qu'elle soit aussi présente là ?

Enfin, l'offre de soins dans le domaine de la pathologie psychique s'est développée en direction de l'addictologie. Tant dans le champ des structures hospitalières générales que dans celui des structures spécialisées, de l'hospitalisation, que de l'ambulatoire, de la cure que de la postcure, des filières de soins se sont localement constituées pour répondre aux besoins de soins de sevrage et de lutte contre la dépendance, en matière d'alcoologie ou d'autres abus de substances. En ce domaine, notre pays ne dispose pas d'une politique globale aussi affirmée que dans celui des troubles psychiatriques, même si la lutte contre les dépendances et leurs effets de santé publique fait l'objet de mises à jour. La conséquence en est que la planification des équipements est sans doute plus aléatoire. Nous aurons toutefois garde d'en conclure que l'offre de soins est de moins bonne qualité.

L'ensemble de cette offre de soins est donc celle de structures et de professionnels du champ sanitaire. Elle s'inscrit légitimement dans le registre d'une thérapeutique qui a à connaître des pathologies, et dans le périmètre d'intervention de l'assurance-maladie. S'il n'est pas dans notre mission d'en traiter dans ce chapitre, il faut néanmoins évoquer l'offre nécessaire et complémentaire de prestations de nature sociale, qui s'adresse à des personnes durablement handicapées par leurs troubles psychiques [4]. À l'articulation doit se tenir une filière des soins de réhabilitation psychosociale, qui doit préparer ces patients à tirer le meilleur parti des dispositifs d'aide à l'insertion dans la communauté civile. C'est en effet peu de dire que les priorités formulées par les patients et leurs familles, et qui doivent être reconnues par les professionnels et le champ sanitaire mettent l'accent sur la vie personnelle et citoyenne qu'ils sont, au même titre que le reste de la population, en droit d'espérer.

Références

[1] Bellamy V, Roelandt JL, Caria A. Premiers résultats de l'enquête Santé Mentale en population générale. Inf Psychiatr 2005; 81 : 295-304.

[2] Kovess V, Lesage A, Boisguerin B, et al. Planification et Évaluation des besoins en Santé Mentale. Comité de la santé mentale du Québec et Direction Générale de la Santé. Paris : Flammarion Médecine Sciences; 2001.

[3] Leguay D. Le système de soins psychiatriques français. Réalités et perspectives. Congrès de Psychiatrie et de neurologie de langue française, Media-Flash. Paris : Masson; 2002.

[4] Leguay D, Coldefy M. L'organisation des soins de santé mentale en France en 2013. ADSP 2013; 84 : 19-23.

27.2 Évaluation du besoin de soin en psychiatrie

V. Kovess-Masfety, C. Chan-Chee

Le besoin de soin en psychiatrie est une notion complexe. En effet, toutes les personnes qui présentent un problème de santé mentale n'ont pas forcément besoin de soin et, pour celles qui en ont besoin, ces soins n'ont pas forcément à être délivrés en milieu spécialisé psychiatrique. La problématique du besoin de soin doit donc être étudiée au moins à deux niveaux : la définition du trouble et celle du traitement correspondant y compris le type d'intervenant habilité à le prodiguer et son contexte. Il existe, en effet, de nombreux acteurs de soin en santé mentale : généralistes, psychologues, psychiatres, autres intervenants (p. ex. éducateurs, ou assistants sociaux), dont la pertinence varie suivant les problèmes à traiter. Dans un système de libre accès aux soins, la demande de soins en psychiatrie ne signifie pas le besoin de soin ou à tout le moins le besoin de soins en psychiatrie; et inversement, certaines pathologies qui justifieraient des soins n'entraînent pas de demande ou entraîneraient simplement une demande auprès de professionnels non spécialisés [11].

Mesure des besoins dans la population

A.M. Lovell dans un article de revue de littérature propose de séparer [13] :

- l'approche américaine dite indirecte qui cherche à évaluer le besoin en population générale au moyen d'enquêtes utilisant des instruments permettant de faire des diagnostics, avec une évaluation secondaire des probabilités de besoin de soin;
- et les approches européennes, surtout anglaises, dites directes, qui peuvent inclure des enquêtes en population pour dépister des cas probables, et qui cherchent directement à évaluer les besoins de soins par des entretiens conduits par des cliniciens sur le terrain, ou encore qui partent des cas cliniques identifiés dans un territoire pour extrapoler les besoins dans une population.

Approche indirecte

Dans une des premières tentatives d'évaluer l'ampleur des besoins de soins en population générale, S. Shapiro et al. ont établi dans un des cinq sites de l'étude *Epidemiologic Catchment Area* (ECA) menée dans les années quatre-vingt, qu'un besoin était présent s'il y avait présence d'un trouble mental dans les 6 derniers mois associée [16] :

- soit à un niveau de détresse psychologique mesurée par un instrument standardisé et dépassant un seuil donné (dans cette enquête, il s'agissait du *General Health Questionnaire* (GHQ) avec un seuil à 4);

- soit au fait d'avoir été incapable d'assurer ses activités habituelles pendant plus d'une journée à cause d'un problème de santé mentale;
- soit au fait d'avoir consulté dans les 6 derniers mois aux fins de santé mentale.

Avec de tels critères, les besoins de soins de santé mentale touchaient près de 14 % de la population. Cependant, comme le montre encore notre cadre conceptuel, tenir mieux compte des trois axes des états de santé mentale comme l'ont fait S. Shapiro et al. [16] ne préjuge pas des besoins. Il s'agit d'un indicateur indirect des besoins sur une base populationnelle. Par exemple, on ne sait pas si ces personnes identifiées avec un trouble associé à un certain niveau de détresse psychologique et de dysfonctionnement accepteraient un traitement, ni lequel, ni qui devrait le fournir.

Une autre enquête en population générale conduite aux États-Unis dans l'État du Colorado [4–6] a relevé auprès de 4745 personnes tirées au sort dans une quarantaine de zones géographiques, les trois mesures :

- une mesure du diagnostic psychiatrique par le *Diagnostic Interview Schedule* (DIS) : troubles mentaux DSM-III (troubles dépressifs et anxieux, abus de substances, personnalité antisociale, schizophrénie et troubles cognitifs);
- une mesure de la détresse psychique (par le *Center Epidemiologic Studies for Depression* ou CES-D);
- une évaluation du retentissement des troubles dans les différents rôles de la vie quotidienne : activités physiques, soins de base, productivité au travail, à l'école, à la maison ou dans des activités bénévoles, relations interpersonnelles, implications dans des problèmes légaux ou dans des situations antisociales.

L'enquête démontre que les champs du diagnostic psychiatrique, de la gêne fonctionnelle et de la détresse psychologique ne se recouvrent que très partiellement : sur une période d'un mois 16,3 % de la population présentent un diagnostic psychiatrique, 11 % une détresse psychologique et 11,1 % une gêne significative dans ses activités quotidiennes; les deux tiers de ces personnes présentent deux de ces problèmes soit 9,7 % et seulement 2,7 % ont les trois problèmes.

Ces trois dimensions sont donc relativement autonomes, ce qui signifie que des personnes ont des diagnostics repérés par le DIS sans retentissement psychologique ou social et qu'inversement des personnes souffrent de détresse psychologique ou d'un dysfonctionnement d'origine psychologique sans avoir de diagnostic, du moins parmi ceux mesurés dans cette enquête.

Ces dimensions peuvent être combinées de diverses façons pour produire des indicateurs de besoins de soins définis d'après ces critères. Les auteurs proposent d'utiliser les trois mesures (diagnostic, détresse et dysfonctionnement) pour opérationnaliser les besoins de soins en y ajoutant des critères de durée. On aboutit à cinq catégories qui correspondent à différents degrés de besoin et peuvent être utilisées par les planificateurs pour établir leurs priorités et les typologies de moyens correspondantes :

- ceux qui présentent un de ces problèmes : 27,7 %;
- ceux qui en présentent deux : 9,7 %;
- ceux qui ont un diagnostic et un autre critère (retentissement ou détresse) qui correspondent à la définition anglaise du besoin de soin : 7 %;
- ceux qui ont un diagnostic de trouble sévère (schizophrénie, manie, dépression caractérisée, trouble cognitif) : 2,5 %;
- et ceux qui ont un trouble sévère et un des autres signes : 1,6 %, dont 1,1 % souffre de troubles chroniques c'est-à-dire ayant duré plus d'un an.

C'est à partir de ces groupes que les planificateurs doivent décider de leurs priorités ainsi que des différents systèmes de soin à impliquer.

Afin de valider cette approche du besoin de soins par ces trois dimensions, les auteurs comparent l'utilisation des soins de ces différentes catégories suivant que les personnes n'ont pas utilisé les services, ou ont été hospitalisés ou suivis en ambulatoire. Ainsi, les non-utilisateurs de service ont une prévalence de pathologie mentale plus basse (15,4 %) que les patients ambulatoires (52,4 %) ou hospitalisés (80,0 %).

À partir de ces données, les auteurs proposent au planificateur de définir ses objectifs et de choisir les services qui correspondent au problème considéré; il est possible, par exemple, de traiter séparément les problèmes d'abus de substances si leur prise en charge est faite dans un système autonome. De même, la participation des services sociaux peut être individualisée et ajoutée à celles des services médicaux; ces derniers peuvent être eux-mêmes subdivisés suivant qu'il s'agit du système de soin primaire, ou secondaire et tertiaire.

Approche directe

D'autres études ont essayé d'aller plus loin dans la détermination du besoin de soins en différenciant le besoin de soin dans le réseau de soin primaire (généraliste) et dans le système de soin spécialisé.

Dans le cadre d'une étude populationnelle en Finlande (*Mini Finland Health Survey*) sur un échantillon représentatif des plus de 30 ans, l'équipe de V. Lehtinen a utilisé une stratégie en deux phases : un screening avec le *General Health Questionnaire* ou GHQ-28 et, dans la deuxième phase, un instrument diagnostique clinique, le *Present State Examination* (PSE) utilisé par une infirmière de recherche auquel s'ajoutaient des données en provenance des différents registres pertinents : pensions pour handicap et prise en charge d'un psychotrope au long cours [12].

Le besoin de soins était évalué tant du point de vue de la personne que du spécialiste; un questionnaire permettait en effet de connaître les opinions de la personne sur ses besoins tandis que deux types de besoin étaient évalués par les chercheurs selon un algorithme combinant la probabilité de présenter une pathologie mentale d'après les données d'enquêtes et de registres, avec l'évaluation du besoin de soins par la personne qui faisait passer le PSE : le besoin de soin spécialisé impliquait un indice de sévérité (au moins 5 sur une échelle de 15). Les cas qui n'atteignaient pas ce niveau étaient considérés comme relevant du système de soin primaire.

Avec une telle procédure, Lehtinen arrivait à la conclusion que 8,7 % de la population avaient des besoins de soins de santé mentale par la médecine générale et que 8,7 % avaient des besoins de soins de santé mentale nécessitant les services spécialisés psychiatriques.

Par ailleurs, la perception subjective de besoin de soin par la personne interviewée était très inférieure aux besoins de soins mesurés par les professionnels. En effet, parmi les personnes qui présentaient un trouble mental, seulement environ un tiers déclarait avoir un certain besoin de soin alors que pratiquement tous (98,6 %) auraient besoin de soins d'après les professionnels.

Les travaux de l'équipe du *MRC Social Psychiatry Unit* au cours des 15 dernières années ont conduit au développement de procédures standardisées d'évaluation des besoins d'intervention pour les personnes souffrant de troubles mentaux graves, généralement psychotiques, déjà en contact avec les services [3] puis, à partir de 1992, à une extension de ces procédures aux cas identifiés lors d'enquêtes épidémiologiques populationnelles et qui sont généralement affectés de troubles mentaux non-psychotiques. Ces travaux ont produit une procédure connue sous le nom de *Needs For Care Assessment Schedule-Community* (NFCAS-C) [1].

Cette approche part du postulat qu'un besoin existe :

- si une personne, souffrant de maladie mentale, présente un problème significatif dans les sphères clinique ou sociale;
- et si une intervention thérapeutique ou sociale peut réduire ou contenir le problème.

Le NFCAS est un instrument de mesure du besoin de soin qui opérationnalise cette proposition, problème par problème, par une évaluation faite en équipe de chaque possibilité thérapeutique pour chacun des problèmes évalués aboutissant à un score pour chaque patient de ses besoins cliniques et sociaux, comblés ou non comblés. L'approche a pu être adaptée aux enquêtes de population.

Par exemple, une étude épidémiologique en deux étapes a été menée auprès d'une population d'un quartier défavorisé de Londres. Un échantillon aléatoire de 760 adultes de 18–65 ans a répondu à un instrument de dépistage de type inventaire de la détresse psychologique, le *General Health Questionnaire* [2]. Dans une seconde étape, un échantillon stratifié de 408 personnes a été interviewé à l'aide d'un questionnaire standardisé, les *Schedules for Clinical Assessment in Neuropsychiatry* (SCAN), permettant de classer les diagnostics selon la CIM-10, d'établir les services reçus et ce que la personne souhaiterait comme soins. Un comité d'experts composé d'un psychiatre, d'un psychologue et de la personne ayant conduit l'entretien révisait l'histoire de chaque cas et établissait les besoins d'interventions à l'aide du NFCAS-C.

La prévalence dans le dernier mois de l'ensemble des troubles selon la classification CIM-10 était de 9,8 %, celle dans la dernière année de 12,3 %; pour la dépression majeure par exemple, cette prévalence était respectivement de 3,1 et 5,3 %. Près de 10,4 % de la population aurait un besoin de soins de santé mentale selon l'évaluation découlant de la procédure NFCAS-C et moins de la moitié de ces besoins étaient comblés. L'étude démontre aussi que certaines personnes présentant un problème de santé mentale diagnostiqué ne nécessitaient pas d'interventions (p. ex. il était jugé que le trouble venait de débuter ou pourrait se résoudre ou se résoudrait sans interventions des services) et à l'inverse que d'autres personnes ne présentant pas de diagnostic selon le SCAN mais souffrant de détresse psychologique et présentant des difficultés de fonctionnement social pouvaient néanmoins bénéficier d'intervention.

Indicateurs sociaux

Toutes les études épidémiologiques ont montré que la plupart des problèmes de santé mentale étaient liés à des variables sociales : sexe, âge, statut d'emploi ou statut social, statut matrimonial ou encore le fait de vivre seul.

Ces corrélations ont amené à utiliser des variables sociales pour en inférer la prévalence des problèmes dans des territoires autres que ceux dans lesquels les enquêtes épidémiologiques ont été menées.

Qui plus est, pour un territoire donné, des indicateurs comme le taux de chômage, le taux de personnes à bas revenu, le taux de personnes séparées/divorcées, le taux des locataires/propriétaires, qui sont des données en principe facilement accessibles, sont non seulement corrélées avec ces problèmes de santé mais aussi avec l'utilisation des soins.

L'utilisation de ces variables peut être opérationnalisée dans le cadre de la planification et ces variables sont connues sous le vocable d'indicateurs sociaux. Cela permet d'éviter une distribution des services de soins par territoire qui ne tiendrait pas compte des quantités de besoin différentes alors même que ces différences sont perçues par les différents acteurs, tout en proposant une modulation relativement objective et acceptable par tous.

L'enquête conduite dans le Colorado a été précisément utilisée pour valider une approche par indicateur : le *Denver University* (DU) proche de l'indicateur de Slem. Ce dernier repose sur deux indicateurs sociaux (taux d'hommes divorcés ; taux de population sous le seuil de pauvreté). Les techniques statistiques de régression linéaire multiple visent à optimiser les paramètres de ces deux variables en fonction des différents critères ou combinaison de critères de besoin. Ils établissent les paramètres suivants pour leur indicateur DU en fonction de différentes combinaisons de critères pouvant être utilisées (même si le dernier critère des personnes avec troubles mentaux graves a des propriétés prédictives plus faibles).

La prévalence de besoins dans chaque catégorie se calcule à l'aide de l'équation de régression linéaire suivante :

Prévalence de besoin dans le territoire = B0 + (B1 × % sous seuil de pauvreté) + (B2 × % hommes divorcés)

Ainsi, pour tout secteur de recensement qui représentait ici l'unité territoriale de base de la modélisation, on peut établir la prévalence de besoin. Pour des régions, il s'agit de compiler les besoins des secteurs de recensement les composant. Ainsi, on peut disposer de résultats pour certaines régions et pour l'ensemble de l'État du Colorado, selon différents critères de besoins de santé mentale.

Selon les critères de besoins choisis, la modélisation propose des nombres de personnes ayant des besoins de santé mentale dans chaque région et offre ainsi un tableau facile à comprendre à tous les acteurs de la planification. On constate par ailleurs que cette modélisation projette des différences entre les besoins relatifs entre les régions, de l'ordre de 2 : 1 entre les régions les plus nécessiteuses et celles plus privilégiées. On note aussi les différences entre les milieux fortement urbanisés (Denver), et ceux semi-urbains et ruraux (comté Jefferson), avec des besoins plus grands en milieu urbain.

Applications françaises

Cette dernière approche a été expérimentée sur la population des adultes en Île-de-France, Lorraine, Haute-Normandie et Rhône-Alpes. En 2005, une enquête de population a été conduite par téléphone sur des échantillons de 5000 personnes par région auquel s'est ajouté un échantillon de 2 000 personnes qui ne possédaient qu'un téléphone portable.

Ces quatre enquêtes ont été décrites dans plusieurs publications nationale et internationale [9, 10, 14, 15].

Pour déterminer le besoin de soin, ont été évalués :

- la présence d'un diagnostic d'un problème de santé mentale grâce à un instrument diagnostique standardisé validé en France le CIDI-SF [7] intégrant la présence d'un retentissement fonctionnel dans les différents secteurs de la vie.
- les abus et dépendances à l'alcool grâce au questionnaire CAGE (*Cut-down, Annoyed, Guilt, Eye-opener*), traduit en français par DETA (Diagnostic évaluation trop alcool) et à l'AUDIT (*Alcohol Use Disorder Identification Test*) et aux questions correspondant au diagnostic DSM-IV ;
- des questions spécifiques sur le suicide à partir de l'enquête l'ESEMeD ;
- la présence d'une détresse psychologique sous échelles MH5 (5 questions sur la santé mentale) en fonction des seuils proposés pour l'Europe.

À partir de ces instruments, deux dimensions ont été proposées :

- *les besoins en santé mentale* concernant l'une des situations suivantes :
  - la présence d'une détresse psychologique,
  - la présence d'un diagnostic des problèmes les plus fréquemment rencontrés dans les enquêtes de population : dépression, anxiété ou problèmes avec les substances associés ou non à de la détresse et à une gêne modérée, la présence de plus d'un diagnostic mais dans des catégories de troubles identiques.

  Cet ensemble de problèmes relèverait du système de soins de 1re ligne, c'est-à-dire le médecin généraliste, le psychologue ou le psychothérapeute ;
- *les besoins de soins en psychiatrie* se traduisant par l'une des conditions suivantes :
  - une comorbidité entre deux familles différentes de diagnostics DSM-IV,
  - un diagnostic psychiatrique avec un retentissement sévère dans la plupart des domaines de la vie.

Cet ensemble de problèmes relève d'après nous de la psychiatrie, libérale ou publique.

Ainsi nous proposons de classer les personnes dans des catégories mutuellement exclusives de niveau de besoin : santé mentale, psychiatrique, ou de non-besoin.

Le principe de la modélisation est d'utiliser la corrélation entre les facteurs sociaux et les problèmes de santé mentale pour « prédire » le niveau de besoin à partir des caractéristiques d'une zone géographique dont on connaît lesdites caractéristiques grâce au recensement. Si la prédiction est suffisamment bonne, cela permet de prédire les besoins dans les zones qui n'ont pas été enquêtées.

L'enquête dans les quatre régions permet de couvrir des départements dont la densité de population est variée ; pour les besoins de la modélisation, on divise ces départements en haute et basse densité (> 200 habitants/m^2). Le tableau 27.1 décrit les caractéristiques démographiques des personnes enquêtées dans les deux types de département.

La modélisation se base ensuite sur les corrélations entre les différents facteurs sociaux et la présence des différents types de besoin. Les tableaux 27.2 et 27.3 présentent pour les deux types de besoin les risques relatifs (*odds ratio*) pour les données qui sont présentes dans le recensement pour les territoires à faible et forte densité [8].

La figure 27.1 illustre pour chaque département dans les zones à haute densité les trois types de mesure pour les deux types de besoin : les taux observés dans l'enquête, les taux observés à partir des variables démographiques relevées dans l'enquête et les taux obtenus par l'utilisation des données du recensement [8]. On voit que la prédiction est suffisamment bonne pour les départements à haute densité ce qui n'est pas le cas dans les départements à basse densité (non présenté) comme cela a été décrit dans d'autres pays.

Cependant, il importe de garder à l'esprit qu'il s'agit ici des besoins en population générale qui sont de loin les plus nombreux et concernent surtout les soins ambulatoires mais que les besoins des personnes présentant des troubles psychiatriques sévères de type psychotique sont mal représentés dans ces enquêtes du fait de la faible prévalence de ces troubles et du fait que les personnes qui en souffrent habitent dans des lieux spécifiques ou encore qu'ils répondent peu aux enquêtes, pourcentage qui est évalué dans cette enquête à 1,5 % de la population.

Pour ces raisons, il est nécessaire d'étudier spécifiquement les besoins des patients les plus sévères comme cela avait été proposé parallèlement.

Pour cela, on dispose des données concernant les personnes en contact avec le système de

Tableau 27.1 Description de la population.

Caractéristiques	% dans les départements		p
	Basse densité *n* = 13 849	Haute densité *n* = 6 555	
Âge par groupe (ans)			
18–24	12,1	13,4	<0,0001
25–39	29,8	32,7	
40–54	26,6	26,6	
55–64	13,8	12,5	
65–79	14,9	11,8	
≥80	2,8	3,0	
Statut d'emploi			
Chômeur	17,8	17,3	0,5
Au travail	59,5	63,9	<0,0001
Retraité	22,8	18,9	<0,0001
Type d'habitation			
Propriétaire	66,2	51,6	<0,0001
HLM	13,0	20,8	
En location privée	15,9	21,9	
Autre	5,0	5,7	
Dans ce logement depuis 5 ans	10,3	20,7	<0,0001
Vit en couple	70,3	63,9	<0,0001
Foyer avec 1 seul adulte	15,5	22,9	<0,0001
Nombre total moyen de personnes du foyer	3,1	3,0	
Personnes recevant l'allocation logement	15,4	15,1	0,7

Le seuil pour déterminer basse *vs* haute densité est de 200 habitants/km^2.

soin hospitalier et ambulatoire, c'est-à-dire les données du PMSI (Programme de médicalisation des systèmes d'information) psychiatrique et du PMSI MCO (médecine-chirurgie-obstétrique) dont les diagnostics primaire ou secondaire sont des troubles mentaux ainsi que les données disponibles dans les relevés de l'assurance maladie : ALD pour problèmes psychiatriques et soins de ville (consultations et traitements psychotropes).

Ces données permettent de décrire les modalités d'utilisation des soins par catégorie de patients dont la diversité a été largement documentée et pour lesquelles l'offre modèle en partie l'utilisation avec d'importantes différences régionales, départementales et locales.

C'est un domaine d'études qu'il est aussi nécessaire de développer pour parvenir à des sortes de modélisations des ressources hospitalières : ambulatoires, médicosociales et sociales de ces patients dans les différents contextes français afin de rationaliser les différences et de rendre l'accès aux soins plus équitable.

Tableau 27.2 Analyses multivariées : facteurs de risque pour les besoins de santé mentale et de psychiatrie dans les départements à basse densité de population.

Facteur prédictif	Besoin de santé mentale		Besoin de psychiatrie	
	OR	(IC 95 %)	OR	(IC 95 %)
Type d'habitation				
Propriétaire	1,00	*	1,00	*
HLM	1,48	(1,29–1,71)	1,77	(1,40–2,25)
En location privée	1,22	(1,07–1,38)	1,49	(1,23–1,80)
Autre	1,03	(0,82–1,29)	1,44	(1,02–2,05)
Âge par groupe (ans)				
18–24	1,00	*		
25–39	1,05	(0,87–1,27)		
40–54	1,19	(0,98–1,43)		
55–64	1,05	(0,85–1,30)		
65–79	0,97	(0,76–1,22)		
≥80	0,95	(0,70–1,28)		
Statut d'emploi				
Chômeur	1,00	*		
Au travail	0,64	(0,55–0,74)		
Retraité	0,58	(0,49–0,70)		
Foyers comprenant				
1 adulte			1,00	*
≥2 adultes			0,41	(0,34–0,51)
Allocation logement			1,45	(1,17–1,81)
Nombre total de personnes du foyer *(par personne)*			1,10	(1,02–1,19)

* Valeurs de *p* calculées en utilisant le *Wald test* pour la régression logistique multivariée en tenant compte de la pondération.

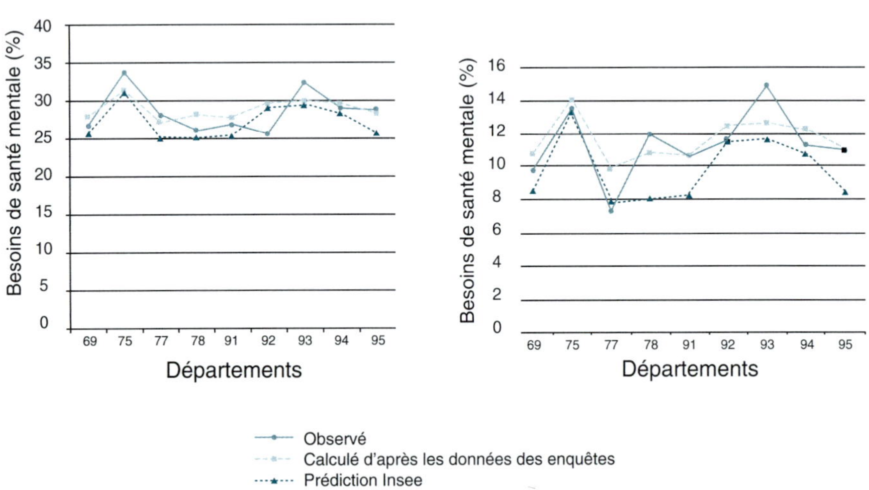

Figure 27.1 Modélisation dans les départements à forte densité démographique (>200 habitants/km²).

Tableau 27.3 Analyses multivariées : facteurs de risque pour les besoins de santé mentale et de psychiatrie dans les départements à haute densité de population.

Facteur prédictif	Besoins de santé mentale		Besoins de psychiatrie	
	OR	(IC 95 %)	OR	(IC 95 %)
Type d'habitation				
Propriétaire	1,00	*	1,00	*
HLM	1,49	(1,24–1,77)	2,54	(1,94–3,33)
En location privée	1,55	(1,32–1,82)	2,05	(1,55–2,69)
Autre	1,31	(0,97–1,76)	2,62	(1,70–4,03)
Foyers comprenant				
1 adulte	1,00	*	1,00	*
≥2 adultes	0,81	(0,67–0,99)	0,74	(0,56–0,97)
Vit en couple	0,65	(0,54–0,77)	0,60	(0,45–0,78)
Nombre total de personne du foyer *(par personne)*	1,06	(1,00–1,13)		
Durée d'habitation				
≤5 ans			1,00	*
>5 ans			1,11	(0,86–1,43)

* Valeurs de *p* calculées en utilisant le *Wald test* pour la régression logistique multivariée en tenant compte de la pondération.

Conclusions

Dans tous les pays développés, l'offre de soin en psychiatrie est limitée par les contraintes des dépenses de santé en général, cela même si la part prise par la psychiatrie est variable. Les moyens de la psychiatrie publique se doivent d'être attribués le plus équitablement possible, pour que chaque personne en ayant besoin puisse en bénéficier. Il existe des méthodes pour évaluer le besoin. Si la demande en soins de santé mentale est immense et semble avoir augmenté avec la plus grande attention portée à toute souffrance psychique, la demande de soin psychiatrique doit être différenciée de cette dernière, faute de quoi le système de soin spécialisé ne pourra plus assurer ses fonctions.

La plupart des pays ont opté pour une approche territoriale et leurs territoires sont très diversifiés dans leur composition sociale et culturelle, amenant à une diversification des besoins dont il importe de tenir compte d'une manière ou d'une autre.

Références

[1] Bebbington PE, Brewin CR, Marsden L, et al. Measuring the need for psychiatric treatment in the general population : the community version of the MRC Needs for Care Assessment. Psychol Med 1996; 26 : 229-36.

[2] Bebbington PE, Marsden L, Brewin CR. The need for psychiatric treatment in the general population : the Camberwell Needs for Care survey. Psychol Med 1997; 27 : 821-34.

[3] Brewin CR, Wing JK, Mangen SP, et al. Needs for care among the long-term mentally ill : A report from the Camberwell High Contact Survey. Psychol Med 1988; 18 : 457-68.

[4] Ciarlo JA, Shern DL, Tweed DL, et al. The Colorado social health survey of mental health service needs. Eval Program Plann 1992; 15 : 133-47.

[5] Ciarlo JA, Tweed DL. Implementing indirect needs-assessment models for planning state mental health and substance abuse services. Eval Program Plann 1992; 15 : 195-210.

[6] Ciarlo JA, Tweed DL, Shern DL, et al. Validation of indirect methods to estimate need for mental health services. Eval Program Plann 1992; 15 : 115-31.

[7] Clesse F, Leray E, Bodeau-Livinec F, et al. Bereavement-related depression : Did the changes induced by DSM-V make a difference? Results from a large population-based survey of French residents. J Affect Disord 2015; 15 : 82-90.
[8] Kovess-Masfety V, Boyd A. Modelling Needs for Mental Healthcare from Epidemiological Surveys with Validation Using Sociodemographic Census Data. Clin Pract Epidemiol Ment Health 2015; 11 : 186-94.
[9] Kovess-Masfety V, Briffault X, Sapinho D. Prevalence, risk factors, and use of health care in depression : a survey in a large region of France between 1991 and 2005. Can J Psychiatry 2009; 54 : 701-9.
[10] Kovess-Masfety V, Lebreton-Lerouvillois G, Gilbert F. Utilisation du système de soin en santé mentale et planification. Données régionales et intrarégionales. Encéphale 2007; 5 : S157-63.
[11] Kovess V, Lesage A, Boisguerin B, et al. Planification et Évaluation des besoins en Santé Mentale. Comité de la santé mentale du Québec et Direction générale de la santé. Paris : Flammarion Médecine Sciences; 2001.
[12] Lehtinen V, Joukamaa M, Jyrkinen E, et al. Need for mental health services of the adult population in Finland : results from the Mini Finland Health Survey. Acta Psychiatr Scand 1990; 81 : 426-31.
[13] Lovell A. Estimation des besoins et évaluation des interventions en santé mentale : nouvelles approches. Rev Epidemiol Sante Publique 1993; 41 : 281-91.
[14] Messiah A, Encrenaz G, Sapinho D, et al. Paradoxical increase of positive answers to the Cut-down, Annoyed, Guilt, Eye-opener (CAGE) questionnaire during a period of decreasing alcohol consumption : results from two population-based surveys in Ile-de-France, 1991 and 2005. Addiction 2008; 103 : 598-603.
[15] Pez O, Gilbert F, Bitfoi A, et al. Validity across translations of short survey psychiatric diagnostic instruments : CIDI-SF and CIS-R versus SCID-I/NP in four European countries. Soc Psychiatry Psychiatr Epidemiol 2009; 45 : 1149-59.
[16] Shapiro S, Skinner EA, Kramer M, et al. Measuring needs for mental health services in a general population. Med Care 1985; 23 : 1033-43.

27.3 Le secteur de psychiatrie

J.-C. Pascal, M. Coldefy

La longue marche

L'origine de la pensée sectorielle, parfois mythifiée, fait référence au mouvement des idées directement issu de la Résistance après la défaite survenue en 39/40. La volonté de reconstruction et de prise de distance par rapport au dispositif asilaire qui n'avait pratiquement pas évolué depuis un siècle a été déterminante chez les pères fondateurs du secteur, mais on oublie souvent que depuis la fin du XIXe siècle, les principes aliénistes avaient été remis en question; l'archaïsme de l'asile, son encombrement et le détournement de sa finalité thérapeutique au profit d'une ségrégation des malades mentaux avaient été dénoncés par de nombreux psychiatres. Les regards se tournaient vers les colonies thérapeutiques dont certaines étaient très anciennes et c'est l'*open door* britannique qui inspirera B.A. Morel et V. Magnan, partisans d'une ouverture des hôpitaux vers la communauté.

Le premier service libre sera créé en 1922 à Sainte-Anne par Édouard Toulouse. L'hôpital devient alors un élément de l'offre de soins qui comporte une consultation (dispensaire), un service de visite à domicile et un service social. La circulaire Rucart en 1937, véritable esquisse du secteur, incitera à la modélisation de cette expérience. Le changement ne se réduira pas à un redéploiement de l'existant mais s'inscrira pleinement dans le mouvement des idées et des références théoriques. Le passage du concept d'aliénation mentale à celui de maladie mentale a été déterminant. Le modèle hygiéniste, avec sa proposition de prophylaxie extensive, est à l'origine de l'objectif de prévention, partie intégrante de la politique de secteur et qui reste théoriquement un de ses axes majeurs.

L'expérience du 13e arrondissement de Paris s'inscrit dès 1954 dans une perspective de prévention, d'intervention et d'alternative à l'hospitalisation avec un important service social en appui du dispositif psychiatrique proprement dit. On parle alors de désaliénation et non de désinstitutionnalisation ou plus précisément de déshospitalisation. Ce mouvement, commun à la plupart des pays occidentaux, va s'appuyer en France sur des bases territoriales. Cette inscription spatiale répond à la fois à une ambition clinique et thérapeutique : « C'est en agissant dans le milieu et parfois sur le milieu que se mène le combat contre les maladies mentales » [6]. Le secteur de psychiatrie est ainsi pensé comme le milieu thérapeutique sur lequel il faut agir et s'appuyer. Contrairement à d'autres pays, la politique de secteur ne s'est pas prononcée contre l'hospitalisation à temps plein en psychiatrie mais pour son « dépassement » [4], les hospitalisations et leurs alternatives faisant partie d'un système de prise en charge unifié et complémentaire.

La naissance du secteur

C'est par une circulaire que, le 15 mars 1960, la politique de secteur a été présentée et définie, mais ce n'est que 10 ans plus tard que l'impulsion politique et administrative sera donnée et que les réalisations extrahospitalières se concrétiseront. Le 25 juillet et le 31 décembre 1985, la Loi va donner à la politique de secteur sa cohérence financière en confiant la prise en charge du financement de la santé mentale à l'assurance-maladie [8].

Ainsi, idéalement, une équipe pluridisciplinaire assure dans la continuité et la coordination la prise en charge ambulatoire et hospitalière des patients qui présentent des troubles psychiques, proposant ainsi un modèle de soins intégrés, allant de la prévention à la réadaptation psychosociale.

Il s'agissait de déplacer le centre de gravité du dispositif de soins de l'hôpital vers la communauté. Ce déplacement est cependant resté en partie inabouti du fait notamment du modèle de financement de la psychiatrie favorisant peu le développement des alternatives. Le secteur né dans l'enthousiasme a tenu nombre de ses promesses et a été et reste un outil de soins très performant et innovant pour les patients qui présentent des troubles psychiques sévères et on peut dire que grâce à lui, aucun pays n'a su mieux que la France conserver le lien entre les pathologies psychiatriques les plus lourdes et le dispositif de soins. Certains lui font d'ailleurs le reproche d'une trop grande médicalisation ou d'approche plus totale que globale (PPSM [Plan psychiatrie et santé mentale] 2011–2015), trop protectrice au détriment d'autres modèles soignants ou d'autres intervenants (éducateurs, services sociaux, conseillers/coordonnateurs, etc.), modèles plus intégrateurs favorisant l'inclusion sociale ou de s'être calqué sur ce qui était nécessaire pour traiter les troubles schizophréniques au détriment d'autres pathologies. D'autres mettent en question sa trop grande ambition en confiant à une structure intégrée à un établissement de santé, dont le savoir-faire est centré sur le soin, la responsabilité globale de réponses qui relèvent de compétences de différentes collectivités, de plusieurs types d'institutions et qui supposent la maîtrise de technicités diverses [2].

Le terme de secteur, sans référence immédiatement identifiable aux soins, a été mal reçu et mal compris par la communauté médicale; il n'était pas, convenons-en, le plus adapté à définir la psychiatrie désaliéniste et son signifiant, un peu abstrait et clivant, a probablement contribué aux difficultés rencontrées, par ce projet performant, à s'inscrire dans l'offre de soins globale. Il semble avoir été choisi pour illustrer le découpage géodémographique du territoire national en ensembles de 70 000 habitants pour les secteurs de psychiatrie générale (au nombre de 829) dont un tiers est maintenant rattaché à un hôpital général et de 210 000 habitants pour les 321 intersecteurs de psychiatrie infantojuvénile qui seront définis dans la circulaire du 16 mars 1972, confirmée le 9 mai 1974 et complétée par celle du 11 décembre 1992 relative aux orientations de la politique de santé mentale en faveur des enfants et des adolescents [3]. On remarquera que le nombre de 210 000 habitants aurait pu être aussi retenu pour les secteurs de psychiatrie adulte (ou générale) mais il semble qu'il ne l'ait pas été en fonction de la prévalence du concept de proximité des soins sur celui de la diversité de l'offre. Cet espace géodémographique dispose d'une équipe soignante pluridisciplinaire dirigée par un psychiatre; cette équipe a pour charge d'assurer la continuité des soins entre le pôle hospitalier où se trouvent, pour ce qui est des services de psychiatrie adulte, les unités d'hospitalisation temps plein et les structures ambulatoires qui seront définies et leurs missions précisées dans la mise à jour du guide méthodologique de planification en santé mentale du 15 décembre 1987, dont hélas, certains objectifs n'ont été réalisés que partiellement.

Le secteur comporte :

- le centre médicopsychologique (CMP) « premier lieu de référence et d'implantation de l'équipe polyvalente de secteur ». C'est une unité de coordination et d'accueil en milieu ouvert qui organise des actions de prévention, de diagnostic, de soins ambulatoires et d'intervention à domicile ;
- des hôpitaux de jour qui assurent des soins polyvalents, individualisés et intensifs, prodigués dans la journée, le cas échéant à temps partiel ;
- des ateliers thérapeutiques utilisant des techniques de soins particulières en vue de réentraînement à l'exercice d'une activité professionnelle ou sociale, activité différenciée des activités d'ergothérapie qui existent dans certains établissements et de celles de CAT (centres d'aide au travail) ;
- les centres d'accueil thérapeutique à temps partiel (CATTP), qui visent à maintenir ou à favoriser une existence autonome par des actions de soutien et de thérapie de groupe ;
- un service d'hospitalisation à domicile (qui a longtemps attendu son appareil législatif nécessaire) ;
- des centres d'accueil permanents, habilités à répondre à l'urgence psychiatrique et ouverts 24 heures sur 24, ces centres permanents pouvant être créés dans un centre hospitalier et être intersectoriels ;
- des centres de crise : centre d'accueil permanent disposant de quelques lits et permettant des prises en charge intensives et de courte durée pour répondre à des situations d'urgence et de détresse aiguë. Il est précisé que les centres de crise, de par leur prise en charge spécifique, peuvent permettre d'éviter notamment une hospitalisation « qui pourrait être de longue durée », ce qui est assez révélateur de la philosophie du dispositif ;
- des places d'hôpital de nuit ;
- des appartements thérapeutiques qui, parfois, ont pris la forme d'appartements associatifs.

La diversification des structures alternatives témoigne de la créativité et de l'adaptabilité du secteur mais l'absence d'une réelle planification a conduit à une grande inégalité dans l'équipement du territoire ; une tendance à l'isolationnisme et au monoréférencement en a aussi dessiné certaines limites [5].

Quatre-vingt-quatorze pour cent des secteurs de psychiatrie ont au moins un centre médicopsychologique et 70 % font de l'hospitalisation de jour. Seize pour cent ont un centre d'accueil thérapeutique à temps partiel et seulement 4 % un centre d'accueil permanent, qui n'est pas intrahospitalier [7]. En 2012, 76 % des patients suivis en psychiatrie l'étaient exclusivement en ambulatoire. Dans le même temps, 55 % des personnels exerçaient en unité d'hospitalisation temps plein [1], ce qui montre le chemin qui reste à parcourir.

La nécessaire continuité, qui était soulignée dans le texte fondateur, n'a pas été seulement interprétée comme une continuité des soins dans la coordination mais a souvent été comprise comme une obligation de continuité interpersonnelle [7] liant le médecin à un patient ou à un soignant référent. Cela a été à l'origine d'une certaine pétrification des structures les plus exposées, c'est-à-dire celles qui prenaient en charge les patients qui présentent des pathologies psychotiques au long cours. Une référence implicite à une nécessaire stabilité transférentielle, en miroir à la cure analytique dont l'appareil théorique a irrigué le secteur, a été trop fréquemment avancée sans être débattue, même si elle apparaît pertinente pour la prise en charge des pathologies psychotiques émergentes.

Conclusion – Un secteur de psychiatrie pour demain : le projet territorial de santé mentale

Depuis 25 ans, de nombreux rapports suivis de plans de santé ont tenté de compléter et d'améliorer le dispositif de soins psychiatriques. Différentes perspectives ont été explorées et on retiendra pour les plus récentes : le développement des liens avec les autres acteurs sanitaires (médecine de ville, soins de premier recours, secteur privé) et non sanitaires du territoire (secteur social et médicosocial, élus, etc.), le développement des problématiques de logement, d'emploi, de réinsertion, la lutte contre la stigmatisation.

Le projet de loi de modernisation du système de santé, adopté à l'Assemblée nationale en avril 2015, et plus particulièrement son article 13, ouvre de nouvelles perspectives pour l'organisation des soins en psychiatrie et réaffirme les missions du secteur de psychiatrie. L'article replace l'organisation de la psychiatrie dans une politique globale de santé mentale, associant tous les acteurs, et notamment le système de soins primaires et les acteurs sociaux et médicosociaux. Cette politique repose sur un « projet territorial de santé mentale » défini sur la base d'un diagnostic territorial partagé par l'ensemble des partenaires (professionnels, usagers, aidants, collectivités, Éducation nationale, Protection judiciaire de la jeunesse, etc.). Le texte crée l'obligation pour les projets territoriaux d'organiser un ensemble de dispositifs et services permettant de garantir aux personnes concernées l'accès à tous les soins que leur état de santé requiert et à l'accompagnement adapté à leur situation sociale. La mission de psychiatrie de secteur est réaffirmée, mais elle n'est plus présentée que comme un outil parmi d'autres. « L'activité de psychiatrie comprend une activité de psychiatrie de secteur dont la mission est de garantir à l'ensemble de la population : 1) un recours de proximité [...] en lien avec le médecin traitant ; 2) l'accessibilité territoriale et financière [...] ; 3) la continuité des soins psychiatriques, y compris par recours à l'hospitalisation, si nécessaire en lien avec d'autres acteurs afin de garantir l'accès à des prises en charge non disponibles en proximité ».

Ce texte n'est aujourd'hui qu'une loi et il faudra attendre ses décrets d'application. Sa mise en œuvre dépend de l'engagement d'une grande pluralité de personnes et d'institutions. Les Agences régionales de santé auront ici un rôle important à jouer afin d'inciter les partenaires à réfléchir et travailler ensemble pour un projet territorial commun en santé mentale.

La politique de secteur a été à l'origine d'un bond en avant pour la psychiatrie publique française. Son bilan doit être considéré comme positif, même si en partie inachevé, mais c'est de sa capacité à se transformer en s'adaptant aux nouvelles exigences de la communauté que notre dispositif de soins public, qui va être confronté à de difficiles problèmes démographiques ainsi qu'aux ambiguïtés structurelles des pôles, maintiendra sa légitimité. Tout renfermement sur soi, toute immobilité inscrite dans les certitudes, tout refus de remise en question signerait sa perte par une progressive et irrémédiable désubstantification. Encore faudrait-il que la psychiatrie dispose des moyens de ses ambitions et nous pouvons à juste titre être préoccupés par la dimension de plus en plus contraignante des objectifs financiers qui pèsent sur notre système de santé.

Références

[1] Coldefy M, Le Neindre C. Les disparités territoriales d'offre et d'organisation des soins en psychiatrie en France : d'une vision segmentée à une approche systémique, rapport Irdes. 2014. p. 558.

[2] Couty E. Mission et organisation de la santé mentale et de la psychiatrie. Rapport présenté à Madame Roselyne Bachelot-Narquin, Ministre de la santé et des sports. 2009.

[3] Garret-Gloanec N, Pascal JC, Simonnot AL. Alternatives à l'hospitalisation pour les secteurs de psychiatrie infanto-juvénile. EMC Psychiatrie (Elsevier, Paris) 2003 : 37-210-A-35.

[4] George MC, Tourne Y. Le secteur psychiatrique, Collection Que sais-je ? Paris : PUF ; 1994.

[5] Leguay D. Le système de soins en psychiatrie française : Réalités et perspectives. Rapport au congrès de psychiatrie et de neurologie de langue française. Media Flash. Paris : Masson ; 2002.

[6] Livre Blanc de la Psychiatrie Française. tome II. Toulouse : Privat ; 1967. p. 27.

[7] Parisot S. Soins aux patients schizophrènes. Le contexte des psychiatres français. Inf Psychiatr 2001 ; 3 : 248-9.

[8] Pascal JC, Simonnot AL, Faucher L, et al. Alternatives à l'hospitalisation psychiatrique de l'adulte. EMC Psychiatrie (Elsevier, Paris) 2003 : 37-930-N-10.

27.4 Organisation de l'urgence psychiatrique

A. Pelissolo, J.-F. Allilaire

Tout comme la médecine d'urgence a mis longtemps à accéder au statut de spécialité à part entière, la psychiatrie d'urgence est restée longtemps sous-estimée en France. Cela est moins le cas depuis quelques années, pour plusieurs raisons. Citons d'abord l'accroissement considérable des demandes de prises en charge en urgence dans tous les sites. Cet accroissement peut s'expliquer par la progression des situations de crise dans la société, et par la diminution, voire la disparition, de divers institutions et intervenants sociaux (famille, école, solidarités locales, etc.). Celles-ci devaient jusqu'alors permettre de faire face, en amont, aux «pré-urgences» psychiatriques sans recours systématiques aux structures lourdes. Les enjeux quantitatifs sont également importants pour les établissements de santé, pour qui l'accueil des urgences constitue un point de contrôle (favorable ou défavorable selon les cas) sur des flux potentiellement importants de patients.

Les autres raisons sont plutôt qualitatives : prise de conscience du rôle fondamental de l'accueil d'urgence dans le parcours de soins des patients psychiatriques, identification des nombreuses intrications médicopsychiatriques requérant une compétence voire une expertise réelle, évolution de la législation et des jurisprudences rendant particulièrement sensible la question des évaluations et des décisions prises dans le contexte de l'urgence (risque suicidaire, hétéro-agressivité, etc.). Enfin, le développement des aides psychologiques précoces ou différées aux victimes de psychotraumatismes a participé à une réflexion générale sur l'organisation des soins psychiques en urgence.

Sur ces bases, une réflexion a donc été menée depuis une ou deux décennies pour optimiser la prise en charge des urgences psychiatriques dans leur spécificité, et surtout pour l'articuler au mieux au dispositif plus global de soins en santé mentale.

Spécificités de l'urgence psychiatrique

Il est réellement très difficile de définir en peu de mots la notion d'urgence psychiatrique, tant elle recouvre des situations variées [3]. Entre la simple consultation sans rendez-vous motivée par une rupture de médicaments, une première crise d'angoisse, une insomnie tenace, et le trouble majeur à l'ordre public conduisant à une demande d'hospitalisation sous contrainte, il existe une gamme très large de demandes auxquelles la psychiatrie d'urgence est censée pouvoir répondre avec la même disponibilité. Certains textes officiels définissent l'urgence en psychiatrie de la manière suivante : «Demande dont la réponse ne peut être différée; il y a urgence à partir du moment où quelqu'un se pose la question, qu'il s'agisse du patient, de l'entourage ou du médecin : elle nécessite une réponse rapide et adéquate de l'équipe soignante afin d'atténuer le caractère aigu de la souffrance psychique» [1]. Cette définition laisse place à toutes les subjectivités, et peut également se traduire par la formule classique : «toute demande psychiatrique urgente est une urgence jusqu'à preuve du contraire», ce qui impose de l'évaluer sans délai.

Deux situations cliniques induisent un risque vital ou grave immédiat, souvent négligé d'ailleurs par les médecins non psychiatres : les conduites auto- ou hétéro-agressives, et les états d'intoxications (ces deux conditions pouvant se cumuler). D'une manière générale, l'objectif de l'examen est rarement de poser un diagnostic précis et complet de la pathologie du patient, mais toujours d'évaluer les éléments symptomatiques, médicopsychiatriques mais aussi sociaux, susceptibles de guider la prise en charge immédiate. Celle-ci a plusieurs niveaux d'objectifs : protéger le patient et autrui des risques graves évoqués ci-dessus, soulager rapidement le patient de la souffrance aiguë qu'il manifeste, recueillir le plus possible d'éléments d'information pertinents, puis décider la meilleure orientation thérapeutique possible (prescription, consultation post-urgence, hospitalisation, etc.). L'examen est en général rendu délicat par le climat de tension dans lequel il se déroule (patient pas toujours consentant, environnement souvent peu adapté, temps disponible réduit, etc.), par la grande variabilité des signes présentés d'un moment à l'autre et par les intrications somatiques et psychiatriques qui sont toujours possibles.

Ces difficultés potentielles doivent conduire à la mise en place de moyens en rapport, qu'ils soient humains (personnel médical et paramédical en nombre suffisant et ayant les compétences nécessaires) ou matériels (architecture des locaux, moyens de surveillance voire de contention). En France, comme dans tous les pays, la question du délai entre l'arrivée aux urgences et l'admission dans un service de soins psychiatriques, pour les patients qui en relèvent, est cruciale et doit faire l'objet d'un travail d'organisation spécifique [4].

Missions de la psychiatrie d'urgence

Une organisation efficace de la psychiatrie d'urgence doit pouvoir répondre aux situations suivantes :

- l'examen et la prise en charge des décompensations aiguës ou subaiguës d'un trouble psychiatrique connu ou d'apparition récente ;
- l'évaluation spécialisée de symptômes psychiatriques aigus associés à une affection somatique connue ou suspectée ;
- la prise en charge des crises suicidaires ou d'autres situations comportant une notion de crise et de perturbation de l'ordre public ;
- une expertise dans un cadre médico-légal (examen de victimes, de personnes en garde à vue, etc.) ;
- l'accueil et la prise en charge précoce de sujets victimes d'événements traumatiques individuels ou collectifs ;
- une demande d'intervention institutionnelle auprès de personnels en difficulté.

Structures d'urgence

La psychiatrie d'urgence est principalement organisée par les hôpitaux généraux d'une part, et/ou par les services de secteur ou intersectoriels d'autre part, nous y reviendrons. On trouve cependant aussi des psychiatres intervenant en urgence dans d'autres types d'organismes : des établissements de santé privés, des cellules d'urgence médico-psychologiques associés aux SAMU, des unités de psychiatrie rattachés aux instances judiciaires et policières, et des médecins ou autres professionnels exerçant au sein d'associations ou à titre libéral pour accueillir ou prendre en charge des personnes en détresse en dehors des structures de soins (déplacement à domicile, réponses téléphoniques, etc.).

Il apparaît de plus en plus que les structures d'urgence doivent s'inscrire dans des réseaux permettant d'optimiser les parcours de soin des patients, avec par exemple des conventions entre les services d'urgence et les établissements du territoire desservis, qu'il s'agisse des services de secteur ou de cliniques privées.

Urgences psychiatriques des hôpitaux généraux

Le décret de 1997 fixant les règles de fonctionnement des services d'accueil d'urgence (SAU) dans les hôpitaux généraux est clair sur la nécessité d'une présence psychiatrique 24 heures sur 24, ce qui suppose l'existence d'un psychiatre mais également celle d'un personnel infirmier spécifique. Par ailleurs, le même décret insiste sur l'obligation d'établir des conventions avec les services de secteur afin d'assurer le bon déroulement de ces urgences. En pratique, ces points ne sont pas toujours réalisés de manière optimale, souvent en raison de moyens insuffisants.

Dans les cas favorables, une équipe psychiatrique travaille aux urgences en étroite collaboration avec le personnel médical et paramédical des urgences médicochirurgicales. Elle peut recevoir des patients se présentant seuls, avec des proches, ou accompagnés par les pompiers voire par la police, dans un but principal d'examen psychiatrique. Elle peut également être sollicitée par le médecin somaticien pour des patients initialement pris en charge pour un diagnostic non psychiatrique. Dans tous les cas, la règle générale est que tout patient examiné par le psychiatre doit bénéficier d'un examen somatique écartant toute anomalie organique. Une fois l'examen réalisé, trois types de décision peuvent être pris :

- la poursuite de l'observation ou de la surveillance au sein du SAU, ce qui nécessite des locaux et des moyens en personnel spécifique (type service porte psychiatrique ou unités dites de 72 heures) ;

- l'orientation vers une structure d'hospitalisation, qu'elle soit médico-chirurgicale ou psychiatrique, sectorisée ou non, en hospitalisation libre ou sous contrainte ;
- la sortie du patient, adressé en ambulatoire à son psychiatre habituel ou à une équipe qui peut débuter une prise en charge nouvelle.

Ces décisions d'orientation sont parfois délicates et peuvent être lourdes de conséquences, notamment médico-légales. Elles nécessitent donc d'être prises par un psychiatre expérimenté, obligatoirement « senior » si des certificats doivent être rédigés, et après une durée d'évaluation parfois longue. Toutes ces conditions ne sont pas toujours idéalement remplies, notamment parce que les SAU ne sont pas tous aménagés pour pouvoir garder les patients psychiatriques plus de quelques heures (risques de fugue, personnel en nombre limité, manque de place pour accueillir plusieurs patients et leur famille, etc.). Les évolutions juridiques apportées par la loi de 2011 sur les soins psychiatriques sous contrainte ont complexifié encore les procédures et la traçabilité à respecter (horodatage, notifications diverses, etc.), avec un risque important de levée ultérieure de mesures en cas d'erreurs, même minimes, de procédure. Ceci implique donc de renforcer et de sur-spécialiser les moyens des services d'urgence.

Ces activités très spécialisées reposent à la fois sur des personnels médicaux (psychiatres et urgentistes somaticiens) et non médicaux, et notamment les infirmiers dont le rôle est essentiel et qui doivent bénéficier de formations spécifiques [2].

Urgences des services de secteur

Même s'il peut exister un recouvrement important dans certaines régions entre hôpitaux généraux et services de secteur, ces derniers conservent souvent un fonctionnement spécifique. Ils disposent en général d'un accueil d'urgence propre, dans les centres médicopsychologiques (CMP) ou dans des centres de crises par exemple. Cet accueil ne se fait pas toujours en continu, et est souvent destiné en priorité aux patients connus et suivis par l'équipe. L'absence de plateau technique et de médecins somaticiens limite les possibilités de prises en charge médicopsychiatriques, d'où l'intérêt des conventions avec les hôpitaux généraux. En aval de l'accueil, les services de secteur disposent souvent de structures de prises en charge aiguës différenciées, en centres de crises, policliniques, ou unités de séjours de courte durée.

Dans le cadre des politiques territoriales de santé mentale et des regroupements d'établissements promues par les tutelles, une réflexion globale sur les parcours de soins d'urgence psychiatrique doit être menée en intégrant l'ensemble des partenaires publics et privés.

Perspectives

De nombreux éléments des dispositifs d'urgence psychiatrique sont en cours d'évolution et on peut en attendre des améliorations sensibles dans les années à venir. Deux points nous semblent essentiels pour une optimisation de cette mission incontournable : d'une part une meilleure coordination, à l'échelon territorial, des différents acteurs en santé mentale dont les rôles sont souvent insuffisamment articulés les uns aux autres, et d'autre part le renforcement obligé des équipes de psychiatrie d'urgence au sein des hôpitaux généraux, qui sont dans les faits encore trop souvent composés d'un psychiatre isolé, sans personnel infirmier spécifique. Aucun travail de qualité, et surtout aucune sécurité réelle, ne sont possibles dans ces conditions. Par ailleurs, l'articulation des services d'urgence avec toutes les structures de soin, aussi bien d'aval que d'amont, est indispensable pour éviter les ruptures de prise en charge.

Références

[1] Boiteux C, Boillet V, Picard A. Urgence psychiatrique. EMC Psychiatrie (Elsevier Masson : Paris) 2014 : 37-678-A-10.

[2] Brouard W, Raguin O. Urgences et demande de soins en psychiatrie. Rev Infirm 2014 ; 206 : 21-4.

[3] Brousse G, Durand-Roger J, Geneste J, et al. Urgences et crises : éclosions ou résolutions ? Ann Med Psychol 2007 ; 165 : 729-36.

[4] Zeller S, Calma N, Stone A. Effects of a dedicated regional psychiatric emergency service on boarding of psychiatric patients in area emergency departments. West J Emerg Med 2014 ; 15 : 1-6.

27.5 La psychiatrie de liaison

S.-M. Consoli

La psychiatrie de liaison a pour ambition d'intervenir de manière structurée auprès de patients hospitalisés pour des raisons somatiques en médecine-chirurgie-obstétrique (MCO), ainsi que, en fonction des situations, auprès de l'entourage de ces patients et des équipes médicales qui en ont la charge, de manière à atténuer la souffrance de tels patients liée à leurs problèmes de santé somatique, détecter et soigner les comorbidités psychiatriques éventuelles, apporter une contribution à une prise en charge globale optimale, orienter les patients qui le justifieraient vers des soins psychologiques ou psychiatriques ultérieurs appropriés, soutenir les équipes soignantes dans leur savoir-faire relationnel et leurs capacités d'aide propres, améliorer l'adhésion aux soins somatiques des patients et lutter contre la perte de chance somatique induite par l'existence d'une comorbidité psychiatrique, c'est-à-dire lutter pour l'administration de soins optimaux même lorsque coexiste une pathologie psychiatrique, voire espérer améliorer un pronostic médical que la coexistence de troubles mentaux rend plus précaire [5, 11, 14].

L'activité psychiatrique «de liaison» doit être distinguée de l'activité d'accueil et d'orientation des «urgences psychiatriques» se déroulant dans le cadre des consultations ou des «lits porte» d'un service d'accueil des urgences, ce qui n'exclut pas que l'appel du psychiatre de liaison puisse être effectué parfois «en urgence», face à une situation de crise.

Initiée parallèlement depuis quelques décennies aux États-Unis et au Canada d'une part, dans plusieurs pays européens d'autre part, la psychiatrie de liaison a pris en France, en ce début de troisième millénaire, une place grandissante dans l'offre des soins, même s'il existe une très grande disparité de dotations d'un hôpital général à un autre [6, 8].

Les objectifs de la psychiatrie de liaison sont complémentaires de l'enjeu majeur de la promotion de soins somatiques en santé mentale. Ils visent, grâce à l'action des structures engagées dans la lutte contre les troubles mentaux et en articulation avec la personne-pivot que constitue le médecin traitant, à diminuer la surmorbidité et la surmortalité par causes naturelles des malades mentaux, à dépister des facteurs de risque somatiques ou des pathologies somatiques associées sous la responsabilité des structures engagées dans la prise en charge des troubles mentaux en population générale, notamment les structures sectorisées de psychiatrie

Organisations

On oscille schématiquement entre deux modèles organisationnels opposés : d'une part celui des «psys attachés» présents une ou plusieurs demi-journées, voire sous forme d'un temps plein, dans le service de médecine auquel ils sont administrativement rattachés, d'autre part celui des «psys détachés», mandatés par un service de psychiatrie, dont la mission de liaison peut être la vocation essentielle (ce schéma commence, fort heureusement, à se répandre en France) ou bien l'une des missions parmi d'autres : cette dernière organisation a ses propres inconvénients, car les besoins traditionnels et prioritaires du service concernant les patients hospitalisés ou suivis en consultation ne laissent pas toujours le temps souhaitable à la mission «supplémentaire» de psychiatrie de liaison. Il arrive aussi, plus rarement, que les «psys» de liaison qui interviennent dans un hôpital général soient détachés d'un service de psychiatrie extérieur à l'hôpital et situé alors le plus souvent au sein d'un hôpital psychiatrique. Cette formule peut avoir un grand intérêt pour l'accompagnement des patients psychotiques, lorsqu'ils doivent subir des examens ou des soins médicaux ou chirurgicaux à l'hôpital général, de façon à aider les équipes soignantes de médecine à ne pas être trop désorientées par les troubles du comportement ou la présentation parfois insolite des malades mentaux. Elle est moins opérationnelle pour des tâches qui relèvent plutôt de la psychologie médicale et qui concernent des patients sans passé psychiatrique, mais perturbés psychologiquement par leurs problèmes de santé physique.

Les équipes de psychiatrie de liaison sont en général multiprofessionnelles, composées de psychiatres, de psychologues, et plus rarement d'infirmiers. Elles ont pour caractéristiques la transversalité (interventions sur plusieurs services d'un hôpital, voire sur l'hôpital tout entier) et la mobilité (déplacement, à la demande, « au lit du malade », comme cela est également le cas pour les équipes d'évaluation et de traitement de la douleur, les équipes d'intervenants en addictologie et les équipes d'accompagnement et de soins palliatifs). Faute d'une identification claire et d'une stabilité de ses structures (services ou unités désignés par un nom, avec un statut administratif durable), la psychiatrie de liaison a cependant encore du mal, en France, à se faire reconnaître à sa juste valeur et à être dotée de moyens appropriés.

Évolutions et objectifs stratégiques à consolider

En fonction des dotations en moyens et des orientations cliniques propres à chaque centre hospitalier, plusieurs missions nouvelles ou spécifiques ont vu le jour, à côté des activités plus traditionnelles, « à la demande », pour une confirmation diagnostique et/ou une orientation thérapeutique face à un trouble mental, généralement comorbide et largement réactionnel à une pathologie somatique [5]. Il s'agit par exemple de protocoles systématiques d'évaluation psychologique avant une greffe d'organe, avant la pose d'un défibrillateur implantable, avant instauration d'un traitement par interféron, ou avant la réalisation d'une chirurgie de l'obésité (pose d'un anneau de gastroplastie en particulier), ou encore du développement de consultations multidisciplinaires de dépistage génétique, notamment dans le domaine de la cancérologie : le rôle du « psy » de liaison est ici d'intervenir, moins en tant que clinicien qu'en tant qu'expert, capable d'évaluer les fragilités et les ressources de chaque individu ou de chaque famille, d'aider à anticiper les réactions à des annonces potentiellement traumatiques, et d'enclencher, à la demande, des suivis appropriés, à visée autant sinon plus préventive que curative. La place qui est en train d'être prise par les « psys » de liaison dans le cadre des dispositifs d'annonce promus par le Plan cancer s'inscrit dans une logique semblable.

Quelques expériences originales de consultations « conjointes », reposant sur le principe de l'accueil simultané de certains patients par un somaticien et un psychiatre, se sont par ailleurs mises en place, plutôt dans le domaine de la douleur, des symptômes somatiques médicalement inexpliqués ou dans l'interface dermatologie-psychiatrie, et méritent d'être développées, car elles concrétisent d'une façon vivante et dédramatisée, aux yeux de certains patients, l'intérêt d'une approche multidisciplinaire de leurs troubles, en évitant que l'adressage chez le psychiatre soit vécu comme une mesure stigmatisante [7].

Il n'en reste pas moins vrai qu'encore trop souvent le trouble panique et/ou le trouble dépressif restent sous-diagnostiqués chez des patients médicaux, alors que l'épidémiologie a largement démontré la valeur péjorative de tels troubles mentaux pour le devenir somatique lui-même, ce qui pose entre autres la question d'une utilisation insuffisante ou inadéquate des ressources en psychiatrie de liaison. Les « psys » de liaison restent par ailleurs sollicités de façon très hétérogène pour une prise en charge des épisodes de confusion mentale, sans que soient programmées ni une stratégie de dépistage de troubles débutants, ni une stratégie de prévention des encore trop fréquents troubles de stress post-traumatique faisant suite à un séjour éprouvant en unité de soins intensifs, et sans qu'une politique d'information adaptée à chaque patient se soit fixée comme but la diminution même de l'incidence de tels épisodes confusionnels en milieu médicochirurgical [11].

Contrairement à d'autres pays européens, la France semble encore réticente pour l'utilisation systématisée d'outils de dépistage qui permettraient de rationaliser l'appel aux « psys » de liaison, qu'il s'agisse de questionnaires d'autoévaluation ou de la réalisation d'entretiens standardisés (comme cela peut être le cas avec la grille INTERMED) par du personnel infirmier formé à cet effet [9]. Le rôle des « psys » de liaison reste également encore limité dans des actions de sensibilisation et d'éducation thérapeutique à destination de patients présentant une pathologie somatique chronique ou des habitudes de vie à risque, suivis en médecine, alors que de telles actions commencent à se généraliser au sein des structures psychiatriques, notamment à l'usage des patients schizophrènes et des patients souffrant de troubles bipolaires, voire des patients déprimés.

Impact d'une comorbidité psychiatrique sur la durée moyenne de séjour en MCO

La présence d'une comorbidité psychiatrique a souvent été mise en rapport avec la durée moyenne de séjour (DMS) en MCO. Certes, une DMS plus longue et une comorbidité psychiatrique peuvent être, l'une et l'autre, des conséquences de pathologies somatiques plus lourdes. Il a été ainsi démontré que par rapport aux patients hospitalisés en MCO pour des raisons somatiques, mais sans aucun diagnostic psychiatrique associé, ceux qui présentent également les critères d'un trouble mental ont des DMS supérieures, et cela quelle que soit la catégorie diagnostique du trouble mental [1]. Cela est en particulier vrai pour les troubles de l'adaptation. Après ajustement sur le groupe homogène de malades (GHM) d'appartenance de chaque patient, les écarts entre patients sans et patients avec comorbidités psychiatriques persistent. Curieusement, les patients avec « simples » troubles de l'adaptation pèsent plus lourd sur la DMS que les patients avec troubles psychiatriques caractérisés (troubles anxieux, troubles de l'humeur ou troubles psychotiques) : cela est possiblement dû au fait que les patients avec antécédents psychiatriques ne sont pas obligatoirement plus difficiles à prendre en charge que des patients sans passé psychiatrique, mais qui « marquent le coup » dans le contexte d'une maladie somatique qui les met à l'épreuve, voire les dépasse. Ces constatations méritent réflexion, car en France, à l'heure actuelle, seuls certains diagnostics psychiatriques de troubles sévères, mais pas le diagnostic de troubles de l'adaptation, augmentent le niveau du GHM en termes de tarification à l'activité (T2A).

Il a été également prouvé sur une cohorte de patients coronariens que la durée de séjour hospitalier dans les suites d'une intervention de pontage coronarien était plus longue en cas de présence d'une humeur dépressive en préopératoire, tout particulièrement chez des patients de niveau socio-économique modeste [10].

Résultats des études interventionnelles

Une méta-analyse sur cinq études de ce type, répondant à des critères de qualité méthodologique, a montré que 6 à 12 mois après une hospitalisation, on ne retrouve pas dans le groupe interventionnel (intervention d'un psychiatre de liaison), plus de persistance d'un traitement antidépresseur, ni plus d'amélioration de l'humeur dépressive [2]. Toutefois les critères de jugement utilisés peuvent paraître discutables : des méthodes non pharmacologiques peuvent en effet avoir pris le relais, et parmi les dépressions dépistées, un certain nombre peut avoir correspondu à des épisodes réactionnels à la découverte d'une maladie somatique, à l'aggravation de cette dernière ou à l'hospitalisation elle-même, et s'être amendé spontanément.

Le recours à un dépistage systématique de la complexité bio-psycho-sociale par l'intermédiaire de la grille INTERMED, puis le déclenchement randomisé d'une intervention de psychiatrie de liaison et d'une transmission aux médecins référents, voire d'une réunion de synthèse multidisciplinaire, comparativement aux soins usuels (groupe contrôle), ont été testés par l'équipe de psychiatrie de liaison de Lausanne sur des patients hospitalisés en rhumatologie ou consultant en diabétologie [12]. Des données de suivi ont été recueillies systématiquement dans les groupes interventionnels et contrôle, à 3, 6, 9 et 12 mois. Les résultats montrent significativement moins de prévalence d'un épisode dépressif caractérisé ou d'une symptomatologie dépressive dans le groupe interventionnel, mais également une meilleure qualité de vie, aussi bien en ce qui concerne la composante physique que la composante psychique de cette dernière. Enfin, les résultats sont également en faveur d'un taux de réhospitalisation moindre, tout au long des 12 mois suivant la sortie, dans le groupe interventionnel. On peut faire l'hypothèse que les nouvelles hospitalisations évitées, dans le groupe interventionnel, ont représenté une économie non négligeable pour les systèmes d'assurance.

Une méta-analyse de 10 essais contrôlés randomisés portant sur un total de 3408 patients souffrant d'un trouble dépressif ou d'un trouble somatoforme et hospitalisés en MCO a été publiée en 2010 [13]. Un des intérêts, et non des moindres, de cette méta-analyse consiste en la construction d'un score composite d'efficacité, chaque fois qu'une étude élémentaire le permettait, score combinant le niveau de fonctionnement global du patient, la limitation de la consommation de soins, la réduction de la symptomatologie psychiatrique et la réduction des symptômes médicaux. Les bras interventionnels des essais comportaient tous une intervention d'un psychiatre de liaison, mais cette dernière pouvait s'intégrer à un programme plus complexe de soins collaboratifs multidisciplinaires. Quant aux bras contrôle, il s'agissait des « soins usuels ». Mesurée en taille d'effet moyen (différence entre les groupes interventionnel et contrôle, rapportée à l'écart-type), l'efficience d'une intervention de psychiatrie de liaison est de 0,31 pour l'ensemble des études et de 0,61 pour celles dédiées plus spécifiquement aux patients avec troubles somatoformes, classiquement appelés « symptômes médicalement inexpliqués », dont on connaît hélas le poids en termes de surconsommation d'examens médicaux et de soins. L'analyse stratifiée des interventions selon que le psychiatre de liaison avait rédigé ou non une lettre sur son évaluation et ses propositions de prise en charge a montré que dans le premier cas la taille d'effet était nettement plus grande (0,56 *vs* 0,21). Par ailleurs, l'étude des différentes composantes du critère de jugement combiné a montré que les meilleurs résultats obtenus concernaient la consommation de soins (taille d'effet de 0,51). Ces données rigoureuses plaident en définitive en faveur de l'« utilité » des dispositifs de psychiatrie de liaison, non seulement pour soulager la détresse psychique des patients suivis en MCO ou pour accompagner les équipes soignantes mises à l'épreuve par la lourdeur de certains patients comorbides, mais aussi en termes très clairement médico-économiques, argument qu'il importe de faire valoir dans toute négociation ayant pour objet des ressources humaines ou des créations de structures spécifiques dans ce domaine.

La mission de transmission

La dénomination anglo-saxonne de *consultation-liaison psychiatry* souligne bien les deux temps et les deux composantes fondamentales d'une pratique dont l'originalité et l'efficacité ultime reposent sur la qualité du travail de transmission effectué auprès des collègues demandeurs et, plus globalement, des équipes soignantes des services de médecine ou de chirurgie [3-5]. De la réussite de ce dernier dépend le fait que la consultation de liaison ne soit pas perçue par les collègues qui y ont recours comme un simple examen complémentaire parmi d'autres, mais comme un éclairage aidant à une approche intégrative partagée par les uns et les autres, dans un véritable échange en partenariat, en évitant que le corps ne reste le territoire privilégié des somaticiens et l'esprit celui des psychiatres, ambition qui suppose pour le moins, du côté des « psys », un intérêt authentique pour les réalités biologiques, la démarche scientifique, les avancées technologiques en médecine et en chirurgie.

Outre les échanges par voie orale, essentiels à la fonction, la rédaction du compte rendu de la consultation « psy » dans le dossier médical du patient est une étape incontournable qui doit satisfaire à plusieurs critères de qualité : précision, intelligibilité pour tout soignant, propositions thérapeutiques, pragmatisme, référence au vécu de la pathologie somatique, mais aussi à quelques points clés de la vie du patient et à ses ressources psychiques et relationnelles, suggestions pour la relation d'aide qui peut être apportée par l'équipe soignante.

Conclusion

Champ original et en plein développement de l'offre de soins en psychiatrie, l'activité de liaison, outre ses missions cliniques évoquées plus haut, se partage entre deux vocations pédagogiques à l'usage des professionnels de santé : grâce aux compétences diagnostiques et thérapeutiques, mais surtout au savoir-faire relationnel, à la diplomatie et aux capacités de travailler en équipe des intervenants en psychiatrie de liaison, elle peut contribuer, comme nous venons de le voir, à une meilleure prise en charge globale de tout patient, ainsi qu'à une plus grande tolérance à l'égard du fait psychopathologique, par des soignants extérieurs à la discipline psychiatrique; mais l'expérience de la liaison est également un formidable laboratoire expérimental pour la formation des psychiatres à la prise en charge de patients « complexes », associant troubles psychiques et terrain biologique fragile ou facteurs somatiques de risque, voire pathologies somatiques concomitantes, ce qui représente en réalité le cas de figure le plus fréquent de la pratique psychiatrique courante, à l'exception peut-être des enfants et des jeunes adultes : savoir composer avec de telles réalités et savoir travailler en réseau multidisciplinaire, en s'articulant au mieux avec les généralistes, médecins spécialistes et tous les autres « référents » de la santé somatique des patients psychiatriques, représente en effet un gage pour la qualité des soins et pour la qualité de l'alliance thérapeutique nouée avec les patients.

Références

[1] Bourgeois JA, Kremen WS, Servis ME, et al. The Impact of Psychiatric Diagnosis on Length of Stay in a University Medical Center in the Managed Care Era. Psychosomatics 2005; 46 : 431-9.

[2] Cape J, Whittington C, Bower P. What is the role of consultation-liaison psychiatry in the management of depression in primary care? A systematic review and meta-analysis. Gen Hosp Psychiatry 2010; 32 : 246-54.

[3] Consoli S. Les liaisons dangereuses. Psychiatrie Française 1985; 6 : 774-81.

[4] Consoli SM. Aider à penser, aider à faire face : exigences et défi pour la psychologie médicale. Rev Fr Psychiat Psychol Méd 1997; 5 : 11-6.

[5] Consoli SM. La psychiatrie de liaison. Quelle actualité? Quelles perspectives. Ann Med Psychol 2010; 168 : 198-204.

[6] Consoli SM. La psychiatrie à l'hôpital général. EMC Psychiatrie (Elsevier, Paris); 1998 : 37-958-A-10.

[7] Cottencin O, Lambert M, Queyrel V, et al. Consultation/liaison psychiatry practice : combined medical and psychiatric consultations. J Psychosom Res 2007; 63 : 219-20.

[8] Guillibert E, Granger B, Tellier G, et al. 1990 Psychiatrie de liaison. Le concept et la réalité (rapport d'assistance). Congrès de psychiatrie et de neurologie de langue française, Montréal. Tome III. Paris : Masson; 3-9 juillet 1989. 87e session.

[9] de Jonge P, Huyse FJ, Stiefel FC, et al. INTERMED - a clinical instrument for biopsychosocial assessment. Psychosomatics 2001; 42 : 106-9.

[10] Poole L, Leigh E, Kidd T, et al. The combined association of depression and socioeconomic status with length of post-operative hospital stay following coronary artery bypass graft surgery : Data from a prospective cohort study. J Psychosom Res 2014; 6 : 34-40.

[11] Sollner W, Diefenbacher A, Creed F. Future developments in consultation-liaison psychiatry and psychosomatics. J Psychosom Res 2005; 58 : 111-2.

[12] Stiefel F, Zdrojewski C, Bel Hadj F, et al. Effects of a Multifaceted Psychiatric Intervention Targeted for the Complex Medically Ill : A Randomized Controlled Trial. Psychother Psychosom 2008; 77 : 247-56.

[13] Van der Feltz-Cornelis CM, Van Os TW, Van Marwijk HW, et al. Effect of psychiatric consultation models in primary care. A systematic review and meta-analysis of randomized clinical trials. J Psychosom Res 2010; 68 : 521-33.

[14] Zumbrunnen R. Psychiatrie de liaison. Masson : Paris; 1991.

27.6 La psychiatrie libérale

A. Gérard, M. Bensoussan

L'avenir de l'exercice libéral de la psychiatrie en France, comme dans les autres pays industrialisés, est largement dépendant du statut épistémologique de la discipline, de facteurs sociodémographiques et du type de planification qui sera retenu en santé mentale.

C'est une question d'actualité, les internes en psychiatrie et les jeunes psychiatres s'en emparent pour en débattre régulièrement dans les rencontres réunissant la profession.

L'implosion du système français de santé en l'absence de vrais dispositifs de changement n'est pas un fantasme; les économistes spécialisés, quelle que soit leur obédience politique, expriment le même constat; ils diffèrent en revanche sur les mesures à prendre.

De « plan de maîtrise » en « plan de redressement », de « psychiatrie du sujet » en « santé mentale » une succession d'aménagements, de dispositifs financiers de court terme n'est pas parvenue à éviter une réforme structurelle profonde au sein de laquelle il est difficile de situer, aujourd'hui, la place de l'exercice libéral.

Ainsi dans le projet de loi de modernisation de santé de M. Touraine (2015) portant la généralisation du tiers payant, un de ses fondements est mis en cause. Déjà, le travail de synthèse du Haut Conseil sur l'avenir de l'assurance-maladie du 23 janvier 2004 proposait quatre scénarios. Ils convergeaient tous vers une même fin annoncée du système actuel, malgré les perfusions budgétaires, et cela en raison, entre autres, d'une variable clé, le vieillissement de notre population.

C'est dans ce contexte que se pose aujourd'hui la question de la psychiatrie libérale. Cette psychiatrie, dont l'origine remonte avec P. Janet et E. Minkowski au début du xxe siècle, doit aujourd'hui s'adapter à de nouveaux environnements : sociologique, économique, clinique et thérapeutique.

La loi relative aux « droits des malades et à la qualité du système de santé » du 4 mars 2002 imprime de nouvelles règles de démocratie sanitaire, confirmées dans la loi de 2015. Elle est clairement destinée à modifier des pratiques jugées paternalistes et obsolètes.

Démographie

La réduction du nombre de psychiatres libéraux actifs est manifeste : 6 483 en 2010, 5 312 en 2014, et une estimation (Caisse autonome de retraite des médecins de France ou CARMF) de 4 564 en 2020, ce malgré un nombre de places 5 fois plus important qu'en 2004 pour la psychiatrie aux épreuves classantes nationales de l'internat. Toutefois, le problème démographique ne saurait se réduire à celui du nombre global des psychiatres libéraux en exercice. La disparité territoriale et des aspects organisationnels sont aussi déterminants.

Le récent et très complet rapport de l'Institut de recherche et documentation en économie de la santé (IRDES) (décembre 2014) montre les disparités géographiques de l'installation des psychiatres libéraux. Il définit l'accessibilité potentielle localisée (APL) à l'offre libérale en psychiatrie (nombre d'ETP – équivalents temps plein – de psychiatres libéraux pour 100 000 habitants), qui est corrélée à l'urbanisation. Les localisations fortes sont au cœur des villes Paris, Marseille et Bordeaux.

Un autre facteur à prendre en compte est le lien direct entre les niveaux de précarité, les aléas professionnels et certaines pathologies en particulier anxieuses et dépressives, traditionnellement prises en charge par les libéraux.

Pour les jeunes générations de praticiens, la féminisation de la profession est à la fois un fait et un processus évolutif. L'évolution des mentalités n'est clairement pas liée à cette féminisation : la jeune génération privilégie qualité de vie, disponibilité personnelle, investissement familial et activités culturelles physiques et sociales. Les pratiques professionnelles s'en trouvent à l'évidence transformées.

Dans de nombreux secteurs, où le besoin de soins excède déjà la capacité d'accueil, les psychiatres libéraux devront être intégrés aux réseaux de prise en charge.

Devant l'échec patent d'une planification molle, des mécanismes de compensation efficaces devront se mettre en place (les systèmes actuels de simple encouragement d'implantation ne suffisent manifestement pas). L'augmentation des places de psychiatrie à l'internat n'a pas encore porté ses fruits, mais aucune mesure précise n'a été déclinée pour améliorer l'attractivité de l'exercice libéral, qui est de moins en moins un premier choix des internes et anciens internes.

S'il reste illusoire d'obtenir une répartition homogène de l'offre, il est indispensable de garantir l'accès effectif aux soins de l'ensemble des assurés sociaux sur l'ensemble du territoire national.

Les sénateurs, dans leur lecture de la loi de modernisation du système de santé de M. Touraine (2015), proposent le recours à un conventionnement sélectif, visant à réguler de façon autoritaire, les installations de psychiatres libéraux vers des zones difficiles. Envisagé de manière isolée, il suscite l'hostilité des médecins et porte le risque d'un échec assuré, en bouleversant le partenariat conventionnel. Une inversion de tendance ne pourra être obtenue que par l'expérimentation de réelles mesures incitatives, dans un cadre conventionnel, préalable à toute éventuelle coercition.

Nos voisins allemands utilisent, depuis plusieurs années, des systèmes de rémunérations forfaitaires annuelles couplées à des aides à l'installation mais également au maintien d'activité puisqu'il s'agit de deux problèmes distincts. En France, les psychiatres libéraux ne sont que marginalement concernés par les rémunérations sur objectifs de santé publique (ROSP 2011), et restent encore partagés et peu préparés à percevoir des forfaits.

Parallèlement à ces mesures incitatives, des délégations de tâches et des transferts de compétences sont à l'étude. On observe une montée en puissance du rôle des médecins généralistes et des psychologues cliniciens. Il est évident que dans un prochain avenir certains aspects du soin seront délégués à des omnipraticiens, à des psychologues, à des infirmiers. Le psychiatre sera-t-il ordonnateur des soins? Coordinateur? Responsable? Conseiller? Autant de questions ouvertes…

Si, comme on doit l'espérer, les optimisations thérapeutiques conduisent à des modélisations pluridisciplinaires de prise en charge, les différents intervenants participeront de plus en plus directement aux soins. La décision de rembourser certains actes est évoquée depuis longtemps, et des groupes de travail sont constitués, en particulier pour les psychothérapies des non-médecins. Rien n'est encore opérationnel, mais les psychiatres, libéraux en particulier, devraient être une force de propositions, pour ne pas voir appliquer des modèles qui seraient issus d'autres organisations sanitaires telles que le NHS (*National Health Service*) du Royaume-Uni.

Vingt pour cent des hospitalisations en psychiatrie se font dans le secteur privé, de plus en plus aux mains de grands groupes, voire des structures purement financières. Faute de trouver de nouvelles règles contractuelles garantissant l'indépendance des médecins libéraux, au-delà des seuls aspects déontologiques, l'exercice libéral des psychiatres en clinique privé pourrait toucher à sa fin.

Champ de la spécialité

L'avenir de la psychiatrie libérale est étroitement lié à celui de la psychiatrie en général. Or cette discipline est de nouveau conduite à définir des paradigmes « fondateurs ».

Selon que l'ancrage se renforcera dans le champ des neurosciences ou se maintiendra dans une modélisation biopsychosociale plus humaniste, des modalités d'exercice très différentes s'appliqueront.

Si le recentrage biologisant s'intensifie, si les psychiatres ne traitent que des maladies liées à des dysfonctionnements neurobiologiques, le monde de la psychiatrie redéfinira une nouvelle identité.

Si la discipline continue de couvrir un champ beaucoup plus large de troubles et de souffrances psychiques et sociales, elle devra, à terme, sous les pressions évaluatives redéfinir des limites identifiables pour les gestionnaires et pour les utilisateurs.

L'image du psychiatre libéral s'est beaucoup transformée et les demandes qui lui sont faites dépassent souvent le champ de la maladie mentale. Il lui est difficile, face à des demandes spontanées, d'établir les frontières entre maladies psychiatriques, souffrances névrotiques, souffrances sociales et simples besoins d'aide pour le mal de vivre. Son offre de soins devra, dans le futur, s'articuler à d'autres et sa pratique devra se recentrer.

Celui qui, par exemple, aura déserté le champ de la psychiatrie et de la pathologie pour se consacrer au domaine du développement personnel ou du coaching devra se justifier.

Et celui qui, en ne pratiquant que les psychothérapies, aura encore une file active très réduite obtiendra un statut particulier, à moins que ne soit redéfinie la spécificité de la psychothérapie du psychiatre.

Des délais de rendez-vous de plusieurs mois acceptables chez les psychanalystes ne le sont pas en psychiatrie et pourtant cela est devenu fréquent.

Évaluation et formation

Un souci de meilleure gestion des soins a conduit à la création de différents outils qui tous avaient pour but de superviser les pratiques, voire de les réguler.

Les praticiens français, effrayés par les dérives inacceptables du système nord-américain de *managed care*, ne se sont pas approprié ces outils qui n'ont donc jamais véritablement servi. Cependant la méthode consistant à faire dépendre les remboursements de traitements de la preuve objective de leur efficacité thérapeutique n'est plus vraiment discutée. D'une manière ou d'une autre, des systèmes experts tenteront, dans les années à venir, d'infléchir les pratiques dans le sens qu'ils jugeront efficace donc rentable. L'objectif n'est pas critiquable en soi, tout dépendra du respect de la dimension humaine qui accompagnera les stratégies économiques.

L'exercice libéral devra, au-delà de ses spécificités énoncées, faire la preuve de son efficacité au regard de prises en charges identifiables.

C'est parce que des patients attribuent aux psychiatres un savoir-faire spécifique qu'ils ont plus fréquemment recours à un spécialiste autrefois redouté. Cette question de l'accès direct a fait débat dans la profession lors de la modification de la loi (2005) créant le dispositif du médecin traitant. La psychiatrie bénéficie d'un accès direct spécifique (pour les jeunes de 16 à 25 ans) et reste ainsi une spécialité médicale, de premier comme de second recours, inscrite dans le parcours de soins. Ce choix essentiel, en regard des évolutions sanitaires, affirme la dimension médicale de la psychiatrie. Il ne s'agit pas de cliver psyché et soma, mais d'être une partie prenante de coopérations interprofessionnelles, avec les médecins généralistes, les spécialistes, mais aussi les autres professionnels qu'ils soient du monde de la santé ou non (psychologues, assistants de services sociaux, éducateurs, etc.).

Les psychiatres peuvent exercer en secteur I (les honoraires sont définis par la convention et des dépassements peuvent être autorisés), II (leurs honoraires sont libres) ou III (non conventionné).

Depuis le 1er janvier 2013, le développement professionnel continu (DPC) est effectif. C'est un dispositif de formation réglementé qui impose à chaque professionnel de santé de suivre un programme de DPC dans son intégralité pour remplir son obligation annuelle. Le DPC intègre formation médicale continue (FMC) et évaluation des pratiques professionnelles (EPP). Jusque-là, toutes les démarches visant à améliorer les pratiques ont démontré l'incapacité des processus dits opposables à réduire l'écart entre pratiques autoritairement imposées et pratiques de terrain.

Former un médecin spécialiste à l'utilisation de techniques limitées, mesurables, destinées à traiter des troubles précis, est relativement simple. Former un médecin à la prise en charge de patients présentant des comorbidités, des troubles de personnalité, vivant parfois dans des conditions de précarité, suppose d'autres approches, dès lors qu'il s'agit d'abord de tenir compte de la dimension relationnelle, essentielle au parcours thérapeutique.

La Haute autorité de santé ou HAS a pu reconnaître aux psychiatres généralement très impliqués dans leurs pratiques des capacités d'innovation en termes de formation et d'évaluation des pratiques professionnelles. Le Collège national pour la qualité des soins en psychiatrie (CNQSP) a très tôt proposé des programmes de formation évaluative centrés sur la pratique et organisés par les acteurs de terrain. Il a, par exemple, écrit une recommandation labellisée par l'HAS sur les échanges collaboratifs entre généralistes et psychiatres qui ensuite a pu être déclinée en programme DPC pour tout praticien intéressé.

Mode d'exercice

Le colloque singulier ne s'exerce plus exclusivement dans le cadre traditionnel.

Les nouvelles technologies : téléphone portable, courrier électronique, sont de nature à améliorer la disponibilité, valeur fondamentale de l'exercice libéral. Mais il convient de rappeler qu'à ce jour l'activité médicale téléphonique reste illégale au regard des textes existants. De la même façon, les conseils, les modifications de posologie ou de molécule transmis par fax ou par courriel ne commencent à être autorisées que dans des situations précises telles que des activités de régulation.

Une reconnaissance et une légalisation de la consultation médicale téléphonique assortie d'une valorisation de l'acte ont déjà été réalisées chez certains de nos voisins européens. Les indications concernent principalement soit les situations d'urgence, soit le simple suivi de pathologies clairement identifiées chez des patients connus de longue date.

L'évolution vers des téléconsultations structurées de routine telles qu'elles existent aux États-Unis sont expérimentées et deviennent opérationnelles, en France en particulier en psychiatrie.

Des expériences de sites internet marchands ou de mutuelles et autres assurances proposant des avis médicaux virtuels, avec demandes de remboursement pour ce type d'activités, sont plus inquiétantes.

Des sites internet d'avis d'usagers sur chaque médecin sont en train de voir le jour.

Des dispositifs de partages de soins commencent à se développer, intégrant l'intervention de différents acteurs autour du patient.

Dossier médical personnalisé (DMP)

Ces dispositifs de soins partagés visent aussi à ne pas déconnecter la pratique du psychiatre du reste de la prise en charge.

Le DMP représentera à terme une évolution fondamentale des pratiques. Mais la mise en place concrète de ce dossier, initialement prévue pour 2007, n'a toujours pas abouti en 2015 malgré les budgets colossaux qui lui ont été dédiés.

Revenu

Le revenu moyen des psychiatres libéraux varie grandement en fonction des sources et les chiffres dépendent du contenu de ce qui est pris en compte : bénéfice net non commercial, chiffre d'affaires n'incluant pas les frais, etc. Selon l'Union nationale des associations agréées, qui gèrent la comptabilité de nombreux médecins, le revenu moyen par psychiatre était de 66 000 € pour l'année 2012 (celui du médecin généraliste pour la même période était supérieur à 71 000 €).

Il existe de fait une grande disparité liée à la fois au type de pratique et au lieu d'exercice (région, ville, etc.).

Conclusion

L'exercice libéral de la psychiatrie nécessite aujourd'hui une valorisation de son attractivité pour maintenir la richesse d'une pratique médicale, inscrite dans la complémentarité des différentes modalités d'exercice de notre discipline. Il doit aussi relever plusieurs défis concernant sa place dans les schémas d'organisation des soins, son absence dans la formation des futurs psychiatres, et surtout la difficulté des psychiatres libéraux à trouver des repères nouveaux, adaptés aux évolutions socioculturelles comme aux limites du savoir. Déjà en 2004, M. Bengener, directrice du Cermes[1], déclarait : « beaucoup de médecins savent qu'ils vivent la fin d'une époque [...] Il y a, chez le médecin, une grande confusion entre le fait d'être une profession libérale et le libéralisme ».

La majorité du corps médical vit encore dans la double idée qu'il demeure le seul expert en matière de santé et le seul compétent vis-à-vis des patients mais aussi vis-à-vis de ceux chargés de le réguler.

En psychiatrie, comme dans les diverses spécialités médicales, des décisions fondées sur les notions de petits et de grands risques seront probablement évoquées.

Des problèmes spécifiques se posent quant au choix de la critériologie adéquate, des paramètres subjectifs et objectifs. Dans ce domaine, un peu plus qu'ailleurs, tout n'est pas mesurable et cependant des choix devront être faits.

Si les assureurs sélectionnent les risques, si les mutuelles et les assurances complémentaires augmentent fortement les primes, si l'État, d'une manière ou d'une autre, se désengage, des inégalités fondamentales se creuseront de nouveau dans un univers où, bien que n'ayant jamais disparu, elles s'étaient un temps glorieusement réduites. Il ne faut pas oublier que la préoccupation saine des responsables de planification sanitaire est, à une époque donnée, de concilier les conceptions médicales permettant de comprendre et de traiter les maladies psychiques avec les demandes sociales d'une population donnée.

Platon (dans la *République*), au sujet de l'autorité de l'État, écrivait « la loi ne se préoccupe pas d'assurer un bonheur exceptionnel à une classe de citoyens, mais s'efforce de réaliser le bonheur de la cité toute entière en unissant les citoyens par la persuasion ou la contrainte et en les amenant à se faire part les uns aux autres des avantages que chaque classe peut apporter à la communauté. »

Espérons qu'il n'est pas utopique de croire qu'en un monde d'hypermodernité les psychiatres libéraux du futur, leurs représentants, les responsables politiques et les patients se comporteront en citoyens responsables.

1 Centre de recherche médecine, sciences santé et société. *Le Monde* 20 janvier 2004.

27.7 Évolution de l'offre de prise en charge en addictologie

M. Reynaud

L'intérêt de l'abord global des addictions a été mis en évidence à la fin des années quatre-vingt-dix. L'addictologie, reconnue comme une discipline médicale à part entière en 2002, s'est affirmée et installée dans les années 2000–2010. Désormais, l'ensemble des professionnels prône une politique pragmatique de réduction des risques et des dommages.

Un dispositif de soins addictologiques cohérent devrait pouvoir répondre à l'ensemble des besoins et demandes de personnes souffrant d'addiction. Or, ces besoins et demandes sont multiples :

- repérage et prise en charge les plus précoces possible, et ce dans tous les lieux de soins où peuvent venir consulter ces patients, soit pour leur addiction, soit pour des complications entraînées par cette addiction, soit pour des complications intercurrentes;
- prise en charge globale et complète répondant aux problématiques psychologiques, somatiques et sociales des différentes addictions;
- réponses adaptées aux différents niveaux de gravité : de l'abus à la polytoxicomanie en passant par des dépendances plus ou moins importantes, s'accompagnant ou non de comorbidités psychiatriques;
- possibilité d'une réelle continuité des soins aux différentes phases de ces pathologies, le plus souvent chroniques.

Enfin, le dispositif de soins devrait participer à l'organisation de la prévention des addictions et au développement de l'enseignement et de la recherche.

L'offre de soins que nous proposons, validée par les différents spécialistes de la question, insiste tout particulièrement sur la spécificité, la globalité et la continuité des soins. On est encore loin de cet idéal d'organisation, et ce aussi bien dans les centres hospitaliers généraux que spécialisés : désintérêt pour ces patients, voire méfiance, renvoi des « patates chaudes », hospitalisation dans des services non spécialisés, avec des équipes peu formées et peu motivées, séjour se limitant au sevrage, pas de réelle continuité des soins, etc.

Mais si la prise en charge des addictions s'est améliorée de façon globale dans les années 2000, à la suite des plans gouvernementaux 1999 et 2004 et surtout du plan addictions 2007–2012, on assiste actuellement à une stagnation de ce développement : les addictions n'étant pas reconnues comme réelle priorité nationale, les moyens mis en œuvre, dans un contexte financier contraint, par le plan gouvernemental 2013–2017 ne sont pas à la hauteur des besoins, laissant la réforme qui devait mener à une organisation plus cohérente, plus efficace et plus largement dotée en moyens humains « au milieu du gué » et ce, en particulier, de nouveau pour la réponse hospitalière.

Évolution historique de l'offre de soins

Années 1970–1980

Devant l'extrême diversité de ces besoins et la grande variété de présentations cliniques des dépendances, liées aux spécificités des différents produits, d'une part, et à l'importance des complications somatiques, psychiatriques ou sociales, d'autre part, les réponses sanitaires ont tout d'abord été fragmentées, correspondant aux complications principales; puis des dispositifs de soins spécialisés, correspondant à la dépendance aux principales drogues, l'alcool et l'héroïne, ont été mis en place (centres d'hygiène alimentaire et d'alcoologie [CHAA] et centres spécialisés de soins en toxicomanie [CSST]). La prise en charge de la dépendance tabagique est beaucoup plus récente avec la création de quelques unités de coordination de tabacologie et de quelques consultations spécialisées.

Ces dispositifs de soins spécialisés ont été principalement conçus comme la réponse à des « fléaux sociaux ». Dans la mesure où il semblait s'agir de problématiques principalement médicosociales, la gestion de ces dispositifs spécialisés, pilotés par la Direction générale de la santé et les Ddass

(Direction départementale des affaires sanitaires et sociales), a été confiée essentiellement à des associations. Cette perception principalement sociale de la problématique des addictions a participé à la déresponsabilisation du système sanitaire général, qu'il s'agisse des médecins généralistes ou des hôpitaux généraux, qui ne se sentaient ni directement concernés ni compétents.

Addictions et psychiatrie

Quant à la psychiatrie, forcément concernée par ces patients qui correspondent à 20 à 30 % de sa file active, elle s'est le plus souvent organisée pour répondre à ce qu'elle savait faire, c'est-à-dire la prise en charge des complications psychiatriques (anxiété, dépression, états délirants, démences, etc.), mais elle a rarement proposé une prise en charge spécifique des conduites de dépendance, se focalisant le plus souvent sur les troubles de personnalité sous-jacent (névrose, état limite, psychopathie, etc.).

Cet état de fait est bien connu de ceux qui s'y intéressent et est dénoncé depuis plus de trente ans : Descombey, en 1980, parlait déjà, à propos de la prise en charge des alcooliques et des toxicomanes, des « oubliés du secteur », Massé dans les années 1990 des « trains ratés par le secteur », et Parquet, Lagrue et moi-même avions analysé précisément à la fin des années 1990 les multiples carences. Ces critiques et propositions ont eu un succès très limité, même si les choses semblent bouger dans les esprits depuis quelque temps. Mais, si les idées vont dans le bon sens, le contexte démographique et la pénurie de psychiatres ne facilitent pas l'orientation de ces derniers vers l'addictologie.

Années 1990

En 1999, nous avions pu ainsi résumer avec Parquet et Lagrue [1, 8] l'état des lieux de la prise en charge des addictions selon quatre axes.

Un cloisonnement étanche entre les différents dispositifs de prise en charge

Ce cloisonnement est lié à la représentation sociale séparée des différentes addictions. L'inquiétude sociale, légitime, liée aux toxicomanies illicites a permis le financement et le développement d'un dispositif relativement étoffé, pendant que, parallèlement, la tolérance envers la consommation d'alcool et plus encore de tabac – du fait de l'absence de conséquences sur l'ordre public – ont installé un sous-développement extrême des possibilités de soins à ces addictions.

Cette situation de fait est entérinée par l'État qui a complètement séparé les lignes budgétaires toxicomanie-alcool-tabac, finançant donc des associations séparées (voire concurrentes pour la prévention) et des équipes hospitalières différentes et sans liens entre elles. De même, l'État finance des réseaux ville-hôpital toxicomanie différents des très rares réseaux ville-hôpital alcool.

Les conséquences négatives de ce cloisonnement apparaissent dans la prise en charge des malades :

- les problèmes d'alcool et de tabac sont rarement pris en compte de façon spécifique par les équipes spécialisées en toxicomanie ;
- la consommation tabagique est rarement prise en compte spécifiquement et simultanément par les équipes d'alcoologie ;
- les équipes hospitalières spécialisées, en particulier psychiatriques, ont une compétence en alcoologie ou en toxicomanie, mais négligent les autres consommations ;
- les toxicomanies médicamenteuses sont en général négligées.

Le plus souvent, les équipes se limitent au champ de compétences qui leur est assigné, et rares sont celles qui ont, pour l'instant, un abord global.

Aucun accès précoce possible

Aucun des dispositifs spécialisés n'est conçu pour favoriser l'accès précoce aux soins, car ils sont essentiellement tournés vers les soins aux dépendants : alcooliques, d'une part, et héroïnomanes, d'autre part.

La focalisation des dispositifs sur une dépendance constituée gêne la conceptualisation et donc l'organisation des prises en charge précoces des conduites d'abus multiples. Rappelons que les jeunes concernés abusent, en général, de plusieurs toxiques mais qu'à cette phase, ils ne se considèrent ni comme alcooliques ni comme toxicomanes.

Aucune prise en compte des nouvelles formes de toxicomanies

Centrés sur des dépendances « classiques », alcoolisme ou héroïnomanie, les dispositifs ont du mal à s'adapter aux formes nouvelles et multiples de toxicomanie [6]. Citons, par exemple, la consommation d'ecstasy dans les rave-parties puis plus largement chez les jeunes, la consommation toxicomaniaque d'alcools forts et de bières fortes, les cocktails médicamenteux et l'augmentation notable de la consommation de cannabis chez des sujets de plus en plus jeunes.

Une grande carence médicale

La carence en médecins intéressés et compétents dans le domaine des addictions est majeure. C'est l'un des principaux points de faiblesse du dispositif qu'il conviendrait de pallier prioritairement si l'on a le désir de conduire une politique forte et efficace dans ce domaine.

L'offre de soins spécialisés était donc très cloisonnée par produits (alcool, héroïne, tabac, etc.) et éventuellement par complications (psychiatriques, gastro-entérologiques, somatiques ou autres : neurologiques, infectiologiques, etc.), le sevrage s'effectuant dans des services non spécialisés (médecine générale, gastro-entérologie ou psychiatrie, etc.), rapidement, avec un intérêt limite et une coordination très faible pour la suite de la prise en charge.

Années 2000

Depuis le début des années 2000, l'assimilation sociale et politique du concept d'addiction trouve sa traduction dans les deux plans gouvernementaux mis en place successivement par la Mission interministérielle de lutte contre la drogue et la toxicomanie (MILDT) en 1999 et en 2004 [4, 5]. Cela a permis de penser et de commencer à mettre en place une réponse sanitaire globale et intégrée, répondant aux diverses composantes de la maladie addictive, traitant spécifiquement les conduites de consommations pathologiques et, parallèlement, les complications psychiatriques ou somatiques et, surtout, permettant la continuité des soins. Mais le développement d'une offre de soins globale et cohérente implique, outre le développement du dispositif médicosocial spécialisé, que le dispositif de soins généraux se sente réellement concerné (médecins généralistes et hôpitaux généraux) et que les centres hospitaliers spécialisés et les secteurs psychiatriques s'organisent aussi sur le même modèle afin d'apporter une réponse spécialisée et spécifique aux pathologiques addictives.

C'est ce que le « plan addictions 2007–2012 », repris dans le plan gouvernemental, avait commencé à mettre en place, le Président Jacques Chirac ayant intégré les addictions dans ses priorités de santé publique.

Un premier plan d'action gouvernemental a concrétisé cet abord global des addictions :

- permettant de mettre l'accent sur l'ensemble des conduites des consommations (usage, usage nocif et dépendance) et sur les stratégies différentes à adopter ;
- articulant pour les prises en charge la médecine de ville, le dispositif médicosocial et les réponses hospitalières (« rapport RASCAS ») [7] ;
- facilitant l'abord précoce des consommateurs avant le stade de dépendance et notamment des jeunes consommateurs, en particulier de cannabis ;
- déstigmatisant en partie les alcooliques et les toxicomanes en requalifiant les lieux de soins ;
- permettant un abord coordonné des polyconsommations ;
- parallèlement, reconnaissance de l'addictologie comme une discipline universitaire à part entière (création du DESC [Diplôme d'études supérieures complémentaires] d'addictologie).

On a ainsi pu assister ces 10 dernières années à une validation par la communauté scientifique, nationale et internationale, du concept d'addiction (il sera intégré dans les classifications internationales des maladies CIM-11 et DSM-5). Cette notion est également bien admise par la population.

Les pathologies et problèmes psychosociaux que les conduites addictives peuvent générer s'intègrent ainsi dans un dispositif de santé publique avec un pôle hospitalier, un pôle médicosocial et un pôle médecine de ville.

Les trois pôles d'un réseau de soins addictologiques

Un dispositif de soins pertinent pour la prise en charge des conduites addictives doit s'appuyer sur trois pôles complémentaires :

- un pôle «ville» d'intervention de premier niveau; pôle de proximité;
- un pôle «médicosocial spécialisé» : les centres de soins de prévention et d'accompagnement en addictologie (CSAPA), correspondant aux anciens CCAA et CSST;
- un pôle «hospitalier».

La cohérence et la complémentarité de ces différents pôles auraient pu s'exprimer au mieux par leur intégration au sein d'un réseau de soins addictologiques [7].

Pôle «ville» : dispositif de proximité

Ce pôle a pour objectif de rendre plus pertinente l'intervention médicale et sociale non spécifique. Il s'agit d'un point essentiel qui présente cependant des difficultés de mise en œuvre. Le dispositif ambulatoire devra prendre en compte aussi bien les différents comportements de consommation que les problématiques médicales, psychologiques ou psychiatriques et sociales, et assurer une prise en charge ambulatoire de qualité.

Renforcer l'addictologie de proximité implique d'encourager l'implication de la médecine générale dans la prise en charge des addictions; cela suppose :

- l'intégration des problématiques addictologiques dans le cursus de la formation médicale initiale;
- une formation continue et des évaluations professionnelles intégrant l'addictologie;
- la reconnaissance et la valorisation des expériences interventionnelles en médecine générale, sous la forme d'actions d'intervisions ou de supervision (réunions confraternelles ou interprofessionnelles);
- d'inscrire comme prioritaire la thématique «addictions et premier recours» pour le développement professionnel continu, à tous les niveaux (national et régional);
- d'identifier et médiatiser les consultations spécialisées de proximité, permettant l'évaluation et l'organisation partagée du parcours de santé et de soins de la personne.

Les réseaux sont aussi un enjeu important et actuellement en difficulté : il ne s'agit pas simplement de développer la communication entre les acteurs, mais d'organiser une coordination de l'ensemble des partenaires permettant d'assurer les parcours de soins dans les meilleures conditions possible et de répondre aux besoins des patients. *Il convient d'intégrer l'addictologie dans ces réseaux territoriaux de santé et d'en faire un volet obligatoire.*

Devant les difficultés concrètes que rencontrent ces réseaux, et surtout leur faible nombre, on peut imaginer qu'une réponse pourrait être *l'organisation de réseaux virtuels individualisés pour chaque patient en utilisant les possibilités de la télémédecine.* Cela permettrait de rassembler, une conférence vidéotransmise, l'ensemble des intervenants d'un patient.

Pôle médicosocial spécialisé

Ce pôle comprenait au début des années 2000 les dispositifs d'accueil et de prise en charge des problèmes sanitaires et sociaux liés à l'usage des drogues illicites, ainsi que les structures de lutte contre l'alcoolisme et le tabagisme. Sont d'abord décrits les centres spécialisés de prise en charge des usagers de drogues illicites (CSST) et les dispositifs de réduction des risques, puis le dispositif spécialisé de lutte contre l'alcoolisme (CCAA) chargé aussi des consultations d'aide à l'arrêt du tabac.

Situation en 2015 : centres de soins de prévention et d'accompagnement en addictologie (CSAPA)

Les CSAPA regroupent désormais les structures auparavant séparées entre les CCAA pour l'alcoologie, les CSST et les CAARUD (Centres d'accueil et d'accompagnement pour la réduction des risques des usagers de drogues) pour la réduction des risques pour les soins aux toxicomanes.

Le dispositif médicosocial en addictologie a été restructuré entre 2006 et 2010 avec la mise en place des CSAPA et des CAARUD. Il tient une place primordiale dans la prévention et l'accompagnement thérapeutique. Ses champs et niveaux d'intervention ont été définis par le Décret CSAPA de 2007 [2] et la circulaire DGS de 2008. Il assure un ensemble de missions tout au long de la trajectoire des personnes en difficulté avec des conduites addictives, et, par sa proximité, est en capacité de répondre aux besoins des populations locales : l'accueil, l'information, l'évaluation, l'orientation, la réduction des risques, le soutien à l'entourage et aux familles, l'accompagnement thérapeutique et la coordination des prises en charge, l'intervention précoce et la prévention, la formation, la recherche.

Le dispositif médicosocial en addictologie est en voie de structuration autour de véritables Centres ressources.

Mais la mutation profonde qu'il a effectuée ces dernières années a été parfois rendue difficile voire bloquée car elle ne s'est pas accompagnée, dans bon nombre de départements et de territoires, des moyens à la hauteur des besoins ni d'une programmation concertée de son déploiement, en particulier dans son rôle spécifique de l'intervention précoce et de la réduction des risques.

Versant « soins résidentiels » du dispositif

Tentent aussi de se structurer pour apporter des offres diversifiées et adaptées à différentes populations : centres thérapeutiques résidentiels (CTR), communautés thérapeutiques (CT), familles d'accueil (FA), appartements thérapeutiques (AT). Alors que ce dispositif de soins résidentiels apporte des outils indispensables pour les accompagnements les plus difficiles, il connaît des difficultés grandissantes.

Mise en œuvre et valorisation d'innovations

- Les consultations pour jeunes consommateurs (CJC) sont une porte d'accès essentielle pour ce public. Elles jouent un rôle de pivot pour développer des actions d'intervention précoce.
- Les dispositifs expérimentaux et innovants sont peu ou pas soutenus (éducation à l'injection, éducation thérapeutique, accès au logement d'abord, etc.).

Des réponses nouvelles pour lesquelles des projets existent sont repoussées depuis des années, comme la mise en place de centres de consommations supervisées ou l'expérimentation de traitements de substitution opiacés par voie injectable.

Pôle « hôpital »

Pour répondre aux carences majeures de la réponse hospitalière, nous avons pu obtenir, avec le « plan addictions 2007–2012 », que la réponse hospitalière soit structurée en trois niveaux correspondant à la taille et aux missions des établissements de santé.

Ce pôle a pour objectif d'organiser une réponse addictologique hospitalière suffisante et cohérente, les patients addicts en contact avec l'hôpital devraient pouvoir bénéficier, selon la gravité de leurs troubles, d'un dispositif qui se décline selon les trois niveaux suivants.

Niveau I : réponses de proximité et sevrage simple

Les *équipes hospitalières de liaison et de soins en addictologie* (ELSA) [1, 3] et les services référents ont pour mission :

- d'accueillir et de sevrer en toute sécurité les patients dépendants nécessitant un sevrage physique ;
- de réaliser un bilan médico-psycho-social ;
- d'apporter une information addictologique au patient ;
- d'assurer, si besoin, le relais après l'intervention de l'équipe de liaison d'alcoologie aux urgences ou dans les autres services ;
- de s'assurer de la coordination des soins addictologiques à la sortie de l'hospitalisation, en coordination avec les autres partenaires du réseau.

Le sevrage peut être effectué dans un service non spécialisé en addictologie disposant de lits d'addictologie de préférence regroupés (médecine interne, hépato-gastro-entérologie, psychiatrie, etc.).

Niveau II : unité de soins addictologiques spécialisés et hôpital de jour

Ces structures comprennent des séquences de soins hospitaliers spécialisés, avec une unité de sevrage et de post-sevrage. Un bilan des dommages induits est réalisé, ainsi que l'élaboration d'un projet thérapeutique et d'orientation par des séjours de 8 à 28 jours.

Indications

Ces structures accueillent :

- les patients fragiles, en situation d'échec après une ou plusieurs tentatives d'abstinence, présentant une dépendance caractérisée ;

- les patients dépendants les plus lourds, nécessitant une hospitalisation prolongée et un programme thérapeutique intensif du fait du nombre et de l'importance de leurs problèmes et ne parvenant pas à maintenir une abstinence par des prises en charge moins lourdes;
- les patients nécessitant des bilans somatiques ou des évaluations neuropsychiatriques et cognitives approfondis;
- les patients nécessitant une rupture plus ou moins longue par rapport à leur milieu de vie habituel, isolés sur le plan social, affectif ou en situation de précarité sociale ou professionnelle.

Les indications d'hospitalisation dans ces unités concernent donc des contre-indications d'hospitalisation ou des échecs de l'accompagnement ambulatoire et du sevrage simple, que ces contre-indications soient liées à la gravité du comportement addictologique ou aux complications somatiques, psychiatriques ou sociales.

Soins de suite et de réadaptation (SSR) addictologiques

Le séjour en SSR addictologique, classiquement dénommé postcure, a pour but de renforcer le travail réalisé au cours de l'accompagnement antérieur. Il vise d'abord à consolider l'abstinence, mais contribue aussi à poursuivre la réflexion personnelle par une aide psychothérapeutique et à favoriser la réinsertion par un programme socioéducatif, d'ergothérapie, de vie communautaire, censé réapprendre les règles de la vie sociale (règlement intérieur, contraintes d'horaires, contraintes hiérarchiques dans le cadre des ateliers). La durée est d'un mois (éventuellement renouvelable). Il permet d'accueillir des sujets ayant un réel besoin de consolider leur abstinence.

Les SSR peuvent être plus particulièrement spécialisés selon les complications et les déficits entraînés par les addictions et notamment l'alcool :

- rééducation et accompagnement neurologique et cognitif;
- prise en charge et accompagnement des difficultés psychologiques et des troubles psychiatriques;
- préparation et accompagnement dans la réinsertion professionnelle et sociale;
- prise en charge et accompagnement des complications somatiques, notamment digestives et hépatiques.

Niveau III : service d'addictologie universitaire

Le niveau III propose les mêmes prestations médicotechniques que les structures de niveau II, adossées au plateau technique d'un CHU. Ce centre de ressources travaille en partenariat formalisé avec les deux autres niveaux. Il pourrait constituer un « addicto-pôle » permettant la coordination de l'enseignement et de la recherche, véritable interface entre la clinique, la recherche fondamentale et l'Inserm.

Bilan de la situation de l'addictologie hospitalière

Mais le bilan de la mise en place des différents plans et mesures ces 15 dernières années laisse apparaître des insuffisances, des retards et des immobilismes qu'il est urgent d'analyser et auxquels il convient de répondre :

- l'addictologie hospitalière ne s'est que partiellement restructurée ces dernières années : – grâce aux MIGAC (missions d'intérêt général d'aide à la contractualisation), les structures de niveau I (équipes de liaison et de consultations) se sont bien développées dans la plupart des hôpitaux;
- en revanche, les structures de niveau II (hospitalisation pour prises en charge complexes) restent très insuffisantes avec peu de créations. Il existe à l'heure actuelle une cinquantaine de structures de niveau II dont la plupart existaient au début du plan;
- enfin, il n'y a eu en 10 ans qu'une ou deux créations de structures de niveau III (une quinzaine de CHU seulement disposent de ce type de structure et donc de l'enseignement et de la recherche dans le domaine de l'addictologie). Cette absence de structures universitaires est gravement préjudiciable pour la formation de nouveaux spécialistes et des régions entières ne forment pas d'addictologues. L'absence de postes fléchés et le conservatisme du ministère de l'Éducation nationale et des conseils de facultés expliquent cette situation.

La grande majorité des patients présentant des conduites addictives est accueillie dans le dispositif sanitaire général, le plus souvent pour des complications ou comorbidités somatiques ou psychiatriques.

Les conduites addictives représentent pourtant une des toutes premières causes d'hospitalisation toutes causes confondues.

Le poids de ces séjours est considérable pour les établissements hospitaliers.

Conclusion

La nécessaire politique de réorganisation de l'offre de soins ne se conçoit que dans le cadre d'un plan global qui développe les structures d'accompagnement médicosocial et qui sensibilise les acteurs de première ligne en les formant et en les intéressant au dépistage et à la prise en charge des addicts. Ce plan s'accompagne d'une politique de prévention claire et rigoureuse destinée à modifier les comportements de consommation nocifs, permettant également de justifier et de légitimer les actions de dépistage et de soins.

Mais l'un des points qui m'apparaît être le plus important dans un plan « addictions » a été l'individualisation d'une discipline « addictologique » hospitalière et universitaire, seule garante de la visibilité des structures de soins et de leur pérennité. Elle a permis aussi la valorisation des praticiens et des équipes en reconnaissant leur spécificité et, surtout, la mise en place de véritables filières d'enseignement et de recherche en addictologie, encore insuffisantes, et qui expliquent, pour partie, les difficultés de développement et de structuration des soins addictologiques.

Références

[1] Circulaire DHOS/02-DGS/SD6B 2000/460 du 8 septembre 2000 relative à l'organisation des soins hospitaliers pour les personnes ayant une conduite addictive.

[2] Décret DHOS/DGS CSAPA ; 2007.

[3] Guide de bonnes pratiques pour les équipes hospitalières de liaison et de soins en addictologie. DHOS ; 2003.

[4] MILDT. Plan quinquennal 2004-2009, Paris.

[5] MILDT. Plan triennal 2000-2003, Paris.

[6] OFDT (Observatoire français des drogues et des toxicomanies). Drogues et dépendances : indicateurs et tendances. 2002 Paris.

[7] RASCAS. Rapport de groupe de réflexions sur les aspects communs et spécifiques des addictions. Paris : MILDT ; 2002.

[8] Reynaud M, Parquet PJ, Lagrue G. Les pratiques addictives. Paris : Odile Jacob ; 2000.

La place des usagers en psychiatrie : évolutions et perspectives

CHAPITRE 28

A. Caria

Le champ de la santé a fortement évolué durant les 30 dernières années : augmentation relative des maladies liées aux modes de vie et aux comportements à risque pour la santé, développement de l'espérance de vie et, parallèlement, du nombre de maladies chroniques, inflation des problématiques liées à la santé mentale et banalisation du recours aux services spécialisés, mais aussi technicisation de la médecine, explosion des coûts de la santé et développement de programmes de prévention et d'éducation thérapeutique. Toutefois, le bouleversement essentiel réside dans les suites du séisme des catastrophes sanitaires des années 1980–1990 (épidémie de sida, sang contaminé puis infections nosocomiales) : la modification radicale de la donne entre le patient et son médecin, grâce à la montée en puissance des associations de patients et l'accélération de la demande sociale de prise en main par chacun de sa propre santé. Le cadre juridique de cette (r)évolution s'est consolidé en 2002 avec la loi dite des droits du malade ou loi Kouchner [15], qui redéfinit les règles de la relation entre le citoyen malade et le système de soins, en introduisant le concept de démocratie sanitaire. Ses conséquences se pérenniseront dans les années à venir. En 2014, le rapport Compagnon a tracé les défis à relever, en appelant à « *une participation qui aille au-delà de l'information des usagers ou de la simple concertation, qui vise l'ensemble des territoires pour une politique de santé qui prenne en compte à la fois les enjeux de pouvoir, les inégalités et la conflictualité dans le débat démocratique, dans une perspective de transformation sociale.* » [6]

Dans le champ de la psychiatrie, cette loi met en lumière la reconnaissance même, par les professionnels, de la place comme citoyen du patient.

Nouvelles normes de santé : rôle des savoirs profanes

Le rapport des professionnels de santé à « leurs malades » et les relations entre le patient et « son médecin » sont redéfinis de manière irréversible, par l'autonomisation accrue de la personne malade vis-à-vis de sa santé. Cette évolution repose sur plusieurs leviers. Les progrès de la médecine ont permis l'augmentation de l'espérance de vie et de la consommation de soins au cours de la vie. En conséquence, deviennent plus nombreuses les personnes souffrant au long cours de pathologies chroniques et auxquelles les soignants demandent de se prendre en charge, valorisant la coopération et la prise de responsabilité (gérer ses médicaments, prévenir les rechutes, etc.).

Les associations de patients, en première ligne, historiquement, celles de lutte contre le sida, ont ouvert la lutte pour les droits des patients, renversé le pater/maternalisme médical et valorisé l'autonomie thérapeutique des patients, devenus usagers du système de santé. Tout ceci dans un contexte d'accès à l'information dans le domaine de la santé rendu plus facile par le développement des technologies de l'information et la vulgarisation du savoir médical par la presse écrite et audiovisuelle. Processus qui s'est accéléré ces dernières années, la banalisation de l'usage des réseaux sociaux bouleversant l'accès au savoir, rendant visible le témoignage expérientiel sur sa maladie et recomposant l'organisation des rapports humains. Nous commençons à voir les effets de la révolution numérique sur les mouvements de patients et leurs formes d'action, avec l'apparition du e-patient acteur d'*empowerment* (appropriation) et l'émergence des questionnements éthiques autour des données de santé numérisées [13].

Nous assistons donc à une remise en cause des normes de bonne santé, qui ne se réduisent plus à une vision médicocentrée («pour être en bonne santé, il me suffit de bien suivre les conseils de mon médecin, qui sait ce qui est bon pour moi»), mais qui fait la part belle aux constructions profanes sur la santé («pour être en bonne santé, j'ai recours à ce que j'estime positif pour moi, que la solution soit médicale ou pas : allopathie, homéopathie, soutien social, consommation de toxiques voire prières. Et je cherche confirmation, conseils et réconfort dans le large champ de l'entraide entre pairs en ligne.») Même si la norme médicale continue d'influer sur les comportements liés à la santé, elle n'est plus l'unique référence [7].

Les personnes vivant avec une pathologie, et leurs proches, développent un savoir profane sur la maladie, les traitements et le système de soins, fruit de l'observation individuelle qui, rendu collectif, constitue la base des actions des associations : information, entraide, accompagnement, soutien par les pairs, décryptage et diffusion de l'information médicale et réassurance. En ce sens, elles ne se substituent pas aux professionnels de santé, mais occupent un espace intermédiaire, entre le soin et la vie quotidienne. Positionnées entre sphère privée (vécu de la maladie) et sphère publique (défense des patients, accompagnement social), elles assurent une fonction de production de services à moindre coût pour la société, de réfection du tissu social et d'accompagnement des personnes démunies et exclues [2].

Ces savoirs profanes ou «savoirs expérientiels» [11] peuvent compléter le savoir expert, comme une «force d'appoint», dans une relation thérapeutique qui reste asymétrique. On se trouve alors dans un modèle supplétif, où «le profane doit rester un palliatif du professionnel, il ne peut prétendre à l'égalité» [12]. Dans un modèle véritablement coopératif, on peut imaginer une symétrie du savoir et du pouvoir profanes et professionnels, chacun étant reconnu, transmis et ajusté, afin de construire en commun la décision thérapeutique. Ce n'est possible que par un «rééquilibrage de la relation thérapeutique, au sens où sur plusieurs plans, le profane apprend au professionnel et le professionnel accepte d'apprendre du profane».

Cette évolution se situe donc dans le mouvement plus global de l'*empowerment* des usagers des services de santé, développé depuis plusieurs années dans les pays anglo-saxons et encore à ses débuts en France [8, 9]. On pourrait définir l'*empowerment* par la possibilité pour les personnes souffrant de troubles de santé, de retrouver une autonomie, une certaine autorité et un sentiment de capacité dans différents domaines de vie notamment concernant leurs droits (droits fondamentaux, accès à l'information, accès à une défense juridique), les parcours de soins, la participation à la planification et à l'évaluation des services, les programmes de prévention et d'information[1].

Cet enjeu est d'autant plus important dans le champ de la santé mentale, dont l'évolution est gênée par la stigmatisation, la disqualification et la discrimination des patients et des proches [21].

Naissance de la démocratie sanitaire

C'est dans ce contexte sociétal mouvant que s'est cristallisé le concept de démocratie sanitaire. En juin 1999, les états généraux de la santé se concluaient autour des mots-clefs : information et transparence, relation et respect de la personne, prévention, accessibilité, participation. Le rapport Caniard qui suivra, va frayer la voie au concept de *démocratie sanitaire*, qui se déploie du droit individuel à être informé sur son état de santé, au droit de participer aux choix collectifs en matière de santé, en passant par toutes les étapes de défi-

1 Une traduction française littérale d'*empowerment* est malaisée; les francophones canadiens utilisent le terme «encapacitation», et, sous un angle plus militant, de nombreux représentants d'usagers en Europe et dans le monde ont choisi celui d'«émancipation».

nition de la médiation, de la conciliation et de l'indemnisation de l'aléa thérapeutique [3].

La synthèse du Haut conseil de santé publique « L'usager, acteur du système de santé » [10] explicite le concept de démocratie sanitaire, son évolution et le vocabulaire y afférant (en particulier les usages flottants des termes : malade, patient, usager, client, consommateur). Le texte qui officialise la naissance de la démocratie sanitaire en France est la loi du 4 mars 2002 [15], avec plusieurs niveaux de prise en compte de la parole des usagers :

- reconnaître et préciser les droits des personnes malades et plus largement de toute personne dans ses relations avec le système de santé (chapitre Ier, droits de la personne) ;
- rééquilibrer les relations entre le professionnel de santé et le malade, en faisant de ce dernier un véritable acteur de santé (chapitre II, droits des usagers) ;
- mettre en place les bases de l'expression et de la participation des usagers du système de santé (chapitre III, participation des usagers au fonctionnement du système de santé) ;
- renforcer la démocratie sanitaire en redéfinissant les conditions d'élaboration et de concertation des politiques de santé tant au niveau national (chapitre V, orientations de la politique de santé) qu'au niveau régional (chapitre VI, organisation régionale de la santé).

Cette loi situe clairement la personne malade d'abord comme une personne, un citoyen utilisateur de service de soins, avant de la considérer comme un patient. En conséquence, une personne relevant du système de soins ne devrait pouvoir subir aucune aliénation de ses droits fondamentaux, qui doivent pouvoir être respectés par l'ensemble des acteurs de santé. *Ce principe s'applique à tous, quelle que soit la pathologie* ; il s'agit donc d'un texte aux implications essentielles en psychiatrie, où la question du respect des droits fondamentaux de la personne est sans cesse soulevée par certaines pratiques : isolement, contention, restriction de libertés, confiscation des biens personnels, difficulté d'accès à l'information, atteintes à la dignité et l'intimité des personnes.

C'est une grande victoire pour les associations d'usagers et de proches qui luttent depuis des années pour cette reconnaissance de la personne malade.

Évolution de la place des associations d'usagers et de proches en psychiatrie

Historiquement, ce sont d'abord les parents des personnes souffrant de pathologies chroniques et invalidantes qui se sont organisés en association il y a plus de 50 ans. L'Unafam[2] revendique aujourd'hui 15 000 familles adhérentes, ayant pour objectifs « de s'entraider, de former et d'agir ensemble dans l'intérêt général ». Les adhérents sont répartis dans 97 délégations départementales, animées par 2 000 bénévoles qui accueillent, informent, orientent vers les lieux de soins ou de réinsertion, participent aux instances consultatives et représentent les familles.

Dans un deuxième temps, dans le climat de remise en cause générale de l'autorité des années 1970, sont nés des mouvements de contestation radicale de la psychiatrie et de l'asile (mouvement dit de l'antipsychiatrie), dont le Groupement information asile (GIA) est le principal héritier aujourd'hui.

Enfin, en 1992 est créée la Fnappsy[3] par l'union de trois associations de patients qui décident de créer un mouvement où *le patient en psychiatrie soit enfin considéré comme une personne.* Elle réunit en fédération une soixantaine d'associations de patients ou ex-patients, et revendique environ 5 000 usagers. Certaines associations œuvrant dans le champ de la santé mentale et constituées d'usagers et de professionnels de santé, ne sont pas affiliées à cette Fédération, qui prône une représentation des usagers par les usagers. Ses objectifs sont « *de regrouper les associations françaises d'usagers en psychiatrie, d'œuvrer dans les domaines de l'entraide, de la protection et de la défense des intérêts de leurs adhérents, d'orienter les personnes ayant été soignées en psychiatrie, vers les associations de patients capables de les aider et de faciliter le développement et l'action de ces associations et de démystifier la maladie mentale*

2 Union des amis et familles de malades mentaux, rebaptisée récemment Union des amis et familles de personnes malades et/ou handicapées psychiques, 12 Villa Compoint – 75017 Paris. www.unafam.org.

3 Rebaptisée Fnapsy : Fédération nationale des associations d'usagers en psychiatrie, 33 rue Daviel – 75013 Paris. www.fnapsy.org.

auprès de l'opinion publique et de l'entourage des malades, par la diffusion d'information auprès du public par tous les moyens appropriés. »

Pendant longtemps, Fnappsy et Unafam se sont opposées, ce qui a en partie entravé la portée de leurs actions et la force de leurs messages. Plusieurs raisons à ce conflit : les rancunes personnelles et les incompréhensions réciproques interférant dans le combat associatif, le « pouvoir » des familles sur les patients (par le biais de l'hospitalisation à la demande d'un tiers), le fort désir d'autonomie et d'expression libre de (ex) patients émergeant à peine du règne de l'enfermement asilaire, la difficulté d'entendre la parole de personnes longtemps considérées comme aliénées, donc hors citoyenneté, mais aussi la forte culpabilisation des familles par les professionnels de la psychiatrie.

Finalement, en 2001, l'Unafam et la Fnappsy ont scellé un pacte, reconnaissant la force de l'union et la nécessité de parler d'une seule voix, tout en préservant la spécificité des revendications de chacun. Chaque fois qu'il leur en est donné l'occasion, elles manifestent leur accord en ce qui concerne la défense des droits des personnes dans le domaine de la santé mentale. À partir de cette époque, les deux associations sont considérées comme interlocutrices incontournables des pouvoirs publics et leurs deux voix sont présentes dans de nombreux rapports officiels.

L'année 2001 marque, à plusieurs titres, un tournant important. Pour la première fois dans son histoire, l'Organisation mondiale de la santé proclame une année mondiale de la santé mentale, avec un slogan qui fera date : « Non à l'exclusion, oui aux soins ». Le rapport mondial de l'OMS propose un bilan complet de la santé mentale dans le monde et énonce 10 recommandations clés, parmi lesquelles tiennent une place essentielle : le respect des droits de l'homme dans le champ de la psychiatrie, la lutte contre la stigmatisation des personnes ayant des troubles mentaux et la nécessité d'une alliance entre professionnels de santé (généralistes et spécialistes) et représentants des usagers et des familles [19].

Cette reconnaissance, au niveau d'un organisme international, de l'importance des problèmes de santé mentale dans le monde et du respect dû à l'être humain souffrant de troubles psychiques a étayé de manière solide les actions de tous les individus ou organismes qui luttent pour cette évolution, et parmi eux les associations d'usagers et de proches.

L'année 2001 s'avère décisive pour la santé mentale en France également. Suite au rapport implacable de la Cour des comptes sur les failles majeures de l'organisation des soins psychiatriques [21], de nombreux groupes de travail ministériels se mettent en œuvre et engendrent la parution d'une rafale de rapports officiels, insistant tous sur des recommandations convergentes, qui, finalement, aboutissent à la publication par le ministère de la Santé du premier « Plan pour la santé mentale » en novembre 2001.

De 2001 à 2015, plus de 13 rapports officiels et 3 plans sur la psychiatrie et la santé mentale ont été publiés ! La Fnappsy et l'Unafam ont contribué à l'élaboration de la plupart. Le tableau 28.1 propose une synthèse des recommandations issues de ces rapports, en favorisant les recoupements avec les principales revendications des associations d'usagers et de familles [22–24]. Au fil des ans, on observe une convergence manifeste des recommandations ministérielles et des revendications associatives, signe que la lutte collective des usagers et des proches a su être entendue du politique.

Principales revendications des associations d'usagers et de famille

La pierre angulaire de la lutte des associations est sans conteste le *respect des droits fondamentaux de la personne malade*, tels qu'énoncés dans la *Charte de l'usager en santé mentale* (Fnappsy et Conférences des présidents de CME-CHS : commissions médicales d'établissement de centres hospitaliers spécialisés, 2001). Les axes de changement réclamés sont déclinés dans le *Livre Blanc des partenaires de Santé mentale France*[4] [24], regroupant des propositions concrètes pour l'accueil et l'accompagnement, dans la Cité, des personnes souffrant de troubles psychiques.

4 Santé mentale France = Association française de psychiatrie, Comité d'action syndicale de la psychiatrie, Conférence nationale des présidents de CME-CHS, Fédération d'aide à la santé mentale Croix-Marine, Fnappsy, Fédération française de psychiatrie, Ligue française pour la santé mentale et Unafam.

« Pour accompagner le mouvement de retour vers la Cité de personnes auparavant exclues, des dispositifs médicosociaux doivent prendre en compte les difficultés propres des malades et respecter leurs droits. Soins, ressources, hébergement et accompagnement se complètent et doivent être offerts à toutes les personnes concernées. Ni le patient lui-même, ni son entourage, ni les professionnels du soin ou du social, ni la société civile représentée par ses élus, ne peuvent répondre seuls à la question du maintien dans la vie citoyenne des personnes souffrant de troubles psychiques graves. Un partenariat de ces quatre acteurs s'avère indispensable pour faire évoluer la prise en compte de ces problèmes par la société. »

Les six objectifs du plan d'accueil et d'accompagnement se déclinent comme suit :

- la continuité des soins psychiques et somatiques et leur accès facile et rapide;
- l'obtention de ressources minimales pour vivre humainement;
- l'accessibilité au logement et la création d'hébergements adaptés;
- la mise à disposition de lieux d'accueil et de service d'accompagnement (service d'aide à la vie sociale, clubs d'entraide);
- la protection juridique si nécessaire;
- des activités et le cas échéant un travail, si l'état de santé le permet.

Perspectives : vers l'*empowerment* des usagers

L'union Fnappsy/Unafam autour de ces objectifs a permis la reconnaissance du *handicap résultant de troubles psychiques* (loi du 11 février 2005 [16]) et son inscription pour la première fois dans le code d'action sociale (donc l'ouverture de droits communs pour des besoins spécifiques) et le soutien financier à la création de *groupes d'entraide mutuelle* (circulaire du 29 août 2005 [17]). Outils d'insertion dans la cité, de lutte contre l'isolement, et de prévention de l'exclusion sociale de personnes en situation de grande fragilité, les groupes d'entraide mutuelle peuvent contribuer à assurer un meilleur accompagnement des personnes en souffrance psychique. Ce sont également des outils d'*empowerment*, car ils peuvent être gérés directement par les usagers. La Fnapsy, l'Unafam et la Fédération des Croix Marine interviennent comme « parrains » pour l'aide au montage des dispositifs, mais l'autonomie doit être l'objectif recherché. Ce point essentiel a été réaffirmé par les pouvoirs publics, dans les bilans de fonctionnement des GEM [5]. « Les GEM sont créés pour favoriser l'autonomie des patients. Ce présupposé est incompatible avec une approche de type tutélaire qui entretiendrait une relation de dépendance. Ainsi, lorsque les usagers n'ont pas pris eux-mêmes l'initiative, en créant une association, de constituer un GEM et n'en assument pas pleinement la conduite, l'organisme de parrainage et l'organisme gestionnaire, en tenant compte de la fragilité des personnes, doivent accompagner l'évolution du GEM vers l'autonomie la plus large. » (circulaire du 30 mars 2007 [18]).

Ces dispositifs se sont rapidement développés, passant de 117 en 2005 à environ 300 en 2015[5]. Leur succès dépend à la fois de la qualité humaine des acteurs (animateurs et gestionnaires) et d'une gestion rigoureuse des fonds alloués. Soulignons qu'ils répondent à l'objectif d'*empowerment* des usagers des services de santé mentale énoncé par l'OMS Europe en 2005 dans son plan pour la santé mentale en Europe [20].

D'autres projets innovants émergent, tel le récent programme « Médiateurs de santé-Pairs » développé par le Centre collaborateur OMS (Lille, France) [14, 23]. Ce concept de « pairs-aidants » est mis en place depuis quelques années au Québec [1] et consiste en une participation de personnes ayant une expérience de souffrance psychique et de parcours de soins, au rétablissement d'autres personnes également en souffrance psychique. Le tout en « relation » étroite avec des professionnels du soin.

C'est indéniablement l'émergence de la notion d'usager et la prise de pouvoir des associations qui ont le plus contribué à l'évolution récente du champ de la santé en général et de la santé mentale en particulier. Les usagers des services de psychiatrie sont maintenant représentés dans les instances officielles (conseils d'administration, conseils de santé mentale), parties prenantes dans l'amélioration des soins et protégés par la loi. Néanmoins, ce que prédisait É. Caniard en 1999 reste toujours

5 Carte interactive des GEM disponible sur le site www.psycom.org.

Tableau 28.1 Évolution des recommandations communes et convergentes avec les revendications des usagers dans les rapports et plans depuis 2000.

Rapports et plans 2000–2013 Recommandations communes et convergentes avec les revendications des usagers	CC 2000[1]	OMS 2001[2]	IGAS 2001[3]	DHOS 2001[4]	Piel et Roelandt, 2001[5]	Plan Santé Mentale-1, 2001[6]	*Livre blanc 2001*[7]	Roelandt 2002[8]	Charzat 2002[9]	DGS 2002[10]	Clery-Melin, 2003[11]	Plan Santé Mentale-2, 2005[12]	Couty 2009[13]	Milion 2009	HCSP + CC 2011[14]	Plan Psychiatrie et santé mentale 2011[15]	Robiliard 2013[16]	HCSP 2016[17]
1. Représentation usagers et familles		x	x	x	x	x	**X**	x					x			x	x	x
2. Promotion des droits des usagers	x	x	x		x	x	**X**	x	x		x	x	x			x	x	x
3. Lutte contre la stigmatisation		x			x	x	**X**	x	x					x	x	x	x	x
4. Amélioration de l'information,		x	x	x	x	x	**X**	x	x		x	x	x	x	x	x	x	x
5. Aide aux aidants		x	x	x	x	x	**X**	x	x		x	x	x	x		x	x	x
6. Réduction disparités régionales	x	x	x	x	x	x	**X**	x	x	x	x	x	x	x	x	x	x	x
7. Garantir l'accès aux soins	x	x	x	x	x	x	**X**	x	x	x	x	x	x	x	x	x	x	x
8. Évaluation de la qualité des services	x	x	x	x	x	x	**X**	x	x	x	x	x	x	x	x	x	x	x
9. Garantir la continuité de la prise en charge	x	x	x	x	x	x	**X**	x	x	x	x	x	x	x	x	x	x	x
10. Décloisonner sanitaire, social et médicosocial	x	x	x	x	x	x	**X**	x	x	x	x	x	x	x	x	x	x	x
11. Travail en réseau soins de ville		x	x	x	x	x	**X**	x	x	x	x	x	x	x	x	x	x	x
12. Implication des élus locaux				x	x		**X**	x	x				x	x	x	x	x	x
13. Soutien de la recherche		x		x	x	x	**X**	x	x	x	x	x	x	x	x	x	x	x

Recommandations mentionnées dans le document référencé.

1. Rapport annuel de la Cour des comptes, L'organisation des soins psychiatriques, Cour des comptes, 2000.
2. La santé mentale dans le monde, Organisation mondiale de la santé, 2001.
3. Les institutions sociales face aux usagers, IGAS ou Inspection générale des affaires sociales, 2001.
4. Recommandations d'organisation et de fonctionnement de l'offre de soins en psychiatrie pour répondre aux besoins en santé mentale, Direction de l'hospitalisation et des soins, 2001.
5. De la psychiatrie vers la santé mentale, Piel et Roelandt, La Documentation Française, 2001.
6. Plan santé mentale, L'usager au centre d'un dispositif à rénover, ministère de la Santé, novembre 2001.
7. Le livre blanc des partenaires de Santé mentale France, Unafam, Fnappsy et al., 2001.
8. La démocratie sanitaire dans le champ de la santé mentale : la place des usagers et le travail en partenariat dans la Cité, Roelandt, La Documentation Française, 2002.
9. Pour mieux identifier les difficultés des personnes en situation de handicap du fait de troubles psychiques et les moyens d'améliorer leur vie et celle de leurs proches, Charzat 2002.
10. L'évolution des métiers en santé mentale : recommandations relatives aux modalités de prise en charge de la souffrance psychique jusqu'au trouble mental caractérisé, Direction générale de la santé 2002.
11. Plan d'actions pour le développement de la psychiatrie et la promotion de la santé mentale, Clery-Melin, Kovess-Masfety et Pascal, 2003.
12. Plan Psychiatrie et santé mentale 2005–2008, ministère de la Santé, avril 2005.
13. Mission et organisation de la santé mentale et de la psychiatrie, Couty 2009.
14. Évaluation du plan psychiatrie et santé mentale 2005–2008, Haut Conseil de la Santé Publique, 2011 et L'organisation des soins psychiatriques : les effets du plan « Psychiatrie et santé mentale » 2005–2010, Cour des comptes, 2011.
15. Plan Psychiatrie et santé mentale 2011–2015, ministère de la Santé, 2011.
16. Rapport d'information sur la santé mentale et l'avenir de la psychiatrie, Robiliard, 2013.
17. Évaluation du Plan Psychiatrie et santé mentale 2011–2015. Rapport du Haut conseil de santé publique, avril 2016.

d'actualité : *« la représentation des usagers doit sortir d'une période pendant laquelle une grande partie de l'énergie a été consacrée au simple droit d'exister, pour contribuer à l'émergence d'une nouvelle citoyenneté qui passe par le respect, l'éducation et la responsabilité de tous les acteurs.* »

Si d'importants progrès ont été réalisés depuis 15 ans, comme souligné ici, des difficultés persistent. L'unanimisme des recommandations et revendications officielles ne masque pas la grande diversité des pratiques soignantes, dont certaines sont très peu respectueuses des droits élémentaires de la personne. Citons aussi : la faiblesse persistante de la représentation des usagers par les usagers eux-mêmes (la place est souvent occupée par les associations de familles, dont les représentants sont beaucoup plus nombreux et structurés) ; la difficulté des associations d'usagers à fonctionner en collectif et à être reconnues comme « méritant » un financement public pérenne (contrairement à d'autres pays comme la Hollande) ; la question de la professionnalisation des bénévoles (formation à la gestion et à la représentation) et de l'acceptation, par les professionnels, d'une présence plus forte des associations au sein même des services de soins (comme accompagnants ou comme membres des conseils de service).

L'*empowerment* des usagers des services de santé mentale est en route, mais ces évolutions fragiles sont à consolider sans cesse, car elles demeurent fortement tributaires du regard porté par la société, les professionnels de santé et les usagers eux-mêmes, sur la personne ayant des troubles psychiques [4]. Elles posent incessamment la question de la place du citoyen, là où on ne voyait qu'un aliéné.

Références

[1] Association québécoise pour la réadaptation psychosociale. Rapport 2014-2015. Le programme Pairs aidants réseau. http://aqrp-sm.org/.

[2] Bloch-Lainé F. Faire la société ; les associations au cœur du social Syros. Paris : Alternatives sociales ; 1999.

[3] Caniard É. La place des usagers dans le système de santé. Rapport et propositions du groupe de travail animé par Étienne Caniard. Paris : La documentation française ; 1999.

[4] Caria A, Arfeuillère S, Loubières C, et al. Passer de l'asile à la Cité, de l'aliéné au citoyen : un défi collectif. Pratiques en santé mentale 2015 ; 1 : 22-31.

[5] Caisse nationale pour la solidarité et l'autonomie (CNSA). Bilan d'activité des Groupes d'entraide mutuelle (GEM) année 2014 ; 2015.

[6] Compagnon C, Ghadi V. Pour l'An II de la Démocratie sanitaire. Rapport à la ministre des Affaires sociales et de la santé ; février 2014.

[7] Fainzang S. La relation médecin-malade : information et mensonge. Paris : PUF ; 2006.

[8] Fayard A, Caria A, Loubières C. Empowerment et santé mentale. Sante Homme 2011 ; 413 : 7.

[9] Greacen T, Jouet E. Pour des usagers de la psychiatrie acteurs de leur propre vie. Toulouse : Érès ; 2012. p. 344.

[10] Haut comité de santé publique. La santé en France. Paris : La Documentation Française ; 2002, www.hcsp.ensp.fr.

[11] Jouet E, Flora L, Las Vergnas O. Construction et reconnaissance des savoirs expérientiels des patients. Note de synthèse. Pratiques de formation/Analyses VIII Université ; 2002. p. 57-8. Paris, Usagers – experts : la part du savoir des malades dans le système de santé. Paris, 13-94, 2010. Cf. également l'ensemble des autres articles sur le sujet.

[12] Lacoumes P. L'usager, acteur fictif ou vecteur de changement dans la politique de santé ? Revue Sève Paris 2003 ; 59-70.

[13] LauMa Communication. À la recherche du e-patient. Les Français et l'Internet santé. Enquête TNS Soffres ; 2013.

[14] Le Cardinal P, Roelandt JL, Rafael F, et al. Pratiques orientées vers le rétablissement et pair-aidance : historique, études et perspectives. Inf Psychiatr 2013 ; 89 : 365-70.

[15] Ministère de la Santé, Loi 2002-303 du 4 mars 2002 sur les droits des malades et la qualité du système de santé www.legifrance.fr.

[16] Ministère de la Santé et des Solidarités, Loi n° 2005-102 du 11 février 2005 pour l'égalité des droits et des chances, la participation et la citoyenneté des personnes handicapées www.legifrance.fr.

[17] Ministère de la Santé et des Solidarités, Circulaire n° DGAS/PHAN/3B 2005 du 29 août 2005 et ses annexes, relative aux modalités de conventionnement et de financement des groupes d'entraide mutuelle pour personnes souffrant de troubles psychiques http://www.legifrance.fr.

[18] Ministère de la Santé et des Solidarités. Circulaire DGAS/SD/3B n° 2007-121 du 30 mars 2007 relative aux groupes d'entraide mutuelle pour personnes handicapées psychiques.

[19] OMS. Genève Atlas et rapport sur la santé dans le monde, 2001 www.who.int/mental_health/.

[20] OMS. Mental Health Action Plan for Europe. Copenhagen WHO Regional Office for Europe, www.euro.who.int/Document/MNH/edoc07.pdf ; 2005.

[21] Rapport annuel de la Cour des Comptes, 2000.

[22] Roelandt JL. La démocratie sanitaire dans le champ de la santé mentale : la place des usagers et le travail en partenariat dans la Cité. Paris : La Documentation Française; 2002.
[23] Roelandt JL, Staedel B, Rafael F, et al. Programme médiateurs de santé pairs. Rapport final de l'expérimentation 2010-2014. Centre collaborateur OMS; 2015. p. 60.
[24] Unafam, et al. Le livre blanc des partenaires de Santé mentale France. Paris : Éditions de Santé; 2001.

Aspects médicolégaux

Chapitre 29

Coordonné par M.-N. Vacheron

29.1 Introduction

M.-N. Vacheron, F. Caroli

La première loi promulguée en France pour définir le statut des malades mentaux non conscients de leurs troubles, permettre de les soigner et de protéger leurs biens, est la loi sur les aliénés du 30 juin 1838. On y retrouve déjà l'intrication entre le médical et le judiciaire avec la mise en jeu de l'autorité préfectorale dans le placement d'office, le recours possible pour le patient devant le procureur du Roi puis celui de la république, et enfin l'obligation de réévaluations médicales régulières. La loi du 3 janvier 1968, tenant compte de l'évolution de la société, s'en extrait pour permettre une protection des biens, et sera elle-même réformée par la loi du 5 mars 2007 qui a pour objectif de mieux respecter les droits des majeurs protégés et de les placer au centre du dispositif. La loi du 27 juin 1990, dite loi Evin, remplace l'ancienne législation. Elle prend en compte l'évolution des pratiques et la sectorisation psychiatrique (lois de décembre 1985), qui favorisent les hospitalisations libres et le maintien des malades mentaux dans la cité. Cette loi doit rapidement se mettre en conformité avec les pays européens qui ont tous modifié leur législation, en ce qui concerne notamment le délai de traitement des demandes de sortie immédiate et l'articulation des compétences entre le juge judiciaire et le juge administratif, ainsi que la loi du 4 mars 2002, qui définit les droits des patients avec la nécessité d'information de la personne malade et l'obligation de recueillir ses observations ou en cas d'impossibilité, le constat écrit de celle-ci.

Une nouvelle loi a été promulguée le 5 juillet 2011, dans l'urgence et dans un climat sécuritaire à la suite d'événements malheureux médiatisés. Elle présente trois objectifs majeurs :

- garantir l'accès aux soins et leur continuité (péril imminent) ;
- adapter la loi aux évolutions des thérapeutiques aujourd'hui disponibles et permettre un suivi attentif des patients pour leur sécurité et pour celle des tiers (programme de soins) ;
- renforcer les droits des personnes malades et les garanties du respect de leur liberté individuelle. Le texte de 2011 a été partiellement réformé avec la loi du 27 septembre 2013, après plusieurs questions prioritaires de constitutionnalité (QPC) et des arrêtés de cour de cassation, sous l'influence des pratiques de terrain.

De cette loi résulte un exercice complexe entre le respect des droits des patients et l'assurance d'une délivrance continue et adaptée des soins. Elle impose donc de réfléchir sur chaque cas rencontré, transformant la relation thérapeutique, la place occupée par le patient et l'entourage. Les questions de l'information et du consentement aux soins deviennent centrales, modifiant considérablement les pratiques.

L'évolution de la jurisprudence est donc maintenant au cœur des préoccupations des psychiatres qui ne peuvent plus la méconnaître et se trouvent confrontés à des exigences paradoxales liées à l'efficacité et à la sécurité. Cette position sécuritaire se reflète à la fois sur le contrôle des levées de soins sans consentement de patients en admission à la demande du représentant de l'état, mais aussi dans l'augmentation des unités pour malades difficiles (UMD) au nombre de 10 déclarées conformes à la Constitution par le conseil constitutionnel, en février 2014, avec l'abrogation du régime dérogatoire auquel étaient soumis, pour leur sortie, les internés en UMD non pénaux irresponsables.

(Ce régime dérogatoire s'applique maintenant aux seuls pénaux irresponsables, avec l'instauration d'un seuil de gravité). Le point culminant de cette évolution réside sans doute dans la prise en charge des troubles mentaux au sein de la population carcérale avec la création des unités d'hospitalisation spécialement aménagées (UHSA) venant s'ajouter aux services médicopsychologiques régionaux (SMPR) déjà existants et débordés par le nombre croissant et la complexité des situations pour des patients déclarés responsables au moment des faits ou dont la responsabilité s'est trouvée atténuée du fait de la pathologie. L'irresponsabilité pénale avait été remise en cause suite à l'affaire de Pau (meurtre d'une infirmière et d'une aide-soignante dans un établissement psychiatrique par un ancien patient), et notamment le fait que la procédure ne laisse pas de place à la victime et aux parties civiles de pouvoir s'exprimer. En conséquence, une loi avait été publiée le 25 février 2008 créant, entre autres, un changement sémantique notable puisqu'on ne parle plus de « non-lieu psychiatrique » mais « d'irresponsabilité pénale pour cause de trouble mental » et qu'une audience permet aux parties civiles de rencontrer et entendre l'accusé et les experts, si elles en font la demande. Depuis le 25 février 2008, la décision d'irresponsabilité pénale pour cause de trouble mental peut être complétée selon les besoins, d'une ou plusieurs mesures de sûreté telle que l'hospitalisation d'office prononcée par le juge judiciaire d'une personne reconnue irresponsable pénalement.

Ainsi la transformation progressive des mœurs s'oriente vers la prise en charge prioritaire des victimes et de leur entourage, lui-même considéré comme victime. Cela implique l'apparition de notions de traitement psychologique, d'inventaire des troubles et de réparation. La réparation étant bien souvent liée à la recherche de responsabilités, l'aléa thérapeutique est rarement satisfaisant. Cependant, lorsque l'auteur des délits, voire des crimes, est reconnu irresponsable, cela paraît insupportable aux victimes et à leur entourage, voire la société, de sorte que de plus en plus souvent, établissements et psychiatres sont eux-mêmes recherchés comme responsables. Il est évident que de telles menaces ne peuvent que modifier le système de soins car la partie des risques au cours de la thérapeutique, nécessaire à l'évolution des malades mentaux (notamment lors des permissions et des sorties), se trouve réduite.

En revanche, un pas considérable a été franchi ces dernières années dans le traitement des victimes exposées à des événements traumatiques (attentats, accidents, etc.) par les cellules d'urgence médicopsychologique (CUMP). Leur succès et la satisfaction des patients sont liés dans ce cas à la déconnexion totale entre l'auteur, les responsables de l'accident bien repérables, et les thérapeutes mis à disposition.

Ainsi, et ceci est particulier à la psychiatrie, le système médicolégal en place n'est pas gravé dans le « marbre » du Journal Officiel mais en perpétuelle évolution, non seulement par la jurisprudence qui lui est appliquée, mais par la façon dont il est utilisé sur le plan thérapeutique lui-même soumis aux pressions extérieures

29.2 Droit et psychiatrie

J.L. Senon, C. Jonas†

Les structures cérébrales concernées par les maladies psychiatriques sont celles qui permettent à l'être humain une vie de relation complexe et donc une vie sociale. De ce fait, il n'est pas étonnant qu'un manuel de psychiatrie doive inclure un chapitre relatif aux liens entre la psychiatrie et le droit qui encadre et définit le système social d'un pays. Ces dernières années, cet aspect a pris une importance non négligeable dans plusieurs domaines. Il est ainsi utile d'aborder les droits de chaque patient lorsqu'il est pris en charge dans un service de psychiatrie. Il faut également donner quelques informations sur la loi spécifique qui protège les personnes vulnérables dans leur vie civile. Par ailleurs la psychiatrie autorise, à l'encontre de toutes les autres spécialités, des soins sans consentement qui ont fait l'objet d'une réforme profonde en 2011. Ce sont également les patients ayant des troubles psychiques qui sont au centre d'un dispositif de prévention du risque à travers le suivi socio-judiciaire imposé à la suite d'un certain nombre d'infractions. Enfin, dans ce contexte, on comprend la nécessité d'aborder la question complexe des principes d'engagement de la responsabilité des soignants dans leurs activités quotidiennes. Dans le court chapitre d'un ouvrage général, chacune de ces questions ne peut faire l'objet que de développement synthétique et résumé. La bibliographie renvoie à des ouvrages ou articles plus spécialisés pour répondre aux besoins du lecteur qui voudrait approfondir certains points.

Droit des patients [8]

Il a été récemment précisé par des textes généraux (1994) ou spécifiques (loi Kouchner, 2002; loi du 5 juillet 2011). Il n'est finalement que la déclinaison des droits fondamentaux de chaque citoyen. Ces derniers sont garantis par la constitution qui assure notamment une liberté d'aller et de venir, une protection de l'intimité et de la vie privée ou encore un droit à la sécurité.

De façon très générale, l'article 9 du Code civil affirme « chacun a droit au respect de sa vie privée ». En découlent notamment dans l'exercice de la médecine les principes sur lesquels repose par ailleurs la notion de secret professionnel (*cf. infra*).

Sont venus ensuite, après les textes généraux initiaux (loi du 29 juillet 1994), divers principes de protection de la personne et du corps humain qui figurent aux articles 16 et suivants du Code civil et par exemple :

- article 16-1 « chacun a droit au respect de son corps. Le corps humain est inviolable… » ;
- ou article 16-3 « il ne peut être porté atteinte à l'intégrité du corps humain qu'en cas de nécessité médicale pour la personne ou à titre exceptionnel dans l'intérêt thérapeutique d'autrui. Le consentement de l'intéressé doit être recueilli préalablement hors le cas où son état rend nécessaire une intervention thérapeutique à laquelle il n'est pas à même de consentir. »

Cet article très important fonde les obligations de consentement et donc corrélativement d'information qui sont un des droits fondamentaux du patient.

En psychiatrie, il est également nécessaire de citer parmi les sources encadrant le droit des patients l'article L.3211-3 du Code de la santé publique, qui détaille les droits minimaux dont les patients doivent bénéficier lors de leurs soins en psychiatrie (*cf.* loi du 5 juillet 2011).

Le mouvement législatif entamé dans les années 1990 a trouvé son couronnement en matière de soins dans la loi du 4 mars 2002 relative aux droits des malades et à la qualité du système de santé, connue sous le nom de loi Kouchner, qui détaille les droits de la personne malade :

- droit fondamental à la protection de la santé;
- droit à la solidarité pour toute personne handicapée;
- droit au respect de la dignité;
- droit à la dignité des détenus malades;
- droit à l'information;
- droit au respect de la vie privée et au secret;
- droit au traitement de la douleur et aux soins palliatifs;
- droit à la scolarité de l'enfant malade hospitalisé;
- droit de recevoir des soins appropriés.

On le voit, ce texte ne fait que traduire et préciser les grands principes que nous venons de balayer rapidement.

Il existe depuis 1995 une charte de la personne hospitalisée qui a été révisée en 2006. Elle reprend de façon simple et pragmatique les droits de chaque patient et s'applique dans tous les services de soins y compris en psychiatrie [2].

Information et consentement

Si pendant longtemps la nécessité de **consentement** et surtout la définition de l'information ont été imprécises, depuis aujourd'hui plus d'une vingtaine d'années, la situation est nettement clarifiée à la fois en ce qui concerne la loi depuis 2002 et la déontologie, déjà dès 1995.

Actuellement, c'est l'article L.1111-4 du Code de la santé publique qui précise l'obligation du consentement « aucun acte médical ni aucun traitement ne peut être pratiqué sans le consentement libre et éclairé de la personne et ce consentement peut être retiré à tout moment », ce que confirme le Code de déontologie (art. R 4127-36 du CSP) « le consentement de la personne examinée ou soignée doit être recherché dans tous les cas ». En cas de refus, le médecin doit respecter ce refus après avoir informé le malade de ses conséquences.

Lorsque le malade est incapable d'exprimer sa volonté, l'intervention ne peut avoir lieu sans que les proches aient été prévenus et informés sauf urgence ou impossibilité.

L'**information** est due en toutes circonstances sauf urgence ou impossibilité d'informer. Cette limite est difficile à préciser. On en retrouve un avatar dans certains articles de la loi du 5 juillet 2011 mais les juges des libertés et de la détention (JLD) semblent très attentifs à ce que la médecine ne se retranche pas derrière des arguties pour ne donner aucune information au patient.

L'**information** est due par les professionnels de santé. Chacun doit l'apporter au patient en fonction de l'acte qu'il réalise et du moment. La jurisprudence a maintes fois relevé que l'information apportée par un professionnel de santé n'exonérait pas les autres de leurs propres obligations. L'information doit être délivrée au cours d'un entretien individuel précise l'article L.1111-2 du CSP.

Elle porte sur les investigations, les traitements ou actions de prévention, leur utilité, leur urgence éventuelle, leurs conséquences, les risques fréquents ou graves normalement prévisibles ainsi que les autres solutions possibles et enfin sur les conséquences prévisibles en cas de refus. L'article 35 du Code de déontologie, légèrement modifié en 2012, précise que l'information doit être « loyale, claire et appropriée » mais également que le médecin doit tenir compte de la personnalité du patient dans les explications qu'il donne et veiller à leur compréhension. Tout comme le prévoit la loi, le médecin doit aussi respecter la volonté d'un patient d'être tenu dans l'ignorance d'un diagnostic ou d'un pronostic et la déontologie rappelle qu'un pronostic fatal ne doit être révélé qu'avec circonspection.

Une information renforcée est due lors des **prescriptions hors AMM** (Autorisation de mise sur le marché). Cet aspect ne doit pas être occulté dans un manuel de psychiatrie dans la mesure où nombre de traitements prescrits le sont sans qu'une autorisation spécifique n'existe alors que la molécule a fait montre de son efficacité dans des pays étrangers. Cet aspect résulte d'une loi du 17 décembre 2012 (art. L 5121-12-1 du CSP).

Dossier du malade

La constitution, la tenue, la conservation et la communication du dossier sont considérées comme l'expression d'un droit du patient. À la suite de la loi Kouchner, le Code de la santé publique en détaille tous les aspects importants. Ces prescriptions légales doivent être bien connues des praticiens. On ne peut ici qu'en résumer très succinctement les points essentiels :

- le contenu du dossier est précisé par l'article L.1111-7 du CSP ainsi que par un décret du 29 avril 2002 et par l'article R.1112-2 du CSP ;
- la conservation fait l'objet d'un décret de 2006 et d'une instruction ministérielle du 14 août 2007. Elle est en principe d'une durée de 20 ans à compter du dernier séjour du patient dans un établissement et/ou de la dernière consultation externe. Après le décès, le dossier doit rester consultable au moins 10 ans ;
- l'accès est réservé au patient majeur avec des règles spécifiques pour les mineurs et les majeurs sous tutelle. Sous certaines conditions le patient peut désigner un médecin intermédiaire. Les dossiers relatifs à des soins sans consentement font l'objet d'une procédure particulière qui peut nécessiter la saisie de la Commission départementale des soins psychiatriques (CDSP) ;
- il est possible que les ayants droit aient un accès au dossier après la mort d'un patient avec des objectifs précis (connaître les causes de la mort, défendre la mémoire du défunt ou faire valoir ses droits). Cette situation n'est pas rare en psychiatrie, notamment après un décès par suicide.

Secret professionnel

C'est un des piliers de l'exercice médical puisqu'il permet l'instauration de la confiance entre le patient et son médecin.

Règle pénale et déontologique, il est aussi précisé dans le Code de la santé publique :

- article 226-13 du Code pénal : « *La révélation d'une information à caractère secret par une personne qui en est dépositaire, soit par état ou par profession, soit en raison d'une fonction ou d'une mission temporaire, est punie d'un an d'emprisonnement et 15 000 euros d'amende* » ;
- article R.4127-4 du Code de la santé publique (Code de déontologie) : « *Le secret professionnel institué dans l'intérêt des patients s'impose*

à tout médecin dans les conditions établies par la loi. Le secret couvre tout ce qui est venu à la connaissance du médecin dans l'exercice de sa profession, c'est-à-dire non seulement ce qui lui a été confié mais aussi ce qu'il a vu et entendu ou compris.» Cet article donne quelques précisions, issues de la jurisprudence, sur les contours du secret. Il précise à la fois que la notion est instaurée dans l'intérêt des patients mais également que la sanction peut être disciplinaire en plus d'être pénale;
- article L.1110-4 du Code de la santé publique, particulièrement long. Il est apparu plus récemment dans l'arsenal législatif puisque sa première version remonte à la loi Kouchner du 4 mars 2002. Il apporte des précisions supplémentaires. Il précise notamment les contours du «secret partagé». Enfin, cet article précise les circonstances dans lesquelles les proches, la famille ou la personne de confiance peuvent éventuellement obtenir des informations, uniquement pour leur permettre d'assurer un soutien direct au patient et sauf opposition de sa part. Il précise également le sort des informations après le décès du patient.

Sont tenus au secret tous les intervenants auprès du patient. Le secret est général et absolu :
- général signifie qu'il couvre tous les éléments venus à la connaissance du médecin, peu importe donc de savoir s'il s'agit d'informations ayant un caractère en rapport avec la santé ou non. Il suffit que l'information ait été connue à l'occasion de l'exercice de la profession;
- absolu, il doit être maintenu vis-à-vis de quiconque. Comme on le verra ci-après, sauf dérogation très précisément exprimée dans la loi, cela est vrai pour les proches (sauf les situations prévues à l'art. L 1110-4 du CSP), pour les autres professionnels de santé (sauf lorsque l'on est dans le cadre du secret partagé défini par ce même article), et même vis-à-vis des autorités de police ou de justice.

De nombreuses dérogations existent, en faveur de la santé publique (p. ex. rédaction des certificats pour les soins sans consentement), pour protéger les personnes vulnérables (problème des dangers et maltraitances) par exemple. En revanche, la police ou les compagnies d'assurances ne bénéficient d'aucune dérogation [1, 5].

Protection des patients vulnérables

Le malade mental est vulnérable, entre autres, dans sa vie sociale. C'est la raison pour laquelle depuis de nombreuses années, des textes législatifs existent en sa faveur mais aussi pour les personnes âgées, destinés à apporter une protection à ces sujets. La loi actuelle a été promulguée le 5 mars 2007 et figure aux articles 414 et suivants du Code civil [4].

Elle précise d'abord les conditions dans lesquelles ces personnes peuvent engager leur responsabilité. «*Celui qui a causé un dommage à autrui alors qu'il était sous l'empire d'un trouble mental n'en est pas moins tenu à réparation*» (art. 414-3 du Code civil).

Plusieurs régimes de protection sont proposés par cette loi.

Ce sont d'abord des mesures à caractère social destinées à des personnes majeures dont la santé ou la sécurité est menacée par les difficultés qu'elles éprouvent à gérer leurs ressources, ce sont la **mesure d'accompagnement social personnalisé** (MASP) et, en cas de difficultés d'application, la **mesure d'accompagnement judiciaire** (MAJ).

La loi a également introduit une innovation sous la forme du **mandat de protection future** (MPF) prévu aux articles 477 et suivants du Code civil. Il permet à toute personne majeure de désigner par avance un mandataire pour gérer ses biens, voire sa personne au cas où elle perdrait son autonomie. Le choix du mandataire est totalement libre. Le contenu du mandat peut également l'être sous certaines conditions.

Sauvegarde de justice

Initialement introduite dans une loi en 1968, elle est maintenue. Elle peut être prononcée désormais pour une durée d'un an renouvelable une fois. Le majeur y conserve l'intégralité de ses droits et sa capacité mais il a plus facilement la possibilité de faire annuler les actes qui lui auraient été préjudiciables ou de les faire réduire s'ils étaient excessifs. Comme par le passé, cette sauvegarde peut s'accompagner de la désignation d'un mandataire spécial autorisé par le juge à réaliser dans l'urgence les actes nécessaires à la sauvegarde des intérêts du sujet. Désormais le juge peut lui permettre de réaliser aussi bien des actes d'administration que des actes de disposition voire des actes à caractère personnel.

Tutelle et curatelle

Elles persistent. Leur mise en œuvre suppose une demande par une personne appartenant à une liste détaillée à l'article 430 du Code civil. Elle a été élargie par la loi actuelle afin de laisser le moins souvent possible des personnes vulnérables sans protection. La durée de la mesure est en principe de 5 ans mais depuis une loi du 16 février 2015, elle peut être portée à 10 ans avec des renouvellements pour 20 ans sur avis conforme d'un médecin spécialiste [7].

Curatelle

Elle est destinée à apporter conseil et assistance à une personne qui conserve en partie sa capacité juridique. Elle peut ainsi réaliser seule les actes d'administration mais doit être accompagnée de son curateur pour les actes de disposition. Si elle réalise des actes préjudiciables, ils peuvent être annulés selon la même procédure qu'en matière de sauvegarde de justice.

Tutelle

Elle conduit à une représentation totale du sujet qui est réputé incapable de réaliser l'ensemble des actes de la vie civile. Le tuteur est choisi en principe parmi les membres de la famille. Ce n'est qu'à défaut que la mesure est confiée à un mandataire judiciaire à la protection des majeurs appartenant souvent un organisme associatif. En ce cas il est rémunéré. Un sujet sous tutelle perd en principe son droit de vote mais depuis une loi du 11 février 2005, celui-ci peut lui être rendu par décision spécifique du juge des tutelles.

Depuis la promulgation de la loi actuelle, le 1er janvier 2009, des articles complexes du Code civil (457-1 à 459-2) règlent la question des **actes à caractère personnel**. Ceux-ci sont plus nombreux qu'on ne le pense. On retiendra par exemple que le choix de son lieu d'hébergement ou encore et surtout les décisions relatives à sa santé en font partie. Il n'est pas possible de renseigner précisément sur la réalisation de ces actes dans la pratique quotidienne. Cela conduirait à des développements trop longs pour un ouvrage généraliste. On retiendra simplement qu'un rôle particulier est dévolu à l'organe de protection en fonction des actes concernés, de leur urgence ou de leurs effets et qu'il est parfois nécessaire de faire intervenir le juge des tutelles lorsque la situation est complexe.

La loi nouvelle apporte également une protection à ses sujets lorsqu'ils font l'objet d'une **poursuite pénale** (art. 706-12 et suivants du Code de procédure pénale). Le tuteur ou le curateur doivent en principe être prévenus dès le début de la procédure et bénéficient de plein droit d'un permis de visite si le sujet est incarcéré.

Dans sa pratique courante, le psychiatre doit bien connaître cette loi et notamment les dispositions de l'article 1219 du Code de procédure civile qui lui permettent de déterminer tous les éléments qui doivent figurer dans les certificats médicaux à remettre au juge ou au procureur de la république par l'intermédiaire ou non des proches du patient [3].

Soins sans consentement

La loi du 5 juillet 2011 complétée par la loi du 27 septembre 2013 a profondément modifié la loi du 27 juin 1990. Elle a introduit de nouvelles mesures pour les soins sans consentement :

- le juge des libertés et de la détention (JLD) assure le contrôle au plus tard au 12e jour et tous les 6 mois : il assure le contrôle de la régularité des hospitalisations sans consentement sur la forme (délai de saisine, certificats, demande du tiers, etc.) comme sur le fond (l'atteinte à la liberté individuelle doit être adaptée, nécessaire et proportionnée ; le malade doit être dans l'impossibilité de consentir et son état doit justifier une surveillance constante). Le JLD est saisi par le directeur de l'établissement au plus tard au 8e jour, pour une audience au 12e jour. Il reçoit alors le patient, au cours d'une audience qui, depuis la loi de 2013, se déroule dans une salle dédiée au sein de l'hôpital. Cette audience est publique, sauf si une demande de huis-clos est effectuée pour risque d'atteinte à l'intimité. Le patient doit être assisté d'un avocat. Le juge valide ou invalide l'hospitalisation sous contrainte et s'il décide de la levée d'hospitalisation, il peut donner un délai de 24 heures à l'établissement, pour mettre en place un programme

de soins ambulatoires sous contrainte, si celui-ci est justifié;
- des soins ambulatoires sous contrainte sont créés sous la forme d'un programme de soins qui peut comporter : hospitalisation de jour, à temps partiel, centre d'activité thérapeutique, consultations, visites à domicile. Lieu des soins et périodicité sont précisés;
- l'instauration de soins pour péril imminent sans tiers (SPPI) : lorsqu'il est impossible de recueillir la demande d'un tiers et qu'il existe un «péril imminent» pour le patient, le directeur de l'établissement de soins spécialisés peut prononcer une admission à des soins sous contrainte sans tiers;
- le renforcement des droits des patients : obligation d'information des patients sur leurs droits et les voies de recours à chaque temps des soins, recueil obligatoire des observations du patient.

Différentes modalités de soins sans consentement sont introduites par les deux lois. Les certificats médicaux de ces différentes mesures doivent dater de moins de 15 jours. Ils doivent être «motivés», c'est-à-dire décrire la symptomatologie, mais également en quoi celle-ci entraîne la nécessité de soins et empêche le consentement. Des soins sans consentement peuvent l'être sur décision du directeur d'établissement (SPDT) ou sur décision du représentant de l'État (SPDRE).

SPDT : soins psychiatriques, sur décision du directeur d'établissement, à la demande d'un tiers (art. L3212-1-II-1 du CSP)

Cette procédure est applicable s'il est mis en évidence des troubles mentaux nécessitant des soins assortis d'une surveillance constante justifiant l'hospitalisation complète et que le patient ne peut consentir aux soins en raison de ses troubles mentaux.

Elle nécessite :
- une demande manuscrite d'un tiers (membre de la famille du malade, personne ayant des relations avec le malade sauf le personnel de l'établissement prenant en charge la personne, le tuteur ou curateur) accompagnée d'un justificatif de l'identité du demandeur (copie de la carte d'identité);
- deux certificats médicaux datant de moins de 15 jours dont l'un doit être réalisé par un médecin n'appartenant pas à l'établissement accueillant le malade. Ces certificats doivent constater l'état mental de la personne malade, les caractéristiques de sa maladie et la nécessité de recevoir de soins.

SPDTU : soins psychiatriques, sur décision du directeur d'établissement, à la demande d'un tiers en urgence (art. L3212-3 CSP)

Cette procédure intervient en cas d'urgence, lorsqu'il existe un risque grave d'atteinte à l'intégrité du malade. Un seul certificat initial est alors requis pour prononcer l'hospitalisation sous contrainte. Il peut être réalisé par un médecin de l'établissement accueillant le malade. Il est joint à la demande manuscrite du tiers.

SPPI : soins psychiatriques, sur décision du directeur d'établissement, sans tiers en cas de péril imminent (art. L3212-1-II-2 du CSP)

Cette modalité est applicable lorsqu'il existe un péril imminent pour la santé de la personne et qu'il s'avère impossible d'obtenir une demande d'un tiers, que le directeur d'établissement prononce l'admission sous contrainte. Le certificat est rédigé par un médecin extérieur à l'établissement accueillant le malade. Le directeur de l'établissement d'accueil a l'obligation d'informer, dans un délai de 24 heures, la famille du patient, son tuteur ou curateur ou toute personne ayant des relations antérieures avec la personne malade et lui donnant qualité pour agir dans l'intérêt de celle-ci.

SPDRE : soins psychiatriques à la demande du représentant de l'État

Ils sont prononcés par arrêté du représentant de l'État dans le département, s'il est constaté l'existence de troubles mentaux nécessitant des soins et un comportement compromettant la sûreté des personnes ou pouvant porter atteinte, de façon grave à l'ordre public (art. L3213-1 du CSP). Le SPDRE impose un certificat médical circonstancié, ne pouvant émaner d'un psychiatre appartenant à l'établissement d'accueil du malade. Il décrit les troubles et en quoi ceux-ci compromettent la sûreté des personnes ou portent atteinte de façon grave à l'ordre public. Un arrêté préfectoral motivé est rédigé.

En cas de danger « imminent » pour la sûreté des personnes, l'article L.3213-2 prévoit que le maire ou les commissaires de police à Paris, peuvent, sur la base d'un avis médical attestant la situation de danger imminent pour la sûreté des personnes et l'existence d'un trouble mental manifeste, prendre toutes les mesures provisoires nécessaires, notamment une hospitalisation sous contrainte. Cette situation doit être référée, dans les 24 heures, au représentant de l'État dans le département, qui prononce, s'il y a lieu, un arrêté d'admission en soins psychiatriques (SPDRE).

Soins pénalement ordonnés

Les soins pénalement ordonnés concernent toutes les modalités de consultation de psychiatrie : psychiatre privé, psychologue privé, CMP impliquant psychiatres ou psychologues. Trois types de mesures peuvent être prononcés : obligation de soins, injonction thérapeutique et injonction de soins dans le cadre d'un suivi sociojudiciaire.

Obligation de soins

C'est la mesure la plus fréquemment employée. Avant la condamnation, elle peut être décidée par le juge d'instruction ou le juge des libertés et de la détention dans le cadre d'un contrôle judiciaire (art. 138-10 CPP). Dans ce cas, la personne est dans l'obligation de « se soumettre à des mesures d'examen, de traitement et de soins, même sous le régime de l'hospitalisation, notamment aux fins de désintoxication ». Le non-respect de cette mesure peut entraîner la mise en détention provisoire. Depuis la loi du 4 août 2014, une copie de l'ordonnance de placement sous contrôle judiciaire est adressée par le juge d'instruction au médecin ou psychologue qui doit suivre la personne, de même que les rapports d'expertises réalisées pendant l'enquête ou l'instruction. Au moment de la condamnation, l'obligation de soins est prononcée dans le cadre d'un sursis avec mise à l'épreuve (art. 132-45 et 132-54 CP). Dans ce cas la personne est dans l'obligation de se soumettre à des mesures d'examen médical, de traitement ou de soins. En cas de non-respect de l'obligation, la personne encourt une peine d'emprisonnement. Les juridictions utilisent l'obligation de soins de façon très large : violences familiales, violences conjugales, violences routières, etc. au-delà même de la délinquance sexuelle. Une expertise préalable ne s'impose pas et dans 90 % des cas les faits sont jugés dans la procédure rapide de comparution immédiate. La personne en obligation a le libre choix de son psychiatre ou psychologue traitant. L'attestation du médecin est le seul justificatif transmis au juge de l'application des peines via le conseiller d'insertion et de probation.

Injonction thérapeutique

Elle a été introduite par la loi du 5 mars 2007 relative à la prévention de la délinquance. Elle concerne la surveillance médicale des toxicomanes. Elle prévoit l'intervention d'un médecin « relais » (art. R3413-1 CSP). Le médecin « relais », après la réalisation d'un examen médical, émet un avis motivé sur l'opportunité de la mesure. S'il l'estime opportune, il invite l'intéressé à se présenter dans un centre spécialisé de soins aux toxicomanes ou à choisir un médecin pouvant assurer sa prise en charge. Le médecin traitant doit fournir un certificat médical au médecin relais. Cette modalité de soins pénalement ordonnés est assez peu utilisée dans la mesure où nombre d'ARS n'ont toujours pas de liste de médecins relais.

Injonction de soins

Dans le cadre d'un suivi sociojudiciaire (IS SSJ) a été prévue par la loi du 17 juin 1998 relative à la prévention et à la répression des infractions sexuelles et à la protection des mineurs. La loi précisait d'emblée que le suivi sociojudiciaire avec injonction de soins ne pouvait s'appliquer qu'après l'avis d'un expert et qu'il devait nécessiter la mise en place d'un médecin coordonnateur. La durée de la mesure de SSJ est fixée par la juridiction et peut atteindre 10 ans pour un délit et 20 ans pour un crime, voire plus dans les cas les plus graves.

La juridiction de jugement prévoit une peine en cas de non-application de la mesure. Les infractions pour lesquelles le SSJ avec IS est encouru ont été notablement élargies au-delà de la criminalité sexuelle. Le SSJ avec IS se met en place à la libération de l'établissement pénitentiaire. Le médecin coordonnateur est nommé par le juge de l'application des peines. Il doit recevoir au plus vite, après la libération de l'établissement pénitentiaire, l'intéressé qui est invité à choisir un médecin ou psychologue traitant. S'il est d'accord sur la proposition de médecin traitant ou psychologue traitant faite par l'intéressé, il contacte par écrit celui-ci pour se faire confirmer l'acceptation et au retour envoie au psychiatre traitant ou psychologue traitant les éléments du dossier pénal comportant au moins le jugement et les expertises. Il peut conseiller le médecin traitant si celui-ci lui en fait la demande. Il reçoit l'intéressé de façon trimestrielle et à chaque fois que des problèmes peuvent se poser dans sa prise en charge ou son comportement. Il assure le relais entre le psychiatre traitant ou le psychologue traitant et le juge de l'application des peines en vérifiant l'effectivité et l'utilité de l'injonction de soins.

Principes de responsabilité

La responsabilité est le corollaire de la liberté et de la capacité de chacun à décider ce qu'il fait ou ne fait pas [6]. Chacun répond de ses actes aussi bien vis-à-vis de la société tout entière que des conséquences qu'ils ont pu avoir sur un individu donné. Dans le premier cas sont prédéterminées des sanctions destinées à éviter la récidive. Dans le second, ce qu'attend la victime est une réparation, essentiellement sous forme de dommages et intérêts.

Responsabilité sanction

Elle est subdivisée en responsabilité pénale et en responsabilité disciplinaire. Cette dernière correspond aux sanctions encourues au sein d'un groupe particulier, par exemple l'Ordre des médecins ou la fonction publique hospitalière.

Le psychiatre est rarement condamné du fait d'une infraction pénale même si en théorie cela peut survenir en de nombreuses occurrences : refus de déférer à une réquisition, délivrance de faux certificats, violation des règlements concernant les substances stupéfiantes, ou encore maintien sans autorisation d'un patient au sein d'un hôpital, ce qui constituerait une détention arbitraire.

Les deux situations qui peuvent advenir sont d'une part la violation du secret professionnel (*cf. supra*) et la non-assistance à personne en péril.

Non-assistance à personne en péril

Elle est définie à l'article 223-6 alinéa 2 du Code pénal « *sera puni de 5 ans d'emprisonnement et de 75 000 € d'amende quiconque s'abstient volontairement de porter à une personne en péril l'assistance que, sans risque pour lui ou pour les tiers, il pouvait lui prêter soit par son action personnelle, soit en provoquant un secours* ». Il s'agit au départ de demander à chaque citoyen de ne pas rester indifférent devant un danger auquel autrui est exposé. Pour le médecin, la situation est toujours plus complexe car il est censé avoir une connaissance de ce danger, même lorsqu'il n'est pas directement face au patient. Il n'en reste pas moins que la définition contenue dans cet article est particulièrement précise et ne permet pas l'incrimination si toutes les conditions indiquées ne sont pas réunies. Quatre conditions sont nécessaires :

- **l'existence d'un péril.** Il doit s'agir d'une menace imminente pour la santé ou pour la vie du sujet. Il en est certainement ainsi du risque suicidaire à condition qu'il apparaisse immédiatement. Le délai entre la consultation avec le médecin et le suicide éventuel peut faire tomber l'existence de l'imminence et ne pas permettre l'incrimination ;
- **une possibilité d'assistance**. En règle générale, on estime que le médecin a cette possibilité. La loi prévoit que l'assistance peut se faire personnellement ou en provoquant un secours mais la jurisprudence estime que le médecin ayant des compétences spécifiques doit avoir une action personnelle ;
- **une abstention**. L'infraction suppose qu'il y ait eu inaction totale. Dès l'instant où le médecin tente d'intervenir, même de manière maladroite, il n'y a plus abstention. Le délit ne peut pas être constitué. En revanche, comme on le verra ci-après, celui d'homicide involontaire

reste ouvert et c'est souvent cette qualification que retiendront les magistrats, faute de pouvoir caractériser la non-assistance à personne en péril dans ses quatre composantes;

- **le refus d'agir**. Infraction intentionnelle, la non-assistance à personne en péril suppose que l'on démontre que le médecin a décidé de ne pas agir. L'interprétation de cette partie du texte est souvent complexe pour les magistrats. Un refus de se déplacer ou de prendre en compte les propos alarmants d'une famille peut parfois être suffisant. En revanche, le «refus obstiné et même agressif» du patient est exonératoire (chambre criminelle de la Cour de cassation, 3 janvier 1973). Il n'en demeure pas moins que les condamnations de psychiatres de ce chef sont particulièrement rares.

Atteintes involontaires au corps humain

Le psychiatre peut être incriminé à la suite du décès d'un patient (par suicide ou agression). Sa faute peut être liée à une maladresse, une imprudence ou encore une négligence.

Responsabilité disciplinaire

Elle résulte de la méconnaissance des dispositions du Code de déontologie médicale. C'est sans doute le motif le plus fréquent de condamnation des psychiatres. La procédure débute devant le conseil départemental de l'Ordre des médecins qui, après tentative de conciliation, transmet ou non le dossier à une chambre disciplinaire régionale. En appel, c'est le conseil national de l'Ordre qui est compétent et en cassation c'est le conseil d'État. Les sanctions vont de l'avertissement à la radiation du tableau de l'ordre des médecins.

Responsabilité réparation

Elle est engagée à la suite d'une faute qui a causé un dommage à autrui. Pour les médecins libéraux, on parle de responsabilité civile. Pour les psychiatres hospitaliers, c'est une responsabilité administrative presque toujours absorbée par la responsabilité de l'hôpital. Depuis la loi Kouchner, un patient peut également obtenir réparation s'il a subi un dommage même sans faute en s'adressant à la Commission régionale de conciliation et d'indemnisation (CRCI).

En psychiatrie, les situations à risque sont représentées par les soins sans consentement avec possibilité de maintien arbitraire ou de sortie prématurée mais aussi par la prescription médicamenteuse, les actes commis par les patients pour lesquels la surveillance aurait été insuffisante et surtout les conduites suicidaires qui doivent faire l'objet d'une prévention de tous les instants, surtout pour les patients hospitalisés.

En définitive, la connaissance des règles de responsabilités ne doit pas aboutir à des craintes permanentes et à l'exercice d'une médecine défensive mais au contraire montrer au médecin quelles sont ses obligations sociales et comment il peut s'appuyer sur des règles de bonne pratique pour éviter le procès certes, et surtout pour donner à son patient les soins de la meilleure qualité possible.

Références

[1] Bulletin de l'ordre national des médecins, numéro spécial novembre décembre 2012.

[2] Charte de la personne hospitalisée. www.santé.gouv.fr (nombreuses références textuelles).

[3] Fossier T, Dalle MC, et al. Curatelles, tutelles et accompagnements. Paris : Litec; 2009.

[4] Jonas C. La protection juridique du malade mental. In : Senon JL, et al., editors. Psychiatrie légale et criminologie clinique. Paris : Elsevier Masson; 2013.

[5] Jonas C, Senon JL. Droits du patient en psychiatrie. EMC Psychiatrie (Elsevier Masson, Paris) 2004 : 37-900-A-10.

[6] Jonas C, Senon JL. Responsabilité en psychiatrie adulte. EMC Psychiatrie (Elsevier Masson, Paris) 2015 : 37-900-A-30.

[7] Loi 2015-177 du 16 février 2015.

[8] Senon JL, Jonas C, Voyer M. Psychiatrie légale et criminologie clinique. Paris : Elsevier Masson; 2013.

29.3 Les expertises en psychiatrie

C. Jonas[†], J.L. Senon

Les puissantes relations entre la maladie mentale, le comportement et la vie sociale conduisent à ce que la pratique expertale soit plus développée dans ce domaine que dans les autres spécialités médicales. Selon une définition simple, l'expert est un sachant auquel un organe de décision fait appel pour l'éclairer sur une question technique participant à cette décision [5]. L'image habituelle rattache l'expert psychiatre à la justice pénale et à la notion d'irresponsabilité mais, depuis de nombreuses années, l'évolution sociale conduit à son intervention dans beaucoup d'autres branches de la décision judiciaire ainsi qu'à des situations sans lien avec la justice. Au sens strict, l'expert est un psychiatre inscrit sur une liste établie par les cours d'appel ou la Cour de cassation mais, au sens général, c'est celui qui accepte une mission d'évaluation. Il est alors dans une situation différente de celle du médecin traitant, ce qui explique que le Code de déontologie lui ait consacré des articles spécifiques L 4127-105 à 108 du CSP). Ces règles de déontologie s'imposent dans toute activité expertale :

- nul ne peut être à la fois médecin expert et médecin traitant ;
- le médecin doit se récuser si les questions qui lui sont posées sont étrangères à sa technique ;
- le médecin expert doit informer la personne de sa mission et du cadre dans lequel il travaille ;
- le médecin reste tenu au secret professionnel ;
- l'expert doit se récuser quand sa mission concerne un patient ou un ami, ou quand sont en jeu des intérêts d'une institution à laquelle il est lié.

Quelques notions sont propres à la pratique de l'expertise [5]. Sans les développer, il est nécessaire de rappeler que :

- missionné par un organisme ou une institution, l'expert garde son autonomie professionnelle et son indépendance mais il doit répondre aux questions qui lui sont posées, à toutes les questions mais rien qu'à ces questions ;
- dans nombre de procédures judiciaires, voire extrajudiciaires, le principe du contradictoire est impératif. Il signifie que chacune des parties en cause doit pouvoir apporter les éléments qu'elle souhaite et doit être informée des éléments apportés par la ou les autres parties. L'expert se doit de respecter ce principe en toutes circonstances lorsque la procédure le prévoit ;
- une notion essentielle dans nombre d'expertises est celle de l'imputabilité. Cette notion médicolégale est très importante et conduit à tenter de rattacher un diagnostic à un comportement ou à des dommages. Il s'agit de déterminer s'il existe un lien entre une pathologie et un événement, soit que la pathologie ait pu produire l'événement, soit que l'événement puisse être responsable de la pathologie.

La pratique de l'expertise suppose de connaître parfaitement la procédure dans laquelle on intervient car les règles peuvent être très différentes d'une situation à une autre ou d'un cadre à un autre [7].

La pratique expertale suppose un savoir complémentaire en matière juridique mais également criminologique, sociologique et également psychologique [5–7, 10, 11].

Expertises judiciaires

Expertise pénale

L'expertise pénale [1, 3, 7, 8, 11] est réalisée en référence aux articles 156 et suivants du Code de procédure pénale (CPP) qui déterminent qu'elle peut être ordonnée par toute juridiction d'instruction ou de jugement. Elle peut aussi être ordonnée par le tribunal correctionnel ou le tribunal de police conformément aux articles 434 et 536 du CPP. En référence à l' article 283 du CPP, une expertise pénale peut être ordonnée par le président d'une cour d'assises si l'instruction lui semble incomplète ou si des éléments nouveaux ont été révélés. Les réquisitions à des personnes qualifiées (psychiatre de garde ou urgentiste, etc.) ne sont pas au sens strict du terme des expertises pénales [7, 11] : elles ont avant tout pour objet de déterminer l'état mental actuel de l'intéressé, la nécessité de soins ou la compatibilité avec une garde à vue. La juridiction désigne le plus souvent un expert, mais une dualité d'experts est souhaitable dans des affaires criminelles complexes. La juridiction fixe les termes de la mission et donne un délai à l'expert. L'expertise pénale n'est en général pas contradictoire; cependant les parties, que ce soit le ministère public et le mis en examen ou les parties civiles, ont un regard sur l'expertise. Les parties reçoivent les conclusions du rapport et les avocats peuvent recevoir une copie.

Quatre types d'expertises psychiatriques pénales peuvent être demandés par la juridiction : l'expertise psychiatrique ou l'examen médicopsychologique avant jugement, l'expertise post-sententielle de prélibération et les expertises réalisées en application de la loi du 17 juin 1998 sur les auteurs d'infractions sexuelles. Le psychiatre peut être aussi sollicité pour l'expertise de la victime.

L'expertise psychiatrique avant jugement a pour objectif de repérer des troubles mentaux et de déterminer si ceux-ci sont en rapport avec le passage à l'acte criminel conformément au Code pénal (CP). Il s'agit de déterminer si l'intéressé était atteint d'un trouble mental ayant soit aboli (article 122-1 alinéa 1 du CP) soit altéré (article 122-1 alinéa 2 du CP) son discernement. L'irresponsabilité pénale n'est acquise que quand il existait au moment des faits une abolition du discernement en rapport avec une pathologie psychiatrique reconnue. Il s'agit alors, pour la plupart des experts, de psychoses chroniques notamment schizophréniques en poussée évolutive, de bouffées délirantes, de troubles thymiques en phase aiguë (mélancolie ou manie), de confusion mentale ou encore d'une détérioration cognitive au décours d'une démence de type Alzheimer. Cette abolition du discernement concernait ces dernières années environ 0,45 % des dossiers criminels soit sensiblement 300 malades mentaux irresponsables par an. L'altération du discernement, prononcée en application de l'article 122-1 alinéa 2 du Code pénal, est proposée par les experts habituellement pour des troubles psychotiques en dehors des poussées processuelles, pour des insuffisances intellectuelles légères, pour des troubles anxiodépressifs d'intensité modérée ou des états de détérioration intellectuelle préséniles. L'altération du discernement qui, il y a quelques années avait pour objectif de pondérer la sanction pénale tout en envisageant des soins appropriés, avait évolué vers une surpénalisation avec des peines plus longues au nom de la protection sociale. Cet alinéa a été réécrit dans la loi 2014-896 du 15 août 2014, prévoyant notamment que la peine maximale puisse être diminuée du tiers, mais renforçant aussi le suivi post-pénal en créant une nouvelle situation de soins pénalement ordonnés [4].

L'examen médicopsychologique a pour objectif d'apporter à la juridiction des éléments sur le profil de personnalité en analysant sur le plan psychodynamique le passage à l'acte du sujet. Il permet aussi de donner quelques indications sur les possibilités d'évolution et l'utilité d'une prise en charge médicopsychologique ou psychoéducative. Il met en évidence les traits de personnalité et les éléments de caractère en inscrivant le passage à l'acte dans l'étude précise de l'histoire du sujet et de ses relations aux autres. Très souvent sont employés des tests projectifs. Il s'agit de prendre en compte des troubles de la personnalité et leur incidence sur le passage à l'acte : états limites à expression psychopathique, états limites psychotiques, personnalités paranoïaques, aménagement pervers, etc. Psychiatres comme psychologues sont de plus en plus sollicités pour donner une évaluation psychocriminologique du passage à l'acte et surtout pour donner des indications sur le risque de récidive et la dangerosité du sujet. Il s'agit d'une approche différente de l'expertise psychiatrique classique comme de l'examen médicopsychologique. Dans ce cas, sont pris en compte les travaux de la criminologie clinique qui étudient les facteurs sociaux, relationnels, éducatifs, interactionnels comme de milieu et leur influence sur l'évolution possible du sujet. Il s'agit aussi d'étudier le rapport du sujet à la loi tout comme sa reconnaissance des faits et sa prise en compte de la souffrance des victimes.

Dans le cadre de la loi du 17 juin 1998, une expertise est sollicitée par le parquet de façon la plus précoce possible. Il s'agit de déterminer si l'auteur d'une infraction sexuelle peut bénéficier d'un suivi sociojudiciaire avec injonction de soins. C'est une incitation soutenue faite à l'auteur d'une agression sexuelle à s'engager dans un processus thérapeutique. La loi du 17 juin 1998 a prévu la mise en place d'un médecin coordonnateur qui établit le lien entre le médecin traitant et le juge de l'application des peines. Ces médecins coordonnateurs, qui sont mis en place dans chaque département avec actuellement beaucoup de difficultés du fait de la pénurie d'experts, assurent une évaluation longitudinale de l'investissement d'un auteur d'agressions sexuelles dans un processus de soin [4].

Les expertises de victimes occupent une place importante dans le domaine des expertises psychiatriques. Elles visent à rechercher le retentissement clinique et psychologique de l'agression sur la victime mais aussi de décrire sa personnalité et de façon beaucoup plus complexe d'apprécier sa crédibilité. Les dérives de l'expertise de crédibilité notamment chez l'enfant sont bien apparues dans «l'affaire Outreau» en 2003–2004. Le groupe de travail chargé de tirer les enseignements du traitement judiciaire de cette affaire dramatique rappelle que l'objet de l'expertise de crédibilité est «de déterminer la présence ou l'absence de pathologie à type de délire, mythomanie, affabulation, insuffisance intellectuelle, conviction passionnelle, etc. En l'absence de ces facteurs pathologiques, la victime présumée est crédible au sens médicolégal.» Le groupe de travail rappelle que «la crédibilité médicolégale ne signifie pas que le sujet n'a pas menti, qu'il n'a pas été influencé par des enjeux de loyauté ou des distorsions relationnelles..., ce que l'expert ne peut apprécier à coup sûr dans le cadre nécessairement limité d'un examen d'expertise... Il ne saurait être prétendu qu'il existe une automaticité de l'adéquation entre crédibilité médicolégale et vérité judiciaire». En prenant en compte tous les problèmes et les drames vécus par plusieurs auteurs et victimes, le groupe de travail a proposé de supprimer le terme crédibilité de toute expertise [9].

Expertises civiles

La procédure civile réglemente spécifiquement l'expertise aux articles 232 et suivants du nouveau Code de procédure civile. Les missions peuvent être diverses puisqu'il s'agit d'aider le magistrat à trancher un litige entre des parties à propos de problèmes aussi divers que des troubles de voisinage, un divorce, des problèmes de relations professionnelles, etc. Le respect du principe du contradictoire doit être particulièrement rigoureux. Le psychiatre peut intervenir en diverses circonstances. Le plus souvent, il s'agit des procédures de divorce et notamment du choix de la résidence des enfants. D'ailleurs le nouvel article 373-2-11 du Code civil fait directement référence au résultat de l'expertise.

Le rôle du psychiatre est également important pour déterminer si un lien de causalité existe entre un événement précis et des troubles psychiques. Depuis quelques années les dommages psychiques à la suite d'accidents de la voie publique sont fréquemment examinés. Depuis moins longtemps ce sont les dommages survenus sur le lieu et à l'occasion du travail à la suite de comportements divers dont ce que l'on appelle de manière un peu familière et sans doute erronée «le harcèlement moral». C'est également dans ce cadre que l'expert psychiatre peut intervenir sur dossier post-mortem pour examiner la validité d'un testament ou d'un autre acte juridique par exemple.

Ce type d'expertises augmente actuellement en fréquence et en diversité. Elles font appel non seulement à des compétences sur les maladies psychiatriques au sens strict mais également à des notions relatives à la personnalité et aux interactions psychologiques entre les personnes, surtout au sein de la cellule familiale.

Expertises pour le juge des enfants

Certaines sont relativement superposables à celles qui peuvent être demandées par les juridictions pénales et s'inscrivent dans le cadre de l'ordonnance du 2 février 1945 (n° 45-174) posant les questions classiques des missions habituellement proposées par les juges d'instruction. D'autres sont dans le cadre de la législation sur l'*assistance éducative* (ordonnance du 23 décembre 1958 et art. 375 et suivants du Code civil). Elles cherchent à obtenir du psychiatre des informations sur le fonctionnement mental des mineurs bénéficiant de cette assistance, mais aussi très souvent de leurs parents, de manière à déterminer quelles sont leurs capacités éducatives et les dangers éventuels qu'ils peuvent représenter pour les mineurs. Expertises très fréquentes, elles conduisent à s'intéresser à la pathologie mentale mais aussi fréquemment aux troubles de la personnalité et, bien sûr, aux perturbations du développement chez l'enfant. Chez ce dernier, il serait naturel de n'accepter ce type d'expertises que lorsqu'on a une compétence en pédopsychiatrie.

Expertises de tutelle

La loi du 5 mars 2007, applicable depuis le 1er janvier 2009, a profondément remanié le droit des majeurs protégés (*cf.* chapitre 29.2). Les psychiatres peuvent être inscrits sur la liste prévue à l'article 431 du Code civil et établie par le procureur de la république. La procédure de mise sous protection a été en grande partie remaniée et est consultable aux articles 1211 et suivants du Code de procédure civile. Avant mise en place d'une des mesures classiques de protection (sauvegarde de justice, tutelle et curatelle), comme pour la mise en œuvre du nouveau mandat de protection future, l'avis d'un médecin spécialiste inscrit sur cette liste est nécessaire. Il le sera également lors de toute révision de mesure dès l'instant où il y a lieu d'aggraver la mesure en place. Dans le cas où elle est allégée, il n'est plus obligatoire de se munir de l'avis d'un médecin spécialiste. Les révisions ont lieu au maximum tous les 5 ans en principe. Cependant, la durée initiale peut être de 10 ans et les renouvellements jusqu'à 20 ans (loi 2015-177 du 16 février 2015) mais seulement sur avis conforme du médecin spécialiste expert (Code civil, art. 441 et 442).

Désormais, le juge a des obligations nouvelles qui le conduisent à poser des questions spécifiques à l'expert. Dans le ressort de certains tribunaux, sont proposés des plans types de rédaction de l'expertise mais ce n'est pas le cas partout.

Il convient dans tous les cas de décrire l'état du sujet ainsi que son évolution prévisible. Il faut proposer la mesure la plus adéquate (tutelle ou curatelle) ainsi que ses adaptations éventuelles. Il est désormais indispensable de se prononcer sur la capacité du sujet à exercer son droit de vote lorsqu'il est susceptible d'être placé sous tutelle. En effet, le juge a l'obligation de se prononcer sur ce point particulier. Il est également indispensable de préciser si le sujet est apte ou non à exprimer sa volonté. Enfin, il est souhaitable de donner des informations au juge sur la capacité du sujet à prendre des décisions à caractère personnel, notamment en matière de logement ou de soins médicaux.

Ce type d'expertise est sans doute le plus fréquent dans la pratique psychiatrique courante. Il ne pose en général pas de véritable difficulté diagnostique. En revanche il est nécessaire de bien connaître les différences entre les mesures de protection (sauvegarde de justice, curatelle et tutelle), et au sein de chacune la manière dont le juge peut procéder à des aménagements pour tenir compte des particularités du sujet. Il est également utile que l'expert en ce domaine, mais également tout psychiatre, puisse être capable d'apporter les informations nécessaires à la famille pour déterminer quand ce type de mesure est utile. Il convient également de savoir apprécier le retentissement psychologique de la mesure sur le sujet aussi bien lorsqu'il s'agit d'un jeune psychotique qui vivra avec la mesure pendant de nombreuses années, que d'un patient âgé commençant à se détériorer et pour qui la perte de son autonomie sociale et financière peut parfois constituer un facteur de précipitation du trouble.

Expertises extrajudiciaires

Elles sont nombreuses et peuvent émaner d'organismes divers [6, 7]. L'expert doit se souvenir que dans tous ces cas il est tenu de respecter les règles prévues par le Code de déontologie.

Expertises pour la Commission régionale de conciliation et d'indemnisation (CRCI)

Cette commission est issue des dispositions de la loi du 4 mars 2002 et du décret du 4 avril 2003. On sait que parmi les innovations de cette loi, figure la possibilité de réparer l'aléa thérapeutique. Un processus spécifique est mis en place reposant notamment sur les CRCI. Il permet au patient ou à sa famille, prétendant avoir subi un dommage du fait d'une activité de soins, de diagnostic ou de prévention, de faire reconnaître rapidement celui-ci hors du circuit judiciaire. C'est l'expert désigné par la CRCI qui devra évaluer le dommage et déterminer s'il est lié à un aléa ou à une faute. La procédure prévoit en cas d'aléa que la communauté répare le dommage à condition qu'il soit suffisamment important (incapacité permanente partielle [IPP] supérieure à 24 % ou incapacité totale de travail [ITT] de 6 mois ou troubles particulièrement graves dans les conditions d'existence), ou que ce dernier soit réparé par l'assureur (obligatoire) de l'auteur de la faute, qu'il s'agisse d'un établissement ou d'un professionnel libéral.

Les missions de ce type paraissent augmenter la fréquence des réclamations des familles, notamment à la suite de décès dans les établissements psychiatriques. La procédure est proche de la procédure judiciaire avec respect du principe du contradictoire. En revanche, le ministère d'avocat n'étant pas obligatoire, l'instruction des dossiers apparaît beaucoup plus légère que devant les tribunaux civils ou administratifs. Le rôle de l'expert y est probablement plus important. Il n'est pas prévu de procédure d'appel. Dans le cas où le demandeur serait insatisfait il garde la possibilité de refuser l'offre d'indemnisation de la CRCI et de porter l'affaire en justice.

Expertises administratives

Elles sont nombreuses, diverses et connaissent des procédures qui diffèrent d'une situation à l'autre. On retiendra les expertises pour la MDPH (Maison départementale des personnes handicapées) permettant l'obtention de carte d'invalidité, d'allocation d'éducation spéciale, d'allocation aux adultes handicapés ou encore d'allocation pour tierce personne.

Il s'agit également des expertises pour les comités médicaux départementaux statuant sur les accidents du travail ou la réforme pour invalidité des agents de la fonction publique, mais également et surtout, sur l'octroi des congés de longue maladie et de longue durée. L'expert psychiatre est fréquemment requis. De plus en plus, il doit également se prononcer sur des situations dites « de harcèlement moral » avec la grande difficulté de l'imputabilité. Dans ce cadre il est également parfois confronté à des demandes des administrations relativement à la capacité du sujet à exercer son activité professionnelle. En effet, la procédure permet à un supérieur hiérarchique de faire placer un agent d'office en congé de longue maladie si son comportement révèle des troubles.

On peut également, dans ce cadre, inclure les expertises prévues par l'application de la loi de soins sans consentement (*cf.* chapitre 29.2). Elles peuvent être ordonnées par le préfet ou par le juge des libertés et de la détention (JLD). Les délais de réalisation sont très courts (de 10 à 15 jours) pour des motifs de préservation de la liberté du patient, afin de permettre des décisions rapides.

Le ou les experts désignés par le juge ne peuvent exercer dans l'établissement d'accueil de la personne hospitalisée. Ils conduisent les opérations d'expertise selon les modalités définies à l'article R.3211-13 (les experts remettent leur rapport dans le délai fixé par le juge, qui ne peut excéder quinze jours suivant leur désignation). Ils déterminent librement les modalités de conduite des opérations d'expertise. Par dérogation aux articles 160 et 276 du Code de procédure civile, ils ne sont pas tenus de convoquer les parties ou de susciter leurs observations. Le rapport est déposé au secrétariat de la juridiction où les parties peuvent le consulter. Sur leur demande, le greffe leur en délivre une copie. Ils remettent leur rapport dans le délai fixé par le juge, au plus tard dans les 10 jours qui suivent leur désignation.

L'expert est choisi en principe sur une liste spéciale mais le JLD ou le préfet peuvent le choisir sur la liste des experts de Cour d'appel.

Les questions posées sont habituellement :

- le patient présente-t-il un risque pour l'ordre public ou la sécurité des personnes ?
- en cas de mainlevée, y a-t-il un risque d'abandon du traitement ?

Expertises pour la sécurité sociale et TASS (Tribunal des affaires de la sécurité sociale)

L'expertise médicale en matière de sécurité sociale a une procédure spécifique qu'il faut bien connaître et respecter. Elle est demandée dans deux cas : une demande de confirmation d'une décision prise par le médecin-conseil ou un différend d'ordre médical entre le médecin-conseil, le patient ou son médecin traitant, que l'expert doit arbitrer. L'expertise est réalisée conformément à l'article L.141-1 du Code de la sécurité sociale. Sur le plan juridique, le décret de 1959 donnait à l'expertise en matière de sécurité sociale un caractère irréfragable, si l'avis de l'expert était formulé de façon claire, précise et non ambiguë. Depuis la loi du 23 janvier 1990, le juge peut ordonner une nouvelle expertise et le décret du 19 mai 1992 confirme le caractère d'arbitrage de l'expert.

La demande d'expertise est faite soit par le malade ou la victime d'un accident du travail, soit par la caisse d'assurance-maladie, soit par le tribunal des affaires de sécurité sociale. La forme est importante puisqu'elle impose un délai réglementaire qui est d'un mois en maladie et de deux mois pour un accident du travail ou une maladie professionnelle. La demande comporte l'objet de la contestation et les références précises du praticien traitant. Le médecin-conseil désigne un expert qui doit être accepté par le médecin traitant et si ce n'est pas le cas, c'est le médecin inspecteur de la santé des délégations territoriales de l'ARS qui nomme l'expert. Le protocole d'expertise mentionne obligatoirement l'avis du praticien traitant et celui du médecin-conseil. L'expert doit répondre à une ou plusieurs questions concises dans une réponse qui doit être claire, précise et non ambiguë. La réponse doit respecter le secret médical et ne doit pas comporter le diagnostic de la maladie sauf quand la question est expressément posée. Les conclusions motivées doivent être établies immédiatement; les motivations se retrouvent dans la discussion du rapport. Elles sont adressées dans les 48 heures en double exemplaire, en cas de maladie au médecin traitant et au médecin-conseil, en cas d'accident du travail ou de maladie professionnelle à la victime et au service médical. Le rapport d'expertise complet doit être adressé dans un délai d'un mois au service médical de la caisse primaire d'assurance-maladie.

Expertises pour le permis de conduire

L'arrêté du 31 août 2010 prévoit les situations d'incapacité absolue ou relative à la conduite d'un véhicule automobile en fonction d'un certain nombre d'états de santé ou de la prise de certains types de médicaments. Pour ce qui est de la psychiatrie, sont listées comme exclusions relatives l'abus de substances, la consommation régulière de psychotropes, la psychose et l'arriération mentale. Dans ce cadre, un expert psychiatre, inscrit sur une liste spécifique établie par la préfecture du département, peut être sollicité par les deux médecins généralistes formant la commission médicale du permis de conduire pour donner des avis. En apparence simple, cette expertise est lourde de conséquences quel que soit le sens de la décision. Il peut être grave de laisser conduire un sujet potentiellement dangereux, mais il est parfois difficile de priver de son permis de conduire une personne qui risque de perdre son emploi et de se désinsérer ainsi socialement [2].

Expertises pour les compagnies d'assurances

Le principe juridique en est simple. L'assurance est un contrat entre deux parties. Y sont définies les conditions d'un sinistre conduisant à l'application des clauses prévues. Y figurent également des clauses d'exclusion de la garantie. Pour l'une ou l'autre de ces clauses, certains éléments d'appréciation sont de nature médicale. Les deux parties (assurance et assuré) ont alors besoin d'un avis technique. De nombreuses situations conduisent à la nécessité d'obtenir ces avis. Il peut s'agir des accidents de la voie publique (loi Badinter du 5 juillet 1985), mais également de toutes les assurances concernant l'apparition d'une incapacité (accessoire d'un prêt d'accession à la propriété immobilière ou complément d'indemnités journalières pour nombre de professions). De plus en plus souvent les pathologies psychiatriques sont en cause et la difficulté de définir leur intensité et leur retentissement sur l'activité conduit à de fréquentes contestations.

La procédure dans ce type d'expertise est fonction du contrat. Le principe du contradictoire doit évidemment être respecté. Bien souvent le psychiatre intervient en qualité de sapiteur d'un autre médecin (il adresse donc son rapport à ce médecin qui l'inclut dans ses propres conclusions). Il peut également intervenir en qualité d'arbitre, sollicité alors conjointement par la compagnie d'assurances et l'assuré, et réalisant son expertise en présence d'un médecin représentant la compagnie et le plus souvent d'un médecin assistant le patient. Dans ce cas le contrat prévoit en général que ses conclusions s'imposent aux deux parties.

Les expertises dans ces situations de contestation à propos de contrats d'assurance ont une procédure spécifique qui se rapproche de la procédure civile. La connaissance des notions d'imputabilité, de facteurs déclenchants, d'accélération ou d'aggravation d'une pathologie est particulièrement utile, complexe et ardue. Les barèmes peuvent différer d'une situation à une autre.

Conclusion

Le travail expertal en psychiatrie revêt une importance de plus en plus grande pour les patients sur le plan social car ses conséquences sont majeures et ont un impact sur l'orientation du patient, voire parfois sur ses soins. Il est donc particulièrement important que chaque praticien ait une connaissance des modalités d'expertise. Les notions acquises sont nécessaires non seulement à ceux qui se destinent à cette pratique mais également aux autres psychiatres qui auront fréquemment à conseiller leur patient pour la demande, la réalisation ou la critique d'un rapport d'expertise.

Références

[1] Expertise psychiatrique pénale. Audition publique du 25-26 janvier. 2007 www.psydoc.fr.

[2] Jonas C. Conduite automobile et Psychiatrie. Presse Med 2015; 44 : 1017-21.

[3] Jonas C. L'expertise pénale (dossier sous la direction de). Neuropsy News 2004; 3 : 1.

[4] Jonas C. Les soins pénalement ordonnés. EMC Psychiatrie (Elsevier Masson, Paris) 2015 : 37901-A-18.

[5] Jonas C, Senon JL. Expertise en psychiatrie : aspects juridiques. EMC Psychiatrie (Elsevier Masson, Paris) 2015 : 37-902-A-25.

[6] Jonas C, Senon JL. Expertise en psychiatrie pour les juridictions civiles et les administrations. EMC Psychiatrie (Elsevier Masson, Paris) 2015 : 37-902-A-20.

[7] Jonas C, Senon JL, Voyer M, et al. Méthodologie de l'expertise en Psychiatrie. Paris : Dunod; 2013.

[8] Les expertises pénales. Ann Med Psychol (Paris) 2006; 164 : 801-86.

[9] Rapport du groupe de travail chargé de tirer les enseignements de l'affaire judiciaire dite d'« Outreau » (dit rapport Viaux), La Documentation française. février 2005.

[10] Senon JL, Jonas C. Aspects médicolégaux des troubles de la personnalité. In : Feline A, Guelfi JD, Hardy P, editors. Les troubles de la personnalité. Paris : Flammarion Médecine-Sciences; 2002. p. 430-40.

[11] Senon JL, Jonas C, Voyer M. Psychiatrie légale et criminologie clinique. Paris : Elsevier Masson; 2013.

29.4 L'urgence médicopsychologique

F. Ducrocq, L. Jehel
AFORCUMP-SFP[1]

En France, nous avons assisté ces deux dernières décennies à l'apparition d'une préoccupation spécifique sur l'aide à apporter aux sujets exposés à un événement potentiellement traumatique. Si les conséquences psychologiques à moyen et long terme d'une telle exposition sont dénoncées depuis les temps les plus anciens, ce regain d'intérêt semble tout autant lié au contexte politicosocial (attentats, catastrophes accidentelles, etc.) qu'à l'inscription claire de certaines entités cliniques dans la nosographie, par exemple par l'individualisation de l'état de stress post-traumatique dans le DSM-III en 1980. Ainsi, parallèlement à une prise de conscience des pouvoirs publics des enjeux de l'aide à apporter aux victimes, un repérage rapide et des approches thérapeutiques dédiées sont apparues comme déterminantes à mettre en œuvre, puis à systématiser, chez des individus dont la confrontation violente, brutale, soudaine et souvent arbitraire à un événement subi venait bouleverser une trajectoire de vie et rompre l'homéostasie psychique et l'adaptation à l'environnement [13]. Outre-Atlantique, et plus récemment en Europe, des cliniciens et des chercheurs ont donc mené des études princeps qui ont conduit à un dimensionnement épidémiologique des troubles psychiques dits post-traumatiques ou psychotraumatiques, lequel a permis d'attribuer à ces troubles le statut de problématique de santé publique [1, 2, 8, 9]. Mais, à côté de ces démarches médicales de recherche inscrites dans le champ de la psychiatrie, c'est bien pour permettre aux pouvoirs publics de mieux répondre à la dimension collective – et donc médiatique – de certains événements, qu'il est institutionnellement apparu « indispensable de mettre en place des dispositifs de nature à mieux répondre, dans des circonstances exceptionnelles caractérisées par une unité de temps et de lieu, aux besoins des personnes atteintes dans leur intégrité physique ou psychique, des familles des personnes décédées ou blessées ainsi que de leur entourage et des sauveteurs » [12].

Cet historique et ce contexte, la description de certains tableaux cliniques, l'isolement d'entités morbides, l'exploration des facteurs étiopathogéniques et la détermination de stratégies

1 Association de formation et de recherche des cellules d'urgence médicopsychologique – Société française de psychotraumatologie.

préventives et curatives ont posé les bases de la psychotraumatologie, considérée par certains comme une nouvelle discipline aux confins de la médecine d'urgence, de la médecine préhospitalière, de la psychiatrie générale et de l'urgence psychiatrique.

En effet, dans les événements exceptionnels, des réactions de stress et des comportements d'urgence individuels et collectifs, qui ne sont pas toujours adaptés, peuvent mettre en danger la sécurité des personnes ou désorganiser les secours [5]. Ces événements sont avant tout représentés par les catastrophes, traditionnellement définies par la survenue d'un événement brutal, soudain et destructeur, par la présence de nombreux morts ou blessés, par des destructions matérielles importantes, par une désorganisation sociale et par un débordement des moyens usuels de secours. Dans une psychotraumatologie plus quotidienne, il s'agira également « d'événements catastrophiques à effet limité » voire de « catastrophes microsociales » qui certes ne touchent qu'un nombre beaucoup plus petit de sujets mais sont également très pourvoyeuses de troubles psychologiques séquellaires à court ou long terme, notamment par ce dénominateur commun que représente la notion de traumatisme psychique.

Cellules d'urgence médicopsychologique

C'est dans ce contexte que la France va, dès 1995, se doter d'un dispositif de secours rattaché aux SAMU et dédié aux besoins psychologiques des victimes de catastrophe, d'attentats et d'accidents collectifs nommé cellules d'urgence médicopsychologique.

Au lendemain de l'attentat terroriste à l'explosif perpétré le 25 juillet 1995 à la station de métro Saint-Michel à Paris, le Président de la République, Jacques Chirac, donne instruction au secrétaire d'État chargé de l'Action humanitaire d'urgence Emmanuelli de constituer un organisme approprié à la prise en charge de « blessés psychiques ». C'est ainsi que fut créée la « cellule d'urgence médicopsychologique (CUMP) pour les victimes d'attentats, de catastrophes et d'accidents collectifs ».

Quelques jours après, la cellule, composée de douze membres – psychiatres et psychologues – se réunit pour la première fois au secrétariat d'État à l'Action humanitaire d'urgence et reçoit sa mission, autour de cinq axes principaux :

1. définir une doctrine concernant le soutien psychologique précoce et le suivi des blessés psychiques ;
2. mettre en place le plus rapidement possible un dispositif étagé pour la prise en charge de ces blessés psychiques (sur le terrain, dans les structures d'évacuation et dans les consultations spécialisées pour les séquelles) ;
3. assurer la formation des personnels à tous les niveaux (psychiatres, psychologues, infirmiers et autres personnels d'intervention) ;
4. prévoir l'extension du dispositif à l'ensemble du territoire national et le cas échéant, à l'étranger (aide aux ressortissants français et demandes de gouvernements étrangers) ;
5. établir et maintenir les contacts nécessaires avec les autorités administratives et judiciaires concernées, les universités et le réseau associatif.

Pour parer au plus urgent, dans une conjoncture d'attentats terroristes en série, la cellule mit immédiatement sur pied un dispositif provisoire pour la région parisienne, fonctionnant sur le mode d'un tour d'astreinte hebdomadaire de trois personnels de première ligne (un psychiatre, un psychologue, et un infirmier) contactables 24 heures sur 24 sur leur lieu de travail et à domicile, prêts à gagner immédiatement le SAMU pour s'y équiper et se faire acheminer sur le terrain (une équipe de deuxième ligne se tenait aussi en réserve). Le 17 août 1995, la cellule effectuait sa première mission à l'occasion d'un nouvel attentat, avenue de Friedland à Paris. Puis les interventions s'enchaînent et les attentats se suivent : rue Richard Lenoir (3 septembre 1995), station de métro Maison-Blanche (6 octobre 1995), station RER Orsay (17 octobre 1995), station RER Port-Royal (3 décembre 1996). Cette cellule interviendra également à l'occasion de divers accidents collectifs (explosion de gaz), de prises d'otages (banques, école primaire de Clichy, etc.).

Des réunions de concertation furent organisées au secrétariat d'État à la Santé, de septembre 1996 à mai 1997, aboutissant à la parution de deux textes officiels, sous le sceau des deux secrétariats d'État :

- un arrêté du 29 mai 1997, portant création d'un « comité national de l'urgence médicopsychologique en cas de catastrophes » ;
- une circulaire DH/EO4-DGS/SQ2 n° 97/383 du 28 mai 1997, relative à la création d'un réseau national de prise en charge de l'urgence médicopsychologique en cas de catastrophes.

Organisation et mode de fonctionnement

L'organisation prévoit la création d'un dispositif gradué de prise en charge de l'urgence médicopsychologique des victimes de catastrophes, d'accidents collectifs (impliquant un grand nombre de blessés ou susceptibles d'entraîner d'importantes répercussions psychologiques en raison des circonstances qui les entourent). Ce dispositif est articulé autour d'un réseau de volontaires devant assurer les actions d'urgence médicopsychologique sur l'ensemble du territoire national et parfois à l'étranger.

Si, dès 1997, le réseau national ne comporte que 7 cellules permanentes d'urgence médicopsychologique dans les sept départements métropolitains à risque (Paris, Nord, Meurthe-et-Moselle, Rhône, Bouches-du-Rhône, Haute Garonne et Loire-Atlantique), celles-ci avaient déjà une responsabilité interrégionale couvrant plusieurs départements. Intégrées dans les SAMU de leur département de rattachement, les 7 cellules permanentes sont dotées de moyens en locaux (un bureau au SAMU), en personnels (un psychiatre, un psychologue et une secrétaire, initialement à mi-temps), en matériel (équipements d'intervention sur le terrain, moyens de communication et bureautique) et en fonctionnement. Elles assurent un rôle de soutien opérationnel des psychiatres référents départementaux.

Sur le plan national : un comité national de l'urgence médicopsychologique a pour mission de définir les objectifs, de préciser les méthodes d'intervention, de mettre en place une équipe pédagogique de formation (pour les membres des CUMP) et de recherche, de veiller à la cohérence de l'ensemble du dispositif et d'évaluer les actions conduites sur le terrain (y compris celles de formation).

Les psychiatres coordonnateurs des cellules permanentes et les psychiatres référents départementaux sont chargés :

- de constituer, avec le Préfet, une liste départementale de psychiatres, de psychologues et d'infirmiers ayant une expérience professionnelle en psychiatrie et susceptibles d'intervenir en cas d'urgence médicopsychologique. La régulation médicale du SAMU et les psychiatres responsables se font communiquer les coordonnées professionnelles et personnelles de chaque volontaire. Les candidats sont recrutés en priorité parmi le personnel hospitalier. En cas d'événements majeurs justifiant l'intervention de ces équipes, elles sont à la demande du Préfet, mobilisées par le Directeur du SAMU départemental, en liaison avec le psychiatre référent dans le département ;
- de définir dans le cadre du SAMU et en liaison avec les directeurs d'établissements publics de santé concernés un schéma type d'intervention d'urgence médicopsychologique (modalités de déclenchement et d'engagement des volontaires) ; une convention est passée entre les établissements de santé (employeurs) concernés et le SAMU pour définir les conditions d'information, d'alerte et d'engagement des membres volontaires de la CUMP (ces conditions figurent aussi dans le plan rouge départemental). C'est la régulation médicale du SAMU qui déclenche l'intervention des personnels, dont les membres volontaires doivent être contactables rapidement et intervenir dans un délai compatible avec l'urgence de la situation. L'envoi de renforts est prévu. Le psychiatre coordinateur de cellule doit organiser si nécessaire une consultation pour le suivi des victimes, voire du personnel impliqué dans l'opération de secours ;
- d'organiser les formations spécifiques des différents intervenants dans le département.

Après une nouvelle circulaire en 2003 et un premier bilan national en 2005 faisant état de près de 1 000 interventions préhospitalières dans l'année et de plusieurs milliers d'interventions semi-programmées, ce dispositif dont la pérennité n'était pas encore définitivement assurée, fut évidemment reconduit et s'assortit d'un redécoupage géographique l'étendant largement. Deux arrêtés émailleront l'évolution du dispositif le 16 janvier 2001 et le 17 mars 2006.

Mais c'est à partir de 2012 que les pouvoirs publics décidèrent d'assurer la légitimité et d'ancrer encore ces CUMP dans le paysage de l'urgence médicale en transformant arrêtés et circulaires en décret. L'année 2013 a ainsi vu apparaître de nouveaux textes administratifs encadrant les CUMP, régies dès lors par un décret relatif à la préparation et aux réponses aux situations sanitaires exceptionnelles et plusieurs arrêtés définissant notamment les CUMP zonales, régionales et renforcées. Le décret général relatif à la préparation et aux réponses aux situations sanitaires exceptionnelles n° 2013-15 a été publié au JO du 7 janvier 2013 et les arrêtés ont été publiés le 24 février 2014[2]. Les textes permettent de définir précisément le fonctionnement des CUMP : leur constitution, les modalités de participation des personnels et professionnels à la CUMP, les modalités d'intervention, les modalités de valorisation de l'activité et d'indemnisation des personnels mobilisés, la formation des personnels volontaires des CUMP ainsi que l'animation et la coordination technique.

L'article 1er arrête ainsi qu'« *Une cellule d'urgence médicopsychologique est constituée au sein de l'établissement de santé siège du service d'aide médicale urgente. Chaque région dispose d'une cellule d'urgence médicopsychologique régionale composée de personnels et professionnels spécialistes ou compétents en santé mentale formés, affectés pour tout ou partie de leur activité à la cellule d'urgence médicopsychologique. Cette cellule est constituée au sein de l'établissement de santé siège du service d'aide médicale urgente situé dans le chef-lieu de la région et est chargée de coordonner les cellules d'urgence médicopsychologique de la région. La cellule d'urgence médicopsychologique constituée au sein de l'établissement de santé siège du service d'aide médicale urgente situé au chef-lieu de la zone de défense est chargée d'apporter un appui au psychiatre référent mentionné à l'article R.6311-30 du Code de la santé publique.* »

Le législateur fait ensuite la liste des établissements de santé sièges d'une cellule d'urgence médicopsychologique régionale et/ou assurant une mission zonale, qui sont au nombre de 27, pour finalement rappeler que 10 autres départements sont considérés, par leur population ou la présence sur leur territoire de risques exceptionnels (autoroutier, aéroportuaire, industriel, Seveso, etc.) comme justifiant d'une CUMP dite renforcée. Dans tous les autres départements, il s'agira de CUMP dites départementales dont les missions ont été définies plus haut. Ces CUMP sont évidemment sous la tutelle des agences régionales de santé qui veillent « *à la cohérence des schémas types des cellules d'urgence médicopsychologique de la région* ».

Ces textes régissent également l'articulation éventuelle des CUMP avec un autre acteur de l'urgence sanitaire, l'EPRUS (Établissement de préparation et de réponse aux urgences sanitaires), établissement public administratif créé par la loi du 5 mars 2007 et placé sous la tutelle du ministère chargé de la Santé qui permet « *à l'Etat de répondre aux situations de catastrophe, d'urgence ou de menace sanitaires graves sur le territoire national avec efficience et efficacité.* »

Processus thérapeutique et stratégies de soins

Historiquement, le déroulement chronologique de ces interventions a pu permettre de distinguer trois grandes périodes qui, en pratique, s'inscrivent dans une continuité des soins. Les deux premières, soins immédiats et post-immédiats, s'inscrivent clairement dans les soins d'urgence et dans les missions des CUMP mais sont compartimentées de manière beaucoup moins étanche qu'en médecine « somatique ».

Soins immédiats

Il s'agit tout d'abord des soins immédiats qui se greffent sur la chaîne du secours classique dans une logique de médecine de catastrophe. Dans ces situations, et lors du déclenchement de plans de secours pré ou intrahospitaliers, les services médicaux sont coordonnés par un Directeur des secours médicaux (DSM) qui se charge de l'organisation des soins à côté du Commandant des opérations de secours (COS) qui appartient au corps des sapeurs-pompiers. La mission de ramassage, de tri, de conditionnement, de soin et de transport des blessés sur un poste médical avancé ou sur des structures hospitalières de l'arrière s'assortit donc à tous ses étages d'une lecture psychologique dédiée, dont l'organisation peut s'effectuer dans un poste d'urgence médicopsychologique (PUMP) qui jouxte le PMA (poste

2 http://circulaire.legifrance.gouv.fr/pdf/2014/03/cir_38043.pdf.

médical avancé). Le psychiatre coordonnateur de la CUMP, placé sous l'autorité du DSM, a pour mission d'évaluer, de trier, de prendre en charge et éventuellement d'évacuer les blessés psychiques en fonction de la symptomatologie présentée. Ces soins reposent sur des approches psychothérapiques et parfois pharmacologiques; ils doivent être adaptés au sujet, à sa symptomatologie, à la typologie de ses réactions et manifestations cliniques mais dépendent également de la dimension collective de l'événement [13].

L'approche thérapeutique de sujets généralement confrontés à la mort ou à la perception subjective d'une menace vitale sera prudente et non intrusive. Nécessaire mais non suffisante, la classique écoute bienveillante et attentive doit s'assortir de la construction empathique d'une relation d'aide et de soutien. Apaisante, structurante, parfois cadrante, elle ne sera pas intrusive et visera à aider les sujets à se situer, selon N. Prieto, dans l'ici et le maintenant, dans un après-événement qui participera de la restauration de repères sociaux, environnementaux et culturels souvent bousculés par la brutalité et la violence de l'événement [11, 16]. Les soins immédiats se donnent ainsi pour but de contenir l'angoisse et d'agir sur le stress dans ses manifestations les plus banales (stress adaptatif) ou les plus bruyantes (stress dépassé). En effet, l'effraction traumatique peut être à l'origine d'une souffrance psychique considérable dont les manifestations sont maintenant bien identifiées : sidération, agitation, fuite panique ou encore actes automatiques souvent rencontrés dans le contrecoup immédiat. Sur le plan nosographique, rappelons que si la classification américaine des troubles mentaux n'autorise pas le diagnostic d'état de stress aigu avant 48 heures, la CIM distingue la « réaction aiguë à un facteur de stress » quand d'autres entités apparaissent : dissociation ou détresse péritraumatique, voire attaque de panique. Quel que soit le référentiel théorique ou l'outil classificatoire utilisé, les bouleversements intrapsychiques engendrés par le moment ou la rencontre traumatique vont souvent exclure le sujet du langage et le plonger dans l'innommable en installant au cœur de son appareil psychique une image du réel de la mort non représentable pour lui. Comme le souligne F. Lebigot, ces tout premiers soins permettront une véritable ré-humanisation et contribueront à réintégrer le sujet dans une possibilité de langage [11]. Si l'abréaction ou une intentionnalité cathartique sous-tend parfois ces techniques de soins, une grande vigilance est de mise pour ne pas forcer l'expression émotionnelle chez des sujets dissociés par l'angoisse. En revanche, une verbalisation émotionnelle en termes de vécu et de ressenti (faits, émotions, pensées) a un rôle contenant chez des sujets en état de stress adapté. Individuelle ou groupale, cette technique souple et non intrusive favorise la décharge émotionnelle et lie le vécu traumatique par le langage. Pour reconnaître la souffrance ressentie, favoriser sa mise en mot tout en validant le symptôme, le thérapeute évitera les tendances que peuvent avoir certains intervenants à « dédramatiser » ou « déculpabiliser » un sujet encore envahi par l'angoisse. Nécessitant des habiletés et une expérience psychothérapeutiques, ces premiers contacts représentent l'amorce du processus de soin et favorisent l'accession du sujet à une démarche thérapeutique ultérieure qui s'avérera parfois nécessaire.

Ces soins psychologiques d'urgence prennent toute leur valeur à l'heure où l'expérience clinique et la littérature permettent une visibilité scientifique de plus en plus claire sur l'intérêt des soins immédiats et post-immédiats en psychotraumatologie. Il est en effet maintenant reconnu que l'intensité des réactions émotionnelles immédiates représente un facteur de risque de développement de troubles psychotraumatiques séquellaires. Qu'il s'agisse des travaux prospectifs de A.Y. Shalev chez des patients accueillis à la salle d'urgence, de ceux de R.A. Bryant chez des victimes d'accident de la voie publique ou encore de S. Galea dans les suites des attentats du *World Trade Center*, des corrélations ont ainsi été établies entre certaines manifestations cliniques immédiates (stress dépassé, dissociation péritraumatique, état de stress aigu ou attaque de panique) et le développement d'un trouble stress post-traumatique (PTSD en langue anglaise) à 3, 6 ou 9 mois [4, 7, 18]. Ces liens ont par ailleurs été confirmés dans les travaux méta-analytiques de C.R. Brewin et E.J. Ozer, suggérant qu'une maîtrise ou un contrôle de ces réactions cliniques aurait, à côté d'une efficacité curative, une efficacité préventive d'une évolution psychopathologique dommageable pour le sujet [3, 15].

Soins post-immédiats : débriefing ou intervention psychothérapeutique post-immédiate ?

L'étape suivante est représentée par ce que nous regrouperons sous le terme générique des « interventions post-immédiates ». Réalisées dans les jours qui suivent la survenue de l'événement, elles peuvent débuter dès l'arrivée des patients aux urgences ou avoir lieu après quelques jours dans le cadre de consultations programmées. Elles visent également à repérer puis prendre en charge des manifestations cliniques liées à la persistance de la réaction de stress ou les premières manifestations psychotraumatiques susceptibles de survenir pendant cette période et sont parfois assimilées au « débriefing psychologique ». Des polémiques ont en revanche émergé dans la courte histoire du jeune dispositif des CUMP, essentiellement autour de l'intérêt de ce débriefing. La méta-analyse de A.A. Van Emmerick (2002) et la revue Cochrane de S. Rose et al. (2003) ont, en effet, dénoncé avec pertinence certaines stratégies de prise en charge [17, 19] ; il s'agissait essentiellement du débriefing anglo-saxon, le *Critical Incident Stress Debriefing* de J. Mitchell ou CISD, qui ne repose pas sur les bases conceptuelles qui régissent les soins post-immédiats tels qu'ils peuvent être mis en œuvre en France par les CUMP. Ce débriefing, technique initialement isolée par et pour des sauveteurs soumis à un « incident critique en opération », a été réalisé, selon nous, outre-Atlantique de manière trop intrusive, trop systématique et trop précoce. Il a, en outre, été confusément proposé à tous les sujets impliqués, directement ou pas et sans définition du caractère traumatique de l'événement. Certains des travaux étudiés dans les méta-analyses citées ainsi que la revue Cochrane sur le sujet présentent néanmoins des biais méthodologiques qui entachent l'interprétation et la généralisation de leurs résultats : petits échantillons, pas de définition ni du type ni de la durée d'interventions davantage « psychosociales » que « psychiatriques » au sens médical du terme ou encore pas de définition de la compétence des intervenants [14].

En France, s'appuyant fermement sur les bases conceptuelles du traumatisme psychique, le débriefing est considéré comme un temps particulier, au sein des soins post-immédiats, qui s'inscrit dans un processus thérapeutique à moyen et long terme. Soutenues par l'idée d'une verbalisation spontanée accompagnée d'une abréaction cathartique, ces prises en charge sont organisées par des thérapeutes familiers du trauma qui bénéficient d'habiletés psychothérapeutiques [10]. Ces interventions rentrent dans le cadre de ce qui a été récemment défini comme *interventions psychothérapeutiques post-immédiates* ou IPPI et vont faire l'objet d'une étude contrôlée multicentrique nationale. Ces IPPI sont parfois associées à des approches pharmacologiques qui permettent de contenir, maîtriser ou contrôler des manifestations cliniques dont la présence et l'intensité représentent un facteur de risque de développement d'un trouble stress post-traumatique (PTSD) ultérieur [6].

Conclusion

Les 10 années de recul qui nous séparent de leur création permettent maintenant une visibilité claire sur les CUMP. La montée en charge du dispositif, le nombre croissant des expériences de terrain, l'ancrage de plus en plus fort dans les services d'urgence notamment préhospitaliers, la reconnaissance par les acteurs de la psychiatrie, la permanence de la demande sociale, la mise en place de nombreuses actions de formation notamment nationales et la mise en perspective avec des travaux de recherche nous permettent de confirmer l'intérêt des CUMP et de croire en leur pérennité. Si le système est en marche pour un dispositif dont nous rappellerons la jeunesse et une mise en œuvre très « contextuelle », de nombreux progrès demeurent à réaliser dans la détermination précise des indications et limites, dans l'harmonisation nationale ainsi que dans l'évaluation des pratiques. Malgré des bases théoriques et des préacquis conceptuels solides, les recherches en cours permettront probablement d'assurer d'autres bases scientifiques qui participeront de la validation définitive de l'intérêt des CUMP et du positionnement de la psychotraumatologie dans le paysage médical au carrefour de la médecine de catastrophe, de la médecine d'urgence et de la psychiatrie.

Références

[1] Alonso J, Angermeyer MC, Bernert S, et al. Prevalence of mental disorders in Europe : results from the European Study of the Epidemiology of Mental Disorders (ESEMeD) project. Acta Psychiatr Scand Suppl 2004; 420 : 21-7.

[2] Breslau N, Kessler RC, Chilcoat HD, et al. Trauma and posttraumatic stress disorder in the community : the 1996 Detroit Area Survey of Trauma. Arch Gen Psychiatry 1998; 55 : 626-32.

[3] Brewin CR, Andrews B, Valentine JD. Meta-analysis of risk factors for posttraumatic stress disorder in trauma-exposed adults. J Consult Clin Psychol 2000; 68 : 748-66.

[4] Bryant RA, Harvey AG, Guthrie RM, et al. A prospective study of psychophysiological arousal, acute stress disorder, and posttraumatic stress disorder. J Abnorm Psychol 2000; 109 : 341-4.

[5] Crocq L, Doutheau C, Louville P. Psychiatrie de catastrophe. Réactions immédiates et différées, troubles séquellaires. Paniques et psychopathologie collective. EMC Psychiatrie (Elsevier, Paris) 1998; 37-113-D-10.

[6] Ducrocq F, Vaiva G. De la biologie du trauma aux pistes pharmacologiques de prévention secondaire de l'état de stress post-traumatique. Encéphale 2005; 31 : 212-26.

[7] Galea S, Ahern J, Resnick H, et al. Psychological sequelae of the September 11 terrorist attacks in New York City. N Engl J Med 2002; 346 : 982-7.

[8] Kessler RC, Sonnega A, Bromet E, et al. Posttraumatic stress disorder in the National Comorbidity Survey. Arch Gen Psychiatry 1995; 52 : 1048-60.

[9] Kessler RC, Berglund P, Demler O, et al. Lifetime prevalence and age-of-onset distributions of DSM-IV disorders in the National Comorbidity Survey Replication. Arch Gen Psychiatry 2005; 62 : 593-602.

[10] Lebigot F. Le débriefing individuel du traumatisé psychique. Ann Méd Psychol (Paris) 1998; 156 : 417-20.

[11] Lebigot F, Prieto N. Importance des interventions psychiatriques précoces pour les victimes. In : De Clercq M, Lebigot F, editors. Les traumatismes psychiques. Paris : Masson; 2001. p. 151-61.

[12] Lienemann MN, Magliano H, Calmettes J. Pour une nouvelle politique publique d'aide aux victimes : rapport au premier ministre. Paris : La Documentation Française, Collection des rapports officiels; 1999.

[13] Louville P, Ducrocq F. AFORCUMP-SFP. Les cellules d'urgence médicopsychologiques (CUMP). In : Vaiva G, Lebigot F, Ducrocq F, Goudemand M, editors. Psychotraumatismes : prise en charge et traitements. Rapport du Congrès de Psychiatrie et de Neurologie de Langue Française. Paris : Masson; 2005. p. 127-32.

[14] Nehme A, Ducrocq F, Vaiva G. Les débriefings psychologiques dans la prévention des syndromes psychotraumatiques. Revue de la littérature. Stress & Trauma 2004; 4 : 249-63.

[15] Ozer EJ, Best SR, Lipsey TL, et al. Predictors of posttraumatic stress disorder and symptoms in adults : a meta-analysis. Psychol Bull 2003; 129 : 52-73.

[16] Prieto N, Lebigot F. Les soins psychiques précoces en cas de catastrophe. Revue Francophone du Stress et du Trauma 2003; 3 : 29-34.

[17] Rose S, Bisson J, Wessely S. A systematic review of single-session psychological interventions ("debriefing") following trauma. Psychother Psychosom 2003; 72 : 176-84.

[18] Shalev AY, Freedman S, Peri T, et al. Prospective study of posttraumatic stress disorder and depression following trauma. Am J Psychiatry 1998; 155 : 630-7.

[19] van Emmerik AA, Kamphuis JH, Hulsbosch AM, et al. Single session debriefing after psychological trauma : a meta-analysis. Lancet 2002; 360 : 766-71

29.5 Psychiatrie en milieu pénitentiaire

T. Fovet, P. Thomas

Le secteur de psychiatrie en milieu pénitentiaire a été institué en 1985, avec pour objectif de répondre aux besoins de santé mentale de la population incarcérée dans les établissements relevant d'une région pénitentiaire. Depuis, l'organisation des soins psychiatriques aux détenus souffrant de troubles mentaux a largement évolué avec, notamment, la création de nouvelles structures de soin (les unités d'hospitalisation spécialement aménagées, UHSA, *cf.* Glossaire à la fin du chapitre). Ces changements ne peuvent être considérés indépendamment des bouleversements du fonctionnement général de l'institution psychiatrique en France et en Europe (ceux-ci étant bien entendu liés aux mutations de notre société). Le vaste mouvement de désinstitutionnalisation, et la réduction drastique du nombre de lits d'hospitalisation en psychiatrie qui lui a été associée, ont en effet été accompagnés d'une augmentation massive du taux d'incarcération des patients souffrant de trouble psychiatrique [23]. Il existe ainsi une relation inverse entre le nombre de lits disponibles en psychiatrie pour une population et le nombre total de prisonniers. Ce phénomène, connu sous le nom d'hypothèse de Penrose, a été confirmé par plusieurs travaux d'épidémiologie internationaux [18]. Ce constat d'une augmentation importante de la prévalence des pathologies psychiatriques parmi les prisonniers est actuellement dénoncé, à juste titre, par de nombreux auteurs, la prison ne pouvant en aucun cas, être considérée comme un lieu de soin acceptable [20].

Dans ce chapitre, nous abordons les caractéristiques de la population carcérale et l'épidémiologie des pathologies psychiatriques en prison puis nous décrivons les principales structures de soin pour les personnes détenues souffrant de trouble mental en France avant d'aborder les spécificités de l'exercice de la psychiatrie en milieu carcéral. Enfin, nous insistons sur l'importance primordiale d'améliorer les liens entre psychiatrie en milieu carcéral et psychiatrie en milieu libre.

Caractéristiques de la population carcérale

Caractéristiques démographiques (chiffres de l'administration pénitentiaire)

On estime que plus de 10 millions de personnes sont actuellement incarcérées dans le monde. En France, au 1er juillet 2015, le nombre de personnes placées sous écrou était de 78 492, dont 66 864 personnes détenues, pour 57 759 places opérationnelles au sein des 188 établissements gérés par l'administration pénitentiaire (soit un taux d'occupation global de 116 %, avec 1 019 matelas au sol). Le nombre de personnes écrouées non détenues s'élève à 11 628, la plupart étant placés sous surveillance électronique. Les personnes incarcérées sont majoritairement des hommes (64 681 hommes pour 2 183 femmes, soit 3,5 %) et 777 sont des mineurs (soit 1,2 %). L'âge moyen est de 34,6 ans.

Au niveau judiciaire, sur les 66 864 personnes incarcérées, 17 602 sont prévenues (*cf.* Glossaire à la fin du chapitre). La durée moyenne sous écrou en 2014 était de 10,4 mois. Parmi les personnes condamnées, 13,2 % le sont pour des peines criminelles et 86,8 % pour des peines correctionnelles.

Épidémiologie des troubles psychiatriques et addictologiques en détention

Bien que les travaux épidémiologiques en milieu pénitentiaire se heurtent à de multiples contraintes logistiques et organisationnelles, plusieurs études ont pu mettre en évidence une prévalence des troubles psychiatriques chez les personnes incarcérées largement supérieure à celle retrouvée en population générale (ces études ayant, pour la plupart, été menées dans les pays industrialisés à revenus élevés) [3, 6]. Ce constat est ancien mais le phénomène s'est amplifié au cours des dernières décennies : actuellement, on estime qu'un détenu sur sept présente une pathologie psychiatrique [4].

Dans une méta-analyse incluant 109 études (plus de 33 000 sujets) menée par Fazel et Seewald en 2012, la prévalence des pathologies psychotiques était évaluée à près de 4 % (3,6 % pour les hommes ; 3,9 % pour les femmes), celle de l'épisode dépressif caractérisé à 10 % (10,2 % pour les hommes ; 14,1 % pour les femmes), celle des troubles de la personnalité comprise entre 40 et 70 % [6]. D'autres travaux ont également permis de mettre en évidence une sur-représentation de l'état de stress post-traumatique [14], du trouble bipolaire [10] ou de la déficience intellectuelle [7].

Les problématiques d'addiction sont aussi extrêmement fréquentes. Pour l'alcool, les abus ou dépendance concernent 17 à 30 % des hommes et 10 à 24 % des femmes. Pour les autres toxiques, 10 à 48 % des hommes et 30 à 60 % des femmes présentent un abus ou une dépendance [5].

Enfin, il est important de souligner que l'état de santé précaire de la population carcérale ne se limite pas à une prévalence importante des pathologies psychiatriques. D'autres maladies sont sur-représentées en détention par rapport à la population générale, en particulier les pathologies infectieuses (VIH, hépatites) mais également les pathologies cardiovasculaires ou les cancers [4].

Suicide

Le suicide constitue une problématique majeure puisqu'il s'agit de la première cause de mortalité en détention [15]. Il existe un lien évident avec la prévalence élevée des pathologies psychiatriques en prison. L'épisode dépressif caractérisé non traité constituerait par exemple la première cause de suicide. Cependant, il est à noter ici que les personnes incarcérées, même lorsqu'elles sont indemnes de pathologie psychiatrique, présentent fréquemment de nombreux facteurs de vulnérabilité au premier plan desquels figurent les antécédents de traumatisme sévère et d'abus, ce qui peut augmenter le risque de crise suicidaire, même en l'absence d'une pathologie psychiatrique. Par ailleurs, certains sous-types de population présentent des facteurs de vulnérabilité supplémentaires : personnes âgées, personnes mineures, patients avec déficience mentale, etc.

En France, le taux de suicide en détention était de 13,9/10 000 en 2014 soit 94 suicides (pour 1 033 tentatives). Ce taux, malgré une légère baisse ces dernières années (106 suicides en 2012 ; 97 suicides en 2013) reste largement supérieur à celui de la population générale.

Organisation actuelle des soins psychiatriques en milieu carcéral en France

Les systèmes de soins psychiatriques en milieu pénitentiaire apparaissent extrêmement hétérogènes en Europe et dans le monde [21]. Le constat général d'une insuffisance d'accès aux soins peut cependant être fait [4].

Le système français, sur lequel nous nous focaliserons dans ce chapitre, est un système intégratif dont l'objectif principal est d'offrir aux personnes incarcérées le même niveau de soin que la population vivant en milieu libre. Il s'articule en unités sanitaires de trois niveaux (tableau 29.1).

Chaque secteur de psychiatrie en milieu pénitentiaire s'organise autour d'un service médicopsychologique régional (SMPR), aménagé au sein d'un établissement pénitentiaire mais rattaché à un établissement hospitalier public. Les cellules y sont gérées par l'administration pénitentiaire et les soins sont dispensés par une équipe multidisciplinaire

Tableau 29.1 Les trois niveaux de soins psychiatriques en milieu pénitentiaire.

	Structures	Missions	Équivalent en milieu libre
Unités sanitaires de niveau 1 : soins psychiatriques ambulatoires	Dispositifs de soins psychiatriques (DSP) au sein des unités de consultation et de soins ambulatoires (UCSA) : une dans chaque établissement pénitentiaire Services médicopsychologiques régionaux (SMPR)	Consultations individuelles Prises en charge de groupe Prévention et éducation pour la santé	Centres médicopsychologiques (CMP) Centres d'accueil thérapeutique à temps partiel (CATTP)
Unités sanitaires de niveau 2 : hospitalisations de jour	Services médicopsychologiques régionaux (SMPR) : 26 en France, au sein des établissements pénitentiaires (1/inter-région pénitentiaire).	Hospitalisations de jour facilitant l'accès aux consultations et aux activités thérapeutiques	Hôpitaux de jour
Unités sanitaires de niveau 3 : hospitalisations à temps complet	Hospitalisations régies par l'article D.398 du Code de procédure pénale dans le service d'hospitalisation du secteur psychiatrique Hospitalisations en unité hospitalière spécialement aménagée (UHSA) : 7 en France (2 en construction)	Hospitalisations à temps complet	Services d'hospitalisation à temps plein du secteur psychiatrique

dépendant de l'établissement hospitalier de rattachement. La prise en charge n'y est possible que sous la modalité des soins libres. Il est à noter que, contrairement au milieu libre, il n'y a pas de soins pénalement ordonnés ni de programme de soins ambulatoires sans consentement en détention.

Les structures d'hospitalisation à temps complet sont les UHSA. Sept UHSA sont opérationnelles actuellement (Lyon, Nancy, Toulouse, Orléans, Paris, Lille et Rennes). Deux établissements sont en cours de construction (Bordeaux, Marseille). Au total, ces 9 établissements offriront 440 places d'hospitalisation à temps complet.

Principes généraux de la pratique psychiatrique en milieu pénitentiaire

Principe général

L'exercice de la psychiatrie au sein du milieu pénitentiaire doit impérativement reposer sur les mêmes recommandations qu'en milieu libre. Aucun domaine ne doit faire exception : de l'évaluation sémiologique et clinique [13] à la prise en charge [9].

Certaines évolutions récentes viennent renforcer cette règle de base. Par exemple, le consentement aux soins n'était absolument pas pris en compte dans les procédures d'hospitalisation régies par l'article D.398 du Code de procédure pénale (seule et unique modalité d'hospitalisation à temps complet pour les personnes incarcérées). Avec la création des UHSA (loi du 9 septembre 2002), les soins psychiatriques en hospitalisation peuvent être mis en place, soit librement (soins libres), soit sans consentement (soins à la demande d'un représentant de l'État; les soins à la demande d'un tiers ne sont pas possibles pour les personnes détenues).

Secret médical

Un autre principe fondamental de la pratique psychiatrique en milieu pénitentiaire est celui de l'indépendance des professionnels de santé par rapport à l'administration pénitentiaire et à la Justice. La garantie d'une confidentialité stricte des échanges est notamment indispensable. En effet, il convient, pour chaque professionnel de santé, de veiller à un respect rigoureux du secret médical, ce qui s'avère parfois délicat dans certaines situations, comme la délivrance des traitements médicamenteux, compte tenu du cadre carcéral et des habitudes de fonctionnement de l'administration pénitentiaire. Ces difficultés doivent être bien connues des prescripteurs car elles peuvent influencer fortement l'observance des traitements médicamenteux, particulièrement les traitements psychotropes (les patients bénéficiant de ces médicaments étant la cible d'une stigmatisation importante, héritant rapidement d'une réputation de « cachetoné »).

Enfin, l'indépendance des soins psychiatriques en détention vis-à-vis de l'expertise (notamment lorsqu'elle a lieu en milieu pénitentiaire) doit également être rappelée ici.

Abord du patient en milieu pénitentiaire : aspects spécifiques

L'établissement d'une alliance thérapeutique de qualité constitue un enjeu majeur de l'entretien en psychiatrie. Nous avons insisté sur l'importance d'une pratique psychiatrique sans spécificités en milieu pénitentiaire. Certains aspects doivent toutefois être évoqués en ce qui concerne l'abord du patient détenu, notamment la question de l'interrogatoire sur le parcours judiciaire : faut-il interroger le patient sur son motif d'incarcération ? Nous voulons ici insister sur l'importance de respecter, au moins en début de prise en charge, une certaine intimité de la situation carcérale des patients et d'éviter tout entretien trop « invasif ». Cependant, le motif d'incarcération s'avère parfois une information primordiale dans l'évaluation clinique et il faut donc se garder de toute réticence vis-à-vis de cette partie de l'entretien. Il conviendra donc d'adapter, selon la situation, l'interrogatoire, en respectant les principes d'empathie et de neutralité, ceci sans nier la réalité de l'incarcération et de la situation judiciaire du patient.

Prise en charge (encadré 29.1)

En France, environ un détenu sur deux bénéficie d'un traitement psychotrope. Le respect des autorisations de mise sur le marché (AMM) et recommandations doit être la règle pour leur prescription (pour un travail détaillé sur le maniement des psychotropes en milieu pénitentiaire, *cf.* [9]).

ENCADRÉ 29.1

Psychiatrie en milieu pénitentiaire : principes généraux

- L'exercice de la psychiatrie au sein du milieu pénitentiaire doit reposer sur les mêmes recommandations qu'en milieu libre.
- Les professionnels de santé amenés à évaluer des patients incarcérés, doivent bien connaître les spécificités et les contraintes d'organisation de la vie en détention, afin d'intégrer ces aspects dans une évaluation clinique rigoureuse.
- L'indépendance des professionnels de santé par rapport à l'administration pénitentiaire et à la justice est un principe de base.
- La garantie d'une confidentialité stricte des échanges est indispensable.
- Il faut adapter, selon la situation, l'interrogatoire, en respectant les principes d'empathie et de neutralité, sans nier la réalité de l'incarcération et de la situation judiciaire du patient.
- Il est essentiel de ne pas négliger les règles hygiénodiététiques et l'éducation thérapeutique.
- Le renforcement des liens entre psychiatrie en milieu pénitentiaire et psychiatrie « en milieu libre » apparaît primordial.

Les règles hygiénodiététiques ne doivent en aucun cas être négligées malgré les difficultés liées aux conditions de vie en prison et les attentes de résultats immédiats émanant tant des patients que, parfois, de l'administration pénitentiaire ou de la justice. Il en est de même pour la psychothérapie et l'éducation thérapeutique qui doivent garder une place centrale dans la prise en charge des patients.

Sémiologie psychiatrique en milieu carcéral

Un certain nombre de spécificités apparaissent quant aux tableaux cliniques rencontrés en milieu pénitentiaire [13]. Ces spécificités émergent d'abord d'un « biais de sélection » aboutissant à la présence, en détention, de patients présentant un profil particulier. Une littérature scientifique abondante existe quant aux facteurs de risque de passages à l'acte médico-légaux chez ces sujets, notamment pour ceux souffrant de schizophrénie et de trouble bipolaire. Le rôle des comorbidités addictives apparaît notamment central (d'où une place importante de ces comorbidités en détention) mais d'autres pistes ont été identifiées [24]. Il convient toutefois de garder à l'esprit que les liens entre pathologies psychiatriques et actes de délinquance (violents ou non) s'avèrent extrêmement complexes et multifactoriels [1].

Les spécificités de la sémiologie psychiatrique en milieu pénitentiaire émergent également du fait que cet environnement constitue un véritable concentré de facteurs de stress. Ainsi, le quotidien des personnes détenues est marqué par la promiscuité, l'inactivité contrainte, l'isolement affectif (l'incarcération constituant souvent une véritable rupture familiale et sociale) mais également par de fréquents conflits avec l'administration pénitentiaire. Il apparaît indispensable, pour les professionnels de santé amenés à évaluer des patients incarcérés, de bien connaître les spécificités et les contraintes d'organisation de la vie en détention, afin d'intégrer ces aspects dans une évaluation clinique rigoureuse. Le haut niveau de vulnérabilité et la fréquence des facteurs de stress peuvent en effet précipiter l'émergence de symptômes voire d'une pathologie. Les caractéristiques tout à fait particulières de l'environnement carcéral (enfermement, relations complexes avec l'administration pénitentiaire, etc.) peuvent aussi être à l'origine de tableaux cliniques plus spécifiques. Par exemple, les passages à l'acte auto-agressifs sont fréquents en prison (environ 5 à 6 % des hommes détenus et 20 à 24 % des femmes détenues réalisent un passage à l'acte auto-agressif chaque année [15]). Les psychiatres sont sollicités dans ces situations et l'évaluation clinique s'avère souvent complexe. En effet, ces passages à l'acte peuvent s'inscrire dans des conflits avec le système judiciaire ou avec l'administration pénitentiaire, constituant de véritables moyens de revendication (p. ex. automutilations, grèves de la faim, etc.). Ces gestes auto-agressifs ne doivent en aucun cas être banalisés mais l'intégration des particularités de la vie en détention au sein de l'analyse sémiologique du praticien est impérative pour une évaluation clinique rigoureuse.

Enfin, certaines situations doivent être également minutieusement identifiées comme périodes « à risque » de décompensation aiguë : début d'incarcération, approche d'une libération ou d'un transfert, périodes d'isolement en lien avec des sanctions pénitentiaires (quartier disciplinaire) ou non.

Nécessité de liens étroits entre psychiatrie en milieu carcéral et psychiatrie générale

La forte demande de soins en hospitalisation à temps complet notamment, reflétée par l'augmentation du nombre des hospitalisations régies par l'article D.398 du Code de procédure pénale et liée à la hausse de la prévalence des pathologies psychiatriques en détention, s'est rapidement heurtée, ces dernières années, aux difficultés majeures des secteurs de psychiatrie générale pour accueillir les personnes détenues : impossibilités de garantir des mesures de sécurité suffisantes au sein des structures psychiatriques de secteur, double rôle de l'institution psychiatrique au cours des hospitalisations (soin mais également privation de liberté en l'absence de garde statique au sein des hôpitaux), réticence des personnels soignants vis-à-vis des personnes détenues, etc.

C'est dans ce contexte qu'ont été créées les UHSA : la première a ouvert en 2010 à Lyon. Bien qu'elles permettent de combler certaines lacunes dans l'offre de soins psychiatriques aux personnes détenues, leur création a été accompagnée de nombreuses critiques, certains auteurs dénonçant la mise en place d'un système ségrégatif pour les patients souffrant d'une pathologie psychiatrique placés sous main de justice [2].

Le renforcement des liens entre psychiatrie en milieu pénitentiaire et psychiatrie « en milieu libre » apparaît primordial pour limiter cette dérive potentielle des soins en UHSA. La création de ces unités ne doit, en effet, pas mener à des prises en charge spécifiques des patients souffrant de trouble psychiatrique ayant commis un délit ou un crime, comme s'il s'agissait d'un sous-type de population particulier [12]. Bien au contraire, leur mise en place devrait constituer une porte d'entrée aux soins de secteur auxquels les patients n'ont fréquemment pas eu accès avant leur incarcération. La continuité des soins, rarement assurée, constitue alors un enjeu majeur de la prise en charge, mais elle reste extrêmement difficile à mettre en place [22]. En effet, la psychiatrie en milieu pénitentiaire est parfois considérée comme « trop fermée » alors que, sur les secteurs de psychiatrie traditionnels, les difficultés de prise en charge des patients avec une histoire carcérale lourde sont souvent pointées du doigt. Pourtant, la sortie d'incarcération constitue une période extrêmement à risque : la mortalité toutes causes confondues des anciens prisonniers au cours des 2 semaines suivant la libération est 12 fois supérieure à la mortalité en population générale (après ajustement sur des facteurs sociodémographiques de confusion) [25] avec une mortalité par suicide particulièrement élevée [19]. De plus, les prises en charge à la libération ont pu montrer leur intérêt en termes de réduction de mortalité (p. ex. le maintien d'un traitement de substitution des opiacés à la libération [17]). Des soins optimaux à la libération pourraient également réduire considérablement les risques de récidives [8], enjeu important dans la prise en charge des patients lorsque l'on connaît les conséquences graves, voire dramatiques, des incarcérations sur la santé. Le renforcement de ces liens devrait également avoir pour objectif la sensibilisation des praticiens n'exerçant pas en milieu pénitentiaire aux problématiques des pathologies psychiatriques en détention, cela afin de favoriser la mise en place de moyens de prévention et des prises en charge plus précoces.

Conclusion

Les problématiques abordées dans ce chapitre sont complexes, mettant en jeu de multiples intrications entre système de santé et système judiciaire. De plus, la recherche dans ce domaine reste difficile à mettre en place compte tenu de l'hétérogénéité des systèmes de psychiatrie médico-légale dans le monde (même si des initiatives internationales ont pu voir le jour ces dernières années). Pourtant, celle-ci devra se développer puisque de nouveaux questionnements ne cessent d'émerger comme, par exemple le problème grandissant de la psychiatrie du sujet âgé en prison [11]. Enfin, c'est en gardant toujours à l'esprit que les patients souffrant de pathologie psychiatrique sont bien plus fréquemment victimes qu'auteurs lorsqu'ils sont impliqués dans des actes délictueux ou criminels [16], que doit être abordé le sujet de la psychiatrie en milieu carcéral.

Glossaire

Cantine : « boutique » de l'établissement pénitentiaire. Les personnes détenues peuvent régulièrement acheter certains produits selon une liste définie par l'administration pénitentiaire (aliments, tabac, etc.).
Centre de détention (CD) : accueille les condamnés présentant les meilleures perspectives de réinsertion; leur régime de détention est principalement orienté vers la resocialisation des détenus.
Centre pénitentiaire (CP) : établissement qui comporte au moins deux quartiers à régimes de détention différents (maison d'arrêt, centre de détention et/ou maison centrale).
Centre de semi-liberté (CSL) : reçoit des condamnés admis au régime de la semi-liberté ou en placement extérieur sans surveillance.
Condamné : personne détenue dans un établissement pénitentiaire en vertu d'une condamnation judiciaire définitive.
Maison d'arrêt : reçoit les prévenus et les condamnés dont le reliquat de peine est inférieur à un an.
Maison centrale : reçoit les condamnés les plus difficiles dans le cadre d'un régime de détention essentiellement axé sur la sécurité.
Mitard : ancienne dénomination des cellules du quartier disciplinaire (QD).
Pointeurs : nom donné par les détenus aux prévenus ou condamnés pour affaires de mœurs.
Prétoire : ancienne appellation de la commission de discipline.
Prévenu : personne détenue dans un établissement pénitentiaire qui n'a pas encore été jugée ou dont la condamnation n'est pas définitive en raison de l'exercice de voies de recours.
Semi-liberté : modalité d'exécution d'une peine permettant à un condamné d'exercer, hors d'un établissement pénitentiaire, une activité professionnelle, de suivre un enseignement ou une formation, ou de bénéficier d'un traitement médical; le condamné doit rejoindre le CSL à l'issue de ces activités.
Service médicopsychologique régional (SMPR) : service de psychiatrie implanté en milieu pénitentiaire ayant une vocation régionale et comportant une unité d'hospitalisation offrant des soins diversifiés incluant l'hospitalisation volontaire.
Service pénitentiaire d'insertion et de probation (SPIP) : service ayant pour mission auprès des établissements pénitentiaires, et du milieu ouvert, de favoriser l'accès aux droits et aux dispositifs d'insertion de droit commun des détenus et des personnes placées sous contrôle par les autorités judiciaires; chaque département comporte un SPIP suivant les personnes qui leur sont confiées selon un principe de continuité de leur prise en charge.
Unité de consultation et de soins ambulatoires (UCSA) : unité hospitalière implantée en milieu pénitentiaire assurant les soins médicaux incluant la prévention, l'organisation des soins en milieu hospitalier ainsi que la continuité des soins en fin de détention.
Unité Hospitalière Spécialement Aménagée (UHSA) : structure implantée au sein d'un établissement de santé, sécurisée par l'administration pénitentiaire (qui assure transferts, contrôle des entrées et des sorties, mais n'est pas présente au sein des unités de soins) et dédiée à la prise en charge des personnes incarcérées nécessitant des soins psychiatriques en hospitalisation complète.
Adapté de Droits et devoirs de la personne détenue, document de la Direction de l'administration pénitentiaire.

Références

[1] Amad A, Fovet T. Itinéraires de patients souffrant de troubles psychiatriques en prison : passé, présent et devenir après l'incarcération. La Lettre du Psychiatre 2014; 10 : 176-7.
[2] Dubret G. UHSA : un formidable effort dans la mauvaise direction. Inf Psychiatr 2008; 84 : 543-50.
[3] Falissard B, Loze JY, Gasquet I, et al. Prevalence of mental disorders in French prisons for men. BMC Psychiatry 2006; 6 : 33.
[4] Fazel S, Baillargeon J. The health of prisoners. Lancet 2011; 377 : 956-65.
[5] Fazel S, Bains P, Doll H. Substance abuse and dependence in prisoners : a systematic review. Addiction 2006; 101 : 181-91.
[6] Fazel S, Seewald K. Severe mental illness in 33,588 prisoners worldwide : systematic review and meta-regression analysis. Br J Psychiatry 2012; 200 : 364-73.
[7] Fazel S, Xenitidis K, Powell J. The prevalence of intellectual disabilities among 12,000 prisoners - a systematic review. Int J Law Psychiatry 2008; 31 : 369-73.
[8] Fazel S, Yu R. Psychotic disorders and repeat offending : systematic review and meta-analysis. Schizophr Bull 2011; 37 : 800-10.

[9] Fovet T, Amad A, Adins C, et al. Psychotropes en milieu pénitentiaire : de la fiole à l'AMM. Presse Med 2014; 43 : 520-8.

[10] Fovet T, Geoffroy PA, Vaiva G, et al. Individuals with bipolar disorder and their relationship with the criminal justice system : a critical review. Psychiatr Serv 2015; 66 : 348-53.

[11] Fovet T, Geoffroy PA, Vaiva G, et al. Psychiatrie du sujet âgé en milieu pénitentiaire. Encéphale 2016; 42 : 177-82.

[12] Fovet T, Thomas P, Adins C, et al. France's forensic psychiatry provision : the long and winding road. Lancet Psychiatry 2015; 2 : e20.

[13] Fovet T, Thomas P, Amad A. Psychiatrie en milieu pénitentiaire : une sémiologie à part? Ann Med Psychol 2015; 173 : 726-30.

[14] Goff A, Rose E, Rose S, et al. Does PTSD occur in sentenced prison populations? A systematic literature review. Crim Behav Ment Health 2007; 17 : 152-62.

[15] Hawton K, Linsell L, Adeniji T, et al. Self-harm in prisons in England and Wales : an epidemiological study of prevalence, risk factors, clustering, and subsequent suicide. Lancet 2014; 383 : 1147-54.

[16] Kamperman AM, Henrichs J, Bogaerts S, et al. Criminal victimisation in people with severe mental illness : a multi-site prevalence and incidence survey in the Netherlands. PLoS One 2014; 9 : e91029.

[17] Kinlock TW, Gordon MS, Schwartz RP, et al. A randomized clinical trial of methadone maintenance for prisoners : results at 12 months postrelease. J Subst Abuse Treat 2009; 37 : 277-85.

[18] Mundt AP, Chow WS, Arduino M, et al. Psychiatric hospital beds and prison populations in South America since 1990 : does the Penrose hypothesis apply? JAMA Psychiatry 2015; 72 : 112-8.

[19] Pratt D, Piper M, Appleby L, et al. Suicide in recently released prisoners : a population-based cohort study. Lancet 2006; 368 : 119-23.

[20] Rubinow DR. Out of sight, out of mind : mental illness behind bars. Am J Psychiatry 2014; 171 : 1041-4.

[21] Salize HJ, Lepping P, Dressing H. How harmonized are we? Forensic mental health legislation and service provision in the European Union. Crim Behav Ment Health 2005; 15 : 143-7.

[22] Scheyett A, Vaughn J, Taylor MF. Screening and access to services for individuals with serious mental illnesses in jails. Community Ment Health J 2009; 45 : 439-46.

[23] Thomas P, Fovet T, Amad A. Psychiatrie en milieu pénitentiaire, entre nécessité et ambiguïté. Ann Med Psychol (Paris) 2015; 173 : 348-51.

[24] Witt K, Lichtenstein P, Fazel S. Improving risk assessment in schizophrenia : epidemiological investigation of criminal history factors. Br J Psychiatry 2015; 206 : 424-30.

[25] Zlodre J, Fazel S. All-cause and external mortality in released prisoners : systematic review and meta-analysis. Am J Public Health 2012; 102 : e67-75.

L'avenir de la psychiatrie

Chapitre 30

J.D. Guelfi, F. Rouillon

Au terme de ce panorama des principales connaissances disponibles à ce jour il convient de s'interroger sur les lendemains de notre discipline!

Ce sont surtout des questions qui viennent dans un premier temps, plus nombreuses que les réponses. Tout d'abord, quel est le bilan? A-t-on pu délimiter enfin avec précision le champ de la psychiatrie? Quelles voies suivent et suivront les progrès de la médecine? Notre discipline doit-elle rester au sein de la médecine ou la dépasser?

Plusieurs psychiatres français contemporains ont alimenté leur réflexion épistémologique à partir des principaux courants de pensée et de l'histoire de la psychiatrie comme P. Pichot, J. Postel ou J. Garrabé [7], d'autres comme G. Lantéri-Laura [11, 12] à partir des modèles théoriques et des principaux paradigmes (au sens de T.S. Kuhn [10]) ayant eu successivement une influence prédominante; d'autres encore se sont surtout appliqués à étudier l'articulation de la psychiatrie avec d'autres disciplines pour, justement, permettre une meilleure délimitation du champ psychiatrique. C'est le cas de D. Widlöcher [20], de N. Delattre ou de G. Darcourt [4] pour les rapports entre la psychiatrie et la psychanalyse, de C.J. Blanc [2, 3] pour les rapports de la psychiatrie avec la philosophie, de P. Marchais [16] pour ceux qu'entretiennent la psychiatrie avec les modèles mathématiques et la théorie des ensembles, de J.P. Changeux pour les relations entre psychiatrie et neurosciences, de E. Kandel pour biologie et psychanalyse, de E. Zarifian [21] pour la situation de la psychiatrie au regard de l'humanisme médical et des sciences sociales ou encore, chacun avec un angle de vue original, d' auteurs comme G. Edelman, P. Fedida, A. Green, etc.

Nous voudrions rendre ici un hommage tout particulier à Georges Lantéri-Laura, dont la culture, l'originalité de la pensée et la profondeur de la réflexion étaient remarquables. Les ouvrages et articles qu'il a consacrés à l'épistémologie et aux principaux modèles théoriques en psychiatrie ont été publiés à partir de 1981 pour ses articles parus dans l'*Encyclopédie Médico- Chirurgicale* [15], 1991 avec son essai sur les fondements de la pathologie mentale intitulé *Psychiatrie et Connaissance* [13], 1996 avec l'épistémologie [14] et 1998 enfin avec *Les paradigmes de la psychiatrie moderne* [12].

Pour clore cette réflexion sur l'avenir de la psychiatrie, il est sans doute utile de préciser que le passage de la psychiatrie à la santé mentale entraîne une inversion de nombre de nos perspectives. L'objectif primordial est moins aujourd'hui de lutter contre des maladies mentales que d'assurer la promotion d'une bonne santé mentale. L'avenir de notre discipline va donc inévitablement s'imprégner du concept de « santé positive », conformément à la définition que donne l'OMS de la santé : « état de complet bien-être physique, mental et social ». Si cette évolution élargit le champ d'intervention des psychiatres, bien au-delà des troubles mentaux qui furent naguère leur cœur de métier, le risque est de « psychiatriser » des difficultés psychologiques ou sociales qui n'ont pas nécessairement lieu d'être.

Paradigmes successifs de la psychiatrie

Si l'on situe généralement l'origine de la psychiatrie avec P. Pinel en 1802, le terme même de psychiatrie n'a été utilisé en français qu'à partir de 1842 supplantant alors celui de médecine mentale.

La psychiatrie est – selon la formule de G. Lantéri-Laura – « une pratique raisonnée de la sémiologie, du diagnostic et du traitement dans un certain champ de la pathologie ».

La délimitation de ce champ a été fixée – de façon certes erronée mais lumineuse – par H. Ey dans son modèle théorique d'organisation dynamique connu sous le nom *d'organodynamisme*. Selon G. Lantéri-Laura, l'œuvre de H. Ey constitue « la dernière synthèse grandiose qui vise à rendre compte du champ de la psychiatrie dans sa totalité ». Elle seule représente en effet une « pathologie de la liberté » impliquant une déstructuration globale du système nerveux – qu'il s'agisse de la conscience ou de la personnalité – tandis que la neurologie est le domaine des déstructurations partielles ou locales.

Les sources de l'anthropologie de H. Ey [5] se trouvent chez E. Husserl, chez S. Freud, mais surtout peut-être chez J.H. Jackson. La dissolution globale des fonctions supérieures comprend en effet toujours des signes négatifs : les conséquences directes de la dissolution, mais aussi des signes positifs, manifestations ou comportements inhibés à l'état normal et libérés par la dissolution.

Les schémas de pensée des psychiatres de notre génération ont largement été influencés à des degrés divers, par ce modèle néo-jacksonien de H. Ey [5].

Le paradigme des « structures psychopathologiques » qui a culminé avec E. Minkowski et H. Ey avait succédé à un premier paradigme, celui de l'aliénation mentale unique que G. Lantéri-Laura fixe de « Pinel à Falret », c'est-à-dire de 1793 à 1854, puis au second paradigme des maladies mentales multiples, allant jusqu'en 1926, avec E. Bleuler et son « groupe des schizophrénies ». C'est trois années après la disparition de H. Ey, survenue en 1977, qu'a été publiée la 3e version de la classification américaine des troubles mentaux, le Manuel diagnostique et statistique des troubles mentaux connu sous le nom de DSM-III.

Cet ouvrage marque bien une révolution en matière de classification psychiatrique mais il ne représente pas un nouveau paradigme. Désormais, le champ de la psychiatrie est « un ensemble flou entouré par les neurosciences et la sociologie » (P. Marchais). Le DSM-III était bien révolutionnaire en ce sens qu'il était un nouvel outil original de travail mais il n'est pas l'ouvrage athéorique qu'il prétend être car toute description implique des choix théoriques ! Dans le DSM-III, le choix a été fait de privilégier systématiquement les comportements observables dans les critères diagnostiques pour obtenir une meilleure fidélité interjuges. Le DSM-III indique en fait un retour à une conception syndromique des troubles mentaux ; il s'agit par conséquent d'une révolution certes, mais inspirée par des auteurs comme K. Jaspers, K. Schneider, J.E. Esquirol ou P. Chaslin. Ce dernier auteur, aliéniste naturaliste, n'écrivait-il pas au début du XXe siècle que la pathologie mentale ne faisait que naître et qu'il valait mieux se borner à décrire des types cliniques « qui ne sont même pas des syndromes et encore moins des entités » quitte à « insérer quelques observations sur lesquelles il est difficile de placer une étiquette ordinaire ; les "types cliniques d'attente" ».

G. Lantéri-Laura n'entrevoyait pas, en 1998 [12], les prémices du prochain paradigme à venir. Il se contentait de constater sur un mode dubitatif mais sans pessimisme que nous assistions actuellement à « une fragmentation progressive de l'homogénéité de la psychiatrie ». Il pensait que nous devions accepter définitivement la diversité et l'hétérogénéité du champ psychiatrique, telle que l'avait pressentie, justement, un auteur comme P. Chaslin : « Nous devons bien reconnaître que les éléments constitutifs de cette pathologie mentale, et qui peuplent sa diversité, n'appartiennent pas à une catégorie homogène car il s'agit selon les cas de maladies, de syndromes, de structures et même de ce que P. Chaslin appelait les types cliniques. »

Il est de plus en plus vraisemblable que les progrès à venir ne consisteront pas à faire disparaître les syndromes au profit des maladies, contrairement aux espérances de E. Kraepelin. Les maladies elles-mêmes se réfèrent d'ailleurs à des ordres de connaissance disparates. Et G. Lantéri-Laura de conclure que la réduction de l'hétérogénéité « ne semble pas devoir être un devoir impérieux pour les progrès futurs. La psychiatrie se fonde essentiellement sur la sémiologie et la clinique ; elle use de multiples références à des disciplines de plus en plus nombreuses et variées : médecine, anatomie, physiologie du système nerveux central, épidémiologie, neurochimie… » On ajouterait à ce jour : génétique, neurosciences, sciences sociales, etc.; mais – poursuivait G. Lantéri-Laura – la psychiatrie ne dérive d'aucune de ces disciplines et « à aucune d'entre elles, elle ne peut se réduire ».

La psychiatrie va donc devoir utiliser – et ce de façon croissante – des références empruntées à des disciplines variées. Certains y voient des motifs d'inquiétude, allant jusqu'à évoquer la menace de l'éclatement, de la « fin de la psychiatrie » (P. Marchais); d'autres comme C.J. Blanc y voient l'occasion de préconiser un retour à une certaine clinique relationnelle et une réflexion sur l'intérêt d'une démarche à visée scientifique originale. En effet, on assiste actuellement au sein de la psychiatrie à une « multiplication des sous-spécialités suscitant de nouveaux problèmes avec des apories et des paradoxes et de nouveaux cloisonnements. Le champ de la psychiatrie se présente comme un "patchwork" de théories et de pratiques thérapeutiques qui n'est pas sans évoquer le mythe de Babel. » Dans ces « sarabandes épistémologiques » qui se présentent comme une « quête sans fin d'une inaccessible unité en vue d'un métamodèle et d'une superthéorie encadrante », le retour à la pratique de terrain et à la « réalité des symptômes en direct » est en effet, peut-être, susceptible d'avoir un effet salutaire et de nous donner accès « aux clés d'une interdisciplinarité en acte, fondée sur l'intuition clinique, la perception de l'autre et l'empathie dans une approche médicale à visage humain. » C'est en tout cas l'espoir exprimé par ce psychiatre philosophe qui perçoit l'époque actuelle de façon somme toute positive, faite de mutations et de grands changements survenant enfin après « des décennies d'immobilisme, de dogmatismes, d'affrontements et de querelles de chapelles et de clans ». Le retour à une certaine humilité et à la modestie s'imposait sans doute après le constat d'échec des diverses théorisations proposées et l'observation de « l'impuissance épistémologique des métamodèles des années 1950 et 1960 ». Plus que l'éclatement de notre discipline, existe sans doute le danger de son « annexion par les disciplines limitrophes en plein essor » (biologie, sciences du langage et de la communication, intelligence artificielle, cybernétique, anthropologie philosophique, etc.). Les pistes identifiées par C.J. Blanc pour assurer « la survie de la spécialité de la médecine de l'esprit » sont :

- le recentrage sur une clinique relationnelle et une réhabilitation du senti et du vécu de la relation malade – médecin;
- une exigence d'interdisciplinarité;
- et le rétablissement de débats, de discussions, et de « confrontations de points de vue dans un esprit de tolérance, d'intérêt et de respect réciproques ».

Contrairement donc à ce qu'espérait sans doute Claude Bernard d'une médecine de plus en plus scientifique [1], à savoir l'effacement de la clinique au profit de la physiopathologie, le progrès passe par le maintien d'une clinique sans cesse renouvelée qui ne paraît pas incompatible avec des objectifs scientifiques, la psychiatrie étant, comme le disait E. Minkowski, « la plus scientifique des sciences humaines et la plus humaine des sciences ».

Dualisme cartésien et psychobiologie

Le moment est venu de poser la question de l'avenir des relations entre la psychiatrie et les sciences biologiques. La psychobiologie a-t-elle définitivement eu raison du dualisme cartésien ?

Sans vouloir minimiser l'importance de cette influence majeure dans l'histoire des idées et son utilité passée, nous devons reconnaître qu'elle représente de nos jours une entrave au progrès des connaissances. Selon les expressions retenues par P. Kunzmann et al. [11], le dualisme et le rationalisme cartésiens peuvent se résumer en quelques formules : « les domaines des corps et de la pensée sont séparés; les corps sont soumis à l'action des lois naturelles et mécaniques comme la poussée et l'impulsion. Mais l'esprit est libre. » De plus, « il n'y a que ce qui est clair et évident qui puisse être vrai ». Or, les traces que le dualisme cartésien a laissées dans notre pensée sont encore très nombreuses et agissantes. Le clivage du bio et de la psyché est peut-être dépassé mais la psychanalyse nous a aussi appris le rôle universel de ce mécanisme psychologique dans le développement.

Nous avons aujourd'hui les preuves de la validité de l'approche psychobiologique; or il se trouve pourtant encore des psychiatres qui ne reconnaissent pas qu'une substance pharmacologiquement inerte – lorsqu'elle entraîne une modification de l'état du sujet – déclenche aussi, inéluctablement, des modifications biologiques. Il se trouve aussi des psychiatres – jeunes et moins jeunes – pour penser que les dépressions présumées psychogènes relèvent avant tout de la psychothérapie tandis que certaines dépressions présumées «endogènes» relèvent, préférentiellement, de thérapeutiques biologiques. Ces deux exemples illustrent la force résiduelle persistante du dualisme cartésien.

S. Freud avait parfaitement admis que le fondement de la vie pulsionnelle était de nature biologique et que son choix du vocabulaire psychologique était stratégique : «nous avons trouvé nécessaire de nous tenir à l'écart de considérations purement biologiques… les limitations de notre description de l'esprit disparaîtraient probablement si nous étions déjà en mesure de remplacer le vocabulaire psychologique par un vocabulaire physiologique et chimique…» (*Au-delà du principe de plaisir*, 1920). Et, dans une correspondance de 1931 [6], citée par P. Hermann en 1996 [9], cet extrait : «je suis très heureux de constater que vous ne faites pas partie de ceux qui opposent l'analyse à l'endocrinologie comme si les processus psychiques pouvaient s'expliquer directement par des effets glandulaires ou comme si l'intelligence des mécanismes psychiques pouvait remplacer la connaissance du chimisme sous-jacent». Certains successeurs de S. Freud n'ont manifestement pas eu la sagesse du Maître…

Si le modèle psychobiologique paraît donc aujourd'hui plus satisfaisant que tout autre, il est nécessaire de garder en mémoire les illusions de la «psychiatrie biologique» des années 1960–1970, lorsque des milliers de psychiatres enthousiastes ont allègrement transformé des corrélations entre des variables psychologiques et des variables biologiques en relations de causalité. Ces excès-là ont aussi existé et ils ont eu de nombreuses répercussions négatives sur la recherche clinique en psychiatrie, résumées avec élégance par E. Zarifian dans *Les jardiniers de la folie*, ouvrage publié en 1988 [21].

La recherche frénétique de marqueurs biologiques de la symptomatologie psychiatrique a littéralement envahi l'esprit de générations de psychiatres. Or les interactions aux différents niveaux d'organisation du système nerveux central sont innombrables. Les réponses neurohormonales à des stimulations monoaminergiques sont légion mais elles ne représentent pas pour autant un accès quelconque à l'étiopathogénie des troubles mentaux (E. Zarifian).

Le même risque existe de nouveau, aujourd'hui, à propos de l'imagerie cérébrale. L'imagerie fonctionnelle ouvre assurément la voie à de nouvelles pistes de recherche et des modalités originales de description des activités mentales se font jour. Elle a ravivé la tentation localisationniste. Les avancées récentes de l'imagerie cérébrale risquent d'entretenir une nouvelle illusion : des images de plus en plus précises du fonctionnement cérébral sont fournies par des techniques – elles-mêmes en plein mouvement – dont la progression est extrêmement rapide. La tomographie par émission de positons a une résolution spatiale d'environ 3 mm. L'électroencéphalographie quantifiée a une résolution temporelle qui se compte en millisecondes. Si la tomographie par émission de positons ne peut pas être utilisée dans un but diagnostique on a pu montrer que certaines modifications fonctionnelles cérébrales sont bien concomitantes de troubles dans la schizophrénie et les troubles de l'humeur et que le cortex préfrontal et la région cingulaire semblent particulièrement impliqués. Certaines de ces anomalies sont corrélées à l'intensité des troubles. Des liens existent qui font évoquer aussi l'existence de relations entre l'hypodopaminergie, l'émoussement affectif, le fonctionnement cingulaire et le contrôle de l'impulsivité… Mais ces relations, pour intéressantes qu'elles soient, ne permettent en aucun cas d'établir une relation de causalité entre les anomalies mises en évidence et le trouble mental.

Perspectives d'évolution dans l'avenir

Soin

La diversification des missions assignées à la psychiatrie accentuera sans doute la surspécialisation de certains psychiatres dans un proche avenir. On assistera donc probablement à une multiplication des Diplômes d'études supérieures complémentaires ou DESC (psychiatrie du sujet âgé, addictologie, psychiatrie légale, etc.). Cette diversification se fera par un partage de compétences avec d'autres disciplines comme la gériatrie, la toxicologie, l'hépatologie, la médecine légale, etc. Parallèlement, certaines équipes se consacreront préférentiellement à des pathologies nécessitant une expertise particulière, comme les troubles des conduites alimentaires par exemple, ou à des populations définies (exclusion sociale) ou à des types d'intervention (cellules d'urgence médico-psychologique)... Pour autant, une offre de soins de psychiatrie générale sera toujours incontournable, ne serait-ce que pour assurer une orientation vers les filières de soins adaptées.

L'augmentation de la demande d'aide médico-psychologique et la baisse de l'offre du fait du déclin démographique des psychiatres, conjuguées avec la multiplication des sollicitations de notre discipline (psychiatrie de liaison, SMPR, urgence, prévention de la délinquance, etc.) devraient entraîner une évolution des métiers des soignants en psychiatrie. Les psychiatres ne pouvant pas « tout faire », certaines tâches qui leur incombaient jusqu'à maintenant seront probablement assumées, dans l'avenir, par d'autres professionnels comme les infirmiers, les psychologues, les éducateurs, etc., comme c'est déjà le cas dans plusieurs pays.

Politique de santé

Depuis la loi d'orientation en santé publique de 2002, on a vu s'amorcer une approche plus populationnelle qu'individuelle de la politique sanitaire française. La psychiatrie, qui s'est longtemps centrée sur la clinique du sujet, devrait être entraînée par ce mouvement. D'autres plans de prévention, après celui du suicide (2000–2005), devraient voir le jour pour améliorer le dépistage des troubles mentaux en population générale et l'accès à des soins conformes aux recommandations de bonnes pratiques cliniques. La mise en place de la formation médicale continue y contribuera. Cette logique s'assortira d'une nécessaire évaluation des politiques de santé (*evidence-based public health*), sur le modèle de l'*evidence-based medicine*, pour en apprécier l'efficience et le coût. De fait, les contraintes économiques croissantes nous inciteront à « faire mieux », à budget constant, sauf à admettre que la psychiatrie devienne le privilège d'une catégorie de population qui y aurait accès...

Techniques de soin

Si la recherche psychopharmacologique s'essouffle depuis quelques années, l'introduction de nouvelles techniques de soins, amorcée depuis la fin du XXe siècle, devrait s'affirmer. Les méthodes biologiques non médicamenteuses vont se perfectionner, comme celles ayant recours à la stimulation, qu'elle soit électrique ou magnétique, externe ou par sonde implantée... Cela n'annonce pas la fin des psychotropes dont l'usage sera mieux codifié et enrichi de nouvelles connaissances, comme la pharmacogénétique, et de nouvelles molécules aux mécanismes d'action originaux et diversifiés. Dans un autre champ, celui des psychothérapies, on peut s'attendre à des perfectionnements inspirés par les progrès de la neuropsychologie et ayant recours à des approches innovantes, comme, par exemple, la réalité virtuelle. Enfin, les nécessaires techniques de réhabilitation vont se renforcer en mariant des méthodes psycho-éducatives traditionnelles à des interventions ciblées comme la remédiation cognitive.

Recherche

La recherche en psychiatrie a largement bénéficié des connaissances neurobiologiques, neurophysiologiques ou neuropsychologiques et de la maîtrise d'instruments d'investigations, comme l'imagerie fonctionnelle. Mais elle ne pourra féconder la recherche appliquée que si la recherche clinique et psychopathologique est rééquilibrée par rapport aux neurosciences « dures » !

Par ailleurs, une amélioration de nos techniques d'évaluation devrait permettre d'éclairer nos choix thérapeutiques sur des bases plus scientifiques qu'idéologiques.

Conclusion

Un retour à la clinique est aujourd'hui nécessaire mais à une clinique sans cesse remaniée par les acquisitions nouvelles. L'infinie diversité des situations cliniques est sans doute le principal garant de la permanence de la clinique psychiatrique comme aimait à le rappeler Thérèse Lempérière. Ces cliniques sont certes évolutives ; celles des névroses, des troubles affectifs, des délires n'ont-elles pas déjà beaucoup changé depuis les inoubliables descriptions des aliénistes du XIXe siècle ? Les facteurs socioculturels et les thérapeutiques contribuent aussi à modifier cette clinique qui – de plus – s'enrichit des progrès de la génétique, de l'imagerie et de la biologie.

Notre discipline clinique – si elle n'est pas une science – peut cependant, tout en débordant la médecine, prétendre à une démarche à visée scientifique. Elle ne parviendra assurément pas, le plus souvent, à adopter les méthodes des sciences dites galiléennes avec emploi des mathématiques, méthode expérimentale et vérification par la preuve ; elle se rapprochera plutôt des sciences indicielles (C. Ginsburg) utilisables en pratique, probabilistes, dont la pertinence est généralement évaluée par la compatibilité du modèle avec la réalité [8]. Et le pluralisme interactionniste de l'épistémologue logicien Karl Popper [18, 19] apparaissait à C.J. Blanc comme pertinent sur le plan scientifique et somme toute proche des positions épistémologiques de H. Ey.

C'est aussi une perspective résolument optimiste que l'on trouvait sous la plume de J.P. Olié et de H. Lôo en 2004 [17]. La psychiatrie est en effet une spécialité médicale « encore jeune ». Les progrès enregistrés ces dernières années ont surtout concerné certains troubles neurobiologiques dans les dépressions et les schizophrénies. Des progrès sont attendus en matière de chimiothérapies psychotropes en explorant d'autres pistes que celles qui avaient conduit au développement des principales molécules des années 1950–1960. Des progrès sont aussi attendus avec d'autres thérapeutiques biologiques, avec l'identification des principaux facteurs de vulnérabilité, ainsi qu'avec le développement d'une prévention de plus en plus efficace en matière de dépression, de schizophrénie, de processus dégénératifs de type démentiel, de troubles de la personnalité et de pathologies addictives. Enfin, la perspective nouvelle de la santé mentale va modifier la psychiatrie elle-même. L'exercice de la profession va donc inéluctablement évoluer. Le psychiatre clinicien restera – à l'évidence – l'interlocuteur privilégié de l'individu souffrant de troubles mentaux mais il ne devra plus tenter de tout savoir sur tout, mais connaître les limites de son champ de compétence, accepter l'interdisciplinarité et travailler au sein d'équipes pluridisciplinaires. Les secteurs dans lesquels la recherche clinique est particulièrement active en ce début de siècle sont l'épidémiologie, la neurobiologie, la génétique moléculaire et l'imagerie cérébrale. Ces domaines spécialisés ne doivent pas faire oublier nos incertitudes et nos ignorances, de nombreux progrès restant à accomplir dans des secteurs comme : la psychiatrie de l'enfant et de l'adolescent, la formalisation des indications des psychothérapies, ou le développement de nouvelles techniques psychothérapiques. La méthodologie de ces différents domaines paraît désormais assez bien établie mais les études cliniques indispensables restent à réaliser !

Références

[1] Bernard C. Principes de médecine expérimentale, 2e éd. Paris : L Delhoume ; 1987.

[2] Blanc CJ. Psychiatrie et pensée philosophique. Intercritique et quête sans fin. Paris : L'Harmattan ; 1998.

[3] Blanc CJ. Histoire des théories et des pratiques thérapeutiques dans la psychiatrie contemporaine (1950-2004). Progression des connaissances et exigences d'interdisciplinarité. Ann Médico Psychol 2005 ; 163 : 230-9.

[4] Darcourt G. La psychanalyse peut-elle encore être utile à la psychiatrie. Paris : Odile Jacob ; 2006.

[5] Ey H. Des idées de Jackson à un modèle organodynamique en psychiatrie. Toulouse : Privat ; 1975.

[6] Freud S. Correspondance 1873-1939. Paris : Gallimard ; 1966.

[7] Garrabé J. Épistémologie et histoire de la psychiatrie. Confrontations Psychiatriques Paris, Spécia 1996 ; 37 : 285-334.

[8] Ginsburg C. Signes, traces, pistes. Paris : Gallimard ; 1980.

[9] Hermann P. Épistémologie et psychanalyse. Confrontations Psychiatriques Paris, Spécia 1996 ; 37 : 47-82.

[10] Kuhn TS. La structure des révolutions scientifiques. Paris : Flammarion ; 1980.

[11] Kunzmann P, Burkard FP, Wiedmann F. Atlas de la philosophie, 1991. In : Housez Z, Robillard S, editors. Paris : La Pochothèque ; 1999.

[12] Lantéri-Laura G. Psychiatrie et connaissance. Essai sur les fondements de la pathologie mentale Science en Situation. Paris : Centre National des Lettres ; 1991.

[13] Lantéri-Laura G. L'épistémologie en psychiatrie. Confrontations Psychiatriques Paris, Spécia 1996 ; 37 : 29-45.

[14] Lantéri-Laura G. Essai sur les paradigmes de la psychiatrie moderne. Paris : Éditions du Temps ; 1998.

[15] Lantéri-Laura G, Del Pistoia L. Les principales théories dans la psychiatrie contemporaine. EMC Psychiatrie (Elsevier, Paris) 1981 : 37-006-A10.

[16] Marchais P. Vers la fin de la psychiatrie Analyse épistémologique. Ann Médico Psychol 2006 ; 164 : 581-9.

[17] Olié JP, Lôo H. La psychiatrie est une discipline. Presse Med 2004 ; 33 : 105-8.

[18] Popper K. La logique de la découverte scientifique. Paris : Payot ; 1973.

[19] Popper K, Eccles JC. The self and its brain. An argument for interactionism. Berlin : Springer ; 1977.

[20] Widlöcher D. Les nouvelles cartes de la psychanalyse. Paris : Odile Jacob ; 1996.

[21] Zarifian E. Les jardiniers de la Folie. Paris : Odile Jacob ; 1988.

Section B

Conduites à tenir

Coordination J.L. Senon

Introduction

J.L. Senon

Ces quarante-cinq conduites à tenir sont rédigées de façon délibérément très pratique sous la forme de fiches brèves.

En règle générale figurent successivement dans ces fiches :

- quelques considérations générales sur le diagnostic au sein desquelles les principaux éléments contribuant au diagnostic sont rassemblés ;
- la conduite à tenir initiale, qu'il s'agisse d'une première consultation, d'une urgence, etc. ;
- la conduite à tenir à distance ;
- la conduite à tenir au long cours avec les principes généraux de la prise en charge ultérieure et de la surveillance clinique et thérapeutique.

Douze chapitres font l'objet d'une ou de plusieurs conduites à tenir :

- l'anxiété et les troubles névrotiques, avec neuf fiches ;
- la schizophrénie, avec cinq fiches ;
- les troubles de l'humeur, avec six fiches ;
- l'organicité cérébrale, avec deux fiches ;
- la psychosomatique, avec une fiche ;
- les troubles de la personnalité, avec sept fiches ;
- les addictions, avec cinq fiches ;
- les troubles des conduites alimentaires, avec deux fiches ;
- l'adolescent, avec trois fiches ;
- la personne âgée, avec trois fiches ;
- le comportement suicidaire, avec une fiche ;
- les infractions sexuelles, avec une fiche.

I. Anxiété et troubles névrotiques

J.-P. Boulenger

I.1

Attaque de panique

J.-P. Boulenger

Diagnostic

- L'attaque de panique (AP) ou crise aiguë d'angoisse est un épisode paroxystique d'anxiété, limité dans le temps et caractérisé par son début rapide (maximum atteint en quelques minutes), l'importance de sa symptomatologie somatique (tachycardie, dyspnée, sueurs, douleurs thoraciques, sensations vertigineuses, paresthésies, tremblements, dysphagie, etc.) et la peur d'une perte de contrôle et/ou d'une catastrophe imminente (mourir, étouffer, devenir fou, perdre connaissance, perdre le contrôle de son comportement, etc.).
- L'AP s'accompagne souvent de modifications sensorielles variées mais dont les plus fréquentes sont la dépersonnalisation et la déréalisation.
- Certaines AP survenant en dehors de toute cause psychologique ou situationnelle immédiatement évidentes, il convient d'éliminer une origine médicale (pathologie cardio-pulmonaire, hyperthyroïdie, épilepsie), toxique (drogues, sevrage alcoolique, caféine) ou iatrogène (stimulants, psychotropes) à la crise.

Conduite à tenir initiale

- Le patient sera d'abord isolé de tous les stimuli susceptibles de renforcer l'impression d'urgence liée à la survenue de la crise. L'empathie, l'examen et quelques informations simples devront le rassurer sur l'absence de conséquences notables de ses symptômes. Le contrôle de l'hyperventilation et la refocalisation de l'attention du patient sur des éléments autres que ses symptômes somatiques joueront un rôle majeur dans la disparition rapide de ces derniers.
- Si nécessaire, un traitement pharmacologique pourra être administré mais son délai d'action excédera le plus souvent la durée habituelle d'une crise. On privilégiera l'utilisation d'une benzodiazépine par voie orale (diazépam 5–10 mg, alprazolam 0,25–0,50 mg) L'injection intramusculaire risque de renforcer les cognitions du patient liées à une possible urgence médicale et entraîne en tout cas une absorption plus lente et plus irrégulière que celle obtenue *per os*.

Conduite à tenir à distance

Une évaluation soigneuse sera entreprise afin de rattacher la survenue de cette AP à l'existence éventuelle d'une pathologie psychiatrique :

- AP réactionnelle dans le cadre d'un trouble de l'adaptation à une situation stressante ou conflictuelle ;
- AP liée à la confrontation à une situation phobogène (phobie sociale, agoraphobie) ou évocatrice d'un traumatisme (stress post-traumatique) ;
- AP sans raison apparente (éventuellement nocturne) dans le contexte d'un trouble panique ;
- AP à début progressif survenant à l'acmé de ruminations anxieuses ou dépressives (anxiété généralisée, dépression) ;
- AP symptomatique d'un autre trouble psychiatrique ou dégénératif.

I.2

Trouble panique

J.-P. Boulenger

Diagnostic

La survenue d'attaques de panique (AP) répétées n'est pas suffisante pour porter le diagnostic de trouble panique (TP) qui repose en fait sur :

- l'existence, en début d'évolution, d'AP spontanées et imprévisibles survenues dans des situations n'ayant antérieurement aucun caractère anxiogène ou phobogène ;
- le développement secondaire d'une anxiété anticipatoire et/ou de conduites agoraphobiques directement liées à la crainte de voir survenir de nouvelles AP et entraînant pour le patient un handicap qui n'existait pas avant la survenue des premières crises ;
- l'absence d'autres troubles médicaux ou psychiatriques susceptibles de rendre compte du développement de ces symptômes.

Préciser le contexte de survenue des troubles

La survenue des TP répond généralement à l'existence de facteurs psychopathologiques qu'il convient de préciser en vue d'une prise en charge adéquate des symptômes.

- Les facteurs déclenchants peuvent être liés à des stress (deuil, séparation, licenciement, responsabilités nouvelles, etc.), des situations conflictuelles (familiales, professionnelles) ou des problèmes médico-chirurgicaux (maladies, interventions, sevrages, prises de toxiques ou de stimulants dont la caféine).

- Les facteurs prédisposants ne sont pas constants mais souvent liés à des traits de personnalité anxio-phobiques, à des troubles de personnalité du groupe C du DSM-5, ou à l'existence d'antécédents de troubles anxieux dans l'enfance, de troubles fonctionnels (spasmophilie) à l'âge adulte, voire à une véritable comorbidité psychiatrique.

Contrôler la survenue des AP et leurs conséquences

Cet objectif sera réalisé sur une période de 2 à 6 mois en associant de manière variable :

- une information rassurante concernant l'absence de conséquences néfastes liées à la survenue des AP et le rattachement des symptômes physiques à leur origine émotionnelle. Les mesures d'hygiène de vie et du sommeil seront également utiles : exercice régulier, sommeil suffisant, évitement de l'alcool ou des stimulants avant le coucher (caféine notamment) ;
- la mise en œuvre d'un traitement pharmacologique reposant soit sur les benzodiazépines (alprazolam) soit sur les antidépresseurs ISRS, soit sur l'association des deux pour un temps limité si l'intensité des symptômes le justifie. Le traitement antidépresseur devra être initié aux posologies les plus faibles possible afin d'éviter les risques d'aggravation de l'anxiété mais rapidement augmenté jusqu'aux posologies efficaces utilisées dans la dépression. En cas de non-réponse, la venlafaxine, la clomipramine ou l'imipramine peuvent être utilisées ;
- l'apprentissage de techniques permettant de mieux contrôler les aspects somatiques des crises et de l'anxiété : contrôle respiratoire, relaxation, sophrologie, gestion du stress ;
- des techniques cognitivo-comportementales plus spécifiques avec exposition progressive aux situations phobogènes, exposition intéroceptive aux symptômes d'hyperventilation et/ou restructuration cognitive concernant les croyances erronées concernant les conséquences « catastrophiques » des AP.

Prendre en charge la vulnérabilité sous-jacente

Cet objectif reposera avant tout sur des techniques psychothérapiques dont la nature dépendra des facteurs psychopathologiques mis en évidence par l'évaluation et des attentes du patient. Dans certains cas, le risque de récidive des troubles pourra justifier le maintien à plus long terme d'un traitement antidépresseur préventif.

I.3

Phobie sociale

C. André

Diagnostic – Conduite à tenir initiale

- *Ne pas oublier d'explorer l'anxiété sociale* lors de tout premier entretien avec un patient anxieux.
- Évaluer le contexte psychopathologique de l'anxiété sociale : s'agit-il d'une phobie sociale isolée ? D'une phobie sociale comorbide (le cas le plus fréquent) ? D'une anxiété sociale mise en avant par le patient, mais s'inscrivant dans un trouble schizophrénique ou une personnalité borderline ? Ou d'une anxiété sociale liée à un handicap

(bégaiement, maladie de Parkinson, tremblement essentiel, etc.) ?

- Explorer méthodiquement les situations sociales sources d'anxiété. Il en existe, pour simplifier, cinq grandes familles : situations de performance formalisées (prises de parole face à un groupe, entretiens d'embauche, etc.), interactions superficielles brèves (bavarder avec un voisin ou un commerçant, avec un collègue autour d'un café, etc.), interactions approfondies (se révéler, parler de soi, engager une relation durable amicale ou sentimentale, etc.), affirmation de soi (dire non, demander, etc.), observation (être regardé pendant que l'on mange, marche, écrit, etc.). Pour chacune d'entre elles, vérifier le niveau de détresse (simple gêne ou panique) et l'importance des évitements (occasionnels ou systématiques).
- Procéder à l'analyse fonctionnelle : cognitions (importance de l'anxiété d'évaluation et adhésion aux croyances du type : « mon malaise est repérable par tout le monde », « montrer son émotivité, c'est se mettre en danger », etc.), émotions (peur avant et pendant les situations, honte pendant et après), comportements (évitements situationnels mais aussi subtils, si l'on n'a pas pu éviter les situations : se taire, ne pas regarder dans les yeux, faire des phrases brèves, etc.).

Conduite à tenir à distance

Faire le bilan du handicap et des conséquences sur la qualité de vie : la phobie sociale est un trouble gênant la vie quotidienne (omniprésence de l'objet phobogène). Il faut donc explorer méthodiquement ses conséquences dans les domaines de la vie sentimentale, amicale, professionnelle, relationnelle (voisins, commerçants, etc.), bref tout ce qui compose la trame du soutien social, du plus intime au plus large.

Principes généraux de la prise en charge ultérieure

- Évaluer les « ressources » psychosociales du patient : est-il totalement isolé, ou a-t-il la chance de disposer d'un conjoint, d'une famille, d'un réseau d'amis ? A-t-il un emploi stable ou est-il marginalisé ? Ces éléments sont importants pour évaluer l'ampleur, et la difficulté, du travail de reconstruction des habitudes sociales à entreprendre.
- Explorer les démarches thérapeutiques déjà entreprises par le patient : qu'est-ce qui a été proposé ? Avec quelle efficacité ? En cas d'inefficacité, pour quelles raisons ? Stratégies thérapeutiques non adaptées ? Mauvaise observance médicamenteuse ou psychothérapique ? Alliance thérapeutique défectueuse ?
- Donner toutes les informations nécessaires au patient sur son trouble et son traitement. Lui expliquer qu'il s'agit d'un trouble émotionnel chronique face auquel il faut mettre en place des habitudes sur le long terme (confrontations sociales progressives, habituation face à la peur et la honte, développement de compétences sociales, etc.). De plus, le traitement, médicamenteux et/ou psychothérapique, ne sera efficace que si le patient s'engage dans des efforts quotidiens pour faire reculer son trouble.
- L'observance est fondamentale tant pour la thérapie, cognitivo-comportementale, méditation ou autre, que pour le traitement pharmacologique ; ce dernier, s'il est nécessaire, reposera essentiellement sur la prescription d'antidépresseurs (ISRS ou venlafaxine) dont les effets thérapeutiques et secondaires devront être expliqués au patient.
- Lui recommander chaque fois que possible de développer sa conn*aissance du trouble* par la lecture d'un ouvrage de vulgarisation sur ce thème et l'inscription à une association de patients. L'inciter à expliquer son trouble à son entourage (qu'il faut essayer de rencontrer au moins une fois).

I.4

Agoraphobie

J.-P. Boulenger

Diagnostic

Dans l'agoraphobie les situations phobogènes peuvent être très variées mais présentent le caractère commun d'être liées à la crainte d'un malaise possible dans une situation dont il serait difficile de s'échapper, dans laquelle on pourrait se retrouver sans secours ou dont la nature pourrait représenter un danger en fonction des symptômes prévalents au cours des crises.

Évaluer le contexte de survenue des troubles

On recherchera l'existence présente ou passée d'attaques de panique spontanées, caractéristiques d'un trouble panique mais aussi celle d'un état dépressif caractérisé ou d'une pathologie post-traumatique qui pourraient justifier la mise en œuvre d'un traitement spécifique. L'existence de comorbidités médicales et celles d'autres troubles anxieux seront également systématiquement recherchées.

Établir la liste des situations phobogènes

Dans la perspective d'une prise en charge cognitivo-comportementale on demandera au patient d'établir une liste de toutes les situations qu'il craint ou qu'il évite en allant de la plus anxiogène à la moins anxiogène. Dans ce but, on recherchera systématiquement tous les comportements utilisés par le patient pour éviter la confrontation aux symptômes de l'anxiété (conduites contraphobiques) : évitement de l'effort physique ou des situations génératrices d'émotions violentes, arrêt du café, recherche systématique d'un tiers dans les déplacements extérieurs, prise de boisson ou d'aliments visant à atténuer certains symptômes, proximité d'un lieu de « sécurité », ou toute autre forme d'« évitement subtil » des situations phobogènes.

Mettre en œuvre un traitement d'exposition systématique aux situations phobogènes

Les exercices préconisés reposeront sur une confrontation progressive (désensibilisation) aux situations faisant l'objet d'un évitement, le plus souvent en débutant par les situations les moins anxiogènes. Cette confrontation devra, pour être efficace, répondre à des règles précises :

- régularité : exercices si possible quotidiens ou au moins pluri-hebdomadaires ;
- confrontation à l'anxiété : celle-ci doit être la plus complète et la plus longue possible ;
- progressivité : lorsque l'exercice devient plus facile (habituellement en 10 à 15 jours), on envisage de passer à une situation plus anxiogène ;
- auto-évaluation : le patient doit noter quotidiennement les exercices réalisés et évaluer l'intensité de son anxiété.

Mettre en œuvre si nécessaire un traitement pharmacologique

La prescription d'anxiolytiques de type benzodiazépine n'est pas recommandée, sauf de façon ponctuelle et/ou pour un temps limité. La prescription d'antidépresseurs ISRS peut être justifiée par l'existence d'attaques de panique spontanées, la nécessité de diminuer l'intensité parfois handicapante de la symptomatologie anxieuse ou par le traitement d'une affection comorbide spécifique (dépression caractérisée notamment).

I.5

Anxiété généralisée

D. Servant

Diagnostic

- Face à une symptomatologie anxieuse, il importe de confirmer le diagnostic d'anxiété généralisée qui repose avant tout sur l'identification du souci qui se distingue de préoccupations normales car les craintes sont :
  - permanentes : elles surviennent très souvent dans la journée ou presque tous les jours ;
  - durables : elles sont présentes depuis au moins 6 mois ;
  - incontrôlables : elles envahissent l'esprit du patient, qui ne peut ni les contrôler ni se raisonner ;
  - dirigées sur au moins deux thèmes différents (et non sur une seule préoccupation très spécifique comme, par exemple, la santé et la peur des maladies).
- On recherchera ensuite la présence de symptômes anxieux dont on évaluera l'intensité et le retentissement sur le fonctionnement social et la qualité de vie.

Conduite à tenir initiale

- La survenue d'une anxiété généralisée répond généralement à l'existence de facteurs psychopathologiques qu'il convient de préciser en vue d'une prise en charge adéquate des symptômes.
- L'âge de début se situe habituellement entre 20 et 30 ans mais il ne faut pas oublier les formes à début précoce chez l'enfant (vers 10–13 ans) et les formes du sujet âgé (après 60–70 ans).
- Il est nécessaire d'évaluer soigneusement les éléments cliniques susceptibles d'orienter le choix des traitements, notamment l'ancienneté du trouble, son évolution, les comorbidités (dépression, troubles anxieux et conduites addictives), la personnalité et les stress actuels, le retentissement social, les traitements reçus et leurs résultats.
- Il est nécessaire de distinguer les formes modérées influencées par des événements stressants extérieurs et les troubles sévères, durables, souvent comorbides avec un niveau d'anxiété et un handicap élevés (arrêt de travail, etc.).

Conduite à tenir à distance

- L'accompagnement psychologique se fonde sur quatre axes : le contrôle des symptômes anxieux (relaxation, *self-help*), le changement comportemental (hygiène de vie, gestion du stress, résolution de problèmes), la modification de l'interprétation anxieuse (thérapie cognitive et exposition aux pensées) et la thérapie du souci centrée sur les émotions (intolérance à l'incertitude, pleine conscience, acceptation et engagement). Il importe de faire du patient un acteur actif et de le guider pour lui apprendre comment identifier et gérer au mieux les manifestations anxieuses et leurs conséquences.
- Pour les médicaments, il est nécessaire de bien identifier si l'on se situe dans le cadre d'une prescription symptomatique de courte durée (anxiolytiques) ou d'un traitement de l'épisode d'anxiété généralisée sur le plus long terme (antidépresseur de type ISRS ou venlafaxine, buspirone).
- Le traitement médicamenteux est prescrit pour une durée assez longue, au moins 6 mois, pour éviter les rechutes assez fréquentes qui surviennent au cours de l'évolution de l'anxiété généralisée.

Principes généraux de la prise en charge ultérieure

Un suivi est nécessaire compte tenu des risques élevés de rechute et de survenue de dépression.

- Pour certains patients, lorsque l'évolution est durable et prolongée, lorsqu'il existe des troubles de la personnalité, des stress et des conflits interpersonnels, une psychothérapie prolongée peut être utile.
- Les thérapies d'inspiration psychanalytique peuvent répondre aux attentes du patient mais ne sont pas un traitement de 1re intention de l'anxiété généralisée.
- Chez l'enfant et l'adolescent, l'information et l'implication des parents dans la thérapie sont souvent utiles.

I.6

Traumatisme psychique

F. Ferreri, P. Birmes

Définition de l'événement traumatique

Le sujet est exposé à la mort effective, à une menace de mort, à une blessure grave ou à des violences sexuelles en étant directement concerné, témoin direct ou en apprenant qu'un ou plusieurs événements traumatiques (violents ou accidentels) sont arrivés à un membre de la famille proche ou à un ami proche. On retient également l'exposition répétée ou extrême aux caractéristiques aversives du ou des événement(s) traumatique(s) (p. ex. intervenants de première ligne après un attentat). Le DSM-5 ne retient plus les réactions émotionnelles à l'événement traumatique (peur, impuissance, horreur) pour la caractérisation de l'événement traumatique.

Conduite à tenir initiale

Intervention précoce

Elle s'adresse aux victimes mais aussi aux familles afin de reconnaître la détresse et de soulager la souffrance psychique. Les soins sont proposés sur le terrain ou aux urgences hospitalières.

- Après le bilan somatique, la prise en charge psychologique immédiate permet d'offrir un espace d'écoute et une aide au sujet qui, dès lors qu'il est reconnu, éprouve le besoin de parler et tente une remise en ordre du chaos, afin de retrouver ses repères.
- Le *defusing* qui viserait à obtenir une abréaction en sollicitant la reviviscence par une verbalisation émotionnelle immédiate serait délétère pour bon nombre de victimes.
- Le traitement médicamenteux n'est pas systématique. En cas de manifestations anxieuses persistantes après la réassurance on pourra proposer une anxiolyse en évitant les benzodiazépines, suspectées de favoriser la mémorisation de l'événement traumatique. Les antihistaminiques (p. ex. hydroxyzine) ou les bêtabloquants (p. ex. propranolol) sont à privilégier.

Les soins sont principalement ambulatoires. Lors de réactions sévères ou de comportements pathologiques, une hospitalisation spécialisée peut être proposée.

Soins post-immédiats

Le débriefing, individuel ou collectif, est effectué le 2e ou 3e jour, après la période aiguë bien que son efficacité préventive sur le développement d'un TSPT (trouble stress post-traumatique) reste débattue. Il tente de soulager la souffrance psychique dominée par la détresse, la frayeur, le sentiment d'abandon. Le thérapeute, respectueux des mécanismes de défense, offre un espace d'écoute et une aide au sujet qui dès lors qu'il est reconnu, éprouve le besoin de parler et tente une remise en ordre du chaos, selon son « tempo » afin de retrouver ses repères. Chez les personnes non directement impliquées (notamment les familles), le groupe de parole est efficace pour apaiser l'anxiété, informer sur la pathologie et conseiller sur les modalités d'aide aux victimes.

Conduite à tenir à distance

Traitement curatif

Les psychothérapies structurées centrées sur le traumatisme, TCC et EMDR (*Eye Movement Desensitization Reprocessing*) sont les techniques recommandées :

- les TCC centrées sur le trauma permettent une évocation/description de l'expérience traumatique (*exposition en imagination* et *désensibilisation systématique*), un apprentissage de techniques de relaxation (*gestion de l'anxiété*), un travail sur les capacités à communiquer sur l'expérience et une action sur la dimension cognitive (*restructuration cognitive*) ;
- l'EMDR associe la désensibilisation, la restructuration cognitive et l'évaluation de la tension résiduelle en utilisant l'induction des mouvements oculaires alternés lorsque le sujet suit l'index du thérapeute.

▶

Traitement médicamenteux

Les ISRS – dont seules la paroxétine et la sertraline ont l'AMM – sont le plus souvent institués après échec de la psychothérapie et sont efficaces sur l'anxiété et la dépression, mais sont peu actifs sur le syndrome de répétition.

Aspects médicolégaux et sociojudiciaires

Le droit des victimes, en concertation avec les associations, évolue dans le sens d'une aide et d'une réparation adaptée au préjudice subi qui participe aussi à la dynamique des processus thérapeutiques.

I.7

Trouble obsessionnel-compulsif

B. Millet, F. Levy

Conduite à tenir initiale

Établir une analyse précise du contexte dans lequel surviennent les TOC. L'histoire personnelle du sujet, son histoire familiale, les antécédents médicaux et psychiatriques doivent être minutieusement recueillis.

Conduite à tenir à distance

- *Diminuer l'intensité de la symptomatologie obsessionnelle à l'aide de différentes approches thérapeutiques.* Cet objectif sera réalisé sur une période de 2 à 6 mois en associant :
  - *l'information* sur les notions d'obsession, de compulsion, de conduite d'évitement. La forme syndromique présentée (contamination-lavage, doute-vérification, obsessions impulsives, lenteur, etc.) doit être définie pour chaque patient;
  - les antidépresseurs ISRS. Le début du traitement à faibles posologies permet d'évaluer l'effet du médicament sur le patient. Pour certains produits comme la fluoxétine qui peuvent entraîner des effets indésirables à type d'augmentation de l'anxiété, des posologies de 5 à 10 mg/j, à l'aide de solutions buvables, sont souvent utiles. Durant la poursuite du traitement, l'augmentation des posologies doit suivre l'évolution clinique du patient. Si l'amélioration est insuffisante, il est utile d'augmenter des posologies, à chaque fois en respectant des paliers d'au moins 3 semaines. Le plus souvent, les patients, dès les 2 à 3 premières semaines, ressentent un soulagement de leur souffrance; cette amélioration exprimée correspond souvent à la résolution de la symptomatologie dépressive qui accompagne la symptomatologie obsessionnelle. L'effet du traitement sur la symptomatologie obsessionnelle apparaît plus tard, en moyenne au bout de 8 à 12 semaines. Pour de nombreux auteurs, les bénéfices obtenus à l'aide des ISRS continuent à apparaître jusqu'à 6 mois. Dans certains cas, l'amélioration est spectaculaire et durable. L'arrêt du traitement doit alors être discuté. L'attitude la plus appropriée consiste à prescrire un traitement pendant un an puis à réduire la posologie d'ISRS de façon progressive par paliers;
  - les thérapies cognitives et comportementales. La technique la plus efficace est celle dite de « l'exposition avec prévention de la réponse ». Elle consiste en une exposition du patient à la situation redoutée, à l'aide d'exercices d'intensité progressive, répétés et prolongés. Les techniques de restructuration cognitive concernant les croyances erronées ont montré également leur efficacité.

L'association des TCC et des ISRS constitue aujourd'hui l'approche thérapeutique de choix dans l'indication des TOC. Les TCC permettent d'obtenir une diminution durable des symptômes obsessionnels que l'on observe aussi avec les thérapies médicamenteuses à condition que les patients acceptent de les prendre sur une longue période. Aucune étude contrôlée n'a permis jusqu'à aujourd'hui d'évaluer à long terme l'efficacité de la TCC et des ISRS utilisés seuls comparés à leur association.

- *En cas d'absence d'effet thérapeutique* d'un médicament donné, sa substitution par un autre médicament doit être envisagée lorsqu'une période de traitement suffisante d'au moins 8 à 12 semaines à posologie appropriée a été respectée.
  - La clomipramine apporte quelquefois un gain thérapeutique important, qu'elle soit utilisée *per os* ou en perfusion.
  - La rispéridone à faible posologie (1 à 3 mg/j) est utile en association à un ISRS, particulièrement dans les formes associées à des tics.

Dans la majorité des cas, l'amélioration obtenue avec les antidépresseurs, même importante, est fréquemment incomplète avec persistance de symptômes résiduels sans retentissement sur le fonctionnement social.

- *Techniques de stimulation cérébrale.* La rTMS, technique de stimulation non invasive et bien tolérée par les patients, est utilisée sur plusieurs cibles corticales dont celle du cortex orbitofrontal. Cette dernière cible montrerait une efficacité dans environ 60 % des cas traités. Dans certaines formes sévères de TOC, des procédures chirurgicales par stimulation cérébrale profonde (SCP) à haute fréquence ont montré leur efficacité sur deux cibles sous-corticales : celles du noyau subthalamique et celle du nucleus accumbens. Elles sont actuellement en cours de réplication dans le cadre de procédures expérimentales.

I.8

Trouble de l'adaptation[1]

F. Ferreri, P. Birmes

Diagnostic

« Stresseur »

Un trouble de l'adaptation (TA) ne peut être diagnostiqué en l'absence d'un facteur de stress.
Ce « stresseur » doit être externe et survenir à proximité du début des symptômes.

Symptômes

Des symptômes à type d'humeur maussade, tristesse, inquiétude, anxiété, insomnie, difficulté de concentration, débutant dans les suites d'un événement stressant récent, sont des indices d'un éventuel TA. Lorsque le sujet se soustrait durablement au facteur de stress, la symptomatologie s'améliore.
Le diagnostic ne se porte qu'en l'absence d'un diagnostic plus spécifique.

Conduite à tenir

Conseils de mesures pratiques pour aider le patient à gérer une situation stressante

Quelques exemples : une personne victime d'intimidation au travail pourrait invoquer un système de recours interne ou solliciter le soutien d'un syndicat, une personne dans une relation de violence pourrait demander une ordonnance d'interdiction, etc.

Techniques psychothérapiques (brèves)

- De soutien, psychoéducation, cognitives, ou psychodynamiques.
- Individuelles ou de groupe.

[1] Synthèse de 2011: Casey P, Bailey S. Adjustment disorders : the state of the art. World Psychiat 2011 ; 10 : 11–8.

- Relaxation à privilégier en première intention et visant à faciliter la verbalisation des peurs et des émotions et la signification du facteur de stress pour l'individu.

Traitements pharmacologiques

- Traitement symptomatique des insomnies, de l'anxiété ou des attaques de panique.
- Éventuellement traitement antidépresseur pour les patients ne retirant aucun bénéfice des psychothérapies.

I.9

Le bon usage des antidépresseurs dans les troubles dépressifs et les troubles anxieux de l'adulte

J.D. Guelfi, F. Rouillon

L'Agence française de sécurité des produits de santé a publié en octobre 2006 des recommandations sur le bon usage des médicaments antidépresseurs dans le traitement des troubles dépressifs et des troubles anxieux de l'adulte. Elles sont accessibles sur le site de l'Agence du médicament : ansm.sante.fr. Elles clarifient certains aspects de la prescription tout en précisant que les traitements médicamenteux ne résument pas la prise en charge des patients.

L'objectif est de mieux identifier les patients qui nécessitent un antidépresseur et d'optimiser le bon usage de ces produits.

Les recommandations reposent sur une analyse de la littérature selon la méthodologie de l'*evidence-based medicine* proposée par l'Anaes en 2000 qui différencie les travaux de recherche publiés selon le niveau de preuve atteint : grade A = preuve établie, grade B = présomption, grade C = faible niveau de preuve, ou encore, à défaut, simple accord professionnel ou consensus.

La démarche diagnostique préalable est indispensable. La prescription doit se faire au terme d'un examen clinique qui authentifie le diagnostic, distingue les troubles de simples symptômes et précise la forme clinique selon l'intensité symptomatique et l'évolution. L'examen doit rechercher systématiquement l'existence d'un risque suicidaire et faire préciser les antécédents personnels et familiaux de dépression, d'anxiété, d'épisodes d'excitation (trouble bipolaire) ou d'autres comorbidités comme des addictions ou une pathologie somatique.

Il existe cinq classes d'antidépresseurs : les produits tricycliques, les inhibiteurs de la monoamine-oxydase (IMAO), les inhibiteurs sélectifs de la recapture de la sérotonine (ISRS), les inhibiteurs mixtes de la sérotonine et de la noradrénaline (IRSNA) et les autres produits.

- Ces produits ne sont pas indiqués en cas d'épisode d'intensité légère sauf lorsque les autres stratégies : conseils hygiénodiététiques, soutien psychologique, relaxation ou méditation, ont échoué.
- Certains produits peuvent être prescrits quasiment d'emblée à doses efficaces (ISRS); d'autres nécessitent des posologies progressives (tricycliques) en raison de leurs effets secondaires. Les posologies doivent être suffisantes, les posologies de l'AMM respectées.
- En cas d'épisode dépressif modéré ou sévère, le traitement de première intention, en ambulatoire, doit être un ISRS ou un IRSN, sauf cas particulier, en 2e ou 3e intention, un imipraminique ou un IMAO (grade B).
- En cas de trouble bipolaire, il faut éviter les antidépresseurs en monothérapie en raison du risque de virage maniaque (grade A). L'association d'un antidépresseur et d'un thymorégulateur est souvent préconisée (grade A).

- Dans certains épisodes sévères, l'électroconvulsivothérapie est une alternative « particulièrement efficace » aux traitements médicamenteux.
- Dans les épisodes récurrents, on choisit préférentiellement un produit qui s'est avéré efficace et suffisamment bien supporté (grade C).
- Un produit à profil d'effet sédatif sera préféré chez les déprimés particulièrement anxieux, un produit à profil stimulant chez les patients déprimés les plus ralentis.
- L'âge et les affections somatiques associées peuvent justifier des précautions d'emploi particulières (sujets âgés, adaptation des posologies, interactions médicamenteuses).
- Les associations médicamenteuses doivent être réduites au minimum. Les prescriptions de tranquillisants ou d'hypnotiques associées doivent rester exceptionnelles et transitoires.
- La surveillance doit être étroite durant les premières semaines de traitement : rythme des consultations, contacts téléphoniques intermédiaires.
- Le patient doit être averti du long délai d'action des antidépresseurs et informé des effets indésirables possibles de ces produits pour une meilleure observance du traitement.
- Un tiers des patients est en rémission complète après 6 à 8 semaines de traitement. Ce dernier doit ensuite être maintenu à la même dose durant 4 à 5 mois pour éviter les rechutes dépressives, puis arrêté très progressivement, sur plusieurs semaines, pour éviter la survenue d'un syndrome de sevrage.
- En l'absence d'amélioration après 4 semaines de traitement à doses *a priori* efficaces, on peut envisager la majoration de la posologie si la tolérance est bonne, l'adjonction d'une psychothérapie ou un changement de traitement.
- Dans les authentiques « résistances » ou échecs à deux traitements différents *a priori* bien conduits et pris, se discute, avec les spécialistes, l'indication d'associations de produits ou d'autres procédés thérapeutiques comme l'électroconvulsivothérapie ou la stimulation magnétique transcrânienne[1].
- La prolongation du traitement dans une phase de maintenance pour prévenir les récidives dépressives est justifiée dans les dépressions récurrentes, après un troisième épisode dépressif, si les accès sont rapprochés : au moins 3 épisodes en 4 années ou lorsqu'existent des symptômes résiduels, des comorbidités ou des antécédents familiaux de dépression.
- Des précautions particulières sont prises en cas de grossesse, dans le post-partum, chez le sujet âgé ou en cas d'alcoolisme associé (il faut notamment privilégier le sevrage alcoolique avant d'envisager un traitement antidépresseur).
- Dans les troubles obsessionnels, le traitement de 1re intention est un ISRS (grade A). Le traitement de seconde intention est la clomipramine. Des posologies plus élevées que pour la dépression sont souvent nécessaires. Le délai d'action est aussi plus long (3 mois). La durée de prescription excède souvent un an.
- Dans le trouble panique, le traitement de 1re intention est aussi un ISRS. La clomipramine est envisagée en 2e intention. Les posologies sont progressives et prolongées, au moins 6 mois.
- Dans la phobie sociale généralisée, un ISRS ou la venlafaxine sont poursuivis au moins 12 mois après la rémission.
- Dans l'anxiété généralisée, un ISRS ou la venlafaxine est poursuivie au moins 6 mois.
- Dans le stress post-traumatique, l'AMM n'a été obtenue que pour la paroxétine.

[1] Dans les dépressions résistantes, les stratégies de potentialisation dont l'efficacité est la mieux démontrée concernent : lithium, hormones thyroïdiennes et neuroleptiques atypiques.

II. Schizophrénie

J. Daléry

II.1

Épisode psychotique aigu

Diagnostic

- Survenue aiguë, chez un adulte jeune, de manifestations psychotiques typiques, avec hallucinations et idées délirantes de plusieurs types, très variables dans leur nature et leur intensité.
- Passage rapide d'un état émotionnel à un autre.

Le trouble persiste moins d'un mois avec retour complet au niveau de fonctionnement prémorbide.

Conduite à tenir initiale

- *Objectifs :* réduire la durée de l'épisode.
- Hospitalisation, si nécessaire, éventuellement sans le consentement du patient.
- Instauration immédiate d'un traitement antipsychotique à visée antiproductive, de préférence en utilisant un antipsychotique de 2nde génération : à titre d'exemple, rispéridone 2 à 8 mg/24 h, olanzapine 5 à 10 mg/24 h, amisulpride 200 à 800 mg/24 h, aripiprazole 10 à 30 mg/24 h, palipéridone 6 à 12 mg/24 h. Privilégier la monothérapie et éviter les fortes doses.
- En cas d'agitation et/ou d'angoisse importantes, on peut associer une benzodiazépine ou un neuroleptique classique type cyamémazine 50 à 300 mg/24 h, pendant une courte durée.

Conduite à tenir à distance

- Suivi en ambulatoire.
- Maintien du traitement antipsychotique en monothérapie pendant une période d'environ 6 mois avec une réduction progressive de la posologie.
- Surveillance des éventuels effets secondaires des traitements (effet extrapyramidal, prise de poids, troubles métaboliques).
- Soutien psychologique.
- Suppression des toxiques (cannabis) qui sont un important facteur de rechutes.

Principes généraux de la prise en charge à distance

- Éviter la rechute.
- Favoriser l'observance.
- Repérer les signes cliniques en faveur de l'évolution vers un trouble schizophrénique ou un trouble bipolaire.
- Favoriser une prise en charge bio-psycho-sociale et éviter la désinsertion sociale.
- Surveiller les complications somatiques.
- Encourager le soutien familial.

II.2

Premier accès de schizophrénie

Diagnostic

- Apparition, plus ou moins rapide, de symptômes de schizophrénie : idées délirantes, hallucinations, discours désorganisé ou catatonique, émoussement affectif.
- Précédé habituellement d'une phase prodromique variable en durée et en intensité.

Les symptômes persistent pendant au moins un mois.

Conduite à tenir initiale

- *Objectifs :* réduire la durée de l'accès.
- Hospitalisation souvent nécessaire au début, éventuellement sans le consentement du patient.
- Information du patient et de son entourage sur la maladie et son traitement.
- Instauration rapide d'un traitement antipsychotique, de préférence un antipsychotique de 2nde génération à faibles doses et en monothérapie : à titre d'exemple, rispéridone 2 à 8 mg/24 h, olanzapine 10 à 20 mg/24 h, amisulpride 200 à 800 mg/24 h, aripiprazole 10 à 30 mg/24 h, palipéridone 6 à 12 mg/24 h.
- Association éventuelle d'une benzodiazépine ou d'un neuroleptique sédatif en cas d'agitation (p. ex. cyamémazine 50 à 300 mg/24 h) pendant une courte période.
- Évaluation et traitement du risque suicidaire.

Conduite à tenir ultérieure

- Suivi extrahospitalier dans le cadre de la sectorisation psychiatrique.
- Traitement au long cours (2 ans minimum) avec un antipsychotique de 2nde génération, si possible en monothérapie, éventuellement à action prolongée (p. ex. rispéridone libération prolongée 25 à 50 mg/injection IM tous les 15 jours), en utilisant la dose minimale efficace.
- Surveillance des effets secondaires du traitement : prise de poids, trouble métabolique, effet extrapyramidal.
- Suppression des toxiques (cannabis) qui sont un important facteur de rechutes.
- Prise en charge bio-psycho-sociale avec mise en place de techniques de réhabilitation psychosociale pour favoriser la réinsertion sociale.
- Clozapine dans les formes résistantes.

Principes généraux de la prise en charge ultérieure

- Lutter contre la stigmatisation et informer le patient et son entourage sur la maladie et son traitement.
- Favoriser l'observance.
- Prévenir la rechute.
- Mettre en place des mesures de protection sociale.
- Repérer et traiter les risques suicidaires.
- Surveiller les complications somatiques : prise de poids, syndrome métabolique.

II.3

Schizophrénie productive

Diagnostic

- Présence de symptômes psychotiques positifs avec délires et hallucinations au premier plan.
- Discours désorganisé et trouble du cours de la pensée.
- Troubles du comportement avec agitation psychomotrice voire agressivité.
- Dysfonctionnement social et des activités.

Les symptômes persistent pendant un mois (ou moins quand ils répondent favorablement au traitement) mais des signes permanents de la perturbation persistent pendant au moins 6 mois (DSM-5).

Conduite à tenir initiale

- *Objectifs :* réduire la durée et l'intensité des symptômes.
- Hospitalisation en psychiatrie envisageable devant des troubles du comportement importants, éventuellement sans le consentement du patient.
- Instauration rapide et progressive, en privilégiant la monothérapie et les faibles doses, d'un traitement par antipsychotique de 2nde génération, à titre d'exemple, rispéridone 4 à 8 mg/24 h, olanzapine 5 à 10 mg/24 h, amisulpride 400 à 800 mg/24 h, aripiprazole 15 à 30 mg/24 h.
- Association éventuelle au début d'une benzodiazépine ou d'un neuroleptique à visée sédative (p. ex. cyamémazine 50 à 300 mg/24 h) pendant une courte période.
- Information du patient et de son entourage sur la maladie et son traitement.

Conduite à tenir à distance

- Traitement au long cours (2 ans minimum) avec un antipsychotique de 2nde génération, éventuellement à action prolongée (p. ex. rispéridone libération prolongée 25 à 50 mg/injection IM tous les 15 jours) en utilisant la dose minimale efficace.
- Surveillance de la survenue d'effets secondaires (effets extrapyramidaux, prise de poids, troubles métaboliques).
- Clozapine dans les formes résistantes.
- Suppression des toxiques (cannabis) qui sont un important facteur de rechutes.

Principes généraux de la prise en charge ultérieure

- Informer le patient et son entourage.
- Favoriser une prise en charge bio-psycho-sociale ambulatoire dans le cadre de la sectorisation psychiatrique.
- Éviter les rechutes.
- Favoriser l'alliance thérapeutique du patient et de son entourage et l'observance médicamenteuse.
- Prévenir et traiter le risque suicidaire.
- Instaurer des mesures de protection sociale.
- Surveiller les complications somatiques : prise de poids, syndrome métabolique.
- Lutter contre la désinsertion sociale et la stigmatisation.

II.4

Schizophrénie déficitaire

Diagnostic

- Les signes psychotiques négatifs sont au 1er plan avec apathie, pauvreté du discours, alogie, avolition, émoussement affectif ou réponses affectives inadéquates, perte d'intérêt, inactivité, retrait social.
- Les symptômes persistent pendant un mois (ou moins quand ils répondent favorablement au traitement) mais des signes permanents de la perturbation persistent pendant au moins 6 mois (DSM-5).
- Il est parfois difficile de distinguer les signes négatifs primaires entrant dans la sémiologie du trouble schizophrénique et les signes négatifs secondaires au traitement ou secondaires aux troubles de l'humeur.

Conduite à tenir initiale

- Devant des troubles négatifs secondaires : réduire la posologie de l'antipsychotique, ajouter un antiparkinsonien devant des symptômes extrapyramidaux, un antidépresseur devant une humeur dépressive.
- Devant des troubles négatifs primaires : privilégier les petites doses d'antipsychotiques de 2nde génération, notamment amisulpride ou clozapine, mais aussi aripiprazole, rispéridone, quétiapine ou olanzapine.

Conduite à tenir ultérieure

- Traitement au long cours (2 ans minimum) avec un antipsychotique de 2nde génération, éventuellement à action prolongée (p. ex. rispéridone libération prolongée 25 à 50 mg/injection IM tous les 15 jours) en utilisant la dose minimale efficace.
- Surveillance de la survenue d'effets secondaires (effets extrapyramidaux, prise de poids, troubles métaboliques).
- Suivi psychosocial avec réhabilitation psychosociale.
- Clozapine dans les formes résistantes.
- Suppression des toxiques (cannabis) qui sont un important facteur de rechutes.

Principes généraux de la prise en charge ultérieure

- Favoriser une prise en charge bio-psycho-sociale ambulatoire dans le cadre de la sectorisation psychiatrique avec mise en place de techniques de remédiation cognitive.
- Informer le patient et son entourage sur la maladie et son traitement.
- Éviter la rechute.
- Favoriser l'observance.
- Prévenir et traiter le risque suicidaire.
- Instaurer des mesures de protection sociale.
- Lutter contre la stigmatisation et la désinsertion sociale.
- Surveiller les complications somatiques : prise de poids, syndrome métabolique.

II.5

Délires chroniques non schizophréniques

Diagnostic

- Entité typiquement française comportant :
  - les psychoses hallucinatoires chroniques ;
  - les paraphrénies ;
  - les délires paranoïaques.
- Construction délirante quasi logique, le plus souvent systématisée à thème de persécution, avec une idée délirante unique ou un ensemble d'idées délirantes apparentées, habituellement persistantes durant parfois toute la vie. Il s'agit habituellement d'idées délirantes de persécution ou de grandeur, de revendication, de jalousie, ou d'idées délirantes hypocondriaques, avec chaque fois une adhésion totale au délire.
- En dehors de l'impact possible des idées délirantes, absence d'altération marquée du comportement.
- Parfois difficile à distinguer d'un trouble schizophrénique.
- Début souvent tardif après 50 ans avec absence de dissociation, de syndrome thymique franc et persistance d'une certaine adaptation à la réalité.

Conduite à tenir initiale

- Hospitalisation devant des troubles du comportement importants avec conduite agressive, souvent sans le consentement du patient.
- Antipsychotique de 2nde génération à visée antiproductive, à titre d'exemple : rispéridone 4 à 8 mg/24 h, olanzapine 5 à 10 mg/24 h, amisulpride 400 à 800 mg/24 h, aripiprazole 15 à 30 mg/24 h.
- Association éventuelle au début d'une benzodiazépine ou d'un neuroleptique à visée sédative.

Conduite à tenir ultérieure

- Maintien au long cours d'un traitement antipsychotique de 2nde génération, si possible en monothérapie et à faibles doses.
- Éventuellement antipsychotique 2nde génération à action prolongée (p. ex. rispéridone libération prolongée 25 à 50 mg/injection IM tous les 15 jours) en utilisant la dose minimale efficace.
- Surveiller les effets secondaires du traitement.

Principes généraux de la prise en charge ultérieure

- Favoriser une prise en charge bio-psycho-sociale ambulatoire dans le cadre de la sectorisation psychiatrique.
- Se méfier des comportements hétéros et auto-agressifs avec risques médico-légaux.
- Favoriser l'observance et la bonne insertion sociale.
- Se méfier des réactions dépressives.
- Surveiller les complications métaboliques : prise de poids, syndrome métabolique.

III. Troubles de l'humeur et trouble bipolaire

R. Dardennes, N. Al Anbar

III.1

Épisode dépressif caractérisé

Diagnostic

Il s'agit d'une rupture avec le fonctionnement antérieur du sujet avec apparition d'une humeur dépressive permanente et prolongée (au moins 15 jours consécutifs). Quel que soit le terrain (p. ex. maladie physique grave ou chronique), le diagnostic repose sur la mise en évidence active de 3 symptômes sur les 5 suivants : humeur dépressive, perte d'intérêt ou de plaisir, culpabilité ou sentiment d'inutilité, troubles de la concentration ou indécision, idées de mort ou pensées suicidaires (D-PIP-CI-CI-S). Les troubles du sommeil et de l'appétit, la fatigue seront plus facilement spontanément rapportés et compléteront le tableau clinique.

- Les difficultés sociales et relationnelles n'empêchent pas la prise en charge d'un épisode dépressif caractérisé. Penser qu'il s'agit d'une dépression endogène ou réactionnelle ne devrait pas avoir d'incidence sur le traitement de l'épisode (mais va guider la prise en charge et le soutien psychologique).
- La difficulté est d'éliminer un trouble de l'adaptation. Il est conseillé, hors situation urgente, devant un syndrome d'allure dépressive apparu rapidement après un événement de la vie – licenciement, rupture conjugale, facteur de stress – de revoir rapidement le patient avant de décider du meilleur traitement. À 8–15 jours de distance, il sera ainsi possible de s'assurer de la permanence des symptômes.
- Il est impératif d'interroger le patient directement sur ses idées suicidaires. La simple question « Avez-vous des idées suicidaires ? » permet de repérer 80 % des personnes qui en souffrent. Parler de suicide à une personne déprimée ne provoque pas d'idées ni de gestes suicidaires. Rechercher également les antécédents de tentative de suicide. La recherche d'idées suicidaires doit être répétée durant la prise en charge. Cette évaluation est répétée régulièrement jusqu'à la guérison de l'épisode.
- La recherche d'antécédents maniaques et hypomaniaques est importante pour un traitement efficace et sûr. Cela n'est pas toujours facile et il faut parfois demander au sujet s'il a souvenir d'une période particulièrement heureuse de sa vie et ensuite évaluer si cette période peut être un épisode maniaque ou hypomaniaque (dette de sommeil prolongé sans fatigue, projet inhabituellement hardi ou excentrique, désinhibition sociale qui ne correspond pas au comportement routinier du sujet).
- Si, durant l'épisode dépressif, le patient veut prendre une décision irréversible (p. ex. divorcer, démissionner, etc.), il est préférable de lui conseiller de reporter cette décision après l'amélioration de son épisode (une fois rétabli, il peut se rendre compte que sa vie conjugale n'était pas en cause dans son épisode ; déprimé, il a peu de chances de défendre ses chances lors d'un entretien d'embauche). Il est également utile de prévoir des plans d'urgence face aux difficultés redoutées, et d'informer le patient des ressources à contacter en cas d'urgence si l'on n'est pas disponible soi-même.

Conduite à tenir initiale

Recours immédiat aux urgences psychiatriques

Pour hospitalisation, il se fera dans les cas suivants :

- idées suicidaires envahissantes et angoissantes ;
- et/ou élaboration d'un plan suicidaire avec moyen mortel accessible ;

- idées délirantes;
- ralentissement;
- agitation anxieuse extrême.

(Moyen mnémotechnique : SPIRAL pour Suicide, Plan suicidaire, Idées délirantes, Ralentissement, Agitation, Létalité du moyen suicidaire accessible).

Recours au psychiatre spécialiste

Il est conseillé :

- d'emblée pour une dépression évoluant depuis au moins un an sans guérison complète;
- en second pour dépression sans amélioration franche après 3 mois de prise en charge;
- pour avis devant un 3e épisode ou plus de dépression (indication et type de traitement préventif).

Il est possible d'anticiper l'avis du psychiatre en programmant dès le début de la prise en charge un rendez-vous d'ici 3 mois (« par précaution »), quitte à l'annuler si le patient se rétablit entre-temps, ce qui évite les difficultés d'une prise en charge rapide sur le champ par un spécialiste.

Prise en charge ambulatoire

Elle dépend de la sévérité[1] et de la durée du tableau clinique (et de l'accessibilité des psychothérapies) :

- formes sévères : antidépresseurs dans tous les cas, quelle que soit la durée de l'épisode avant prise en charge;
- formes modérées-sévères : antidépresseurs ou psychothérapie cognitivo-comportementale au minimum hebdomadaire quelle que soit la durée avant prise en charge.
- formes modérées-légères :
  - de moins de 3 mois : psychothérapie de tout type (y compris de basse intensité, *cf. infra*) ou antidépresseurs,
  - de plus de 3 mois : psychothérapie comportementalo-cognitive ou antidépresseurs.
- formes légères : surveillance vigilante, bibliothérapie (livre de « développement personnel » type *Méditer pour ne plus déprimer* ou *Vaincre la dépression une étape à la fois*), psychothérapie de tout type dont les psychothérapies de basse intensité – résolution de problèmes, activation comportementale, assistance psychologique sur internet de type Sadness®, Deprexis® ou MoodGym® (pour anglophones) –. Les antidépresseurs peuvent être utilisés mais leur efficacité est moins observable et moins démontrée pour les formes légères.

L'objectif est la rémission complète de tous les symptômes sur la plus grande durée.

Traitement pharmacologique

Le choix de l'antidépresseur repose sur le profil d'effets secondaires, les interactions pharmacologiques (en particulier antirétroviraux, hormonaux et anticancéreux), contre-indications médicales et l'efficacité antérieure d'un traitement en cas de récidive.

En cas de traitement antérieur réussi, le choix est évident si l'état de santé et le traitement du sujet n'ont pas varié.

En 1re ligne, un traitement par un antidépresseur non tricyclique non IMAO irréversible est recommandé : inhibiteur sélectif de la recapture de la sérotonine (ISRS), inhibiteur de la recapture de la sérotonine et de la noradrénaline (IRSNA) et autres (mirtazapine, agomélatine, etc.); le choix dépend essentiellement du profil pharmacologique dont découlent la tolérance, les effets secondaires et les interactions médicamenteuses (p. ex. prise de poids, interaction avec le tamoxifène pour la paroxétine, demi-vie longue pour la fluoxétine, risque d'hyponatrémie chez la personne âgée avec les ISRS, risque hypertensif pour la venlafaxine). Les effets digestifs éventuels – nausées, diarrhée – feront l'objet d'un traitement symptomatique les deux premières semaines du traitement afin de faciliter l'acceptabilité et la tolérance du traitement. Les effets latéraux peuvent être utilisés de façon thérapeutique (sédatif, anxiolytique, psychostimulant). Le choix d'une molécule tient compte des patho-

[1] Les classifications internationales proposent 3 degrés de sévérité, ce qui renforce la tendance centrale à identifier une sévérité modérée; nous proposons 4 degrés afin de permettre au praticien de choisir si le patient est plutôt dans le haut de la fourchette des formes moyennes ou plutôt dans le bas, ce qui facilite le choix du traitement, à notre sens.

logies associées (p. ex. la paroxétine est le seul ISRS ayant une AMM pour le trouble stress post-traumatique, la fluoxétine pour la boulimie). Une prise unique quotidienne maximise l'observance. En cas de grossesse, la consultation du site lecrat.org permettra de choisir le traitement le plus adapté (p. ex. selon le choix d'allaiter ou non) et d'informer la patiente de manière appropriée et argumentée (craintes d'un effet tératogène). En cas de trouble bipolaire, l'association à un thymorégulateur est fortement conseillée, en particulier pour les IRSNA et les antidépresseurs tricycliques.

Traitement psychothérapique

La psychothérapie cognitivo-comportementale est la méthode pour laquelle le plus grand nombre d'études contrôlées positives a été publié. D'autres méthodes ont démontré leur efficacité, telles que la psychothérapie interpersonnelle ou la psychothérapie reposant sur la méditation (*mindfulness*). La psychanalyse commence à évaluer son efficacité avec en particulier une étude publiée par l'Institut Tavistock de Londres ; cette efficacité en supplément de la prise en charge usuelle dans les épisodes dépressifs non répondeurs à deux antidépresseurs de suite semble être retardée (résultats positifs à partir de 24 mois, le traitement ayant lui-même requis 18 mois). Les autres méthodes, en particulier prise en charge conjugale ou familiale, peuvent être utiles en fonction du contexte de l'épisode. Les annuaires des associations permettent d'identifier les psychothérapeutes de sa région susceptibles de réaliser cette psychothérapie (p. ex. sur le site de l'Association française de thérapie comportementale et cognitive – AFTCC). Certains psychothérapeutes effectuent également des suivis en vidéoconférence *via* internet (à l'aide de logiciels tels que Skype®, Facetime®, Oovoo®, etc.).

Conduite à tenir à distance

L'acceptabilité, la tolérance et l'efficacité du traitement seront évaluées régulièrement, de façon rapprochée d'abord, puis plus espacée à partir du moment où une amélioration franche sera obtenue.

Pour rappel, l'objectif est la rémission complète de tous les symptômes sur la plus grande durée. En cas de symptômes résiduels, le traitement peut être plus intensif (augmentation des posologies ou de la fréquence des séances de psychothérapie) ou modifié (changement d'antidépresseur, traitement combinant antidépresseur et psychothérapie). Sur le plan pharmacologique, au minimum 6 mois après obtention de la rémission complète, l'arrêt du traitement sera progressif en cas de demi-vie courte (c.-à-d. sauf la fluoxétine) ou de propriétés anticholinergiques (paroxétine, tricycliques). Sur le plan psychothérapique, des sessions « booster » peuvent être utiles une fois la phase intensive terminée. Dans un cas sur deux, la rémission est obtenue avec, dans le cas des psychotropes, une fois sur trois, la nécessité de changer le 1er traitement antidépresseur. En cas d'échec de deux traitements antidépresseurs consécutifs ou d'une psychothérapie, plus encore d'une association antidépresseur-psychothérapie, le recours au psychiatre est conseillé, au minimum pour un avis.

Les traitements de 3e ligne comprennent l'association antidépresseur-psychothérapie cognitivo-comportementale, les antidépresseurs tricycliques, les combinaisons d'antidépresseurs (en particulier avec l'adjonction de mirtazapine ou de miansérine), l'ajout d'un traitement adjuvant (antipsychotiques de 2nde génération au premier rang desquels aripiprazole, quétiapine et olanzapine, agoniste dopaminergique, pramipexole, lithium, hormones thyroïdiennes), et l'électroconvulsivothérapie. Les formes délirantes répondent plus rapidement à l'électroconvulsivothérapie ou à l'association antidépresseur-antipsychotique qu'à un antidépresseur seul. Les IMAO non sélectifs et non réversibles tels que l'iproniazide ou la phénelzine sont parfois très utiles mais ils impliquent des contraintes importantes gérées au mieux par un psychiatre. Les perfusions de kétamine sont réservées aux services hospitaliers qui en ont l'expérience. Les techniques de stimulation cérébrale, magnétiques ou électriques, transcrânienne ou intracérébrale, sont du ressort de services hospitaliers équipés et expérimentés. Les techniques de neurochirurgie – leucotomie – sont exceptionnelles et sont soumises à un protocole d'évaluation et éthique très encadré.

Prise en charge ultérieure

En cas de 1er ou 2e épisode, il est possible de rassurer le patient quant à une évolution probablement bénigne. Un point tous les 6 à 12 mois pendant les 2 années suivant la guérison de l'épisode est utile pour repérer d'éventuelles récidives précoces.

La question d'une psychothérapie « à froid » peut se poser afin de prévenir une récidive si une vulnérabilité particulière est suspectée (antécédents familiaux dépressifs, troubles anxieux comorbides, sensibilité au stress apparemment élevée en dehors de l'épisode dépressif).

En cas de récidives multiples (au moins 3) et rapprochées, l'indication d'un traitement préventif sera discutée, au mieux avec l'avis d'un psychiatre (*cf. infra*).

S'il s'agit d'un trouble bipolaire, l'indication d'un traitement préventif est encore plus forte (*cf.* III.5).

III.2

Trouble dépressif récurrent

Diagnostic

Le trouble dépressif récurrent est défini par la répétition des épisodes dépressifs. La récidive est quasi certaine sans traitement si le sujet a fait au moins 3 épisodes. La difficulté est non seulement d'évaluer l'ensemble des facteurs susceptibles d'augmenter le risque de récidive – durée et intensité des épisodes, addiction et troubles anxieux associés, maladies physiques, facteurs psychologiques, sociaux et environnementaux – mais également de conserver une vigilance quant à la survenue de nouveaux facteurs de risque au cours du temps, notamment l'apparition de pathologies avec le vieillissement.

Conduite à tenir initiale

Un avis spécialisé est très utile pour discuter du plan de traitement et en cas de difficulté à tout moment de la prise en charge.

Le traitement préventif se discute en cas de récidives rapprochées ou d'épisodes prolongés supérieurs à 12 mois. La première phase consiste à aider le patient à faire la transition de ses représentations de la dépression comme un accident de la vie sans lendemain vers la représentation d'un trouble chronique, sans verser dans une sombre fatalité et en ouvrant la perspective qu'un traitement préventif est une décision du patient qui prend ainsi le contrôle de son avenir. Il est alors utile de faire un bilan des différents facteurs contribuant au risque de récidive et de l'utilité de les réduire si possible. Étant donné la durée d'un traitement préventif, ce n'est pas une perte de temps que de le prendre pour s'assurer que le patient est en phase avec cette stratégie ; sinon, celui-ci risque de revenir rapidement sur sa décision au premier écueil (p. ex. prise de poids, effet inattendu du traitement, etc.).

Seulement informer le patient sur son trouble et sur son traitement ne suffit pas. Une véritable psychothérapie, orientée ou complétée selon les troubles associés (addiction, trouble anxieux, difficultés conjugales) diminuera les risques de récidive et augmentera les capacités du patient à faire face aux situations sensibles (*empowerment* ou appropriation). Encore une fois, les psychothérapies cognitivo-comportementales ont les preuves d'efficacité les plus solides et les plus nombreuses, y compris dans les troubles associés.

Le traitement pharmacologique repose d'abord sur le maintien du traitement antidépresseur qui a permis la dernière rémission, à *la même dose que celle qui s'est avérée efficace*. Le lithium est un traitement de 2e ligne : son efficacité peut être remarquable mais il est plus contraignant – dosages réguliers, interactions médicamenteuses en particulier avec certains antihypertenseurs, précaution d'emploi de traitements courants tels que les AINS et risques de surdosage – et expose à des complications au long cours – prise de poids modérée, hypothyroïdie après 10 ans de traitement, ajustement des doses plus délicat en cas d'insuffisance rénale. Mener une grossesse sous lithium est possible – le risque tératogène d'anomalies cardiaques est toujours incertain car le risque spontané d'anomalie d'Ebstein est très bas (environ 1 pour 20000 naissances). Multiplier le risque par 10 représente un risque absolu de 1 pour 2000 naissances. La prise de risque implique de discuter au préalable de celle-ci et de la décision en procédant à au moins une échographie cardiaque à la fin du 3e mois de grossesse par un échographiste expérimenté. Au cas par cas, l'indication d'une électroconvulsivothérapie au long cours, dite d'entretien, sera posée si les épisodes ne cèdent qu'avec ce traitement.

Une prise en charge des soins à 100 % (ALD n° 23) est largement justifiée (sauf refus d'un patient actif qui ne tient pas à avoir cette mention sur sa carte Vitale).

Un suivi espacé tous les 3 mois est suffisant mais sera resserré en cas de récidive ou de difficultés.

Chez un patient dont les récidives sont très espacées (1 épisode tous les 3 à 10 ans), peut se discuter un plan de reprise précoce du traitement en cas de récidive. Cela sera d'autant plus facile que le patient a repéré des symptômes sentinelles qui amorcent une récidive (quelquefois il s'agit de comportements très anodins comme de ne plus chanter dans sa salle de bains le matin, de sentir son visage engourdi sans raison apparente, d'arrêter une source de plaisir telle qu'aller chez le coiffeur, manger du chocolat ou regarder sa série télévisée préférée).

Conduite à tenir à distance

Recevoir le conjoint peut être utile si des comportements adaptatifs se maintiennent et deviennent dysfonctionnels ; p. ex. veiller sur son conjoint et s'alarmer en interprétant chaque énervement ou abattement pour un signe maladif est vécu de manière péjorative (« je ne peux pas m'exprimer comme tout le monde, à chaque fois on me renvoie à ma condition de "malade" »). Une mise à jour des attitudes vis-à-vis des traitements (« tu prends encore ces s… ! ») et leur modification soulageront le patient d'une situation en porte-à-faux. Les effets des psychotropes sur la libido peuvent avoir un retentissement négatif sur la vie de couple.

Modifier l'hygiène de vie peut avoir son intérêt : activité physique – 30 minutes de marche à bon pas, 3 fois/semaine –, alimentation enrichie en oméga-3 (huile de colza, sardines plutôt que saumon plus susceptible d'emmagasiner des métaux lourds, voire complément alimentaire), amélioration des conditions de sommeil (réveil à heure fixe quelle que soit l'heure du coucher, pas de télévision dans la chambre, sortir du lit lorsqu'on n'arrive pas à s'endormir).

Renforcer l'observance sera facilité par la mise en évidence régulière du succès du traitement (« aujourd'hui, cela fait 7 ans sans récidive alors qu'avant vous passiez 3 mois/an à l'hôpital » et l'attribution de ce succès au patient (après tout, c'est lui qui décide chaque jour de prendre le traitement !).

La demande d'arrêt du traitement est légitime de la part du patient. Elle doit être examinée avec bienveillance en réévaluant avec lui le ratio bénéfice/risque.

La récidive est toujours possible. Il est préférable de la dédramatiser et de rechercher un fait nouveau susceptible de l'avoir favorisée.

III.3

Trouble dépressif persistant

Un trouble dépressif persistant est défini par la persistance des symptômes dépressifs durant au moins 2 ans. Trois formes différentes peuvent être observées :

- un épisode dépressif caractérisé qui évolue sans amélioration ni rémission sous traitement; c'est le cas de 10 à 15 % des épisodes dépressifs;
- la persistance dans le temps de symptômes invalidants sans toutefois présenter l'intensité et la diversité symptomatique d'un épisode dépressif, il s'agit d'une dysthymie;
- enfin, il peut s'agir de ce qui est parfois appelé une double dépression : un état dysphorique permanent sur lequel se greffent un ou plusieurs épisodes dépressifs caractérisés, le patient ne connaissant pas de rémission complète et durable.

Conduite à tenir

Il s'agit d'une forme particulièrement difficile à prendre en charge, du fait de la résistance thérapeutique, de la faible motivation du sujet qui a « toujours été comme ça » et du découragement du médecin qui peut même y voir une intention volontaire de son patient (« il met tout en échec »). Malheureusement, les choses sont plus simples : la longue durée des troubles rend le sujet de plus en plus passif et résigné, remettant son destin dans les mains du médecin mais difficilement capable de mettre en œuvre ses conseils ou de les refuser expressément : son désaccord peut s'exprimer par sa passivité mais il est sans doute plus judicieux d'ouvrir la discussion sur ce point plutôt que de simplement le juger coupable de sabotage.

L'anamnèse et une revue des problèmes médicaux susceptibles de contribuer à cet état ne doivent pas être négligées. Préciser l'âge de début et les fluctuations d'humeur peut être difficile avec un patient qui se perçoit comme déprimé depuis toujours. Une évaluation de la personnalité sera plus fiable avec l'aide d'un tiers fréquentant le patient suffisamment souvent et depuis suffisamment longtemps pour repérer ses attitudes régulières et ses « manies ».

Un état dépressif caractérisé chronique est une dépression résistante au traitement et doit être pris en charge par un psychiatre.

Pour un trouble moins intense, une psychothérapie est souvent le traitement de 1re indication mais les antidépresseurs ont également démontré leur efficacité dans ce cas de figure. La psychothérapie comportementale et cognitive est la méthode de choix; d'autres méthodes peuvent être utilisées mais sont d'une efficacité moins démontrée. La durée de la psychothérapie est souvent plus longue et l'amélioration plus lentement progressive qu'avec un épisode dépressif.

Une prise en charge à 100 % est justifiée. Lorsque le sujet parvient à maintenir une activité professionnelle, des arrêts de travail peuvent néanmoins s'avérer nécessaires.

Conduite à tenir à distance

Ne pas se décourager est réconfortant pour le patient (ce dernier risque de se désespérer ou tout au moins de se résigner lorsqu'on lui dit « qu'on a tout essayé » ; il vaut mieux passer le relais). La prise de conscience d'une amélioration peut être retardée avec un décalage entre l'amélioration perçue par le médecin et le maintien d'une perception de soi dépressive chez le patient. Ce phénomène est normal chez une personne qui se perçoit de façon négative depuis si longtemps.

Les mêmes précautions que pour le trouble dépressif récurrent sont de mise.

III.4

Épisode maniaque

Diagnostic

L'épisode maniaque se manifeste par une excitation psychique et motrice sévère qui peut amener le sujet à accomplir des actes illégaux – vols, consommation de drogues, ivresses, bagarres, délit de fuite, désinhibition sexuelle, rébellion face aux représentants de la loi – ou excessifs – achats inconsidérés, manœuvres de séduction grossières, hyperactivité diurne et nocturne. Les urgences médicales ou un examen lors d'une incarcération peuvent donc être le lieu du contact initial. Parfois, le sujet arrive à se contenir et il faut prolonger l'entretien pour que la désinhibition et l'excitation ludique se dévoilent. Le diagnostic est simple lorsque l'euphorie prédomine. Il est plus difficile en présence d'hallucinations ou de convictions délirantes non congruentes à l'humeur : il est fréquent de se tromper et de s'arrêter au diagnostic de trouble psychotique aigu, d'autant plus si le patient est différent sur le plan ethnique et socioculturel du médecin receveur. La recherche systématique de symptômes thymiques, l'interrogatoire des proches, s'il y en a, sur l'humeur du sujet au tout début de l'épisode, l'entretien avec les forces de police ou les pompiers sur le comportement durant leur prise en charge, fourniront des indices précieux pour affiner le diagnostic. L'attitude sera plus efficace si l'interaction est souple et (apparemment) détendue. Pour utiliser une image, il faut s'entretenir avec le sujet maniaque comme s'il était un roi : éviter la confrontation ou l'opposition directe, et attendre le moment opportun pour placer une suggestion (p. ex. attendre qu'il s'exclame qu'il est fatigué pour lui suggérer de venir se reposer à l'hôpital et ainsi être à l'abri des fâcheux et gâcheurs d'ambiance). Cela ne fonctionne pas toujours et il faudra alors parfois recourir à des mesures autoritaires de privation de liberté, sans pour autant se départir de son aimable diplomatie (il est possible de s'inspirer du directeur d'un palace qui a été entraîné pendant plusieurs années à savoir exprimer un refus aux demandes extravagantes des clients les plus puissants).

Conduite à tenir initiale

- Un patient connu, entouré, présentant un épisode d'intensité légère à modérée pourra être suivi en ambulatoire avec l'appui de ses familiers.
- Un patient inconnu ou présentant une forme sévère sera invité si possible à rester à l'hôpital de son plein gré ou, si les choses s'enveniment, sous un régime de privation de liberté.

L'urgence est d'abord de modérer l'excitation par la prise d'un sédatif *per os* – comprimé ou mieux formes liquides – : clonazépam ou diazépam de préférence, mais parfois il faut recourir aux antipsychotiques d'entrée de jeu : loxapine, olanzapine ou cyamémazine (mais le risque hypotenseur nécessite une surveillance plus régulière). Si le sujet est inconnu ou n'a pas d'expérience de ce traitement, il faudra réaliser un ECG dès que son état le permettra afin d'éliminer sûrement un éventuel trouble de la conduction cardiaque et se protéger sur le plan médico-légal.

Il sera ensuite plus facile de procéder à la première enquête et au premier examen pour s'assurer que le patient n'a pas de signes de localisation neurologique, n'est pas susceptible d'avoir une affection cérébrale (surtout s'il prend un traitement immunosuppresseur ou est probablement immunodéprimé ; la syphilis tertiaire est exceptionnelle mais est possible s'il a déjà été [mal] traité pour une maladie sexuellement transmissible), n'a pas pris de toxiques ou de médicaments susceptibles d'induire un état d'excitation. Ce premier bilan permettra de prescrire les examens complémentaires les plus pertinents : imagerie cérébrale, dosages biologiques, recherche de toxiques et/ou d'infection. Une calcémie n'est pas inutile (car une anomalie est difficile à diagnostiquer cliniquement et le traitement par lithium peut entraîner une hyperparathyroïdie). Des mesures appropriées seront prises, le cas échéant (arrêt du médicament, traitement d'une cause organique).

▶

Une mesure de sauvegarde de justice par déclaration médicale sera effectuée rapidement et permettra, le cas échéant, de contester les actes passés par le patient et contraires à ses intérêts afin de les annuler ou les corriger (sa durée ne dépasse pas un an renouvelable une fois par le juge des tutelles, elle empêche également le divorce pendant cette période).

Conduite à distance

Un épisode maniaque dure la plupart du temps 2 mois (mais certains épisodes, rares, peuvent durer 2 ans et plus). L'objectif est de ramener rapidement le sujet à un état normal et d'éviter une inversion de l'humeur avec apparition d'un épisode dépressif.

Le lithium est préconisé en 1re intention dans les formes euphoriques non délirantes; cependant l'effet est souvent progressif et la lithémie doit être contrôlée très fréquemment (en effet, le patient excité a un débit vasculaire augmenté et élimine rapidement le lithium, ce qui nécessite de pousser les doses; dès qu'il commence à se ralentir, la lithémie augmente rapidement et un risque de surdosage n'est pas exclu).

Le divalproate est contre-indiqué chez la femme jeune (risque d'ovaires polykystiques et risque tératogène très important – spina bifida). La carbamazépine n'est pas très efficace, provoque des problèmes cutanés dans 10 % des cas et a un risque tératogène également élevé.

Les psychotropes les plus commodes sont donc les antipsychotiques de 2nde génération : olanzapine, quétiapine, aripiprazole et rispéridone. Toutefois, une surveillance de la glycémie s'impose et la prise de poids peut être conséquente. D'autres antipsychotiques pourront être utilisés mais l'halopéridol n'est pas conseillé en 1re intention car le risque d'inversion de l'humeur est nettement plus important avec ce produit.

Dans les formes furieuses, une électroconvulsivothérapie peut être salutaire d'emblée. Elle est efficace dans le traitement de l'épisode maniaque.

La tolérance sera surveillée – poids, pression artérielle, symptômes extrapyramidaux, signes de surdosage –, au moyen également de dosages sanguins (lithémie); l'efficacité sera évaluée sur la durée du sommeil, la diminution de l'excitation, puis de l'accélération psychique, et enfin la stabilité de la normothymie.

En cas de non-réponse au traitement initial, un changement de traitement, une combinaison de traitements (p. ex. thymorégulateur + antipsychotique), voire une électroconvulsivothérapie, seront envisagés. La clozapine est également un recours avec un effet remarquable au prix d'une surveillance hématologique régulière.

En cas de facteur organique ou médicamenteux, la prise en charge et l'ajustement thérapeutique seront poursuivis (p. ex. corticoïdes pour une maladie auto-immune associée, traitement antiparkinsonien, etc.).

Cette période de traitement initial sera mise à profit pour effectuer un bilan prélithium si le patient n'en prend pas et n'a pas présenté d'intolérance auparavant (p. ex. psoriasis). Des avis spécialisés seront demandés autant que nécessaire (p. ex. avis du néphrologue si le patient a une insuffisance rénale, cardiologique s'il existe un trouble du rythme susceptible d'être corrigé par un traitement ou la pose d'un *pacemaker*).

Prise en charge ultérieure

Le choix du traitement préventif fait l'objet de la fiche suivante (trouble bipolaire).

III.5

Trouble bipolaire

Diagnostic

Il s'agit d'un trouble chronique; la survenue d'un épisode maniaque annonce 90 % de risque de récidive. Il s'agit donc non seulement de traiter les épisodes dépressifs et maniaques (*cf. supra*) mais également de veiller à la prévention des récidives et aux conséquences au long terme de ce trouble.

Conduite à tenir à distance d'un épisode thymique

Comme dans le trouble dépressif récurrent, la première phase consiste à aider le patient à faire la transition de ses représentations des épisodes thymiques comme des accidents de la vie sans lendemain vers la représentation d'un trouble chronique, sans verser dans une sombre fatalité et en ouvrant la perspective qu'un traitement préventif est une décision du patient qui prend ainsi le contrôle de son avenir. Il est alors utile de faire un bilan des différents facteurs contribuant au risque de récidive et de l'utilité de les réduire si possible. Étant donné la durée d'un traitement préventif, ce n'est pas une perte de temps que de le prendre pour s'assurer que le patient est en phase avec cette stratégie; sinon, celui-ci risque de revenir rapidement sur sa décision au premier écueil (p.ex. prise de poids, effet inattendu du traitement, etc.). En particulier, les craintes sur le traitement seront mises à jour : effets secondaires gênants, visibles (prise de poids, tremblement) ou moins (polyurie, sensation d'être moins vif, créatif, réactif ou plus indifférent) ainsi que les moyens d'y faire face (propranolol pour les tremblements, suivi diététique, habitudes pour anticiper les mictions, auto-évaluation comparative de la créativité).

Un suivi spécialisé annuel en routine permettra de maintenir une relation utile en cas de difficulté. Ce suivi ira jusqu'à nécessiter une collaboration étroite dans les formes sévères.

Pharmacothérapie

Le lithium est LE traitement thymorégulateur qu'il faut systématiquement proposer. Son efficacité est inégalée, le lithium réduit le risque suicidaire et le risque de maladie d'Alzheimer (la teneur en lithium de l'eau de ville est associée à une diminution du risque suicidaire et de violence, le lithium augmente la matière grise cérébrale de manière précoce et visible à l'IRM et diminue la mort programmée des neurones). Le maintien de ce traitement requiert un peu d'effort car, si son efficacité préventive est absolue dans un tiers des cas, elle se limite parfois à écrêter la sévérité et à espacer la fréquence des épisodes, ce qui sera certainement à discuter avec le patient. Effort également vis-à-vis des conseils de spécialistes – endocrinologues, cardiologues et néphrologues – qui indiqueront au patient, explicitement ou simplement par leur attitude, leur désapprobation ou leur méfiance vis-à-vis du lithium. Il n'est pas inutile alors de prendre sa plume ou son téléphone pour éclaircir l'importance de ce traitement et ses enjeux. Le maintien du lithium en cas d'insuffisance rénale est tout à fait possible avec une surveillance néphrologique et lithémique rapprochée. Le divalproate de sodium et la carbamazépine sont moins efficaces et exposent à des risques tératogènes bien plus fréquents (10 % contre 1/2000). Le divalproate est réservé aux cas d'inefficacité et d'intolérance aux alternatives chez la femme du fait de son effet tératogène et également de son effet favorisant le syndrome des ovaires polykystiques. La prise de poids moyenne sous divalproate est supérieure à celle qu'entraîne le lithium et le divalproate perturbe le métabolisme du cholestérol, ce qui favorise outre l'hypercholestérolémie, la stéatose hépatique. Un traitement au long cours par le lithium sera d'autant plus serein que le patient sera informé des signes de surdosage et de l'attitude à adopter dans ce cas (dosage même sans ordonnance qui sera ensuite antidatée et suspension du traitement avec message électronique ou téléphonique au médecin traitant). Un livret d'information (nombreux exemples disponibles sur internet) lui sera pratique ; au mieux, suivre un groupe psycho-éducatif lui permettra en plus de partager son expérience avec d'autres patients atteints du même trouble.

En plus d'un dosage régulier du lithium sanguin – plus rapproché lors des ajustements de doses –, un bilan annuel vérifiera la fonction thyroïdienne (TSH ultrasensible) et la fonction rénale (créatininémie). Un dosage du calcium annuel nous paraît utile étant donné la difficulté clinique à suspecter une hypercalcémie et le risque d'hyperparathyroïdie sous lithium. Chez le sujet âgé ou aux antécédents cardiaques, un ECG annuel est utile. Les autres examens sont fonction des traitements combinés (glycémie, bilan lipidique, bilan hépatique, etc.).

Malheureusement, le lithium est rarement suffisant seul pour stabiliser complètement et durablement l'humeur du patient. L'association continue à un antipsychotique et/ou à un antidépresseur n'est pas rare. Certains antipsychotiques sont plus conseillés et ont une AMM au moins partielle dans le trouble bipolaire : olanzapine, quétiapine, aripiprazole. L'amisulpride pourrait également prétendre au statut de thymorégulateur car il est efficace dans la manie et a démontré son efficacité antidépressive à faible dose (en Italie, il a une AMM comme antidépresseur). La lamotrigine est un anticonvulsivant qui a un effet antidépresseur et préventif des récidives dépressives. L'augmentation de la dose quotidienne doit être très progressive afin d'éviter des complications dermatologiques fatales mais il est souvent bien toléré au long cours. Enfin, le pramipexole utilisé prudemment à doses très progressives (risque d'inversion de l'humeur) peut être très utile pour éviter les épisodes et rechutes dépressives.

Psychothérapie

Très utile mais l'offre est très inégalement répartie sur le territoire national. Une psychothérapie cognitivo-comportementale permet surtout de prévenir les épisodes dépressifs. Une prise en charge familiale peut être très utile : l'effet des attitudes critiques et hostiles des proches (parents, conjoint) sur le risque de récidive est véritablement diminué par une thérapie familiale incluant les parents ou le conjoint – selon l'âge et les conditions de vie du patient, souvent sans conjoint ou divorcé/séparé.

Nous rapprochons des psychothérapies les approches visant à diminuer les stress en favorisant une hygiène de vie régulière (sommeil, alimentation, activité physique) ou par la méditation (*mindfulness*).

Prise en charge ultérieure

Le risque d'hypothyroïdie dans les 10 ans d'un traitement par lithium approche les 50 % et fera l'objet d'un traitement substitutif. Le vieillissement du patient s'accompagnera de l'apparition de maladies physiques comorbides, ce qui nécessitera une collaboration avec de multiples spécialistes afin de maintenir le traitement thymorégulateur et l'adapter.

La grossesse n'est plus contre-indiquée par le trouble bipolaire (dans les années 1970, il arrivait de déconseiller une grossesse : il fallait choisir entre avoir un enfant ou se soigner…). Simplement, elle se prépare, nécessite de partager avec la patiente les décisions concernant l'arrêt (progressif sur 3 mois) ou le maintien du traitement, les risques personnels, les risques sur le fœtus et comment y faire face ou quelle décision prendre alors. Un plan d'urgence sera élaboré et le suivi sera rapproché. La consultation du site lecrat.org permet d'obtenir des informations actualisées sur l'utilisation des traitements pharmacologiques au cours de la grossesse. À noter chez l'homme que le lithium diminue la vigueur des flagelles des spermatozoïdes, sans que l'on sache si ce ralentissement a des conséquences significatives sur sa fertilité.

La plus grande difficulté au long cours du patient avec un trouble bipolaire est le fléchissement de ses capacités intellectuelles avec en particulier une diminution de sa fluence verbale qu'il perçoit. Aucun traitement n'a d'AMM pour contrer cet affaiblissement. La surveillance au long cours permettra de s'assurer qu'il ne s'agit pas d'une maladie d'Alzheimer ou d'une maladie de Parkinson.

Une étude a montré l'effet positif de la mifépristone (RU486®), la pilule du lendemain; la DHEA (déhydroépiandrostérone), d'une structure proche, peut être tentée à 50–100 mg/j. La N-acétylcystéine – 500 mg 2 fois/j en préparation magistrale – peut révéler les propriétés cognitives de ce produit habituellement utilisé comme fluidifiant bronchique. Aucune de ces deux molécules n'a d'AMM dans cette indication.

III.6

Trouble dysphorique prémenstruel

Diagnostic

Ce trouble est la version sévère du trouble prémenstruel souvent ressenti par les femmes. Il amène rarement à une consultation chez le psychiatre et sera plutôt dépisté et pris en charge par le médecin généraliste ou le gynécologue.

Conduite à tenir initiale

Il est préférable, si la sévérité n'est pas extrême, d'observer soi-même de manière prospective 2 cycles consécutifs afin d'évaluer la sévérité du trouble, en programmant deux consultations, chacune la semaine précédant la date prévisionnelle des prochaines menstruations.

Le traitement n'est pas très simple, car le soulagement apporté par la résolution du trouble peut s'accompagner d'effets gênants permanents liés au traitement et la balance entre les deux n'est sans doute pas simple à juger.

Deux méta-analyses Cochrane ont montré d'une part l'efficacité d'une pilule contraceptive contenant de la drospipérone (3 mg) et une faible teneur en œstrogène (20 µg), d'autre part l'efficacité des ISRS en continu ou seulement durant la phase lutéale (c.-à-d. la période qui précède les règles proprement dites.

Un soutien psychologique est de rigueur (sans doute un entretien avec la patiente et son conjoint peut s'avérer utile), la psychothérapie cognitivo-comportementale, encore elle, a été étudiée également dans cette indication avec des résultats positifs.

Certains conseils diététiques – éviter le sucre, le café, l'alcool, augmenter la consommation de sucres lents (hydrates de carbone), prendre des suppléments de calcium et de magnésium – ont au mieux fait l'objet d'une seule étude contrôlée et sont mentionnés car les patientes interrogeront sans doute sur leurs lectures personnelles.

Prise en charge ultérieure

En l'absence d'information sur la durée du traitement, des fenêtres thérapeutiques peuvent être tentées tous les 6 à 12 mois avec l'accord de la patiente.

Le suivi permettra également d'identifier la survenue d'un véritable épisode dépressif caractérisé et alors de le prendre en charge.

Les symptômes peuvent s'exacerber à l'approche de la ménopause et parfois se poursuivre au-delà en cas de traitement hormonal substitutif.

IV. Organicité cérébrale

P.-H. Robert

IV.1

Trouble organique cérébral (en dehors des situations d'urgence)

Diagnostic

Les signes d'appel sont des symptômes psychiatriques (affects, comportements) d'apparition brutale ou progressive et qui correspondent à un changement par rapport à l'état antérieur du sujet. Ces symptômes sont décrits par le patient lui-même mais aussi très souvent par son entourage. *Il est aussi possible de les observer durant l'entretien.* La consultation doit rechercher :

- la description, la fréquence et la sévérité de ces symptômes ;
- les facteurs environnementaux et relationnels susceptibles de les déclencher ;
- les antécédents personnels (vasculaire, diabète, traumatisme, infection, prise de médicaments) ;
- les antécédents familiaux (démences dégénératives, pathologie vasculaire) ;
- les symptômes cognitifs associés (mémoire, attention, langage, fonctions exécutives).

Conduite à tenir initiale

- Elle comporte un bilan comportemental et neuropsychologique, un examen neurologique, une évaluation des conséquences sur le fonctionnement et les activités de vie quotidienne du patient et de son entourage. Ce bilan utilise les échelles d'évaluation et tests cognitifs recommandés, mais peut aussi être complété par des données objectives provenant de l'utilisation des nouvelles technologies de l'information et de la communication (nTIC), comme les actigraphes pour mesurer l'activité motrice, ou les capteurs vidéo et audio pour l'évaluation des activités de vie quotidienne ou du langage.
- D'un point de vue paraclinique, l'imagerie cérébrale est une étape essentielle :
  - imagerie cérébrale structurelle (scanner ou IRM) à la recherche de lésions corticales ou sous-corticales ;
  - imagerie cérébrale fonctionnelle (tomoscintigraphie, caméra à positons) à la recherche d'hypoperfusion, d'hypométabolisme localisé ou diffus, ou d'altération spécifique (fixation dopaminergique).
- L'imagerie peut être complétée par la recherche de marqueurs biologiques plus spécifiques (protéines amyloïde, tau).

Consultation d'annonce des résultats

Ses objectifs sont, en fonction de l'âge et des antécédents du sujet :

- de poser un diagnostic de pathologie dégénérative ou vasculaire : maladie d'Alzheimer (*cf.* IV.2), maladie à corps de Lewy, dégénérescence frontotemporale, vasculaire et de proposer un traitement adapté ;
- d'évaluer les conséquences fonctionnelles d'une cause connue (par AVC, traumatisme) ;
- de proposer une prise en charge adaptée : traitement pharmacologique (inhibiteur de la cholinestérase, mémantine, antidépresseur, antipsychotique) ou non pharmacologique (rééducation ou stimulation cognitive et comportementale, soutien psychothérapeutique).

Conduite à tenir à distance

Suivi tous les 6 mois, avec évaluation neuropsychologique et comportementale, pour évaluer l'effet du traitement.

IV.2

Maladie d'Alzheimer

Diagnostic

On distingue actuellement deux stades cliniques dans la maladie d'Alzheimer : le stade prédémentiel et le stade démentiel.

- Le stade prédémentiel est caractérisé par un trouble de la mémoire épisodique rapporté par le patient ou l'entourage depuis au moins 6 mois. La mise en évidence de ce trouble de la mémoire épisodique est possible en utilisant un test de mémoire épisodique qui établit la spécificité de la maladie d'Alzheimer comme le test de rappel avec un contrôle de l'encodage. Les troubles de la mémoire épisodique peuvent être associés à d'autres troubles cognitifs (fonctions exécutives, langage, praxies) et des symptômes comportementaux (apathie, dépression).
- Associée à ces symptômes cliniques, la maladie doit être aussi mise en évidence par une altération biologique caractérisée par l'un des éléments suivants :
  - une diminution des taux de protéine β-amyloïde associée à une augmentation de la protéine tau dans le liquide céphalorachidien ;
  - une augmentation de la rétention de traceurs amyloïdes à la TEP ;
  - la présence d'une atrophie temporale interne en particulier de l'hippocampe à l'IRM ;
  - une mutation dominante autosomale (*PSEN1*, *PSEN2*, *APP*).
- Le stade démentiel est caractérisé par la présence de symptômes cognitifs et comportementaux qui entraînent une altération de l'autonomie du sujet dans les actes de la vie quotidienne.

Conduite à tenir initiale

- Elle a pour objectif de confirmer les symptômes observés lors de la 1re consultation.
- Elle comporte un bilan neuropsychologique et comportemental complet, un examen neurologique, une évaluation gériatrique globale, des examens d'imagerie cérébrale (IRM). Celle-ci met en évidence une atrophie des structures temporales interne (atrophie hippocampique, du gyrus entorhinal).
- D'une manière complémentaire, peut être aussi utilisée la tomographie par émission de positons (qui met en évidence une diminution du métabolisme du glucose dans les régions temporopariétales bilatérales ou une anomalie de distribution d'un ligant spécifique amyloïde). Enfin, peut être aussi utilisée une recherche de biomarqueurs dans le LCR (diminution des taux Aβ 1-42 et/ou augmentation de la concentration totale de la protéine tau.
- L'entourage peut aussi participer d'une manière active à l'évaluation, en particulier avec l'utilisation des nouvelles technologies de l'information et de la communication (nTIC) qui doit permettre d'obtenir des données objectives sur l'activité et l'autonomie des patients en utilisant des capteurs comme les actigraphes, les enregistrements vidéo pour les activités de vie quotidienne ou audio pour le langage et les cognitions.

Consultation d'annonce des résultats

- Si le diagnostic est confirmé, il doit être évoqué en tenant compte du stade de la maladie, de la personnalité et de la situation du patient. Le traitement médicamenteux fait actuellement appel aux inhibiteurs de la cholinestérase (donépézil, rivastigmine, galantamine) et à un médicament agissant sur la transmission glutamatergique (mémantine).
- Au stade de début, les traitements non médicamenteux sont surtout centrés sur l'information du patient et de son entourage. Cette information peut s'accompagner d'une formation à la mise en place d'approches non pharmacologiques qui peuvent utiliser des prises en charge individuelle, en groupe ou en utilisant les nTIC. L'information doit s'accompagner d'un apprentissage.

Conduite à tenir à distance

Suivi tous les 6 mois, avec évaluation neuropsychologique et comportementale pour évaluer l'effet du traitement.

V. Psychosomatique

P. Hardy

V.1

Troubles anxieux et dépressifs dans l'évolution d'une affection somatique grave

Certains points de la conduite à tenir peuvent varier selon que le patient est initialement pris en charge par un médecin somaticien ou par un psychiatre.

Diagnostic

- Reconnaître l'existence d'un état de souffrance psychique : cette reconnaissance passe d'abord par un entretien clinique approfondi; en médecine somatique, les instruments d'autoévaluation (questionnaires type GHQ : *General Health Questionnaire* ou HAD : *Hospital Anxiety and Depression scale*) peuvent constituer une aide au dépistage.
- Évaluer le caractère normal ou pathologique de la souffrance psychique, en s'appuyant sur son niveau d'intensité et sur l'altération du fonctionnement qu'elle induit, sans se laisser abuser par des rationalisations considérant toute souffrance comme normale au regard de la gravité de la maladie somatique.
- En cas de trouble psychiatrique avéré, préciser le type de trouble en cause (épisode dépressif caractérisé, trouble panique, anxiété généralisée, trouble de l'adaptation, trouble stress post-traumatique, etc.). À ce stade, l'avis d'un psychiatre peut être requis, notamment en milieu hospitalier et en cas de doute diagnostique. Celui-ci est souvent lié à l'existence d'un chevauchement symptomatique entre le trouble mental et la maladie somatique.
- En cas de trouble mental caractérisé, préciser l'éventuel lien de causalité avec la pathologie somatique. Le trouble mental peut être une conséquence physiologique directe de celle-ci (trouble mental organique) ou de son traitement. Il peut également avoir été favorisé/précipité/entretenu par l'impact psychologique de la pathologie somatique.

Conduite à tenir initiale

Selon le contexte, la prise en charge peut être assurée par des structures et/ou des intervenants très divers :

- en l'absence de trouble mental caractérisé, la souffrance anxieuse ou dépressive nécessite une reconnaissance de la part de l'intervenant et une prise en charge adaptée : celle-ci peut être assurée par le médecin référent s'il intervient régulièrement et au long cours, ou par un(e) psychologue;
- en cas de trouble anxieux ou dépressif caractérisé :
  - s'il s'agit d'un trouble simple et peu sévère, le traitement peut être assuré par le médecin référent, notamment si celui-ci est le médecin généraliste du patient,
  - s'il s'agit d'un trouble sévère ou complexe (comorbidité psychiatrique, antécédents de même nature, trouble mental organique, etc.), le traitement sera au mieux assuré par un psychiatre (éventuellement en milieu hospitalier), en articulation avec le somaticien référent. En cas de trouble mental organique, le traitement psychiatrique nécessitera souvent le traitement préalable de la maladie somatique pour exprimer son efficacité,
- en cas de traitement médicamenteux, celui-ci devra tenir compte des contre-indications liées à la maladie somatique et des interactions médicamenteuses avec le traitement somatique.

Conduite à tenir à distance

- Conserver un caractère *pluridisciplinaire* à la prise en charge.
- Évaluer la réponse au traitement du trouble mental, en tenant compte d'éventuels *facteurs de résistance* dus à la maladie somatique ou à ses traitements.
- Évaluer régulièrement le risque vital, notamment le risque suicidaire, particulièrement important en cas de comorbidité entre épisode dépressif caractérisé et pathologie somatique grave.
- Évaluer l'impact du trouble mental sur la *prise en charge somatique*, notamment en termes d'*adhésion aux soins*.

VI. Troubles de la personnalité

J.D. Guelfi

VI.1

Principes généraux du traitement

- Le traitement de fond d'un trouble de la personnalité est de nature psychothérapeutique. Les traitements médicamenteux sont en règle générale des traitements d'appoint non spécifiques pour traiter un état anxieux, un épisode dépressif, une dysrégulation émotionnelle, un comportement impulsif ou un passage à l'acte.
- L'orientation psychothérapeutique générale dépend relativement peu du diagnostic nosographique, mais beaucoup plus : des attentes du patient, du moment évolutif de la demande de soins, des capacités cognitives de verbalisation et d'*insight* et des motivations au changement. Cette motivation est très variable d'un patient à l'autre, et, chez un même patient, d'un moment à l'autre. Il en est de même de la gravité globale du trouble dont témoignent : l'importance de la souffrance subjective, le degré des difficultés d'insertion socioprofessionnelle ou de régulation de la vie affective au sein des relations interindividuelles.
- La plupart des patients ayant un trouble grave de la personnalité ont en réalité un trouble mixte de la personnalité, des critères diagnostiques de plusieurs troubles de la personnalité étant souvent réunis.
- Diverses manifestations comorbides émaillent l'évolution de ces troubles : outre des troubles affectifs aigus ou chroniques (dysthymie), avec ou sans risque suicidaire, des troubles addictifs voire des troubles psychotiques. Ces pathologies associées doivent être traitées pour leur propre compte.
- La présence d'un trouble de la personnalité aggrave le pronostic de toute affection associée, somatique ou psychiatrique, complique la relation thérapeutique et doit toujours être prise en considération dans une prise en charge globale des patients. Les professionnels de santé doivent être suffisamment avertis des difficultés d'ordre diagnostique et des risques d'avatars relationnels à redouter avec ces patients.
- Le diagnostic de trouble de la personnalité nécessite une connaissance approfondie du patient, de sa biographie et de son mode de fonctionnement au long cours.
- Le diagnostic doit, en principe, n'être porté qu'en dehors d'un épisode aigu comorbide.
- Certaines informations apportées par l'entourage sont susceptibles d'avoir un intérêt pour le diagnostic. La fiabilité de celles-ci s'avère toutefois très variable d'une situation clinique à une autre et d'un patient à l'autre.

VI.2

Personnalité borderline

Diagnostic

- Le diagnostic repose sur la reconnaissance d'un mode général de fonctionnement psychologique marqué par la fragilité de l'identité personnelle et de l'image de soi, l'instabilité des relations interpersonnelles et des affects avec impulsivité.
- Certains troubles fréquemment associés peuvent relever de thérapeutiques spécifiques, comme les fluctuations thymiques, les dépressions récurrentes, les troubles bipolaires, la dysthymie, les troubles liés à l'usage de substances (alcool, médicaments, drogues) ou les troubles du comportement alimentaire.

Conduite à tenir initiale

- Les situations de crise sont souvent l'occasion d'une première prise en charge : déception, abandon, rupture, geste ou menace suicidaire, conduites à risques. L'instauration d'un cadre de soin précis est une première mesure à visée thérapeutique qui doit être systématiquement recherchée.
- L'hospitalisation est parfois décidée en urgence. Elle doit le plus souvent être brève ; le cadre hospitalier est parfois choisi en premier lieu pour son aspect contenant et rassurant.
- L'instauration d'une chimiothérapie psychotrope est souvent indiquée : antidépressive à action sérotoninergique le plus souvent pour atténuer la dysrégulation affective, antipsychotique parfois pour diminuer les accès de colère, ou l'impulsivité voire des symptômes psychotiques transitoires, ailleurs chimiothérapie à visée thymorégulatrice pour atténuer des fluctuations thymiques ou des conduites impulsives. Les tranquillisants doivent être évités dans la mesure du possible en raison des risques d'abus et de dépendance ou de possibles désinhibitions comportementales.

Conduite à tenir au long cours

- La psychothérapie est au centre de la prise en charge. Sa nature dépend : des attentes du patient, de ses capacités d'introspection et des ressources locales disponibles. Il peut s'agir d'une psychothérapie de soutien, d'une thérapie à médiation corporelle ou artistique, d'une psychothérapie d'inspiration cognitivo-comportementale ou psychanalytique. Les thérapies formelles d'inspiration cognitive sont en règle générale plus faciles à mettre en œuvre que les thérapies psychodynamiques reposant sur la mentalisation ou le transfert.
- Les objectifs visés doivent être acceptés par le patient pour améliorer l'observance, très souvent médiocre dans un premier temps.
- La thérapie comportementale dialectique de Linehan (dont l'efficacité est prouvée pour prévenir les conduites auto-agressives), comme les thérapies centrées sur les schémas mal adaptés de Young, ont des points communs avec les psychothérapies d'inspiration psychanalytique, à savoir la nécessité de l'établissement initial préalable d'un contrat passé avec le patient.
- Le recours éventuel – ponctuel ou prolongé – à une chimiothérapie doit en règle générale être assuré par un prescripteur différent du psychothérapeute pour réduire au minimum les risques de clivage. Les thérapies de groupe – pour les patients voire les groupes de soutien des proches – sont de plus en plus souvent préconisées.

VI.3

Personnalité antisociale

Diagnostic

- Le diagnostic de personnalité antisociale repose sur l'existence, chez un sujet de plus de 18 ans, de conduites répétées témoignant « de mépris et de transgression des droits d'autrui » dans un contexte d'agressivité et d'irresponsabilité, faisant souvent suite à des troubles des conduites survenus dans l'enfance avant l'âge de 15 ans.
- Divers troubles sont très fréquemment associés à des comportements antisociaux, responsables de complications propres et relevant de mesures thérapeutiques spécifiques : abus de substances, comportements délictueux à répétition voire criminels, parfois états anxieux, états d'agitation, troubles délirants à type de décompensations délirantes à l'emporte-pièce, etc.

Conduite à tenir initiale

- De nombreuses démarches effectuées par les personnalités antisociales auprès de médecins ont un but utilitaire : pour échapper à la police, obtenir une ordonnance de produits qui seront détournés de leur usage médical, obtenir une hospitalisation-refuge, etc.
- En règle générale, ces personnalités manquent d'authenticité dans leur demande d'assistance ou se montrent résistantes aux traitements proposés.
- Le cadre thérapeutique doit être clairement délimité et les prescriptions médicalement justifiées : décider d'une hospitalisation pour sevrage, initier sous surveillance médicale un traitement antidépresseur, limiter la durée des séjours hospitaliers, etc.
- Le traitement de fond ne doit jamais être décidé en urgence.

Conduite à tenir au long cours

- La faisabilité d'une véritable approche psychothérapique est très variable d'un patient à l'autre.
- Certains sujets agressifs sans culpabilité, dénués de capacités d'empathie et d'attachement représentent parfois une véritable contre-indication à la psychothérapie. En revanche, l'existence de traits narcissiques ou d'un vécu d'abandon, un haut niveau d'anxiété, une symptomatologie dépressive, une culpabilité laissent espérer le développement possible d'une alliance thérapeutique et d'une mobilisation psychologique.
- Le premier objectif à atteindre au sein de la thérapie est de faire s'exprimer le patient à propos de ses émotions, identifier et nommer celles-ci (Q. Debray). Lorsqu'une approche psychodynamique paraît réalisable (mentalisation et *insight* suffisants), on peut espérer du traitement une diminution des résistances et une amélioration de l'observance et du fonctionnement général.
- L'approche cognitivo-comportementale est toujours délicate. Dans un cadre strict, le thérapeute doit renforcer les indices de coopération (D. Nollet), qu'il s'agisse de ponctualité ou de participation active aux séances. Plusieurs techniques visent à instaurer chez le sujet un sens et une logique à ses conduites : résolution de problèmes, entraînement aux compétences sociales en individuel ou parfois en petits groupes ou lors d'entretiens familiaux.
- Les traitements pharmacologiques ont un intérêt limité en dehors des anxiolytiques dans le cadre d'un sevrage alcoolique et des prescriptions à visée anti-impulsive ou antiagressive (bêtabloquants, antidépresseurs sérotoninergiques avec une ascension posologique prudente), thymorégulateurs (lithium, valproate ou carbamazépine), et, de plus en plus fréquemment au cours des dernières années, antipsychotiques de 2nde génération.
- Il n'est pas rare que l'assistance se limite à apporter un soutien psychologique et à éviter les complications du trouble jusqu'à l'atténuation spontanée, fréquente vers la quarantaine, des troubles du comportement.

VI.4

Personnalité histrionique

Diagnostic

- Le trait central des patients ayant ce trouble consiste à se sentir mal à l'aise dès qu'ils ne sont pas au centre de l'attention d'autrui. Ces personnes toujours « en quête d'attention » (K. Schneider) se montrent souvent familières voire franchement séductrices dans leurs relations.
- Les troubles fréquemment associés à la personnalité histrionique sont les troubles anxieux, les troubles dépressifs parfois chroniques (dysthymie), les troubles somatoformes, les troubles de conversion, l'hypocondrie.

Conduite à tenir initiale

- Lors de l'évaluation diagnostique, le risque suicidaire éventuel doit être systématiquement apprécié. C'est en effet fréquemment à l'occasion d'une décompensation dépressive qu'une première prise en charge spécialisée a lieu, à la suite d'une expérience malheureuse, d'une déception, d'un abandon. Le danger de sous-estimation du risque est d'autant plus marqué que la dramatisation, la superficialité voire l'inauthenticité des affects, est importante.
- Le choix de l'antidépresseur dépend alors du profil de la symptomatologie dépressive. Ailleurs c'est un traitement anxiolytique-sédatif qui inaugure la prise en charge, pour une crise d'angoisse, une agitation, etc.

Conduite à tenir au long cours

Si, historiquement, l'hystérie a été la première indication de la psychanalyse, la plupart des personnalités histrioniques remplissent mal les « critères d'analysabilité ». Il peut arriver que l'hypnose facilite l'accès à un travail analytique ou à une psychothérapie d'inspiration psychanalytique. Plus fréquemment, une thérapie cognitivo-comportementale est indiquée. Diverses techniques peuvent être employées comme l'assertivité, la résolution de problèmes, l'identification de schémas de pensée mal adaptés ou l'entraînement aux compétences sociales. Ces thérapies sont destinées à privilégier la pensée par rapport à l'éprouvé. Elles visent à remplacer progressivement les pensées vagues, globales, subjectives, impressionnistes, peu réfléchies, par des contenus plus objectifs. Chez certains patients, les risques d'un transfert non maîtrisable sont moindres en situation de groupe. Cette dernière doit alors être privilégiée, sauf lorsqu'elle augmente l'anxiété des patients voire leur inhibition. Dans nombre de ces cas, l'utilisation d'une médiation, artistique ou corporelle, est utile pour initier la démarche psychothérapique.

VI.5

Personnalité narcissique

Diagnostic

La caractéristique principale d'une personnalité narcissique est une vision grandiose de soi et de sa propre importance associée à un manque d'empathie vis-à-vis d'autrui. La demande de prise en charge survient préférentiellement à l'occasion d'une complication anxieuse ou dépressive, parfois chronique sur un mode dysthymique ou lors d'une autre complication comme des plaintes somatiques, une hypocondrie, un abus de substance ou une addiction, beaucoup plus rarement un trouble délirant.

Conduite à tenir initiale

- Les médicaments ont une place accessoire dans la thérapeutique des personnalités narcissiques, mais il est assez fréquent qu'une prescription médicamenteuse précède le traitement psychothérapique de fond.
- Ainsi, un traitement à action sérotoninergique prédominante peut s'avérer utile pour traiter un épisode dépressif, une hypersensibilité à la critique, une impulsivité, des accès de colère.
- En cas de résultats insuffisants, on envisage parfois de prescrire un antipsychotique atypique à doses faibles ou moyennes ou un thymorégulateur.

Conduite à tenir au long cours

- L'objectif de la psychothérapie peut être soit de soulager rapidement le patient par une thérapie brève des symptômes anxieux, dépressifs ou somatiques, soit de viser, au long cours, des aménagements plus efficaces du fonctionnement psychologique.
- Le choix de la thérapie dépend du niveau général du fonctionnement psychique. Chez les personnalités les plus fragiles, il existe un risque important d'abandon prématuré de la thérapie par peur de devoir reconnaître ses faiblesses et peur de l'humiliation ; il faut alors savoir se contenter d'une psychothérapie brève d'inspiration psychanalytique ou d'une simple psychothérapie de soutien.
- Dans les formes les moins sévères, la psychanalyse ou d'autres approches psychodynamiques peuvent être indiquées : pour réduire des sentiments de colère, d'envie et de reproches vis-à-vis d'autrui, restaurer une estime de soi défaillante et instaurer une relation à l'autre de type empathique.
- L'approche cognitivo-comportementale est parfois choisie en 1re intention. Le début de la thérapie peut être marqué par une « lune de miel » où séduction, gratification et demande d'aide se mêlent. Puis, le thérapeute est régulièrement dévalorisé par le patient avec risques, comme chez les patients borderline, de clivages et de coopération insuffisante. Les principales techniques sont : la restructuration cognitive, l'élaboration de pensées et de comportements alternatifs avec tâches à accomplir, un travail sur les schémas de pensée mal adaptés, des jeux de rôle avec, souvent, inversion des rôles, et entraînement aux compétences sociales.

VI.6

Personnalité évitante

Diagnostic

- Le critère central du diagnostic est l'évitement systématique des activités qui impliquent une relation interpersonnelle par peur d'être critiqué, désapprouvé ou rejeté.
- Les troubles le plus souvent associés à la personnalité évitante sont l'agoraphobie, le trouble anxieux généralisé, les syndromes dépressifs, épisodes dépressifs ou dysthymie, l'hypocondrie, qui peuvent nécessiter un traitement spécifique.
- Les frontières diagnostiques de la personnalité évitante avec la phobie sociale, circonscrite ou généralisée, sont toujours discutées. La peur inconsciente de la réussite témoigne en règle générale d'un attachement à autrui de type insécure instauré lors du développement psychologique.
- Les comportements d'évitement sont parfois enfin le témoin de troubles plus graves atteignant les limites du cadre des troubles de la personnalité, comme les personnalités schizoïdes ou schizotypiques ou, débordant franchement celles-ci, comme dans la schizophrénie.

Conduite à tenir

- Plusieurs techniques psychothérapiques peuvent être envisagées, variables selon le caractère plus ou moins envahissant du trouble et selon les attentes des patients. Le plus souvent, l'objectif principal consiste à augmenter l'estime de soi et la confiance en soi, ainsi qu'à désensibiliser le sujet à la peur et aux critiques d'autrui (hypersensibilité au rejet).
- L'approche cognitivo-comportementale est souvent difficile à mettre en place en raison même de l'évitement de base et de l'hypersensibilité aux critiques (évitement des séances et évitement des tâches à accomplir par peur du rejet et du jugement d'autrui). Le niveau global d'anxiété est généralement élevé.
- L'emploi précoce d'une désensibilisation systématique, et parfois d'une relaxation ou d'un entraînement aux compétences sociales est utile. C'est secondairement que l'on envisage une action sur les schémas de pensée mal adaptés.
- Diverses techniques permettent de réduire le désaveu et la crainte du rejet : restructuration cognitive, contrôle des émotions, affirmation de soi, jeux de rôle, exposition graduée, injonctions paradoxales face à des comportements d'opposition. Les thérapies de groupe sont parfois utiles.
- Il existe peu d'études consacrées à la chimiothérapie psychotrope dans cette indication. Paraissent cependant particulièrement dignes d'intérêt : les inhibiteurs de la monoamine-oxydase, phénelzine ou moclobémide et les antidépresseurs sérotoninergiques. En cas d'échec, peuvent être envisagés : bêtabloquants ou antipsychotiques atypiques à petites doses.

VI.7

Personnalité dépendante

Diagnostic

- Le critère diagnostique central consiste à laisser autrui assumer la responsabilité de la plupart des secteurs de sa vie. Ce besoin d'être pris en charge va de pair avec la peur de se retrouver seul(e), d'être séparé d'autrui.
- Les troubles souvent associés sont les troubles anxieux, notamment les phobies simples et les phobies sociales, le trouble panique avec ou sans agoraphobie, le trouble de conversion et les somatisations. Des épisodes dépressifs peuvent compliquer le tableau. L'ensemble des troubles associés sont susceptibles de relever de mesures thérapeutiques spécifiques.

Conduite à tenir initiale

- Le traitement de fond est la psychothérapie. L'attitude générale du psychothérapeute – quelles que soient ses références théoriques et la technique envisagée – doit être nuancée, équilibrée, empathique vis-à-vis des craintes exprimées de solitude, rassurante certes, mais avec le souci constant de poser des limites claires et stables au cadre thérapeutique.
- Les simples psychothérapies de soutien ne font souvent que renforcer les demandes de rassurement et s'interrompent d'elles-mêmes prématurément dès les premières frustrations imposées (D. Nollet).
- Une psychothérapie analytique, psychanalyse ou simple psychothérapie d'inspira-

tion psychanalytique, peut être envisagée lorsqu'une fantasmatisation et une verbalisation suffisantes le permettent, chez un sujet capable de surmonter les frustrations. Des psychothérapies dynamiques brèves seront préconisées de préférence lorsqu'on redoute la pérennisation d'une relation de dépendance par trop marquée avec le thérapeute.

- L'approche cognitivo-comportementale est centrée sur l' affirmation de soi. Qu'il s'agisse de thérapie individuelle, de groupe ou de thérapie familiale, l'accent est mis sur l'objectif d'autonomisation. Diverses techniques à visée thérapeutique sont utilisées pour réduire les schémas cognitifs d'impuissance, de vulnérabilité et de manque d'assurance ainsi que pour renforcer les manifestations témoignant de qualités comme la compétence et la capacité d'autonomie.
- La préparation au « sevrage thérapeutique » doit commencer dès le début de la thérapie.
- La place de la chimiothérapie psychotrope est limitée aux indications des antidépresseurs, surtout sérotoninergiques face aux manifestations mixtes anxieuses et dépressives. Les anxiolytiques, susceptibles de faire l'objet d'abus et de dépendance, doivent être évités autant que faire se peut.

VII. Addictions

D. Duroy, M. Lejoyeux

VII.1

Troubles liés à l'usage de l'alcool

D. Duroy, M. Lejoyeux

Diagnostic

Le mésusage de l'alcool rassemble les différents types de consommation qui entraînent les conséquences négatives ou qui sont à risque d'en entraîner. Il comprend donc l'usage à risque et les troubles liés à l'usage de l'alcool.

- Usage à risque :
  - dépassement des seuils de consommation de manière ponctuelle (pas plus de 4 verres par occasion) ou régulière (pas plus de 21 verres/semaine chez l'homme et plus de 14 verres/semaine chez la femme), sans dommage médical, psychologique ou social ;
  - consommation en dessous des seuils de consommation d'alcool mais dans des situations particulières à risque (mineurs, grossesse, personnes âgées, conduite de véhicule, médicaments ou pathologies incompatibles, etc.).
- Usage nocif : dommages médicaux, psychologiques ou sociaux, mais sans éléments en faveur d'une dépendance.
- Dépendance : association d'un *craving*, d'une perte de contrôle, d'une tolérance et d'un syndrome de sevrage, d'une poursuite de la consommation dans des situations dangereuses, malgré des dommages médicaux, psychologiques ou sociaux.

Conduite à tenir initiale

- *Objectifs :* abstinence totale (si dépendance ou mésusage associé à des comorbidités médicales ou psychiatriques sévères) ou réduction de la consommation (si usage nocif ou dépendance peu sévère, sans comorbidité significative, avec soutien social adéquat).
- Évaluation du type de consommation, de son retentissement socioprofessionnel, des complications somatiques ou psychiatriques, des autres dépendances associées et entretien social.
- Développement d'une alliance thérapeutique, information précoce sur la consommation, la nocivité, la réversibilité du comportement, les possibilités de prise en charge.
- Prise en charge adaptée au stade de motivation au changement et visant à diminuer l'ambivalence (interventions brèves de type thérapie motivationnelle).
- Sevrage médicalisé (si objectif = abstinence) : en ambulatoire (sujets à usage nocif, motivés, avec soutien social ou familial) ou en hospitalisation (obligatoire en cas d'antécédents de sevrage compliqué, de co-addictions, de comorbidités médicales ou psychiatriques sévères, de vulnérabilité sociale); jamais dans l'urgence sauf si indication somatique; prévention et traitement des syndromes de sevrage (apports hydriques adaptés, vitaminothérapie B1, benzodiazépines type diazépam ou oxazépam à adapter en fonction des signes de sevrage).

Conduite à tenir à distance

- *Objectifs :* prévention des rechutes après un sevrage, maintien de l'abstinence ou d'une réduction de consommation.
- Intervention psychosociale ± associée à un traitement pharmacologique.
- Prise en charge au long cours en psychothérapie individuelle type cognitivo-comportementale, thérapie de groupe et association d'entraide.
- Traitements médicamenteux au long cours :
  - maintien de l'abstinence : acamprosate, naltrexone ;
  - réduction de consommation : nalméfène, baclofène.

Principes généraux de la prise en charge ultérieure

- Recherche d'un lien thérapeutique au long cours pour prévenir la rechute.
- Prise en charge des complications, des addictions associées, des comorbidités psychiatriques.

VII.2

Prédelirium tremens

M. Wohl, J. Adès

Diagnostic

- Symptômes neuromusculaires (tremblements, crampes, paresthésies), digestifs (soif inextinguible, bouche sèche, anorexie, nausées-vomissements, diarrhée), neurovégétatifs (sueurs profuses, tachycardie), et psychiques (anxiété diffuse, hyperémotivité, irritabilité, insomnie et cauchemars, illusions sensorielles), et parfois crises convulsives généralisées.

- Chez un sujet alcoolodépendant.
- En cas d'arrêt brutal (ou de réduction drastique) de la consommation d'alcool (en 6 à 12 heures d'abstinence, maximal en 24 à 48 heures).
- Peut se compliquer de delirium tremens ou être résolutif en 5 à 7 jours (plus tôt en cas de réalcoolisation).
- Absence d'agitation confuso-onirique comprenant typiquement des zoopsies terrifiantes et qui caractérise alors le delirium tremens.

Conduite à tenir initiale

- *Objectifs* : prévention des crises convulsives et du delirium tremens.
- Réhydratation.
- Vitaminothérapie B1 (voie parentérale de préférence).
- Traitement sédatif benzodiazépinique (diazépam ou oxazépam en cas de cytolyse hépatique) dont la posologie est à adapter dans un premier temps à la consommation moyenne d'alcool et de benzodiazépines (par exemple : 30 à 60 mg/j de diazépam en moyenne), puis à la réponse clinique, pour obtenir une décroissance progressive.
- Chercher une affection intercurrente (particulièrement en cas de crise convulsive, mais sans oublier de rechercher le facteur ayant déclenché un sevrage brutal parfois involontaire).

Conduite à tenir à distance

- *Objectifs* : prise en charge globale de l'alcoolodépendance.
- Évaluation de l'alcoolodépendance et des dépendances associées, du niveau de motivation à un sevrage.
- Information et orientation vers une prise en charge de l'alcoolisme.
- Suivi ambulatoire.

Principes généraux de la prise en charge ultérieure

Prévention des complications de sevrage en offrant la possibilité de sevrage médicalisé chez toute personne souffrant de dépendance à l'alcool.

VII.3

Usage de cannabis

M. Wohl, J. Adès

Diagnostic

- La consommation de cannabis peut consister en un usage (sans complications ni dommages), un abus (dommages sociaux, somatiques ou judiciaires), ou une dépendance (pharmacodépendance et perte de contrôle de la consommation).
- Tolérance physique importante mais symptômes de sevrage de faible intensité survenant après un jour d'abstinence et durant 7 à 10 jours (irritabilité, gastralgie, sudation).
- Intoxication aiguë (ivresse cannabique) : euphorie, relaxation ou somnolence, désinhibition, distorsions perceptives, dépersonnalisation, déréalisation, décompensation anxieuse, dépressive, vécu persécutif interprétatif. Les effets apparaissent 20 min après inhalation et ne durent pas plus de 24 heures.
- Utilisation prolongée : altération des performances cognitives, syndrome amotivationnel (indifférence psycho-émotionnelle, intolérance aux frustrations), dégradation des relations interpersonnelles, rares états psychotiques induits, vulnérabilité accrue à la schizophrénie.

Conduite à tenir initiale

- Dépistage et évaluation de la consommation (modalité, quantité, fréquence, effet recher-

ché), de ses conséquences, des intoxications associées, des comorbidités psychiatriques.
- Évaluation du cadre socioaffectif.
- Sensibilisation sur les risques liés à l'usage et les modalités de prise en charge.
- Évaluation du stade de motivation à un changement du comportement.

Conduite à tenir à distance

- *Objectifs* : réduction de la consommation et des risques associés.
- Prise en charge multidimensionnelle et psychomédicosociale.
- Interventions brèves de type entretien motivationnel adaptées au stade de changement (précontemplation, contemplation, décision, action, maintien d'action).
- Indication possible de thérapies cognitivo-comportementales : reconnaissance des situations à risque, acquisition des compétences par apprentissage en groupe ou en individuel.
- Indication possible d'approches familiales multidimensionnelles.
- Traitement symptomatique d'appoint des manifestations de sevrage.

Principes généraux de la prise en charge ultérieure

- Interventions brèves en cas d'usage nocif ou de dépendance.
- Dépistage et traitement d'un trouble psychiatrique associé.

VII.4

Toxicomanies

M. Wohl, J. Adès

Diagnostic

- Comportements de consommation compulsive et répétée d'une substance psychoactive (analgésique, euphorisante, hallucinatoire ou stimulante) impliquant un phénomène d'accoutumance.
- Les substances les plus habituellement consommées sont l'héroïne et les dérivés d'opiacés, la cocaïne et les amphétaminiques, le cannabis et les hallucinogènes.
- Critères d'abus (usage nocif) et de dépendance (psychique et/ou physiologique) communs aux différentes substances addictogènes.
- Symptômes d'intoxication et de sevrage spécifiques de chacune des substances (dysphorie et troubles des conduites instinctuelles en cas de sevrage aux amphétaminiques, neurovégétatifs et digestifs pour les opiacés).

Conduite à tenir initiale

- Adaptée au contexte de la demande (volontaire, induite par un proche ou par une affection intercurrente, injonction de soins) et à sa nature (sociale, substitution, sevrage, information).
- Traitement des complications somatopsychiatriques aiguës (surdosage, sevrage).
- Évaluation des caractéristiques de la dépendance : chronologie de l'usage, de l'abus, de la dépendance ; effets recherchés ; retentissements somatique, affectif, social, professionnel, judiciaire et psychiatrique ; polyconsommation.
- Information du patient concernant les modalités de prise en charge existantes (intervenants et moyens thérapeutiques).
- Les centres de soins spécialisés pour toxicomanes (CSAPA) constituent la première interface, chargés du premier accueil, de la mise en place de stratégies de soins (traitements de substitution, cures de sevrage,

aide sociale, orientation pour la prise en charge des pathologies organiques ou psychiatriques associées).

Conduite à tenir à distance

- *Objectifs* : diminuer le retentissement, rechercher une abstinence complète.
- Au long cours et pluridisciplinaire : psychiatres, médecins généralistes, psychologues, infirmières, travailleurs sociaux, éducateurs.
- Importance du réseau de soin médical, psychologique, socioéducatif.
- Différentes méthodes : traitements substitutifs (pour les opiacés), cure de sevrage, réinsertion.
- Traitement d'un trouble psychiatrique associé ou démasqué lors du sevrage.
- Prévention des rechutes et aide au maintien de l'abstinence et offre psychothérapique individuelle ou de groupe.

Principes généraux de la prise en charge ultérieure

- Prise en charge globale et au long cours en réseau de soin.
- Obtention d'une abstinence complète d'opiacés.
- Traitement des complications et des troubles psychiatriques associés.

VII.5

Traitements de substitution des opiacés

M. Wohl, J. Adès

Objectifs

- Amélioration de l'état de santé et de l'insertion sociale des personnes souffrant d'une dépendance aux opiacés.
- Réduction de la consommation d'opiacés, de son risque (notamment liéà la prise intraveineuse), et si possible, arrêt de la consommation.

Médicaments disponibles

- Méthadone (voie orale, non injectable) : primoprescription en CSAPA ou établissement de santé (à l'exception des services d'urgences) ; relais en ville possible ; prescription pour 14 jours ; délivrance : 7 jours.
- Buprénorphine (voie sublinguale) : primoprescription par tout médecin ; prescription : 28 jours ; délivrance : 7 jours.

Conduite à tenir initiale

- Information du patient sur les différents cadres de prise en charge, les modalités de prescription et d'utilisation, les dispositifs médicosociaux existants.
- Choix du traitement de substitution en fonction de l'environnement psychosocial, de l'ancienneté de la dépendance, des comorbidités somatiques et psychiatriques, de la motivation, des expériences antérieures, du mode d'usage (préférer la méthadone en cas de toxicomanie IV).
- Consultations hebdomadaires pour adaptation à une posologie optimale, recherche des signes de sur et de sous-dosage, du mésusage du traitement.
- Initiation après dosage urinaire (obligatoire pour la méthadone), après contact avec le pharmacien (nom du pharmacien à inscrire sur l'ordonnance), dans une délivrance d'abord quotidienne (éventuellement, prise à l'officine).
- Posologie initiale à obtenir en 48 heures pour la buprénorphine (prise lors de signes de sevrage pour ne pas induire de sevrage aigu), en 7 jours pour la méthadone.
- Adaptation de la dose pour recherche de la stabilité au long cours par des réadaptations posologiques espacées de 15 jours : en moyenne 60 à 160 mg/j de méthadone, et 8 à 16 mg/j de buprénorphine.

Principes généraux de la prise en charge ultérieure

- Prise en charge globale et à long terme en réseau de soin.
- Prise en charge des comorbidités psychiatriques, d'une polyconsommation, d'une situation sociale précaire, d'un mésusage (surconsommation, prise intraveineuse de buprénorphine, association aux benzodiazépines et/ou à l'alcool).
- Obtention à terme d'une abstinence complète d'opiacés, y compris de toute substitution.

VIII. Troubles des conduites alimentaires

P. Jeammet, N. Godart

VIII.1

Anorexie mentale[1]

P. Jeammet, N. Godart, L. Mattar

Diagnostic – Première consultation

- L'examen psychiatrique recherche les symptômes somatiques d'anorexie mentale, les conséquences psychiques de la dénutrition (obsessions, dépression, troubles du sommeil) et les éléments orientant vers un diagnostic différentiel. Il retrace l'histoire de la maladie et des symptômes présents, puis les antécédents psychiatriques personnels et/ou familiaux et le contexte social et familial.
- L'examen clinique recherche les signes de gravité : bilan de l'état nutritionnel (poids, taille, calcul de l'indice de masse corporelle : IMC = poids (kg)/taille $(m)^2$) avec la courbe de croissance pour les enfants et adolescents, rapidité de la perte de poids, état hémodynamique (pouls, pression artérielle, température).
- Les examens complémentaires regroupent au minimum numération formule sanguine, ionogramme, urée, créatinine, glycémie, transaminases, ECG.

Conduite à tenir initiale

- Il faut évaluer globalement la situation du patient; c'est la combinaison d'éléments cliniques et leur évolution qui vont guider la conduite à tenir. Il ne faut pas oublier que l'anorexie mentale peut mettre en jeu le pronostic vital. L'évaluation doit être somatique, nutritionnelle, psychique et inclure l'évaluation de la dynamique familiale et sociale. Il faut rechercher les signes de gravité justifiant une hospitalisation.
- Sur le plan somatique, le principal danger est une défaillance hémodynamique. Les facteurs majorant ce risque sont des signes de gravité : un amaigrissement important (IMC < 14 kg/m^2 si plus de 17 ans, IMC < 13,2 kg/m^2 de 15 à 16 ans, IMC < 12,7 kg/m^2 de 13 à 14 ans), et/ou rapide (plus de 2 kg/semaine), un pouls < 40/min ou tachycardie, une pression

[1] HAS. Anorexie mentale – Synthèse des recommandations de bonne pratique. 1 Repérage, 2 Premiers soins spécialisés et filières de prise en charge 3 Critères d'hospitalisation à temps plein. Juin 2010.

artérielle < 80/50 mmHg, une hypotension orthostatique mesurée par une augmentation de la fréquence cardiaque > 20/min ou diminution de la PA > 10–20 mmHg, une hypothermie < 35,5 °C, une hyperthermie. Par ailleurs, des perturbations biologiques sont des signes de gravité (anomalies ECG, hypoglycémie somatique ou profonde, cytolyse hépatique, hypokaliémie, hypophosphorémie, insuffisance rénale, hyponatrémie). Ces éléments nécessitent une hospitalisation.

- À cela s'ajoutent des éléments cliniques de gravité (aphagie totale, refus de boire, état d'épuisement verbalisé par la patiente, apathie, lipothymies ou malaises d'allure orthostatique, troubles de la conscience, hypothermie, potomanie). De plus, des événements extérieurs peuvent précipiter une décompensation (état infectieux aigu, effort intense, altitude).
- *Sur le plan psychique*, un état dépressif caractérisé, un risque suicidaire élevé, des symptômes psychotiques, des troubles obsessionnels compulsifs envahissants ou des conduites de mise en danger nécessitent une hospitalisation.
- *Sur le plan environnemental*, un entourage peu disponible ou un contexte stressant, une impossibilité de soins ambulatoires ou un échec antérieur des soins ambulatoires, peuvent conduire à une décision d'hospitalisation pour des situations avec des signes de gravité moins sévères.
- Devant les signes de gravité décrits ci-dessus, en fonction de leur association et de leur évolutivité doit être discutée une hospitalisation dans un milieu adapté.
- *En cas d'urgence somatique,* trois niveaux de surveillance :
  - réanimation (défaillance cardio-respiratoire) ;
  - unité de soins intensifs (anomalies cardiaques et/ou ioniques) ;
  - milieu hospitalier (médecine ou psychiatrie).

Principes généraux de la prise en charge ultérieure

- Selon les moments et la gravité, les prises en charge peuvent se dérouler au travers de soins ambulatoires plus ou moins intensifs et/ou en hospitalisation. Il est recommandé que toute prise en charge soit initialement ambulatoire, sauf en cas d'urgence somatique ou psychiatrique.
- Le suivi doit être multidisciplinaire comprenant au minimum un suivi psychiatrique et un suivi médical régulier pour les points suivants :
  - conséquences de la dénutrition, perte de poids, vomissements, potomanie, état cardiovasculaire (pouls, pression artérielle, ECG, ionogramme, notamment la natrémie et la kaliémie) ;
  - état psychologique : niveau d'anxiété, évolution du déni, état thymique, idées suicidaires, interactions familiales, implication de la famille nécessaire, thérapie familiale éventuelle ;
  - insertion sociale ;
  - médicaments anxiolytiques et antidépresseurs utilisés comme traitement des symptômes associés (les comorbidités). Pas d'effets sur le comportement alimentaire. Contre-indication des tricycliques, de l'hydroxyzine.
- Suivi adapté en intensité à chaque sujet en fonction de son état et de son évolution.

VIII.2

Boulimie

P. Jeammet, N. Godart, L. Mattar

Diagnostic – Première consultation

- La démarche diagnostique repose sur l'entretien médical qui met en évidence des crises de boulimie et des stratégies de contrôle du poids. Sur le plan psychique, on retrouve souvent une humeur dépressive ou dysphorique.
- Les sujets le plus souvent normopondérés répondent parfois aux critères d'anorexie mentale. L'excès pondéral est rare.
- Penser au diagnostic : vomissements décrits comme spontanés mais répétitifs, alcalose hypochlorémique inexpliquée, douleurs à type de reflux persistant malgré les soins, perturbations rénales inexpliquées, état dentaire précaire, callosités sur les doigts, demandes de diurétiques ou de laxatifs itératives.
- Examen clinique complet avec mesure du poids et de la taille, calcul de l'indice de masse corporelle ou IMC (normal le plus souvent), prise du pouls, de la pression artérielle, et ECG. Recherche de comorbidités : automutilations, conduites addictives, dépression, troubles anxieux.
- Bilan biologique à la recherche des complications des vomissements : ionogramme sanguin, fonction rénale, fibroscopie œsophagienne, si l'on suspecte des complications.

Conduite à tenir initiale

- Patientes très maigres ou maigres avec une mauvaise tolérance cardiovasculaire (pouls < 40/min) associée à des vomissements (*cf.* VIII.I Anorexie mentale).
- Vomissements extrêmement fréquents (état de mal boulimique), avec hypokaliémie et/ou troubles de conduction à l'ECG (*cf.* VIII.I Anorexie mentale).
- Patientes présentant un risque suicidaire élevé.
- Hospitalisation avec prise en charge psychiatrique et somatique : réhydratation et apport potassique, surveillance du rythme cardiaque et des symptômes psychiatriques.

Principes généraux de la prise en charge ultérieure

- *Objectifs :* réduire voire supprimer les crises boulimiques et les comportements alimentaires anarchiques, surveiller l'absence d'apparition de complications, proposer un traitement « de fond » des difficultés de la personnalité et des comorbidités.
- Le suivi somatique porte sur la recherche de complications éventuelles et leurs traitements.
- Rééducation nutritionnelle et diététique, psychothérapie individuelle et/ou familiale (cognitivo-comportementale ou analytique), thérapies de groupes ou de relaxation.
- Traitement médicamenteux : les antidépresseurs sérotoninergiques sont les plus utilisés. Plusieurs modalités thérapeutiques pourront être associées entre elles. Mais un seul médecin psychiatre doit articuler et coordonner les soins. Les patients boulimiques ont souvent une avidité importante pour les soins qu'ils sont tentés de débuter, mais dans lesquels ils ont des difficultés à s'engager avec une continuité. Le médecin référent devra les inciter à poursuivre les soins débutés pendant plusieurs années.
- Modalités de la surveillance de la maladie : *cf.* VIII.I Anorexie mentale.

IX. Adolescent

L. Gicquel, A. Braconnier

IX.1

Adolescent déprimé

Au regard des dernières recommandations publiées par l'HAS (2014) concernant la prise en charge de la dépression de l'adolescent, la psychothérapie (sous différentes formes) reste le traitement de 1re intention à cet âge.

Schématiquement, la stratégie thérapeutique préconisée prend en compte trois situations selon la sévérité des symptômes dépressifs en présence.

- En cas de symptomatologie subsyndromique, il va s'agir de mettre en place un suivi voire une thérapie de soutien (par un professionnel formé) en présence de facteurs d'adversité.
- En cas d'épisode dépressif caractérisé (EDC) non complexe d'intensité légère ou modérée, le soin de 1re ligne consiste en une thérapie de soutien.
- Devant un EDC d'intensité sévère ainsi qu'en cas de dépression complexe d'un EDC léger à modéré, le recours à une psychothérapie spécifique est recommandé.

Que la symptomatologie soit légère, modérée ou sévère, le principe d'une évaluation de cette 1re ligne de prise en charge doit être posé 4 à 8 semaines après le début de sa mise en œuvre.

- Dans l'hypothèse d'une rémission partielle d'une symptomatologie légère à modérée, il est préconisé de poursuivre la thérapie de soutien jusqu'à la rémission. En cas d'aggravation, la mise en œuvre d'une psychothérapie spécifique doit être engagée.
- La rémission partielle d'un EDC sévère doit conduire à poursuivre la psychothérapie là où la rémission totale des symptômes permet dans l'absolu de l'interrompre.
- *A contrario*, une résistance ou une aggravation de symptômes sévères doit conduire à l'adjonction d'un traitement médicamenteux antidépresseur (6 mois à 1 an) associé à une surveillance initiale étroite du risque suicidaire. En outre, le recours à une hospitalisation peut également s'envisager.

En complément de cette organisation du soin, il est préconisé d'associer :

- un suivi somatique (au moins indice de masse corporelle et pression artérielle) et, dans une certaine mesure, et avec prudence, la mise en place de règles hygiénodiététiques ;
- des interventions sur l'environnement, par le biais de la mobilisation de l'entourage. Une communication régulière médecin/famille facilite le bon déroulement du traitement.

La présence de difficultés scolaires, relationnelles ou comportementales doit par ailleurs être prise en compte et traitée, sous peine d'échec du traitement sur la cible dépressive proprement dite.

IX.2

Troubles du comportement

Les troubles du comportement à l'adolescence peuvent s'inscrire dans la continuité de ceux ayant relevé d'un diagnostic dès l'enfance, à savoir schématiquement le trouble oppositionnel avec provocation (TOP), le trouble des conduites (TC) ou bien encore le trouble déficitaire de l'attention avec hyperactivité (TDAH). L'expression symptomatique de ces troubles est alors marquée du sceau de l'adolescence et pour le TC peut laisser entrevoir une évolution potentiellement psychopathique. Ces troubles peuvent aussi témoigner d'un fonctionnement limite sous-jacent, exprimer une souffrance dépressive, anxieuse voire une émergence psychotique. Tout l'enjeu tient à distinguer ce qui relève d'un avatar développemental de ce qui signe un trouble structuré ou en voie de l'être. En tout état de cause, le retentissement scolaire, social et le risque vital associé constituent autant de paramètres permettant d'en évaluer l'intensité et de guider la prise en charge à mettre en place.

Conduite à tenir initiale

Face à des difficultés de comportement, la première conduite à tenir repose donc sur :

- une bonne évaluation diagnostique d'un véritable « trouble » nécessitant un repérage exact de son intensité, sa répétition, ses conséquences : scolaires, familiales, sociales, psychopathologiques, vitales. L'évaluation repose surtout sur une description précise de ces comportements, au-delà de ce par quoi l'entourage est ponctuellement inquiet,
- un traitement adapté au trouble ainsi diagnostiqué ;
- une information et une aide au milieu familial et si possible scolaire.

Les troubles oppositionnels et les troubles des conduites relèvent essentiellement de conseils parentaux et de mesures psychoéducatives.

L'approche psychothérapique proprement dite, comprenant ces conseils et ces mesures, est le plus souvent intégrative.

- Elle peut être à dominante cognitivo-comportementale, en individuel ou en groupe, prenant aussi en compte la très fréquente faiblesse de l'estime de soi chez ces adolescents et la dimension affective et relationnelle.
- Elle peut être à dominante psychodynamique mais doit alors aussi prendre en compte les conseils éducatifs et la gestion quotidienne du comportement.

Un traitement médicamenteux peut être prescrit. Les anxiolytiques peuvent avoir des effets sédatifs mais aussi des effets paradoxaux. Les antidépresseurs sérotoninergiques ont parfois un effet anti-impulsif. Les médicaments antipsychotiques de 2nde génération ont pu être recommandés par certains auteurs. Enfin, les médicaments thymorégulateurs peuvent avoir un effet positif sur la dimension agressive et sur l'agitation.

Les troubles du comportement s'inscrivant dans une pathologie psychiatrique de type dépressif, psychotique ou autre, même s'ils prennent le devant de la scène, ne doivent pas être exclusivement traités comme tels car ils s'amendent grâce au traitement spécifique et adapté du trouble en question.

IX.3

Premier épisode d'allure psychotique

Diagnostic

Bien que la palette diagnostique soit assez large et initialement difficile à préciser (épisode maniaque d'un trouble bipolaire, décompensation psychotique chez une personnalité limite, épisode inaugural d'une schizophrénie, conséquence d'une absorption de drogue, phobie sociale chez une personnalité évitante), l'analyse de la trajectoire développementale de l'adolescent(e) combinée à un examen psychiatrique et somatique complet et, le cas échéant, complété par des explorations complémentaires, doit permettre au praticien d'adapter au mieux sa prise en charge initiale. Même si l'exactitude diagnostique peut requérir du temps et dans certains cas impliquer des récurrences symptomatiques, il n'en demeure pas moins qu'une intervention à la fois précoce et adaptée pourra agir sur la toxicité symptomatique en présence. Il est établi qu'au-delà de l'intensité des manifestations, leur inscription dans la durée risque d'influencer négativement le devenir de l'adolescent, avoir une répercussion sur le cours évolutif du trouble sous-jacent et modifier ainsi la trajectoire.

Conduite à tenir

- Cette symptomatologie impliquant souvent, pour le patient et ses proches, une prise de contact inaugurale avec le monde psychiatrique, il convient d'être attentif à ce que tout soit fait pour que la prise en charge se passe dans les meilleures conditions d'accueil, d'écoute, de dialogue ouvert et non culpabilisant. Une information éthique et professionnelle doit être systématiquement faite à l'adolescent et à sa famille à propos : des symptômes, de leur retentissement sur la vie scolaire, familiale et sociale, des traitements, de leurs effets secondaires et de leurs limites respectives, de l'incertitude du devenir, enfin, à cette 1re phase du trouble.
- La prescription médicamenteuse ambulatoire et l'indication de l'hospitalisation avec traitement médicamenteux associé doivent être laissées à l'appréciation du clinicien qui prendra en compte le degré d'alliance thérapeutique de l'adolescent à celles-ci, l'acceptation et le soutien de la famille. En ce qui concerne les médicaments, le clinicien devra privilégier initialement la dose minimale efficace sur les symptômes les plus gênants (agitation, agressivité, retrait, délire), la monothérapie et le recours aux antipsychotiques de 2nde génération.
- S'agissant de l'hospitalisation, une phase initiale d'observation infra-médicamenteuse est souhaitable dans la mesure du possible au cours de laquelle outre la mise en œuvre des différentes investigations diagnostiques nécessaires, l'équipe pourra ainsi s'attacher, tout en les contenant et en les apaisant, à évaluer régulièrement le cours évolutif des symptômes.
- En ce qui concerne les approches psychothérapiques, il s'agira généralement de soins psychothérapiques « aménagés » qu'ils soient de soutien, d'orientation : psychanalytique (intérêt p. ex. du psychodrame), cognitivo-comportementale, familiale, institutionnelle ou d'entraînements adaptés aux habiletés scolaires et sociales. Le développement récent de la remédiation cognitive lors des premiers stades de la schizophrénie est ici à signaler.

X. Personne âgée

J.-P. Clément, B. Calvet

X.1

Dépression de la personne âgée

Diagnostic

Toute symptomatologie dépressive de la personne âgée doit être traitée, le subsyndrome pouvant faire le lit d'une pathologie évolutive plus sévère.

La démarche diagnostique permet de proposer des stratégies thérapeutiques nuancées en fonction de la symptomatologie, de sa gravité, des éléments de personnalité intriqués et des conditions existentielles de la personne âgée dépressive.

Lorsqu'un éventuel « masque » est levé et le diagnostic établi, c'est principalement en tenant compte de ces dernières variables qu'est décidée ou non l'hospitalisation. Elle est indiquée lorsqu'une idéation suicidaire a été détectée, que l'état général est précaire, qu'il y a une hostilité entre la personne âgée et l'entourage, que le sujet est très isolé, qu'une mauvaise observance est prévisible, qu'une 1re prescription a été inefficace et qu'une sismothérapie est envisagée. Mais la plupart des dépressions de la personne âgée doivent être traitées en ambulatoire par le médecin généraliste.

Conduite à tenir initiale

Une approche psychothérapique interpersonnelle est toujours indiquée. Elle revêt le plus souvent un aspect pragmatique se situant entre une approche d'inspiration psychanalytique et une attitude de dynamique de soutien. Le thérapeute doit enquêter sur les conflits et questionner sur les pertes récentes ou à venir et faire évoquer au sujet ses croyances sur le futur qui lui est réservé.

Il est aussi indispensable de rencontrer l'entourage, afin de faire le point sur la situation psychoaffective du patient et de mieux comprendre les relations et le mode de communication intrafamiliale. Ces entretiens familiaux permettent également d'entendre la souffrance des soignants familiaux et de leur apporter un soutien empathique, ce qui est très bénéfique pour la guérison de la dépression. Un entourage compréhensif et soutenu par l'équipe soignante constitue toujours un gage de meilleur pronostic pour l'avenir du patient, en particulier dans une perspective de prévention des rechutes de la dépression.

L'approche médicamenteuse se fonde sur les particularités cliniques. La dépression caractérisée justifie « en 1re intention » un traitement antidépresseur de type sérotoninergique (p. ex. escitalopram, 10 mg chaque matin ou fluvoxamine, 100 mg chaque soir) du fait de sa bonne tolérance chez le sujet âgé polymédiqué. Une autre famille d'antidépresseurs peut être choisie, surtout si elle a fait précédemment ses preuves chez tel sujet (mirtazapine 30 mg chaque soir si le sommeil est altéré et si la perte d'appétit est importante, venlafaxine 150 à 225 mg/j).

La forme mélancolique, qu'elle appartienne ou non à un trouble bipolaire, nécessite une hospitalisation et parfois le recours à l'électroconvulsivothérapie.

La dépression hypocondriaque résiste souvent au traitement antidépresseur et peut aussi faire recourir à l'électroconvulsivothérapie. Cependant, l'action antidépressive dans les deux cas sera d'autant plus efficace qu'un travail psychothérapique sur l'image du corps et sur les atteintes narcissiques liées à l'âge sera réalisé.

La dépression délirante est traitée le plus efficacement par l'association d'un antidépresseur et d'un antipsychotique à faible dose (rispéridone 1 mg le soir). Il faut savoir que le délai d'efficacité est plus long qu'à l'accoutumée et que le soutien psychothérapique doit respecter une disparition incomplète du délire.

Dans la dépression hostile, ce sont les antidépresseurs de type sérotoninergique qui sont les plus indiqués du fait de leur action anti-impulsive.

Le masque anxieux justifie plutôt, et surtout s'il y a une composante phobique, un traitement par un inhibiteur réversible de la monoamine-oxydase (RIMA) comme le moclobémide (450 mg/j).

La dépression pseudo-démentielle est aussi une bonne indication des sérotoninergiques (p. ex. fluoxétine 20 à 60 mg/j ou citalopram10 à 20 mg/j, en soulignant leurs propriétés « neuroprotectrices ») ou du moclobémide (300 à 450 mg/j), molécule bien tolérée dans cette indication et bénéficiant d'effets éveillants et « procognitifs ». Après la rémission des symptômes, le traitement de consolidation antidépresseur doit être poursuivi à la même posologie indéfiniment tant le risque de développer une vraie démence est élevé.

La dépression conative, dans la même perspective que l'apathie, serait plus sensible à une action dopaminergique justifiant outre-Atlantique l'usage du bupropion et des amphétamines ; en France, elle peut être traitée par le moclobémide du fait de son effet éveillant ou par une faible dose de benzamide substitué comme l'amisulpride (25 à 50 mg/j) ou enfin avec un autre agoniste dopaminergique, comme le pramipexole (hors AMM), pour obtenir une action stimulante.

Le traitement de la dépression vasculaire, outre l'attitude préventive des facteurs de risque, repose sur certains arguments psychopharmacologiques découlant de la modification de l'action des diverses drogues sur le système nerveux après un accident vasculaire cérébral. On a, par exemple, montré chez l'animal que certaines molécules étaient délétères comme l'amitriptyline, le diazépam, et que d'autres avaient un effet bénéfique comme la bromocriptine, les amphétamines et la yohimbine. Chez l'homme, la fluoxétine faciliterait le rétablissement post-AVC, alors que la maprotiline le retarderait. Des études sur l'efficacité curative mais aussi préventive des antidépresseurs sur la dépression « vasculaire » sont donc encore nécessaires. Il semblerait qu'il faille utiliser des associations d'antidépresseurs (fluoxétine 20 mg le matin et mirtazapine 30 mg le soir p. ex.).

De façon consensuelle, dans la plupart des cas de dépression de la personne âgée, les sérotoninergiques sont indiqués en première intention. On connaît leur pouvoir inhibiteur vis-à-vis des cytochromes P450 qui peut être à l'origine d'interactions médicamenteuses, en particulier chez la personne âgée souvent polymédiquée. Les paramètres pharmacocinétiques ne sont pas modifiés avec l'âge pour la fluoxétine, la fluvoxamine et la sertraline, ce qui n'est pas le cas avec la paroxétine et le citalopram qui voient leur demi-vie d'élimination augmenter en relation avec la diminution de leur clairance rénale. Néanmoins, chez le sujet âgé souvent polymédiqué, le citalopram a l'avantage de ne présenter pratiquement aucune interaction médicamenteuse par rapport aux autres sérotoninergiques. Il en serait de même de son énantiomère l'escitalopram.

Il faut préciser que le délai de réponse au traitement antidépresseur est souvent plus long que chez les sujets plus jeunes (6 à 12 semaines).

Le traitement doit être maintenu au moins 6 mois après la rémission des symptômes. La durée de ce traitement de consolidation peut être facilement prolongée jusqu'à 2 ans, voire indéfiniment si la personne âgée a une tendance à récidiver et à présenter des troubles cognitifs associés.

Si la dépression est « résistante » au traitement, après avoir de nouveau éliminé une dépression secondaire passée inaperçue (cancer, etc.), des associations d'antidépresseurs sont possibles (p. ex. fluoxétine 20 mg le matin + miansérine 30 mg le soir).

L'utilisation de l'électroconvulsivothérapie a retrouvé un intérêt ces dernières années, en particulier pour les dépressions mélancoliques et les dépressions résistantes à une chimiothérapie antidépressive bien conduite, ce qui n'est pas rare à cet âge chez des patients qui ont souvent un long passé de thérapeutiques antidépressives diverses. Une évaluation prospective a montré que son utilisation par rapport aux antidépresseurs permettait un meilleur pronostic (toutes comorbidités somatiques confondues). Elle ne comporte aucune contre-indication absolue, hormis l'hypertension intracrânienne (pas plus les antécédents d'accident vasculaire cérébral qu'une anémie ou un traitement par anticoagulant ne constituent une contre-indication absolue), et l'âge n'est pas en soi une contre-indication. Le problème majeur est la déshydratation liée à la dépression sévère qui, si elle n'est pas corrigée, peut conduire avec ce type de traitement à la formation de thromboses veineuses et d'embolies pulmonaires. L'utilisation de cette technique est bien codifiée : choc uni ou bilatéral, intensité progressivement croissante en cas d'absence de crise (à noter que la quantité d'énergie nécessaire est plus élevée chez les personnes âgées que chez les jeunes du fait de l'élévation du seuil épileptogène avec l'âge), sous anesthésie rapide et de courte durée et sous curarisation, avec une fréquence de 2 ou 3 fois/semaine. Des sismothérapies d'entretien sont utilisées pour certains patients : lorsqu'il y a eu une rechute dépressive après résolution de l'épisode par les électrochocs, et ce malgré l'adjonction d'un traitement antidépresseur de renforcement, et s'il y a la notion d'une bipolarité.

X.2

Épisode psychotique de la personne âgée

Conduite à tenir selon le diagnostic

La survenue de symptômes délirants chez la personne âgée nécessite tout d'abord de faire un diagnostic précis. Le traitement comporte ainsi plusieurs axes qui tiennent compte de la catégorisation nosographique du trouble et de la compréhension psychopathologique qui a pu en être faite.

Sur une pathologie connue vieillie, face à un épisode fécond, il est généralement admis que les traitements antérieurs bien tolérés de type neuroleptique classique ou à action prolongée soient maintenus et augmentés ou repris avec alors une posologie moindre.

Devant une pathologie de survenue tardive, il apparaît clair que l'affectivité joue un rôle primordial. L'anxiété souvent franche et les éléments dépressifs justifient que le traitement antidélirant ne repose pas seulement sur une médication neuroleptique. Le traitement médicamenteux idéal est la combinaison d'un antidépresseur et d'un antipsychotique à dose filée. Le raisonnement psychopharmacologique est le suivant : s'il existe un délire, et même si une explication psychogène réactionnelle est plausible, il est fort probable qu'il y a, sous-jacente à cette expression comportementale, une hyperdopaminergie qui doit être réduite. Cependant, dans la majorité des cas, l'antipsychotique ne suffit pas, et il faut traiter l'affect dépressif, qu'il soit évident d'emblée ou qu'il apparaisse lors de l'extinction du délire. Les antidépresseurs sérotoninergiques sont choisis car ils n'ont quasiment aucun effet dopaminergique (citalopram, fluvoxamine, paroxétine, sertraline, fluoxétine). Le traitement antidépresseur améliore en outre les réactions comportementales.

Le but est d'obtenir l'atténuation du délire, plutôt que sa disparition trop rapide, dans la mesure où celui-ci joue un rôle dans les aménagements psychodynamiques de la personne âgée. Sa persistance, à un degré moindre, peut donc parfois être respectée.

Le traitement antipsychotique associé doit rester dans des posologies minimales (p. ex. halopéridol 1 mg/j, pimozide 2 à 4 mg/j, tiapride 200 mg/j, rispéridone 1 à 2 mg/j, olanzapine 5 à 10 mg/j, aripiprazole 5 mg/j).

L'abord psychothérapique est aussi indispensable. Il est d'abord important de gagner la confiance de la personne âgée délirante pour qu'elle puisse exprimer sans réticence ce qui la préoccupe, dans la mesure où son idéation s'articule donc autour du préjudice mais aussi de l'intrusion… La psychothérapie est orientée sur l'aménagement des idées délirantes par le patient. Sans adhérer au propos délirant, il faut savoir le tolérer et ne pas en suggérer une critique trop directe.

Conduite à tenir à distance

Il est nécessaire de surveiller la réapparition de réactions dépressives ou anxieuses ou de troubles du comportement relationnel et social. Leur correction ne peut qu'améliorer la qualité de la vie de ces patients même si le délire y est bien ancré.

L'intervention auprès des personnes de l'entourage permet souvent d'améliorer leurs interrelations négatives avec la personne âgée. L'hospitalisation ne s'envisage que lorsque celles-ci sont devenues trop néfastes, mais aussi lorsque l'isolement est trop prégnant et si les facteurs somatiques sont importants (altération de l'état général, refus d'alimentation, perte ou refus du sommeil, etc.).

Enfin, il faut, dans la mesure des possibilités, agir sur les facteurs favorisants (correction d'un handicap sensoriel, comblement de la solitude et de l'ennui, solution au sentiment d'insécurité, mesures vis-à-vis de pertes mnésiques trop invalidantes, etc.).

Lorsqu'il s'agit de soulager un patient souffrant de démence (ou troubles neurocognitifs majeurs) et son entourage de symptômes délirants et surtout hallucinatoires trop perturbateurs, l'utilisation des neuroleptiques doit être prudente et le choix des molécules et des doses utilisées éclairé. En effet, ils ont une efficacité modeste (40 % de non-répondeurs) et ils sont souvent mal tolérés (en particulier par les patients présentant une démence à corps de Lewy, du fait d'une forte réduction de leurs neurones dopaminergiques expliquant leur grande sensibilité). L'apparition d'idées délirantes en début d'évolution ne doit faire envisager la prescription de neuroleptiques que lorsqu'elles provoquent de l'angoisse et des troubles du comportement. Il en est de même dans la phase tardive de la démence où le délire tend à devenir une production inévitable imaginaire puis hallucinée – et seule possible – par ce qui reste de l'appareil psychique. Généralement bien acceptées par le sujet, ces hallucinations ne doivent donc être traitées (atténuées), que lorsqu'elles sont anxiogènes. Dans le cas d'une démence à corps de Lewy, il est préférable de choisir des « agents sélectifs non D2 » (ou en fait dont l'activité D2 est réduite, d'où l'intérêt des nouvelles molécules dont le profil est 5HT2/D2) en augmentant les doses très progressivement (rispéridone jusqu'à 2 mg/j, olanzapine jusqu'à 10 mg/j).

X.3

Confusion de la personne âgée

Diagnostic

Il existe une grande diversité des causes possibles et habituellement une causalité multiple dans la confusion mentale de la personne âgée.

L'hospitalisation est généralement urgente et indispensable et ce d'autant plus qu'il paraît exister une urgence somatique probable, qu'il n'y a pas d'orientation étiologique et que la personne âgée vit seule.

L'enquête étiologique repose sur l'interrogatoire du malade et de l'entourage qui permet de relever les antécédents médico-chirurgicaux, les traitements habituellement pris, récemment débutés ou interrompus, la notion d'un alcoolisme, un changement existentiel, une chute récente, mais parfois plus ancienne et oubliée, le type de chauffage (intoxication au monoxyde de carbone), etc.

L'examen clinique s'attache à vérifier pouls, pression artérielle, température, et à rechercher des signes neurologiques focaux, un syndrome méningé, des signes cardiologiques, pulmonaires, digestifs, une rétention (globe vésical, fécalome). Une étiologie organique, notamment un infarctus du myocarde récent ou une hypoglycémie, doit être systématiquement éliminée.

Des examens paracliniques comprenant un bilan biologique minimum, en l'absence de cause certaine, sont d'emblée indispensables (ECG, bandelette urinaire, saturation en O_2, ionogramme, créatininémie avec calcul de la clairance de la créatinine, azotémie, protides totaux, calcémie, glycémie capillaire, numération globulaire, CRP). S'ils sont normaux, scanner cérébral, alcoolémie, bilan hépatique, recherche de toxiques sont pratiqués et selon le contexte : radiographie pulmonaire, radiographie d'abdomen sans préparation (ASP), examen cytobactériologique des urines, gaz du sang, vitesse de sédimentation, TSH, dosage des folates, dosage de la vitamine B12, dosage des enzymes cardiaques, hémocultures, EEG (un EEG non désorganisé oriente vers une cause psychiatrique), ponction lombaire.

Conduite à tenir

Le traitement associe le contrôle des facteurs organiques précipitants ou déclenchants et des mesures symptomatiques spécifiques.

Les mesures immédiates doivent assurer une bonne réhydratation et un contrôle de l'anxiété. Les mesures générales veillent à ce que le patient soit placé dans un environnement calme et sécurisant (non seul, dans une pièce éclairée). Il ne doit pas être désafférenté (lunettes, prothèses auditives). Il faut le lever et le faire marcher, favoriser son orientation, éviter toute agression sensorielle. La contention physique et le traitement sédatif font courir le risque d'aggravation de la confusion et de complications de décubitus, mais il est impérieux de prévenir les chutes. Dans le cadre de la confusion, la contention physique doit rester exceptionnelle et se limiter aux situations d'urgence médicale après avoir tenté toutes les solutions alternatives ou être utilisée afin de permettre les investigations et les traitements nécessaires et tant que le patient est dangereux pour lui-même ou pour autrui.

Le traitement médicamenteux est cependant souvent nécessaire, notamment quand les mesures non médicamenteuses ont été insuffisantes. Il repose sur des médications sédatives utilisées pendant de courtes durées (24–48 heures). Certains neuroleptiques de la famille des benzamides substitués (p. ex. tiapride : 100 à 300 mg/j) sont bien tolérés et présentent moins de risque d'effets extrapyramidaux, d'hypotension orthostatique et de trop grande sédation.

Lorsque la composante hallucinatoire est très importante, l'halopéridol (0,25 à 0,5 mg toutes les 2 à 4 heures jusqu'à obtention de l'effet escompté) est souvent préféré.

Les antipsychotiques comme la rispéridone (1 à 2 mg/j), l'olanzapine (5 à 10 mg/j) sont également une alternative intéressante.

Enfin, les benzodiazépines ne sont pas indiquées, mais si une consommation chronique préexiste, il convient d'adopter un maintien de celle-ci, puis une prescription lentement dégressive pour éviter de voir un syndrome de sevrage renforcer la confusion. Le mérite des benzodiazépines est d'avoir un effet anticonvulsivant bienvenu lorsque la cause de la confusion est une crise comitiale partielle complexe.

Le traitement étiologique varie en fonction des causes et facteurs précipitants répertoriés. Dans le cas de causes psychiatriques, le premier objectif sera de rétablir le cycle veille-sommeil avant de mettre en route le traitement causal (manie, mélancolie, état mixte, dépression réactionnelle, état psychotique délirant réactionnel, etc.).

Les idées fixes post-oniriques nécessitent parfois une prise en charge, car elles peuvent devenir pathogènes (anxiété, dépression, troubles du comportement). Un suivi ultérieur est donc toujours indispensable.

Les mesures préventives doivent être envisagées, en particulier pour tout sujet âgé hospitalisé. De même, tout changement dans l'existence de la personne âgée (déménagement, institutionnalisation, départ d'un proche, intervention chirurgicale programmée, etc.) doit être préparé.

Lors d'une hospitalisation non programmée, il ne faut pas sevrer brutalement la personne âgée des médicaments habituellement pris depuis longtemps (en particulier la benzodiazépine anxiolytique, etc.).

XI. Comportements suicidaires

M.-L. Bourgeois, I. Roy

XI.1

Comportements suicidaires

L'appréciation de l'urgence et de la gravité d'une crise suicidaire est essentielle car elle aura un impact décisionnel majeur sur l'orientation du patient.

Les soins psychiatriques d'une maladie identifiée doivent intégrer la prévention secondaire des conduites suicidaires : un traitement approprié (médicamenteux et non médicamenteux) et régulièrement observé limite ces risques, ainsi qu'un dépistage régulier de l'idéation suicidaire, permettant d'ajuster le cadre thérapeutique.

Une conduite suicidaire « inaugurale » doit donner lieu à une évaluation complète psychiatrique et psychopathologique à la recherche d'un diagnostic précis et d'un traitement. Aucune conduite suicidaire ne doit être banalisée.

Principaux facteurs de risque identifiés[1]

Il existe des facteurs de risque sur lesquels les experts se sont accordés. Le cumul de plusieurs facteurs de risque impose une vigilance médicale accrue pour un patient donné voire une attitude décisionnelle argumentée, y compris en alertant l'entourage.

1. Facteurs psychosociaux
   - Sexe masculin, > 45 ans
   - Solitude, célibat, veuvage, séparation
   - Immigrant, appartenance à une culture différente
   - Absence d'activité professionnelle, chômage, retraite
   - Absence de vie sociale, de loisirs
   - Environnement social désintégré
2. Antécédents
   - Histoire familiale de troubles de l'humeur, d'addiction à l'alcool, de suicide
   - Antécédents personnels de troubles de l'humeur, d'addiction, etc.
   - Antécédent de tentatives de suicide
   - Période initiale de traitement psychiatrique
   - Période post-hospitalisation précoce (1–6 semaines)
3. Stress et événements de vie
   - Changement statut marital
   - Déménagement, perte emploi
   - Maladie chronique et complications socioaffectives
4. Personnalité
   - Impulsivité
   - Psychopathie
   - Personnalité borderline
5. Maladie psychiatrique
   - Trouble de l'humeur sous toutes ses formes
   - Troubles anxieux (en particulier panique)
   - Addictions
   - États schizophréniques aigus ou chroniques
   - État confusionnel chez le sujet âgé
   - Syndrome psycho-organique
   - TCA dont anorexie mentale
6. Symptômes psychiatriques particuliers
   - Symptômes dépressifs profonds avec idées de ruine et d'inutilité
   - Idées suicidaires
7. Circonstances de tentatives de suicide
   - Précautions pour ne pas être découvert
   - Degré et soin de préparation du geste avec mise en ordre des affaires
   - Moyen létal à disposition
8. Facteurs génétiques et psychobiologiques
   - Dysrégulation sérotoninergique
   - Impulsivité
   - Diathèse familiale

[1] D'après M.L. Bourgeois, F. Facy, F. Rouillon et al. 1997

Conduite à tenir immédiate

Une tentative de suicide sur deux est une récidive. Un patient suicidé ou suicidant a d'autre part souvent consulté un médecin voire un psychiatre peu de temps avant son passage à l'acte. La recherche d'idées suicidaires ou de projet suicidaire devrait être plus systématique en consultation médicale (y compris en médecine du travail, de l'adolescent, médecine scolaire), avec une bonne connaissance du réseau de santé mentale et des moyens d'accès aux soins en urgence. Après une tentative de suicide, des soins intensifiés évitant les « perdus de vue » sont recommandés.

Prévention au long cours des conduites suicidaires

Les conduites suicidaires étant souvent intégrées à d'autres pathologies de manière transnosographique, la première attitude de prévention consiste en un traitement approprié des maladies psychiatriques ainsi qu'une régularité de suivi des patients. Les psychiatres experts mettent actuellement en avant la lutte contre le retard au diagnostic et à l'accès aux soins (en particulier pour troubles bipolaires, schizophrénie, addictions et troubles du comportement alimentaire), couplé au « dépistage » régulier des idées suicidaires.

Les médicaments ayant prouvé leur efficacité « anti-suicide » sont :

- le lithium dans les troubles bipolaires de l'humeur ;
- les antidépresseurs dans les troubles unipolaires récurrents ;
- les antipsychotiques atypiques dans la schizophrénie (en particulier la clozapine).

Il est non seulement possible mais hautement recommandé d'intégrer aux soins courants des principes d'éducation thérapeutique concernant les conduites suicidaires.

Les psychothérapies apportent une contribution significative à la prévention du suicide, les TCC ayant fait la preuve de leur efficacité sur des échantillons significatifs de patients.

Spécificités selon l'âge

Chez l'adolescent

En considérant l'adolescence dans son acception élargie correspondant aux dernières phases de maturation du cerveau – perte de 40 % des connexions synaptiques à l'adolescence et spécialisation des circuits cérébraux – on obtient des marges allant de 12 ans, en rapport avec la puberté, à 26 ans, bien au-delà de l'âge légal de majorité !

Dans cette tranche d'âge, marquée par un grand remaniement psychocorporel, affectif et comportemental, le suicide est la 3e cause de mortalité, après les accidents de la voie publique (CépiDC Inserm).

Cette étape de vie, qui chez la majorité des jeunes gens se déroule bien, nécessite toutefois un dépistage systématique des maladies psychiatriques et addictions, facteurs de risque avérés d'idées suicidaires et passages à l'acte autolytiques. Il est à souhaiter que ce dépistage soit encore mieux investi par les médecines scolaires et universitaires ainsi que par les professionnels des Maisons des adolescents.

Chez la personne âgée

L'allongement de l'espérance de vie ne reflète en rien les conditions individuelles biologiques du vieillissement :

- conditions organiques : limitations corporelles progressives ou subites, apparition de maladies diverses plus ou moins invalidantes ;
- conditions socio-économiques et affectives ;
- sous-reconnaissance trop fréquente des troubles neuropsychiatriques du sujet âgé.

Les ruminations suicidaires sont fréquentes et durables chez le sujet âgé. Il convient de les rechercher systématiquement à l'entretien clinique, de même que :

- un état dépressif caractérisé, possiblement à tonalité neurovégétative, avec prépondérance de l'aboulie, du retrait social ;

- le rétrécissement puis la disparition du réseau social : perte des parents et des amis, absence de contact, désintérêt pour le monde extérieur ;
- l'existence trop souvent ignorée d'une pathologie organique non diagnostiquée, de syndromes douloureux ;
- les antécédents psychiatriques et suicidaires.

Tous ces aspects doivent être systématiquement évalués et traités.

Place des unités cliniques spécialisées dans le dispositif de soins

En France, certains services, principalement dans les villes universitaires, ont organisé des unités spécialisées dans l'accueil hospitalier des suicidaires et suicidants. Certains hôpitaux développent également des consultations et hospitalisations psychiatriques dévolues aux sujets âgés. Les formations universitaires DU et DIU se développent, ayant pour objectif d'offrir aux médecins de meilleures capacités de dépistage, diagnostic et traitement. Toutefois ce dispositif diagnostique et thérapeutique n'est pas systématisé et son impact préventif, sa capacité à insérer les patients dans le dispositif de soins public ou privé et à limiter les « perdus de vue » est mal documentée. L'insertion d'un axe de travail « prévention suicide » au sein de certaines CHT permettra peut-être une avancée ainsi qu'une harmonisation des pratiques.

Bibliographie

Ducher JL, Kwiatkowski F, Dupuy C, Mangeon JP, Feral A, Schmidt J, et al. Validation de l'échelle d'évaluation du risque suicidaire RSD après tentative de suicide chez 320 patients hospitalisés dans un service d'urgence. Journal de Thérapie Comportementale et Cognitive 2009 ; 19 : 47–52.

Ellison JM. Treatment of suicidal patients in managed care. Washington : American Psychiatry Press ; 2005.

Jollant F. Le suicide, comprendre pour aider l'individu vulnérable. Paris : Odile Jacob ; 2015.

1er et 2e rapports de l'Observatoire National du Suicide, DREES, nov 2014 et fév 2016.

XII. Auteurs d'infractions sexuelles

B. Cordier

XII.1

Auteurs d'infractions sexuelles

Considérations préalables

L'obligation de soins n'est pas l'obligation de soigner. La prise en charge des auteurs d'infractions sexuelles est du domaine de la psychiatrie médicolégale où coexistent l'objectif de soigner et celui d'empêcher de nuire. Dans ce domaine, le psychiatre traitant doit être formé, volontaire et indépendant. Le type même des agressions commises peut induire chez le thérapeute une réaction « contre-transférentielle » incompatible avec les soins et une « clause de conscience » doit être respectée, même dans le secteur public. Dans ce cas, il faut orienter le patient vers des confrères ou des équipes spécialisées dont les coordonnées peuvent être fournies par le Centre ressource régional.

Conduite à tenir initiale

Outre un examen psychiatrique standard, elle doit comporter des investigations spécifiques :

- identification de l'origine de la démarche de soins : les demandes spontanées sont rares. Soit il s'agit d'une obligation de soins (dans le cadre d'un sursis, avec mise à l'épreuve, ou d'un travail d'intérêt général ou d'une libération conditionnelle) et il importe de savoir si son indication a bien été portée par un médecin, ce qui n'est pas toujours le cas ! Soit il s'agit d'une injonction de soins (IS) de la loi du 17 juin 1998 (*cf.* chapitre 17) et un médecin coordonnateur (MC) a été désigné. Si un suivi est envisagé, il faut en informer par écrit dans les 15 jours ce MC et lui demander la communication des expertises réalisées ;
- nature de l'infraction commise : ce sujet doit être abordé. Le suivi n'est pas envisageable si le patient affirme être innocent. Il faut lui faire préciser les antécédents similaires (poursuivis ou non), les facteurs circonstanciels de passage à l'acte et sa position vis-à-vis de la procédure dont il fait l'objet. Cette approche permet une première évaluation de la dangerosité ;
- possibilité d'une « alliance thérapeutique » : c'est la recherche d'un objectif thérapeutique commun (*cf.* chapitre 17) ;
- clarifier les *obligations et engagements de chacun* : le patient doit être d'emblée informé qu'en cas de risque imminent de récidive, généralement établi sur son discours (projet de rencontre, accueil à domicile, etc.), le médecin en informera le MC ou la justice. L'expérience montre que si l'alliance thérapeutique est réelle, cette prévention rassure le patient et se révèle efficace.

Conduite à tenir à distance

Méthode thérapeutique

Selon le profil du patient et le risque de passage à l'acte, la prise en charge sera à base de thérapie psychodynamique, cognitive ou comportementale (*cf.* chapitre 17) avec ou sans traitement médicamenteux. Il ne faut pas hésiter à recourir à une double prise en charge. La prescription d'un traitement antiandrogène est une décision pluridisciplinaire pouvant impliquer un endocrinologue. Un consentement écrit et renouvelé est recommandé.

Fréquence et durée du suivi

L'idéal serait une consultation hebdomadaire mais elle suppose des moyens qui n'ont pas encore été octroyés. D'autant qu'il faut tenir sur la durée, or celle-ci est souvent fixée par la justice. Dans le cadre d'une IS, le médecin traitant doit délivrer au patient des attestations de suivi à intervalles réguliers. Il est habilité, sans que puisse lui être opposé le secret médical, à informer le MC ou la justice de la cessation du traitement ou des difficultés survenues dans son exécution. Le médecin traitant peut aussi décider d'interrompre le suivi mais il doit en informer le MC par lettre recommandée ainsi que son patient. Il faut savoir que lorsque son indication a été bien portée, ce suivi est souvent de longue durée et peut être prolongé au-delà de la durée de l'IS.

Index des mots clés

B

C

D

F

I

J

O

P

Q

T

Index des auteurs

C

D

E

F

G

H

Elsevier Masson SAS
65, rue Camille Desmoulins
92442 Issy-les-Moulineaux cedex
Dépôt légal : janvier 2017

Composition : SPI

Imprimé en Italy by Printer Trento S.r.l.